口腔科学

Stomatology

戸塚靖則　髙戸　毅
監修

飯田順一郎　伊藤公一　岡野友宏
木村博人　小谷順一郎　齊藤　力
佐々木啓一　白砂兼光　須田英明
丹沢秀樹　前田健康　山根源之
山本浩嗣
編集

朝倉書店

序　文

　口腔科学とは口腔領域に特化した生命科学です．近年の生命科学や理学・工学の発展は目覚ましく，口腔科学においてもこれらの発展を背景に，また独自の研究により，新しい診断・治療法や診療機器，治療材料が次々と開発されてきています．

　この口腔科学を構成する基礎医学・歯学，ならびに歯科補綴学や歯科保存学，口腔外科学などの専門臨床分野の教科書はこれまでにも数多く出版されていますが，口腔科学全体をカバーするものは少なく，以前から医学教育や医療・歯科医療に携わる人々の中に，そのような教科書の出版を望む声がありました．過日，日本口腔科学会理事会で口腔科学全体を網羅する教科書の作成が話題にあがり，何度かの審議を経て，全員一致で取り組むことになりました．このような試みは初めてのことであり，引き受けてもらえる出版社があるのか懸念されましたが，幸い，朝倉書店が引き受けて下さることになり，日本口腔科学会の理事・評議員が中心となって，国内の第一線の研究者と臨床家の協力の下に，本書を編纂することになりました．

　掲載する内容とその割り振りについては編集委員会で決定しました．扱う領域の広さとページ数の制約との関係から，執筆者にはできるだけ簡潔に記述するよう依頼しました．そのため，項目の中には，読者が望む情報が十分に提供されていない可能性のあることは否定できませんが，本書はあくまでも口腔科学全体を俯瞰するものであり，情報が不十分な場合には，それぞれの専門書をひもといていただきたいと思います．なお，限られたページ数の中で，読者の理解を助けるため，図・表や写真をできるだけ多用しました．諸般の事情により，原稿収集開始から3年余りが経過してしまいましたが，校正段階で新しい知見の追加や修正，データの刷新を行ってもらうことで対処いたしました．

　奇しくも，わが国で最初に口腔領域を研究あるいは臨床の対象とする学会として発足した日本口腔科学会は，本年，創設100周年を迎えました．この記念すべき年に，日本口腔科学会が中心となって編纂した本書を刊行できたことは大きな喜びであり，また意義深いことであると考えています．本書が，歯学生や医学生，看護学生を始め，すでに臨床や研究に携わっている歯科医師や医師，看護師，歯科衛生士，ならびに医療や介護に携わっている人々に広く活用されることを念願しています．

　最後に，本書の計画当初から編集・校正に協力いただいた編集委員，ならびに本書の刊行に尽力下さった朝倉書店の編集部の皆様に感謝いたします．

2013年10月

戸塚靖則
髙戸　毅

監修者・編集者

監　修

戸 塚 靖 則　　北海道大学名誉教授
髙 戸　　毅　　東京大学教授

編　集（五十音順）

飯 田 順一郎　　北海道大学教授
伊 藤 公 一　　日本大学特任教授
岡 野 友 宏　　昭和大学名誉教授
木 村 博 人　　弘前大学教授
小 谷 順一郎　　大阪歯科大学教授
齊 藤　　力　　東京歯科大学客員教授
佐々木 啓 一　　東北大学教授
白 砂 兼 光　　九州大学名誉教授
須 田 英 明　　東京医科歯科大学教授
丹 沢 秀 樹　　千葉大学教授
前 田 健 康　　新潟大学教授
山 根 源 之　　東京歯科大学名誉教授
山 本 浩 嗣　　日本大学特任教授

執筆者（執筆順，初出のみ）

序章　口腔科学とは何か

戸塚靖則	北海道大学名誉教授
髙戸　毅	東京大学

1章　口腔の基礎科学

前田健康	新潟大学
下野正基	東京歯科大学名誉教授
松江弘之	千葉大学
天野　修	明海大学
森山啓司	東京医科歯科大学
野村修一	新潟大学
井上富雄	昭和大学
小橋　基	岡山大学
増田裕次	松本歯科大学
山田好秋	新潟大学
二ノ宮裕三	九州大学
岩田幸一	日本大学
白砂兼光	九州大学名誉教授
松尾龍二	岡山大学
網塚憲生	北海道大学
米田俊之	インディアナ大学
田中　栄	東京大学
福本誠二	東京大学
萩野　浩	鳥取大学
高柳　広	東京大学
道上敏美	大阪府立母子保健総合医療センター
西原達次	九州歯科大学
谷口　克	理化学研究所
清野　宏	東京大学
高橋一郎	広島大学
平野友紀子	東京大学

2章　口腔疾患の病因と病態

木村博人	弘前大学
小宮山一雄	日本大学
朔　　敬	新潟大学
山本浩嗣	日本大学
武田泰典	岩手医科大学
進藤正信	北海道大学
高田　隆	広島大学
前田初彦	愛知学院大学
高野貴子	東京家政大学
須佐美隆史	東京大学
森　良之	東京大学
下郷和雄	愛知学院大学

3章　口腔の診察・検査・診断

丹沢秀樹	千葉大学
武川寛樹	筑波大学
岡野友宏	昭和大学名誉教授
佐野　司	昭和大学
倉林　亨	東京医科歯科大学
荒木和之	昭和大学
土持　眞	日本歯科大学

4章　口腔疾患治療学総論

須田英明	東京医科歯科大学
宮﨑　隆	昭和大学
安原　洋	東京大学
新谷　悟	昭和大学
濱田良樹	鶴見大学
松井義郎	香川大学
比留間孝広	東京大学
矢作直樹	東京大学
髙橋孝喜	日本赤十字社血液事業部
大河内直子	東京大学
市岡　滋	埼玉医科大学
深山治久	東京医科歯科大学
杉岡伸悟	シティタワー神戸三宮歯科
小谷順一郎	大阪歯科大学
一戸達也	東京歯科大学
横尾　聡	群馬大学

星　和　人	東京大学	
横　山　武　志	九州大学	
中　谷　晴　昭	千葉大学	
三　浦　雅　彦	東京医科歯科大学	
中　村　太　保	中村歯科醫院	
渡　邊　　裕	東京医科歯科大学	
福　田　謙　一	東京歯科大学	
大　山　良　樹	帝京平成大学	
笠　原　正　貴	東京歯科大学	
櫻　井　　薫	東京歯科大学	
吉　田　憲　司	愛知学院大学	
髙　野　正　行	東京歯科大学	

5章　口腔疾患各論

田　中　昭　男	大阪歯科大学
栁　澤　孝　彰	東京歯科大学名誉教授
西　村　英　紀	九州大学
河　野　隆　幸	岡山大学
大　木　秀　郎	日本大学
永　田　俊　彦	徳島大学
原　　宜　興	長崎大学
申　　基　喆	明海大学
坂　上　竜　資	福岡歯科大学
佐　藤　　聡	日本歯科大学
野　崎　剛　徳	大阪大学
村　上　伸　也	大阪大学
渋　川　義　宏	しぶかわ歯科医院
山　田　　了	東京歯科大学名誉教授
伊　藤　公　一	日本大学
矢　谷　博　文	大阪大学
松　村　英　雄	日本大学
窪　木　拓　男	岡山大学
完　山　　学	倉敷成人病センター
古谷野　　潔	九州大学
松　山　美　和	徳島大学
馬　場　一　美	昭和大学
横　山　敦　郎	北海道大学
志　賀　　博	日本歯科大学
矢　島　安　朝	東京歯科大学
渡　邉　文　彦	日本歯科大学
関　根　浄　治	島根大学
近　津　大　地	東京医科大学

市　川　哲　雄	徳島大学
髙　森　　等	日本歯科大学
嶋　田　　淳	明海大学
谷　口　　尚	東京医科歯科大学
乙　丸　貴　史	東京医科歯科大学
大　木　明　子	東京医科歯科大学
後　藤　昌　昭	佐賀大学
氷　室　利　彦	前・奥羽大学
葛　西　一　貴	日本大学
北　井　則　行	朝日大学
溝　口　　到	北海道医療大学
佐　藤　嘉　晃	北海道大学
飯　田　順一郎	北海道大学
大　久　保和　美	東京大学
末　石　研　二	東京歯科大学
齊　藤　　力	東京歯科大学
原　田　　清	東京医科歯科大学
髙　野　伸　夫	東京歯科大学
齋　藤　　功	新潟大学
小　林　正　治	新潟大学
引　地　尚　子	九州歯科大学
西　條　英　人	東京大学
髙　橋　路　子	東京大学
樫　尾　明　憲	東京大学
飯　野　光　喜	山形大学
米　原　啓　之	日本大学
江　口　智　明	虎の門病院形成外科
小　室　裕　造	順天堂大学浦安病院
長　濱　浩　平	文京ながはま矯正歯科
小　笠　原　徹	東京大学
加　地　展　之	法典クリニック
原　　尚　子	東京大学
三　原　　誠	東京大学
古　森　孝　英	神戸大学
浦　出　雅　裕	兵庫医科大学名誉教授
杉　原　一　正	鹿児島大学
久保田　英　朗	神奈川歯科大学
山　本　哲　也	高知大学
北　川　善　政	北海道大学
池　邉　哲　郎	福岡歯科大学
今　井　　裕	獨協医科大学
古　郷　幹　彦	大阪大学
有　末　　眞	北海道医療大学
東　　みゆき	東京医科歯科大学

岡本 哲治	広島大学		植田 耕一郎	日本大学
井上 農夫男	北海道大学名誉教授		髙橋 浩二	昭和大学
浜川 裕之	愛媛大学		戸原 玄	東京医科歯科大学
篠原 正德	熊本大学		菊谷 武	日本歯科大学
野口 誠	富山大学		鄭 漢忠	北海道大学
藤内 祝	横浜市立大学		舘村 卓	大阪大学
小村 健	東京医科歯科大学		小板橋 俊哉	東京歯科大学市川総合病院
大関 悟	福岡歯科大学		天笠 光雄	日高病院
柴原 孝彦	東京歯科大学		渡部 隆夫	日高病院
田川 俊郎	三重大学名誉教授		安井 利一	明海大学
髙木 律男	新潟大学		本田 武司	福岡歯科大学
杉﨑 正志	東京慈恵会医科大学		石上 惠一	東京歯科大学
小林 馨	鶴見大学		上野 俊明	東京医科歯科大学
木野 孔司	東京医科歯科大学		前田 芳信	大阪大学
佐々木 啓一	東北大学		豊福 明	東京医科歯科大学
覚道 健治	大阪歯科大学		永井 哲夫	慶應義塾大学
柴田 考典	北海道医療大学		和嶋 浩一	慶應義塾大学
近藤 壽郎	日本大学		和気 裕之	みどり小児歯科
栗田 賢一	愛知学院大学		小林 義典	日本歯科大学名誉教授
由良 義明	大阪大学		三浦 宏之	東京医科歯科大学
中村 誠司	九州大学		朝比奈 泉	長崎大学
桑原 聡	千葉大学		畠 賢一郎	(株)ジャパン・ティッシュ・エンジニアリング
			辻 孝	東京理科大学
			吉江 弘正	新潟大学

6章　口腔領域における治療の展開

朝田 芳信	鶴見大学		奥田 一博	新潟大学
千葉 博茂	東京医科大学名誉教授		里村 一人	鶴見大学
池田 正一	神奈川歯科大学		小山 博之	東京大学
山根 源之	東京歯科大学名誉教授		吉村 浩太郎	東京大学
森戸 光彦	鶴見大学名誉教授		稲田 有史	稲田病院
外木 守雄	日本大学		位髙 啓史	東京大学
菅 武雄	鶴見大学			
羽村 章	日本歯科大学			
森崎 市治郎	大阪大学			

7章　口腔科学と社会のかかわり

米山 武義	米山歯科クリニック		岩瀬 博太郎	千葉大学
角 保徳	国立長寿医療研究センター		小室 歳信	日本大学
大田 洋二郎	元・静岡がんセンター		柴田 崇	宮澤潤法律事務所
渡邊 裕	国立長寿医療研究センター		前田 正一	慶應義塾大学
藤本 篤士	札幌西円山病院		荒川 義弘	東京大学

目 次

序章　口腔科学とは何か

- 序.1　口腔科学とは……………………〔戸塚靖則〕2
- 序.2　これからの口腔科学の展開……〔髙戸　毅〕4

1章　口腔の基礎科学

1.1　口腔の構造と機能……………〔前田健康〕8
- 1　口腔の概説……………………………………8
- 2　口腔の構造……………………………………8
  - (1)　口　唇…………………………………8
  - (2)　頰………………………………………9
  - (3)　口　蓋…………………………………9
  - (4)　口腔底…………………………………10
  - (5)　舌………………………………………10
  - (6)　唾液腺…………………………………10
- 3　口腔を構成する骨……………………………11
  - (1)　概　説…………………………………11
  - (2)　上顎骨…………………………………11
  - (3)　口蓋骨…………………………………12
  - (4)　下顎骨…………………………………13
  - (5)　舌　骨…………………………………14
- 4　口腔付近の筋…………………………………14
  - (1)　口の周囲の筋（表情筋）……………14
  - (2)　咀嚼筋…………………………………15
  - (3)　口腔の機能に関与する頸部の筋……15
  - (4)　翼突下顎隙と翼突下顎縫線…………16
- 5　口腔付近に分布する脈管系…………………16
  - (1)　動脈系…………………………………16
  - (2)　頭頸部の静脈のおもな枝……………18
  - (3)　頭部のリンパ節………………………19
- 6　神　経………………………………………19
  - (1)　上顎神経（三叉神経第二枝）………19
  - (2)　下顎神経（三叉神経第三枝）………20
  - (3)　顔面神経………………………………20
  - (4)　舌咽神経………………………………21
  - (5)　迷走神経………………………………22
  - (6)　舌下神経………………………………22
  - (7)　唾液腺の自律神経支配………………22

1.2　歯と歯周組織・口腔粘膜……………23
- 1　歯の構造と機能………………〔前田健康〕23
  - (1)　歯とは何か……………………………23
  - (2)　歯の生物学的特性……………………23
  - (3)　歯の種類とその名称…………………23
  - (4)　歯の方向用語…………………………24
  - (5)　歯の形態………………………………25
  - (6)　歯の鑑別法……………………………26
  - (7)　歯の配列と咬合………………………27
  - (8)　歯の組織構造…………………………28
- 2　歯周組織の構造と機能………〔下野正基〕31
  - (1)　歯肉の構造と機能……………………32
  - (2)　歯槽骨の構造と機能…………………35
  - (3)　セメント質の構造と機能……………36
  - (4)　歯根膜の構造と機能…………………37
- 3　皮膚・粘膜の生理……………〔松江弘之〕38
  - (1)　皮膚の構造と生理機能………………38
  - (2)　口腔粘膜の構造と生理機能…………41

1.3　歯・口腔・顎・顔面の発生，成長発育，加齢変化……………………41
- 1　歯・口腔・顎・顔面の発生学
  　………………………………〔天野　修〕41
  - (1)　顎・顔面の発生………………………41
  - (2)　歯と歯周組織の発生…………………45
- 2　歯・口腔・顎・顔面の成長発育
  　………………………………〔森山啓司〕46
  - (1)　成長発育の定義………………………46
  - (2)　頭部の成長……………………………46
  - (3)　歯・歯列・咬合の発育………………49
- 3　歯・口腔・顎・顔面の加齢変化
  　………………………………〔野村修一〕52
  - (1)　歯の加齢変化…………………………52
  - (2)　口腔の加齢変化………………………52
  - (3)　顎・顔面の加齢変化…………………53
  - (4)　歯の喪失に伴う変化…………………54

1.4　口腔の機能………………………………56
- 1　口腔の感覚機能………………〔井上富雄〕56
  - (1)　口腔機能の特徴………………………56
  - (2)　神経支配………………………………56
  - (3)　感覚機能………………………………57
- 2　食欲調節と摂食のメカニズム
  　………………………………〔小橋　基〕61
  - (1)　神経行動としての摂食………………61
  - (2)　摂食調節の末梢説と中枢説…………61
  - (3)　生理変数の動態に基づいた摂食調節の諸説…………………………………62
  - (4)　摂食中枢および満腹中枢における化学受容ニューロン……………………………63

(5) 中枢ニューロンの働きによる空腹感および満腹感の発生 64
　　(6) 大脳辺縁系の摂食における役割 64
　　(7) 新たな摂食調節機構の考え 64
　3　顎関節の構造と機能 〔増田裕次〕67
　　(1) 顎関節の構造 67
　　(2) 顎関節の機能 68
　4　咀嚼のメカニズム 〔井上富雄〕70
　　(1) 咀嚼の意義 70
　　(2) 咀嚼運動の調節 71
　5　吸啜・嚥下のメカニズム 〔山田好秋〕78
　　(1) 吸啜 78
　　(2) 嚥下 79
　6　味覚のメカニズム 〔二ノ宮裕三〕83
　　(1) 味覚の一般的性質 84
　　(2) 味覚の受容 84
　　(3) 5基本味の受容体分子 85
　　(4) 味物質の受容と細胞内情報伝達過程 87
　　(5) 味覚の神経情報伝達 87
　7　痛みのメカニズム 〔岩田幸一〕89
　　(1) 痛みの一般的性質 89
　　(2) 痛みの末梢機序 90
　　(3) 痛みの中枢機序 91
　　(4) 疼痛異常の神経機構 94

1.5　唾液腺の解剖生理 95
　1　唾液腺の構造 〔白砂兼光〕95
　　(1) 臨床解剖 95
　　(2) 唾液腺組織と細胞 97
　2　唾液と唾液腺の生理 〔松尾龍二〕99
　　(1) 分泌機構 99
　　(2) 唾液の役割 101

1.6　骨の解剖生理 103
　1　骨の構造と機能 〔網塚憲生〕103
　　(1) 骨の肉眼的構造 103
　　(2) 骨の細胞の構造と機能 105
　　(3) 骨リモデリングとカップリング 111
　　(4) 骨基質 112
　2　骨代謝（骨リモデリング） 〔米田俊之〕115
　　(1) 骨リモデリングとは 115
　　(2) 骨リモデリングの時間的経過 116
　　(3) 骨リモデリングの生理的意義 116
　　(4) 骨リモデリングに関与する細胞 116
　3　骨疾患を理解するための基礎 〔田中 栄〕120
　　(1) 骨芽細胞 120
　　(2) 骨細胞 121
　　(3) 破骨細胞 121
　4　代謝性骨疾患 〔福本誠二〕122
　　(1) 慢性腎臓病に伴う骨ミネラル代謝異常 122
　　(2) くる病/骨軟化症 124
　5　骨粗鬆症の病態 〔萩野 浩〕125
　6　骨免疫学 〔高柳 広〕130
　　(1) 骨と免疫系を結ぶ多機能分子 RANKL 130
　　(2) 破骨細胞を誘導する Th17 細胞 131
　　(3) RA 骨破壊のメカニズムと生物学的製剤 132
　　(4) 破骨細胞分化のマスター転写因子 NFATc1 132
　　(5) RANKL シグナル解析と治療への応用 132
　　(6) 骨分子の免疫機能—カテプシン K の自己免疫疾患への関与 133
　7　注意すべきまれな骨系統疾患 〔道上敏美〕134
　　(1) 軟骨の異常を主体とする疾患 134
　　(2) 骨密度の異常を示す疾患 134
　　(3) ALP とピロリン酸 135
　　(4) BMP や TGF-β のシグナルに関連する疾患 135
　　(5) 腫瘍随伴性低リン血症性骨軟化症 136
　8　ビスホスホネートと顎骨壊死 〔米田俊之〕136
　　(1) BRONJ の定義, 診断, 症状, 鑑別診断 136
　　(2) BRONJ の画像所見 136
　　(3) BRONJ の病理組織所見 137
　　(4) BRONJ のリスクファクター 137
　　(5) BRONJ の発症メカニズム 138
　　(6) BP 製剤投与患者の歯科治療 138
　　(7) BRONJ の治療 138
　　(8) 医師, 歯科医師および薬剤師の連携 138
　　(9) 今後の展望 139
　9　BP と癌治療によって誘発される骨量減少と骨折 〔米田俊之〕140
　　(1) 癌治療による CTIBL 140
　　(2) CTIBL への対応 141

1.7　口腔の微生物学 〔西原達次〕142
　1　感染の成立 142
　　(1) 感染と発病 142
　　(2) 病原微生物のビルレンス因子 143
　2　口腔内微生物の特徴 145
　　(1) 口腔内微生物の生態系 146
　　(2) バイオフィルムとしての歯垢 146
　　(3) 口腔細菌 147
　　(4) ウイルス 149
　　(5) 真菌 152
　3　口腔領域における感染リスクとその防止策 152
　　(1) 標準予防策（スタンダードプレコーション） 152

(2) 歯科における感染予防対策 153
　　　(3) 消毒と滅菌の実際 153
1.8　口腔の免疫学 154
　1　免疫学の基礎〔谷口　克〕154
　　　(1) 免疫とは 154
　　　(2) 自己と非自己を区別する免疫系 156
　　　(3) 免疫の仕組み 156
　2　口腔・粘膜免疫〔清野　宏, 高橋一郎〕159
　　　(1) 粘膜免疫誘導・実効組織 159
　　　(2) sIgA 159

1.9　口腔と言語〔平野友紀子〕161
　1　発声・構音器官の構造 161
　　　(1) 呼吸器系 161
　　　(2) 喉　頭 161
　　　(3) 付属管腔 161
　2　発話機構 162
　　　(1) 呼気調整 162
　　　(2) 喉頭調整 162
　　　(3) 構音器官の調整 163
　3　日本語音の性質 163
　　　(1) 母　音 163
　　　(2) 子　音 163
　4　発達と言語（構音） 164
　　　(1) 言語発達 164
　　　(2) 構音発達 164

2章　口腔疾患の病因と病態

2.1　口腔疾患の特殊性〔木村博人〕168
　1　口腔疾患の特殊性とは何か 168
　2　口腔の解剖学的特徴に関連する疾患 168
　　　(1) 歯と歯周組織の構造に由来する疾患 168
　　　(2) 歯と顎骨の構造に由来する疾患 168
　　　(3) 舌に関連する疾患 169
　　　(4) 唾液腺に関連する疾患 169
　　　(5) 顎関節に関連する疾患 169
　3　口腔の微生物学的特徴に関連する疾患 169
　　　(1) 口腔の微生物環境の特殊性 169
　　　(2) 歯周組織の脆弱性と歯性感染症 170
　4　口腔顎顔面の発生ならびに発育に関連する疾患 170
　　　(1) 歯の発生と発育に関連する疾患 170
　　　(2) 口腔顎顔面の発生と発育に関連する疾患 170
　5　身体他部位と共通する疾患 170
　6　口腔疾患の治療 170

2.2　口腔の感染症〔木村博人〕171
　1　生体防御機構と口腔感染症 171
　2　口腔感染症の分類 171
　3　口腔細菌感染症の病因と病態 172
　4　歯性感染症の病因と病態 172
　　　(1) う　蝕 172
　　　(2) 歯周病 172
　　　(3) 顎骨骨髄炎 172
　　　(4) 顎口腔領域の蜂巣炎 172
　　　(5) 膿瘍ならびに内・外歯瘻 173
　　　(6) 歯性上顎洞炎 173
　　　(7) 特殊な顎骨骨髄炎 173
　5　非歯性感染症の病因と病態 173
　　　(1) 放線菌症 173
　　　(2) その他の非歯性感染症 173
　6　真菌感染症の病因と病態 173
　　　(1) 真菌感染症の病因と分類 173
　　　(2) 口腔カンジダ症 174
　　　(3) 上顎洞（侵襲性）アスペルギルス症 174
　7　ウイルス感染症の病因と病態 174
　　　(1) ウイルス感染症の発生機序 174
　　　(2) HSV 感染症 174
　　　(3) VZV 感染症 174
　　　(4) その他のウイルス感染症 175
　8　歯性病巣感染の病因と病態 175
　　　(1) 歯性病巣感染の概念 175
　　　(2) 感染性心内膜炎 175
　　　(3) 掌蹠膿疱症 175

2.3　口腔粘膜の病変 175
　1　口腔粘膜の特徴と病態〔小宮山一雄〕175
　　　(1) 口腔粘膜の構造的特徴 176
　　　(2) 口腔粘膜上皮の構成 176
　　　(3) 固有層を構成する細胞 178
　2　悪性転化の可能性がある口腔粘膜病変〔朔　敬〕178
　　　(1) フィールド発がんと口腔 SCC とその前がん病変 178
　　　(2) 異型上皮と CIS 179
　　　(3) 扁平苔癬と扁平苔癬様反応 179
　　　(4) 異型上皮と CIS の臨床的対応 180
　　　(5) 口腔粘膜表在性癌（SCC）—病変複合体 181

2.4　口腔領域の腫瘍と囊胞 181
　1　口腔領域の腫瘍概説〔山本浩嗣〕181
　　　(1) 歯原性腫瘍 182
　　　(2) 非歯原性腫瘍 182
　　　(3) 唾液腺腫瘍 184
　　　(4) 非上皮性腫瘍 185

2 歯原性腫瘍—その特徴と病態
〔武田泰典〕185
- (1) 良性腫瘍 186
- (2) 悪性腫瘍 188

3 非歯原性腫瘍 189
- (1) 口腔粘膜良性腫瘍状病変の特徴と病態 〔小宮山一雄〕189
- (2) 口腔癌 〔進藤正信〕〔朔 敬〕191

4 唾液腺腫瘍の組織学的特徴と組織由来
〔高田 隆〕198
- (1) 唾液腺の構造と組織学的特徴 198
- (2) 構成細胞からみた唾液腺腫瘍の分類 200
- (3) 唾液腺腫瘍における組織構築と細胞分化の多様性 201
- (4) 唾液腺腫瘍の免疫組織化学染色性 201

5 口腔でみられる非上皮性腫瘍病変
〔前田初彦〕202
- (1) 顎骨の非上皮性腫瘍 202
- (2) 顎骨の転移性腫瘍 203
- (3) 口腔軟組織の非上皮性腫瘍 203

6 口腔領域の嚢胞概説 〔山本浩嗣〕205
- (1) 顎骨嚢胞の特徴 205
- (2) 軟組織の嚢胞の特徴 209

2.5 遺伝学 〔高野貴子〕210

1 単一遺伝子による疾患 210
- (1) 優性遺伝病 211
- (2) 劣性遺伝病 212
- (3) X連鎖優性遺伝病 212
- (4) X連鎖劣性遺伝病 213

2 染色体異常による疾患 213
3 多因子遺伝病 213
4 奇形症候群 213
- (1) Beckwith-Wiedemann 症候群（MIM #13650） 213
- (2) Williams 症候群（MIM #194050） 214
- (3) Sotos 症候群（MIM #117550） 214

2.6 口腔・顎・顔面の先天異常
〔須佐美隆史〕214

1 歯・小帯・舌の異常 215
2 口唇裂・口蓋裂と顔面裂 215
3 鰓弓・咽頭嚢由来の異常 216
4 症候群性頭蓋骨縫合早期癒合症 217
5 染色体異常 217
6 骨系統疾患 218
7 その他の先天異常 219

2.7 口腔・顎・顔面の後天性異常
〔森 良之〕220

1 成長発育期の顎変形（発育障害） 220
- (1) 外傷 220
- (2) 炎症 220
- (3) 腫瘍 220
- (4) 筋障害 221
- (5) 先端巨大症（下垂体機能亢進症） 221
- (6) 原因が特定しにくいもの 222

2 環境要因による発育障害 222
- (1) 軟組織の圧力によるもの 222
- (2) 呼吸の影響によるもの 222

3 成長発育終了後の顎変形 222
- (1) 外傷に起因する顎変形 222
- (2) 炎症に起因する顎変形 223
- (3) 腫瘍に起因する顎変形 223
- (4) 顎関節特有の疾患に起因する顎変形 223
- (5) 代謝性疾患 224
- (6) Paget 病 224
- (7) 狭義の顎変形症 224

2.8 口腔顎顔面の外傷 〔下郷和雄〕225
1 口腔顎顔面外傷の診療にあたって 225
2 口腔顎顔面外傷の診療体制 225
3 口腔顎顔面外傷の発生頻度 226
4 口腔顎顔面外傷の初期診療 227
5 特徴的な口腔顎顔面損傷 229
6 顎顔面部の血管・神経 230
7 顎顔面の創の処置 230
8 頭蓋顔面骨の構造上の特性 230
9 顎顔面骨骨折 231
10 口腔顎顔面骨骨折の分類と治療の進歩 231

3章 口腔の診察・検査・診断

3.1 歯科における診察・診断概論
〔丹沢秀樹〕234

1 問 診 234
- (1) 主 訴 234
- (2) 現病歴 234
- (3) 既往歴 235
- (4) 家族歴 235

2 からだの診察 236
- (1) 全体像 236
- (2) 口腔と関連した局所所見 243

3.2 口腔の診査と口腔機能検査
〔丹沢秀樹〕247

1 口腔の診査 247
- (1) 口唇および頬粘膜 248
- (2) 歯肉，顎骨 248
- (3) 口 底 249

(4) 口蓋粘膜 249
　　　(5) 舌 250
　　　(6) 口腔と関係した咽頭の症状 250
　　　(7) 唾液腺 250
　　　(8) 歯および歯周組織 251
　　　(9) 顎・顎関節 251
　　　(10) 口　臭 252
　　　(11) 流涎と口腔乾燥 252
　　2 　口腔機能の検査 252
　　　(1) 歯髄診断 252
　　　(2) 咬合・咀嚼機能検査 252
　　　(3) 嚥下機能検査 255
　　　(4) 味覚検査 257
　　　(5) 言語機能検査 258
　　　(6) 顎関節検査 259
　　　(7) 唾液腺検査 260
3.3　検体・生体機能検査 〔武川寛樹〕261
　　1 　検体検査 261
　　　(1) 一般検査 261
　　　(2) 血液学的検査（血液検査）261
　　　(3) 臨床化学的検査（生化学検査）263
　　　(4) 免疫血清学的検査（血清検査）265
　　　(5) 輸血検査 266
　　　(6) 細菌検査 266
　　　(7) 病理検査 266
　　2 　生体機能検査（生理検査）267
　　　(1) バイタルサイン 267
　　　(2) 呼吸機能検査 267
　　　(3) 心機能検査 268
　　　(4) 腎機能検査 269
　　　(5) 肝機能検査 270
　　　(6) 脳波検査 270
　　　(7) 筋電図 270
3.4　口腔領域の画像診断 270
　　1 　Ｘ線検査 〔岡野友宏〕271
　　　(1) パノラマＸ線撮影の原理 271
　　　(2) パノラマＸ線画像の解剖学的指標 272
　　　(3) 口内法撮影 273
　　　(4) 頭部Ｘ線規格撮影（セファログラフィ）
　　　 273
　　2 　CT 〔佐野　司〕274
　　　(1) CT 274
　　　(2) 歯科用コーンビームCT 275
　　3 　MRI 〔倉林　亨〕276
　　　(1) 原　理 276
　　　(2) MRI画像 276
　　　(3) MRIの特徴 277
　　　(4) MRIによる正常解剖 279
　　4 　超音波検査 〔荒木和之〕279

　　　(1) 超音波検査とは 279
　　　(2) Ｂモードの原理 280
　　　(3) ドプラモード（ドプラ法）の原理 281
　　　(4) 正常解剖 282
　　　(5) 症　例 282
　　5 　核医学検査 〔土持　眞〕283
　　　(1) 骨シンチグラフィ 283
　　　(2) ^{67}Ga（ガリウム）シンチグラフィ 284
　　　(3) 唾液腺シンチグラフィ 284
　　　(4) その他のシンチグラフィ 285
　　　(5) PET 285

4章　口腔疾患治療学総論

4.1　歯・口腔疾患の治療学
　　　　　　　　　　　　　　　〔須田英明〕288
　　1 　歯・口腔疾患の治療の特徴 288
　　2 　歯・口腔疾患の治療にかかわる職種 289
　　　(1) 歯科医師 289
　　　(2) 歯科衛生士 289
　　　(3) 歯科技工士 289
　　　(4) 歯科助手 289
　　　(5) その他 290
　　3 　総合診療と専門診療 290
　　　(1) 主たる診療科名別にみた歯科医師数 290
　　　(2) 大学病院などにおける専門診療 290
4.2　歯科材料学 〔宮﨑　隆〕293
　　1 　歯科生体材料の種類と特性 294
　　　(1) 金属材料 294
　　　(2) セラミック材料 295
　　　(3) 合成高分子材料 295
　　2 　歯科生体材料の展望 297
　　　(1) 機能期間 297
　　　(2) 早期機能開始 297
　　　(3) 経済性 297
　　　(4) 高機能化 297
4.3　手術・外科療法 298
　　1 　滅菌法・消毒法 〔安原　洋〕298
　　　(1) 概　念 298
　　　(2) 術者の消毒 300
　　　(3) 術野の消毒 301
　　　(4) 器具・器材の滅菌・消毒 302
　　　(5) 院内感染予防 303
　　2 　手術手技と手術法の基本 〔新谷　悟〕304
　　　(1) 手術用器具 304
　　　(2) 切開法 306
　　　(3) タンポナーデ 307

(4) ドレナージ............307
　　　(5) 止血法............307
　　　(6) 縫合法............308
　　　(7) 骨固定法............308
　　　(8) 気管切開............309
　　　(9) シミュレーション手術............310
　　3 内視鏡手術（適応症，手術法，合併症）
　　　............310
　　　(1) 顎関節内視鏡手術............〔濱田良樹〕310
　　　(2) その他の内視鏡手術............〔松井義郎〕312
　　4 周術期管理............〔比留間孝広，矢作直樹〕313
　　　(1) 術前管理............313
　　　(2) 術後管理............315
　　　(3) 術後合併症............315
　　5 輸　血............〔髙橋孝喜，大河内直子〕317
　　　(1) 同種血輸血............318
　　　(2) 自己血輸血............320
　　　(3) 血液製剤の使用法と適正使用の対策............321

4.4 創傷治癒............〔市岡　滋〕323
　　1 創傷治癒の定義と概念............323
　　2 創傷治癒過程と創傷の分類............323
　　　(1) 浅い創傷の治癒............323
　　　(2) 深い創傷の治癒............323
　　　(3) 治癒過程による創傷の分類............324
　　3 創傷の診断............325
　　　(1) 急性創傷の診断............325
　　　(2) 慢性創傷の診断............325
　　　(3) 創傷における感染の診断............325
　　4 創傷の治療............326
　　　(1) 創傷治療の原則............326
　　　(2) 創面環境調整の実際............326
　　　(3) 創傷治療における外用剤............327
　　5 創傷治療の新しい展開............327
　　　(1) 局所陰圧閉鎖療法............327
　　　(2) 再生医療的アプローチ............327

4.5 麻　酔............328
　　1 局所麻酔............〔深山治久〕328
　　　(1) 歯科用麻酔薬と器具............328
　　　(2) 表面麻酔法............330
　　　(3) 浸潤麻酔法............330
　　　(4) 伝達麻酔法............331
　　2 鎮静法............〔杉岡伸悟〕332
　　　(1) 鎮静法とは............332
　　　(2) 鎮静の理想的な状態............332
　　　(3) 鎮静のレベル............332
　　　(4) 鎮静法の適応............333
　　　(5) 鎮静法の種類............333
　　　(6) 静脈内鎮静法に使用する代表的な薬物............333
　　　(7) 静脈内鎮静法ガイドライン............334

　　3 口腔手術と全身麻酔............335
　　　(1) 口腔手術における麻酔の特性
　　　............〔小谷順一郎〕335
　　　(2) 全身麻酔法............〔一戸達也〕337
　　　(3) 日帰り全身麻酔............〔杉岡伸悟〕340

4.6 口腔再建治療学............〔横尾　聡〕343
　　1 植皮（皮膚移植）術............343
　　　(1) 遊離植皮術（植皮）............343
　　　(2) 有茎植皮術（皮弁）............345
　　2 顎骨欠損の骨移植による再建............346
　　　(1) 遊離骨移植............346
　　　(2) 血管柄付き遊離骨移植............346
　　3 骨延長法............347
　　4 マイクロサージャリー（微小血管吻合）
　　　を使用した遊離組織移植............348
　　　(1) 血管柄付き遊離前腕皮弁............349
　　　(2) 血管柄付き遊離腹直筋皮弁............349
　　　(3) 血管柄付き遊離肩甲骨（皮）弁............349
　　　(4) 血管柄付き遊離腓骨（皮）弁............350

4.7 生体材料............〔星　和人〕352
　　1 歯科・口腔領域の修復・再建に用いる
　　　生体材料............352
　　2 人工骨............352
　　3 骨接合材............353
　　4 人工下顎頭............353
　　5 歯槽骨の歯周組織再生誘導............354
　　6 抜歯窩への補塡材............354
　　7 皮膚や粘膜の創傷被覆材............355
　　8 人工血管............355

4.8 救急医療—歯科における救命処置
　　............〔横山武志〕355
　　1 心肺蘇生............356
　　　(1) 心肺蘇生の基本............356
　　　(2) 歯科医院における心肺蘇生の手順............358
　　2 気道閉塞の解除............360
　　　(1) 咽頭への異物の落下............360
　　　(2) 誤飲に対する対処............360
　　　(3) 気道閉塞の解除の基本............360
　　　(4) 歯科医院における気道閉塞の解除の手順
　　　............361
　　　(5) 誤嚥しても呼吸できている場合............362
　　3 日常訓練の重要性............363
　　4 救急車の要請............363
　　　直ちに救急車を手配（総合病院の歯科では救
　　　急部への緊急連絡）する場合............363

4.9 薬物療法............〔中谷晴昭〕364
　　1 抗菌薬............364

(1) 抗生物質 364
　　　(2) 合成抗菌薬 368
　　　(3) 口腔領域での抗菌薬使用上の注意事項 369
　2 抗炎症薬 370
　　　(1) 副腎皮質ステロイド 370
　　　(2) 全身投与可能なステロイド薬 370
　　　(3) 外用ステロイド薬 371
　　　(4) NSAIDs 371
　3 抗悪性腫瘍薬 373
　　　(1) 種類・作用と適応 373
　　　(2) 使用方法・特記事項 375
　4 歯科・口腔用剤 375
　　　(1) 粘膜・歯周疾患治療薬 375
　　　(2) 根管清掃剤，根管貼薬・根充剤 376
　5 その他の薬剤 376
　　　局所麻酔薬 376

4.10 放射線療法 377

　1 放射線腫瘍学の基礎 〔三浦雅彦〕377
　　　(1) 放射線の種類と性質 377
　　　(2) 放射線の細胞への作用 378
　　　(3) 癌幹細胞の概念 378
　　　(4) 腫瘍の組織構造と発育動態 379
　　　(5) 放射線感受性の酸素依存性 379
　　　(6) 腫瘍の放射線感受性 380
　　　(7) 腫瘍の放射線感受性に影響を与える因子 380
　　　(8) 正常組織の放射線感受性 381
　2 放射線治療の概念 〔三浦雅彦〕382
　　　(1) 治療可能比の概念 382
　　　(2) 放射線治療の方法論 383
　　　(3) 生物学的増感 384
　3 口腔癌の放射線治療 〔中村太保〕385
　　　(1) 密封小線源治療 386
　　　(2) 化学放射線療法 387
　　　(3) 放射線治療機器の進歩 387
　　　(4) 口腔癌の有害事象 389
　4 副障害とその対処 〔渡邊 裕〕389
　　　(1) 早期障害と晩期障害 390
　　　(2) 放射線による副障害 390
　　　(3) 放射線治療と口腔管理 392

4.11 疼痛治療（ペインクリニック）
　　　　　　　　　　　　〔福田謙一〕394

　1 神経ブロック 394
　　　(1) 星状神経節ブロック 394
　　　(2) 三叉神経ブロック 395
　2 点滴療法（静脈内薬物療法） 395
　　　(1) ドラッグチャレンジテスト 395
　　　(2) リドカイン静脈内投与 396
　　　(3) ケタミン塩酸塩持続点滴療法 396
　　　(4) アデノシン三リン酸持続静脈内注入法 396
　　　(5) NSAIDs 396
　　　(6) 麻薬性鎮痛薬 396
　　　(7) 拮抗性鎮痛薬 396
　　　(8) 患者自己調節鎮痛法（PCA） 396
　3 経口薬物療法 396
　　　(1) NSAIDs 396
　　　(2) 解熱性鎮痛薬 396
　　　(3) 麻薬性鎮痛薬 396
　　　(4) 三環系抗うつ薬 397
　　　(5) 抗痙攣薬 397
　　　(6) 神経性疼痛緩和薬 397
　　　(7) 生物組織抽出物 397
　　　(8) 抗不整脈薬 397
　　　(9) その他 397
　4 粘膜や皮膚への局所応用 397
　5 筋肉や顎関節内への応用 397
　　　(1) トリガーポイント注射 397
　　　(2) 顎関節腔内洗浄 397
　　　(3) ボツリヌス毒素 398

4.12 鍼　灸 〔大山良樹〕398

　1 口腔顎顔面領域疾患における鍼灸 398
　　　口腔顎顔面領域における鍼灸の適応対象症状 399
　2 顎関節症への鍼灸治療 399
　　　(1) 顎関節症の分類と鍼灸治療の有効性 399
　　　(2) 顎関節症の治療 399
　3 三叉神経領域に伴う歯痛への鍼灸治療 401
　　　(1) 歯痛の治療部位 401
　　　(2) 歯痛の治療方法 401
　4 抜歯後疼痛緩和への応用 401
　5 顔面部（眼部）領域における臨床研究 402

4.13 漢　方 〔笠原正貴〕403

　1 漢方薬の治療効果 403
　2 漢方薬の処方 403
　3 分型論治 404
　　　(1) 口内炎 405
　　　(2) 三叉神経痛 405
　4 口腔顔面痛その他に有効な漢方エキス製剤 406

4.14 理学療法 〔櫻井　薫〕406

　1 運動療法 407
　2 物理療法 407
　　　(1) 温熱療法 407
　　　(2) 寒冷療法 407
　　　(3) 光線療法 408

(4) 電気刺激療法 ……………………… 408
　　　(5) 超音波療法 ………………………… 408

4.15　レーザー治療　〔吉田憲司〕409

　1　レーザーについての基本的事項 …………… 409
　2　レーザーの特性と生体への影響 …………… 409
　3　レーザーの分類とおもな用途 ……………… 410
　　　(1) Nd:YAGレーザー（波長1.064 μm）… 410
　　　(2) CO_2レーザー（波長10.6 μm）……… 410
　　　(3) 半導体レーザー（GaAlAs系）（0.78 ～
　　　　 0.9 μm近傍で幅広い波長域）………… 411
　　　(4) Er:YAGレーザー（波長2.94 μm）…… 411
　　　(5) Ho:YAGレーザー（波長2.12 μm）…… 411
　　　(6) He-Neレーザー（波長0.632 μm）…… 411
　4　安全性ならびに副障害の予防 ……………… 411
　5　口腔前癌病変への適用 ……………………… 412
　6　光線力学治療（PDT）……………………… 412
　7　Er:YAGレーザーによる歯周治療 ………… 412

4.16　凍結療法　〔高野正行〕412

　1　凍結療法とは ………………………………… 412
　2　口腔外科領域での適応症 …………………… 413
　3　圧接法による凍結療法の実際 ……………… 413

5章　口腔疾患各論

5.1　歯と歯周組織疾患 …………………… 416

　1　歯・歯周組織の疾患 ………………………… 416
　　　(1) 歯の異常（形態異常，数の異常）
　　　　　　　　　　　　　　〔田中昭男〕416
　　　(2) 歯の硬組織疾患 …………〔柳澤孝彰〕418
　　　(3) 歯髄の疾患 ………………〔小宮山一雄〕420
　　　(4) 歯周組織の疾患 …〔河野隆幸，西村英紀〕422
　　　(5) 第三大臼歯（智歯）関連疾患 …〔大木秀郎〕424
　2　う蝕の治療 …………………〔須田英明〕426
　　　(1) 診査・診断・治療計画の立案 …… 426
　　　(2) 修復法 ………………………………… 429
　3　象牙質知覚過敏症・歯髄炎・根尖性
　　　歯周炎の治療 ………………〔須田英明〕435
　　　(1) 診査・診断・治療計画の立案 …… 435
　　　(2) 象牙質知覚過敏症 ………………… 436
　　　(3) 無菌的処置法 ……………………… 437
　　　(4) 覆髄法 ……………………………… 438
　　　(5) 断髄法 ……………………………… 438
　　　(6) 抜髄法 ……………………………… 439
　　　(7) 感染根管治療 ……………………… 441
　　　(8) アペキシフィケーション，アペキソゲ
　　　　 ネーシス ……………………………… 442
　　　(9) 外科的歯内療法 …………………… 443

　4　歯肉炎・歯周炎・咬合性外傷の治療 …… 446
　　　(1) 診査・診断・治療計画の立案
　　　　　　　　　　　　　　〔永田俊彦〕446
　　　(2) 歯周基本治療 ……………〔原　宜興〕449
　　　(3) 歯周外科治療 ……………〔申　基喆〕452
　　　(4) 咬合性外傷の治療 ………〔坂上竜資〕454
　　　(5) 歯周病の薬物療法 ………〔佐藤　聡〕456
　　　(6) 歯内-歯周病変の治療
　　　　　　　　　　〔野崎剛徳，村上伸也〕458
　　　(7) 特殊な歯周疾患 …〔渋川義宏，山田　了〕460
　　　(8) メインテナンスとサポーティブペリオド
　　　　 ンタルセラピー ……………〔伊藤公一〕462

5.2　歯の欠損と機能障害に対する治療 …… 465

　1　クラウン・ブリッジによる歯科欠損
　　　治療 ……………………………………… 465
　　　(1) 診査・診断・治療計画の立案
　　　　　　　　　　　　　　〔矢谷博文〕465
　　　(2) 前処置と支台築造 ………〔松村英雄〕468
　　　(3) クラウン ……………………〔松村英雄〕469
　　　(4) 固定性ブリッジ …………〔矢谷博文〕470
　　　(5) 可撤性ブリッジ …〔窪木拓男，完山　学〕474
　　　(6) メインテナンス …〔窪木拓男，完山　学〕476
　2　可撤性部分床義歯による歯科欠損治療
　　　　　　　　　　　　　　　　　………… 477
　　　(1) 診査・診断・治療計画の立案
　　　　　　　　　　　〔古谷野 潔，松山美和〕477
　　　(2) 設　計 …………〔古谷野 潔，松山美和〕480
　　　(3) 支台装置 …………………〔馬場一美〕482
　　　(4) 部分床義歯の製作 ………〔馬場一美〕483
　　　(5) メインテナンス …………〔横山敦郎〕485
　3　全部床義歯による歯科欠損治療 ………… 488
　　　(1) 診察・検査・診断・治療計画の立案
　　　　　　　　　　　　　　〔志賀　博〕488
　　　(2) 設計の考え方（治療方針と前処置）
　　　　　　　　　　　　　　〔志賀　博〕491
　　　(3) 全部床義歯の製作 ………〔櫻井　薫〕493
　　　(4) メインテナンス …………〔櫻井　薫〕496
　4　インプラント治療 ………………………… 497
　　　(1) インプラント治療の概念 …〔矢島安朝〕497
　　　(2) インプラント治療の目的と適応症
　　　　　　　　　　　　　　〔矢島安朝〕498
　　　(3) 解剖と診断 ………………〔渡邉文彦〕502
　　　(4) 埋入手術・術式 …………〔関根浄治〕505
　　　(5) 骨造成法 …………………〔近津大地〕511
　　　(6) 補綴処置 …………………〔市川哲雄〕515
　　　(7) メインテナンス（歯周治療科との連携）
　　　　　　　　　　　　　　〔髙森　等〕519
　　　(8) 合併症 ……………………〔嶋田　淳〕521
　5　顎顔面欠損の治療 ………………………… 524
　　　(1) 顎顔面補綴とは ……〔谷口　尚，乙丸貴史〕524

- (2) 上顎欠損の補綴治療 〔大木明子〕526
- (3) 下顎欠損の補綴治療 〔谷口 尚, 乙丸貴史〕530
- (4) 顔面欠損の補綴治療 〔後藤昌昭〕532
- (5) 口唇口蓋裂患者の補綴治療 〔谷口 尚, 乙丸貴史〕534
- (6) 摂食・嚥下障害に対する舌接触補助装置 〔谷口 尚, 乙丸貴史〕537
- (7) さまざまな補助装置 〔谷口 尚, 乙丸貴史〕539

5.3 不正咬合の定義と概念 542

1 正常咬合の定義と概念 〔氷室利彦〕542
- (1) 仮説的正常咬合 542
- (2) 下顎運動中の動的な正常咬合 542
- (3) 固定式矯正装置と治療目標としての正常咬合 543
- (4) 個別化医療における正常咬合 543

2 不正咬合（咬合異常）の種類と分類 〔氷室利彦〕544
- (1) 不正咬合の種類 544
- (2) 不正咬合の分類 544

3 不正咬合の原因 〔森山啓司〕547
- (1) 遺伝と環境 547
- (2) 先天的要因 548
- (3) 後天的要因 551

4 不正咬合の診断 〔葛西一貴〕554
- (1) 検査・分析・分類・診断 554
- (2) 治療目標の確立と治療計画の立案 559

5 矯正歯科治療における抜歯 〔北井則行〕560
- (1) 乳歯の抜去 560
- (2) 永久歯の抜去 560
- (3) 永久歯の抜去基準 561
- (4) 永久歯の抜去部位 562
- (5) 連続抜去法 562

6 矯正歯科治療の開始時期 〔森山啓司〕563
- (1) 治療開始時期決定にあたって考慮すべき点 563
- (2) 成長発育段階に応じて行われる矯正歯科治療の分類 563
- (3) 各成長発育ステージに応じた矯正歯科の対応 564
- (4) 矯正歯科治療の開始時期に影響を与える因子 565

7 矯正歯科治療に伴う生体反応 〔溝口 到〕565
- (1) 歯根膜と歯槽骨の反応 565
- (2) 歯の移動様相 567
- (3) 歯根吸収 567

8 矯正力と固定 〔溝口 到〕568

- (1) 矯正力 568
- (2) 矯正力の種類（力の発生） 568
- (3) 矯正力の種類（力の減衰様式） 568
- (4) 矯正力の種類（力の大きさ） 568
- (5) 歯の移動様相の種類 568
- (6) 差働矯正力 569
- (7) 固定 569
- (8) 固定の種類（部位） 569
- (9) 固定の種類（抵抗の性質） 570
- (10) 固定の種類（抜歯空隙の利用の程度） 570

9 矯正用材料, 器具 〔佐藤嘉晃〕570
- (1) 矯正用材料 570
- (2) 矯正用器具 571

10 矯正装置 〔佐藤嘉晃〕571
- (1) 矯正装置の定義 571
- (2) 矯正装置の分類 572
- (3) よく用いられる矯正装置の種類 572

11 不正咬合の治療 〔飯田順一郎〕576
- (1) 上顎前突 576
- (2) 下顎前突 577
- (3) 叢生 578
- (4) 開咬 579
- (5) 過蓋咬合 580
- (6) 交叉咬合 581

12 保定 〔大久保和美〕582
- (1) 定義と概念 582
- (2) 保定の種類 582
- (3) 保定装置 583
- (4) 保定期間 584

13 口腔筋機能療法 〔末石研二〕585
- (1) 口腔筋機能療法とは 585
- (2) 歴史 585
- (3) 基本概念と指導法 585

14 不正咬合の予防 〔末石研二〕587
- (1) 予防の概念 587
- (2) 不正咬合の原因 587
- (3) 不正咬合の予防 587

15 矯正歯科治療と口腔衛生 〔末石研二〕589
- (1) 矯正装置と口腔環境 589
- (2) 口腔衛生・予防指導の原則 589
- (3) 口腔衛生指導 589
- (4) 口腔衛生管理 590

5.4 顎変形症 592

1 顎変形症の定義と概念 〔齊藤 力〕592
- (1) 顎変形症の定義 592
- (2) 顎変形症の概念 592

2 顎変形症の原因 〔原田 清〕592
- (1) 先天的要因による顎変形症 592
- (2) 成長や発育の異常による顎変形症 594
- (3) 後天的要因による顎変形症 594

(4) 進行性顔面半側萎縮症（Romberg病）……594
　　　(5) 摂食様式の違いと顎変形症について……594
　3　顎変形症の種類……………………〔髙野伸夫〕594
　　　(1) 正面観による水平的（対称性）分析から
　　　　 の顎変形分類……………………………595
　　　(2) 側面観による前後的および垂直的分析か
　　　　 らの顎変形分類…………………………596
　　　(3) 顎変形症の種類………………………599
　4　顎変形症の治療………………………………599
　　　(1) 診査・検査・分析・診断………〔齋藤 功〕599
　　　(2) 治療法の決定……………………〔齋藤 功〕607
　　　(3) 術前矯正治療……………………〔齋藤 功〕611
　　　(4) 顎矯正手術………………………〔小林正治〕617
　　　(5) 術後矯正治療……………………〔齋藤 功〕626

5·5 歯・口腔・顎・顔面の先天性異常と成長発育異常……………………………631

　1　染色体数の異常……………………〔高野貴子〕631
　2　口唇口蓋裂………………………………………633
　　　(1) 出生前診断………………………〔引地尚子〕633
　　　(2) 哺乳・術前外鼻矯正……………〔引地尚子〕634
　　　(3) 口唇・口蓋形成術………………〔西條英人〕636
　　　(4) 咽頭弁形成術……………………〔西條英人〕640
　　　(5) 顎裂骨移植術……………………〔西條英人〕641
　　　(6) 言語管理…………………………〔髙橋路子〕644
　　　(7) 滲出性中耳炎……………………〔樫尾明憲〕645
　　　(8) 矯正歯科治療……………………〔須佐美隆史〕646
　　　(9) 外科的矯正手術…………………〔飯野光喜〕648
　　　(10) 唇裂鼻形成術……………………〔米原啓之〕650
　　　(11) 補綴治療………………〔谷口 尚, 乙丸貴史〕652
　3　顔面裂（巨口症含む）……………〔江口智明〕654
　　　(1) 顔面裂…………………………………654
　　　(2) 巨口症（顔面横裂, Tessier 分類 # 7）…655
　4　鰓弓由来の症候群…………………〔須佐美隆史〕655
　5　頭蓋骨縫合早期癒合症を伴う症候群
　　　　　　　　　　　　　　　　〔小室裕造〕657
　6　先端巨大症・軟骨無形成症………〔長濱浩平〕658
　　　(1) 先端巨大症………………………………658
　　　(2) 軟骨無形成症……………………………659
　7　鎖骨頭蓋異形成症…………………〔小笠原 徹〕660
　8　血管腫・リンパ管腫………………〔加地展之〕661
　　　(1) IH……………………………………………661
　　　(2) 脈管奇形…………………………………662
　9　巨舌症・小舌症……………………〔飯野光喜〕664
　　　(1) 巨舌症……………………………………664
　　　(2) 小舌症……………………………………665
　10　小帯の異常…………………………〔長濱浩平〕665
　　　(1) 口唇小帯の異常…………………………665
　　　(2) 頰小帯の異常……………………………666
　　　(3) 舌小帯の異常……………………………666
　11　進行性顔面半側萎縮症
　　　　　　　　　　　　…〔原 尚子, 三原 誠〕666

5·6 顎・口腔の感染症……………………………668

　1　細菌感染症—歯槽骨炎, 顎骨骨膜炎・
　　　顎骨骨髄炎, 口底炎, 上顎洞炎
　　　　　　　　　　　　　　　　〔古森孝英〕668
　　　(1) 歯槽骨炎…………………………………668
　　　(2) 顎骨骨膜炎・顎骨骨髄炎………………668
　　　(3) 口底炎……………………………………670
　　　(4) 上顎洞炎…………………………………671
　2　ウイルス感染症……………………〔浦出雅裕〕671
　　　(1) 急性疱疹性歯肉口内炎…………………671
　　　(2) 帯状疱疹…………………………………672
　　　(3) ヘルパンギーナ…………………………673
　　　(4) 手足口病…………………………………674
　　　(5) 麻 疹……………………………………674
　3　真菌感染症…………………………〔杉原一正〕675
　　　(1) 口腔カンジダ症…………………………675
　　　(2) アスペルギルス症………………………677
　4　特異性炎……………………………〔浦出雅裕〕677
　　　(1) 顎放線菌症………………………………677
　　　(2) 結 核……………………………………678
　　　(3) 梅 毒……………………………………678

5·7 口腔粘膜の疾患………………………………680

　1　非感染性炎症性疾患……………………………680
　　　(1) 反応性増殖性病変………………〔久保田英朗〕680
　　　(2) 原因不明・難治性の炎症性口腔粘膜疾患
　　　　　　　　　　　　　　　　〔山本哲也〕682
　　　(3) 舌炎（萎縮性舌炎, 地図状舌, 溝状舌
　　　　 など）………………………〔北川善政〕686
　　　(4) 口唇炎・口角炎…………………〔久保田英朗〕689
　　　(5) 放射線性口内炎…………………〔池邉哲郎〕691
　2　口腔粘膜に症状を現す血液疾患・出血
　　　性素因……………………………〔今井 裕〕692
　　　(1) 概 要……………………………………692
　　　(2) 赤血球の異常……………………………692
　　　(3) 白血球の異常……………………………692
　　　(4) 出血性素因………………………………694
　　　(5) 血液疾患・出血傾向に関する検査項目
　　　　　　　　　　　　　　　　　　　　695
　3　薬物に関連する口腔粘膜の疾患
　　　　　　　　　　　　　　　　〔古郷幹彦〕696
　　　(1) 薬 疹……………………………………696
　　　(2) 薬剤性歯肉増殖症………………………696
　　　(3) ニコチン性口内炎………………………696
　　　(4) アレルギー性口唇炎……………………697
　　　(5) 黒毛舌・舌苔……………………………697
　　　(6) 色素沈着…………………………………697
　　　(7) スティーブンス・ジョンソン症候群……697

- (8) 薬剤性過敏症症候群……697
- (9) 薬剤性口腔乾燥症……698
- 4 色素沈着……〔有末 眞〕698
  - (1) メラニン由来の色素沈着……698
  - (2) Hb由来の色素沈着……700
  - (3) 外因性の色素沈着……701
- 5 アレルギー・自己免疫性疾患……〔東 みゆき〕701
  - (1) 口腔接触性アレルギー……701
  - (2) 口腔アレルギー症候群……701
  - (3) 血管神経浮腫（Quincke浮腫）……702
  - (4) 口腔GVHD……703
  - (5) Behçet病……703

5.8 顎・口腔の腫瘍……704
- 1 良性腫瘍……704
  - (1) 上皮性腫瘍……〔岡本哲治〕704
  - (2) 非上皮性腫瘍……〔岡本哲治〕705
  - (3) 良性歯原性腫瘍……〔井上農夫男〕714
- 2 前癌病変……〔浜川裕之〕722
  - (1) 疾患の概念……722
  - (2) 遺伝子異常による多段階発癌……722
  - (3) 病理分類……723
- 3 口腔がん……724
  - (1) 口腔がんの特徴……〔戸塚靖則〕724
  - (2) 舌癌……〔篠原正徳〕726
  - (3) 口底癌……〔野口 誠〕729
  - (4) 上顎歯肉癌……〔新谷 悟〕731
  - (5) 下顎歯肉癌……〔戸塚靖則〕732
  - (6) 頰粘膜癌……〔野口 誠〕734
  - (7) 硬口蓋癌……〔新谷 悟〕735
  - (8) 悪性リンパ腫……〔戸塚靖則〕736
  - (9) 肉腫……〔戸塚靖則〕738
  - (10) 悪性黒色腫……〔戸塚靖則〕740
  - (11) 口腔転移性癌……〔戸塚靖則〕740
- 4 口腔癌の治療法……741
  - (1) 口腔癌の治療法概論……〔下郷和雄〕741
  - (2) 集学的治療……〔藤内 祝〕744
  - (3) 頸部郭清術……〔小村 健〕745
- 5 隣接領域の癌……〔大関 悟〕748
  - (1) 上顎洞癌……748
  - (2) 口唇癌……749
  - (3) 軟口蓋癌……750
- 6 腫瘍類似疾患……〔柴原孝彦〕751
  - (1) エプーリス……751
  - (2) 義歯性線維腫……752
  - (3) 線維性骨異形成症……753
  - (4) Langerhans細胞組織球症……754
  - (5) 骨増生……755

5.9 顎・口腔の囊胞……756
- 1 顎骨に発生する囊胞……〔田川俊郎〕756
  - (1) 歯原性囊胞—歯を形成する細胞に関連する囊胞……756
  - (2) 非歯原性囊胞—歯を形成する細胞に関連しない囊胞……757
  - (3) 偽囊胞—臨床（画像）所見で囊胞状であるが上皮や内容液を認めないもの……758
- 2 軟組織に発生する囊胞……〔髙木律男〕759
  - (1) 類皮囊胞・類表皮囊胞……760
  - (2) 鰓囊胞（鰓裂囊胞，リンパ上皮性囊胞，側頸囊胞）……760
  - (3) 甲状舌管囊胞（正中頸囊胞）……760
  - (4) 歯肉囊胞……761
  - (5) 鼻歯槽囊胞……761

5.10 口腔・顎・顔面の外傷……762
- 1 顔面皮膚，口腔粘膜の外傷……〔三原 誠〕762
  - (1) 全身状態の把握……762
  - (2) 初期対応の手順……762
  - (3) 顔面皮膚……763
  - (4) 口腔粘膜……765
- 2 歯の外傷……〔古森孝英〕765
  - (1) 歯の破折……765
  - (2) 歯の脱臼……766
- 3 顎顔面骨の外傷……〔下郷和雄〕768
  - (1) 顎顔面骨折の特性と留意点……768
  - (2) 顎顔面骨折の診断の前に……769
  - (3) 顎顔面骨折の診断……769
  - (4) 顎顔面骨折の分類……769
  - (5) 骨折の治療の実際……771

5.11 顎関節疾患……780
- 1 顎関節症……780
  - (1) 顎関節症とは……〔杉崎正志〕780
  - (2) 顎関節症の画像所見，診断……〔小林 馨〕782
  - (3) 顎関節症の保存的治療……〔木野孔司〕786
  - (4) スプリント療法……〔佐々木啓一〕789
  - (5) 顎関節症の外科的治療……〔戸塚靖則〕791
- 2 顎関節症との鑑別が必要な疾患……793
  - (1) 側頭筋咬筋腱・腱膜の問題と筋突起過長症……〔覚道健治〕793
  - (2) 顎関節腫瘍・腫瘍類似疾患……〔柴田考典〕795
  - (3) その他の顎関節，咀嚼筋，周囲組織臓器疾患……〔井上農夫男〕797
- 3 顎関節脱臼……〔近藤壽郎〕798
- 4 顎関節強直症……〔栗田賢一〕799

- 5.12 唾液腺疾患 803
  - 1 唾液腺疾患の病態生理と診断法 〔白砂兼光〕803
    - (1) 発育異常 803
    - (2) 唾液分泌の病態生理 803
    - (3) 唾液腺疾患の病態生理 803
    - (4) 唾液腺疾患の診断法 804
  - 2 囊胞 〔由良義明〕806
    - (1) 粘液囊 806
    - (2) ガマ腫 807
  - 3 唾石症 〔池邉哲郎〕808
  - 4 唾液腺炎 〔池邉哲郎〕809
    - (1) 急性唾液腺炎 809
    - (2) 慢性唾液腺炎 809
  - 5 ウイルス性疾患 〔由良義明〕811
    - (1) 流行性耳下腺炎 811
    - (2) 先天性巨細胞封入体病（症）812
    - (3) その他のウイルス性疾患 812
  - 6 唾液腺腫瘍 〔白砂兼光〕813
    - (1) 腫瘍発生 813
    - (2) 唾液腺腫瘍の特徴 813
    - (3) 病理分類 814
    - (4) 唾液腺腫瘍の診断法 815
    - (5) 個々の唾液腺腫瘍 815
  - 7 Sjögren 症候群 〔中村誠司〕821
  - 8 Mikulicz 病（IgG4 関連涙腺・唾液腺炎） 〔中村誠司〕826
  - 9 ドライマウス（口腔乾燥症） 〔中村誠司〕828
  - 10 その他の唾液腺疾患 〔白砂兼光〕833
    - (1) 唾液腺症 833
    - (2) オンコサイト症 833
    - (3) 壊死性唾液腺化生（唾液腺梗塞）833
    - (4) Heerfordt 症候群 833
    - (5) Fray 症候群 833
- 5.13 神経性疾患 〔桑原 聡〕834
  - 1 顎・顔面・舌の感覚障害 834
    - (1) 三叉神経痛 834
    - (2) 舌咽神経痛 834
    - (3) その他の神経疾患による顔面感覚障害 835
  - 2 顎・顔面・舌の運動障害 836
    - (1) 顔面麻痺 836
    - (2) 舌の運動麻痺・球麻痺 837
    - (3) 顎, 顔面, 舌の不随意運動 837

6章 口腔領域における治療の展開

- 6.1 小児の歯科治療 842
  - 1 小児歯科診療の概要 〔朝田芳信〕842
    - (1) 乳歯う蝕の実態 842
    - (2) 乳歯う蝕の特徴 842
    - (3) 永久歯う蝕の実態 842
    - (4) 永久歯う蝕の特徴 842
    - (5) う蝕の二極化とその背景 843
    - (6) 口腔疾病構造の変化 843
    - (7) 小児の臨床的対応 843
  - 2 う蝕治療 〔朝田芳信〕843
    - (1) 概念 843
    - (2) 検査 844
    - (3) う蝕治療の実際 844
  - 3 歯周治療 〔朝田芳信〕845
    - おもな歯周疾患と治療方針 845
  - 4 咬合誘導 〔朝田芳信〕846
    - 治療方針 846
  - 5 歯科保健指導 〔朝田芳信〕847
    - (1) 小児歯科保健の実際 847
    - (2) 今後の歯科保健指導のあり方 847
    - (3) 歯列不正に対する最近の動向と歯科保健指導 848
  - 6 外傷歯の治療 〔千葉博茂〕848
    - (1) 歯冠および歯根破折 848
    - (2) 歯の動揺および位置異常 849
  - 7 先天性異常のある患者への対応 〔池田正一〕849
    - (1) 先天性異常の定義 849
    - (2) 分類 849
    - (3) 発生頻度, 要因 849
    - (4) 歯科治療 851
- 6.2 高齢者および基礎疾患を有する患者の歯科治療 852
  - 1 高齢社会における歯科患者 〔山根源之〕852
    - (1) 口腔機能の維持と向上のための歯科治療 852
    - (2) 現在の高齢歯科患者 853
    - (3) 高齢社会における歯科治療の問題点 853
    - (4) 終末期医療における歯科 855
  - 2 診査・診断・治療計画 〔森戸光彦〕855
    - (1) 医療面接による診療情報の収集 855
    - (2) 口腔内診査と検査 855
    - (3) 照会状（診療情報の提供を求める）856
    - (4) 医療情報の分析 856
    - (5) 二次的な検査 856

(6) 診　断 856
(7) プロブレムリストの作成 856
(8) 患者への説明と同意（インフォームドコンセント） 856
(9) 治療計画 856
3　全身疾患を有する患者の歯科治療 〔外木守雄〕857
(1) 循環器疾患の問題点とその対応 857
(2) 脳血管障害（脳卒中）について 858
(3) 呼吸器疾患について 859
(4) 代謝性疾患について 859
(5) 肝疾患について 860
(6) 腎疾患について 860
4　在宅歯科医療 〔菅　武雄〕860
(1) 概要（背景） 860
(2) 経緯と現状 861
(3) 在宅歯科医療 861
5　介護保険と歯科の関係 〔羽村　章〕863
(1) 介護保険制度の現状と問題 863
(2) 介護保険と歯科医療とのかかわり 864

6.3　障害を有する患者の歯科治療 865
1　障害者歯科の包括的診療 〔森崎市治郎〕865
(1) 障害者歯科の治療範囲 866
(2) 先天性の障害，後天性の障害と老化に伴う障害 867
(3) 障害児・者の包括的歯科治療 868
2　障害者歯科の行動管理と治療 〔森崎市治郎〕870
(1) 行動調整（行動管理）とは 870
(2) 不適応行動の原因 870
(3) 障害者歯科の治療で行われる行動調整（行動管理）法 870
(4) 体動のコントロール法 872
3　チームアプローチ 〔一戸達也〕874
4　痛みのコントロール 〔福田謙一〕874
(1) 局所麻酔法 874
(2) 全身に作用する薬物（麻酔薬や精神緩和薬）を応用した行動調整法 875
(3) 処置後鎮痛のための薬物療法 876

6.4　口腔ケア 876
1　口腔ケアの基礎 〔米山武義〕876
(1) 口腔ケアとは 876
(2) 口腔の特殊性と口腔細菌 877
(3) 咽頭細菌と口腔ケア 877
(4) 高齢者の健康を脅かす誤嚥性肺炎 877
(5) 口腔の刺激による嚥下・咳反射の改善 877
(6) 継続した口腔ケアと誤嚥性肺炎予防 877
(7) 要介護高齢者における口腔機能の向上が栄養改善に与える影響 878

(8) 多職種との連携のもとでの口腔ケアはプライマリケアの中心をなす 878
2　口腔ケアに必要な基礎知識 〔角　保徳〕879
(1) 適切な全身状態の評価 879
(2) 局所状態の評価 879
(3) 有病者・要介護者の口腔の問題 879
(4) 歯科医師が行う専門的口腔ケアの目的とその内容 880
(5) 種々の口腔ケア用品 880
3　疾患・症状に対応した口腔ケア 882
(1) がん治療と口腔ケア 〔大田洋二郎〕882
(2) 気管挿管患者の口腔ケア 〔渡邊　裕〕883
(3) 認知症患者の口腔ケア 〔藤本篤士〕885
(4) 開口障害を有する患者の口腔ケア 〔藤本篤士〕886
(5) 摂食・嚥下障害のある患者の口腔ケア 〔植田耕一郎〕888

6.5　リハビリテーション 890
1　摂食・嚥下リハビリテーション 890
(1) 摂食・嚥下障害の診断・評価 〔髙橋浩二〕890
(2) 誤嚥性肺炎の予防とその対処法 〔渡邊　裕〕894
(3) 摂食・嚥下リハビリテーション 〔戸原　玄〕896
(4) 栄養管理 〔菊谷　武〕899
(5) 補助装置 〔植田耕一郎〕902
2　口腔・中咽頭がんのリハビリテーション 〔鄭　漢忠〕905
(1) 口腔・中咽頭がんの術後機能障害の特徴 905
(2) 口腔がんの摂食・嚥下機能の経過 905
(3) リハビリテーションの流れ 906
3　言語訓練 〔舘村　卓〕908
(1) 歯科と言語病理 908
(2) VPFの主体 909
(3) 口蓋帆挙筋活動とVPIの重症度 909
(4) 装置の特性を生かす訓練 909

6.6　緩和ケア 〔小板橋俊哉〕910
1　緩和ケア概念の変化 910
2　がん診療連携拠点病院 910
3　緩和ケアチームの役割 910
4　がん性疼痛の種類 911
5　WHO方式のがん性疼痛治療法の5原則 911
(1) by mouth 911
(2) by the clock 911
(3) by the ladder 911

目次　xix

　　　　(4) for the individual ················912
　　　　(5) attention to detail ················912
　　6 医療用麻薬の副作用とその対処 ········912
　　7 医療用麻薬について誤解している患者
　　　や医療従事者への説明 ·····················913
　　8 鎮痛補助薬 ······································913
　　9 オピオイドローテーション ·············913
　　10 呼吸困難 ···914
　　11 口腔がん患者に対する緩和ケアの実例
　　　　··914
　　　　(1) 症例1 ····································914
　　　　(2) 症例2 ····································914

6.7 言語障害とその治療 〔髙橋路子〕915
　　1 器質性構音障害 ·······························915
　　　　(1) 器質性構音障害とは ···············915
　　　　(2) 鼻咽腔閉鎖機能について ········915
　　　　(3) おもな器質性構音障害の病態 ···916
　　2 機能性構音障害 ·······························917
　　　　(1) 機能性構音障害とは ···············917
　　　　(2) 検　査 ···································917
　　　　(3) 訓　練 ···································918
　　3 その他の言語障害 ····························918
　　　　(1) 聴覚障害 ································918
　　　　(2) 言語発達遅滞 ·························919
　　　　(3) 吃　音 ···································919
　　　　(4) 失語症 ···································919
　　　　(5) 運動障害性構音障害（ディサースリア）
　　　　　 ···919
　　　　(6) 音声障害 ································920

6.8 睡眠時無呼吸症候群患者の歯科的対応 〔外木守雄〕920
　　1 睡眠時呼吸障害の定義，概念 ··········920
　　2 OSASの原因，病因 ························921
　　　　(1) 形態学的要因 ·························921
　　　　(2) 機能的要因 ····························921
　　3 OSASの臨床症状 ····························922
　　4 診断および鑑別診断 ························922
　　　　(1) 終夜睡眠ポリソムノグラム検査 ···922
　　　　(2) 主観的検査法 ·························922
　　　　(3) 形態検査 ································923
　　5 発生率および疫学，統計的検討 ······923
　　6 医療連携の必要性 ····························923
　　7 高齢者の睡眠障害への対応 ·············923
　　8 局所療法 ···924
　　　　(1) 保存的療法 ····························924
　　　　(2) 手術療法 ································926

6.9 味覚障害 〔天笠光雄，渡部隆夫〕927
　　1 定義・概念 ······································927
　　　　(1) 味　覚 ···································927
　　　　(2) 味覚の伝達経路 ·····················927
　　　　(3) 味覚障害 ································927
　　2 原因とその分類 ·······························928
　　　　(1) 薬剤性味覚障害 ·····················928
　　　　(2) 特発性味覚障害 ·····················928
　　　　(3) 亜鉛欠乏性味覚障害 ···············928
　　　　(4) 心因性味覚障害 ·····················928
　　　　(5) 風味障害（嗅覚障害）············928
　　　　(6) 全身性味覚障害 ·····················928
　　　　(7) 口腔疾患による味覚障害 ········928
　　　　(8) 味覚神経伝導性味覚障害 ········928
　　3 発生メカニズム ·······························929
　　　　(1) 運搬段階 ································929
　　　　(2) 受容器段階 ····························929
　　　　(3) 神経段階 ································929
　　4 疫学，発生率 ··································929
　　5 臨床症状と分類 ·······························929
　　6 検　査 ···930
　　　　(1) 濾紙ディスク法 ·····················930
　　　　(2) EGM ······································930
　　7 診　断 ···930
　　　　(1) 問　診 ···································930
　　　　(2) 診　察 ···································930
　　　　(3) 検　査 ···································931
　　8 鑑別疾患 ···931
　　9 合併症 ···931
　　10 治療法 ···931
　　11 経過，予後 ······································931

6.10 スポーツ医学における歯科的対応 931
　　1 口腔・顎・顔面領域のスポーツ外傷・
　　　障害の状況と対策 〔安井利一〕931
　　　　(1) スポーツ外傷の状況 ···············931
　　　　(2) スポーツ外傷の対策 ···············934
　　2 口腔・顎・顔面領域のスポーツ外傷・
　　　障害の診断と治療 〔本田武司〕935
　　　　(1) 顎・口腔領域に発生するスポーツ外傷の
　　　　　　診断・治療 ····························935
　　　　(2) 歯の損傷 ································935
　　　　(3) 歯槽骨骨折 ····························936
　　　　(4) 顎骨骨折 ································937
　　　　(5) 頰骨・頰骨弓骨折 ··················937
　　　　(6) 眼窩底骨折 ····························937
　　　　(7) 口腔軟組織損傷 ·····················937
　　3 口腔・顎・顔面領域のスポーツ外傷の
　　　予防と指導 〔石上惠一〕937
　　　　(1) スポーツ外傷の予防と指導の考え方 ···937
　　　　(2) スポーツ選手への顎口腔領域に関する
　　　　　　歯科的指導 ····························939

- 4 咬合と競技力の維持向上に関する基本的サポート〔上野俊明〕941
  - （1）咬合と競技力の維持向上に関する基本的サポートの考え方 941
  - （2）ジュニア期 941
  - （3）エリート期 941
  - （4）シニア期 943
- 5 マウスガードの種類と特性〔前田芳信〕943
  - （1）マウスガードの考え方 943
  - （2）マウスガードの種類と特性 943
  - （3）カスタムメイドマウスガードのデザインと製作に関する注意点 944
  - （4）マウスガードの管理 945

6.11 口腔心身症，舌痛症，顔面痛，不定愁訴 945

- 1 心身医学的病態〔豊福 明〕945
  - （1）「心身症」と「心身医学」 945
  - （2）歯科口腔領域の心身医学的病態 946
- 2 舌痛症〔永井哲夫〕948
  - （1）疾患概念 948
  - （2）臨床的特徴 948
  - （3）舌痛症患者の心理的側面 949
  - （4）定義，診断基準 949
  - （5）心理テスト 950
  - （6）治療 950
- 3 口腔顔面痛〔和嶋浩一〕951
  - （1）痛みの分類 951
  - （2）非歯原性歯痛 952
  - （3）頭痛 952
  - （4）三叉神経痛 953
- 4 不定愁訴〔和気裕之〕954
  - （1）不定愁訴の概念 954
  - （2）歯科患者の不定愁訴 955
  - （3）不定愁訴の対応法 956

6.12 ブラキシズム〔小林義典〕957

- 1 概念・定義 957
- 2 発現機序と増大・持続させる要因 957
- 3 疫学 958
- 4 病態生理 958
- 5 臨床症状 959
- 6 診断 959
- 7 鑑別診断 960
- 8 合併症 960
- 9 治療，予防 960
  - （1）自己暗示療法 960
  - （2）薬物療法 960
  - （3）行動療法 960
  - （4）バイオフィードバック療法 961
  - （5）理学療法 961
  - （6）スプリント療法 961
  - （7）咬合治療 961

6.13 金属アレルギーと全身所見〔三浦宏之〕961

- 1 金属アレルギーの症状と原因 961
  - （1）金属アレルギーの発症機序 961
  - （2）症状 962
  - （3）検査，診断 964
  - （4）対処法 968

6.14 再生医療の応用〔星 和人〕973

- 1 現代の再生医療 973
  - （1）再生医療の動向 973
  - （2）再生医療に用いる細胞 973
  - （3）足場素材と成長因子 974
  - （4）臨床応用について 974
- 2 頭頸部領域の再生医療 975
  - （1）骨（細胞・成長因子による再生）〔朝比奈 泉〕975
  - （2）骨（スキャフォードによる再生）〔西條英人〕977
  - （3）軟骨〔星 和人〕979
  - （4）皮膚〔畠 賢一郎〕980
  - （5）歯〔辻 孝〕982
  - （6）歯周組織〔吉江弘正，奥田一博〕984
  - （7）唾液腺〔里村一人〕987
  - （8）血管新生〔小山博之〕988
  - （9）脂肪〔吉村浩太郎〕990
  - （10）神経〔稲田有史〕992
- 3 遺伝子治療など〔位高啓史〕994
  - ナノミセル型遺伝子キャリア 994

7章 口腔科学と社会のかかわり

7.1 法医歯学 998

- 1 法医学を通した社会とのかかわりについて〔岩瀬博太郎〕998
  - （1）法医学とは 998
  - （2）法医学において死を扱う理由 998
  - （3）法医学における歯科領域 998
  - （4）わが国の死因究明制度 999
  - （5）診療関連死における法医学の関与 1000
  - （6）法医学の将来 1001
- 2 歯科法医学の社会とのかかわり〔小室歳信〕1001
  - （1）身元確認の重要性 1001
  - （2）失踪者の数 1001
  - （3）死体取扱総数の推移 1002

(4) 身元不明死体取扱状況⋯⋯⋯⋯⋯⋯1002
　　　(5) 警察歯科医会の設置と役割⋯⋯⋯⋯⋯1003
　　　(6) 歯牙鑑定謝金制度の設立⋯⋯⋯⋯⋯⋯1003
　　3　歯科関連法律⋯⋯⋯⋯⋯⋯⋯〔柴田　崇〕1005
　　　(1) 歯科医師の業務に直接的に関係する義務
　　　　について⋯⋯⋯⋯⋯⋯⋯⋯⋯⋯⋯⋯⋯1005
　　　(2) 歯科医師であることから生じる権利・
　　　　義務について⋯⋯⋯⋯⋯⋯⋯⋯⋯⋯⋯1007
　　　(3) その他，日常業務に関する法律⋯⋯⋯1008
　　4　歯科医療紛争（医療過誤と医事紛争）
　　　　　　　　　　　　　　〔柴田　崇〕1008
　　　(1) 全体像⋯⋯⋯⋯⋯⋯⋯⋯⋯⋯⋯⋯⋯⋯1008
　　　(2) 紛争の激化，長期化の原因について⋯1009
　　　(3) 3つの法的責任とその手続き⋯⋯⋯⋯1009
　　　(4) 民事事件の基本的な流れについて⋯⋯1010
　　　(5) 刑事責任・民事責任の発生要件⋯⋯⋯1011
　　　(6) 医療事故に直面した場合の対応について
　　　　　　　　　　　　　　⋯⋯⋯⋯⋯⋯1013
　　　(7) カルテの開示について⋯⋯⋯⋯⋯⋯⋯1013
　　　(8) 歯科医療訴訟の具体的な裁判例⋯⋯⋯1014
7.2　社会的な事項⋯⋯⋯⋯⋯⋯⋯⋯⋯⋯⋯⋯1016
　　1　口腔診療とインフォームドコンセント
　　　　　　　　　　　　　　〔前田正一〕1016
　　　(1) ICとその原則⋯⋯⋯⋯⋯⋯⋯⋯⋯⋯1016
　　　(2) 実際にICを得なければならない行為⋯1016
　　　(3) ICの要件⋯⋯⋯⋯⋯⋯⋯⋯⋯⋯⋯⋯1016
　　　(4) ICの要件を満たすことが免除される
　　　　場合⋯⋯⋯⋯⋯⋯⋯⋯⋯⋯⋯⋯⋯⋯⋯1019
　　2　個人情報保護—関連法とガイドライン
　　　　　　　　　　　　　　〔前田正一〕1020

　　　(1) 個人情報保護に関する法体系⋯⋯⋯⋯1020
　　　(2) 個人情報保護法が定める関連用語の定義
　　　　（個人情報保護法第2条）⋯⋯⋯⋯⋯⋯1021
　　　(3) 厚生労働省「医療・介護関係事業者にお
　　　　ける個人情報の適切な取扱いのためのガ
　　　　イドライン」と個人情報取扱事業者の義
　　　　務⋯⋯⋯⋯⋯⋯⋯⋯⋯⋯⋯⋯⋯⋯⋯⋯1022
　　3　診療録の作成，保存，開示
　　　　　　　　　　　　　　〔前田正一〕1025
　　　(1) 診療録の作成と保存⋯⋯⋯⋯⋯⋯⋯⋯1025
　　　(2) 診療録に関して争いなどがなされた
　　　　ケース⋯⋯⋯⋯⋯⋯⋯⋯⋯⋯⋯⋯⋯⋯1027
　　　(3) 診療録の開示⋯⋯⋯⋯⋯⋯⋯⋯⋯⋯⋯1028
　　4　治験と先進医療⋯⋯⋯⋯⋯〔荒川義弘〕1028
　　　(1) 医療技術の開発の流れと制度との関係
　　　　　　　　　　　　　　⋯⋯⋯⋯⋯⋯1028
　　　(2) 治験や先進医療にかかわる制度⋯⋯⋯1029
　　　(3) 臨床研究にかかわる国の指針⋯⋯⋯⋯1032
　　5　論文・学会発表の方法⋯⋯〔小笠原　徹〕1032
　　　(1) 論文の構成⋯⋯⋯⋯⋯⋯⋯⋯⋯⋯⋯⋯1032
　　　(2) 投稿の際に注意すべきこと⋯⋯⋯⋯⋯1033
　　　(3) 学会発表スライド⋯⋯⋯⋯⋯⋯⋯⋯⋯1033
　　　(4) 予行の重要性⋯⋯⋯⋯⋯⋯⋯⋯⋯⋯⋯1034
　　　(5) 論文の価値に関する考え方⋯⋯⋯⋯⋯1034
　　　(6) オーサーシップ（著者順）について⋯1034
　　　(7) 倫理審査委員会承認⋯⋯⋯⋯⋯⋯⋯⋯1035
　　　(8) 利益相反⋯⋯⋯⋯⋯⋯⋯⋯⋯⋯⋯⋯⋯1035

索引〔日本語〕⋯⋯⋯⋯⋯⋯⋯⋯⋯⋯⋯⋯⋯1036
索引〔外国語〕⋯⋯⋯⋯⋯⋯⋯⋯⋯⋯⋯⋯⋯1056

序章

口腔科学とは何か

序.1　口腔科学とは

　口腔科学とは医学の一分野で，口腔という領域に特化した生命科学である．領域に特化したといいながら，口腔は脳生理と強い関係をもち，生命維持の基本的機能をもつ臓器であり，その意味では局所にとどまらない広い分野としてとらえることができる．

　口腔は消化器の入り口であり，食物摂取，咀嚼，嚥下はもとより，体外からの種々の害的物質から生体を防御する役割をも担っている．さらに，味を楽しむ（味覚），話す（言語），あるいは管楽器を演奏するなど，高度な機能を担う臓器でもある．

　構造的には粘膜で覆われた中空器官で，口唇，頬，上顎，下顎，口蓋，舌，口底から構成されている．さらに，上顎や下顎は顎骨と歯・歯周組織からなる．歯という硬組織が粘膜を突き破り，萌出しているのは，口腔に特有な構造である．口腔は外的有害物質から生体を防御する役割を担う一方で，歯の硬組織と歯肉軟組織の境目（歯肉溝）は細菌感染を受けやすい構造・環境となっていることも事実である．口腔内には，耳下腺，顎下腺，舌下腺から唾液が分泌されるほか，口腔粘膜下に多数存在する小唾液腺からも唾液が分泌され，口腔の機能と健康の維持に貢献している．下顎骨には顎運動を営む咀嚼筋や舌骨上筋群が付着し，また下顎骨は顎関節の一部を構成している．口腔・顎・顔面は歯や顎骨などの硬組織と口腔粘膜や咀嚼筋などの軟組織とで構成された複雑な解剖形態をとっており，その異常は機能障害のみならず，審美的な問題を引き起こす．

　上記の多彩な口腔機能，すなわち咀嚼や顎運動，嚥下，息を吹く，発音，唾液分泌，味覚などはすべて脳神経の支配を受けており，他方口腔からの種々の情報は脳に伝達される．もし，何らかの異常により口腔の形態や機能が失われると，生活の質はもとより生命の維持をも脅かすこととなる．口腔科学とは口腔ならびにその周囲の組織・器官の発生と分化，生理機能について究明することに加えて，口腔領域に発生する疾患の本態とその原因・成立過程を明らかにし，有効な治療法ならびに予防法を確立する学問で，人々の健康と幸せに貢献するものである．

　代表的な疾患に，唇裂や口蓋裂がある．全身に種々の先天性異常が生じるなか，これらは心奇形と並び頻度の高いものである．唇裂や口蓋裂などの口腔顎顔面領域の先天性異常は口腔の機能や審美性を著しく損なう．原因には，遺伝的因子と環境的因子があり，ある種の薬剤やウイルス感染はその誘因となることが知られている．治療は，からだの成長に加えて，言語の発達や歯の萌出，審美性の改善，顎発育への影響などを考慮した一貫的な治療が，チームアプローチにより行われる．

　歯並びや咬合の異常には，歯と顎骨の大きさの不調和によるものと，上顎骨と下顎骨の大きさの不調和によるものなどがある．前者では，歯の萌出や顎発育に合わせて適切な時期に歯科矯正学的な治療が行われ，後者では顎発育が終了した後に，チームアプローチにより，口腔機能の回復と審美性を考慮した治療が行われる．

　口腔領域では外傷・骨折が少なくない．顎骨骨折における治療の原則は咬合関係の回復で，上・下顎の歯の噛み合わせが骨折前の状態になるように骨片を整復し，その状態で固定する．

　口腔領域に生じる腫瘍や嚢胞のなかには，歯の原基に由来するものがある．歯原性腫瘍や歯原性嚢胞とよばれるもので，ほとんどが顎骨内から発生する．歯原性腫瘍は若年者に好発し，その大多数は良性である．

　口腔領域に生じる悪性腫瘍は扁平上皮癌が圧倒的に多く，なかでも中・高分化型が高頻度にみられる．まれに唾液腺由来の腺癌，あるいは悪性リンパ腫や骨肉腫などの肉腫も発生する．初診時すでに進行例であるものが少なくなく，頸部リンパ節転移を伴うものも多い．治療は外科的療法が主体であるが，放射線療法や化学療法が併用されることもある．治療に当たっては腫瘍の根治性はもちろん，顎顔面形態と口腔機能の保存・回復をはかることが重要で，さまざまな再建手術が用いられている．最近，抗癌剤の超選択的動注と放射線治療との併用療法が試みられている．

　口腔粘膜の疾患には，口腔粘膜に固有の病変と全身疾患の部分症としての口腔病変とがある．前者には外傷性病変や前癌病変，原因不明の疾患などがあり，後者にはウイルス性疾患や血液疾患，自己免疫疾患，アレルギー性疾患などが含まれる．このように疾患が多岐にわたり，原因もそれぞれで異なるた

め，治療に当たっては正確な診断がきわめて重要である．

口腔領域は心身症が生じやすい部位でもある．近年，高齢化や生活習慣の変化，社会環境の変化などを背景に，心理的側面を有する疾患である舌痛症や顎関節症，口腔乾燥症，味覚障害などが増加している．

口腔疾患の特徴の1つとして，歯自体および歯の存在に起因した細菌感染症，すなわち歯性感染症が多いことがあげられる．歯性感染症は口腔常在菌による内因感染で，歯の硬組織の感染症であるう蝕やそれに伴う歯髄炎，ならびに歯の支持組織の感染症である辺縁性歯周炎が代表的なものである．

歯はいったん完成すると代謝活性が低く，みずから修復することができない．それゆえ，う蝕や歯髄炎では，病変の除去と欠損部の修復はすべて人為的に行わざるをえない．一方，歯周組織や根尖部の感染病巣においても，原因となる細菌は根面のバイオフィルムや歯髄腔内に存在し，生体の感染防御機転が十分には働かない．そのため，それらが人為的に適切に処理されないかぎり慢性病巣として残存し，生体抵抗力の低下に伴って急性化を繰り返す．ときには急性化膿性顎骨炎や顎骨周囲炎を引き起こし，また慢性顎骨炎の原因にもなる．従来から慢性の根尖病巣が細菌性心内膜炎などの病巣感染の原因となることが知られていた．さらに，最近では，歯周病が糖尿病の合併症の1つとして認知される反面，歯周病の病原菌に関連して産生された$TNF-\alpha$がインスリンの働きを弱めて糖尿病を悪化させることが明らかになるなど，歯周病と糖尿病，あるいは冠動脈疾患などの全身疾患と口腔疾患とのかかわりあいが少しずつ明らかになってきている．

歯は生体のなかで最もかたく，形態も複雑である．さらに口腔は比較的狭く，解剖学的にも複雑なことから，歯を精確に切削するためには，特有の機器と高度な技術とが必須である．また，口腔は物理学的・化学的・生物学的にきわめて過酷な環境にあることから，歯の修復に用いられる材料には十分な強度と硬度，化学的安定性，生物学的安全性が不可欠で，審美性や操作性，経済性も必要である．これらの要求に応える形で，歯の切削に関連した機器や技術，ならびに歯の修復に適する材料や技術の開発に特化した学問，すなわち歯科学が発展してきた．現在では，エアタービンやダイヤモンドバーなどの開発・普及により，歯の切削は精確かつ効率的に行えるようになり，また接着性レジンなど優れた修復材料の実用化により，予知性の高い歯科治療が可能となっている．さらに，最近では，歯科用修復物の作製にCAD/CAMシステムが導入され，歯科技工の均てん化・自動化につながるものと期待される．

この分野の特徴は生体とのかかわりが乏しいことで，歯科学はこれまで生体あるいは全身とはある程度切り離された形で独自に発展してきた．しかし，少子高齢化に伴う患者構成の変化や疾病構造の変化，あるいはインプラント治療の導入などにより，現在では，歯科治療と生体とのかかわりはこれまでになく大きなものとなっている．

近年，生命科学の飛躍的な進歩により，遺伝子診断や遺伝子治療が現実のものとなり，また失った歯や萎縮した骨の再生が夢物語でなくなってきている．口腔科学に携わるわれわれは，人々の健康と幸せにさらに貢献するため，これらの新技術の口腔疾患への応用について探究するとともに，倫理面での充実をはかっていかなければならない．

〔戸塚靖則〕

序.2 これからの口腔科学の展開

　長い医歯学の歴史のなかでも，20世紀における医療の進歩にはめざましいものがあった．1928年のFlemingによる青カビからのペニシリンの発見に始まり，その後相次いで抗生物質の開発がなされ，化学療法は革命的な発達をとげた．またBCGや小児麻痺予防ワクチンの開発などにより予防医学も著しく進歩した．これらにより多くの感染症を制御し，多数の人類の生命を救うことができたのは，20世紀における医学の大きな功績の1つといえる．一方，工学・理学など周囲の自然科学分野の発展も医歯学に大きく貢献した．19世紀末のRöntgenによるX線の発見は，20世紀におけるCT，MRI，PETなど画像診断技術の急速な向上につながった．1953年WatsonとCrickはDNAの二重らせん構造を提唱したが，20世紀後半に分子生物学・生化学は急速な進歩をとげ，その後の遺伝子診断，遺伝子治療あるいは分子病理学の発展に大きく寄与した．そして，21世紀になって医学の進歩はさらに加速し，「内視鏡手術」「臓器移植」「ゲノム医学」「ロボット手術」「予防医学」「医の倫理」や，ヒトの組織や臓器を再生して使用する「再生医療」などが大きな注目を集めている．こうした医歯学の発展を振り返ってみると，医歯学は，工学・理学・薬学などをはじめとした他領域の学問との融合によって発展してきたといえる．

　歯学分野に限っても，電気的根管長測定器，接着性レジン，歯科インプラント，CAD/CAMによる歯冠修復・歯科補綴物作成，歯科用コーンビームCTなど，他領域との融合が歯科医学ならびに歯科医療のあり方を大きく変える画期的成果につながった例は多い．近年の急速な科学技術の発展に伴い，こうした傾向は今後ますます加速していくことが予想される．たとえば，将来的には手術をサポートする手術用ロボティックシステムの導入に大きな期待が寄せられている．臨床においては術者の技術的側面が重要であることはいうまでもない．技術は経験と努力で一定水準までは向上するものの，生まれもった手先の器用さ，三次元的な空間認識能力など，努力だけでは乗り越えられない壁が存在するため，これまでは医療の完成度は術者の技量に大きく依存してきた．あたかも永遠に乗り越えることのできない壁かのように思えたこの現実に対してすら，現代の技術革新は対処方法を提示しつつある．その1つの例が，手術用ロボティックシステムである．従来の外科手術は，外科医自身の目と手による処置を基本に発展してきた．特に，複雑な処置や直接手が届かないところ，直視が困難な術野に対してはさまざまな手術器具を開発して克服してきた．しかし，これらの器具も外科医が直接手で操作するため，その処置にもおのずと限界があった．特に，視野が狭い術野では，"術者自身の目でみながら術者自身の手でしか手術を行えない"状況が多い．術者の望むところに手が届かず，みたい所がみえないという技術的な困難が存在する．この限界を打破するためには，新しい手術環境を実現する必要がある．この手術環境の実現に不可欠な基本要素は，"ヒトの能力をこえた新しい目と手"である．このため，いくつかの領域でナビゲーションシステムや，ヒトの手では実現困難な微細作業や深部の手術を可能にするロボットシステムが登場している．口腔外科における顎矯正手術や歯科インプラント手術は，術前計画固定作業型の手術支援ロボティックシステムの応用が可能である．このような，外科医の新しい「目」と「手」となる低侵襲外科治療の実現を目指した手術用ロボティックシステムの発展は手術のみならず，術野の直視が困難な根管治療など歯科治療への応用も期待されるため，歯科における臨床技術を大きく変貌させる可能性が高い．

　一方，歯科医学は自己再生能力をほとんどもたない「歯」をおもな対象としてきたため，従来は材料学的側面が重視される傾向にあったが，近年では抗菌薬による歯髄保存療法やGTR法に代表される歯槽骨再生療法など，より生物学的側面を重視した治療法が出現してきていることも注目すべき点である．生物学的側面の重視という潮流は今後もよりいっそう強まっていくことに疑いの余地はないと思われる．う蝕・歯周病による歯および歯周組織の喪失，口唇口蓋裂などの先天異常に伴う骨・軟骨の低形成や欠損，腫瘍および外傷による骨・軟骨および口腔軟組織欠損など，ほとんどすべての歯および口腔疾患が再生医療の対象であることを考えると，口腔科学への再生医学・医療の導入が歯科医療におけるパラダイムシフトとなりうると期待される．すなわち，これからの口腔科学は，再生医学・再生医療

の発展に大きく影響を受けていくことになるであろう．そこで，口腔科学・歯科医療における再生医療について，代表的な例をあげながら考察してみたい．まず，歯科医療において多用される骨移植に関しては，自家骨移植がゴールデンスタンダードであり，また人工骨などの代用物が存在するが，再生医療（組織再生技術）による再生骨は，再生歯根膜とともに今後適応が拡大すると期待される．軟骨の再生については，十分な量の自家軟骨採取が困難であること，人工的代用物が存在しないことなどから，その適応範囲は比較的広いと考えられる．しかし，現状の軟骨再生医療は培養軟骨を利用したゲルを欠損部に注入する方法が主で，小欠損部位の回復にとどまっているため，「形」の回復を目的とした医療には応用できていない．今後，顔面の軟骨再建や整形外科における関節再建に用いることのできる，形と強度を兼ね備えたインプラント型再生軟骨が開発され，臨床応用されれば，将来，患者にとって大きな福音となるであろう．また，口腔科学ならびに歯科医療従事者最大の夢である歯の再生については，動物レベルで成功例が報告されているものの，構造の複雑性，再生組織としての安全性など，解決すべき問題がたくさんある．しかし，歯の再生は歯科の根源的な願いであり，この分野における研究がますます活性化し，将来的な臨床応用が実現することをおおいに期待したい．

こうした現代科学の高度化・複雑化に伴い，各専門領域で身につけるべき知識・技術は高度化・複雑化・増加の一途をたどり，現実問題として，1人の人間が複数領域にわたって深い知識を獲得することが困難になっている．医歯学は今や，分子から，細胞，個体までを総合的に解析する大きな学問となっており，それを支えている各分野の発展はあまりに早い．これに対処するには異分野交流の場が望まれる．どの分野においても医学，工学，薬学，理学，農学，人文・社会科学などのすぐれた知力の結集が必要なのである．異なった視点から新しい要素を加え，まったく新しい技術や考え方を取り入れる異分野融合研究の役割は大きく，社会的に大きな変化を起こす．現在のライフサイエンス，情報・通信，ナノテクノロジー，エネルギー，宇宙開発など革新的な科学技術の発展は，多くの分野の融合の結果により生じたものである．

それらを受けて，これからの口腔科学の発展には異分野融合研究が重要である．狭い分野のなかだけで努力しても，その発展には限界があるため，複数分野の専門家が互いに知識や情報を共有しながら研究を進めていくことが，重要な鍵と考えられる．そのための方策としては，歯学の各分野はもちろん，臨床と基礎における各医歯学分野，工学や理学などに加え，分野を問わない多方面の研究機関や企業などにより形成されるコンソーシアムの成立を目指し，そのなかで口腔科学の独自性を重視した研究・臨床の発展を実現しなくてはならない．

〔髙戸　毅〕

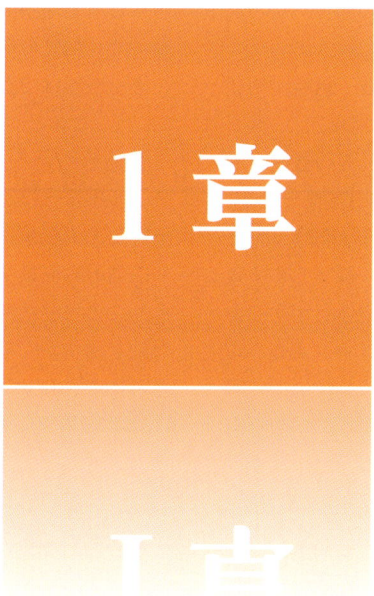

口腔の基礎科学

1.1 口腔の構造と機能

1 口腔の概説

　口腔は消化管の起始部で，食物摂取，咀嚼，初期消化を行い，食物を咽頭に送り（食塊移送），嚥下させる機能を担っている．口腔はこれらの機能を営むために，歯および歯周組織，舌，口腔腺を備え，また咽頭，喉頭，気管と続き，呼吸の補助通路となっている．元来，口腔は呼吸器の一部として発達し，原始的な動物では口腔の消化機能はわずかであり，むしろ呼吸器としての役割が大きい．実際，このような動物では口腔腺の発達は悪く，単に消化管の前室となっている．口腔腺が発達することにより，口腔は初期消化器官としての役割を果たすようになった．

　口腔内には豊富な感覚装置が分布しており，触覚，圧覚，温冷覚を感受するとともに，特殊化した味細胞が味覚を感受する．さらに口腔は呼吸器の補助経路として機能していることから，構音機能をもつ．構音機能により発話が可能となり，コミュニケーション能力が獲得されるようになった．

　口腔の前方は口唇であり，側方は頰，上方は口蓋，下方は舌を含む口腔底によって構成されている（図 1.1.1）．口腔は進化の過程で口蓋により鼻腔と完全に区分され，哺乳類になると吸啜が可能となった．口腔と鼻腔は後鼻孔で交通し，軟口蓋の巧妙な運動による鼻咽腔閉鎖機能により，咀嚼・嚥下運動，呼吸運動，さらに発話がコントロールされている．発生中，口腔と咽頭は口咽頭膜で区分されており，この膜が断裂することにより，両者が交通する．この口咽頭膜の断裂部位が口峡であり，したがって，口腔の後方はこの口峡である．

　また口腔は口腔前庭と固有口腔に分けられる（図 1.1.1）．この2つの空間は第三大臼歯の後方で互いに交通している．なお，口腔前庭には上・下唇小帯，頰小帯のほか，耳下腺が開口する耳下腺乳頭が上顎第二大臼歯に対向する部位に存在する．

　口腔の内面は歯を除いて粘膜によって覆われている．この口腔粘膜は口腔の各領域で少しずつ異なる構造を示すが，粘膜上皮，粘膜固有層，粘膜下組織からなる．しかし，粘膜筋板を欠いている．粘膜上皮は重層扁平上皮で，基本的には非角化上皮であり，部位により角化の程度や厚さが異なっている．口腔粘膜は口唇で移行する．また口腔粘膜はその構造と機能により，被覆粘膜（裏層粘膜），咀嚼粘膜，特殊粘膜の3種に分けられる．被覆粘膜は非角化粘膜であり，一方，咀嚼粘膜の上皮は角化ないしは錯角化しており，上皮と固有層が強固に結合し，また粘膜下組織とその下層の骨膜との結合も強い．特殊粘膜に分類されるのは舌乳頭が発達する舌背の粘膜のみである．

2 口腔の構造

(1) 口　唇

　口唇は口裂を取り囲むヒトのみにみられる構造で，表情筋を芯とする可動性の皮膚弁であり，口角を境に上唇と下唇に分けられる．上唇と頰は鼻唇溝によって，また下唇とオトガイはオトガイ唇溝によって分けられる．歯が喪失し，咬合高径が低くなるとこれらの溝の深さが深くみえる．上唇の外面中央には人中とよばれる浅い溝がある．口唇の口腔前庭側には粘膜のひだである上唇小帯，下唇小帯がある．

　口唇は皮膚部，赤唇縁，粘膜部に分けられる．赤唇縁は角化の低い薄い重層扁平上皮で覆われ，結合組織乳頭には多数の毛細血管がループをつくりながら，深く進入する．毛包も汗腺もなく，唾液腺も開口しない．一方，皮膚部の構造は皮膚と変わりなく，また粘膜部には口唇腺が開口する．口唇の運動

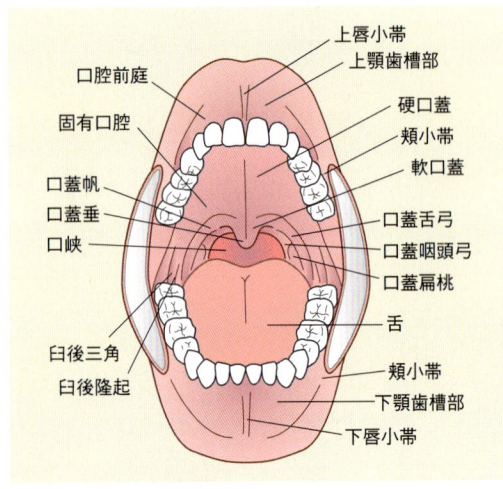

図 1.1.1　口腔の前面

では主として口輪筋が働く．その他，口角挙筋，口角下制筋，大・小頰骨筋，上唇鼻翼挙筋，頰筋などが働き，食物の保持，食物の口腔外への漏れの防止，食物の固有口腔への移送といった摂食・咀嚼機能に加え，口腔内圧の保持，発音，表情の形成に当たっている．なお，これらの筋が集まっている部位をモダイオラス（口角結節）とよび，これらの筋が動くときに固定点的に作用している（図 1.1.2）．歯科臨床的に義歯の安定に重要な部位である．

(2) 頰

頰は口腔の側壁を形成し，その外面は皮膚で，内面は粘膜で覆われ，その間に頰筋がある．頰筋は翼突下顎縫線から起こり，口輪筋中に放散して終わり，耳下腺管によって貫かれる．頰は咀嚼時に舌と協調して食物を歯の上にのせる．また，口腔内圧を上昇または低下させるとともに表情の形成も担っている．

(3) 口 蓋

口蓋は固有口腔の天井と鼻腔の床を形成する（図 1.1.3）．口蓋は可動性のない硬口蓋と，骨の支柱を欠き口蓋筋（口蓋帆張筋，口蓋帆挙筋，口蓋垂筋，口蓋舌筋，口蓋咽頭筋）と結合組織で構成される可動性の軟口蓋に分けられる（図 1.1.1）．硬口蓋は口蓋の前方 2/3，軟口蓋は後方 1/3 を占める．硬口蓋粘膜は厚い角化重層扁平上皮で，硬口蓋表面には正中部に口蓋縫線，これに直交する数本の横口蓋ひだおよび口蓋縫線の前方に切歯乳頭が存在する．軟口蓋は非角化重層扁平上皮で覆われ，特にその後部を口蓋帆とよぶ．口蓋帆の正中部は後下方に突出し，口蓋垂となる（図 1.1.1）．口蓋帆からは口蓋舌筋からなる口蓋舌弓と口蓋咽頭筋からなる口蓋咽頭弓が起こり，咽頭の側壁に向かって走っている．この 2 つの粘膜ひだの間のくぼみには口蓋扁桃が存在し，扁桃窩とよばれる．口蓋帆挙筋と口蓋帆張筋が収縮し軟口蓋が後上方に挙上して，口腔と咽頭鼻部の交通は遮断され，食塊は口腔から鼻腔に入ることなく，咽頭に向かって送り出される．また発声の際にもこの 2 筋が収縮し，軟口蓋を挙上させ，音声が鼻腔に抜けないようにしている．なお，口蓋帆挙筋は耳管の下壁につき，これが収縮すると耳管が開く．

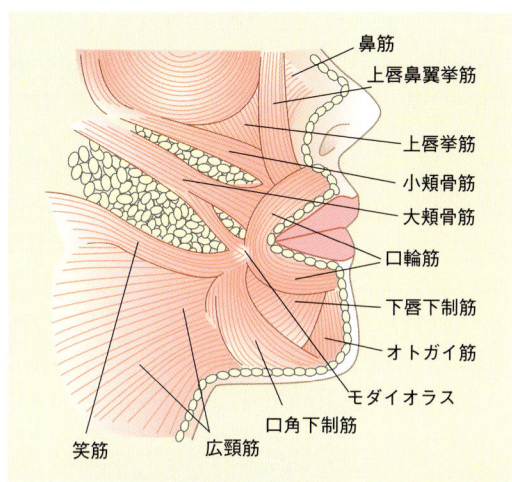

図 1.1.2　モダイオラス
（脇田　稔，山下靖雄監，井出吉信，前田健康他編：口腔解剖学，医歯薬出版，2009 より改変）

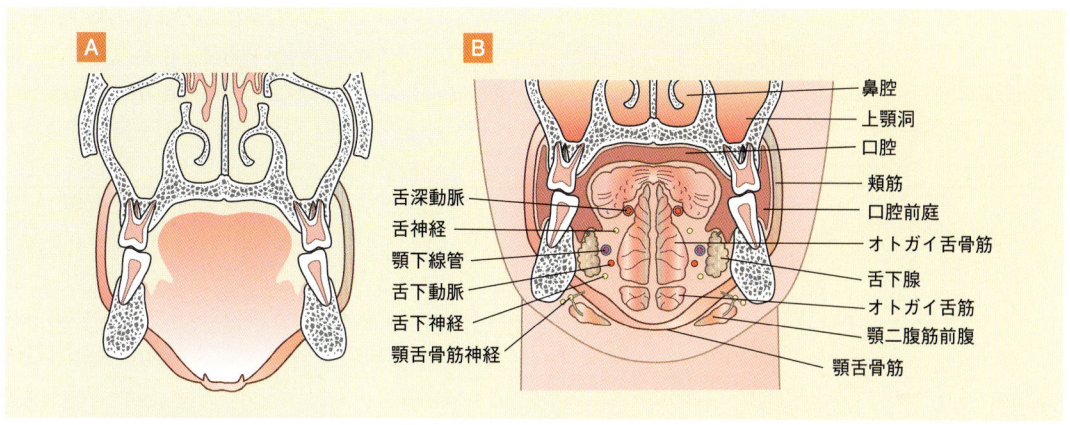

図 1.1.3　口腔の前頭断面図
A：骨と筋だけの状態．B：内臓を付加した状態．
（脇田　稔，山下靖雄監，井出吉信，前田健康他編：口腔解剖学，医歯薬出版，2009 より改変）

また軟口蓋には迷走神経で支配される味蕾が存在する．

(4) 口腔底

口腔底の本体は口腔隔膜とよばれる顎舌骨筋（図1.1.3）で，この筋が下顎骨と舌骨の間に張ることで口腔の内外を決定している．口腔底の後部は舌が下顎に固定される部分で，ここを口腔底舌部とよぶ．

舌を上に上げると舌下面が現れるが，舌下面の正中部に薄い粘膜ひだである舌小帯があり，これの左右に舌深静脈が透けてみえ，さらにその外側に采状ひだがある．また舌下腺のために膨らんだ舌下ひだがあり，舌下腺が開口する．舌下ひだの内側には，舌小帯近くに顎下腺と舌下腺の開口部である舌下小丘がある．顎下腺は顎舌骨筋の下方，すなわち口腔外に位置するため，顎下腺管は顎舌骨筋の後方をまわって舌下小丘に開口するため，唾石症の好発部位となる．また，下顎前歯舌側面は顎下腺，舌下腺がともに開口するので，歯石が沈着しやすい．

口腔底では組織間の結合は弱く，組織隙をつくっており，またこれらの組織隙は互いに交通しているため，口腔底に炎症が起きると組織隙を通じて炎症が容易に波及する．

(5) 舌（図1.1.4）

舌は口腔底の後部から突出した横紋筋からなる器官で，その表面は舌背とよばれ舌乳頭からなる粘膜によって覆われている．外観から舌尖部，舌体部，舌根部に分けられ，舌尖部と舌体部の境界は不明瞭であるが，舌体部と舌根部はⅤ字型をした分界溝により区別される．分界溝の頂部には甲状舌管の名残である舌盲孔がある．舌根部には舌扁桃が存在し，口蓋扁桃，咽頭扁桃，耳管扁桃とともに口峡を取り囲み，Waldeyer咽頭輪を形成する．

舌筋は外舌筋（オトガイ舌筋，舌骨舌筋，茎突舌筋，口蓋舌筋）と内舌筋（縦舌筋，横舌筋，垂直舌筋）に分けられ，前者は舌の位置を変え，後者は舌の形を変える．これらの運動は舌下神経によって支配されている．

舌背の表面は糸状乳頭，茸状乳頭，葉状乳頭，有郭乳頭の4種類の舌乳頭によって覆われる．このうち味覚の受容器である味蕾が存在するのは葉状乳頭と有郭乳頭である．ただし，茸状乳頭の頂部に味蕾が存在することもある．これら味蕾を支配する神経は舌前2/3は鼓索神経で，うしろ1/3は舌咽神経である．味蕾の外形はつぼみ状を示し，紡錘形の明るい細胞の集団として乳頭内に観察される．味蕾の細胞は先端で味毛を形成し，味孔を通して唾液に溶解した味物質と接触する．電子顕微鏡的には味蕾には少なくとも4種類の細胞が存在し，Ⅰ～Ⅳ型細胞とよばれ，このうちⅢ型細胞が味覚受容を担うと考えられている．

舌には豊富な感覚神経（舌神経）が分布しており，食物など口腔内に取り込まれたものの性状を認識することができ，危険物の体内摂取防止に働いている．また舌は可変性に富むので食物と唾液の連和，口腔内移送に当たる．さらに摂食過程の最後には舌により食塊が口腔から咽頭に移送される．また舌を変形することによる構音機能を有している．

(6) 唾液腺（図1.1.5）

口腔粘膜は唾液によって常に覆われ，唾液（1日1～1.5 l）を分泌する口腔に付属する腺（口腔腺）を唾液腺とよび，これは大唾液腺と小唾液腺に分けられる．大唾液腺は耳下腺，顎下腺，舌下腺があり，小唾液腺は口腔粘膜の部位に応じて名称がつけられている．

耳下腺は頬部皮下にある純漿液性の唾液腺で，小葉間結合組織に脂肪細胞を多数含む．耳下腺管は耳下腺前方部より出て，咬筋前縁で直角に曲がり，耳

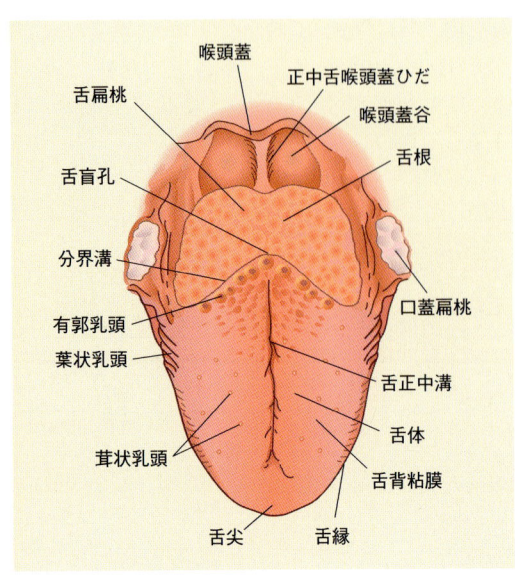

図1.1.4 舌の表面構造

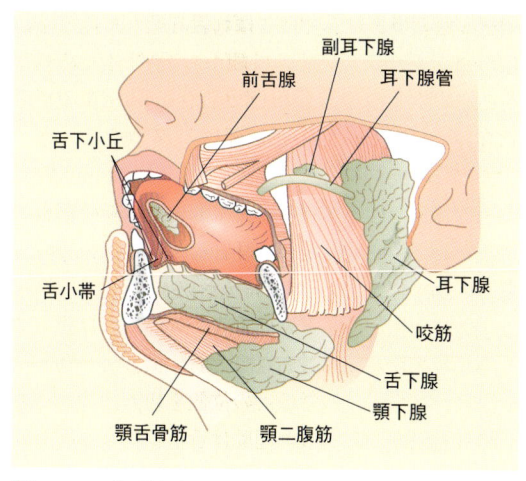

図 1.1.5　大唾液腺の位置と開口部
（脇田 稔，山下靖雄監，井出吉信，前田健康他編：口腔解剖学，医歯薬出版，2009 より改変）

下腺乳頭に開口する．顎下腺は大唾液腺全体の約70％の唾液を分泌する漿液腺が優勢な混合腺で，顎下三角に位置し，舌下小丘に開口する．舌下腺は舌下三角に位置し，粘液腺が優勢な混合腺である．舌下腺は大舌下腺と小舌下腺に分けられ，それぞれ舌下小丘，舌下ひだに開口する（図 1.1.5）．大唾液腺の分泌を担う副交感神経は耳下腺では舌咽神経，顎下腺，舌下腺では顔面神経である．

小唾液腺のほとんどは粘液腺の優位な混合腺であり，Ebner 腺のみが純漿液腺である．小唾液腺としては，口唇腺，口蓋腺，舌腺（前舌腺，Ebner 腺，後舌腺），頰腺，臼後腺がある．

3　口腔を構成する骨

(1) 概　説

口腔を構成する骨は上顎骨，口蓋骨，下顎骨である．上壁は上顎骨の口蓋突起と口蓋骨水平板からできる骨口蓋である（図 1.1.6）．骨口蓋には正中口蓋縫合，横口蓋縫合，切歯縫合がある．口蓋は一次口蓋，二次口蓋の形成を経てつくられるが，切歯縫合は一次口蓋と二次口蓋が癒合してできる縫合で，両切歯縫合間の骨を切歯骨（顎間骨）とよぶ．一般の脊椎動物では切歯骨は独立した骨となっているが，ヒトやサルでは上顎骨の一部となっている．生後，切歯骨は上顎骨と結合する．切歯骨に植立する歯を切歯とよび，これは左右各2本，計4本ある．口蓋の前方の切歯縫合と正中口蓋縫合が合わさるところ

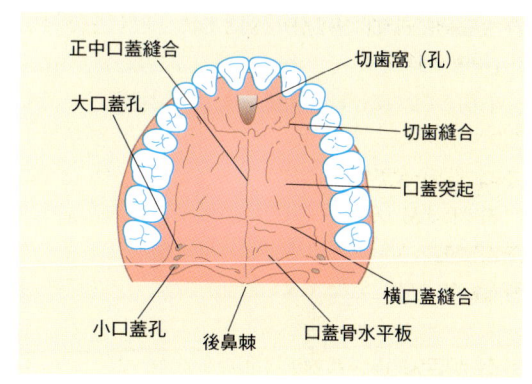

図 1.1.6　骨口蓋

には切歯孔がある．

切歯孔があり，鼻口蓋神経，鼻口蓋動脈が通り，後外側（上顎第二大臼歯の遠心口蓋側）には1個の大口蓋孔と2〜3個の小口蓋孔がある．大口蓋孔は大口蓋神経，大口蓋動脈が，小口蓋孔には小口蓋神経，小口蓋動脈が通る．

また，舌骨は口腔の形成には直接関与しないが，開口運動，嚥下運動などに深く関与する．

(2) 上顎骨（図 1.1.7）

上顎骨は，第一鰓弓に由来する左右1対の骨で，顔面頭蓋の中央に位置し，眼窩，鼻腔，口腔をつくる．

上顎骨は上顎体とこれから突出する4つの突起，すなわち前頭突起，頰骨突起，口蓋突起，歯槽突起で構成される．

a. 上顎体

上顎体は中央に上顎洞をいれた三角柱をした含気骨で，左右1対ある．上顎洞は副鼻腔の1つで，半月裂孔によって中鼻道に開口する．

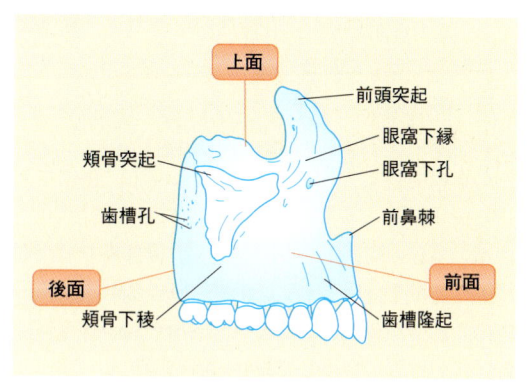

図 1.1.7　上顎骨の前面，後面，上面

1.1　口腔の構造と機能　11

上顎体には4つの面が区別される．

　i）前　面

　前面の内側縁には鼻切痕があり，梨状口の一部をつくっている．前面の上端には眼窩下孔が開口する．

　ii）上　面

　眼窩面ともいい，上面は眼窩の下壁をつくる三角形の面である．眼窩下縁で前面と区別される．後縁から前内側に向かって眼窩下溝が走り，この前方は眼窩下管に続き，眼窩下孔となる．

　iii）外側面

　側頭下面ともいい，側頭下窩の側壁をつくり，その中央には上顎神経の後上歯槽枝と後上歯槽動静脈が通る歯槽孔が複数開いている．

　歯槽管は上顎骨の前壁のなかには上顎の歯に分布する神経と血管が通る．前歯槽管は眼窩下管から起こり，前壁を梨状孔（鼻切痕）に沿って下走する．中歯槽管は眼窩下溝から起こり，上壁，前壁を歯根に向かい前下走する．後歯槽管は後壁の中央にある上顎結節に開口する歯槽孔から始まり，頬骨下稜を貫通して前方に向かう．

　iv）内側面

　鼻腔面ともいい，鼻腔の外側壁をつくる．中央にハート形をした上顎洞裂孔がある．この上顎洞裂孔の前方を上下に走る溝は鼻涙管の外側壁をつくり，後方を上下に走る溝は大口蓋管の外側半の壁をつくる．

b. 上顎骨の突起

　i）前頭突起

　上顎体から上方に向かい，鼻骨と涙骨の間を走り，前頭骨に達する．後外側を上下に走る溝は涙嚢窩の前半部の壁をつくる．

　ii）頬骨突起

　上顎体から前外側に突出する短い突起で，頬骨の上顎突起とともに頬骨弓をつくる．

　iii）歯槽突起

　上顎体から下方に突出する馬蹄形の突起で，半対側の歯槽突起とともに上歯槽弓をつくる．歯槽突起には歯根が入るくぼみがあり，これを歯槽という．歯槽と歯槽の間を槽間中隔という．複根歯では根間中隔が歯槽を分けている．歯槽を収めるため突出している部分が歯槽突起である．歯槽突起の外側縁は歯槽に一致して突出しており，歯槽隆起という．歯槽隆起は犬歯で著明である．歯に加わった咬合圧は歯根と歯槽壁を結んでいる歯根膜を通じて歯槽壁に伝わり，この荷重を頭蓋骨全体に分散するため頬骨弓と眼窩外側壁に伝達する骨柱が第一大臼歯の位置に存在し，これを頬骨歯槽稜（頬骨下稜）という．

　iv）口蓋突起

　上顎体から内方に水平に出る突起で，半対側の歯槽突起とともに骨口蓋の前2/3をつくる．後縁は口蓋骨の水平板に接して横口蓋縫合をつくる．内側縁は上方に突出して鼻稜をつくり，その前端は著しく前方に突出する前鼻棘となる．

(3) 口蓋骨（図 1.1.8）

口蓋骨は骨口蓋のうしろ1/3と鼻腔外側壁の後部をつくる左右1対の骨である．口蓋骨は水平板と垂直板からなり，これらが直角に合わさり，L字型を示している．

a. 水平板

水平板は半対側の水平板と正中で合わさり，骨口蓋の後部1/3をつくる．水平板の前縁は上顎骨に接し，後縁は自由縁となっており，後鼻孔の下縁をつくる．

b. 垂直板

垂直板は鼻腔後部の外側壁をつくり，鼻腔面（内面）と上顎面（外面）を区別する．前縁は上顎体に連結し，上顎洞裂孔の後部をふさいでいる．鼻腔面は比較的平滑な面をしており，篩骨稜と鼻甲介稜という隆起がある．垂直板の下端と水平板の合わさる部位から後方に向かって錐体突起が出ている．錐体突起には蝶形骨翼状突起外側板と内側板に対する溝があり，これらは翼突窩の一部をつくる．また垂直板の上縁には前方に眼窩突起が，後方に蝶形骨突起があり，その間に蝶口蓋切痕がある．蝶口蓋切痕は蝶形骨体との間に蝶口蓋孔をつくる．

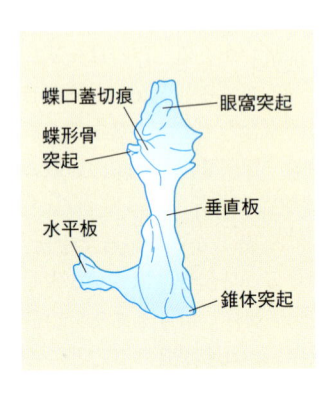

図 1.1.8　口蓋骨

(4) 下顎骨（図 1.1.9, 1.1.10）

下顎骨は馬蹄形をした無対性の骨で，側頭骨と可動関節，すなわち顎関節をつくる．下顎骨の中央部を下顎体，その両後端を下顎枝という．

a. 下顎体

下顎体は上・下・内・外の4面に分けられる．

i) 上 面

下顎体の上面は歯槽部という．上顎骨同様，歯が植立する部分があり，全体で下歯槽弓をつくる．第二大臼歯のうしろには小さな三角形の部位があり，ここを臼後三角とよぶ．

ii) 下 面

下顎体の下部はやや肥厚しており，下顎底という．

iii) 外側面

下顎体の正中部，すなわちオトガイにはオトガイ隆起がある．この隆起の両側下端にはオトガイ結節がある．オトガイ隆起とオトガイ結節は全体として突出した形になっており，またオトガイ結節の斜め上方にはオトガイ神経，オトガイ動静脈が通るオトガイ孔が開口している．

iv) 内側面

内側面正中部にはオトガイ隆起に相当する4個の小さな突起があり，これをオトガイ棘とよぶ．このうち，上方の2個をオトガイ舌筋棘，下方の2個をオトガイ舌骨筋棘とよび，同名の筋が起始する．

オトガイ棘の下外側には楕円形の陥凹がある．これは顎二腹筋の前腹が付着するところで，二腹筋窩という．また，二腹筋窩の上方でオトガイ棘の後外側方には舌下腺をいれる舌下腺窩というくぼみがある．下顎骨下縁近くには顎下腺をいれる顎下腺窩がある．

舌下腺窩の後方から，後上方に向かって走り，下顎小舌に至る隆起線を顎舌骨筋線という．また，顎舌骨筋線の下方には顎舌骨筋神経，下歯槽動・静脈の顎舌骨筋枝が通る顎舌骨筋神経溝がある．

b. 下顎枝

下顎枝は下顎体後縁でほぼ垂直に立つ板状の部分で，下顎枝後縁と下顎体下縁が合する部分を下顎角という．上方からは筋突起と関節突起の2つの突起が出る．

i) 内側面

下顎角付近に内側翼突筋が停止する場所を翼突筋粗面という．この粗面のやや上方には下歯槽神経，下歯槽動・静脈が下顎管に入る下顎孔がある．下顎孔の前縁には下顎小舌があり，ここには顎関節の副靱帯である蝶下顎靱帯がつく．なお，下顎管は下顎孔からオトガイ孔まで続く骨の管であり，下顎管の経過中にすべての歯槽に向かって下顎の歯および歯肉に分布する血管，神経を通す小管を送る．

ii) 外側面

下顎角に近い部分は粗面となり，ここは咬筋が停止する咬筋粗面である．

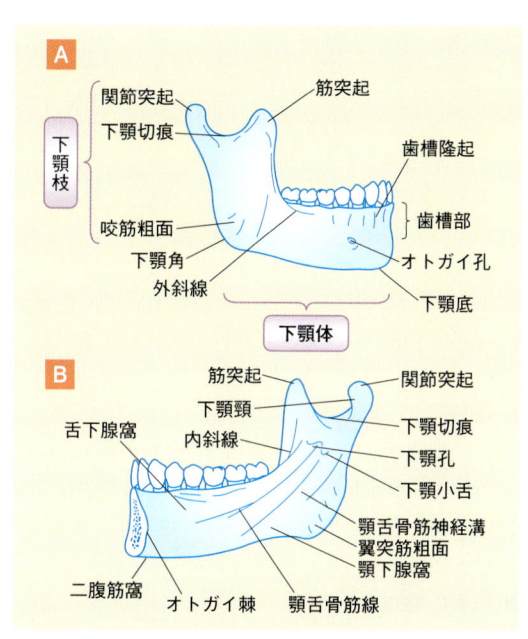

図 1.1.9 下顎骨外面（A）と内面（B）

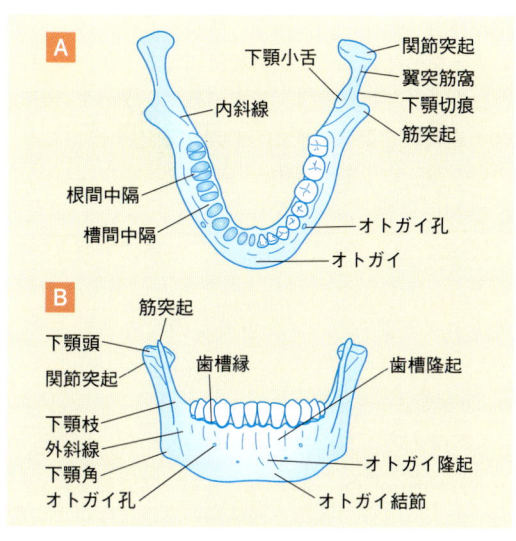

図 1.1.10 下顎骨上面（A）と前面（B）

1.1 口腔の構造と機能　13

iii）筋突起

筋突起は下顎枝の上端の前方にある扁平な突起で，側頭筋が停止する．

iv）関節突起

関節突起は顎枝の上端の後方にある突起で，その先端はラグビーボール状の下顎頭があり，これが関節頭である．下顎頭直下はくびれ，この部位を下顎頸という．下顎頸の前内側面には浅いくぼみがあり，ここを外側翼突筋が停止する翼突筋窩とよぶ．筋突起と関節突起の間にあるU字型の部分を下顎切痕という．

c. 顎関節

関節突起と側頭骨の下顎窩でつくられる顆状関節で，頭蓋唯一の滑膜性関節である．関節腔は関節円板で上下に完全に二分され，上関節腔と下関節腔に分けられる．顎関節は関節包で包まれ，外側靭帯で補強されている．外側靭帯は側頭骨の関節結節から後方に走り，下顎頸の外面につく．さらに副靭帯として，蝶下顎靭帯と茎突下顎靭帯がある．Meckel軟骨の遺残物である蝶下顎靭帯は蝶形骨棘から起こり下顎小舌につく．茎突下顎靭帯は茎状突起前面から起こり，下顎角後縁につく．

（5）舌　骨

舌骨はU字形をなし，中央の舌骨体と後方に大きく突出する大角と円錐状の小角に分けられる．茎突舌骨靭帯で側頭骨と連結し，甲状舌骨靭帯や甲状舌骨膜によって喉頭の甲状軟骨と結合する．また，舌骨筋群，舌筋群が付着する．

4　口腔付近の筋

頭部の筋は顔面の表層にある顔面筋（浅頭筋）と深部にある咀嚼筋（深頭筋）に大別される．顔面筋は，主として頭蓋骨から起こって皮膚につく皮筋で，表情筋ともよばれる．咀嚼筋は，いずれも頭蓋骨から起こり，下顎骨につく．顔面筋は第二鰓弓由来（顔面神経支配）であるのに対し，咀嚼筋は第一鰓弓由来（三叉神経支配）である．頭部の筋として舌筋があるが，これは内臓の性質をもつ横紋筋であり，これについてはすでに述べた．

（1）口の周囲の筋（表情筋，図1.1.11）

口のまわりには多数の顔面筋が集まっている．

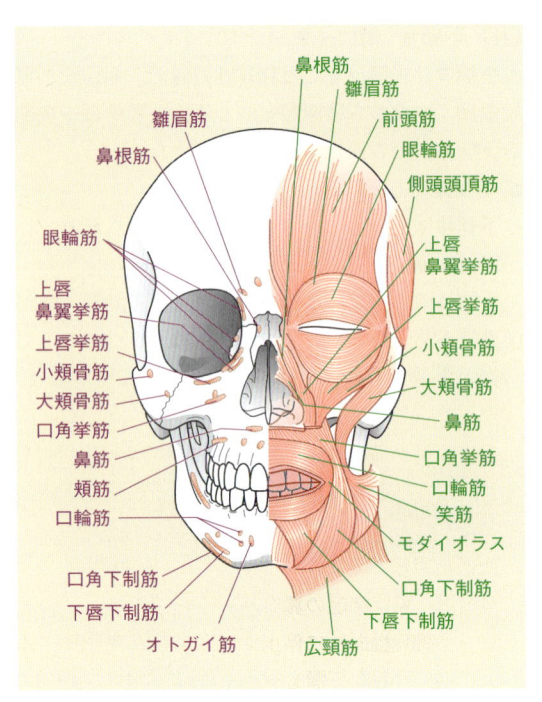

図1.1.11　表情筋
紫：筋の付着部，緑：表情筋の名称．

a. 口裂の上方にある筋

上唇鼻翼挙筋（眼角筋），上唇挙筋（眼窩下筋），大頬骨筋，小頬骨筋およびその深層に口角挙筋（犬歯筋）がある．これらは上顎骨，頬骨から起こり，上唇に終わる．口角，上唇，鼻翼を引き上げる．

b. 口裂の側方にある筋

浅層にえくぼをつくる笑筋，深層に頬筋がある．

頬筋は翼突下顎縫線と上顎骨・下顎骨臼歯部の歯槽から起こり，口角で口輪筋に移行する．頬筋は頬の土台をつくる筋で，口角を外側に引き，また口角が固定されているとき，頬を歯列に向かって押しつけ，頬粘膜を緊張させる．口腔の圧力を高めたり，口腔を陰圧にする（吸啜）．

c. 口裂の下方にある筋

浅層に口角下制筋（三角筋），深層に下唇下制筋があり，それぞれ口角と下唇を下方に引く．また，オトガイ筋があり，オトガイ部の皮膚を引き上げる．

d. 口輪筋

口のまわりをリング状に取り巻く筋で，口裂を閉じる．口笛を吹いたり，キスをしたりするときに口唇を前方にとがらせる．口輪筋のなかにはほかの顔面筋の筋束が合流している．

(2) 咀嚼筋（図1.1.12）

咀嚼筋は咀嚼運動に直接関与する筋群で，歯科領域において特に重要である．以下の4つの筋がある．

a. 咬筋

頬骨弓とその付近から起こり，下顎角外面（咬筋粗面）に停止する．下顎を挙上する．咬筋は筋線維の走行により，浅層と深層の2層に分けられる．

b. 側頭筋

側頭窩から起こり，下顎骨の筋突起に停止する扇状の筋である．前方，中部の筋線維は垂直方向に走るので下顎を挙上し，後方から水平方向に走る筋線維により，下顎骨を後方に引く．筋の表面は側頭筋膜で覆われる．

c. 内側翼突筋

蝶形骨（翼状突起の翼突窩）から起こり，下顎角内面（翼突筋粗面）に停止する．咬筋と下顎枝をはさんで相対する．下顎を挙上する．

d. 外側翼突筋

内側翼突筋の上側にある二頭筋で，筋線維は水平方向に走る．上頭は蝶形骨（側頭下稜と大翼の側頭下面）から，下頭は蝶形骨（翼状突起外側板）から起こり，下顎頸（翼突筋窩）につく．下顎を前進させる．

(3) 口腔の機能に関与する頸部の筋（図1.1.13）

a. 胸鎖乳突筋

側頸部を斜めに走る大きな筋で，胸骨の上端（胸骨頭）と鎖骨の内側（鎖骨頭）から起こり（二頭筋），乳様突起につく．副神経（XI）と頸神経叢からの枝で支配される．

b. 舌骨上筋群

舌骨と頭蓋（下顎骨または側頭骨）を走る筋群で，口腔底をつくる．舌骨を引き上げ嚥下に関与し，また舌骨が固定しているときは下顎骨を引き下げる（開口）．

i) オトガイ舌骨筋

下顎骨（オトガイ棘）から起こり，舌骨につく．舌下神経で支配される．

ii) 顎舌骨筋

下顎骨（顎舌骨筋線）から起こり，舌骨につく扇状の筋である．下顎神経（顎舌骨筋神経）で支配される．この筋は口腔底をつくる．

iii) 顎二腹筋

前腹と後腹をもつ二頭筋であり，中間腱で舌骨に付着している．後腹は側頭骨（乳突切痕）から起こり，前腹は下顎骨（二腹筋窩）につく．前腹は下顎神経（顎舌骨筋神経），後腹は顔面神経（二腹筋枝）で支配される．

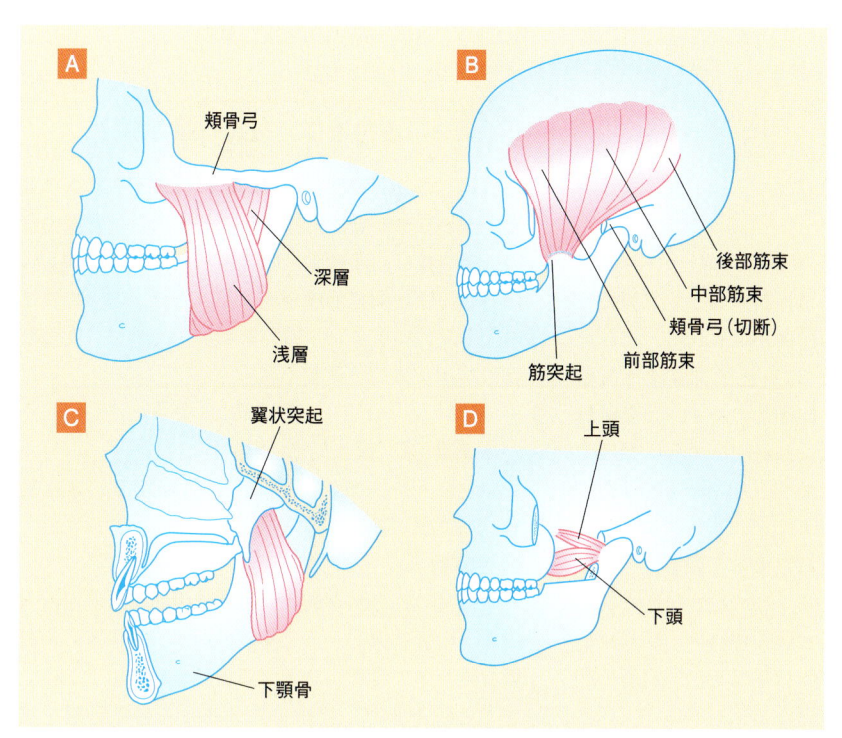

図 1.1.12　咀嚼筋
A：咬筋，B：側頭筋，C：内側翼突筋，D：外側翼突筋．

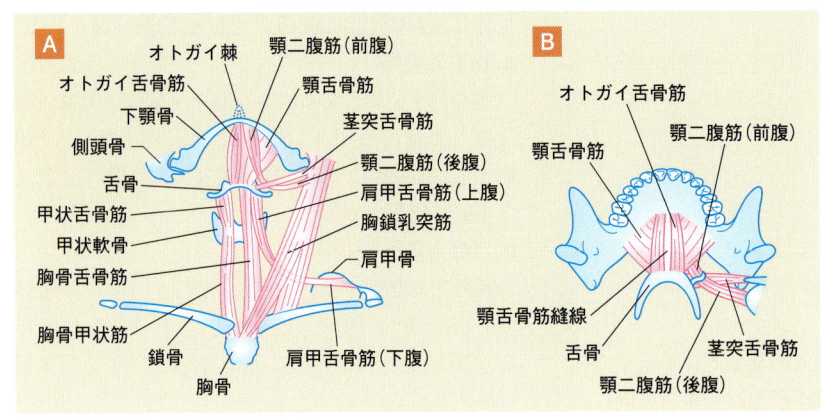

図1.1.13　頸部の筋と舌骨筋群

(脇田　稔，山下靖雄監，井出吉信，前田健康他編：口腔解剖学，医歯薬出版，2009より改変)

　iv）茎突舌筋

側頭骨（茎状突起）から起こり，舌骨につく細長い筋である．顔面神経（茎突舌筋枝）で支配される．

c. 舌骨下筋群

舌骨と肩甲骨，胸骨，甲状軟骨の間に走る細長い筋群である．舌骨上筋群に対抗して，舌骨を引き下げる．舌下神経（XII）あるいは頸神経ワナからの枝によって支配される．

　i）肩甲舌骨筋

上腹と下腹からなり，中間腱で結合される二頭筋で，斜めに走る．

　ii）胸骨舌骨筋

胸骨から起こり，舌骨につき，垂直に走る．

　iii）胸骨甲状筋

胸骨から起こり，甲状軟骨につく．

　iv）甲状舌骨筋

甲状軟骨から起こり，舌骨につく短い筋である．

(4) 翼突下顎隙と翼突下顎縫線（図1.1.14）

頭蓋を下顎大臼歯の高さで横断すると，下顎骨と内側翼突筋の間に三角形の隙間がみられる．これを翼突下顎隙という．ここには下歯槽神経，下歯槽動・静脈が通るとともに，頭頸部のさまざまな組織隙と交通している場である．歯科臨床でしばしば使われる下顎孔伝達麻酔では翼突下顎隙に麻酔薬を作用させる．

同じような断面で頰筋を観察すると頰筋は上咽頭収縮筋と連続するのがわかる．この結合場所を翼突下顎縫線といい，この縫線による口腔内の隆起を翼突下顎ひだとよぶ．このひだは下顎孔伝達麻酔の際の注射針の刺入部位の目印となる．

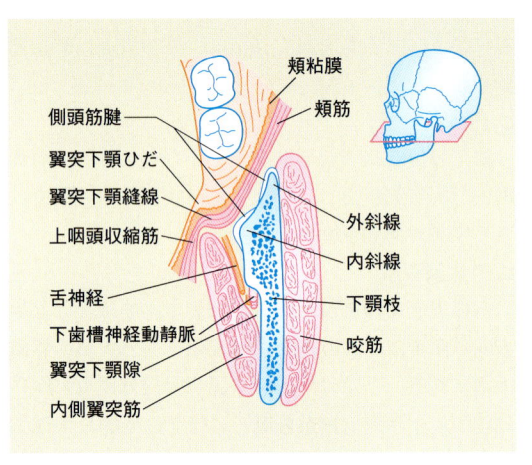

図1.1.14　翼突下顎隙と翼突下顎縫線

(脇田　稔，山下靖雄監，井出吉信，前田健康他編：口腔解剖学，医歯薬出版，2009より改変)

5　口腔付近に分布する脈管系

口腔を中心として，その付近に分布する動脈は総頸動脈から分かれた外頸動脈の枝である．外頸動脈の一部の枝は内頸動脈と吻合する．頭部の静脈系には外頸静脈と内頸静脈があるが，ほとんどの血液は内頸静脈に回収され，外頸静脈は皮静脈で，内頸静脈のバイパス的な役割である．

(1) 動脈系（図1.1.15）

口腔付近に分布する動脈として，舌動脈，顔面動脈，顎動脈が重要である．

a. 舌動脈

下顎角の高さから起こり，舌骨舌筋の深側を前方に走って舌に入る．舌とその付近に分布する．舌動脈は走行中，舌骨に分布する舌骨上枝，舌下部に分布する舌下動脈，舌全体に分布する舌深動脈を出

16　1章　口腔の基礎科学

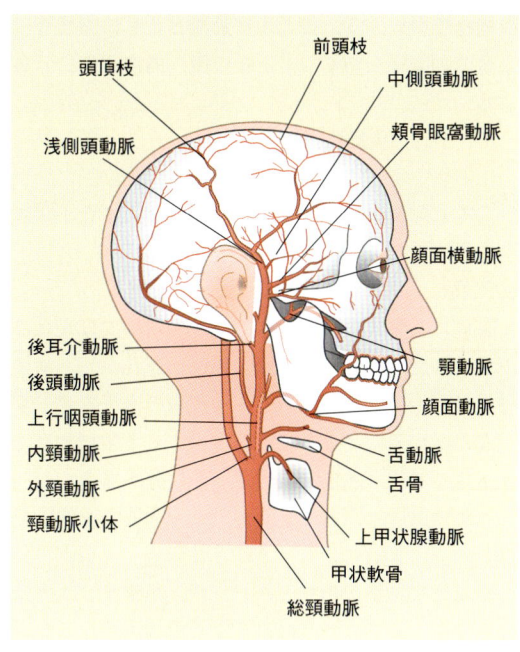

図1.1.15 頭頸部のおもな動脈

す．舌深動脈は舌背に多く枝を出し（舌背枝），舌尖部で反対側のものと吻合する．

b. 顔面動脈

舌動脈のやや上方から出る．顔面動脈は下顎角の内側で顎下腺の上を前方に走り，下顎骨の下縁をまわって，顔面に現れる．その後，口角，鼻翼を経て，内眼角に至る．顔面動脈の顔面での分布域は顔面筋（表情筋）などにより非常に可動性に富むので，その走行はうねっている．この間，以下のような枝を出す．

　i）上行口蓋動脈
　　軟口蓋（口蓋帆，口蓋扁桃など）に分布する．
　ii）オトガイ下動脈
　　顎下部に分布する．
　iii）上唇動脈・下唇動脈
　　上唇，下唇に分布する．これらの左右の動脈が口を囲んで動脈輪をつくる．
　iv）眼角動脈
　　顔面動脈の終枝で，内眼角に達する．

c. 顎動脈（図1.1.16）

外頸動脈の2終枝の1つで，側頭下窩，上顎，下顎，鼻腔，口蓋などに分布する．

顎動脈は下顎頸付近で浅側頭動脈に分かれ，側頭下窩にはいり，外側翼突筋の外側を前進し，翼口蓋窩に入る．この走行過程から顎動脈を3部に分ける．

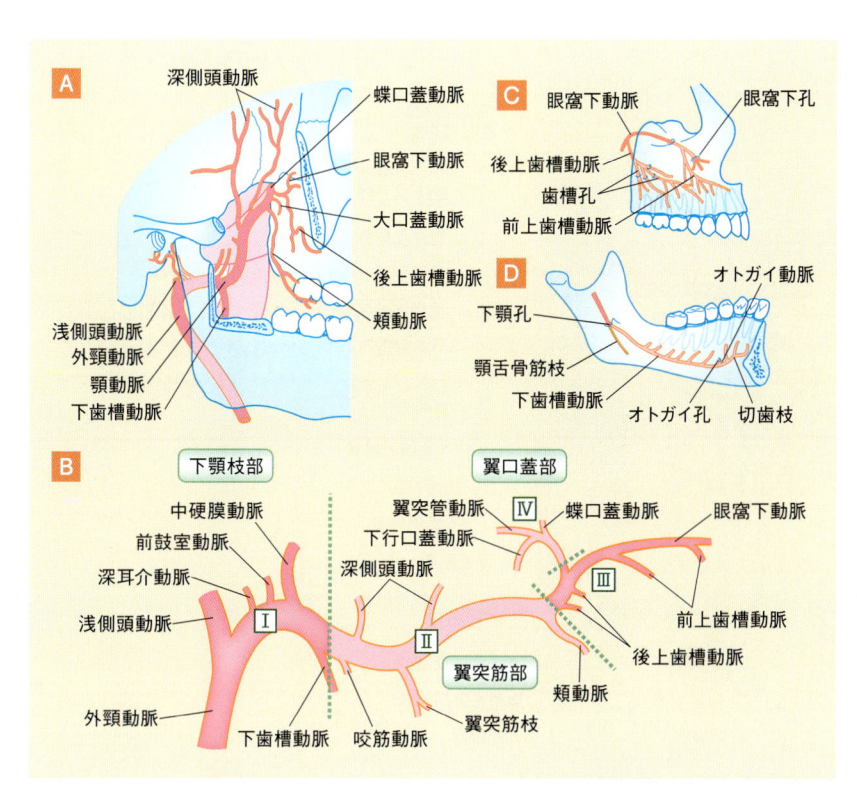

図1.1.16 顎動脈（A, B）の走向と上顎（C），下顎（D）に分布する動脈

（脇田 稔，山下靖雄監，井出吉信，前田健康他編：口腔解剖学，医歯薬出版，2009より改変）

1.1　口腔の構造と機能　17

i) 下顎枝部

関節突起内面を通過する間に出る枝で，側頭骨（深耳介動脈，前鼓室動脈），脳硬膜（中硬膜動脈），下顎骨（下歯槽動脈）に分布する．

ii) 翼突筋部

外側翼突筋の外面を通過する間に出る枝で，咀嚼筋（深側頭動脈，咬筋動脈，翼突筋枝），頬筋（頬動脈）に分布する．

iii) 翼口蓋部

翼口蓋窩で起こる枝で，上顎（後上歯槽動脈，眼窩下動脈，下行口蓋動脈），鼻腔（蝶口蓋動脈），頭蓋底（翼突管動脈）に分布する．

d. 上顎に分布する動脈（図 1.1.16）

上顎には顎動脈の翼口蓋部から分かれる後上歯槽動脈，眼窩下動脈，下行口蓋動脈が分布する．

i) 後上歯槽動脈

顎動脈から分かれ，歯槽孔から上顎骨内に入り，後上歯槽管内を前進して上顎臼歯部の歯，歯肉，骨に分布する．

ii) 眼窩下動脈

下眼窩裂から眼窩に入り，眼窩下溝，ついで眼窩下管にはいり，眼窩下孔から上顎骨を出る．この間，眼窩下管中で2～3本の前上歯槽動脈が出て，前歯槽管中に入る．後上歯槽動脈とともに歯槽管のなかで動脈網をつくり，上顎の歯，歯肉，骨に分布する．

iii) 下行口蓋動脈

口蓋管を下行し，大口蓋動脈，小口蓋動脈に分かれ，それぞれ大口蓋孔を出て硬口蓋に，また小口蓋孔を出て軟口蓋と口蓋扁桃に分布する．

e. 下顎に分布する動脈（図 1.1.16）

下顎に分布する動脈の本幹は下顎枝部で分かれる下歯槽動脈である．下歯槽動脈は下顎孔から下歯槽神経とともに下顎管に入り，小臼歯の直下でオトガイ孔から出る．オトガイ孔から出ると下歯槽動脈はオトガイ動脈と名前を変え，下唇に分布する．

下歯槽動脈は，その走行途中，下顎孔の直前で分かれ，顎舌骨筋に分布する顎舌骨筋枝，下顎管のなかを走行中に多数の枝を出し，歯，歯根膜，歯肉に分布する．オトガイ孔の直前で下歯槽動脈から分かれ，下顎骨内を通り，切歯部に分布する切歯枝が出る．

(2) 頭頸部の静脈のおもな枝（図 1.1.17）

頭頸部の静脈は内頸静脈に集まる．外頸静脈は鎖骨下静脈に注ぐ．内頸静脈と鎖骨下静脈は合流して

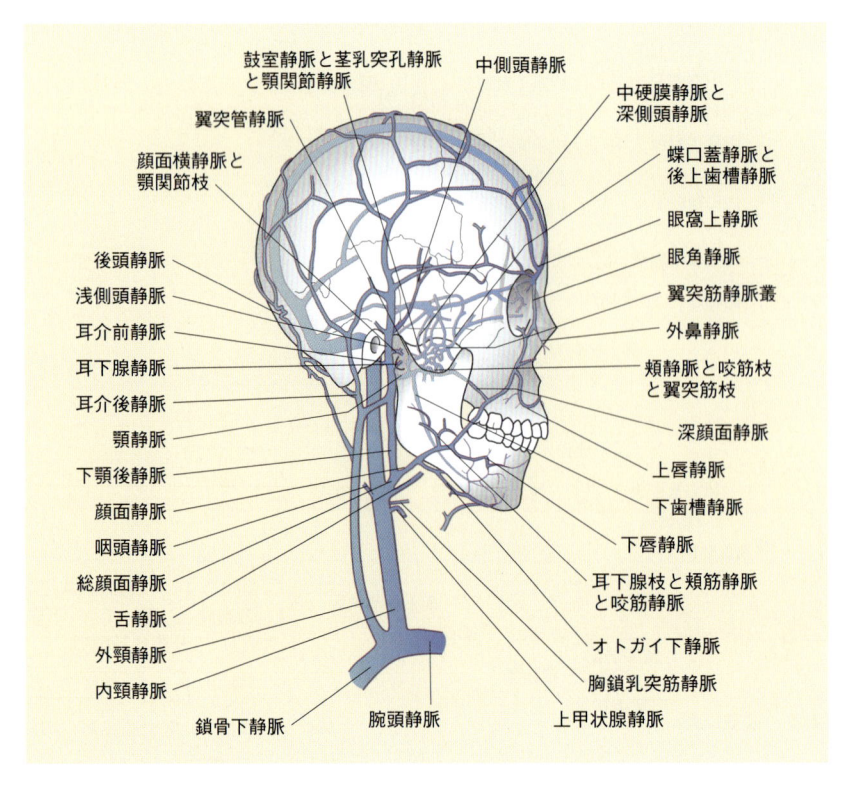

図 1.1.17　頭頸部のおもな静脈

腕頭静脈となり，左右の腕頭静脈が上大静脈に注ぐ．頭頸部の静脈には動脈に伴行するものとしないものがある．静脈系は動脈系と異なり，変異に富む．

a. 下顎後静脈
耳下腺のなかで浅側頭静脈と顎静脈（翼突筋静脈叢から起こる）が合流したもので，下顎角の下で顔面静脈と合流し，内頸静脈に，一部のものは外頸静脈に注ぐ．翼突筋静脈叢は側頭筋と翼突筋の間にあり，顎動脈の分布域（上・下顎，側頭下窩，鼻腔，口蓋など）からの血液を集める．

b. 顔面静脈
顔面動脈の分布域である顔面浅部からの血液を集める．顔面動脈と伴行し，下顎後静脈に合流する．

c. 舌静脈
舌尖から舌深静脈として起こり舌背静脈を合流させ，舌根部で舌下静脈が合流し，内頸静脈に注ぐ．舌，顎下腺，舌下腺の血液を集める．

（3）頭部のリンパ節（図1.1.18）
頭部のリンパ節は，周囲組織との関係から表層と深層のリンパ節に区別される．

a. 浅在性リンパ節
頭皮や顔面浅部のリンパを集める．これらのリンパ節，リンパ管は一般に静脈に沿う．おもなものとして，後頭リンパ節，耳介前（浅耳下腺リンパ節），耳介後リンパ節がある．

b. 深在性リンパ節
深在性リンパ節は一般に動脈に沿う．深耳下腺リンパ節，頰リンパ節，オトガイ下リンパ節，顎下リンパ節，咽頭後リンパ節がある．これらリンパ節のなかで，歯科にとってオトガイ下リンパ節，顎下リンパ節が特に重要である．

i）オトガイ下リンパ節
左右の顎二腹筋前腹と舌骨に囲まれたオトガイ下三角にある．下唇，オトガイ部，舌尖部，下顎切歯とその周囲組織からのリンパが入る．顎下リンパ節あるいは直接，深頸リンパ節に注ぐ．

ii）顎下リンパ節
顎下部の顎下三角で下顎底に沿って存在する．存在部位により，前・中・後顎下リンパ節に分ける．頰部，上唇，舌体部，硬口蓋前部，歯ならびにその周囲組織からのリンパが注ぐ．下顎前歯部のリンパはオトガイ下リンパ節に入る．

6 神経

口腔付近には三叉神経（上顎神経，下顎神経），顔面神経，舌咽神経，迷走神経，舌下神経が分布する．

（1）上顎神経（三叉神経第二枝，図1.1.19）
脳硬膜に分布する硬膜枝を出した後，正円孔を通って頭蓋を去り，翼口蓋窩に至る．上顔部の皮膚，口蓋，上顎の粘膜，歯，鼻腔粘膜などの感覚を伝える．

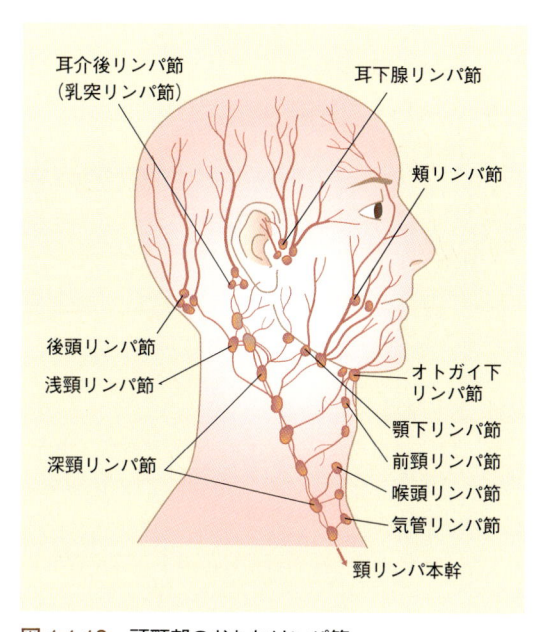

図1.1.18 頭頸部のおもなリンパ節

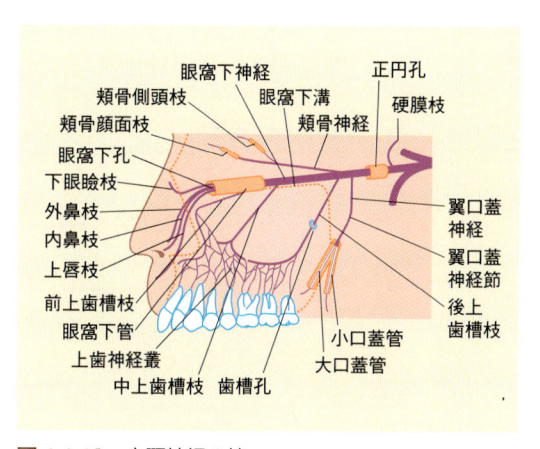

図1.1.19 上顎神経の枝
（上條雍彦：口腔解剖学，アナトーム社，1969より改変）

1.1 口腔の構造と機能

a. 頰骨神経

下眼窩裂を通って眼窩のなかに入り，頰骨側頭枝と頰骨顔面枝に分かれ，側頭部と頰骨部の皮膚に分布する．涙腺神経と交通し，涙腺に分泌神経を送る．

b. 眼窩下神経

上顎神経の最大枝で，翼口蓋窩から下眼窩裂を通って眼窩に入り，眼窩下溝，眼窩下管を経て眼窩下孔から顔面に出て，顔面上部の皮膚と粘膜に分布する．眼窩下管内で眼窩下神経から中上歯槽枝（小臼歯部を支配），前上歯槽枝（切歯部から第一小臼歯部を支配）が出る．これらの枝は眼窩に入る前に本幹から分かれて歯槽孔から上顎骨内に入る後上歯槽枝（大臼歯部を支配）とともに上歯神経叢をつくり，上顎の歯と歯肉に分布する．前・中・後上歯槽枝を合わせて上歯槽神経という．

c. 翼口蓋神経

翼口蓋窩内で分かれ，下行して翼口蓋神経節に達する．

(2) 下顎神経（三叉神経第三枝, 図 1.1.20）

脳硬膜に分布する硬膜枝を出した後，卵円孔を通って頭蓋を去り，側頭下窩に至る．知覚性成分以外に，運動根に由来し，咀嚼筋などの筋の運動を支配する成分を含む混合性神経である．硬膜の感覚，側頭部・耳介前部・オトガイ部の皮膚感覚，下顎の歯と歯肉の感覚，下唇の感覚，舌前 2/3 の感覚と咀嚼筋などの筋の運動を支配する．

a. 頰神経

頰部の皮膚と粘膜に分布する．頰筋は表情筋なので，顔面神経の支配を受けることに注意を要する．

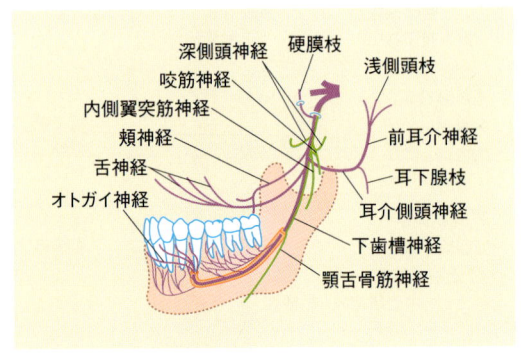

図 1.1.20 下顎神経の枝
（上條雍彦：口腔解剖学，アナトーム社，1969 より改変）

b. 下歯槽神経

下顎神経の最大枝で，下歯槽動・静脈とともに下顎孔から下顎管に入る．その経過中に，下歯神経叢をつくり，臼後枝，臼歯枝，小臼歯枝を出す．これらの枝から下歯枝，下歯肉枝が分かれ，下顎の歯，歯肉に分布する．切歯枝はオトガイ孔を出る前に分かれ，切歯部に分布する．

下歯槽神経はオトガイ孔を出るとオトガイ神経と名前を変え，オトガイ部，下唇に分布する．また，下歯槽神経が下顎孔に入る前に分かれる顎舌骨筋神経は顎舌骨筋神経溝を通り，顎舌骨筋と顎二腹筋の前腹に分布する．

c. 舌神経

下顎枝の中央内側部で舌に入り，舌と口腔底に分布する．舌神経の起始部で鼓索神経（顔面神経の枝）が合流する．鼓索神経からは舌前 2/3 の味覚線維，顎下腺，舌下腺の分泌線維を受ける．

d. 耳介側頭神経

これらに加え，顎関節のうしろから上行し，耳下腺を貫き側頭部の皮膚に分布する耳介側頭神経がある．このなかには耳下腺の分泌を担う成分が含まれる．

e. 咀嚼筋に分布する枝（咀嚼筋枝）

ⅰ）咬筋神経

下顎切痕を通って下顎枝外面に出て，咬筋に分布する．

ⅱ）内側翼突筋神経

前下方に向かい，内側翼突筋に分布する．

ⅲ）外側翼突筋神経

前方に向かい，外側翼突筋に分布する．

ⅳ）深側頭神経

前後に分かれて上方に向かい，側頭筋に分布する．

下顎神経はこれら咀嚼筋の運動を支配するとともに，顎舌骨筋，顎二腹筋前腹，鼓膜張筋，口蓋帆張筋の運動を支配する．

(3) 顔面神経（図 1.1.21）

第二鰓弓に由来する脳神経で，顔面神経（狭義）と中間神経からなる．狭義の顔面神経は表情筋を支配する運動神経であり，中間神経は腺の分泌を調節する副交感性線維と膝神経節に由来する味覚性線維からなる．

口腔付近に分布する顔面神経の枝として，鼓索神

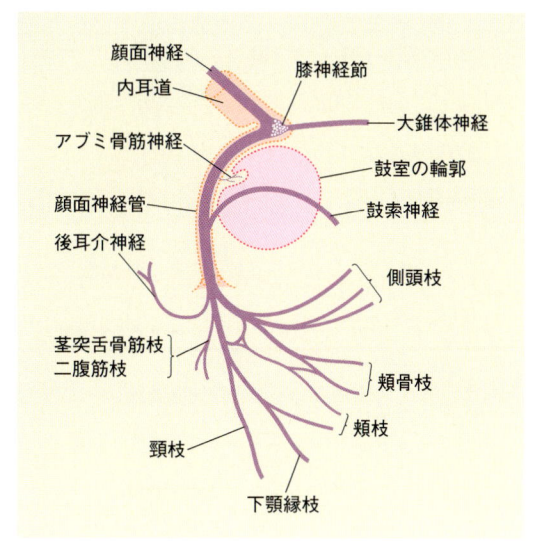

図 1.1.21　顔面神経とその枝（模式図）
（藤田恒太郎：人体解剖学，南江堂，2003 より改変）

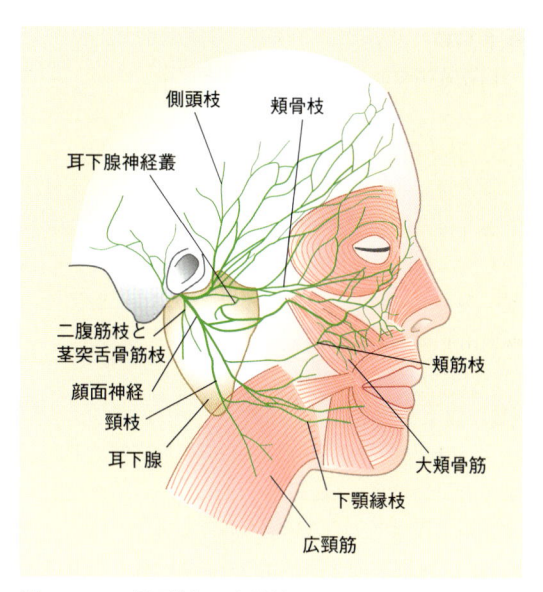

図 1.1.22　顔面神経の末梢枝

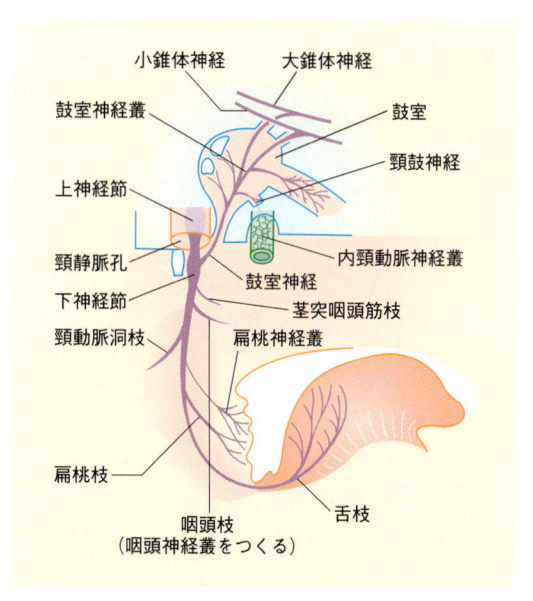

経と表情筋に分布するものが重要である．

a. 鼓索神経

顔面神経が茎乳突孔より頭蓋外に出る直前に出す枝で，鼓索小管を通って鼓室に入り，キヌタ骨とツチ骨の間を通って，錐体鼓室裂より頭蓋外に出て，舌神経に合流する．顎下腺と舌下腺の分泌性線維と，膝神経節に由来する舌前 2/3 味覚性線維が含まれる．

b. 顔面筋に分布する枝（図 1.1.22）

顔面神経は茎乳突孔を出た後，小さな枝を後頭部の皮筋，顎二腹筋の後腹，茎突舌骨筋に送り，耳下腺内で耳下腺神経叢をつくる．この神経叢から多くの枝が放射状に出て，顔面筋に分布する．

（4）舌咽神経（図 1.1.23）

舌咽神経は鰓弓由来の神経で，その名が示すように舌と咽頭に分布し，舌・咽頭の感覚，舌うしろ 1/3 の味覚，茎突咽頭筋や咽頭上部の筋の運動を担う混合神経である．頸静脈孔から頭蓋の外に出て，舌枝と咽頭枝に分かれる．頸静脈孔の入り口で感覚性の上神経節，下神経節をつくる．口腔付近に分布するおもな枝は以下のとおりである．

a. 鼓室神経

下神経節から起こり，鼓室に入り，鼓室神経叢をつくる．この神経叢から小錐体神経が出て，耳神経節に入り耳下腺の分泌を行う．

図 1.1.23　舌咽神経

b. 舌　枝

前下方に走り，舌根に達し，舌うしろ 1/3 の味覚と感覚を担当する．

c. 茎突咽頭筋枝

茎突咽頭筋に分布する．

d. 咽頭枝

咽頭の外側を下行し，咽頭壁に分布する．迷走神経，交感神経の枝とともに咽頭神経叢をつくり，咽頭粘膜の感覚，腺の分泌，筋の運動を担う．

1.1　口腔の構造と機能　　21

e. 扁桃枝

口蓋扁桃や口蓋粘膜に分布する．

(5) 迷走神経（図1.1.24）

迷走神経は鰓弓由来の神経で，舌咽神経・副神経とともに頸静脈孔から頭蓋の外に出て，頭頸部のみならず，胸部・腹部臓器（ほぼ横行結腸まで）の知覚，運動，分泌に当たる．また，軟口蓋，喉頭蓋の味覚も担当する．

(6) 舌下神経（図1.1.25）

舌下神経はすべての舌筋の運動を支配する純運動性神経である．延髄より起こり，舌下神経管から頭蓋外に出て，舌根部から舌内に入る．おもな枝として，すべての舌筋とオトガイ舌骨筋に分布する舌筋枝と頸神経の前枝と吻合して，頸神経ワナをつくる吻合枝がある．頸神経ワナから舌骨下筋群に枝を送っている．

(7) 唾液腺の自律神経支配

a. 顎下腺と舌下腺

顎下腺と舌下腺を支配する交感神経節前線維は胸髄の側核に起始し，交感神経幹を経由して上頸神経節に至る．節後線維は上頸神経節に起始し，外頸動脈神経叢，顔面動脈神経叢，顎下神経節を経由して顎下腺と舌下腺に至る．

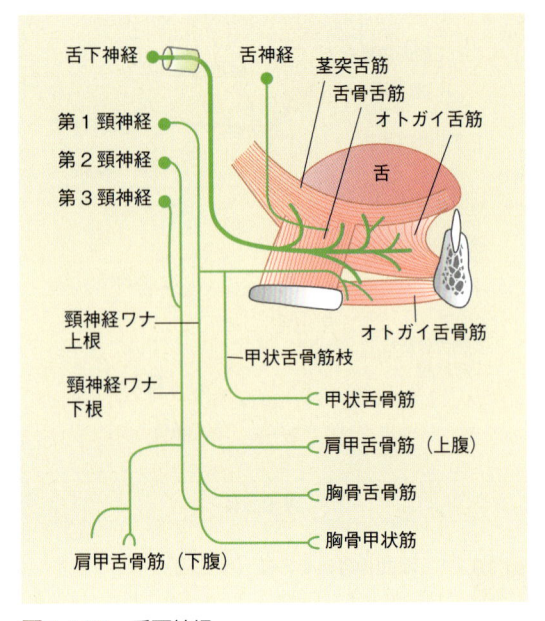

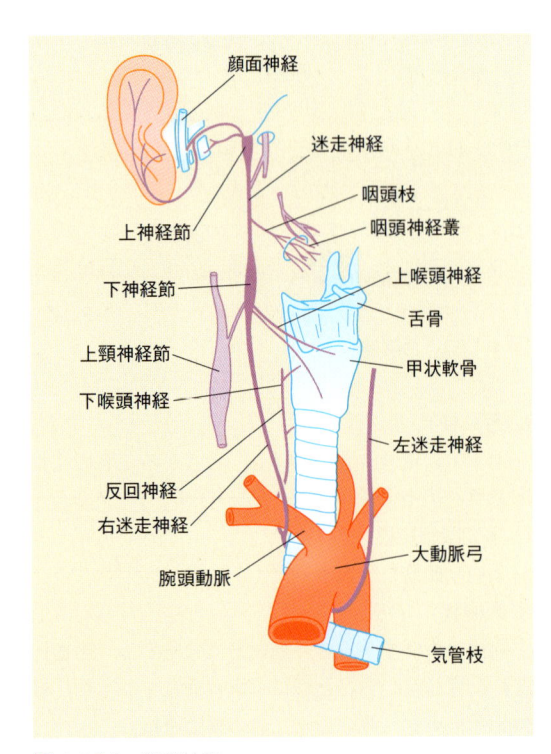

副交感神経節前線維は顔面神経に由来する．副交感神経の節前ニューロンは上唾液核に存在し，顔面神経の中間神経として内耳道に入る．この顔面神経は顔面神経管の中で鼓索神経を出す．鼓索神経は鼓索神経小管を通って鼓室に入り，錐体鼓室裂を通り，側頭下窩に出て下顎神経の枝である舌神経と合流する．舌に進入する前に顎下枝を通って舌神経を離れ，顎下神経節に終わる．顎下神経節内で節後ニューロンに接続し，神経節から出る節後線維が顎下腺と舌下腺に到達する．

b. 耳下腺

耳下腺を支配する交感神経節前線維は胸髄側核にあり，交感神経幹を経て上頸神経節に至る．節後線維は上頸神経節に起始し，外頸動脈神経叢を経由して耳下腺に至る．

副交感神経節前線維は舌咽神経に由来する．副交感神経の節前ニューロンは下唾液核に存在し，舌咽神経として頭蓋腔を出て，鼓室神経，鼓室神経叢，小錐体神経を経由して耳神経節に至る．耳神経節に起始する節後線維は耳介側頭神経との交通枝を経て耳介側頭神経に入り，耳下腺に至る．〔前田健康〕

図1.1.25　舌下神経

図1.1.24　迷走神経

1.2　歯と歯周組織・口腔粘膜

1　歯の構造と機能

(1) 歯とは何か

　歯は脊椎動物になって出現する硬組織を主成分とする器官である．脊椎動物以外でも歯のような形態と機能をもつ動物がいるが，このような歯は偽歯とよばれ，いわゆる「歯」とは明瞭に区別される．1つの例として，ヤツメウナギなどの円口類の口腔には歯の形態に類似し，かつ歯とほとんど同じ機能をもつ装置があるが，この構造は上皮の角質形成物であるので，角質歯とよばれる．偽歯に対し，象牙質を有する歯を真歯とよぶ．脊椎動物の歯は，本来，口腔，咽頭（咽頭歯），食道（食道歯）などに広く分布していたが，進化とともに存在する場が次第に限局し，哺乳類では上・下顎骨に植立するようになった．

　歯の起源はサメやエイなどの板鰓類の体表にある楯鱗とよばれる小さな突起が口腔内に入り込んだものであると考える人が多い（楯鱗説）．楯鱗は歯と同様の構造と発生様式をもっているので，皮歯ともいう．一方，絶滅した甲皮類（甲冑魚）は頭部から胸部，胴部にかけて皮甲とよばれるかたい鱗状の硬組織で覆われており，その最表層に歯と同じ構造をもった歯状体とよばれる構造があり，これを歯の起源と考える人もいる（歯状体説）．

　歯の形態と食性には密接な関係がある．歯の最も原始的な機能は捕食であり，このような歯は円錐形（円錐歯）を呈し，同じ形の歯が口腔内に存在していた（同形歯性）．進化が進み，動物固有の食性に変化するとともに同一口腔内の歯でもさまざまな形態を示すようになり（異形歯性），形態に応じて機能分化が起こり，捕食器官から咀嚼器官への機能転換が行われた．また，動物では武器としての機能をもっているが，ヒトではヒト以外の動物にはない機能，すなわち発音と表情形成という機能を有している．特に，上顎前歯と舌で調音して出す子音のことを歯音という．

(2) 歯の生物学的特性

　歯は以下のような生物学的に特異な性質をもっている．

①歯は動物の諸器官のうちで最もかたい．これは無機質の含有量が非常に高いためで（エナメル質で96%，象牙質で65～70%），咀嚼機能を果たすのに役立っている．また，歯は無機質が多いので，化石となる可能性が高く，これが古生物学や人類学で歯が重要な研究対象になっている理由である．

②歯冠の形態は一度形成されると，二次的に磨耗，咬耗，う蝕などによって破壊されないかぎり変化しない．しかし，一度破壊されると再び修復されることがない．

③歯の形態は動物の食性を反映してその動物種に特有なものである．実際，歯によって命名された動物名は多い．

④歯は動物の進化に伴って，次第にその形態や構造を変えるが，その速度は他の器官に比べてゆるやかで，しかも規則的である．したがって，進化の道筋を知るうえで重要な指標となる．

⑤歯は顎骨の内部において形成されるために，発生過程中に外部環境の影響を直接受けることがない．そのため，歯の形態は遺伝的な要素が強く現れる．

⑥歯，特に歯冠は非常に早い時期に完成する．永久歯では第三大臼歯を除けば，3～8歳の間に完成する．また，石灰化は乳歯では胎生4カ月頃から，永久歯では出生時から開始され，この時期に障害を受けると，石灰化不全などのさまざまな形態的・構造的障害を受ける．

⑦歯には交換が行われる．多くの哺乳類では乳歯が脱落した後に，代生歯が生える．歯の交換は顎骨の成長と関連した現象であり，歯と骨の大きさの不調和を修正するための方法と考えられている．

(3) 歯の種類とその名称

　サカナやワニの歯のように，生涯を通じて何度も歯が生えかわるものを多生歯性といい，二度生えかわるものを二生歯性，さらに一度だけ生えかわるものを一生歯性という．ヒトの歯の一部は一生歯性であるが，他の歯は二生歯性である．最初に生える歯を第一生歯（乳歯または脱落歯），これにかわって生える歯を第二生歯（代生歯）といい，さらに第一生歯の後方に生えてくる歯を加生歯という（図1.2.1）．

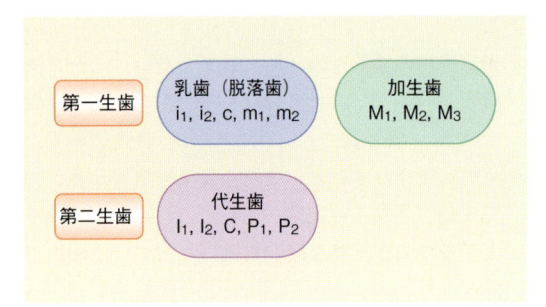

図 1.2.1　生歯による分類

表 1.2.1　歯の記号

	歯種の略名	歯種	歯の記号	本数
乳歯	i	乳中切歯	A	1本×4
		乳側切歯	B	1本×4
	c	乳犬歯	C	1本×4
	m	第一乳臼歯	D	1本×4
		第二乳臼歯	E	1本×4
永久歯	I	中切歯	1	1本×4
		側切歯	2	1本×4
	C	犬歯	3	1本×4
	P	第一小臼歯	4	1本×4
		第二小臼歯	5	1本×4
	M	第一大臼歯	6	1本×4
		第二大臼歯	7	1本×4
		第三大臼歯	8	0～1本×4

ヒトの歯は形態学的特徴から，切歯（第一切歯（中切歯），第二切歯（側切歯）），犬歯，小臼歯（第一小臼歯，第二小臼歯），大臼歯（第一大臼歯，第二大臼歯，第三大臼歯，乳歯では乳切歯（第一乳切歯（乳中切歯），第二乳切歯（乳側切歯）），乳犬歯，乳臼歯（第一乳臼歯，第二乳臼歯）に分けられる．永久歯は 28～32 本，乳歯では 20 本の歯がある（図 1.2.2）．

切歯はノミのような形で先端が刃物の刃先のように鋭くなっており（切縁），切り取るのに適した形をしている．犬歯はランセットのような形で，切り裂くのに，臼歯は食物を噛む面に咬頭や溝が発達し，食物のすりつぶしに都合のよい形をしている（図 1.2.2）．小臼歯は通常 2 つの咬頭をもち，大臼歯に続くので，双頭歯または臼前歯ともよばれる．

歯の種類と位置を表すには一定の記号を用いる．歯の種類は各歯のラテン名の頭文字，数字，アルファベットで示す方法がある（表 1.2.1）．上下左右の位置を表すには，他人の口腔を前方からみて，正中線を縦線で，上下の区分を横線で示す（図 1.2.3）．なお，国際歯科連合（FDI）方式では，歯種と位置を 2 桁の数字で表す（図 1.2.4）．

```
         右上 | 左上
         右下 | 左下
永久歯  87654321 | 12345678
        87654321 | 12345678
乳　歯   EDCBA | ABCDE
         EDCBA | ABCDE
```

図 1.2.3　歯式

```
永久歯
18 17 16 15 14 13 12 11 | 21 22 23 24 25 26 27 28
48 47 46 45 44 43 42 41 | 31 32 33 34 35 36 37 38

乳　歯
55 54 53 52 51 | 61 62 63 64 65
85 84 83 82 81 | 71 72 73 74 75
```

図 1.2.4　FDI 方式による歯種と歯の位置表示

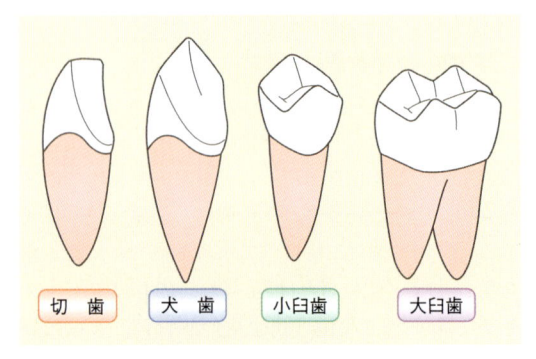

図 1.2.2　各歯種の形態学的特徴を示す模型図
（藤田恒太郎：歯の解剖学，第 22 版，金原出版，1995 より改変）

(4) 歯の方向用語

口腔に特有の方向用語には以下のようなものがある（図 1.2.5）．
①唇側（頬側）と舌側（口蓋側）
②口腔側と前庭側
③近心側と遠心側
④歯冠側と歯根側
⑤切縁側（咬頭側）と歯頸側
⑥歯頸側と根尖側

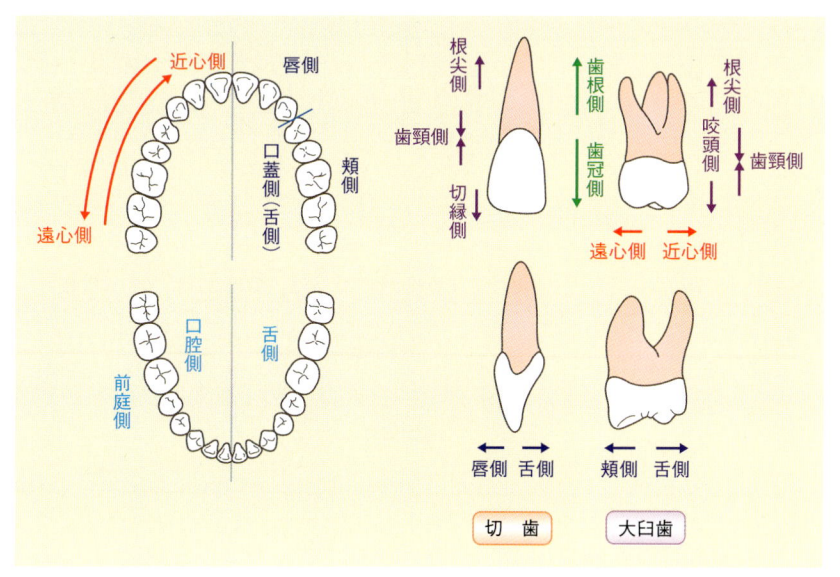

図 1.2.5　歯の方向用語

(5) 歯の形態

　歯の原形は爬虫類以下の脊椎動物にみられる扁平な三角錐または円錐であり，単錐歯（ハプロドント）とよばれている．このような歯では歯種の区別はなく，同形歯性とよばれる．これに対し，哺乳類では歯の存在部位と機能によって歯の形態は異なっており，このような状態を異形歯性という．異形歯性は哺乳類になってはじめて獲得した特徴であり，各歯がさまざまな咀嚼機能に適応するために，その変化をとげていったことを物語っている．

　歯は歯冠と歯根に分けられ，ヒトの歯冠はエナメル質，歯根はセメント質で覆われている．歯冠と歯根の境界線を歯頸線とよび，この部位は通常くびれており，歯頸とよばれる（図 1.2.6）．歯頸線は唇側面（頬側面）と舌側面では歯根側に凸で，隣接面では歯冠側に凸弯する．また，近心面と遠心面では近心面の方が凸弯の程度が大きく，左右の鑑別の際の指標となる．

　歯の中心部には歯髄をいれる空洞があり，これを歯髄腔という．

a. 歯冠の形態

　ヒトの歯の歯冠は基本的には六面体と見なすことができ，唇側面（頬側面）と舌側面，近心面と遠心面（合わせて隣接面），咬合面（咀嚼面）に区別される．切歯と犬歯では咬合面はなく，舌側面と唇側面の合わさるところを切縁とよぶ（図 1.2.7）．また，エナメル質に覆われた部分を解剖歯冠といい，口腔内で歯肉より出ている部分を臨床歯冠という．

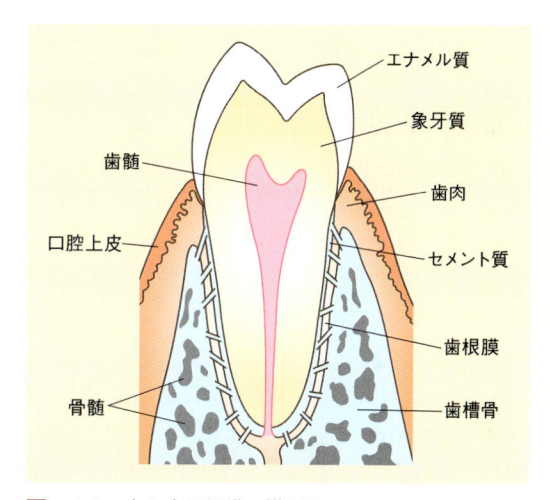

図 1.2.6　歯と歯周組織の模型図
（藤田恒太郎：歯の解剖学，第 22 版，金原出版，1995 より改変）

　歯冠の表面には多くの凸凹があり，凸隆部として咬頭，結節，隆線などが，陥凹部として溝，裂溝，窩，小窩などがある．

　永久歯では，隣在歯との間に間隙はなく，隣接面の最大豊隆部で点状に接触し，これを接触点とよぶ．これは長い間に磨耗して小さな面（接触面）となる．

　各歯の形態学的特徴は成書を参照されたい．

b. 歯根の形態

　歯根の基本形は円錐形であり，その先端部は根尖または根端とよばれる．根尖には根尖孔という小孔があり，しばしば複数の副根尖孔が存在する．歯根の数により，単根歯，複根歯，多根歯に分けられ，

1.2　歯と歯周組織・口腔粘膜　25

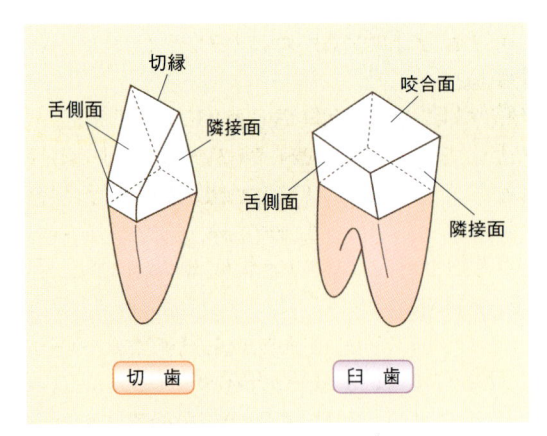

図 1.2.7　歯冠の模式図

歯頸部と根の分岐部を根幹という．
　歯根は歯槽とよばれる上・下顎骨の歯槽突起（歯槽骨）の穴に埋め込まれ，密生結合組織である歯根膜（歯周靭帯）を介して歯は歯槽骨に固定される（釘植）．

c. 歯髄腔の形態
　歯髄腔の形態はほぼ歯の外形に一致する．歯冠に相当する部分を髄室，歯根に相当する部分を根管といい，根管の入り口を根管口という．根管は通常1根に対し1本であるが，歯根の圧平度によりさまざまな形態がある．
　根管は単純根管，分岐根管（全分岐根管と不全分岐根管）に分けられる．また，根尖近くで分岐する根管を根尖分岐，根管どうしを連絡するものを管間側枝，根尖孔以外で外界と連絡するものを管外側枝，根管が網目状に広がっているものを網状根管という（図 1.2.8）．

(6) 歯の鑑別法
　歯の上下左右の鑑別は，一般に歯種の鑑別，上下の鑑別，順位の鑑別，左右の鑑別の順で行う．

a. 歯種の鑑別
　歯種の鑑別は，咬頭と歯根の数および形態によって行う．

　切縁 + 単根 = 切歯
　尖頭 + 単根 = 犬歯
　2咬頭 + 単根または2根 = 上顎小臼歯
　2または3咬頭 + 単根 = 下顎小臼歯
　4咬頭 + 3根 = 上顎大臼歯
　5咬頭 + 2根 = 下顎大臼歯

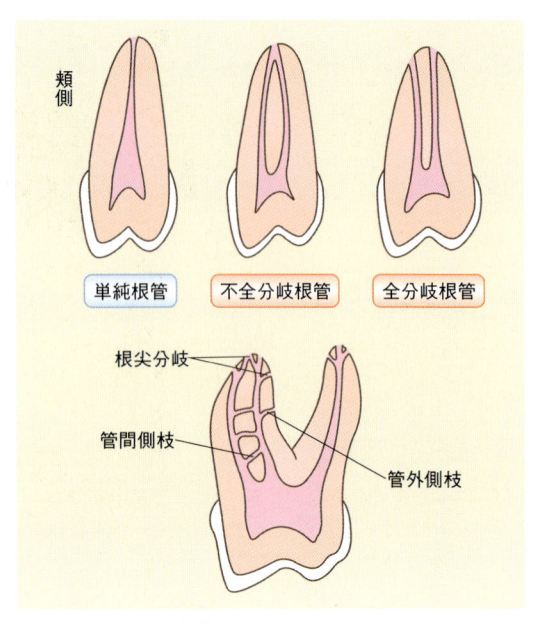

図 1.2.8　種々の根管

b. 上下の鑑別
　通常，上顎歯は下顎枝を覆う．一般的に，上顎歯は男性的でごつごつしており，下顎歯は女性的で丸みを帯びている．

c. 順位の鑑別
　順位を考えるには，大きさの減少，形の単純化，歯根の癒合，咬頭数の減少など退化傾向を念頭におくことが必要である．すなわち，同一歯種では近心位の歯の方が遠心位の歯より，また，1本の歯でも近心半の方が遠心半より，基本的形態を備えている．

d. 左右の鑑別
　退化傾向は同一歯種間のみならず，歯列全体，1本の歯についてもみられる共通の現象である．Mühlreiter はこの歯の形態学的特性をまとめ，この特徴は Mühlreiter の三徴候（三歯徴）とよばれる（図 1.2.9）．

　i）弯曲徴
　歯冠を切縁または咬合面からみて，唇側面（頬側面）と隣接面との移行部の弯曲度は近心側の方が遠心側より大きい．上顎第一小臼歯では逆弯曲徴を示す．

　ii）歯根徴
　歯を唇側（頬側）からみて，切縁または咬合縁に対して歯根の長軸がつくる角度は近心側に鈍角，遠心側に鋭角をなす．すなわち切縁（咬合縁）に対し

26　　1章　口腔の基礎科学

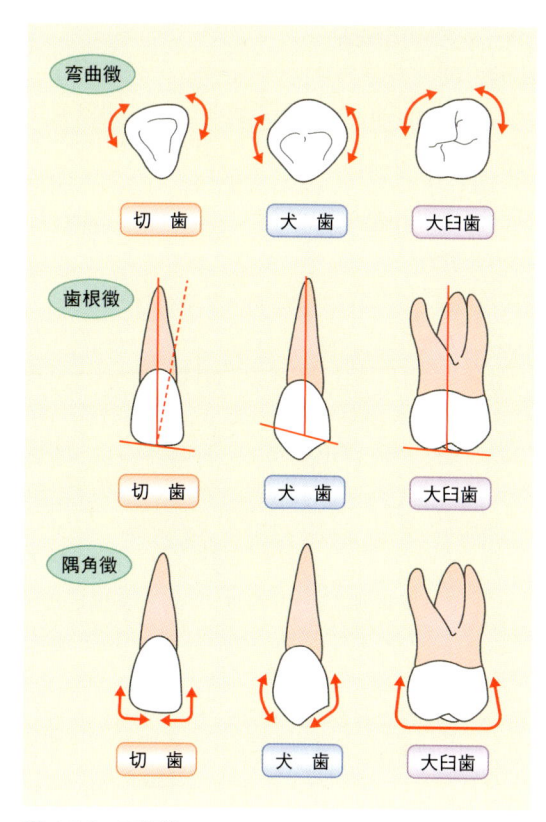

図 1.2.9 三歯徴
(藤田恒太郎：歯の解剖学, 第22版, 金原出版, 1995より改変)

て歯根は遠心へ傾斜する．下顎中切歯ではこれを欠く．

　iii) 隅角徴

歯冠の唇側面（頬側面）からみて，近心隅角は遠心隅角よりも鋭角である．下顎中切歯，小臼歯ではこれを欠く．

下顎中切歯にはこれら三徴候がいずれも当てはまらず，この歯の左右の鑑別には歯根遠心面の浅い溝が指標となる．

また，Cohen は隣接面の大きさを比較し，近心面が遠心面より大きいことに注目し，これを Cohen の歯面徴という．

(7) 歯の配列と咬合
a. 歯列弓

歯は上・下顎骨の歯槽突起に一定の位置と順序で一列に並び，歯列をつくっている．切歯の切縁，犬歯の尖頭，臼歯の頬側咬頭頂を結んだ曲線を歯列弓という．歯列弓は上顎では半楕円形，下顎では放物線形をしている．上顎歯列では全体に丸みを帯びているが，下顎歯列では犬歯の部位で，比較的角張っている．

歯列弓の大きさは歯列弓指数（歯列弓幅/歯列弓長×100）で表される．乳歯列弓の歯列弓指数は永久歯列弓より大きく，下顎＞上顎，男性＞女性，白色人種＞黄色人種＞黒色人種である．また，臼歯列の長さを比較する指標として臼歯列指数がある．

b. 咬合平面

下顎中切歯切縁の接触点と，左右下顎第二大臼歯遠心頬側咬頭頂の3点によって決定される平面を咬合平面とよぶ．咬合平面は Camper 平面と平行であるといわれる．

c. 咬合彎曲

　i) Bonwill 三角（図 1.2.10）

下顎切歯の接触点と下顎頭の中心を結ぶ三角形で，現在使用されている咬合器の基本となっている．また，最後大臼歯の遠心頬側咬頭頂を結んでできる三角を歯（列）弓三角という．

　ii) Wilson の彎曲

臼歯部を前頭断でみてみると，臼歯の咬頭頂は頬舌的に彎曲している．この彎曲を Wilson の彎曲という．

　iii) Spee の彎曲（図 1.2.10）

歯列を側方から観察すると，下顎歯列の彎曲は上方に向かって凸彎している．この犬歯尖頭から最後大臼歯までの頬側咬頭を重ねた曲線のことで，調節彎曲ともいう．

d. 咬合

顎を閉じたときや咀嚼運動時における歯および歯列の位置関係を咬合という．下顎中切歯と上顎第三大臼歯を除く歯は基本的に1対2の関係で咬合す

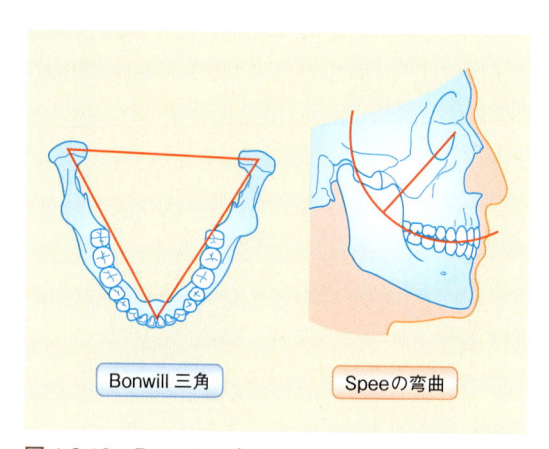

図 1.2.10　Bonwill 三角と Spee の彎曲

1.2　歯と歯周組織・口腔粘膜　27

る．

下顎頭が最も安定した状態で，上下の歯列が互いに接触している状態を中心咬合という．また，咀嚼筋が働かない状態で口唇を閉じた際，上下歯列間には0.4～0.5mmの間隙がある．この状態の咬合を生理的安静咬合とよぶ．また，上下切歯の位置関係により，鉗子状咬合，鋏状咬合，屋根状咬合，後退咬合，離開咬合に分けられる（図1.2.11）．なお，歯科矯正学分野で扱う咬合では上下の第一大臼歯の咬合関係も重視する．また，乳歯の咬合関係は，上下顎第二乳臼歯の遠心面（ターミナルプレーン）の位置と上下顎乳犬歯の咬合関係によって判定される．

e. 霊長空隙と発育空隙

乳歯列には生理的に存在する空隙，すなわち霊長空隙と発育空隙がある．霊長空隙は上顎の乳犬歯とその近心にある乳側切歯との間に存在し，下顎では乳犬歯とその遠心にある第一乳臼歯間にある．発育空隙は乳前歯，乳臼歯の間に存在する空隙のことで，将来の永久歯が萌出する際の空隙と考えられている．

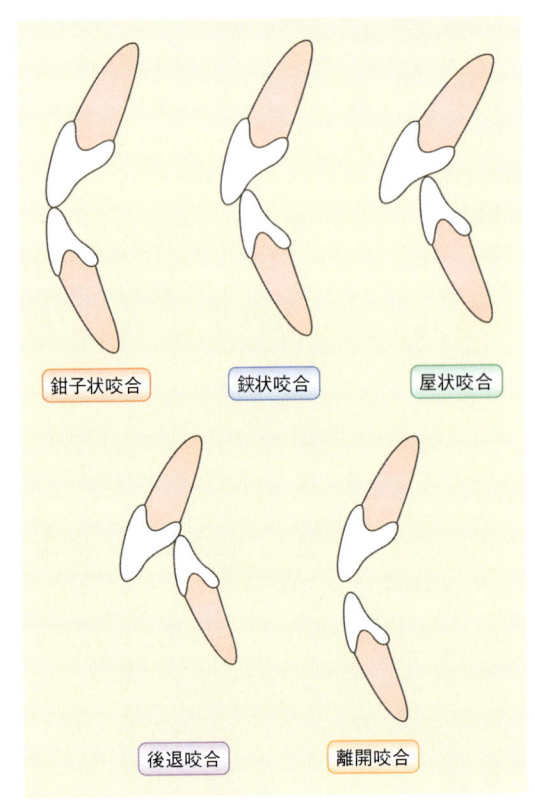

図1.2.11 咬合の種類

(8) 歯の組織構造

a. 概　説

ヒトの歯の中心には象牙質があり，歯は象牙質表面を歯間部ではエナメル質で，歯根部ではセメント質で覆われる．エナメル質，象牙質，セメント質を合わせて歯の硬組織という．また象牙質の内部には歯の外形とほぼ同じ形の歯髄腔があり，ここに血管，神経に富んだ疎性結合組織である歯髄をいれている（図1.2.12）．発生学的にはエナメル質のみが上皮組織系統に属し，象牙質，歯髄，セメント質は結合組織系統に属する．

歯を支持するために発達してきた組織は歯周組織とよばれ，セメント質に加え，歯根膜，歯槽骨，歯肉がある．また，これらを歯の支持組織ともいう．歯根膜は膠原（コラーゲン）線維に富む結合組織で，豊富な感覚神経支配を受けている．歯根膜の神経は痛覚ばかりでなく，機械感覚，固有感覚，歯の位置感覚も伝達し，歯根膜に加わる刺激により，各種の口腔反射を惹起し，咀嚼を円滑な運動に制御している．歯槽骨は歯根膜線維が埋め込まれる固有歯槽骨と顎骨骨体部と同様の支持歯槽骨に分けられる．固有歯槽骨はX線上，歯槽硬線とよばれ，歯周病の進行などにより消失する．歯肉は可動性に富む遊離歯肉，可動性に乏しい付着歯肉，隣接歯間を埋める歯間乳頭に分けられる．歯肉上皮は組織学的に付着上皮，歯肉溝上皮，口腔粘膜上皮に分けられる．

b. エナメル質

エナメル質は歯の硬組織のなかで唯一，口腔内に露出する．半透明で，乳白色～淡黄色を示し，加齢とともに色調を増す．エナメル質は生体組織で最もかたい硬組織で，そのかたさはMohsの硬度で6～

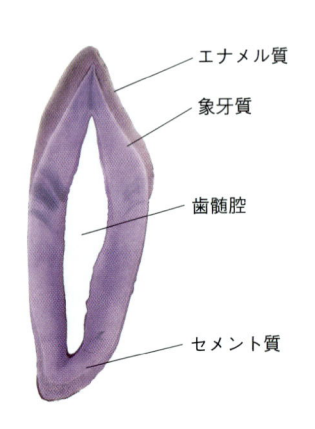

図1.2.12 歯の研磨標本

28　1章　口腔の基礎科学

7度を示す（ほぼ水晶の硬さ）．これは95％以上が無機質で占められていることによる．無機質の本体はリン酸カルシウムを主体とするハイドロキシアパタイトの結晶で，質重量比で95～98％を占める．エナメル質は非常にかたい組織であるが，簡単にかけるというもろさをもっている．これはエナメル質がエナメル小柱という構造物の集合体であることに起因する．また，エナメル質は高度に石灰化した組織なので，その内部に血管や神経をもたない．すなわち，生活能力を欠いている．エナメル質の形成が終了すると，この細胞群はエナメル質表面から脱落してしまうため，う蝕などでエナメル質に欠損が生じても，みずから修復することができないという特徴をもつ．

エナメル質は外胚葉由来のエナメル芽細胞により，形成される．エナメル芽細胞はエナメル器の内エナメル上皮細胞から分化し，エナメル芽細胞の細胞質突起であるTomes突起からアメロゲニンなどの各種エナメル蛋白を分泌させる（基質形成期）．その後，有機性基質などの分解，吸収（脱却）ならびにエナメル質へのカルシウムイオンの輸送が繰り返され（成熟期），エナメル質は硬度を増す．エナメル芽細胞は退縮（縮合）エナメル上皮となり，歯の萌出までエナメル質を保護する．

エナメル質はエナメル小柱と小柱間質の集合体でできている（図1.2.13）．エナメル小柱は3～5μmの太さで，エナメル象牙境からエナメル質表面に向かって，放射状に走る．エナメル小柱はヒトではイチョウの葉に似た弧門形を呈する．色素に濃染する輪郭の部分は小柱鞘とよばれる．小柱の間で色素に染まりにくい部分を小柱間質とよぶ．エナメル小柱を横断した電子顕微鏡写真では，鍵穴型またはオタマジャクシ型（日本ではシャモジ型ともいう）にみえ，オタマジャクシの尾に当たる部分が小柱間質に相当する．エナメル小柱の縦断像では3～5μmの間隔でエナメル横紋とよばれる縞模様がみられる．

歯の研磨切片を観察すると，エナメル象牙境からエナメル質表面に向かって，明暗を繰り返す縞模様がみえる．この縞模様をSchreger条またはHunter-Schreger条という（図1.2.14）．Schreger条は横断された小柱群（横断帯）と縦断された小柱群（縦断帯）から構成され，前者は暗く，後者は明るくみえる．Schreger条はエナメル小柱が弯曲をなして放射状に走ることから出現する．

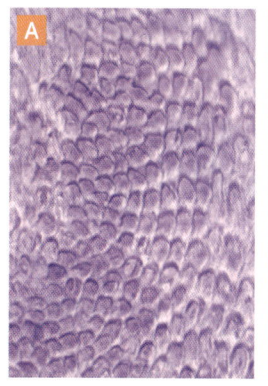

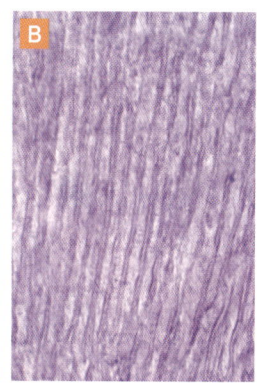

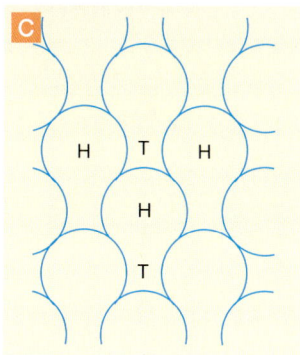

図1.2.13　エナメル小柱
A：横断像，B：縦断像，C：鍵穴型の小柱の配列を示す模式図．小柱の頭（H）が小柱の尾（T）をはさみ，はさまれた部分が小柱間質である．

また，歯の研磨切片を観察すると，縦断面ではエナメル象牙境から，切縁（咬頭）に向かってエナメル質を斜めに横切り，エナメル質表面に終わる多数の線がみられ，横断面では歯髄腔を中心とした同心円状の線がみられる．これをRetzius条とよぶ（図1.2.14）．またこのRetzius条がエナメル質表面と交叉するところでは，エナメル質表面がへこみ，立体的には歯冠を取り巻く溝としてみられ，これを周波条とよぶ．Retzius条の本態は石灰化の周期的な変動によって生じたものと考えられている．

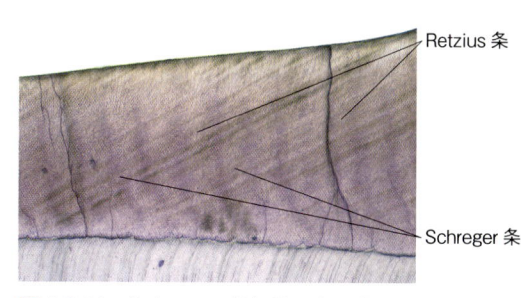

図1.2.14　Schreger条とRetzius条

c. 象牙質（図 1.2.15）

象牙質は骨に類似した組織であり，歯の主体をなす構造で，不透明な淡黄色あるいは黄色を示し，Mohs 硬度では 5～6 度を示す．象牙質は間葉由来の細胞によって形成され，基質にコラーゲンを豊富に含む石灰化組織である．コラーゲンを含むことからもわかるように，象牙質は弾性に富み，質重量比で無機質が 72～75％，残りが有機質と水分である．

象牙質は歯乳頭の内エナメル上皮に接する部位の細胞が象牙芽細胞に分化し，基質の添加，石灰化を行うとともに，歯髄側へ後退し，象牙質形成終了後も，象牙芽細胞は歯髄象牙境に配列する．したがって，象牙質は生涯形成され，また再生能力をもつ．歯が萌出して歯根が完成するまでに形成された象牙質を原生（一次）象牙質とよび，その後に形成された象牙質を二次象牙質という．このほか，種々の刺激に対応して形成される象牙質を修復象牙質（三次象牙質）という．

象牙質は象牙芽細胞の歯髄側への後退に伴ってできた細長い管，すなわち象牙細管で貫かれている（図 1.2.16）．象牙細管は象牙芽細胞の突起（象牙線維または Tomes の線維）をいれ，歯間部では放射状に，歯根部では S 字状に走向する．象牙細管は側枝で互いに交通する．象牙細管周囲の象牙質は特に石灰化度が高く，管周象牙質とよばれ，象牙細管間の象牙質は管周象牙質とよばれる．

象牙質にはハイドロキシアパタイトの結晶を主体とする石灰塩がコラーゲンなどの有機質に密に沈着している．しかし，その沈着は不均一で，各所に低石灰化の部位（球間象牙質（図 1.2.15C），Tomes の顆粒層）が存在する．また，象牙質と歯髄の境には未石灰化の象牙前質が存在する．

また象牙質の石灰化は線状を示しながら緩徐に進む板状石灰化と石灰化球が形成され，これが癒合して急速に石灰化が進む球状石灰化がある．

象牙質には，Ebner の象牙層板，Owen の外形線，Andresen 線（図 1.2.15B），球間網といった構造がみられる．

d. 歯 髄

歯髄は歯乳頭に由来する疎性結合組織である．歯冠部にあるものを冠部歯髄，歯根部にあるものを根部歯髄という．歯髄は根尖孔，副根尖孔を通じて歯根膜と交通する．

歯髄の線維は膠原線維で，細網線維も存在する．歯髄表層には象牙芽細胞間をコルクの栓抜きのように走る Korff の線維がある．

歯髄に最もみられる細胞は線維（芽）細胞で，これに加え，抗原提示細胞などの細胞が存在する．また，血管周囲には未分化間葉細胞が豊富で，最近の研究では多分化能を有する細胞の存在も示唆されている．

歯髄の細胞分布は一様でなく，歯髄表層では，象牙芽細胞層，細胞希薄層（Weil 層），細胞稠密層の 3 層構造が観察される（図 1.2.17）．

歯髄は豊富な血管網と感覚神経支配を受ける．歯髄の感覚神経はすべて自由終末として終わり，一部のものは歯髄象牙境から 100 μm をこえない範囲で象牙質内に進入し，痛覚の感受を行う．

歯髄の加齢変化として，細胞の減少，線維化に加え，歯髄結石（象牙粒）の形成などがある．

e. 歯の固定様式（図 1.2.18）

歯と顎骨が結合する様式は進化とともに変化して

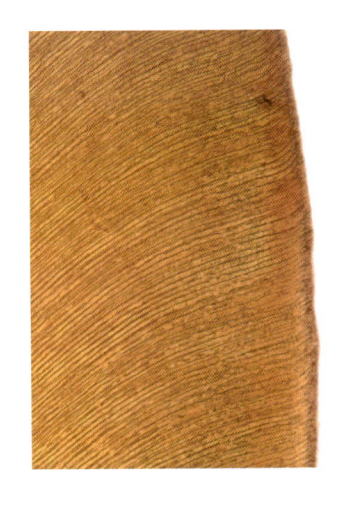

図 1.2.16 象牙細管（シュモール染色）

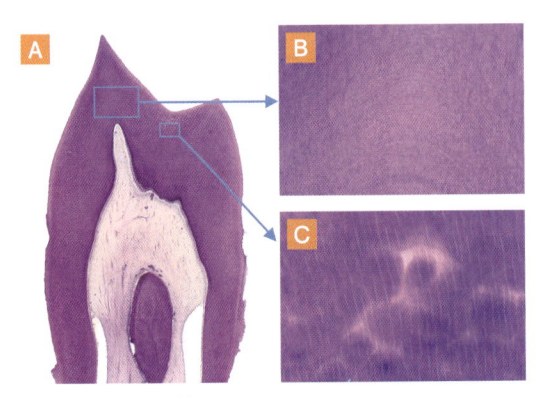

図 1.2.15 象牙質
A：象牙質の全景，B：Andresen 線，C：球間象牙質．

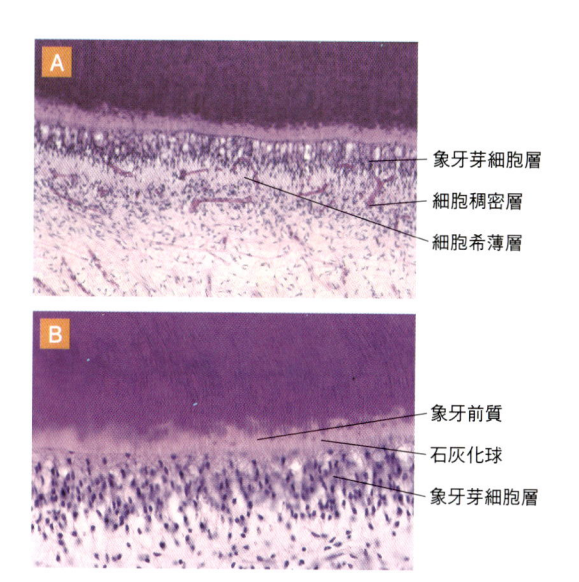

図1.2.17 歯髄表層の組織像
BはAの一部の拡大像.

きた.

i) 線維性結合

この様式は最も古い歯の固定様式で，サメなどの軟骨魚類にみられる．この様式では歯は結合組織を介して顎骨に結合し，この線維性の膜に運ばれて歯が移動する．

ii) 蝶番性結合

歯の一部分が弾性線維によって顎骨に付着する様式で，一方向に歯が傾斜し，再びもとの位置に戻ることのできる固定様式である．一部の硬骨魚類にみられる．

iii) 骨性結合

歯が顎骨と歯の間に存在する骨（歯足骨）という骨を介して結合する様式である．歯足骨は進化が進むと，歯根表面に付着し，セメント質になる．このことからもわかるように，セメント質は骨組織に類似した組織構造をもつ．この固定様式は大部分の硬骨魚類，ワニを除いた爬虫類の歯にみられる．また，歯科インプラントの固定様式はこの骨性結合である．

iv) 槽生（釘植）

ヒトを含めた哺乳類一般にみられる固定様式で，歯根の形にほぼ合致した歯槽という穴ができ，そのなかに歯根が入り，歯根と歯槽壁の間に歯根膜が介在する．歯根膜線維の一端はセメント質に，他端は固有歯槽骨に入り込むことで歯を顎骨に固定する．

〔前田健康〕

2　歯周組織の構造と機能

歯周組織（periodontal tissues）は①歯肉（gingiva），②歯槽骨（alveolar bone），③セメント質（cementum），および④歯根膜（periodontal ligament）からなる．発生学的に歯肉上皮は外胚葉

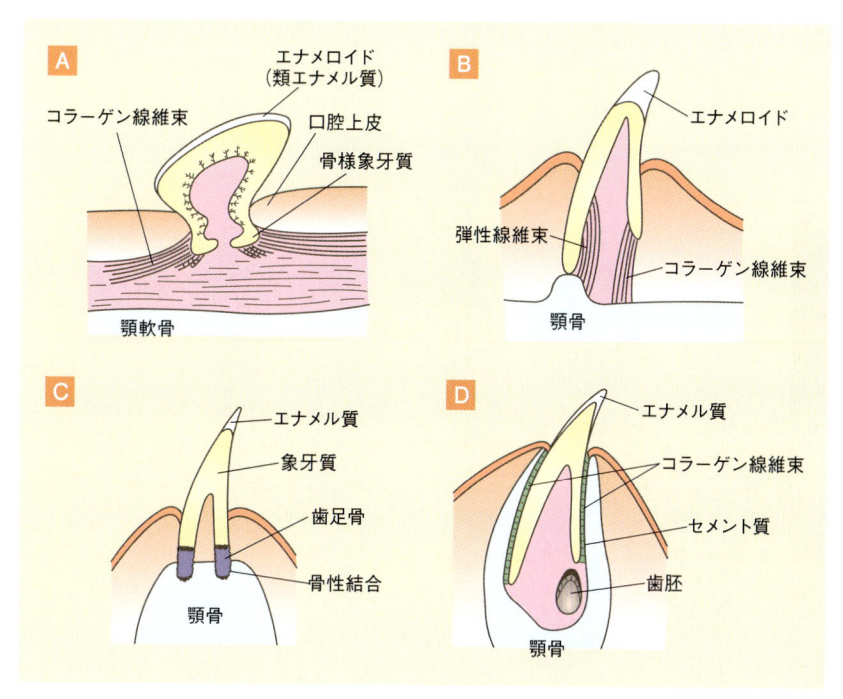

図1.2.18 歯の固定様式
A：線維性結合，B：蝶番性結合，C：骨性結合，D：槽生（釘植）．
（脇田 稔，前田健康他：口腔組織・発生学，医歯薬出版，2006より改変）

1.2 歯と歯周組織・口腔粘膜　31

に由来し，歯肉結合組織は中胚葉から発生する．歯肉以外の歯周組織は神経堤に由来する歯小嚢の細胞から形成されるので，歯根膜，歯槽骨，セメント質は外胚葉性間葉組織由来である．

(1) 歯肉の構造と機能

歯肉は歯槽突起を被覆して歯頸部を取り囲む粘膜であり，咀嚼機能と密接に関連することから，硬口蓋とともに咀嚼粘膜とよばれている．歯肉は粘膜歯肉境によって被覆粘膜である歯槽粘膜と区別される．

歯肉のおもな機能は，①歯の位置的安定性の維持，②生理学的透過性関門による防御機構，③高いターンオーバー率による恒常性維持，④歯との接着機構による粘膜表面のシールと基底板の形成，⑤非分化状態の維持，および⑥拡大した細胞間隙による白血球遊走のための通路，であるとされている．

a. 歯肉上皮

組織学的に歯肉は，a.歯肉上皮とb.歯肉結合組織からなっている（図 1.2.19）．歯肉上皮はさらにi) 歯肉口腔上皮，ii) 歯肉溝上皮，iii) 付着（接合）上皮に分けることができる．

i) 歯肉口腔上皮

歯肉口腔上皮は歯肉頂より外側に位置し，角化性重層扁平上皮からなる．歯肉口腔上皮の大半を構成するのは角化細胞（ケラチン産生細胞）であり，角化現象に伴って，基底細胞層，有棘細胞層，顆粒細胞層そして角質層へと変化し，表層から脱落する．

角化現象には，正角化，錯角化および非角化があるが，歯肉口腔上皮は顆粒細胞内のケラトヒアリン顆粒がなく，角質層に核が残存している錯角化を呈している．

①生理学的透過性関門による防御機構：角化上皮も非角化上皮も，有棘細胞内では膜被覆顆粒（membrane coating granule：MCG）という小顆粒が形成され，顆粒層上部の細胞間隙に放出されている．MCGは直径約250 nmの大きさで，角化上皮では内部に層状構造を有している（層状小体ともいう）．つまり，放出されたMCG（厳密にはMCGに含まれているセラミドというスフィンゴ脂質）が細胞と細胞の間を埋めている状態である（図1.2.20A）．細胞をバスルームのタイルにたとえると，MCG（セラミド）がちょうどタイルとタイルの間を埋める目地（セメント）のような役目を果たすので，物質の細胞間輸送に対するバリアとして働く．これが，皮膚や口腔粘膜上皮組織局所における防御機構（生理学的透過性関門）の担い手である（図1.2.20B）．歯肉上皮のうち，歯肉口腔上皮および歯肉溝上皮にはこの防御機構が備わっているが，付着上皮にはない．

②結合組織との接着機構：歯肉口腔上皮および歯肉溝上皮と歯肉結合組織との間には，接着装置であるヘミデスモソーム（hemidesmosome）と基底板（basal lamina）が存在する．デスモソーム（接着斑）が上皮細胞と上皮細胞とを機械的に結合しているのに対し，ヘミデスモソームは上皮細胞とその直下に存在する基底膜（特殊な細胞外基質）とをつないでいる．ヘミデスモソームはデスモソームと形態学的によく似ている．

電子顕微鏡で観察すると，ヘミデスモソームの細胞質側には斑状を呈し，電子密度の高いアタッチメント・プラークがあり，細胞内の中間径フィラメントと連結している．アタッチメント・プラークからその外側（結合組織側）にある基底板に向かって，アンカーリング・フィラメントという微細線維が伸びて，上皮細胞と基底板を結合している．一方，基底板と結合組織中の膠原線維は，アンカーリング・フィブリル（Ⅶ型コラーゲン）によって結合している．このフィブリルは基底板の下で半円形のループを形成して，機械的な結合を強固にしている（図1.2.21A）．

ヘミデスモソームを構成する成分は，膜貫通性の接着蛋白であるインテグリン（integrin）$\alpha_6\beta_4$，水疱性類天疱瘡抗原180（BP180），水疱性類天疱

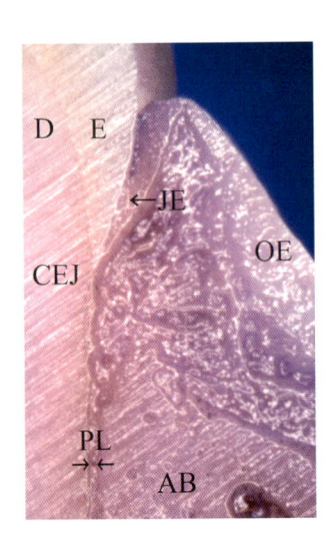

図 1.2.19 ヒト歯肉のルーペ像
AB：歯槽骨，CEJ：セメントエナメル境，D：象牙質，E：エナメル質，JE：付着上皮，OE：歯肉口腔上皮，PL：歯根膜．

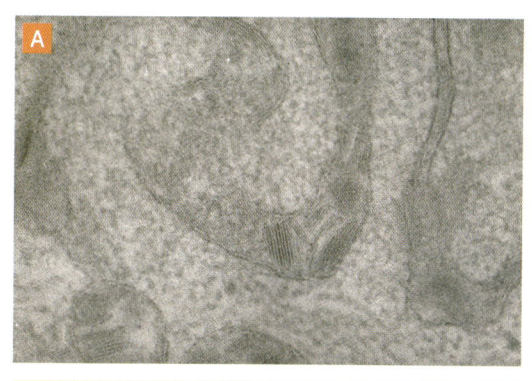

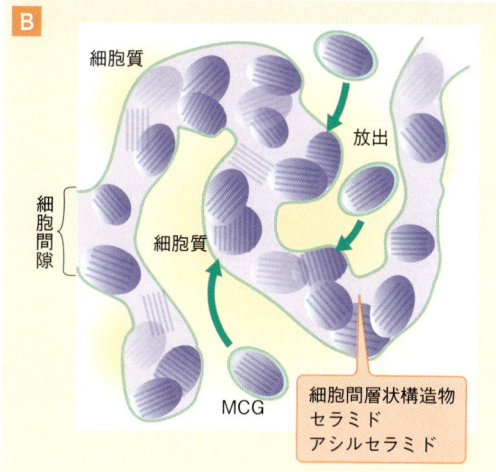

図 1.2.20　歯肉上皮の防御機構（生理学的透過性関門）
A：電子顕微鏡写真．有棘細胞内で形成されたMCGは顆粒層．上部の細胞間隙に放出されている．明瞭な層状構造が観察される．B：MCG放出の模式図．放出されたMCGに含まれているセラミドが細胞と細胞の間を埋めてバリアとして働くことを示す．

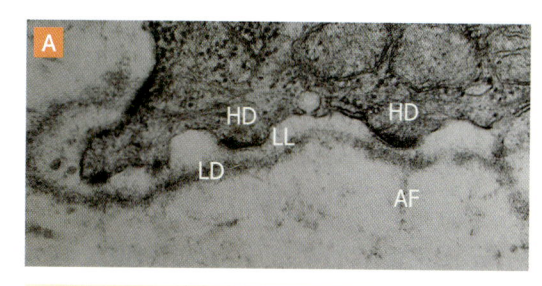

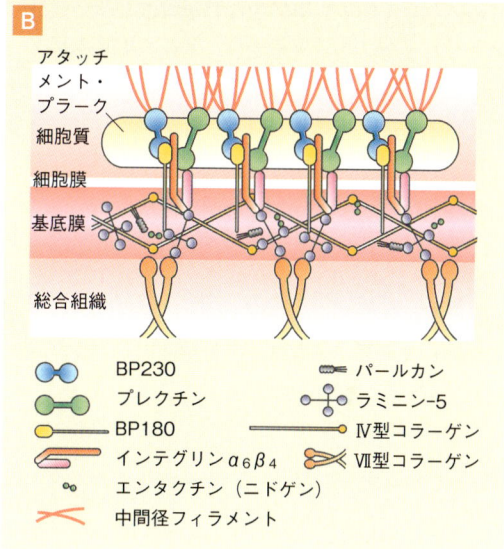

図 1.2.21　歯肉上皮と結合組織との接着機構
A：ヘミデスモソーム（HD）と基底板を示す電子顕微鏡写真．ヘミデスモソームの細胞質側には斑状を呈し，電子密度の高いアタッチメント・プラークがある．アンカーリング・フィラメントが上皮細胞と基底板を結合している．アンカーリング・フィブリル（AF）が基底板と結合組織中の膠原線維を結合している．基底板は電子顕微鏡的には緻密板（LD）と透明板（LL）とに分けることができる．緻密板は上皮細胞の基底側細胞膜と並行に走行する約50 nmの電子密度の高い層としてみられる．B：ヘミデスモソームと基底板の構成成分を示す模式図．ヘミデスモソームを構成する成分は，膜貫通性の接着蛋白であるインテグリン$\alpha_6\beta_4$，BP180，BP230，プレクチン，中間径フィラメントである．基底板の構成成分は，ラミニン-5，Ⅳ型コラーゲン，パールカン，およびエンタクチン（ニドゲン）であり，それぞれの間で特異的相互作用をもっている．

瘡抗原230（BP230），プレクチン（plectin），中間径フィラメントである（図 1.2.21B）．

　基底板は電子顕微鏡的には緻密板（lamina densa）と透明板（lamina lucida）とに分けることができる．緻密板は上皮細胞の基底側細胞膜と並行に走行する約50 nmの電子密度の高い層で，微細な顆粒状または線維状の物質からなっている．緻密板と細胞膜との間には幅約45 nmの明るい透明板が存在する（図 1.2.21A）．

　基底板の構成成分は，ラミニン（laminin）-5，Ⅳ型コラーゲン，パールカン（perlecan），およびエンタクチン（entactin：またはニドゲン nidogen）であり，それぞれの間で特異的相互作用をもっている（図 1.2.21B）．

ⅱ）歯肉溝上皮
　歯肉溝上皮は歯肉口腔上皮と付着上皮の間に存在し，歯肉溝側面を形成している上皮である．歯肉溝が存在する場合や病的歯周ポケットが存在する場合に認められる．ヒトでは歯肉溝上皮は角化しないが，構造的には歯肉口腔上皮に類似している．

ⅲ）付着上皮
　付着上皮は歯頸部の歯冠側でテーパー状をなし，帯状に歯牙を取り巻いている．非角化性上皮で，一側は歯牙と他側は歯肉結合組織と接触している．

　①付着上皮の細胞間隙：付着上皮は非角化性上皮で，その細胞間隙は口腔上皮と比べると約2.5倍も

1.2　歯と歯周組織・口腔粘膜

拡大している．付着上皮の細胞間隙が拡大しているのは，デスモソームの数が少なく，そのため細胞と細胞の機械的結合が弱いためと考えられている．すなわち，10 μm² あたりのデスモソームの数は，歯肉口腔上皮では 66 個であるのに対し，付着上皮ではその約 1/5 の 14 個しかない．デスモソームは細胞内中間径フィラメントと結合することにより，1 つの細胞に加わった機械的な力を組織全体に分散させたり，またストレスを受けたときの変形やダメージから細胞膜を保護している．

また，付着上皮内細胞内の細胞骨格として重要な中間径フィラメントの量も歯肉口腔上皮のそれと比較して少ない．形態計測学的研究によると，上皮細胞質 1 cm³ あたりのフィラメントの占める容積密度は付着上皮では 70〜90 mm³ であるのに対し，歯肉口腔上皮では 150〜280 mm³ である．付着上皮細胞内の中間径フィラメントは歯肉口腔上皮細胞の 1/2〜1/3 にしか満たない．このことも間接的に，付着上皮細胞間隙の拡大と関連していると考えられる．

付着上皮細胞にも MCG によく似た小顆粒が存在するが，その数が少なく，付着上皮の細胞間隙が著しく拡大しているために，物質は細胞間を容易に通過することができる．つまり，付着上皮には生理学的透過性関門が存在しない．

②歯肉溝滲出液：付着上皮には透過性関門がないので歯肉滲出液が歯肉溝に流出することができる．基本的に歯肉溝滲出液は，血清が修飾され選択的に希釈されたものである．付着上皮直下には多数の有窓性毛細血管があり，この血管から濾出した血液成分が付着上皮の細胞間隙を通って，歯肉溝に滲出してくる（図 1.2.22）．

また，付着上皮の広い細胞間隙には多数の好中球が存在し，歯肉溝に近づくにつれてその数は増加している．透過性関門機構のない付着上皮では，好中球はその遊走能と貪食能とによって細菌や毒素など異物の侵入を積極的に阻止し，生体の基本的な防衛細胞として働いていると考えられる．

③歯-歯肉接着機構：付着上皮は非角化で，未分化の状態を維持している．これは付着上皮がエナメル質との間に基底板（内側基底板）を形成し，歯の表面と接着するためと考えられる．付着上皮は半接着斑および基底板を介して歯のエナメルと接着している．付着上皮と歯のエナメル質の間に存在する基底板は「内側基底板（internal basal lamina）」とよばれ，付着上皮と歯肉結合組織との間に存在する基底板は「外側基底板（external basal lamina）」と区別されている（図 1.2.23A）．

内側基底板の構成成分は外側基底板の構成成分とは異なる．内側基底板にはⅣ型コラーゲンやパールカンなどが存在しない．さらに，通常の上皮の基底膜にはさまざまなタイプのラミニンサブユニットが存在するが，付着上皮の内側基底板では唯一ラミニン-5 のみが存在し，その発現は外側基底板と比

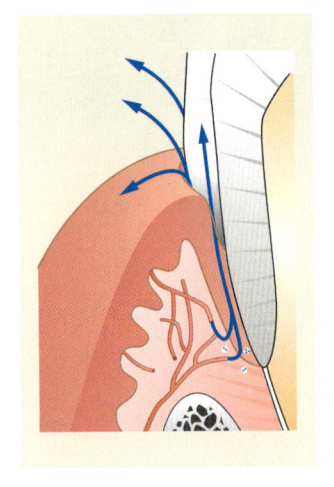

図 1.2.22　歯肉溝滲出液の流出を示す模式図

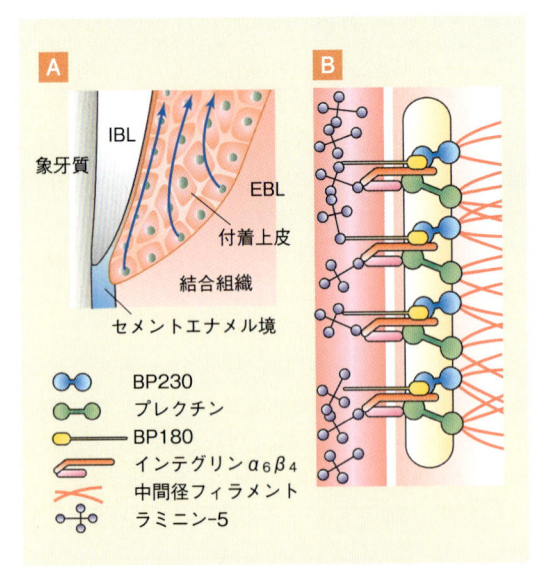

図 1.2.23　歯-歯肉界面の接着機構を示す模式図
A：付着上皮の内側基底板（IBL）と外側基底板（EBL）の模式図．B：内側基底板の接着機構．内側基底板にはⅣ型コラーゲンやパールカンなどが存在しない．ラミニンサブユニットのうち，唯一ラミニン-5 のみが存在し，その発現は外側基底板と比べると約 12 倍も高い．また，インテグリン α₃ も 4 倍高く発現している．

べると約12倍も高い．また，インテグリンa_3も4倍高く発現している（図1.2.23B）．

このことから，歯と付着上皮との接着においては，IV型コラーゲン，パールカン，エンタクチンなど重要な接着成分が欠如しているものの，大量に発現したラミニン-5が，これらを補って，付着上皮の歯への強固な接着に寄与しているものと考えられる．

④付着上皮のターンオーバー（turn over）：歯が萌出した後，付着上皮は歯肉口腔上皮からの細胞の遊走によって常に新しい細胞に置きかわっている（ターンオーバー）．ほかの歯肉上皮と比べて，付着上皮のターンオーバー率はきわめて高く，霊長類で5～10日，マウスで3～5日といわれている．口腔上皮表面1mmに対する基底膜の比率は1.7～7.7である．付着上皮の表面（落屑面）に対する基底膜の比率は口腔上皮の50倍以上であり，さらに付着上皮の移動距離を考慮にいれると，付着上皮の代謝は歯肉口腔上皮の50～100倍も高いことになる．

b. 歯肉結合組織

歯肉結合組織はおもに膠原線維，線維芽細胞および血管からなる．このほかリンパ球，形質細胞，マクロファージなどの細胞もみられる．歯肉結合組織中で，一定の配列を示すコラーゲン束は歯肉線維（gingival fiber：歯槽上線維装置）とよばれている．一定の配列を示す歯肉線維は歯肉を歯に固定したり，歯肉の形態を維持したり，歯の位置を安定的に維持するのに重要な役割を果たしており，歯槽上線維装置を構成している．具体的には，①歯・歯肉線維，②歯骨膜線維，③歯槽歯肉線維，④環状・半環状線維，⑤歯肉横断線維，⑥乳頭間線維，⑦骨膜・歯肉線維，⑧環状間線維および⑨歯間水平線維，である．

歯肉結合組織には，大量の生成されたばかりのコラーゲンが蓄積している．これらのコラーゲンの存在によって，歯肉は機械的圧力から守られている．歯肉におけるコラーゲンの生合成速度・成熟速度は歯根膜には及ばないものの，歯槽骨や皮膚よりも速い．歯肉では成熟コラーゲンのターンオーバーの半減期は約5日である．

c. 歯肉の血管

歯肉固有層には豊富な血管が認められる．これらは歯間中隔，歯根膜および口腔粘膜から供給されている．歯肉では付着上皮直下に歯肉血管叢とよばれる吻合に富んだ血管網を形成している．

歯肉固有層には2つの異なる終末毛細血管網がある．1つは付着上皮に沿った内側面にあり，もう1つは歯肉口腔上皮に沿った外側面および歯肉縁にある．この毛細血管ループは歯根膜の血管と連続しており，歯肉炎の炎症の程度・持続期間に伴ってその大きさと数を増す（図1.2.24）．

（2）歯槽骨の構造と機能

a. 歯槽骨の構造

歯槽骨（歯槽突起（alveolar process））は歯根が顎骨内に埋入している部分で，解剖学的には上顎は歯槽突起，下顎では歯槽部とよばれている．歯槽骨は上顎骨や下顎骨の体部に連続的に移行しており構造的に区別はできない．

歯槽骨は歯槽の内壁を構成している固有歯槽骨とこれを取り囲み歯槽を支持する支持骨からなる．薄い骨の層板からなる固有歯槽骨はSharpey線維を埋入している線維束骨，間質の層板骨およびハバース系の骨単位（オステオン）からなっている．固有歯槽骨はX線上で硬線に相当する．支持骨は固有歯槽骨に隣接する骨髄内の海綿骨とその外側にあり，歯槽骨の最外側を構成する緻密な皮質骨からなる．支持骨のほとんどは層板骨でできている．

b. 歯槽骨の機能

歯槽骨，特に固有歯槽骨は歯根膜を介して歯を支

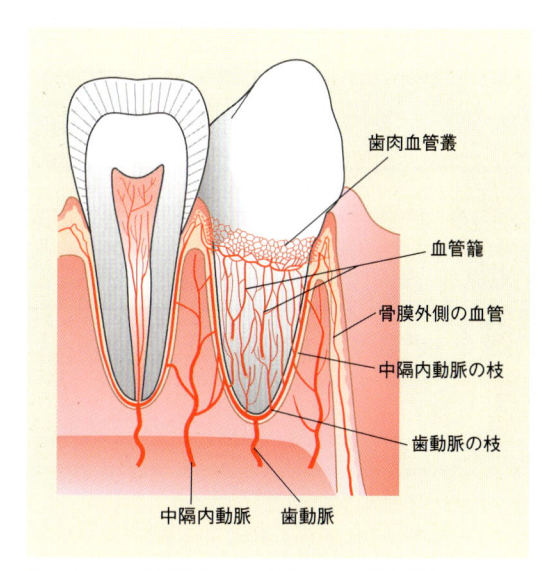

図1.2.24 歯周組織の血管供給を示す模式図
（Schroeder HE：シュレーダー歯周組織（下野正基，山村武夫他訳），医歯薬出版，1989 より改変）

1.2 歯と歯周組織・口腔粘膜

持するだけでなく，三次元的な移動・傾斜などの歯の位置の変化にダイナミックに適応することが重要な機能である．このため，歯槽骨はからだのほかの部位の骨と同様，常に骨吸収と骨添加が繰り返されて，常に新しい骨に置きかわっている（いわゆるリモデリング）．歯槽骨のリモデリング率は10～30％とほかの骨に比べ高いことが知られている．特に成長期，乳歯の萌出時，永久歯との交換の時期には，かなり顕著なリモデリングがみられる．

また，歯槽骨は歯依存性の組織であり，固有歯槽骨は歯根膜依存性の組織である．したがって，歯槽骨は歯の発生に伴って形成され，歯が喪失すると，歯槽骨は次第に退縮し，消失する．固有歯槽骨は歯根膜の発生に伴ってつくられ，歯根膜が消失すると，固有歯槽骨も失われる（図1.2.25）．

c. 歯槽骨の破壊

歯周炎によって産生された各種の炎症性メディエーターやサイトカイン（インターロイキン（interleukin：IL）-1や腫瘍壊死因子（tumor necrosis factor：TNF）-αなど）が炎症を進行させ，歯槽骨の吸収を引き起こす．骨吸収にかかわる破骨細胞を形成し活性化させるのは，RANKL（receptor activator NF-κB ligand：骨芽細胞上に存在する），RANK（破骨細胞上に存在するRANKLの受容体），IL-1やTNF-αなどのサイトカインである．

（3）セメント質の構造と機能

a. セメント質の構造

セメント質は歯根象牙質の表面を覆う骨に類似した組織であり，歯を歯槽窩に付着させることにより歯を支持している．セメント質はその構造と機能から，i）無細胞性無線維性セメント質，ii）無細胞性外部性線維性セメント質，iii）細胞性混合重層性セメント質，iv）細胞性固有線維性セメント質，に分けられる．

i）無細胞性無線維性セメント質

セメント質舌あるいはセメント質島とよばれているもので，エナメル質表面を覆う歯冠部セメント質である．細胞も膠原線維も含まない．厚さは1～15μmである．

ii）無細胞性外部性線維性セメント質

歯根の歯頸部1/3にみられ，Sharpey線維の束からなるセメント質．細胞成分は含まず，厚さは30～230μmである（図1.2.26A）．

iii）細胞性混合重層性セメント質

歯根の根尖側1/3および根分岐部にみられるセメント質で，細胞と線維を含んでいる．セメント細胞は多数の細胞突起を伸ばしている（図1.2.26B）．線維はSharpey線維と固有線維からなり，厚さは100～1000μmである．

iv）細胞性固有線維性セメント質

歯根の吸収窩を満たすセメント質で，細胞を含んでいるが，歯根膜と連続する膠原線維はない．厚さは吸収の深さによって異なる．

b. セメント質の機能

① Sharpey線維を介して歯を固有歯槽骨に固定する．これには無細胞性外部性線維性セメント質が担っている．
② 歯根膜の恒常性を維持する．この機能には細胞性セメント質が働いている．
③ 加齢に伴う咬耗によって生じたスペースをセメント質添加によって補う．これにも細胞性セメント質が役割を果たしている．

歯槽骨では常にリモデリングが起こり，骨の吸収・添加が繰り返されている．骨と類似した組織であるセメント質は骨に比べると吸収されにくいとされている．その理由は，①セメント質表面の類セメント質（石灰化していない層）が存在すること，②蛋白分解酵素の働きを抑制する抗侵襲因子の働きによると考えられている．

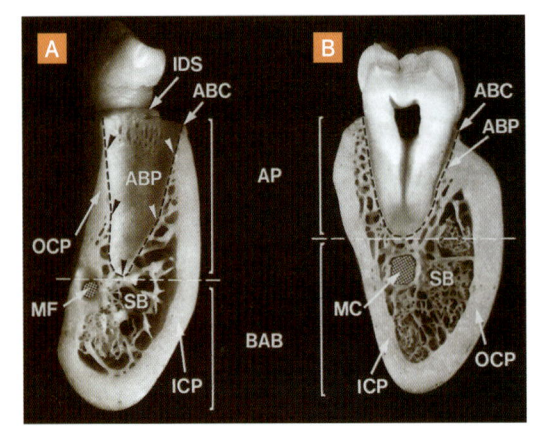

図1.2.25　下顎骨の横断面を示す写真
ABC：歯槽頂，ABP：固有歯槽骨，AP：歯槽突起，BAB：歯槽骨基底部，ICP：内側皮質板，IDS：歯間中隔頂，MC：下歯槽管，MF：オトガイ孔，OCP：外側皮質板，SB：海綿骨．
(Schroeder HE：シュレーダー歯周組織（下野正基，山村武夫他訳），医歯薬出版，1989)

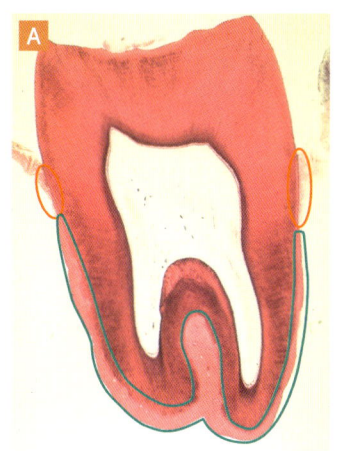

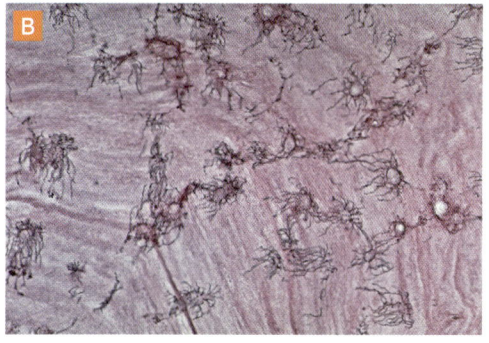

図 1.2.26 セメント質とセメント細胞

A：無細胞性外部性線維性セメント質と細胞性混合重層性セメント質を示す顕微鏡写真．オレンジ色の丸で囲んだ部位に無細胞性外部性線維性セメント質は形成され，緑の線で囲んだ部位に細胞性混合重層性セメント質が形成される．B：細胞性混合重層性セメント質内のセメント細胞とその細胞突起を示す顕微鏡写真．Bodian 染色．

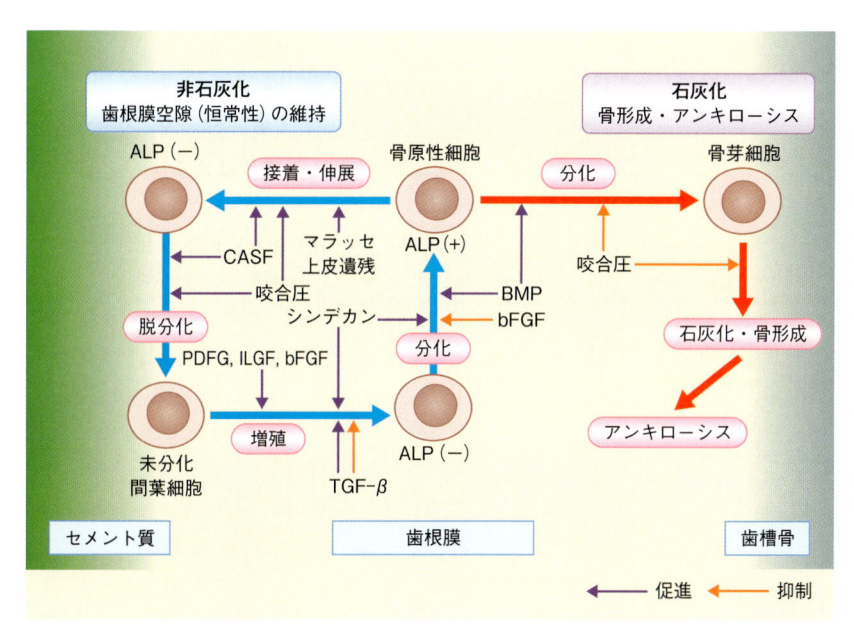

図 1.2.27 歯根膜における再生と恒常性維持の機序を示す模式図

ALP：alkaline phosphatase, bFGF：basic fibroblast growth factor, BMP：bone morphogenetic protein, CASF：cell attachment spreading factor, ILGF：insulin-like growth factor, PDGF：platelet-derived growth factor, TGF-β：transforming growth factor-β．

（下野正基，前田健康，他編：歯の移動のバイオメカニクス，医歯薬出版，2006 より改変）

c. セメント質の吸収

それでも，歯根膜，セメント質に強い傷害が加わるとセメント質の吸収が引き起こされる．セメント質の吸収には，表面吸収，炎症性吸収，置換性吸収（アンキローシス）がある．

i）表面吸収

これはセメント質表面への小さな傷害によって引き起こされ，細胞性固有線維性セメント質によって修復される．

ii）炎症性吸収

炎症によって引き起こされたセメント質吸収が象牙質まで及び，象牙細管が露出する．細管を通じて歯髄側の細菌が歯根表面に影響を及ぼせば，吸収は進行する．歯内療法によって細菌が排除されれば治癒に向かうが，そうでなければ肉芽組織が根管内に侵入するまで吸収は進行する．

iii）置換性吸収（アンキローシス）

広範囲に及ぶ歯根膜・セメント質への傷害によって起こる．治癒は隣接する骨から始まり，アンキローシスとなる．骨のリモデリングと同じサイクルで，セメント質の吸収と骨の添加（骨による置換）が起こる．

(4) 歯根膜の構造と機能

a. 歯根膜の構成成分

歯根膜（歯周靱帯）は歯牙のセメント質と歯槽骨を結ぶ線維性の結合組織で，その幅はヒトで 0.15〜0.38 mm である．一般に歯頸部と根尖部で幅は

1.2 歯と歯周組織・口腔粘膜　37

広く，根中央部では狭くなっている．歯根膜の幅は加齢に伴って減少し，また歯の機能状態によっても異なることが知られている．過剰な力を受けている場合には，幅は広くなる．逆に埋伏歯のようにまったく咬合圧を受けていない場合は，幅は狭くなる．

歯根膜を構成する成分は，細胞成分として，①線維芽細胞，②骨芽細胞，③セメント芽細胞，④破線維細胞，⑤破骨細胞，⑥破セメント細胞，⑦Malassez上皮遺残，⑧マスト細胞，⑨大食細胞，がある．

細胞外基質としては，①膠原線維，②オキシタラン線維，③酸性ムコ多糖類，④糖蛋白質がある．その他の成分として血管，リンパ管，神経がある．

b. 歯根膜の機能

歯根膜の機能は，①支持，②感覚，③栄養，④恒常性の維持，⑤再生である．

このうち，歯根膜の恒常性維持，つまり常に一定の幅を維持しているのは，歯根膜コラーゲンのターンオーバー時間がきわめて速いことが関与している．さらに，歯根膜には石灰化を促進する機構と抑制する機構があると推測されている．前者には骨誘導蛋白やシンデカンが，後者には線維芽細胞成長因子や接着蛋白が関与していると考えられている（図1.2.27）．　　　　　　　　　　　〔下野正基〕

■文　献

Schroeder HE：シュレーダー歯周組織（下野正基，山村武夫他訳），医歯薬出版，1989.
下野正基，飯島国好編：治癒の病理，医歯薬出版，1988.
下野正基，前田健康，他編：歯の移動のバイオメカニクス，医歯薬出版，2006.

3　皮膚・粘膜の生理

口腔の内面は歯を除いて粘膜で覆われ，口腔粘膜（oral mucosa）と総称される．その構造は，皮膚との類似点が多く，皮膚の構造を理解することが口腔粘膜の構造を理解するうえで役立つ．ここでは，皮膚の構造と生理機能についておもに述べる．そのうえで，口腔粘膜について皮膚との類似点と相違点を指摘しつつ概説する．

(1) 皮膚の構造と生理機能

a. 皮膚構造の概要

生体と環境との接点である皮膚は，単に水分の喪失や透過を防ぐ物理的隔壁として重要であるばかりでなく，体温調節，分泌，感覚，免疫防御など多彩な機能を担っている．皮膚は表層から，外胚葉からできた重層扁平上皮層，すなわち表皮（epidermis）と，中胚葉からできた結合組織層，すなわち真皮（dermis）からなる．表皮と真皮の境界に基底膜がある．真皮の下にはおもに脂肪組織からなる皮下組織（subcutaneous tissue）がある（図1.2.28）．真

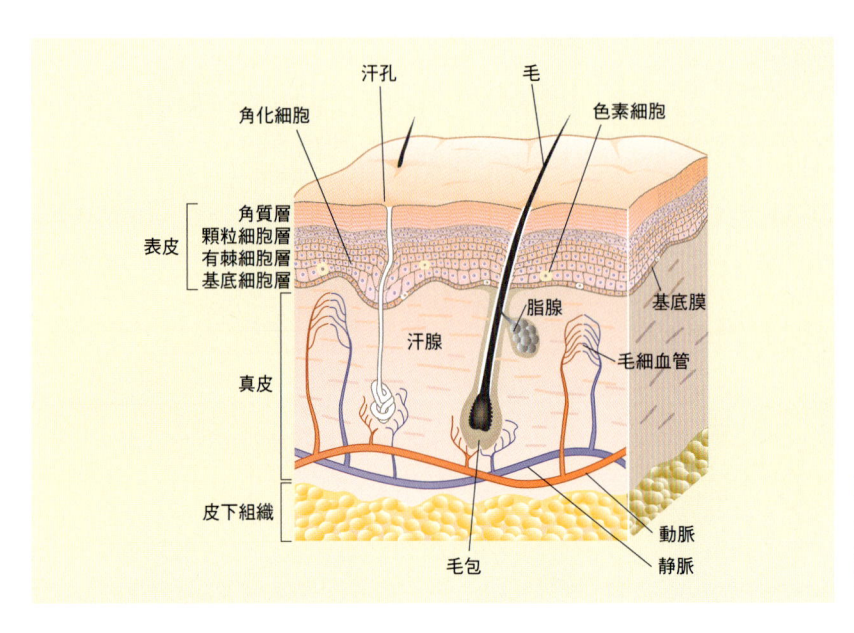

図1.2.28　皮膚の構造
皮膚は表層から表皮，真皮，皮下組織から構成され，汗腺，毛，脂腺などの付属器官が存在する．

皮，皮下組織には血管，リンパ管，神経のネットワークが発達している．また，皮膚には毛，脂腺，汗腺などの付属器官が存在する（図1.2.28）．

b. 表皮の構造と機能

表皮を構成する細胞は，およそ90％を占める角化細胞（keratinocyte）のほかに，色素細胞（melanocyte），Langerhans細胞，Merkel細胞が存在する．表皮は角化細胞の重層扁平上皮からなり，真皮側から，1層の基底細胞層（basal cell layer），通常5〜10層の有棘細胞層（prickle cell layer），1〜3層の顆粒細胞層（granular cell layer），最外層の角質層（horny layer）の4層からなる（図1.2.28，1.2.29）．基底細胞層の一部の角化細胞は分裂し，上方に移動しつつ最終分化していく．扁平な顆粒細胞層の角化細胞では，その細胞質にヘマトキシリン・エオジン染色で好塩基性に染まる不定形の顆粒を多数有する．その顆粒はケラトヒアリン顆粒とよばれ，主成分はプロフィラグリンという蛋白質である．プロフィラグリンは最終的にはフィラグリン（filaggrin）単位に分解され，ケラチン線維とともに凝集し，角質層にて電子顕微鏡的に特徴的なケラチンパターンを形成する．また，角質層では顆粒細胞の層板顆粒から放出された細胞外角層脂質がケラチン線維と平行に存在する層を形成している．

角質層は角化細胞が分泌する脂質や抗菌ペプチド（β-ディフェンシンなど），皮脂腺由来の皮脂で覆われ，感染防御作用を発揮する．また角質層は水分を透過させにくくしているバリアとして重要な機能を担っている．最近，アトピー性皮膚炎の患者のなかに，フィラグリン遺伝子変異が見つかり，表皮バリア機能の異常がその病態形成に関与していることが明らかにされた．

角化細胞の細胞骨格を形成するケラチン中間径線維は細胞接着装置のデスモソームなどに結合し，外界からの物理的刺激に対して，建物の梁のように細胞の形態を保ち，表皮全体としてのintegrityを保つのに寄与している．

角化細胞以外の表皮を構成する細胞は細胞数は少ないが多彩な機能を担っている．神経堤由来の色素細胞は，胎生期に真皮から表皮内に移動し基底細胞層に分布する樹枝状の細胞である．細胞質でメラニンを沈着したメラノソーム（メラニン顆粒）を形成

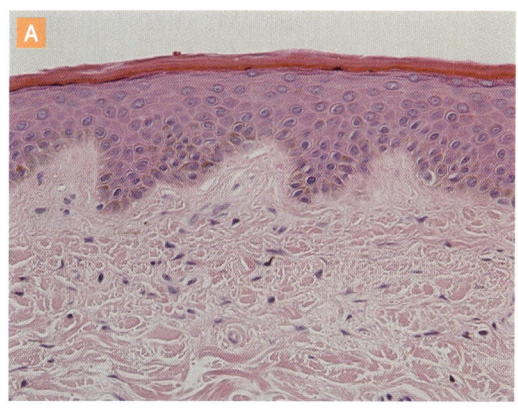

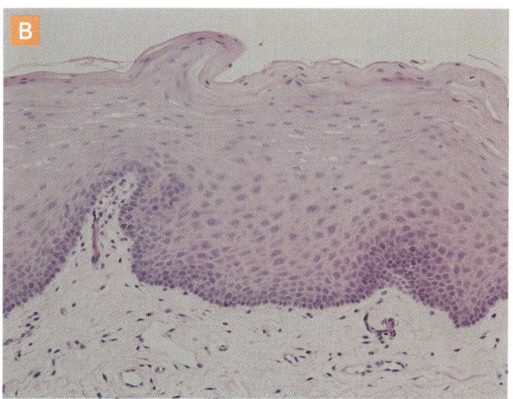

図1.2.29 表皮（A）と粘膜上皮（B）の組織像
皮膚（前腕）と粘膜（口唇）の組織像（ヘマトキシリン・エオジン（hematoxylin eosin：HE）染色．×200）

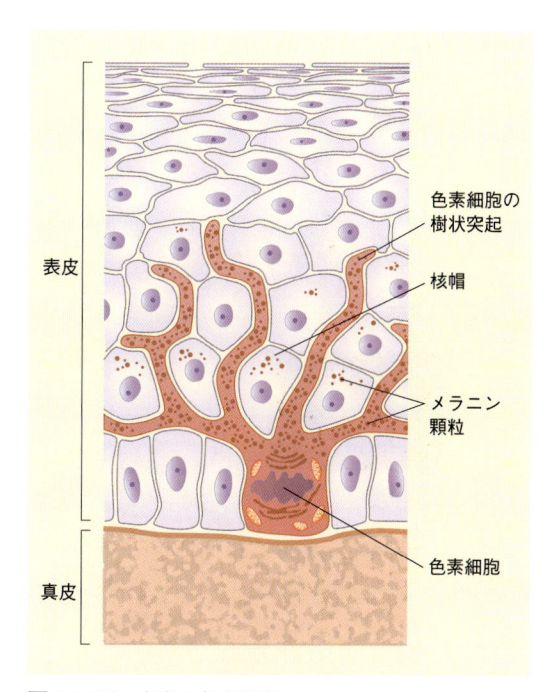

図1.2.30 表皮の色素細胞
基底細胞層に存在する色素細胞は樹状突起を伸ばし，産生したメラニン顆粒を周囲の角化細胞に受け渡す．

し，周囲の角化細胞に受け渡す．角化細胞内ではメラニン顆粒は核の上方に集合していわゆる核帽を形成し，核内のDNA（遺伝情報）を紫外線から防御している（図1.2.30）．すなわちメラニンの生理学的意義は，紫外線による皮膚障害や悪性腫瘍の発生を防ぐ作用である．Langerhans細胞は骨髄由来の樹状細胞で，表皮内に分布する．表皮内のLangerhans細胞は未成熟で，T細胞への抗原提示能は弱いが抗原を捕捉する能力が高い．それゆえ，表皮内では抗原をサンプリングするバイオセンサーとして機能し，免疫系に抗原情報を伝達する役割を担っている．Langerhans細胞は表皮から進入した外来抗原を捕捉し，基底膜を通過し真皮のリンパ管に入り，所属リンパ節へ移行する．そこで，強い抗原提示能を獲得し成熟した細胞になり，抗原特異的T細胞のみを活性化・増殖させる（図1.2.31）．Langerhans細胞はアレルギー接触皮膚炎，いわゆる"かぶれ"の抗原提示細胞として機能する．Merkel細胞は基底細胞層に存在し，無髄神経とシナプスを形成している．触覚刺激の一部を知覚神経へ伝達する．皮膚では掌蹠や毛隆起部に多く存在する．

c. 真 皮

真皮は表皮側から，乳頭層，乳頭下層，網状層の3層からなるが，明確な境界がない．真皮は細胞成分，線維成分，細胞外基質からなり，また，豊富な血管，リンパ管，神経のネットワークを形成している．主要な線維成分の膠原線維（Ⅰ型，Ⅲ型コラーゲン）や弾性線維を産生する線維芽細胞が真皮のおもな細胞成分である．これらの線維成分は真皮の弾力性保持作用を担っている．細胞外基質としては，糖蛋白，グリコサミノグリカン，それらが多数軸蛋白に結合したプロテオグリカンなどがある．糖蛋白の1つであるフィブロネクチンは細胞の移動，増殖，分化に関与し，創傷治癒に関与している．真皮のグリコサミノグリカンのヒアルロン酸は水分保持に重要である．これらの多くは線維芽細胞から産生される．真皮のほかの細胞成分としては組織球（マクロファージ），マスト細胞，真皮樹状細胞などが存在し，生体防御においてそれぞれさまざまな役割を担っている．組織球は異物の貪食作用がある．血管周囲に存在するマスト細胞は，アレルゲンなどの刺激で脱顆粒し，顆粒中のさまざまなケミカルメディエーターを放出し，血管透過性の亢進が起こり，真皮の浮腫を生じる．これがじんま疹の病態である．また真皮の樹状細胞は，表皮のLangerhans細胞と同様に抗原提示細胞として機能する．最近，この2つの樹状細胞の機能の違いが議論されている．このように真皮には多彩な免疫作用を示す細胞が存在している．

皮膚は発汗や皮膚の血流の調節によって体温調節作用も担っている．エクリン汗腺はコリン作動性，血管・立毛筋にはアドレナリン作動性の交感神経が分布している．

皮膚には，種々の感覚を伝達する求心性知覚神経終末，受容体が分布している．真皮上層，乳頭層に分布する自由神経終末は，痛覚を伝達する．かゆみは表皮と真皮の境界部まで延びてきているC線維の神経終末の活性化によると考えられている．表皮基底細胞層に存在するMerkel細胞や真皮乳頭層に存在するMeissner小体は触圧覚を伝達すると考えられている．部位によっては真皮深層から皮下組織にかけて，Pacinian小体が存在し，振動刺激を伝える．

d. 皮下組織

皮下組織は真皮の下から筋膜にはさまれた部位で，おもに脂肪組織からなり，外力に対する緩衝作用や断熱効果などの物理的機能を担っている．また，エネルギーの貯蔵所としての機能ももつ．さら

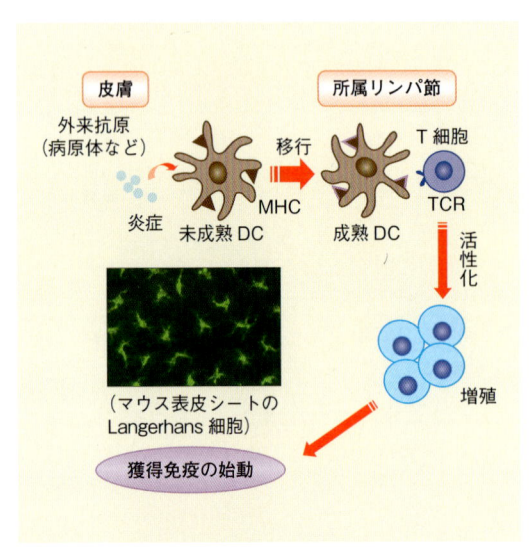

図1.2.31 皮膚の樹状細胞の機能
皮膚の樹状細胞は外来抗原を取り込み，所属リンパ節へ移行し，抗原をT細胞に提示し，獲得免疫を始動させる．
DC：樹状細胞，MHC：主要組織適合遺伝子複合体，TCR：受容体．

に，全身のエネルギー代謝をコントロールする内分泌器官としての機能をもつ．たとえば，脂肪細胞が分泌するレプチンは体脂肪量の調節，アディポネクチンは血糖調節に関与している．

(2) 口腔粘膜の構造と生理機能
a. 口腔粘膜の概要

口腔粘膜は粘膜上皮（mucous epithelium）と下層の粘膜固有層（lamina propria），粘膜下組織（submucosal tissue）からなる．これは皮膚での表皮，真皮，皮下組織に対応する．

粘膜上皮は，皮膚の表皮と同様に重層扁平上皮でおもな構成細胞は角化細胞である．皮膚と違い基本的には非角化（図1.2.29）で，角質層を欠く．しかし後述するように部位によって種々の角化を示す．角化細胞以外に，Langerhans細胞，色素細胞，Merkel細胞も皮膚と同様に存在している．固有層の発達の程度や粘膜下組織の有無なども部位によって異なる．固有層には，皮膚の真皮でみられるような血管，神経のネットワークがみられる．求心性知覚神経終末のほかに，Meissner小体なども存在する．口腔粘膜は口唇で皮膚に移行する．口腔粘膜には皮膚でみられた付属器官である毛，汗腺，脂腺は存在しない．一方，小唾液腺が粘膜下組織に散在している．常に乾燥している皮膚と異なり，口腔内は唾液によって常に湿った状態である．また皮膚には存在しないリンパ組織である扁桃が口峡に存在し，粘膜免疫の一部を担っている．口腔粘膜は，構造と機能の違いにより，以下の3つに分類される．

b. 被覆粘膜（lining mucosa）

被覆粘膜は皮膚表皮と同様に重層扁平上皮で，おもな細胞は角化細胞である．非角化上皮では正常な状態では角化を起こさない．表層の細胞の核は縮小するが，消失しない（図1.2.29）．表層の細胞は絶えず唾液中に剥離している．このようなタイプの粘膜は，口唇，頬，軟口蓋，舌下面，歯槽などを覆う粘膜で被覆粘膜とよばれている．

口唇は内側の粘膜部と外側の皮膚部，その境界は赤唇縁（vermilion border）とよばれ，赤みが強くみえる部分である．口唇皮膚の部分には汗腺，脂腺が真皮に存在する．粘膜部は厚い非角化扁平上皮で覆われており，口唇腺（混合腺）が開口する．赤唇縁では，錯角化の上皮がみられる．頬の粘膜も厚い非角化扁平上皮で覆われている．口唇，頬以外の被覆粘膜は薄い非角化重層扁平上皮で覆われている．

c. 咀嚼粘膜（masticatory mucosa）

咀嚼時に機械的刺激が加わる部位である硬口蓋・歯肉の粘膜で，厚い角化を伴う重層扁平上皮である．皮膚と同様に表層になるに従い顆粒細胞層，角質層がある．粘膜固有層は厚く太い膠原線維の束が網目構造を呈する．咀嚼粘膜は構造上摩擦に対して抵抗性をもっている．固有層の下層は粘膜性骨膜とよばれる構造で骨膜に直接付着している．

d. 特殊粘膜（specialized mucosa）

舌背を覆う口腔粘膜は咀嚼粘膜であるが，舌乳頭，味蕾をもつため，特殊粘膜に分類される．舌乳頭は，形態と機能が異なる4種類（糸状乳頭，茸状乳頭，葉状乳頭，有郭乳頭）からなる．そのうち糸状乳頭のみが角化しており，最も多く密生し，白くみえる．舌表面での食物の移動に役立つ．ほかの3つの乳頭は角化しておらず，形態・存在部位が異なり，味覚の受容体である味蕾が上皮内に存在している．

〔松江弘之〕

■ 文 献

Avery JK：口腔粘膜．カラーエッセンシャル口腔組織・発生学，第1版（高野吉郎監訳），pp149-164，西村書店，2002．

長門俊一，藤 英俊：口腔粘膜．口腔組織・発生学，第1版（脇田 稔，前田健康他編），pp312-315，医歯薬出版，2006．

成澤 寛：皮膚の構造と機能．皮膚科学，第1版（片山一朗，土田哲也他編），pp8-25，文光堂，2006．

1.3 歯・口腔・顎・顔面の発生，成長発育，加齢変化

1 歯・口腔・顎・顔面の発生学

(1) 顎・顔面の発生
a. 前頭隆起と鰓弓
i) 口窩

ヒトの発生第4週目に，頭部では神経管の膨隆と腹側への屈曲に伴って，上顔面の相当する部分に前頭隆起が生じる．前頭隆起の下方（尾側）で，下顔面と頸部に相当する部分には5対の鰓弓（咽頭弓）が生じる．最上段の第一鰓弓と前頭隆起の間は大きなくぼみである口窩が認められる．顔面発生の過程

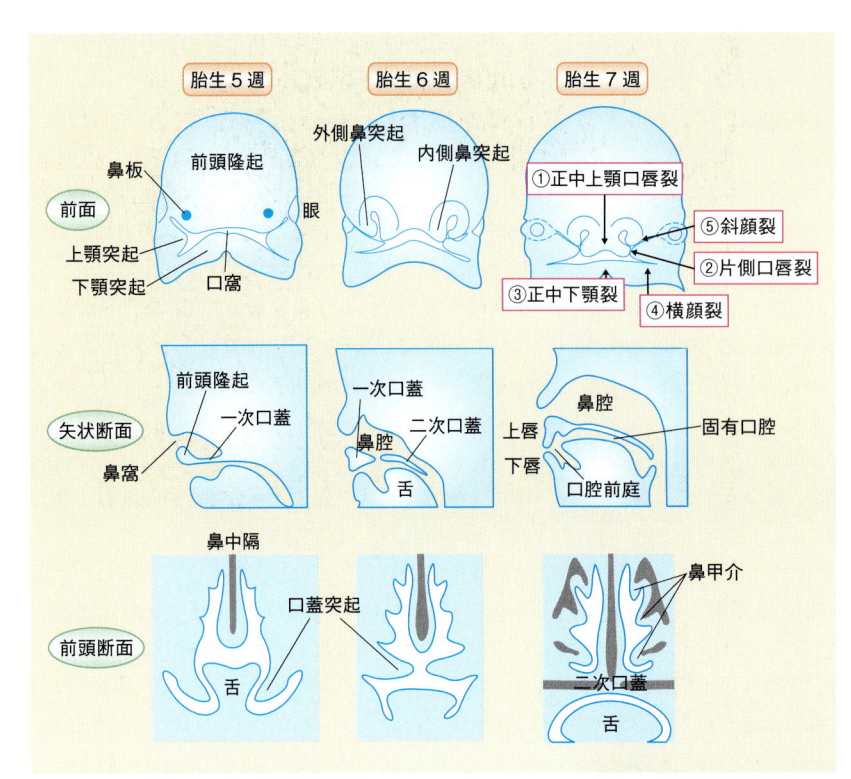

図 1.3.1 ヒト胎生 5〜7 週における顔面の発生を示す図

前頭隆起と第一鰓弓に生じた多数の突起の癒合により，口窩が埋められて顔面と口腔が形成される．突起どうしが癒合する場所では，癒合不全により多種の裂奇形が生じる．

(脇田 稔，山下靖雄監，井出吉信，前田健康他編：口腔解剖学，医歯薬出版，2009 より改変)

を図 1.3.1 に示す．

ii) 口咽頭膜と消化管

口窩は外胚葉で覆われており，消化管原基である原腸は内胚葉で覆われている．最初は両者は口咽頭膜で区分されているが，後に口咽頭膜は破れて口窩と原腸が貫通し，口腔が消化管の入口となる．

したがって口腔内には外胚葉（口窩）と内胚葉（原腸）由来の組織が混在している．口腔前庭や歯は外胚葉に由来し，舌は内胚葉に由来すると考えられている．

b. 前頭隆起の変化

i) 内側・外側鼻隆起

前頭隆起の下方に一対のくぼみである鼻板が生じ，さらにそれを取り囲むように，内側鼻突起および外側鼻突起とよばれる隆起が生じる．鼻板は深くなって鼻窩となり，また鼻窩は互いに正中に接近し，両側の内側鼻突起どうしが癒合する．これによって鼻孔，鼻翼および人中が生じる（図 1.3.1）．

ii) 人中の発生と唇裂

両側の内側鼻突起の先端部が癒合した部分は球状突起とよばれ，人中と上唇の一部を形成する．内側鼻突起どうしの癒合の障害により，正中上顎上唇裂（median cleft of upper lip）（図 1.3.1①）を生

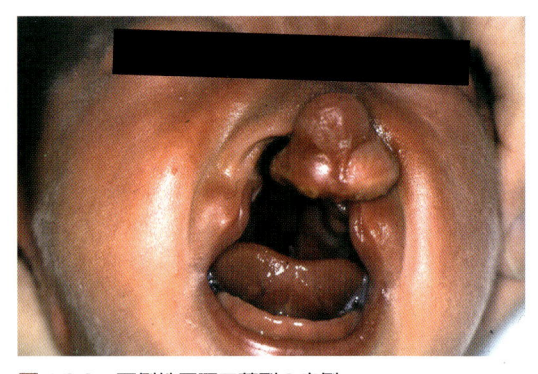

図 1.3.2 両側性唇顎口蓋裂の症例

両側の鼻腔から内側（内側鼻突起に由来する部分）と両側の上顎突起に由来する部分の間に癒合不全が認められる．本症例では同時に口蓋裂も併発している．

(明海大学歯学部　坂下英明教授提供)

じる．内側鼻突起と上顎突起の癒合の障害により，片側口唇裂（anilateral cleft lip）（図 1.3.1②）を生じる．片側口唇裂が両側性に生じると両側性唇裂（bilateral cleft lip）となる（図 1.3.2）．

c. 第一鰓弓の変化

i) 下顎突起の発生

第一鰓弓は内側に伸びて，上方の上顎突起と下方の下顎突起に分かれる．下顎突起は正中で左右が癒合して下顎を生じる．この部の癒合に障害が生じた

42　1 章　口腔の基礎科学

場合，正中下顎裂（median cleft of mandible）（図1.3.1③）の原因となる．

また，下顎突起の基部の上縁は対面する上顎突起の基部の下縁と癒合する．同部の癒合の障害により，横顔裂（horizontal facial cleft）（図1.3.1④）が生じる．

ii) 上顎突起の変化

上顎突起は内側に伸びて頬部や眼窩下部を形成するとともに，外側鼻突起と癒合する．同部の癒合の障害は斜顔裂（oblique facial cleft）（図1.3.1⑤）の原因となる．

上顎突起の前下方に伸びた部分は，上述のとおり，すでに左右で癒合した内側鼻突起の外側縁と癒合する．

d. 上顎の発生

i) 鼻腔と口蓋の発生

①一次口蓋：鼻板が陥凹して鼻窩となり，口窩との間に一次口蓋が生じる．一次口蓋は両側の内側鼻突起の下端（球状突起）から形成される（図1.3.1）．

②二次口蓋：さらに，口窩に面する上顎突起内側面から1対の口蓋突起（口蓋板）が生じる．口蓋突起は最初は内下方に向かって伸び，口腔底から発生した舌の側面と接しているが，次第に成長方向を変えて舌の上方に位置するようになり，ついに反対側の口蓋突起と正中線上で接する．同時に正中で下降してきた鼻中隔とも接するようになり，三者は互いに癒合して二次口蓋となる（図1.3.1）．

二次口蓋の前縁は一次口蓋と接触して癒合する．一次口蓋と二次口蓋の左右の口蓋突起の三者が出合う部位は切歯管となる．

③口蓋裂：一次口蓋と二次口蓋の癒合の障害により，片側性または両側性の唇顎裂が生じる．二次口蓋の癒合不全である口蓋裂と併発すると，唇顎口蓋裂（cleft of lip, alvelous and palate）となることがある．口蓋突起は薄い上皮層で覆われているが，口蓋突起どうしが癒合する際は，接触により両者の上皮が正中で接合し，口蓋の間葉組織を左右に隔てている（図1.3.3）．しかしこの封入された上皮はアポトーシスや移動，間葉細胞への移行によって消失する．口蓋裂の発生ではこの上皮の消失過程に障害が起こることが原因の1つではないかと考えられている．

ii) 上顎骨と上顎洞の発生

上顎突起中の外胚葉性間葉から分化した骨芽細胞の膜性骨化により上顎骨が生じる．上顎骨は最初は充実性だが，出生前に鼻腔面から陥凹が生じて上顎洞の原基が生じる．上顎洞は生後も上顎骨より速い速度で成長し，上顎骨中に占める体積率は次第に上昇する．鼻腔面にある開口部は上顎骨の上顎洞裂孔となるが，生体では下鼻甲介および粘膜によりごく小さな自然孔が中鼻道に開くようになる．

上顎洞前面と底面の一部はごく薄い骨壁だけとなる．上顎洞粘膜は鼻腔と連続する線毛多列上皮に覆われる．

iii) 口唇の発生

下唇は左右の下顎突起から，上唇は左右の上顎突起と内側鼻突起から生じる．内側鼻突起からは同時に人中も生じる．口唇形成後，それを取り巻くように第二鰓弓由来の組織により口輪筋が発生する．口輪筋は顔面神経の支配を受ける．

e. 下顎の発生

i) 舌の発生

①発生と神経支配：下顎は左右の下顎突起が正中で癒合して生じる下顎突起の内側面が膨隆して正中部で癒合して口底が生じる．口底の外側面から左右1対の外側舌隆起が，正中部から無対舌結節が生じる．これらの3つの隆起が成長して舌が生じる．舌の内部には後頭体節から筋芽細胞が移動して舌筋を形成する（図1.3.4）．

舌の前2/3（分界溝より前方の舌体部）は第一鰓弓から，後1/3（舌根部）は第三鰓弓から，最後部の喉頭蓋に面する部分は第四鰓弓から生じる．この発生区分の違いは，完成した舌での一般体性感覚

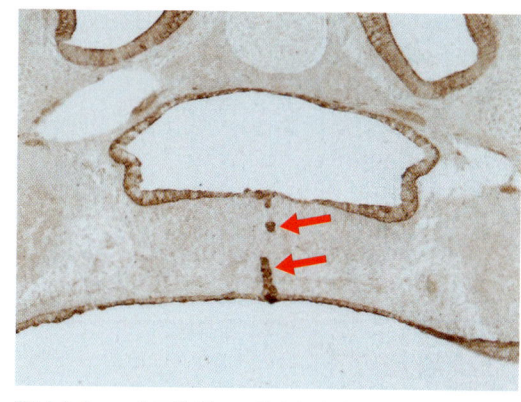

図1.3.3 マウス胎仔の口蓋突起癒合直後の前頭断面
抗ケラチン抗体を用いて上皮組織を染色している．黒くみえる上皮組織の集塊が，正中線上の口蓋突起癒合部に残存している（赤矢印）．

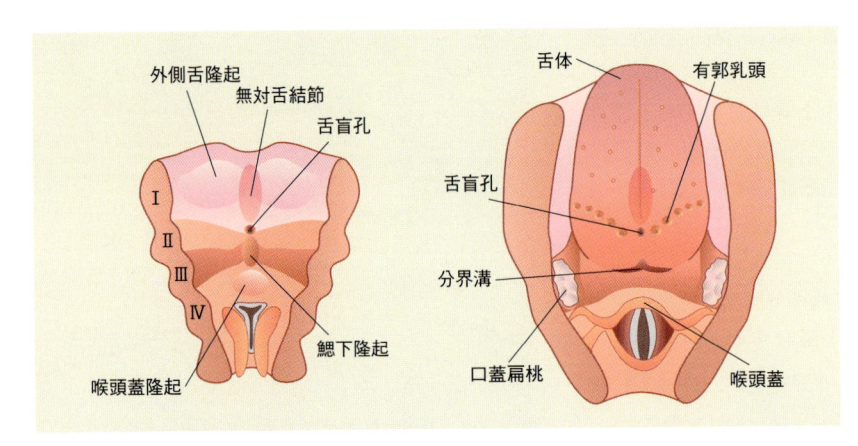

図 1.3.4 舌の発生を示す図
舌体部は第一鰓弓，舌根部は第三鰓弓から形成される．第二鰓弓は舌形成には関与しない．

（痛覚，温覚，触覚など）を司る知覚神経の違いとなり，舌体部は三叉神経（舌神経），舌根部は舌咽神経，最後部は迷走神経が分布し，感覚を伝える．

②舌乳頭と味蕾：舌背では粘膜上皮自体が激しく凹凸して舌乳頭を形成する．特に舌背表面のほとんどは強く角化して糸状乳頭となる．

葉状乳頭や有郭乳頭では，周囲の溝となる陥凹が生じ，それに面する上皮細胞から味細胞が分化して味蕾を生じる．味蕾細胞の分化は，粘膜下に伸びてきた味覚を司る知覚神経（味神経）に依存する．

ii）Meckel 軟骨の発生と消失

① Meckel 軟骨の発生と意義：第一鰓弓の下顎突起が正中で癒合すると，下顎突起の芯に相当する部位にU字形の Meckel 軟骨が生じる．この軟骨は神経堤細胞に由来する外胚葉性間葉から分化した軟骨芽細胞により形成され，後方の第一・第二鰓弓の分岐部（将来の中耳付近に相当）から，前方の下顎最前端のオトガイ部に達する（図 1.3.5）．Meckel 軟骨は下顎骨形成前の一時的な下顎の骨格としての機能を果たす．脊椎動物の進化において，爬虫類までは Meckel 軟骨自体が骨化して下顎骨を形成していたが，哺乳類では下顎骨に取ってかわられ，出生前に消失する．

② Meckel 軟骨の消失：Meckel 軟骨の消失過程では，軟骨細胞の肥大化と軟骨基質の石灰化が生じ，石灰化した軟骨基質は多核の破軟骨細胞により吸収される．軟骨細胞のその後の運命については諸説あるが，骨芽細胞や靭帯の線維芽細胞に変化するとも考えられている．

Meckel 軟骨の最後部は消失せず，軟骨内骨化により耳小骨の一部を生じる．下顎骨の発生により Meckel 軟骨が不要となったことは，同時に耳小骨

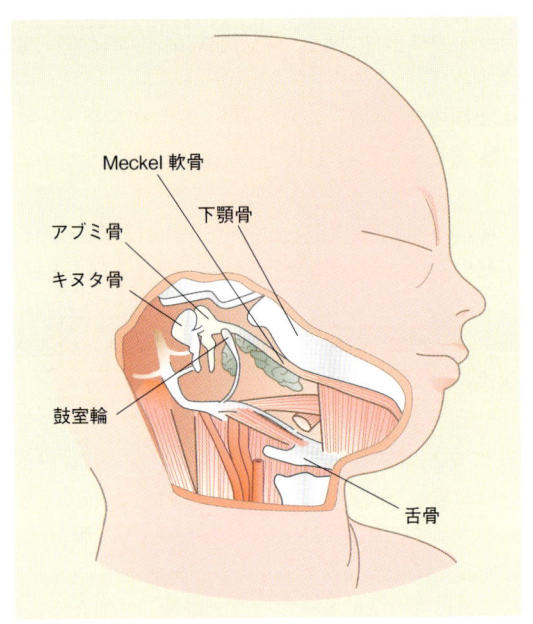

図 1.3.5 ヒト胎児の顎下部を解剖して Meckel 軟骨を示した図
Meckel 軟骨は中耳の耳小骨から下顎前方に伸びている．最後端はツチ骨とキヌタ骨になる．
（Gray's Anatomy, 1820 を改変）

への骨原基の提供となって聴覚の進化に寄与したとも考えられている．

iii）下顎骨の発生

三叉神経の発生に伴って下顎神経の枝の下歯槽神経が Meckel 軟骨の外側縁に沿って前方に伸びてくる．さらに Meckel 軟骨の外側では，周囲の外胚葉性間葉細胞から骨芽細胞が分化し，膜性骨化により下顎骨の原基が形成される．下歯槽神経の部位は骨化せずに下顎孔，オトガイ孔および下顎管となる．

Meckel 軟骨の周囲に生じる骨原基とは別に，後方に軟骨原基が生じ，将来の下顎頭となる．下顎頭

の軟骨は生後も活発に軟骨内骨化を続け，下顎骨成長の大きな動力源となる．下顎頭以外の部位では，骨膜での添加性の骨形成（膜性骨化）と吸収により成長する．Meckel 軟骨が変成・消失するとすぐのその場所は下顎骨によって埋められてしまう．一見すると Meckel 軟骨が骨化したように思える状況もみられるが，基本的には下顎骨は膜性骨化によって生じ，Meckel 軟骨の軟骨内骨化で生じるものではない．

f. 顎関節の発生

下顎頭原基と側頭骨原基の間は，最初は疎な間葉組織が隔てているが，上下二条の亀裂が生じ，それぞれ上下の関節腔となる．両者の間は緻密結合組織に変化し，関節円板を形成する．さらにその周囲から関節包の緻密な結合組織が形成されると同時に，関節腔に面した部位では滑膜細胞が間葉細胞から分化し，滑液を分泌するようになる．

顎関節を補強する靱帯のうち，蝶下顎靱帯は上述したように Meckel 軟骨に由来する．

g. 唾液腺の発生

外胚葉または内胚葉が間葉内に陥入し，さらにその先端部が複雑に分岐する．分岐部の終端が膨隆して腺房となり，口腔から腺房までの上皮内に管腔が生じて導管となる．

胎生期の腺房原基では，腺細胞である腺房細胞とともに筋上皮細胞が分化して腺房細胞の外側面を部分的に覆うようになる．

(2) 歯と歯周組織の発生

a. 歯胚の発生と分化

i) 蕾状期

歯の原基を歯胚（tooth germ）という．歯胚予定域の外胚葉直下に神経堤由来の間葉細胞が凝集し，その内部に向かって外胚葉由来の上皮が陥入する．この状態を歯蕾（tooth bud）または蕾状期（bud stage）歯胚という．

ii) 帽状期

陥入した上皮は歯堤（dental lamina）を形成し，その先端部が傘状に大きく成長してエナメル器（enamel organ）とよばれるようになる（図 1.3.6）と帽状期（cap stage）とよばれる．エナメル器の陥凹した部分は内エナメル上皮，周囲は外エナメル上皮，内部はエナメル髄または星状網とよばれる部分となる．内エナメル器に面する部分の間葉組織

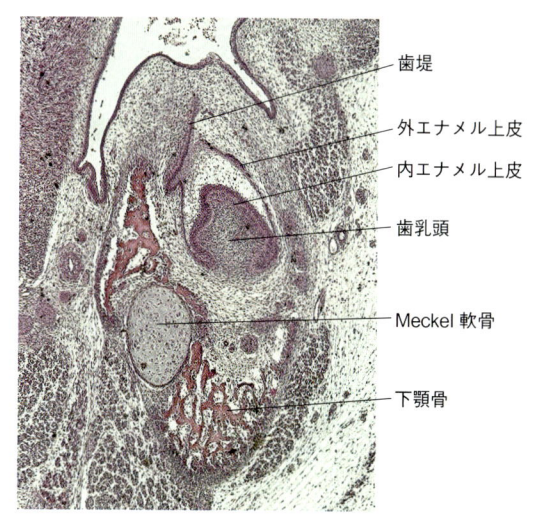

図 1.3.6　ヒト胎生第 13 週（推定）の下顎の前頭断組織切片
帽状期歯胚の主要な構成要素と下顎骨および Meckel 軟骨との位置関係が明瞭に示されている．内エナメル上皮からエナメル芽細胞が，歯乳頭から象牙芽細胞が分化する．

は歯乳頭（dental papilla）を形成し，直接に内エナメル上皮と接する細胞は象牙芽細胞（odontoblast）に分化する．象牙芽細胞が分化すると，内エナメル上皮からエナメル芽細胞（ameloblast）が分化する．

エナメル器および歯乳頭を取り囲むように，神経堤由来の間葉細胞が集合して歯小囊（dental sac）を形成する．歯小囊は後に歯周組織の発生にかかわる．

iii) 鐘状期

帽状期以降，基本的な歯胚の形態は大きく変化しないが，内エナメル上皮と外エナメル上皮の移行が薄く伸びて Hertwig 上皮鞘を形成するようになると鐘状期（bell stage）とよばれる．象牙芽細胞から象牙芽細胞突起（Tomes 線維）が生じ，I 型コラーゲンを主体とする象牙質基質を分泌しながら後退して象牙質を形成する．エナメル芽細胞の象牙質に面する側には円錐状のエナメル芽細胞突起（Tomes 突起）が生じ，その斜面からエナメル蛋白を主とするエナメル質基質を分泌しながら後退する．このような過程により，エナメル芽細胞と象牙芽細胞の間にエナメル質と象牙質が形成される．歯の硬組織の形成は内エナメル上皮の最も陥凹した部分，すなわち将来の切縁や咬頭頂から起こり，周囲に広がるように連続的に進行する．

b. 歯根と歯周組織の発生
i) 歯根とセメント質の発生

歯冠のエナメル質形成を終えた後も，Hertwig上皮鞘は伸び，その直下の象牙芽細胞の分化と象牙質の形成に関与する．Hertwig上皮鞘の外側は歯小囊で覆われているが，歯小囊の細胞はHertwig上皮鞘を断裂させながら象牙質表面に達し，セメント芽細胞（cementoblast）に分化してセメント質を形成する．セメント芽細胞はセメント質基質を分泌しながら後退するが，一部は基質中に止まってセメント細胞（cementocyte）となる．

ii) 歯槽骨と歯根膜の発生

残りの歯小囊から骨芽細胞と線維芽細胞が分化し，前者から歯槽骨が，後者からは膠原線維に富む靭帯組織すなわち歯根膜が生じる．歯根膜の膠原線維は歯槽骨とセメント質の両者に埋入してSharpey線維となり，歯根膜線維の主体をなす．

iii) 歯肉の発生

歯を直接的に取り囲む歯肉は歯の発生と同時に分化し，歯の萌出前には存在しない．歯肉のうち，エナメル質と接着する付着上皮（attachment epithelium）は，後述する退縮エナメル上皮に由来する．

c. 歯の萌出と交換
i) 乳歯の萌出

歯冠が完成すると，覆っているエナメル芽細胞は退縮して小型化する．歯胚の歯根が完成しないうちに，歯冠は覆っている顎骨と口腔粘膜を破って口腔内に現れる．萌出（eruption）とよばれるこの現象は，歯根膜線維の収縮や方向の変化，歯根形成，根尖部での骨形成などによって遂行されると考えられている．萌出は対合歯との接触により停止するが，その後も歯根の形成は継続する．

ii) 乳歯の脱落と永久歯の萌出

X線では永久歯の歯胚は乳歯萌出後に認められるようになるが，すでに胎生期の乳歯の歯胚に永久歯の歯胚が付属している．永久歯の歯胚の成長と萌出運動に伴って乳歯は脱落するが，それは乳歯の歯根が破歯細胞（odontoclast）によって吸収されて支持を失うためである．破歯細胞は破骨細胞とよく似た形態学的な特徴をもち，歯の硬組織を吸収する．

大臼歯はそれ自体が第一生歯であって代生歯をもたないが，歯胚には代生歯胚が生じる．しかしそれは成長せずに消失してしまう．　　　〔天野　修〕

2　歯・口腔・顎・顔面の成長発育

(1) 成長発育の定義

成長（growth）とは，細胞や細胞外基質の数・量的増加によってもたらされる全身または身体を構成する各部位のサイズの増大（increase in size）である．一方，発育（development）は，成長によってもたらされる身体各臓器・器官の形態的完成と，それに呼応する機能的成熟の過程（progression toward maturity）を意味する．これら2語を組み合わせた成長発育（growth and development）は，成人へと向かって身体的形質（形態，機能，知能，情緒などを含む）が変化し，成熟していく過程を包括して表す用語と定義することができる．

(2) 頭部の成長

頭部は，頭蓋底を境にして，頭蓋（脳頭蓋）と顔面（顔面頭蓋）の2つの構成要素に分類される．両者は互いに連結し，表裏一体の関係にあることから，成長を考えるうえでこれらを完全に切り離すことはできない．頭部の骨格成長には，①骨膜性成長（periosteal growth），②縫合性成長（sutural growth），③軟骨性成長（chondral growth）の3つの様式が存在する．

上顎と下顎はともに神経系型と一般型の中間的な成長パターンを示す．また上顎はどちらかというと神経型に近い成長パターンを示し，また下顎は逆に一般型に近い成長パターンを示す．

a. 頭蓋（脳頭蓋）の成長
i) 頭蓋冠の成長

頭蓋冠は縫合性成長と骨膜性成長の2つの様式によって成長する．

①頭蓋冠の縫合性成長（図1.3.7）：脳は出生後に急激な成長をとげ，これにより頭蓋冠の骨縫合部に骨を離開させる張力が生じ，二次的・補償的に骨形成を惹起する．縫合性成長は出生後2～3年が最も活発で，思春期頃には終了する．25～30歳頃には縫合閉鎖が始まり，その後10年ほどで骨結合が完了する．

②頭蓋冠の骨膜性成長（添加性成長）：頭蓋冠の内面（内板）では，脳の成長による頭蓋内圧の亢進によって骨吸収が生じる．逆に外面（外板）では，付着する筋の影響によって骨形成・骨添加が生じ，一定の骨の厚さを維持する．

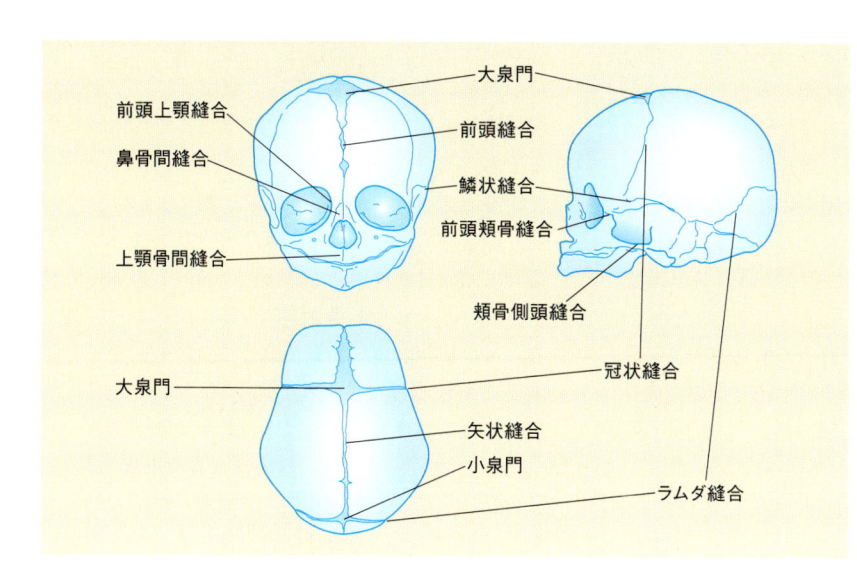

図 1.3.7　脳頭蓋および鼻上顎複合体の成長にかかわる縫合と泉門

脳は出生後に急激な成長をとげ，これにより頭蓋冠の骨縫合部に骨を離開させる張力が生じ，骨縁部の骨芽細胞が増殖・分化し，二次的・補償的に骨形成を惹起する．一方，上顎は鼻中隔軟骨や頭蓋底前方部の成長によって，前下方に移動し，それに伴って前頭上顎縫合，頬骨側頭縫合，前頭頬骨縫合の離開が生じ添加性骨形成が生じる．

(Scheuer L, Black S：The Juvenile Skeleton, Elsevier Academic Press, 2004 より改変)

③頭蓋冠の成長障害：頭蓋冠縫合部に早期癒合が生じて脳頭蓋の成長が障害されると，塔状頭蓋（冠状縫合の早期癒合），舟状頭蓋（矢状頭蓋の早期癒合），斜頭（片側のラムダ縫合と冠状縫合の早期癒合），などの頭蓋変形を発症する．頭蓋冠縫合早期癒合症を主症状とする先天異常には，Crouzon 症候群，Apert 症候群，Pfeiffer 症候群などがあり，逆に大泉門の晩期開存がみられる疾患として，鎖骨頭蓋異形成症（cleidocranial dysostosis），Down 症候群，クレチン病などがあげられる．

ⅱ）頭蓋底の成長

頭蓋底の成長は，軟骨原基に由来する骨化中心から，軟骨性骨（篩骨，下鼻甲介，蝶形骨，後頭骨）が形成され，その間に介在する軟骨結合が，間質成長と両極性の骨置換を生じることによって達成される．一方，軟骨性脳頭蓋由来の骨では，隣接する膜性脳頭蓋由来の骨との間で縫合性成長が生じた後，やがて骨結合が形成される．また，骨表面では，添加と吸収による骨膜性成長によって，さらなる形態変化を生じながら，頭蓋底が完成していく．

出生時，側頭下顎窩は浅いくぼみとして観察され，7 歳頃から骨添加による関節結節の形成が始まり，12 歳頃には関節窩の形態はほぼ完成する．

①頭蓋底の軟骨性成長：頭蓋底の軟骨性成長は，軟骨性骨間に介在する軟骨結合によって生じる．そのおもなものとして，下記の 3 つがあげられる．

・蝶篩骨軟骨結合（sphenoethmoidal synchondrosis）：蝶形骨と篩骨の接合部に介在し，線維変性してやがて蝶篩骨縫合（sphenoethmoidal suture）となる．生後 7 歳頃まで成長がみられる．

・蝶形骨間軟骨結合（intersphenoidal synchondrosis）：蝶形骨骨体の前部と後部の間に介在する軟骨結合は，出生直前に癒合し，蝶形骨骨体と大翼との結合は，出生時頃に癒合する．

・蝶後頭軟骨結合（sphenooccipital synchondrosis）（図 1.3.8）：頭蓋底正中部の蝶形骨と後頭骨間の軟骨結合において，女子では 12～13 歳頃，男子では 14～15 歳頃に骨化が始まり，20 歳頃に完了する．この部位では，生後も長期にわたって成長が

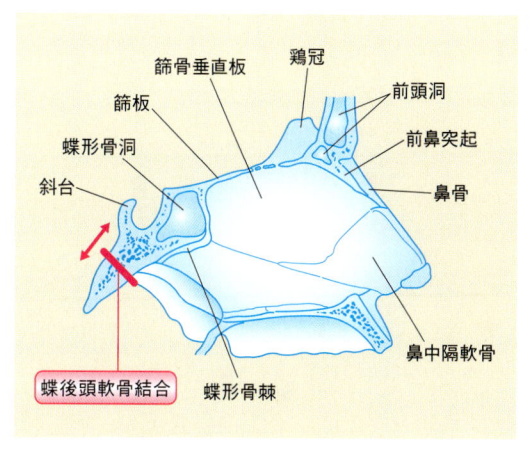

図 1.3.8　蝶後頭軟骨結合

頭蓋底正中部で蝶形骨と後頭骨の間に介在する軟骨結合で，女子では 12～13 歳頃，男子では 14～15 歳頃に骨化が始まり，20 歳頃には完了する．出生後は長期にわたって成長が続き，上顎骨の後方成長を促し，大臼歯の萌出や鼻咽頭部の成長を可能にする．

(Scheuer L, Black S：The Juvenile Skeleton, Elsevier Academic Press, 2004 より改変)

1.3　歯・口腔・顎・顔面の発生，成長発育，加齢変化

続くことにより，上顎骨の後方成長を促し，大臼歯の萌出や鼻咽頭部の成長を可能にする．

②頭蓋底の縫合性成長および骨膜性成長：前頭蓋窩に位置する前頭篩骨縫合，蝶前頭縫合，蝶篩骨縫合においては，脳の急速な増大に伴って，矢状方向の成長が7歳頃まで続き，盲孔からトルコ鞍にかけての成長は，8～12歳頃ですでに成人レベルまで達する．

③頭蓋底の成長障害：頭蓋底の軟骨性成長が障害されると，頭蓋底の前後径が短小化し，頭蓋底角の開大，上顎の劣成長，鼻根部の陥凹，仮性下顎前突などを呈する．これらの特徴を示す疾患としては，軟骨無形成症（achondroplasia），クレチン病，Down 症候群などがあげられる．

b. 顔面（顔面頭蓋）の成長

i）鼻上顎複合体の成長（図1.3.9）

鼻上顎複合体（上顎複合体）は，上顎骨とそれに隣接する顔面骨（鼻骨，涙骨，篩骨，口蓋骨，頬骨，鋤骨）からなり，上中顔面部を構成する骨格成分として顔面成長において重要な役割を担う．鼻上顎複合体の上部は眼窩の一部や鼻腔を構成し，下部は口蓋や歯槽を構成する．

鼻中隔は，下端に位置する鋤骨を除き出生時はすべて軟骨で形成されるが，出生直後から上端部の骨化が開始して篩骨垂直板を形成し，3歳頃には鋤骨に達し，10歳頃には両者は癒合する．

口蓋においては，出生後，上顎結節後縁での骨添加を主体とした成長によって前後径の増大が生じ，思春期近くまでこれは続く．口蓋の幅の成長は，正中口蓋縫合部での成長（1～2歳頃まで）と上顎骨歯槽隆線外側面での骨添加（7歳頃まで）によって生じる．

①縫合部での成長（図1.3.7，表1.3.1）：脳，眼球，頭蓋底の軟骨，鼻中隔軟骨の成長に伴って，頭蓋骨と顔面骨が離開して縫合部における添加性成長が生じ，結果として鼻上顎複合体は前下方に移動する．鼻上顎複合体の縫合性成長は，胎生期から3歳頃までが最も活発で，10歳頃に終了する．また側方への縫合性成長は，生後1～2年で終了する．

②骨の添加・吸収による成長：鼻上顎複合体は，縫合性成長による形，大きさ，位置の変化に対応して，骨表面における添加・吸収性の成長が長期間にわたって持続する．

ii）下顎の成長（図1.3.10）

下顎骨は胎生6週に Meckel 軟骨外側のオトガイ神経と下歯槽神経・切歯枝の分岐部付近で，膜性骨化の過程を経て発生し，下顎体と下顎枝を形成する．下顎頭，筋突起，正中の下顎結合部に軟骨が生じ，これらがやがて軟骨性骨化を経て一体化することで，下顎骨形態が形成される．生後4～12カ月で左右の下顎体が下顎結合部（symphysis）で癒合する．

①下顎骨各部位における成長：下顎骨各部位における成長を以下に述べる．

- 下顎頭：下顎頭軟骨は下顎骨成長の中心的役割を担い，下顎枝を上後方へと成長させ，下顎骨全体を前下方へ移動させる．
- 下顎枝：前縁での骨吸収と後縁での骨添加により，下顎枝は後方へ移動する．また，下方部では上方部に比べ前縁での骨吸収と後縁での骨添加が顕著であり，結果として下顎角の狭小化が生じ，下顎枝の直立が生じる．筋突起では，内側面に骨添加，外側面に骨吸収が起こり，外上方へと拡大していく．

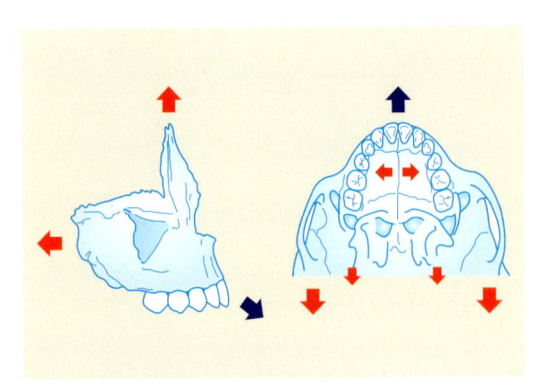

図1.3.9 鼻上顎複合体の成長

鼻中隔軟骨や頭蓋底前方部の成長によって，上顎は前下方に移動し（青矢印），それに伴って前頭上顎縫合，頬骨側頭縫合，翼突口蓋縫合，前頭頬骨縫合の離開が生じ添加性骨形成（赤矢印）が生じる．

(Scheuer L, Black S：The Juvenile Skeleton, Elsevier Academic Press, 2004 より改変)

表1.3.1 鼻上顎複合体の成長にかかわる縫合

垂直的成長にかかわる縫合	前頭上顎縫合（frontomaxillary suture） 前頭頬骨縫合（frontozygomatic suture）
前後的成長にかかわる縫合	頬骨側頭縫合（zygomaticotemporal suture）
幅の成長にかかわる縫合	鼻骨間縫合（internasal suture） 上顎間縫合（intermaxillary suture） 正中口蓋縫合（mid-palatine suture）

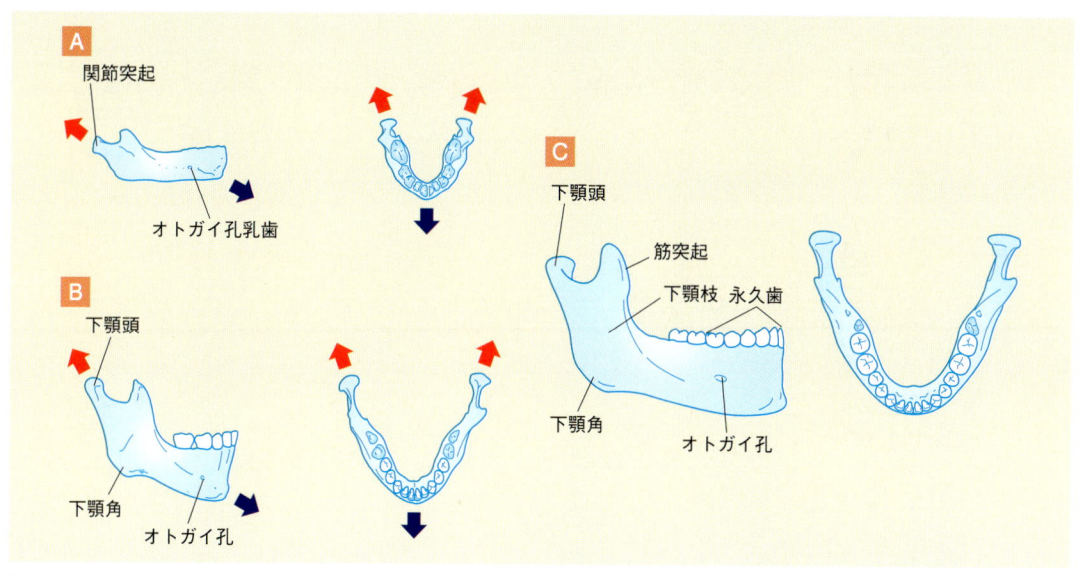

図 1.3.10　下顎骨の成長
無歯期（A），乳歯列期（B），永久歯列期（C）にかけて，下顎頭軟骨は下顎骨成長の中心的役割を担い，下顎枝を後上方へと成長させ（赤矢印），下顎骨全体を前下方へ移動させる（青矢印）．

(Scheuer L, Black S : The Juvenile Skeleton, Elsevier Academic Press, 2004 より改変)

・下顎体：前方部では外側面に骨添加，内側面に骨吸収が生じ，切歯部が前方へ移動する．5〜6歳頃になると，それまでとは逆に外側面の骨吸収，内側面の骨添加が生じて，下顎枝が後方へと移動することにより増大していく．オトガイ部では，乳児期以降骨添加が生じてオトガイ隆起が形成され，その上方部の下顎体前面では骨吸収が生じてオトガイ部の形態が完成する．

②下顎の成長異常：下顎の成長に影響を及ぼす先天異常としては，Pierre Robin 症候群，Treacher Collins 症候群，顔面半側萎縮症などがあげられ，両側性もしくは片側性の下顎成長障害がみられる．一方，成長発育異常として，下垂体性小人症においては小下顎症が，また下垂体性巨人症や先端巨大症（アクロメガリー）においては下顎過成長による骨格性下顎前突症がみられる．

(3) 歯・歯列・咬合の発育（図 1.3.11，表 1.3.2）
a. 乳歯列期
i) 乳歯咬合の完成

生後6〜7カ月頃に下顎乳中切歯の萌出が始まり，2歳6カ月頃に第二乳臼歯が萌出して，乳歯列は完成する．

完成した乳歯列には，上顎乳側切歯―乳犬歯間（B―C），下顎乳犬歯―第一乳臼歯間（C―D）に空隙が観察されることが多い．この空隙は，霊長類に共通して観察されることから，霊長空隙（primate space）とよばれる．これ以外の乳歯列の空隙は，成長空隙（developmental space）とよばれている．

永久歯列と比較して，乳歯列においては，切歯の唇舌的傾斜や臼歯の近遠心的傾斜が咬合平面に対して垂直的で，オーバージェットは小さく，オーバーバイトは大きい傾向にある．乳歯列後期においては，下顎の前下方への成長と切歯の咬耗により，切端咬合を呈することがある．

ii) 乳臼歯の咬合関係の分類（図 1.3.12）

乳歯列の咬頭嵌合位において，上下顎第二乳臼歯の遠心面の近遠心的関係をターミナルプレーンとよび，以下の3型に分けられる．

①垂直型（vertical type, flush terminal plane）：上下顎第二乳臼歯遠心面の位置関係が，近遠心的に一致して直線的な関係にある状態のことをいう．日本人においては，このタイプが最も多い（60〜80％）．

②近心階段型（mesial step type）：下顎第二乳臼歯遠心面が，上顎第二乳臼歯遠心面に対して，近心に位置する関係のことをいう．

③遠心階段型（distal step type）：下顎第二乳臼

1.3　歯・口腔・顎・顔面の発生，成長発育，加齢変化　　49

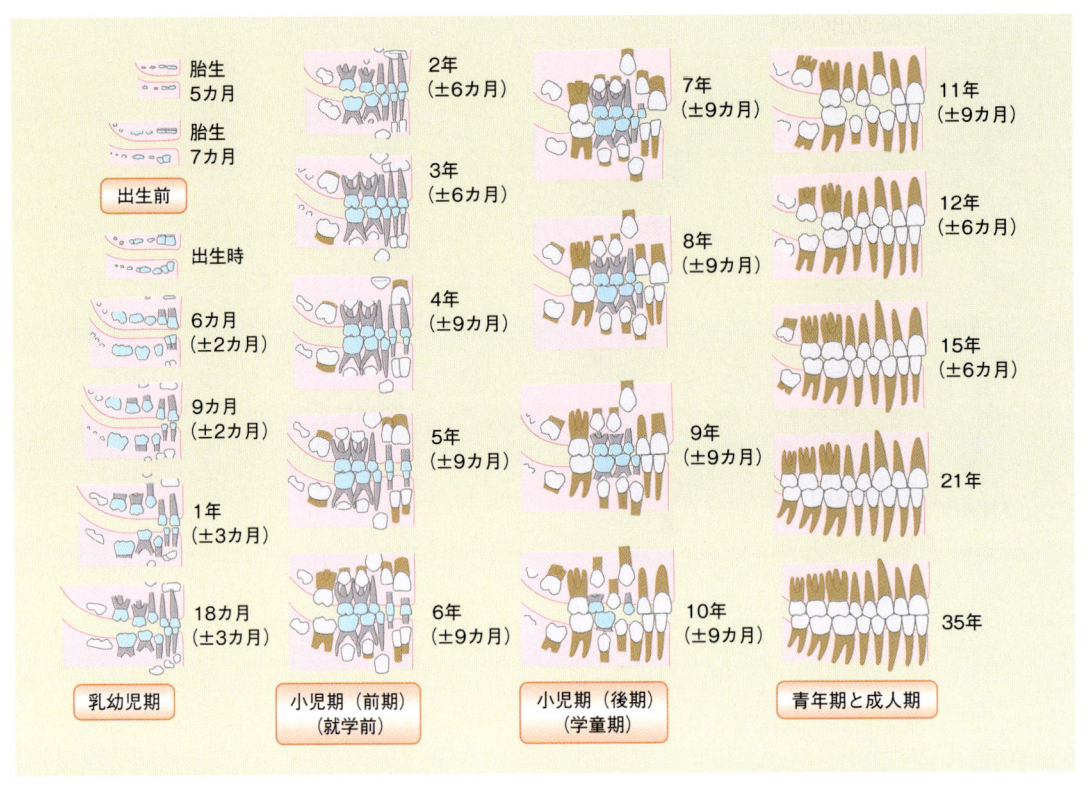

図 1.3.11　歯の形成と萌出

(Schour I, Massler M：J Am Dent Assoc, **28**：1153, 1941 より改変)

歯遠心面が，上顎第二乳臼歯遠心面に対して，遠心に位置する関係のことをいう．

b. 混合歯列期

i) 第一大臼歯の萌出

6〜7歳頃に第一大臼歯が萌出する．上顎第一大臼歯は，歯冠を遠心頬側に向けて形成されるが，次第に歯軸を近心口蓋側方向に変化させながら口腔内に萌出する．下顎第一大臼歯は，歯冠を近心舌側に向けた状態で形成され，徐々に歯軸を頬舌的，近遠心的に直立させながら萌出する．

ii) 切歯の交換

切歯の交換は第一大臼歯の萌出直後に始まる．上下顎永久切歯の歯冠は，顎骨内で乳切歯歯根の舌側に位置する．また，永久側切歯の歯冠は，永久中切歯よりもさらに舌側に存在し，顎骨内では叢生状態を呈している．やがて永久切歯は，先行乳切歯歯根の舌側面を吸収しながら歯冠を唇側に傾斜させ，口腔内に萌出し始める．永久切歯4本の歯冠幅径の和は，乳歯に比べて上顎では約7.7 mm，下顎では約5.2 mm大きいといわれている．しかし，①霊長空隙や発育空隙の存在，②永久切歯萌出に伴う歯列弓の側方への成長，③永久切歯歯軸の唇側傾斜による歯列弓周長の増大により，萌出スペースの獲得がなされて正しい歯列形成が可能となる．

上顎中切歯は萌出時に，歯冠を遠心に傾斜させ，正中離開を呈する．この時期を，「みにくいアヒルの子の時期（ugly duckling stage）」とよぶ．上顎側切歯の萌出に伴い，中切歯の歯軸は近心に傾斜し，正中離開は自然に解消される．さらに上顎犬歯の萌出によって，遠心傾斜している側切歯の歯軸も改善される．

iii) 側方歯群の交換

側方歯群の交換は，9〜10歳頃に始まる．永久歯の萌出は，上顎では4→3→5，下顎では3→4→5の順で生じることが多い．

混合歯列期において，乳犬歯，第一乳臼歯，第二乳臼歯の歯冠幅径の和と，代生歯である永久犬歯，第一小臼歯，第二小臼歯の歯冠幅径の和を比較すると乳歯の方が大きい値となる．両者の差をNanceのリーウェイスペース（leeway space）とよび，その値は一般的に下顎の方が上顎に比べて大きい（図1.3.13）．

表 1.3.2 歯の形成と萌出の時期

			石灰化開始時期	歯冠完成	萌出	歯根完成
乳歯	上顎	A	胎生 3〜4カ月	4カ月	7.5カ月	1歳6カ月〜2歳
		B	胎生 4.5カ月	5カ月	8カ月	1歳6カ月〜2歳
		C	胎生 5.5カ月	9カ月	16〜20カ月	2歳6カ月〜3歳
		D	胎生 5カ月	6カ月	12〜16カ月	2〜2歳6カ月
		E	胎生 6カ月	10〜12カ月	20〜30カ月	3歳
	下顎	A	胎生 4.5カ月	4カ月	6.5カ月	1歳6カ月〜2歳
		B	胎生 4.5カ月	4.5カ月	7カ月	1歳6カ月〜2歳
		C	胎生 5カ月	9カ月	16〜20カ月	2歳6カ月〜3歳
		D	胎生 5カ月	6カ月	12〜16カ月	2〜2歳6カ月
		E	胎生 6カ月	10〜12カ月	20〜30カ月	3歳
永久歯	上顎	1	3〜4カ月	4〜5歳	7〜8歳	10歳
		2	10カ月	4〜5歳	8〜9歳	11歳
		3	4〜5カ月	6〜7歳	11〜12歳	13〜15歳
		4	1歳6カ月〜1歳9カ月	5〜6歳	10〜11歳	12〜13歳
		5	2〜2歳3カ月	6〜7歳	10〜12歳	12〜14歳
		6	出生時	2歳6カ月〜3歳	6〜7歳	9〜10歳
		7	2歳6カ月〜3歳	7〜8歳	12〜13歳	14〜16歳
		8	7〜9歳	12〜16歳	17〜21歳	18〜25歳
	下顎	1	3〜4カ月	4〜5歳	6〜7歳	9歳
		2	3〜4カ月	4〜5歳	7〜8歳	10歳
		3	4〜5カ月	6〜7歳	9〜10歳	12〜14歳
		4	1歳9カ月〜2歳	5〜6歳	10〜12歳	12〜13歳
		5	2歳3カ月〜2歳6カ月	6〜7歳	11〜12歳	13〜14歳
		6	出生時	2歳6カ月〜3歳	6〜7歳	9〜10歳
		7	2歳6カ月〜3歳	7〜8歳	11〜13歳	14〜15歳
		8	8〜10歳	12〜16歳	17〜21歳	18〜25歳

(Nelson SJ：Wheeler's Dental Anatomy, Physiology, and Occlusion, Saunders, 2009 より改変)

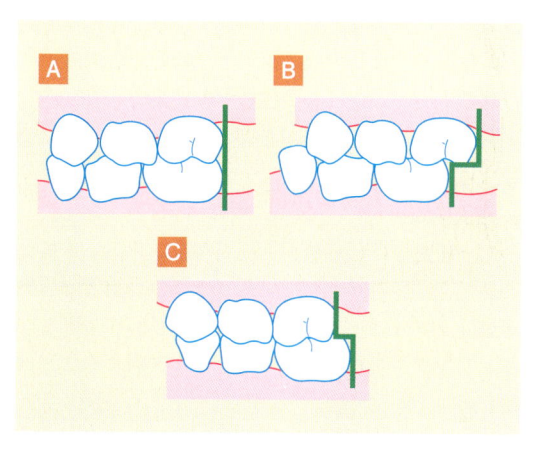

図 1.3.12 ターミナルプレーンの型
A：垂直型，B：近心階段型，C：遠心階段型．
(相馬邦道，飯田順一郎編著：歯科矯正学，第5版，医歯薬出版，2008 より改変)

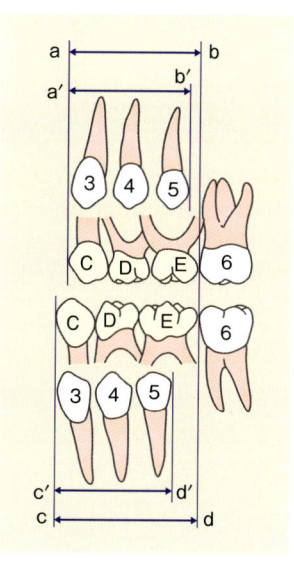

図 1.3.13 Nance のリーウェイスペース

乳犬歯，第一・第二乳臼歯の歯冠近遠心幅径の総和（a-b, c-d）は，後継永久歯である犬歯，第一，第二小臼歯の歯冠近遠心幅径の総和（a'-b'，c'-d'）よりも大きい．両者の差をリーウェイスペースという．

(相馬邦道，飯田順一郎編著：歯科矯正学，第5版，医歯薬出版，2008 より改変)

1.3 歯・口腔・顎・顔面の発生，成長発育，加齢変化

表 1.3.3　Hellman の咬合発育段階

Stage I	乳歯咬合の完成前
Stage ⅡA	乳歯咬合の完成期
Stage ⅡC	第一大臼歯萌出開始期
Stage ⅢA	すべての第一大臼歯と前歯萌出完了期
Stage ⅢB	側方乳歯群脱落・後継永久歯萌出期
Stage ⅢC	第二大臼歯萌出開始期
Stage ⅣA	第二大臼歯萌出完了期
Stage ⅣC	第三大臼歯萌出開始期
Stage ⅤA	第三大臼歯萌出完了期

A：完成期あるいは完了期（attainment），C：開始期（commencement），B：移行期（between A and C）．

c.永久歯列と永久歯咬合の完成

11〜12歳になると，第二大臼歯が萌出を開始し，これらは互いに咬合接触するようになり，永久歯列と永久歯咬合は完成を迎える．永久歯の萌出順序は，上顎では6→1→2→4→3→5→7，下顎では6→1→2→3→4→5→7となることが最も多いといわれている．

d.咬合発育段階

咬合の発育段階は，生理学的年齢の指標として用いられ，歯齢（dental age）ともいわれる．Hellman の咬合発育段階（表1.3.3）は，一般に広く用いられている．　　　　　　　〔森山啓司〕

■ 文　献

Nelson SJ：Wheeler's Dental Anatomy, Physiology, and Occlusion, Saunders, 2009.

3　歯・口腔・顎・顔面の加齢変化

(1) 歯の加齢変化

高齢者の健全歯では咬耗，色調の変化が特徴的である（図1.3.14）．咬耗（attrition）は上下の歯の表面が咬合接触によって徐々に磨耗したもので，臼歯では咬頭，前歯では上顎舌側面や下顎切縁部に好発する．咬耗が進行するとエナメル質よりもやわらかい象牙質が早く磨耗して，中央部が黄褐色にくぼんだ臼状となる．さらに，前歯切縁ではエナメル質の微小な破折が生じて鋸歯状の形態を呈することがある．歯の磨耗は隣接面でも生じ，隣接面接触形態は点状から面状と広くなる．

エナメル質表面は周波条などの微細構造が次第に失われ，より平坦な外見となる．象牙質には，第二

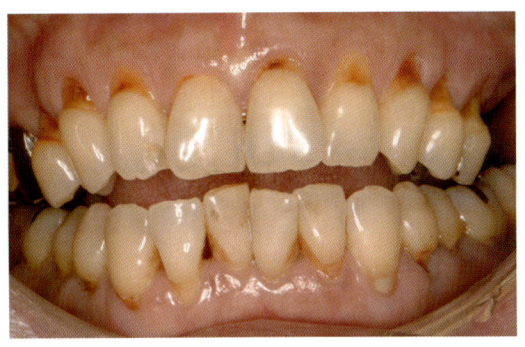

図 1.3.14　高齢者の口腔内
70歳女性の口腔内を示す．残存歯では歯冠の色調変化，エナメル質の亀裂，露出した歯根の着色や，歯肉退縮によって鼓形空隙が黒く透けるなど高齢者の特徴が認められる．

象牙質の形成と象牙細管の狭窄・閉塞という加齢変化が生じる．エナメル質表面構造の変化によって光の反射様式が若年者と異なることや象牙質の加齢変化によって，高齢者では歯冠の色調が黄褐色に移行することが，明度が暗色に変化する原因と考えられている．さらに，エナメル質表面に生じた亀裂に着色が加わると色調変化が大きくなる．

エナメル質は加齢とともにフッ素含有量が増加し，かたくもろくなる．象牙質では象牙細管が石灰化によって閉塞し，歯根部では透明象牙質が出現する．第二象牙質の形成によって，歯髄腔は狭小化する．第二象牙質は髄床底部，天蓋部，冠髄腔と根管の移行部に多く形成される．

歯髄では細胞成分が減少し線維成分が増加する．さらに，血管分布と血行の減少によって歯髄への血液供給量が減少しているので，高齢者では歯髄の活性が低下していることに留意する必要がある．

(2) 口腔の加齢変化

a.歯周組織

歯周組織では加齢変化と歯周疾患に起因する変化との区別が困難とされている．多くの高齢者で歯肉退縮を認めるが，生理的な加齢変化と不適切なブラッシングや炎症に起因する変化を区別することは難しい．

歯根膜も歯肉と同様に明らかな加齢変化を限定することは難しい．歯根膜腔の幅については加齢によって増加するという報告と，減少するという報告があり，一致した見解は示されていない．一方，セメント質は加齢とともに外側に添加され，厚みを増す．

歯槽骨もほかの骨組織と同様にリモデリングが繰り返されるが，加齢に伴う骨代謝調節系の変化を受け，歯槽骨は減少する．一方で，歯槽骨の加齢変化はほかの諸骨に比べ，歯の喪失や歯周疾患といった環境因子の影響を受けやすい．

b. 口腔粘膜，舌，唾液腺

口腔粘膜は加齢によって菲薄化し平坦となり乾燥するため，損傷を受けやすく治癒が遅延することが報告されている．上皮における角化の減少，弾性線維の減少と膠原線維の増加による弾性の低下などの報告がある．しかし，口腔粘膜は咀嚼粘膜，被覆粘膜，特殊粘膜に分けられ，上皮および固有層の構造が異なるため，その加齢変化については不明な点も多い．

舌背表面の粘膜は，味蕾を備えた特有な形態を示す舌乳頭を多数もつ特殊粘膜である．高齢者では角化して白くみえる糸状乳頭が萎縮・減少すると，舌全体が平坦で赤くみえる臨床像を示す．また，味覚受容の担い手である味蕾の減少や，唾液分泌量の減少によって味覚異常が起こりやすくなる．さらに，舌における認知・識別能力の低下や内舌筋の萎縮は，舌機能を低下させ咀嚼・嚥下機能の低下の原因となる．

唾液腺では腺房細胞が萎縮する．健康な高齢者では残りの組織で十分な唾液分泌量を維持できるとされている．そのため健康な高齢者では，加齢が及ぼす唾液分泌速度への影響はほとんどないとの報告がある．しかし，予備能力が低下した唾液腺は全身疾患や服用薬剤の副作用などに影響されやすく，このような高齢者では唾液分泌量の減少，成分変化が認められる．

c. 味覚の加齢変化

味覚は視覚，聴覚，嗅覚に比べて相対的には衰えにくいとされている．味覚の閾値，知覚強度に対する加齢の影響については，甘味は閾値，知覚強度とも変わらないようであるが，塩味については少なくとも閾値レベルで感受性が低下すること，酸味・苦味は閾値・知覚強度ともに感受性が低下することが報告されている．高齢者における味覚感受性の衰え方は各基本味によって異なることが考えられる．

高齢者における味覚機能の低下にはさまざまな要因があげられている．味蕾数の減少，味覚情報伝達機構の衰え，全身疾患と服用薬剤の影響，口腔内環境の変化，さらに，食欲の減退，心理的要因などによる食習慣の変化である．口腔内環境の変化では，唾液分泌量の減少，咀嚼能力の低下によって呈味物質の唾液への溶解量が低下するため，同じものを食べても味覚強度が低下して食物認知が遅くなることや，義歯装着や口腔衛生の不良が味覚閾値を上昇させる原因となる．

（3）顎・顔面の加齢変化

a. 有歯顎における顎骨の加齢変化

有歯顎の上下顎骨には著しい加齢変化は認められない．顎骨は歯を介して咬合による力学的刺激が直接骨内部まで作用するためと考えられる．

上顎では歯槽骨および骨口蓋の皮質骨が菲薄化し，骨梁の細小化や減数が高齢者では著しくなる．また，加齢に伴って上顎洞底は歯根尖側に近づき，骨壁は菲薄化し上顎洞はやや拡張する．

下顎では下顎体歯槽部および下顎頭では皮質骨が菲薄化し骨梁が減少するが，下顎枝や下顎体基底部での骨吸収は軽度である．下顎角は無歯顎では明らかな鈍角化を示すが，有歯顎では高齢者でも変化は少ない．

顎関節では関節結節の平坦化，下顎頭上端の扁平化，関節円板の菲薄化などの形態変化が報告されているが，加齢変化か機能的変化かの判別は困難である．組織学的には下顎頭軟骨下骨の厚みが減少すると報告されている．

b. 筋の加齢変化

口腔周囲筋においても，ほかの骨格筋と同様に加齢とともに筋線維の萎縮と数の減少が進行する．骨格筋の筋線維は，収縮速度が遅いⅠ型（赤筋に相当）と収縮速度が速いⅡ型（白筋に相当）に分類され，中・高齢者では発生張力が大きく，速い運動に関与しているⅡ型線維（白筋）の萎縮が目立つ．咀嚼筋はⅡ型線維の構成が多く，高齢者では最大筋力の低下，筋の持続力の低下，反応時間の延長，運動の巧緻性の低下がみられる．

c. 顎運動の加齢変化

高齢者における顎運動は関与するさまざまな器官の加齢変化によって影響を受ける．すなわち，顎関節では下顎窩と下顎頭の平坦化や関節軟骨の変性，咀嚼筋では筋線維の萎縮や減少，神経伝達速度の低下，歯の咬耗による咬合接触の変化によって顎運動も加齢変化する．

歯の欠損が少なく，咬頭嵌合位が明確に定まる高

1.3　歯・口腔・顎・顔面の発生，成長発育，加齢変化　　53

齢者群と若年者群の顎運動を比較した研究によれば，前方滑走運動時の矢状顆路傾斜角は高齢者群が若年者群よりも6～8度ゆるい傾斜角度であった．一方，側方滑走運動時の作業側下顎頭の移動距離や非作業側下顎頭の運動経路には差がなかった．この結果から関節結節後方斜面の平坦化という加齢変化の影響を受けるものの，高齢者でも咬合が安定していると，顎関節部靭帯の弛緩は少ないと推測している（図1.3.15）．

有歯顎者に比べて無歯顎者のゆるい矢状顆路傾斜角や運動範囲が広い下顎頭運動経路は，顎関節の加齢変化に加えて，歯の欠損や咬合の変化が強く影響しているといえる．

(4) 歯の喪失に伴う変化

a. 歯列の変化

歯の喪失によって隣接歯は力学的な平衡が失われ欠損側に傾斜してくる．傾斜した歯は歯垢が蓄積し歯周疾患が惹起されやすくなる．また，隣接接触関係の離開と辺縁隆線の高さのずれによって食片圧入が生じる．さらに，対合歯の挺出も起こり，正常な隣接接触関係を失う．頻繁な食片圧入によって歯間部歯肉が強く圧迫され辺縁性歯周炎が生じると同時に，両隣在歯の歯頸部から歯根部には隣接面う蝕が発生しやすくなる．高齢者では歯根露出を併発して

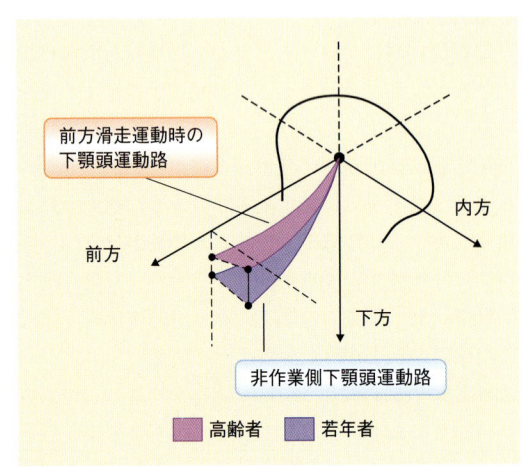

図1.3.15 滑走運動時の解剖学的下顎頭中央点の運動範囲（模式図）
前方滑走運動時の矢状顆路傾斜角は高齢者群が若年者群よりも6～8度ゆるい．一方，側方滑走運動時の非作業側下顎頭の運動経路には差がなかった．
（岩片信吾，西口克師他：老年歯学，9(2)：89-95，1994より改変）

いるので，根面う蝕が進行しやすい．

b. 咬合の変化

歯の欠損に続発する隣接歯の傾斜や対合歯の挺出は，咬合関係を変化させる．咬合時に傾斜した歯には歯根に対して側方力が増加し負担過重が生じやすい．また，咬合接触面積の減少は，部分的に強い咬合接触を惹起することになる．このような顎口腔系や歯周組織に損傷を引き起こす咬合を外傷性咬合とよぶ．また，咬合の変化によって正常な下顎運動が妨げられる場合がある．これを咬合干渉とよび，早期接触と咬頭干渉がある．

c. 顎骨の変化

前述のように顎骨は歯を介して咬合による力学的刺激が直接骨内部まで作用するため，有歯顎においては上下顎骨には著しい変化は認められない．しかし，歯の喪失に伴う機械的刺激の減少は顎骨の外形および内部構造に大きな変化を与える．

i) 上顎骨の変化

歯の喪失後，歯槽突起には著しい吸収がみられる．上顎骨では下顎骨と比べて骨吸収の進度が急速で，歯槽突起の大部分が消失してしまう．歯槽突起の吸収が進むと，口蓋突起との高さの差がほとんどなくなり，後方では上顎結節部が若干高く残るのみとなる．また，歯槽突起の吸収は全体的に唇頬側から起こるため，無歯顎になると歯槽頂は舌側に移動し，歯槽頂線がつくるU字型のアーチは有歯顎に比べ縮小する．歯槽突起の吸収とともに口蓋突起も菲薄化し，切歯窩および大口蓋孔は拡大する．

内部構造では緻密質が菲薄化し，細かい海綿骨梁がみられるようになる．上顎洞を囲む骨壁はさらに薄くなり，同時に歯槽突起の吸収が内方へ向かって進むため，歯槽堤に対する上顎洞底の位置は相対的に外側に移動する．

ii) 下顎骨の変化

歯の喪失に伴い歯槽部が次第に消失し，吸収が著しい場合には頬側では外斜線まで，舌側臼歯部では顎舌骨筋が付着する顎舌骨筋線，オトガイ舌筋が付着するオトガイ棘の位置まで及ぶ．この吸収は前歯部では唇側上方から起こり，基底部および舌側においては比較的吸収が少なく，臼歯部では水平的に高さを減じる方向に起こることが多い．無歯顎では歯槽部の吸収とともに下顎角が鈍化し，骨吸収が大きい場合には，オトガイ孔が下顎骨上縁に達する（図1.3.16，1.3.17）．これに対して，前歯部唇側下

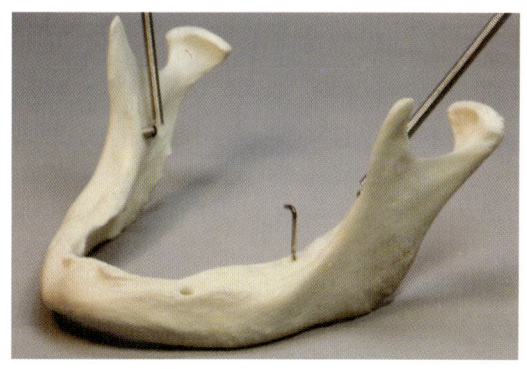

図 1.3.16　吸収が著しい下顎骨

歯槽部は消失し，吸収は外斜線まで及んでいる．オトガイ孔は下顎体上面に開口し，臼歯部舌側では顎舌骨筋線が下顎体上面の高さを走行する．

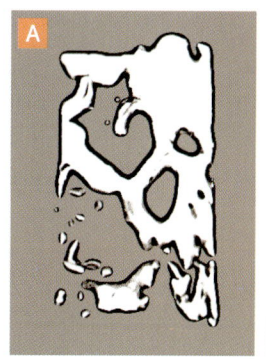

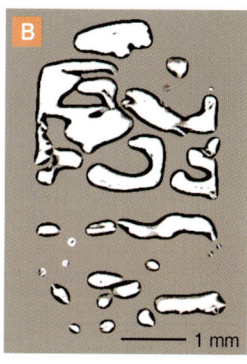

図 1.3.18　インプラント窩洞形成時に採取した下顎歯槽骨の骨構造

44歳女性（A）と75歳女性（B）のμCT像を模式図で示す．75歳女性では骨梁が菲薄で，骨梁どうしの連結性も低下し，粗な海綿骨が目立つ．

（新潟大学　田中みか子先生，山下絵美先生提供）

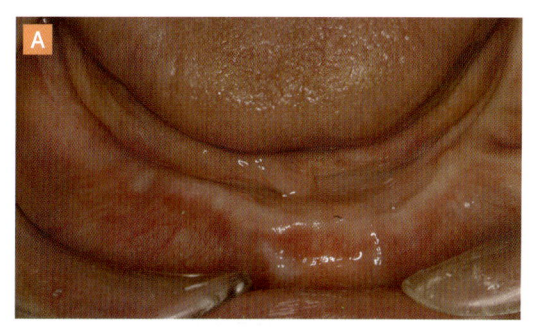

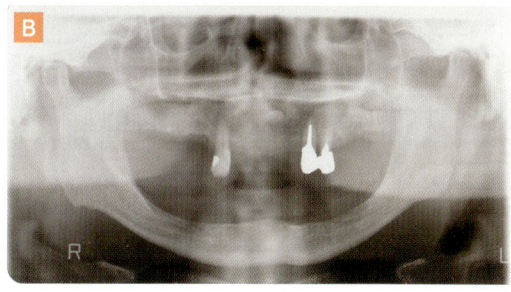

図 1.3.17　噛みしめ時に下顎右側小臼歯部顎堤粘膜の疼痛を訴えた85歳男性の口腔内（A）とパノラマX線像（B）

下顎顎堤は高度に吸収し，顎堤頂が口腔底とほぼ同じ高さとなっている（A）．パノラマX線像ではオトガイ孔が歯槽頂付近に開口し，下顎管は下顎骨体部の上方1/3から1/4の部位を走行している（B）．

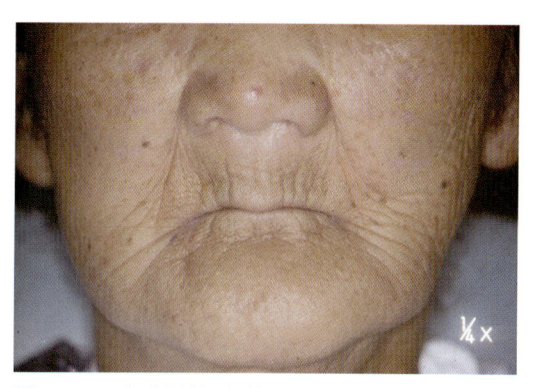

図 1.3.19　無歯顎者の顔貌

歯の喪失と歯周組織の退縮によって，口唇や頬は内側からの支えがなくなり陥凹する．鼻唇溝が深くなり，赤唇が薄くなり，口元のしわが目立つ．さらに，咬合支持の喪失で下顔面の高径が短縮し，「老人様顔貌」を呈する．

方のオトガイ隆起部ではむしろ骨の添加が認められ，下顎底部が前方に突出する．この結果，下顎の歯槽頂線は上顎骨の歯槽頂線より大きな弓状の外形を呈してくる．

内部構造では骨梁は菲薄化し骨梁どうしの連結性が低下する．また，歯に加わる機能圧を緩衝する方向に走行していた骨梁の方向性が乱れる（図1.3.18）．一方，有歯顎に比べて基底部の骨梁増加

と下顎管周囲における骨添加が報告されている．

d. 顔貌の変化

多数歯欠損で咬合支持を失った状態や無歯顎になると，咬合高径が低下する．咬合高径の低下は，下顔面高の減少を招き，顔貌に大きな影響を与える．また，歯の喪失に伴い歯槽骨が吸収されると，口唇や頬の内側からの支えが減少するために，口元の皮膚の張りが失われ，しわが増え，老人様顔貌を呈する（図1.3.19）．

〔野村修一〕

■ 文　献

井出吉信，松永　智：加齢と歯の喪失に伴う顎骨の変化．口腔解剖学（脇田　稔，山下靖男監修），pp140-144，医歯薬出版，2009．

1.3　歯・口腔・顎・顔面の発生，成長発育，加齢変化　　55

小正　裕, 権田悦通：高齢者における口腔の変化と問題点. 高齢者歯科ガイドブック（植松　宏, 渡辺　誠他編），pp121-129, 医歯薬出版, 2003.

渡辺郁馬：老年歯学. 新老年学, 第2版（折茂　肇編集代表），pp1139-1151, 東京大学出版会, 1999.

1.4　口腔の機能

1　口腔の感覚機能

(1) 口腔機能の特徴

　口腔・顎・顔面は，（からだのほかの部位に比べて）多様な機能をもつ．まず，食物の取り込み，切断・粉砕・臼磨，および食物と唾液の混合によって摂食・消化を行う．また，口呼吸の際には空気の通路となり，音声を発する際に口腔の形状を変化させて構音を行う．さらに，口腔・顎・顔面は優れた感覚機能をもち，特に口腔・顔面の前方部の粘膜や皮膚の触・圧覚閾値は低い．舌，軟口蓋および咽頭・喉頭の粘膜には味蕾（味覚受容器）があって味覚が生じ，食物の選択などに重要な役割を果たす．

　また，咀嚼や構音は，下顎，舌，口唇および頬を協調させて巧みにコントロールする必要があり，ヒトが行う最も複雑な運動の1つである．口腔・顎・顔面の優れた感覚機能が，咀嚼や構音の実行を可能にしている．

　これらの機能は，生活の質（quality of life：QOL）に深く結びついている．たとえば，食物を咀嚼し味わっておいしく食べることや会話によってコミュニケーションをとることは日常生活の満足感や充実感を得るのにきわめて重要である．

(2) 神経支配

a. 口　腔

　歯髄や象牙質，歯根膜には，三叉神経の枝である上顎神経と下顎神経が分布する．また，後方部を除く口腔粘膜のほとんどの部分は上顎神経と下顎神経が分布している．歯髄や象牙質および口腔粘膜に分布する一次感覚神経の細胞体は三叉神経節に存在し，その中枢枝は橋背側部にある三叉神経主感覚核と三叉神経脊髄路核に終止する．歯根膜に分布する三叉神経は，細胞体が三叉神経節に存在するものと三叉神経中脳路核に存在するものの2種類がある（図1.4.1）．三叉神経中脳路は，歯根膜のほかに閉口筋筋紡錘に分布する一次求心性神経の細胞体が存在し，末梢の感覚神経節に相当する．中脳路核に細胞体が存在する歯根膜由来の神経の中枢枝は三叉神経上核，三叉神経運動核，三叉神経主感覚核や三叉神経脊髄路核などに終止する．舌粘膜については，前方部2/3には下顎神経の終枝の1つである舌神経が分布し体性感覚（触・圧覚，温度覚や痛覚）を伝える．舌後方部1/3の体性感覚は舌咽神経によって伝えられ，一次求心性神経の細胞体は主として下神経節にあり孤束核に終止する．また，舌咽神経は口峡粘膜にも分布する．舌根部中央は迷走神経咽頭枝が分布する．

　舌内部には舌筋が存在し，骨に起始して舌に停止する外舌筋と舌内に終始する内舌筋がある．外舌筋と内舌筋はともに舌下神経に支配される．ヒトの舌筋には豊富に筋紡錘が存在し，舌下神経を経由して第二頸髄から第三頸髄に投射する．

　また，舌，軟口蓋，喉頭蓋，咽頭および喉頭には味覚器（味蕾）が存在する．舌の前2/3の味蕾には顔面神経の枝である鼓索神経が分布し，舌の後1/3の味蕾には舌咽神経が分布する．

b. 頭部・顔面・顎

　三叉神経の主感覚枝である眼神経，上顎神経および下顎神経は頭部と顔面の皮膚に分布し，触・圧覚，痛覚，温度覚などの体性感覚を伝える．これら3つの主感覚枝が分布する皮膚領域は，互いにほとんど重ならない（図1.4.2）．表情筋は，頭部や顔面の浅層に存在する薄い筋であり，表情をつくった

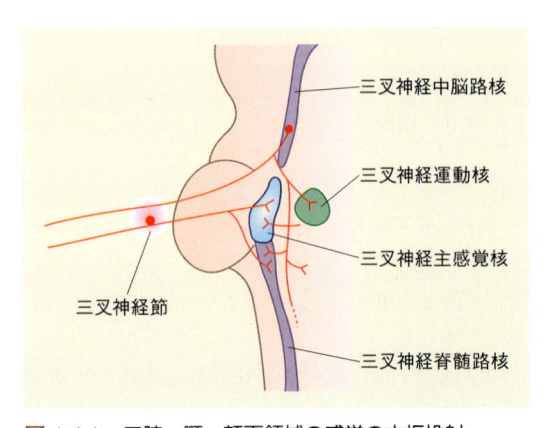

図 1.4.1　口腔・顎・顔面領域の感覚の中枢投射
三叉神経の一次求心性神経は，細胞体が三叉神経節に存在するものと三叉神経中脳路核に存在するものの2種類がある．

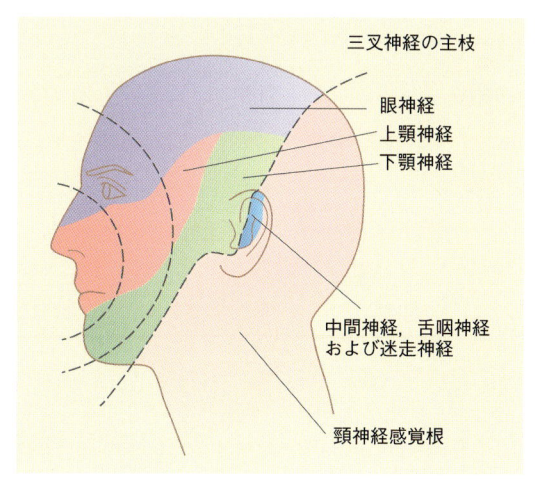

図 1.4.2　顔面皮膚の神経支配
眼神経，上顎神経および下顎神経が分布する皮膚領域は，互いにほとんど重ならない．

り，ほかの筋と協調して活動して吸啜や咀嚼の遂行にかかわる．表情筋の運動は顔面神経に支配される．

下顎を動かす筋のうち，咀嚼筋（咬筋，側頭筋，外側翼突筋，内側翼突筋），顎二腹筋の前腹および顎舌骨筋は，下顎神経に含まれる運動神経に支配される．顎二腹筋の後腹と茎突舌骨筋は顔面神経に支配され，オトガイ舌骨筋は舌下神経に支配される．

咬筋，側頭筋および内側翼突筋には豊富に筋紡錘が含まれ，筋紡錘からの情報は下顎神経を介して中枢神経系に伝えられる．筋紡錘に分布する神経の細胞体は三叉神経中脳路核に存在する．

顎関節は下顎神経（三叉神経第三枝）により支配されている．顎関節の前方部は深側頭神経，咬筋神経（いずれも下顎神経の神経枝）により支配され，後方部は耳介側頭神経（下顎神経の神経枝）とこれが枝分かれした外耳介神経前耳介神経，浅側頭神経，顔面神経との交通枝により支配されている．関節包後部が下顎の開閉運動に際して最も伸張・弛緩する部位であり，神経支配はこの部で最も密である．

(3) 感覚機能
a. 歯　髄
歯髄や象牙質に分布する神経は，根尖孔から血管とともに歯髄に進入し，歯冠部で著しく分岐し，象牙芽細胞層の下で神経叢をつくる［⇨ 1.2-1 を参照］．神経終末の多くは髄角の象牙質形成帯に存在するが，一部は象牙芽細胞の間に終わるか象牙細管内に 200 μm ほど進入する．歯髄神経には少数のAβ線維が含まれるが，大多数はAδ線維とC線維である．Aδ線維は歯髄象牙境に多く分布し，C線維は歯髄の深部に存在する．

歯髄の感覚受容器は自由神経終末で，歯髄に刺激を加えると刺激の種類にかかわらず，ほとんどの場合痛みのみが生じる．ただし刺激が弱い場合，ヒトでは痛みとはいえないが不快感を伴う一種独特の前痛感覚（prepain）が生じる．これには歯髄に少数含まれるAβ線維が関与すると考えられている．

歯髄に炎症が起こると，歯髄のC線維が興奮して痛みを中枢に伝えるとともに，軸索反射を介してP物質（substance P：SP）などのペプチドが放出され，マスト細胞からヒスタミンやプロスタグランジン（prostaglandin：PG）などを遊離させて炎症が増悪し痛みがさらに増す．

b. 象牙質
i）象牙質知覚の特殊性
象牙質に刺激を加えると痛みが生じるが，以下の点で皮膚や粘膜の痛覚受容機構と異なる．①熱や寒冷の温度刺激，探索針による接触，綿花・気銃による乾燥など種々の刺激を加えるとすべて痛覚を誘発する．②感覚閾値は部位的に一様でなく，エナメル象牙境が最も鋭敏である．しかし，上述のように神経線維は象牙質内にせいぜい 100 μm ほどしか進入しておらず，エナメル象牙境には神経の分布はない．③局所麻酔薬を露出した象牙質に塗布しても痛みが消失しない．一方，KCl等張液などの発痛物質を象牙質に塗布しても痛みが起こらない．

ii）動水力学説
象牙質の痛みを感知する機構については，以下の動水力学説で説明される（図 1.4.3）．

象牙細管内は組織液で満たされており，温熱・寒冷刺激，機械刺激，乾燥は組織液の流動を引き起こし，象牙芽細胞付近や象牙細管の最内層に存在する自由神経終末を物理的に刺激して痛みを起こす．また，歯の切削がエナメル象牙境に達すると，象牙細管が突然大気中に開放され，大きな組織液の移動が起こり強い痛みが生じると考えられる．

c. 歯根膜
i）閾値と順応
歯根膜には Ruffini 小体などの機械受容器が存在し，歯に力が加わって受容器が存在する歯根膜が牽

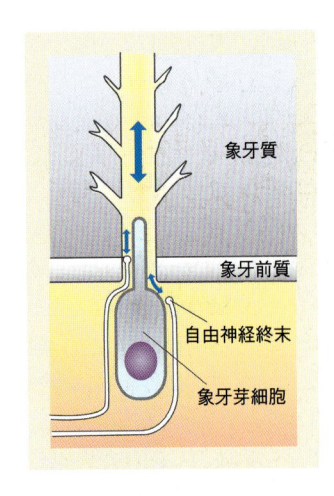

図 1.4.3　動水力学説
種々の刺激は象牙細管中の組織液の流動を引き起こし，象牙芽細胞付近や象牙細管の最内層に存在する自由神経終末を物理的に刺激して痛みを起こす．

引されると興奮して歯根膜求心性神経にインパルスが発生する．歯根膜機械受容器の感度は非常に高く，ヒトの圧覚閾値は，前歯では1g，第一大臼歯では8gである．一方，総義歯の患者は歯根膜をもたないので，健常者の50〜100倍の力を義歯に加えないと圧覚が生じない．きわめて強い力を歯に加えた場合は，侵害受容器が興奮し痛みが生じる．

歯に一定の大きさの圧刺激を加えると，すぐに受容器の興奮性が低下して歯根膜求心性線維に発生するインパルスが減少するタイプと（速順応型），刺激を加えている間，持続的にインパルスが発生するタイプ（遅順応型）が存在する．遅順応型のヒトの歯根膜求心性線維のインパルス発射は，歯に加える力が大きくなるにつれて高くなり，歯に加わる力の大きさの情報を中枢に送る（図 1.4.4）．前歯では1N以上，臼歯では4N以上の力を加えると，ほとんどの求心性線維で徐々に感受性が低下する．一方，感受性は高くないが広い範囲で力の大きさにほ

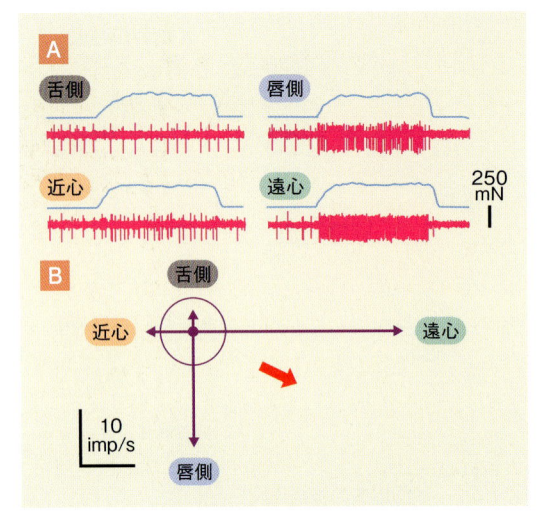

図 1.4.5　ヒト歯根膜機械受容器の方向特異性
個々の受容器は歯に加える力の方向によって応答が異なる．

ぼ比例してインパルスの発生頻度が増える求心性線維も少数存在する．

ii) 方向特異性

歯根膜機械受容器は，上述のように歯根膜が牽引されたときに興奮するので，歯に加わる力の方向によって興奮の強さが異なる．この性質を方向特異性という．図 1.4.5 は，ヒトの下顎中切歯を唇側方向，舌側方向，近心方向および遠心方向の4方向へ押したときの単一の歯根膜求心性神経に発生するインパルスを示している．この例では，遠心方向に押したときがほかの方向から押したときに比べて最もインパルスの発生頻度が高い（図 1.4.5A）．4方向から力を加えたときの応答から計算すると，赤い矢印の方向に押したときが最適な刺激方向となる（図 1.4.5B）．

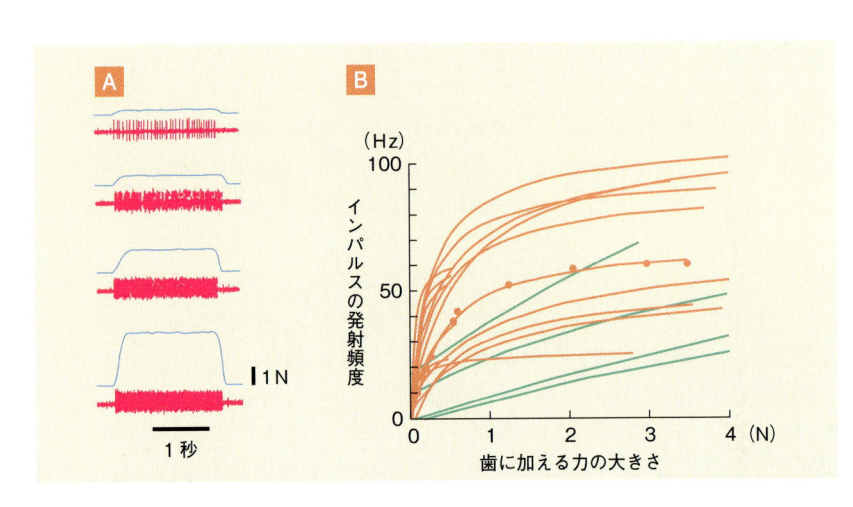

図 1.4.4　遅順応型のヒト歯根膜機械受容器の応答
A：4つの異なる大きさの圧刺激を加えたときの応答．B：1N以上で感受性が低下する例と（オレンジ），広い範囲で力の大きさにほぼ比例して応答が大きくなる例がある（黄緑）．

58　1章　口腔の基礎科学

iii) 受容野

　ヒトの約半数の歯根膜求心性線維の受容野（刺激により求心性線維にインパルスを発生させる歯）は単一の歯にかぎられるが，残りの歯根膜求心性線維の多くは，隣接した2～4本の歯の圧刺激によってインパルスが発生する．ラットでは，約75％求心性線維が複数歯を支配するが，ある歯に力を加えて動かすと隣の歯が接触して動いたり，隣り合う歯の歯根どうしを連結する歯槽間線維を介しても隣在歯が動く．必ずしも単一の求心性神経が複数の歯の歯根膜に分布していなくても，受容野が複数歯にわたりうる．

d. 口腔粘膜感覚

　口腔の表面は口腔粘膜に覆われており，皮膚と同様に触・圧覚，冷覚，温覚，痛覚と味覚［⇨1.4-6を参照］が生じる．感覚点の分布は，痛点，圧点（触点），冷点，温点の順に多いが，歯間乳頭や硬口蓋前方部の横口蓋ひだでは触点の方が多い（図1.4.6）．一般に口腔の前方部では感覚が鋭敏で後方部では鈍であるが，嚥下，嘔吐，発音などにかかわ

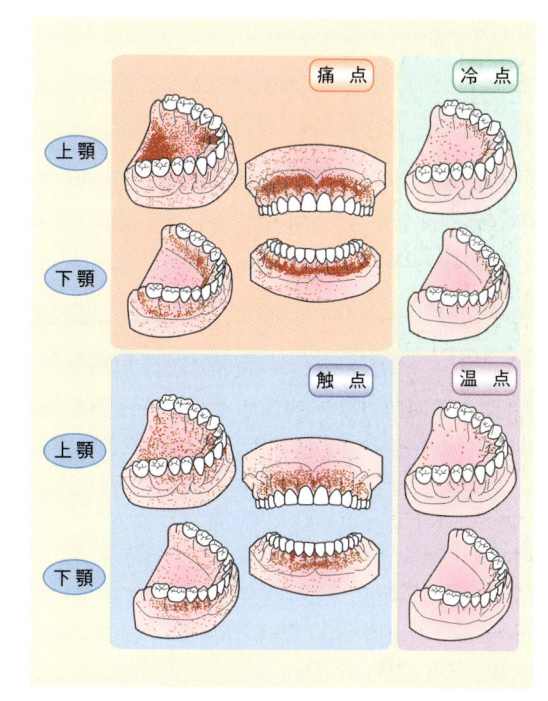

図 1.4.6　ヒト口腔粘膜の感覚点
（山田　守：歯界展望，31：1207-1214, 1968より改変）

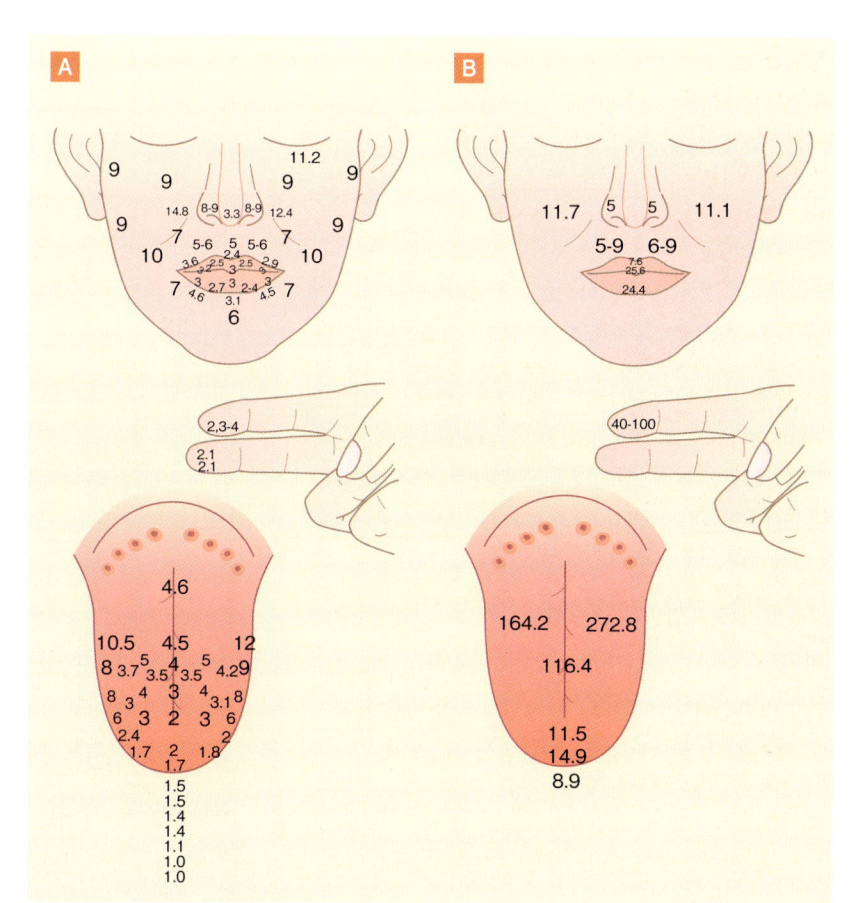

図 1.4.7　ヒト顔面と舌の触覚閾値

A：2点識別閾（mm），B：検知閾値（mg）．

（Miles TS, Nauntofte B, et al eds：Clinical Oral Physiology, Quintessence, 2004より改変）

る部分は感覚が鋭敏である．

i) 触・圧覚，痛覚

口腔粘膜には，Pacini 小体以外の機械受容器が存在し，遅順応型の応答を示す Merkel 触覚盤，Ruffini 小体と，速順応型の応答を示す Meissner 小体，Krause 小体などが認められる．舌尖や口唇など口腔の前方部は，指先と並んで 2 点識別閾（2 つの触刺激が 2 点として識別されるのに必要なその 2 点間の最小距離）が低く，2 mm 以下である（図 1.4.7）．また舌は，立体の三次元的形状を識別できる能力（立体認知能）も高い．硬口蓋粘膜では，切歯乳頭や横口蓋ひだなど前方部の感覚は鋭敏であるが，これより後方部の感覚は鈍である．舌も舌尖から舌背に移行するにつれて感覚が鈍になる．一方，口腔の後方部であっても軟口蓋や舌根は感覚が鋭敏であり痛点も多い．頬粘膜の感覚は一般に鈍で，特に Kiesow の無痛領域とよばれる第二大臼歯に接する頬粘膜中央部から口角にかけての帯状の領域は痛点が少ない．舌下面と口腔底前方部の感覚は鋭敏で，2 点識別閾は口唇についで小さい．また両部位は痛覚の閾値も低く，痛みに敏感である．

ii) 温度感覚

口腔粘膜の温度感覚は，皮膚に比べて鈍く，口唇の皮膚で 55 〜 60℃，口腔粘膜で 60 〜 65℃に耐えられる．これは，口腔に取り入れた食物の温度は唾液によって冷却されることと，舌や歯，頬粘膜によって食物が常に移動され，特定の部位にとどまらないことが関係すると考えられる．

e. 顔面皮膚

顔面皮膚には，Meissner 小体，Merkel 触覚盤，Ruffini 小体，毛包受容器や自由神経終末が存在し，ほかの部位の皮膚に比べて同等かそれ以上に感覚が鋭敏である．2 点識別閾については，口唇外皮部が最も低く，指先と同様の値を示す．一方，Semmes Weinstein フィラメントのようなナイロンフィラメントで刺激すると，鼻の周囲ではわずか 5 〜 9 mg の圧で触覚が生じ，指先に比べてはるかに鋭敏である（図 1.4.7）．

また，表情筋には筋紡錘がないが，顔面の運動は顔面皮膚の機械受容器によって感知される．これらの受容器は，発音や咀嚼運動などに伴って興奮し顔面の運動の情報を中枢に送る．

f. 閉口筋筋紡錘

応答特性

閉口筋のなかには筋紡錘が豊富に存在し，筋の長さと，長さの変化率を感知する．一方，開口筋や表情筋には筋紡錘はきわめて少ない．筋紡錘のなかには数本の筋線維（錘内筋線維）があり（図 1.4.8），その中央部には求心性神経が終止しており，開口時などに閉口筋が引き伸ばされると錘内筋も引き伸ばされ，求心性神経の終末が変形してインパルスが発生する．筋紡錘の感度は高く，50 μm 程度の筋の反復性の伸張に応答する．求心性神経には Ia 群線維とⅡ群線維の 2 種類があり，Ia 群線維は錘内筋の核袋線維と核鎖線維に終止し（一次終末），Ⅱ群線維は主として核鎖線維に終止する（二次終末）（図 1.4.8B）．筋を伸張して引き伸ばされた状態に保持すると，一次終末も二次終末も筋の長さに比例してインパルスの発生頻度が増え，いわゆる静的反応が生じる（図 1.4.8C）．また，一次終末では筋が引き伸ばされて長さが変化している間インパルスの発生が一過性に増え，これを動的反応という．動的反応

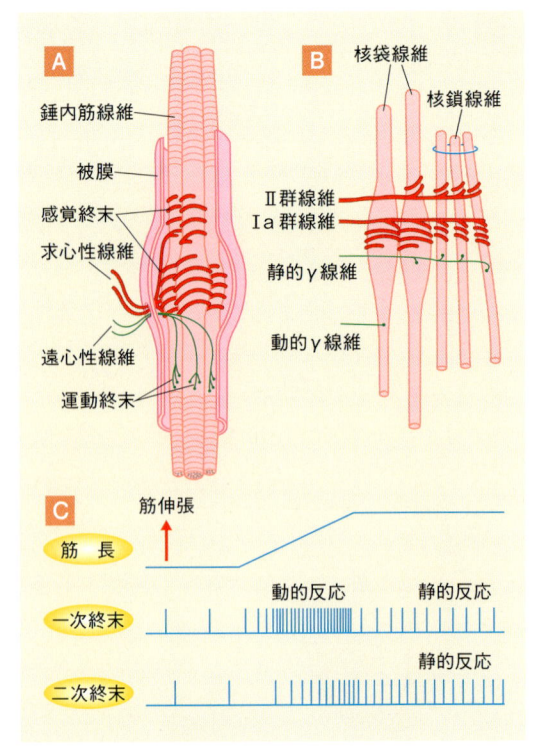

図 1.4.8 筋紡錘の構造（A）と錘内筋線維（B）と一次終末および二次終末の応答（C）

(Kandel ER, Schwarz JH, et al：Principles of neural science, 4th, p719, McGraw-Hill, 2000 より改変)

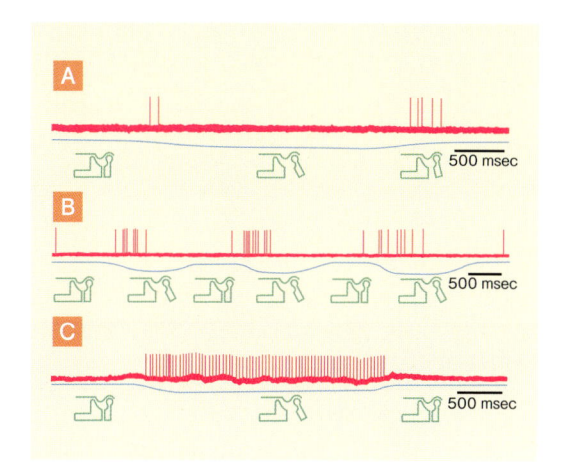

図 1.4.9　顎関節からの一次求心線維の応答
耳介側頭神経関節枝から記録した応答．
A：速順性応答，B：やや遅い速順性応答，C：遅順性応答．
(Kawamura Y, Abe K, et al：Bull Tokyo Med Dent Univ, **21** (Suppl)：78-82, 1974 より改変)

の大きさは筋の長さが変化する速さに比例する．

錘内筋線維は，求心性神経以外にもγ線維とよばれる細い遠心性神経線維の支配を受ける（**図1.4.8B**）．γ運動線維の活動によって錘内筋の両端部が収縮し，錘内筋の中央部が引き伸ばされることで筋紡錘の感度が上がる．

g. 顎関節

顎関節の関節包内外や関節靱帯には自由神経終末，Ruffini 小体，Golgi 様終末，Pacini 様小体などのさまざまな感覚受容器が部位に存在する．ネコの耳介側頭神経から記録された応答（**図1.4.9**）では関節の動きに対応して，速順応性あるいは遅順応性の反応が認められ，顎関節受容器は下顎窩における下顎頭の位置，運動方向，運動速度についての情報を感知している．これらは，下顎運動の速度や開口角度の調節に機能している．また，動物の顎関節からの求心性神経で，侵害刺激に応答するものが見いだされており，痛覚情報も中枢に送っている．

〔井上富雄〕

■ **文　献**

Miles TS, Nauntofte B, et al eds：Clinical Oral Physiology, Quintessence, 2004.
森本俊文，山田好秋編：基礎歯科生理学，第5版，医歯薬出版，2008.
脇田 稔，山下靖雄監，井出吉信，前田健康他編：口腔解剖学，医歯薬出版，2009.

2　食欲調節と摂食のメカニズム

われわれヒトも含めて動物は，通常空腹（hunger）に伴って食欲（appetite）が起こり，これが動機となって食物を摂るいわゆる摂食行動に駆り立てられるが，やがて満腹（satiation）となって摂食行動をやめる．すなわち，空腹感と満腹感によって食欲は程よく調節されており，その結果，日々の食物摂取量は適切に保たれている．これら一連の摂食行動は，エネルギーホメオスターシス（energy homeostatis）の一環であり，末梢と中枢が協調し合いながら実現されている．

（1）神経行動としての摂食

摂食行動はほとんどすべての脳機能の協調と統合によって成り立つ．このような総合性をもった摂食行動の神経機構は複雑である．後述の，摂食中枢および満腹中枢は，それぞれグルコース感受性ニューロン（glucose-sensitive neuron）およびグルコース受容ニューロン（glucoreceptor neuron）を介して，空腹に伴う体内の代謝産物やホルモン濃度変化などの内部環境（internal milieu）の情報を受容する．同時に末梢臓器からの情報も受け取り，これらすべての情報を統合処理して空腹感を発生させる．摂食中枢（feeding center），満腹中枢（satiety center），前頭連合野，辺縁系，錐体路系および錐体外路系の運動中枢からなる神経機構によって，空腹感の認知がなされる．ついで，この神経機構は外部環境情報を処理・統合して食物を期待できる環境状況の認知，食物と非食物の識別，食物の良否などの認知，食物の獲得行動，食物報酬の認知・評価の各過程からなる摂食行動が遂行される．十分に食べると，満腹中枢および摂食中枢は，それぞれグルコース受容ニューロンおよびグルコース感受性ニューロンを介して，満腹に伴う内部環境情報や末梢臓器からの情報を処理・統合して満腹感を発生させる．そして空腹感の認知の場合と同様に満腹感が認知され，摂食行動は停止する．

（2）摂食調節の末梢説と中枢説

主観的な経験によれば，空腹は胃の部位に限局する（あるいは投射される）一般感覚である．すなわち，空腹感は胃に内容物がないときに現れ，胃が食物で満たされると，すぐ満腹感が起こ

る．Cannon と Washburn（1912）は，胃の空腹痛（hunger pang）と一致して胃の律動収縮が発現することを明らかにした．Carlson（1916）はこの胃収縮が食欲を誘発すると考えた．すなわち，胃の空腹期収縮と空腹感発生との密接な相関関係から，空腹や満腹に関する情報は胃壁の機械受容器（mechanoreceptor）を介して形成され，それが迷走神経を介して中枢へ伝えられると考えたのである．さらに胃壁筋の収縮性は，循環血中のグルコース濃度によって左右される．これがいわゆる空腹感および満腹感発生に関する末梢説である．実際，胃壁伸展により摂食中枢のニューロン活動は減少し，満腹中枢のニューロン活動が増加することが知られている．しかし，動物の胃の神経を切除したり，胃を全部摘出しても摂食行動にはほとんど影響がなく，ヒトで同様の手術を行った患者でも空腹感に何ら変化のないことが多い．胃の空腹期収縮は空腹感発生の一因ではあるが，これだけでは空腹感の発生を説明することができず，エネルギーホメオスターシスの観点からも説明する必要がある．ただし，肝門脈や十二指腸にはグルコース受容器が存在することが明らかにされており，また最近では，脂肪細胞から放出される飽食ホルモンのレプチン（leptin）や，胃の弛緩時に胃から放出される摂食亢進ペプチドのグレリン（ghrelin）などが発見され，末梢臓器や末梢受容器も空腹感および満腹感の発生に強く関与すると考えられている［⇨ 1.4-2(7)を参照］．

ラットやネコの実験によると，視床下部外側野（lateral hypothalamic area：LHA）の両側破壊により，無食症（aphagia）と無飲症（adipsia）が起こり，視床下部腹内側核（ventromedial hypothalamic nucleus：VMH）やその少し外側の両側破壊により過食（hyperphagia）と肥満（obesity）が起こる．逆に LHA を刺激すると，満腹状態であっても摂食行動を開始し，摂食量は増加する．一方，VMH の刺激では空腹状態で摂食中でも摂食行動は停止し，摂食量は減少する．これらの実験結果から LHA は摂食行動を促進する摂食中枢であり，VMH は摂食行動を抑制する満腹中枢であると考えられた（図 1.4.10）．これらの両中枢は，一方のニューロン活動が上昇すれば他方のニューロン活動は抑制されるという相反的な関係にある．摂食行動は基本的にはこの両中枢の相反的活動性によって制御されると考えられている．これが摂食行

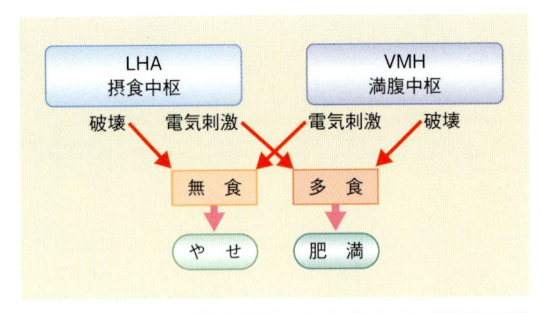

図 1.4.10　LHA（摂食中枢）および VMH（満腹中枢）の摂食に及ぼす作用
LHA の電気刺激や VMH の破壊は多食を生じ，LHA の破壊や VMH の電気刺激は無食を生じる．
（大村　裕，喜多孝子：代謝，**16**：179-190，1978 より改変）

動の二元中枢説（dual center theory）である．しかし，この考えも後述のように修正が必要となっている［⇨ 1.4-2(7)を参照］．

(3) 生理変数の動態に基づいた摂食調節の諸説

摂食中枢や満腹中枢の活動を調節するのは，空腹時および満腹時に起こる体内の変化である（図 1.4.11）．体内で起こる変化としては，血中のグルコース，遊離脂肪酸，アミノ酸などの代謝産物の濃度変化，血中インスリン，グルカゴン，副腎皮質刺激ホルモン，成長ホルモン，副腎皮質ホルモンなどのホルモン濃度の変化，食物の消化時の体温上昇などがあげられる．以上のような体内の変化を，摂食中枢および満腹中枢の化学受容器や温度受容器が感知し，空腹感および満腹感を生ずるということを根底において摂食調節に関する中枢説が提唱された．そのおもなものは，糖定常説（glucostatic theory），温度定常説（thermostatic theory），脂肪定常説（lipostatic theory），およびリン酸化定常説（phosphorylation static theory）である．

糖定常説は，1955 年に Mayer が提唱した説で，満腹中枢のグルコース受容器が体内のグルコース濃度の変化を感知し，それによって摂食の調節がなされるという考え方である．しかし，現在では，摂食中枢や満腹中枢にもグルコース濃度の変化を感知するニューロンの存在が明らかにされている．またグルコースを感知するニューロンは延髄背側部にも存在するし，中枢だけでなく，十二指腸や肝循環にもグルコース濃度の変化に応答する受容器が存在する．これらのグルコース受容器も摂食の調節に関与するものと考えられる．

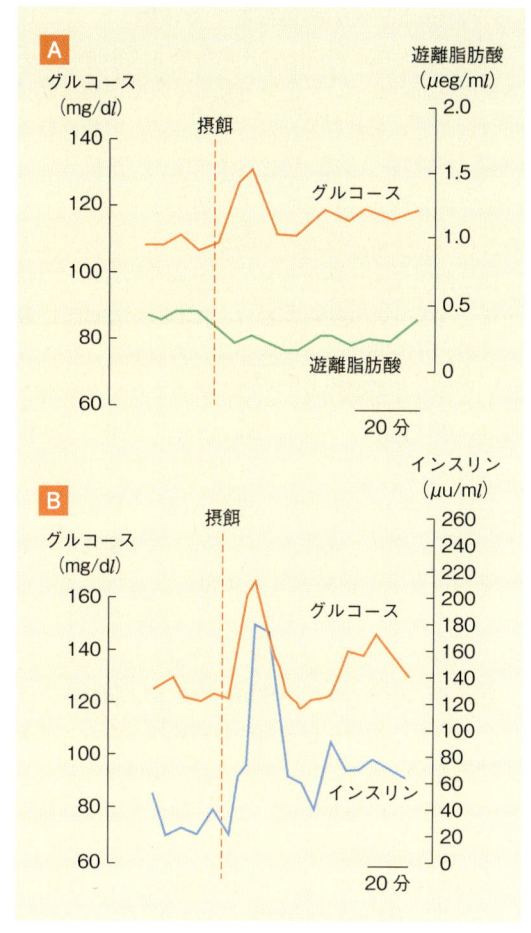

図 1.4.11 摂餌前後における血中の物質濃度変化
摂餌によるラット心房血のグルコース（A, B），遊離脂肪酸（A）およびインスリン（B）の濃度変化を示す．
（Steffens AB：Physiol Behav, **5**(2)：147-151, 1970 より改変）

温度定常説は，1948 年に Brobeck が提唱した説で，食物が肝臓で代謝されるときの特異動的作用（specific dynamic action：SDA）によって発生する熱による体温上昇を，摂食および満腹中枢が感知して摂食を調節するという考え方である．実際には，体温調節中枢である視索前野の温度受容ニューロンが，摂食および満腹中枢ニューロンの活動性を修飾することにより調節を行っている．温度定常説によって，食欲は発熱時や環境が暖かいとき，たとえば夏季には減退し，寒いときには亢進することを合目的的に説明できる．

脂肪定常説は，1951 年に Kennedy が提唱した説で，視床下部の満腹中枢は血中遊離脂肪酸の濃度に感受性をもち，これによって摂食は調節されているという考え方である．この見解は，動物が長期にわたって体重を一定に保持するうえで，毎日一定量の脂肪が身体内の全脂肪量に比例して動き，脂肪合成と脂肪分解が均衡しているという事実に基づいている．脂肪は空腹時に分解され，血中の遊離脂肪酸が増加する．この脂肪酸の量を測定する化学受容器（脂肪受容器）を満腹中枢に想定したのが脂肪定常説であるが，現在では遊離脂肪酸を感知するのは摂食中枢のグルコース感受性ニューロンであることが明らかとなっている．

リン酸化定常説は，1978 年に Davis と Wirtshafer が，視床下部ニューロンはアデノシン三リン酸（adenosine triphosphate：ATP）利用を定常にする機能をもつと想定して唱えた説である．摂食は体内のエネルギー量が不足すれば促進され，過剰であれば抑制される．すなわち，体内のエネルギー（ATP）量を監視し，それを一定に保持しているという考え方である．

以上に示した考えは，いずれも摂食の調節に重要な役割を果たすと考えられる．糖定常説と末梢説はおもに摂食の短期調節に都合がよく，脂肪定常説は長期の調節に都合がよい．体内のグルコース，遊離脂肪酸，脂肪，エネルギー量は相互に密接に関連して変化する．摂食および満腹中枢の同一ニューロンがこれらの物質に感受性をもち，さらにインスリンなどの各種ホルモンにも感受性をもつことなどから，短期および長期の調節機構は重複しているものと考えられる．

(4) 摂食中枢および満腹中枢における化学受容ニューロン

前述した空腹および満腹感発生に関する中枢では，グルコース受容器や脂肪受容器の存在が想定されていた．その後，Oomura ら（1969, 1973）によって，摂食中枢および満腹中枢に化学受容ニューロンの存在が実証された．

摂食中枢ニューロンの 20〜30％はグルコースによって活動が抑制される．これらは，グルコース感受性ニューロンとよばれる．一方，インスリンおよび遊離脂肪酸はグルコース感受性ニューロンの活動を促進する．満腹中枢ニューロンの 20〜30％はグルコース受容ニューロンとよばれ，摂食中枢のグルコース感受性ニューロンとは逆にグルコースによって活動が促進される．一方，インスリンおよび遊離脂肪酸はグルコース受容ニューロンの活動を抑制す

る．このように各物質のグルコース受容ニューロンに対する作用は，摂食中枢のグルコース感受性ニューロンの場合と逆になっており，摂食の二元中枢説を説明するうえできわめて都合がよい．

(5) 中枢ニューロンの働きによる空腹感および満腹感の発生

摂食後，時間を経るとともに血中のグルコースおよびインスリンの濃度は減少し，カテコールアミン，グルカゴンなどの上昇によって，遊離脂肪酸の濃度は上昇する．この遊離脂肪酸の濃度上昇によって摂食中枢グルコース感受性ニューロンの活動が高まる．このようなグルコース感受性ニューロンの活動亢進は，副腎および脂肪組織を支配する交感神経の活動を促進するので，遊離脂肪酸の濃度はさらに増加する．これは一種の正のフィードバック (positive feedback) である．一方，遊離脂肪酸は満腹中枢のグルコース受容ニューロンの活動を抑制する．さらに血中グルコース濃度の減少によってグルコース感受性ニューロンの活動は低下する．このようにして，グルコース受容ニューロンの活動はさらに低下する．その結果，強い空腹感が発生する．強い空腹感発生に至る過程には，摂食中枢および満腹中枢内の局所回路，両中枢の相反的活動性などが関与するものと考えられる．

強い空腹感の発生に基づき，摂食行動が起こる．ラットで調べられた結果によると，摂食を開始すると2〜3分で血糖値は上昇し，40分以上持続する．またグルコース濃度の上昇に伴って，インスリン濃度も上昇する．これらグルコースとインスリン濃度上昇は脂肪細胞での遊離脂肪酸の取り込みと脂肪合成を促進するため，血中遊離脂肪酸の濃度は減少する．グルコース濃度の上昇によってグルコース受容ニューロンの活動は促進され，グルコース感受性ニューロンの活動は抑制される．さらに遊離脂肪酸の濃度の減少の結果，グルコース受容ニューロンの活動は高まり，グルコース感受性ニューロンの活動は低下する．したがって，空腹時とは逆に満腹中枢のグルコース受容ニューロンの活動はさらに促進され，摂食中枢のグルコース感受性ニューロンの活動はさらに抑制される．こうして満腹感が発生し，摂食行動は停止する．以上はこれまで得られた知見に基づいて述べたもので，それを模式的に示したのが図1.4.12である．

(6) 大脳辺縁系の摂食における役割

摂食行動をはじめとした本能行動と，本能的欲求実現の可否に基づいた情動行動は，視床下部と大脳辺縁系によりもたらされる．本能行動と情動行動には必ず，呼吸，循環，消化器系の変化，排尿，唾液分泌，瞳孔散大，立毛などの自律反応を伴い，その遂行には自律系の機能の強調が不可欠である．視床下部は内部環境の変化を基に自律系を介して，内部環境変化の受容と統合を行い，行動を内部環境に適応させる．大脳辺縁系は感覚系（特殊感覚，体性感覚）を介して外部環境の受容と統合を行い，行動を外部環境に適応させる．大脳辺縁系のなかで，扁桃体は視床下部と最も強い直接の解剖学的および機能的連絡をもち，大脳皮質と視床下部の中間に位置して視床下部機能を調節している．イヌで扁桃体の基底外側核群（外側核，基底外側核および基底内側核）を破壊すると摂食が促進し，皮質内側核群（皮質核，内側核および中心核）を破壊すると摂食が抑制される．一方，ネコで皮質内側核群を刺激すると摂食が促進し，逆に基底外側核群を刺激すると摂食が抑制される．これらの結果から，扁桃体の基底外側核群は摂食の抑制系で，皮質内側核群は促進系であると考えられている．

(7) 新たな摂食調節機構の考え

ここまで，摂食中枢（LHA）と満腹中枢（VMH）の二元中枢説に基づいた摂食行動の機構を述べてき

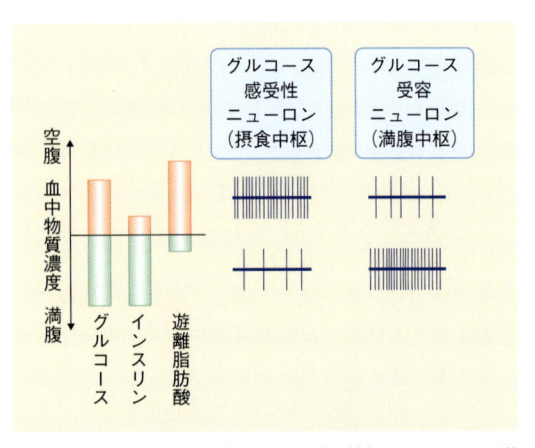

図1.4.12 摂食中枢グルコース感受性ニューロンと満腹中枢グルコース受容ニューロンの応答特性

グルコース感受性ニューロンは空腹時には活動電位の頻度が上昇し，満腹時には頻度が減少する．グルコース受容ニューロンは逆の応答を示す．

（大村　裕：食欲．食の科学，1980より改変）

た．この考えは膨大な研究結果を基に体系化されており，現在でも食欲や摂食行動を理解するための基本となっている（大村，1982）．

VMH が満腹中枢であると考えられたのは，金チオグルコースをマウスに投与すると視床下部の腹内側部が破壊され肥満と過食が生じたからである．糖定常説に従って，金チオグルコースのグルコースがグルコース受容体に特異的に結合し，神経毒である金が満腹中枢のニューロンを特異的に死滅させると考えたのである．その後，VMH にグルコース受容ニューロンが多く見いだされたことなどにより，VMH が満腹中枢であると考えられた．しかし，初期の報告でも金チオグルコースによる破壊は弓状核（arcuate nucleus：ARC）の背側部から VMH の腹側部に至る領域に局在しており，VMH の大部分は破壊されずに残っていることが示されていた．最近では，この実験を追試・再評価することにより，金チオグルコースは視床下部内側底部にある弓状核ニューロンの細胞体と線維を破壊することによって過食と肥満をもたらすと考えられている．このような知見とともに，摂食調節作用をもつペプチドが末梢および中枢で相ついで発見されたことによって，摂食調節の二元中枢説が変更を迫られている．以下にその考えを述べるが，いまだ明確でない部分もあり，今後変更される可能性があることをあらかじめ断っておく．

1994 年に，遺伝的肥満マウス（ob/ob マウス）より，原因遺伝子である ob 遺伝子が同定された．この遺伝子産物は，脂肪組織のみから分泌される 146 アミノ酸残基からなるポリペプチドで，強い摂食抑制作用をもつとともにエネルギー消費をもたらす．それまで単なるエネルギーの貯蔵庫であると考えられていた脂肪組織から，摂食を抑制する作用をもつ物質が発見されたのである．この物質は，ギリシャ語でやせることを意味する leptos にちなんで，レプチンと名づけられた．レプチンの発見以前から，多数の神経ペプチドが視床下部に作用し摂食を調節することが明らかになっている．これら摂食関連ペプチドは，摂食に対する作用によって 2 つのグループに分けられる．摂食を促進するペプチドには，ニューロペプチド Y（neuropeptide Y：NPY），メラニン凝集ホルモン（melanin-concentrating hormone：MCH），オレキシン（orexin：ORX），アグーチ関連蛋白（agouti-related peptide：AgRP），グレリンなどがある．摂食を抑制するペプチドには，α-メラニン細胞刺激ホルモン（α-melanocyte-stimulating hormone：α-MSH），コカイン-アンフェタミン調節転写産物（cocaine- and amphetamine-regulated transcript：CART），甲状腺刺激ホルモン放出ホルモン（thyrotropin-releasing hormone：TRH），副腎皮質刺激ホルモン放出ホルモン（corticotropin releasing hormone：CRH），コレシストキニン（cholecystokinin：CCK）などがある．これら神経ペプチドは視床下部のさまざまな部位のニューロンでつくられるが，特に摂食やエネルギー代謝と関係の深い視床下部の弓状核，室傍核，LHA などに多く存在する．また，それらのニューロンは視床下部内部で相互に連絡するとともに，視床下部以外の中枢領域にも広く投射することが明らかとなっている．レプチンが発見されたとき，この物質は満腹中枢（VMH）のニューロンを刺激し摂食中枢（LHA）のニューロンを抑制することで摂食を抑制すると考えられた．しかし，レプチン受容体は，LHA や VMH のみならず，弓状核，室傍核，背内側核にも豊富に発現している．視床下部の内側底部は脳血管関門がゆるく，血中のレプチンが容易に脳内に侵入できることから，弓状核ニューロンはレプチンの重要な標的であると考えられている．

さらに，弓状核には胃から分泌されるグレリンも作用する．グレリンは 1999 年に Kojima らにより，成長ホルモン分泌促進因子受容体（growth hormone secretagogue receptor：GHS-R）の内因性リガンドとして，胃より単離・同定された 28 個のアミノ酸からなるペプチドである．ヒトとラットのグレリンは胃に最も多く存在するが，腸，膵臓，胎盤，腎臓などでも産生される．中枢では視床下部弓状核の外側部位に産生細胞が存在し，その神経線維は正中隆起や視床下部のほかの核に及ぶ．グレリンは，ラットやマウスに中枢および末梢投与すると，成長ホルモン分泌促進作用とは別に，摂食亢進と体重増加を示す．グレリンの摂食促進効果は脳室内投与のほか，静脈内や腹腔内投与でも認められ，これまで知られているかぎりでは，グレリンが唯一の末梢性空腹信号として摂食促進に作用している．胃から分泌されたグレリンは迷走神経を介して中枢に空腹情報を伝えることが明らかとなっている．一方，GHS-R の情報伝達リボ核酸（messenger ribonucleic acid：mRNA）はVMHや弓状核に多く認められる．グレリンの血中投与で弓状核ニューロンの活動性は高まるが，VMHやほかの視床下部の活動性に変化はみられない（ただし，電気泳動法によるグレリンの直接投与では，これらの部位のニューロン活動に変化が生じることが明らかになっている）．GHS-R mRNAは弓状核のNPY含有ニューロンの94％に発現している．また，NPYやAgRPの抗体あるいは拮抗薬投与によりグレリン惹起性の摂食亢進は減弱する．これらのことから，グレリンの摂食亢進作用は迷走神経のみならず，弓状核のNPY/AgRP含有ニューロンを介していることが考えられる．このような知見から，前述のレプチンと同じくグレリンも弓状核ニューロンを介して摂食を調節していると考えられる．血中ホルモン情報の統合部位としての弓状核ニューロンを中心とした，新たな摂食調節の図式ができあがりつつある（Inui, 2001）．

それでは，どのような脳内物質と神経回路が考えられているのであろうか．摂食関連ペプチドの生理作用を確かめる方法として，これらペプチドを欠損する遺伝子ノックアウトマウスが多種類作成された．複数のペプチドが摂食亢進に関与するわけであるから，単一のペプチドを欠損するだけでは，摂食量や体重に変化がみられないことは十分考えられる．実際，摂食関連ペプチド欠損マウスのほとんどは，摂食量の変化や体重の変化を示さない．ところが，MCH欠損マウスは摂食量と体重の減少を示し，α-MSH欠損マウスは過食と肥満を示す．このことから，MCHとα-MSHを中心にすえた調節が考えられている（Kawano et al, 2002）（図1.4.13）．

摂食抑制作用をもつα-MSH含有ニューロンの細胞体は弓状核に存在し，その線維は視床下部や脳幹に投射している．視床下部，とりわけ室傍核への投射は摂食抑制に重要であり，延髄や脊髄への投射は消化管機能や熱産生の亢進に重要であると考えられている．一方，空腹時や飢餓時に血中レプチン値が低下すると，α-MSH含有ニューロンの働きが抑制され，NPY含有ニューロンは興奮する．NPY含有ニューロンは室傍核のTRH（摂食抑制作用をもつ）や，LHAのORXとMCH（ともに摂食促進をもつ）を含むニューロンとシナプスをつくっていることが知られている．さらにMCH含有ニューロンはそれ自身レプチン受容体をもっており，MCHの発現はレプチンによって抑制される．したがって，血中レプチン値の変動は直接，または弓状核を介して間接的にMCH含有ニューロンに伝わる．MCH含有ニューロンが興奮すると，脳内に広範囲に分布する線維終末からMCHを放出し，MCH受容体を刺激する．MCH線維とMCH受容体は脳全体のみ

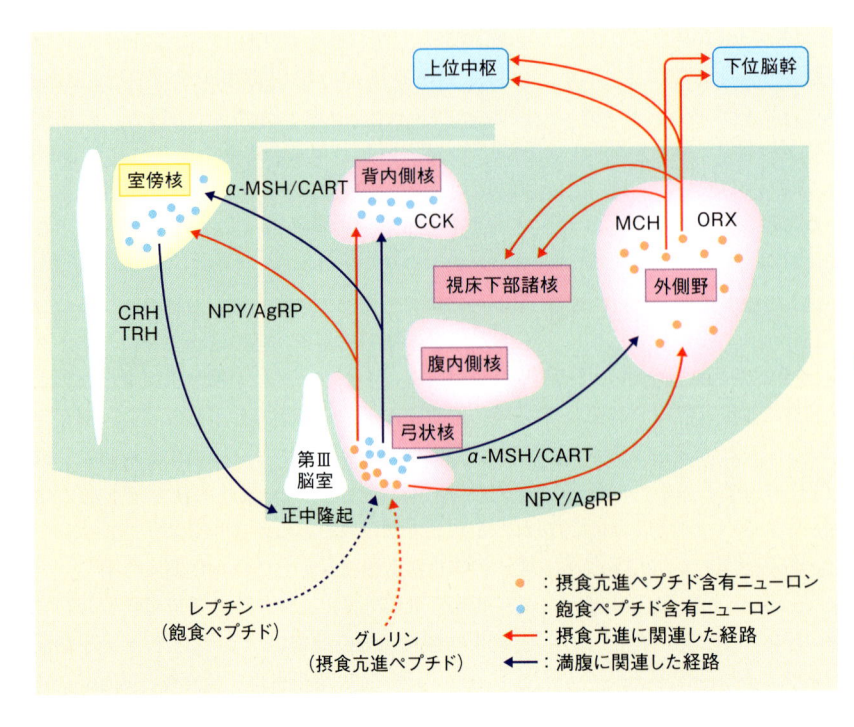

図1.4.13 摂食関連ペプチドを中心とした摂食調節回路の模式図

視床下部の内側底部に位置する弓状核に，レプチンやグレリンが作用する．摂食亢進作用をもつORXやMCH含有ニューロンは，外側野から広範な脳部位に投射する．

（Kawano H, Honma S, et al：Anat Sci Int, **77**：149-160, 2002 より改変）

ならず脊髄にまで分布しているが，それらすべてが摂食に関係する機能をもつかについては，現在のところまだわかっていない．興味深いことに，脳内のMCH受容体の発現もレプチンによって抑制性の調節を受けている．レプチンを欠損する*ob/ob*マウスでは脳全体のMCH受容体の発現は増加しており，このマウスにレプチンを投与すると，MCHの発現量はもとに戻る．したがって，絶食時のような血中レプチン値の低いときには，視床下部のMCHニューロンも脳内のMCH受容体を発現するニューロンも，ともに活性化されると考えられる．このことは理にかなっており，たとえば飢餓に直面したときにはMCHの作用が強くなり，脳全体が摂食促進に働くようになっているのかもしれない．

このように現在のところ，末梢ホルモンの受容部位としての弓状核と，そこからの神経情報をMCHとα-MSHが介在する脳内神経回路が考えられているが，その全貌についてはいまだ明らかとなっていない．

〔小橋　基〕

■ 文　献

Inui A : Ghrelin: an orexigenic and somatotrophic signal from the stomach. Nat Rev Neurosci, **2**：551-560, 2001.

Kawano H, Honma S, et al : Melanin-concentrating hormone neuron system ; the Wide Web that controls the feeding. Anat Sci Int, **77**：149-160, 2002.

大村　裕：視床下部．新生理学，第5版（問田直幹，内薗耕二他編），pp391-521, 医学書院，1982.

3　顎関節の構造と機能

顎関節は，下顎骨を頭蓋に連結する関節で，頭部に存在する唯一の可動性連結である．下顎の運動，つまり開閉口や下顎の扁位は，咀嚼・会話や呼吸など，どのような口腔の機能を営むうえでも必然的に起こってくる．下顎の運動の特徴はまず顎関節の特徴を理解するところから始まる．

（1）顎関節の構造

まず，顎関節を構成する骨組織についてみると，側頭骨の下面で，頬骨弓根部から後方の外耳孔とこれを含む鼓室部の間に位置する下顎窩とその前方の関節結節で受け皿が構成され（図1.4.14A），下顎骨の関節突起の下顎頭がそこにはまり込んだ形態をなしている．下顎窩の後方は，鼓室部との間に明瞭な鼓室隣裂という骨の癒合線が認められる．

ついで，軟組織も含めてみてみると（図1.4.15），下顎頭と下顎窩の間にはコラーゲンでできたかたい線維性の板である関節円板が存在する．関節包で包まれた関節腔は関節円板で上関節腔と下関節腔の2つに分けられる．

関節円板の後方には円板後部結合組織とよばれる

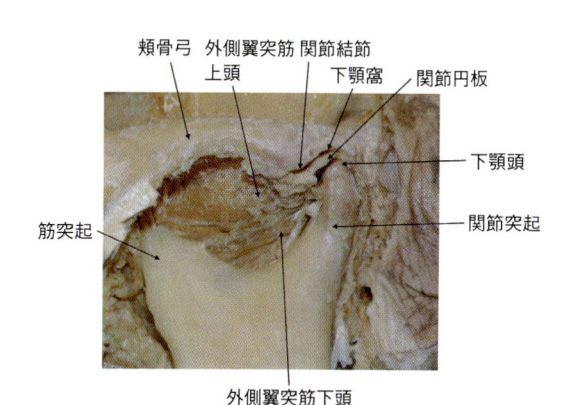

図1.4.15　顎関節の形態（軟部組織を含む）
（松本歯科大学解剖学第1講座の協力により撮影）

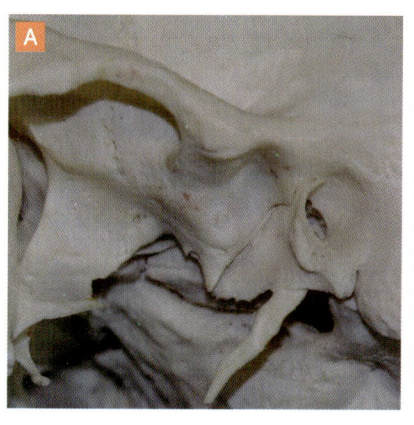

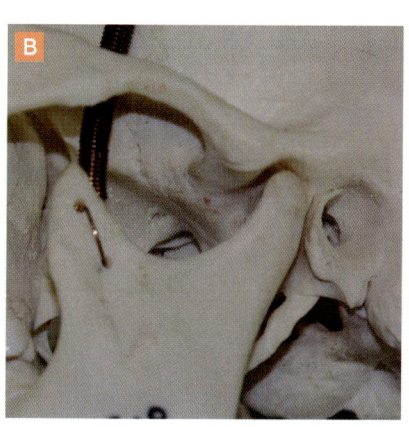

図1.4.14　顎関節の形態（骨標本）
（松本歯科大学解剖学第1講座の協力により撮影）

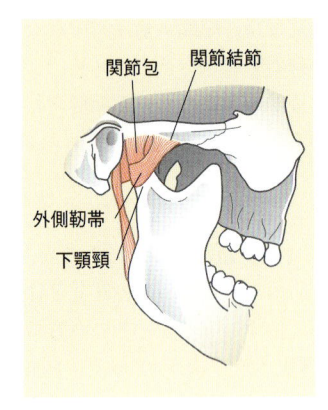

図1.4.16 外側靱帯
(全国歯科衛生士教育協議会監,前田健康,山田小枝子編:最新歯科衛生士教本 人体の構造と機能1 解剖学・組織発生学・生理学,医歯薬出版,2010より改変)

結合組織が存在し,上部は円板から下顎窩後壁に付着し,下部は下顎骨の下顎頭の後部から円板に付着している.上部は弾性に富み,円板が前方に移動する際に引き伸ばされる.一方,下部は弾性に乏しく,円板と下顎頭が離れないように引きとめている.顎関節には外側靱帯とよばれる三角形の靱帯が頬骨突起から下顎頭の外縁と後縁に付着して(図1.4.16),下顎頭の外側への動きを制限している.下顎運動には大きく影響しないが副靱帯(蝶下顎靱帯,茎突下顎靱帯)が付着している.

(2) 顎関節の機能

a. 顎関節の運動と下顎の運動

下顎は顎関節のなかで下顎頭が動くことで,開閉口運動および側方運動を行い,機能時にはそれらの複合運動を行う.顎関節は1つの下顎骨が左右2つの関節により,頭蓋と連結している複関節であり,一側の関節の動きが反対側の関節の動きに影響を及ぼすと同時に反対側の関節の動きから制約を受ける.開口運動のとき,下顎頭は回転運動に加えて,前後運動も行う(図1.4.17).開口が小さいときには下顎頭の回転運動が主であるが,大きく開口すると,回転運動に前後運動が加わる.左右の下顎頭が同様の運動をすることで,回転運動や前後運動は左右に偏位することなく行える.外側翼突筋の収縮により,下顎頭が前方に動くときは関節円板も一緒に移動し,常に関節円板を介して下顎窩の一部と接触した状態を保っている.筋収縮がなくなると,前方に移動した下顎頭や円板は円板後部結合組織上部の弾性により,後方に引き戻される.

また,顎関節のなかでの下顎頭は比較的ゆるいために,外側靱帯に動きを阻まれるまで,わずかに外

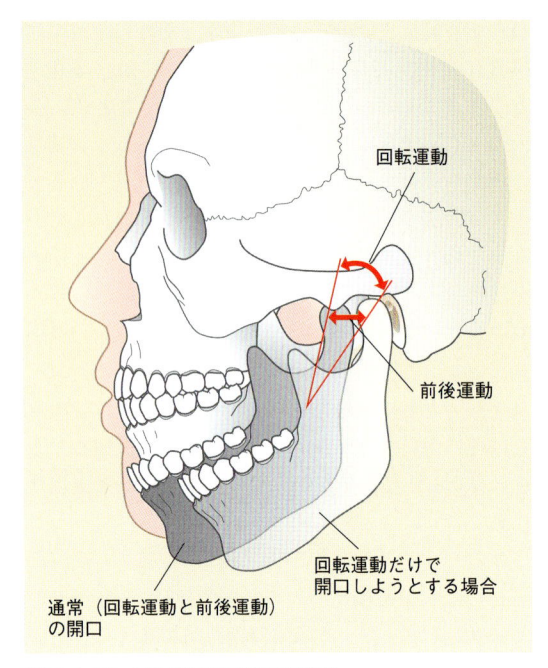

図1.4.17 開口時の下顎頭の動き
(森本俊文,松矢篤三他編:顎関節症入門,医歯薬出版,2001より改変)

側に動くことができる.下顎骨の側方運動も,1つの下顎骨が左右2つの関節を使っているために特徴的な動きを行う.側方運動を行うときには,左右の下顎頭の動きが異なる.下顎を動かす方向とは反対側の下顎頭が前下内方に移動することによって生じる回転運動である(図1.4.18).このとき,動かす方向にある下顎頭はわずかに外側に扁位する.臼歯部では食物を咀嚼するとき,閉口時に下顎が咀嚼する側に少し側方へ動く必要がある.このとき,咀嚼側反対側の下顎頭が移動したときに矢状面となす角をBennet角という.一方,咀嚼側の下顎頭がわずかに外側に移動する運動をBennet運動という.

b. 下顎の限界運動

下顎運動は上述の顎関節の制約のほかに,下顔面部の筋を含む軟組織や歯列によっても制約を受ける.すなわち,下顎が動くことのできる範囲はこれらによって決まってくる.この範囲の最外側に沿う経路を下顎の限界運動とよぶ.限界運動を行ったときの下顎切歯の軌跡をたどると,その軌跡は三次元的な立体を示し,上部が菱形に近い形をした菱形柱をなす(図1.4.19).この形をPosseltの図形とよぶ.矢状面での限界運動をみると,下顎頭が関節内で最後方位(図1.4.19B, I)をとったところで,

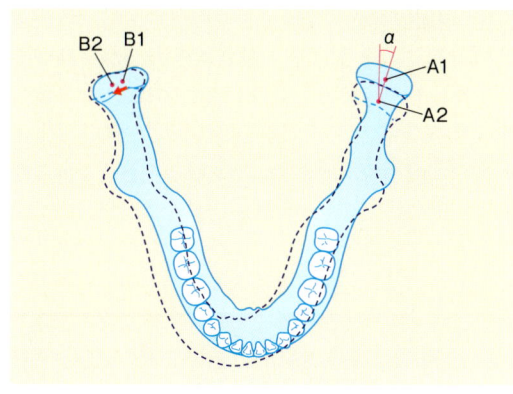

図 1.4.18　Bennet 運動と Bennet 角
下顎骨を上からみた図．右側に側方運動したとき（点線）に左側の下顎頭は前下内方に移動（A1 → A2）したときになす角度αを Bennet 角という．右側下顎頭はやや外側に扁位し（B1 → B2），この運動を Bennet 運動という．
（森本俊文，松矢篤三他編：顎関節症入門，医歯薬出版，2001 より改変）

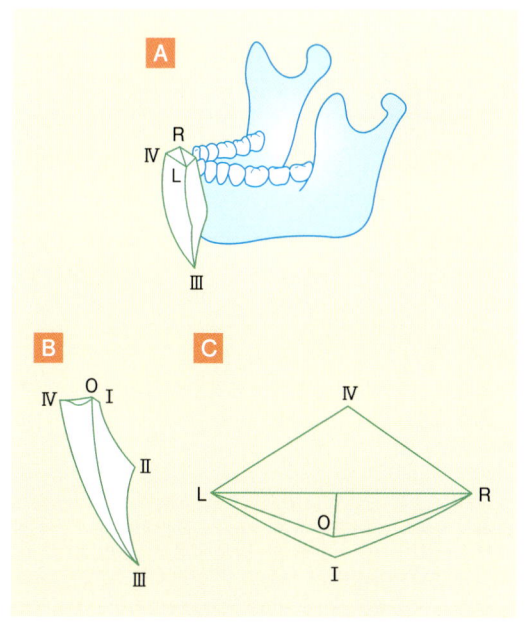

図 1.4.19　下顎の限界運動（下顎切歯路）
A：切歯部の限界軌道（立体菱形柱），B：矢状面限界運動，C：歯牙接触運動面（限界運動の上面）．

回転運動（蝶番運動）を起こすと，下顎切歯は後下方に動く．Ⅱで示すポイントより先には回転運動を行えないのでここから最大開口位（図 1.4.19B，Ⅲ）までは前後運動を伴って開口する．つまり，後方の経路はⅠ→Ⅱ，Ⅱ→Ⅲと 2 つの経路により構成される．下顎頭を最前方位においてからの切歯がたどる経路（図 1.4.19B，Ⅰ→Ⅳ）は，1 つの後下方に向かう弧を描いて最大開口位まで到達することができる．習慣性開閉口路とは習慣的に咬頭嵌合位から最大開口位に至る経路のことをいう．この運動では純粋な回転運動は含まれずに，回転運動と前後運動の両者から成り立つ．上方の水平面での限界運動では菱形に近い形をしている（図 1.4.19C）．歯の接触を保って側方運動を行ったときには咬頭嵌合位（O）→最側方位（R または L）の菱形内での経路をとる．義歯の咬合採得で水平的な上下顎の関係をみる場合のゴシックアーチを描くときには，L → I → R に相当する経路を利用する．

c. 顎関節の感覚

顎関節の感覚は，感覚の分類では体性感覚のなかの深部感覚あるいは自己受容感覚の 1 つであり，筋の伸張受容器と同様に運動によって発現するものであって，関節の動きの情報を中枢に伝える．

ⅰ）関節感覚の特徴

顎関節感覚は，下顎窩における下顎頭の位置，運動方向，運動速度についての情報を関節包内外や関節靱帯に存在する受容器が感知して，下顎の位置感覚，運動感覚を発現させている．これらは，下顎運動の速度や開口角度の調節に機能している．ネコの耳介側頭神経から記録された応答［⇨1.4-1 図 1.4.9 を参照］では，関節の動きに対応して，速順応性あるいは遅順応性の反応が認められる．また，動物の顎関節からの求心性神経では侵害刺激に応答するものが認められ，痛覚情報を中枢に送っている．顎関節には自由神経終末，Ruffini 小体，Golgi 様終末，Pacini 様小体などのさまざまな感覚受容器が部位に存在する．特に，関節包内に存在する受容器のほとんどすべてが自由神経終末である．

ⅱ）関節感覚の支配神経

顎関節は下顎神経（三叉神経第三枝）により支配されている．顎関節の前方部は深側頭神経，咬筋神経（いずれも下顎神経の神経枝）により支配され，後方部は耳介側頭神経（下顎神経の神経枝）とこれが枝分かれした外耳介神経前耳介神経，浅側頭神経，顔面神経との交通枝により支配されている．関節包後部が下顎の開閉運動に際して最も伸張・弛緩する部位であり，神経支配はこの部で最も密である．

d. 下顎位

下顎（下顎骨）は上顎（頭蓋骨）に対して相対的にさまざまな位置をとることができる．上顎を基準とした三次元的な下顎の位置を下顎位という．この

ような上下顎骨の相対的な位置関係を決める要因としては，顎関節の形態，上下歯列の関係，下顎につく筋の活動状態などがあげられる．このような要因から下顎位は決定されるが，基準となる下顎位はいくつかある．

i）下顎安静位

安静時に口唇を閉じて，顔を垂直にして，咀嚼筋に意識的な緊張のない状態を保つと，上下の歯は接触せずに，一定の隙間がある状態に下顎はとどまる．このときの下顎位を下顎安静位といい，上下切歯間にみられる隙間を安静空隙という（図1.4.20）．安静空隙は平均1～1.5 mmである．無歯顎者で咬合高径を決定する際には，歯がないので，下顎安静位を測定し，その下顎位から安静空隙の分だけ低くしたところを咬頭嵌合位と想定して，咬合高径を決定する．

下顎安静位がほぼ一定に保たれるのは，下顎の重量で開口しそうになるのを，筋の収縮，組織の粘弾性や口腔が1つの閉鎖腔と考えたときの陰圧などによって抵抗されて一定の位置にとどまるためである．筋の収縮は，閉口筋の伸張により起こる下顎張反射［⇨1.4-4(2)e. i）を参照］，顎関節の回転による反射や，気道確保のための舌根部や咽頭・喉頭の感覚受容器による反射で起こる無意識な収縮であるが，睡眠・覚醒状態などの変化で，深い睡眠に陥ると閉口筋の緊張はさらに減少し下顎は開口（下に下がる）した位置にとどまる．

ii）咬頭嵌合位

口を閉じたときに上下歯列の咬合面が接触嵌合し，安定した状態のときの上顎に対する下顎の位置を咬頭嵌合位という（図1.4.20）．この関係は上下歯列の咬合面の形態によって決まる咬合位であるために，顎関節での関係や筋の活動には関係せずに決まるものである．

ただし，歯には動揺があるために，嚙む力の大きさによって，わずかであるが咬合関係に変化をきたすことがある．軽く嚙んだ状態のときの方が，下顎位の再現性は大きい．

iii）中心位，中心咬合位

中心位は顎関節の関節窩と下顎頭の関係によって決まる下顎位である．両側の下顎頭が前上方部に位置し，関節円板の最も薄い部分を介して関節結節の後斜面に対向している位置にある．この位置は上下歯列の咬合状態には無関係であり，下顎頭が関節窩のなかで無理なく安定した位置にある．また，顎関節での関係がこの状態（中心位）にあるときに，上下歯列が咬合するときの下顎位を中心咬合位という．中心咬合位は顎関節での関係で決まり，咬頭嵌合位は上下歯列の咬合面形態で決まるので，有歯顎者では両者が一致する場合も一致しない場合もある．

〔増田裕次〕

■文　献

阿部勝也：顎関節よりの求心性神経情報に関する研究．歯基礎誌，**16**：117-128，1974．

森本俊文，松矢篤三他編：顎関節症入門，医歯薬出版，2001．

全国歯科衛生士教育協議会監，前田健康，山田小枝子編：最新歯科衛生士教本，人体の構造と機能1―解剖学・組織発生学・生理学，医歯薬出版，2010．

4　咀嚼のメカニズム

(1) 咀嚼の意義

咀嚼（chewing, mastication）は，哺乳類において，歯の形をそれまでの同型歯から，切歯，犬歯，臼歯に分化させるとともにはじめて現れた．咀嚼によって，食物は細かく粉砕され，消化液が作用する表面積が増える．また，果物や野菜のセルロースでできた細胞壁が破砕されてなかの栄養物が吸収されやすくなる．さらに，消化酵素を含む唾液を分泌することにより，糖類の予備消化も行われる．また，飲み込めないような大きな食物も嚙み砕くこと

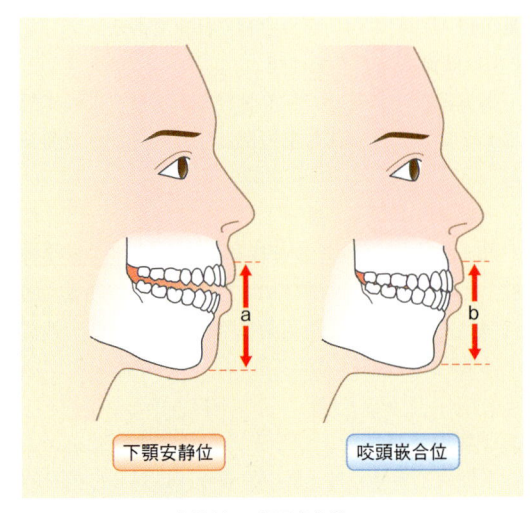

図1.4.20　下顎安静位と咬頭嵌合位
a-b：安静空隙．

で大きさが小さくなり嚥下できる．乾燥した粉状の食物は嚥下が困難であるが，唾液と混ざり合うことで食塊となり，嚥下が容易となる．一方，食物摂取は誤って毒物などを取り込んで死に至る危険性を伴う．食物を丸呑みにして胃に送るのではなくて，口で数回嚙むことで味覚や嗅覚が生じ，毒物や腐敗物を選別し摂取を避けることができる．哺乳類は，咀嚼を獲得することで，より安全に食物を摂取するとともに食物選択の幅を広げ，さらにより多くのエネルギーを取り出すことを可能とした．

食物の摂取は生存に必須であり，飢餓は摂食行動の強烈な欲求を起こす．食物を咀嚼し味わい飲み込むことで強い快情動が起き，覚醒レベルも上昇する．さらに，発育期に十分嚙んで咀嚼することは，口腔顎顔面領域の適切な発育に重要である．

(2) 咀嚼運動の調節

a. 運動パターン

食物を口腔内に取り入れると，閉口筋と開口筋が交互に繰り返し収縮し，食物を嚙み砕いて咀嚼し，嚥下を行う．嚥下までの咀嚼の回数，閉口筋の張力，咀嚼のリズムおよび下顎運動経路は，咀嚼する食物の性状によって変化する．たとえば，スルメのようなかたくて嚙み切りにくい食品を咀嚼すると，やわらかい食品に比べて，嚥下までの咀嚼回数は多く閉口筋に発生する張力も大きい．さらに，開閉口のリズムも遅くなり，下顎運動の経路も変化する．

b. 咀嚼過程

Hiiemaeら（1996）は，ヒトが一定量の食物を口腔内に取り込んでから嚥下によって食物が完全に口腔内からなくなるまでの一連の咀嚼過程を，取り込みおよびstage I 移送期（bite and stage I transport），咀嚼期（chewing stage），終期（clearance stage）の3段階に分けた（図1.4.21）．

i）取り込みおよびstage I 移送期

口腔内に取り込んだ食物を前歯で切断し，舌を用いて左右いずれかの臼歯部に移送される時期を指す．このうち舌による食物の移送をstage I 移送（stage I transport）とよぶ．食物を取り込む際の開口度は，食物が大きいほど増大する．閉口筋の活動は咀嚼期に比べて小さい．

ii）咀嚼期

下顎が開閉口を繰り返し左右いずれかの側の臼歯で食物を粉砕する時期を指す．それぞれの咀嚼サイクルにおいて第一大臼歯の運動路は，下方に動く開口（I相）に続いて，作業側方向（外側方向）への偏位（II相），閉口（III相），滑走（IV相），さらに非作業側方向への滑走（V相）に分けられる（図1.4.22）．V相ないし，IV・V相がないこともある．閉口に伴い食物は舌側と頬側に落下するが，舌と頬によって再び上下臼歯間におかれて粉砕される．咀嚼中には唾液が豊富に分泌され，粉砕された食物と混ぜ合わされて食塊が形成される．咀嚼期の運動パターンは個人差が大きい．

咀嚼中に一部の食塊は舌によって咽頭へ運ばれる．この過程は，咀嚼期に間欠的に起き，stage II 移送（stage II transport）とよばれる．咀嚼期にもしばしば嚥下が起こる（図1.4.21 赤矢印）．

iii）終期

口腔内に残った食物をとりまとめて嚥下し，口腔内を空にする時期を指す．終期では，下顎の運動は小さく不規則になり，口唇や顔面の運動も咀嚼期と異なる．オトガイ舌筋やオトガイ舌骨筋は活発に活動する．

c. 咀嚼能力

咀嚼能力は機能している歯の本数や咬合接触面積に比例して高くなる．したがって，先天的な歯の欠如，歯列不正，う蝕や外傷による歯質の欠損などに

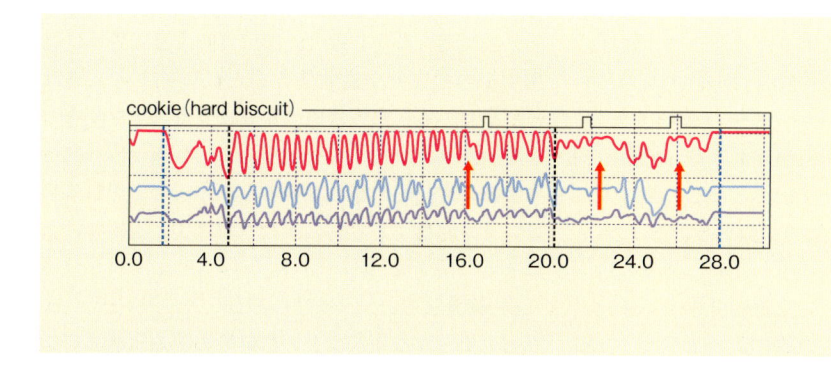

図1.4.21　ヒトの咀嚼過程

上から顎運動の上下方向（ピンク），左右方向（水色），前後方向（紫）の記録．青い点線はそれぞれ咀嚼過程の開始と終了，黒の点線はそれぞれ咀嚼期の開始と終了を示す．赤矢印は嚥下を示す．

(Hiiemae K, Heath MR, et al : Arch Oral Biol, **41**(2) : 175-189, 1996 より改変)

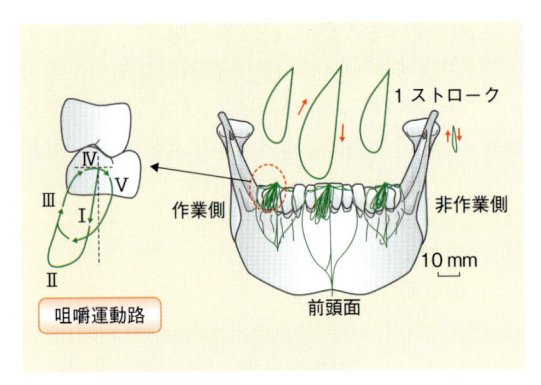

図 1.4.22　限界運動野と咀嚼運動
(林　豊彦, 藤村哲也：よくわかる顎口腔機能―咀嚼・嚥下・発音を診査・診断する (日本顎口腔機能学会編), pp24-28, 医歯薬出版, 2005 より改変)

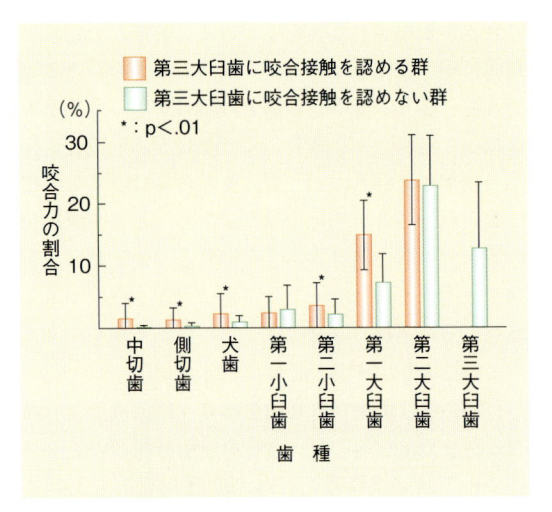

図 1.4.23　各歯の咬合力
デンタルプレスケールを用いて測定した総咬合力に対する各歯の咬合力の割合.
(服部佳功他：顎機能誌, 2(2)：111-117, 1996 より改変)

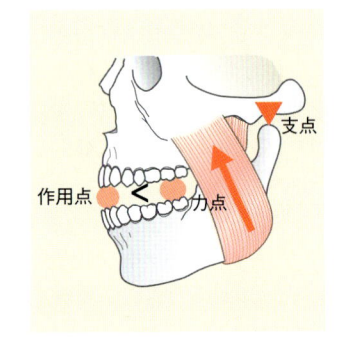

図 1.4.24　咀嚼時の力の働き方
(加藤　均：よくわかる顎口腔機能―咀嚼・嚥下・発音を診査・診断する (日本顎口腔機能学会編), 医歯薬出版, 2005 より改変)

より咀嚼能力は低下する．特に臼歯の喪失で咀嚼能力は低下するが，個人差が大きい．欠損部をブリッジ（橋義歯）などで補綴すると咀嚼能力は回復するが，全部床義歯によって補綴する場合，天然歯のヒトに比べて咀嚼能力は劣る場合が多い．また，成人男性の咀嚼能力は成人女性よりも高い．唾液分泌量も咀嚼能力との相関が認められる．

咀嚼能力の評価は，①咬合力，②咀嚼による食品の粉砕度（篩分法），③咀嚼試料の内容物の溶出量，④食品の摂取難易度（アンケート調査よる主観的評価）などの項目を測定して行われる．咀嚼能力低下からの回復は，歯科医療の主要な目的の1つであり，咀嚼能力を正しく評価できることが望ましい．

i) 咬合力と咀嚼力

上下の歯でものを噛みしめたときに，歯の咬合接触面に発生する力を咬合力（bite force）という．咬合力は前歯部より臼歯部の方が大きい（図1.4.23）．これは，ヒトがものを噛むとき，顎関節が支点となり，力点が閉口筋付着部，作用点が歯の咬合接触面となる3級のテコが形成され（図1.4.24），臼歯では前歯に比べて支点に近いために大きな咬合力が発生すると説明される．一方，随意的に最も強い力で噛んだときの咬合力を最大咬合力（maximum bite force）という．健全な歯列では，第一大臼歯で噛んだときに最も値が大きく，前歯で噛むと値が小さくなり側切歯で最小となる．第二大臼歯は第一大臼歯よりも3級のテコの支点に近いが，第一大臼歯よりも歯根が小さいために第一大臼歯より大きな咬合力を負担することができず，最大咬合力が小さくなると考えられる．

最大咬合力は，上下の顎間距離によっても変化する．咬頭嵌合位から開口するにつれて最大咬合力は増加し，上下の切歯間距離が14〜20 mmのときに最大となる．骨格筋が等尺性収縮をするときに発生する張力は，筋長が静止長の時に最大であることが知られている．切歯間距離が14〜20 mmで最大咬合力が最大となるのは，このときに閉口筋の筋長が静止長に近くなることと，開口度によって各筋に発生する力の方向が変化することによると考えられる．また，成人男性は成人女性よりも大きな咬合力をもつ．

実際に食物を咀嚼しているときの咬合力を咀嚼力という．咀嚼する食物のかたさが増すと咀嚼力は上昇する（図1.4.25）．

ii) 篩分法

ピーナッツや生米などの粉砕性のある咀嚼試料を

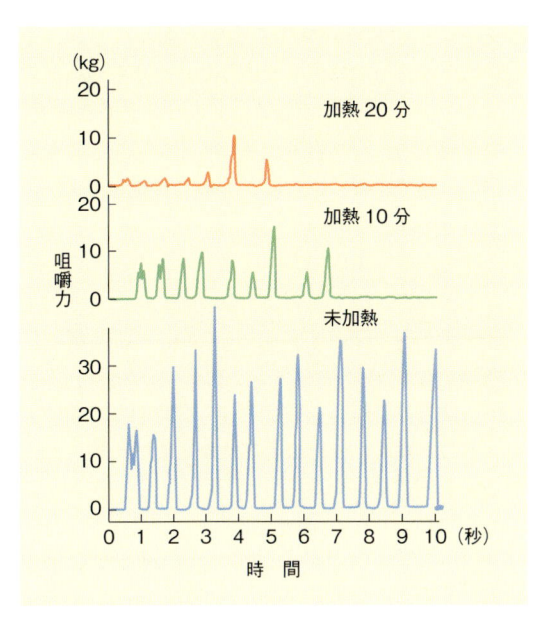

図1.4.25 3種類のかたさの食品（ニンジン）を食べたときの咀嚼力
(日本咀嚼学会監，川端晶子，斎藤 滋編：サイコレオロジーと咀嚼―食べ物のおいしさ その文化と科学，建帛社，1995より改変)

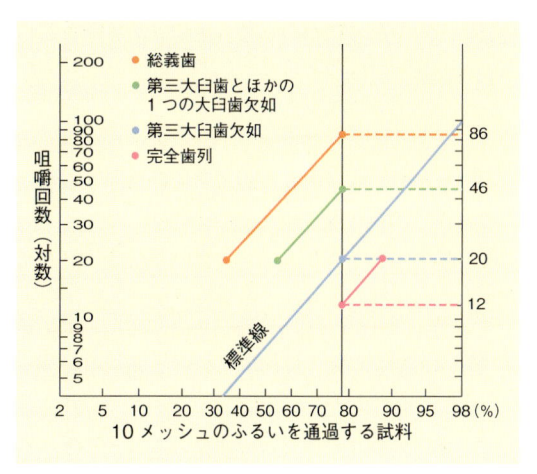

図1.4.26 咀嚼能率換算表
(Manly RS, Braley LC：J Dent Res, 29(4)：448-462, 1950より改変)

咀嚼させた後，試料の粉砕度をふるい（篩）を用いてふるい分けて測定し，咀嚼能力を評価する方法である．

Manlyらの方法（1950）がよく知られており，15gのピーナッツを3gずつ5群に分けて噛みやすい側で1群ずつ規定の回数噛んだ後，通常10メッシュ（網目の径が1.65 mm）の網目の粗さのふるいを用いてふるい分ける．ふるいに残ったピーナッツを乾燥させて重さを計り，ふるいを通過したピーナッツの乾燥重量％を計算して，次式を用いて咀嚼値を求める．

$$咀嚼値 = \frac{ふるいを通過した試料の乾燥重量}{標準乾燥重量} \times 100\%$$

第三大臼歯以外の歯が完全に萌出している成人が3gのピーナッツを20回咀嚼したとき，10メッシュのふるいを用いて咀嚼値を計測すると，平均78％となる．そこで，被検者が20回咀嚼したときの咀嚼値の値を基に図1.4.26に示すような換算表を用いて，何回咀嚼すると咀嚼値が78％になるかを求める．この咀嚼回数から，次式によって咀嚼能率を求める．

$$咀嚼能率 = \frac{20回}{被検者の咀嚼値が78％となる咀嚼回数} \times 100\%$$

篩分法は，被検者内での値のばらつきが比較的大きく，咀嚼させる試料，咀嚼回数，用いるふるいの網目の粗さなどの要因の影響を受ける．

iii) その他の方法

上述の篩分法は操作が煩雑なため，より簡便な方法が考案されている．グルコースあるいはβ-カロチンなどの色素を含有したグミゼリーを咀嚼試料として用い，咀嚼後に水洗すると，グルコースあるいはβ-カロチンなどの色素が溶出する．それらの溶出量は咀嚼後の試料の表面積に比例するので，溶出量を簡易型血糖測定器あるいはフォトダイオードを利用した色素濃度測定装置で計測し，咀嚼能力を算出し評価する．

一方，アンケートやインタビューによって，摂取可能な食品と困難な食品を調査し，咀嚼能力を判定する方法も考案されている．この方法は特別な設備装置を必要としないが，被検者の主観に結果が左右される可能性がある．

d. 咀嚼のパターン形成機構

咀嚼運動は，特に意識しなくても下顎，舌，頬および口唇が協調してリズミカルに動き，咀嚼する食物の性状に適したパターンで実行される．一方，意識的に強く噛んだり，リズムを変えることも可能で，随意的な調節を行うこともできる．このような

1.4 口腔の機能

性質は，からだのほかのリズム活動である呼吸運動や歩行運動と同様である．

i) 大脳皮質咀嚼野の役割

サルの中心前回の外側部に，電気刺激を50 Hzの割合で3秒間，連続的に与えると，リズミカルな下顎の開閉口運動が起こる（図1.4.27）．さらに，顎運動と協調したリズミカルな舌運動や唾液分泌も誘発される．同様の運動は，ネコ，ウサギ，モルモット，ラットの大脳皮質を刺激した場合も誘発される．この皮質部位を咀嚼野といい，咀嚼の中枢性パターン発生器［⇨1.4-4(2)d. ii)を参照］を起動させて咀嚼運動の開始と維持に関与するとともに，咀嚼運動の制御にも重要な働きをする．また，咀嚼野の刺激部位を変えると顎運動のパターンは変化する．ウサギでは，刺激部位によって「取り込みおよびstage I 移送期」あるいは「咀嚼期」に類似した運動パターンが誘発される．

サルやウサギの両側の咀嚼野を破壊すると，破壊直後は自発的に食物を摂取しなくなる．しかし，しばらく経つと咀嚼が可能となり，回復後の下顎運動パターンは咀嚼野が無傷な動物と変わらない．また，エサを自発的に食べない時期にウサギの口腔内にエサを入れてやれば咀嚼をすることができるが，咀嚼が間欠的になり嚥下までの時間が延長する．ただし，臼歯で咀嚼しているときの下顎運動パターンは咀嚼野が無傷な動物と変わらない．ヒトにおいても，脳梗塞や脳出血で大脳皮質や錐体路に障害が起こった場合に咀嚼ができなくなるが，ほとんどの場合は時間が経てば回復する．したがって，咀嚼野は咀嚼運動の開始と維持および制御にかかわっている．しかし，咀嚼野を破壊しても自発的な咀嚼が回復することから，ほかの脳部位が咀嚼野の機能を代償できると考えられる．

ii) 中枢性パターン発生器

脳出血や脳梗塞などで大脳が障害され随意運動ができなくなった人でも，口唇や舌を刺激すればリズミカルな開閉口運動が誘発できる．また，除脳を行って大脳の機能をなくした動物も咀嚼運動が可能である．すなわち，咀嚼中の下顎，舌，頬および口唇の基本的な運動パターンは，大脳ではなくて脳幹に存在する咀嚼の中枢性パターン発生器（central pattern generator：CPG）によって形成される．咀嚼のCPGは，咀嚼のリズムを形成する機構（リズム発生機構），咀嚼を実行する筋群（開口筋，閉口筋，舌筋，顔面筋）の活動の強さや咀嚼サイクル内での活動時期を決定する機構（群発形成機構）および咀嚼を実行する各筋の協調をはかる機構（協調機構）から成り立っていると考えられている．

咀嚼のCPGは，常に自発的にリズミカルな活動をしている呼吸のCPGと異なり，ヒトや動物が安静にしているときには活動しない．口腔顎顔面領域の感覚入力あるいは大脳皮質などの上位脳からの中枢性入力によって咀嚼のCPGが活動し，咀嚼リズムや各筋の活動パターンなどの咀嚼の運動指令が形成される．

咀嚼のCPGからの運動指令は三叉神経運動ニューロンへ送られて，下顎の運動が起きるが，図1.4.28に示すように閉口筋運動ニューロンと開口筋運動ニューロンで受け取る入力が異なる．閉口筋運動ニューロンでは閉口相に興奮性入力を受けてスパイク発射が起こり，開口相では抑制性入力を受けて膜電位が過分極する．一方，開口筋運動ニューロンでは興奮性入力を開口相に受けるのみで，閉口相には入力がなく膜電位は静止膜電位のままである．

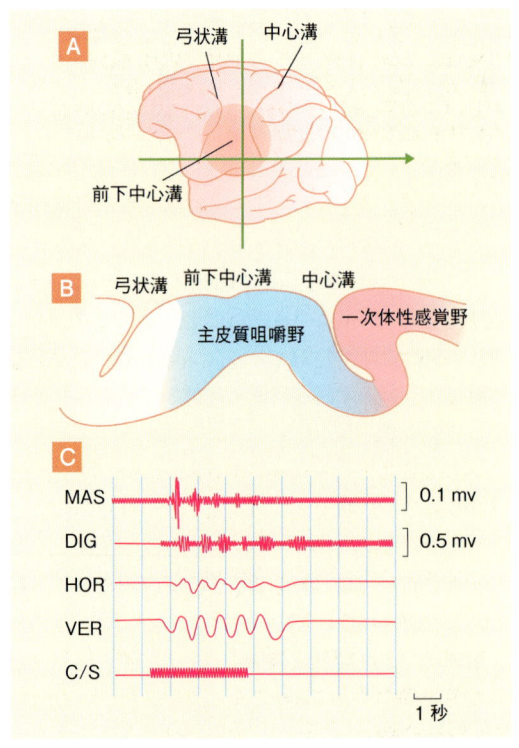

図1.4.27 サル大脳皮質咀嚼野の刺激で誘発された咀嚼様の運動
(Huang CS, Hirata H, et al：L Neurophysiol, **61**(3)：635-650, 1989 より改変)

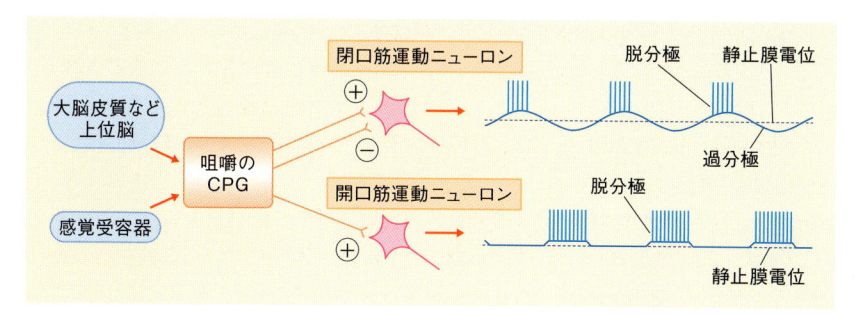

図 1.4.28 咀嚼のCPGから閉口筋運動ニューロンと開口筋運動ニューロンへ送られる出力
(森本俊文, 山田好秋編：基礎歯科生理学, 第5版, 医歯薬出版, 2008より改変)

iii) その他の脳部位の役割

大脳皮質のほかに，電気刺激あるいは薬物刺激により咀嚼運動を誘発する脳部位には，扁桃体，線条体，中脳網様体があり，咀嚼運動の制御にかかわっていると考えられる．

扁桃体については，ネコやサルで海馬体を含めて両側側頭葉を破壊すると，いろいろな物体を手当たり次第に口へ運んで食べようとする（口唇傾向）ことが知られている．また，扁桃体には味覚や嗅覚の情報の入力があり，味を手がかりにした食物の拒否行動（味覚嫌悪学習）の獲得にかかわっている．これらの事実に加えてサルの扁桃体のニューロン活動の解析結果から，扁桃体は食物と非食物の識別などにかかわっていると考えられている．

また，視床下部は摂食調節に関与し［⇨ 1.4-2を参照］，咀嚼運動の開始と抑制に間接的に関与する．

e. 咀嚼運動中の反射の変調

口腔顎顔面領域に加わった刺激によってさまざまな顎反射が誘発されるが，顎反射は安静時と咀嚼運動中で発現の様態が異なる．また，足を足底側に屈すヒラメ筋と，その拮抗筋である前脛骨筋の伸張反射は，嚙みしめや咀嚼によって変調することも知られている．

i) 下顎張反射

安静時にオトガイ部を叩いて開口させると，閉口筋筋紡錘が伸張されて興奮し，下顎張反射が起こる．咀嚼運動による開口のときも，安静時と同様に筋紡錘は興奮するが，開口相では下顎張反射が起こりにくくなっている．これは上述のように閉口筋運動ニューロンは開口相でCPGから抑制性入力を受けて，筋紡錘求心性神経からの入力による興奮性シナプス後電位（excitatory postsynaptic potential：EPSP）を打ち消しているためと考えられる．

ii) 開口反射

三叉神経第二枝および第三枝支配領域に痛みを起

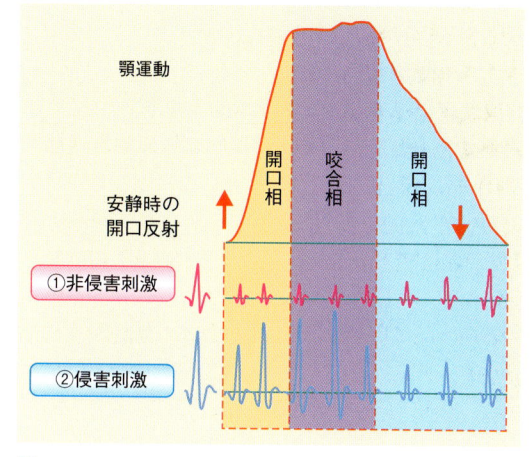

図 1.4.29 開口反射の変調
左端の応答は，非侵害刺激（①）と侵害刺激（②）によって誘発された顎二腹筋の開口反射を示す．赤線の記録は1咀嚼サイクルの上下方向の下顎運動で上向きが閉口を示す．ピンクおよび青の各応答は，それぞれ非侵害刺激と侵害刺激を1咀嚼サイクルのさまざまな時点で加えたときの反射応答を示す．
(Lund JP, Olsson KA：Trends Neurosci, 6：458-463, 1983より改変)

こすような強い刺激（侵害刺激）や非侵害性の弱い刺激を加えると開口反射が起こる．咀嚼運動が起こると，侵害刺激で誘発される開口反射と非侵害刺激で誘発される開口反射は，異なった様式で変化する．

咀嚼が起こると，非侵害刺激によって誘発される開口反射は，咀嚼サイクルのどの相でも安静時に比べて一様に減弱する（図1.4.29①）．これに対して，侵害刺激による開口反射は開口相で減弱するが，咬合相で逆に強まる（図1.4.29②）．これは，咀嚼時に食物が歯に当たる程度の刺激で生じる歯根膜機械受容器の興奮は開口反射を誘発しないが，痛みを起こすような強い刺激が歯や歯周組織に加わった場合は，速やかに咀嚼を停止して，組織の傷害を防いでいるためと考えられる．

f. 末梢感覚による調節

　咀嚼を行う際には，さまざまな形状の食物を舌と頬を使って上下歯の間において，粉砕・臼磨する．このときの咀嚼力の強さは，食物のかたさに合わせて調節される．このような咀嚼運動の調節は，口腔顎顔面領域のすぐれた感覚機能によって食物の物理的性状や位置，さらに下顎・舌・頬・口唇の位置や動きが感知され，脳がこの感覚情報を基に適切な運動指令を形成することで，特に意識することなく実現される．

i) 歯根膜感覚の役割

　ウサギの上顎神経と下歯槽神経を切断して歯根膜感覚を含む口腔内感覚と顔面皮膚感覚を遮断すると，閉口筋の活動が著しく減弱して咀嚼力が低下する（図1.4.30A）．このような変化は，眼窩下神経とオトガイ神経を切断して顔面皮膚感覚のみを遮断した場合は観察されない．一方，麻酔下のウサギの咀嚼野を電気刺激してリズミカルな顎運動を誘発し，ゴムの小片を臼歯部で嚙ませて歯根膜を刺激すると，咬筋活動が増大する（図1.4.30B, C）．また，ゴムを嚙ませたときの閉口筋活動の増大効果は，上顎神経と下歯槽神経を局所麻酔すると減弱する．以上のことから，歯根膜機械受容器からの求心性情報は咀嚼中の閉口筋活動を増大させると考えられる．しかし，前述のように歯に侵害刺激を加えた場合は，開口反射が起こって閉口筋活動は抑制される．

ii) 筋感覚の役割

　随意運動や反射運動で，錘外筋を支配するα運動ニューロンとγ運動ニューロンの活動は並行して起こることが知られており（α-γ連関），閉口筋の収縮中（α運動線維の活動中）でも，γ運動線維が同時に活動すれば筋紡錘の錘内筋が収縮して筋紡錘の感度を保つことができる．さらに食物が上下の歯の間に介在すると，食物が抵抗となって下顎が閉じる量が減るため，咬合相における筋紡錘からの求心性神経活動は食物がないときに比べて増大する．食物のかたさが増すと食物による抵抗が大きくなり，インパルス発射がより増加する．このようなメカニズムで，閉口筋筋紡錘も食物のかたさの情報を中枢に送ることができる．

　前述のように，麻酔下のウサギの咀嚼野電気刺激で誘発されたリズミカルな顎運動中にゴムの小片を嚙ませると，咬筋活動が増大する．この閉口筋活動の増大効果は，ウサギの中脳路核を破壊して

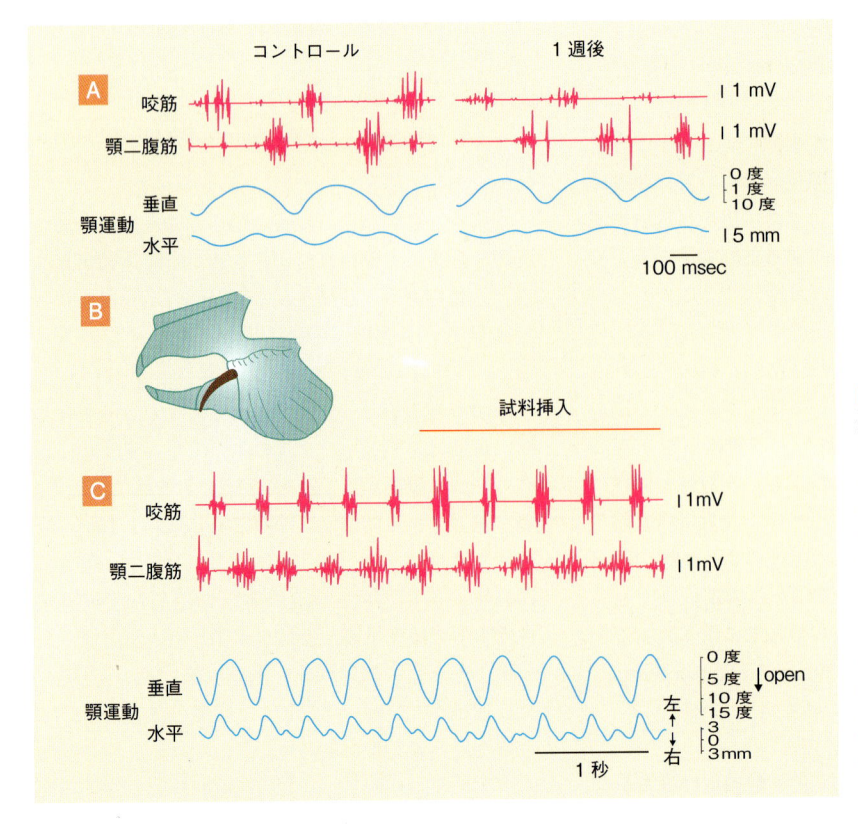

図1.4.30　歯根膜感覚を遮断あるいは刺激したときの咀嚼筋活動の変化

A：上顎神経および下歯槽神経を切断すると，閉口筋活動が減弱する．B：ゴムの小片の挿入方法．C：咀嚼野刺激で誘発された顎運動中にゴムの小片を嚙ませると咬筋活動が増大する（赤線部）．

(Inoue T, Kato T, et al : Exp Brain Res, **74**(3) : 579-591, 1989 ／ Morimoto T, Inoue T, et al : Exp Brain Res, **76**(2) : 424-440, 1989 より改変)

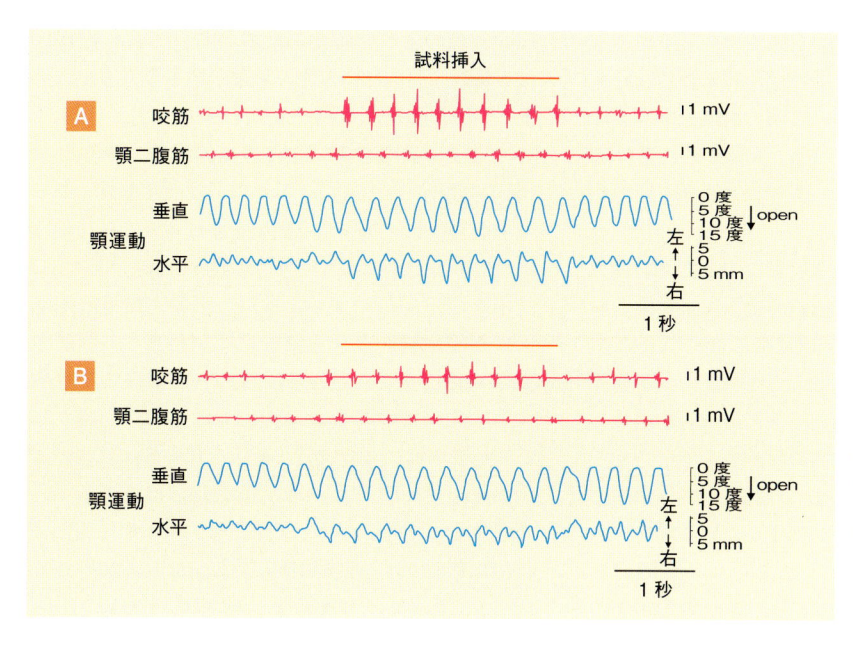

図1.4.31 中脳路破壊による閉口筋活動の減弱効果

中脳路核を破壊すると（B），破壊前（A）に比べて，ゴムの小片を噛んだときの閉口筋活動が減弱した．

（Morimoto T, Inoue T, et al：Exp Brain Res, **76**(2)：424-440, 1989 より改変）

閉口筋からの感覚情報を遮断すると，減弱する（図1.4.31）．したがって，閉口筋筋紡錘からの感覚情報も咀嚼時の閉口筋活動を増大させるのに役立っていると考えられる．また，筋紡錘からの感覚情報は，ある1つの咀嚼サイクルの状態を基に，それに続く咀嚼サイクルの閉口筋活動の予測制御に関与することが示唆されている．

g. 咀嚼機能の生後発達・加齢変化

i) 生後発達

吸啜は，母乳を摂取する単純なパターン化された反射性運動で，生得的な運動である．これに対して，咀嚼機能はこれまで述べたように複雑な運動で，口腔顎顔面の諸器官と中枢神経系の発達につれて獲得された後天的な機能である．

生後6カ月前後に上下の乳前歯が萌出すると前歯で噛むようになり，やわらかい食物であれば臼歯部の上下の歯肉堤で噛んでつぶすことができ，咀嚼が開始される．生後1～3歳で乳臼歯が萌出し，ほぼ完全な咀嚼ができるようになる．

咬合力も成長に伴って増加する．第一大臼歯の咬合力は，男性は20代，女性は10代後半に最大となり以後ゆるやかに減少する（図1.4.32A）．一方咀嚼能力については，永久歯の萌出とともに10歳まで咀嚼能率がゆるやかに上昇して70％をこえる（図1.4.32B）．しかし11歳で，乳臼歯の脱落とともにいったん咀嚼能率は50％まで低下した後，再び上昇に転じ17～18歳で85％に達する．

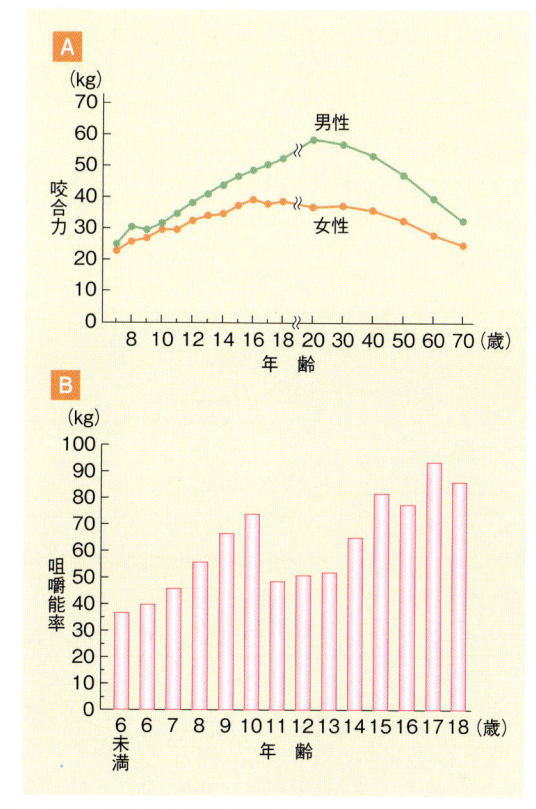

図1.4.32 咬合力（A）と咀嚼能率（B）の加齢変化

（A 西川 有：岐歯学誌，**16**：1-15, 1989／B Shiere FR, Manly RS：J Dent Res, **34**(3)：318-321, 1955 より改変）

ii) 加齢変化

加齢に伴い，関節結節および下顎頭上端が平坦化し，下顎頭の可動性が増す．咀嚼筋や舌，口腔周囲

筋は，筋線維が萎縮して筋力や弾性の低下が起こるので，咬合力や舌圧は高齢者の方が若年者より低くなる．しかし咀嚼能力については，加齢そのものによる影響は少ないとされており，食物のかたさに応じた閉口筋活動量の調節は，若年者と同様に行われる．

一方，高齢者はう蝕や歯周疾患によって歯を喪失している割合が高い．特に臼歯の喪失は咀嚼能力の低下を招く．また，咀嚼筋の筋量の加齢による減少は，有歯顎者よりも無歯顎者の方が大きい．咀嚼能力の低下に対して，高齢者は嚥下までの咀嚼回数を増加させたり，嚥下時の食物の粉砕度を低下させて補っていることが多い．また，高齢者は各種疾患の投薬治療のため，唾液分泌が低下している場合が多く，咀嚼能力の低下を招く．

咀嚼機能は，QOLを左右する重要な要素の1つである．歯の喪失をできるだけ防ぎ，咀嚼機能を保持することはQOLの維持において重要である．

〔井上富雄〕

■文 献

井出吉信編：咀嚼の事典，朝倉書店，2007.

Miles TS, Nauntofte B, et al eds：Clinical Oral Physiology, Quintessence, 2004.

森本俊文，山田好秋編：基礎歯科生理学，第5版，医歯薬出版，2008.

5 吸啜・嚥下のメカニズム

(1) 吸 啜

哺乳動物は生後発達に伴い摂食行動に変化がみられるが，その特徴は，出生直後の母乳を摂取する吸啜運動に始まり，固形食物を摂取する咀嚼運動へと転換発達していくことである．

乳児は顔面領域の刺激によりさまざまな反応を示す．そのうち吸啜に関係するものとしては，口角など口の周囲を刺激すると顔をその方向に向ける「探索反射」，口唇を刺激すると上下の口唇を丸めて舌とともに前方へ突き出し乳首を捕捉するように口唇を開閉する「口唇反射」，乳首などが口唇を通って口蓋（吸啜窩）を刺激すると舌で刺激物を包み込み，舌を口蓋（吸啜窩）に押しつけるようにしてリズミカルな吸啜を開始する「吸啜反射」がある．これらの反射はいずれも母乳を摂取するための合目的的な行動で，乳児が生命を維持するために必要な生理的行動の1つと考えられている．これらの反射は，母親の胎内にいる間，およそ胎生8週頃から始まっているとされる．

乳児には吸啜に適した口腔内の形態がみられる（図1.4.33）．たとえば，鼻から下顎のオトガイまでの下顔面の長さが短く，生後5カ月頃までは歯の萌出がない．このため，口腔の容積が非常に小さく口腔内を陰圧にしやすい．また，上顎歯槽堤の内側には線維組織からなる副歯槽堤が存在し，口蓋中央部に乳首を安定させるくぼみ（吸啜窩）を形成する．乳首は舌でここに押しつけられ，固定される．頰部内面には吸引時に陰圧を保つのに都合のよいBichatの脂肪床があり，吸啜時には歯槽堤と舌の間を埋めている．そして閉口時，上下の前歯部歯槽堤は接触せず，「顎間空隙」とよばれる間隙があり，乳首をくわえやすくなっている．さらに，乳児では喉頭の位置が高く，喉頭蓋と口蓋垂は重なり合う程に接近している．機能的には気道は食道と分離され，喉頭腔が鼻腔と直結するため，母乳は口腔から直接食道へ送り込まれる．これらの特徴的な口腔内の形態は，成長とともに著しく変化し，やがて消失する．また下顔面の成長とともに咽頭腔が拡大し，喉頭の位置も下降するため，嚥下運動は乳児嚥下から成人嚥下へと変化する．

吸啜運動は下顎や舌が協調して行うリズミカルな口腔運動である．乳児は口唇と舌で乳首を機械刺激することにより母乳の分泌および射出反射を促し，おもに舌の波状運動により母乳を摂取する．波状運動は，母乳の圧出・吸引・嚥下の3相の運動から構

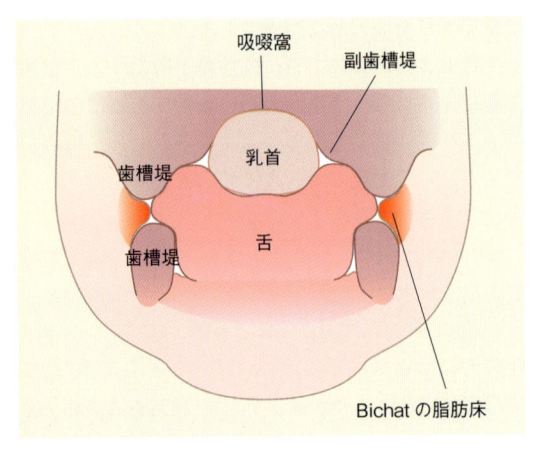

図1.4.33 乳児の口腔形態
(中村嘉男，森本俊文編：基礎歯科生理学，第3版，医歯薬出版，1998より改変)

成され，乳汁の圧出相では下顎は閉口しながら前方へ移動し，また吸引相では開口しながら後方へ移動する．1回の吸啜周期は平均0.6〜0.8秒で，陽圧相は短く陰圧相が長い．すなわち吸啜中，顎はすばやく閉口し，ゆっくりと開口している．筋の協調性についてみると，圧出相ではまず口輪筋が働き，ついで咬筋，側頭筋が働く．吸引相では口輪筋，舌骨上筋群が活動する．また嚥下にはおもに口輪筋，舌骨上筋群が活動し，閉口筋である側頭筋と咬筋の活動は小さく，むしろ補助的な活動である．

吸啜運動は次のように行われる（図1.4.34）．
①まず，乳首をくわえ，これを吸啜窩に押しつける．そして上下の口唇と，下顎顎堤より前方に突出させた舌を乳輪部に当てて固定する．このとき舌側縁部は高く維持され舌と口唇，頬，上顎歯槽堤および口蓋で乳首を取り囲む．
②舌には盛り上がる部分と陥凹部が順次形成され，乳首を口腔内に向けしごくような波状運動が起こる．このとき舌尖は乳輪部に固定され，口唇とともに口腔前方を閉鎖する．口腔後方は軟口蓋と舌根部が強く接しており，口腔は前方と後方が閉鎖された状態となる．
③口腔が閉鎖された状態で舌に波状運動が起こると，舌と口蓋で囲まれた空間の容積が変化するため，陰圧が形成され母乳の射出を促す．このとき口腔内には50〜200 mmHg，またはそれ以上の陰圧が形成される．

哺乳時の嚥下は，母乳を口腔内にためて一塊とし，咽頭から食道へと送り込む場合と，吸啜運動中に母乳の一部を中咽頭から下咽頭へと送り込み，しばらくしてから嚥下反射が起こり食道へ送り込む場合とがある．嚥下時には，乳児でも軟口蓋は咽頭後壁に接して気道を閉鎖し，呼吸を抑制して乳汁を飲み込むが，呼吸抑制が非常に短時間であるため，呼吸と同時に嚥下が行われているようにみえる．

吸啜に関する行動は胎児期から観察される．胎生8週頃に口の周囲に刺激を与えると，周囲の筋の運動が起こり，12週頃には羊水を吸飲しはじめ，嚥下もみられるようになる．胎生15〜20週を過ぎる頃から，すでに母胎のなかで口を開閉したり指を吸ったり，さまざまな反応を示していることが知られている．28週頃には吸啜と嚥下が次第に同期するようになる．これらの胎児での動作は，生まれてすぐに母乳を飲むための準備運動と考えられている．

出生後，最初は栄養摂取を原始反射に支配された哺乳運動によって行うが，原始反射の消失に伴い吸啜の開始は随意的に行われるようになる．行動的にも，新生児期から1ヵ月間は哺乳に際し吸啜運動に専念するが，生後2〜3ヵ月になると，哺乳時に乳首をくわえたまま，遊びなどの余裕や自立的な動きが観察されるようになる．指しゃぶりが始まるのもこの時期で，外部に向けてのからだの活動性も増加する．やがて，生後5〜6ヵ月頃（離乳期）から新たな摂食機能（咀嚼）を発達させていき，ほぼ1歳6ヵ月で基本的な摂食機能は獲得される．

吸啜運動の神経機構の研究はまだ少ないが，幼弱動物でも成熟動物と同様に大脳皮質を刺激することによってリズミカルな顎運動を誘発でき，しかも吸啜を誘発する皮質領域（皮質吸啜野）と成熟後咀嚼を誘発する皮質領域（皮質咀嚼野）は，独立した別の領域であることが明らかとなっている（中村他，1998）．また，吸啜の中枢は咀嚼の中枢同様延髄にあり，嚥下や呼吸の中枢との間に機能的連携を保ちながら活動している．

(2) 嚥　下

a. 嚥下とは

嚥下（swallowing）は，口腔内に取り込まれた食物や液体を口腔から咽頭，食道を経て胃に送り込む反射性の運動である．飲食中には平均180±55回/時とその頻度は高い．また，口腔内には常に唾液が分泌されており，安静時でも24.4±8.7回/時 嚥下し，就眠中でも5.3±1.7回/時 嚥下すると報告されている．しかし，嚥下は栄養物を口腔から胃に送り込むだけでなく，気道を防御する機能をもってい

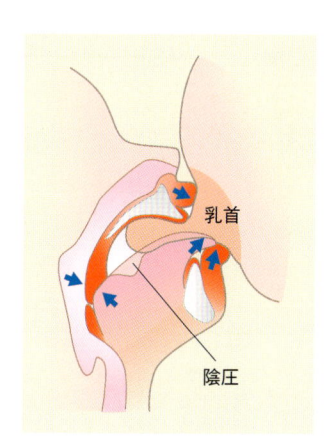

図1.4.34　吸啜時の口腔各部の運動
（中村嘉男，森本俊文編：基礎歯科生理学，第3版，医歯薬出版，1998より改変）

る．すなわち，哺乳類では咽頭で食物の通路と気道とが交差するため（図1.4.35），そのままでは食物や液体が喉頭に入り込む．食物や液体などが声門をこえ気道に進入することを誤嚥とよび，ときとして肺炎や窒息などの重篤な事態を引き起こす．このため，高齢社会を迎えたわが国では，介護・看護に関連して摂食・嚥下機能に注目が集まっている．そこでは嚥下に重点がおかれることが多いが，嚥下は摂食行動の一部であり，食物を口腔内に摂取する以前に行われる食物の認知過程，そして咀嚼による食塊形成過程も嚥下に大きく影響することを知っておく必要がある．すなわち，嚥下を理解するには摂食行動全体を総合的に考える必要がある．

咀嚼が十分に行われると，嚥下が誘発され，食物は咽頭に送り込まれるが，食品によっては咀嚼の途中でも十分咀嚼された食物は舌と口蓋により選別され中咽頭に移送される．これをstage II移送とよび，食物を口腔内に摂取し，咀嚼するため臼歯部まで食物を移送するstage I移送と区別される．しかし，stage II移送で中咽頭に送り込まれた食物では嚥下は誘発されないばかりか，ときには中咽頭の食物は口腔内に戻ることもある．すなわち，咀嚼は口腔内だけでなく中咽頭も使って行われる．

b. 嚥下運動

嚥下機構で重要なことは，嚥下時には以下にあげる複数の運動が短時間に連続して実行されることである（図1.4.35B）．また，嚥下の本態は食塊の移送である点も見逃してはならない．食塊（food bolus）が口腔から胃へスムーズに移動するためには，嚥下器官やその制御機構が正常に機能するだけでは十分とはいえず，食物の物性（かたさ，凝集性，破断性など）や食事の姿勢が大きく関与する．

①口唇の閉鎖
②舌による食塊の咽頭への移送
③軟口蓋と咽頭後壁による鼻腔と咽頭の遮断（鼻咽腔閉鎖）
④喉頭の挙上（喉頭蓋の下降）による気道防御（喉頭口閉鎖）
⑤声門閉鎖と呼気圧の上昇による気道防御（声門閉鎖）
⑥喉頭の前方移動による下咽頭の開大
⑦食道入口部括約筋の弛緩（食道入口部開大）

この順序だった運動の流れは，嚥下中枢（swallowing center）とよばれる脳幹にある神経回路にプログラムされている．そして，ひとたびこの中枢が嚥下を起動すると，一連の運動は自動的に遂行され，随意的に止めることはできない．

この複雑な運動を理解するために，嚥下は口腔相（oral phase），咽頭相（pharyngeal phase），食道相（esophageal phase）に分けて説明される．

i) 口腔相

嚥下を意識して実行する際には，口腔相は随意相であるが，通常の食事では，口腔相はほとんど意識されず，咽頭相との区別は困難である．咽頭相では食塊が中咽頭から食道へ移送され，食道相で食道のなかを胃まで送り込まれる．口腔相と咽頭相は約1～1.5秒と比較的短時間で終わる．口腔相は約0.5秒持続し，咽頭相は0.4～0.7秒である．これに比

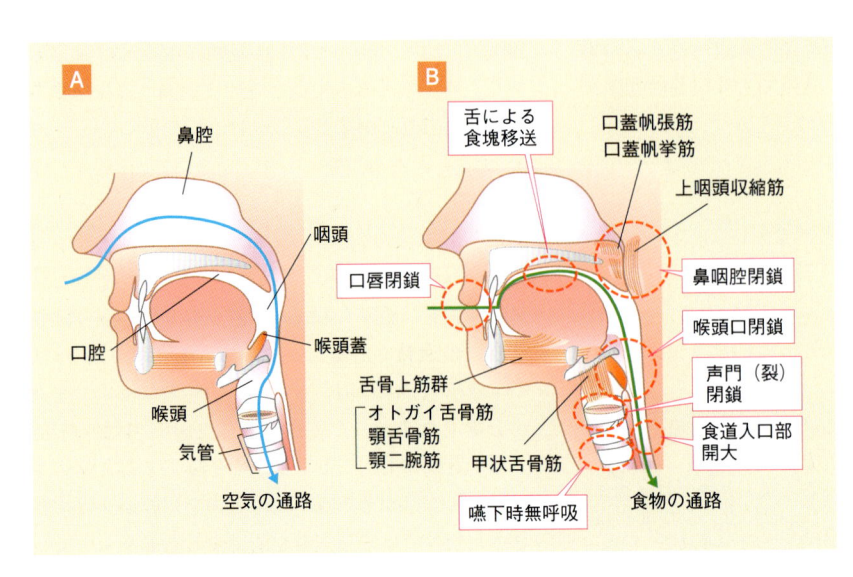

図1.4.35　嚥下の概要
（森本俊文，山田好秋編：基礎歯科生理学，第5版，医歯薬出版，2008より改変）

べ食道相はやや長く，液体では咽頭から胃食道移行部を3秒で通過し，固形物では通常8秒ほど必要である．

咀嚼が十分に行われると，食物は舌背に集められ食塊が形成される．このとき舌尖は上顎切歯の口蓋側または硬口蓋前方に押しつけられ，舌背は臼歯部と口蓋粘膜に向け側縁部を挙上させることでスプーン状のくぼみをつくる．このスプーン状の形態は，舌が両側の歯列と歯槽堤にガイドされて保持される．無歯顎者で舌機能が低下するとこの形態を保持できないため，食塊の形成，ひいては嚥下が困難となることもある．ひとたび食塊が舌背にのせられると口腔相が始まる．口唇は閉鎖し上下の切歯は接近する．舌の前2/3は上顎顎堤の端と硬口蓋前方部に向け上昇する．このとき，舌後方部は後方に向け軟口蓋と接触するまで弓なりとなり，食塊を咽頭に押し込む．舌根部は下前方に移動し，下咽頭は開大し，食塊を咽頭へ流すための傾斜した通路を形成する．

ii) 咽頭相

咽頭相の初期には，舌は速い動きで食塊を中咽頭から下咽頭へ押し出す．咽頭収縮筋は順次収縮し食塊を下方へ押し進める．嚥下運動をビデオ嚥下造影検査（videofluorography：VF）で観察すると，食塊の先頭端は尾側端より速く動くので，食塊は咽頭を通過する際，長く尾を引く．哺乳類は咽頭が呼吸と消化の共通路となるため，気道への食物の進入（誤嚥）を防ぐさまざまな機構がある．その1つとして，軟口蓋は後咽頭壁と接触し，鼻腔と咽頭腔の間を遮断し，食塊の鼻腔への進入を防ぐ．これを鼻咽腔閉鎖とよぶ．

嚥下は口を開いたままでも可能であるが，この場合は食塊の移送が困難でかなり苦しい思いをする．歯科治療時に患者が経験するように，口腔にたまった水を開口したままで嚥下するのはかなり苦痛を伴うものであることを知っておく必要がある．

咽頭相の終盤には喉頭口は喉頭蓋で閉鎖される．最初，喉頭蓋は上を向いているが，舌骨の挙上に加えて甲状舌骨筋の収縮により喉頭が挙上し，その結果喉頭蓋は水平位をとるようになる．さらに筋収縮が続くと，喉頭蓋の先端は喉頭口をこえて尾側に回転し，喉頭口を閉鎖する（喉頭口閉鎖）．この時期には呼吸は抑制され（嚥下時無呼吸），声門は閉鎖されると同時に弱い呼気圧を発生し，食物の進入を防止する．喉頭の挙上と咽頭収縮筋の収縮は食塊の移動距離を短縮し，その結果として食塊が気道の入り口に滞在する時間を短縮しているとも考えられている．

嚥下時，食塊は一部喉頭蓋のうえを通過することもあるが，多くは喉頭口の左右にある梨状陥凹とよばれる側方通路を流れる．嚥下の後，梨状陥凹に取り残された食物残渣は通常もう一度嚥下が起こり食道に送り込まれるため，これを誤嚥する可能性は少ない．しかし，喉頭蓋による喉頭口閉鎖は完全ではなく，隙間ができるので，水のような流れのよい食物は嚥下運動がスムーズに行われないと隙間を通って喉頭に進入し，誤嚥に至ることが多い．増粘剤は，食塊の凝集性を高めることで誤嚥を防ぐ目的で使われる．

iii) 食道相

嚥下の最終相である食道相は，食塊が上食道括約筋を通過すると開始する．ここは常に緊張が高まっており，胃内容物が食道に逆流するのを防いでいる．嚥下に伴い上食道括約筋は反射的に弛緩し，食塊が食道に流れ込む．食塊は噴門に向かって進行する食道筋の輪状の収縮（蠕動）により，約4cm/秒の速度で胃に運ばれる．上食道括約筋がタイミングよく弛緩しない場合にも嚥下は障害される．

嚥下は孤束核と延髄網様体の介在神経群によって制御される（図1.4.36）．これらの介在神経群を機能的にみて嚥下中枢とよぶ．この中枢へは，三叉神経，舌咽神経および迷走神経，さらには上位中枢からの入力が収束する．嚥下中枢からの出力は嚥下に関与する筋を支配する運動神経核へ伝えられ，筋運動を制御する．嚥下に直接関連する筋を嚥下関連筋とよぶが，嚥下関連筋を支配する神経には，三叉神経（V），顔面神経（VII），迷走神経（X），舌下神経（XII）がある．三叉神経と顔面神経支配下の筋は，嚥下の随意相に働く．外舌筋や内舌筋を支配する舌下神経核の運動神経と，咽頭・喉頭・食道の横紋筋を支配している疑核の運動神経が嚥下咽頭期および食道期の運動に深く関係している．平滑筋は迷走神経背側核が支配している．

嚥下中枢は末梢ならびに中枢からの入力を蓄積し，ピストルのトリガーのように嚥下の開始を決める「起動神経群」と嚥下運動に特有な筋収縮のタイミングと順序を決定する「切り替え神経群」で構成される．切り替え神経群には嚥下の筋発火パターン

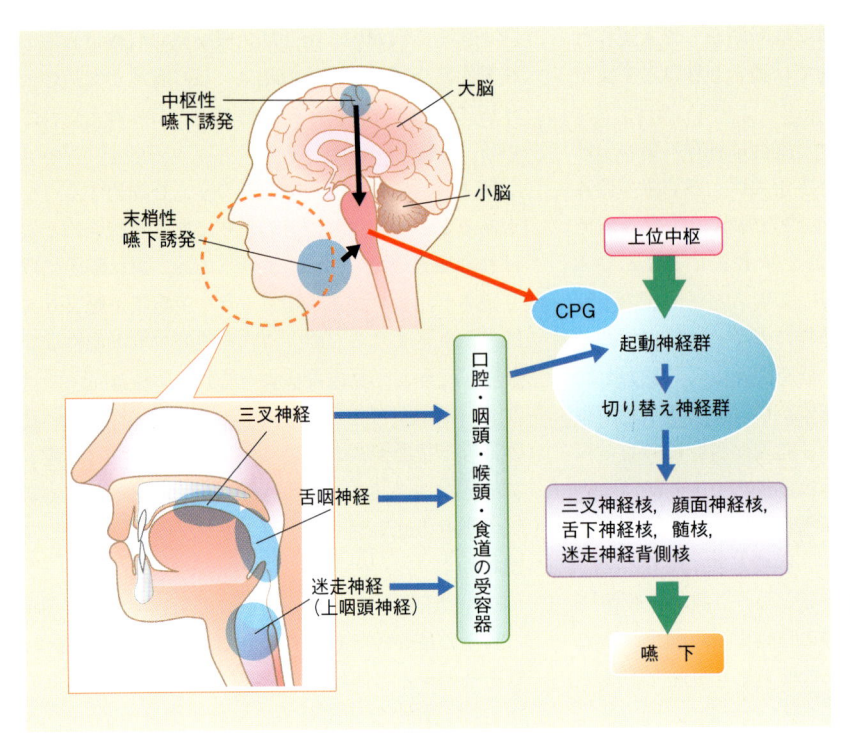

図 1.4.36 嚥下の神経機構

(森本俊文,山田好秋編:基礎歯科生理学,第5版,医歯薬出版,2008より改変)

がプログラムされており，たとえ運動神経の集合体の1つを破壊しても，その運動神経の支配下にある筋の収縮ができなくなるものの，嚥下中の筋収縮の順序に変化は生じない．麻痺を起こした筋は，この一連の筋活動から単に脱落するだけである．

嚥下中枢には，そのほかに次のような特徴がある．
①嚥下は咳，くしゃみ，吐き気，嘔吐同様，延髄で統合される．
②たとえ嚥下中枢に末梢から感覚入力があっても，嚥下が開始するまでは，随意的にも制御できる．
③嚥下はいったん発現すると終了するまで筋群の収縮は時間的空間的に決まった順序で進行する．その結果，口腔・咽頭・食道の筋が決められたタイミングで活動し，筋活動によって生じる圧力の差によって，食物や液体は胃に移送される．
④嚥下中に活動する筋は咀嚼や発話や呼吸にも関与するが，いったん嚥下が始まるとその他の活動は嚥下が終わるまですべて抑制される．

c. 嚥下の誘発

嚥下は随意的（すなわち中枢性）にも中咽頭の機械刺激（すなわち末梢性）いずれでも誘発できるが，両者は互いに作用し合っている．たとえば，嚥下するものが何もない状況で意識的に嚥下を行うと，1, 2回は容易であるが，繰り返すと嚥下は困難となる．このとき，少量でも水を咽頭に滴下すれば，嚥下は再び容易に誘発できる．逆に，咽頭に水が滴下されても，意識的に嚥下誘発を抑制できる．嚥下運動を続けるには食塊や液体が口腔粘膜の受容器と接触を保つ必要がある．すなわち，嚥下の開始と持続には，末梢からの感覚性入力と上位中枢からの入力がともに必要である．

嚥下は上位脳の電気刺激によっても誘発できる．一次運動野の電気刺激では誘発されないが，中心前回の前側方部を刺激すると咀嚼様運動に伴う嚥下が観察される．サルの島を電気刺激すると嚥下が誘発できるが，上喉頭神経刺激による嚥下誘発同様，単発刺激は無効で，連続刺激すると誘発できる．ヒトでも随意嚥下に先立ち，帯状皮質の活動ならびにこれに続く島の持続活動が観察される．嚥下の皮質遠心路は，孤束に終わっており，孤束核領域の損傷は，上喉頭神経刺激による嚥下ばかりでなく，皮質を刺激して誘発できる嚥下をも抑制する．以上のことにより，嚥下中枢への上位脳からの入力の一部は，食物認知に関連して帯状皮質で嚥下の可否が判断され，その後，島からの持続的な入力が延髄の嚥下中枢を駆動して嚥下が誘発されると考えられる．

嚥下中枢への末梢性入力は，口腔，咽頭および喉

頭の味覚，触・圧覚，温度覚と痛覚などの感覚受容器で受容される．嚥下のための特別の受容器があるとは考えられず，三叉神経，舌咽神経，迷走神経（上喉頭神経）によって受容器から脳幹へ伝えられる入力が末梢性入力の主役である．なかでも上喉頭神経を経由する求心性神経の閾値が最も低い．嚥下を誘発する中咽頭および上喉頭神経の支配領域にある喉頭の刺激は，無呼吸，吐き気，嘔吐，咳などのまったく異なった応答も誘発する．

上喉頭神経と舌咽神経では明らかに前者が嚥下誘発に有効である．一方，三叉神経のみの刺激では嚥下は起こらない．上喉頭神経はおもに喉頭内部の粘膜の感覚を受容しており，咽頭の粘膜を支配する舌咽神経刺激の方が嚥下誘発閾値が高いことは，実際の嚥下誘発を説明するうえで不都合であり，長い間十分な説明ができなかった．しかし最近，舌咽神経の咽頭枝を選択的に刺激すれば，上喉頭神経同様，嚥下が容易に誘発できることが明らかになり，この問題は解決した（Kitagawa et al, 2002）．さらに，ヒトの中咽頭を電気刺激することで嚥下を誘発する手法が開発され，嚥下誘発の末梢神経機構の解明，さらには嚥下訓練など，臨床への応用が期待される（Yamamura et al, 2009）．

d. 嚥下の病態

嚥下は神経・筋の異常，加齢，器質的変化によって障害される．ほんの1秒にも満たない短い時間に25対以上あるといわれる嚥下関連筋が順序よく収縮することで遂行される複雑な運動である．高齢者で誤嚥が起こりやすいのは当然ともいえる．さまざまな疾患が関与するが，脳卒中に代表される脳血管障害の後遺症によるものが最も多い．Wallenberg症候群のように病巣が嚥下中枢の存在する延髄にある場合（球麻痺）には，嚥下はほとんど誘発できない．内包や皮質に病巣がある場合でも，延髄に病巣のある場合と似た嚥下障害を呈することがある（仮性球麻痺）．仮性球麻痺や機能が低下しただけの高齢者では嚥下反射が残存し，訓練次第では摂食機能を回復することが可能である．訓練に際しては，摂食行動が，食物摂取から咀嚼・移送・嚥下と順序立った機能の連続であることを十分理解したうえで，食物を嚥下反射誘発部位にのせる前に口腔内を適度に刺激するなどの工夫をして，咽頭相での嚥下運動を円滑にすることが必要である．また，高齢者が餅を喉に詰まらせたという話をよく聞くが，加齢に伴い，歯の喪失，筋緊張の低下，唾液分泌機能の低下などの退行性変化，味覚，嗅覚などの感覚機能の低下を認めるため，咀嚼機能が障害されやすいことが原因の1つである．咀嚼・嚥下の負荷は食物であり，その物性はこれらの運動に大きく影響する．食物の選択や，物性の調整はリハビリテーションとともに摂食・嚥下障害の重要な治療項目である．

〔山田好秋〕

■文　献

Kitagawa J, Shingai T, et al：Pharyngeal branch of the glossopharyngeal nerve plays a major role in reflex swallowing from the pharynx. Am J Physiol Regul Integr Comp Physiol, **282**(5)：R1342-1347, 2002.

中村嘉男：咀嚼運動の生理学，医歯薬出版，1998．

Yamamura K, Kurose M, et al：Change in the threshold of reflexively-evoked swallowing during sleep in man. J Physiol Sci, **59**：S522, 2009.

6　味覚のメカニズム

味覚は，食物中の成分が，生体にとって必要か，あるいは有害かを弁別し，食物選択の最終決定を行う重要な感覚である．味覚器は，消化管の入り口に存在し，そのゲートキーパーとしての働きとともに，消化管の化学感覚器と連携して，栄養物の消化・吸収を促進する情報を伝える役割を担っている．味覚は現在5基本味（甘・塩・酸・苦・うま味）に分類されている．動物は，甘味（糖や糖源性アミノ酸など）をエネルギー源，塩味をミネラル源，うま味を蛋白質源（遊離アミノ酸：グルタメート）のシグナルとして認知し，生理的要求に基づき嗜好する（甘味嗜好は英語でsweet toothと表現される）．強い酸味は酸敗物を，苦味は毒物を推定させるシグナルとして認知し，忌避する．味の情報は中枢に伝えられ，おいしい，まずいといった快・不快の情動を発現させ，食物を食べる，あるいは吐き出すといった反射的舌顎運動を惹起させる．さらに，遠心性反射経路を介して唾液，胃液，膵液など消化液やホルモン（インスリンなど）の神経性分泌を引き起こし，その後の食物の消化・吸収を円滑にさせる．味覚は食を介する生体恒常性（ホメオスターシス）の調節を担う感覚として，また，おいしさを感じ，食べる喜び，生きる喜びを享受し，QOLを維持するために欠かせない重要な感覚である（二ノ宮，2007）．

(1) 味覚の一般的性質

a. 基本味と味物質

甘味をもたらす物質は，ショ糖など各種糖，D-体のアミノ酸，グリシン，L-アラニンなどアミノ酸群，アスパルテームなどペプチド，モネリンなど蛋白質，さらにはサッカリンなどの人工甘味料など多様である．塩味はNa^+により起こり，陰イオンがCl^-のときに最も強く感じる．カリウム，カルシウム，マグネシウム塩は苦渋味がかった塩味のような複雑な味が起こる．酸味は基本的にはH^+によって起こる．同じpHでは有機酸（酢酸，クエン酸など）の方が塩酸に比べ酸味が強く感じられる．苦味物質にはアルカロイド，配糖体，アミノ酸などがあり，味覚検査ではキニーネ塩酸塩（硫酸塩も使われる），カフェイン，L-フェニルアラニンなどが使われる．うま味物質にはグルタミン酸ナトリウムなどアミノ酸とグアニル酸ナトリウム，イノシン酸ナトリウムなど核酸関連物質がある．アミノ酸系の物質と核酸系の物質の混合により，顕著なうま味の相乗効果が起こる．その他の金属性の味，渋味，辛味，えぐ味，脂の味は味覚器以外の感覚器も刺激された複合感覚とされている．

b. 味覚閾値

味溶液の味を低濃度から順に調べ，水と区別しうる最小の濃度を検知閾値という．さらに濃度を上げ，甘い，苦いといった味の質を感じる最低濃度を認知閾値という．認知閾値は検知閾値より1.5〜2.5倍高い．口腔全体に一定量の溶液を与えて調べた検知閾値では，食塩（塩味）とショ糖（甘味）が0.01 Mと高く，ついで塩酸（酸味）が0.0009 M，グルタミン酸Na（うま味）が0.0007 M，キニーネ硫酸塩（苦味）が0.000008 Mと低くなり，5基本味では苦味に対する感度が最も高い．同じ味溶液の閾値は刺激方法，刺激部位，刺激面積，温度によっても異なる．温度と味覚閾値の関係は味によって異なるが，一般に22〜32℃付近で最低の閾値を示す．また，舌は唾液に順応しているので，味覚閾値も唾液成分に影響される．食塩はその濃度が唾液Na^+濃度（安静時：約0.01 M）より高くないと味を感じない．また，唾液中の重炭酸イオン（HCO_3^-）には緩衝作用があり，H^+濃度に依存する酸味物質の刺激効果を弱める．

臨床における味覚検査法は，舌や口蓋に陽極電流を流したときに感じる金属味を検査する電気味覚による方法と，基本味溶液を直径5 mmの濾紙ディスクに含ませたものを舌や口蓋の一定の部位に与えて，味覚を検査する濾紙ディスク法が用いられている．

ヒト味覚閾値の測定では，顕著な舌部位差は報告されていない．しかし，閾値ではなくそれより高い中等度の濃度で味の強さ，あるいは感じる味の正確さを比較すると，苦味（キニーネ塩酸塩）やうま味（グルタミン酸ナトリウム単独，あるいはイノシン酸ナトリウムとの混合液）は舌前部よりも後部の方が高いとされている．味覚は舌表面のみならず口蓋や喉頭咽頭粘膜においても感じる．軟口蓋の味蕾の分布や閾値は個体差が大きいことが報告されている．

(2) 味覚の受容

味蕾（taste bud）は，舌のみならず軟口蓋，口蓋垂，咽頭，喉頭にも分布する．舌の味蕾は，前方2/3に散在する（舌尖に高密度）茸状乳頭，後方1/3付近に8〜12個，横に配列する有郭乳頭，その前外側面のひだに沿って並ぶ葉状乳頭に存在する．味蕾数は舌全体で約5000個あり，そのうちの30％が茸状乳頭に，28％が葉状乳頭に，42％が有郭乳頭に分布している．舌には多くの糸状乳頭もあるが，この乳頭には味蕾はない．茸状乳頭は鼓索神経（顔面神経の分枝）に，有郭乳頭は舌咽神経に，葉状乳頭は鼓索・舌咽神経の両方に支配される．軟口蓋の味蕾は大錐体神経（顔面神経の分枝）に，口蓋垂，咽頭，喉頭部の味蕾は舌咽神経と迷走神経に支配される（図1.4.37）．1つの味蕾は50〜100個の味細胞からなり，全体として50〜80μmの直径をもつ．味蕾の先端部には味孔とよばれる開口部があり，味溶液はこの開口部から進入し，味細胞の受容膜へと到達する．味蕾内の細胞は形態学的特徴から4群に分けられる．分泌顆粒を多く含み電子密度が高いⅠ型細胞（暗細胞：全体の約50％），電子密度が低いⅡ型細胞（明細胞：約30％），電子密度がその中間のⅢ型細胞（中間型細胞：5〜15％）と，基底細胞である．Ⅰ〜Ⅲ型細胞はその先端膜が微絨毛をつくる．Ⅰ型細胞はグルタミン酸輸送体（glial glutamate transporter：GLAST）を発現し，グリア細胞様の役割，すなわち刺激物からの防御と排除，伝達物質の代謝などを担当し，味の受容・伝達は行わないと考えられている．Ⅱ型細胞には甘味，苦味，うま味受容体（T1Rs，T2Rs）や細胞内伝達

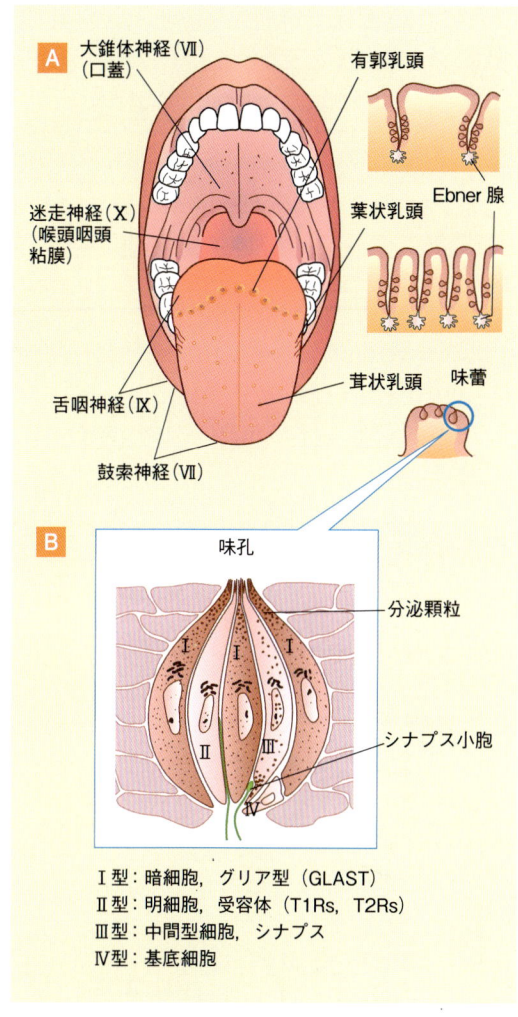

図1.4.37 ヒト味蕾の分布・構造および神経支配
A：舌の乳頭，舌および口蓋，喉頭・咽頭粘膜の味蕾の分布と神経支配．B：味蕾（50〜100味細胞）内の味細胞の構造と特徴．

分子（ガストジューシン，フォスホリパーゼC，イノシトール三リン酸（inositol triphosphate：IP$_3$）受容体など）の発現がある．Ⅲ型細胞はこれら受容関連分子群を発現していないが，シナプスをもち，シナプス関連分子のSNAP25や神経接着因子（neural cell adhesion molecule：NCAM）を発現し，味神経と直接の連絡をもつ．味細胞は支配神経が切断されると直ちに変性を始め，神経が再生してくると新生される．放射性^{3}Hチミジンで標識した細胞の生存期間は約10日とされている．基底部の細胞から分化すると推定されている．

（3）5基本味の受容体分子

近年，味覚受容体遺伝子のクローニングが成功し，苦味受容体はT2R群と命名された．細胞外領域が小さい特徴をもち，ヒトで少なくとも25種が機能していると考えられている（図1.4.38）．現在までにリガンドが判明しているヒト苦味受容体は前述のT2R38がフェニルチオカルバミド（phenylthiocarbamide：PTC）やプロピルチオウラシル（6-n-propylthiouracil：PROP）など -NCS基をもつ苦味物質，T2R4が安息香酸デナトニウム，T2R10がストリキニーネ，T2R16がβ-グルコピラノシド（サリシン）である．また，T2R14は多くの構造的特徴の異なる苦味物質を非特異的に受容する．さらに，T2R43とT2R44は人工甘味料のサッカリンとアセサルファムKをリガンドとし，それらの苦味を受容すると考えられている．T2R38を支配する遺伝子 hTAS2R38 には3種のアミノ酸変異部位（P49A，A262V，V296I）があり，その組み合わせによりPTCやPROPに対する感度が決定されており（PAV，PAI＞PVI，AAI，AAV，PVV＞AVV，AVI），単純劣性遺伝するものと考えられている．低感受性群（PTC味盲）は人種間でその出現率に差があり，白人は約30％，黒人は約10％，日本人，中国人は5〜10％といわれている（二ノ宮，2009）．甘味受容体は細胞外ドメインの大きなT1R2とT1R3がヘテロ二量体を形成し，機能すると考えられている．この受容体は糖，人工甘味料，甘味アミノ酸，ペプチド，蛋白質に至るすべての甘味物質を受容する（図1.4.38）．それぞれのリガンドが結合する部位は異なっており，ペプチドのアスパルテームはT1R2の細胞外ドメイン，人工甘味料のシクラメートはT1R3の細胞膜貫通領域，蛋白質のモネリンやブラッシンはT1R3の細胞外ドメインの付け根にあたる領域であると推定されている．G蛋白質はT1R2の細胞内ドメインに結合する．T1R2とT1R3はそれぞれ単独でも機能する可能性があるし，さらに複数の甘味受容体が存在することも予想されている．

うま味受容体については，最初ラットやマウスで，脳の代謝型グルタミン酸受容体の細胞外ドメインが短縮したタイプ（taste mGluR4とmGluR1）が味細胞に発現することからその有力候補とされた．その後，ヒトT1R1とT1R3のヘテロ二量体が，うま味の特徴であるグルタミン酸と核酸関連物

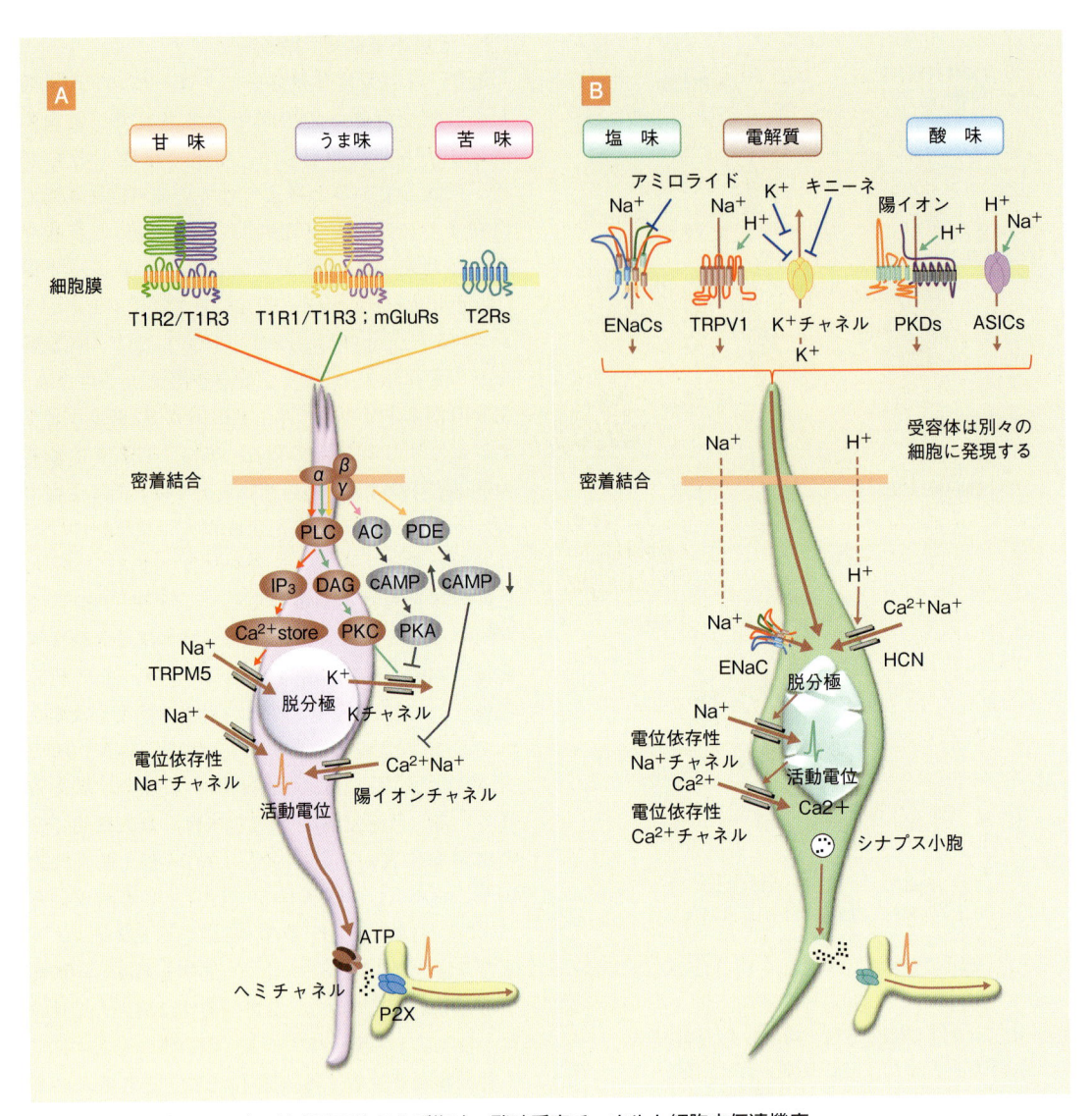

図 1.4.38 甘味・うま味・苦味受容体および塩味・酸味受容チャネルと細胞内伝達機序
A：Ⅱ型味細胞（シナプスなし）におけるモデル．B：Ⅲ型味細胞（シナプスあり）におけるモデル．

質の相乗効果を発現し，うま味受容体として機能することが報告され，うま味受容体は複数種存在することが推定されている．また，T1R1/T1R3 受容体を支配する遺伝子 hTAS1R1 の A372T と hTAS1R3 の R757C の変異がヒトうま味認知閾値と連関し（372T ＜ 757C），高感受性を示す 372T の出現率に人種差があることが報告されている（中国人・日本人 30 ～ 40％＞白人 15 ～ 25％＞黒人 5 ～ 10％）．

塩味（Na$^+$塩）は上皮性アミロライド感受性 Na チャネル（epithelial Na$^+$ channels：ENaCs）により受容され，そのチャネルを介する Na$^+$ の流入により細胞を脱分極させると考えられている．ラットやマウスの味細胞の Na 応答はアミロライドにより抑制されない成分もあり，密着結合を介する経路やそれ以外の受容機構（TRPV1 の変異体）の存在も示唆されている（図 1.4.38）．酸味（H$^+$）も同様にさまざまなイオンチャネル（ASICs（acid sensing ion channels），HCN，K$^+$チャネルなど）の関与が報告されている．最近，TRP（transient receptor potential）チャネルファミリーに属す PKD2L1 と PKD1L3 のヘテロ二量体が新たな候補チャネルとして報告された．このチャネルを発現する細胞を特異的に死滅させると酸味応答が消失することが発見され，酸味受容チャネルの有力候補となっている

（図1.4.38）．脂肪酸の受容体（GPR40，GPR120など）やトランスポーター（CD36）が味細胞にも発現し，味細胞や味神経が脂肪酸に応答することが報告されている．通常，脂はトリグリセリドとして食物中に含まれるが，舌後部の味蕾直下にあるエブネル腺から分泌されるリパーゼにより脂肪酸まで分解され，受容されると考えられている．

トウガラシの辛味の主成分であるカプサイシンは，痛み受容に関連するTRPV1チャネルを刺激することが知られている．TRPV1は43℃以上の温度刺激やH^+にも応答し，味蕾中や周辺の神経線維末端に発現することが報告されているが，一部の味細胞にもTRPV1の変異体が発現していると推定されている．その特異的アンタゴニスト（カプザゼピンなど）により，辛味刺激のみならず種々の電解質に対する応答も抑制されることが報告されており，酸味や塩味の発現にも関与する可能性が示唆されている．Ⅱ型味細胞の甘味，苦味，うま味受容の細胞内伝達に関与するTRPM5チャネルは15〜35℃の温度センサーを兼ねており，特に甘味の温度上昇による応答増強や，温水そのものによる甘味の発現に関与していると考えられている．

（4）味物質の受容と細胞内情報伝達過程

5基本味は，その受容の初期過程がG蛋白質結合型受容体を介する甘味，うま味，苦味と，イオンチャネルを介する塩味，酸味に大別される（図1.4.38）．受容体を介するものはG蛋白質経由でフォスホリパーゼ$C\beta_2$の活性化によりセカンドメッセンジャーであるIP_3やジアシルグリセロール（diacylglycerol：DAG）が，あるいはアデニル酸シクラーゼが活性化されるとサイクリックヌクレオチド（cAMP（サイクリックアデノシン3′,5′-一リン酸，cyclic adenosine 3′, 5′-monophosphate）かcGMP（サイクリックグアノシン3′,5′-リン酸，cyclic guanosine 3′, 5′-monophosphate））が増加する（フォスホジエステラーゼが働き低下する場合もある）．それによりイオンチャネルがリン酸化され，細胞の脱分極が起こる．IP_3の場合は受容体（IP3R3）を介して直接細胞内ストアに働きCa^{2+}を放出させ，陽イオンチャネルのTRPM5を活性化する．TRPM5はNa^+を細胞内に流入させ，細胞を脱分極する．これにより電位依存性Na^+チャネルが開き，味細胞は活動電位を発生する．この活動電位は，Ⅲ型細胞では，電位依存性Ca^{2+}チャネルを活性化し，細胞外からCa^{2+}が流入され，神経伝達物質の放出に至る．しかし，電位依存型Ca^{2+}チャネルとシナプスをもたないⅡ型細胞では活動電位発生後の経路は異なることになる．ごく最近，Ⅱ型細胞では細胞内Ca^{2+}濃度の上昇に伴いヘミチャネル（パネキシンなど）を介したATPの放出が起こることが発見された．活動電位の発生はこのATP放出を増加させる．神経にはATPの受容体P2X2とP2X3が発現しており，それらATP受容体を欠損するマウスは味応答を示さないことが報告されている．したがって，Ⅱ型はATPを介し，神経へ情報伝達するものと推定される．塩味や酸味の場合は，チャネルを介するイオンの流入により，直接細胞を脱分極させる．Ⅲ型で受容されると報告されている酸味や塩味を含めた電解質の味物質は，細胞内Ca^{2+}濃度の上昇を経て，伝達物質の放出に至る過程が考えられる．アミロライド感受性（ENaCs）塩味受容はどの細胞群によるものかまだ不明である．従来，味細胞は緩徐な受容器電位のみが発生すると考えられてきたが，少なくともⅡ型細胞の多くとⅢ型細胞さらには塩味応答細胞群は活動電位を発生することがわかってきた．活動電位を発生する味細胞の基本味に対する応答パターンは神経線維のものと極似していることから（Yoshida et al, 2010），味細胞からの情報は，大きな修飾を経ることなく神経へ伝達されることが推定される．

（5）味覚の神経情報伝達

ラットの味細胞や味神経線維の応答を調べると，うま味以外の4基本味のうち1種にのみ応答するものが少なく，2種以上に応答するものが大部分であることから，味の情報は線維全体のパターンにより伝えられるとする考え方（アクロスニューロンパターン説）が提唱された．その一方で，ショ糖，NaCl，HCl，キニーネ塩酸塩にそれぞれ最大応答を示す甘味ベスト線維群，塩味ベスト線維群，酸味ベスト線維群，苦味ベスト線維群は，最大応答刺激のみならず，ほかの刺激種に対する応答特性も大きく異なっていることから，4群の線維はそれぞれ甘味，塩味，酸味，苦味の情報を伝えるようにラベルされたライン（経路）となっているとする考え方（ラベルドライン説）も発表された（図1.4.39）．この味の神経情報伝達に関与する2つの考え方のどちらが

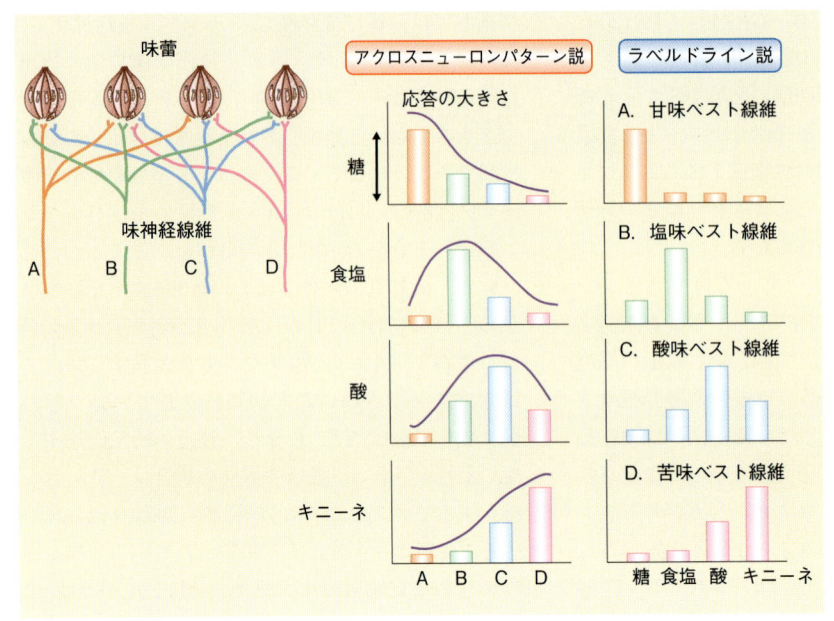

図 1.4.39　味の神経情報処理の考え方

アクロスニューロンパターン説（A～Dの神経線維全体のパターンで味の情報を伝える）と，ラベルドライン説（A～Dはそれぞれ異なる味の情報を伝える）．

（二ノ宮裕三：口腔生理学概説（杉村忠敬編），pp207-219，学建書院，2007 より改変）

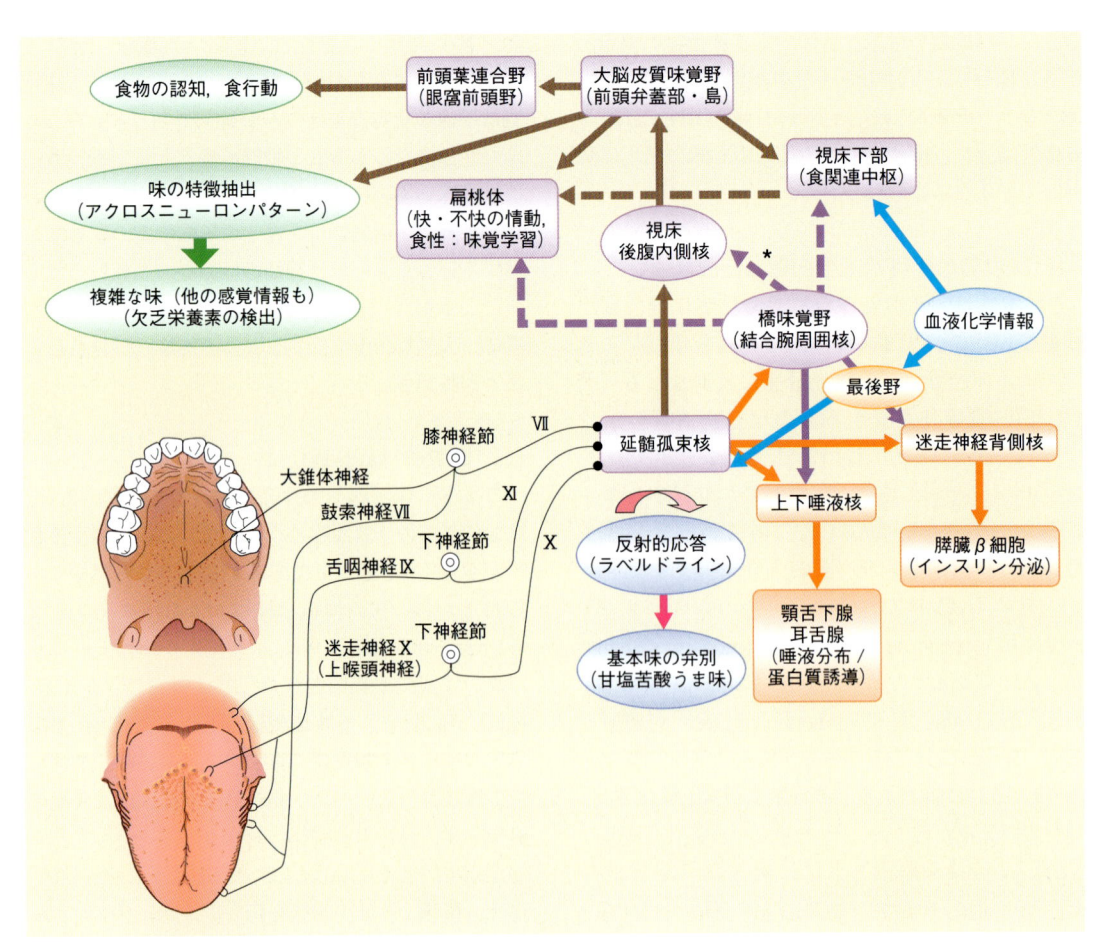

図 1.4.40　味覚の中枢神経経路

*：ラットやマウスでは延髄孤束核から橋味覚野を経て，視床から大脳皮質にいく経路と，扁桃体や視床下部にいく経路に分かれる．

（二ノ宮裕三：口腔生理学概説（杉村忠敬編），pp207-219，学建書院，2007 より改変）

88　1章　口腔の基礎科学

正しいかという議論が長く続いてきた．しかし，種差，味細胞における分子発現，特異的修飾剤，味細胞-味神経間のシナプス特性などが解明されるに従って，末梢ではラベルドライン説に基礎をなす味質特異的情報伝達機構が，中枢ではそれに加えてアクロスニューロンパターン説による味物質間の微細な識別機構が，味の情報処理に関与していることがわかりつつある．

味蕾を支配する末梢神経は鼓索，舌咽，迷走（上喉頭），大錐体神経の4種である．このうち，鼓索神経と大錐体神経は顔面神経の分枝であり，ともに膝神経節を経て，延髄孤束核に同側性に入力する（図1.4.40）．舌咽，迷走神経は下神経節を経て孤束核に入力する．孤束核への入力部位は吻側から尾側へ，顔面，舌咽，迷走神経（上喉頭神経）の順となっている．尾側には迷走神経を経由する内臓からの感覚や，血液中の種々の化学成分の情報が最後野を経由して入力している．孤束核から二次ニューロンは視床の後腹側内側核の小細胞部に投射する．視床味覚中継核からの三次ニューロンは大脳皮質に投射する．大脳皮質味覚野は前頭弁蓋部と島，および両者の移行部の第一次味覚野と，第一次味覚野からの情報が投射する前頭葉の連合野の一部である眼窩前頭野の第二次味覚野がある．第一次味覚野は味の認知，第二次味覚野はほかの感覚情報も入力しており食物の認知や食行動に関与するものと考えられている．霊長類以外の哺乳動物では孤束核と視床の間に，橋結合腕周囲核も中継核となっており，三次ニューロンとなる．

孤束核からの味覚情報は延髄・橋の網様体を経由して，三叉神経の運動核，顔面神経核，舌下神経核，迷走神経の疑核や背側運動核に伝えられ，顎・顔面・舌の運動，唾液分泌，消化液の分泌と消化管運動，インスリン分泌（甘味の強さに依存する）などの反射活動を引き起こす． 〔二ノ宮裕三〕

■ 文　献

二ノ宮裕三：味覚．口腔生理学概説（杉村忠敬編），pp207-219，学建書院，2007．

二ノ宮裕三：味覚の生理．口腔内科学（尾崎登喜雄編），pp51-60，飛鳥出版室，2009．

Yoshida R, Ninomiya Y : New insights into the signal transmission from taste cells to gustatory nerve fibers. Int Rev Cell Mol Biol, 279：101-134, 2010.

7　痛みのメカニズム

（1）痛みの一般的性質

痛みは触覚や圧覚などとは異なり，体性感覚としての性質や情動的な性質，あるいは自律神経活動の変調を誘導するなど非常に複雑な性質を有している．通常，痛みはからだを侵害する刺激によって引き起こされることから，痛みを引き起こすような強い刺激を侵害刺激とよぶ．しかし，実際にはすべての侵害刺激が痛みを引き起こすのではなく，場合によっては痛みが引き起こされない場合もある．たとえば，運転中の事故による怪我では，骨折しているのにもかかわらず，ほかのことに気持ちが集中しているためにまったく痛みを感じないことがあるといわれている．このように，痛みは侵害刺激によって引き起こされる単純な感覚ではなく，中枢神経系の活動状況によって大きく影響される複雑な感覚なのである．すなわち，侵害刺激はあくまでも刺激であって，痛み＝侵害刺激ではないのである．

また，これまでの心理学的研究から，痛みは痛みを起こす場所，痛みの強さ，あるいは痛みの質などの体性感覚としての性質である弁別的様相（sensory discriminative aspect），自律神経応答を伴う不快な症状を引き起こす情動的および感情的様相（emotional and affective aspect），あるいはより高次機脳が関与する痛みの認知や評価に関係した性質（cognitive and evaluative aspect）に分類されている．ここに示した痛みの性質のなかで，弁別的様相は痛みの原因を突き止めるために必要なものであることから，われわれが生活していくうえで必須な性質であるといえる．たとえば，指先にとげが刺さった場合，われわれはどこにとげが刺さったかをすぐに知る必要がある．そうすることによって，痛みの原因をできるだけ早く取り除き，痛みを引き起こしている原因から逃避することができるのである．これに対し，情動および感情的様相はおもに長期にわたる炎症や神経損傷により発症する慢性的な痛みの性質をよく表しており，われわれにとって不要な痛みの性質であるといえるかもしれない．さらに，痛みの認知評価に関しては，過去の経験との比較や外界の状況から痛みを予測したりする場合，あるいは実際の刺激に対して引き起こされた痛みを評価する場合に必要な性質である．これら痛みの3つの性質は，中枢神経系だけでなく末梢神経系から中

枢神経系に至るすべての神経回路が複雑に絡み合って表現されるのである．

(2) 痛みの末梢機序

顎顔面口腔領域の痛みは，舌を含む口腔粘膜の痛み，顔面皮膚の痛み，顎関節痛，咀嚼筋痛，唾液腺痛，歯根膜痛および歯髄の痛みに分類することができる．これらの痛みは，それぞれ痛みを生じる場所の違いだけでなく異なる発症メカニズムと機能をもっている．

侵害情報はおもに，無髄のC線維および有髄で細径のAδ線維によって中枢に伝えられる．侵害刺激が末梢組織に加えられると，Aδ線維は最初に感じる早い痛みを，C線維は早い痛みに引き続く比較的長く続く遅い痛みを引き起こすといわれている（図 1.4.41）．また，Aδ刺激によって引き起こされる痛みは鋭く，痛みを引き起こす原因となる場所がはっきりしており，原因部位の同定が容易である．これに対し，C線維によって引き起こされる痛みは鈍く，原因となる場所の同定が困難な場合が多い．

C線維の神経終末部は無構造で特殊な受容器をもたないことから，自由神経終末とよばれている．自由神経終末部にはさまざまな受容体が分布しており，機械，温度および化学的な侵害刺激に対して反応し，受容器電位の変化と同時に局所電流が誘導され，最終的に活動電位が発生する．C線維においても，侵害刺激の強度はインパルス頻度に変換され中枢神経系へと運ばれる．C線維の自由神経終末部に存在するカプサイシン受容体がクローニングされて以来，さまざまな刺激に対する受容体の存在が明らかにされ，侵害受容機構の解明が進んでいる（Caterina et al, 1997）．カプサイシンの受容体としてクローニングされた transient receptor potential（TRP）V1 はカプサイシンをリガントとするだけでなく熱刺激に対しても反応し，陽イオンの透過性を増す．このようなメカニズムでC線維に活動電位を発生させるTRPを図 1.4.42 に示した．これまでに，温度刺激に応答する受容体はほぼ決定されたが，機械刺激に対する受容体はいまだに議論の最中で，本体は特定されていない．三叉神経系におけるTRPに関する研究によると，三叉神経節（trigeminal ganglion：TG）細胞においては脊髄の後根神経節（dorsal root ganglion：DRG）細胞と異なり，TRPM8 が有意に多く発現することが報告されている（Kobayashi et al, 2005）．TRPM8 は非侵害的な冷刺激に反応してチャネルを開き，細胞内に陽イオンを流入させることが知られている（Clapham, 2003）．このような三叉神経系に特有なTRP発現は顎顔面口腔領域の機能特異性を反映するものと考えられる．実際，舌に受容野をもつ一次求心神経線維の多くが冷刺激に応答する．そのほか，侵害的冷刺激に対してはTRPA1 が，また非侵害的な温刺激に対してはTRPV3 およびTRPV4 などの受容体が報告されている．

このような受容体は正常の状態においてさまざまな刺激の受容に関与するが，末梢組織に炎症あるいは組織損傷などが引き起こされると，血管や損傷細胞からPG，ヒスタミン，セロトニンあるいはブラジキニンなどの炎症関連物質あるいはATPが

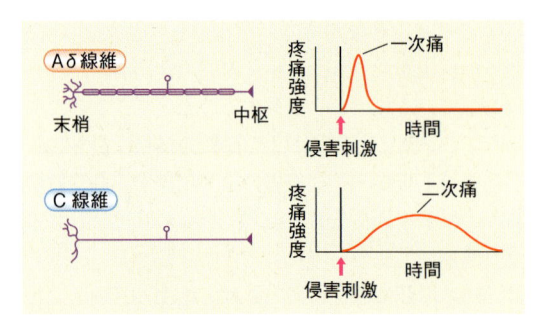

図 1.4.41 一次痛と二次痛
侵害情報はおもに，無髄のC線維および有髄で細径のAδ線維によって中枢に伝えられる．侵害刺激が末梢組織に加えられると，Aδ線維は最初に感じる早い痛みを，C線維は早い痛みに引き続く比較的長く続く遅い痛みを引き起こす．

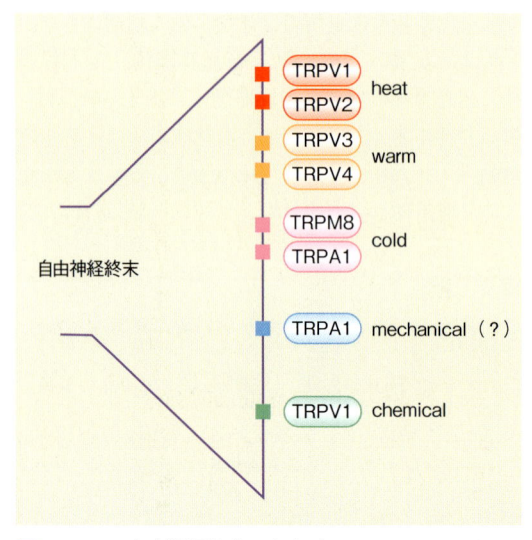

図 1.4.42 自由神経終末に存在するTRPファミリー

放出され，自由神経終末部に存在するそれぞれの物質に対応する受容体に結合し，神経活動が増強される（図 1.4.43）．このような状況が長期間にわたって続くと，C線維の末端部からはSPやカルシトニン遺伝子関連ペプチド（calcitonin gene-related peptide：CGRP）などの神経ペプチドが放出され，末梢血管の透過性が亢進し，神経興奮はさらに亢進する．神経興奮が異常に亢進した状態が続くと，末梢神経系は感作され持続的な活動電位の発生が誘導される．末梢神経の異常興奮は中枢神経へ伝えられ，中枢神経においても興奮性の異常亢進が引き起こされる．

末梢におけるさまざまな神経ペプチド，あるいは炎症関連物質の遊離は末梢の感覚神経だけでなく血管を支配する自律神経系にも作用し，さらに血管の拡張が進み，毛細血管からさまざまな起炎物質の遊離が増強される．いうまでもないが，遊離した起炎物質は感覚神経終末に存在する受容体に作用し，神経興奮が上昇する．このような血管の拡張は局所の炎症だけでなく，C線維や細径のAδ線維に発生した逆方向性活動電位によっても引き起こされる（図 1.4.44）．神経線維に発生した逆方向性活動電位による血管拡張は，組織の損傷ではなく神経の興奮に起因し，神経によって引き起こされることから，神経原性炎症（neurogenic inflammation）といわれる．また，神経原性炎症により皮膚は赤色に変化することから，この赤色部はフレアとよばれている．

(3) 痛みの中枢機序

末梢神経に生じた興奮は体幹四肢であれば脊髄後角あるいは後索核へ，また口腔顔面領域であれば三叉神経脊髄路核へ送られる．三叉神経脊髄路核は延髄の外側部に左右1対存在し，口腔に近い側から吻側亜核（trigeminal spinal subnucleus oralis：Vo），中間亜核（trigeminal spinal subnucleus interpolalis：Vi）および尾側亜核（trigeminal spinal subnucleus caudalis：Vc）の3つの亜核に分けることができる．Vcは閂（obex）とよばれる部位から脊髄後角に向かって尾側方向に伸びており，延髄の最尾側部に位置する亜核である．それぞれの亜核は異なる機能をもっている．特にVcは侵害受容に対し重要な亜核であり，構造的に脊髄後角に類似し，層構造をなしていることから脊髄後角の延長の核と考えられ，延髄後角とよばれることもある（Dubner et al, 2004）．Vcにおいても脊髄と同様にⅠ-Ⅱ層

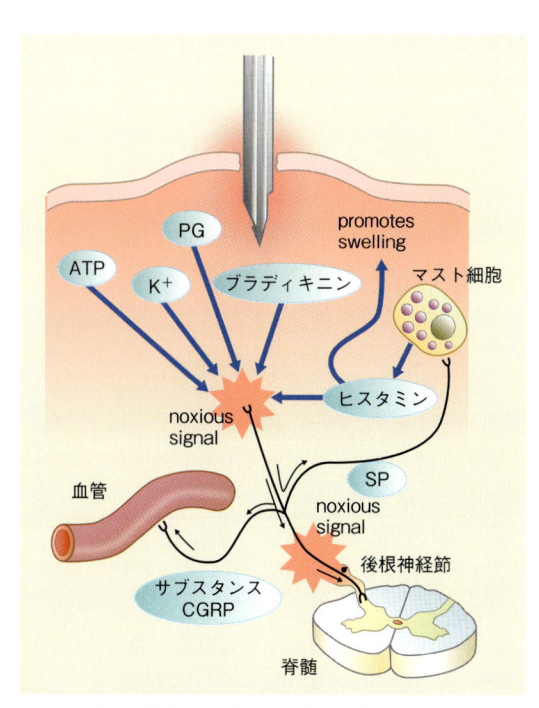

図 1.4.43　損傷における末梢組織の反応
血管や損傷細胞からPG，ヒスタミン，セロトニンあるいはブラジキニンなどの炎症関連物質あるいはATPが放出され，自由神経終末部に存在するそれぞれの物質に対する受容体に結合し，神経活動を増強する．さらに神経終末よりCGRPやSPが放出され，マスト細胞からのヒスタミンの遊離や末梢血管の拡張を促す．

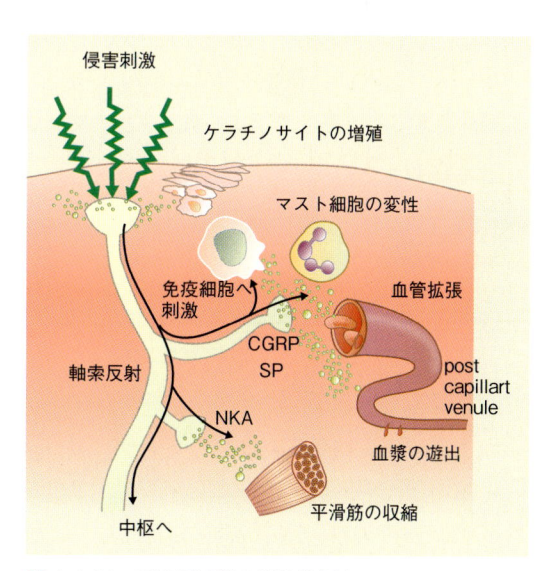

図 1.4.44　侵害受容器の遠心性反応
侵害刺激は中枢に伝わるだけでなく，逆行性に末梢に伝わり，SPやCGRPなどの神経ペプチドの遊出を促す．このような物質は上皮細胞や免疫細胞を刺激し，血管拡張，血漿の遊出，平滑筋の収縮を起こす．

にはC線維の投射が強く、またⅡ-Ⅴ層には有髄のAδ線維が投射し、侵害情報処理において重要な役割を担っている（図1.4.45）．C線維やAδ線維はVcに存在する侵害受容ニューロンとシナプス結合をなし、侵害情報が伝達される．侵害情報を受け取るVcニューロンは特異的侵害受容（nociceptive specific：NS）ニューロンと広作動域（wide dynamic range：WDR）ニューロンに分類される．NSニューロンは侵害刺激にのみ応答し、触刺激や圧刺激などの非侵害刺激には応答しない．一方、WDRニューロンは侵害刺激および非侵害刺激の両方に応答する．これらのニューロンの多くは触圧あるいはピンチ刺激などの機械刺激だけでなく温、熱あるいは冷刺激にも応答する．NSニューロンとWDRニューロンは刺激の入力様式が異なるだけでなく、刺激に対する応答性、受容野の広がり、自発放電およびVcにおける分布なども異なっている．通常、WDRニューロンはVcの表層と深層の両方に分布し、比較的高い自発放電を有し、刺激強度変化に依存して大きなスパイク頻度の変化を示す．これに対してNSニューロンはおもにVcの表層部に限局して分布し、自発放電はほとんど認められない．また、刺激強度変化に対しても大きなスパイク頻度の変化を示さない．さらに、受容野をみると、WDRニューロンは非常に特徴的で、受容野の中心部の閾値が低くその周辺部の閾値が高いのに対し、NSニューロンの受容野は非常に小さい．口腔顔面領域の侵害入力を受けるWDRおよびNSニューロンの多くはVcだけでなく上部頸髄の第一～第二頸髄領域からも検出される．これまでの電気生理学的研究から、これら両領域から記録される侵害受容ニューロンは受容野の大きさが異なっており、第一～第二頸髄の侵害受容ニューロンの方がVcから検出されるものよりも広い受容野を有すると報告されている（Ogawa et al, 2006）．このような結果から、これらの両領域における顎顔面口腔領域の侵害情報処理機構が異なる可能性があると考えられる．

さらに、顎関節や咬筋からの侵害情報処理に注目した研究では、Vcと第一～第二頸髄領域とは別に、VcとViとの移行部のVi/Vc zoneとよばれる領域でなされていると報告され、この領域が注目されている（Ogawa et al, 2006；Hirata et al, 2004）．また、Vi/Vc zoneはViとVcの移行部の腹側部に位置しており、咬筋や顎関節入力だけでなく角膜からの入力も受けている．これらの領域のニューロンは角膜、咬筋および顎関節の侵害刺激によって、両側性に活性化されることが知られている．これとは別に三叉神経傍核（paratrigeminal nucleus：Pa5）といわれるVcの背側部に位置する小さな核も咬筋や顎関節の痛みに関与するという報告がなされ、顎顔面口腔領域の侵害情報がVcや第一～第二頸髄だけでなく、より多くの経路によってなされていることが明らかになってきた．また、これらの領域に分布する多くのニューロンが自律神経入力によって強い変調を受けることから、体性の侵害受容だけでなく自律系調節に対しても何らかの形で関与している可能性が考えられる．

顎顔面口腔領域から侵害入力を受けるNSおよびWDRニューロンはVc内において、それぞれ異なる場所から入力を受けている．三叉神経第一枝領域から侵害入力を受けるVcニューロンはVcの腹側部に、第二枝領域から入力を受けるVcニューロンはVcの中央部に、また第三枝領域から侵害入力を受けるニューロンはVcの背側部に限局している．このような部位別投射様式は体部位局在性とよばれ、われわれが顎顔面口腔領域からの侵害刺激の原因部位を同定するのに重要な意味をもっている．最

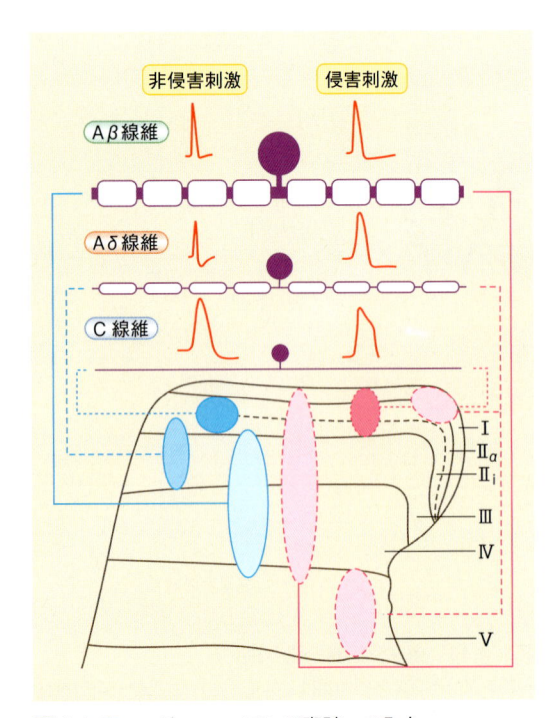

図1.4.45　一次ニューロンの脊髄への入力
青の領域は非侵害刺激、黒は侵害刺激の入力部位を示す．

近，われわれはこのような顎顔面口腔領域における侵害受容ニューロンの体部位局在性がVcのみに存在するのか，あるいはほかの部位においても見いだすことができるかどうかについて，細胞内情報伝達において重要な機能を有するMAPキナーゼの1つである細胞外シグナル制御（extra cellular signal-regulated kinase：ERK）のリン酸化を指標に検索した．ERKのリン酸化に関しては，さまざまな侵害刺激を末梢組織に与えることにより，脊髄後角ニューロンにおいて非常に短時間で誘導されることが報告され，以来，多くの研究者によって検証が試みられた（Ji et al, 2002）．顎顔面口腔領域に侵害刺激を与えると2分以内に細胞内ERKのリン酸化が始まり，10分後には減少に転じることが明らかにされている（Shimizu et al, 2006；Suzuki et al, 2008；Shoda et al, 2009；Honda et al, 2008）．そこで，われわれはTRPV1の特異的なリガンドであるカプサイシンを顔面の皮下あるいは口腔粘膜下に局所注入し，Vcおよび上部頸髄（第一～第二頸髄領域）に発現するリン酸化ERK（pERK）陽性細胞の発現状態を詳細に検索した（Noma et al, 2008）．顔面の皮下にカプサイシンを注入した場合には，Vcおよび第一～第二頸髄領域に体部位局在性を保ってpERK陽性細胞発現が認められた．すなわち，オトガイ部から眼窩上部の皮膚へと受容野が移るに従って，刺激と同側のVcおよび第一～第二頸髄領域の背側部から腹側部へとpERK陽性細胞の発現部位が移動した．一方，口腔内にカプサイシンを注入した場合には，ほとんどの部位で，Vcおよび第一～第二頸髄領域において両側性の発現が認められ，はっきりした体部位局在性は認められなかった．このような結果から，口腔粘膜と顔面皮膚では，痛みの受容機構が異なっていることが明らかになった．しかし，われわれの研究ではカプサイシン刺激のみを使っているため，熱刺激や冷刺激などの自然侵害刺激によって引き起こされる疼痛に関しても，このような現象がみられるかどうかはっきりしない．口腔の痛みと顔面の痛みに関しては，口腔内に発症した痛みの治療という観点から，さらに詳細な痛みの受容機構に関する違いを明らかにする必要があると考える．

Vc，第一～第二頸髄，Vi/Vc zoneおよびPa5に分布する侵害受容ニューロンは神経核内の神経回路形成に関与する介在ニューロンと上位中枢へ情報を送る投射ニューロンの2つのタイプのニューロンに分類されている．介在ニューロンは興奮性の情報を神経回路内のニューロンに伝えるものと，抑制性の情報を伝えるものに分けられるが，投射ニューロンはすべて興奮性である．興奮性の情報を伝えるニューロンはグルタミン酸を伝達物質とする場合が多い．これに対し，抑制的に働くニューロンはγ-アミノ酪酸（gamma-aminobutyric acid：GABA）やグリシンを含有するニューロンがほとんどである．興奮性ニューロンは終末部に活動電位が到達するとグルタミン酸を放出する．これにより，シナプス後膜に分布するチャネルが開き，シナプス後ニューロンに活動電位が発生するのである．一方，抑制性の介在ニューロンは終末部が興奮することによって，GABAやグリシンが終末部から放出され，シナプス後膜に存在するチャネルが開き，シナプス後ニューロン内にCl^-イオンが流入し，ニューロン活動が抑制される．

Vcをはじめとする諸核に送られた侵害情報は，投射ニューロンによってさらに上位中枢である視床腹側基底核群や視床内側核群，あるいは結合腕傍核などへと送られる．これらの核においては刺激と同側の三叉神経領域から侵害入力を受け取るが，上位中枢へ情報を送る場合には正中をこえ，刺激と反対側へと投射線維を送る．視床に投射した侵害入力は図 1.4.46 に示したように，大脳皮質一次体性感覚

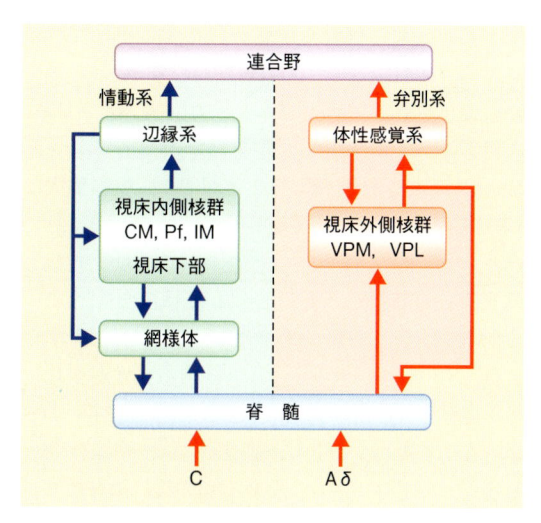

図 1.4.46　痛みの伝達経路
ＳＩに伝えられる外側の経路（弁別系）と帯状回や島皮質などの辺縁皮質に送られる内側系（情動系）の2つの経路に分かれる．これら2つの経路は，疼痛情報処理関してそれぞれ異なる機能を有する．

野（primary somatosensory cortex：SⅠ）に伝えられる外側の経路と，帯状回や島皮質などの辺縁皮質に送られる内側系の2つの経路に分かれる．これら2つの経路は，疼痛情報処理に関してそれぞれ異なる機能を有するといわれている．

口腔顔面領域の侵害情報は視床腹側基底核群のなかでも，視床後内腹側核（ventro-postero medial thalamic nucleus：VPM）に分布する侵害受容ニューロンに伝えられる．VPMにおいても，Vcで認められたような，侵害受容ニューロンの体部位局在性が保たれている．VPMの内側部に近い領域には口腔内の侵害情報を受け取るWDRニューロンとNSニューロンが分布している．しかし，VPMにおいてはVcのような表層部におけるNSニューロンおよびWDRニューロン，深層部におけるWDRニューロンというような空間的な分布の違いは認められない．VPMに存在する侵害受容ニューロンはVcニューロンに比べ受容野が広く自発放電頻度も高いが，機械および熱刺激に対する誘発応答はVcニューロンによく似ている．VPMに伝えられた侵害情報はさらに上位中枢であるSⅠや二次体性感覚野（secondary somatosensory cortex：SⅡ）に送られる．SⅠは細胞が6層構造をなして配列している．Ⅲ層とⅤ層には比較的大型の錐体型の細胞体を有する錐体細胞が多く存在する．一方，Ⅱ層とⅣ層には小型の非錐体細胞が多い．Ⅰ層は非常に薄く，小型の非錐体細胞が水平に並んでいる．また，Ⅵ層にも錐体細胞が多数存在するが，Ⅲ層やⅤ層の錐体細胞に比べ細胞体はかなり小さい．SⅠから検出される侵害受容ニューロンもVcやVPMの侵害受容ニューロンと同様，WDRニューロンとNSニューロンに分類することができ，応答様式はVPMで記録される侵害受容ニューロンと類似している．しかし，SⅠ侵害受容ニューロンは，ある目的をもった感覚や運動に合致した機能を有している．たとえば，痛みの弁別を行う必要が生じた場合には，SⅠ侵害受容ニューロンは刺激強度が変化するときにのみ非常に高いスパイク応答を示す．このような応答を示すSⅠの侵害受容ニューロンはⅡ〜Ⅵ層において検出され，それぞれの層に限局せずまばらに分布している．しかし，1つひとつの侵害受容ニューロンの受容野はSⅠ内において体部位局在性を保って配列している．すなわち，SⅠの外側部に分布する侵害受容ニューロンは口腔内の侵害情報を受け，内側に向かうに従って顔面皮膚あるいは頸部皮膚へと侵害受容ニューロンの受容野が移動する．このように，視床の外側部を上行する経路は痛みの場所や強度の弁別などの情報処理において重要な働きを有することから，弁別系とよばれている．

これに対し，視床の内側部に存在する髄板内核を経由する経路は，最終的に辺縁皮質である前帯状回や島皮質へ侵害情報が送られることから内側経路とよばれている．この経路に存在する侵害受容ニューロンは，全身に及ぶような非常に広い受容野をもち，侵害刺激に対してもスパイク応答の変化量が少ない．このような応答性を示す侵害受容ニューロンは，痛みの場所や強度の弁別には適さない．また内側経路の中枢領域に分布する侵害受容ニューロンは自律神経系の活動性変化によっても強く影響を受ける．このようなことから，内側経路に存在する侵害受容ニューロンは痛みの弁別というよりも，痛みの情動的性質を司ると考えられている．

（4）疼痛異常の神経機構

末梢組織に炎症が引き起こされ長期間にわたって持続すると，末梢神経を含む末梢組織にはさまざまな変化が誘導される．末梢組織に炎症が起こると，末梢神経系には自発放電の増加や神経ペプチドの放出，あるいは血管系の透過性亢進による起炎物質の遊離が引き起こされ，末梢神経系の活動はさらに亢進する．このように，末梢神経系における神経活動の亢進が長期にわたって持続すると，末梢の受容器は感作され過敏化が誘導される．これに対し，神経線維が損傷されると，炎症とは異なり損傷神経はNa^+チャネルの合成促進，あるいはK^+チャネルの合成低下や中枢神経系における抑制性介在ニューロンが興奮性に働くように変化するなどのさまざまな変化が生じ，中枢神経系の活動性が増強される．末梢の炎症や神経損傷によって中枢神経系の興奮性は増強するが，この活動性の増強が長期にわたって持続すると中枢神経系は感作され中枢性の過敏化が引き起こされる．最近の研究において，中枢神経系の過敏化にはニューロンだけでなく，ニューロン以外のアストログリアやミクログリアの活性化が強く関与するという報告がなされ，中枢過敏化の神経機構がさらに解明されつつある．このような中枢神経系の過敏化は最終的に中枢神経回路の可塑的な変化を誘導し，非侵害刺激によって痛みが引き起こされる

アロディニアや侵害刺激に対して異常に強い痛みが発症する痛覚過敏とよばれる疼痛異常が誘導されるのである．　　　　　　　　　　　〔岩田幸一〕

■ 文　献

Caterina MJ, Schumacher MA, et al：The capsaicin receptor；a heat-activated ion channel in the pain pathway. Nature, **389**：816-824, 1997.

Iwata K, Iwamura Y, et al：Physiological mechanisms of neuropathic pain；the orofacial region. Int Rev Neurobiol, **97**：227-250, 2011.

1.5 唾液腺の解剖生理

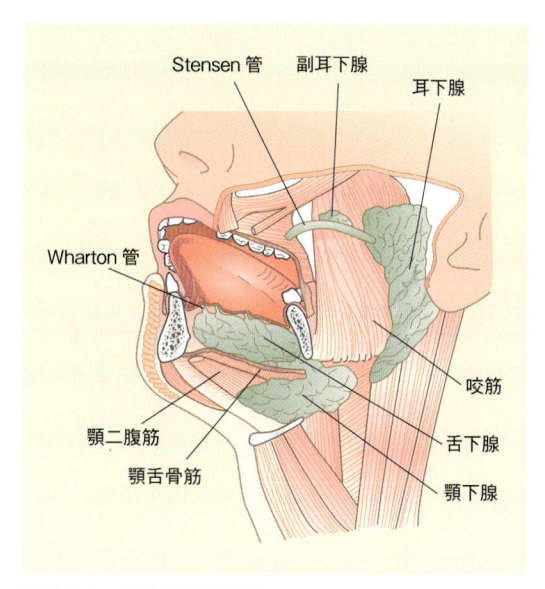

図 1.5.1　唾液腺の解剖図

1 唾液腺の構造

唾液腺は口腔内に唾液を分泌する臓器であり，左右1対の大唾液腺（耳下腺，顎下腺，舌下腺）と，口腔粘膜下に存在する多数の小唾液腺（口唇腺，舌腺，口蓋腺，頰腺，臼後腺）からなる．それぞれの腺は分泌終末部，小葉内導管系，小葉外排出管系で構成されており，腺房分泌細胞の性状により漿液腺，粘液腺と両者を有する混合腺に分けられる．

(1) 臨床解剖（図 1.5.1）

a. 耳下腺（parotid gland）

耳下腺はその名のとおり耳介の下にある．耳下腺浅葉は頰部後方皮膚直下に存在し，下顎枝後縁を中心として前後に広がっている．下顎枝後縁より前方は薄く，下顎枝外側の咬筋上に広がり，後方は厚く，下顎枝後縁と乳様突起の間のくぼみ（下顎後窩）に入り込んでいる．上方は外耳道，頰骨弓の高さから，下方は胸鎖乳突筋前縁に広がっている（図1.5.1）．深葉は咬筋から下顎枝後縁，下顎後窩に入り込み，内面は茎突舌骨筋，茎突舌筋，茎突咽頭筋，顎二腹筋，内側翼突筋，傍咽頭隙に接している．副耳下腺が，主導管の周辺に存在することがある．導管は分枝し，樹枝状をなし，末梢の細い導管は腺房に達する．小導管が合流して太い1本の導管となった主管は耳下腺の中央を横走する．さらに，主管は耳下腺の前上部から出て頰骨弓下1cmの高さで咬筋直上を横走し，その前縁で内側に曲がり，

頰筋，頰粘膜を貫き，上顎第二大臼歯部付近の頰粘膜に形成された耳下腺乳頭に開口する．なお，主管の長さは3cm程度である．

顔面神経主幹は，茎乳突孔から出て後耳介枝と二腹筋枝を分枝した後，耳下腺の厚い被膜に覆われ腺内に入る．腺内で生じた耳下腺神経叢は，上枝（側頭顔面枝）と下枝（頸頭面枝）に分かれる．上枝は耳介側頭神経吻合枝，側頭枝，頰筋枝に，下枝は下頰筋枝，下顎縁枝，頸枝に分かれる．

耳下腺の栄養は外頸動脈の枝が行っている．腺深葉内側を走る外頸動脈は，まず後耳介動脈に，次に顎動脈に分枝，腺内にも分枝し浅側頭動脈となる．外頸動脈の直接枝，浅側頭動脈の直接枝，前耳介枝と中側頭動脈，顔面横動脈，後耳介動脈の枝が耳下腺に分布する．耳下腺の静脈血は下顎後静脈に集められ，顔面静脈と吻合する．

リンパ節は腺表面および腺内に豊富である．耳介前リンパ節は浅葉の上，耳介の前にあり，耳下リンパ節は胸鎖乳突筋前縁と咬筋と頸筋膜に囲まれた耳下腺下極にある．腺内に浅および深リンパ節があり，腺内からのリンパ流は顎下リンパ節，浅頸リンパ節，深頸リンパ節，僧帽筋前縁のリンパ節に流れる．

b. 顎下腺（submandibular gland）

顎下腺は顎二腹筋と下顎骨下縁でつくられた顎下三角に位置し，表面は広頸筋，内面は顎舌骨筋に接している（図1.5.1）．顎下腺前縁には少し上方に発

育のさまざまな長三角形の突起がある．これを顎下腺突起という．顎下腺に分布する動脈は顔面動脈の腺枝である．顎下腺の周囲は静脈とリンパ節で囲まれている．顎下腺後端は耳下腺下角と接するが導管は顎下腺中層より少し上で出て，顎舌骨筋の後縁をまわって舌神経と交叉し，舌下腺内面を前走し，舌下小丘のなかに開口部をもつ．

c. 舌下腺（sublingual gland）

舌下腺は舌下粘膜の直下で，下顎体内面と舌筋の間に位置する．内面は舌骨舌筋，オトガイ舌筋と接し，後縁は顎舌骨筋上にある．舌下腺は三角形を呈し，最大前後長径は約 40 mm，最大上下径（厚さ）は 20 mm である．舌下腺を内面からみると 1 本の導管から後縁前部に腺葉の配列の異なるブドウ状の独立した腺があり，それを大舌下腺とよぶ．大舌下腺は 1 本の導管として顎下腺管と平行に走行し，単独で舌下小丘に開口，あるいは顎下腺管と融合して舌下小丘に共通の開口部をもつ．他方の大きな体積を占める腺は小舌下腺の集合で，それぞれ独立した多数の腺管があり，直接舌下ひだに沿って開口する．舌下腺に分布する動脈は舌動脈とその分枝が主で，その他顔面動脈の枝のオトガイ下動脈などによって栄養される．

d. 小唾液腺

i ）口唇腺

口唇腺は上下口唇の紅縁から歯肉頬移行部ならびに口角部外方にかけて帯状に広がる腺葉群である．前方部では粘膜と口輪筋の間に存在するが，口角部では腺葉の一部は頬筋，口角挙筋，口角下制筋，下唇下制筋の筋束間に介在する．

ii ）頬　腺

頬腺は頬筋外面で耳下腺管が頬筋を貫通する付近に帯状に広がる腺葉群である．

iii）口蓋腺

口蓋腺は硬口蓋と軟口蓋の粘膜下に広がる腺葉群で，口蓋のうしろ 2/3 を占める．

iv）臼後腺

臼後腺は臼後三角のやや高い粘膜隆起中に存在する腺葉群である．

v ）舌　腺

舌背や舌下面の粘膜下にある腺で，3 種に分けられる．

①前舌腺：Blandin-Nühn 腺ともよばれる．舌下面の舌尖部近くで，舌小帯を中心に左右対称的にある 1 対の腺葉群である．

②後舌腺：舌根部，舌縁後部の粘膜下に広がる腺葉群である．

③Ebner 腺：有郭乳頭，葉状乳頭部の直下にある腺葉群である．

e. 神経支配

唾液腺は自律神経，すなわち副交感神経と交感神経によって支配されている．種々の知覚情報は唾液分泌反射の中枢である延髄の唾液核に伝えられ，遠心情報は自律神経を介して唾液腺に伝えられる．

i ）副交感神経

分泌運動刺激はおもに副交感神経支配による．耳下腺の分泌は延髄の下唾液核より起こる副交感神経の節前線維の支配を受ける（図 1.5.2）．節前線維は舌咽神経の経路を通り下行し，鼓室枝，鼓室神経叢，小錐体神経を経て耳神経節に入る．耳神経節でニューロンを変えた線維は，耳介側頭神経を通り，耳下腺に分布する．その経過をさらに詳しく述べると，起始後，頭蓋内で舌咽神経の本幹を走り，舌咽神経が頸静脈孔から頭蓋底に出たところで，下神経節から分かれる鼓室神経に移行する．鼓室神経は側頭骨の鼓室に入り，ここで鼓室神経叢を構成した後，小錐体神経と名前が変わり，錐体前面に出て，大錐体神経と平行して前走するが，その経過に沿って神経中を走り，蝶後頭軟骨結合を貫いて，頭蓋腔より出て，下顎神経の内側にある耳神経節に入る．耳神経節でニューロンを変えた線維は耳神経節より

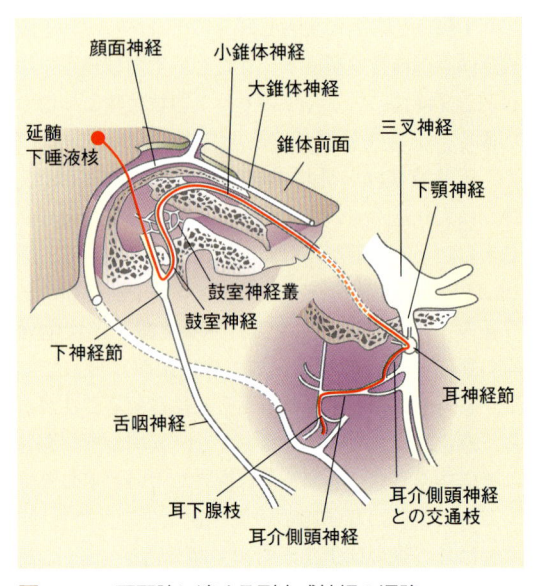

図 1.5.2　耳下腺に達する副交感神経の通路

起こる耳介側頭神経との交通枝で耳介側頭神経に入り，耳介側頭神経中を通り下顎頸付近で分かれた耳下腺枝を経て，耳下腺に分布する．

顎下腺と舌下腺に分布する分泌運動線維（副交感神経）は延髄の上唾液核から起こる（図1.5.3）．

節前線維ははじめ顔面神経の本幹中を走るが，顔面神経は側頭骨錐体中の顔面神経管中を走り，茎乳突孔部で鼓索神経に移行する．鼓索神経は側頭骨の鼓室のなかを通過し，錐体鼓室裂を通り頭蓋底外面に出て下行し，後方からの舌神経と合流する．舌神経中を通過した線維は顎下神経節に入り，そこでニューロンを変え，一部は顎下腺に，一部は再び舌神経に戻って舌下腺に分布する．

ii）交感神経

頭頸部の交感神経の節前線維は脊髄胸部の上部（第八頸髄，第一・第二胸髄）の交感神経細胞から起こり，下頸神経節の高さで，白交通枝で幹神経節に達し，交感神経幹の頸部のなかを上行し，上頸神経節に達し，そこでニューロンを変える．

上頸神経節を出た交感性節前線維の一部は，外頸動脈とその分枝の周囲に外頸動脈神経叢をつくる．中硬膜動脈の神経叢からの枝は，耳神経節を通って耳下腺に分布する．顔面動脈周辺の神経叢の枝は，顎下神経節から顎下腺と舌下腺に達する．

（2）唾液腺組織と細胞

a. 唾液腺の発生

唾液腺の発生は，口腔上皮の肥厚増殖が直下の間葉組織へ索状に進入することによって始まる．この時期は耳下腺で胎生45日，顎下腺で胎生40日であり，大舌下腺で48日，小舌下腺で50日である．索状に伸びた上皮塊は胎生3カ月には分枝しながら旺盛に増殖し，その先端が膨らみ，盲管が形成される．胎生8カ月頃には内腔ができて導管となり，その後，腺房部も形成される．腺房細胞への分化は粘液細胞が漿液細胞より早期に起こる．

終末導管の基底部細胞（介在部導管前駆細胞）は分化の多能性を有し，小葉内を構成する種々の細胞（腺房細胞，介在部導管細胞，線条部導管細胞）へ分化すると考えられている．唾液腺細胞の増殖，分化は生後も続けられ，唾液腺の成長とともに徐々に機能を獲得する．なお，発生初期における唾液腺上皮の増殖および分化は，周囲の間葉組織（特にコラーゲン，酸性ムコ多糖）に強い影響を受ける．

耳下腺において，リンパ節が腺実質内に迷入，あるいは逆に腺外のリンパ節内に唾液腺組織を認めることがある．このような異常は，耳下腺の被膜形成や周囲間葉組織の凝縮がほかの腺に比べて遅いためであると考えられている．また，耳下腺内に脂腺成分が認められることがある．これらの事実は，唾液腺腫瘍の成り立ちを考えるうえできわめて重要である．

b. 唾液腺組織（図1.5.4）

唾液腺は基本的に唾液をつくる終末部とその唾液

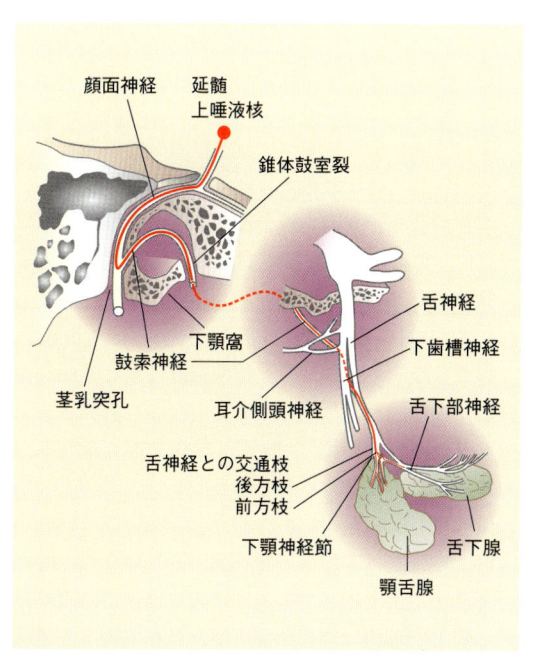

図1.5.3　顎下腺，舌下腺に至る副交感神経の通路

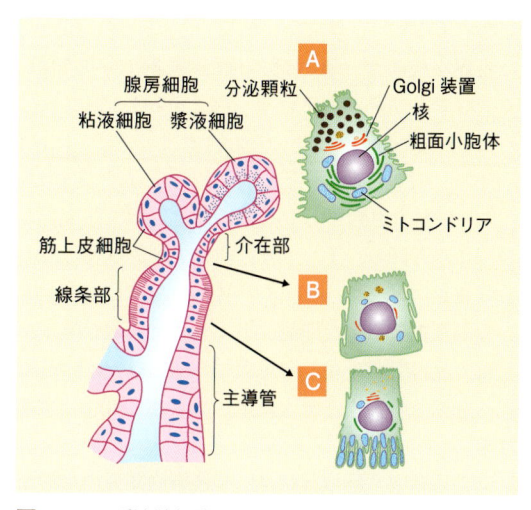

図1.5.4　唾液腺細胞

1.5　唾液腺の解剖生理

を口腔に導く導管からなり，ブドウ状の形態を示す．すなわち枝に相当する導管から多数の房（腺房）が形成されているイメージである．なお，終末部の形が管状のものを管状腺，球に近いものを胞状腺，管状と球状のものが混合するものを管状胞状腺とよぶ．1本の導管で開口するものを単一腺，2本以上の導管が合して1本の排泄管として開口するものを複合腺とよぶ．すなわち，耳下腺は胞状複合腺，顎下腺と舌下腺は管状胞状複合腺，また小唾液腺は管状単一腺からなる．

耳下腺や顎下腺は数層の被膜に囲まれているのに対し舌下腺や小唾液腺は被膜をもたない．

唾液腺は終末部構造，すなわち腺房細胞の種類によって3つの型に分類できる．粘液細胞からなる粘液腺，漿液細胞からなる漿液腺，粘液細胞と漿液細胞との両者からなる混合腺である．混合腺では粘液細胞集団を基底側から漿液細胞が囲み半月状を呈する．これらは半月細胞とよばれる．耳下腺は漿液腺，顎下腺は混合腺（主として漿液腺），舌下腺は混合腺（主として粘液腺），小唾液腺では，口唇腺は混合腺（主として粘液腺），頬腺は混合腺（主として粘液腺），前舌腺は混合腺，後舌腺は粘液腺，口蓋腺は粘液腺，臼後腺は混合腺，Ebner腺は漿液腺である．

i）腺房細胞

①漿液細胞：漿液細胞は腺腔側が細く基底側の広い円錐形の立体構造を示す．光学顕微鏡でみると台形または多角形を呈し，細胞質には酵素原顆粒（塩基性の小顆粒）が存在する．

超微細構造をみると，漿液細胞は豊富な細胞小器官を有する．核は基底側に偏位し，核周囲に発達した粗面小胞体が，腺腔側にGolgi装置，分泌顆粒，ミトコンドリアがみられる（図1.5.4A）．細胞は腺腔に近い部で互いに密に接し，タイト結合（tight junction：TJ，閉鎖小帯），デスモソーム（接着板）によって結合されており，基底部では細胞間嵌合が著明にみられる．また，細胞間分泌細管も多数認められる．

分泌細胞のおもな機能はアミラーゼを含む酵素原顆粒の分泌であるが，腺房細胞の形態は分泌の各過程（合成，濃縮，貯蔵，放出）によって著しく変化する．

②粘液細胞：粘液細胞は，漿液細胞類似の形態を有する．しかし，漿液細胞に比較して大きく不規則な形態（不正三角や不正四角形）を示し，細胞質には多くの粘液顆粒を含む．分泌顆粒以外の細胞小器官は乏しく，細胞膜系の発達も悪い．固定標本を光学顕微鏡でみると粘液顆粒は破壊され，空胞様あるいは細胞質全体が明るくみえる．すなわち，分泌顆粒はHE染色で染まらず，ムチカルミン，アルシアンブルー，過ヨウ素酸Schiff（periodic acid-Schiff：PAS）陽性であり，チオニンでメタクロマジー（metachromasia：異染）を示す．

ii）導管系細胞

複合腺では腺腔に分泌された唾液は介在部と線条部を通って小葉内導管に入り，小葉間導管に合流し，これらの導管は葉の間を走る葉内導管に入り，葉内導管は集まり，1本の主管として口腔に開く．小葉内導管系の終末部は介在部導管細胞と線条部導管細胞からなる．

①介在部導管細胞：腺房から導管に移行する峡部（介在部）を構成する細胞である．介在部導管細胞は，耳下腺と顎下腺でよく発達している．本細胞は腺房細胞に近似した形態をとるが，背が低く，分泌顆粒を含む細胞小器官の発達はきわめて悪い（図1.5.4B）．

介在部導管細胞の分泌機能を含む役割については不明である．しかし，抗ヒト全唾液抗血清を用いて酵素抗体法で染色すると介在部導管細胞が濃染されることや，同細胞にリゾチーム，ラクトフェリン，分泌因子（secretory component）抗原が認められることは，介在部導管細胞の分泌能を示唆している．

なお，介在部導管細胞は唾液腺腫瘍の由来細胞として関与していると考えられている．

②線条部導管細胞：線条部は，機能形態的に腎尿細管に類似している．細胞は背の低い円柱上皮で基底膜に多数の陥入（basal infolding）がみられ，これに大型で長いミトコンドリアが並ぶ（図1.5.4C）．このような構造によって，唾液組成の水と電解質の調節，輸送の役割を担っている．なお，唾液腺シンチグラフィに用いる^{99m}Tcも，線条部導管細胞から取り込まれると考えられている．

iii）筋上皮細胞

筋上皮細胞は腺房部と介在部のみに存在し，腺腔を形成する上皮細胞と基底膜の間に位置する．紡錘形の筋上皮細胞は終末の腺房部と介在部の上皮細胞を籠のように取り囲むことから，籠細胞とよばれる

こともある．細胞は多数の筋細線維を有するなど，平滑筋細胞に類似している．アクチン，ミオシンを含む細線維の集合からなる濃密体（dense body）や，細胞膜に沿った貪食空胞がみられる．しかし筋上皮細胞は平滑筋の有する中間型線維であるビメンチン（vimentin）を含み，平滑筋細胞には存在しないプレケラチン（prekeratin）を有している．また，細胞間は接着板によって結合されていること，間質とは基底膜で境されていることも同細胞の上皮由来を示唆している． 〔白砂兼光〕

■ 文 献

上條雍彦：口腔解剖学 5　内臓学，pp1401-1563，アナトーム社，1983

白砂兼光：唾液腺疾患．口腔外科学，第 3 版（白砂兼光，古郷幹彦編），pp377-427，医歯薬出版，2010．

白砂兼光：唾液腺疾患．口と歯の事典（高戸 毅，天笠光雄他編），pp119-129，朝倉書店，2008．

2 唾液と唾液腺の生理

(1) 分泌機構

唾液分泌は自律神経系によって調節されており，ほかの消化腺でみられる消化管ホルモンによる調節は知られていない．唾液分泌では副交感神経と交感神経が協同的に働いており，副交感神経はおもに水分の分泌に関与し，交感神経はおもに蛋白成分の分泌に関与している（図 1.5.5）．副交感神経が興奮すると，腺房細胞間の間隙（TJ）から水分を主体とする唾液が分泌される．これは血液に由来しており，分泌された直後は血漿に類似した組成である．交感神経の興奮は，腺房細胞の分泌顆粒から蛋白成分を開口分泌させる．この蛋白成分は唾液固有の性質を特徴づけるアミラーゼやムチンなどである．

腺房に分泌された唾液（原唾液）は，導管部（線条部）を通るときに修飾を受ける．特に Na^+ と Cl^- が吸収され，最終的に口腔内へ分泌される唾液が生成される．

a. 副交感神経の作用

副交感神経の興奮は，以下の過程を経て水分を分泌させる（図 1.5.6）（Smith et al, 1998）．

① 副交感神経が興奮するとアセチルコリン（acetylcholine：Ach）を遊離し，基底側のムスカリン性受容体（M_3 受容体）に結合する．IP_3 の産生を介して，小胞体から Ca^{2+} を遊離させる．

② 細胞内 Ca^{2+} の上昇は 2 つの作用を引き起こす．1 つは腺腔側の Cl^- チャネルを開くことである．チャネルが開くと Cl^- は濃度勾配に従って腺腔側へ流出する．

③ 分泌された Cl^- により腺腔は電気的に負となり，陽イオンである Na^+ は TJ を経て腺腔側に引き寄せられる．

④ 腺腔において Na^+ と Cl^- が蓄積されると浸透圧が上昇し，これが基底部の血管から腺腔へ水分を引き寄せる駆動力となる．水分の通過する経路はおもに腺細胞間の TJ である．

⑤ Cl^- を細胞内に取り入れるために，基底側には Na-K-2Cl 共輸送体があり，Cl^- を流入させてい

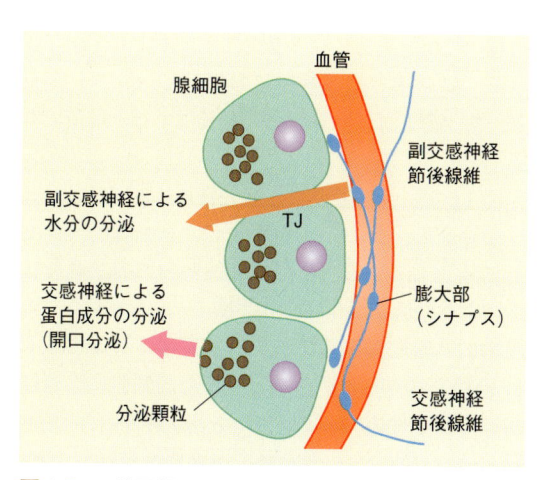

図 1.5.5　腺房部における唾液分泌の模式図
副交感神経の興奮は腺房細胞間（TJ）から血漿由来の水分を分泌させる．交感神経の興奮は開口分泌を起こし，おもに蛋白成分を分泌させる．

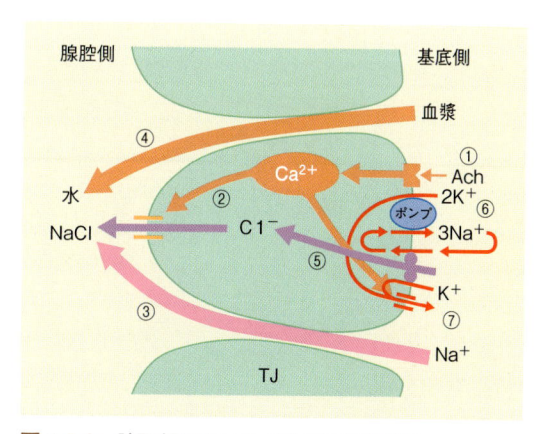

図 1.5.6　腺房部における水分分泌の模式図
Ach の刺激により細胞内 Ca^{2+} が増加し，これが Cl^- を分泌させる．分泌された Cl^- は Na^+ と血漿由来の水分を腺房細胞間（TJ）から腺腔へ引寄せる．

る.
⑥ Cl^- 流入の駆動力は Na^+ の内向き勾配であるが，これは Na^+-K^+ ポンプが Na^+ を細胞外に排出し，K^+ を流入させてつくっている.
⑦細胞内 Ca^{2+} のもう1つの作用は，基底膜の K^+ チャネルを開き，膜電位を保持し，Cl^- 流入を弱めないことである.

　唾液の水分は血管から供給される．このため副交感神経が興奮すると，血流量も同時に増加する性質がある．これに関与する副交感神経の伝達物質は血管作動性腸管ポリペプチド（vasoactive intestinal polypeptide：VIP）であり，NO の産生を介して血管拡張を起こす．なお Ach は NO を介さずに血管拡張を起こすが，この効果は VIP の 1/50 程度といわれている.

b. 交感神経の作用
　唾液の蛋白成分の大部分は腺房細胞で合成され，分泌顆粒に貯蔵されている．交感神経が興奮すると，開口分泌が生じ，顆粒内の蛋白成分は唾液中に分泌される．その過程は以下のようになる（図1.5.7）.
①蛋白質は遺伝情報を基にリボソームで合成され，粗面小胞体のなかを通過し小胞となって Golgi 装置へ移動する.
②小胞は Golgi 装置の膜と結合し，ここで蛋白質は分泌顆粒内に集積される.
③蛋白質が濃縮される.
④分泌顆粒が完成する.
⑤交感神経が興奮（β作用）すると開口分泌が起こる.

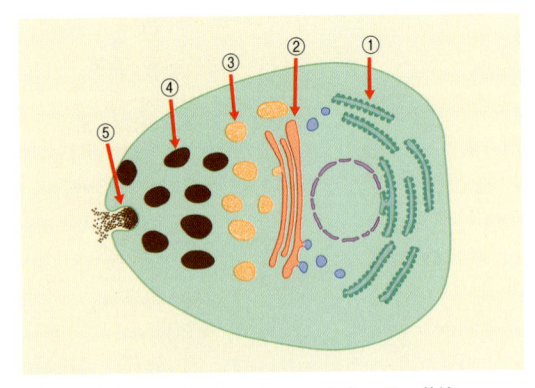

図1.5.7　腺房細胞の分泌顆粒の生成と開口分泌
①粗面小胞体のリボソームでの蛋白質の合成，② Golgi 装置での分泌顆粒内への集積，③蛋白質の濃縮，④分泌顆粒の完成，⑤交感神経による開口分泌.

すなわち，交感神経が関与するのは最後の開口分泌の過程であり，分泌顆粒の形成は腺房細胞が常に行っている.
　交感神経による開口分泌の過程は，十分に解明されていない．近年の研究では，神経細胞が伝達物質を放出する（シナプス小胞が伝達物質を開口分泌する）ときと同様な機構が存在すると考えられている（SNARE 仮説）．すなわち分泌顆粒の膜が腺細胞の膜に接触（docking），接着（priming），融合（fusion）し，開口分泌を行うという概念である．これらの過程に必要ないくつかの蛋白質や酵素類が同定されつつあり，交感神経（β作用）の興奮が細胞内伝達系（サイクリック AMP）を介してこれらの過程に関与している.
　一般に交感神経が興奮すると，α作用により血管が収縮すると考えられる．しかし唾液腺では，α作用が出現するには交感神経が高頻度で持続的に興奮する必要がある．実際の食事中には交感神経は比較的低頻度で間欠的に興奮しており，β作用が大きく出現する性質がある．また副交感神経（VIP）の強力な血管拡張作用があるため，実際には血管収縮は起こらない.

c. 再吸収と濃度変化
　腺房に分泌された原唾液は，浸透圧が血漿に近く，イオン組成も血漿に類似している．しかし口腔内に分泌される唾液は血漿よりも低張であり，イオン組成も比率も変化している．これは線条部導管でイオンの吸収・分泌が起こるためである．線条部の細胞の基底側には線条がみられるが，これは細胞膜の陥入であり，ここに多数のミトコンドリアが存在する．この構造は尿細管に類似しており，エネルギーを消費してイオン類の能動輸送を行う構造である.
　図1.5.8に示すように，基底膜には Na^+-K^+ ポンプが存在し，Na^+ を血管側へ，K^+ を細胞内へ能動的に輸送している．このため細胞内の Na^+ 濃度は管腔よりも低くなり，Na^+ は Na^+ チャネルを介して受動的に管腔側から細胞内へ移動する．このようにして Na^+ の吸収が起こる．また基底側にも管腔側にも透過性の高い Cl^- チャネルが存在し，Cl^- も陽イオン（Na^+）に引かれて血管側へ吸収される．Na^+-K^+ ポンプは K^+ の細胞外への勾配を高めるが，基底側膜には透過性の高い K^+ チャネルが存在するため多くの K^+ は血管側へ移動する．なお細胞内

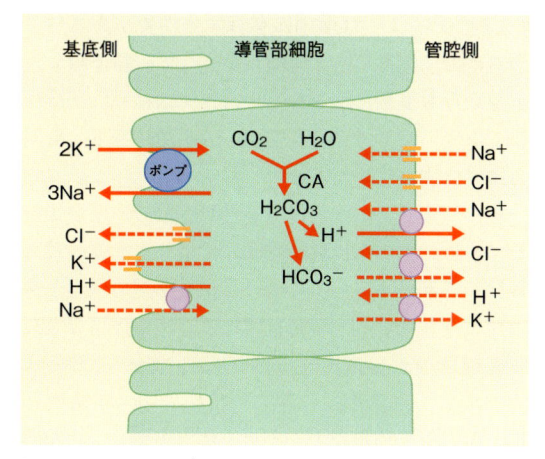

図 1.5.8　線条部導管でのイオンの吸収
Na^+-K^+ポンプによりNa^+は管腔側から基底側（血管側）へ吸収され，Cl^-も陽イオン（Na^+）に引かれて血管側へ吸収される．矢印の実線は能動輸送，破線は受動輸送である．

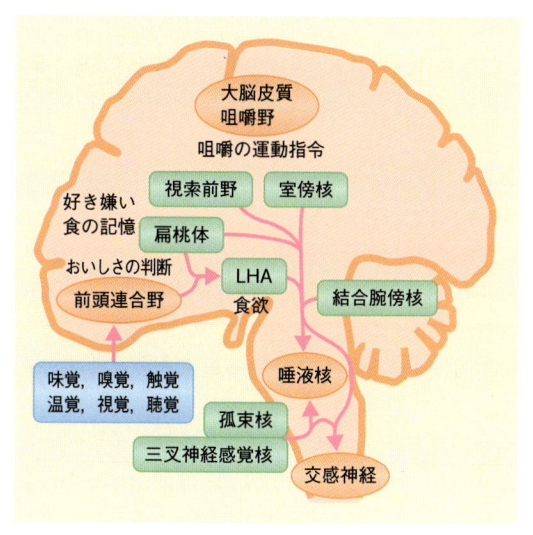

図 1.5.9　唾液分泌の中枢神経
下位脳では三叉神経感覚核，孤束核，結合腕傍核が，上位脳では視床下部外側野，扁桃体中心核，視索前野，室傍核が唾液分泌神経に直接連絡している．

で代謝性に生じたCO_2は炭酸脱水酵素（carbonic anhydrase：CA）の作用でH^+とHCO_3^-に変化する．HCO_3^-はCl^-との交換輸送体を介して分泌され，H^+はNa^+との交換輸送体を介して分泌される．よって，線条部導管のおもな役割はNa^+とCl^-の吸収であり，水分は吸収しない．またHCO_3^-とK^+は分泌されるものの，その分泌速度は遅いという．

一般に唾液の分泌速度が速いほど唾液の浸透圧は高く，Na^+とCl^-の濃度が高くなる．これは分泌速度が速いと，線条部導管での吸収が十分に行われないためである．

d. 中枢神経系の役割

唾液は食事に関連して多量に分泌される．この唾液分泌には視覚，嗅覚，口腔や咽頭の感覚などさまざまな刺激が関与するため，刺激唾液または反射唾液と総称される．便宜的に味覚唾液反射，咀嚼唾液反射などとよばれることもある．

唾液腺に分布する副交感神経と交感神経は，それぞれ延髄網様体（唾液核）と胸髄上部の第二〜第四胸髄節に位置する．これらの中枢には，おもに下位脳の感覚核と上位脳の視床下部からの入力がある（図1.5.9）．下位脳では口腔領域の感覚を中継する三叉神経感覚核，味覚と内臓感覚を中継する孤束核，味覚と内臓感覚が入力する結合腕傍核である．これは口腔や咽頭の感覚が唾液分泌に関与することを示唆している．一方，上位脳では視床下部の外側野，室傍核，視索前野，および大脳辺縁系の扁桃体中心核が唾液核に直接連絡する．これらの中枢はそれぞれ，摂食行動，体液バランスの調節，体温調節，および情動行動（食べ物の好き嫌い）と学習に関与する部位である．これは唾液分泌がこれらの行動や調節に関連していることを示唆しており，これらの中枢に影響する薬物を服用すると唾液分泌を促進したり抑制したりする可能性がある．

食事に関連した唾液分泌の概念を図1.5.9に示す．食事に関連する視覚，嗅覚，口腔感覚などすべての情報は前頭連合野に収束される．この情報は扁桃体の食物の嗜好や記憶と照合され，おいしさの度合が判断される．この情報が視床下部外側野に伝達され食欲を高めるかまたは低下させることになる．唾液はこの情報に応じて分泌されると考えられる．大脳皮質咀嚼野や味覚野からの情報の一部は視床下部や扁桃体中心核にも伝えられるため，咀嚼が開始されると，唾液量が増加すると考えられる．

(2) 唾液の役割

a. 口腔の健康維持と安静時唾液

唾液は食事に関連して多量に分泌され，食物の咀嚼，食塊の形成と嚥下，消化に役立っている．唾液が長期間欠乏すると，これら消化液としての機能が低下するだけでなく，口腔粘膜や歯の健康も損なわれる．食事の時間は1日のうちでは短時間であるため，食事以外の多くの時間に安静時唾液が口腔の健康を維持する重要な働きを演じている（Mese et al,

安静時唾液の特徴を刺激唾液と比較して，表1.5.1に示す．安静時唾液の分泌量は刺激唾液に比べかなり少量であるが，粘度は安静時唾液の方が2～3倍高く，ムチンの含有量は2倍以上である．すなわち安静時唾液は口腔内組織に付着し貯留する力が大きい．また粘度の高い唾液は小唾液腺，舌下腺，顎下腺から分泌されるため，安静時唾液にはこれらの唾液腺が重要である．

咀嚼は唾液分泌を誘発する最も大きな要因であり，一般に咀嚼力に比例して唾液量が多い．また刺激唾液が多い人ほど，安静時唾液も多い傾向にある．もし咀嚼力が低下すると，唾液腺の萎縮と分泌機能の低下が起こり，刺激唾液のみならず，安静時唾液も減少する．咀嚼力の低下や唾液腺の萎縮は，加齢とともに進行するが，特に安静時唾液の減少が顕著となる．また加齢によりムチン，分泌型免疫抗体（分泌型免疫グロブリンA（secretory immunoglobulin A：sIgA）），ヒスタチンなどの含有量が減少する．

b. 口腔の健康維持作用

唾液の生理作用はおもに唾液腺で固有に生成される蛋白質やポリペプチドに起因している．唾液の99％以上は水分であり，有機成分は約0.5％，無機成分は約0.2％である．最も多い有機成分はムチン（約0.3％）である．

表1.5.2のように，消化作用と潤滑作用以外は口腔の健康を維持する作用である（Dodds et al, 2005）．消化作用を発揮する酵素はアミラーゼとリパーゼであり，それぞれ耳下腺とEbner腺で合成される．一般に分泌顆粒に貯留される前の物質（図1.5.7の①～②）は血中に移行する性質がある．このため特にアミラーゼは血行を介して，顎下腺や舌下腺からも少量分泌される．ムチンは粘着性糖蛋白質であり，少量で粘性を発揮し，咀嚼，嚥下，会話を円滑にする作用がある．

また，ムチンは潤滑作用以外に下記の作用が知られている．ムチンは歯や粘膜に付着して被膜（獲得被膜）を形成する．この被膜は歯や粘膜の保湿と保護に役立っている．獲得被膜には，抗菌作用を発揮する酵素などの蛋白質やペプチド，Ca^{2+}などのイオン成分も高濃度に付着し，抗菌作用，抗脱灰作用，再石灰化作用などを高める働きがある．またムチンは細菌にも付着し，これを凝集する働きがある．凝集された細菌は歯や粘膜への接着が妨げられ，洗浄されやすい状態になる．同様の働きはほかの蛋白質にもみられる．

抗菌作用を発揮する代表的成分は，リゾチームとペルオキシダーゼである．リゾチームは細菌の細胞壁のムコ蛋白質を加水分解し，細菌を溶解する作用

表1.5.1 安静時唾液と刺激唾液の比較

	安静時唾液	刺激唾液
おもな役割	口腔の健康維持	食物の咀嚼，嚥下，消化
唾液腺	小唾液腺，顎下腺，舌下腺	耳下腺，顎下腺，舌下腺
分泌量	約0.3 ml/分（夜間は少ない）	約1.5 ml/分（ワックスの咀嚼）
組成	ムチンが多い，電解質が少ない	アミラーゼが多い，電解質が多い
粘度	約6 cP	約2.5 cP（ワックスの咀嚼）
老化の影響	分泌量の減少 ムチン，sIgA，ヒスタチンの減少	分泌量は保たれている

表1.5.2 唾液の成分と役割

生理作用	成分	機能
消化作用	アミラーゼ	でんぷんの消化
	リパーゼ	脂肪の消化
潤滑作用	ムチン	咀嚼，嚥下，会話の補助
保護作用	ムチン，プロリンリッチプロテイン，ヒスタチン，シスタチンなど	歯や粘膜表面に付着し被膜を形成（獲得被膜）
凝集作用	ムチン，プロリンリッチプロテイン，スタセリン，リゾチーム，sIgAなど	細菌や真菌の凝集
抗菌作用	リゾチーム	細菌細胞壁の加水分解
	ペルオキシダーゼ	ヒポチオシアン酸の生成
	ラクトフェリン	細菌の増殖の抑制と破壊
抗真菌作用	ヒスタチン	カンジダの増殖抑制
免疫作用	sIgA	抗原抗体反応
抗炎症作用	シスタチン，ヒスタチン，SLPI，VEGh	プロテアーゼインヒビター
pH緩衝作用 抗脱灰作用	HCO_3^-，ヒスチジンリッチペプチド，リン酸塩	酸の中和による歯の脱灰阻止
再石灰化作用	Ca^{2+}，リン酸塩	歯へのイオンの供給
味覚維持作用	ムチン，イオン類	味蕾の保護と感受性の維持

がある．ペルオキシダーゼは無機成分のSCN⁻（チオシアン酸）と反応して，ヒポチオシアン酸を生成するが，これは細菌の増殖を抑える働きがある．

ラクトフェリンは鉄と結合する性質があるため，細菌の増殖に必要な鉄を奪い，抗菌作用を発揮すると考えられる．近年ラクトフェリンは消化管内でペプシンの作用を受け，細菌を破壊するペプチドを遊離することが示された．また抗炎症作用や免疫系の賦活作用もあるといわれている．

抗真菌作用として耳下腺唾液に多く含まれるヒスタチンがある．これはカンジダ類の増殖を抑制するとともに，さまざまな機能も報告されている．たとえば，獲得被膜の形成，タンニンなどの為害物質の中和，金属イオンのキレート，炎症性サイトカインの誘導阻害，蛋白分解酵素の阻害などである．

免疫作用を発揮するsIgAは腺房や導管周囲の組織に存在する免疫細胞で産生される．このため腺房細胞の分泌顆粒には含まれておらず，交感神経の分泌活動とは無関係に常に一定の速度で唾液中に分泌されている．sIgAの産生細胞は，顎下腺や小唾液腺に多く，安静時唾液に多く含まれている．

近年，唾液の抗炎症作用についての研究が進められている．細菌には蛋白分解酵素を産生するものがあり，炎症を悪化させる．この酵素は炎症などで破壊された白血球からも出てくる．この分解酵素を阻害し炎症の進行を抑制する物質が，唾液中のシスタチン，分泌型白血球プロテアーゼインヒビター（secretory leukocyte peptidase inhibitor：SLPI），Ebner腺蛋白質（protein from human Von Ebner's Gland：VEGh）である．なおVEGhはエンドヌクレアーゼ（核酸分解酵素）の活性も有しており，抗ウイルス作用もあるという．また先に述べたヒスタチンは歯周病菌の産生する蛋白分解酵素を阻害する働きがあるといわれている．

表1.5.2の歯と味覚に対する作用はおもにイオン類が関与している．唾液にはpHの緩衝作用があるが，炭酸水素イオン（HCO_3^-）がおもな因子である．これは口腔内の酸を中和し，歯の脱灰を防ぐ働きがある（抗脱灰作用）．またCa^{2+}とP（リン酸塩）は歯の表面（獲得被膜）に飽和状態で存在し，歯の再石灰化を促進している．その他，F^+も微量ではあるが，唾液中に存在し歯の再石灰化に寄与すると考えられる．

唾液は味覚受容器（味細胞の微絨毛）の保護と正常な味覚感受性の維持に役立っている．微絨毛は唾液や味細胞由来の粘液で常に保護されており，唾液が欠乏すると微絨毛が細菌や口腔内の刺激物により障害を受ける．また唾液は微絨毛周囲のイオン環境を維持しており，味受容器の感度を保つ働きがある．

〔松尾龍二〕

■ 文　献

Dodds MW, Johnson DA, et al：Health benefits of saliva；a review. J Dent, **33**：223-233, 2005.

Mese H, Matsuo R：Salivary secretion, taste and hyposalivation. J Oral Rehabil, **34**：711-723, 2007.

Smith PM, Gallacher DV：Electrophysiological correlates of fluid secretion by salivary acini. In：Glandular Mechanisms of Salivary Secretion（Garrett JR, Ekström J, et al eds）, pp36-54, Karger, 1998.

1.6　骨の解剖生理

1　骨の構造と機能

（1）骨の肉眼的構造

骨は，その形から，からだの支柱，手足を構成する大腿骨などの長管骨（長骨）および顎顔面・頭蓋部などを構成する扁平骨などに分けることができる．手足の骨や椎骨は軟骨内骨化によって骨の長軸方向に成長するが，下顎骨の大部分や上顎骨など顎顔面・頭蓋部を構成する骨のほとんどは膜性骨化で形成される．以下に，長管骨と歯槽骨の組織構造を記す．

a. 長管骨の構造

ヒトの成長期の長管骨を肉眼的にみると，近位・遠位の骨端（epiphysis），中央部の骨幹（diaphysis），骨端と骨幹との間を構成する骨幹端（metaphysis）に分けて考えることができる．骨端と骨幹端の間に存在する軟骨は骨端軟骨（epiphyseal cartilage），または成長板軟骨（growth plate cartilage）とよばれる．また，長管骨の壁に相当する皮質骨（cortical bone）が内部の骨髄を囲んでおり，骨端から骨幹端の骨髄側には多数の骨梁（trabecule）を観察することができる．骨幹端では，成長板軟骨から軟骨内骨化のメカニズムで骨梁が形成されていくが，軟骨と骨の境界部付近で石灰化軟骨基質上に骨基質が

添加されている骨梁を一次骨梁,骨リモデリング（骨改造）を受けた骨梁を二次骨梁という.

皮質骨内部には骨単位（オステオン（osteon））またはハバース系（haversian system）とよばれる構造を観察することができる（図1.6.1）.皮質骨を横断面で観察すると,1つの骨単位は同心円状の層板構造を示しており,その中央部には血管を入れるハバース管（haversian canal）をみることができる.また,ハバース管を中心とした同心円に沿って骨細胞が規則的に配列しており,ハバース管に向かって骨細胞の突起が伸びている.さらに,皮質骨の骨外膜側と骨内膜側には基礎層板（環状層板）が形成されており,ここでは同心円状の骨単位はみられない.骨単位,基礎層板とも後述するように膠原線維や骨細胞が規則正しく配列した層板構造を示し,石灰化度の高い緻密骨を形成している.

骨外膜（periosteum）には豊富な血管と神経が存在しており,血管は皮質骨を長軸方向に縦走するハバース管および横走するフォルクマン管を通って骨髄内に達する.骨髄には基底膜で裏打ちされた血管および静脈洞が発達するが,成長期の骨における成長板軟骨直下では血管新生が誘導されており,血管内皮細胞の裏打ちとして不連続な基底膜が観察される.骨外膜は,骨基質に局在する骨芽細胞からなる骨形成層とその周囲を取り巻く線維層に大きく分けられる.近年,骨外膜に特異的な物質としてペリオスチン（periostin）が発見され,力学負荷に対して機能する蛋白であることが論じられている.ペリオスチンは歯根膜（periodontal ligament）にも発現しており,力学負荷との関連が論じられている.

b. 歯槽骨の構造

上顎と下顎において歯が釘植している領域は,歯槽突起または歯槽部とよばれる.歯槽骨（alveolar bone）において隣り合う歯の隔壁を槽間中隔といい,歯根間の歯槽骨を根間中隔という.歯槽骨は一般的な骨とは異なる特徴を備えている.

歯槽骨は,大きく固有歯槽骨と支持歯槽骨に分けて考えることができる.固有歯槽骨は歯槽骨のうち,歯槽の内壁,すなわち歯に直接接する部分であり,発生学的には歯胚の歯小囊に由来する.ヒトの健全な歯槽骨をX線撮影すると,固有歯槽骨には歯槽硬線（lamina dura）とよばれるX線不透過像を示す領域が観察される.固有歯槽骨は,さらに束状骨（bundle bone）と層板骨（lamella bone）に分けられる.束状骨は歯根膜に直接接する骨で,歯根膜の主線維をSharpeyの線維として骨基質中に挿入している.つまり,この部位は,Sharpeyの線維束が顕著なことから束状骨とよばれる.

支持歯槽骨は,固有歯槽骨の周囲にあり固有歯槽骨を支えている部位を指す.支持歯槽骨は,間葉系細胞が骨芽細胞に分化し形成される.このように,固有歯槽骨と支持歯槽骨の由来は異なるが,完成された組織で二者の境界を明確に区別するのは難しい.支持歯槽骨は一般的な骨の特徴を備えており,皮質骨では層板構造が認められ,ハバース管を中心にした同心円状の骨単位を形成する.一方,海綿骨では同心円状の骨単位やハバース管が認められない.

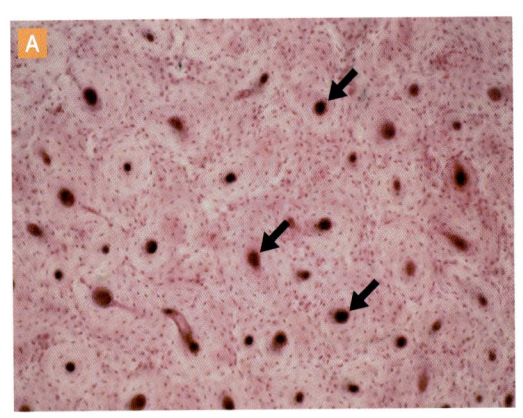

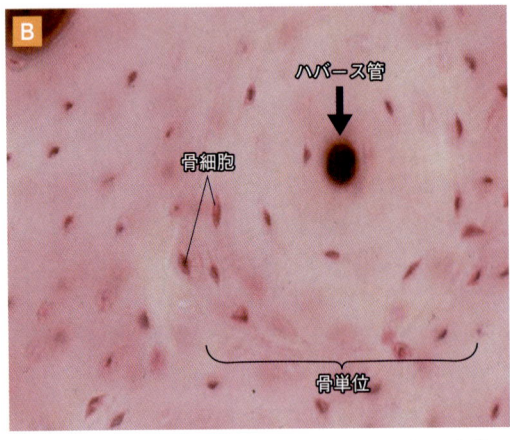

図1.6.1 骨単位（オステオン,ハバース系）の光学顕微鏡像
A：皮質骨の横断研磨切片をカルボールフクシン液で染色すると,多数のハバース管（矢印）が観察される.B：Aの一部を拡大すると,ハバース管（矢印）を中心として骨細胞が同心円状に配列しているのが認められる.

（網塚憲生,Sobhan Ubaidus 他：腎と骨代謝,21(3)：183-190,2008 より改変）

（2）骨の細胞の構造と機能

骨組織には，骨芽細胞（osteoblast），破骨細胞（osteoclast），骨細胞（osteocyte）が存在するが，互いに分化・形成あるいは細胞機能に影響を及ぼしている．骨芽細胞は骨形成を担う細胞であり，骨基質蛋白合成と基質小胞（matrix vesicle）を介した石灰化（calcification）を誘導する（図1.6.2）．骨細胞と骨芽細胞および骨細胞どうしは細胞突起を介した細胞性ネットワークを形成することでグループとして機能している．骨細胞は基質に包埋された細胞であるが，近年，積極的に骨代謝に働きかける細胞であることが明らかにされつつある．一方，破骨細胞は骨吸収を営む細胞であり，酸と基質蛋白分解酵素を分泌して骨基質を吸収する．破骨細胞と骨芽細胞系細胞は古い骨基質と新しい骨基質へと改変する骨リモデリング（bone remodeling）を営むが，その場に局在する骨芽細胞系細胞の分化・機能は，破骨細胞との細胞性カップリング（cell coupling）によって影響を受ける．

a. 骨芽細胞

i）骨芽細胞の構造と機能

骨芽細胞は骨基質表面に局在し骨形成を担う細胞である．骨芽細胞は膠原線維をはじめとする骨基質蛋白合成に加えて，基質小胞の分泌による石灰化誘導，さらには破骨細胞の分化・誘導にも重要な役割を果たしている．骨芽細胞はみずから形成した骨基質のなかに埋め込まれて骨細胞となるほか，一部は骨表面にとどまり，休止期骨芽細胞（bone lining cells）として扁平化し骨基質を覆うようになる．これら細胞の骨基質合成能は低く，ほとんど石灰化した骨表面と直接接しており，電子顕微鏡観察ではオスミウム好性の電子密な薄層である境界板（lamina limitans）が骨表面上に認められる．

骨基質合成を活発に行う骨芽細胞は活性型骨芽細胞とよばれ，立方型もしくは楕円型を示し，典型的な分泌蛋白質合成細胞の特徴を示す．すなわち，細胞内は槽状の粗面小胞体，およびGolgi体が集積したGolgi野が核に隣接して存在する．このような細胞内小器官は活発な基質合成を示唆しており，たとえば，骨芽細胞のGolgi野におけるトランスGolgiネットワーク（trans-Golgi network）の空胞内には合成過程中の膠原線維など多量の分泌性蛋白を認めることができる．

骨芽細胞により分泌された骨基質は，分泌後直ちに石灰化するのではなく，膠原線維の分泌とその後の石灰化の時間差（osteoid maturation period）のため，類骨層（osteoid）とよばれる未石灰化骨基質が形成される（図1.6.2，1.6.3）．したがって，組織学的には活性型骨芽細胞と石灰化骨基質の間には広い類骨層が観察される．なお，類骨層と石灰化骨基質との間を石灰化前線（calcification front）とよび，また，類骨層の厚さは，活性型骨芽細胞直下では5〜10μmにも達するが，休止期骨芽細胞に面した部位には類骨層はほとんど存在しない．骨芽細胞は活性期を過ぎると扁平化し，細胞内小器官の乏しい休止期骨芽細胞の状態になる．この細胞は骨基質合成能が低く，ほとんどが石灰化した骨表面と直接接している．

骨芽細胞は集団として同調的に機能すると考えられる．これは細胞間結合装置に負うところが大

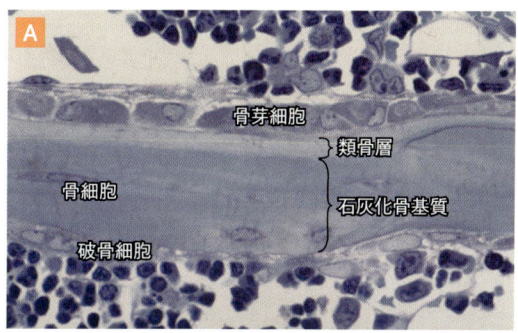

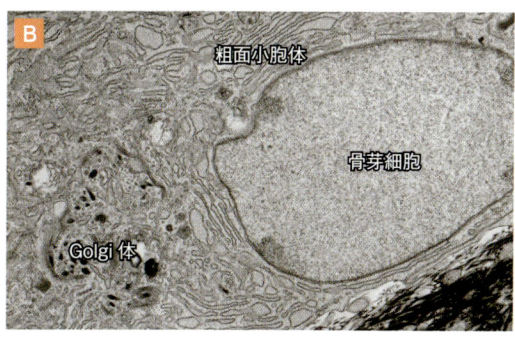

図1.6.2　骨芽細胞の光学顕微鏡像と透過型電子顕微鏡像
A：骨梁上の細胞体のふくよかな骨芽細胞を観察した所見．骨芽細胞直下には薄く染色される類骨層も観察される．また，骨基質内の骨細胞や破骨細胞も観察される．B：骨基質を活発に合成していると考えられる骨芽細胞（活性型骨芽細胞）の透過型電子顕微鏡像．細胞内部には多数の粗面小胞体とGolgi体が局在する．ここでは膠原線維を黒く染めているため，骨基質とGolgi空胞に黒く染色される膠原線維を観察することができる．

（網塚憲生，李　敏啓他：歯の移動の臨床バイオメカニズム―骨と歯根膜のダイナミズム，pp60-73，医歯薬出版，2006より改変）

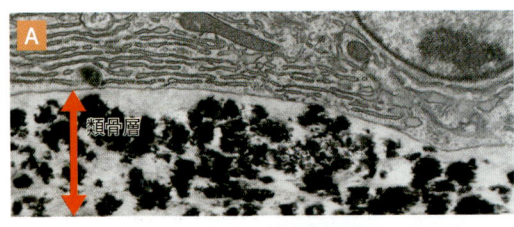

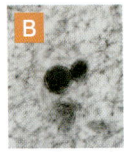

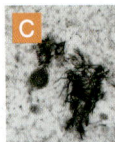

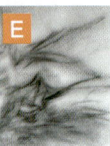

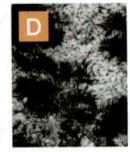

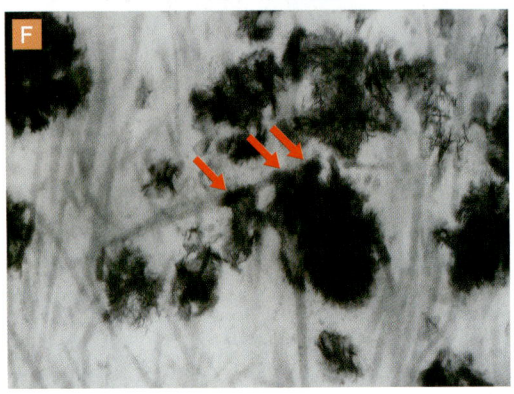

図 1.6.3 骨基質の石灰化の過程を示した微細構造

基質を活発に合成している活性型骨芽細胞の直下には，類骨層という石灰化が不完全な層が形成される．A：類骨層（赤矢印）を観察すると，多数の石灰化球（黒い球状構造物）が観察される．B：基質小胞は電子密度の高い小胞構造物として観察される．C：基質小胞内で形成された石灰化結晶が単位膜を破って突き出してくる．D：Cで観察された結晶塊が成長し，石灰化球とよばれるようになる．E：石灰化球を拡大観察すると，針状結晶で構成されていることがわかる．F：石灰化球が成長すると周囲の膠原線維に石灰化を波及させるようになる（赤矢印）．
（網塚憲生，李　敏啓他：歯の移動の臨床バイオメカニズム—骨と歯根膜のダイナミズム，pp60-73，医歯薬出版，2006 より改変）

きく，骨芽細胞間には斑点状のタイト結合（tight junction），ギャップ結合（gap junction），接着帯（adherens junction）の3種の結合様式があげられる．また，骨細胞とも細胞突起のギャップ結合を介して細胞性ネットワークを形成しており，両細胞が連携して機能する可能性が高い．一方，骨芽細胞と骨基質間における接着機構に関しては骨基質中の膠原線維・フィブロネクチンと骨芽細胞のβ_1-インテグリンを介した接着機構が存在する．このような細胞基質間接着は細胞骨格を介した情報伝達機構が骨芽細胞系細胞の分化，機能発現に重要な役割を果たしているとともに，骨基質の膠原線維の配列を規定していると思われる．

ii）骨芽細胞の前駆細胞

骨芽細胞の由来は未分化間葉系細胞に求めることができ，それは骨芽細胞ばかりでなく，軟骨細胞，脂肪細胞，筋芽細胞などにも分化しうる．1997年に骨芽細胞の分化に最も重要な転写因子であるRunx2が，また，2002年にはオステリックス（osterix）が発見されており，Runx2，オステリックスともに骨芽細胞分化への重要な転写因子として考えられている．

さて，骨芽細胞は細胞増殖を行わず，その前駆細胞が増殖能を有する．そこで，1967年にScottは^{3}H-チミジンを用いたオートラジオグラフィーによって，前骨芽細胞（骨芽細胞前駆細胞）の同定を試みている．その結果，骨基質上の骨芽細胞の骨髄側に局在する紡錘形の細胞を骨芽細胞の前駆細胞としており，以前にPritchardが概念的に提唱した前骨芽細胞（preosteoblast）に相当する細胞としている．このような前骨芽細胞は，組織化学的にはアルカリホスファターゼ（alkaline phosphatase：ALP）活性とRunx2を有する細胞として観察される．

骨髄と骨組織は，これら前骨芽細胞の層によってゆるやかに境界されているが，破骨細胞による骨吸収が亢進する領域では，前骨芽細胞の増殖も亢進しているため，厚い前骨芽細胞層が形成される．その反対に，扁平な休止期骨芽細胞には前骨芽細胞の発達した細胞層は形成されない．また，前骨芽細胞が存在する領域には1種類の細胞だけではなく，電子顕微鏡観察では，骨芽細胞に類似した微細構造を示す細胞や，細長い細胞突起を複雑に伸ばし，破骨細胞系細胞や造血系細胞と直接接触する細胞もみられる．また，前骨芽細胞には，副甲状腺ホルモン（parathyroid hormone：PTH）や活性型ビタミンD$_3$などの受容体が発現しており，骨基質上に局在する骨芽細胞とともに重要な役割を担っている．

b. 骨細胞

i）骨細胞の構造と機能

骨細胞は，骨芽細胞が産生した骨基質中に埋め込まれた細胞であり，骨基質中の骨小腔（osteocytic lacuna）という空間に存在している（**図 1.6.4**）．緻密骨において，骨細胞は1mm^{3}あたり25000個も存在し，その細胞数は骨芽細胞や破骨細胞よりも圧倒的に多い．Aardenは，骨基質に埋め込まれた直後の表層に局在する骨細胞をosteoblastic osteocyte，石灰化基質と基質表面の間の類骨層

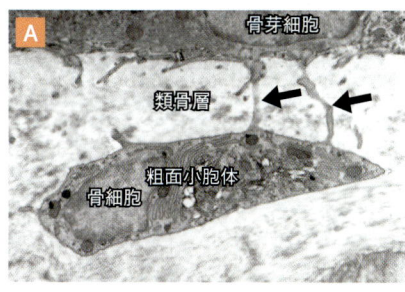

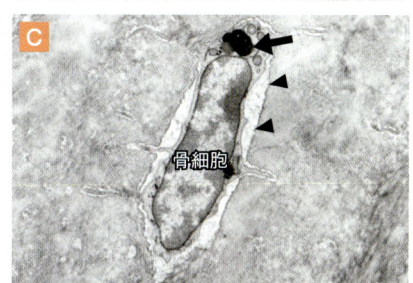

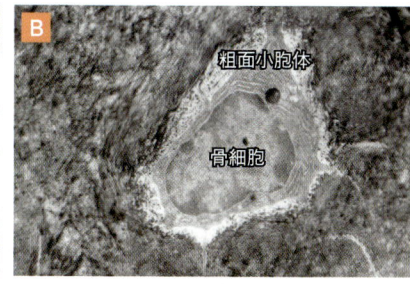

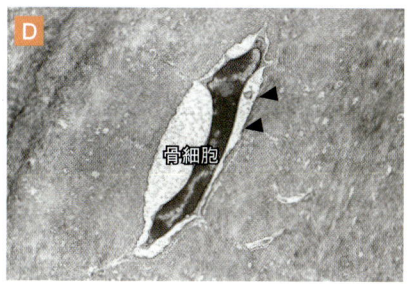

図 1.6.4　骨細胞の局在と部位による微細構造

A：類骨層に存在する骨細胞は骨芽細胞と同様に細胞内に多数の粗面小胞体やGolgi体などの細胞内小器官を有する．ここでは，骨芽細胞と骨細胞が細胞突起で接している（矢印）．B：骨表面近くの石灰化基質内の骨細胞も，やや発達した粗面小胞体を有することが多い．C：一方，骨基質深部に局在する骨細胞は基質合成に関与する細胞内小器官ではなく，水解小体（矢印）などを発達させることが多い．D：さらに骨基質深部の骨細胞は細胞質の占める割合が低くなり，細胞活動が低下する．CとDの骨細胞を入れる骨小腔の壁には境界板（矢頭）が認められる．

（網塚憲生，Sobhan Ubaidus 他：腎と骨代謝，21(3)：183-190, 2008 より改変）

に存在する骨細胞を osteoid osteocyte，周囲を石灰化した骨組織で取り囲まれる骨細胞を mature osteocyte とよんでいる．

　骨細胞の機能は未解明な点が多いが，近年の研究により，骨細管や細胞突起内の物質輸送，力学負荷の感知そして骨代謝調節に関与することが示唆されている．バイオメカニクス的なシミュレーションを行うと，骨表面に局在する骨芽細胞よりも骨基質内部に規則的な細胞性ネットワークを形成する骨細胞・骨細管系の方が力学負荷の感知に適しているという．また，骨細胞は力学負荷だけでなく骨基質内部の微細亀裂も認識し，破骨細胞や骨芽細胞に対して局所的に骨リモデリング（targeted bone remodeling）を誘導する可能性も論じられている．このように，骨細胞は活発に機能を営む細胞であり，骨構造の維持に寄与している．

ii）骨細胞が産生する因子

　近年，骨細胞によって産生される因子が骨だけではなく全身に重要な影響を及ぼすことが報告されている．特に，線維芽細胞増殖因子（fibroblast growth factor：FGF）23，スクレロスチン（sclerostin），dentin matrix protein（DMP）-1 が注目を集めている．以下に特記すべき点を簡単にまとめた．

① FGF23：FGF23 の研究は，骨細胞が血中リン濃度の調節に関与し臓器としての骨が認識される大きなきっかけとなった．FGF23 は骨細胞から産生され，腎臓の近位尿細管におけるナトリウム依存性リン酸輸送体（NaPi cotransporter）II 型の機能を抑制することでリンの再吸収を抑制している．しかし，どの骨細胞でも FGF23 を絶えず産生しているのではない．今後，FGF23 の発現制御機構について研究が進むと思われる．

②スクレロスチン：2001年に報告された *SOST* 遺伝子はシグナル配列を有しシスチンノットモチーフを有するスクレロスチン蛋白をコードしている．スクレロスチンは骨細胞が直接的に骨芽細胞活性を抑制する因子と考えられている．たとえば，PTH投与によって，骨細胞のスクレロスチンの産生が抑制され，骨芽細胞の活性を亢進する可能性が論じられている．皮質骨の骨細胞・骨細管系は規則的配列を示しており，骨表面には休止期骨芽細胞が観察される．そのような皮質骨の骨小腔および骨細管には強いスクレロスチン陽性反応を観察することができる．一方，骨リモデリングが頻繁に起きている骨幹端の骨梁では，わずかなスクレロスチンしか産生されない．

③ DMP-1：DMP-1 はおもに骨細胞によって産生され，その蛋白局在は骨小腔および骨細管に観察される．本来，DMP-1 は象牙質に発現する蛋白として報告されたが，骨細胞によって多量に産生することが明らかにされている．DMP-1 は，FGF23 やスクレロスチンに比べると比較的広範囲にわたって

均一に観察される．DMP-1 ノックアウトマウスは骨軟化症の異常を示すが，そのメカニズムとして FGF23 の上昇を誘導し低リン血症を誘導するという．つまり，骨細胞から産生される DMP-1 は単に局所的な石灰化だけでなく，FGF23 を介した全身性の血中リン濃度の調節にも関与することが示唆されている．

iii) 骨細胞・骨細管系の構築と機能

骨細胞は多数の細胞突起を伸ばしており，それら突起は骨細管（osteocytic canaliculi）とよばれる細い管を通って骨基質内に張り巡らされている（図 1.6.5）．骨細胞の細胞突起は，骨細胞どうしや骨表面に位置する骨芽細胞の突起と互いにギャップ結合で連絡することで，細胞性ネットワーク，すなわち骨細胞・骨細管系（osteocyte lacunar-canalicular system）を形成している．したがって，骨芽細胞と骨細胞は機能的合胞体として営むと考えられる．電子顕微鏡あるいは共焦点レーザー顕微鏡による観察では，骨細胞の形態ならびにその突起の走行は骨基質の部位によって異なることが示されている．一方，骨細胞・骨細管系は生理的な骨リモデリングを受ける度に規則的な構築を示す．つまり，骨細胞の長軸は骨表面に平行になり，さらには骨細胞から伸びる突起は骨表面に垂直に終止するようになる．特に，層板骨などの緻密な構造を示す骨基質では，膠原線維は束を形成して層状構造を形成するが，骨細胞の細胞突起はその膠原線維束の走行を妨げないよう規則的に取り囲んでいる（図 1.6.6）．

①骨細管による物質輸送：骨細管の平均直径を求めると約 300 nm であり，骨細胞は直径 100 nm 程の細胞突起をそのなかに挿入している．さて，骨細管と細胞突起の間隙は限界膜（limiting membrane）と記載され，その内部は，コンドロイチン硫酸などのプロテオグリカンを多量に含む組織液で満たされている．この環境は骨細管内部が石灰化しないように役立つ一方で，細胞外輸送の経路としても重要な役割を担う．骨細管内の物質輸送速度を計算すると，軟骨基質内の物質輸送の速度，すなわち水中の移動速度の 60 % 程度（3.3 ± 0.6 cm^2/秒）であるという．したがって，骨細胞・骨細管系が物質輸送に効率的な通路となる可能性はきわめて高い．特に，骨小腔と骨細管の表面積の総和はハバース管や骨梁表面積の総和の約 100 倍にも達するといわれ，骨細管を介してカルシウムをはじめとする骨基質ミネラルの輸送が容易に行われると推測される．また，骨

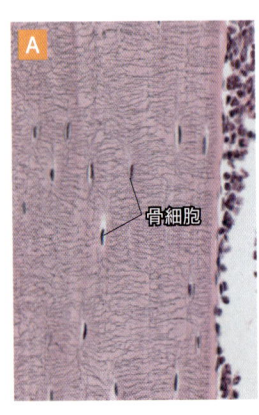

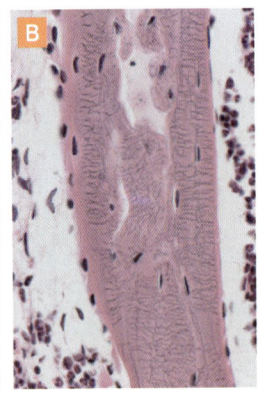

図 1.6.5　骨細胞・骨細管系を鍍銀染色で示した所見
A：皮質骨における骨細胞・骨細管系．骨細胞の長軸は骨表面に平行であり，細胞突起は垂直に走行する．B：二次骨梁における骨細胞・骨細管系を示した鍍銀染色．二次骨梁の内部では不規則な骨細胞・骨細管系が存在するが，骨リモデリングを受けたと考えられる表層では皮質骨と同様に規則的な骨細管の走行を示す．
（網塚憲生，Sobhan Ubaidus 他：腎と骨代謝，21(3)：183-190，2008 より改変）

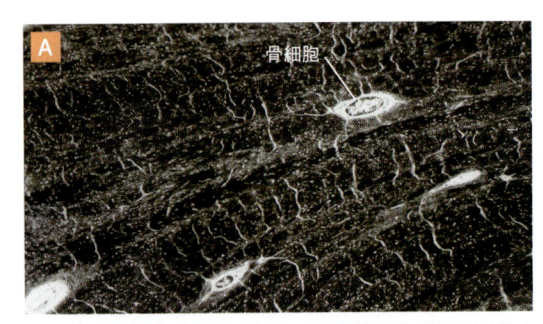

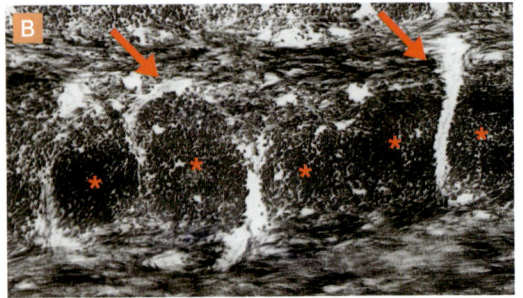

図 1.6.6　骨細管系と膠原線維の走行
ラット皮質骨における骨細管系と膠原線維の走行を示した所見．
A：膠原線維の層板は画面の横方向に走行しており，骨細胞の長軸も同じ方向を向いている．また，骨細管は膠原線維の層に対して垂直に走行している．B：A の一部拡大像．膠原線維は束（★）となり，各層を形成している．また，骨細胞の細胞突起（赤矢印）が膠原線維束を囲んでいる．
（網塚憲生，Sobhan Ubaidus 他：腎と骨代謝，21(3)：183-190，2008 より改変）

細胞の細胞突起内もサイクリック AMP や Ca^{2+} の移動経路として役立つと考えられている．骨細胞の突起間に形成されているギャップ結合によってこれらの低分子が隣の骨細胞へと輸送されることが推測されている．

②力学負荷の感知：骨細胞の細胞突起中にはアクチンフィラメントが発達しており，このことは骨基質内部の膠原線維の引っ張りやたわみを感知するのに都合のよい微細構造と考えられる．緻密骨のような成熟骨では，膠原線維の束が同じ方向に走行することで1つの層を形成している．また，これらの層は少しずつ異なる方向を向くという．したがって，織物のような膠原線維束の層に対して，骨細胞・骨細管系が規則的に配列することは，膠原線維と骨細胞・骨細管系が幾何学的な規則性を維持していることを意味する．この点からも，骨細胞・骨細管系は力学負荷の感知に有利に働くと思われる．さらに，力学負荷の感知後に発現する骨細胞間の伝達分子として，c-fos，インスリン様成長因子（insulin-like growth factor：IGF）-Ⅰ，トランスフォーミング増殖因子（transforming growth factor：TGF）-β，シクロオキシゲナーゼ（cyclooxygenase：COX）-2，PGE_2，PGI_2 が知られており，これらは in vivo, in vitro の実験でほぼ一致した結果が得られている．

③骨細管のミネラル輸送と骨細胞性骨溶解：Neuman は破骨細胞によるカルシウム脱却能は全流出カルシウムの 0.1％ にすぎないと報告している．さらに，低カルシウム飼料で飼育された動物などでは，骨細胞が骨小腔の石灰化ミネラルを溶解し骨小腔の拡大を認めるという．この現象は古くは Recklinghausen や Kind によって指摘されてきたが，1960年代にトロント大学の Belanger により骨細胞性骨溶解（osteocytic osteolysis）へと発展，提唱されるに至った．当時は，この説を疑問視する研究者が多く解析が進んでいなかったが，近年になって，この概念が注目されるようになった．たとえば，ステロイド投与マウスで骨小腔周囲の弾性率の低下が報告されていること，また，骨細胞のみを特異的に死滅させるマウスを用いた実験では，破骨細胞に依存しない非石灰化領域の増大が認められることから，骨細胞による骨基質ミネラル流出・流入の調節が論じられている．しかしながら，このメカニズムは詳細には明らかにされておらず，骨細胞性骨溶解に関する研究は今後のテーマとなるであろう．

c. 破骨細胞

i）破骨細胞の細胞学的構造と機能

破骨細胞は骨組織で骨吸収を営む多核巨細胞であり，骨吸収を行っている破骨細胞は吸収窩（Howship窩）とよばれる凹面状にくぼんだ骨基質上に局在している（図1.6.7）．破骨細胞の微細形態学的特徴として，吸収窩の骨基質に面する波状縁（ruffled border）をあげることができる（図1.6.8）．また，波状縁周囲の明帯（sealing zone, clear zone）は骨基質と接着するため，破骨細胞は吸収窩との間に閉ざされた機能的間隙をつくる．破骨細胞は，この閉鎖された間隙に酸や基質分解酵素を分泌することで，骨基質分解に至適な微細環境を形成している．

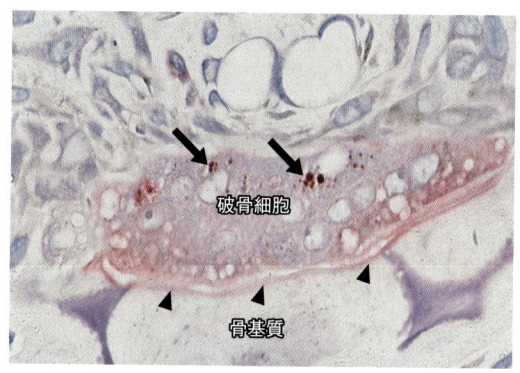

図1.6.7 破骨細胞における酒石酸抵抗性酸性ホスファターゼ（TRAP）染色

破骨細胞に存在する TRAP 活性（赤色）は波状縁と思われる骨基質に面した領域，また，その直下の骨基質（矢頭），ならびに破骨細胞内部の顆粒構造（矢印）に認められる．
(網塚憲生，李　敏啓他：歯の移動の臨床バイオメカニズム―骨と歯根膜のダイナミズム, p293, 医歯薬出版, 2006 より改変)

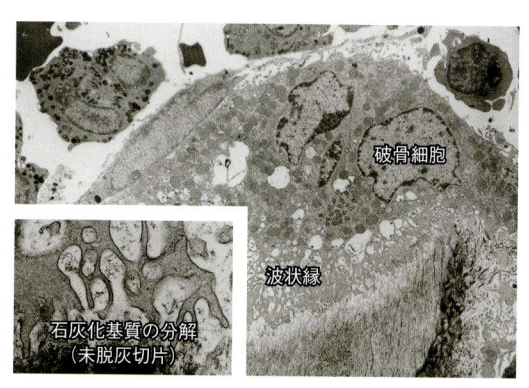

図1.6.8 破骨細胞の透過型電子顕微鏡所見

破骨細胞は多核巨細胞として観察され，骨基質に面する細胞膜は波状縁を形成する．左下は，吸収窩において分解された石灰化結晶片を示す．
(網塚憲生，李　敏啓他：歯の移動の臨床バイオメカニズム―骨と歯根膜のダイナミズム, p293, 医歯薬出版, 2006 より改変)

破骨細胞の細胞質内には，多数のミトコンドリア，核を取り巻くように分布するGolgi体，さらにはGolgi体と波状縁との間には多数の小胞や空胞が発達している．このことから，破骨細胞はエネルギー代謝，分泌，膜輸送の活発な細胞であることが理解できる．また，破骨細胞には水解小体が発達しており，波状縁の直下で細かく断片化された有機質および石灰化結晶を取り込んで，細胞内の水解小体でさらに分解すると考えられる．このように骨吸収を行う破骨細胞は明確な細胞極性を示すようになり，その細胞膜は波状縁，明帯，血管側細胞膜に区分される．特に，Väänänenらは血管側の細胞膜を中央部と外側部に分類し，中央部をトランスサイトーシスに関連する機能的分泌部と位置づけている．彼によると，破骨細胞は細かく断片化した基質を細胞内に取り込み，それらをさらに分解した後に血管側の細胞膜から排出するという．

ii）破骨細胞の分化形成

破骨細胞は骨芽細胞系細胞の支持を受けて形成される．破骨細胞はマクロファージと同系列の細胞に起源を有すると考えられ，マクロファージコロニー刺激因子（macrophage colony-stimulating factor：M-CSF）を欠損する *op/op* マウスでは，マクロファージも破骨細胞も形成されない．しかし，破骨細胞は骨組織に特有の細胞であり，骨組織という環境に破骨細胞分化の謎を解く鍵が隠されているとされてきた．

近年の研究から，骨芽細胞系細胞はRANKLを有する一方，破骨細胞の前駆細胞はその受容体であるRANKを細胞膜上に発現させており，破骨細胞の前駆細胞は骨芽細胞系細胞との細胞間接触によって，破骨細胞へと分化・誘導することが明らかにされている．また，オステオプロテゲリン（osteoprotegerin：OPG）はRANKL/RANKの結合に対してデコイ受容体（decoy receptor）として機能し，破骨細胞形成を抑制する．RANKL/RANK/OPGが破骨細胞形成において中心的な役割を果たすことは，RANKL遺伝子欠損マウスにおいて破骨細胞分化が誘導されず骨硬化症様の異常を示すこと，また，OPG遺伝子欠損マウスにおいて破骨細胞形成が亢進し若年性Paget病様の異常を示すことからも裏づけられている．また，c-fos遺伝子は破骨細胞の分化過程においてRANKL/RANKシグナルより上流で作用すると考えられ，c-fos遺伝子欠損マウスでは破骨細胞形成が誘導されない．

骨表面へ遊走した破骨細胞の前駆細胞は，細胞癒合により多核化して破骨細胞へと分化する．近年，癒合過程に樹状細胞特異的膜貫通蛋白質（dendritic cell-specific transmembrane protein：DC-STAMP）が関与することが明らかにされ，その欠損マウスでは単核の破骨細胞様細胞の存在が報告されている．

iii）破骨細胞による骨吸収の微細構造学

破骨細胞は，酵素組織化学的には酒石酸抵抗性酸性ホスファターゼ（tartrate resistant acid phosphatase：TRAP）活性を示すことから，この酵素は組織染色法による破骨細胞のマーカーとしてよく用いられている．TRAPは破骨細胞が骨吸収の際にリン酸を切除する酵素として機能すると考えられる．

破骨細胞による骨吸収機構は，骨基質を構成するミネラルの溶解と有機成分の分解に分けて考えることができる．ミネラルの溶解には，吸収窩を酸性環境にすることが必要であり，そのメカニズムとして，細胞質内に存在するII型炭酸脱水酵素（carbonic anhydrase II：CAII）の作用により産生されるH^+（プロトン）を，波状縁の細胞膜に局在する液胞型プロトンATPアーゼ（vacuolar-type protein ATPase：V-ATPase）を介して吸収窩へ能動輸送する機構が知られている．また，プロトン輸送に伴って変化する細胞内のイオンバランスは，波状縁に存在するクロライドチャネル（chloride channel：ClC）により維持されると考えられている．このような機構により，吸収窩内はpH3〜4の強い酸性となり，その結果，骨基質の石灰化結晶（ハイドロキシアパタイト（hydroxyapatite：$Ca_{10}(PO_4)_6(OH)_2$））は小さな断片へと分解される（図1.6.9）．

骨の有機基質の分解は，破骨細胞から吸収窩に分泌される水解小体酵素に依存しており，最も重要なシステインプロテアーゼはカテプシンKである．この酵素の至適pHは酸性であることから，吸収窩内でカテプシンKは活性化され，骨基質のI型膠原線維をおおまかに断片化すると考えられる．カテプシンKやTRAPなどの基質分解酵素は粗面小胞体・Golgi体を経て分泌小胞内に蓄積され，トランスGolgiネットワークの細胞膜に存在するカチオン非依存性マンノース6-リン酸受容体と結合して波

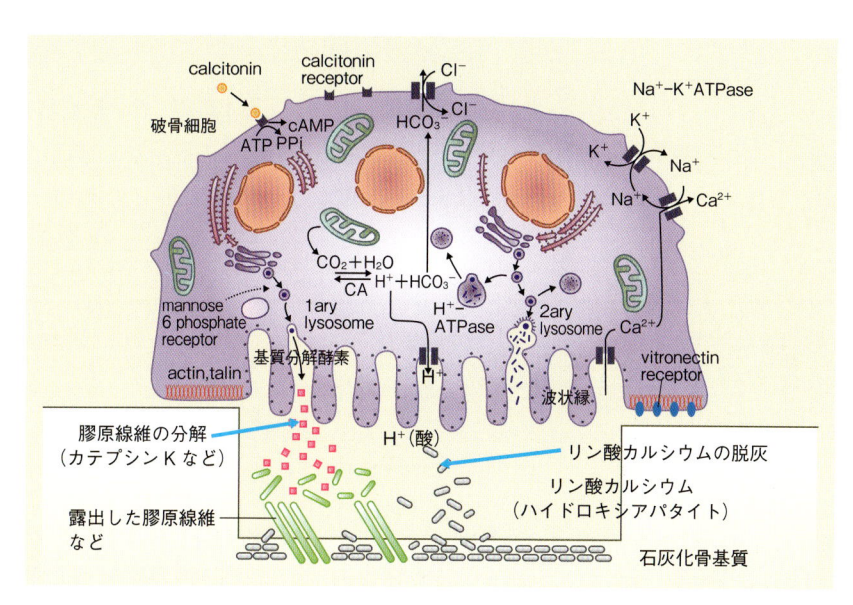

図 1.6.9　破骨細胞の骨吸収

破骨細胞は，骨基質に面した波状縁から酸および基質分解酵素を分泌することで，骨基質のリン酸カルシウムの脱灰と膠原線維をはじめとする有機成分の分解を行い，骨吸収を可能にする．

（網塚憲生，小澤英浩：カルシウム—その基礎・臨床・栄養（西沢良記，白木正孝編），pp20-34，社団法人全国牛乳普及協会，1999 より改変）

状縁まで輸送され開口分泌される．そのため，吸収窩は二次水解小体と同等な機能的環境を形成するとみなされている．

破骨細胞はカテプシンK以外に基質メタロプロテアーゼ（matrix metalloproteinase：MMP）-9も有しており，これは断片化された膠原線維を分解するゼラチナーゼとして機能する．ただし，MMP-9が，カテプシンKやTRAPと同様に吸収窩に分泌されるのか，あるいは吸収窩内で細かく分断化された基質を細胞内に取り込んで，MMP-9を含有する水解小体内で分解するのかについては，まだ詳細には明らかにされていない．

（3）骨リモデリングとカップリング

骨基質は内部応力や外からの機械的刺激に対して合理的な構築を示している．しかし一方で，常に新しい骨基質と置きかわるといった代謝が認められる．たとえば，成長期の大腿骨では新旧骨組織の交代に2年とかからず，成人の場合では，全骨格の3〜5％は常に置きかわっている．このような骨の代謝は骨改造現象（骨リモデリング：bone remodeling）に基づいており，骨の細胞の細胞間相互作用，局所因子やカルシウム調節ホルモンによりその代謝回転が調節されている．

a．骨リモデリングの組織像

骨リモデリングとは，破骨細胞が骨吸収を行った骨基質上に骨芽細胞（正確には，前骨芽細胞）が移動・定着し，新しい骨基質を添加する現象，つまり，古い骨基質から新しい骨基質へ改造する現象を指す．骨リモデリングの時期を，破骨細胞による骨吸収が行われている時期（吸収期），骨吸収から骨形成に転じる時期（逆転期），骨芽細胞によって骨形成が行われる時期（形成期）に分けて考えることができる．また，これらの過程において，破骨細胞と骨芽細胞との間で細胞関連（カップリング）が成り立つことが明らかにされている．

i）吸収期

正常な骨リモデリングにおいては，破骨細胞は骨吸収を行いながら骨表面に対して平行に移動していく（図1.6.10）．破骨細胞が吸収した後の骨表面では，膠原線維が切断されており，周囲には細かな線維も観察される．このような破骨細胞に隣接する骨芽細胞として，細胞体のふくよかな活性型骨芽細胞ばかりでなく，細長い細胞突起を伸ばし紡錘形の細胞体を有する前骨芽細胞が近接，あるいは破骨細胞に接することが多い．これらの前骨芽細胞の役割として，破骨細胞の骨吸収をRANKL/RANKシグナルで調節する可能性と，もう1つは，次の逆転期において，骨芽細胞に分化し骨形成を行う可能性があげられる．

ii）逆転期

破骨細胞が吸収した骨表面は，その後，骨芽細胞によって骨基質が添加される逆転の時期に相当するため，リバーサルラインとよばれることがある．破骨細胞は吸収窩に向かってTRAPやオステオポンチンを分泌するため，リバーサルラインにはこれら

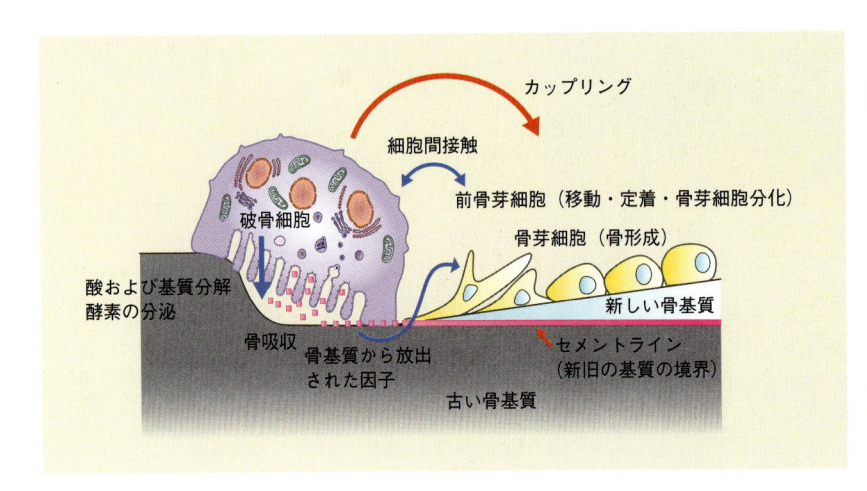

図 1.6.10 骨リモデリング
骨リモデリングにおける破骨細胞の骨吸収と骨芽細胞の骨形成は連動しており，それは破骨細胞と骨芽細胞のカップリングを基盤としている．カップリングの作用機序として，骨吸収の際に放出された因子が前骨芽細胞や骨芽細胞に作用する機序と破骨細胞と前骨芽細胞・骨芽細胞との細胞膜に組み込まれた因子が結合する機序が推測されている．

蛋白が蓄積されている．その後，リバーサルライン上に前骨芽細胞が遊走・定着し，骨芽細胞に分化すると考えられる．

iii）形成期

リバーサルライン上に定着した前骨芽細胞が骨芽細胞に分化すると新しい骨基質を分泌していく．すると，リバーサルライン上に新しい骨基質が添加されるため，リバーサルラインは古い骨基質と新しい骨基質によって境界するようになる．この時期では，この境界線はセメントライン（cement line）とよばれるようになる．セメントラインもリバーサルラインと同様に TRAP やオステオポンチンを含有する．

b. 骨代謝回転

骨リモデリングでは吸収・逆転・形成といったサイクルが形成されることになるが，このサイクルが早くまわるときには骨代謝回転が速い，または高代謝回転などといい，このサイクルがゆっくりまわるときには骨代謝回転が遅い，または低代謝回転などという．したがって，高代謝回転を示す骨は骨リモデリングが活発に行われている状態を指す．

さて，骨芽細胞系細胞は，後述するように，カップリングによって破骨細胞と機能が連動している．したがって，骨吸収が亢進した場合には，骨芽細胞系細胞の活性も上昇する場合が多い．骨代謝回転の骨吸収マーカーである TRAP5b は破骨細胞特異的であり（ヒトの場合，TRAP5a はマクロファージにも存在する），Ⅰ型コラーゲン架橋 N 末端テロペプチド（type Ⅰ collagen cross-linked N-telopeptide：NTX）やⅠ型コラーゲン架橋 C 末端テロペプチド（type Ⅰ collagen cross-linked C-telopeptide：CTX），遊離架橋であるデオキシピリジノリン（deoxypyridinoline：DPD）も骨吸収マーカーとして用いられる．また，骨形成マーカーとして，骨型アルカリホスファターゼ（bone specific alkaline phosphatase：BAP）が用いられることが多い．

c. 破骨細胞と骨芽細胞系細胞とのカップリング

正常な骨リモデリングにおいて，破骨細胞と骨芽細胞は無秩序に骨吸収・骨形成を行うのではなく互いに関連している．これをカップリングという．また，Baylink はカップリング因子（共役因子）が存在する可能性を報告している．カップリング因子の作用様式としてはさまざまな説があり，破骨細胞の細胞膜上に局在するカップリング因子が骨芽細胞系細胞に細胞間接触を介して作用するという説，あるいは破骨細胞が骨吸収を行うことで，骨基質内に埋め込まれていた因子が放出し骨芽細胞系細胞に作用するという説などがある．前者としては破骨細胞と骨芽細胞系細胞の細胞膜に EphB4/ephrinB2 が局在しており，これらがカップリング因子として作用する可能性が述べられている．また近年，セマフォリン 3A が関与する可能性も指摘されている．骨基質から放出する因子については，骨基質内の TGF-β，骨形成蛋白（bone morphogenic protein：BMP），IGF が候補因子として考えられている．

（4）骨基質（bone matrix）

a. 骨基質の組成と構造

骨基質は石灰化されており，骨の硬さなどの物性的特徴を与えている．石灰化はリン酸カルシウム結晶，特にハイドロキシアパタイト結晶

（hydroxyapatite）で構成されており，骨基質の重量の半分を占める．それ以外は有機成分であるが，その9割以上を膠原線維が占めており，残りは膠原線維以外の骨基質蛋白やプロテオグリカンで構成される．

　これらの骨基質は，骨芽細胞が分泌・産生したものである．しかし，すべての骨芽細胞が一様に骨基質を形成しているのではなく，周囲の微細環境に応じて骨基質形成を行っている．たとえば，成長期における骨幹端の骨梁に局在する骨芽細胞の多くは細胞体の豊かな活性型骨芽細胞として認められる．さて，石灰化のプロセスは，骨芽細胞から分泌された基質小胞（matrix vesicle）から石灰化結晶が形成される過程（基質小胞性石灰化（matrix vesicle calcification））と，基質小胞に由来する石灰化球が周囲の膠原線維に石灰化を波及し，膠原線維を足場にした石灰化を誘導する過程（膠原線維の石灰化（collagen calcification））に分けて考えることができる（図1.6.11）．また，骨芽細胞によって形成された骨基質が石灰化を受ける現象を一次石灰化とよび，長い期間をかけて徐々に骨基質の石灰化度が上昇する現象を二次石灰化という．

b. 骨基質石灰化の微細構造

i）基質小胞性石灰化

　骨基質にハイドロキシアパタイトなどのリン酸カルシウムが沈着することを石灰化（calcification）という．石灰化機構については，アルカリホスファターゼ説（押し上げ機構），エピタキシー説（核形成説）が唱えられてきたが，現在では，細胞外基質に分泌された基質小胞内で石灰化が生じる基質小胞説が一般に受け入れられている．

　骨組織の石灰化は骨芽細胞から分泌された基質小胞により開始されるが，基質小胞性石灰化は，基質小胞内でのハイドロキシアパタイト結晶を主とするリン酸カルシウム結晶の核形成および結晶成長の過程と石灰化球（calcified nodule：calcified foci）の形成過程に分けて考えることができる．

　骨芽細胞から分泌された基質小胞には，その外膜に強いALP活性を有し，ピロリン酸合成酵素によって生成されたピロリン酸をリン酸イオンに遊離し，石灰化結晶の核形成に関与すると考えられている．一方で，基質小胞に含まれている酸性リン脂質はカルシウムと結合してハイドロキシアパタイト結晶を抑制し，また，II型炭酸脱水酵素は基質小胞内のpHを調節し結晶の核形成・成長の条件を整えるとされている．さらに，基質小胞にはカルシウム結合蛋白質であるアネキシンVがCa^{2+}チャネルとして機能すること，Na$^+$の濃度勾配を利用してリン酸イオンを共輸送するナトリウム依存性リン酸輸送体の存在も報告されている．

　基質小胞内でリン酸カルシウムの核形成が誘導されると，その石灰化結晶は大きくなり針状（リボン

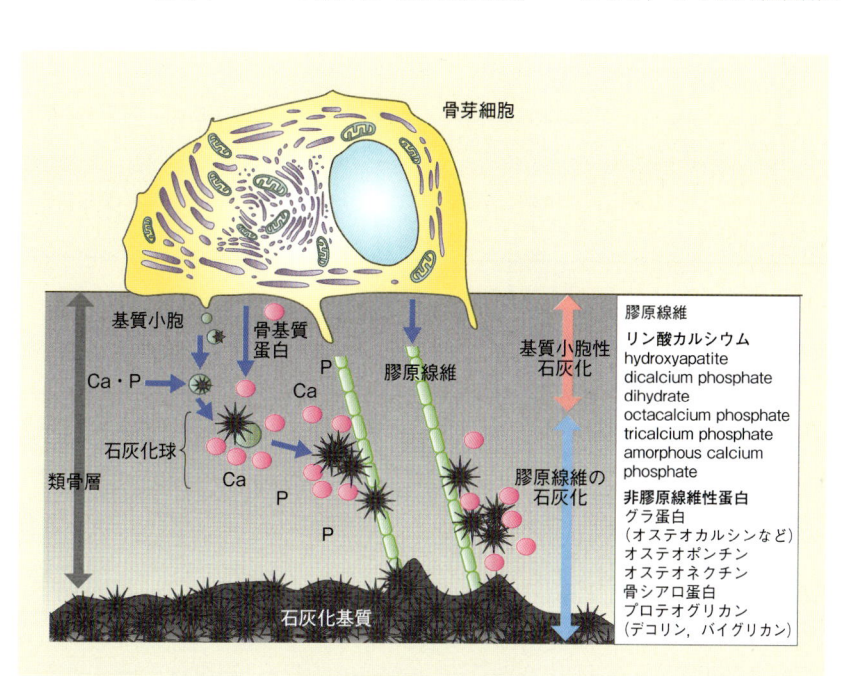

図 1.6.11　骨芽細胞

骨芽細胞は，骨基質（類骨層）に向かって多量の膠原線維，非膠原線維性蛋白，基質小胞を分泌する．基質小胞内で形成された石灰化結晶は外界に出て石灰化球に成長する（基質小胞性石灰化）．石灰化球は周囲の膠原線維を石灰化していく（膠原線維の石灰化）．非膠原線維性蛋白は，石灰化に対して有機性の調節を行うと考えられている．

（網塚憲生，Sobhan Ubaidus 他：腎と骨代謝，**22**(3)：185-194, 2009 より改変）

様または短冊様とも表現される）のリン酸カルシウム結晶へと成長する．透過型電子顕微鏡で観察すると，基質小胞の単位膜に接して針状またはリボン状の石灰化結晶を観察することができる．基質小胞内部でそのような石灰化結晶が放射状に成長し，基質小胞の単位膜を突き破って外界に露出するようになる．それらリン酸カルシウム結晶が集積し球状構造となると石灰化球とよばれるようになる．

石灰化球はこれらリン酸カルシウム結晶塊の球状集合体であるが，1つひとつの結晶塊は有機性の鞘に包まれている．これらの石灰化結晶塊周囲に存在する厚さ約1 nmの有機性の結晶鞘は，結晶ときわめて密接な関係を保っていることから，結晶の形成・成長に重要な役割を果たしていると思われる．試料を脱灰，電子顕微鏡観察すると，結晶周囲が高電子密度構造を示すので，Bonucciらはこれらの結晶鞘を"crystal ghost"とよんでいる．ここにオステオカルシン，オステオポンチンや骨シアロ蛋白の局在が観察されるという．したがって，このような非膠原線維性骨基質蛋白は結晶鞘を構成するだけでなく，結晶成長を抑制的に制御している可能性がある．なお，オステオカルシンはリン酸カルシウム結晶の核形成を抑制的に，一方，オステオポンチンは結晶成長に対して抑制的に作用するという．

ii) 膠原線維の石灰化

骨基質蛋白質のおもな構成物質は膠原線維であり，その骨基質内の有機質の90％以上に至っている．非石灰化部位である類骨層においては約640 nmの横紋構造を有するⅠ型膠原細線維が観察され，その周囲には膠原線維に結合するデコリン・バイグリカンあるいは遊離型のヒアルロン酸の線維構造が網目状に存在する（図1.6.12）．

石灰化球からの石灰化結晶が周囲の膠原細線維に波及すると，膠原線維の石灰化が誘導される．膠原細線維はスーパーヘリックス（3本のα鎖のらせん構造）から構成されているが，それらスーパーヘリックスがわずかにずれて互いに平行に配列している．スーパーヘリックスの"ずれ"，すなわち「隙間」をホールゾーン（hole zone）またはギャップ（gap）という．骨芽細胞から分泌されたばかりの膠原線維には，小型プロテオグリカンであるデコリン・バイグリカンがホールゾーンに存在し，膠原線維の石灰化を阻止していると思われるが，石灰化が誘導される時期になるとデコリン・バイグリカンがホールゾーンから除去されて，かわりに石灰化球から波及する小型結晶がホールゾーンに入り込むという．この小型結晶の長軸は膠原細線維の長軸に平行であり，膠原細線維に沿って石灰化が進むという仮

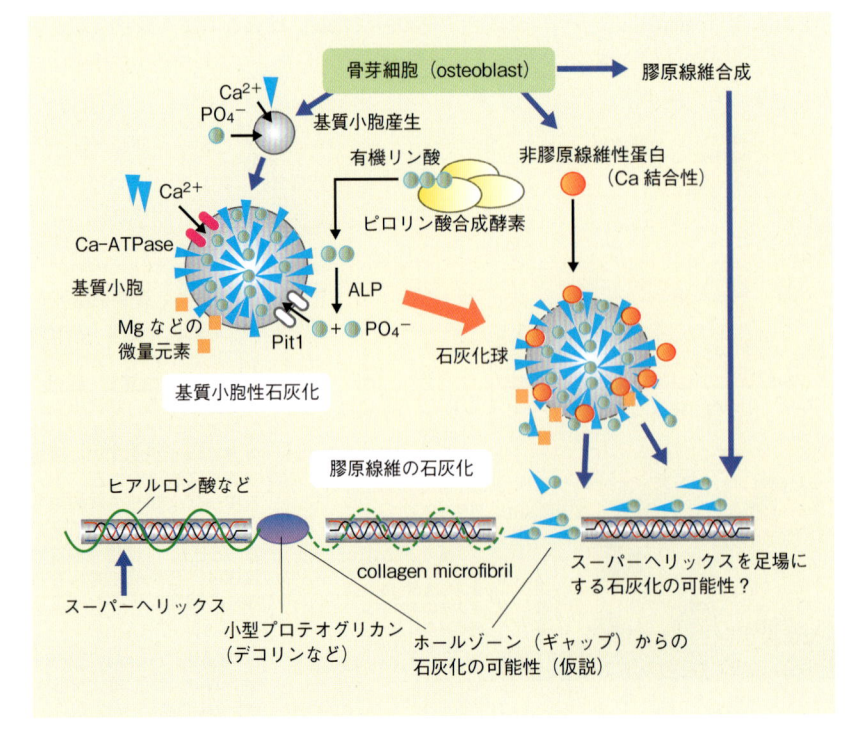

図1.6.12 石灰化のメカニズム

骨芽細胞から分泌された基質小胞内には，カルシウムイオン（Ca²⁺）がCa-ATPaseやアネキシンⅤにより，また，リン酸イオン（PO₄⁻）がナトリウム依存性リン酸輸送体Ⅲ型（Pit1）によって流入する．基質小胞内部で核形成が行われると，リン酸カルシウム結晶塊は放射状に成長して，基質小胞の単位膜を突き抜けて石灰化球となる（基質小胞性石灰化）．膠原線維の石灰化におけるCa²⁺やPO₄⁻の供給源は石灰化球と考えられるが，ホールゾーンから石灰化するのか，あるいはスーパーヘリックスなど他の部位から石灰化するかは未解明である．

説が提唱されている（hole zone theory）.

ところが，近年の報告では，デコリンノックアウトマウスでは骨量に変化が認められず，デコリン・バイグリカン二重ノックアウトマウスを作製してはじめて骨量が減少したが，膠原線維の断面は円形を示しておらず，また直径もまちまちで一定の大きさを示さない．すなわち，正常なスーパーヘリックス構造をとれないという．hole zone theory は生体内のカルシウム濃度は過飽和であると仮定しているにもかかわらず，デコリン・バイグリカン欠損における膠原線維に石灰化が誘導されたという報告はない．すなわち，ホールゾーンからデコリン・バイグリカンが除去されて，かわりにそこに小型結晶が入り込むという説はいまだに仮説でしかない．一方で，むしろ石灰化球からの微細結晶がスーパーヘリックスを足場にしてそこに配列するという考え方も存在する．この考え方では，膠原線維の横紋構造に一致した長さのリボン状石灰化結晶が配列することになる．このように，膠原線維の石灰化の初期段階における詳細なメカニズムは明らかになっていない．しかし，最終的には，膠原線維の長軸方向とリボン状の石灰化結晶塊の長軸方向が一致するように膠原線維は石灰化していく． 〔網塚憲生〕

■ 文 献

網塚憲生，Sobhan Ubaidus 他：骨細胞・骨細管系の顕微解剖学．腎と骨代謝，**21**(3)：183-190，2008．

網塚憲生，Sobhan Ubaidus 他：コラーゲン線維の石灰化とその異常―微細構造学的見地から．腎と骨代謝，**22**(3)：185-194，2009．

網塚憲生，小澤英浩：骨とカルシウム―骨の細胞とカルシウム調節機構．カルシウム―その基礎・臨床・栄養（西沢良記，白本正孝他編），pp20-34，社団法人全国牛乳普及協会，1999．

網塚憲生，李　敏啓他：骨のリモデリング（骨形成と骨吸収のメカニズム）．歯の移動の臨床バイオメカニズム―骨と歯根膜のダイナミズム（下野正基，前田健康他編），pp60-73，医歯薬出版，2006．

須田立雄，小澤英浩他：新 骨の科学，p327，医歯薬出版，2007．

2　骨代謝（骨リモデリング）

超高齢化社会の到来と，それに伴う疾病構造の変化，さらに QOL に対する社会的認識，要求の高まりなどにより，歯を主要な対象とするこれまでのような伝統的歯科治療だけではその要求に十分に応えることが次第に困難となってきている．たとえば，顎骨との生物学的関連がカギを握る歯科インプラント，あるいは歯周病の最終段階にみられる歯槽骨吸収の保存的・外科的および薬物的予防，治療，そして再生などに代表される骨に視点をおいた歯科医療の必要性が飛躍的に増大している．またその病態の有無に関して議論をよんではいるが，顎骨の骨粗鬆症も注目されている．さらに最近，骨粗鬆症および骨転移の治療薬として世界的に広く用いられているビスホスホネート（bisphosphonate：BP）の投与を受けている患者が抜歯などの侵襲的歯科的処置を受けた後に，顎骨壊死 [⇒ 1.6-8を参照] が発生することが大きな問題となっている．これらの問題に適切に対応するためには，骨についての概念，知識，理解を深め，それを基盤として現在，ならびに将来の歯科治療に導入，応用していく姿勢が要求される．本項目では，今後の歯科医療において治療上の重要なターゲットとなる骨について，分子細胞生物学的視点からオーバービューする．

(1) 骨リモデリングとは

骨には，静止している場合には重力，運動している場合には力学的負荷が常にかかっている．そのような負荷がかかっている部位の骨には微小な破折や骨折が生じる（Seeman, 2006）（図 1.6.13）．最近の研究により，骨細胞（osteocytes）はこのような微小骨折を感知し（Hazenberg, 2006），その情報を破骨細胞（osteoclasts）に知らせ，微小骨折した不要な骨を吸収させることがわかっている．破骨細胞は不要になった骨を取り除くと同時に，骨基質内に蓄積されているさまざまな増殖因子を掘り起こし，隣在する骨芽細胞（osteoblasts）に供給することにより骨芽細胞の増殖・分化を促進し，骨形成を誘導する．このようにして最終的に微小破折した部位の骨が修復される，という過程が明らかにされている．このような一連の過程を骨リモデリング（bone remodeling）とよぶ．

骨リモデリングの部位において，破骨細胞，骨芽細胞，そして骨細胞を含む細胞単位を基本多細胞性ユニット（basic multicellular unit：BMU）とよぶ．BMU の概念は古くから存在するが，最近は BMU に加えて骨裏層細胞，そして骨髄内毛細血管を含めて骨リモデリング区画（bone remodeling compartment：BRC）という概念で理解されている（Khosla, 2008）．この概念では，骨基質中に埋

1.6　骨の解剖生理　115

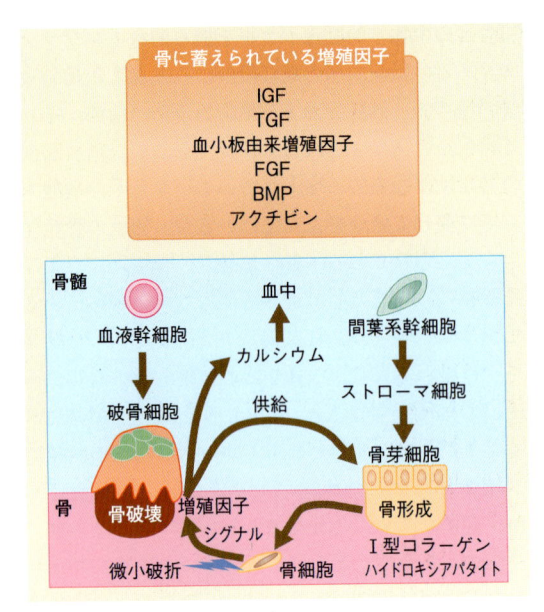

図 1.6.13　骨リモデリング
骨細胞が微小骨折を感知すると，血管新生が誘導され，血液幹細胞が進入し，破骨細胞に分化して破折し不要になった骨を吸収しはじめる．破骨細胞が骨吸収を進めると，骨基質中に蓄積されているさまざまな増殖因子が骨髄中に放出され，すぐ隣にいる骨芽細胞の増殖・分化を促進し，骨基質形成が高まる．骨基質の石灰化が進行し，骨芽細胞がそのなかに埋まると骨細胞となる．このようなサイクルの繰り返しが骨リモデリングである．

もれている骨細胞からの微小骨折の情報はまず骨裏層細胞に伝わり，その情報を基に隣接する骨髄毛細血管から破骨細胞前駆細胞，ならびに骨芽細胞前駆細胞が微小破折部位に進入し，骨リモデリングが開始するとの考え方が基本となる．

(2) 骨リモデリングの時間的経過

骨リモデリングの経過を時間的にみていくと，まず血管新生が起こり，血管内に存在する血液幹細胞から破骨細胞が形成され，破折・骨折により生じた不要な骨が吸収，除去される（約2週間）．それに続発して血管から間葉系幹細胞がその部位に遊走・増殖し，骨芽細胞に分化する．分化した骨芽細胞はⅠ型コラーゲンなどの基質を産生し，石灰化により新しい骨が形成される（8〜10週間）（Parfitt, 2000）．したがって，若年者ではリモデリングサイクルが1回転するのに10〜12週を要するとされている．骨リモデリングは骨の構成単位であるおのおののオステオンで個別・独立して起こっている．リモデリングにおいて破骨細胞と骨芽細胞との息の合った連携を「カップリング」とよぶ．局所で産生されるカップリングファクターが関与すると推測されているが，その実体は不明である．

(3) 骨リモデリングの生理的意義

骨がリモデリングを繰り返すのは，骨を常に新しくして強度，骨密度，そして骨質を維持するためである．また骨吸収により，骨の主成分であるカルシウムとリンを放出し，血中のカルシウムとリンの濃度を一定に保つ，すなわち生体のカルシウム／リン恒常性を維持するためでもある．カルシウムとリンは生体において最も量の多いミネラルであるが，哺乳類が水生から陸生に変わった際に最も不足しがちなミネラルでもあった．そこで骨を最大の供給源としてカルシウムとリンを補給する機構がつくられたと想像される．すなわち生体は骨身を削ることによりカルシウム／リン恒常性を維持している（Favus, 2006）．さらに最近の研究から，骨リモデリングは血液幹細胞が血液新生を行いやすくするための骨髄環境の整備に寄与することも明らかにされている．

a. カルシウム代謝の調節

骨以外にも，食物から摂取したカルシウム／リンを吸収する小腸，尿中への排泄にかかわる腎がカルシウム／リン恒常性の維持に貢献している．

カルシウム代謝を調節するホルモンとして，副甲状腺ホルモン（骨吸収を促進して血中カルシウムを上げる），活性型ビタミン D_3（骨吸収を促進して血中カルシウムを上げる），およびカルシトニン（骨吸収を抑制して血中カルシウムを下げる）がある．

b. リン代謝の調節

リン代謝を調節するホルモンとしては副甲状腺ホルモンと活性型ビタミン D_3 が知られているが，近年新たなリン代謝調節ホルモンとしてFGF23が見いだされた（Favus, 2006）．その他にも成熟骨細胞が発現する基質性細胞外リン糖蛋白質（matrix extracellular phosphoglycoprotein：MEPE）およびDMP-1がリン代謝調節因子として同定されている．

(4) 骨リモデリングに関与する細胞

a. 骨芽細胞

i) 分　化

骨芽細胞は骨髄中に存在する未分化間葉系細胞の増殖・分化によって形成される．未分化間葉系細胞は多分化能を有しており，加わる刺激によっ

116　1章　口腔の基礎科学

て骨芽細胞以外にも軟骨細胞，筋芽細胞，ストローマ細胞，あるいは脂肪細胞に分化する（Karsenty, 2008）．骨粗鬆症，あるいは加齢により海綿骨量が減少すると，それに反比例して骨髄脂肪が増える，つまり脂肪髄になることが古くから知られているが，この事実からも骨芽細胞と骨髄脂肪細胞とは起源を同じくすることがうかがえる．骨芽細胞分化は未分化間葉系細胞から骨芽細胞前駆細胞への分化に始まり，増殖能の高い前骨芽細胞，基質産生能の高い骨芽細胞を経て，力学的負荷を感知する骨細胞，あるいは骨裏層細胞に至る一連の過程である（Khosla, 2008）（図 1.6.14）．

骨芽細胞の分化はさまざまな因子によって制御されているが，代表的なものとして PTH, BMP, FGF, IGF, エンドセリン-1, PG, Wnt などが知られている．BMP は in vivo, in vitro を問わず骨芽細胞分化を促進することにより骨形成を増加させる最も強力なサイトカインである（Karsenty, 2008）．また破骨細胞の形成や骨吸収機能を促進することも明らかにされている．さらに，骨形成以外にも四肢骨格パターン形成および中枢神経発生に関与することが知られている．BMP-2 は全身的投与では効果が得られず，副作用も懸念されるため，局所的に用いられており，特に整形外科領域においては脊椎疾患者の脊椎固定や難治性の骨折偽関節治療に応用されている．また顎口腔領域への応用も模索されている．

Wnt は分泌性の糖蛋白質で，細胞の増殖，分化，運動，極性を制御し，個体の初期発生，形態形成，幹細胞の自己複製，ならびに癌化などに深く関与している（Karsenty, 2008）．Wnt のシグナル伝達を担う低比重リポ蛋白（LDL）受容体関連蛋白（low density lipoprotein receptor-related protein-5：LRP-5）の loss of function 型の変異が骨粗鬆症を伴う偽神経膠腫症候群（osteoporosis-pseudoglioma syndrome：OPPG）の原因であることが見いだされている．一方，gain of function 型の変異によっても口蓋隆起などの骨硬化がみられることが報告されている．骨との関連がいっそう注目されるようになった．それ以降の研究により，Wnt は未分化間葉系細胞の脂肪細胞分化，ならびに軟骨細胞分化を抑え，骨芽細胞分化を促進することが明らかにされている．BRC においては骨芽細胞，骨裏層細胞および骨細胞に対して促進的に作用する．また骨芽細胞での RANKL 発現を制御することにより，破骨細胞の成熟に関与することも示されている．さらに Wnt は PTH, あるいは BMP-2 と協調し，Wnt の下流シグナル分子は Runx2 や Osx と相互作用し合って骨形成を促進すること，生理的状況下において力学的負荷に応答すること，骨折治癒過程に関与することなども報告されている．

b. 骨細胞

骨細胞は骨芽細胞の周囲が石灰化し，その結果最終分化した細胞である．骨のなかで最も数が多い細胞であるにもかかわらず，最近になるまでその機能がよくわかっていなかった．しかし培養骨細胞株が樹立され，また遺伝子改変マウスなどのさまざまな技術，手法の進歩により分子生物学的研究，あるいは in vitro での解析が可能となり急速にその機能解明が進んでいる（Noble, 2008）．前述のように［⇨1.6-2(1)を参照］，骨細胞は機械的刺激，負荷により生じる微小骨折を感知し，骨裏層細胞を通じて骨リモデリングを開始させる役割を担っている．また骨細胞機能を選択的に低下させた遺伝子改変マウ

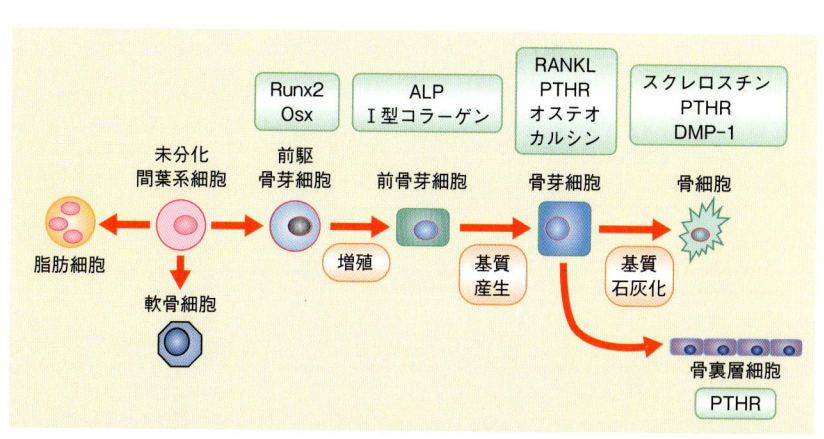

図 1.6.14　骨芽細胞の分化

骨芽細胞分化は未分化間葉系細胞から骨芽細胞前駆細胞への分化に始まり，増殖能の高い前骨芽細胞，基質産生能の高い骨芽細胞を経て，力学的負荷を感知する骨細胞，あるいは骨裏層細胞に至る一連の過程である．これらの分化段階に応じて，細胞はⅠ型コラーゲン，ALP，オステオカルシン，PTHR，RANKL，DMP-1 などの特異的な分化マーカーを発現する．

スの骨は機械的負荷に応答できないことが示されている．

c. 破骨細胞

ⅰ）起源

破骨細胞は骨髄中の血液幹細胞から分化する（Teitelbaum, 2007）（図1.6.15）．血液幹細胞はコロニー刺激因子（colony-stimulating factor：CSF）など種々のサイトカインの存在下で赤血球，白血球などの血球細胞，血小板，マクロファージおよび樹状細胞などに分化するきわめて多分化能の高い細胞である．この血液幹細胞にある特定の刺激が加わるといくつかの過程を経て破骨細胞が形成される．すなわち血球系細胞と破骨細胞とは起源を同じくする兄弟細胞である．

ⅱ）分化

血液幹細胞から破骨細胞が形成される過程は，増殖，分化，融合のステップからなるが，これまでの研究から各ステップにおいて特有の転写因子が関与することが明らかにされている（図1.6.15）．このようにして形成された破骨細胞は骨表面に接着，極性化（核が骨吸収側と反対の細胞質側に集まること）した後，骨を吸収し，吸収を終えた破骨細胞はアポトーシスにより死滅する．この間に破骨細胞はTRAP，カルシトニン受容体，M-CSF受容体，RANK，DC-STAMP，カテプシンK，$\alpha_v\beta_3$インテグリン，CAⅡ，そしてa3型プロトンポンプなどのマーカー分子を発現する（Teitelbaum, 2007）．また最近の研究により破骨細胞が発現するエフリンB2やATPvOd2が骨芽細胞の分化に影響することも明らかにされている．

ⅲ）破骨細胞の分化の制御

破骨細胞の分化はさまざまな因子により制御されているが，最も重要な制御因子はRANKLである（Takayanagi, 2007）．RANKLはTNFファミリーに属するサイトカインで，骨芽細胞／ストローマ細胞が発現し，破骨細胞の分化や骨吸収を強力に促進する（図1.6.16）．一方破骨細胞前駆細胞はその受容体であるRANKを発現する．RANKLは膜結合型サイトカインなので，その影響により分化が進む破骨細胞前駆細胞，あるいは破骨細胞は骨芽細胞やストローマ細胞と接触しなければならない．実際に破骨細胞が骨を吸収している部位ではその隣にくっついて存在する骨芽細胞をしばしば認める．骨芽細胞／ストローマ細胞におけるRANKL発現は，いわゆる骨吸収促進ホルモン（PTH，活性型ビタミンD_3など）・サイトカイン（IL-1，副甲状腺ホルモン関連蛋白質（parathyroid hormone-related peptide：PTH-rP），PGE_2など）によって増加する．RANKL/RANKによる破骨細胞分化および骨吸収促進に対して，それを阻害する天然に存在する

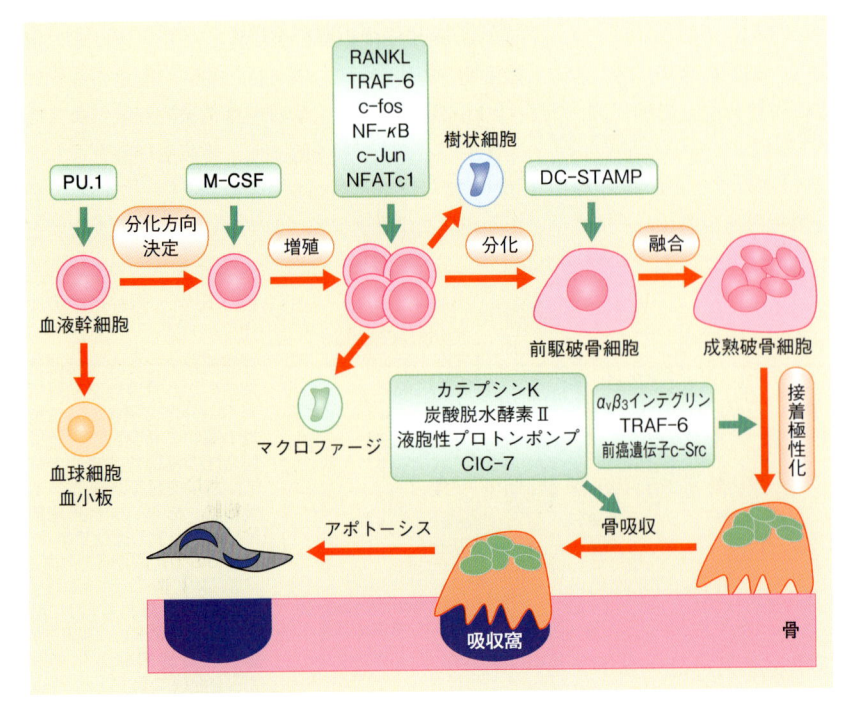

図1.6.15　破骨細胞のライフサイクル

血液幹細胞が増殖・分化を経て，前駆破骨細胞マクロファージコロニー形成ユニット（CFU-M）となる．この細胞はマクロファージや樹状細胞（dendritic cell）にも分化する．前駆破骨細胞は融合して多核となり，$\alpha_v\beta_3$インテグリン発現を通じて骨表面に接着する．骨吸収を開始する前に，すべての核が吸収面と反対側の細胞質に移動する（核の極性化とよぶ）．骨吸収を終えた破骨細胞はアポトーシスにより死滅する．分化の間に破骨細胞はTRAP，カルシトニン受容体，M-CSF受容体，RANK，DC-STAMP，カテプシンK，$\alpha_v\beta_3$インテグリン，炭酸脱水素酵素Ⅱ，液胞性プロトンポンプなどのさまざまなマーカー分子を発現する．CIC-7：クロライドチャネル7．

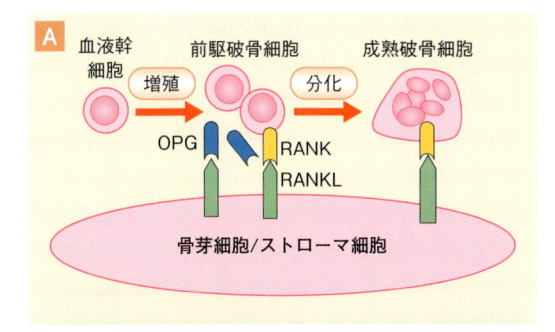

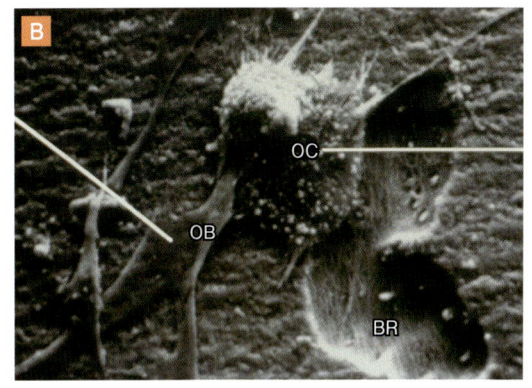

図 1.6.16 破骨細胞の分化，骨吸収と骨芽細胞
A：骨芽細胞/ストローマ細胞が発現する RANKL が破骨細胞前駆細胞に発現する RANK に結合し，その分化を促進する．OPG は天然に存在するデコイ受容体として RANK と競合的に RANKL に結合する．B：骨を吸収する OC に隣接して存在する OB．BR の底部に骨基質である膠原線維がみられる．OC：破骨細胞，OB：骨芽細胞，BR：吸収窩．

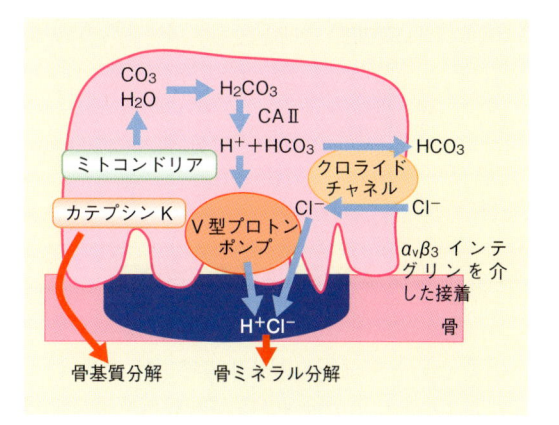

図 1.6.17 骨を吸収する破骨細胞
$α_vβ_3$ インテグリンを介して骨表面に接着した破骨細胞は封鎖層を形成することにより吸収部を閉鎖した環境にする．ついで刷子縁に存在する a3 型液胞性プロトンポンプとクロライドチャネルを通じて塩酸，そしてリソソームよりシステインプロテアーゼであるカテプシン K を分泌することによりおのおのミネラルと基質を分解し，骨を吸収する．

蛋白質として OPG がある．OPG も骨芽細胞/ストローマ細胞が産生し，可溶性のデコイ受容体として RANKL に結合し，RANKL が RANK に結合することを妨げることにより破骨細胞形成を阻害する．骨芽細胞/ストローマ細胞における RANKL および OPG の発現，産生はさまざまな因子によって調節されている．

iv) RANKL/RANK 細胞内シグナル

RANKL によって活性化された破骨細胞においてはさまざまな細胞内シグナル経路が活性化される（Takayanagi, 2007）．RANKL がその受容体 RANK に結合すると細胞内の腫瘍壊死因子受容体関連因子（TNF receptor-associated factor：TRAF)-6 がまず活性化され，その後 MAP キナーゼファミリー，NF-$κ$B，c-Jun/c-fos，そして T リンパ球性核内因子活性化因子 C1（NFATc1）などのシグナル経路が賦活化されそれぞれ破骨細胞形成を促進する．これらのシグナル経路のなかでも，T リンパ球核内因子活性化（NFATc1）はもともと T 細胞の分化に関与する転写因子として同定されていたが，破骨細胞の分化にもかかわることが見いだされ，免疫学と骨代謝学との橋渡しをする，つまり骨免疫学（osteoimmunology）を具現化する分子として注目されている．さらにシクロスポリンのような現在頻用されている免疫抑制薬が，NFATc1 の活性化において重要な役割を演じる脱リン酸酵素カルシニューリンを阻害することから，新しいメカニズムに基づいた骨吸収阻害薬の開発が期待されている．

v) 破骨細胞による骨吸収

生理的には破骨細胞による骨吸収は古い骨を除去して新しい骨をつくるための重要な営みである．破骨細胞による骨吸収は3つのステップに分けられる．最初に破骨細胞は $α_vβ_3$ インテグリンを介して骨表面に接着し，封鎖層（clear zone）と，刷子縁（ruffled border）を形成する（Teitelbaum, 1996）（図 1.6.17）．ついで刷子縁に存在する a3 型液胞性プロトンポンプと細胞膜上のクロライドチャネルを通じて塩酸を放出することにより骨ミネラルを溶解，そしてシステインプロテアーゼであるカテプシン K の産出により骨基質を分解し，骨吸収は完了する．RANKL は分化のみならず，骨吸収も強く促進する．また破骨細胞の生存期間を延長する作用も有している．

〔米田俊之〕

■ 文 献

Karsenty G：Transcriptional control of skeletogenesis.

Annu Rev Genomics Hum Genet, **9**：183-196, 2008.
Khosla S, Westendorf JJ, et al：Building bone to reverse osteoporosis and repair fractures. J Clin Invest **118**：421-428, 2008.
Teitelbaum SL：Osteoclasts；what do they do and how do they do it? Am J Pathol, **170**：427-435, 2007.

3 骨疾患を理解するための基礎

(1) 骨芽細胞

MSC から骨芽細胞への分化過程には BMP シグナルおよび Wnt シグナルが重要な役割を果たしている．BMP は脱灰骨中に存在し，異所性骨化を誘導する蛋白として同定された．TGF-β スーパーファミリーに属するサイトカインであり，これまでに 15 種類以上の BMP が同定されているが，BMP-2, 4, 7 は未分化間葉系細胞株である C3H10T1/2 細胞や筋芽細胞株である C2C12 細胞を骨芽細胞へと分化誘導することが知られている．BMP はセリン-スレオニンキナーゼに属する特異的な受容体コンプレックス BMPR1A/BMPR1B に結合し，そのシグナルは Smad によって核内に伝えられる（図 1.6.18）．BMP シグナルに異常が認められる病態として進行性骨化性線維異形成症（fibrodysplasia ossificans progressive：FOP）があげられる．FOP は小児期に発症し，徐々に体幹から末梢の筋組織へ異所性骨化が進行する遺伝性疾患である．最近 Kaplan らのグループにより，FOP の責任遺伝子が BMP の I 型受容体である *ACVR1/ALK2* 遺伝子であり，FOP 患者においては *ACVR1/ALK2* の恒常的な活性化が起こり，その結果として全身の骨化が生じることを報告した．

BMP によって誘導される遺伝子の 1 つにショウジョウバエ体節形成遺伝子の 1 つである Runt にホモロジーをもつ転写因子 Runx2 があるが，Runx2 は骨芽細胞分化に決定的な役割を果たすことが明らかになっている．小守ら，Otto らは Runx2 のノックアウトマウスを作成した．このマウスには成熟骨芽細胞が存在せず，著明な骨形成障害が認められる．興味深いことに，頭蓋鎖骨異形成症（cleidocranial dysplasia）患者では *RUNX2* 遺伝子に変異が存在し，*Runx2* 遺伝子ヘテロノックアウトマウスはこれに類似した異常（頭蓋骨の異常，鎖骨の低形成）を呈する．

骨芽細胞分化においてカギとなるもう 1 つのシグナルは Wnt 経路である．Wnt 経路には，Wnt/β-catenin 経路（カノニカル経路），Wnt/ 平面内細胞極性（planter cell polarity：PCP）経路（ノンカノニカル経路），Wnt/ カルシウム経路の少なくとも 3 種類が存在する．ヒトでは 19 種類の Wnt メンバーが同定されている．受容体 Frizzled（FRZ）は 7 回膜貫通領域をもち，細胞外のシステインリッチドメインに Wnt が結合する．LRP は，LDL 受容体に構造が類似した膜貫通蛋白質であり，このうち LRP-5 と LRP-6 は FRZ と受容体複合体を形成し，Wnt のシグナル伝達にかかわる．

ヒトにおける LRP-5 の活性型変異を有する家系が高骨密度を示すこと，また骨量の減少に起因する骨折や骨の変形を主徴とする遺伝性疾患である OPPG において LRP-5 のドミナントネガティブ型変異が見いだされたことがきっかけとなり，骨代謝における Wnt/LRP-5 シグナルの重要性が注目されるようになった．Wnt シグナルの抑制因子としては Dickkopf（DKK；LRP-5 の阻害因子）や分泌型 Frizzled 関連蛋白質（secreted Frizzled related protein：SFRP）などが知られている．また *SOST* は骨形成亢進を示す硬化性骨症（sclerostosis）の原因遺伝子であるが，その遺伝子産物スクレロスチンは LRP-5 や LRP-6 と相互作用することによって Wnt シグナルに対して抑制的に作用することが知られている（図 1.6.19）．

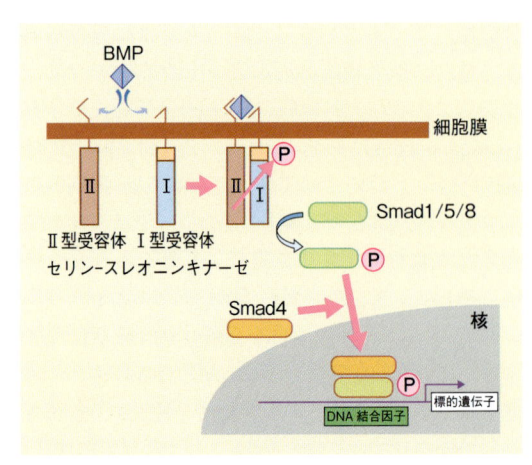

図 1.6.18 MP シグナル伝達系
MP はセリン-スレオニンキナーゼに属する特異的な受容体コンプレックス BMPR1A/BMPR1B に結合し，そのシグナルは Smad によって核内に伝えられる．

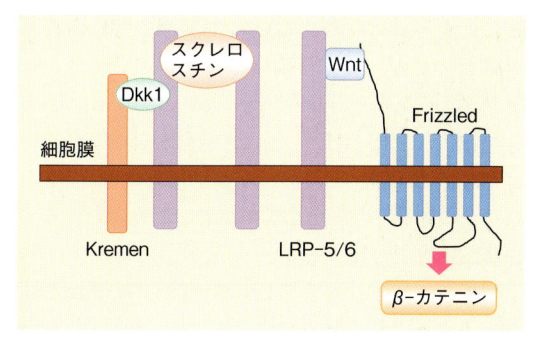

図1.6.19 Dkk1，スクレロスチンによるWntシグナルの調節
LRP-5/6と結合することによってWntシグナルを負に調節する．

（2）骨細胞

　最近になって骨細胞特異的に発現する分子としてDMP-1，FGF23およびスクレロスチンが同定され，これらの骨代謝・リン代謝における役割が注目されている．DMP-1は歯の象牙質のcDNA（complementary deoxyribonucleic acid，相補デオキシリボ核酸）ライブラリーから同定された酸性リン酸化蛋白であり，オステオポンチン，MEPE（matrix extracellular phosphoglycoprotein），骨シアロ蛋白（BSP）などと遺伝子ファミリーを構成している．近年の研究からDMP-1は骨細胞で大量に産生される骨基質蛋白であることが明らかになっている．DMP-1は骨細胞においてメカニカルストレスに応じて発現の上昇が認められる．またCa^{2+}と結合するため，石灰化に関与すると考えられており，骨芽細胞株に大量発現することにより石灰化の促進が認められる．DMP-1のノックアウトマウスでは骨組織の石灰化低下が認められるが，このマウスでは骨細胞におけるFGF23の発現上昇および血中FGF23レベルの上昇が認められ，腎からのリン排泄が亢進している．また常染色体劣性低リン血症性くる病（autosomal recessive hypophosphatemic rickets：ARHP）患者の家系においてもFGF23の発現上昇が認められるが，DMP-1遺伝子の変異が原因となることが明らかになっている．これらの結果はDMP-1が骨細胞におけるFGF23の発現を負に調節しており，リン代謝に重要な役割を果たしていることを示す（図1.6.20）．

　先にもWntシグナルの負の制御因子（negative regulator）として紹介したスクレロスチンは骨細胞に大量に発現し，その発現はPTH刺激やメカニ

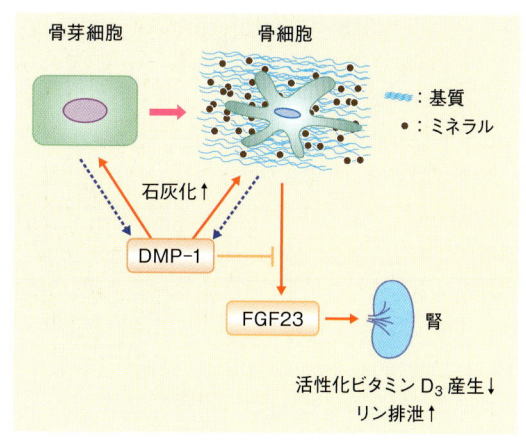

図1.6.20 DMP-1の骨芽細胞・骨細胞に対する作用
DMP-1は主として骨細胞によって産生され，骨基質の石灰化を促進する．また骨細胞のFGF23産生を負に調節する．

カルストレスによって抑制される．一方スクレロスチンを大量に発現するトランスジェニックマウスでは低骨密度を示すとともにメカニカルストレスに不応になる．またグルココルチコイド投与はマウス骨組織におけるスクレロスチンの発現を低下させることも報告されており，ステロイド骨粗鬆症における骨形成抑制への関与も示唆されている．

　このように骨細胞には骨組織の維持細胞としての静的な役割以外に，骨代謝に対してきわめて積極的に関与して重要な役割を有していると考えられる．

（3）破骨細胞

　骨吸収が亢進している代表的な疾患は閉経後骨粗鬆症である．骨粗鬆症病態においては骨吸収，骨形成がともに亢進していることが多いが，相対的な骨吸収超過状態のため骨量は減少する．そのため骨強度が低下し，脆弱性骨折などの発生が増加する．これはエストロゲン欠乏によってもたらされることが明らかになっている．Riggsらは閉経後骨粗鬆症女性では骨髄中の間質細胞，T細胞，そしてB細胞膜表面のRANKL発現が亢進していること，それがエストロゲン治療によって低下することを明らかにしており，RANKLの閉経後骨粗鬆症における重要性を示唆する．また炎症性疾患である関節リウマチや歯周病においてもRANKLの高い発現が認められ，骨破壊に関与している．

　RANKLやOPGの遺伝子異常を示す先天性疾患としては広範性骨格性高ホスファターゼ症（expansile skeletal hyperphosphatasia：ESH），家族

性広汎性骨溶解症（familial expansile osteolysis：FEO），若年性骨 Paget 病（juvenile Paget disease of bone：JPDB）などが知られている．

代表的な骨硬化性疾患である大理石骨病においてはさまざまな遺伝子異常が同定されているが，酸分泌に重要なプロトンポンプなど，その多くは破骨細胞機能に関与する遺伝子であり，破骨細胞機能低下に起因する骨硬化を示す．また破骨細胞機能に重要なカテプシン K 遺伝子の異常としては濃縮性異形成症（pycnodysostosis：PDO）が知られており，やはり破骨細胞機能低下による骨硬化を呈する．

〔田中　栄〕

■ 文　献

John PB, Lawrence GR, et al：Principles of Bone Biology, Two-Volume Set, Volume 2, 3rd, Academic Press, 2008.

須田立雄, 小澤英浩他：新 骨の科学, 医歯薬出版, 2007.

4　代謝性骨疾患

（1）慢性腎臓病に伴う骨ミネラル代謝異常

【定義・概念】

腎臓は，Ca，リンを含む電解質代謝調節に必須の役割を果たしている．また骨は，Ca やリンの膨大な貯蔵庫としても機能している．したがって腎機能の低下に伴い，骨ミネラル代謝にも変化が生じる．従来，腎機能低下に伴う骨病変は，腎性骨異栄養症（renal osteodystrophy：ROD）とよばれてきた．一方近年，慢性腎臓病に伴う骨・ミネラル代謝の変化は，骨病変ばかりではなく血管石灰化の一因ともなることから，これらすべてを含む全身性疾患としての，慢性腎臓病に伴う骨・ミネラル代謝異常（chronic kidney disease-mineral and bone disorder：CKD-MBD）という概念が提唱されている（Moe, 2006）．したがって ROD は，CKD-MBD のなかの骨病変のみを示す名称として使用される．

【病態生理】

腎機能の低下に伴う Ca，リン代謝の変化が原因となる．健常者では，血中 Ca，リン濃度は，おもに PTH，1,25-水酸化ビタミン D（1,25(OH)$_2$D），および FGF23 という 3 種類のホルモンによって調節されている（図 1.6.21）．このうち PTH は，副甲状腺から分泌される 84 個のアミノ酸からなるペプチドホルモンである．PTH は，腎近位尿細管でリン再吸収を抑制するとともに 1,25(OH)$_2$D 産生を促進し，遠位尿細管では Ca 再吸収を促進する．また PTH は，骨芽細胞系細胞の RANKL 発現を促進することなどにより，破骨細胞による骨吸収を促進する．これらの総和として PTH は，血中 Ca 濃度を上昇させ，リン濃度を低下させる．一方 1,25(OH)$_2$D は，皮膚で紫外線の作用のもとに合成されたビタミン D$_3$，あるいは食物中のビタミン D$_2$ やビタミン D$_3$ が，まず肝臓で 25 位に水酸化を受け 25-水酸化ビタミン D となり，さらに腎近位尿細管で 1 位に水酸化を受けることにより産生される（図 1.6.22）．1,25(OH)$_2$D は腸管 Ca，リン吸収を促進するとともに，遠位尿細管での Ca 再吸収に促進的に作用する．また近位尿細管ではみずからの産生を抑制し，副甲状腺では PTH 合成を抑制する．さらに少なくとも高濃度では，骨吸収も促進する．これらの作用により 1,25(OH)$_2$D は，血中 Ca，リンを

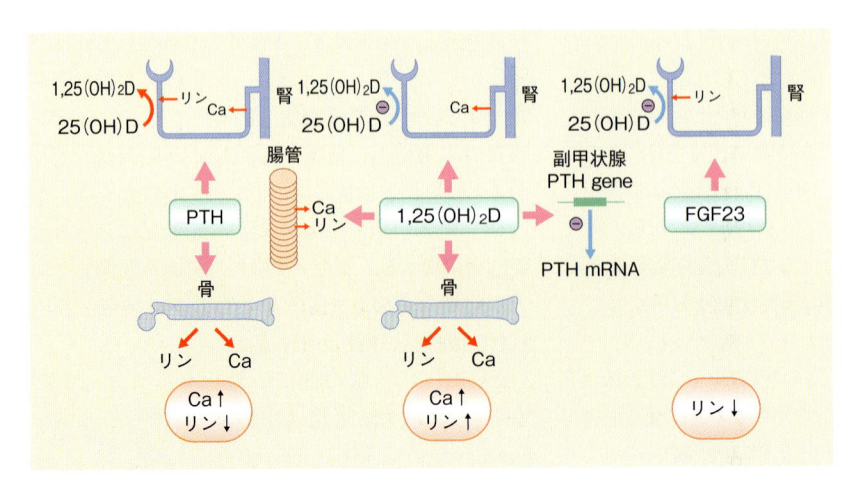

図 1.6.21　Ca，リン代謝調節系

血中 Ca，リン濃度は，PTH，1,25-水酸化ビタミン D，および FGF23 という 3 種類のホルモンによって調節されている．

図 1.6.22　ビタミンD代謝
皮膚で合成されたビタミンD₃，あるいは食物中のビタミンD₂やビタミンD₃が，まず肝臓で25位に水酸化を受け25-水酸化ビタミンDとなり，さらに腎近位尿細管で1位に水酸化を受け1,25(OH)₂Dとなる．

ともに上昇させる．さらにFGF23は，主に骨細胞により産生される227個のアミノ酸からなるペプチドホルモンである．FGF23は，腎近位尿細管でのリン再吸収を抑制するとともに，1,25(OH)₂D産生の抑制などにより血中1,25(OH)₂D濃度を低下させる．PTH作用障害では低Ca血症と高リン血症が，1,25(OH)₂D作用障害では低Ca血症と低リン血症が惹起される．またFGF23作用障害では，高リン血症と高1,25(OH)₂D血症が認められる．したがってこれら3種類のホルモン作用は，血中Ca，リン濃度の維持に必須と考えられる．

腎機能の低下に伴い，Ca，リン代謝も変化する（図1.6.23）．詳細な機序は不明ながら，腎機能低下によりFGF23濃度が上昇し，ネフロンの減少と相まって1,25(OH)₂D濃度が低下する．さらに腎機能が低下すると，尿中リン排泄が低下し，血中リン濃度が上昇する．このリン濃度の上昇も，1,25(OH)₂Dの低下に寄与する．低1,25(OH)₂D血症や高リン血症，これに伴う低Ca血症により，PTH分泌が亢進し二次性副甲状腺機能亢進症となる．

【病　態】
RODは単一の疾患ではなく，腎機能低下に伴う骨病変すべてを指している．すなわち，二次性副甲状腺機能亢進症では，PTHの骨作用により骨吸収が亢進した高代謝回転型病変となり，重度の場合は線維性骨炎を示す．一方，低回転型の無形成骨症が認められる場合もある．この無形成骨症は，糖尿病患者や血中PTH濃度の低値例に認められることが多いものの，その発症機序には不明な点が残されている．またリン吸着剤としてアルミニウム製剤が使用されていた時期には，骨石灰化障害を特徴とする骨軟化症も認められた．さらに長期透析患者では，

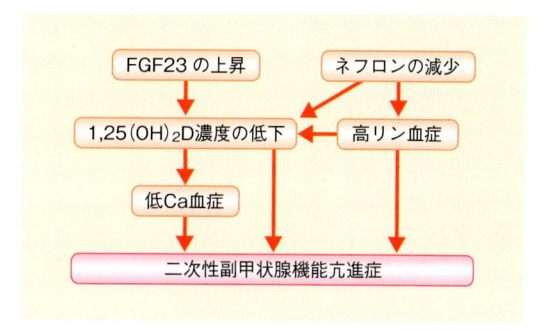

図 1.6.23　慢性腎臓病に伴うミネラル代謝異常
腎機能低下によりFGF23濃度が上昇し，ネフロンの減少と相まって1,25(OH)₂D濃度が低下する．さらに腎機能が低下すると，血中リン濃度が上昇する．低1,25(OH)₂D血症や高リン血症，これに伴う低Ca血症により，二次性副甲状腺機能亢進症となる．

アミロイドの沈着によるアミロイド骨症が認められる場合がある．実際の症例では，これらの複数の病態が混在している場合も少なくない．

【臨床症状】
RODで問題となる症状は，骨痛と骨脆弱性の亢進による病的骨折である．無形成骨でも，骨折頻度は高いものと考えられている．

【検査成績】
二次性副甲状腺機能亢進症では，血中PTHや（骨型）ALP，血中骨吸収マーカーの上昇が認められ，特に皮質骨の骨密度が低下する．副甲状腺では，4腺の過形成が認められることがある．ただし各腺の腫大の程度は異なる場合が大部分である．

【診　断】
RODの各病型の鑑別は，血液・尿検査所見だけでは困難であり，骨生検が行われる場合がある．

【治　療】
現状では，RODのなかの二次性副甲状腺機能低下症に対し，おもに治療が行われている．血清リン

1.6　骨の解剖生理

濃度上昇予防のためのリン吸着剤（炭酸カルシウム，炭酸ランタン，セベラマー塩酸塩，ビキサロマー），低 1,25(OH)$_2$D 血症是正のための活性型ビタミン D$_3$ 製剤，および PTH 分泌抑制作用を有するシナカルセト塩酸塩が使用されている．これらの内科的治療でも二次性副甲状腺機能亢進症の制御が困難な場合には，副甲状腺経皮的エタノール注入術や副甲状腺摘除術が考慮される．

(2) くる病／骨軟化症
(rickets/osteomalacia)

【定義・概念】

くる病／骨軟化症は，骨石灰化障害を特徴とする疾患である．このうち成長軟骨帯閉鎖以前に発症し，成長障害や O 脚などの骨変形を主徴とする病態を，特にくる病とよんでいる．

【病理】

骨は，骨芽細胞が産生する I 型コラーゲンを主とする骨基質に，ハイドロキシアパタイト（Ca$_{10}$(PO$_4$)$_6$(OH)$_2$）結晶が沈着することにより形成される．骨粗鬆症は，骨石灰化に障害はないものの，骨量が減少する疾患である（図 1.6.24）．一方くる病／骨軟化症は，骨石灰化障害により，石灰化しない骨基質である類骨が増加し，石灰化骨が減少する疾患である．

【病態生理】

骨の石灰化には，血中 Ca，リン濃度が維持されていることが必要である．一方，大部分のくる病／骨軟化症では，慢性の低リン血症が認められる．したがって，特に血中リン濃度が維持されることが，正常の骨石灰化には必須と考えられる．

【原因・病因】

ビタミン D が抗くる病因子として発見されたことに示されるように，歴史的にはビタミン D 欠乏がくる病／骨軟化症の主要な病因であった．現状ではこのビタミン D 欠乏によるくる病／骨軟化症に加え，多くのくる病／骨軟化症の原因が明らかにされている（表 1.6.1）．特に近年，過剰な FGF23 活性によりいくつかのくる病／骨軟化症が惹起されることが明らかにされた（Fukumoto, 2009）．先天的疾患では，過剰な FGF23 活性によって惹起される，常染色体優性，常染色体劣性，および X 染色体優性と遺伝形式の異なる低リン血症性くる病／骨軟化症が知られている．またこれらの原因となる 4 つの遺伝子が同定されている．これらの疾患では，骨における FGF23 過剰産生が低リン血症性くる病／骨軟化症の原因と考えられている．McCune-Albright 症候群や線維性骨異形成症に伴う低リン血症性くる病／骨軟化症でも骨における，腫瘍随伴症候群の 1 つである腫瘍性くる病／骨軟化症では責任腫瘍による FGF23 過剰産生が報告されている．含糖酸化鉄の経静脈投与による低リン血症性くる病／骨軟化症でも，血中 FGF23 が高値となる．

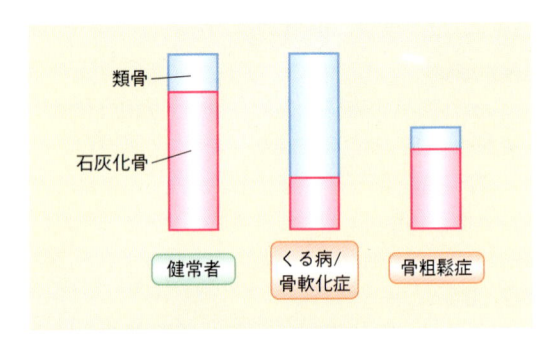

図 1.6.24 くる病／骨軟化症と骨粗鬆症

骨は，骨芽細胞が産生する I 型コラーゲンを主とする骨基質に，ハイドロキシアパタイト（Ca$_{10}$(PO$_4$)$_6$(OH)$_2$）結晶が沈着することにより形成される．くる病／骨軟化症では，石灰化していない骨基質である類骨が増加し，石灰化骨が減少する．一方骨軟化症では，類骨と石灰化骨の比率は変化しない．

表 1.6.1 くる病／骨軟化症の原因

先天性疾患
- FGF23 関連低リン血症性くる病／骨軟化症
  - X 染色体優性低リン血症性くる病／骨軟化症（*PHEX* 遺伝子異常）
  - 常染色体優性低リン血症性くる病／骨軟化症（*FGF23* 遺伝子異常）
  - 常染色体劣性低リン血症性くる病／骨軟化症（*DMP1* 遺伝子異常，*ENPP1* 遺伝子異常）
  - McCune-Albright 症候群（*GNAS1* 遺伝子異常）
  - 線状皮脂腺母斑症候群
- 遺伝性高 Ca 尿症を伴う低リン血症性くる病／骨軟化症（*SLC34A3* 遺伝子異常）
- ビタミン D 依存症 I 型（*CYP27B1* 遺伝子異常）
- ビタミン D 依存症 II 型（*VDR* 遺伝子異常）
- 選択的 25-水酸化ビタミン D 欠損症（*CYP2R1* 遺伝子異常）
- 腎尿細管障害（*CLCN5* 遺伝子異常など）

後天性疾患
- FGF23 関連低リン血症性くる病／骨軟化症
  - 腫瘍性くる病／骨軟化症
  - 含糖酸化鉄の経静脈投与による低リン血症性くる病／骨軟化症
  - 線維性骨異形成症
- ビタミン D 欠乏
- 薬剤性（抗痙攣薬，**アルミニウム**，イホスファミド，アデホビル ピボキシルなど）

太字で示す病因以外の疾患では，低リン血症が認められる．

表 1.6.2　代表的くる病／骨軟化症の検査所見

	血中 Ca	血中リン	1,25(OH)$_2$D	TmP/GFR	FGF23
FGF23 関連低リン血症性疾患	→	↓	↓	↓	↑
ビタミン D 欠乏	→〜↓	↓	↓〜→〜↑	↓	↓
腎尿細管障害	→	↓	→	↓	↓
ビタミン D 依存症 I 型	↓	↓	↓	↓	↓
ビタミン D 依存症 II 型	↓	↓	↑↑	↓	↓

TmP/GFR：腎近位尿細管リン再吸収閾値．

FGF23 非依存性の先天性くる病／骨軟化症の原因としては，1,25(OH)$_2$D 産生を担う酵素の遺伝子異常によるビタミン D 依存症 I 型，ビタミン D 受容体遺伝子異常によるビタミン D 依存症 II 型，近位尿細管でのリン再吸収を担う 2c 型ナトリウムリン共輸送体をコードする遺伝子異常による遺伝性高 Ca 尿症を伴う低リン血症性くる病／骨軟化症，尿細管障害を惹起する Dent 病などが知られている．また後天性疾患では，Fanconi 症候群や薬剤性くる病／骨軟化症などが存在する．

【臨床症状】

くる病では，成長障害に加え，O 脚や肋骨念珠，横隔膜付着部の肋骨の陥凹（Harrison 溝），頭蓋骨の変形（頭蓋癆）が認められることがある．また，X 染色体優性低リン血症性くる病／骨軟化症では，歯性膿瘍や象牙質形成不全が報告されている．骨軟化症では，骨痛や筋力低下がおもな症状である．これらの症状により腫瘍性骨軟化症患者は，しばしば完全に寝たきりとなってしまう．このため骨軟化症は，神経・筋疾患や悪性腫瘍の骨転移などと混同される場合がある．

【検査成績】

生化学所見では，大部分のくる病／骨軟化症で低リン血症が認められる（表 1.6.2）．また，低ホスファターゼ血症以外のくる病／骨軟化症では，（骨型）ALP が高値を示す．くる病では，X 線上骨端中央部の杯状陥凹（cupping），骨端部辺縁の不整（fraying），骨端部の拡大（flaring）が認められる．骨軟化症では，恥骨や上腕骨，大腿骨などに，偽骨折（Looser's zone）が認められることがある．二重エネルギー X 線吸収測定法などによる骨塩量測定は，骨中の Ca 含量を評価する．このため，骨軟化症では骨塩量が低下する．骨軟化症では，骨シンチグラムで偽骨折の部分に多数の取り込みが認められることがある．

【診　断】

くる病／骨軟化症の確定診断は，骨生検による類骨の増加によってなされる．ただし，臨床症状と低リン血症などの検査所見により，その存在を考慮に入れてさえいれば，本症の診断は必ずしも困難ではない．したがって骨生検が実際に必要となる症例は，多くない．

【鑑別診断】

骨軟化症は，骨粗鬆症や神経・筋疾患，悪性腫瘍の骨転移などと混同される場合がある．

【治　療】

ビタミン D 欠乏，ビタミン D 依存症に対しては，活性型ビタミン D$_3$ 製剤が投与される．過剰な FGF23 活性による低リン血症性くる病／骨軟化症に対しては，中性リン製剤と活性型ビタミン D$_3$ 製剤が投与される．腫瘍性骨軟化症は，原因腫瘍の摘除により完治する．その他のくる病／骨軟化症に対しては，病因に応じて活性型ビタミン D$_3$ 製剤やリン製剤などが用いられる．

〔福本誠二〕

■ 文　献

Fukumoto S, Martin TJ：Bone as an endocrine organ. Trends Endocrinol Metab, **20**(5)：230-236, 2009.

Moe S, Drüeke T, et al：Definition, evaluation, and classification of renal osteodystrophy：a position statement from Kidney Disease: Improving Global Outcomes (KDIGO). Kidney Int, **69**(11)：1945-1953, 2006.

5　骨粗鬆症の病態

【定義・概念】

骨粗鬆症は 1993 年に「低骨量と骨梁構造の悪化が特徴で，その結果，骨の脆弱性が亢進し，骨折しやすい状態にある全身的な骨疾患」と定義された．1980 年代までは骨粗鬆症の定義は確立しておらず，骨折を有する症例を骨粗鬆症とすることを提唱する

学者もあったため，この定義は画期的な内容であった．この定義は骨粗鬆症が骨折を発生する以前に診断されるべきであるという考えに基づく．したがって骨折や腰背部痛を有していなくても，骨脆弱化があれば骨粗鬆症と診断される．

さらに骨密度以外の要因も骨折リスクに関与することが明らかとなり，2000年にアメリカ国立衛生研究所（National Institutes of Health：NIH）で開催されたコンセンサス会議で，骨粗鬆症は「骨強度の低下を特徴とし，骨折のリスクが増大しやすくなる骨格疾患」と修正された．「骨強度」は骨密度と骨質の2つの要因からなり，骨密度は骨強度の約70％を説明することも示された．

骨粗鬆症は原因疾患の有無により原発性（退行期）骨粗鬆症と続発性骨粗鬆症とに分類される．原発性骨粗鬆症は閉経後骨粗鬆症と男性における骨粗鬆症とに分けられる（表1.6.3）（折茂，2007）．以前には閉経後骨粗鬆症（typeⅠ）と老人性骨粗鬆症（typeⅡ）という分類が用いられていたが，両者の病態に大きな差がないことが知られるようになり，老人性骨粗鬆症が分類から削除された．

【病因・病態生理】
a. 骨量減少

骨はⅠ型コラーゲンを中心とした骨基質（類骨）にハイドロキシアパタイトが沈着して石灰化骨となる．骨粗鬆症は，骨の量的な減少がみられるが石灰化は正常で，この点から石灰化が障害されて類骨の割合が増加する骨軟化症やくる病とは区別される［⇨1.6-4　図1.6.24を参照］．しかしながら実際には両者が混在する病態も存在する．

骨粗鬆症は最大骨量が少ないことと，成人後の骨形成と骨吸収のインバランスによって骨量が減少することによって発症する．最大骨量とは文字どおり生涯のうちで20代までに獲得して最大となる骨量で，遺伝的要因，成長期の栄養・運動，内分泌ホルモンなどが関与する．

一方，成長後にはさまざまな原因から骨形成と骨吸収がインバランスを生じ骨量が減少する．骨は生涯にわたって骨リモデリングとよばれる新陳代謝を繰り返している．リモデリングとはマクロでの骨の形態は変化しないで，顕微鏡的なレベルで，既存の古い骨が破骨細胞によって吸収され，その部位に骨芽細胞によって新しい骨が添加される変化を指す（図1.6.25）（Dempster, 1995）．成人後の骨リモデリングにインバランスを生じるのはおもに閉経，加齢，運動不足が原因である．女性ホルモンには破骨細胞の骨吸収を抑制する働きがあり，閉経による急激なホルモンレベルの低下により，骨吸収が亢進する．骨吸収の亢進に伴って骨形成も亢進するものの，形成が追いつかず，骨量減少をきたす．歩行や運動による骨へのメカニカルストレスは骨芽細胞の骨形成を促進し，骨量の維持・増加をもたらす．したがって日常生活動作の障害や長期臥床，加齢に伴う筋量・運動量の低下は骨脆弱化を惹起する．

b. 骨質の劣化

骨の強度に骨量のみではなく，骨質が関与することが強調されるようになったのは，骨折のリスクが骨量（骨密度）だけでは説明できなくなったためである．1990年代はじめにアメリカで行われた骨粗鬆症治療薬フッ化ナトリウムの臨床試験では，高用量を用いると腰椎の骨密度が35％も増加するにもかかわらず，椎体骨折の発生頻度を低下させること

表1.6.3　骨粗鬆症の分類

原発性骨粗鬆症（退行期骨粗鬆症） ・閉経後骨粗鬆症 ・男性における骨粗鬆症 ・特発性骨粗鬆症（妊娠後骨粗鬆症など）
続発性骨粗鬆症

（折茂　肇：骨粗鬆症の予防と治療ガイドライン，2011年版，ライフサイエンス出版，2011）

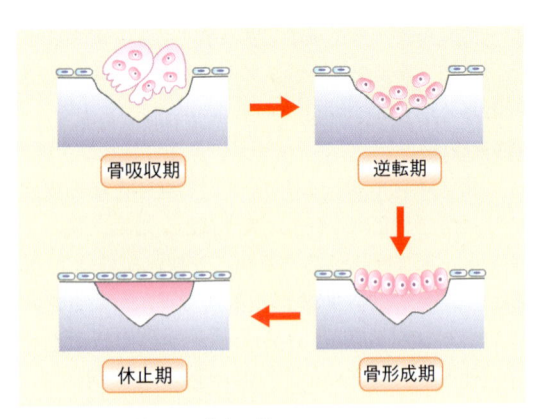

図1.6.25　骨リモデリング

休止期にあった骨表面に，破骨細胞が活性化され，骨吸収期となる（resorption）．その後，逆転期（reversal），骨形成期（formation）を経て，再び休止期となる．この一連の骨代謝が骨リモデリングであり，吸収された骨量と同じ量の骨形成が行われ，カップリングとよばれる．

(Dempster DW：Bone remodeling. In：Osteoporosis；Etiology, Diagnosis, and Management (Riggs BL, Melton LJ eds), pp67-91, Lippincott-Ravan, 1995 より改変)

はできず，四肢骨折の頻度を逆に増加させることが明らかとなった（Riggs et al, 1994）．この事実は，骨折発生の抑制と骨密度増加とが必ずしも一致しないことを示し，それまでの概念を払拭した．またステロイド薬使用例では，治療開始後早期に，骨密度が減少する以前から骨折リスクが高まることが広く知られるようになっている．

このようなパラダイムシフトによって工学材料と同様に，骨も量だけでは規定されない「質」が骨強度へ関与することが注目されるに至ったのである．工学材料で「質」といえば材質を指すが，器官としての「骨」は，単一の材料ではない．骨は約70％のミネラルと約30％の基質とからなり，器官としての骨には，これに加えて各種の細胞があり，個体を支え強度を保つため機能的な構造を形成して，生体を維持している．そこで「骨質」は構造と材質とに分けて論じられている．この構造特性と材質特性のいずれにも骨リモデリングが関与し，過剰な骨代謝回転の亢進・低下によって骨質は劣化する．

骨は皮質骨と海綿骨とに分けられ，皮質骨は特徴的な環状構造を有し，海綿骨は plate と rod からなる微細な骨梁構造を構築している．皮質骨におけるマクロの構造特性は，大きさと形状である．大きな骨の強度は高いが，同じ骨量であっても，形状が異なると強度にも差が出る．海綿骨では閉経後の急速な骨吸収によって骨梁構造に断裂を生じ，骨量減少以上の骨脆弱化がもたらされる（図1.6.26）．

また，以前から，骨軟化症，骨形成不全症，大理石病といった疾患では骨量のみでなく，骨質の劣化に伴い易骨折性を呈していることが知られていた．骨軟化症は石灰化障害であり，骨形成不全症はコラーゲン異常を背景とする．大理石病は，骨のX線透過性が著しく低下し，一見すると強固な骨にみえる．これは破骨細胞の機能不全によって骨吸収が障害され，正常な骨梁構造が失われて骨硬化を呈するためであるが，骨折が容易に発生することが知られている．このように石灰化異常，コラーゲン異常，骨梁構造の異常など，さまざまな原因によって骨質の悪化がもたらされ，その結果，骨折リスクが上昇する．

【疫　学】

日本人年代別骨密度値（女性は腰椎骨密度，男性は大腿骨頸部骨密度）を用いて若年成人骨密度平均値（腰椎では20～44歳，大腿骨近位部では20～29歳）（young adult mean：YAM）の70％未満となる割合を年齢別に算出した結果（曽根他，2004）を図1.6.27に示す．70代後半の女性では50％以上の有病率となる．

この年齢別の骨粗鬆症患者割合に基づいて2012年の日本人人口構成（厚生労働省ホームページ）に従って患者数を算出すると男性が約382万人，女性が約1027万人，計約1409万人（2012年）となる．

【臨床症状】

骨折を有しない症例は無症状であり，骨粗鬆症の主たる臨床症状は脆弱性骨折による疼痛と，骨折後の変形，機能障害である．脊椎骨折は転倒後に背部痛を主訴として受診する症例と，はっきりとした外傷がない症例とがあり，なかには症状を伴わない例もみられる．腰背部痛を有して骨折が診断されるのは全体の1/3程度であると考えられ，その他は患者

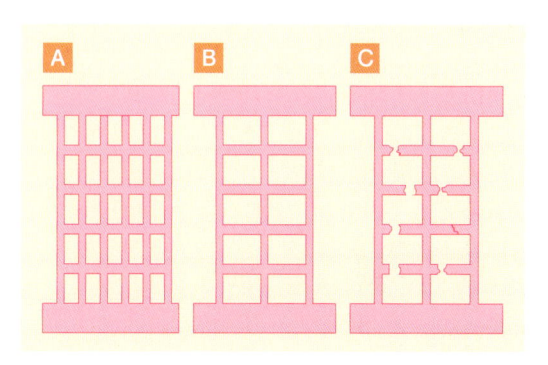

図1.6.26　海綿骨微細構造の劣化による骨強度低下のシェーマ

A：正常な骨梁構造，B：骨量減少，C：骨梁の断裂．
骨微細構造（骨梁構造）の断裂は，骨量減少以上の骨強度低下を生じる．

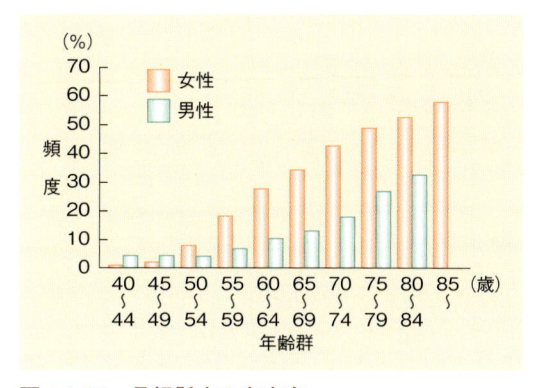

図1.6.27　骨粗鬆症の有病率

日本人年代別骨密度値（女性は腰椎骨密度，男性は大腿骨頸部骨密度）を用いてYAM 70％未満となる割合を年齢別に算出した結果．70代後半の女性では50％以上となる．

1.6　骨の解剖生理

自身が骨折を自覚しない間に脊椎変形が進行して，徐々に腰痛を生じる．また，脊椎骨折は身長低下を生じ，2cm以上の身長低下がみられる場合には脊椎骨折の存在が疑われる（Siminoski et al, 2005）．

【検査成績】

a. 血液生化学検査

血清カルシウム，リンは正常で，ALPは正常または上昇する．骨代謝マーカーには骨吸収マーカーとして尿中（または血中）NTX，尿中DPD，血中骨型TRACP5bがある．骨形成マーカーとしては血中BAP，PINPがある．これらにより骨代謝回転が評価され，病態の診断が可能となる（表1.6.4）．

b. X線検査

胸腰椎の正側2方向X線撮影が行われる．これは腰背部痛をきたすほかの疾患との鑑別に重要である．

c. 骨密度測定

骨密度は測定した部位の骨折リスクを最もよく反映する．したがって大腿骨近位部（頸部およびトータル），腰椎（正面）が測定部位として最適である．このほか前腕骨，中手骨，踵骨での測定・評価も可能である．測定部位によって骨密度減少の程度に差があるため，評価結果が異なる場合があり注意が必要である．測定部位によって結果が異なる場合は，最も低いYAM値を診断に用いる．

【診　断】

a. 骨粗鬆症の診断基準

わが国では「原発性骨粗鬆症の診断基準（2012年度改訂版）」が用いられる（宗圓他，2013）．この診断基準では椎体骨折または腿骨近位部骨折があれば骨粗鬆症として診断される．またその他の脆弱性骨折の既往がある症例で骨密度がYAMの80％未満であるか，あるいは骨折を有しなくてもYAMの70％未満であれば骨粗鬆症と診断される．脆弱性骨折の既往があると骨折発生のリスクが4～5倍高まることが知られているため，骨折の有無により2段階の骨密度基準値が設定されている．

b. 脆弱性骨折予防のための薬物治療開始基準

骨密度の低下や脆弱性骨折の既往のほかにも，骨折発生には種々のリスクファクターが関与する．そこで，それらのリスクファクターを含めて骨折リスクを評価した「脆弱性骨折予防のための薬物治療開始基準」が発表されている（折茂，2007）．

c. FRAX®

WHO骨折リスク評価ツール（FRAX®）は骨密度，年齢，身長・体重，既存骨折のほか，両親の大腿骨近位部骨折の既往，喫煙，飲酒といったリスクファクターを加え，10年間の骨折発生リスク（％）を算出するものである．脊椎骨折や四肢骨折などのおもな骨粗鬆症性骨折と大腿骨近位部骨折の発生リスクが求められる．わが国では10年間の骨粗鬆症性骨折発生リスクが15％であれば薬物療法の開始基準とすることが推奨されている（75歳未満に適用）（折茂，2011）．

【鑑別診断】

鑑別には低骨量をきたす疾患，骨粗鬆症に類似する臨床症状を呈する疾患があげられる．

a. 低骨量をきたす疾患

続発性骨粗鬆症では，副甲状腺機能亢進症，甲状腺機能亢進症，性腺機能不全，Cushing症候群，骨形成不全症，Marfan症候群，肝疾患，腎疾患，薬物（ステロイド薬，性ホルモン低下症治療薬，SSRI，メトトレキサート，ヘパリン，ワルファリン）．

その他の疾患では，骨軟化症，悪性腫瘍の骨転移，多発性骨髄腫，脊椎血管腫，脊椎カリエス，化膿性脊椎炎．

b. 慢性腰背部痛を呈する疾患

腰痛症，変形性脊椎症などの脊椎疾患，脊椎感染症，原発性および転移性脊椎腫瘍，膵炎，胆石，後腹膜腔臓器疾患．

続発性骨粗鬆症の診断基準（あるいは治療開始の基準）はステロイド性骨粗鬆症以外には定まっていない．したがってステロイド性骨粗鬆症以外は原発

表1.6.4　おもな骨代謝マーカー

骨形成マーカー	BAP（血清）* PINP（血清）* PICP（血清） OC（血清） ucOC（血清）*
骨吸収マーカー	DPD（尿） 　（遊離型DPD*　総DPD） NTX（尿および血清）* CTX（尿および血清）* TRACP5b*

PINP：I型プロコラーゲンN-プロペプチド，PICP：I型プロコラーゲンC-プロペプチド，OC：オステオカルシン，ucOC：低カルボキシル化オステオカルシンまたは非カルボキシル化オステオカルシン，DPD：デオキシピリジノリン，NTX：I型コラーゲン架橋N-テロペプチド，CTX：I型コラーゲン架橋C-テロペプチド．
＊：健康保険適用のある検査．

性骨粗鬆症に対する治療基準に準じる．

【合併症】

骨粗鬆症を背景として多くの骨折が発生するが，そのなかでも脊椎骨折，大腿骨近位部骨折，橈骨遠位部骨折（前腕骨骨折），上腕骨近位部骨折の患者数が多く，高齢者の四大骨折とよばれている．脊椎骨折の年齢階級別発生率は加齢とともに上昇し，女性では80代で人口10万あたり年間約8000に達する（Fujiwara et al, 2003）．大腿骨近位部骨折の発生率は70代後半から高くなり，その後，指数関数的に上昇し，85〜89歳では，年間人口10万人あたり2000以上に，90歳以上では2900に達する（Hagino et al, 2009）．

骨粗鬆症に伴う脊椎骨折は胸腰椎移行部に好発し，多発性に骨折を生じると，腹部膨満感や逆流性食道炎，食道裂孔ヘルニアなどを併発する．

【経過・予後】

骨粗鬆症例では加齢に伴って骨量減少が進行するが，合併症の有無や不動の程度によって個体差が大きいため，骨折リスクの上昇にも差を認める．脆弱性骨折を生じた例のうち，脊椎骨折では骨折数が多いほど，日常活動性が制限される．大腿骨近位部骨折に関する大規模調査結果によれば，日常生活動作が自立していた症例（介護保険主治医意見書分類でAおよびJ）は骨折前に80％であったが，骨折後1年で52％に低下していた（Sakamoto et al, 2006）．

【治療】

a. 薬物療法

骨脆弱性の改善方法には，食事療法，運動療法，薬物療法がある．このうち骨折予防が証明されているのは薬物療法であり，骨粗鬆症における骨脆弱性の改善は薬物療法が主体となる．薬剤の選択は対象症例の骨折リスクの程度と治療薬の骨折予防効果に基づいて決定される（折茂，2011）．

骨粗鬆症の治療に用いられる薬剤はその作用機序から，破骨細胞の骨吸収を抑制する骨吸収抑制薬と，骨芽細胞の骨形成を促進する骨形成促進薬とに分類される（表1.6.5）．骨吸収抑制薬のうちビスホスホネート（BP）ではアレンドロン酸，リセドロン酸，ミノドロン酸水和物，イバンドロン酸，エチドロン酸が保険適用となっている．選択的エストロゲン受容体調節薬（selective estrogen receptor modulator：SERM）のうち，わが国で認可されているラロキシフェン，バゼドキシフェンは骨量増加作用を有するが，子宮筋層や子宮内膜には拮抗薬として作用するため，子宮体癌の危険性が少ない．これに対して，エストロゲンは骨量増加と骨折予防効果が確認されているが，乳癌・子宮癌の発生が増加することが明らかとされ，現在では更年期障害を有する症例にかぎって使用されている．

これらの骨粗鬆症治療薬のうち，骨折予防効果について高いレベルのエビデンスを有する薬剤は，窒素含有のBPおよびテリパラチド，デノスマブである．

続発性骨粗鬆症では原疾患の治療が優先される．このうち，ステロイド薬使用例ではステロイド治療開始初期に骨脆弱化進行が顕著であることが知られ，早期から，あるいは予防的な治療が必要となる．ステロイド性骨粗鬆症の治療ガイドライン（Nawata et al, 2005）によれば，プレドニゾロンで1日5mg以上の量を3カ月以上使用する場合には，骨密度や骨折既往にかかわらず薬物療法が必要となる．また，骨密度がYAM 80％を下回っている場合や，脆弱性骨折の既往がある場合には，投与量が1日5mg未満の場合でも薬物療法の適応となる．

表1.6.5 骨粗鬆症治療薬の分類

1. 骨吸収抑制作用が主の薬剤
    a. BP
        - アレンドロン酸（フォサマック®，ボナロン®）
        - リセドロン酸（アクトネル®，ベネット®）
        - ミノドロン酸（ボノテオ®，リカルボン®）
        - イバンドロン酸（ボンビバ®）
        - エチドロン酸（ダイドロネル®）
    b. カルシトニン
        - エルカトニン（エルシトニン®）
        - サケカルシトニン（サーモトニン®，カルシトラン®）
    c. SERM
        - ラロキシフェン（エビスタ®）
        - バゼドキシフェン（ビビアント®）
    d. 抗ランクル抗体
        - デノスマブ（プラリア®）
    e. エストロゲン
2. 骨形成促進作用が主の薬剤
    a. 副甲状腺ホルモン
        - テリパラチド（フォルテオ®，テリボン®）
3. 上記に明確には分類できない薬剤
    a. 活性化型ビタミンD_3
        - エルデカルシトール（エディロール®）
        - アルファカルシドール（アルファロール®，ワンアルファ®）
        - カルシトリオール（ロカルトロール®）
    b. ビタミンK_2
        - メナテトレノン（グラケー®）
    c. イプリフラボン（オステン®）

（ ）内はおもな薬剤名．

1.6 骨の解剖生理

治療はBPが第一選択薬である．

b．転倒予防

　転倒のリスクファクターは身体機能の低下に起因する内的因子と，居住環境などに起因する外的因子とに分けられる．転倒防止には，これらの内的・外的因子を取り除く努力が必要である．運動療法ではバランス訓練が最も重要である．転倒防止では単一の介入での効果は低く，個別の評価と包括的な介入が必要である（Gillespie, 2009）．

c．ヒッププロテクター

　ヒッププロテクターは転倒時に生じる大腿骨近位部への衝撃を和らげるために，衝撃緩衝材が下着に装着されているものである．1993年にヒッププロテクターを装着すると上肢骨折の発生率は低下しないのに対して，大腿骨近位部骨折発生が有意に低下すると報告してから，注目されるに至った（Lauritzen et al, 1993）．衝撃減弱パッドを下着の大転子部に収納するタイプが多い．これまでさまざまなタイプのヒッププロテクターが考案されてきていて，パッド部分にはかたいシェル状のものや，やわらかいジェル状のものが使用されている．

　これまでさまざまな臨床試験が行われているが，ヒッププロテクターの骨折予防効果については必ずしも一定の結果が得られていない．ヒッププロテクターは施設入所者，なかでも大腿骨近位部骨折リスクの高い例を対象にして，スタッフが理解をして十分に装着率を高めた場合に有効と考えられる（Koike et al, 2009）．在宅で外来受診する高齢者での有効性はない．　　　　　　　〔萩野　浩〕

■ 文　献

Lauritzen JB, Petersen MM, et al：Effect of external hip protectors on hip fractures. Lancet, **341**（8836）：11-13, 1993.

Nawata H, Soen S, et al：Guidelines on the management and treatment of glucocorticoid-induced osteoporosis of the Japanese Society for Bone and Mineral Research. J Bone Miner Metab, **23**（2）：105-109, 2005.

折茂　肇：骨粗鬆症の予防と治療ガイドライン，2011年版，ライフサイエンス出版，2011．

6　骨免疫学

　骨は，運動や咀嚼を可能とする硬組織であり，運動器の一部として重要な役割を果たしている．一方で，骨は造血やカルシウム代謝制御という重要な機能を併せもつ複合的な器官でもある．成人では骨髄で造血が行われ，骨髄がさまざまな血液細胞が維持される場となることから，骨は中枢性の免疫器官としての側面も併せもつ．骨髄には，破骨細胞・骨芽細胞などの骨格系細胞と，造血幹細胞・リンパ球などの免疫細胞が近傍に共存するが，従来は骨代謝学と免疫学が縦割りで各系統の細胞を研究してきており，骨と免疫を統合して考えることは進んでいなかった．近年，このような骨と免疫系細胞の相互作用に注目し，両者を一体のシステムとして研究する分野が骨免疫学（bone immunology または osteoimmunology）として発展してきた（Takayanagi, 2007）．

　骨と免疫の接点にある病態として最も典型的なものは，関節リウマチ（rheumatoid arthritis：RA）や歯周病にみられる骨破壊である（Takayanagi, 2009）．このような疾患では，免疫異常の結果，重大な症状が骨に現れる．しかし免疫系の異常に関する研究と骨破壊の病態に関する研究は別個に行われ，両者を結びつけるメカニズムは長い間明らかになっていなかった．この疑問に答える研究が発展した大きなきっかけは，破骨細胞分化因子RANKLの発見である（Walsh, 2006）．免疫と骨の2つの分野でほぼ同時にRANKLがクローニングされたことによってこの領域の研究は新たな段階に突入した．炎症性骨破壊の病態理解が深まるなか，生物学的製剤が次々とRAの臨床に導入され，骨免疫学の視点は臨床的にも非常に重要性を増してきている．ここでは，骨免疫学の研究の流れを概説する．

(1) 骨と免疫系を結ぶ多機能分子 RANKL

　1998年，骨代謝研究者によって破骨細胞分化因子が同定された．この分子はその前年に免疫学者がT細胞上に発現する樹状細胞活性化因子としてクローニングした分子RANKLと同一であった（Walsh, 2006）．RANKLは，TNFファミリーに属するサイトカインであり，破骨細胞分化抑制因子OPGはこのデコイ受容体としてRANKLを制御する分子である．RANKLとその受容体RANKの破骨細胞分化における重要性は，ノックアウトマウスが大理石骨病になることによって証明された．従来，破骨細胞を培養系で形成するには，骨芽細胞などの分化支持細胞とマクロファージ・単球系の前駆細胞の共培養が必要であったが，この際に支持細胞

から供給させるおもな因子は，前駆細胞の生存因子 M-CSF と分化推進因子である RANKL の 2 つであることが解明された．

RANKL ノックアウトマウスはリンパ節を欠損し RANKL が免疫系組織構築でも必須の役割を担うことが明らかになっている．RANKL の免疫系における意義は当初，樹状細胞活性化において CD40L と相補的に作用することが示されたが，その後，自己寛容を司る胸腺上皮細胞分化制御における機能や，皮膚における制御性 T 細胞の制御機能などが報告され，多彩な役割を担うことがわかってきた．RANKL は RANK を発現した癌細胞を骨に引き寄せる細胞走化因子として作用したり，乳腺の発達においても必須の役割を果たすなど，想像をこえるほど多くの作用を有する重要な生体制御因子である．

(2) 破骨細胞を誘導する Th17 細胞

RA で炎症滑膜組織と骨の境界に位置するのが破骨細胞とよばれる骨吸収細胞である．破骨細胞の欠損したマウスでは，炎症が起きても骨破壊は起こらないことが示されており，破骨細胞は骨破壊の実行役として不可欠な役割を果たしている．RA の滑膜炎では，ヘルパー T 細胞（helper T cell：Th）の浸潤が特徴的だが，活性化した T 細胞はどのようにして破骨細胞を増やすのだろうか（Takayanagi, 2009）．活性化 T 細胞は RANKL を発現する一方で，破骨細胞分化抑制作用の強いインターフェロン（interferon：IFN）-γ や IL-4 を産生するため，Th1 あるいは Th2 細胞は破骨細胞分化を抑制する．しかし，滑膜 T 細胞は破骨細胞をつくり出す次のような 3 つの重要な特徴を備えている．①滑膜線維芽細胞の RANKL を誘導する，②周囲の滑膜細胞を刺激し TNF-α，IL-1，IL-6 のような炎症性サイトカインを産生させる，③IFN-γ 産生が低い．この結果，RANKL と炎症性サイトカインを強く誘導し，骨破壊と局所炎症を引き起こす．この滑膜 T 細胞は，自己免疫炎症を担う Th17 であることが明らかになり，RA における骨破壊のメカニズムの理解は大幅に進展した．Th17 は IL-17 を大量に産生することで滑膜線維芽細胞の RANKL を誘導し，局所炎症を引き起こすが，IFN-γ 産生が低く，長らく不明であった破骨細胞誘導性 T 細胞であった（図 1.6.28）．Th17 細胞の分化には，IL-6，IL-23 などが重要であり，RANKL，IL-17 と並んでこれらのサイトカインが骨と免疫の両方に作用する分子基盤が明らかになった．

破骨細胞は，造血幹細胞から分化する細胞であり，サイトカインなどの免疫制御分子の影響を強く

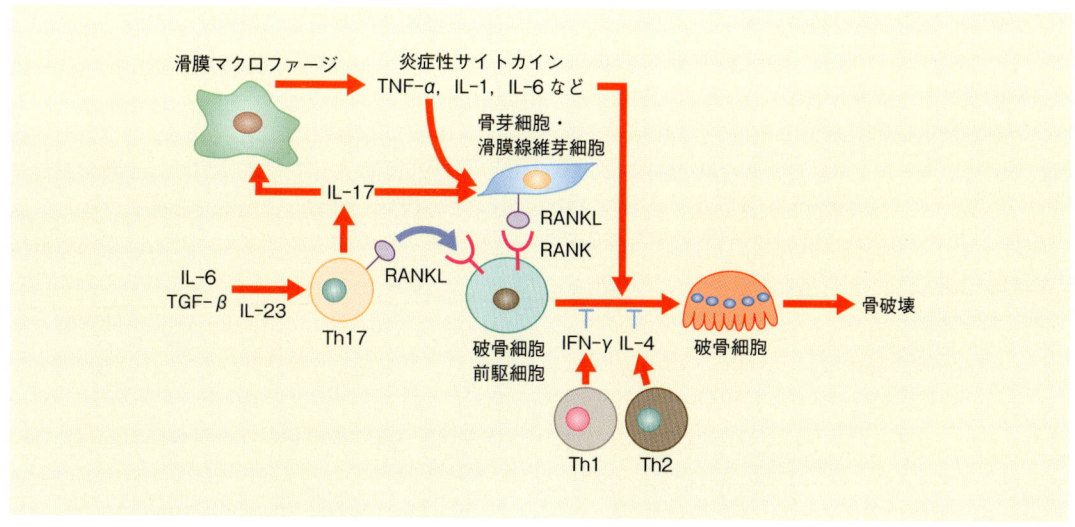

図 1.6.28 T 細胞による炎症性骨破壊のメカニズム

歯周病や RA などの炎症性骨破壊で関与する T 細胞は，おもに IL-17 を産生する炎症性 T 細胞（Th17 細胞）である．IL-17 は滑膜マクロファージを活性化し，炎症性サイトカイン TNF-α，IL-1，IL-6 などの産生を促進する．さらに，IL-17 は滑膜線維芽細胞に作用して破骨細胞分化因子 RANKL を誘導するが，TNF-α，IL-1，IL-6 などの炎症性サイトカインも滑膜線維芽細胞上の強い RANKL 誘導作用をもつ．Th17 細胞上にも RANKL が発現されるが，この RANKL は単独では破骨細胞分化誘導能はない（青線）．一方，Th17 細胞は，RANKL シグナルを抑制する IFN-γ の産生が少ないため，Th1 細胞のような IFN-γ を介した抑制がかからない．Th2 細胞は IL-4 を介して破骨細胞分化を強く抑制する．

受ける．特に，RANKLとサイトカインのシグナルクロストークは臨床的にも重要な意義をもつ骨免疫学の重要な研究テーマである．炎症部位でおもに活性化マクロファージから産生されるサイトカインであるTNF-α，IL-1，IL-6は著明な破骨細胞性骨吸収の促進作用をもち，骨吸収性サイトカインともよばれる．TNF-αは，NF-κBを活性化してRANKLシグナルと協調し前駆細胞のRANKL感受性を高めたり，支持細胞のRANKL発現を誘導することで，破骨細胞分化を強力に促進する．一方，IFN-γは抗ウイルス因子と考えられてきたが，強力な破骨細胞抑制活性をもち，RANKLシグナルのネガティブフィードバックに関与する．

(3) RA骨破壊のメカニズムと生物学的製剤

Th17細胞と炎症性サイトカインに基づく破骨細胞分化亢進という炎症性骨破壊のメカニズムから，すでにRA治療に臨床応用されている生物学的製剤や今後の新しい治療戦略がいかにして骨破壊に影響を及ぼすかを理解することができる．TNF-αに対する中和抗体や可溶性受容体は，臨床で最も長い実績をもつ生物学的製剤であるが，すでに炎症抑制だけでなく，骨破壊に効果をもつことが実証されている．興味深いのは，炎症疼痛については効果が弱いいわゆるノンレスポンダーと思われる症例であっても，骨破壊を評価すると効果があることが報告されていることである．つまり，骨破壊抑制効果は単なる炎症抑制効果の結果ではなく，これらの製剤が直接的に骨破壊に効果をもつことを示しており，破骨細胞前駆細胞や分化支持細胞への作用が臨床的にも重要であることを浮き彫りにしている．抗IL-6受容体抗体は日本で開発され臨床応用に至った生物学的製剤であり，TNF-α阻害療法やIL-1の作用を抑制する生理的な因子であるIL-1受容体拮抗物質（IL-1 receptor antagonist：IL-1ra）の製剤と同様に，破骨細胞前駆細胞や分化支持細胞への作用が期待されるが，上述したようにTh17の分化にも重要な役割をもつことから自己免疫炎症のかなり上流に作用をもつ可能性がある．Th17を制御するには，このほかにもエフェクタ分子であるIL-17やIL-22を抑制する抗体や分化・増殖を促すIL-23の抗体などが開発途上である．これらの生物学的製剤はRAのみならず，Th17が関与するさまざまな自己免疫疾患に役立つ可能性があり，乾癬や炎症性腸疾患な

ど今後の検討が待たれる．

(4) 破骨細胞分化のマスター転写因子 NFATc1

RANKLの重要性が認識されるにつれ，その細胞内シグナル伝達の研究も精力的に行われるようになった．RANKL発見以前には，破骨細胞研究は，破骨細胞を欠損する大理石骨病マウスが主要な情報源であり，NF-κB p50/p52，c-Fos，PU.1，MITFなどの転写因子やTRAF6などのシグナル伝達分子が破骨細胞分化に必須であることが明らかになっていた（Takayanagi, 2007）．NFAT（nuclear factor of activated T cells）は，活性化T細胞におけるサイトカイン産生で重要な役割を果たす転写因子だと考えられてきた．ところが，RANKL標的遺伝子スクリーニングの過程で，NFATc1は破骨細胞分化の過程において最も強く誘導される転写因子であり，分化に必須の転写因子であることが明らかになった．RANKLによるNFATc1の活性化は，カルシウム依存性の脱リン酸化酵素であるカルシニューリンを介しており，この抑制剤であるタクロリムスやシクロスポリンは破骨細胞分化を強力に抑制する．

*NFATc1*ノックアウトマウスは胚性致死であり，破骨細胞分化における*NFATc1*の必須性を生体レベルで証明することは困難をきわめた．そこでわれわれはこの*NFATc1*ノックアウトマウスの胎仔肝臓由来の造血幹細胞を破骨細胞を欠損する*Fos*$^{-/-}$マウスに移植することでキメラマウスを作成し，NFATc1の生体レベルにおける意義を解析した．その結果，*NFATc1*$^{+/-}$細胞を移植した場合には破骨細胞分化が正常化するが，*NFATc1*$^{-/-}$細胞移植後には，重篤な大理石骨病のままであることが明らかになり，NFATc1が生体レベルで破骨細胞分化に必須であることが示された．今ではNFATc1のコンディショナルノックアウトマウスもつくられ，NFATc1の破骨細胞における重要性が確認されている．

(5) RANKLシグナル解析と治療への応用

その後，RANKを補助する破骨細胞分化に必須な共刺激受容体として免疫受容体活性化チロシンモチーフ（immunoreceptor tyrosine-based activation motif：ITAM）とよばれるアミノ酸配列（モチー

フ）をもつアダプター分子と会合するIg様受容体が同定され，その活性化にはBtkやTecといったチロシンキナーゼが関与すること，カルシウム-カルモジュリン結合蛋白としてカルシニューリンと並んで重要なカルモジュリン依存性プロテインキナーゼ（Ca/calmodulin-dependent kinase：CaMK）が転写因子cAMP応答配列結合タンパク質（cAMP response element binding protein：CREB）を介して破骨細胞を制御することが明らかになり，破骨細胞のシグナル伝達経路は詳細に解析が進んだが，その破骨細胞制御因子の多くが免疫系と共有されたものであることは注目に値する．図1.6.29に現在までに明らかになった破骨細胞分化シグナルをまとめて示した（Takayanagi, 2009）．これらの分子を阻害することで，骨粗鬆症などの骨量減少性疾患の治療に効果があることは多くのモデルで示されている．

また，遅効性抗リウマチ薬（disease modifying antirheumatic drugs：DMARDs）は炎症抑制効果を指標に開発されてきたが，DMARDsにもある程度の骨破壊抑制効果があり，特に多剤併用により相乗効果がみられることが知られている．このような効果が炎症抑制の結果によるものなのか，破骨細胞前駆細胞や支持細胞への直接効果を介するものなのかは詳しく検討されてきていなかった．われわれは，メトトレキサート，レフルノミド，スルファサラジン，ブシラミン，タクロリムスなどの作用を培養破骨細胞形成系を用いて検討し，RANKLシグナル抑制やRANKL発現抑制に効果があることを示した．このように，RANKLシグナルの研究は骨粗鬆症薬だけでなく，DMARDsや歯周病による骨吸収を抑制する薬剤の開発にも重要である．

(6) 骨分子の免疫機能 ―カテプシンKの自己免疫疾患への関与

破骨細胞は，細胞辺縁部で骨に密着してみずからと骨の間にできた骨吸収窩に酸や蛋白分解酵素を分泌して脱灰とⅠ型コラーゲンなどの骨基質蛋白の分解を行う．カテプシンKは破骨細胞特異的な基質分解酵素と考えられ，骨破壊性疾患の標的として多くの研究者が注目してきた．われわれは化合物スクリーニングにより，新たなカテプシンK阻害薬NC-2300を同定した．この阻害剤は経口投与が可能な低分子化合物で，培養破骨細胞の骨吸収能を強く抑制し，骨粗鬆症モデル動物に効果を示した．NC-2300は予想どおり，RAモデルであるコラーゲン関節炎マウスの骨破壊に治療効果を示したが，予想外の結果として，関節の炎症を抑制することが明らかとなった．このメカニズムを解明する過程で，カテプシンKが樹状細胞に発現しており，Toll様受容体（Toll-like receptor：TLR）9シグナルの信

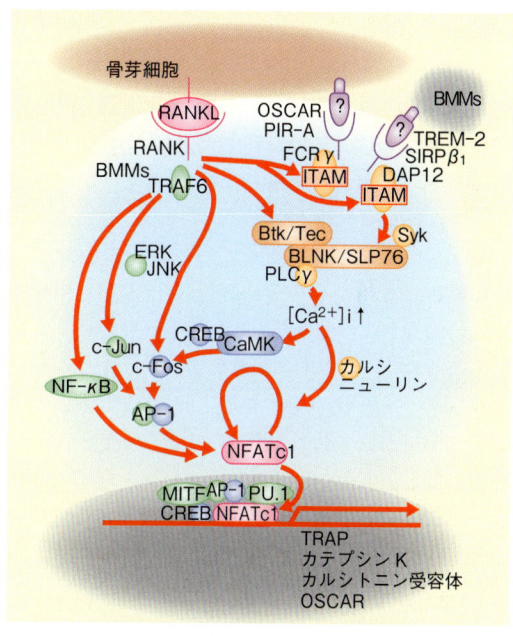

図1.6.29 破骨細胞分化を制御するRANKLと共刺激（ITAM）シグナル

RANKLは骨芽細胞などの破骨細胞形成支持細胞の表面上に誘導され，破骨細胞分化刺激の伝達を開始する．RANKLは受容体RANKと結合すると，主としてTRAFファミリーのアダプター分子を活性化し，NF-κBやJNKなどを活性化する．ITAMアダプター分子（Fc受容体（Fc receptor：FcR）γ, DAP12）と会合する免疫受容体（OSCAR, PIR-A, TREM-2, SIRPβ₁）は，共刺激分子を伝える破骨細胞分化の必須因子である．チロシンキナーゼBtk/Tecは，RANKシグナルによって活性化され，Sykがリン酸化するBLNKなどと会合し，フォスフォリパーゼ（phospholipase：PLC）γをリン酸化する．ITAMモチーフは，RANKLシグナルと免疫受容体シグナルに依存してリン酸化され，Sykを活性化するが，このキナーゼは不明である．カルシウムシグナルは，カルシニューリンを活性化して破骨細胞分化のマスター転写因子NFATc1を活性化し自己増幅させるだけでなく，カルモジュリンキナーゼ（CaMK）を活性化し，転写因子CREBを介してc-Fos誘導に関与し，NFATc1の転写活性化能を促進する．
BMM：骨髄単球・マクロファージ，ERK：細胞外シグナル調節キナーゼ，JNK：c-Jun N末端キナーゼ，AP-1：アクチベーター蛋白質1，SLP76：SH2-containing lymphocyte protein of 76 kDa, SLP76：SH2ドメイン含有リンパ球蛋白質76 kDa, OSCAR：osteoclast-associated receptor, PIR-A：paired immunoglobulin-like receptor-A, TREM-2：triggering receptor expressed on myeloid cells 2, SIRPβ₁：signal-regulatory protein β₁

号伝達を介して樹状細胞からのIL-6やIL-23産生に関与することが明らかになった．すなわち，カテプシンKを抑制するとTh17細胞分化が抑えられ，自己免疫炎症を制御することができることが明らかになった．RA以外に，多発性硬化症の動物モデルの治療にも有効であることが見いだされている．カテプシンK阻害剤は，RAで侵される免疫と骨を同時に治療できる新しい治療薬として期待がもたれる（Takayanagi, 2009）．

骨免疫学な視点では，骨髄内のすべての細胞を内分泌系や免疫系といった制御系が協調して制御しており，両系統の細胞は骨免疫系という一体のシステムとして制御され機能していると考える（図1.6.30）．骨と免疫系は感染や自己免疫反応などが始まる前のホメオスターシス維持の段階から相互依存的に制御され，免疫細胞の血液中への動員，炎症反応の活性化，最終的な組織破壊というあらゆる免疫反応のフェーズで骨の細胞と密接な関係をもつことが明らかにされつつある（Takayanagi, 2007）．今後，骨と免疫系の生理あるいは病理を理解するには，常に双方の生体系の相互作用を抜きにしては語れない時代が訪れるだろう．骨免疫学は，炎症性疾患の病態研究をこえ，ほかの学問領域へと情報発信し，治療の流れを大きく変えるような新しい時代に突入しつつあるといえる．

〔高柳　広〕

■文　献

Takayanagi H：Osteoimmunology；shared mechanisms and crosstalk between the immune and bone systems. Nat Rev Immunol, **7**(4)：292-304, 2007.

Takayanagi H：Osteoimmunology and the effects of the immune system on bone. Nat Rev Rheumatol, **5**(2)：667-676, 2009.

Walsh MC, Kim N, et al：Osteoimmunology；interplay between the immune system and bone metabolism. Annu Rev Immunol, **24**：33-63, 2006.

7　注意すべきまれな骨系統疾患

骨系統疾患とは，先天性に，あるいは発育過程で骨や軟骨に顕著な病変や形態異常を呈する疾患群の総称である．

(1) 軟骨の異常を主体とする疾患

軟骨無形成症（achondroplasia）は代表的な四肢短縮型疾患で，軟骨低形成症（hypochondroplasia），致死性骨異形成症（thanatopholic dysplasia），SADDAN型軟骨無形成症（severe achondroplasia, developmental delay, acanthosis nigricans）とともに線維芽細胞増殖因子受容体（fibroblast growth factor receptor：*FGFR*）3遺伝子の機能獲得型変異に基づく（Cohen, 2006）．内軟骨性骨形成の異常により四肢短縮，顔面中央部の低形成を示し，水頭症や呼吸障害を合併する．上顎矮小化，下顎突出により不正咬合をきたしやすい．一方，*FGFR1*や*FGFR2*の変異は頭蓋骨早期癒合症を引き起こす．

内軟骨性骨形成にはSOX9などの転写因子やPTH-rPなどの液性因子，軟骨特異的細胞外基質など多様な因子が関与し，それらの異常は軟骨疾患の原因となる．PTH/PTH-rP受容体の機能獲得型変異は著明な低身長を呈するJansen型骨幹端軟骨異形成症を，機能喪失型変異は骨形成亢進を示す致死性のBlomstrand型軟骨異形成症を引き起こす（Cohen, 2006）．

(2) 骨密度の異常を示す疾患

骨形成不全症（osteogenesis imperfecta）は易骨

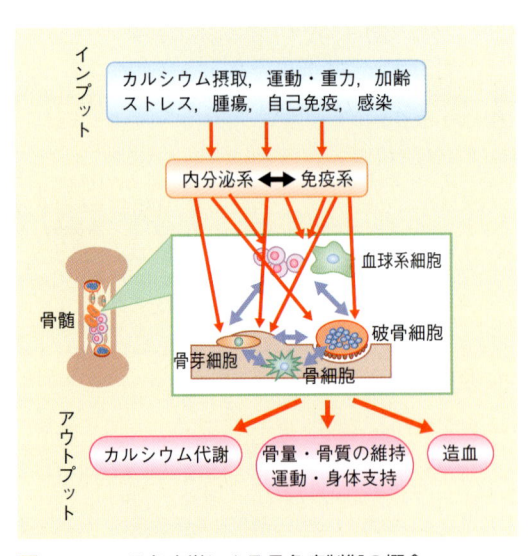

図1.6.30　骨免疫学による骨免疫制御の概念

骨のホメオスターシスに影響を与える要因には，食事からのカルシウム摂取量，運動や重力からの機械的ストレス，加齢，感染，腫瘍，自己免疫などの病的ストレスなどさまざまなものがある．このようなインプットに対して，内分泌系や免疫系は協調して骨に存在する細胞群を制御する．骨髄には，骨構成細胞として骨芽細胞・破骨細胞・骨細胞，造血幹細胞やリンパ球などの免疫系細胞が共存しており，これらの細胞群は緊密に相互作用しながら，骨の3つの重要な機能（カルシウム濃度維持，骨の量と質の維持，造血）を果たす．

折性や骨変形を呈する骨脆弱性疾患で，象牙質形成不全を伴う病型も存在する．多くは常染色体優性遺伝を示し，Ⅰ型コラーゲンのα1鎖またはα2鎖（*COL1A1*，*COL1A2*）に変異を認めるが，常染色体劣性遺伝を示す症例において cartilage associated protein をコードする *CRTAP*，プロリル 3-水酸化酵素 1（prolyl 3-hydroxylase 1）をコードする *LEPRE1*，シクロフィリン（cyclophilin）B をコードする *PPIB* などが責任遺伝子として新たに同定された（Barnes et al, 2010）．骨形成不全症に対する治療としては BP 投与が行われる．

OPPG は骨粗鬆症と目の異常を呈し，Wnt シグナルの共役受容体である LRP-5 の機能喪失型変異に基づく．一方，高骨量の家系で *LRP-5* の機能獲得型変異が同定されている．Wnt シグナルに対する阻害因子スクレロスチンをコードする *SOST* の変異は，骨硬化症（sclerosteosis）や，顎の非対称性拡大や頭蓋骨，鎖骨，肋骨などの硬化を呈する van Buchem 病を引き起こす．

大理石骨病は骨吸収の障害により骨硬化をきたす疾患の総称で，常染色体劣性乳児型と常染色体優性遅発型が主要な病型である．常染色体劣性乳児型と優性遅発型の X 線像を図 1.6.31 に示した．常染色体劣性乳児型は骨髄機能不全や神経圧迫による難聴，視力障害を示し，治療が行われなければ幼児期までに死亡する．治療としては造血幹細胞移植が行われる．空胞型プロトンポンプ a3 サブユニットをコードする *TCIRG1*，クロライドチャネル ClC-7 をコードする *CLCN7*，ClC-7 の β サブユニットをコードする *OSTM1*，RANKL をコードする *TNFSF11*，RANK をコードする *TNFRSF11A* の機能喪失型変異が報告されている（Segovia-Silvestre et al, 2009）．

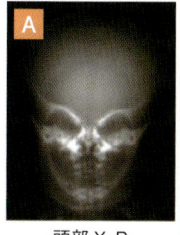

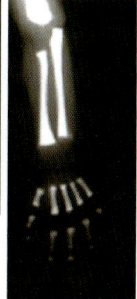

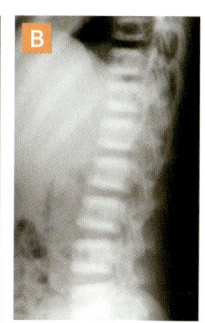

図 1.6.31 　常染色体劣性乳児型大理石骨病（A）と常染色体優性遅発型大理石骨病（B）

プロトンポンプやクロライドチャネルは骨吸収窩の酸性化に関与する．常染色体優性大理石骨病は軽症で，*CLCN7* のヘテロ変異に基づき，骨折や下顎骨髄炎，顔面神経麻痺などで気づかれる．中間型大理石骨病の責任遺伝子としては，*CLCN7* の他に *PLEKHM1* 遺伝子が同定されている．また，濃化異骨症（pycnodysostosis）も破骨細胞性骨吸収の障害に基づく疾患で，責任遺伝子はカテプシン K（*CTSK*）である．低身長，頭蓋の拡大，下顎の後退，う歯や二重歯列を認める．

RANKL/RANK シグナルは破骨細胞の分化や活性化，生存に重要な働きを担う．RANKL に対する可溶型デコイ受容体 OPG をコードする．

TNFRSF11B 遺伝子の欠失や機能喪失型変異は若年性 Paget 病（juvenile Paget disease：JPD）を引き起こし，*TNFRSF11A* の機能獲得型変異による RANK の活性化は骨 Paget 病（Paget disease of bone：PDB）や類縁疾患の原因となる．これらの疾患は骨リモデリングの亢進を示す．

(3) ALP とピロリン酸

低ホスファターゼ症は組織非特異型 ALP（tissue-nonspecific alkaline phosphatase：*TNSALP*）遺伝子の変異に基づき，骨石灰化障害をきたす．発症時期と重症度から病型分類され，乳歯の早期脱落をきたす．一方，ALP の基質であるピロリン酸は石灰化抑制作用を有し，その輸送にかかわる *ANKH* の変異は骨幹端のモデリング異常や顔面骨・頭蓋骨の硬化を呈する頭蓋骨幹端異形成症（craniometaphyseal dysplasia）を引き起こす（Cohen, 2006）．

(4) BMP や TGF-β のシグナルに関連する疾患
　[⇨ 1.6-3 を参照]

FOP は筋肉や筋膜，腱などの軟部組織が異所性骨化をきたす疾患である．外反母趾を高頻度に認める．常染色体優性遺伝を示すが，ほとんどは孤発例である．外傷や注射，手術は骨化の引き金となるので注意を要する．咬筋の骨化により開口障害をきたす．BMP のシグナル伝達にかかわるアクチビン受容体Ⅰ型（activin receptor type Ⅰ：ACVR1）の機能獲得型変異に基づく（Cohen, 2006）．

Runx2 は BMP の下流で働く転写因子で，骨芽細胞分化において中心的な役割を担う．*RUNX2* の変

異は鎖骨頭蓋異形成症（cleidocranial dysplasia）を引き起こす．本症では，鎖骨低形成や頭蓋骨縫合骨化遅延など膜性骨化障害が著明であるが，永久歯萌出遅延や過剰歯などの歯の異常も認められる．TGF-βシグナルも骨形成において重要な役割を担っており，*TGF-β₁*遺伝子の変異に基づくTGF-β₁シグナルの活性化は骨皮質の肥厚や頭蓋底の骨硬化を呈するCamurati-Engelmann病を引き起こす（Cohen, 2006）．

（5）腫瘍随伴性低リン血症性骨軟化症

骨系統疾患ではないが注意すべき疾患として，腫瘍性骨軟化症（tumor-induced osteomalacia：TIO）があげられる．TIOは多くの場合，間葉系腫瘍が産生するFGF23の作用により，尿中リン酸排泄増加，低リン血症をきたし，骨軟化症を引き起こす．*GNAS1*の機能獲得型体細胞変異に基づくMcCune-Albright症候群に伴う線維性骨異形成症（fibrous dysplasia）もFGF23関連性低リン血症をきたすことがある．

〔道上敏美〕

■文献

Barnes AM, Carter EM, et al：Lack of cyclophilom B in osteogenesis imperfecta with normal collagen folding. N Engl J Med, **362**(6)：521-528, 2010.

Cohen MM Jr.：The new bone biology；pathologic, molecular, and clinical correlates. Am J Med Genet A, **140**(23)：2646-2706, 2006.

Segovia-Silvestre T, Neutzsky-Wulff AV, et al：Advances in osteoclast biology resulting from the study of osteopetrotic mutations. Hum Genet, **124**(6)：561-577, 2009.

8 ビスホスホネートと顎骨壊死

ビスホスホネート関連顎骨壊死（bisphosphonate-related osteone-crosis of the jaw：BRONJ）は2003年にMarx（2003）が最初に報告した．BRONJは長管骨にはみられず顎骨にのみ発症することが大きな特徴である．わが国のBRONJに対する見解の詳細についてはBP関連顎骨壊死検討委員会（日本骨代謝学会，日本骨粗鬆症学会，日本口腔外科学会，日本歯周病学会，日本歯科放射線学会からの代表委員で構成）が報告したポジションペーパー（Yoneda, 2010）を参考にされたい．

（1）BRONJの定義，診断，症状，鑑別診断

【定義・診断】

以下の3つを満たした場合にBRONJと診断するとしている（Yoneda, 2010）．

①ビスホスホネート系薬剤による治療を現在行っているか，または過去に行っていた．
②顎口腔領域に8週間以上持続して骨露出，骨壊死を認める．
③顎骨への放射線療法の既往がない．

この定義はアメリカ口腔顎顔面外科学会（American Association of Oral Maxillofacial Surgeons：AAOMS）が提唱する定義（Ruggiero, 2009）と同様である．

【症状・分類】

臨床的に最もカギとなる所見は，上顎または下顎の歯槽骨に骨露出が認められることである．骨露出に加えてBRONJによくみられる臨床症状を**表1.6.6**に示す．これらの症状のうち下唇の知覚異常（Vincent症状）は骨露出を認めるよりも前にみられ，BRONJの前兆症状となる場合がある．症状の重篤度に応じてBRONJを4段階に分類できる（**表1.6.7**）（Yoneda, 2010）．

【鑑別診断】

BRONJとの鑑別診断が必要な疾患として，ドライソケット（歯槽骨炎），副鼻腔炎，歯肉炎，歯周炎，う蝕，歯の根尖病巣，顎関節障害，顎骨腫瘍などがある．また癌患者の場合は原発癌の顎骨への転移の可能性を忘れてはならない．BRONJと慢性顎骨骨髄炎との鑑別はきわめて困難である．

（2）BRONJの画像所見

単純X線像（口内法X線像やパノラマX線像）において，歯槽骨辺縁の骨硬化，歯槽硬線の肥大とびまん性硬化および歯根膜腔の拡大などが予兆所見と考えられる．BRONJは単純X線像上では，辺縁境界不明瞭な斑状のX線透過像（骨溶解），あるいはX線透過像とX線不透過像（骨硬化）の混在像を示す．パノラマX線像上で，BRONJが進行するにつれて，骨硬化所見が増し，骨表面が不整になり，さらに病変が進行すると腐骨の分離がみられる（Yoneda, 2010）．

骨病変の進行を判定するうえでCT，あるいはMRI検査が有効である．また，骨シンチグラフィやPET（positron emission computed tomography,

表 1.6.6　BRONJ にみられる症状

- 骨露出，または骨壊死
- 疼痛
- 浮腫
- 下口唇知覚異常（Vincent 症状）
- 排膿
- 軟組織潰瘍
- 内歯瘻
- 外歯瘻
- 歯の動揺
- X 線上で骨溶解，骨硬化，または混在病変

(Yoneda T, Hagino H, et al：J Bone Miner Metab, 28(4)：365-383, 2010 より改変)

表 1.6.7　症状による BRONJ の分類

ステージ	症状
注意期	骨露出／骨壊死は認めない
	下口唇部の知覚異常（Vincent 症状）
	口腔内瘻孔形成，深い歯周ポケット
	単純 X 線像で軽度の骨溶解
ステージ 1	骨露出／骨壊死，無症状
	単純 X 線像で骨溶解
ステージ 2	骨露出／骨壊死，痛み，排膿
	単純 X 線像で骨溶解
ステージ 3	ステージ 2 に加えて，外歯瘻形成，遊離腐骨
	単純 X 線像で進展性の骨溶解

(Yoneda T, Hagino H, et al：J Bone Miner Metab, 28(4)：365-383, 2010 より改変)

ポジトロンエミッションコンピュータ断層）は BRONJ の初期変化をとらえるのに有用である可能性が示唆されているが，分解能が低いことが問題である．

(3) BRONJ の病理組織所見

BRONJ のおもな病理組織学的特徴は，①骨髄炎の組織像を呈し，壊死骨と炎症細胞浸潤を伴う結合組織や肉芽組織を認める．②壊死骨に接して *Actinomyces* 細菌塊を認める．③壊死骨周囲に偽上皮性過形成（pseudoepitheliomatous hyperplasia）を認めるなどである（Yoneda, 2010）．BP は破骨細胞の特異的阻害薬であるが，BRONJ における破骨細胞については，数が増加する，ほとんど認められない，骨から離れて存在するなどの所見が報告されている．

放射線骨壊死では顎骨の広範囲にわたって均一な壊死骨を認めるのに対し，BRONJ では骨小腔内に骨細胞を含む生きた骨組織中にモザイク状に壊死骨が混在している．

(4) BRONJ のリスクファクター

BRONJ 発症のリスクファクターは a. BP 製剤によるファクター，b. 局所的ファクター，c. 全身的ファクター，d. 先天的ファクター，e. その他のファクターの 5 種類に分類される（Yoneda, 2010）．

a. BP 製剤によるファクター

ゾレドロン酸は BRONJ の発生頻度が最も高い．窒素非含有 BP（エチドロン酸二ナトリウム，クロドロネート）では ONJ 発生はほとんど報告がなく，ONJ 発症と関連が強いのは窒素含有 BP（ゾレドロン酸水和物，アレンドロン酸ナトリウム水和物，リセドロン酸ナトリウム水和物，パミドロン酸二ナトリウム水和物）である．注射用製剤は経口製薬に比較して発生頻度が高い（注射薬 2〜3％，経口剤 0.001％以下）．投与量，投与回数，投与期間（注射剤 1 年前後，経口薬 3 年前後）が長いほど BRONJ の発生頻度は増加する．

b. 局所的ファクター

抜歯，歯科インプラントの埋入，根尖外科手術，骨への侵襲を伴う歯周外科処置などの侵襲的歯科処置により BRONJ の発生率が 7 倍以上になるとされている．歯周病や歯周膿瘍などの炎症疾患もリスクファクターとなる．また，下顎は上顎に比べて約 2 倍発生頻度が高く，特に歯肉が薄い部位（下顎隆起，顎舌骨筋線の隆起，口蓋隆起）に好発する．

c. 全身的ファクター

癌患者では抗癌薬やステロイド薬の投与などもあり BRONJ 発症のリスクが高まる．糖尿病は BRONJ の発生率を高める．一方，喘息，脂質異常症，高血圧，あるいは静脈血栓症などは明らかなリスクファクターとはされていない．

d. 先天的ファクター

MMP-2，あるいは多発性骨髄腫患者でチトクローム P450 *CYP2C8* の変異や多型性がリスクファクターとして推測されている．

e. その他のファクター

シクロホスファミド，エリスロポエチン，サリドマイドなどの薬物，喫煙は発生頻度を高めるだけではなく，予後も悪くする．また口腔衛生の不良もリスクファクターとしてあげられる．

(5) BRONJの発症メカニズム

BPがONJの発症に直接関与するか否かは不明である．しかし，関与する可能性として以下のような要因が推察される．詳細はポジションペーパー（Yoneda, 2010）を参照されたい．
① 破骨細胞の抑制
② 骨細胞の抑制
③ 口腔内細菌感染の増加
④ 血管新生の抑制，血管閉塞，血流低下
⑤ 上皮細胞の増殖，遊走の阻害
⑥ 骨の硬化
⑦ 免疫機能の低下
⑧ pHの変化

特に③は壊死が顎骨にのみ発症することと関連が深いと考えられる．

(6) BP製剤投与患者の歯科治療

注射用BP製剤の場合と経口BP製剤の場合とで対応，特に休薬の有無が異なってくる（Yoneda, 2010）．

a. 悪性腫瘍に対する注射用BP製剤投与患者の歯科治療

癌患者では治療上BPを休薬することは困難である．また短期間の休薬がBRONJ発症予防に効果があるか否かは不明である．したがって原則的にはBPは休薬しない．ただ，注射用BP製剤投与癌患者ではできるだけ歯科治療を避けるために口腔衛生状態を良好に保つよう徹底した教育・指導をすることが最も重要である．歯科治療が避けられない場合でも，抜歯やインプラント埋入などの侵襲的歯科処置は避け，非侵襲的な歯科治療が推奨される．やむをえず侵襲的歯科処置に踏み切る場合は，BRONJ発症の可能性に関して患者に十分に説明し，インフォームドコンセントを得ておき，また主疾患治療医と歯科医とが密に連携し，予防策と対応策を入念に練っておく．また万が一BRONJが発生した場合の責任問題も協議しておく．

b. 骨粗鬆症に対する経口BP製剤投与患者の歯科治療

口腔衛生状態を良好に保つことと，定期的な歯科検診を含めた口腔ケアが重要であり，患者教育・指導が最優先であることは注射用BP製剤の場合と同様である．ただ経口BP製剤と関連するBRONJ報告発生頻度はきわめて低いとされているため，注射用BP製剤の場合とは対応が異なる．

経口BP製剤の休薬に関しては，経口BP投与期間が3年未満，かつリスクファクターが存在しない場合には，歯科処置の延期・中止や経口BP製剤を休薬する必要はないと思われる．一方経口BP投与期間が3年以上，あるいはリスクファクターが存在する場合には，休薬による骨折リスクの増加および侵襲的歯科治療の必要性についてBP処方医と歯科医が協議し，どちらを優先するかを決定する．侵襲的歯科治療を行う場合にはBRONJ発症のリスクについて患者に十分説明し，そのうえで患者が歯科治療を望むなら，インフォームドコンセントを得たうえで歯科治療を進める．休薬できる場合には，少なくとも3カ月以上が望ましいが，休薬期間が長いほどBRONJ発生率は下がるようである．術後の感染を予防するために，侵襲的歯科治療の前に歯垢の徹底的な除去，また術前，術中，術後の抗菌薬投与の検討，さらに可能であれば術創を縫合する．

侵襲的歯科処置後に経口BP製剤投与を再開する場合は，骨や抜歯創の修復がほぼ完了する2カ月間待つのが望ましい．しかし原疾患の問題で再開を急ぐ場合は，処置創とその周囲に炎症，あるいは感染がないことを確認のうえ，処置後2週よりBP投与の再開を検討する．

(7) BRONJの治療

a. 治療のゴール

BRONJの治療の最終的な目標は以下に集約される．
① 進行を最小限にとどめる．
② 疼痛や知覚異常の緩和，感染をコントロールし，患者のQOLを保護する．
③ 患者教育，および経過観察を頻繁に行い，口腔内清掃を徹底することにより再発を防止する．

具体的な治療はBRONJの重症度に応じて異なってくる（表1.6.8）．詳細はポジションペーパー（Yoneda, 2010）を参照されたい．

(8) 医師，歯科医師および薬剤師の連携

BRONJに適切に対応するには医師，歯科医／口腔外科医，薬剤師，看護師，歯科衛生士，歯科技工士の協力によるチーム医療体制の構築が重要である．医師と歯科医／口腔外科医は以下の項目について勘案しながらBRONJに対応することが望まれ

表 1.6.8　BRONJの治療

注意期	経口または静注によるBPの投与を受けているが骨の露出/壊死を認めない	処置不要，患者の教育
ステージ1	骨の露出/壊死を認めるが無症状，感染なし	抗菌薬を含む含嗽薬による口内洗浄 4カ月に1度のフォローアップ 患者教育とBP投与継続，中止の検討
ステージ2	発赤と痛みを伴う骨の露出/壊死を認め，膿の排出がある，またはない	広域スペクトラム抗菌薬（ペニシリン，セファレキシン，クリンダマイシン塩酸塩の経口投与）による対症療法 含嗽薬による口内洗浄 疼痛のコントロール
ステージ3	ステージ2に，病的骨折，外歯瘻，または下顎骨下縁に及ぶ骨溶解を伴う	軟組織への刺激除去のための簡単な外科処置 含嗽薬による口内洗浄 抗菌薬投与と疼痛のコントロール 感染と痛みへの抜本的対応のための外科的処置/顎骨離断

(Yoneda T, Hagino H, et al：J Bone Miner Metab, 28(4)：365-383, 2010 より改変)

①医師は，BRONJ発生の可能性を念頭におき，口腔清掃と並行してBP治療を進める．また，口の構造/機能，歯科治療の意義，手技を理解する．

②歯科医師は，患者の主疾患の病態，BPの作用機序，薬剤としての有用性を理解する．また，BRONJの病態・発生頻度を正確に把握し，必要以上にBRONJを恐れず，可及的に非侵襲的保存的歯科治療を進める．

③薬剤師は，骨折による寝たきりに対するBPの効果，経口BPではBRONJの発生頻度がきわめて低いこと，口腔清掃によりかなり予防できることなどを説明する．

(9) 今後の展望

BRONJが報告された当初は，その機序，病態，治療法などほとんど不明であり，医師も歯科医も対応に苦慮した．しかし，患者教育と，徹底した口腔清掃の実施などにより侵襲的歯科治療後のBRONJ発症頻度が有意に低下すること，口腔内細菌の感染がBRONJ発症に密接に関与すること，また医師もBRONJの発症の可能性を念頭においてBP投与を慎重に計画するようになってきていること，さらには報告症例数の増加と臨床経験の積み重ねにより，より適切な予防，対応，治療が確立されつつあることなどから，BRONJ発生頻度は今後減少していくと期待される．

しかしながら，経口BP投与に関連するONJ発生頻度がきわめて低いことや，BP治療を受けない骨粗鬆症患者群を設定することはほぼ不可能であることなどから，前向きコホート研究により骨粗鬆症患者の顎骨壊死におけるBPの関与を検討することはきわめて困難である．

現時点では，ヒトのBRONJを適切に反映する動物モデルが確立されていないことから，BRONJのメカニズムの検討や新しい治療法の開発が進んでいないことも，今後の課題としてあげられる．

2003年Marxが最初に報告して以来，壊死という言葉が用いられているが，おもな病因として感染と免疫機能低下があるので骨髄炎とよぶほうがふさわしいように思える．また患者にも壊死より炎症と告げる方が与える恐怖感が少ない．したがって，顎骨壊死ではなく筆者は慢性顎骨骨髄炎とよぶことを提唱したい．

最後に，BRONJに関しては，発生頻度，メカニズム，そのリスクファクター，治療法などほとんどすべての面において統計的処理に基づいた確固としたエビデンスが得られていない．したがって個々のケースへの対応は，医師，歯科医師，そして患者の三者間で十分に協議・検討したうえで，判断・決定されるべきであることを付記しておく．

〔米田俊之〕

■文　献

Marx RE：Pamidronate (Aredia) and zoledronate (Zometa) induced avascular necrosis of the jaws；a growing epidemic. J Oral Maxillofac Surg, 61(9)：1115-1117, 2003.

Ruggiero SL, Dodson TB, et al：American Association of Oral and Maxillofacial Surgeons；American Association of Oral and Maxillofacial Surgeons position paper on bisphosphonate-related osteonecrosis of the jaws—2009 update. J Oral Maxillofac Surg, 67(suppl 5)：2-12, 2009.

Yoneda T, Hagino H, et al：Bisphosphonate-Related osteonecrosis of the Jaw；position paper from the Allied Task Force Committee of Japanese Society for Bone and Mineral Research, Japan Osteoporosis Society, Japanese Society of Periodontology, Japanese Society for Oral and Maxillofacial Radiology and Japanese Society of Oral and Maxillofacial Surgeons. J Bone Miner Metab, 28(4)：365-383, 2010.

9 BPと癌治療によって誘発される骨量減少と骨折

癌はわが国において死亡原因の第1位を占める疾患であり，近年特に肺癌，乳癌，そして前立腺癌が増加している．これらの癌を含めて多くの癌はしばしば骨に転移する．骨に転移した癌は溶骨性，または造骨性の骨病変を引き起こし，その結果病的骨折，高カルシウム血症，神経圧迫による麻痺，あるいは耐えがたい骨痛（これらの合併症を骨関連事象（skeletal-related events：SRE）とよぶ）などが併発する．癌と関連する骨病変として骨転移以外に近年問題となっているのは，ある程度の期間にわたってホルモン療法や抗癌療法を継続すると，二次的に骨量減少や病的骨折が発生するケースが増えていることである．この項では，癌治療によって誘発される骨量減少（cancer treatment-induced bone loss：CTIBL）と骨折およびその対応について述べる．

(1) 癌治療によるCTIBL

癌治療によるCTIBLは骨粗鬆症に比べて進行が早く，かつ減少する程度が大きいことが特徴である（Hirbe, 2006）．特にホルモン依存性の強い乳癌，あるいは前立腺癌に対してホルモン療法を継続的に行うと急激に骨量が減少する（表1.6.9）．また抗癌剤による化学療法は卵巣機能を弱めることにより閉経後骨粗鬆症と同様の病態により骨量を減少させ，

表1.6.9 骨量減少を誘発する癌治療

癌治療	対象腫瘍
両側睾丸摘出	前立腺癌
卵巣摘除術	乳癌
GnRH作動薬	乳癌，前立腺癌
抗アンドロゲン療法	前立腺癌
化学療法薬 　シクロホスファミド 　メトトレキサート/フォスファマイド 　アルキル化剤	乳癌 骨肉腫 Hodgkin/非Hodgkinリンパ腫
SERM	乳癌
AI	乳癌
グルココルチコイド/シクロスポリン	悪性腫瘍への幹細胞移植
放射線治療	さまざまな悪性腫瘍

(Brown SA, Guise TA：Crit Rev Eukaryot Gene Expr, **19**(1)：47-60, 2009 より改変)

さらに骨芽細胞，骨細胞，あるいは破骨細胞に対して直接的な阻害効果を及ぼすことによっても骨量減少を誘発する．放射線治療においても，たとえば胸部への照射が肋骨骨折の頻度を増加させることなどが報告されている．その他にも，癌治療のために骨髄移植を行った後の免疫抑制薬（シクロスポリン）や，小児癌患者へのグルココルチコイド投与なども骨量を低下させる誘因となっている．

a. 乳癌治療に合併するCTIBL

乳癌の約70％はエストロゲン受容体（estrogen receptor：ER）を発現しており，エストロゲンはER陽性の乳癌の増殖を促進する．したがって乳癌に対する治療法は，血中のエストロゲンレベルを低下させる，あるいは乳癌のER発現の抑制，またはER機能をブロックするなどのアプローチが主体である．一方，骨のリモデリングを調節する骨芽細胞と破骨細胞はともにER（ER-αおよびER-β）を有しており，エストロゲンによりその細胞機能は大きく影響される．エストロゲンはER-αを介して骨芽細胞の骨形成を促進し，また骨芽細胞によるOPG産生を高めることにより，RANKLの破骨細胞促進効果を妨げ，骨吸収を抑制する．さらにエストロゲンは破骨細胞にアポトーシスを誘導することも示されている．したがって閉経によりエストロゲンレベルが低下すると骨形成が低下し，一方，破骨細胞の生存が延長して骨吸収が亢進するため骨量減少と骨微小構造の劣化がみられるようになる．このようにエストロゲンは骨量・骨構造の維持と密接に関連しており，乳癌に対する抗エストロゲン療法は骨にも大きく影響を及ぼす．以下に，乳癌に対する抗エストロゲン療法，化学療法および放射線療法が骨に及ぼす影響について述べる．

アロマターゼ阻害薬によるCTIBL

アロマターゼ阻害薬（aromatase inhibitor：AI）は血中エストロゲンを検出レベル以下にまで低下させる強力なエストロゲン産生阻害薬であり，作動薬活性をまったくもたないので，乳癌に対してはタモキシフェンクエン酸塩よりも有効である．閉経後女性では血中エストロゲンレベルは低下しているものの，脂肪や筋肉においてチトクロームP450アロマターゼによりアンドロゲンからエストロゲンが産生されており，乳癌の増殖を促進すると考えられる．そのため閉経後乳癌患者ではAIがアジュバントホルモン療法として広く使われている．

これらの AI はタモキシフェンクエン酸塩と比較して有意に強く癌の再発を抑え，無病生存率を改善することが示されている（Coleman, 2007）．

卵巣摘出ラットを用いた実験では，ステロイド性のエキセメスタンはアンドロゲン作用を有しているため骨量減少を予防するが，非ステロイド性のレトロゾールにはそのような効果はみられない．

AI には可逆性非ステロイド性と，非可逆性ステロイド性の2種類が存在するが，乳癌患者においてはステロイド性および非ステロイド性の AI はいずれも骨量を減少させる．AI 治療を進めるにあたっては骨密度の変化に十分な注意を払う必要がある．

ii) 化学療法による CTIBL

化学療法による骨密度減少には直接作用によるものと間接作用によるものとがある．初期乳癌の閉経後女性において癌化学療法は直接骨密度を低下させることが示されている（Hirbe, 2006）．一方，乳癌患者に対して化学療法を行った場合，年齢や治療法にもよるが 20〜90％の患者に卵巣機能不全が生じ，エストロゲンの減少と閉経がみられ（Shapiro, 2001），その結果破骨細胞の生存と活性が増加し，骨量減少・骨粗鬆症が誘発される．

iii) 放射線治療による CTIBL

初期の乳癌に対して放射線治療と組み合わせた乳房温存療法が一般的となっているが，この治療法で起こりうる合併症として被曝による骨折がある．後ろ向き臨床研究によると，放射線治療を受けた初期乳癌患者のうち，0.3〜2.2％に肋骨骨折がみられた（Brown, 2009）．骨折の程度は軽度ではあるが，乳癌患者に放射線治療を行う際には肋骨骨折を念頭におくべきである．

b. 前立腺癌治療に合併する骨病変

アンドロゲン欠乏療法による CTIBL

前立腺癌の治療には，精巣切除，あるいは GnRH 作動薬投与などのアンドロゲン欠乏療法（androgen deprivation therapy：ADT）が有効である（Higano, 2008）．ADT は限局性の前立腺癌に対して放射線療法と組み合わせた場合，または局所リンパ節転移を有する患者において根治的前立腺切除後に行った場合に特に有効であり，生存期間を改善する．しかしながら，ADT によりテストステロン濃度が低下すると，性的不能，認知や気分の変化，のぼせなどの副作用と，その他に大きな問題として骨量減少や骨折がみられる．テストステロンは骨芽細胞の増殖を促進し，アポトーシスを抑制すると同時に，破骨細胞のアポトーシスも抑制する．またテストステロン濃度の低下は脂肪や筋肉でのアロマターゼによるエストロゲン産生を低下させ，間接的に骨リモデリングを抑制する．

限局性の前立腺癌患者では ADT により大腿骨頸部，腰椎，腰骨に1年あたり平均 4.6％前後の骨量が減少し，これは ADT 治療を受けていない患者の 5〜10倍高く，AI 治療を受けている乳癌患者に匹敵し，閉経後性の骨粗鬆症患者よりも高い値である（表 1.6.6）．ADT による骨量減少は治療期間とも関連し，4年間の治療により約 50％の患者が骨粗鬆症（T スコア＜－2.5）を呈するようになり，10年間では 80％に増加する（Higano, 2008）．

こういった骨量減少に続いて骨折が生じ，ADT 治療を受けていない前立腺癌患者と比較すると，ADT 治療により骨折リスクが有意に高くなる．

（2）CTIBL への対応

CTIBL の病態は基本的には骨粗鬆症と同様である．したがって対応策も基本的には骨粗鬆症の場合と同じようなものになるが，CTIBL の場合は進行が急速で骨量減少の程度も大きいことを念頭におかなければならない．

a. 定期的な骨量測定

アメリカ臨床腫瘍学会（American Society of Clinical Oncology：ASCO）のガイドラインによると，乳癌患者では，AI 治療の予定がある，早期の卵巣機能喪失，骨折の家族歴，体重が 70 kg 以下，あるいは過去に骨折の既往がある場合には骨密度測定を受けることを推奨している（Brown, 2009）．また前立腺癌患者で外科的，または薬物による去勢を受ける場合は治療前に骨密度を測定しておき，少なくとも1年おきに腰骨と脊椎の骨密度測定を受けるよう提唱している．

b. 生活スタイルと運動

禁煙，アルコール摂取制限，あるいは適度の運動が骨量減少や骨折を防ぐことは骨粗鬆症の研究で明らかにされており，CTIBL の予防にも生活スタイルの改善，適度の運動による筋肉の強化，バランスの確保は積極的に勧めるべきであろう．

c. 薬物治療

i) カルシウムとビタミン D

癌患者，特に前立腺癌患者ではしばしばビタミン

D濃度低下，あるいはカルシウム摂取不足による骨量減少を認めることがある．このような癌患者にはビタミンD投与（800 IU）やカルシウム補充（1200～1500 mg/1日あたり）がCTIBLの予防に効果が期待される．

ii）BP

乳癌患者のAI治療によるCTIBLに対するゾレドロン酸水和物の効果を検討したZ-FAST試験の結果から，AI治療を行う乳癌患者には早期からBPの投与を並行して行うことが推奨される（Brufsky, 2007）．

前立腺癌のADTによるCTIBLでは，3カ月ごとに4 mgのゾレドロン水和物酸静注，またGnRH作動薬によるCTIBLでは，年1回のゾレドロン酸水和物静注により骨密度が増加することが示されている（Smith, 2003）．また，経口のアレンドロン酸ナトリウム水和物やリセドロン酸ナトリウム水和物がCTIBLに効果を示したとの報告もみられる（Brown, 2009）．

癌患者のCTIBLに対してBPを投与する場合，またその患者が侵襲的歯科治療を受ける必要がある場合などにBRONJの発生が懸念される．予防策として入念な口腔清掃をBP投与と並行して行うことが強く推奨される．

iii）デノスマブ

デノスマブは完全ヒト型抗RANKLモノクローナル中和抗体で，BPとはまったく異なる作用機序により破骨細胞の骨吸収を阻害する．デノスマブは乳癌患者においてAIによる骨密度低下を防ぎ（Ellis, 2009），また前立腺癌患者においてもADTによるCTIBLおよび骨折を有意に抑制することが見いだされている（Smith, 2009）．デノスマブは閉経後骨粗鬆症や癌の骨転移，あるいはSREにも効果があることが示されている．　　　　〔米田俊之〕

■ 文　献

Brufsky A, Harker WG, et al：Zoledronic acid inhibits adjuvant letrozole-induced bone loss in postmenopausal women with early breast cancer. J Clin Oncol, **25**(7)：829-836, 2007.

Higano CS：Androgen-deprivation-therapy-induced fractures in men with nonmetastatic prostate cancer；what do we really know? Nat Clin Pract Urol, **5**(1)：24-34, 2008.

Hirbe A, Morgan EA, et al：Skeletal complications of breast cancer therapies. Clin Cancer Res, **12**(20 pt2)：6309s-6314s, 2006.

1.7　口腔の微生物学

日常の歯科医療で対象となる多くの疾患に対応するためには，口腔内に生息する多種多様な微生物が織りなす環境を理解しなければならない．特に，口腔内の疾患のうち，今も昔もう蝕と歯周病が罹患者の多さということでは上位を占めている．さらに，高齢社会ということもあり，易感染性宿主の感染症という視点から，真菌やウイルス性の疾患もクローズアップされている．

そこで，ここでは，感染症全般のアウトラインを述べた後，口腔内微生物特有の感染症について詳しく解説する．さらに，歯科医療に従事していくうえで，欠くことのできない不潔と清潔について，感染リスクとその防止策という視点で概説する．

1　感染の成立

自然界には肉眼ではみることのできない微小な生物が生息している．これらを総称して微生物とよび，このうち，ヒトや動物に病気を引き起こすものを病原微生物として扱っている．そこには，細菌，リケッチア，真菌，ウイルスなどが含まれている．

川喜田愛郎は，「感染論」のなかで，感染を宿主と寄生体の間で繰り広げられる高次の生物現象としてとらえ，「宿主と寄生体の相互作用（host-parasite relationship）」を見事に著している．基本的には，口腔内の感染症もこの概念で考え，微生物が宿主に定着し，そこで増殖することにより新たな寄生状態が成立し，さらに，宿主に病理的変化が生じて病的状態になり発病に至るという一連の生物学的変化が生じるとしている．

（1）感染と発病

感染の成立は，感染源となる微生物が宿主に伝播することから始まる．病原微生物の多くは，すでに感染しているヒトや動物の排出物，体液などを介して感染する．感染経路ということでは，接触感染，飛沫感染，空気感染，経口感染などの形をとるが，ウイルスや原虫感染症の場合，ノミ，蚊，節足動物などの媒介体や動物を介しての経皮感染も多くみられる．このような感染症の多くは，水平感染という

形で拡大していくが，ある種の疾患では，感染母体から胎児へ感染が伝播することがあり，これを垂直感染とよんでいる．

一般的に，感染から発病に至るまでの間に潜伏期が存在する．潜伏期の長さは，宿主と寄生体の双方の因子によって決まることから，疾患によってその長さは異なる．急性感染症の多くは，発病から症状の悪化までの経過が早く，そのなかでも，寄生体の宿主における増殖に対して，宿主の感染抵抗力が間に合わない場合，しばしば宿主は死に至る．一方，慢性感染症は急性に比べて，病気の進行の経過が長く，なかには感染から発病に至るまでに10年以上の経過をたどるものも少なくない．

現在，さまざまな理由で感染防御機能に障害をきたし，感染症に罹患しやすくなった患者（易感染性宿主）が増加している．このような患者でみられる感染症は，弱毒あるいは平素無害の微生物でも発病することから日和見感染症とよばれている．高度の高齢社会を迎えたわが国では，高齢者，特に要介護高齢者の多くが易感染性宿主ということもあり，社会問題として大きく取り上げられている．さらに，口腔内細菌の多くが日和見感染症を起こす微生物ということから，口腔細菌学の研究分野でも全身疾患の発症という視点での研究が精力的に行われている．

（2）病原微生物のビルレンス因子

感染症学の分野では，微生物が特定の宿主に病気を起こす能力に対して，病原性，病原性因子，あるいはビルレンスといった用語が使われる．一般的に，微生物が感染症を引き起こす能力をもつとき，その微生物には病原性があるといい，その病原性の程度をビルレンスの強弱で表わすとされているが，ビルレンスは菌力，毒力，毒性などとも訳されているということもあり，しばしば混乱を招く．そこで，ビルレンスは，微生物が病原性を発揮するための特性ととらえ，生体に付着し侵入する感染性と生じた病態（病気の症状）の程度を合わせたものと考えるとわかりやすい．

一方，生体は微生物の感染によりさまざまな障害を受けるが，それに対して，生体は微生物を異物として認識して排除しようとする感染防御システムや免疫システムを有している．したがって，微生物が生体に感染して発病するか否かは，生体がもつ感染抵抗力と微生物のビルレンスの力関係によって決まる．常に，宿主と寄生体の相互作用のなかで動的平衡状態が保たれていれば発症に至らない（図1.7.1）．

いずれにしても，病原微生物は宿主に侵入後，付着，定着，増殖，毒素産生または細胞内増殖というプロセスで病原性を発揮する．一方，前述したように宿主はその間，病原体排除のための感染防御能を発揮する．それに対して，病原体は巧妙な機能を発揮して，その防御機能に打ち勝つか逃れようとする．

a. 付着と定着

感染症が成立するには，寄生体が宿主の皮膚や粘膜などに付着することが必要である．細菌学的な視点では，定着は病原体が付着した後に増殖することも含めた概念でとらえられることが多い．たとえば，粘膜面への付着と定着を考えた場合，微生物は，眼では涙，呼吸器では粘膜上皮の線毛運動，消化器では腸の蠕動運動，泌尿器では排尿という排除機構に逆らって定着しなければならない．そのために微生物が獲得したのが定着因子であり，その代表

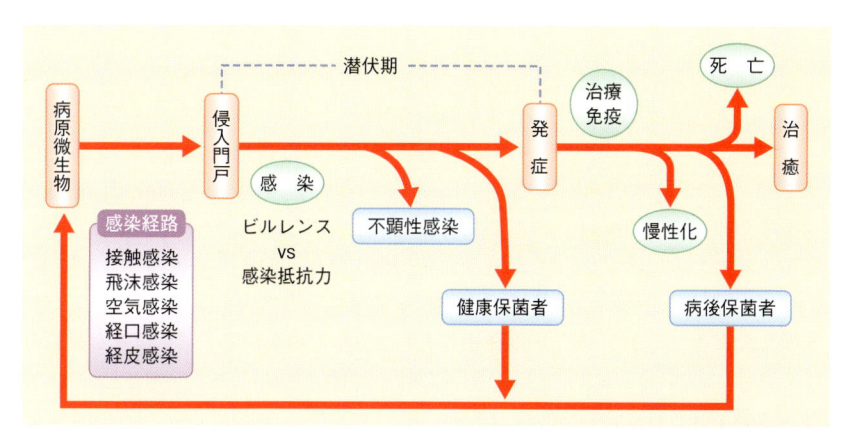

図1.7.1 感染症の発症までの経過

的なものが線毛，付着素（アドヘジン），菌体外多糖，鞭毛などである．菌体外多糖に関しては，う蝕連鎖球菌にみられる特徴的な因子ということもあり，後で詳しく解説する．

　線毛は菌体に密集するような形で生えていて，3～8 nmの線維で構成されている．尿路感染や腸管感染を起こす細菌の主たる定着因子であり，泌尿器や腸管粘膜細胞表層の線毛受容体と結合する．受容体は線毛の種類によって異なるが，これまでに，Ⅰ型線毛とマンノース，S線毛とシアル酸，M線毛と血液型M物質などの組み合わせが明らかにされている．一方，鞭毛で運動する細菌は粘液を通過して粘膜上皮細胞に達し，そこで定着する．したがって，人為的に鞭毛の運動性を欠失させた細菌の定着力は減少する．

b. 侵襲性

　病原体は宿主の組織やそれを構成する細胞に侵入して感染を拡大する．この作用を侵襲性とよんでいる．多くの細菌は各組織で付着しても細胞や組織の内部に容易に侵入することはできない．ただし，宿主側に損傷がある場合などは，生体内に侵入し増殖することがある．そこで，主たる働きをする酵素としては，コラゲナーゼ，ヒアルニダーゼ，フィブリン分解酵素などが知られている．

　一方で，ある種の細菌は損傷がない組織に積極的に侵入する能力を有している．なかでも，赤痢菌など腸内で強い病原性を発揮する細菌でその存在が知られ，サルモネラ，赤痢菌，大腸菌，エルシニア属に含まれる細菌については，腸管粘膜組織への侵襲の分子メカニズムが明らかにされている．

c. 毒素産生

　細菌が産生する毒素は外毒素（エキソトキシン）と内毒素（エンドトキシン）に分けられている（表1.7.1）．外毒素は菌体外に分泌される蛋白質毒素であるのに対し，内毒素はグラム陰性菌の菌体構成成分の1つであり，細菌が溶解などにより壊れたときに放出される．

i) 外毒素

　グラム陽性・陰性を問わず，多くの病原性細菌がさまざまな活性を発揮する毒素を産生する．いずれも蛋白質からなり，強い抗原性を有することから，毒性を消失させて免疫原生を残したトキソイドがワクチンとして応用されている．毒性は毒素によって異なるが，破傷風菌やボツリヌス菌，あるいは赤痢

表 1.7.1　外毒素と内毒素

	外毒素	内毒素
由来	菌体内で合成され菌体外に分泌	グラム陰性菌の外膜
化学組成	蛋白質	LPS
毒性	強い ng～μgで活性を示す	中等度～弱い μg～mgで活性を示す
抗原性	きわめて高く，抗体が産生される	低く，抗体が産生されにくい
ホルマリン処理	トキソイド化できる	トキソイド化できない
安定性	不安定 蛋白分解酵素や紫外線で失活する	安定
熱感受性	一般的に熱には弱く，80℃前後の加熱処理で不活性化する*	特に熱には強い
標的組織	一般に特定の臓器や細胞	広範囲の臓器や細胞

*：例外．黄色ブドウ球菌由来エンテロトキシンと大腸菌由来の耐熱性エンテロトキシン（heat-stable enterotoxin：ST）は，100℃，30分の加熱に抵抗する．

菌が産生する毒素は強力な致死活性を発揮する．

　外毒素はその作用機序によって神経毒，腸管毒，細胞毒などに分類されるが，日常生活でしばしば遭遇するのが食中毒で，細菌汚染が原因となる場合を細菌性食中毒とよび，食中毒の約85％がこのなかに含まれるといわれている．

ii) 内毒素

　内毒素の本体はグラム陰性菌の外膜の構成成分であるリポ多糖（lipopolysaccharide：LPS）であり，この点でも前述の外毒素とは大きく異なる．脂質と多糖がコア多糖を介して共有結合していることから，脂質部分の非水溶性と多糖部分の水溶性を併せもつ両親媒性物質となっている．

　内毒素は，細胞，組織，個体レベルで多彩な生物活性を発揮する．なかでも，内毒素が典型的な発熱物質であることから，医薬品などの品質管理における発熱検査を行う際の指標として用いられている．臨床的には，グラム陰性菌による感染症で，菌体が溶解して多量のLPSが血中に放出されると，血液凝固や血管内皮の損傷が起きて多臓器不全に陥る．このような症状をエンドトキシンショックとよび，敗血症によるショックのなかでも最も重篤な症状をきたし，しばしば死に至る．

d. 感染抵抗力からの回避

病原体は宿主とのかかわりのなかで，感染防御機能から回避する機構を有効に使い，みずからが生き残る手段として活用している．

i）抗菌薬などの殺菌作用からの回避

体液中には，リゾチームなどの抗菌活性を有する物質や細菌の溶解に関与する補体などが存在している．これに対して，多くの病原細菌は蛋白質を変性させたり，莢膜といった特殊な菌体表層成分を使って殺菌作用から逃れる．

ii）貪食細胞からの回避

生体は自然免疫によって病原体の侵入を防御しているが，好中球やマクロファージなどの貪食細胞による食菌作用と殺菌作用はその機能の1つであり，感染防御ということでは重要な役割を果たしている．しかし，病原細菌のなかには，貪食細胞の機能に対抗して生き延びる術を獲得したものが存在する．

たとえば，黄色ブドウ球菌などは白血球を傷害する毒素であるロイコシジンを産生する．口腔内細菌としては，歯周病原性細菌である *Aggregatibacter actinomycetemocmitans* が産生するロイコトキシンが白血球に対して強い致死活性を示すことが知られている．さらに，肺炎連鎖球菌，肺炎桿菌，髄膜炎菌や歯周病原性細菌 *Porphyromonas gingivalis* などは，菌体表層に莢膜を有し，貪食細胞の食菌作用から逃れている．

そのほかに，貪食細胞に対抗する因子として注目されているのがバイオフィルムである．院内感染でしばしば登場する緑膿菌は粘着性の高い多糖体を産生して，このなかに生息することで貪食から逃れている．バイオフィルムに関しては，口腔内の歯垢が同様の性状を有していることが知られているので，後で詳しく説明する．

iii）免疫機構からの回避

病原細菌のなかには，体液性免疫の主役を担う抗体を分解する酵素を産生する菌種が存在する．なかでも，淋菌や髄膜炎菌などのナイセリア属の細菌が産生する IgA1 プロテアーゼは特異的に IgA1 に作用し，粘膜免疫機構から巧みに逃れている．

e. 細胞内寄生

病原細菌のなかには，好中球やマクロファージに貪食された後，その殺菌機構から逃れて細胞内で増殖する能力をもったものが存在し，これらを細胞内寄生性細菌とよんでいる．これらの細菌は，カタラーゼ，ペルオキシダーゼ，スーパーオキシドジスムターゼを産生し，貪食細胞中のファゴソームで殺菌的に働く活性酸素を分解して細胞内での生存を可能にする．

2　口腔内微生物の特徴

1683年に Leeuwenhoek は，自分自身が製作した顕微鏡を用いて，歯の表面に生息する細菌を観察し記録した．その後，200年ほどの歳月を経て，う蝕をはじめとする歯科疾患を研究対象とする口腔微生物学が産声をあげた．

アメリカの歯科医師 Miller が 1889 年に『ヒト口腔の微生物』という本を著し，このなかで，う蝕の病因について，「化学細菌説」を提唱した．その後，1924 年にイギリスの Clarke がヒトのう蝕病変部から連鎖球菌を見いだし，これを *Streptococcus mutans* と命名した．それ以降，この細菌の研究が進み，1960 年代後半から 1970 年代にかけて，*S. mutans* をはじめとするミュータンス連鎖球菌に関する研究が急速に進展した．現在では，う蝕の発症と病態の進行に関しては，分子レベルで語られるようになった．

一方，歯周病に関しては，その病態が多彩であることから，古来，全身説や局所説などの学説が提唱されてきたが，20世紀に入り，歯垢の病因論的意義が認識されるようになった．1965 年に発表されたヒトの実験的歯肉炎に関する研究で，歯面に付着させた歯垢が歯肉炎を引き起こし，それを除去することで歯肉炎が消退することが証明された．20世紀後半に，細菌の嫌気培養の技術が急速に進歩したこともあり，歯周病原性細菌の同定が一挙に進展して今日に至っている．一方で，歯周病の発症と進行には，微生物による感染と侵襲だけでなく，宿主側の免疫応答や炎症反応が深くかかわっていることが指摘され，今では細胞生物学的な切り口での研究が展開されている．

こうしてみると，口腔微生物学研究は，口腔内の二大感染症といわれてきたう蝕と歯周病を中心として展開されてきた感がある．そこに，わが国の口腔細菌学の研究が寄与するところが大きかったということは，これまでの国内外の研究成果の蓄積をみても明らかである．しかし，近年の感染症の動向をみ

ると，新興・再興感染症などの致死性の高い疾患とともに，高齢者などの易感染性宿主における日和見感染症が大きな社会問題となっている．たとえば，口腔内に常在する細菌も気道あるいは血液を介して全身の各臓器に定着すると，思わぬところで感染症が引き起こされる．さらに，口腔常在菌叢などのような平素無害あるいは病原性の低い細菌であっても，要介護高齢者などの易感染性宿主では重篤な感染症を引き起こす．したがって，これからの口腔微生物学には，全身疾患に起因する口腔内細菌という視点での研究の展開が求められる．

(1) 口腔内微生物の生態系

ヒトは胎児のときは無菌状態であるが，出産時に母親の産道によって汚染され，その後は有菌的な環境で生活する．特に，外界と接する皮膚や粘膜では，さまざまな微生物が定着して共生状態が成立する．一般的には，常在する微生物のなかでも細菌の割合が高いことから，常在細菌叢という専門用語がしばしば使われる．常在細菌叢は通常は生体に害を与えず共生状態にあり，外来から侵入しようとする病原微生物の侵入と定着に拮抗することで，感染防御的な機能を発揮している．常在細菌叢は，皮膚，鼻腔，咽頭，口腔，消化管，泌尿・生殖器などに分布しているが，それぞれの部位の構成細菌は異なっている．このなかでも，口腔常在菌叢には多種多様な細菌が存在し，口腔内では功罪相半ばする環境が作り上げられている．

口腔内常在細菌叢には，成人で500種をこえる細菌種が生息しているが，粘膜面，歯面，歯肉溝内に存在する細菌叢は異なる．粘膜面や歯面には，連鎖球菌属の細菌が多く，これらの細菌は口腔連鎖球菌と総称されている．また，唾液中にも連鎖球菌が存在し，主たる構成細菌である S. salivarius は，生後1日以内で80%程度の新生児の唾液中から検出される．その後，成長していく過程で，母親をはじめとする周囲の人たちからさまざまな微生物が伝播し，さらに，食物などの外部環境の影響を受けながら，口腔内の細菌叢は変化していく．併せて，口腔内の常在細菌叢は加齢とともに変化し，新生児期，乳幼児期，学童期，成人，高齢者の各ライフステージで特有の常在細菌叢が形成される．一方で口腔内は，細菌にとっては適度な環境（温度，湿度，pH，酸素分圧）となっているとともに，唾液や食物を介して栄養成分の継続的な補給があることから，各個体における細菌叢は比較的安定している．

(2) バイオフィルムとしての歯垢

歯垢形成は，歯面に唾液成分が吸着してペリクルとよばれる被膜が形成されるところから始まる．これに口腔細菌がさまざまな形で付着して，菌数と菌種が増え，歯面に成熟した歯垢が形成される．一般に，歯垢1g中には約100億個の細菌が含まれているといわれ，これは大腸に存在する細菌数に匹敵する．歯垢中に最も多く存在する S. sanguinis は，後述するう蝕や歯周病と直接的な関係はないものの，以前から医原性の全身疾患とのかかわりが指摘されてきた．たとえば，歯面に多量に歯垢が付着した状態で抜歯することにより，S. sanguinis が血管内に侵入し，心臓で定着して心内膜炎が誘発されることもある．

一般的に，バイオフィルムとは固体基質の表面に付着した凝集塊のことで，自然界では河川の岩石，生活環境のなかでは洗面台の排水パイプなどのぬめり感のある構造物を総称している．医療の世界では，栄養補給や排尿時に用いるカテーテルの表面などに付着するバイオフィルムによる感染症が問題となっている．バイオフィルム中の細菌は粘着性の多糖を産生し，細菌の凝集塊が形成され，持続的発熱などを伴う難治性感染症が誘発される．これまで述べてきた歯垢も，このバイオフィルムの性格を備えていることから口腔内バイオフィルムという表現が使われるようになった．

バイオフィルム中の細菌は浮遊相の細菌とは異なる生態系のなかで生息し，外界からの各種の刺激に対して抵抗性を示す．たとえば，バイオフィルム中の細菌は多糖体のなかにあたかも隠れ住んでいるかのごとく生息し，自然免疫および獲得免疫の過程で生体が産生する抗菌物質や抗体，さらには抗原認識の機能に対しても強く抵抗する（図1.7.2）．

一方で，バイオフィルム中には多種多様の細菌が存在し，互いに増殖を調整するなど共生状態が成立している．このような環境のもと，細菌間ではコミュニケーションをとるがごとく分子情報が交わされている．現在，クオラムセンシングシステムという概念のもと，細菌が産生する情報伝達物質の解析が進められている（図1.7.3）．

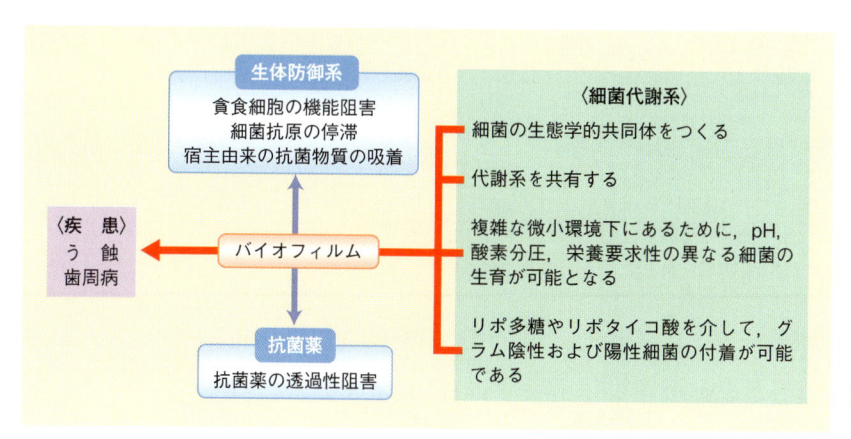

図1.7.2 バイオフィルムの特性

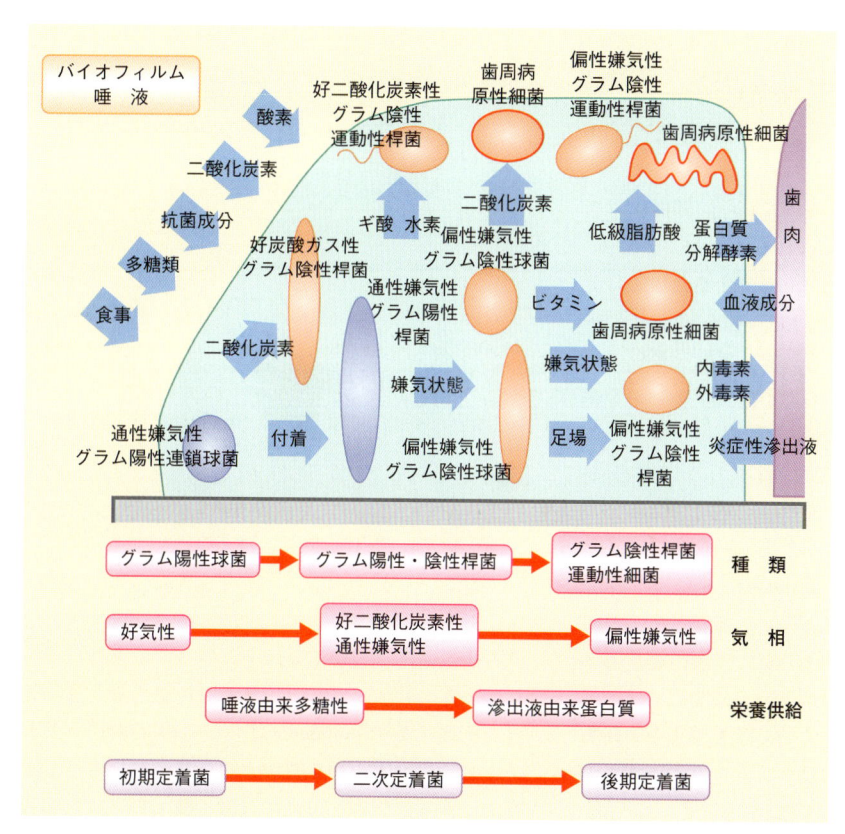

図1.7.3 バイオフィルムの成熟モデル

（3）口腔細菌

歯垢は解剖学的位置関係から，歯肉縁上および歯肉縁下歯垢に大別されている．歯肉縁上歯垢からは，グラム陽性菌である口腔連鎖球菌，ミクロコッカス，アクチノマイセス，アラクニア，コリネバクテリウム，ビフィドバクテリウム，ユウバクテリウム，ラクトバシラス，プロピオニバクテリウムが検出される．一方，歯肉縁下歯垢には，モラクセラ，ベイヨネラ，アルレゲイトバクター，ヘモフィラス，ポルフィロモナス，プレボテラ，タンネレラ，キャプノサイトファーガ，エイケネラ，フゾバクテリウム，レプトトリキア，セレモナス，トリポネーマ，カンピロバクターといったグラム陰性菌が多く存在している．これらの細菌が，歯垢の成熟の過程で，歯および歯周組織に障害を与え，う蝕と歯周病といった口腔内二大感染症を引き起こす（図1.7.4）．

a. う蝕の細菌学

う蝕は歯の硬組織（エナメル質，象牙質，セメント質）中の無機成分が細菌の産生する酸によって脱灰されることから始まるが，その主要な原因菌は

1.7 口腔の微生物学

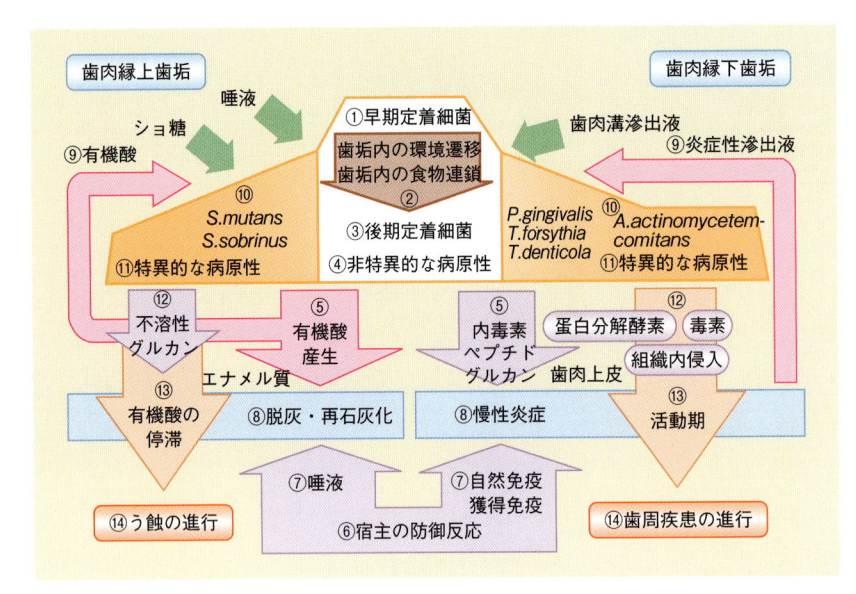

図1.7.4 う蝕と歯周病の発症と進行における歯垢のかかわりについて

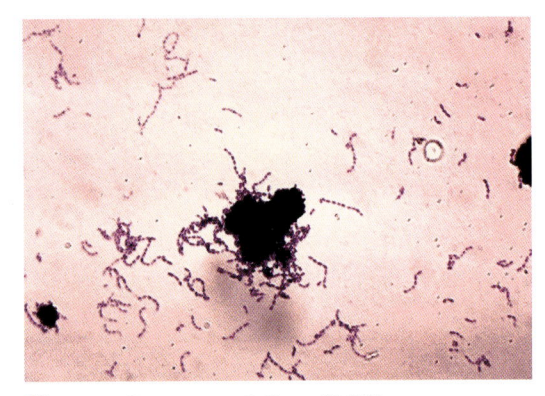

図1.7.5 S. mutans のGram染色像

ミュータンス連鎖球菌である．これらの細菌は，当初，う蝕原性連鎖球菌とよばれていたが，今では，学名とは別に，う蝕を誘発する細菌を集合体としてミュータンス連鎖球菌と総称している．これらの細菌に共通な性状として，糖を発酵して酸を産生すること，スクロースを基質として不溶性グルカンを産生して歯や補綴物などの固表面に強固に付着することなどが知られている．事実，高スクロース食を与えた動物にミュータンス連鎖球菌を感染させるとう蝕を誘発させることができる．ミュータンス連鎖球菌に属する細菌としては，S. mutans, S. sobrinus, S. ratti, S. criceti, S. ferus, S. downei, S. macacae の7菌種が報告されている（図1.7.5）．う蝕の発症およびミュータンス連鎖球菌の病原因子に関しては，多くの研究成果が報告され，すでにさまざまな予防方法が確立し，う蝕そのものはコントロール可能な疾患となっている．

b. 歯周病の細菌学

歯周病とは，歯肉，歯根膜，セメント質，歯槽骨などの歯周組織に起こる病態変化に与えられた総括的な呼称で，大きく歯肉炎と歯周炎に分けられている．これまでも述べてきたように，歯周病の発症と進行に関与するのは，歯肉縁下歯垢中に生息するグラム陰性嫌気性菌をはじめとする複数の病原体である．そのなかでも，*P. gingivalis*, *Tannerella forsythia*, *Prevotella intermedia*, *A. actinomycetemcomitans*, *Fusobacterium nucleatum*, *Treponema denticola* などに関しては，歯周病にかかわる病原因子について遺伝子レベルでの解析が行われている．特に，血液平板培地で培養すると黒色集落を形成する *P. gingivalis* は，多くのビルレンス因子を有し，歯周組織を破壊することから，主たる歯周病原性細菌と考えられている（図1.7.6）．

歯周病原性細菌は多彩なビルレンス因子をもち，歯周組織に障害を与えている．そのなかで，歯周病原性細菌が有する宿主防御機構からの回避能は，歯周組織における免疫応答から逃れるという視点でみると興味深い．たとえば，自然免疫ということでは，歯周病細菌の多くが菌体表層に莢膜をもち，貪食細胞の食作用を回避する働きをしている．さらに，*P. gingivalis* などは，体液性免疫で中心的役割を果たすIgや補体を分解する酵素を産生し，歯周組織における獲得免疫機能を阻害している（表1.7.2）．

c. 全身疾患とのかかわり

　口腔はもともと全身の一部であり，口腔内環境が全身に深いかかわりをもつということはあえて声高に訴えることではない．しかし，これまでに経験したことのないような超高齢社会となり，その結果，感染症の動向も様変わりしていくなかで，口腔常在菌叢や歯周病原性細菌による日和見感染症が大きな社会問題となっている．

　今日，さまざまな抗菌薬が開発され，肺炎は怖くない疾患のように思われがちであるが，高齢者における肺炎による死亡率をみるかぎり，今でも致死性の高い疾患である．高齢者の場合，一般的な感染抵抗力だけでなく，嚥下反射や咳反射機能，気管や気管支における線毛の機能，肺胞マクロファージの貪食機能などが低下して，食物や水分とともに口腔常在菌叢や歯周病原性細菌が誤嚥により肺に侵入する機会が増える．このようなことから，誤嚥性肺炎は市井肺炎とは異なり，多種多様な細菌により発症すると考えられている．事実，臨床報告をみるかぎり，誤嚥性肺炎で死亡した患者から高頻度に黒色集落形成細菌が検出されることからも，口腔環境と誤嚥性肺炎の関連を歯周病原性細菌という視点で注視する必要がある．

(4) ウイルス

　ウイルスは病原微生物のなかでも，原生動物，真菌，細菌，リケッチア，クラミジアといった単細胞微生物とは異なり，細胞の形態をとらないことから，ウイルス粒子とよばれている．

a. ウイルスの性状

　ウイルスは病原微生物のなかでも，大きさ，核酸の種類，増殖形態などの点で，細菌とは大きく異なっている（**表 1.7.3**）．大きさという点では，ウイルスは細菌濾過器を通過する微小な粒子で，細菌に比べてはるかに小さく，観察には電子顕微鏡が必要で，通常の光学顕微鏡では観察できない．さらに，ウイルスは細胞の形態をとらず，さらに，機能的な細胞小器官をもたないので，自己増殖に必要な代謝系をすべて感染宿主細胞に依存している．このような性質を有していることから，ウイルスは偏性細胞寄生体とよばれている．

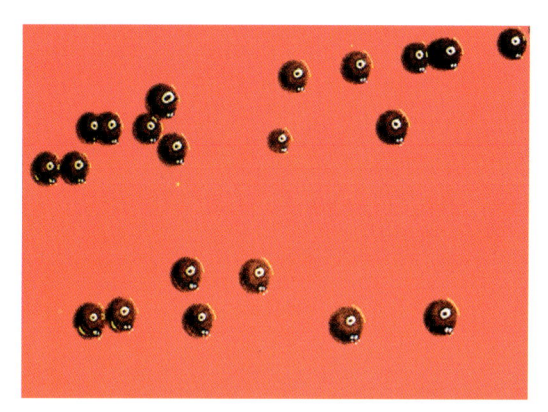

図 1.7.6 血液平板培地に形成された *P. gingivalis* の黒色集落像

表 1.7.2 歯周病原性細菌

ビルレンス因子	おもな作用
線毛	粘膜上皮への付着
莢膜	貪食作用の阻害
LPS	骨吸収
酵素類 　コラゲナーゼ，システインプロテアーゼ，フィブリン分解酵素，ヒアルロニダーゼ	組織の破壊および抗体の分解
細胞障害物質 　インドール，アンモニア，硫化水素，脂肪酸，有機酸	組織の破壊

表 1.7.3 微生物との性状比較

性状	一般細菌	マイコプラズマ	リケッチア	クラミジア	ウイルス
DNA と RNA の両方をもつ	+	+	+	+	−
DNA か RNA のどちらか一方をもつ	−	−	−	−	+
蛋白質合成系（リボソーム）をもつ	+	+	+	+	−
細胞壁をもつ	+	−	+	+	−
エネルギー産生系をもつ	+	+	+	−	−
分裂増殖する	+	+	+	+	−
細胞外（人工培地）で増殖する	+	+	−	−	−
抗菌薬に対して感受性がある	+	+	+	+	−

b. おもなウイルスについて

ここでは，歯科に関連するウイルスを中心に解説する．

i) ヘルペスウイルス

ヒトを宿主とするヒトヘルペスウイルスには8種類あるが，これらのヘルペスウイルスは外因感染後，体内に終生潜伏感染し，ときに活性化して内因感染を引き起こす．水平感染だけでなく垂直感染も多くみられ，日和見感染症を起こす代表的なウイルスである．

単純ヘルペスウイルスによる初感染で，一部はヘルペス性歯肉口内炎を起こすが，大部分は不顕性感染の経過をとる．初感染の後，ウイルスは皮膚や粘膜から神経を伝わって神経節に達し，そこに潜伏する．その後，発熱，過労，ストレスなどが誘因となって再活性化すると神経節から神経を伝わって移動し，それぞれの支配領域である口唇部や陰部の皮膚や粘膜に水疱を再発させる．これを回帰ヘルペスとよんでいる．

その他，水痘-帯状疱疹ウイルス，EBウイルス，サイトメガロウイルスなどがヒトヘルペスウイルス科に属している．

ii) ムンプスウイルス

流行性耳下腺炎（俗称：おたふくかぜ）の病原体で，患者からの飛沫を介して気道粘膜に感染する．小児期に流行し感染することが多いが，思春期以降の成人が感染すると，合併症として精巣炎や卵巣炎を起こし不妊の原因となる．

iii) 麻疹ウイルス

麻疹（俗称：はしか）は，患者の鼻咽頭分泌液の飛沫あるいは飛沫核感染によって伝播し，急性症状としては，高熱とともに全身に発疹が生じる．口腔では，下顎臼歯部頰粘膜に小さな灰白色のKoplik斑がみられる．

iv) 狂犬病ウイルス

狂犬病は，わが国をはじめ先進諸国では飼犬の登録，ワクチン接種，野犬の取り締まりなどにより制圧されている．しかし，熱帯および発展途上国では，主要な人獣共通感染症として取り扱われ，年間に5万人以上が死亡しているといわれている．

v) 風疹ウイルス

風疹ウイルスは飛沫感染により上気道から侵入し，上皮細胞に感染後，ウイルス血症を起こし，風疹特有の症状を引き起こす．このような水平伝播による風疹そのものは軽い疾患で予後は良好である．しかし，妊婦が妊娠中に風疹ウイルスに感染すると，ウイルス血症を起こして胎盤を介して胎児に感染する．多くの場合，胎児のさまざまな臓器を障害し，流産や死産をきたすが，出生した新生児でも先天性風疹症候群を起こすので注意が必要である．

vi) インフルエンザウイルス

流行性インフルエンザはインフルエンザ（A, B, C型）によって起こる急性の呼吸器感染症で，かぜ様症状にとどまらず，悪寒，発熱，頭痛，筋肉痛，全身倦怠感などの急激な全身症状を引き起こす．インフルエンザの発症には季節性があり，通常，冬

表 1.7.4 肝炎ウイルス

	肝炎の型				
	A型	B型	C型	D型	E型
肝炎ウイルス	HAV	HBV	HCV	HDV	HEV
ウイルス科	ピコルナウイルス	ヘパドナウイルス	フラビウイルス	未定	未定
ウイルス属	ヘパトウイルス	オルトヘパドナウイルス	ヘパシウイルス	デルタウイルス	ヘペウイルス
ウイルス核酸	RNA	DNA	RNA	RNA	RNA
感染経路	経口	非経口	非経口	非経口	経口
おもな感染源	便	血液	血液	血液	便・生獣肉
急性肝炎	あり	あり	あり	あり	あり
慢性肝炎	なし	あり	あり	あり	なし
肝癌との関連	なし	あり	あり	なし	なし
キャリアの存在	なし	あり	あり	あり	なし
ワクチンによる予防	可能	可能	報告なし	可能	報告なし
Igによる予防	可能	可能	報告なし	可能	報告なし

季に流行する．2009年に新型インフルエンザが流行したことは記憶に新しいが，インフルエンザウイルスの流行には，抗原構造の変異が深く関係している．

vii) 下痢症ウイルス

下痢を引き起こす代表的なウイルスとして，ロタウイルスとノロウイルスが存在する．ここでは，これらを便宜的に下痢症ウイルスとして扱う．

ロタウイルスはウイルス下痢症の病原体であり，乳児嘔吐下痢症を引き起こす．この疾患は，冬季に1～3歳児に流行し，感染力が強いので注意が必要である．ノロウイルスは経口的に感染し，吐き気，嘔吐，下痢を主症状とする感染性胃腸炎を引き起こす．食中毒のなかではノロウイルスによる発症例が最も多く，細菌性食中毒より発生頻度が高い．冬季に発症例が多く，生カキによる発症例が数多く報告されている．

viii) 肝炎ウイルス

分類上は異なる科に属するが，肝細胞に感染して急性および慢性の炎症を引き起こすウイルスを便宜的に肝炎ウイルスとよんでいる．そういう意味では，肝炎ウイルスという呼称は臨床的なもので，感染経路や重篤度という点で異なる性状を有している（表1.7.4）．

c. ヒト免疫不全ウイルス

後天性免疫不全症候群（acquired immunodeficiency syndrome：AIDS）は，ヒト免疫不全ウイルス（human immunodeficiency virus：HIV）感染によって引き起こされた高度の免疫不全，および二次的に日和見感染症，腫瘍，認知症などを含めた症候群として取り扱われている．HIVはCD4陽性T細胞とマクロファージに感染して，重度の免疫不全を引き起こす．

d. 新興・再興感染症

1995年，アメリカの疾病管理予防センター（Centers for Disease Control and Prevention：CDC）は，「Emerging Infectious Diseases」のなかで，1973年以降に新たに見いだされた感染症とその病原体を新興感染症とし，それ以前の感染症と区別した（表1.7.5）．さらに，これまでに存在していた感染症であっても，さまざまな要因で新たに注意を要する感染症として，ペスト，結核，ジフテリア，コレラ，マラリアなどを再興感染症とした．新興感染症の多くは未知あるいは突然変異を起した

表1.7.5 新興感染症

年	病原体（因子）	感染症
1973	ロタウイルス	新生児下痢症
1975	パルボウイルスB19	伝染性紅斑（リンゴ病）慢性溶血性貧血患者における無形成発作
1976	クリプトスポリジウム パルバム	急性腸炎
1977	エボラウイルス	エボラ出血熱
	レジオネラ ニューモフィラ	肺炎（在郷軍人病）
	ハンタウイルス	腎症候性出血熱（韓国型出血熱）
	カンピロバクター属	カンピロバクター腸炎
1980	HTLV-I	成人T細胞白血病
1981	黄色ブドウ球菌毒素	毒素性ショック症候群
1982	腸管出血性大腸菌O157：H7	出血性大腸炎，溶血性尿毒症症候群
	HTLV-II	毛状細胞白血病
	ボレリア-ブルグドルフェリ	ライム病
	HIV	AIDS
1983	ヘリコバクター ピロリ	胃潰瘍
1988	ヒトヘルペスウイルス6	突発性発疹
1989	エーリキア シャフィーンシス	ヒトエーリキア症
	C型肝炎ウイルス	C型肝炎
1991	グアナリトウイルス	ベネズエラ出血熱
1992	コレラ菌O139	新型コレラ
	バルトネラ ヘンゼレ	猫ひっかき病，細菌性血管腫症
1993	シンノンブルウイルス	ハンタウイルス肺症候群
1994	サビアウイルス	ブラジル出血熱
	ヒトヘルペスウイルス8	Kaposi肉腫
1997	高病原性鳥インフルエンザウイルス（H5N1）	鳥インフルエンザ
1999	ウエストナイルウイルス	ウエストナイル熱・脳炎
2003	SARSコロナウイルス	SARS
2009	新型インフルエンザウイルス	ブタインフルエンザ

SARS：重症急性呼吸器症候群．

ウイルスにより発症する．その予防対策として，海外からの伝播を未然に防ぐといった水際対策が重要視されている．

(5) 真 菌

真菌は，土壌中，空中，水中など，自然界に広く分布していて，細菌よりも多い菌種が存在している．そのうち，一部の真菌はヒトに定着し，組織中に侵入して病原性を発揮する．これまでに100種ほどの真菌が病原真菌として同定されている．真菌は細菌と異なり，真核生物であることから，治療ということでは細菌感染症と異なる対応が求められる．特に，蛋白合成阻害により効果を発揮する抗菌薬は真菌には無効である．このような観点からも，医真菌学には，細菌学と異なる知識が必要となる．

a. 真菌の性状

同じ微生物であっても，細菌と真菌は構造に大きな違いがある．これは，細菌が原核生物で，真菌が真核生物であるということに起因している．真菌には核膜があり，ミトコンドリアや小胞体などの細胞小器官が発達している．また，リボソームの大きさも80Sで，70Sである細菌とは異なる大きさとなっている（**表1.7.6**）．

真菌は形態的にも特徴があり，2つの基本形をもち，病原真菌の多くは，生活環境によりどちらの形態もとることができる．1つは糸状をした菌糸型真菌で，他方は酵母様の形態をとる酵母型真菌である．このような2つの形態をとる性質は二形性とよばれ，病原真菌の病原性の発現と深くかかわっている．

b. 口腔内の真菌について

近年の高齢者人口の増加や生活様式の変化に加え，易感染性宿主の増加などが背景となって真菌感染症が増えている．この真菌感染症は，大きく深在性真菌症，深部皮膚真菌症，表在性真菌症の3つに分けられる．このうち，口腔内で最も多くみられるのは表在性真菌症である．その原因菌は *Candida albicans* であり，その1つの病型が義歯性口内炎である．

C. albicans は健常者の口腔，消化管，腟などに常在している．おもに宿主の感染防御機能の低下に伴い，異常増殖してカンジダ症が引き起こされる．いわば，*C. albicans* は日和見感染症の代表的な起因菌であり，おもに粘膜に白苔をつくるが，全身性の感染症を引き起こすこともある．また，広域スペクトルの化学療法薬を長期投与されている患者では，菌交代現象が起こり，*C. albicans* の異常増殖による腸炎，腟炎，口腔内カンジダ症が引き起こされる．

3 口腔領域における感染リスクとその防止策

歯科医療施設においても，当然のことながら院内感染の危険性が高い．そこで，さまざまな感染から患者や医療従事者を守るために，歯科院内においても確実な感染予防対策が求められる．いずれにしても，院内感染を防止するうえで，細菌学的には滅菌と消毒，免疫学的には予防接種が基本となる．

(1) 標準予防策（スタンダードプレコーション）

この予防策は，感染の有無にかかわらず，すべての患者に対して標準的に行うことを前提としている．したがって，すべての患者の血液，汗を除くすべての体液，分泌物，排泄物，粘膜，損傷した皮膚などを感染の可能性があるものとして対応することが基本となっている．このような標準予防策が講じられることによる効果として，医療従事者を介した患者間の交差感染を予防することや患者が保菌しているかもしれない病原微生物から医療従事者を保護することなどがあげられる．

特に，歯科に関しては，2003年12月，Guidelines for Infection Control in Dental Health-Care Settings 2003 がアメリカで刊行され，そのなかで，歯科医療における感染防御のガイドラインが提示され，①歯科医療従事者への教育と防護，②血液由来病原体の伝播の予防，③手指衛生，④身体防御措置，⑤接触性皮膚炎とラテックス過敏症，⑥治療器具の滅菌と消毒，⑦感染防御の視点に立った医療環境，⑧歯科用ユニットの給水系汚染，⑨特別に配慮

表 1.7.6　真菌と細菌の違い

	真菌	細菌
大きさ	酵母型で約5μm	球菌で約1μm
核	核膜あり 複数の染色体	核膜なし 染色体は通常1つ
ミトコンドリア	あり	なし
小胞体	あり	なし
リボソームの大きさ	80S	70S
細胞壁の成分	キチン，マンナン，β-グルカン	ペプチドグリカン
細胞膜の成分としてのステロール	エルゴステロール	なし

すべき事項（切削器具および X 線機器，非経口投薬，口腔外科処置，歯科技工など）の 9 つの事項に対して勧告が出されている．

(2) 歯科における感染予防対策

これまで述べてきたように，口腔内には常在細菌叢が存在し，さらにう蝕や歯周病といった感染症の治療を行うに際し，歯科医療従事者は，歯石除去，根管治療，歯冠形成，抜歯などの外科的処置で患者の唾液や血液と触れる機会が多い．また，さまざまな歯科用器材や器具が用いられるが，そのなかでも，歯科用エアータービンによる歯の切削の際，唾液や血液が歯科医院内の空気中に飛散しやすい環境にあることに注意を払わねばならない．特に，歯科疾患以外にほかの感染症が疑われる患者に対して治療を行う場合には，院内感染防止対策に関する十分な配慮が求められる．

歯科医療従事者の感染予防としては，まず日常の手指消毒の励行が大切である．また，感染防止の観点からは，マスク，保護用メガネ，ゴム手袋の着用や清潔な診療衣，滅菌帽子の使用が必要である．診療室においては，治療ユニットやその周辺器具の消毒は必須である．また，治療後の歯科用ミラーやピンセットなどの器材や器具を一括して管理し，洗浄，消毒，滅菌する．さらに，治療に伴う医療廃棄物であるディスポーザブル製品，メス替刃や注射針，血液の付着したガーゼや綿花などは適切な廃棄物処理をするなどの対応も確実に行わなければならない．

歯科診療時には，常に感染の危険にさらされているという認識のもと，歯科医療従事者は病原菌からみずからを守るという意識をもつことが大事である．また，医療従事者には，みずからの感染防止対策が患者と歯科医療従事者に真に有効であるか否かを常にチェックすることが求められる．そのためにまず病原微生物の感染源や感染経路について知らねばならない．

a. 直接接触による感染

歯科治療中の微小な切り傷からも，病原微生物がヒトの組織へ侵入してくる．たとえば，指先の小さな切り傷の部分が患者の梅毒の病巣や口唇ヘルペスと接触すれば，梅毒スピロヘータやヘルペスウイルスが侵入する．歯科診療時のゴム手袋の着用は，すり傷や切り傷を防ぐとともに傷口からの病原微生物の侵入を防ぎ保護してくれる．

b. 間接接触による感染

血液や唾液などの体液は病原微生物の媒体として特に注意が必要である．たとえば，注射針による刺傷により，針に付着している血液や唾液中の病原微生物が体内に入ると医療従事者に感染する．

微細な水滴が飛散すると長時間，空気中に水滴状で存在する．歯科診療でエアータービンを用いて歯の切削をする場合にも，唾液や血液中の病原微生物が水滴中に混入し，エアロゾル化される．そこで，歯の切削時にバキュームを用いて吸引することで，このような危険性を減らすことができる．また，マスクやメガネの着用もエアロゾルに対してある程度は有効である．

そのほかにも滅菌や消毒の不十分な器材や器具を使用することにより，患者間や医療従事者に感染する．歯科技工士に送られてきた印象採得した作業物などが病原微生物に汚染されていると，直接に患者と接触していなくとも感染する機会をつくることになるので注意を要する．

(3) 消毒と滅菌の実際

医療従事者あるいは微生物を取り扱う研究者は，感染性微生物の危険性を十分認識したうえで治療あるいは研究を行わなければならない．一般的に，微生物を含めたすべての生物がヒトの健康や生命に危害を及ぼすことをバイオハザード，これに対して安全を確保するための感染防御対策をバイオセーフティとよんでいる．

日常の臨床において，歯科医師だけでなく，すべての医療従事者は微生物と接触する機会が多いということから，消毒や滅菌に関する知識やその実践は必要不可欠なものである．さらに，滅菌と消毒はそれぞれ目的と手段が異なっていることを熟知したうえで，清潔・不潔の概念をわきまえた医療活動が求められる．

一般的に，滅菌とは，病原性の有無を問わず，すべての微生物を完全に死滅させるか，あるいは除去することをいう．それに対して，消毒とは，病原微生物を死滅，あるいはその増殖を阻止することによって感染の危険性をなくし，安全なレベルを維持することをいう．特殊な細菌の形態である芽胞という視点で消毒と滅菌を比較してみると，滅菌により芽胞をもつ細菌は死滅するが，消毒では致死効果を

1.7 口腔の微生物学

示さない．このことはきわめて重要なことで，感染防止を考えるうえで忘れてはならない［滅菌法・消毒法の詳細は⇨4.3を参照］． 〔西原達次〕

■ 文献

小林寛伊監訳：歯科医療現場における感染防御のためのCDCガイドライン（田口正博，西原達次他訳），メディカ出版，2004．

Nishihara T, Koseki T：Microbial etiology of periodontitis. Periodontol 2000, **36**：14-26, 2004.

西原達次：口腔微生物学・免疫学，第3版（浜田茂幸，川端重忠他編），pp249-254，医歯薬出版，2010．

1.8 口腔の免疫学

1 免疫学の基礎

(1) 免疫とは

a.「免疫」の存在を証明したJenner

1798年，イギリス人医師Jennerは，牛痘ウイルス感染で痘痕のある乳搾りの娘は天然痘に罹らないことから，牛痘ウイルスに感染していると，天然痘ウイルスに感染しないと考えた．そこで，少年に，あらかじめ牛痘ウイルスを接種した後，天然痘ウイルスを感染させたが，天然痘を発症することはなかった．牛痘ウイルスが天然痘ウイルスと親戚であるため，あらかじめ牛痘ウイルスに免疫ができ，天然痘ウイルスにも免疫があったからである．これが「種痘法」で，人類が免疫の存在を証明した最初の実験であった．

1881年，フランスの細菌学者Pasteurが，この方法を多くのほかの病原体に試して一般化することに成功したことから，牛痘ウイルスVariola vacciniaeのvacciniae（ワクチニア）にちなんで，ワクチンとよんだ．

b. 北里とBehringによる抗体の発見

Jennerの「種痘法」の発見から約100年後（1891年），北里とBehringによって，「免疫」を担う物質が明らかにされた．彼らはジフテリア毒素や破傷風毒素を使い，「免疫」を起こす物質が，血中の「抗体」であることを発見した．

北里とBehringは，あらかじめ加熱して毒性をなくしたジフテリア毒素を注射しておくと，毒素に対する免疫ができること，加熱ジフテリア毒素を注射した免疫動物から血清をとり，免疫していない動物に注射した後に，致死量のジフテリア毒素を注射しても死ぬことはなかったことから，免疫動物の血清中には，「免疫」物質が含まれていると推測した．この免疫血清を試験管にとり，ジフテリア毒素を混ぜると，透明の血清が白く濁った．この白濁は毒素と抗体が反応したことによる沈殿物のためであり，抗体の存在を証明した．さらに，ジフテリアに対する抗体はジフテリア毒素とは反応するが破傷風毒素とは反応しないことを証明し，抗体には特異性と多様性が存在することを明らかにした．

抗体は，分子量の大きなH鎖（heavy chain：50 KD）と分子量が小さなL鎖（light chain：25 KD）がS-S結合したHL鎖75 KD分子が，さらに二量体（分子量150 KD）になったものである．75 KD分子には抗原結合活性があり，抗体としては2価の抗原結合基が存在する．

抗体はH鎖L鎖ともに110個のアミノ酸からなるドメインが複数個連なる構造で，L鎖は2個の，H鎖は4個のドメインから構成されている．抗原結合ドメイン（Fab）は，H鎖L鎖それぞれ2個のドメインがS-S結合しており，N末端ドメインは，アミノ酸配列が抗体ごとに異なり多様性（variability）があることから可変部（V領域：variable region），V領域ドメインとよぶ．一方，Fab以外のドメインをFc部分とよび，アミノ酸配列が比較的一定であるところから定常部（C領域（constant region）），C領域ドメインとよび，一部のアミノ酸配列の違いから，IgM，IgD，IgG，IgE，IgAの5種類のIgクラスに分類されている．

c. 利根川による抗体遺伝子再構成の発見

20世紀最大の生命科学の謎は，抗体多様性がどのような遺伝子機構で生まれるかという点であった．なぜなら，当時「1つの蛋白質分子は，1個の遺伝子によってつくられる説（one gene one polypeptide theory）」が常識であったため，どのような遺伝子機構ならば，数万の遺伝子から膨大な多様性をもつ抗体分子をつくることが可能になるかという問題があったためである．

現在では抗体多様性は，遺伝子解析の結果から，計算上1000兆種類にも及ぶと予想されており，膨大で多様なレパートリーをもつことが明らかになっている．この抗体遺伝子機構は，「すべての遺伝子

は親から受け継ぐ」という「常識」には，当てはまらなかった．

抗体多様性の遺伝子機構を解明したのは利根川進である．抗体遺伝子は独立した1個の遺伝子を親から受け継ぐのではなく，抗体遺伝子の部品だけを親から受け継ぎ，細胞が分化する過程で，ランダムに選ばれた遺伝子部品の組み合わせで，自前で抗体遺伝子をつくる．これを体細胞レベルで起こる遺伝子再構成という（図 1.8.1）．

それぞれの遺伝子部品の前後（3′ および 5′ 側）には 7 塩基（7 mer）および 9 塩基（9 mer）の保存されたシグナル配列が存在する．このシグナル配列は 3′ と 5′ 側は相補的であるため相互に二重鎖の「のりしろ」を形成し，これらの構造に DNA 切断酵素 RAG（recombination activating gene，リコンビナーゼ活性化遺伝子）が結合し，「のりしろ」部分をもって DNA を切断する．

VJ 遺伝子部品間に存在した DNA は切断と同時に環状構造をつくり，染色体上から切断される．一方，切断された 2 つの抗体遺伝子部品の間には，手近なところにある塩基（DNA）をランダムに挿入することによってつなぐ．新たに DNA が挿入された部分を N 領域とよぶ．

3 つの DNA 塩基の組み合わせで，1 つのアミノ酸をつくる暗号となっているため，ランダムな塩基の挿入によってできあがる抗体遺伝子全体の塩基数が 3 の倍数でないかぎり，アミノ酸に翻訳されることはない．塩基の挿入はランダムであるから，必ずしも 3 の倍数とはならず，抗体として翻訳されるのは 1/3 以下で，2/3 は翻訳されない．

N 領域の塩基の挿入は，親のゲノムに由来しない塩基配列上，N 領域とそれに続く DNA 配列の読み枠に「ずれ」が生じ，まったく予想のつかないアミノ酸配列となり，予想もしない異物と反応できる受容体が生まれる．

このような，膨大な多様性発生の遺伝子再構成機構によって，地球上に存在しない人工産物である右旋性アミノ酸などに対する抗体もつくられている．これら未知の物体に対する抗体多様性を生み出す遺伝子機構を備えたことは，何世紀，何万年後の生体を取り巻く環境の変化に伴って出現する新しい病原体に対しても生物は対応できることを意味している．

しかし，天文学的な数の異物に対処できる多様性発生の遺伝子機構を採用したために，根元的な矛盾に直面した．ランダムな遺伝子メカニズムでできあがった受容体をもつ免疫細胞は，自己と非自己を区別しないままのレパートリーを構成することになる．これは，免疫系によって自己が攻撃されることを意味する．そこで，免疫系は，「選択機構」を導入することで，この矛盾に対処した．胸腺内における「自己・非自己の教育」「正と負の選択」といわれる機構である．

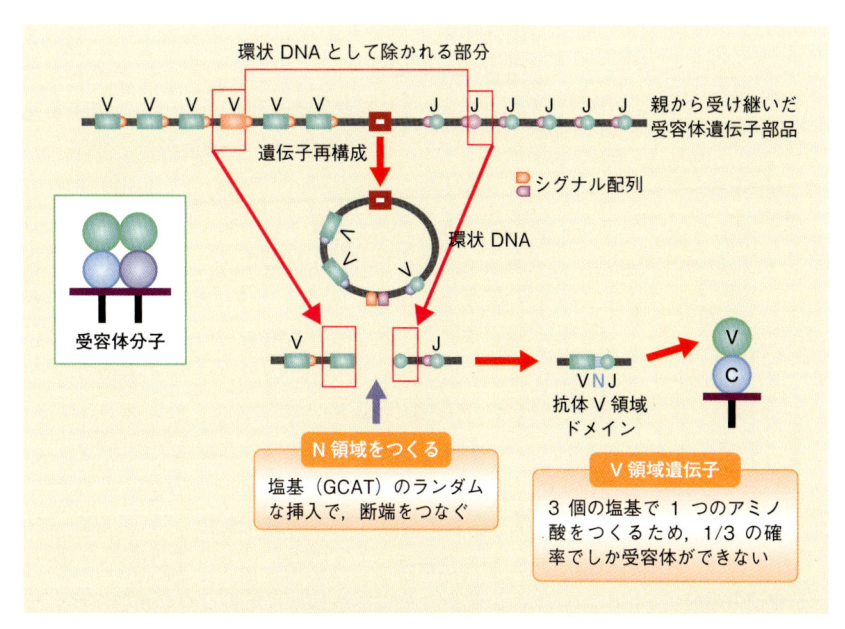

図 1.8.1 抗体および免疫受容体遺伝子再構成

1.8 口腔の免疫学

(2) 自己と非自己を区別する免疫系
a. 自己と非自己を見分ける仕組み

自己・非自己を区別する免疫細胞は，獲得免疫系のT細胞が担う．T細胞は骨髄幹細胞が胸腺に移住してつくられるが，T細胞分化の過程で，免疫学的自己・非自己が教育される．「胸腺」は学校で，T細胞は生徒である．

胸腺では，生徒であるT細胞の遺伝型とは無関係に，胸腺の遺伝型と同一のものを自己とする教育が行われる．すなわち，B胸腺を移植されるとA由来のリンパ球であっても，Bが自己となる．

自己・非自己を決定する分子は，胸腺上皮細胞の表面に発現される主要組織適合遺伝子複合体（major histocompatibility complex：MHC）分子であり，T細胞抗原受容体との相互作用によって「自己と反応するT細胞」は死に，「非自己と反応するT細胞」は増殖し，免疫系を構築する（図1.8.2）．

b.「正と負の選択」による免疫学的自己の確立

それでは，どのようにしてT細胞の「生と死」を決めているのだろうか．T細胞抗原受容体の構造およびその遺伝子再構成機構は，抗体のそれとよく似ているにもかかわらず，抗体とはまったく異なる認識機構である．すなわち，抗体は抗原と直接結合できるが，T細胞抗原受容体は抗原と直接結合できず，抗原を結合したMHC分子（主要組織適合分子）を認識する．このようにT細胞の抗原認識の様式は，抗原のみならずMHC分子という自己への反応性をも要求し，自己と非自己を区別している．

さて，これらMHC分子の溝に収まる抗原分子，すなわちT細胞によって認識される抗原は自己も非自己も区別なく提示される．自己反応性T細胞の抗原受容体は，自己成分を結合しているMHC分子とは強く結合するが，非自己成分を結合したMHC分子とは，当然弱くしか結合できない．強い結合が起こると抗原受容体から「死」のシグナルが送られてT細胞は死ぬ（負の選択）．一方，非自己と反応するT細胞は，胸腺細胞上の自己成分クラスMHC分子とは弱い結合しかできず，そのため「死」ではなく「増殖」のシグナルが送られてT細胞は増殖して（正の選択），免疫系を形成することになる．

c. 自己免疫反応を制御する末梢組織のフェールセーフ機構

胸腺内で起こる自己反応性T細胞の消去は不完全で，末梢リンパ組織に出現するT細胞の約5～6％は，自己反応性T細胞である．しかし，自己免疫病が発症する危険はない．末梢リンパ組織に自己反応性T細胞が自己を攻撃できない仕組みが存在する．これがフェールセーフ機構，免疫制御系である．

免疫制御を担う細胞は，制御T細胞（Treg）とナチュラルキラー（natural killer：NK）T細胞である．免疫制御には両者が必要で，一方が欠損しても免疫制御は崩壊する．制御T細胞は免疫制御のマスター遺伝子である*Foxp3*を発現する．*Foxp3*を未分化なT細胞に遺伝子導入すると，すべてのT細胞が抑制機能をもつようになり，ヒトでもこの*Foxp3*遺伝子の異常をもつ患者は自己免疫疾患を起こす．一方，NKT細胞は，全身性エリテマトーデス（systemic lupus erythematosus：SLE），RA，1型糖尿病などさまざまな自己免疫病発症制御および移植臓器の生着に深くかかわっている．NKT細胞が産生するTh2（IL-10）サイトカインは抑制T細胞を誘導し，免疫系を制御する．

(3) 免疫の仕組み

免疫系は自然免疫系と獲得免疫系およびそれらのシステムを効率よく機能させるための橋渡しシステムから構成されている（図1.8.3）．

a. 自然免疫系

自然免疫系は感染初期反応の2つの重要な働きを

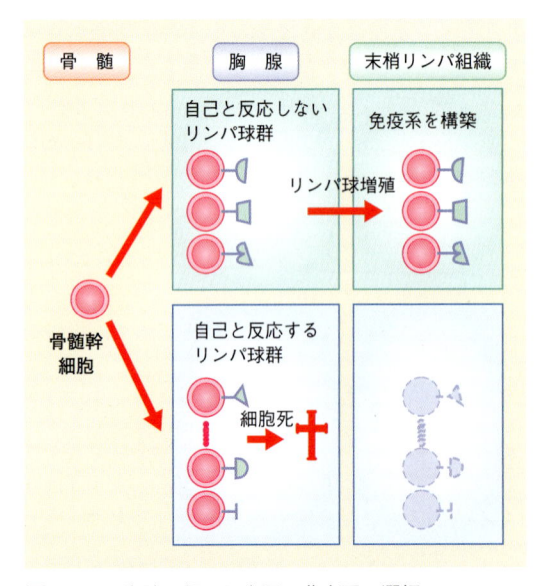

図1.8.2 胸腺で起こる自己・非自己の選択

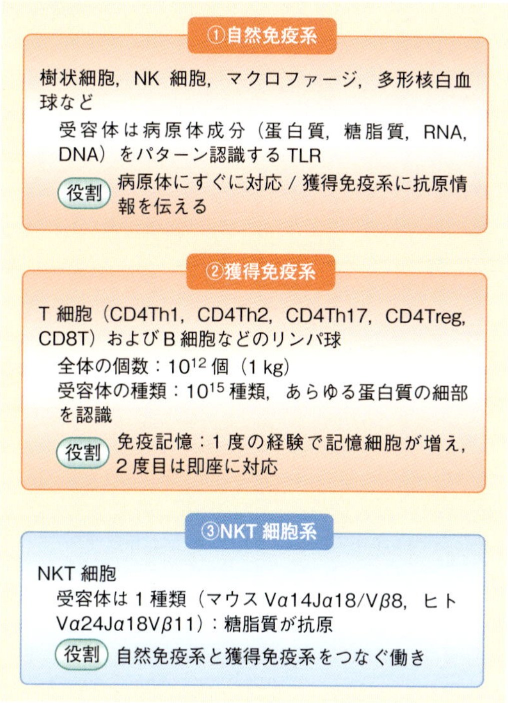

> **①自然免疫系**
>
> 樹状細胞，NK細胞，マクロファージ，多形核白血球など
> 受容体は病原体成分（蛋白質，糖脂質，RNA，DNA）をパターン認識するTLR
> （役割）病原体にすぐに対応／獲得免疫系に抗原情報を伝える
>
> **②獲得免疫系**
>
> T細胞（CD4Th1, CD4Th2, CD4Th17, CD4Treg, CD8T）およびB細胞などのリンパ球
> 全体の個数：10^{12}個（1 kg）
> 受容体の種類：10^{15}種類，あらゆる蛋白質の細部を認識
> （役割）免疫記憶：1度の経験で記憶細胞が増え，2度目は即座に対応
>
> **③NKT細胞系**
>
> NKT細胞
> 受容体は1種類（マウス Vα14Jα18/Vβ8，ヒト Vα24Jα18Vβ11）：糖脂質が抗原
> （役割）自然免疫系と獲得免疫系をつなぐ働き

図 1.8.3　免疫系の構成と役割

担う．第一は外敵の侵入に対して即時的に反応し，病原体の構成成分をパターン化して認識し，炎症反応を主体とした防御反応を誘導し，病原体の体内増殖を抑える．第二の機能は，抗原を処理し，獲得免疫系に抗原情報を伝える．多形核白血球，マクロファージ，好酸球，好塩基球などの炎症細胞群および樹状細胞やNK細胞などが属する．

自然免疫系受容体は，細菌，カビ，ウイルスなどを病原体の構成成分の種類をパターン化して見分ける受容体で，Toll様受容体（Toll-like receptor：TLR），NOD様受容体（NOD-like receptor），RIG-1様受容体（RIG-1-like receptor）などがある．これらの受容体は，病原体の種類を問わず，病原体由来の蛋白質，糖脂質，DNA，RNAなどの病原体構成成分をパターン化して認識する．

哺乳類のTLRは現在10種類存在し，これらは3種類に大別できる．TLR1，TLR2，TLR4，TLR6，TLR10は病原体脂質に対する受容体であり，TLR5は細菌性蛋白質を，TLR3，TLR7，TLR8，TLR9は病原体のRNA，DNAなどの核酸成分を認識する．

多くの場合，TLRからの刺激によって自然免疫系の細胞から産生されるサイトカインや獲得免疫系のリンパ球を活性化する炎症性サイトカインを産生して，病原体の体内増殖を抑えるとともに，免疫細胞を活性化する．

b. 獲得免疫系

獲得免疫系は，リンパ球によって構成され，1000兆種類の膨大な受容体レパートリーを駆使して詳細な抗原情報を認識し，免疫記憶を担う．ワクチンは，この免疫システムの利用である．

i）獲得免疫系の細胞群

獲得免疫系を担うリンパ球は，大別するとT細胞（Tリンパ球）とB細胞（Bリンパ球）の2群に分けられる．B細胞は，骨髄（bone marrow）で骨髄幹細胞から分化・成熟するため，このようによばれる．その過程で，抗体遺伝子再構成が起こり，抗体遺伝子産物は細胞表面に表出され，受容体として機能する．最終段階では形質細胞に分化し，受容体分子は可溶性の抗体として細胞外に分泌される．

一方，T細胞は，骨髄幹細胞が胸腺（thymus）へ移住し，T細胞抗原受容体遺伝子再構成が起こるとT細胞として運命決定がなされ，サイトカインを分泌する機能を獲得する．したがって，T細胞は抗体をつくることはないが，サイトカインによりさまざまな機能を担う．

T細胞は抗原受容体の補助機能を担う補助受容体CD4あるいはCD8分子の発現によって「CD4T細胞」と「CD8T細胞」の2種類に分類できる．「CD8T細胞」は別名をキラーT細胞といい，CD8分子の標的であるMHCクラスI分子を発現する標的細胞に細胞死（アポトーシス）を誘導することによって破壊する．

一方，「CD4T細胞」は機能に応じて4種類（Th1，Th2，Th17，Treg）に分類できる．最初はB細胞の抗体産生を助けるという意味の「ヘルパーT細胞（Th）」とよばれていたリンパ球である．

Th1細胞は，転写因子T-betに規定されるIFN-γなど感染防御にかかわるサイトカインを産生し，B細胞にIgG抗体の産生を促し，病原体の感染防御にかかわる．

Th2細胞は転写因子GATA-3に制御されるIL-4，IL-5，IL-13などTh2サイトカインを産生し，アレルギー発症に関与する．特にIL-4は抗体遺伝子のクラススイッチを誘導し，IgM抗体からIgE抗体へと抗体クラスを変換する．IL-4によって，IgE抗体をつくるB細胞が選択的に増え，喘

息や花粉症などのアレルギー疾患を発症する．IL-5は好酸球の産生を盛んにし，アレルギー慢性化に関与する．IL-13は気管支を取り巻く平滑筋の収縮を起こし，喘息発症の主要なサイトカインである．

Th17細胞はIL-17を産生するCD4T細胞で，RORγt（retinoic acid-related orphan receptor γt）転写因子によって規定され，SLE，1型糖尿病，RAをはじめとする自己免疫疾患を発症する．

Tregは，免疫反応を抑制する抑制T細胞で，転写因子FOXP-3によって規定され，Th1,Th2,Th17,CD8T細胞の働きを抑制することによって，自己免疫疾患の発症，アレルギー反応を抑制し，拒絶反応を抑制して移植組織の生着に関与する．

ii）免疫反応の基本ルール

病原体感染が起こると感染局所の自然免疫系の樹状細胞が抗原を取り込み，所属リンパ節のリンパ濾胞とよばれる場所へ移動する．血行性に抗原が運ばれた場合は，脾臓のリンパ濾胞にある血管周囲の樹状細胞が抗原を取り込む．いずれの場合も，抗原を取り込んだ樹状細胞とT細胞の反応が次のステップとなる．

T細胞活性化の第一段階は，樹状細胞が抗原を処理し，MHC分子に抗原情報を貼り付けて，T細胞が認識しやすい形で情報を提供する．これが「抗原提示」である．

活性化第二段階は，抗原受容体と補助受容体を介してT細胞に第一，第二シグナルが入ると，T細胞はサイトカイン受容体を表出する．したがって，抗原受容体で活性化されたT細胞だけが増殖でき，異なる特異性の受容体をもつT細胞は増殖できない仕組みになっている．

第三段階では，活性化されたT細胞はアジュバント細胞（後述）からのサイトカインによってより効果的な分裂・増殖と機能分化を起こす．

第四段階は抗原特異的に活性化されたT細胞とB細胞が相互作用し，B細胞から抗体がつくられる．

iii）自然免疫系と獲得免疫系をつなぐ仕組み

抗原を提示した樹状細胞との相互作用によって，T細胞が活性化され，分裂・増殖し，その抗原に対する受容体をもつT細胞だけが増殖する．膨大なレパートリーのなかから抗原で活性化されたものだけが，選択される仕組みであり，同じ受容体をもつT細胞の数が増えることによって，はじめて病原体と闘うことができる．オーストラリアの細菌学者Burnetが考えたクローン選択説である．

しかしながら，抗原刺激だけでは効率的なクローン増殖を起こさない．病原体に対抗するためには，病原体の増殖スピードにまさるクローン増殖が必要である．それがアジュバントである．

アジュバントとは，「助ける，補助する」という意味であるが，機能的には2通りの意味がある．それは，①クローン選択によるT細胞増殖を助ける機能と，②ほかの免疫機能を増強する作用である．抗原刺激と同時にアジュバントが作用することによってはじめて効率的な免疫細胞の増殖と機能増強を保証できる．

アジュバント作用メカニズムを「癌」に対する免疫反応で紹介する．癌細胞が体内に発生すると，2種類の癌細胞ができる．「MHC分子を失った癌細胞」と「MHC分子を発現した癌細胞」である．これら2つの癌細胞群を同時に排除できないと治癒したことにならない．アジュバント作用は，自然免疫系のNK細胞と獲得免疫系のCD4T細胞（Th1細胞）とCD8キラーT細胞を活性化し，2種類の癌細胞を同時に排除できる．

NK細胞が，自身のNK受容体（抑制受容体とよばれる）を介して癌細胞のMHC分子と結合すると抑制シグナルが発信され，NK細胞の機能はストップする．MHC分子を発現していない癌細胞は抑制シグナルが起こらず，標的を殺すことが可能である．これはNK細胞が正常細胞を殺さず，MHC分子の発現を失った癌細胞だけを殺すメカニズムで，究極の自己非自己を区別するメカニズムでもある．

それに反して，獲得免疫系T細胞の受容体はMHC分子に結合している「抗原」を認識するため，「MHC分子を発現した標的細胞」だけが標的になる．

アジュバント作用を担う細胞は，NKT細胞である．NKT細胞のアジュバント作用は2つの大きな機能からなる．

その第一は樹状細胞を未熟型から成熟型に変化させる作用である．未熟樹状細胞はT細胞を活性化できず，むしろ免疫不全状態を誘導するが，NKT細胞は未熟樹状細胞を成熟型樹状細胞に変化させ，免疫不全を改善する．

第二のNKT細胞のアジュバント機能は，NKT細胞が産生するIFN-γで，それが自然免疫系およ

び獲得免疫系の細胞群の増殖，機能分化を誘導する．

もともとアジュバント作用をもたない「癌」を治療する場合は，癌抗原だけあっても治療は不可能で，アジュバント作用が必須である．癌患者の場合は免疫抑制反応が強く，キラー T 細胞はできていてもクローン性増殖ができない状態である．したがって，樹状細胞を成熟型につくりかえ，免疫不全状態を脱して，キラー T 細胞を効率よく活性化するアジュバント作用があれば，癌に対する免疫反応は作動する．また，アジュバント作用は，非特異的に作用するため，「癌」の種類を問わない．

iv）免疫記憶

アジュバント作用によって，増殖した特定の受容体をもつ T 細胞集団は病原体の排除が完了した後も免疫システムのなかに残る．この状態で，再び同じ病原体に感染した場合，リンパ球の増殖の時間は短くてすみ，病気を発症することはない．このメカニズムを応用したのが，ワクチンである．自然免疫系にはこのような免疫記憶は存在しない．

B 細胞がつくる抗体は，初期は結合力の弱い IgM 抗体で，通常感染から 1 週間程で終息する．その間，IgM 抗体を産生する B 細胞は結合力の強い IgG 抗体を産生するようにクラススイッチを起こし，同時に，細胞の数も初期に比べて何万倍にも増える．これらの B 細胞が再び抗原刺激を受けると胚中心（germinal center）とよばれるところで，抗体遺伝子 V 領域に変異が誘導され，それらのなかから，抗原と強い親和性をもつ B 細胞が選択され，親和性の強い抗体を産生する B 細胞だけが残り，効率よく防御反応を起こすことができる．これが免疫記憶である．免疫記憶は 50 年以上にわたる場合もある． 〔谷口　克〕

2　口腔・粘膜免疫

口腔・粘膜免疫は，消化器，呼吸器，泌尿生殖器などの粘膜に成立している．さらに涙腺，唾液腺，乳腺などの外分泌腺もその守備範囲である．また，これらの組織はガス交換，消化吸収，知覚，生殖などの機能を担うため，粘膜は透過性の高い脆弱な隔壁にすぎず，病原微生物からの侵入に対して高度な防御機構を備える必要がある．しかし粘膜の脆弱性，高浸透性は，常に微生物感染の危険にさらされていることにほかならず，病原微生物の多くは粘膜を介して侵入する．

粘膜はまた病原性をもたない多様な異物の侵入門戸でもある．特に消化管は 1 人あたり年間 18～20 kg の食餌性蛋白にさらされている．同時に消化管には少なくとも 1000 種類の微生物が寄生し，常在微生物叢とよばれている．常在細菌叢は宿主にとって無害であり，多くの有益な役割を果たす．本来無害な抗原に対して積極的な獲得免疫を成立させることは不合理であり，実際無害な外来性抗原に対する無用な免疫応答の誘導は，セリアック病（小麦に含まれるグルテン蛋白に対する免疫応答）や Crohn 病（腸内細菌に対する過剰免疫応答）の原因と考えられている．粘膜免疫システムには病原微生物と食事性抗原・腸内細菌叢を識別し，相反する免疫応答を誘導する術が発達している．

（1）粘膜免疫誘導・実効組織

口腔を含む広大な粘膜における獲得免疫は粘膜関連リンパ組織（mucosa-associated lymphoid tissue：MALT）において誘導される．また粘膜免疫の実効相において重要な役割を果たす上皮層や粘膜固有層にはエフェクター細胞（リンパ球，マクロファージ，樹状細胞，マスト細胞など）が数多く集積している．MALT として，扁桃，Peyer 板，虫垂などがあげられる．MALT の中心には B 細胞濾胞が形成され，辺縁には T 細胞領域が存在している．MALT の天蓋には樹状細胞が豊富に存在している．また MALT は特殊な上皮層（濾胞付属上皮（follicle-associated epithelium：FAE））に覆われている．この FAE には通常の粘膜上皮細胞に加え microfold（M）細胞が存在している．M 細胞は吸収上皮細胞に比べて微絨毛の発達が悪く，糖衣を欠き，消化酵素や粘液を分泌しない．M 細胞は管腔側の微生物抗原や食餌性蛋白の多くを取り込む．M 細胞を介して取り込まれた抗原は樹状細胞に送達され，ついで T 細胞に抗原提示される．この抗原提示の際に感作リンパ球には粘膜への選択的遊走指向性が付与され，近傍あるいは遠隔の実効組織へのホーミングが可能になる．

（2）sIgA

粘膜の主要な Ig は IgA である．ヒトではさらに IgA1 と IgA2 の 2 つのサブクラスに分類される．

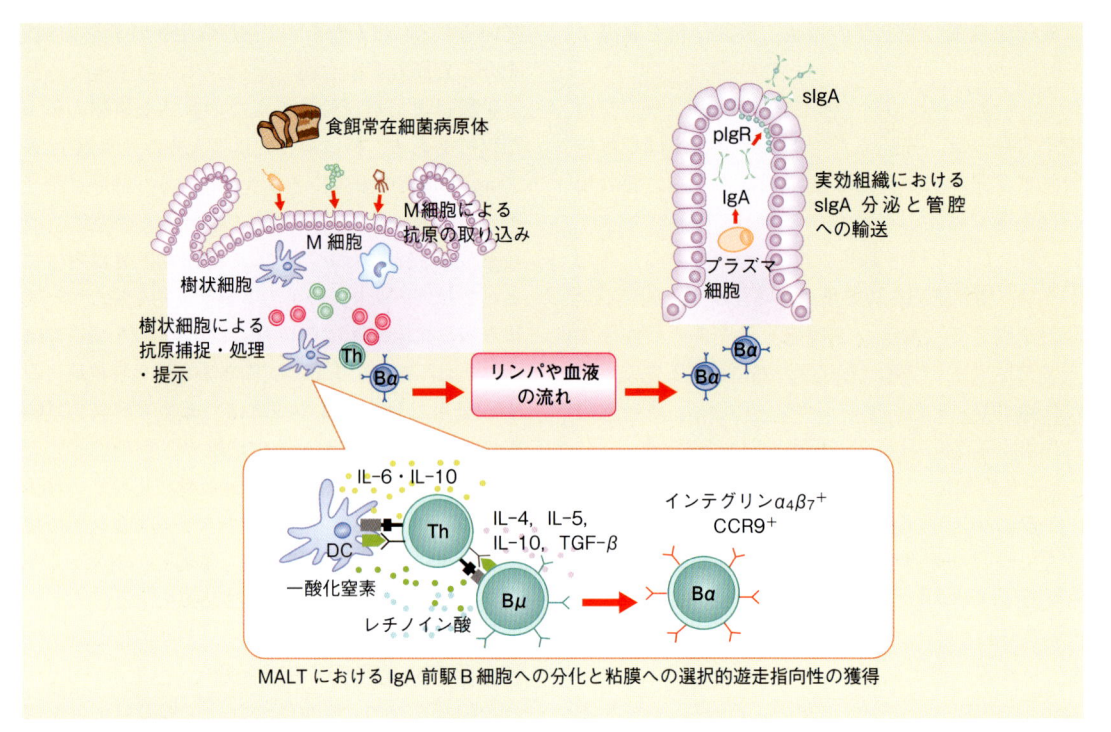

図 1.8.4　誘導組織と実効組織間のリンパ球遊走機構
Peyer板で活性化されたリンパ球は腸間膜リンパ節を経由し，リンパ行性に胸管へ移行する．さらに血流に乗って全身を循環した後，Peyer板の近傍あるいは遠隔の粘膜固有層へとホーミングする．この粘膜組織に特有のリンパ球循環システムは，インテグリンとケモカインに対する指向性によって規定される．粘膜遊走指向性リンパ球には活性型インテグリン$\alpha_4\beta_7$が発現しており，粘膜の血管内皮細胞に発現するMAdCAM-1を認識する．また粘膜上皮細胞はCCL25ケモカインを選択的に産生しており，その受容体CCR9を発現したエフェクタT細胞，プラズマブラスト細胞を選択的に引き寄せる．CCR9の発現はMALTの樹状細胞によって制御されており，活性化ビタミンA（レチノイン酸）が関与する．

血液中ではIgAは単量体として存在し，IgA1とIgA2の比率はおよそ10：1である．これに対し粘膜ではIgAは二量体として存在しており，IgA1：IgA2は約3：2である．ヒトの粘膜組織では約5gのIgAが毎日産生されている．消化管から侵入する病原微生物の多くはIgA1を消化する蛋白分解酵素を産生するが，IgA2は抵抗性を示す．消化管にはIgA2を産生する形質細胞が多い．

Peyer板においてIgA産生細胞へと分化したB細胞は，胸管，大循環を経て近傍ないし遠隔の粘膜固有層へ遊走し，二量体IgAを分泌するプラズマ細胞に最終分化する（図1.8.4）．粘膜固有層で分泌された二量体IgAは粘膜上皮細胞を通過し管腔側へ放出される．この輸送には上皮細胞の基底膜に発現している多量体Ig（polymeric immunoglobulin：poly-Ig）受容体が関与している．poly-Ig受容体は二量体IgAなどの多量体抗体に高親和性を示す．頂端側でpoly-Ig受容体は分解されるが，一部（分泌成分）はIgAに会合したまま維持される．sIgAは分泌成分の糖鎖を介して，上皮層を覆っている粘液（ムチン）に結合し，微生物の接着阻害作用や微生物由来の毒素中和作用を示す．またsIgAは腸内細菌叢との共生関係の構築に重要であり，腸内細菌の管腔内における過剰な増殖を制御する．

粘膜免疫の窓口である口腔には粘膜由来のsIgA，ディフェンシン，ラクトフェリンなどの抗微生物因子が豊富に存在している．また歯肉溝滲出液を介してIgGなどの血清由来の抗微生物因子も数多く存在しており，口腔は粘膜系と全身系の免疫機能を反映したユニークな組織である．その意味で粘膜・全身由来のさまざまな抗微生物因子が混在する唾液は格好の免疫機能評価対象といえる．

〔清野　宏，高橋一郎〕

■ 文　献

Takahashi I, Nochi T : New horizon of mucosal immunity and vaccines. Curr Opin Immunol, **21**(3)：

Takahashi I, Fujihashi K : Mucosal regulatory cells in the gastrointestinal tract and periodontium. Periodontol 2000, 54(1) : 247-256, 2010.

高橋一郎, 清野 宏他：口腔での免疫—最近の進歩と疾患. 炎症と免疫, 15(6)：687-730, 2007.

1.9 口腔と言語

1 発声・構音器官の構造

構音に関与する諸器官は，主として呼吸器系（肺），喉頭，付属管腔（咽頭・口腔・鼻腔）からなっている．以下，それぞれの構造とその基本的な役割について述べる．

(1) 呼吸器系

発声・構音器官としての呼吸器系は，肺，気管，気管支，および胸郭と横隔膜，さらに横隔膜の動きを助ける腹筋群から構成されている．

気管は喉頭の下方に連結する管状の器官で，喉頭下端から10 cmほど下方のところを分岐し，左右の気管支に分かれる．その後，樹枝状に分岐し，細気管支となっていく．

胸郭は胸腔を囲む枠組みである．その後方は脊柱の一部である12個の胸椎，側方は12対の肋骨，前方は胸骨から構成されている．横隔膜は腱膜と筋組織からなる凸のドーム状の筋であり，横隔膜が収縮するとドームの頂が下降して平坦になり，筋が弛緩するとドーム状に戻る．横隔膜によってできる閉鎖した空間が拡大・縮小することにより，呼吸運動が行われる．

(2) 喉 頭

喉頭は気管と食道の分岐部で気管の入り口にある．喉頭の本来の機能は気道への異物の侵入を防ぎ，気道を確保するための防御機構である．言語としての役割は，呼気流の運動エネルギーを音響エネルギーに変換する発声器官である．この段階では，声帯の振動により断続する気流として音が生成される．これを喉頭原音とよぶ．

喉頭は気管の上方に位置し，多くの軟骨や筋肉で構成されている．軟骨は4種類の軟骨から構成される（図 1.9.1）．甲状軟骨，輪状軟骨，披裂軟骨，喉頭蓋軟骨である．喉頭から肺へ通じる気管の入り口に輪状軟骨が位置し，その上に甲状軟骨がある．喉仏といわれるのは，甲状軟骨のとがった部分で，甲状軟骨の内側に声帯が収まっている．声帯の逆Ｖの先端に披裂軟骨がついている．披裂軟骨が内転すると左右の軟骨の声帯突起は近接し，外転すると離れる．この内転・外転運動で左右の声帯の間の間隙，すなわち声門は閉鎖あるいは開大する．喉頭蓋軟骨は，上方で舌骨，下方で甲状軟骨と靭帯で連結している．

喉頭筋には，喉頭軟骨の関節運動に関与する内喉頭筋と，喉頭の外側から喉頭を支え，喉頭全体の動きに関与する外喉頭筋がある．内喉頭筋の作用は声門の開大・閉鎖および声帯の緊張の調節にある．

一方，外喉頭筋は舌骨上筋群，舌骨下筋群および咽頭筋群からなる．舌骨上筋群は喉頭を引き上げ，舌骨下筋群は喉頭を引き下げる．咽頭筋群は嚥下動作がおもな働きである．

(3) 付属管腔

付属管腔は喉頭の上方に連なる管腔で，喉頭，口腔，鼻腔の総称である（図 1.9.2）．付属管腔のなか

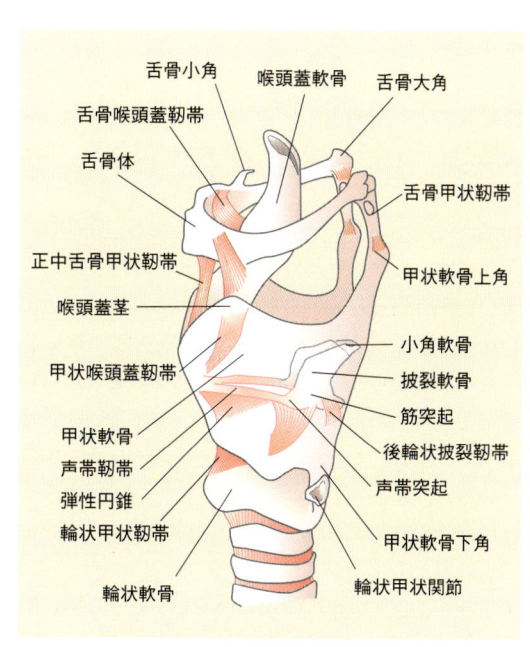

図 1.9.1 喉頭の枠組み（甲状軟骨は透見してある）
(廣瀬 肇, 柴田貞雄他：言語聴覚士のための運動性構音障害学, 医歯薬出版, 2001 より改変)

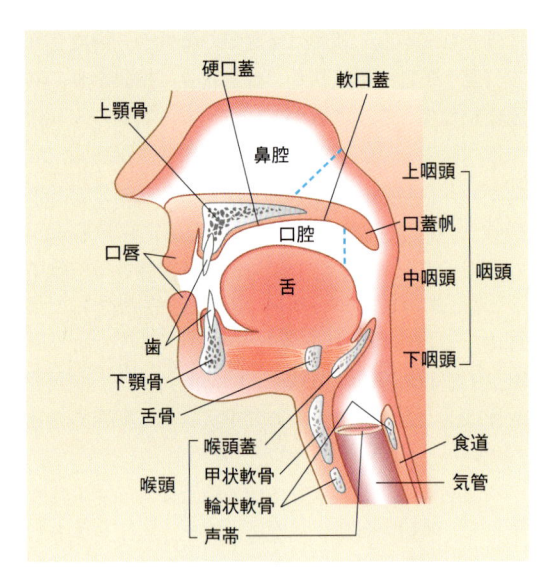

図 1.9.2 喉頭および付属管腔の正中矢状断面図
(廣瀬　肇，柴田貞雄他：言語聴覚士のための運動性構音障害学，医歯薬出版，2001より改変)

で，中咽頭，口腔を経て口唇に至る管腔を声道とよぶ．声道を構成する器官のなかで，随意的に動かし言語音生成に使われるものは，下顎，舌，口唇，軟口蓋であり，構音器官ともよばれる．声門において生成された喉頭原音は，上記の構音器官を通り，声道の音響特性に応じて共鳴を受け，人の声としての音色になる．

a. 下　顎

下顎は顎関節により頭蓋と連結している．構音動作としては，開閉運動が主である．下顎の運動は咀嚼筋と舌骨筋群からなり，本来の機能は摂食・咀嚼にある．

b. 舌

舌は外舌筋と内舌筋から構成される．内舌筋は舌のなかから始まり，舌のなかで終わる筋肉で，舌の形の変化におもに役立つ．上・下縦舌筋，垂直舌筋，横舌筋からなる．一方，外舌筋は舌と舌以外の構造物の間にある筋肉であり，オトガイ舌筋，舌骨舌筋，茎突舌筋からなる．外舌筋はおもに舌の位置を決めるのに役立つ．

構音運動における舌運動は，前後・上下の移動，舌尖の挙上・下降が主である．

舌小帯は舌の裏面と下顎歯槽突起を結ぶ粘膜のひだである．舌小帯が短く，舌尖の挙上が妨げられる場合，舌小帯短縮症とよばれる．

c. 口　唇

口唇は上唇と下唇からなり，上唇は赤唇から鼻唇溝まで，下唇はオトガイ唇溝までを含めている．口唇の形をつくるものは口唇の周囲を輪状に囲む形で走る口輪筋である．構音動作として，口唇の開閉，口唇の丸め，口唇を横に引くがある．口唇の本来の役割は摂食にあり，飲食物の取り入れと口腔内保持に働く．

d. 軟口蓋

軟口蓋は口蓋の後ろ1/3を占め，硬口蓋から延長している軟性組織である．口蓋帆張筋，口蓋帆挙筋，口蓋咽頭筋，口蓋舌筋，口蓋垂筋からなる．軟口蓋の可動性に関与するおもな筋は口蓋帆挙筋で，この筋肉により軟口蓋は後上方へ引き上げられ，咽頭後壁に接近し，鼻咽腔の閉鎖を行う．これらは鼻咽腔閉鎖機能とよばれ，食べ物を飲み込むときや口から息を吹くとき，語音を産出するときにこの機能が働き，口腔と鼻腔が分離される．よって，人が言葉を話すとき，通鼻音を生成するとき以外は鼻咽腔閉鎖機能が働き，軟口蓋は上昇し，呼気が口腔内へ流れる．また，通鼻音を生成する場合は軟口蓋が下降し，呼気が鼻腔内に流れる．

2　発話機構

話し言葉の産出には，おもに3つの過程を通る．1つ目は，言葉の音響エネルギー源としての呼気を送出する過程（呼気調節），2つ目は，呼気流のエネルギーを音響エネルギーに変換して音源を生成する過程（喉頭調節），3つ目は，最終的な音声信号の完成，すなわち構音器官の調節（調音，構音）である．

(1) 呼気調整

音声産出時には，呼気が肺から上方に向かって送り出される．言葉の音は，肺からの気流を操作することでつくられる．つまり，呼吸運動が呼気の生成の根源になる．吸気の際に肺が拡張し，呼気の際に肺が収縮する．肺自体はみずから拡張・収縮をすることができず，吸気運動と呼気運動を引き起こす筋の働きで拡張・収縮を行う．

(2) 喉頭調整

喉頭で声の音源をつくることを発声という．喉頭

では，肺の発動体によって引き起こされた気流を，喉頭にある声帯を通過させることによって，呼気の運動エネルギーの音響エネルギーへの変換が行われる．

また，肺の発動体によって引き起こされた気流は，喉頭にある発声装置である声帯の振動を伴うか否かで，有声音と無声音の弁別を行っている．声帯の間隙を声門とよぶ．声門が閉じ，声帯の振動による声を伴うものが有声音，声門が開き，声帯の振動を生じないものが無声音である．このように，気流は声門で発声による変化を受けてから，言語音声としての特性が決定される．

(3) 構音器官の調整

構音とは，発声発語器官である舌，下顎，口唇，軟口蓋を動かすことによって，咽頭・口腔の形態を変化させ，喉頭でつくられた声に2語音としての特性を与える過程を指す．構音動作によって言語音をつくる仕組みには，①声の音源に加える共鳴特性の生成（母音，鼻音）と，②声道内の気流を操作してつくられる気流雑音の生成（破裂音，摩擦音など）がある．

3 日本語音の性質

音の最も基本的な分類が母音と子音の区別である．

(1) 母 音

母音は持続的な有声音で，声道内に気流を阻止するような狭めや閉鎖が存在しない音である．母音を分類するのは，次の3つの要素である．①舌の前後の位置，②舌の上下の位置，③口唇の丸め（円唇化）の有無である．日本語の母音では，仮名の「ア・イ・ウ・エ・オ」に対応する5つに分けられる．舌の位置を国際音声学協会（International Phonetic Association：IPA）における規範的な母音を基準音として図式化したものが，いわゆる母音四角形である（図1.9.3）．

(2) 子 音

子音は構音の際に，声道内の狭めや閉鎖などの気流妨害が起こる音である．声帯振動の有無（有声音，無声音），声道の音のつくられる場所（構音点），

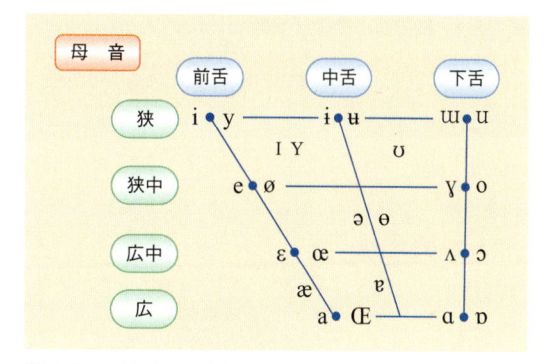

図1.9.3 母音の四角形
組になった記号の左が非円唇，右が円唇音．
（小泉 保：音声学入門，大学書林，2003より改変）

音のつくられる方法（構音方法）によって分類される．日本語の場合，構音点は，口唇，歯，歯茎，硬口蓋，軟口蓋，声門であり，これらの部位で狭めや閉鎖がつくられて，子音の構音が行われる．また，構音方法は狭めや閉鎖などの雑音の生成の方法であり，破裂音，摩擦音，破擦音，通鼻音，弾音に分けられる．これらに声帯振動の有無が加わり，有声・無声の区別がつけられる．これらは国際音声字母として表記されている（表1.9.1）．

a. 声帯振動

声帯振動の有無により有声音と無声音に分類される．

b. 構音点

構音点は声道のなかで一番狭められたり，閉鎖されたりする場所で分類する．構音点は，口唇，歯，歯茎，後部歯茎，硬口蓋，軟口蓋，口蓋垂，咽頭，声門などがある．

c. 構音方法

構音の仕方，方法による分類で，破裂音，摩擦音，破擦音，通鼻音，弾音，半母音に分けられる．

ⅰ) 破裂音

破裂音は軟口蓋を上げ，鼻腔の通路を塞ぎ，口腔のある調音点で完全に閉鎖し，口腔内の呼気圧を高める．そして，急に閉鎖を取り除き，破裂とともに勢いよく流出する呼気でつくられる．日本語には，[p][b][t][d][k][g]がある．

ⅱ) 摩擦音

軟口蓋が咽頭壁に接触し，鼻腔への通路を塞ぎ，口腔の通路を狭めて気流が通過することで摩擦が生じる音である．日本語には，[ɸ][s][z][ʃ]がある．

表 1.9.1　国際音声字母（子音）

	両唇音	唇歯音	歯音	歯茎音	後部歯茎音	そり舌音	硬口蓋音	軟口蓋音	口蓋垂音	咽頭音	声門音
破裂音（閉鎖音）	p　b			t　d		ʈ　ɖ	c　ɟ	k　g	q　ɢ		ʔ
通鼻音（鼻音）	m	ɱ		n		ɳ	ɲ	ŋ	ɴ		
ふるえ音	ʙ			r					ʀ		
弾音（たたき音・はじき音）		ⱱ		ɾ		ɽ					
摩擦音	ɸ　β	f　v	θ　ð	s　z	ʃ　ʒ	ʂ　ʐ	ç　ʝ	x　ɣ	χ　ʁ	ħ　ʕ	h　ɦ
側面摩擦音				ɬ　ɮ							
接近音		ʋ		ɹ		ɻ	j	ɰ			
側面接近音				l		ɭ	ʎ	ʟ			

対になった記号の左が無声音，右が有声音，水色の部分は調音不可能と判断される．

（国際音声学協会（IPA），2005）

iii）破擦音

破擦音は最初に破裂音，次に摩擦音の2記号を並べて表記するが，この2種の記号が一体となった1音である．破裂音が閉鎖，破出するが，破出の段階では舌は次の摩擦音の構えをしており，その後狭窄を通り，摩擦を生じる．日本語には [ts][dz][tʃ][dʒ] がある．

iv）通鼻音

口腔内の声道のいずれかの調音点で完全閉鎖し，軟口蓋を下げ鼻腔への通路を開き，気流を鼻腔より外へ流出することでつくる音である．日本語には，鼻濁音 [m][n] がある．

v）弾音

舌尖を上歯茎に軽く打ちつける音である．日本語では [ɾ] がある．

vi）半母音

半母音は，舌の [i][ɯ] の位置付近から出発し，直ちに後続の母音へ向かう摩擦音の移行音で，響きが弱く，短い音である．日本語では，[j][w] がある．

4　発達と言語（構音）

(1) 言語発達

言語の発達は，子どもの誕生直後から始まる．新生児から乳幼児は適する言語環境におかれることで，内言語，表出言語を獲得していく．繰り返される日常のなかで，子どもは徐々に養育者の存在を知るようになり，声を認識できるようになる．すると，両者は共通の注意を向けるようになり，養育者-事象-子どもという三項関係が成立する．養育者は，乳幼児の発声を聞いて，微笑んだりうなずいたり，声をかけるようなる．誰に聞かせるでもなく発声していた乳児は目の前の相手を認識しはじめ，欲しいもの，注意しているものに対して，指差し行動が徐々に可能になる．そして養育者が対象物への発話を行い，子どもは言語的な意味を理解していく．1歳をすぎる頃，「おいで」「ちょうだい」などの具体的な指示が理解できるようになり，2歳には二語文の質問が理解できるようになる．そして，3歳の頃には大小などの対立概念，色などの物の性質や属性，数概念がわかるようになる．4歳頃には言語機能の基本的土台を獲得することになる．

発語の発達は，理解の発達の後に続く．1歳頃にはじめて意味のある言葉が出始め（始語），1歳半で20～30個だった語数が2歳では約300個になる．2歳頃には，「パパ，かいしゃ」などの2つの言葉を続けた二語文が出現する．その後の1年間で語数は1000個ほどになり，4歳で1500個，5歳で2000個，6歳で2500～3000個になるとされる．

(2) 構音発達

生後1カ月で乳児は非叫喚発声を出しはじめる．この発声は呼吸運動に伴う機械的な啼泣（crying）ではなく，比較的弱い音声で多様性を示すもの（non-crying）である．生後3カ月では，あやすと一定の非叫喚発声と，「クー」と鳴るような声（クーイング）も可能になってくる．発声器官の変化のおもなものは，生後4カ月頃生じる．喉頭の位置が下がり，口腔内に広い咽頭部が確保される．また舌が運動する空間的余裕も生まれるため，さまざまな子

表 1.9.2　90％以上正しく構音される時期（子音）

年齢	高木ら		野田ら		われわれの結果		坂内
3:0～3:5	10名	w, j, m, p, t, d, g, tʃ, dʒ	50名	j, b, m, t, tʃ			2:10～3:3 (14名) j, h, f, p, b, m, t, d, k, g, tʃ
3:6～3:11	16	f, n	50	p, k, g, ʒ			3:4～3:8 (60名) w, n, dʒ, ɲ
4:0～4:5	22	ç, h, k	50	h, ç, n, r	230名	w, j, h, ç, p, b, m, t, d, n, k, g, tʃ, dʒ	
4:6～4:11	28		50	w, d	303	ʃ	4:4～4:8 (60名) ʃ
5:0～5:5	21	b	48	s	281	s, ts	
5:6～5:11	16	dz	50	ʃ, ts, z	270	dz, r	
6:0～6:5	20		50		380		
6:6～6:11			30		225		
備考	s, ʃ, ts, r は6歳半までには90％以上正とならない		ʒ と dʒ, z と dz は区別せず ʒ, z としている		単語で検査を目的とした音の初発反応による		s, ts, dz, r, ç は4歳半の群でも90％以上正とならない

（中西靖子，大和田健次郎他：東京学芸大学特殊教育研究施設報告，**1**：1-41，1972）

音の産出が可能になる．

5カ月ごろから，過渡期の喃語とよばれる子音と母音の構造が不明瞭な発声「アーアーアー」というような発声をするようになる．この過渡期の喃語よりもさらに発達した発声が規準喃語である．規準喃語は，音声言語の基本的単位である子音＋母音の構造をもっており，「バーバーバー」というような発声である．この規準喃語は1音節の長さが成人の言語の1音節の長さに匹敵しており，言語音の基本的特徴を備えている．

音を正しく構音する行動は，1歳半頃に著しい発達を示すが，十分に構音するには至っておらず，体制化されるのは2歳を通してである．日本語の語音について，90％以上の子どもが正しく構音した子音の時期を中西ら（1972）から**表 1.9.2**に示した．

獲得が遅い音はサ行，ザ行，ツ，ラ行などがある．獲得が容易な音は，構音運動が容易な音，耳で弁別しやすい音，言葉のなかで頻繁に出てくる音などであり，より細かい協応運動を必要とする音は難しい．このように，構音の発達にも言語発達に即した順序があり，おおむね6歳頃にはすべての音が完成する．

〔平野友紀子〕

■ 文　献

廣瀬　肇，柴田貞雄他：言語聴覚士のための運動性構音障害学，医歯薬出版，2001．

小泉　保：音声学入門，大学書林，2003．

中西靖子，大和田健次郎他：構音検査とその結果に関する考察，東京学芸大学特殊教育研究施設報告，**1**：1-41，1972．

2章

口腔疾患の病因と病態

2.1　口腔疾患の特殊性

1　口腔疾患の特殊性とは何か

1章で概説されているように，口腔は副鼻腔の下方，咽喉頭の前上方に位置する中空性臓器であり，細胞膜を通過できる栄養素にまで食物を分解・吸収するという消化器の門戸である．さらに，口腔は複雑な構音機能の一部を担っているが，この機能は直立二足歩行によって口蓋垂–喉頭蓋間が離れ，広い咽頭腔が形成されたことによって獲得されたものである．

口腔の第一義的機能は，歯を用いて食物を嚙み砕き（咀嚼），食塊に流動性を与えるため唾液を混入して咽頭・上部消化管に移送する（嚥下）作業である．この咀嚼と嚥下の過程において重要な役割を担うのが口腔と周囲組織を構成する硬組織と軟組織，すなわち，歯と歯周組織，顎骨，顎関節，舌，頰粘膜，唾液腺，咀嚼筋などの諸器官である．

人体の諸臓器はおのおのその固有の機能を担うため，独自の効率的かつ合理的形態を備えており，口腔がほかの臓器と比較して格段に特殊であるという表現は必ずしも適切ではない．しかしながら，口腔には，硬組織と軟組織が一体となって機能するという解剖学的特徴に関連する疾患や，歯と歯周組織に特有の微生物学的環境に関連する特殊な疾患がみられる．その他にも，歯の発生や顎顔面の発育に関連する疾患など，身体他臓器にはみられない特徴的な病態を呈するものがみられる．したがって，口腔疾患の特殊性とは，他臓器と比較して相対的に口腔とその周囲組織のみが有する形態的・機能的特徴に由来するものといえる．一方，口腔には身体他臓器とも共通する多種多様な疾患が生じるが，口腔顎顔面領域に特有の病態と機能障害を呈する．

口腔に発生するおもな疾患の病因，病態，診断，治療法などについては，本章ならびに5章に詳しく記述されている．したがってこの項では口腔顎顔面の解剖学的・微生物学的・発生学的特徴と，それに関連して生じる口腔疾患の特殊性について概説するにとどめる．

2　口腔の解剖学的特徴に関連する疾患

口腔は歯という硬組織を含む点においてきわめて特殊な臓器である．また，歯は上・下顎骨の歯槽突起に植立し，薄い歯槽粘膜の直下に骨が存在するため，他臓器にはみられない解剖学的特徴に関連したさまざまな疾患が生じる．

（1）歯と歯周組織の構造に由来する疾患

う蝕と歯周病は歯と歯周組織に発生する代表的疾患であるが，後述の微生物学的環境と相まって特徴的な病態を示す．う蝕は歯を構成する無機質成分（ハイドロキシアパタイト）が口腔常在菌により脱灰されることに始まる自己修復不能な疾患である．また，硬組織（歯）と軟組織（歯周粘膜）の接合部は外的侵襲に対しては脆弱な組織であるうえに，歯の萌出に伴って形成される歯肉溝は食物残渣が付着しやすい形態を呈し，歯周疾患の発生につながる．

（2）歯と顎骨の構造に由来する疾患

ヒトの骨格は大きく頭蓋・脊柱・胸郭・上肢骨・下肢骨の5つに分けられる．一般的に，頭蓋骨や上・下肢骨は比較的厚い結合組織や筋組織に覆われ，その上を皮膚組織が覆っているため，開放性外傷性疾患のほかには骨組織が直接外界に露出することはまれである．これに対して，上・下顎骨は比較的薄い歯槽粘膜の直下にあり，外傷性疾患以外にも炎症性疾患や抜歯操作などで容易に口腔内に露出する．

さらに，上・下顎骨内には歯に分布する神経・血管組織が貫通しているため，他部位の骨格にはみられない特殊な疾患を生じることになる．う蝕や歯周疾患が適切に治療されなければ，歯髄や歯周組織をこえて細菌感染症は容易に顎骨内外へ波及し，歯槽骨炎，顎骨炎・顎骨骨髄炎，顎骨周囲炎などが生じる．一方，顎骨と周囲筋組織の間には咀嚼筋隙とよばれる疎な結合組織が発達しているが，この部位は血管が少なく感染に対する抵抗力が弱いため，化膿性炎症が進展しやすい．また，上顎臼歯部の歯根尖は上顎洞底部に近接しており，歯根尖部の病変が上顎洞に波及することも多い．

一方，解剖学的特殊性により口腔顎顔面領域の外傷も身体他部位に比べて特徴的病態を呈する．たと

えば，軟組織の外傷の特徴としては，皮膚や粘膜の直下に歯と顎骨があるために切創・挫創・裂創が多いこと，舌・口唇・頬粘膜が歯に隣接するために咬傷が生じることなどである．同様に，歯，歯槽骨，顎骨など硬組織の外傷では，咀嚼筋の付着部位により骨片の偏位が多様であり，咀嚼機能障害が高度に出現し咬合異常を呈すること，関節突起部は介達骨折の頻度が高いことなどである．また，四肢骨の外傷治療と比較して，非観血的あるいは観血的整復後の固定法では種々の副子が用いられ，補助的に顎間固定が頻用されることなども顎口腔領域の外傷の特徴である．

(3) 舌に関連する疾患

舌は大部分が筋組織で構成され，咀嚼・嚥下・構音のいずれの機能においても非常に重要な働きを担う臓器である．特に構音機能における舌の運動は繊細であり，母国語が mother tongue とよばれる由来でもある．一方，口腔固有の味覚機能においても舌は重要であり，舌背表面に分布する茸状乳頭，葉状乳頭，有郭乳頭などの側壁部に分布する味蕾が味覚を司る．味覚は舌の前方2/3が顔面神経の鼓索枝，後方1/3が舌咽神経に支配されるが，味覚異常をもたらす原因としては，口腔乾燥症，消化器疾患，鉄欠乏性貧血，外傷，薬物性障害，亜鉛欠乏症などがあり，神経性障害ばかりでなく唾液成分の変化も大きく関与する．

(4) 唾液腺に関連する疾患

外分泌腺組織の1つである唾液腺は口腔のみに所属する器官であることから，これに関連して生ずる種々の病変も口腔に特有な疾患といえる．耳下腺，顎下腺，舌下腺の三大唾液腺や口腔粘膜に分布する小唾液腺からは，種々の腫瘍性病変や囊胞性病変が発生する．その他，唾液腺の腺体や腺管内には唾石とよばれる異所性石灰化物が形成されることがあり，特に顎下腺に生じることが多い．また，全身疾患の一分症として，Sjögren症候群による口腔乾燥症や薬剤性口渇などが生じることもあり，ムンプスウイルスの感染による流行性耳下腺炎は一般にはおたふくかぜとして知られる疾患である．

(5) 顎関節に関連する疾患

下顎骨は左右が癒合して1つの骨を形成しており，顎関節は左右の関節が顎運動と一体となって機能する人体で唯一の双顆関節である．顎関節は日常的な咀嚼・嚥下・構音に際し複雑な運動を担っているため，顎関節を構成する諸組織に障害をきたす疾患が比較的高頻度に発生する．また，上・下顎の咬合関係が顎関節に影響を与えることから，咬合の異常や加齢に伴う咬合高径の減少が顎関節疾患をきたすこともある．

3 口腔の微生物学的特徴に関連する疾患

(1) 口腔の微生物環境の特殊性

ヒトの体表面と管腔内にはきわめて多くの多様な微生物が生息しており，皮膚や消化器・呼吸器などの粘膜には常在細菌叢が形成される．口腔内は温度，湿度，pH，栄養源などが微生物の増殖に最適な環境のため，口腔はほかの消化管粘膜と比べ特徴的な菌叢を形成する．出生直前の口腔内は無菌的環境にあるが，出生直後から種々の細菌が口腔粘膜に感染・定着し口腔常在菌叢（oral microbial flora）を形成する．幼児から成人に至るまでの成長発達過程においても，全身的な要因のほかに口腔衛生状態や食事内容などにより細菌叢が大きく変化する．特に，乳歯の萌出に始まる歯の複雑な表面形態と歯肉溝（歯周ポケット）が細菌付着の場を提供し，身体他部位に比べてきわめて特徴的な微生物環境が形成されることになる．

口腔常在菌叢の代表的菌種はほぼ決まっており[⇨ 1.7-2 を参照]，最も多いのは連鎖球菌を主体とした通性嫌気性グラム陽性球菌であり，以下，通性嫌気性グラム陽性桿菌，偏性嫌気性グラム陽・陰性球菌の順に多い．また，これらの常在菌は口腔の各部位によって分布が異なり，たとえば，舌の表面では *Streptococcus salivarius* が最も優位な菌種であるのに対し，歯肉縁上のプラーク中では *S. sanguinis* が最も優位な菌種となる．しかし，このように形成された細菌叢もけっして一定ではなく，口腔衛生状態の良否，一般的な全身状態の良否，歯科治療や服用薬剤の有無など多岐にわたる宿主側の要因により大きく変化する．特に，歯垢中の細菌はマイクロコロニーを形成し，複数の菌種からなるバイオフィルム（biofilm）となって，歯面あるいは歯周ポケット内に層状に（強固に）付着し，種々の病原性を発揮

する．

(2) 歯周組織の脆弱性と歯性感染症

口腔常在菌叢はヒトの生体防御機構と平衡性を保っているが，このバランスが崩れると一部の常在菌が病的増殖を示し宿主に感染症を惹起することがあり，これを内因性感染（endogenous infection）とよんでいる．したがって，口腔領域の感染症の特徴は，複数の口腔常在菌の病原性発現に起因する内因性混合感染症であり，口腔領域の二大疾患であるう蝕と歯周病も内因性感染症の一病態とされている．

一方，口腔粘膜は皮膚組織と同様に，外部からの生物学的刺激に対しては物理的バリア（防壁）の機能を果たしている．しかし歯肉溝底部の上皮付着は，歯（硬組織）と歯周組織（軟組織）の接合部であることから，病原性口腔常在菌や外来微生物の侵入に対しては構造的に脆弱な組織である．また，う蝕や歯周疾患が適切に治療されなければ，歯髄や歯周組織をこえて細菌感染症が進展し，歯槽骨炎，顎骨（骨髄）炎，顎骨周囲炎などが生じる．これらは一括して歯性感染症ともよばれ，種々の口腔機能障害を伴う特徴的な病態を呈する．

4 口腔顎顔面の発生ならびに発育に関連する疾患

(1) 歯の発生と発育に関連する疾患

胎生期における歯の発生は他臓器と著しく異なり，外胚葉由来の歯胚が中胚葉由来の顎骨内に形成され，出生後に萌出するというきわめて特殊な過程を示す．このことは，口腔領域に特有の歯の先天的・後天的異常や歯原性疾患が生ずる原因となる．また，歯の萌出後，歯胚を構成する上皮組織や間葉系組織は顎骨内に遺残するが，このような歯原性組織，特に歯原性上皮組織に関連して腫瘍性もしくは囊胞性病変が発生する．顎骨内に生じる歯原性腫瘍や歯原性囊胞は，比較的無症状に骨吸収を伴って発育・増大するため，審美的側面から特殊な治療法が選択されることもある．

(2) 口腔顎顔面の発生と発育に関連する疾患

口腔顎顔面は，胎生期における口窩周囲の突起（前頭鼻突起，外側鼻突起，内側鼻突起，左右上顎突起，左右下顎突起）の癒合により形成され，その発生過程における障害の結果，口唇裂や口蓋裂などの先天性異常が生じる．口唇裂・口蓋裂は他臓器の先天性異常に比べ発生頻度が非常に高い疾患であり，咀嚼・嚥下・構音という基本的口腔機能に対し著しい障害がもたらされるため，適切な時期の外科的治療が必須となる．

このような歯や口腔顎顔面の先天性異常は，いくつかの遺伝性疾患の部分症状として発生するものもある．たとえば，常染色体優性遺伝の1つである鎖骨頭蓋異形症では，頭蓋骨や上顎骨の発育障害による顔面形態異常に加え，歯の萌出不全や部分無歯症を伴うことがある．また，思春期以降の顎顔面の発育に関連して，顎変形症などの後天性異常が発生する．この種の疾患は，先天性異常と同様に顔面の構成要素にかかわるため審美障害を伴うことが多く，治療に際しては十分な精神的・社会的配慮が必要となる．

5 身体他部位と共通する疾患

口腔に特有な臓器である歯や唾液腺を除くと，口腔の内・外側は，上皮組織，筋組織，血管・神経組織，骨・結合組織など身体他部位と共通の組織で構成されている．したがって，口腔内にもそれらの組織由来の腫瘍性病変が発生するが，良性腫瘍や腫瘍類似病変には歯との関連が疑われるいくつかの疾患がある．また，口腔粘膜由来の悪性腫瘍は扁平上皮癌が大部分を占めるが，腫瘍病変を直接，視診・触診することが可能な点が他臓器と大きく異なる．

その他，口腔顎顔面領域に分布する三叉神経や顔面神経などに関連して種々の神経疾患が発生する．末梢性の三叉神経の知覚障害や顔面神経の運動障害などは，他臓器と共通の成因に由来するものもあるが，ウイルス感染症に継発する神経障害では口腔顎顔面領域に特有の病態を呈する．また，Sjögren症候群による唾液腺障害，Behçet病によるアフタ性口内炎など全身疾患の一分症として種々の病変が生じることもある．

6 口腔疾患の治療

口腔にはその解剖学的・微生物学的・発生学的特徴に関連して固有の疾患が生じる．また，口腔顎

面を構成する組織には身体他部位と共通する疾患も生じ，全身疾患の一分症として多彩な病変が生じる．いずれにしても，それらの疾患は日常生活に密着している食事や会話などの口腔機能を直接障害することから，その治療に際しては適切な処置が必須となる．口腔顎顔面領域の疾患に対する歯科的あるいは口腔外科的治療においては，施術野が気道の入り口（喉頭蓋）に近接するため，気道管理に十分留意する必要がある．

〔木村博人〕

2.2 口腔の感染症

1 生体防御機構と口腔感染症

感染症は，宿主感染防御能の相対的な低下あるいは病原微生物増殖能の相対的な増強によって発生する．ヒトは病原微生物から自己を守るために，非特異的と特異的の2段階の防御機構を備えている．口腔における非特異的防御機構の特徴は，口腔粘膜（物理的バリア）と口腔常在菌叢が共同で病原微生物の増殖と侵入を阻止する点である．しかし，歯と歯周組織の接合部は細菌増殖の場でもあり，最も細菌の侵入を受けやすい場ともなりうる．

病原微生物が物理的バリアを突破すれば，好中球・単球・マクロファージなどの食細胞系細胞と補体・酵素などで構成される一次の防御機構（生物学的バリア）が機能する．感染症の初期段階では，微生物侵入部位で炎症性メディエーターが産生され，毛細血管透過性が亢進し，好中球が血管外に遊走し感染部位に集積する．感染病巣に到達した好中球は非特異的受容体を介して微生物に付着するか，オプソニン化された病原体を認識し貪食殺菌する．大部分の口腔感染症ではこのような一次的防御機構が働き，臨床病態としては感染局所に発赤・腫脹・疼痛などの急性炎症症状が現れる．

生体は，非特異的防御機構に加えてリンパ球，マクロファージ，免疫グロブリンで構成される特異的防御機構を備えている．特異的防御機構によって誘導された感作リンパ球は病原微生物を攻撃し，この過程で産生された免疫グロブリンは，再度侵入した病原微生物を特異的に認識し好中球の殺菌作用を誘導する．特異的防御機構は非特異的防御機構とは独立して機能するが，種々の血球成分やその他の因子との相互作用により有効に機能する．

2 口腔感染症の分類

口腔感染症は病原微生物の種類により，大きく細菌感染症，真菌感染症，ウイルス感染症に分類される．一般的に口腔感染症で高頻度に検出される起因菌はグラム陽性連鎖球菌属であり，グラム陰性通性嫌気性菌やグラム陰性偏性嫌気性菌なども検出される．真菌は口腔常在菌でもあるが，ヒトに感染症を引き起こすものを病原性真菌という．また，単純ヘルペスウイルス（herpes simplex virus：HSV）や水痘-帯状疱疹ウイルス（varicella-zoster virus：VZV）などいくつかのウイルスも口腔感染症を惹起させる．

一方，病原微生物の侵入門戸により，顎口腔領域の細菌感染症は「歯性感染症」と「非歯性感染症」に分類される．口腔感染症の大部分は前者であり，歯や歯周組織を経由して侵入した細菌による化膿性炎症が顎骨ならびに周囲組織に拡大・波及する．歯性感染症は好気性あるいは嫌気性グラム陽性連鎖球菌属や嫌気性グラム陰性菌などの口腔常在菌あるいはう蝕や歯周病の起因菌などを主体とする混合感染である．これに対して非歯性感染症では，微生物の侵入経路として口腔粘膜あるいは顎顔面皮膚などの軟組織の場合と血行性・リンパ行性の場合があるが，歯性感染症に比べて発生頻度も非常に少ない．

なお，1999年4月，「感染症の予防及び感染症の患者に対する医療に関する法律」（以下，感染症新法）が施行された．感染症新法では，感染力と罹患した場合の重篤性などによる危険性に応じて，法的処置の対象となる感染症を1～5類に分類している．5類感染症のうち，後天性免疫不全症候群（acquired immunological deficiency syndrome：AIDS），破傷風，水痘，手足口病，ヘルパンギーナ，麻疹，流行性耳下腺炎などは口腔顎顔面領域に一分症が発現する感染症である．いずれも日常的に遭遇する機会は少ないが，適切な社会医学的対応が義務づけられていることに留意する必要がある．

3　口腔細菌感染症の病因と病態

　病原性細菌が口腔粘膜から組織内に侵入することは容易ではないが，歯周ポケットあるいは根尖部歯周組織から顎骨あるいは顎骨周囲組織に侵入増殖することは比較的高頻度に経験する．いったん病原性細菌が組織内に侵入増殖すれば一次的防御機構が機能し，多彩な急性炎症症状を呈する．一方，すでに細菌感染症に罹患して生体防御機能との間に平衡状態が保たれ慢性炎症性病変となっている状態から，何らかの原因によりそのバランスが崩れ急性感染症に移行する場合もある．

　軽症の口腔細菌感染症の場合，感染局所に軽微な腫脹・発赤などの炎症症状が発現する程度であり，全身的症状や一般検査値の異常は認められない．しかし，中等度ないし重篤な細菌感染症では，感染部位の急激な炎症症状とともに全身的症状も発現し，末梢血検査では白血球数の増加，好中球数／リンパ球数比の減少などが認められる．顎骨周囲組織の感染症では中等度あるいは高度の炎症症状を呈するようになり，感染症が咀嚼筋隙や頸部に波及すれば咀嚼・嚥下障害や呼吸障害なども発現する．適切な抗菌薬投与と外科処置が施されなければ，感染症は顎下部から頸部血管鞘や縦隔などに波及することもあり，敗血症や多臓器不全状態を呈し生命の危険につながることもある．

　上記のような種々の口腔感染症の病態・診断・治療法については5章に詳述されているので，この項では歯性・非歯性感染症のうち代表的な疾患の病因と病態を概説するにとどめる．

4　歯性感染症の病因と病態

(1) う　蝕 (dental caries)

　う蝕は，歯を構成する硬組織における内因性感染症であり，硬組織が歯垢中の細菌代謝産物である弱酸によって脱灰 (decalcification) されることによって始まる．歯の硬組織の主成分はリン酸カルシウム塩 ($Ca_{10}(PO_4)_6OH_2$)，別名ハイドロキシアパタイト (hydroxyapatite) であり，一般的に，う蝕というのは歯冠部エナメル質の脱灰に始まり，象牙質，歯髄腔へと進展していく病態を指すもので，セメント質の脱灰は根面う蝕として別に扱われることもある．しかしながらう蝕の特徴は，硬組織におけるハイドロキシアパタイト結晶の崩壊が非可逆的（自己修復不能）なことであり，一般的な口腔感染症とは生体の防御反応において著しく様相が異なる．

(2) 歯周病 (periodontal disease)

　歯周病もう蝕と同様に内因性感染症であるが，その病因には上皮付着部の構造的脆弱性に加え，宿主側の免疫学的応答性あるいは加齢が深くかかわっている．また，歯周ポケット内では，嫌気性グラム陰性桿菌を主体とする歯周病原性細菌がバイオフィルムを形成して定住し，持続的に菌体外毒素や組織破壊性酵素を排出している．歯周病における歯周組織の炎症症状や病的骨吸収は，歯周病原性細菌と生体防御機構との免疫応答を反映したものである．一方，歯周病原性細菌は，感染性心内膜炎をはじめとする種々の全身疾患の発症機序に関与することが明らかにされている．

(3) 顎骨骨髄炎

　う蝕や歯周病などに継発し，細菌増殖に対する炎症反応が骨髄組織内に限局する場合を顎骨骨髄炎という．骨髄組織内で細菌化膿性炎症が起こると，骨吸収に伴ってコラーゲン蛋白が変性して異物と認識され，排出機転が働く．しかし，顎骨は骨膜や周囲軟組織に囲まれ，壊死に陥った骨組織（腐骨）の自然排出は困難なため，健全骨との間に肉芽組織が形成され腐骨として分離される．一方，起因菌の増殖力や病原性と宿主の生体防御能が拮抗関係にあるときには，慢性骨髄炎の様相を呈する．

(4) 顎口腔領域の蜂巣炎

　細菌感染による急性化膿性炎症が顎骨周囲の疎性結合組織隙に波及した病態を蜂巣炎という．特に，下顎骨周囲の咀嚼筋隙は比較的容易に感染症が進展・波及し重症化しやすい．たとえば，下顎智歯周囲炎などに起因した細菌感染が翼突下顎隙に波及し，咽喉頭周囲や頸部血管鞘を介して縦隔に進展することもある．また，顎口腔領域の重篤な感染症として，いわゆるガス壊疽とよばれるガス産生性蜂巣炎あるいは浅頸筋膜壊死が発生することがある．これは細菌感染が頸部皮下あるいは筋組織内に進行する致死的感染症である．

(5) 膿瘍ならびに内・外歯瘻

膿瘍とは，細菌感染症による急性炎症の治癒過程もしくは慢性炎症に移行する過程で，死滅した起因菌や白血球成分，血管外滲出液，融解した骨組織などの混在した液性成分が組織内に限局性に貯留した病態である．口腔顎顔面領域に生じた膿瘍は，貯留部位の解剖学的名称を付して疾患名となる．たとえば，顎骨と咀嚼筋間の疎性結合組織隙に感染症が波及し膿瘍形成することがあり，舌下隙膿瘍，顎下隙膿瘍，翼突下顎隙膿瘍などとよばれる．膿瘍形成を伴う感染症に対し適切な処置が行われなければ，自潰と排膿が繰り返され，歯槽粘膜や皮膚などの排出部位側から上皮組織が侵入増殖し管状の瘻管（瘻孔）を形成する．歯原性病巣から歯槽粘膜に瘻孔を認めるものを内歯瘻，顔面皮膚に瘻孔を認めるものを外歯瘻という．

(6) 歯性上顎洞炎

上顎小臼歯・大臼歯の根尖が上顎洞底部に近接していることは比較的多く，化膿性根尖性歯周組織炎が上顎洞粘膜へ波及すると歯性上顎洞炎となる．その他の原因としては抜歯時の上顎洞穿孔，歯根の洞内迷入，根管治療時の洞内穿孔や異物の迷入などがある．歯性上顎洞炎の症状としては患側の鼻閉感と鈍痛や歯痛を自覚し，増悪すると歯肉頬移行部に腫脹，発赤，圧痛をきたす．

(7) 特殊な顎骨骨髄炎

発症機序と病態が特殊な顎骨骨髄炎として，放射線性骨髄炎とビスホスホネート（bisphosphonate：BP）系薬剤関連顎骨骨髄炎がある．いずれも創傷治癒機転に障害を内在する骨組織が細菌感染症に罹患した結果，生じる病変である．

放射線性骨髄炎は，放射線照射範囲に含まれる顎骨組織内の血管系と骨細胞系に障害が後遺し，細菌感染により治癒不全をきたした病態である．BP系薬剤に関連する顎骨骨髄炎は，BP製剤が破骨細胞を障害するため骨改造機能障害が残存し，細菌感染を契機として発症し，放射線骨髄炎に類似の病態を呈する．いずれも抜歯などの外科的侵襲あるいは歯周ポケットからの細菌感染を契機として発生すると考えられている．また，両疾患の病態を的確に把握し適切な治療法を選択するためには，顎骨に関する形態学的知識ばかりでなく生化学的・分子生物学的理解を深めることも重要である．

5 非歯性感染症の病因と病態

(1) 放線菌症

放線菌は細菌と同じ原核微生物に分類されるが，その感染様式などが真菌症に類似していることから慣例的に真菌症の一種として取り扱われる．顎放線菌症（mandibular actinomycosis）の起因菌は嫌気性口腔内常在菌でもある *Actinomyces israelli* である．放線菌の侵入経路としては，抜歯などの外科手術や外傷などから顎顔面深部組織に入り込むと考えられるが，下顎智歯冠周囲炎あるいは慢性骨髄炎に継発することもあるため，厳密には非歯原性に区分することが困難である．

顎放線菌症の典型例では，顔面・頸部皮膚の板状硬結，多発性膿瘍，高度の開口障害を伴う．典型的臨床症状が認められる場合には比較的の診断が容易であるが，抗菌薬の投与により臨床症状が修飾されるとその診断は困難になる．

(2) その他の非歯性感染症

性行為感染症の一種である梅毒は，性器ばかりでなく口唇，舌などの粘膜に発症することもある．また，先天性梅毒により Hutchinson 歯など種々の口腔病変が発生するが，今日，歯科・口腔外科で典型例を診察する機会はほとんどなくなっている．しかし，依然として後天性梅毒による口腔病変や頸部リンパ節炎症例も報告されていることから注意を要する．

猫ひっかき病は，*Rickettsia* 属グラム陰性桿菌が猫の歯や爪に付着し保菌状態にあるとき，口腔顎顔面の軟組織が猫にひっかかれたりして感染する疾患である．典型例はリンパ節症ともよばれ，受傷部位が口腔顎顔面領域の場合，潜伏期間を経て近傍の頸部リンパ節に腫脹や疼痛が出現する．受傷部位の顔面・頸部皮膚に丘疹状膨隆を認めることもあり，全身的には倦怠感，嘔気なども訴える．

6 真菌感染症の病因と病態

(1) 真菌感染症の病因と分類

真核微生物である真菌は一般的に病原性が弱く，健常な成人では口腔常在菌叢の拮抗作用あるいは唾

液の抗菌作用により重篤な口腔真菌感染症が発生することは少ない．しかし，長期間の抗菌薬投与あるいは癌化学療法後などで免疫機能が極度に低下した患者では拮抗作用が失われ，真菌感染症を起こすことがある．また，真菌感染症は表在性真菌症と深在性真菌症との2つに大別され，前者は真菌感染が皮膚および粘膜にかぎられる場合，後者は感染が内臓にまで及ぶ場合である．深在性真菌症は重症化することもあり，特に免疫機能が低下している症例では急速に全身に広がり，死に至ることもある．一方，真菌感染症のうち，口腔カンジダ症のように常在真菌による感染症を内因性真菌症とよび，アスペルギルス症，クリプトコッカス症など外来性の真菌によるものを外因性真菌症という．

(2) 口腔カンジダ症

口腔カンジダ症の起因菌は *Candida albicans* で，人体の抵抗力が弱まると病原性を発揮し，菌糸状に増殖し粘膜内に侵入する．臨床所見では口腔粘膜上で酵母状真菌が増殖するため，偽膜様の白色病変として認められる．急性偽膜性カンジダ症は乳児期に発症することが多く「鵞口瘡」ともよばれ，頰粘膜・舌・口唇粘膜などに白い小斑点状またはクリーム状の苔状物を認める．鑑別疾患としては白板症や扁平苔癬があるが，カンジダ病変はガーゼなどで容易に拭い去ることができるので鑑別は比較的容易である．

(3) 上顎洞（侵襲性）アスペルギルス症

外因性真菌である *Aspergillus fumigatus* を起因菌とする感染症であり，特に顎口腔領域では歯性感染症に継発した上顎洞アスペルギルス症が報告されている．臨床症状としては，非侵襲性で自覚症状に乏しくX線撮影で発見されることがあるが，侵襲性アスペルギルス症では疼痛や腫脹などの症状を訴える．画像診断では，上顎洞の不透過性病変や菌塊陰影（fungal ball）が確認される．

7 ウイルス感染症の病因と病態

(1) ウイルス感染症の発生機序

口腔顎顔面領域はウイルスの侵入門戸であると同時にウイルス感染症の好発部位でもある．健常者の口腔粘膜は物理的バリアとなってウイルスの体内への侵入を防いでおり，たとえ感染したとしても細胞性あるいは液性免疫防御機構により発病に至ることはまれである．しかし，何らかの原因で細胞性免疫機能の低下した状態では，体内に潜伏していた既感染のウイルスが再活性化され発症する回帰感染（recurrent infection）が好発する．回帰感染は成人に多く，細胞性免疫機能低下のほか，紫外線曝露，低栄養，ストレス，過労，歯科治療や手術などが再発の要因となる．回帰発症を起こす原因ウイルスとしてはヘルペスウイルス群が中心であり，特にHSV，VZV，ヒトサイトメガロウイルス（human cytomegalovirus：HCMV）による感染症の頻度が高い．

(2) HSV感染症

HSVの感染あるいは回帰感染により発症する．HSVには1型と2型があり，HSV-1は口腔・咽頭に初感染し三叉神経節に潜在するのに対して，HSV-2は陰部・肛門周囲に初感染し腰仙部神経節に潜在する．一般的に口腔領域ではヘルペス性口内炎・口唇炎として発病する場合が多い．感染に伴い発熱や全身倦怠感が現れた後に，歯肉，口唇，舌，口蓋などの粘膜に小水疱が形成され，自潰すると発赤を伴うアフタ様の小潰瘍となり，痂皮を形成する．また，口唇ヘルペスでは特に口角付近の赤唇と皮膚の移行部に小水疱が形成されることが多く，両側顎下リンパ節，上内頸静脈リンパ節が腫脹し圧痛を訴えることもある．一方，近年，性行為感染によるヘルペス性口内炎・口唇炎が漸増しているので注意を要する．

(3) VZV感染症

VZVは水痘あるいは帯状疱疹の原因ウイルスであり，幼児期に水痘に罹患した後，知覚神経節内に潜伏感染し，回帰発症して帯状疱疹となる．口腔顎顔面領域では局所の疼痛に始まり三叉神経の走行に沿って水疱が発生する．一般的に病変は片側性に発症し，大部分の症例では顔面に皮疹が出現するが，口腔粘膜のみに小水疱を形成することもある．口腔粘膜の水疱はびらん，痂皮，色素沈着，瘢痕形成の経過をたどり，3～4週間で治癒する．治癒後に疼痛が持続すると帯状疱疹後神経痛とよばれ，歯槽粘膜や歯槽骨が壊死脱落するという報告もある．

（4）その他のウイルス感染症

上記の疾患のほかにも手足口病，HCMV 感染症，伝染性単核症など，口腔顎顔面領域の病変を伴うウイルス感染症がある．手足口病は，RNA ウイルスに分類されるコクサッキーウイルス（Coxsackie virus）とエンテロウイルスが原因ウイルスであり，手足に水疱性発疹を認め，口腔粘膜にはアフタ様水疱が発現する．HCMV 感染症は，ウイルス性唾液腺炎である巨大細胞性封入体症を引き起こす．胎児あるいは免疫不全症の患者に感染し，健常成人に発症することはまれであり，胎児に感染した際には早産や死産を引き起こす．成人では AIDS や悪性腫瘍末期など重度に衰弱した場合に感染する．伝染性単核症は，Epstein-Barr ウイルス（Epstein-Barr virus：EBV）感染症の一種である．EBV の初期感染は大半が不顕性感染であり，いったん感染すればおもに唾液腺上皮細胞に潜伏・持続感染し，ここで増殖して唾液とともに口腔内に排出される．思春期以降にはじめて感染すると伝染性単核症として発症し，顎口腔領域では発熱に継発して顎下リンパ節などの所属リンパ節が圧痛を伴う腫大を呈する．

8 歯性病巣感染の病因と病態

（1）歯性病巣感染（odontogenic focal infection）の概念

病巣感染は，「からだのどこかに限局性の慢性炎症が存在し，それ自体はほとんど無症状か周期的に活動するにすぎないが，それが原因となって原病巣から直接関連のない遠隔臓器や組織に器質的な変化あるいは，機能障害（二次疾患）を起こす病態」と定義される．原病巣が口腔内に存在する場合を歯性病巣感染といい，歯性原病巣として，口腔粘膜疾患，根尖病巣，慢性歯周疾患，歯冠周囲炎などがあげられる．

歯性病巣感染としては，掌蹠膿疱症・じんま疹などの皮膚疾患，感染性心内膜炎などの循環器疾患，虹彩炎・毛様体炎などの眼疾患，低体重児出産・早産などの産婦人科疾患など多彩な病変があげられているが，その因果関係は必ずしも証明されていない．

（2）感染性心内膜炎（infective endocarditis）

感染性心内膜炎は，弁膜やその支持組織，心内膜，大血管内膜に細菌集簇を含む疣腫（vegetation）や膿瘍を形成し，菌血症，血管塞栓，心障害など多彩な臨床症状を呈する疾患である．感染性心内膜炎の発生頻度は，人口100万人に対して年間10〜50人程度とそれほど多い発生数ではないが，適切な処置を怠れば致死的な病態を招く．起因菌として細菌集簇内に口腔連鎖球菌属や嫌気性菌が検出され，その原因としては，抜歯に伴う菌血症に起因するものが最も多いとされてきたが，慢性辺縁性歯周炎や慢性根尖病巣などの歯性病巣感染によるとする説も有力になっている．

（3）掌蹠膿疱症（pustulosis palmaris et plantaris）

掌蹠膿疱症は，手掌と足蹠に限局した無菌性の小水疱あるいは膿疱の発生を繰り返し，慢性的に経過する難治性の皮膚疾患であり，その発生機序に関しては不明な点が多い．掌蹠膿疱症の病原巣としては，口腔，扁桃，副鼻腔，胆嚢，子宮付属器，歯科金属アレルギーなどがあげられてきたが，最近では慢性辺縁性歯周炎，慢性根尖病巣，智歯周囲炎などの歯性病巣感染や慢性扁桃腺炎が強く関与しているものと考えられている．一方，抜歯や歯科外科処置，感染根管処置などで，一時的に掌蹠膿疱症の症状が増悪することがあるが，このことは歯性病巣感染が発症に関与していることを示唆している．

〔木村博人〕

2.3 口腔粘膜の病変

1 口腔粘膜の特徴と病態

口腔粘膜は消化管の入り口として，食物や生活習慣による機械的刺激，歯科的治療による義歯や修復物，病原微生物などさまざまな刺激にさらされている．その結果，炎症や反応性病変から感染症，腫瘍に至る多彩な病変がみられる．

(1) 口腔粘膜の構造的特徴
⇨ 1.2-3 を参照.

(2) 口腔粘膜上皮の構成

　口腔粘膜の重層扁平上皮は，基底細胞層ないし傍基底細胞層で増殖し，徐々にその細胞の形態を変えて表層に向かい移動して表層から剥離した細胞を補充する連続的な細胞成熟システムによりその構造を維持している．この上皮の交換は，歯肉では 41 〜 57 日，頰では 4 〜 14 日かかる．皮膚の上皮では 52 〜 75 日かかるといわれ，上皮の角化の状態により交換に要する日数が異なることがわかる．一般に，角化していない頰の上皮の方が，角化している歯肉よりも早く交換が起こる（図 2.3.1）．

a. 基底細胞（層）

　立方ないし円柱状の形状を示す細胞で，上皮層の最下層の基底膜に隣接して位置し，細胞の基底にあるヘミデスモソームを介して固有層結合組織と接着している．かつて粘膜上皮の progenitor cell は基底層にあるといわれ胚芽層ともよばれたが，ki67 抗体免疫染色によると分裂期の細胞は厚い上皮では傍基底細胞層（基底細胞より 2 〜 3 個上方）に認められる．また，薄い上皮では基底層に ki67 抗体陽性細胞がみられる．口腔粘膜の異型上皮（epithelial dysplasia）や上皮内癌（carcinoma in situ：CIS）などの病変では，未熟な基底細胞が集団で増殖する像をみることがある．一方，いわゆる progenitor cell は分裂サイクルが長く，これらは盛んに増殖する細胞とは異なった細胞と考えられている．しかし，口腔粘膜上皮においては progenitor cell の局在について一定のコンセンサスはいまだ得られていない．

b. 有棘細胞（層）

　基底細胞の上方に位置して豊富な細胞質をもつやや大型の細胞で，デスモソームにより隣接する細胞と連絡をしている．有棘という名称は組織標本では細胞が収縮していて，デスモソーム結合部が棘のようにみえることに由来する．上皮の厚さの大部分をこの細胞が占める．炎症などによる滲出が著しいと，細胞間が解離して細胞間橋としてみえる．このデスモソーム結合部が壊されると棘融解（acantholysis）とよばれ，上皮内水疱が形成され，有棘細胞が水疱内に遊離したのが Tzanck 細胞である．さらに，広範な破壊が起こるとびらんや潰瘍を形成することとなる．上皮は基底から表層に向かい成熟しやがてアポトーシスを起こし脱落するが，何らかの原因によりターンオーバーの時間的支援や正常状態でのアポトーシスに障害が起こると有棘細胞が肥厚する棘細胞症（acanthosis）となる．また，口腔癌において有棘細胞が豊富で角質形成が明らかなものは高分化型とよばれている．有棘細胞は細胞質にケラチン蛋白を含むことから，ケラチノサイト（keratinocyte）とよばれている．従来は角化し脱落していく細胞で，物理的な機能が強調されてきた．しかし今日ではインターロイキン（interleukin：IL）IL-1，IL-6，IL-8 をはじめとする多くのサイトカイン，増殖因子受容体，シクロオキシゲナーゼ（cyclooxigenase），フォスホリパーゼ（phospholipase）など，さまざまな生理活性物質を産生・放出し，生体防御反応に積極的にかかわっていることが明らかにされている．

c. 顆粒細胞（層）

　角化上皮では有棘細胞の表層に大型のケラトヒアリン顆粒をもつ顆粒細胞がみられる．この細胞は顆粒を萌出して細胞間を埋め，外界からの物質の移動を制限する．また，細胞膜の内面にインボルクリンが沈着し肥厚化することで，化学的溶媒に対する抵抗として働いている．角化上皮のケラトヒアリン顆

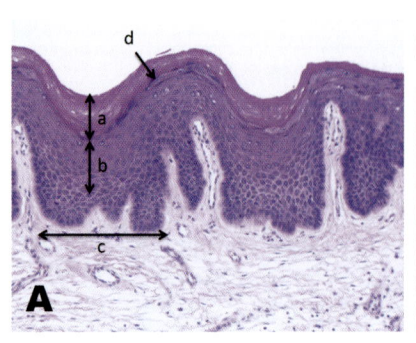

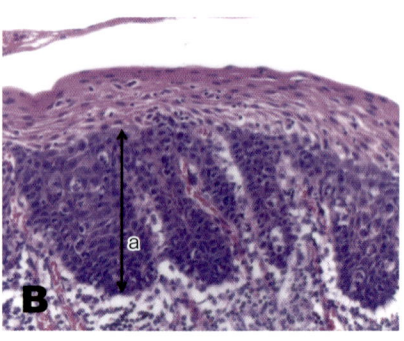

図 2.3.1　粘膜上皮の増殖性変化
A：a 過錯角化，b 有棘細胞の肥厚，c 上皮突起の融合，d 顆粒細胞の出現．B：基底細胞の肥厚．a 増殖する基底細胞，表層は錯角化を示し，上皮が二層性に増殖してみえる．
（上皮内癌，表層分化型，日本臨床口腔病理学会）

粒の蛋白はフィラグリンとよばれ，硫黄の多いロリクリンを含む．非角化上皮ではフィラグリンを含まず構成蛋白組成に違いがみられる．これは，角化上皮はより強い外来刺激に抵抗性を獲得していることを示している．口腔粘膜上皮は通常顆粒細胞をみないので，この細胞の出現は防御機能の亢進を示す現象としてとらえることができる．

d. 角質（層）

上皮の表層に平らな数層細胞からなる角質層が形成される．この扁平な細胞はエオジンに好染する好酸性を示し，核をもっていない．口腔粘膜の多くは非角化上皮で，この細胞に濃縮した核がみられるのが錯角化上皮である．細胞内にはケラチンが充満している．

e. サイトケラチン

サイトケラチン（cytokeratin：CK）は分子量が 40〜67 kDa の分子量の異なる 20 種（CK1〜CK20）の蛋白が分離同定されている．これらは酸性から中性のタイプⅠと塩基性のタイプⅡの2つのグループに分けられる．すべての口腔粘膜上皮は CK5 と CK14 を含んでいる．CK13 は正常な口腔粘膜では非角化上皮に広く分布するが，異型上皮，CIS，扁平上皮癌（squamous cell carcinoma：SCC）と進展するに従って発現が消失する．また逆に CK17 は上皮異型の進行に伴い，その発現が増加することが知られ，病理組織診断に用いられている．

f. Langerhans 細胞（図 2.3.2）

口腔粘膜の上皮内にみられる突起をもつ細胞で樹状細胞（dendritic cell）ともよばれ，生体防御反応の司令塔としてもっぱら抗原提示を行っている．電子顕微鏡では Birbeck 顆粒という特徴的な顆粒を有していることで識別できる．今日では，免疫組織学的および機能的に同定がなされている．また Langerhans 細胞は，マクロファージと異なり抗原認識後には貪食能がなくなる．この細胞は上皮にももともと存在するのではなく，由来が骨髄の単球と同様の起源をもつとされている．また，抗原認識後はホーミング受容体を表出して上皮を離れ，固有層のリンパ管を経て所属リンパ節に移動して抗原特異的ヘルパーT細胞の分化を促すことが明らかにされている．天疱瘡，類粘膜天疱瘡，扁平苔癬など口腔粘膜の自己免疫性病変の発症への関与や口腔癌に対する防御の第一線として働いている．

g. メラノサイト（melanocyte）

表皮と同様に口腔粘膜上皮には，メラニン色素を産生する細胞メラノサイトが存在する．この細胞は外胚葉性の神経堤に由来し，胎生 11 週で上皮内に移動して以降は上皮内で分裂増殖する．メラノサイトは長い突起をもち，メラノソーム内で色素を産生すると，細胞内に保持することなく突起をケラチノサイトの細胞質に注入してメラニン色素を受け渡す．上皮内に分布するメラノサイトの数は黒人と白人とでは差がなく，ケラチノサイト内でメラノソームが破壊される速度が両者の違いであることがわかっている．びらんや潰瘍など上皮が侵襲により破壊されると，しばしばメラニン色素は上皮下に落ちマクロファージがこれを取り込む．このような細胞をメラニン貪食細胞（melaophage）とよぶ．粘膜には母斑細胞性母斑や青色母斑などもみることがある．また，悪性黒色腫の発生も報告があり予後はきわめて悪い．

h. Merkel 細胞（Merkel cell）

上皮基底層に位置し細胞内に神経伝達物質をいれ

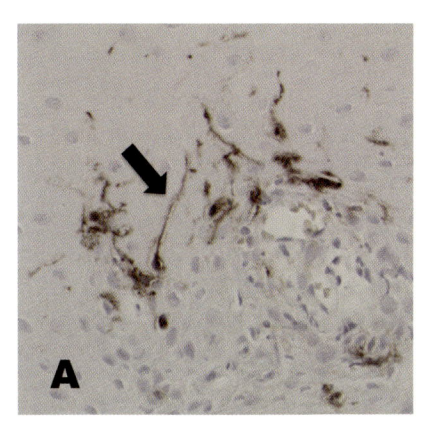

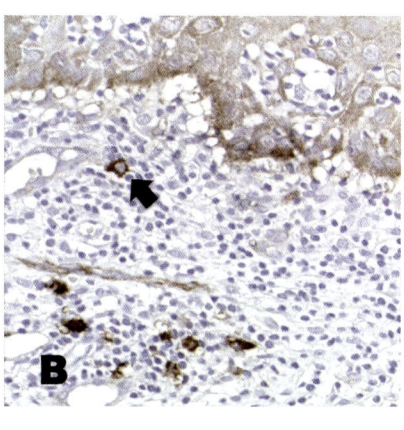

図 2.3.2 口腔粘膜の樹状細胞（Langerhans 細胞）
この細胞は主として抗原提示を行う．A：上皮内に突起を有する未熟樹状細胞（langerin 抗体）．B：活性化後に上皮下へ移動する成熟樹状細胞（fascin 抗体）．

る小胞を多数もつ細胞で，細胞突起はみられず隣接する細胞とデスモソームで接している．転写制御因子 *Atoh1* のノックアウトマウスの研究から，軽いタッチの知覚の感覚受容体として働く細胞であることが明らかにされた．

(3) 固有層を構成する細胞

粘膜上皮の支持組織である固有層は乳頭層とこれより下層の網状層に分けられる．網状とは膠原線維の配列がネット状であることに由来する．固有層は線維芽細胞，血管およびリンパ管，神経，細胞間基質と膠原線維で構成される．

a. 乳頭層

通常は末梢循環系である毛細血管とその周囲に粗に配列する少量の結合組織がみられる．毛細血管は固有層から立ち上がってきており，乳頭層の頂点で上皮基底層に接してループを形成する．上皮に刺激が加わり，上皮突起が伸長するときには，下在の網状層から膠原線維が垂直に進入する．炎症初期の滲出変化も乳頭層では著明にみられる．一方，上皮の増殖が著しくなると，乳頭層は増殖した上皮内に島状に埋め込まれる．このようなときには循環障害が起こり，血管が閉塞され，硝子化像としてみられる．

b. 網状層

固有層の結合組織における細胞間基質は膠原線維と弾性線維からなり，グリコサミノグリカンや血漿蛋白を含み，水分に富んでおり可動性を保っている．固有層の主要なコラーゲンはⅠ型およびⅢ型で，上皮との境界の基底板ではⅣ型とⅦ型がみられる．また，炎症ではⅤ型が増える．血管やリンパ管は，上皮と平行して配列している．上皮に増殖などの変化が起こると，血管やリンパ管の走行に乱れが生じる．フェニトインやカルシウム吸収阻害剤ニフェジピン，免疫抑制剤シクロスポリン投与を受けている患者は，線維芽細胞が活性化して基質の分泌量が増えるため歯肉増殖が起こる．〔小宮山一雄〕

■ 文 献

Garant PR：Oral Cells and Tissues, Quintessence, 2003.
Nanci A：Ten Cate's Oral Histology, Mosby, 2007.

2 悪性転化の可能性がある口腔粘膜病変

悪性転化の可能性がある口腔粘膜病変（potentially malignant disorders of the oral mucosa：OPMDs）は2005年5月にロンドンの王立医学会館で開催された口腔がん・前がんWHO協力センター主催のワークショップでの討議の結果，従前の前がん（precancer）や前がん病変・状態（premalignant lesions and conditions）とよばれていたものを包含する新用語として提案されたもので，その骨子はWarnakulasuriyaらによる総説で解説されている（Warnakulasuriya et al, 2007）．長年にわたって，白板症，紅斑症，扁平苔癬などの名称で複雑に系統分類されてきた病態をOPMDsという概念でとらえなおし，特に白板症の診断ステップを強化して，悪性化する・しないの観点から，より正確な診断に到達できることを目指したという．筆者も同会議に参加したが，その提案に必ずしも十分なコンセンサスが得られた印象はもっておらず，その後提案者ら以外からその用語が使用された論文が出版されている様子もない．

さまざまな口腔粘膜病変を背景にして扁平上皮癌（SCC）が発症することは現実的に知られており，その頻度の高い病態を「前がん状態」とよんできたが，「前がん病変」という用語（Pindborg et al, 1997）との使い分けに混乱を生じているのも事実であり，何らかの対策を講じたいというのは，口腔粘膜病変の臨床に携わるものに共通の気持ちであろう．そこで，わが国の歯科医療現場に適した，すなわち実際に遭遇する頻度の高い前がん病変を体系的に整理する必要がある．具体的には，臨床的に白板症，紅斑症，扁平苔癬と診断される病態の病理組織学的診断が問題になるので，本項では，新用語OPMDsの定義にとらわれず，上皮内癌と異型上皮の病理診断を中心にして，口腔粘膜上皮内癌（CIS），口腔SCCの発症前後の病態にかかわる諸問題を解説する．

(1) フィールド発がん（field cancerization）と口腔SCCとその前がん病変

Slaughterらが口腔粘膜のSCCを例にフィールド発がんの概念を導入したのは1950年前後で，主として同時多発性のCISの存在を認識してのことで

あった（Slaughter et al : Cancer, 1953）．以来60年が経過した現在も，彼らが論文中の付図として使用した組織像の病理診断の基準は確定しているとはいえないし，フィールド発がんが具体的に病理学的に追究されてきたともいえないが，細胞生物学では細胞競合（cell competition）の具体例として注目をよんでいる．しかし，一方，口腔SCCの発生に関してフィールド発がんでなくクローン説をとったり，多段階的発がんではなく，*de novo* 説にたつ思想も根強く残っており，生物学的研究成果が系統的に整理されて臨床現場にフィードバックされているとはいえない．

病理診断のなかで，造血器やリンパ節の病変あるいは軟部腫瘍については，ヘマトキシリン・エオジン（hematoxylin eosin：HE）染色だけで診断はつかないというのが常識になって20年，これらの病変には種々の客観的な診断補助手段が工夫され，科学的根拠に基づいた病理診断が広く実践されるようになっている．一方，口腔粘膜病変はそれほど困難な診断対象とはみなされてこなかったが，それは扁平上皮の角化という現象が一見理解しやすい病態という印象を与えるためと推測される．しかし，現実には，角化があるために，見逃される悪性あるいは悪性転化可能性病変があることが第一にあり，第二に，悪性と判定されない病変が再発してもこれを特段不思議とされない，あいまいな判定をうけいれる現実もあったのではないだろうか（朔，2008）．

「再発する病変は悪性として対処する」「再発することが経験的にわかってきた病変は悪性として病理診断する」のは当然のことなのであるが，ごく最近までわれわれはそういう判定の根拠になるような研究を怠ってきたことも事実として認めざるをえない．臨床診断が何であれ，病理組織学的に悪性，あるいは悪性転化可能性の病変をそれ以外と区別する必要がある．すなわち，臨床的に白板症，紅斑症，扁平苔癬などの診断が下される場合，病理組織学的には①過形成上皮（epithelial hyperplasia），②異型上皮（epithelial dysplasia），③CIS，④SCCの四病変が含まれている可能性がある．そして，病理診断で確定された病態段階にしたがって，再発や浸潤などのその後の生物学的態度が異なることを認識する必要がある．換言すれば，臨床診断としての，たとえば白板症一般について，予後を議論することは無意味である．

(2) 異型上皮とCIS

前がん病変を悪性病変とは見なさないのが欧米の病理医の一般的な傾向だが，癌細胞から構成されるCISを悪性病変として取り扱わないのは生物学的観点からは不自然である．いわゆる前がん病変のなかで，放置すればSCCに移行する可能性のある病態は区別して認識する必要があるだろう．したがって，CISに加えて，異型上皮のうち悪性転化の可能性の高い腫瘍性病変は明確に区別しておく必要がある．増殖性性格が明らかな異型上皮あるいはCISは特徴的な二層性の組織像（two-phase appearance）を示す場合が多く，病理組織学的判定基準として注目される．すなわち，上皮層下半層は傍基底細胞様の単調で巣状の増殖があり，角化傾向を示す上半層と対照的なために，「二層性」の呼称がある．増殖帯として認知できる細胞集団があれば腫瘍性の「真の異型上皮（true dysplasia）」として，腫瘍性傾向の不明な異型上皮（undefined dysplasia）と区別しておきたい．

口腔CISの特徴は，角化という分化傾向が明瞭なことで，この点で，子宮頸部や食道のCISとは異なる診断基準が必要である．口腔のSCCがほとんど高分化型であることを考えれば，CISも高分化型であるのは当然であろう．子宮頸部のCISは古典的には上皮全層が基底細胞様細胞で置換される病態を指し，それをそのまま口腔粘膜に当てはめると，口腔にはほとんどCISは存在しないことになる．というのは，口腔CISには，日本臨床口腔病理学会の悪性境界病変診断基準策定作業委員会の提案によれば，分化型と基底細胞型（basaloid type）に分けられているが，後者の頻度がきわめて低いからである（Working Committee on New Histopathological Criteria for Boderline Malignancies of the Oral Mucosa, the Japanese Society of Oral Pathology, 2007）．筆者らはCISの分化型をさらに棘細胞型（acanthotic type）と疣贅型（verrucous type）とに区別するとよりパターン認識が容易となり，CISの診断が確実になることを提案している（朔，2008）．

(3) 扁平苔癬と扁平苔癬様反応

口腔扁平苔癬が前がん病態であることは古くから広く認識されてきた．しかし，上記のとおり，臨床的に扁平苔癬と診断された病変の本態は病理診断

2.3　口腔粘膜の病変

で確定されないかぎり不明である．そのなかにはSCC，CIS，異型上皮が含まれている可能性もあるわけで，病理組織検査が必須である．しかし，病理診断の場面で，扁平苔癬との鑑別に関して1つ重要な問題が解決されないでいる．それは，扁平苔癬の病理組織学的診断基準が必ずしも確定していないことである．リンパ球の帯状浸潤，上皮基底層の融解変性，鋸歯状の上皮釘脚などの教科書的定義が必ずしもそろわない症例は多々あり，扁平苔癬の病期と病理所見の対応など基本的な診断基準が確定できない段階では，リンパ球反応の高度なCISや異型上皮との鑑別も正確には行われていない．

したがって，扁平苔癬症例のなかに後日がん化したものがでてくるのは当然であって，それは扁平苔癬だから悪性化したのか，たとえばCISだったのでSCCに進行したのかは判断がつかないことである．CISなどの非浸潤性病態では，上皮基底膜あるいは基底膜領域の肥厚によってリンパ球浸潤が上皮層内へ浸潤することは阻止される傾向はあるが，高度なT細胞優位の反応を伴う場合が多い．口腔CISの病理診断の精度が十分でない時代には，CISなどに伴うリンパ球反応すなわち，扁平苔癬様反応を見逃して扁平苔癬という病理診断が下された例があったと推測される．2013年現在，日本臨床口腔病理学会と日本口腔粘膜学会が扁平苔癬の診断基準に関して共同作業中であるが，そもそも口腔扁平苔癬とは何かという病態定義とともに有効な診断・診療指針が提案されるのを期待したい．

(4) 異型上皮とCISの臨床的対応

異型上皮あるいはCISは，浸潤性を獲得していないので悪性病変として取り扱わないという考え方があることを紹介した．しかし，筆者らの調査では，切除断端にtrue dysplasiaあるいはCISが残存した場合でそれぞれ3年強，2年半程度で同レベルの病変あるいはSCCが再発する結果を得ている．したがって，true dysplasiaあるいはCISは放置すればSCCに進行するという認識のもとに対応する必要がある．白板症・紅斑症は臨床診断であるので，白板症等に関して予後を云々するのは無意味で，精度の高い病理診断が得られなければ，臨床的対応も不可能である（朔，2008）．

診断と治療のステップを概念化すると図2.3.3のようになる．口腔粘膜病変を前にして，まず白色あるいは紅色に変化する可能性のある疾患との臨床的な鑑別であるが，滲出性変化としてフィブリン偽膜性炎，カンジダ症，白色海綿母斑ほかの白色変化をきたす病変の除外，多形性滲出性紅斑，カンジダ症，円板性エリテマトーデス（discoid lupus erythematosus：DLE）ほかの紅色変化をきたす病変を除外した後，あるいはそれらの除外のために生検を実施する．その結果，すでに述べた［⇨2.3-2 (1)を参照］①過形成上皮～④SCCまでのいずれかの診断が確定されるので，その最終診断に基づいて診療方針をたてることになる．

臨床対応の要点は，①過形成上皮，②異型上皮，③CISに関しては，それらの病態が生じる口腔内

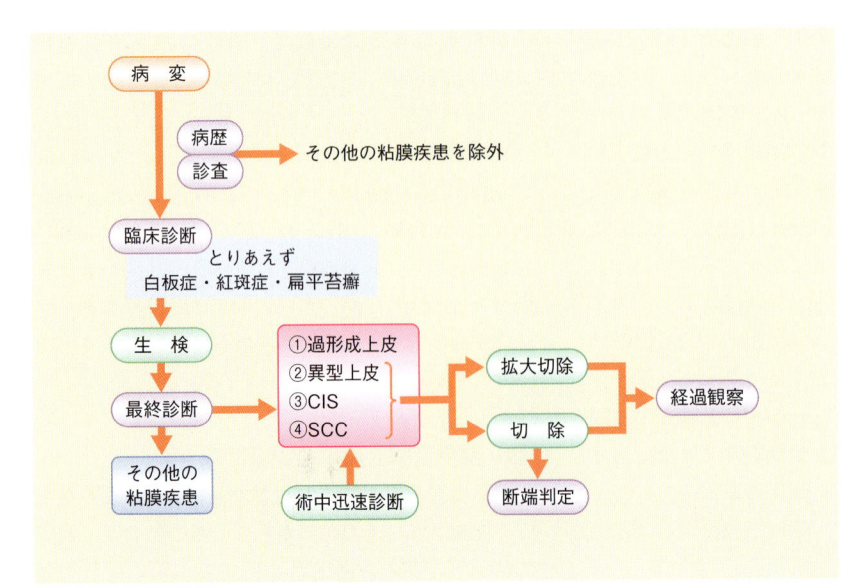

図2.3.3 口腔粘膜前がん病変の診断ステップ

(Warnakulasuriya S, Johnson NW, et al：J Oral Pathol Med, **36**：575-580, 2007より改変)

環境を精査し，可能なかぎり口腔粘膜刺激因子を除去することである．また有効とされている栄養指導などの介入も積極的に行われるべきであろう．それは浸潤性を獲得していない病態は可逆性な自然治癒が期待されないわけではないからである．しかし，非侵襲的な介入のみで経過観察する方法は経験と意識のある診療者ではじめて実現することで，どの診療施設でも有効・可能な選択とはならないので，一般的には可及的早期にかつ広範に切除するのが一般原則となろう．

　上記の三病態は，それぞれ独立に生じる場合のほかに，明らかなSCCの外科的な処置を行う際に切除断端に残存する場合がある．「取り残し」がないようにするのが医療者側の対処の鉄則で，ヨード・トルイジン青染色や狭帯域光（NBI）内視鏡観察などで切除範囲を客観的に設定することに加えて，切除断端の病態を術中迅速病理診断によって確定する必要がある．筆者らの施設では，粘膜SCC・CISの切除手術では，術中診断を実施した症例で，再発率が低下している．すなわち，true dysplasia とCISが切除断端に残存していれば，術野を拡大するという方針を徹底させるのが再発あるいは進行防止に有効である（朔，2008）．

　SCCの確定診断が得られた場合も，白板症・紅斑症の臨床診断がなされる症例では，病変は表在性であることが多く，口腔粘膜から深部筋層まで拡大切除することは患者の生活の質（quality of life: QOL）を低下させることはあっても，リンパ節・遠隔臓器転移の予防にどのくらい効果があるかは不明である．表在性SCCの場合，周囲にその前駆病変としてのCISやtrue dysplasiaが位置していることが予測されるので，切除断端の術中迅速病理診断で，粘膜の平面的な広がりに最大限注意を払い，true dysplasia以上の病態がみつかれば，追加拡大手術を実施する方針を共通認識しておきたい．もちろん深部筋層断端も同様に術中迅速で確認したい．

(5) 口腔粘膜表在性癌（SCC）—病変複合体

　白板症・紅斑症などの臨床診断になる病変の場合，病理組織学的には4つの病態が含まれる可能性のあることを繰り返し述べたとおり，口腔粘膜SCCは，主病変の周囲にCISやtrue dysplasiaを同時に伴っている場合が多いので，SCCとそれらの前駆病変とを切り離して，病変を取り扱うことはできない．すなわち，病理診断上も臨床的対応でも，病変複合体として把握しなければならない．そこで筆者はこの病変複合体としての「口腔粘膜表在性癌」（oral superficial carcinoma）という疾患概念を提唱してきた（朔，2008）．口腔がんは全身に生じるがんのなかでも，診査者が直視できるきわめてまれながんである．直視できない場合は主病変周囲に広がる前駆病変を適確に把握することは困難であるが，口腔がんの場合これが可能である．表在性癌の概念は他臓器でもないわけではないが，病変複合体としての認識は不明である．口腔SCCの診療を念頭においたとき，「口腔SCCを病変複合体としてみる」のが口腔SCCの特殊性に基づいた臨床的アプローチの基本ということになろう（朔，2008）．

〔朔　　敬〕

■文　献

朔　　敬：口腔粘膜表在性癌─上皮内癌の病理診断を中心に．病理と臨床，**26**(6)：548-561, 2008.

Warnakulasuriya S, Johnson NW, et al：Nomenclature and classification of potentially malignant disorders of the oral mucosa. J Oral Pathol Med, **36**：575-580, 2007.

Working Committee on New Histopathological Criteria for Borderline Malignancies of the Oral Mucosa, the Japanese Society of Oral Pathology：Oral CIS(JSOP) Catalog; histopathological variations, Sunashobo, 2007.

2.4　口腔領域の腫瘍と嚢胞

1　口腔領域の腫瘍概説

　口腔領域は口腔の基礎科学の項で述べられたように［⇨1.2を参照］口腔粘膜の表層が重層扁平上皮で被覆され，その下層に線維性結合組織よりなる粘膜固有層が存在し，血管，末梢神経および小唾液腺（口唇腺，口蓋腺，頬腺，臼歯腺，舌腺），ときに皮脂腺などがみられる．さらに下層には疎性結合組織があり，脂肪組織や咀嚼・嚥下に関与する筋や顔面表情を形づくる筋組織，骨，軟骨組織へと連続している．この領域は上・下顎骨をはじめとして口蓋骨，舌骨，頬骨，鋤骨，側頭骨，頸椎などに支持されており，顎骨内には歯が植立している．これら組

織周囲には血液・リンパ系や扁桃を含む咽頭組織へと連結している．それゆえ，口腔領域には前述の細胞・組織に関連した良性および悪性の上皮性，非上皮性，混合性の自律性増殖を示す腫瘍が発生する．

この節では歯原性腫瘍，非歯原性腫瘍，唾液腺腫瘍，非上皮性腫瘍に分け取り扱った．2005 年に発行された国際的基準である WHO の口腔咽頭腫瘍の分類を表 2.4.1 に示す．さらなる分類は各項を参照してほしい．

(1) 歯原性腫瘍

歯原性腫瘍については 2005 年の WHO 分類を含め詳細は後述されている［⇨ 2.4-2 を参照］．口腔領域は人体の他組織と比較して歯を有している特異な環境である．よって口腔にはこの歯の形成に関与した歯胚，歯堤などの細胞・組織や歯の発生後の歯根膜細胞，セメント芽細胞，象牙芽細胞，歯髄細胞に由来する腫瘍がみられる．これらの細胞・組織のなかで，外胚葉性上皮細胞と外胚葉性間葉組織からなる歯胚は歯が完成した後の細胞・組織と比較して増殖性が高い．それゆえ，歯原性腫瘍の多くは歯胚の時期に発生すると考えられている．歯原性腫瘍の多くが良性腫瘍であり，ほとんどが顎骨内部に発生し，口腔領域全腫瘍の 10 ～ 15％を占めるといわれている．

2005 年の WHO 分類にて腫瘍として分類された角化嚢胞性歯原性腫瘍（図 2.4.1）が最も遭遇する機会が多い．ついでエナメル上皮腫の頻度が高く（図 2.4.2），骨形成病変，歯牙腫，粘液腫の順である．なお，角化嚢胞性歯原性腫瘍が腫瘍ではなく嚢胞に分類されていた 2005 年以前の時期において，エナメル上皮腫は歯原性腫瘍のなかで最も高い頻度を示していた．悪性腫瘍はまれである（図 2.4.3）．

(2) 非歯原性腫瘍

非歯原性腫瘍は口腔粘膜良性腫瘍状病変と口腔癌に分け記述してある［⇨ 2.4-3 を参照］．口腔粘膜は歯肉，口蓋，舌背部などの咀嚼部位が角化性重層扁平上皮で被覆され，口腔底などの非咀嚼部位が非角化性重層扁平上皮に覆われており，若干部位によって性格が異なっている．よってこれら細胞組織に由来する良性・上皮性腫瘍ではヒト乳頭腫ウイルス（human papilloma virus：HPV）感染と関連して発症する乳頭腫（図 2.4.4）や乳頭状過形成が

表 2.4.1　WHO 口腔咽頭腫瘍の分類（WHO classification of tumours of the oral cavity and oropharynx）

- 悪性上皮性腫瘍
  - 扁平上皮癌
    疣贅癌
    基底細胞様扁平上皮癌
    乳頭状扁平上皮癌
    紡錘細胞癌
    棘融解扁平上皮癌
    腺扁平上皮癌
    穿掘性癌
  - リンパ上皮癌
- 上皮性前癌病変
- 良性上皮性腫瘍
  - 乳頭腫
    扁平上皮乳頭腫・尋常性疣贅
    尖型コンジローマ
    巣状上皮性過形成
  - 顆粒細胞腫
  - 角化棘細胞腫
- 唾液腺腫瘍
  - 唾液腺癌
    腺房細胞癌
    粘表皮癌
    腺様嚢胞癌
    多型低悪性度癌
    基底細胞腺癌
    上皮筋上皮癌
    明細胞癌，NOS
    嚢胞腺癌
    粘液腺癌
    オンコサイト癌
    唾液腺癌管癌
    筋上皮癌
    多形腺腫由来癌
  - 唾液腺種
    多形腺腫
    筋上皮腫
    基底細胞腺腫
    細管状腺腫
    導管乳頭腫
    嚢胞腺腫
- 軟組織腫瘍
  - Kaposi 肉腫
  - リンパ管腫
  - 外胚葉性間葉軟骨粘液腫
  - 巣状口腔粘液沈着症
  - 先天性顆粒細胞エプーリス
- 造血リンパ性腫瘍
  - びまん性大 B 細胞リンパ腫
  - マントル細胞リンパ腫
  - 濾胞性リンパ腫
  - 節外性辺縁帯 B 細胞リンパ腫
  - バーキットリンパ腫
  - T 細胞リンパ腫（大細胞リンパ腫含む）
  - 髄外性形質細胞腫
  - Langerhans 細胞組織球症
  - 髄外性骨髄性肉腫
  - 濾胞性樹状細胞肉腫 / 腫瘍
- 粘膜悪性黒色腫
- 二次性腫瘍

まれではなくみられる．重層扁平上皮由来の癌腫である扁平上皮癌は口腔領域の悪性腫瘍のなかで最も多く，全悪性腫瘍の中で約 1 ～ 5％を占めてい

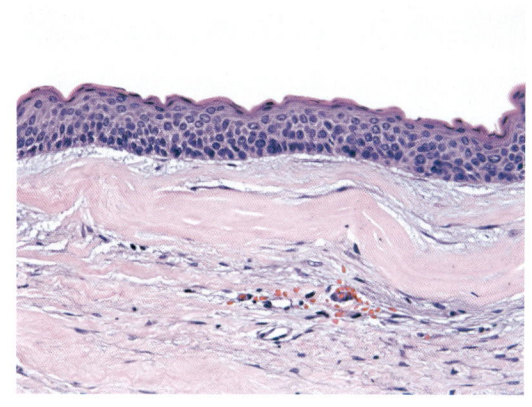

図 2.4.1　角化嚢胞性歯原性腫瘍
腔内面は錯角化歯原性上皮の被覆・増殖よりなっている（HE染色．×600）．

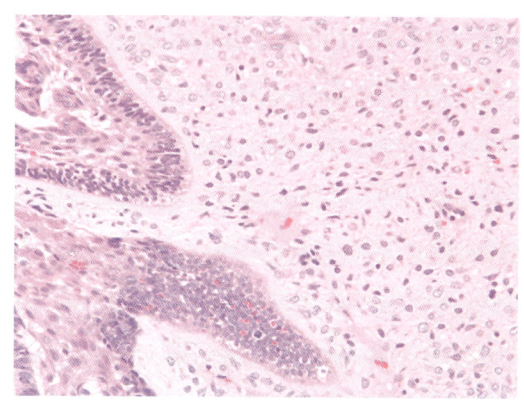

図 2.4.3　エナメル上皮線維肉腫
大小不同で濃染性核を有する線維芽細胞の増殖がみられ，エナメル上皮腫の像を混在している（HE染色．×400）．

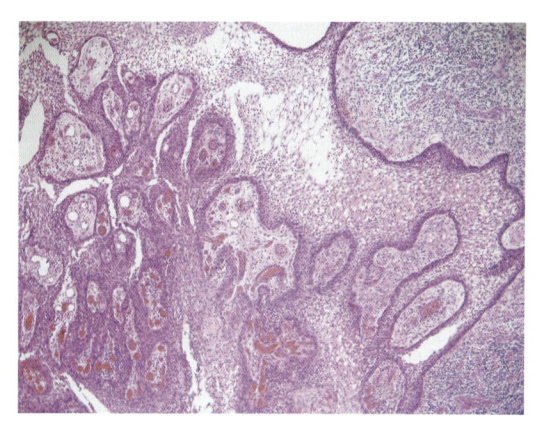

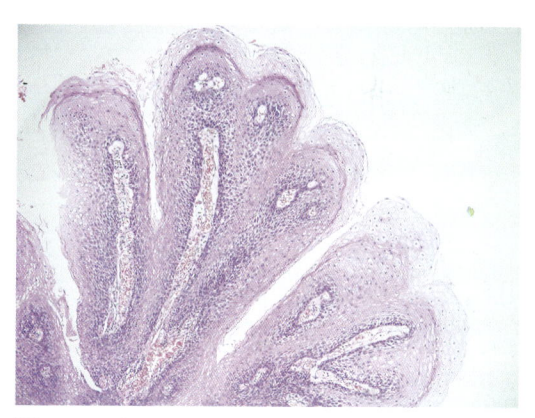

図 2.4.2　エナメル上皮腫
腫瘍はエナメル上皮の叢状および索状増殖よりなっている（HE染色．×100）．

図 2.4.4　乳頭腫
やや厚い角質層を有した重層扁平上皮の乳頭状増殖がみられる（HE染色．×40）．

る．口腔癌のなかで癌腫が90％，肉腫が10％といわれるが，筆者の所属する日本大学松戸歯学部病理学教室で取り扱った過去13年間の悪性腫瘍645例のなかでは表 2.4.2のように扁平上皮癌が506例（78.4％）であった．当教室で取り扱った口腔扁平上皮癌の発生部位は舌が最も多く（41％），ついで歯肉（34％），頬粘膜（11％），口蓋（5％）であり，物理学的外因を受けやすい咀嚼粘膜に多かった．男女比では1.4：1.0で男性に多く，診断時の平均年齢は62.3歳であった．ちなみに2011年の日本における咽頭，口唇を含めた口腔領域の悪性腫瘍死亡者数は6888人で，男性に多く（男性4901人，女性1987人），舌，歯肉に発生したものが多い．わが国において現在，口腔癌は微増を示す傾向にあるので，最近では肉眼所見のみならず，細胞診を用いた口腔癌早期発見の集団検診が広がっている（図 2.4.5

表 2.4.2　口腔悪性腫瘍の組織型別頻度

	症例数	％
扁平上皮癌	506	78.4％
粘表皮癌	29	4.5％
疣贅状癌	27	4.2％
腺様嚢胞癌	17	2.6％
悪性リンパ腫	12	1.9％
未分化癌	8	1.2％
転移性腫瘍	6	0.9％
悪性線維性組織球腫	5	0.8％
他	35	5.5％
計	645	100.0％

（日本大学松戸歯学部口腔病理学教室，1976-2008）

～ 2.4.7）．当教室は1988年より口腔細胞診を導入して，合計約2万件余の症例を経験してきており，1993年より柏歯科医師会との口腔癌検診事業に参

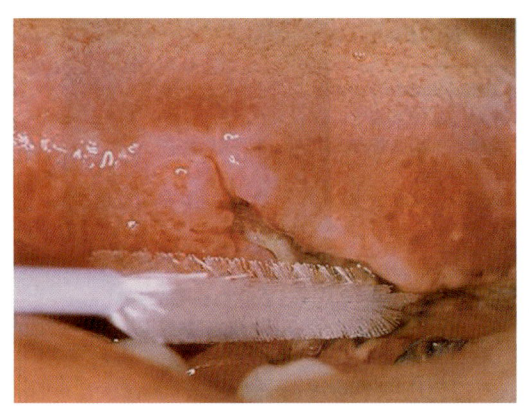

図 2.4.5　サイトブラシによる舌側縁病変の剥離細胞採取像

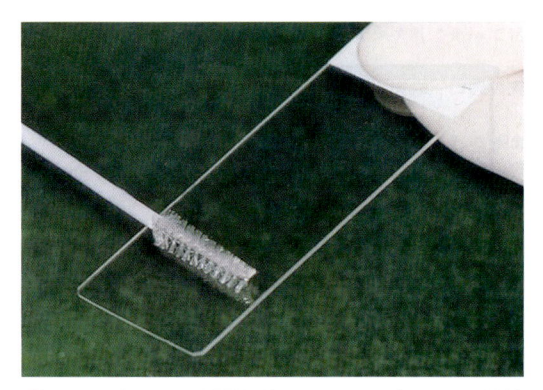

図 2.4.6　採取した剥離細胞のスライドガラスへの塗抹像

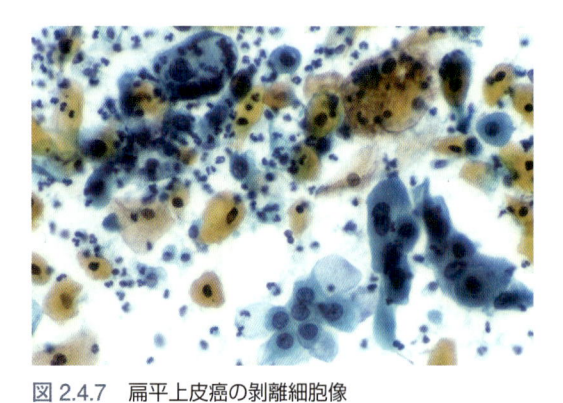

図 2.4.7　扁平上皮癌の剥離細胞像
炎症性背景に大小不同の濃染性核を有する異型扁平上皮の散在がみられる（Papanicolau 染色．×600）．

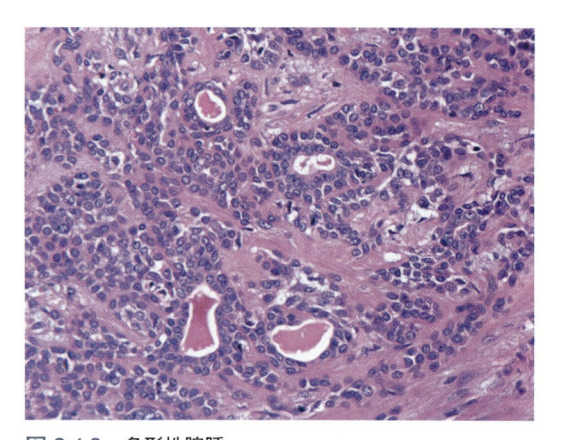

図 2.4.8　多形性腺腫
二層性配列を示す腺管増殖があり，間質は線維硝子質よりなっている（HE 染色．×400）．

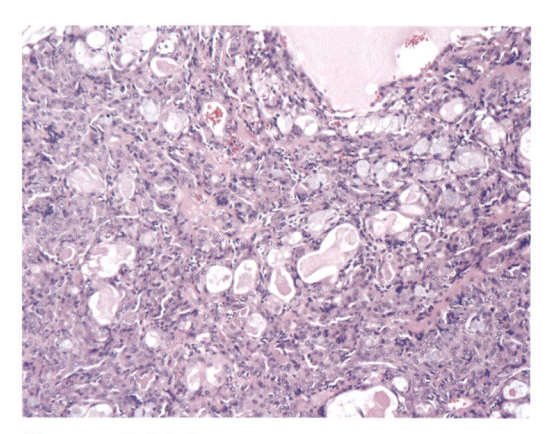

図 2.4.9　粘表皮癌
粘液細胞と中間細胞が腺管ないし嚢胞を形成し増殖している（HE 染色．×200）．

画してきた．その結果，口腔癌検出率は 5021 人中 6 人（0.1％）であった．

（3）唾液腺腫瘍

　唾液腺腫瘍は 2005 年の WHO 分類で以前の分類に比較して多様になったが，本腫瘍自体の頻度が比較的少なく，全腫瘍の約 1％を占めるにすぎない．唾液腺腫瘍はその約 70～80％が大唾液腺に発生し，耳下腺が 70％，顎下腺が 10％，小唾液腺が 20％であり，舌下腺にはきわめて少ない．小唾液腺では口蓋腺に最も多く，ついで口唇腺，頰腺である．良性と悪性の比率は耳下腺で 4：1，顎下腺で 2：1，舌下腺で 1：1 である．唾液腺腫瘍の多くは腺実質に由来する上皮性腫瘍であるが（図 2.4.8，2.4.9），非上皮性腫瘍も 2～8％を占める（図 2.4.10）．上皮性良性腫瘍である多形性腺腫が最も多く，ついで Warthin 腫瘍がみられる．悪性腫瘍では粘表皮癌（図 2.4.9）が最も多く，当教室の悪性唾液腺腫瘍では 645 例中 29 例（4.5％）を占めており，ついで腺様嚢胞癌 17 例（2.6％）の順であった．

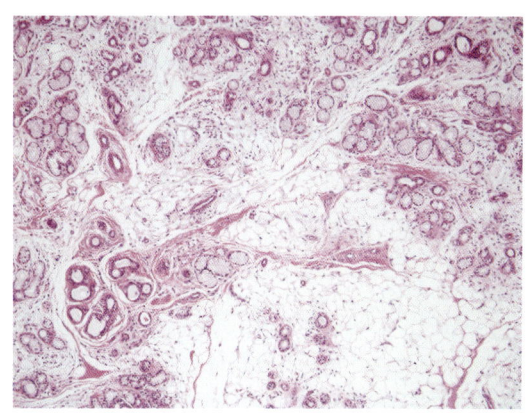

図 2.4.10　唾液腺脂肪腫
既存の唾液腺組織内に成熟脂肪細胞が増殖している（HE 染色．×40）．

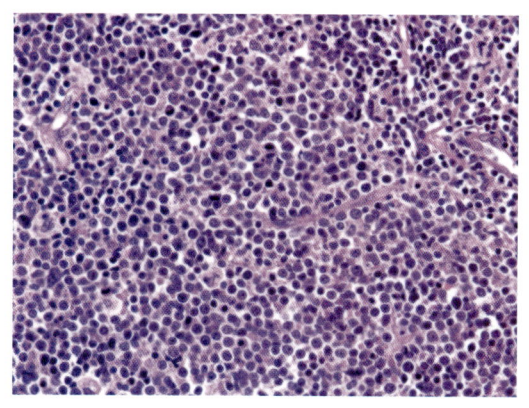

図 2.4.12　リンパ腫
濃染性核を有する中型リンパ球のびまん性浸潤性増殖がみられる（HE 染色．×600）．

■ 文　献

Barnes L, Eveson JW, et al eds：World Health Organization Classification of Tumours；Pathology and Genetics of Head and Neck Tumours, IARC Press, 2005.

Ellis GL, Auclair PL：Tumors of the Salivary Gland；Atlas of Tumor Pathology, 3rd Series, Fascicle 17, AFIP, 1999.

石川梧朗監：口腔病理学，改訂版，永末書店，1982.

Regezi JA, Sciubba JJ, et al：Oral Pathology；Clinical Pathologic Correlations, 4th, Saunders, 2003.

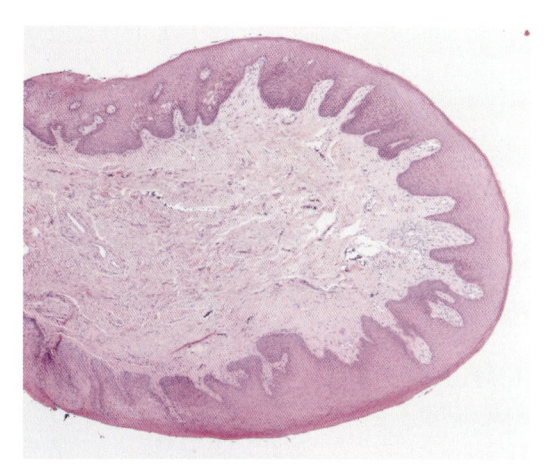

図 2.4.11　線維-上皮性ポリープ
上皮下に線維性結合織の増生があり，表面は重層扁平上皮で被覆されている（HE 染色．×20）．

（4）非上皮性腫瘍

　口腔領域でみられる非上皮性腫瘍では粘膜や口腔底などの軟組織および顎骨組織に存在する血管結合組織，末梢神経，血液・リンパ組織に由来し，いかなるものも発生する可能性がある．しかしその多くは良性腫瘍であり，悪性腫瘍はまれである．なかでも線維性組織の増殖による良性腫瘍状病変（図 2.4.11）にしばしば遭遇する機会が多いほか，骨や血液に関連した病変をみることもある．しかし，前述のように，口腔領域に肉腫は少ない．当教室の悪性非上皮性腫瘍では悪性リンパ腫 12 例（1.9％）（図 2.4.12），悪性線維性組織球腫 5 例（0.8％）の順であった．　　　　　　　　　　　　　　　〔山本浩嗣〕

2　歯原性腫瘍―その特徴と病態

　歯原性腫瘍は一般に顎骨内部から生じ，多くは良性である．悪性腫瘍は歯原性腫瘍全体の 1～2％にすぎないが，それらの多くは良性腫瘍（あるいは歯原性囊胞上皮）が悪性転化したものである．

　歯原性腫瘍は組織学的に歯の発生過程にみられる構造を模倣するが，歯の発生過程は複雑な上皮間葉相互作用によるため，腫瘍化した際にも多種多彩な組織像を呈する．したがって，歯原性腫瘍の学術的分類にあたって多くの試みがなされてきた．現在は表 2.4.3 に示す WHO 分類（2005）が用いられている．この分類では，臨床的動態を重視して悪性腫瘍を最初にあげ，ついで良性腫瘍を列記している．また，骨関連病変も含まれている．この項では，腫瘍の一般的な解説との整合性をはかるため，良性腫瘍から述べる．

表 2.4.3 歯原性腫瘍の WHO 組織分類（2005）

- ●悪性腫瘍
  - •歯原性癌腫
    - 転移性（悪性）エナメル上皮腫
    - エナメル上皮癌-原発型
    - エナメル上皮癌-続発型（脱分化型），骨内性
    - エナメル上皮癌-続発型（脱分化型），周辺性
    - 原発性骨内扁平上皮癌-充実型
    - 角化嚢胞性歯原性腫瘍に由来する原発性骨内扁平上皮癌
    - 歯原性嚢胞に由来する原発性骨内扁平上皮癌
    - 明細胞性歯原性癌
    - 幻影細胞性歯原性癌
  - •歯原性肉腫
    - エナメル上皮線維肉腫
    - エナメル上皮線維象牙質肉腫および線維歯牙肉腫
- ●良性腫瘍
  - •歯原性上皮からなり，成熟した線維性間質を伴い，歯原性外胚葉性間葉組織を伴わないもの
    - エナメル上皮腫，充実性／多嚢胞型
    - エナメル上皮腫，骨外性／周辺型
    - エナメル上皮腫，類腱型
    - エナメル上皮腫，単嚢胞型
    - 扁平上皮性歯原性腫瘍
    - 石灰化上皮性歯原性腫瘍
    - 腺腫様歯原性腫瘍
    - 角化嚢胞性歯原性腫瘍
  - •歯原性上皮と歯原性外胚葉性間葉組織とからなり，硬組織形成を伴うもの，あるいは伴わないもの
    - エナメル上皮線維腫
    - エナメル上皮線維象牙質腫
    - エナメル上皮線維歯牙腫
    - 歯牙腫
      - 歯牙腫，複雑型
      - 歯牙腫，集合型
    - 歯牙エナメル上皮腫
    - 石灰化嚢胞性歯原性腫瘍
    - 象牙質形成性幻影細胞腫瘍
  - •間葉性あるいは歯原性外胚葉性間葉組織からなり，歯原性上皮を伴うもの，あるいは伴わないもの
    - 歯原性線維腫
    - 歯原性粘液腫／粘液線維腫
    - セメント芽細胞腫
  - •骨関連病変
    - 骨形成線維腫
    - 線維性異形成症
    - 骨性異形成症
    - 中心性巨細胞病変（中心性肉芽腫）
    - ケルビズム
    - 脈瘤性骨嚢胞
    - 単純性骨嚢胞
  - •その他の腫瘍
    - 乳児の黒色性神経外胚葉性腫瘍*

* WHOの解説（2005）では鼻腔と副鼻腔の腫瘍の章の神経外胚葉性腫瘍の項に説明が記載されており，歯原性腫瘍の章では分類表に名称のみがあげられている．

（1）良性腫瘍

a. 歯原性上皮からなり，成熟した線維性間質を伴い，歯原性外胚葉性間葉組織を伴わないもの

i）エナメル上皮腫

腫瘍実質が歯胚の上皮成分に類似する腫瘍である．通常は，顎骨内に充実性に，あるいは大小の嚢胞を形成しながら増殖する．多少とも局所侵襲性の増殖傾向を示す．20〜30代の下顎臼歯部〜上行枝部に好発し，発育は緩徐である．腫瘍の増殖により顎骨は内部から次第に吸収されて膨隆し，皮質骨は菲薄になる．X線的に多房性の透過像を呈することが多く，埋伏歯を伴うことも少なくないが，単房性のこともある．

組織学的に，濾胞型と網状型との2基本型に大別される．前者が全体の2/3を占めるといわれているが，両者が混在していることもある．濾胞型の実質は種々の大きさの上皮増殖巣からなり，間質に接して高円柱状の細胞が比較的規則的に配列し，その内側は疎に配列する星芒状〜不定形の細胞からなる．網状型は実質が不規則な網状〜索状構造を形成しながら増殖する．

以上の2つの組織型のほかに，実質細胞が角化扁平上皮化生を呈する棘細胞型，実質内に好酸性の細顆粒を含む膨化した細胞が広範に出現する顆粒細胞型，皮膚の基底細胞腫に類する組織構築を呈する基底細胞型がある．

通常のエナメル上皮腫と臨床動態が異なるものとして，①周辺型エナメル上皮腫，②類腱型エナメル上皮腫，③単嚢胞型エナメル上皮腫がある．①は高齢者の歯肉部に生じ，発育は緩慢で，歯肉部に限局性の腫瘤を形成する．適切な外科処置によって再発することはない．②は細胞成分の少ない瘢痕様の線維性組織からなる豊富な間質内に，腫瘍実質が小胞巣状あるいは索状に散在するもので，線維性被膜を欠くことが多い．③は埋伏歯の歯冠を覆うように発育することが多く，10〜20代に発症する．

ii）扁平上皮性歯原性腫瘍

まれなもので，実質がよく分化した扁平上皮からなり，間質が線維成分に富む顎骨中心性腫瘍で，多少とも局所侵襲性の性格を有する．

iii）石灰化上皮性歯原性腫瘍

実質内にアミロイド様物質の形成とその石灰化をきたすまれな腫瘍で，無痛性，発育は緩慢だが，ときに局所侵襲的に増殖することもある．成人の下顎臼歯部に好発する．X線的に境界明瞭で，埋伏歯や石灰化物を伴うことが多い．組織学的に，腫瘍実質は特徴に乏しい上皮細胞の増殖からなるが，実質内外にエオジン好性で類球形のアミロイド様物質が認められる．このアミロイド様物質の性状はエナメル

基質に類することから，腫瘍細胞の産生物と思われる．また，アミロイド様物質が石灰化をきたし，これらが増大融合して不規則な塊状石灰化物が形成される．

####　iv）腺腫様歯原性腫瘍

歯原性上皮による偽管状構造の形成を特徴とし，歯原性腫瘍の5％前後を占める．10代に好発し，発育は緩慢で，無痛性腫脹を呈する．発育に限界があり，発育奇形的なものとみなされる．上顎前歯部，特に犬歯部に好発する．X線的に単房性の透過像を呈し，埋伏歯を伴うことが多く，囊胞性病変を思わせる．組織学的に腫瘍は偽管状構造と充実性結節状構造を形成する．実質内には好酸性の滴状物や石灰化物が散見される．

####　v）角化囊胞性歯原性腫瘍

以前は歯原性角化囊胞とよばれていたが，上皮細胞の増殖活性が高いこと，結合組織内に多くの小囊胞や歯原上皮小塊がみられること（再発傾向の原因），ときに常染色体優性遺伝性疾患の部分症として多発性に生じること，2～3の癌遺伝子の過剰発現がみられることなどにより，腫瘍に分類された．本病変は青壮年期の下顎臼歯部～下顎枝の骨体部に好発する．組織学的に，囊胞状腔を囲む上皮層は均一な厚さの重層扁平上皮からなり，表層は顕著な錯角化を示す．囊胞状腔内には剝離した角質変性物がみられる．上皮基底層は円柱状の細胞が比較的規則的に密に配列している．

b. 歯原性上皮と歯原性外胚葉性間葉組織とからなり，硬組織形成を伴うもの，あるいは伴わないもの

####　i）エナメル上皮線維腫

歯原性上皮と間葉系組織の両者の増殖からなる腫瘍で，歯牙硬組織の形成はない．歯原性腫瘍の1～2％に相当し，境界明瞭な病変を形成するが，ときに多少とも周囲組織へ侵襲的に発育する．10代の下顎臼歯部に好発し，緩徐な膨張性発育を呈する．組織学的に細胞成分に富む幼若な線維組織のなかにエナメル上皮腫の実質と同様な島状または索状の上皮増殖巣が散在している．姑息的な外科処置により，再発を経て悪性転化することがある．

####　ii）エナメル上皮線維象牙質腫

エナメル上皮線維腫で，上皮間葉界面部に象牙質の形成をきたしたものである．臨床所見ならびに動態はエナメル上皮線維腫と同様である．

####　iii）エナメル上皮線維歯牙腫

歯原性上皮と間葉系組織の両者の増殖からなる病変中に象牙質やエナメル質の形成をみる腫瘍で，かなりまれで，エナメル上皮線維腫よりも若い年齢層に好発する．

####　iv）歯牙腫

歯の硬組織の形成を主体とする病変で，組織構築から複雑型と集合型とに分けられるが，両者の中間型や混在型も存在する．歯牙腫の多くは発育奇形的なもので，硬組織形成がある程度まで進むと，発育は停止する．半数以上で埋伏歯を伴っている．

複雑型では，不規則に配列するエナメル質，象牙質，セメント質によって硬組織塊が形成されるが，その主体をなすのは象牙質で，集合型よりやや年長者に生じる．下顎臼歯部と上顎前歯部に好発し，乳歯の残存，永久歯の埋伏や欠如を伴うこともある．X線的には境界明瞭な不透過像を呈する．集合型は，多数の小さな歯を思わせる構造物の集合からなり，10歳未満～10代の上下顎前歯部に好発する．X線的に，境界明瞭な不透過物の集合としてみられる．組織学的に，種々の大きさや形状の歯牙の集合からなる．

####　v）歯牙エナメル上皮腫

エナメル上皮腫と同様な組織のなかに歯牙硬組織や発育中の歯胚の形成をきたす腫瘍で，その臨床動態はエナメル上皮腫と同様である．

####　vi）石灰化囊胞性歯原性腫瘍

エナメル上皮腫と同様の組織構築を呈する上皮層によって囲まれた囊胞状構造を呈する病変で，上皮層内には幻影細胞（ghost cell）と，その石灰化をみる．以前は石灰化歯原性囊胞とよばれた．10～30代に多く，臨床的に局所の無痛性膨隆として発症する．埋伏歯を伴うことが多く，囊胞性病変に似たX線所見を呈する．幻影細胞は，角質変性によって膨大し，核の消失した腫瘍細胞で，しばしば石灰化をきたす．上皮層に接して象牙質の形成をみることもある．また，硬組織の誘導形成が顕著な場合には歯牙腫を形成するようになる．

####　vii）象牙質形成性幻影細胞腫瘍

濾胞型エナメル上皮腫と同様の腫瘍実質を形成し，胞巣内に幻影細胞の出現とその石灰化をみる．実質と間質との界面には象牙質様硬組織の形成が種々の程度に認められる．充実性に増殖し，囊胞状構造は示さない．

c. 間葉性あるいは歯原性外胚葉性間葉組織からなり，歯原性上皮を伴うもの，あるいは伴わないもの

i) 歯原性線維腫

顎骨内に生じるものと歯肉部に生じるものとがある．前者は顎骨の無痛性膨隆をきたし，後者は歯肉に腫瘤を形成する．組織学的に，細胞成分に富んだ線維組織の増殖巣内に索状あるいは小島状の歯原性上皮が散在しており，象牙質あるいはセメント質に類する硬組織小塊の形成をみることもある．

ii) 歯原性粘液腫と粘液線維腫

豊富な粘液様基質のなかに，濃縮性の核と細長い突起をもった紡錘形～星芒状の細胞が疎に配列する間葉系腫瘍で，被膜を欠き，多少とも局所侵襲性を示す．発育は緩慢だが，大きくなると骨を著しく破壊吸収する．ときに腫瘍内に退化歯原上皮を散見する．粘液様基質内に膠原線維が比較的多い場合には粘液線維腫という．

iii) セメント芽細胞腫

歯根に連続したセメント質の塊状増殖からなり，発育は緩慢で，著しく大きくなることはない．組織学的に，種々の成熟度を呈する有細胞性セメント質様硬組織が多量に形成され，中央部から周辺部に向かって梁状の硬組織が不規則ながら放射状を呈する．周囲組織との境界はきわめて明瞭である．

d. 骨関連病変

i) 骨形成線維腫

骨に類する硬組織形成をきたす線維組織の増殖からなる腫瘍である．歯根から遊離して形成された硬組織を骨とみなし，セメント質と骨とを鑑別する意義がないことから，これまでセメント質形成線維腫あるいはセメント質骨形成線維腫とよばれていたものも一括してここに分類された．若年～青壮年者の下顎骨に好発する．組織学的に，種々の形状と大きさを呈する有細胞性または無細胞性硬組織小塊が細胞成分に富んだ線維性組織増殖巣内に形成されている．

ii) 骨性異形成症

歯牙萌出領域の顎骨の一部が線維組織に置換され，さらにそのなかに硬組織の形成をきたす特発性病変である．根尖性骨性異形成症，限局性骨性異形成症，開花状骨性異形成症の3つが含まれる．

根尖性骨性異形成症は，下顎前歯の根尖部に限局して単発性あるいは多発性に硬組織が形成されるもので，根尖性セメント質異形成症とよばれてきた．病変部は2cm以上大きくなることはない．経過によって組織所見に推移をみることが特徴で，初期には肉芽組織の増生，中期には骨形成線維腫に類似し，成熟期には硬組織塊となる．

限局性骨性異形成症は，上記と同様の病変が臼歯部に生じたものである．

開花状骨性異形成症あるいは家族性巨大型セメント質腫とよばれるまれな病変は，無細胞セメント質に似た硬組織が多量に形成され，しばしば著しい顎骨の膨隆をきたす．おもに中年以降にみられ，ときに多発性に生じ，また家族性に発症することもある．

(2) 悪性腫瘍

a. 歯原性癌腫

i) 転移性（悪性）エナメル上皮腫

組織学的に悪性像はないが，転移をきたすもので（多くは肺と胸膜に），転移を確認してからでないと確定診断できない．

ii) エナメル上皮癌

転移の有無にかかわらず，組織学的にエナメル上皮腫としての基本構造を有し，かつ，悪性像を呈するものである．原発部では局所破壊的に増殖し，肺，胸膜，頸部リンパ節，骨などに転移する．エナメル上皮癌の組織学的悪性度はさまざまで，種々の程度の細胞異型を呈するが，エナメル上皮腫としての基本構造が多少とも保たれている．

iii) その他の歯原性癌腫

原発性骨内扁平上皮癌（退化歯原性上皮由来-充実型，角化嚢胞性歯原性腫瘍由来，歯原性嚢胞由来），明細胞歯原性癌，幻影細胞性歯原性癌がある．いずれもきわめてまれである．

b. 歯原性肉腫

エナメル上皮線維肉腫はエナメル上皮線維腫としての基本構築を有し，間葉系成分が細胞学的悪性像を示す腫瘍であり，最初から悪性として生じるものもあるが，多くは良性の前駆病変（エナメル上皮線維腫）が悪性転化したものである．本肉腫は進行が速やかで，局所破壊性の増殖が著しい．

ときにエナメル上皮線維肉腫と同様な組織内に歯牙硬組織の形成をみることがあり，象牙質のみをみるものをエナメル上皮線維象牙質肉腫，象牙質とエナメル質の形成をみるものをエナメル上皮線維歯牙肉腫とよぶが，臨床的動態に差はない．

〔武田泰典〕

■ 文　献

Barnes L, Eveson JW, et al eds : World Health Organization Classification of Tumours ; Pathology and Genetics of Head and Neck Tumours, IARC Press, 2005.

武田泰典：口腔・顎．外科病理学，第4版（向井　清，真鍋俊明他編），pp115-148, 文光堂，2006．

武田泰典，高田　隆：WHOによる歯原性腫瘍の新たな組織分類とそれに関連する上皮性嚢胞について．日口外誌，**52**(2) : 54-61, 2006．

3　非歯原性腫瘍

(1) 口腔粘膜良性腫瘍状病変の特徴と病態

口腔粘膜には，口腔癌以外にもさまざまな病変がみられる．それらは，前癌病変や良性腫瘍および腫瘍状病変として扱われるが，反応性過形成や炎症性病変で腫瘤状を示すものから真の良性腫瘍性病変まで多彩な病変を含んでいる．ここでは日常遭遇する頻度の高いものを中心に述べる．

a. 乳頭腫と類似病変

i) 乳頭腫（papilloma）

口腔粘膜の表面から乳頭状（カリフラワー状，樹枝状あるいは疣贅状）に隆起した良性腫瘍で，有茎性と茎のはっきりしない膨隆性とがある．白色のものが多いが，周囲の粘膜と色調の変わらないものもある．白色変化は角化と上皮肥厚の程度に比例する．各年代に発生するが，高齢者に多く，小児には少ない．

組織学的には，角化亢進を伴った扁平上皮の肥厚・増殖が主体であり，乳頭部は増殖する上皮に圧迫され幹（軸）を思わせる．発生は局所刺激に対する反応性増殖とも考えられているが，HPVとの関連を示唆する報告もある．乳頭腫に検出されるウイルスはHPV-2, HPV-4, HPV-6, HPV-11, HPV-13, HPV-32が多いとされる．一方，口腔癌ではHPV-16とHPV-18が検出されることから，両者は口腔癌のリスクファクターと考えられている．しかし，口腔病変でのHPV検出率は咽頭病変に比べ低いことから，口腔癌との関連を疑問視する報告もある．一般に発展途上国からの報告ではHPVと口腔癌の相関が高く，先進国からの報告では低い．

ii) 乳頭状過形成（papillary hyperplasia）

乳頭腫のような外方性の増殖を示すが炎症性の反応性増生で，上皮は一定の高さで肥厚しており，しばしば上皮下に炎症性細胞浸潤を伴う．病変は乳頭腫のような茎をもたず，上皮の樹枝状の増殖を示さない．増殖の本体は肉芽組織と膠原線維である．義歯床縁にしばしばみられ，義歯性線維腫と同義に扱われる．増殖の本体は線維性過形成であることが多い．しかし，乳頭腫との区別も明確でない報告もみられる．

iii) 角化棘細胞腫（keratoacanthoma）

皮膚病変にみられる角化棘細胞腫と同様な像を示し，粘膜から隆起した病巣がみられる．上皮の増殖を主体とする病変で，組織像ではタマネギを縦断したような特徴的な構造を示す．正角化の著明な亢進があり，角質は基底に向かって栓状（逆三角形）を示す．しかし，病巣の基底は粘膜下にとどまり下在組織への浸潤はない良性腫瘍性病変であるが，ときとして浸潤増殖を示し癌へ移行する．

iv) 巣状上皮性過形成
　　（focal epithelial hyperplasia）

口腔粘膜に多発性に疣贅状あるいは丘疹状の病巣を生じる．上皮の増殖を主体とする病変で，Heck病は同義語である．小児の下唇や頬粘膜に多くみられるが，舌，口蓋，歯肉などにも生じる．大きさは0.1～1.0 cmくらいまでで疼痛などは訴えない．組織学的には有棘層上皮の増殖を主体とする病変で，自然に消退することがある．HPV-13およびHPV-32感染がみられるが，ほかにもHPV-1, HPV-6, HPV-11およびHPV-55が検出されている．類似病変として，口腔の尋常性疣贅（verruca vulgaris）がある．こちらはHPV-2, HPV-27およびHPV-57がおもな原因ウイルスとされている．

v) 偽上皮腫様過形成
　　（psudoepitheliomatous hyperplasia）

粘膜に顆粒細胞腫，リンパ管腫，慢性炎症性病変などがあるときに，しばしば被覆上皮は二次的に反応性増殖をみる．

b. 線維腫とその類似病変

i) 線維腫（fibroma）

口腔粘膜に線維性結合組織の腫瘤状増生を示す病変で，真の腫瘍性病変は少なく，多くは反応性過形成である．病巣内の線維芽細胞の密度，膠原線維の形成量は症例ごとに異なり，多くの名前がつけられている．歯肉部のエプーリスから舌，頬粘膜の腫瘤状病変まで口腔内のいずれにも発生し病態はさまざまである．義歯床縁にできるものは義歯性線維腫とよばれる．また線維形成が少なく炎症性反応を残す

ものは，膿原性肉芽腫（pyogenic granuloma），骨形成を伴うものは周辺性骨形成線維腫（peripheral ossifying fibroma, epulis osteoplastica）とよんでいる．

ii）線維腫症（fibromatosis）

歯肉の全域にわたる増大を認める病変で，妊娠など性ホルモンバランスの異常，抗痙攣薬（フェニトイン，ジフェニルヒダントイン，ダイランチンなど）の服用の際にみられる．上記薬剤を長期服用者の約半数に出現するといわれる．また，狭心症に用いられるニフェジピンや免疫抑制剤であるシクロスポリン服用者にも発現する．組織像はさまざまな程度の炎症性細胞浸潤や肉芽を伴った線維性過形成である．また，白血病などで歯肉が増大して線維腫症と同様な像を示すことがある．

iii）結節性筋膜炎（nodular fasciitis）と類縁疾患

通常は皮膚深部に発症し，筋膜に由来する線維芽細胞の増生からなる良性病変で，さまざまな組織に発生する．口腔にも発生するが，症例は多くない．しばしば大型の多形性細胞を含み，核分裂像や軽度異型を示し肉腫を思わせる組織像を示す．同義語として偽肉腫性線維腫症（pseudosarcomatous fibromatosis）がある．

iv）若年性血管線維腫（juvenile angiofibroma）

思春期の男子にかぎって鼻咽腔の壁に生じ，加齢による自然消退があることからホルモンの関与が示唆される病変．血管に富む肉芽腫性組織の増殖からなる．鼻咽腔線維腫（nasopharyngeal fibroma）の別名がある．

v）線維性組織球腫（fibrous histiocytoma）

頬および口底粘膜，歯肉，顎骨に発生する．線維芽細胞と貪食能をもつ組織球の増殖からなる病変で，多彩な組織像を呈しており，花むしろ状あるいは車軸状をとる紡錘形細胞と円形あるいは類円形の細胞から構成される．良性病変から高悪性病変まで，さまざまな組織像のバリエーションがある [⇨2.4-3(2)を参照]．

c. 血管およびリンパ管の腫瘍

i）毛細血管腫（capillary hemangioma）

一層の内皮で囲まれた毛細血管が増生する病変で，皮膚や皮下に生ずるものが多く乳児から小児にみられ若年性血管腫の名称がある．口腔粘膜にもできるが，自然消退することがある．

ii）海綿状血管腫（cavernous hemangioma）

拡張した血管が海綿状に増生する病変で，口唇，舌，歯肉，頬粘膜のほか，顔面，頸部の皮下，肝などにみられる．乳児から小児期に発症し，腫瘍境界は不鮮明で自然消退はみられず，取り残すと再発する．

iii）静脈血管腫（venous hemangioma）

成人に発症する血管腫で，海綿状血管腫とほぼ同様な組織像であるが血管壁が厚く平滑筋を伴っているものをいう．血管腔に静脈石をみることがある．

iv）筋線維腫（myofibroma）

スリット状の血管の間を埋めるように血管平滑筋細胞の増殖がみられる病変で，以前は血管周皮腫（hemangiopericytoma）とよばれた．単発性であるが，細胞異型が出現し悪性化することがある．近年，周皮細胞の考え方は否定的で，筋線維細胞の性状を示すとされている．

v）グロムス腫瘍（glomus tumor）

手・足など末梢に生じる小型病巣をつくる血管平滑筋細胞に由来する腫瘍で，疼痛を伴う．枝分かれした血管周囲に円形～立方形の細胞が円形の核をもち充実性に増殖し胞巣を形成する．

vi）リンパ管腫（lymphangioma）

リンパ管は口腔粘膜にも広く分布し，炎症や腫瘍の周囲ではリンパ流が障害され，拡張やリンパ管浮腫がみられる．また，口腔癌の頸部リンパ節転移の重要なルートとなる．リンパ管腫は良性腫瘍で，血管腫と比べ頻度が少なく組織奇形と考えられる．口腔粘膜下に小嚢胞状に拡張した多数のリンパ管が増生する．

vii）Wegener肉芽腫症（Wegener granulomatosis）

上気道（咽頭），肺，腎臓を侵す原因不明の血管炎である．筋で裏打ちされている細動脈，細静脈が侵される壊死性肉芽腫性血管炎で，自己免疫異常が考えられている．血清中に抗好中球細胞質抗体（PR3-ANCA）がみられる．

d. 末梢神経系の腫瘍

口腔領域では神経系の腫瘍はまれであるが，神経鞘腫と神経線維腫は報告が多く，これらはvon Recklinghausen病など症候群に伴って出現することがある．

i）神経鞘腫（schwannoma, neurilemmoma）

神経鞘のSchwann細胞に由来する腫瘍で，舌に

多いがほかの部位にもできる．粘膜下に限局性腫瘤を形成する．組織学的に束状型（Antoni A 型）と網状型（Antoni B 型）に大別されるが，両者の混在型もある．かたい腫瘍を形成し周囲との境界は明瞭である．しかし内部は出血像や囊胞がみられることがある．

ii) 神経線維腫（neurofibroma）

神経鞘のSchwann細胞と間葉系細胞（膠原線維形成）の両者が混在する腫瘍で，皮下に多いが口腔粘膜にも生じる．肉眼所見は神経鞘腫と類似するが，組織学的に周囲との境界は不明瞭なものが多い．口腔に単独で出現するが，von Recklinghausen病の口腔病変としてもみられる．

iii) 切断神経腫（amputation neuroma）

粘膜の外傷後に末梢神経の不規則な腫瘤状（小腫瘤）の再生が起こることがある．真の腫瘍ではない．

e. その他の良性腫瘍

前述の腫瘍以外にも他臓器にみられるのと同様にさまざまな腫瘍が出現するが，その頻度は低い．なかでも文献などで報告がみられることのある病変を以下にあげる．

i) 疣贅型黄色腫（verruciform xanthoma）

粘膜表面に，顆粒状あるいは疣贅状の隆起性病変で，上皮脚が不規則な伸長を示し，粘膜固有層には泡沫細胞（黄色腫細胞）が集合する．粘膜に特有の病変で，黄色腫細胞は酸化LDLを含んでいる．CD8陽性細胞が多く集合し上皮細胞を障害した後，マクロファージが脂質を貪食している．

ii) 脂肪腫（lipoma）

成熟した脂肪組織（正常の脂肪組織と区別できない）の増殖からなる良性腫瘍である．脂肪組織が線維性隔壁により分葉状を示す．線維性結合組織の割合の多いものは線維脂肪腫（fibrolipoma）とよばれる．口腔内では比較的まれである．

iii) 母斑細胞性母斑（pigmented nevus）

口腔粘膜では皮膚のように，隆起性に母斑細胞が増殖することはあまりなく粘膜の上皮下に層状に増殖した母斑細胞をみることがある．

〔小宮山一雄〕

■ 文 献

Gnepp DR：Lesions in oral cavity. In：Diagnostic Surgical Pathology of the Head and Neck, pp191-308, Sanders, 2009.

小宮山一雄：口腔領域軟組織の腫瘍と腫瘍様病変．新口腔病理学（下野元基，髙田 隆編），医歯薬出版，2008.

Reichart PA, Philipsen HR：Oral Pathology, Thieme, 2000.

(2) 口腔癌

a. 口腔癌の分子生物学的特徴（molecular biological features of oral squamous cell carcinoma）

口腔にはさまざまな上皮性悪性腫瘍（癌腫），非上皮性悪性腫瘍（肉腫）が発生するが，SCCは最も頻度が高く，日常遭遇する機会の多い悪性腫瘍である．癌は遺伝子の病気で，その発症には原癌遺伝子の活性化と癌抑制遺伝子の不活性化など複数の遺伝子異常が蓄積することで，正常細胞が不死化さらに形質転換（癌化）するという多段階発癌機構があることが明らかになった．

口腔癌の発生・進展に関しても，全身にみられる腫瘍と同様に多段階発癌過程を踏み，複数の遺伝子異常が積み重なっていることが明らかになってきた．口腔SCCに関しても図2.4.13のような発生モデル過程が示されている．いわゆる前癌病変である白板症は，口腔粘膜の白色病変として現れるが組織学的には上皮の角化亢進・過形成，上皮細胞が種々の程度の異型を示すようになる異型性症，上皮の厚みは増さず浸潤はみられないが上皮全体が異型細胞からなるCIS，そして浸潤癌に至るさまざまな病態を示している（Lingen, 2008）．

増殖活性の高さは悪性腫瘍の大きな特徴の1つである．細胞周期調節蛋白であるサイクリンは，サイクリン依存性キナーゼ（cyclin dependent kinase：CDK）と複合体をつくり細胞周期の進行に働く．細胞周期は静止期であるG_0/G_1期，DNA複製が行われるS期，細胞分裂の準備期であるG_2期から分裂のM期へと移行する．G_1期からS期への移行にはサイクリンD/CDK4あるいはCDK6とサイクリンE/CDK2の複合体が重要な役割を演じている．後述するp53が活性化するp21はサイクリンE/CDK2の活性を阻害しS期の進行を抑制することが知られている．これらの複合体は代表的な癌抑制遺伝子であるRBをリン酸化しS期促進遺伝子の転写を活性化する．サイクリンB/Cdc2複合体の活性化によりG_2からM期の移行が起こるが，p53の下流遺伝子である14-3-3dはサイクリンB/Cdc2の活性を阻害し，G_2停止を起こす（図2.4.14）．これらの

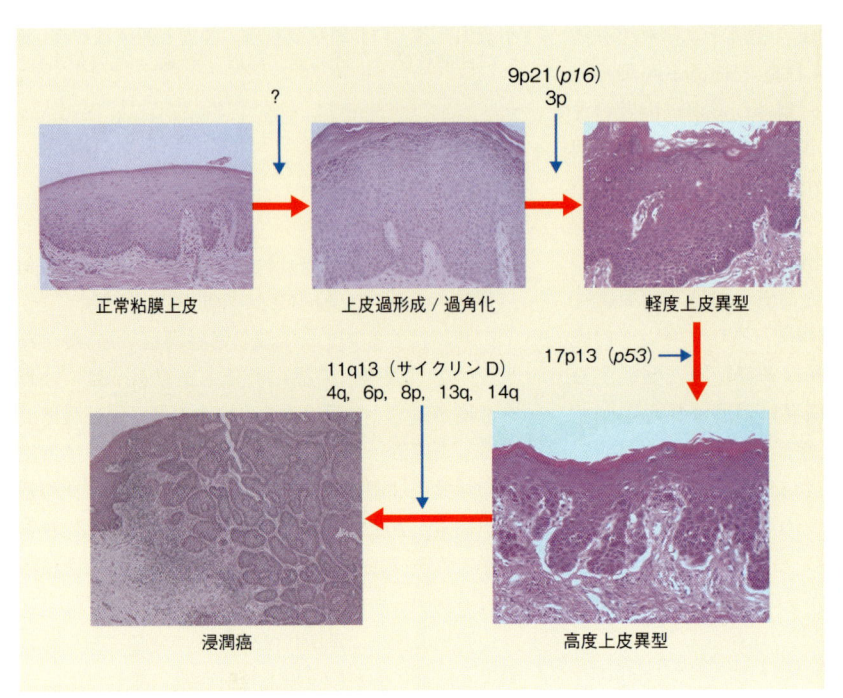

図 2.4.13　口腔癌の発症・進展モデル

組織学的な粘膜上皮の異常とこれに関与する遺伝子異常.

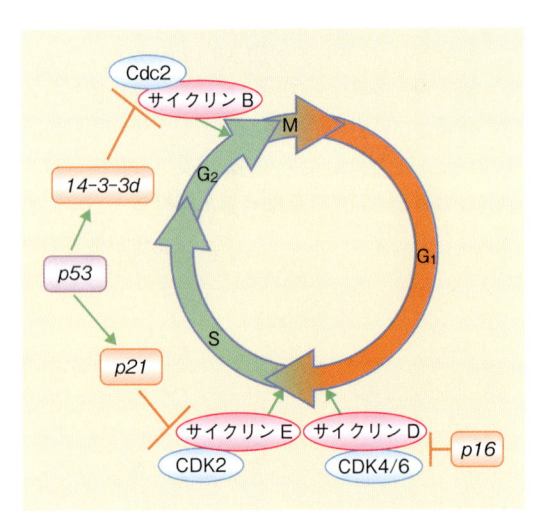

図 2.4.14　細胞周期と進行に関与する遺伝子／遺伝子産物

サイクリン/CDK 複合体による G_1 期，S 期，G_2/M 期への移行とこれを阻害する因子との関係.

細胞増殖シグナルは正常細胞では厳密に制御されているが，悪性腫瘍ではこの調節機構が破綻し，細胞増殖が無秩序に進行する（Hunter, 2005）.

　上皮過形成・過角化症から軽度異型性症（mild/moderate dysplasia）への進展には 9 番染色体短腕（9p21）に存在する p16 遺伝子の発現抑制が関係していることが示されている．p16 は INK4 ファミリーに属するサイクリン/CDK 阻害因子で，特にサイクリン D/CDK4 の活性を阻害し G_1 停止（細胞周期が G_1 にとどまり DNA 合成期である S 期に移行しない）を生じ細胞分裂を阻害する働きがあるが，p16 の発現が抑制されることにより，細胞分裂が促進され異型上皮が生じると考えられている（図 2.4.14）．培養細胞株では高頻度に p16 の変異がみられたことから，後述する p53 と同様に p16 の変異により細胞癌化が生じると当初は考えられていた．しかしその後，実際の癌組織では p16 の発現低下はみられるが，p16 遺伝子変異の頻度はさほど高くないことがわかり，in vivo の癌における p16 の発現異常は，p16 の転写調節領域（転写因子が結合し情報伝達リボ核酸（messenger ribonucleic acid：mRNA）の転写を活性化するための領域で，対象となる遺伝子の 5′ 側上流に位置する）のメチル化による転写抑制やヘテロ接合性喪失（loss of heterozygosity：LOH）が関与していることが明らかになった.

　サイクリン D の異常により細胞周期が無秩序に進行することで癌化が生じる可能性も示されている．サイクリン D はリンパ球の腫瘍であるマントル細胞リンパ腫（mantle cell lymphoma）では転座（遺伝子が本来の染色体ではなく異なった遺伝子座に置きかえられること）によって過剰発現するが，口腔癌や食道癌では，遺伝子の増幅により過剰産生

され癌化していることが報告されている．

　p53はゲノムの守護神とよばれる代表的な癌抑制遺伝子である．p53は393個のアミノ酸からなる53 kDの蛋白で，N末端に転写活性化ドメイン，C末端に四量体形成ドメイン，そして中央部にDNA結合ドメインをもつ転写因子で，通常は細胞内で後述するユビキチンプロテアソーム系ですばやく分解され機能することはないが，放射線，紫外線，抗癌薬などのストレスが細胞に加わりDNAにダメージが生じる場合や細胞分裂において不完全な複製が生じた際には，p53のおもにN末端のセリンがリン酸化され安定化する．安定化したp53は下流遺伝子の転写調節領域に存在するPuPuPuC(A/T)(A/T)GPyPyPyのコア配列に結合し転写を活性化する（Pu：purine残基をもつ核酸；A，G，Py：pyrimidine残基をもつ核酸；T，C）．p53はGadd45, p53R2などのDNA修復機能をもつ遺伝子，G_1停止を起こすp21$^{waf1/cip1/sdi1}$やG_2停止を誘導する14-3-3dのような細胞周期調節遺伝子，アポトーシス誘導蛋白であるBax, Noxa, Apaf-1, Fasなどをコードする遺伝子などの転写活性化に働く（図2.4.15）．細胞のDNAに異常が生じることによって誘導されるp53は遺伝子の異常を修復し，修復ができない細胞は遺伝子異常が蓄積しないように遺伝子異常を生じた細胞をアポトーシスにより除去することで細胞癌化を防いでいる．このようなp53の癌抑制遺伝子としての機能がp53自身の変異により喪失することで細胞癌化が導かれる（loss of function）ことがこれまで強調されてきた．実際，癌抑制遺伝子p53はあらゆる癌の50％以上で変異のあることが示され，口腔癌でも30〜70％の症例でp53に変異のあることが報告されている．しかし，p53に変異のある症例では，p53のもつ細胞周期の停止，DNA修復，アポトーシス誘導という機能で説明される以上に癌としての強い悪性形質を発現していることは臨床的に経験することが多く，変異型p53がより積極的に癌の悪性形質発現にかかわっている（gain of function）ことが示されつつある．

　p53が発現亢進する下流遺伝子の1つにE3ユビキチンリガーゼのMDM2がある．ユビキチンプロテアソーム系は蛋白の選択的分解に働き，E1ユビキチン活性化酵素，E2ユビキチン結合酵素が順次活性化され，E3ユビキチンリガーゼがターゲットとなる蛋白に特異的に結合しユビキチンに標識された蛋白をプロテアソームが分解していく．MDM2はE3ユビキチンリガーゼで，p53は自身が活性化するMDM2により分解される．これは，細胞の遺

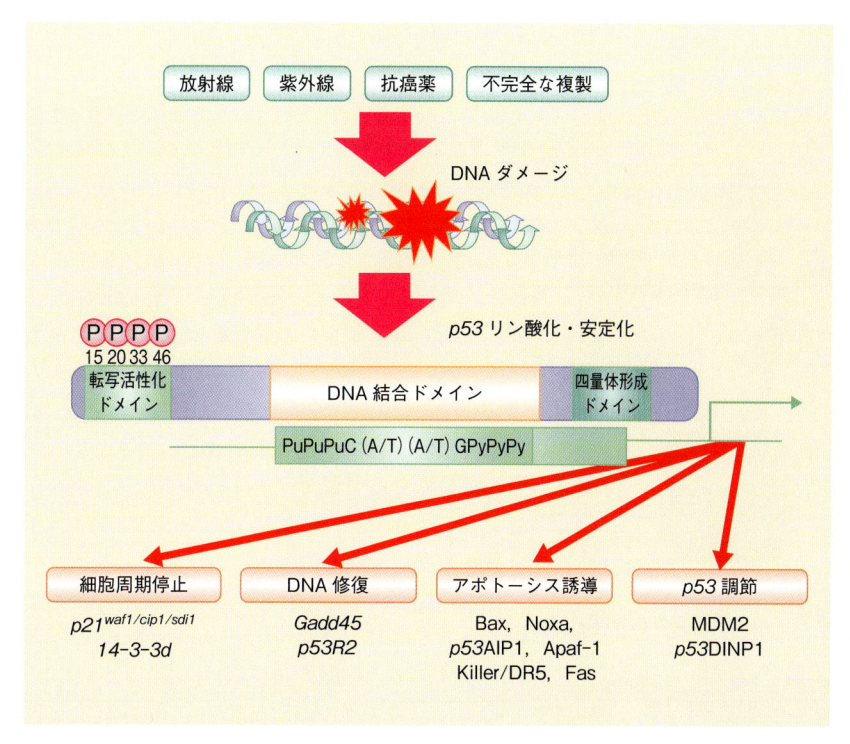

図2.4.15　p53の活性化機構と転写される下流遺伝子

種々の細胞ストレスによりp53は安定化し，下流の遺伝子の転写を亢進する．

伝子異常をチェックし癌化を抑制する働きをもつ p53 の発現を必要な場合（細胞分裂など）にとどめ，細胞の増殖・生存にとって負の働きを抑制するという生理的機構に沿ったものと考えられる（図 2.4.16）．MDM2 の過剰発現により p53 の機能が損なわれている癌の報告もある．

真核細胞の染色体末端には TTAGGG の繰り返し配列をもつテロメアが存在し，細胞が分裂するたびにテロメアの短縮が進み，テロメアがある限界点（Hayflick 限界）をこえて短縮された際には細胞の老化により分裂・増殖ができなくなり遺伝子の不安定性が増すことによって細胞死が生じる．テロメラーゼはテロメアを伸長させる酵素で，多くの癌で高頻度にテロメラーゼの活性化が生じており，口腔癌でも多くの症例で活性化がみられることが報告されている．

ポストゲノム時代を迎えて，細胞の癌化，および癌細胞の悪性化における蛋白に翻訳されない non-coding RNA や転写後調節の重要性が認識されるようになってきた．網羅的な cDNA（complementary deoxyribonucleic acid，相補デオキシリボ核酸）解析の結果，全遺伝子の約半分が蛋白質をコードしない non-coding RNA 領域であることが報告され，その結果，これまでジャンクとされてきた領域からも多数の転写産物が発見された．以前は DNA から mRNA が転写され，蛋白質ができると考えられていたが，現在では1つの遺伝子から多数の RNA が転写され，その RNA の約半分が non-coding RNA として，遺伝子発現制御などの機能を発揮すると考えられている．これまで，生物種が高等になるとそれに伴い遺伝子数は増えると考えられてきた．しかし，ゲノムプロジェクトが終了した結果，ヒトの遺伝子は2万〜2.5万個であることが予測され，生物種による遺伝子数の差はさほどないことが明らかになった．一方，生物種が高等になると non-coding RNA が全 RNA のなかに占める割合が多くなることが明らかになり，non-coding RNA がさまざまな生命現象をコントロールしている可能性が示されている．

マイクロ RNA は現在特に研究されている non-coding RNA の1つで，約20塩基の一本鎖 RNA からなっている．マイクロ RNA は1000塩基程度の長い RNA 領域として転写され，核内で70〜100塩基のヘアピン RNA にプロセシングを受ける．ヘアピン RNA は細胞質に輸送，ダイサーによる切断を受け，RISC 複合体に取り込まれる．動物細胞では，複合体に結合した一本鎖のマイクロ RNA が配列特異的に mRNA に結合し，ターゲット mRNA の分解や翻訳抑制により蛋白合成を阻害することが知られている．現在，数百のマイクロ RNA が同定され，個体の発生，細胞の増殖，分化，アポトーシスなど多くの現象にかかわることが明らかになり，細胞癌化との関連性も示されている．

mRNA の非翻訳領域 RNA も non-coding RNA の1つで，このなかに mRNA の主として3′側の非翻訳領域に存在する AUUUA をコア配列とするアデニンとウラシルに富んだ AU リッチ領域（AU-rich element：ARE）とよばれる領域をもつ mRNA がある．現在までに，約4000種類の ARE-mRNA が同定され，癌遺伝子や細胞周期調節/増殖関連遺伝子などから転写される mRNA に ARE が認められる．生理的状態では，ARE-mRNA は RNA 結合蛋白である AUF1 などが結合し，エキソソームですばやく分解されるが，細胞にストレスがかかると同じく RNA 結合蛋白である HuR（326アミノ酸からなる36 kD の蛋白）が AUF1 と拮抗して ARE-mRNA に結合し，核から細胞質への輸送蛋白である CRM1 と結合し核外輸送・安定化する．HuR はすべての細胞で発現しているが，この HuR と CRM1 を介した ARE-mRNA の輸送安定化は

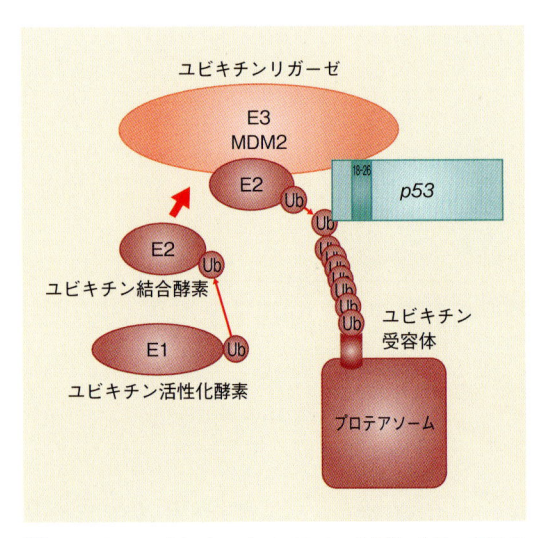

図 2.4.16 ユビキチンプロテアソーム系による p53 の分解機構

p53 に E3 ユビキチンリガーゼである MDM2 が結合することでユビキチンプロテアソーム系による分解が生じる．

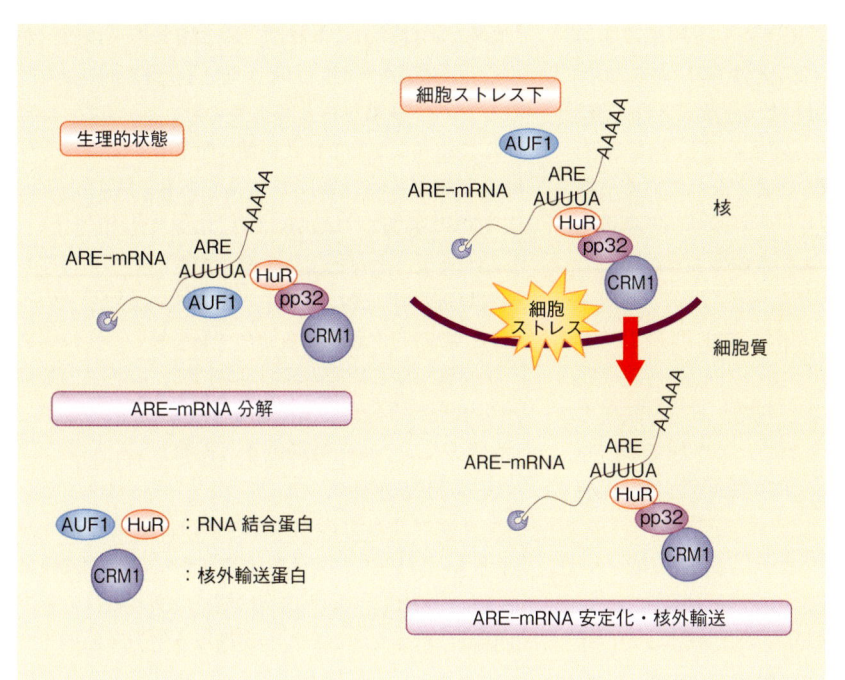

図 2.4.17 ARE-mRNA の分解・安定化機構
ARE-mRNA は生理的状態ではすばやく分解されているが，細胞にストレスが加わった状態では安定化・核外輸送されている．

正常細胞では一時的なもので，通常は核に局在している（図 2.4.17）．しかし，癌細胞では HuR が恒常的に CRM1 非依存的に核外輸送されており，癌遺伝子や増殖関連遺伝子の発現を亢進している（Kakuguchi, 2010）．

複数の遺伝子異常の蓄積により癌は発症・進展し，DNA レベルで遺伝子の変異，転座，欠失，増幅などの異常があることは周知の事実である．悪性腫瘍としての形質である無限増殖性，浸潤転移活性に関与する多数の遺伝子異常がこれまで報告されている．このような DNA レベルでの遺伝子異常に加えて，mRNA への転写や蛋白への翻訳，あるいは翻訳後の修飾など多様な機構が存在することが明らかになり，今後の研究の展開が待たれる．

〔進藤正信〕

■ 文 献

Hunter KD, Parkinson EK, et al：Profiling early head and neck cancer. Nat Rev Cancer, **5**：127-135, 2005.

Kakuguchi W, Kitamura T, et al：HuR knockdown changes the oncogenic potential of oral cancer cells. Mol Cancer Res, **8**：520-528, 2010.

Lingen MW：Head and neck. In：Robbins and Cotran Pathologic Basis of Disease(Kumar V, Abbas AK, et al eds), 8th, pp739-762, Saunders Elsevier, 2009.

b. 日本の口腔がん

i）口腔粘膜扁平上皮癌

わが国の口腔がんのほとんどは口腔粘膜の扁平上皮癌（SCC）である．全国的な統計データは存在しないので，筆者の施設のデータでみると，口腔扁平上皮癌（SCC）は，歯科領域で取り扱う悪性腫瘍の実に約 86％を占めている．このほかには唾液腺腫瘍とわずかに骨軟部肉腫や悪性リンパ腫などの間葉系悪性腫瘍が発生する．歯原性腫瘍は基本的には良性で，歯原性悪性腫瘍に遭遇する機会はほとんどない．したがって，わが国の歯科医療で診療対象となる口腔がんとは口腔粘膜 SCC ということになり，諸統計で取り扱われている口腔がんも口腔粘膜 SCC を指すと見なしてよい．当然ながら，歯科における研究対象も口腔粘膜 SCC が最も重要なはずだが，現実の対応は不足しているといわざるをえない．

ii）口腔がん死亡と発生状況

厚生労働省の人口動態統計によれば（厚生労働省，2011），わが国で近年増加している悪性新生物の 1 つは口腔がんであり，増加率では前立腺がん，乳がんを抑えている．2011 年の口腔がんによる死亡数は 6888 人（男性 4901 人，女性 1987 人）で，1950 年の 699 人（男性 432 人，女性 267 人）に比べて約 9.9 倍（男性 11.3 倍，女性 7.2 倍）となって

おり，人口訂正死亡率（対10万人）も同様に増加して1950年の0.8（男性1.0，女性0.6）から2011年の5.5（男性8.0，女性3.1）と6.8倍（男性8倍，女性5.2倍）となっている（図2.4.18）．増加傾向は特に1995～2000年以降に顕著となっている．増加の背景は，後述するとおり，わが国の口腔癌患者は主として高齢者なので，高齢者の増加と対応している．

口腔がんによる死亡者年齢は，2007年のデータでは，85歳以上が最も多く，70～74歳，75～79歳，65～69歳，80～85歳が続き，65～85歳で全体の70％を占める．すなわち，わが国では口腔がんは高齢者の疾患である（財団法人がん研究振興財団，2010）．

罹患数は2008年で，15522人（男性11024人，女性4498人），粗罹患率では，10万人対男性18人，女性5人である．ほかの臓器がんと比較すると，胃がんの10％程度であるが，白血病よりも多い．ただし，罹患数については厳密な調査が行われたわけではないので，実際にはこれ以上の罹患者がいる可能性がある（財団法人がん研究振興財団，2013）．

口腔SCCの発生部位としては，筆者らの施設のデータでは，舌が最も多数を占め，ついで，歯肉が多く，頰粘膜，口峡部，口腔底，口唇の順に減少していく．舌のなかでは，舌縁部が95％以上を占める．

口腔がんの5年相対生存率は1997～1999年の「地域がん登録」によれば，約52.9％で，ほぼ全がんの平均値54.3％に近似している．90％以上の甲状腺がんや精巣がんと85.5％の乳がん，6.7％の膵がんに比べるとちょうど中間に位置し，悪性リンパ腫や卵巣がんとほぼ同レベルであり，同じくSCCが主体の喉頭がんの76.1％に比べても相当低い．したがって，わが国では治療法が進歩してきたにもかかわらず，口腔がんによる死亡数が増加しているのは，絶対的罹患数の増加と，原発巣のほかに所属リンパ節をはじめ遠隔臓器を含めて，転移巣の制御が必ずしも良好に行われていないことを示唆する（財団法人がん研究振興財団，2010）．

海外と比較すると，アメリカ，イギリス，フランス，イタリアなどの欧米諸国の口腔癌死亡数（対10万人）は男性で5～20人で圧倒的に男性優位である．口腔癌による死亡率は横ばいあるいは近年減少傾向に転じているが，わが国はもともと低いレベルであったのが，漸次上昇して2000年の時点でアメリカとイギリスのそれを上まわっている．アジアでは，インド，スリランカ，東南アジア諸国，さらにアラビア半島からアフリカでも噛みタバコ習慣に関連した口腔癌が多発しており，これらの地域では口腔がんが全身のがんのなかでも最も頻度の高い場合が多い（財団法人がん研究振興財団，2010）．しかし，世界的にみれば，口腔がんは全身のがんのなかでは，男性で8番目，女性で14番目に多いがんと位置づけられている（de Camargo Cancela et al,

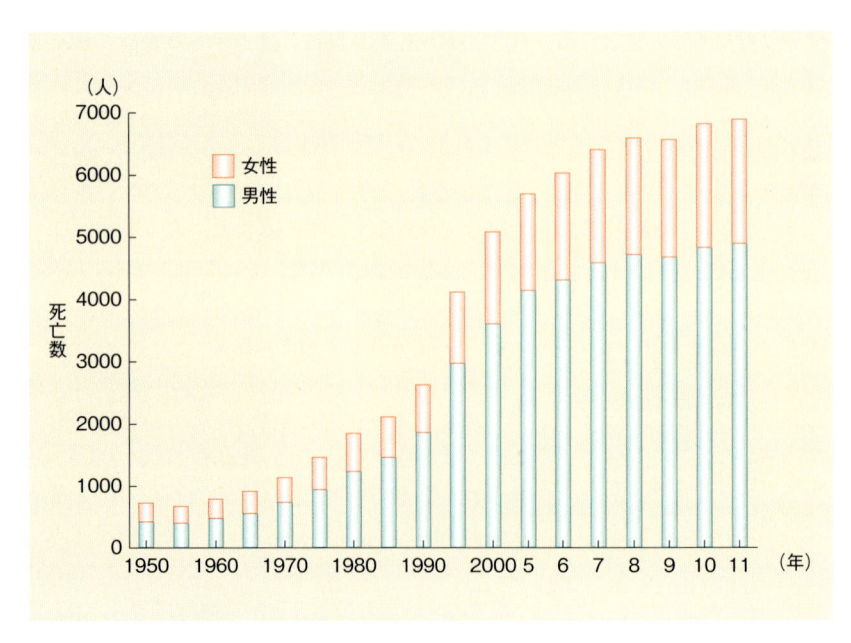

図2.4.18 わが国の口腔がん死亡数の推移

漸次増加傾向にあり，特に1995年以降の増加が著しい．1950年当時に比べると2011年には男性で11.3倍，女性で7.2倍の増加となっている．

2009).これらのデータと比較すれば,わが国の口腔がんは増加しているといっても,その総数でみれば少数・低頻度にとどまっている.

iii）口腔SCCの発生背景

前述のとおり,アジア・アフリカでは,噛みタバコ習慣と関連して口腔SCCが多発している.それは,噛みタバコの長期にわたる習慣によって口腔粘膜炎が遷延し,その終末像としての口腔粘膜下線維症（oral submucous fibrosis：OSF）をきたすからである.OSFでは,粘膜固有層が消失して最終的には線維性肉芽組織で置換されるので,血管も減少して上皮層にとっては低酸素状態に陥ることになる.低酸素環境でも生存できる代表的な細胞はがん細胞であろうから,その結果,口腔SCCが成立するということになると推測されている（Tilakaratne et al, 2006）.

一方,わが国には噛みタバコの習慣は存在しないと断定しても差し支えない.それでは,いかなる背景が日本人の口腔SCCにはあるのだろうか.後述する口腔表在性癌に関するわれわれの調査によれば,舌ならびに歯肉,頬粘膜に関しては,補綴物の種類と病理組織型と発生部位に相互に関連があったので,表在性癌に関しては歯科治療との関連が示唆された.舌癌のほとんどが舌縁部に発生することも,舌と歯列の接触に何らかの関連があると考えないわけにはいかない.現時点での筆者の口腔SCC発症機序仮説の1つは咬合状態が口腔SCCの発生に影響を及ぼすというものである.「咬合状態」とは,加齢に伴う咬耗あるいはそのほかの歯要因による咬合不全が粘膜の誤咬や義歯などの不均等な負担加重が粘膜に加わる,という意味で,その結果,局所的な粘膜炎が招来される.粘膜炎が遷延すれば,噛みたばこによるOSF同様,肉芽組織の転帰として粘膜の線維化に行きつく（朔,2008）.事実,わが国の口腔SCC症例の手術材料を詳細に検討すると,OSF様の線維化は程度の差こそあれ,ほとんどの症例で確認できる.アメリカなどの白色人種で口唇SCCが日光紫外線被曝との関連で取り上げられるが,これも日光弾性線維症（solar elastosis）が口唇皮膚部から赤唇粘膜部におよび,OSF類似の病態が惹起されるという点で,咬合不全に由来する舌や頬粘膜の粘膜炎となんら異なるところはない.

iv）表在性癌という新しいタイプの口腔癌

わが国では,口腔粘膜表在性癌（oral superficial carcinoma）が近年増加し,筆者らの施設では,2012年現在,全口腔SCC症例のうち1/3強を占める程になってきた.したがって,近年のわが国おける口腔がん罹患率の上昇傾向の一端は,表在性癌の増加が担っていると推測される.従来は酒・タバコが口腔癌の主たる原因とみなされてきたにもかかわらず,表在性癌患者は高齢の女性に多く,酒・タバコの習慣を有することはきわめてまれなことに加えて,口腔衛生状態は良好にもかかわらず,多発・再発病巣が目立つなどの特徴を共有している.すなわち,従来の古典的な浸潤性口腔SCCは,壮高年の男性に多く,それらの患者は飲酒・喫煙習慣を有することに加えて口腔衛生状態も不良であることと対比的である.後者では病期も進行した段階で見つかることが多いのだが,切除後の再発率は高くない.一方表在性癌では,同時に相互に連続しない多数病巣が生じたり,切除断端から,あるいは口腔内の必ずしも原発巣に連続しない別部位から再発することが多い（朔,2008）.

表在性癌とは,微小浸潤性SCCあるいはCISを中心に異型上皮がさまざまな範囲あるいは程度に混在した病変複合体で,筋層深部に浸潤する傾向は顕著ではなく,経過も緩徐である.しかし,進行しないわけではなくリンパ節転移をきたす例も経験されているので,臨床的にはSCCと同等に対応する必要がある.外科的処置に関しては,深さよりも広がりに留意することを第一義にし,深く筋層まで切除する必要はないが,術中迅速診断によって断端に病変の残存がないことに細心の注意を払う必要がある（朔,2008）.

表在性癌の主病変であるCISは病理組織学的に三亜型に分類できるが（朔,2008）,これらの組織型と臨床的事項との相関があることが判明しているので,口腔SCCのなかでも特に表在性癌については,その発生に歯科治療を含めて歯列要因が無視できない.わが国の表在性癌が女性に多いことと女性の歯科補綴物作製数が多いこと（厚生労働省,2013）や審美性重視傾向との関連も示唆されている.CISの病理組織学的診断が適確に行われることが表在性癌の臨床的対応にきわめて重要である（朔,2008）.

〔朔　敬〕

■ 文 献

de Camargo Cancela M, Voti L, et al：Oral cavity cancer in developed and in developing countries；population-based incidence. Head Neck, **32**(3)：357-367, 2009.

厚生労働省：平成23年 歯科疾患実態調査．http://www.mhlw.go.jp/tokei/list/62-17c.html

朔 敬：口腔粘膜表在性癌―上皮内癌の病理診断を中心に．病理と臨床，**26**：548-561, 2008.

Tilakaratne WM, Klinikowski MF, et al：Oral submucous fibrosis；review on aetiology and pathogenesis. Oral Oncology, **42**(6)：561-568, 2006.

4 唾液腺腫瘍の組織学的特徴と組織由来

　唾液腺腫瘍の90％以上は上皮性腫瘍からなり，それらは基本的には腺由来の腫瘍として良性の腺腫と悪性の腺癌に分類される．しかし，唾液腺腫瘍の組織学的特徴はその多様性にあり，WHO分類（2005）には生物学的態度による分類も含めて約40の腫瘍型が数えられる．これらの腫瘍型間で組織像が異なることはいうまでもないが，同じ腫瘍型であってもさまざまな組織像を示すことが多く，1つの症例においても部位によって異なる組織像が観察されることもある．しかし一方で，異なる腫瘍型にもかかわらず組織構築や細胞形態を共通して示すことがあり，病理組織診断に際して困難に直面することも少なくない．このように唾液腺腫瘍が多彩な組織像を示す理由として，唾液腺組織が腺房細胞や導管上皮細胞などの腺上皮細胞に加えてその外層に位置する筋上皮細胞あるいは基底細胞からなり，腫瘍化に伴ってこれらの細胞が種々の程度に分化し，さまざまな割合で増殖することがあげられる．とりわけ筋上皮細胞は腫瘍化に伴って正常とは異なる形態とさまざまな基質産生能を示し，「腫瘍性筋上皮細胞（neoplastic myoepithelial cell あるいは modified myoepithelial cell）」として，唾液腺腫瘍の組織学的多様性にかかわっている．

(1) 唾液腺の構造と組織学的特徴

　唾液腺腫瘍の組織学的特徴である多様性と組織由来を理解するためには，唾液腺の正常構造（図2.4.19）を理解する必要がある．
　唾液腺は唾液の分泌部である腺房と唾液の輸送路である導管からなる．導管はさらに，腺房に連続する介在部導管，基底部に基底線条とよばれる多数の

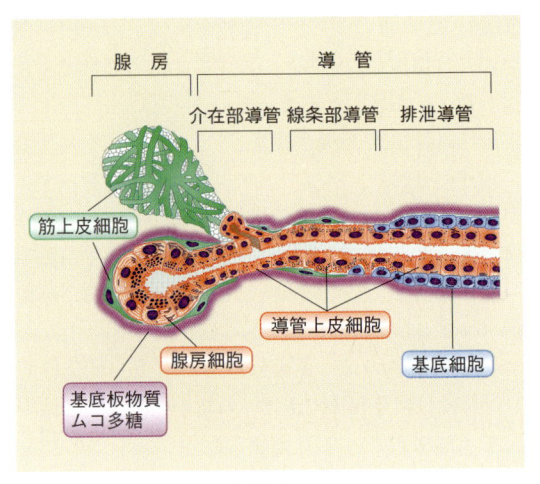

図2.4.19　唾液腺の正常構造
唾液腺は腺房と導管からなる．導管はさらに介在部導管，線条部導管ならびに排泄導管に分類される．腺房と介在部導管ならびに線条部導管の一部には筋上皮細胞が，排泄導管部では基底細胞が導管上皮の外側に位置する．筋上皮細胞や基底細胞は基底板物質とムコ多糖を産生する．

(Dardic I：Diagnostic Surgical Pathology of the Salivary Glands（Ellis GL, Auclair PL, et al eds）, pp108-128, Saunders, 1991 より改変)

腺を示す線条部導管ならびに小葉内から次第に合流して主導管につながる排泄導管に分類される．腺房，介在部導管，線条部導管を唾液腺の機能的単位として，唾液腺単位（salivon）とよぶこともある．腺房は漿液細胞，粘液細胞あるいはその両者からなり，導管は導管上皮細胞によって裏打ちされている．腺房細胞と導管上皮細胞を一括して腺上皮細胞とよぶ．
　腺房と介在部導管ならびに線条部導管の一部には，腺上皮細胞の外側で基底膜との間に筋上皮細胞が介在し，腺房や導管を取り巻いている．筋上皮細胞が収縮すると腺房や介在部導管が圧迫されて腺腔内の唾液が排泄導管方向に押し出される．筋上皮細胞は細長い細胞突起を伸ばしながら，腺房や介在部から線条部導管を籠のように取り囲んでいることから，籠細胞（basket cell）ともよばれる．排泄導管部では収縮能を有する筋上皮細胞は存在せず，代わって立方形の基底細胞が導管上皮の外側に位置する．筋上皮細胞や基底細胞は周囲の結合組織に向かって，基底板物質とムコ多糖を産生する．
　唾液腺腫瘍は唾液腺を構成するこれらの細胞から発生し，正常構造との類似性を示しながら増殖するが，腫瘍化に伴って構成細胞の割合や分化の方向性が乱れ，異なった組織像を示す多くの

腫瘍型が形成される．唾液腺腫瘍の組織発生には semipluripotential bicellular reserve cell hypothesis と multicellular histogenetic concept の 2 つの考え方が提唱されており，いまだ両論並記の域を出ない（Dardic, 1991；廣川，2005）．前者は導管部に腺上皮と筋上皮の 2 方向に分化することのできる未分化な予備細胞が存在し，そこから腫瘍が発生するという考え方である．腺上皮と筋上皮からなる多形腺腫

表 2.4.4　構成細胞からみた唾液腺腫瘍の分類

腫瘍の種類		良性腫瘍	悪性腫瘍
腺上皮性分化を示す細胞（導管上皮細胞，腺房細胞）のみからなる腫瘍		細管状腺腫 導管内乳頭腫 嚢胞腺腫 オンコサイトーマ Warthin 腫瘍[*1]	腺房細胞癌 唾液腺導管癌 粘表皮癌 腺癌，NOS オンコサイト癌
腺上皮-筋上皮/基底細胞性の 2 種類の細胞からなる腫瘍	著明な基底板物質とムコ多糖の産生を伴う腫瘍	多形腺腫（通常型） 基底細胞腺腫（膜状型）	腺様嚢胞癌（篩状型） 基底細胞腺癌 転移性多形腺腫 多形腺腫由来癌，癌肉腫
	著明な基底板物質とムコ多糖の産生をあまり伴わない腫瘍	多形腺腫（富細胞型） 基底細胞腺腫（腺管型，充実型）	腺様嚢胞癌（腺管型，充実型） 基底細胞腺癌（腺管型，充実型） 上皮筋上皮癌 多型低悪性度腺癌[*2]
筋上皮性細胞（腫瘍性筋上皮細胞）のみからなる腫瘍		筋上皮腫	筋上皮癌
未分化な細胞よりなる腫瘍		—	小細胞癌 大細胞癌 リンパ上皮癌

[*1]：腫瘍細胞は通常二層に配列するが，基底側の細胞に筋上皮/基底細胞様性格はないと考えられている．
[*2]：一層性の腺管構造を示すことが多いが，腫瘍細胞内には上皮性分化と筋上皮分化が共存し，ときに二層性となることもある．

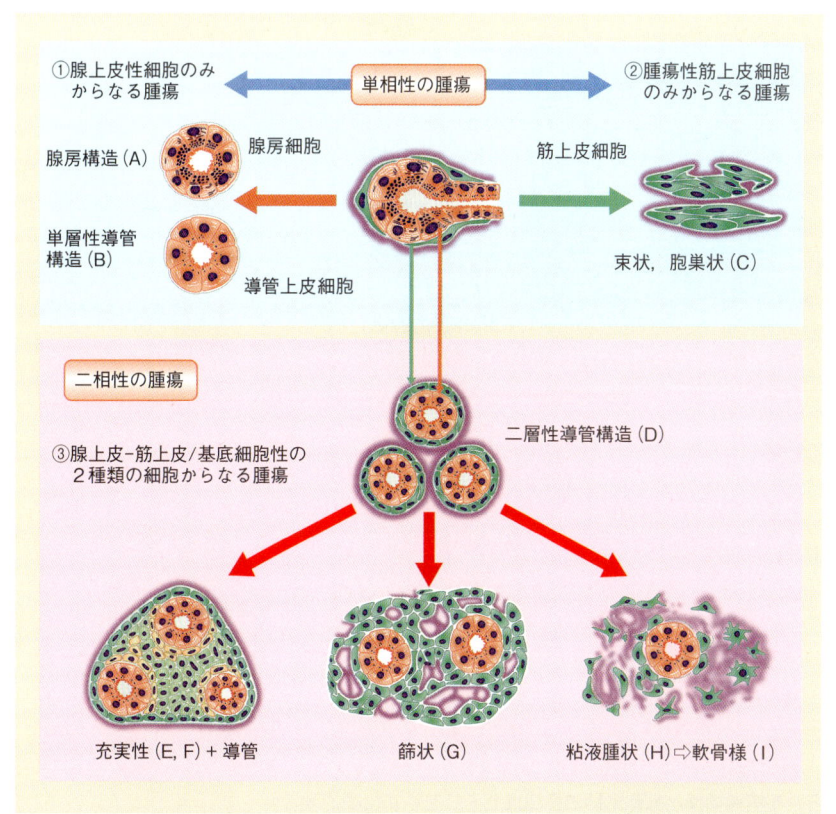

図 2.4.20　単相性腫瘍と二相性腫瘍の成り立ちと組織構築

唾液腺腫瘍は①腺上皮性分化を示す細胞のみからなる腫瘍型，②腺上皮-筋上皮/基底細胞性の 2 種類の細胞からなる腫瘍型，および③腫瘍性筋上皮細胞のみからなる腫瘍型に大別される．これらのうち，①と③の腫瘍型は単相性の腫瘍，②の腫瘍型は二相性の腫瘍とよばれる．二相性腫瘍では，腫瘍性筋上皮細胞が産生する基質（ピンク）の量や性状の違いから多様な組織パターンを示す．

（Dardic I：Diagnostic Surgical Pathology of the Salivary Glands (Ellis GL, Auclair PL, et al eds), pp108-128, Saunders, 1991 より改変）

2.4　口腔領域の腫瘍と嚢胞

や腺様嚢胞癌などのいわゆる二相性の組織像を示す唾液腺腫瘍（後述）の組織発生を説明するのに適している．一方，後者の考え方は，正常唾液腺を構成する腺房細胞，導管上皮細胞，筋上皮細胞，基底細胞のすべての細胞に分裂能があり，それぞれから腫瘍が発生しうるとするもので，腺房細胞癌や筋上皮腫などのいわゆる単相性の組織像を示す唾液腺腫瘍（後述）の発生を説明しやすい．

（2）構成細胞からみた唾液腺腫瘍の分類

唾液腺腫瘍を構成細胞の示す分化の方向から分類すると，①腺上皮性分化を示す細胞のみからなる腫瘍型，②腺上皮-筋上皮/基底細胞性の2種類の細胞からなる腫瘍型，③腫瘍性筋上皮細胞のみからなる腫瘍型，④分化の方向の明らかでない未分化細胞からなる腫瘍の4つに大別される（表2.4.4）．また，②の腫瘍型では基質の産生量によってさらに2つに分類される（Dardic, 1991；廣川，2005）．①と③の腫瘍型では構成細胞が単一の分化を示すので単相性の腫瘍（monophasic tumor），②の腫瘍型では腺上皮と筋上皮/基底細胞性の2方向性の分化を示すので二相性の腫瘍（biphasic tumor）とよばれる．

単相性の腫瘍では，腺房細胞，導管上皮細胞あるいは筋上皮細胞への分化を示す腫瘍細胞が，それぞれ腺房構造（図2.4.20A），単層性導管構造（図2.4.20B）あるいは束状から胞巣状の構造（図2.4.20C）といった比較的単純な組織像を示す．一方，二相性を示す腫瘍では，腺上皮系細胞と腫瘍性筋上皮細胞/基底細胞の割合に加えて，腫瘍性筋上皮細胞/基底細胞が産生する基質の量や性状の違いから，組織学的な多様さが目立つ．

二相性の腫瘍の基本形は内層の腺上皮と外層の筋

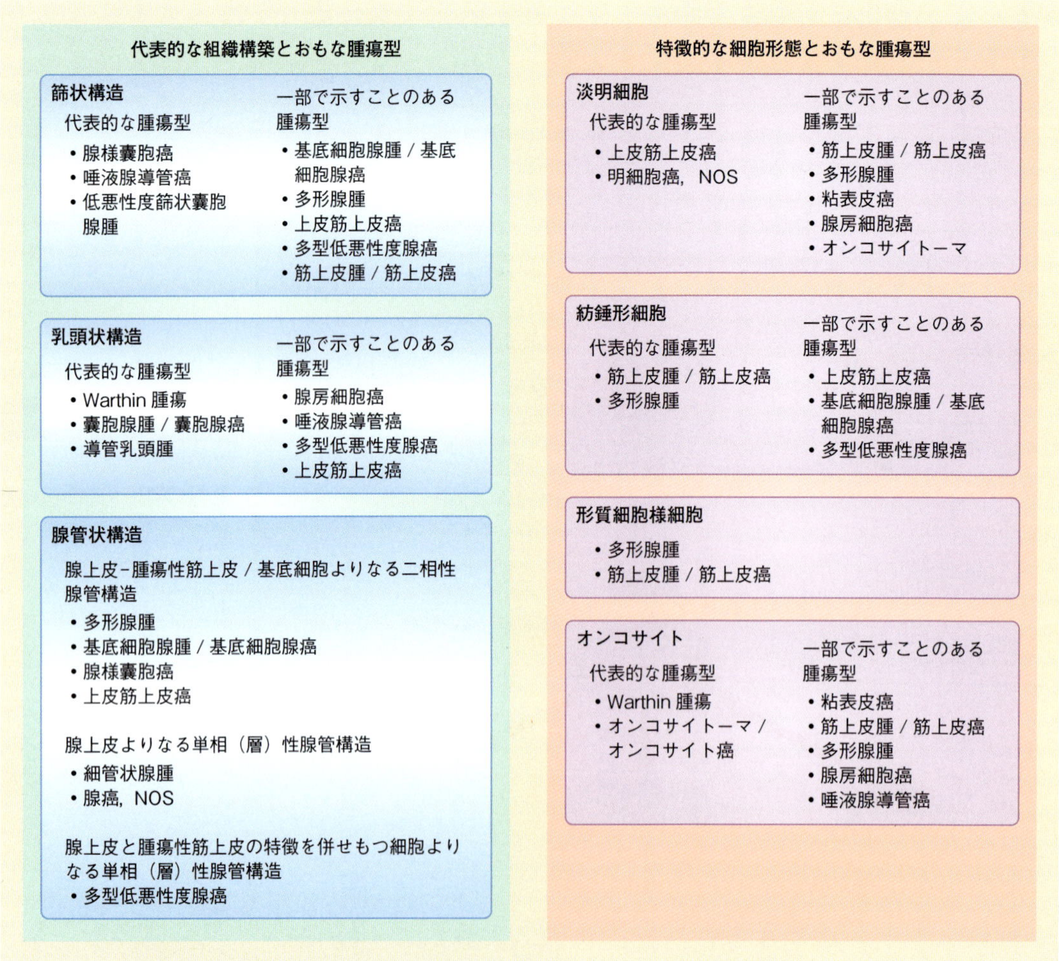

代表的な組織構築とおもな腫瘍型	特徴的な細胞形態とおもな腫瘍型
篩状構造 代表的な腫瘍型 ・腺様嚢胞癌 ・唾液腺導管癌 ・低悪性度篩状嚢胞腺腫 一部で示すことのある腫瘍型 ・基底細胞腺腫/基底細胞腺癌 ・多形腺腫 ・上皮筋上皮癌 ・多型低悪性度腺癌 ・筋上皮腫/筋上皮癌	**淡明細胞** 代表的な腫瘍型 ・上皮筋上皮癌 ・明細胞癌，NOS 一部で示すことのある腫瘍型 ・筋上皮腫/筋上皮癌 ・多形腺腫 ・粘表皮癌 ・腺房細胞癌 ・オンコサイトーマ
乳頭状構造 代表的な腫瘍型 ・Warthin 腫瘍 ・嚢胞腺腫/嚢胞腺癌 ・導管乳頭腫 一部で示すことのある腫瘍型 ・腺房細胞癌 ・唾液腺導管癌 ・多型低悪性度腺癌 ・上皮筋上皮癌	**紡錘形細胞** 代表的な腫瘍型 ・筋上皮腫/筋上皮癌 ・多形腺腫 一部で示すことのある腫瘍型 ・上皮筋上皮癌 ・基底細胞腺腫/基底細胞腺癌 ・多型低悪性度腺癌
腺管状構造 腺上皮-腫瘍性筋上皮/基底細胞よりなる二相性腺管構造 ・多形腺腫 ・基底細胞腺腫/基底細胞腺癌 ・腺様嚢胞癌 ・上皮筋上皮癌 腺上皮よりなる単相（層）性腺管構造 ・細管状腺腫 ・腺癌，NOS 腺上皮と腫瘍性筋上皮の特徴を併せもつ細胞よりなる単相（層）性腺管構造 ・多型低悪性度腺癌	**形質細胞様細胞** ・多形腺腫 ・筋上皮腫/筋上皮癌 **オンコサイト** 代表的な腫瘍型 ・Warthin 腫瘍 ・オンコサイトーマ/オンコサイト癌 一部で示すことのある腫瘍型 ・粘表皮癌 ・筋上皮腫/筋上皮癌 ・多形腺腫 ・腺房細胞癌 ・唾液腺導管癌

図2.4.21　唾液腺腫瘍にみられる組織構築と細胞形態の多様性とそれを示す代表的腫瘍型

上皮からなる二層性導管構造（図 2.4.20D）であるが，これらの細胞が多層化し種々の割合で充実性に増殖する場合（図 2.4.20E）や筋上皮系細胞が多層化しつつ大量の基底板物質やムコ多糖を産生し，胞巣周囲に厚い膜状の硝子様物質として蓄積（図 2.4.20F）されたり，胞巣内に貯留して篩状の腺腔様構造（図 2.4.20G）が形成される．さらに，腫瘍性筋上皮細胞がみずからの産生した豊富な基質内に浮遊し粘液腫様の構造（図 2.4.20H）を示したり，さらに密な基質内に埋没して軟骨-骨様の組織像（図 2.4.20I）を示すこともある．

（3）唾液腺腫瘍における組織構築と細胞分化の多様性

唾液腺腫瘍はそれぞれの組織型で特徴的な組織像を示し，典型像を示す症例の病理組織診断は比較的容易である．しかし，腺管状構造，篩状構造，乳頭状構造などの組織構築は，しばしば腫瘍型をまたいで観察され，腫瘍の一部から採取された少量の組織片のみによって診断しなければならないときなどには，しばしば病理組織診断が困難になる．また，腺上皮性の腫瘍細胞も筋上皮性の腫瘍細胞も多様な細胞形態を示し，明細胞，扁平上皮細胞，オンコサイトなどが，いくつかの腫瘍で共通して観察されることがある．そこで，唾液腺腫瘍の組織像の解釈と診断にあたっては，どのような組織学的ならびに細胞学的バリエーションがありうるかを認識しておく必要がある（小川，2006）．図 2.4.21 は唾液腺腫瘍にみられる組織構築と細胞形態の多様性とそれを示す代表的腫瘍型である．

（4）唾液腺腫瘍の免疫組織化学染色性

唾液腺腫瘍の病理診断に際しては，前述のように構成細胞の分化の方向（腺上皮 / 分泌上皮性あるいは筋上皮 / 基底細胞性）と程度を理解し，組織像を解釈することが重要である．通常，HE 染色像から腫瘍細胞の分化の方向性を判断できる場合が多いが，免疫組織化学染色による細胞特性の確認や検討が，しばしば鑑別診断に役立つ（小川，2006）．一般に，CK（使用抗体 AE1/AE3, CAM5.2）や上皮

表 2.4.5　代表的な唾液腺腫瘍における免疫染色所見

腺上皮性分化を示す細胞のみからなる腫瘍型

	CK	EMA	Vim	S100	α-SMA/カルポニン	GFAP
Warthin 腫瘍	＋	＋	－	－	－	－
腺房細胞癌 [*1]	＋	＋	－〜＋	－〜＋	－	－
唾液腺導管癌 [*2]	＋	＋	－	－	－	－
粘表皮癌	＋	＋	－〜＋	－〜±	－	－

腺上皮-筋上皮 / 基底細胞性の２種類の細胞からなる腫瘍型

	CK	EMA	Vim	S100	α-SMA/カルポニン	GFAP
多形腺腫						
腺上皮	＋	＋	－	－〜±	－	－
筋上皮	±	－	＋	＋	±	±
基底細胞腺腫 / 腺癌 [*3]						
腺上皮	＋	＋	－	±	－	－〜±
筋上皮 / 基底細胞	±	－	＋	±	±	－〜±
腺様嚢胞癌						
腺上皮	＋	＋	－	±	－	－
筋上皮 / 基底細胞	±	－	＋	±	±	－〜±
上皮筋上皮癌						
腺上皮	＋	＋	－	－	－	－
筋上皮	±	－	＋	＋	±〜＋	－〜±
多型低悪性度腺癌	＋	±	±	＋	±	－〜±

腫瘍性筋上皮細胞のみからなる腫瘍型

	CK	EMA	Vim	S100	α-SMA/カルポニン	GFAP
筋上皮腫 / 筋上皮癌	±	－	＋	＋	±	±

＋：多くの細胞が陽性，±：部分的に陽性，〜：症例による．
CK：サイトケラチン（使用抗体 AE1/AE3, CAM5.2），EMA：上皮膜抗原，Vim：ビメンチン，S100：S100 蛋白，α-SMA：α-平滑筋アクチン，GFAP：グリア線維性酸性蛋白．
[*1]：分泌上皮性マーカー（アミラーゼ，ラクトフェリン，セクレタリーコンポーネント）を種々の程度に発現する．
[*2]：Her2/new, GCDFP-15，アンドロゲン受容体を発現する例が多い．
[*3]：間質に Vim, S100 陽性の紡錘形から星芒状細胞を伴うことがある．

膜抗原（epithelial membrane antigen）は腺上皮性マーカーとして用いられる．一方，p63，α平滑筋アクチン，カルポニン，ビメンチン，S100蛋白などは，筋上皮／基底細胞性マーカーとして用いられる．腫瘍型によって，アミラーゼ，ラクトフェリン，セクレタリーコンポーネントなどの腺上皮から唾液中に分泌される蛋白や乳腺腫瘍で検討されているHer2/new，GCDFP-15，アンドロゲン受容体などを，診断に用いることもある．また，Ki-67やPCNAなどの増殖マーカーやp53などの遺伝子産物の染色性を，腫瘍の生物学的態度の指標として使うこともある．**表2.4.5**は代表的な唾液腺腫瘍における免疫染色所見をまとめたものである．

〔高田　隆〕

■ 文　献

Dardic I : Histogenesis and morhogenesis of salivary gland neoplasm's. In: Diagnostic Surgical Pathology of the Salivary Glands（Ellis GL, Auclair PL, et al eds），pp108-128, Saunders, 1991.

廣川満良：唾液腺腫瘍の組織発生．唾液腺腫瘍アトラス（日本唾液腺学会編），pp8-13，金原出版，2005.

小川郁子，久山佳代他：唾液腺腫瘍．口腔病理アトラス，第2版（高木　實監，山本浩嗣他編），pp291-313，文光堂，2006.

5　口腔でみられる非上皮性腫瘍病変

口腔では，顎骨および軟組織にさまざまな非上皮性腫瘍がみられる．

(1) 顎骨の非上皮性腫瘍

顎骨に発生する非上皮性腫瘍として，骨・軟骨形成を特徴とする病変，多核巨細胞の出現や小円形細胞の均一な増生を特徴とする病変がある（**表2.4.6**）．

a. 良性腫瘍

i) 骨腫（osteoma）

骨腫は，成熟した骨の増殖からなる．40歳以上の成人に好発し，下顎に多い．

・病理学所見：緻密な層板骨からなる緻密骨腫と梁状もしくは海綿状構造を示す海綿状骨腫の2つがある．一般的には単発性であるが，Gardner症候群では多発性にみられる．その他の骨形成性腫瘍としては，骨芽細胞腫，類骨骨腫がある．

ii) 骨形成線維腫（ossifying fibroma）

顎骨中心性に発生する．下顎臼歯部に多い．

・病理学所見：線維芽細胞様の間葉系細胞が，種々の程度の膠原線維の形成を伴って不規則に束状に比較的密に増生し，そのなかに種々の形の骨形成がみられる．鑑別診断として線維性骨異形成症があるが，境界明瞭な点が重要である．

iii) 軟骨腫（chondroma）

成熟した軟骨組織からなる腫瘍で，顎骨ではまれである．上顎前歯部，顎関節突起部や筋突起部に多い．Ollier病などの全身疾患の一部分症として認められることがある．

・病理学所見：腫瘍実質は分葉状に増殖した硝子軟骨組織がみられる．その他の軟骨形成性腫瘍としては，骨軟骨腫や軟骨芽細胞腫がある．

iv) 巨細胞腫（giant cell tumor）

破骨細胞様多核巨細胞の増殖からなる．顎骨ではきわめてまれである．

・病理学所見：破骨細胞様多核巨細胞が密に増殖し，これらに混ざって単核細胞がみられる．

b. 悪性腫瘍

i) 骨肉腫（osteosarcoma）

類骨や骨を形成する悪性腫瘍で，骨原発の悪性腫瘍として最も発生頻度が高い．通常四肢の長管骨に好発するが，顎骨内にも比較的多く発生する．10

表2.4.6　顎骨にみられる非上皮性腫瘍

特徴 良・悪性	骨形成	軟骨形成	多核巨細胞	小円形細胞
良性腫瘍	骨腫 骨芽細胞腫* 類骨骨腫* 骨形成線維腫	軟骨腫* 骨軟骨腫* 軟骨芽細胞腫*	巨細胞腫*	—
悪性腫瘍	骨肉腫	軟骨肉腫*	—	Burkittリンパ腫* Ewing肉腫 骨髄腫

＊：非常にまれな腫瘍．

〜20代に好発するが，顎骨発症例は長管骨に比べ平均年齢が高く，中年期にもみられる．臼歯部骨体や正中部，下顎角部，下顎枝などに多くみられる．

・病理学所見：高度異型を示す多角形の骨芽細胞様腫瘍細胞の浸潤性増殖からなり，類骨基質の形成や封入窩を有する石灰化した骨梁の形成が，種々の程度にみられる．

ii) 軟骨肉腫（chondrosarcoma）

軟骨の形成を特徴とする悪性腫瘍で，骨肉腫についで多い．好発部位は四肢の長管骨であり，顎骨にもまれに発生する．上顎では前歯部，下顎では臼歯部骨体部や正中部にみられる．顎骨では長管骨より年齢が高く40〜60代の男性に多い．

・病理学所見：分葉状を示す硝子軟骨形成がみられ，その辺縁部もしくは内部に多角形ないし楕円形，紡錘形の異型細胞の増殖がみられる．石灰化を伴う場合，しばしば骨肉腫との鑑別が困難である．

iii) Burkittリンパ腫（Burkitt lymphoma）

B細胞性の悪性リンパ腫で，小児や若年者に好発し，男児に多い．アフリカに多く，日本では少ない．MYC遺伝子の転座により起きる．EBVの感染が関与している．

・病理学所見：腫瘍細胞は中型円形細胞で，びまん性に単調に増殖し，核分裂像が多い．正常な淡明な細胞質を有したマクロファージが核片を貪食して散在し，「星空像（starry sky appearance）」を示す．

iv) Ewing肉腫（Ewing sarcoma）

神経系由来と考えられる小型円形細胞が均一に密に増生する腫瘍である．EWS（Ewing sarcoma）遺伝子の転座により起きる．小児期から思春期の若年者に多く，男児にみられる．長管骨や骨盤骨に多く，顎骨はまれである．

・病理学所見：腫瘍細胞はグリコーゲンに富む細胞質を有した小円形で，線維性の隔壁に囲まれてシート状に配列する．

v) 骨髄腫（myeloma）
（形質細胞腫（plasmacytoma））

骨髄原発の多発性骨髄腫が主体である．多発性骨髄腫は40〜60歳の男性に多く，好発部位は脊椎骨，肋骨，頭蓋骨である．顎骨では下顎臼歯部，下顎角部，下顎枝部などに発生する．異常な免疫グロブリンが多量に産生されるため，尿中にBence Jones蛋白が排泄される．X線的に，骨内に類円形の骨破壊による打ち抜き像とよばれる所見が特徴的である．

・病理学所見：腫瘍実質は形質細胞の形態学的特徴である車軸状のクロマチン分布，偏在性核を有する異型細胞の増殖からなる．

（2）顎骨の転移性腫瘍

口腔領域における転移性腫瘍はきわめてまれであり，約1％といわれている．そのなかで，下顎骨への転移が最も多く，骨体部や下顎角部に発生することが多い．軟組織では舌や歯肉，唾液腺などにもみられる．原発腫瘍は乳癌，肺癌，腎癌などが多い．まれに甲状腺癌や前立腺癌，消化管の癌腫など，種々の臓器や癌腫にかぎらず，肉腫を含めた多種の悪性腫瘍から転移する．

（3）口腔軟組織の非上皮性腫瘍

口腔軟組織では，血管・結合組織，末梢神経あるいは筋組織などに由来する非上皮性腫瘍が発生する．いかなる軟部腫瘍も発生する可能性があるが，その多くは良性腫瘍である．線維肉腫や血管肉腫なども生じるが，きわめてまれである（表2.4.7）．

a. 良性腫瘍

i) 線維腫（fibroma）

線維芽細胞を母細胞とする腫瘍で，口腔軟組織の良性非上皮性腫瘍のなかで最も多い．舌，歯肉，頬粘膜に好発し，あらゆる年齢に生じる．反応性病変と真の線維腫と区別する必要があるが，鑑別は難しい．

・病理学所見：腫瘍細胞は紡錘形ないし楕円形の核を有する紡錘形細胞で，細胞間には膠原線維の形成を伴う．被覆上皮は一般に萎縮性である．

ii) 血管腫（hemangioma）

良性の血管性腫瘍であるが，多くは過誤腫もしくは奇形腫，反応性病変との区別が難しい．増殖した血管の形態により海綿状血管腫や毛細血管腫などとよばれる．若年者に多く，先天性のこともある．海綿状血管腫は舌，頬，口唇に多く，毛細血管腫は頭頸部の皮下に多い．顔面や皮膚に多発するRendu-Osler-Weber症候群，三叉神経領域に多発するSturge-Weber症候群がある．

・病理学所見：海綿状血管腫では大小に拡張した血管腔があり，毛細血管腫は一層の内皮細胞で囲まれた小血管が分葉状に増殖する．

表 2.4.7　口腔軟組織でみられる非上皮性腫瘍

発生母組織 良・悪性	血管・結合組織	末梢神経	筋組織	血液	その他
良性腫瘍	線維腫 血管腫 良性血管外皮腫* 血管球腫瘍* リンパ管腫 脂肪腫	神経鞘腫 神経線維腫 顆粒細胞腫 母斑細胞母斑（色素性母斑）	横紋筋腫* 平滑筋腫* 血管筋腫*	—	疣贅型黄色腫*
悪性腫瘍	線維肉腫* 血管肉腫* 脂肪肉腫* Kaposi肉腫*	悪性黒色腫 悪性顆粒細胞腫* 神経芽細胞腫* 悪性神経鞘腫	横紋筋肉腫* 平滑筋肉腫*	悪性リンパ腫	悪性線維性組織球腫* 滑膜肉腫

＊：非常にまれな腫瘍．

iii）リンパ管腫（lymphangioma）

小児の代表的腫瘍の1つである．リンパ管が毛細リンパ管状，海綿状，囊胞状に増殖する．多くは先天性で奇形腫である．約半数が舌に，特に舌背に多い．口唇，頰粘膜にも好発する．大部分は先天性で，多くは10歳頃に発症する．

- 病理学所見：漿液性成分をいれた拡張した管腔の増生がみられる．管腔は薄い一層の内皮で覆われている．

iv）脂肪腫（lipoma）

成熟脂肪細胞の増生からなる．口腔では，40歳以上の頰部粘膜下に最も多く発症し，舌や口腔底がこれに続く．

- 病理学所見：少量の血管・結合組織が介在した分葉状の脂肪組織の増生があり，脂肪組織は胞体内には大きな空隙がみられ，圧平された核が辺縁に位置した成熟脂肪細胞からなる．

v）神経鞘腫（neurilemoma，schwannoma）

末梢神経の神経鞘細胞（Schwann細胞）から発生する．約半数が舌に発生し，頰粘膜，口腔底などにも生じる．青年期に多く，性差はない．

- 病理学所見：腫瘤は紡錘形細胞が束状に増殖し，核が一列に配列し，柵状配列を形成する．柵状配列で囲まれた細胞質部分をVerocay小体とよぶ．腫瘍細胞が密に増殖するものをAntoni A型とよび，粘液腫状で疎な腫瘍細胞の増殖を示すものをAntoni B型とよぶ．

vi）神経線維腫（neurofibroma）

Schwann細胞と線維芽細胞様細胞の増殖からなる．単発性と多発性があり，後者は神経線維腫症（neurofibromatosis）でみられる．このなかにはNF1遺伝子異常によって起こる神経線維腫症Ⅰ型（neurofibromatosis type 1：NF1）（von Recklinghausen病）があり，常染色体優性遺伝性疾患である．通常は単発性で舌や頰粘膜に好発し，20～40歳に発症する．NF1遺伝子異常では5歳以下で発症する．

- 病理学所見：腫瘍細胞は細長い紡錘形細胞で繊細で波状に走行しながら増殖している．細胞間には比較的豊富な基質がみられ，疎で粘液腫様を示すこともある．

vii）顆粒細胞腫（granular cell tumor）

Schwann細胞由来の腫瘍で，舌に多い．

- 病理学所見：腫瘍細胞は大型類円形もしくは多角形で，胞体内に好酸性の顆粒を豊富にもつ．核は比較的小型で，濃縮性である．

viii）母斑細胞母斑（nevocellular nevus）（色素性母斑（nevus pigmentosus））

神経堤に由来するメラノサイトへの分化を示す母斑細胞の先天性あるいは後天性の良性腫瘍ないし過誤腫である．青色母斑も生じる．好発部位は口蓋粘膜で，すべての年齢に生じ，女性に多い．

- 病理学所見：メラノサイトが集簇して増殖し，その部位により接合性・真皮内・複合性母斑に分ける．青色母斑は，紡錘形ないし樹枝状突起をもつメラノサイトの増殖で膠原線維の増生を伴うことが多く，真皮内母斑についで多い型である．その他の反応性過形成として切断神経腫がある．

ix）疣贅型黄色腫（verruciform xanthoma）

脂肪を貪食したマクロファージ（泡沫細胞）の増殖からなる．歯肉に好発し，乳頭状や疣状に粘膜が隆起する．40代に多く，性差はない．

- 病理学所見：疣状の隆起性病変を示し，多数の上皮突起が粘膜固有層内に伸び，その間に多数のマ

クロファージである黄色腫細胞（泡沫細胞）が増殖している．

b．悪性腫瘍

口腔の非上皮性悪性腫瘍（肉腫）はきわめてまれで，その組織型は多彩である．悪性黒色腫や節外性の悪性リンパ腫をはじめとして，線維肉腫，血管肉腫，横紋筋肉腫，脂肪肉腫，悪性線維性組織球腫，滑膜肉腫などの軟部肉腫がまれに発生する．

ⅰ）悪性黒色腫（malignant melanoma）

神経堤由来のメラノサイトに由来する悪性腫瘍である．55歳前後が好発年齢で，口腔では，ほとんどが上顎歯肉と口蓋に発生する．男性に多い．口腔の悪性黒色腫のほとんどが頸部リンパ節に転移し，半数は遠隔転移する．

- 病理学所見：粘膜内に褐色色素をもつ大型の異型メラノサイトが増殖し，細胞質内にメラニン顆粒が存在する．無色素性悪性黒色腫はメラニンを欠く．

ⅱ）悪性リンパ腫（malignant lymphoma）

リンパ球由来の腫瘍である．頸部リンパ節や扁桃などの節外性リンパ装置，あるいは唾液腺の粘膜関連リンパ組織から発生することが多いが，歯肉などの粘膜に原発することもある．非Hodgkinリンパ腫とHodgkinリンパ腫の2つに分ける．

① 非Hodgkinリンパ腫（non-Hodgkin lymphoma）：多くの組織型があるが，口腔粘膜ではその多くがびまん性大細胞型B細胞リンパ腫であり，好発年齢は40歳以上に多い．

- 病理学所見：組織所見は発生した組織型で異なるが，びまん性大細胞型B細胞リンパ腫では大小の大型異型リンパ球が増殖し，核膜に付着する核小体や切れ込み核など胚中心芽球の特徴を示す．

② Hodgkinリンパ腫（Hodgkin lymphoma）：欧米に多く，日本では少ない．このリンパ腫の多くがEBウイルス感染と関連し，おもに頸部リンパ節などの表在性リンパ節を侵す．発症年齢は若年成人と壮年の二峰性のピークを示す．

- 病理学所見：病巣内には大型の核小体をもつ単核のHodgkin細胞と2つの核が鏡像のように左右対称に配列したReed-Sternberg細胞がみられる．

ⅲ）Kaposi肉腫（Kaposi sarcoma）

血管腫瘍で，多くはAIDS患者におけるHHV-8の感染に関連して発生する．日本における発生は少なく，皮膚に好発するが，口蓋などの口腔粘膜にもみられる．

- 病理学所見：腫大した異型内皮細胞に囲まれた裂隙状の血管が増殖し，リンパ球浸潤と紡錘形細胞の増殖を伴う．

〔前田初彦〕

■文献

Barnes L, Eveson JW, et al eds：World Health Organization Classification of Tumors, Pathology and Genetics of Head and Neck Tumors, pp163-208, IARC Press, 2005.

Unni KK, Inwards CY, et al eds：AFIP Atlas of Tumor Pathology Seried 4, Tumors of the Bones and Joints, pp37-192, 209-248, 281-298, 321-382, American Registry of Pathology, 2005.

6　口腔領域の囊胞概説

囊胞とは生体内に形成された病的空洞で，多くは種々の液体・半流体・粥状物をいれており，周囲をほぼ完全に組織で囲まれている病変である．囊胞は囊胞腔と囊胞壁から構成され，さらに囊胞壁の基本構造より以下の2つに大別できる．

① 真性囊胞：囊胞壁内面が上皮で被覆され，その外側が結合組織からなるもの．

② 偽囊胞：囊胞壁が結合組織のみからなるもの．

また囊胞は成因によって以下の①～⑤のように分類される．

① 貯留囊胞：腺管腔臓器に生じるもので何らかの原因により排泄障害を起こし，分泌物の貯留によるもの（唾液腺，膵臓など）．

② 滲出囊胞，出血囊胞：炎症性滲出物や血液の貯留によるもの．

③ 軟化囊胞：壊死組織の軟化・液化によるもの．

④ 寄生虫囊胞：エキノコックスなどの寄生虫の侵入によるもの．

⑤ 発育性囊胞，奇形的囊胞：形成異常によるもの．

なお，囊腫とは腫瘍細胞に由来する分泌物の貯留によって腫瘍内に囊胞形成をきたす腫瘍性病変であり，ここで取り扱う囊胞とは基本的に異なる．

（1）顎骨囊胞の特徴

顎骨にはさまざまな囊胞が発生するが，歯の発育過程あるいは萌出後に，エナメル器，歯堤，Malassez上皮遺残などの歯原性上皮に由来して生じる歯原性囊胞はこの領域に特徴的なものである．歯原性囊胞はさらに発育性囊胞と炎症性囊胞に分け

られ，これ以外の囊胞性疾患を非歯原性囊胞という．

わが国では石川の口腔領域の囊胞分類（1982），あるいは WHO の歯原性上皮性囊胞の分類（1992）が一般的に用いられてきているが，多少の齟齬もあるので両分類を参考にまず顎骨部と軟組織部に発生する囊胞に分類する．さらに顎骨部に発生する囊胞を表 2.4.8 のごとく上皮性囊胞とその他の囊胞性病変に大別し分類する．上皮性囊胞は発育性と炎症性に分け，さらに発育性は歯原性と非歯原性に分類する．2005 年の WHO 分類では歯原性角化囊胞のうち，囊胞壁内面が錯角化上皮で被覆されているものは角化囊胞性歯原性腫瘍として分類された．なお，かつて胎生期に顔面を形成する突起癒合部残存上皮に由来すると考えられた顔裂囊胞は否定的な見解が多い．以下 WHO の分類の記載形式に準拠して記述する．

a. 上皮性囊胞

i）発育性歯原性囊胞

①原始性囊胞：歯の硬組織形成以前の歯胚に由来し，囊胞腔内に埋伏歯を含まない囊胞で，歯原性角化囊胞をこれと同義に扱うことがあるが異論も存在する．実際の症例では非角化型の原始性囊胞もみられる．臨床的に 20 代の男性に多く，下顎第三大臼歯部から上行枝に好発し，X 線的には単房性，ときに多房性の透過像を示す．組織学的に囊胞壁内面は正角化重層扁平上皮で被覆されていることが多いが（図 2.4.22），非角化性重層扁平上皮で裏装されていることもある．上皮下には比較的粗な線維性結合組織があり，そのなかに歯原性上皮島や娘囊胞がみられることもある．従来，顔裂囊胞とされてきた正中口蓋囊胞，球状上顎囊胞，正中下顎囊胞は現在非角化型原始性囊胞と考えられている．本囊胞は歯胚，歯堤上皮および Malassez 上皮遺残などから発生するとされている．遺伝的（常染色体優性遺伝）に顎骨において歯原性角化囊胞が多発し，皮膚腫瘍や骨格異常などを合併する病変は基底細胞母斑症候群（Gorlin 症候群）とよばれる．

②含歯性（濾胞性）囊胞：歯冠形成終了後の歯原性上皮に由来し，腔内に埋伏歯の歯冠を含む囊胞である．好発部位は埋伏歯が高頻度にみられる下顎第三大臼歯部や，上顎では正中部や犬歯部などの過剰埋伏歯が多い部位に発生する．10〜30 代の若年者

表 2.4.8　口腔領域の囊胞の分類

- ●顎骨部に発生する囊胞
  - ・上皮性囊胞（epithelial cyst）
    発育性（developmental）
    　歯原性（odontogenic）
    　　原始性囊胞（primordial cyst）
    　　　非角化型原始性囊胞
    　　　　（non-keratinized primordial cyst）
    　　　角化型原始性囊胞
    　　　　（odontogenic keratocyst）
    　　含歯性（濾胞性）囊胞
    　　　（dentigerous(follicular)cyst）
    　　萌出囊胞（eruption cyst）
    　　乳児の歯肉囊胞（Epstein 真珠）
    　　　（gingival cyst of infants）
    　　成人の歯肉囊胞（gingival cyst of adults）
    　　側方性歯周囊胞（lateral periodontal cyst）
    　　腺性歯原性囊胞
    　　　（glandular odontogenic cyst）
    　非歯原性（non-odontogenic）
    　　鼻口蓋管（切歯管）囊胞
    　　　（nasopalatine duct(incisive canal)cyst）
    　　鼻唇（鼻歯槽）囊胞
    　　　（nasolabial(nasoalveolar)cyst）
    炎症性（inflammatory）
    　歯根囊胞（radicular cyst）
    　　根尖性および根側性（apical and lateral）
    　　残存性（residual）
    　歯周（炎症性傍側性，下顎感染性頬部）囊胞
    　　（paradental (inflammatory collateral, mandibular infected buccal) cyst）
  - ・その他の囊胞性病変
    術後性上顎囊胞（postoperative maxillary cyst）
    単純性骨囊胞（simple bone cyst）
    脈瘤性骨囊胞（aneurysmal bone cyst）
    静止性骨空洞（static bone cavity）
- ●軟組織部に発生する囊胞
  - 粘液囊胞（粘液瘤）（mucous cyst）
  - 類皮囊胞および類表皮囊胞
    　（dermoid cyst and epidermal cyst）
  - 鰓囊胞（リンパ上皮性囊胞）（branchial cyst）
  - 甲状舌管囊胞（thyroglossal duct cyst）

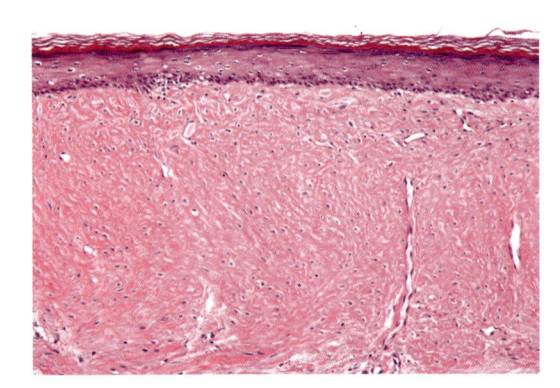

図 2.4.22　原始性囊胞
囊胞腔内面は正角化を示す重層扁平上皮で被覆されている（HE 染色．×200）．

に好発し，X線学的に埋伏歯の歯冠を含む単房性の透過像を呈する．組織学的に囊胞壁内面は主として非角化性重層扁平上皮により被覆され（図2.4.23），上皮下には通常炎症性変化を随伴しない線維性結合組織が存在する．

③萌出囊胞：歯の萌出時に，歯冠周囲に血液や組織液が貯留して，歯肉歯槽粘膜下に含歯性囊胞の形態をとる囊胞で，萌出血腫ともよばれる．

④乳児の歯肉囊胞（Epstein真珠）：軟組織に発生する類表皮囊胞と同様の組織構造を示す囊胞で，新生児の歯槽堤粘膜内に多発する．組織学的に囊胞腔内には角質物が充満し，壁内面は正角化および錯角化重層扁平上皮で被覆されている．上皮は歯堤上皮に由来するものと考えられている．

⑤成人の歯内囊胞：40～50代の下顎小臼歯部の頰側歯肉に好発し，組織学的に囊胞壁内面が1～2層の立方上皮や上皮突起のない重層扁平上皮で裏装されている．歯堤の遺残や隣接歯からの付着上皮に由来する．

⑥側方性歯周囊胞：生活歯の歯根に接して発生し，下顎小臼歯部に多く，X線学的には境界明瞭な類円形の透過像を呈する．組織学的に囊胞壁内面は非角化性重層扁平上皮や立方上皮に被覆され，限局性の上皮肥厚（上皮性プラーク）をみる．退縮エナメル上皮，歯堤上皮，Malassez上皮遺残などに由来するとされている．

⑦腺性歯原性囊胞：上下有歯顎骨内に生じ，囊胞壁内面を裏装する上皮肥厚部で腺管様腔形成がみられるのを特徴とする（図2.4.24）．

ii) 発育性非歯原性

①鼻口蓋管（切歯管）囊胞：30～50代に好発し，やや男性に多く，X線学的には上顎中切歯の歯根間にハート形ないし類円形の透過像を呈する．骨外の粘膜下に発生した鼻口蓋管囊胞は口蓋乳頭囊胞とよばれる．組織学的に囊胞壁内面は多列線毛円柱上皮や重層扁平上皮で被覆され（図2.4.25），上皮下結合組織中に神経や筋性血管を認めることが多い．鼻口蓋管（切歯管）の上皮遺残に由来する．

②鼻歯槽（鼻唇）囊胞：30～40代で，やや女性に多く，鼻翼の付け根の歯槽骨面に生じ，鼻前庭膨隆（Gerber隆起）を呈する．組織学的に囊胞壁内面は粘液細胞を含む多列円柱上皮で被覆されている．胎生期の鼻涙管原器の上皮遺残に由来する．

iii) 炎症性歯原性囊胞

①歯根囊胞：慢性根尖性歯周炎に続発して発生す

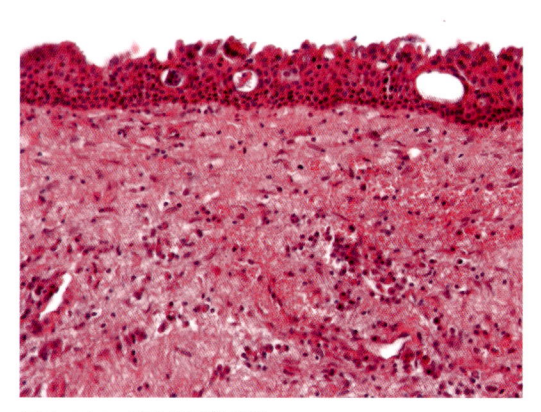

図2.4.24　腺性歯原性囊胞
囊胞腔内面は腺腔形成があり，粘液細胞もみられる（HE染色，×400）．

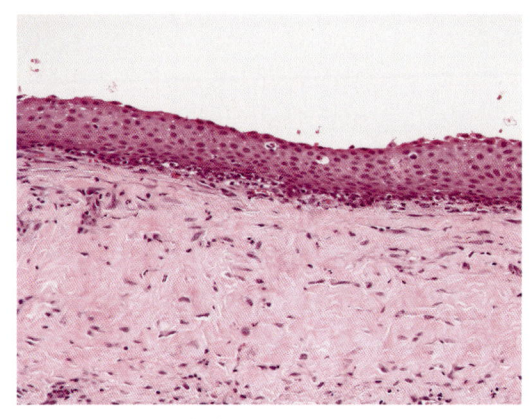

図2.4.23　含歯性囊胞
囊胞壁内面は非角化性重層扁平上皮で被覆されている（HE染色，×400）．

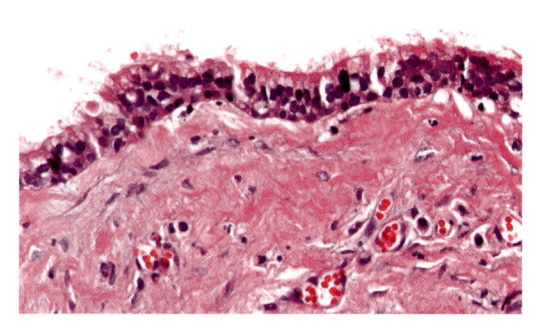

図2.4.25　鼻口蓋管囊胞
囊胞壁内面は線毛円柱上皮で被覆され，上皮下には線維性結合組織が存在する（HE染色，×600）．

る根尖性歯根嚢胞と，歯髄疾患に続発して側枝などを介して側方部歯周組織に発生する根側性歯根嚢胞に分けられる．10～60代で，上顎の側切歯や中切歯，下顎の第一大臼歯に好発し，当該歯根を含んだX線透過像を呈する．組織学的に嚢胞壁内面は非角化性重層扁平上皮で被覆され，上皮下に炎症性肉芽組織が存在し，外周には線維性結合組織の層がみられる（図2.4.26）．上皮はMalassezの上皮遺残に由来する．残存性（歯根）嚢胞は罹患歯が抜去された後，顎骨内に残留した歯根嚢胞でX線学的には境界明瞭な単房性透過像を呈する．嚢胞壁は線維性結合組織からなり，内面が非角化性重層扁平上皮で被覆されている．

②歯周（炎症性傍側性，下顎感染性頰部）嚢胞：歯周ポケット形成に伴う炎症性変化の近傍に発生する．歯冠周囲炎を有する下顎第三大臼歯や小児の下顎第一大臼歯頰側にみられ，組織像は歯根嚢胞と同様である．

b. その他の嚢胞性病変

i）術後性上顎嚢胞

上顎洞炎の根治手術十数年経過後に発生し，30～40代の男性に多く，X線学的に当該部の透過像や吸収像がみられる．嚢胞壁内面は線毛円柱上皮や化生扁平上皮に被覆され，上皮下には線維硝子化や慢性炎症像が認められる（図2.4.27）．

ii）単純性骨嚢胞

10～20代の男性の下顎骨体から角部に好発して，X線学的に単房性の透過像を呈し，外傷の既往を有するものもある．組織学的に嚢胞壁は菲薄な線維性結合組織からなり，上皮裏装がみられない偽嚢胞である（図2.4.28）．

iii）脈瘤性骨嚢胞

20歳以下の下顎臼歯部に好発し，X線学的には蜂巣状単房性や多房性の透過像を呈する．組織学的に嚢胞壁は赤血球を含有した大小の拡張した腔をみる線維性結合織や肉芽組織よりなっている．

iv）静止性骨空洞

中年男性に多く，下顎角部の下縁に生じ，X線学的に透過像を呈する．欠損部に唾液腺，脂肪やリンパ組織などが存在し，病的空洞，すなわち真の嚢胞ではない．

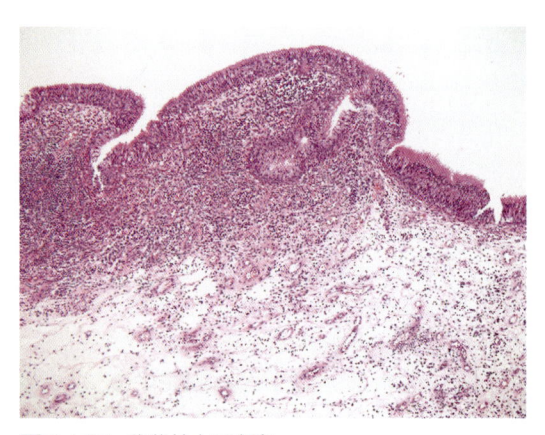

図2.4.27 術後性上顎嚢胞
嚢胞壁内面は線毛円柱上皮で被覆され，上皮下には炎症性細胞浸潤や浮腫がみられる（HE染色．×100）．

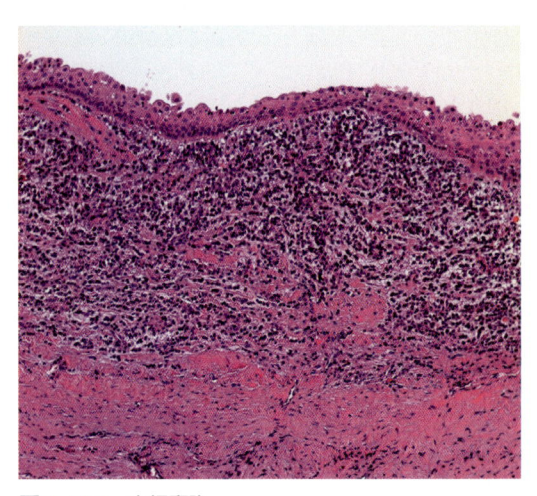

図2.4.26 歯根嚢胞
嚢胞壁内面は非角化性重層扁平上皮の被覆があり，上皮下には炎症性肉芽組織，さらに外周には線維性結合組織がみられる（HE染色．×200）．

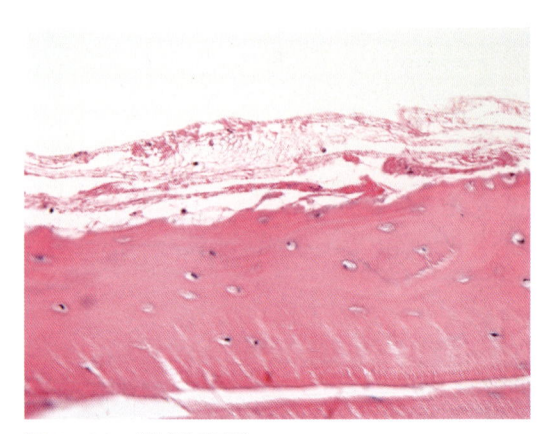

図2.4.28 単純性骨嚢胞
嚢胞壁内面には線維性結合組織の被覆があり，上皮の被覆はみられない（HE染色．×400）．

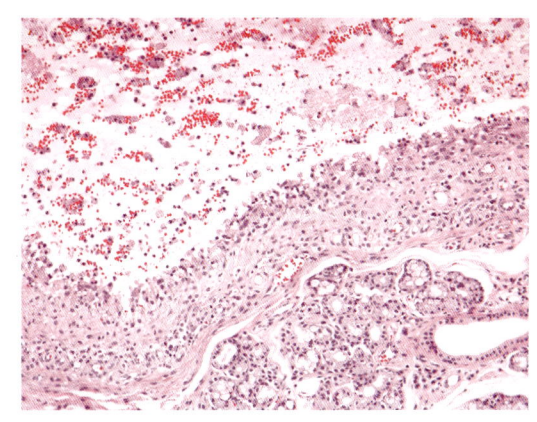

図 2.4.29 粘液嚢胞
嚢胞壁は粘液肉芽腫よりなり，腔内には粘液物質や粘液貪食細胞が含有されている（HE 染色．×200）．

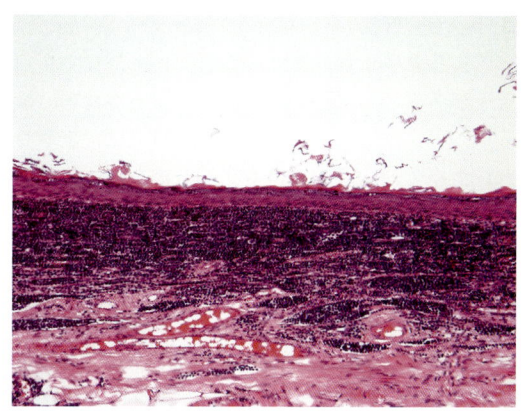

図 2.4.31 鰓嚢胞
嚢胞壁内面は角化重層扁平上皮で被覆され，上皮下にはリンパ組織が存在する（HE 染色．×100）．

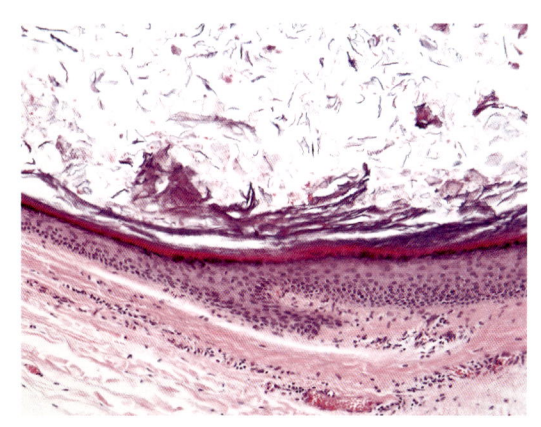

図 2.4.30 類表皮嚢胞
嚢胞内面は厚く，正角化を呈する重層扁平上皮で被覆されており，腔内に多量の角化物質を含有している（HE 染色．×200）．

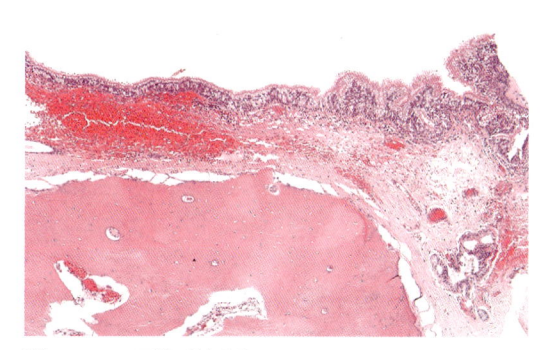

図 2.4.32 甲状舌管嚢胞
嚢胞壁内面は線毛円柱上皮で被覆され，上皮下には甲状腺組織も存在する（HE 染色．×100）．

(2) 軟組織の嚢胞の特徴

　口蓋の軟組織に発生する嚢胞で，粘液嚢胞は唾液腺管の排泄障害により分泌物貯留，あるいは腺管の損傷により周囲組織への分泌物貯留をきたすのを特徴とする．類皮嚢胞および類表皮嚢胞は外胚葉歯組織の陥入により，鰓嚢胞（リンパ上皮性嚢胞）は胎生期の鰓裂に，甲状舌管嚢胞は甲状舌管の遺残上皮に由来する．

a. 粘液嚢胞（粘液瘤）

　20代に好発し，下口唇に多く，前舌腺に発生したものを Blandin-Nühn 腺嚢胞，口蓋底部のものをガマ腫とよぶ．組織学的に嚢胞腔内面に上皮裏装を伴うものを停留型，伴わないものを溢出型に分け，後者が多い．嚢胞壁は粘液や粘液貪食したマクロファージが混在した粘液肉芽腫よりなっている（図2.4.29）．

b. 類皮嚢胞および類表皮嚢胞

　嚢胞壁の皮膚付属器の有無により，有するものが類皮嚢胞，ないものが類表皮嚢胞とよばれる．10～30代に好発し，波動を触知せず，内腔に豆腐のカス状物質を含有している．組織学的に嚢胞腔内面は角化した重層扁平上皮により被覆され（図2.4.30），類皮嚢胞では壁に汗腺，皮脂腺，毛髪などが存在する．

c. 鰓嚢胞（リンパ上皮性嚢胞）

　側頸部に多いが，ほかの口腔領域にも発生し，20～30歳にみられる．嚢胞壁内面は角化重層扁平上皮や線毛円柱上皮で被覆され，上皮下にはリンパ濾胞形成を伴うリンパ組織がみられる（図2.4.31）．まれに癌化し，鰓原性癌とよばれる．

d. 甲状舌管嚢胞

舌盲孔と甲状腺の間にみられ，正中部に生ずることが多く，小児期や20歳以下に発見される．嚢胞壁内面は重層扁平上皮や線毛円柱上皮に被覆され，上皮下結合組織には甲状腺組織を認める（図2.4.32）．まれに癌化する． 〔山本浩嗣〕

■ 文 献

石川梧朗監：口腔病理学，改訂版，永末書店，1982.
Kramer IRH, Pindborg JJ, et al：Histological Typing of Odontogenic Tumors, Springer-Verlarg, 1992.
Sciubba JJ, Fantasia JE, et al：Tomours and Cyst of the Jaw, AFIP, 2001.
Shear M：Cyst of the Oral Region, 3rd, Wright, 1992.
下野正基，高田 隆編：新口腔病理学，第1版，医歯薬出版，2008.

2.5 遺伝学

ほとんどの形質や疾患の成り立ちには遺伝要因と環境要因が考えられるが，その影響の強さを図2.5.1のようにまとめると理解しやすい．

表2.5.1に先天異常の原因とその例をあげ，出生時の異常における各要因の寄与を図2.5.2で示した（Nussbaum et al, 2007）．

1 単一遺伝子による疾患

遺伝子が病因に強く関連していると考えられる疾患のなかで，1つの遺伝子の異常が疾患の発生を規定している場合，Mendelの遺伝の法則に従って遺伝形式を推測することができる．これを単一遺伝子病（single gene disease）といい，優性遺伝病，劣性遺伝病，X連鎖（X-linked）遺伝病などが含まれる．X・Y染色体以外の常染色体上にある遺伝子が原因の場合は，常染色体優性遺伝，常染色体劣性遺

表2.5.1 先天異常の分類

疾 患		例
① 単一遺伝子病 (single gene disease)	常染色体優性遺伝	Apert症候群，結節性硬化症
	常染色体劣性遺伝	無歯症，先天性無痛無汗症
	X連鎖優性遺伝	エナメル質形成不全症
	X連鎖劣性遺伝	Aarskog-Scott症候群
② 染色体異常 (chromosome anomaly)	染色体数の異常	Down症候群，Turner症候群，18トリソミー，13トリソミー
	染色体構造異常	Williams症候群 Sotos症候群
③ 多因子遺伝病 (multifactorial inheritance disease)	生活習慣病	歯周疾患，糖尿病，高血圧，高コレステロール血症
	先天奇形	口唇口蓋裂，股関節脱臼，二分脊椎
④ 環境要因 (environmental)	ウイルス感染	先天性風疹症候群
	化学物質	水俣病，胎児性アルコール症候群
	薬剤	フェニトインやワルファリンの胎児奇形，サリドマイドによる四肢発育不全
	X線	甲状腺癌
⑤ 原因不明 (etiology unknown)		

先天異常の原因を大まかに分類しその例をあげた．

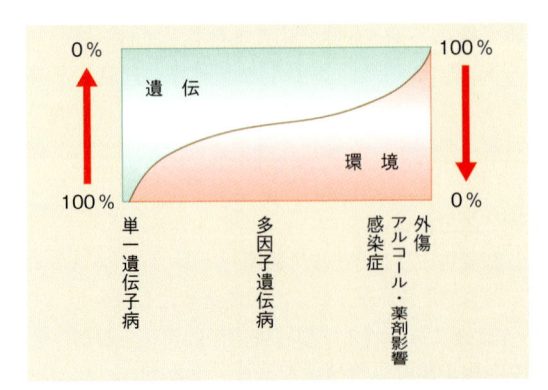

図2.5.1 疾患の成因に対する遺伝要因と環境要因の寄与
ほとんどの疾患の成り立ちには遺伝要因と環境要因が考えられ，その影響の強さを図示した．単一遺伝子病は遺伝要因が強く作用し，外傷や感染症は環境要因がおもな原因である．

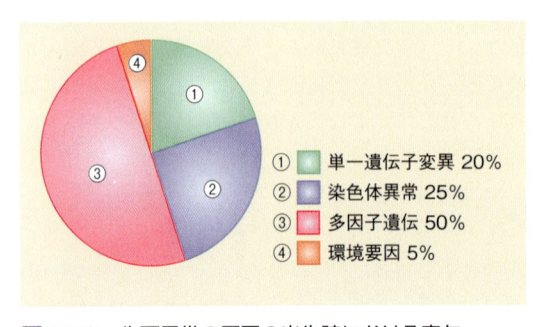

図2.5.2 先天異常の原因の出生時における寄与
先天異常の原因とその出生時における寄与の割合を図示した．
（Nussbaum RL, McInnes RR, et al：Thompson & Thompson Genetics in Medicine, p421, Elsevier Saunders, 2007 より改変）

① 単一遺伝子変異 20%
② 染色体異常 25%
③ 多因子遺伝 50%
④ 環境要因 5%

伝といって，約2万の遺伝子と表現型の関連が報告されている（OMIM, 2013）．男性患者の多い伴性遺伝病という用語は，X連鎖遺伝病という方が一般的である．単一遺伝子病の症状として出現するヒトの表現型（phenotype）には多様性があり，浸透率（penetrance），表現促進現象（anticipation）や世代の飛び越し（skipping generation）などで表現度が左右され，説明の難しい場合もある．1つの遺伝子が規定している形質は2万以上，遺伝子異常は14000以上知られているが，遺伝病として表現型と分子レベルの知見が明らかになっているものは約3900種類である（2013年5月23日現在，表2.5.2の＋と＃）．それらはインターネット上の文献（OMIM, 2013）のMcKusickカタログで検索でき，遺伝病を疑う場合はこのカタログを参照するとよい．単一遺伝子病は6桁のMcKusick number（MIM）として登録されていて，1で始まる番号は常染色体優性遺伝，2で始まる番号は常染色体劣性遺伝，3で始まる番号はX連鎖劣性遺伝とX連鎖優性遺伝，4で始まる番号はY連鎖遺伝，5で始まる番号はミトコンドリア遺伝，6で始まる番号は1994年以降に登録された常染色体性の遺伝となっている．以下疾患にMIM番号があるものはOMIMで臨床症状，遺伝子異常や染色体異常の詳細，文献などが検索できる．

(1) 優性遺伝病（dominant disease）

a. 頭蓋骨融合症（craniosynostosis）

頭蓋骨融合症には多数の病型があり，高口蓋や狭口蓋を呈する．

b. Apert症候群（尖頭合指症，MIM #101200）

Apert症候群は頭蓋の形（尖頭，大泉門閉鎖遅延）と広い前額，眼裂斜下，合指・合趾，太い母指・母趾などを特徴とする．両親は健常で，患者での線維芽細胞増殖因子受容体（fibroblast growth factor receptor：*FGFR*）2の新生突然変異による常染色体優性遺伝である．5万～16万人に1人の出生でアジアに多い．高口蓋，狭口蓋，口蓋裂，二分口蓋垂のほか不正咬合，歯の萌出遅延がみられる．同じ遺伝子異常で別の表現型のCrouzon症候群（MIM #123500）は叢生歯が特徴である．

c. 結節性硬化症（tuberous sclerosis, MIM #191100）

結節性硬化症は多数の臓器（脳，皮膚，心臓，腎臓，肺）に過誤腫（腫瘍）ができやすいが，皮質結節，脱色素斑など過誤組織（局所性形成異常）も多い．顔面血管線維腫，痙攣，知的障害，エナメル小窩（enamel pits），歯肉線維腫がみられる．遺伝的異質性（genetic heterogeneity）があり，*TSC2*遺伝子異常（MIM #613254）と*TSC1*遺伝子異常（MIM #191100）を臨床的に区別しがたい．

表2.5.2 ヒトの遺伝子と単一遺伝子病の推定数 McKusick catalog（OMIMデータベース）によるreal timeの登録数（2013年5月23日現在）

	常染色体性 MIM1とMIM2	X連鎖 MIM3	Y連鎖 MIM4	ミトコンドリア MIM5	計
＊遺伝子（塩基配列判明）	13526	657	48	35	14266
＋遺伝子（塩基配列と表現型判明）	117	4	0	2	123
＃表現型記載，複数の座位	3474	276	4	28	3782
％分子レベル不明のメンデル遺伝の表現型か座位	1632	133	5	0	1770
メンデル遺伝と疑われる表現型	1754	122	2	0	1878
総数	20503	1192	59	65	21819

6桁のMcKusick number（MIM）として登録されている場合，1で始まる番号（MIM1）は常染色体優性遺伝，2で始まる番号（MIM2）は常染色体劣性遺伝，3で始まる番号（MIM3）はX連鎖劣性遺伝とX連鎖優性遺伝，4で始まる番号はY連鎖遺伝（MIM4），5で始まる番号はミトコンドリア遺伝（MIM5）である．

(2) 劣性遺伝病（recessive disease）

a. 無歯症（MIM ％ 206780）

無歯症は劣性遺伝であり，血族結婚から生まれた同胞例の報告がある．

b. 先天性無痛無汗症（MIM #256800）

先天性無痛無汗症は全身の痛覚の消失と発汗の低下ないし消失を特徴とする常染色体劣性遺伝病である．口腔の自傷（舌，口唇，頰粘膜を嚙む），舌潰瘍，指先部の咬創，反復する骨折と関節損傷，無汗とそれによる発熱，多動や学習障害がみられる．乳歯萌出直後から自傷予防のため，歯の平滑化，保護プレート装着，抜歯が必要となる．発汗テストのほか臨床的な歯科の診断に加え，NTRK1 遺伝子異常の遺伝子検査が可能である．血族結婚に多く，まれな疾患であるが日本人に多い．

c. Papillon-Lèfevre 症候群（MIM #245000）

Papillon-Lèfevre 症候群は1～4歳頃から左右対称性の掌蹠角化症，特有の歯周疾患，無歯を特徴とする．乳歯は正常に萌出するが，2～3歳までに高度の歯槽膿漏様病変により，4～5歳までに無歯となる．永久歯も同じ経過をたどるが症状はより重症である．罹患率は50万～100万人に1人である．

d. 外胚葉異形成・欠指・斑状ジストロフィー症候群（MIM #225280）

外胚葉異形成・欠指・斑状ジストロフィー症候群（ectodermal dysplasia, ectrodactyly, and macular dystrophy：EEM）は外胚葉形成不全，欠指，合指，黄斑部を中心とする進行性の網膜色素変性が特徴で，いとこ婚の両親や同胞例が多い．細いわずかな頭髪，眉毛・睫毛はほとんどなく，歯の発育が悪く小さいため，空隙歯列になる．示指と中指に多い欠指や裂手は全症例に認められ，欠趾や合趾もみられる．身体発育，知的発達は正常で，生命予後はよく，発汗は正常，内臓奇形はない．

e. Roberts 症候群（MIM #268300）

Roberts 症候群はサリドマイド症候群のようなアザラシ肢，両側唇裂，口蓋裂，鼻翼低形成，小顎症，重度精神発達遅滞，子宮内発育不全で死産もしくは生後まもなく死亡する．病因は ESCO2 遺伝子異常で，遺伝子変異はさまざま報告されている．その蛋白産物はS期での姉妹染色分体の結合に必要である．染色体分析では動原体部分は正常でありながら，Cバンド領域のヘテロクロマチン部位の膨化や姉妹染色分体の解離が検出される．

(3) X連鎖優性遺伝病（X-linked dominant disease）

a. 耳・口蓋・指（oto-palato-digital）症候群（MIM #311300；Ⅰ型，MIM #304120；Ⅱ型）

耳・口蓋・指症候群はX染色体上に座位がある遺伝子の異常が判明しているX連鎖優性遺伝病で，男性は典型的な症状を呈するが，女性は軽症である．伝音性難聴，口蓋裂（正中軟口蓋裂），指趾奇形（へら状の母指趾，母指趾の末節が大きい短指趾），小さい扁桃，部分歯牙欠損，歯列不整などがみられる．Ⅰ型に比べてⅡ型は重症である．

b. 口・顔・指症候群（orofaciodigital syndrome：OFD）

口・顔・指（oral-facial-digital）症候群は臨床的に多様で少なくともⅠ～Ⅺ型があり，さらに2型が報告されている（OFD1～OFD13）．それぞれ遺伝子座が異なり，遺伝形式も常染色体優性遺伝，常染色体劣性遺伝，X染色体優性遺伝，X染色体劣性遺伝，孤発例とさまざまである．そのうちOFDⅠ型（OFD1, MIM #311200）はX連鎖優性遺伝病で，小帯過形成，舌や歯槽堤の分裂（分葉舌，二分舌30～45％），舌の過誤腫（70％）のほか，小さな口，口唇裂（正中口唇裂45％），高口蓋，鼻翼低形成，指の異常（45％；不規則な指の短縮と左右差，弯曲指，多指），多囊胞腎（成人型50％）などがみられる．すべて女性で，男性致死と考えられ，例外的な男性患者はⅡ型（OFD2, 常染色体劣性遺伝）または Klinefelter 症候群（染色体構成が47,XXY）である．

c. エナメル質形成不全症（amelogenesis imperfecta, MIM #301200）

エナメル質形成不全症は，まれなX連鎖優性遺伝病である．歯のエナメル質の形成不全，薄いエナメル質またはかたいエナメル質，小さい歯，粗雑な歯の表面などを特徴とするが，臨床的にも遺伝学的にも異質性（heterogeneity）がある．飲料水中にフッ素が添加されていない地域にみられるという報告もある．

d. Goltz 症候群（MIM #305600）

Goltz 症候群は線状の部分的皮膚低形成，毛細血管の拡張と色素沈着，皮膚萎縮，皮膚の結節，中指と環指に多い合指・合趾があり，低身長，精神発達遅滞となる．歯の形成不全，エナメル質形成不全，歯牙の萌出遅延，歯列不整，口唇口蓋裂，口唇や歯

肉の乳頭腫などがある．う歯になりやすいので歯科的処置，乳頭腫に対する形成手術などが必要となる．X染色体短腕Xp11.2に責任遺伝子のあるX連鎖優性遺伝病で，遺伝子変異は男性では胎児致死のため，患者の95％は女性である．

(4) X連鎖劣性遺伝病
(X-linked recessive disease)

a. Aarskog-Scott症候群
（faciodigitogenital dysplasia, MIM #305400）

Aarskog-Scott症候群は丸い顔，上顎低形成，幅広い人中，口唇裂，口蓋裂，歯数不足のほか，襟巻様陰嚢（shawl scrotum；鞍袋状陰嚢（saddle-bag scrotum）），下唇の下の線状のくぼみ（peculiar curved linear dimple inferior to the lower lip），鼠径ヘルニア，短鼻，幅広い鼻梁，上向きの鼻孔，短指症，皮膚性合指症，小指内弯，低身長などを特徴とする症候群である．X染色体上の*FGD1*遺伝子変異によるX連鎖劣性遺伝病である．母親など保因者の女性は軽微な症状を認める．

2　染色体異常による疾患

ヒトの染色体数46の数の異常としては，21番染色体が1つ多い21トリソミーのDown症候群とX染色体が1つ少ないXモノソミーのTurner症候群などが代表的である．18トリソミーや13トリソミーは約9割が1歳までに乳児死亡する．微細な欠失などの染色体構造異常の表現型は400種類以上あるが，外表奇形と微細染色体異常との特異性は低い．染色体数の異常については第5章の各論に記述する．

3　多因子遺伝病

近年多数の遺伝子の相加効果と環境因子の複合要因が病因と考えられる多因子遺伝病の遺伝子解析が進んでいる．生活習慣病（糖尿病，高コレステロール血症，高血圧）や，小児で診断される先天奇形（口唇口蓋裂，二分脊椎，股関節脱臼，幽門狭窄，内反尖足），アトピーなど比較的患者数の多い疾患である．生活習慣病のなかに含まれる歯周疾患も多因子遺伝病である．先天性心疾患の原因には単一遺伝子，染色体異常，多因子遺伝，催奇形因子（風疹ウイルスなど）によるものなどさまざまあるが，多因子遺伝が85％と最も多い．一般集団中の発症頻度は約1％である．

口唇口蓋裂は出生500人に1人で日本人などのアジア系に多く，遺伝的要因のほかに胎内環境要因も無視できない．胎児の発生から推測して，口唇裂は胎生36日より前に病因が作用し，42％は口蓋裂が合併する（Jones, 2006）．口蓋裂は口蓋が融合する胎生10週以前に病因が作用すると考えられる．鰓弓由来の異常（鰓洞，鰓瘻）は胎生8週前と考えられる．多くは多因子遺伝であるが，さまざまな症候群の1症状の場合や，優性遺伝，劣性遺伝，X連鎖劣性遺伝など単一遺伝子病の遺伝形式をとる家系もあり，原因遺伝子は8つ以上の染色体上の16をこえる遺伝子の座位が知られている．

4　奇形症候群

先天異常のなかで多数の小奇形から奇形症候群という範疇に入る疾患は約2500種類あるが，表現型の原因となる責任遺伝子の座位が判明し，責任遺伝子が単離されているものは約400疾患であり，OMIMで検索できる．そのなかで数十kb〜数Mbの微細なゲノム欠失や重複，微細染色体異常がある場合，比較ゲノムハイブリダイゼーション（comparative genomic hybridization：CGH）アレイ法で検出できるようになってきた．2009年末から代表的な既知の30疾患はGenome Disorder Arrayというアレイ検査を企業依頼し，日常診療で用いることができるようになった．奇形症候群のなかで口腔関連症状のある疾患のごく一部を取り上げて説明する．

(1) Beckwith-Wiedemann症候群
（MIM #13650）

出生時から過成長，巨舌，臍（帯）ヘルニアを認め，25％に半身肥大や部分的肥大がある．責任遺伝子は11番染色体短腕の11p15.5にあり，その部分の重複，ゲノム刷り込みなどが検出できる．哺乳障害，呼吸障害をきたす場合，口蓋裂用の乳首の使用，舌の部分切除を検討する．言語指導，歯科矯正なども行う．成長とともに巨舌は目立たなくなり，大きい口だけの特徴となる．

(2) Williams症候群（MIM #194050）

低身長，心血管病変（大動脈弁上狭窄，肺動脈狭窄など），発達障害，カルシウム代謝異常，妖精様顔貌（elfin face）とよばれる顔貌（広い前額，太い内側眉毛，眼間狭小，腫れぼったい目，頰低形成，鞍鼻，上向き鼻孔，長い人中，下唇が垂れた厚い口唇）を特徴とする．7番染色体長腕7q11.23に欠失があり欠失領域にエラスチン遺伝子が存在するため，その欠失で心血管病変や突然死が起こると考えられる．95％に歯牙低形成，85％に不正咬合を認める．哺乳困難で体重増加不良の場合，体位や哺乳方法の指導が必要である．

(3) Sotos症候群（MIM #117550）

過成長，骨年齢の促進，末端肥大症に似た外表奇形，発達遅滞があり，ほとんど孤発例である．歯牙の早期萌出，高口蓋，言語発達の遅れがある．5番染色体長腕5q35.3の微細欠失，NSD1遺伝子変異が報告されている． 〔高野貴子〕

■文献

Jones KLJ : Smith's Recognizable Patterns of Human Malformation, p794, Elsevier Saunders, 2006.

Nussbaum RL, McInnes RR, et al : Thompson & Thompson Genetics in Medicine, 7th, p421, Elsevier Saunders, 2007.

OMIM : Online Mendelian Inheritance in Man. http://www.ncbi.nlm.nih.gov/omim, 2013.

2.6 口腔・顎・顔面の先天異常

口腔・顎・顔面は，胎生4～5週にかけて発生する顔面突起と鰓弓から形成され，その発生過程に異常が起こると先天異常を生じる．染色体・遺伝子異常を原因とする疾患が多いが，感染（風疹ウイルス，梅毒トレポネーマなど），薬物（アルコール，サリドマイドなど），放射線，外力といった環境要因が原因のもの，遺伝・環境要因の相互作用によるものがある．

顎顔面領域に多くみられる先天異常は，口唇裂・口蓋裂などの顔面裂，鰓弓由来器官の形成異常による小耳症・小下顎症である．また，骨系統疾患とよばれる全身の骨・軟骨疾患の症状として現れるものも多い．口腔の異常は，歯の形態・数・萌出の異常，小帯や舌の異常として現れることが多く，さまざまな症候群で特有の異常が発現する（図2.6.1）．顎骨形成異常に伴い，下顎前突，上顎前突，顔面非対称などの顎変形症の症状を示すことが多く，反対咬合（受け口），上顎前突（出っ歯），叢生（凸凹），空隙歯列（すきっ歯），開咬（上下の歯が噛み合わない）といった不正咬合を示す（図2.6.2）．

口腔顎顔面領域に症状を示す先天異常症候群は非常に種類が多く，心臓，脊椎，四肢，指趾，性器などの異常を合併することが多い．原因・症状がさまざまな疾患で重複するため，明確な系統的分類は困

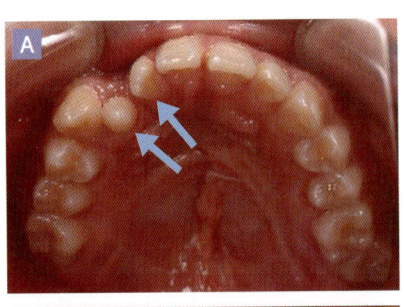

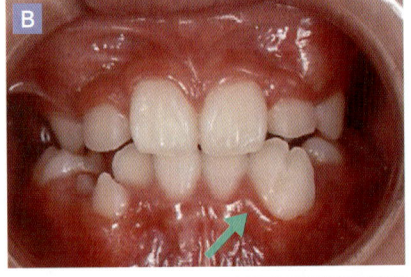

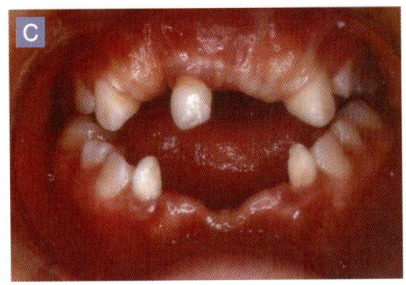

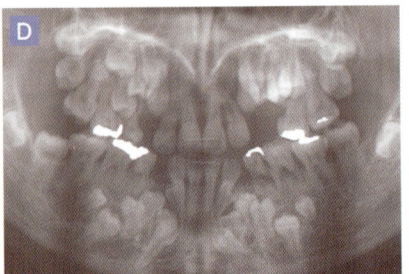

図2.6.1 歯の大きさと歯数の異常

A：口唇口蓋裂の顎裂部にみられた矮小・重複側切歯（青矢印）．B：下顎側切歯・犬歯の癒合（緑矢印）．C：Ellis-van Creveld症候群における多数歯欠損．上・下唇小帯の異常を伴う．D：鎖骨頭蓋異形成症における多数の過剰歯・萌出遅延・埋伏（15歳9カ月）．

(C Susami T, Kuroda T, et al : Cleft Plate Craniofac J, **36**(4) : 345-352, 1999)

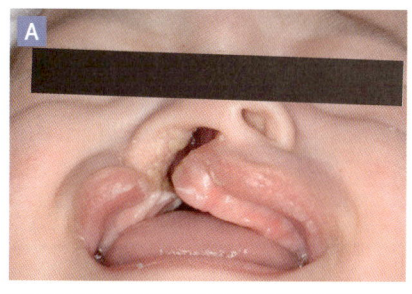

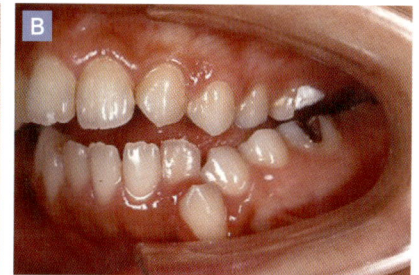

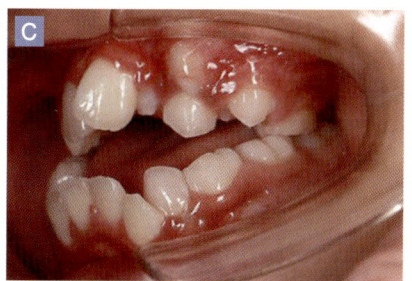

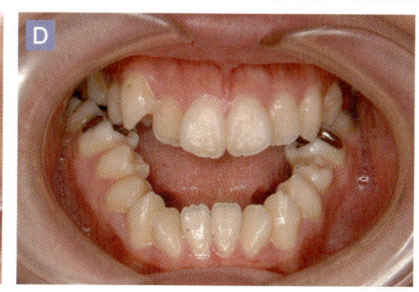

図 2.6.2　顎骨形成異常と歯列・咬合の異常

A：右側口唇口蓋裂．顎骨の断裂がみられる．B：Treacher Collins 症候群に伴う上顎前突・開咬・叢生．C：Apert 症候群に伴う反対咬合・開咬・叢生．D：骨形成不全症に伴う下顎前突・開咬．

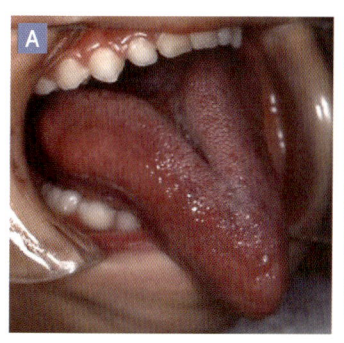

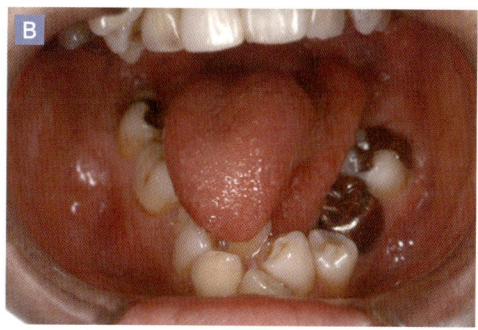

図 2.6.3　舌の異常

A：Beckwith-Wiedemann 症候群に伴う大舌症．開咬の原因となる．B：小舌症．下顎歯列の狭窄を起こす．

難である．

1　歯・小帯・舌の異常

　歯の異常は，大きさ・形の異常（巨大歯，矮小歯，癒合歯など），数の異常（欠如歯，過剰歯など），形成の異常（エナメル質形成不全，象牙質形成不全，異常咬頭など），萌出の異常（萌出遅延，埋伏，早期萌出など）として現れる（図 2.6.1）．多数歯欠損を示す場合は全部性または部分性無歯症とよばれる．小帯の異常は過剰発育，短縮といった形を示し，歯の位置（正中離開など），口唇・歯槽・舌の形態・機能に影響を与えることがある（図 2.6.1C）．舌の異常は大舌症，小舌症，分葉舌といった大きさ・形の異常を示す（図 2.6.3）．歯・小帯・舌の異常は多くの先天異常症候群特有の症状として現れる．

2　口唇裂・口蓋裂と顔面裂

　顔面は，前頭鼻隆起，内側鼻隆起，外側鼻隆起，上顎隆起，下顎隆起とよばれる顔面隆起が癒合することにより形成される．一方口蓋は，まず左右の内側鼻隆起が癒合して前方部の歯槽（顎）・一次口蓋が形成され，その後左右の上顎隆起から発生した口蓋突起が癒合し二次口蓋を形成して，口蓋が完成する．こうした顔面隆起の癒合が障害されると各種の顔面裂を生じる（図 2.6.4）．口唇裂，口蓋裂，口唇口蓋裂が多く，これらは口唇裂・口蓋裂と総称される．発生頻度は 500 人に約 1 人といわれ，口腔顎顔面領域にみられる先天異常では最も多い．

　口唇裂は内側鼻隆起と上顎隆起の癒合不全によるものが一般的で，片側裂と両側裂があり，顎裂も伴うため臨床的に唇顎裂ともよばれる．裂の及ぶ範囲により完全裂と不完全裂に分かれ，最も軽度なものは痕跡唇裂とよばれる．正中唇裂は人中

2.6　口腔・顎・顔面の先天異常

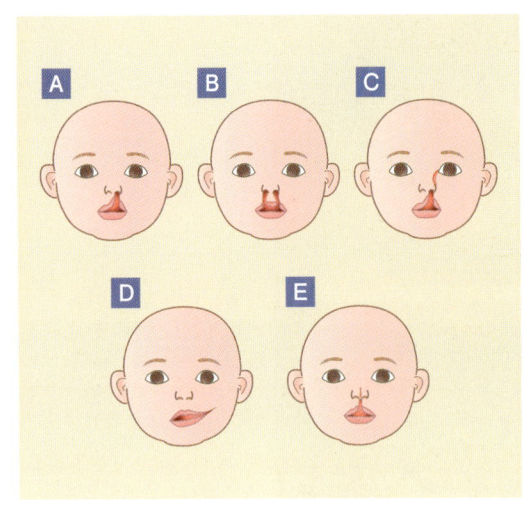

図 2.6.4　おもな顔面裂
A：片側口唇裂，B：両側口唇裂，C：斜顔面裂と口唇裂，D：巨口症（横顔裂），E：正中唇裂.
巨口症は鰓弓由来の症候群に，正中唇裂は偽の正中裂として全前脳胞症に伴うことが多いとされる.

中央部に裂を認めるもので，癒合不全によって生じる真の正中裂と，顔面正中部の組織欠損によって起こる偽の正中裂に分けられる．前者は非常にまれで後者が多く，脳・顔面中央部の発育不全を示し，眼間狭小，鼻の部分欠損を伴う全前脳胞症（holoprosencephaly）などの疾患に伴ってみられる．

口蓋裂は口蓋突起の癒合が妨げられることにより生じる．一般に何らかの原因により癒合不全を生じるが，下顎が小さいことが原因で舌が癒合を妨げ口蓋裂を生じる場合があり，Robin sequence とよばれる．Robin sequence は鰓弓由来の症候群などの小下顎を呈する症候群でもみられる．裂が軟口蓋に限局するものを軟口蓋裂，口蓋垂に限局するものを口蓋垂裂，外見は正常で内部構造の連続性を欠くものを粘膜下口蓋裂という．

口唇口蓋裂は，口唇裂と口蓋裂を併せもつもので，やはり片側性と両側性がある（図 2.6.1A，2.6.2A）．口唇口蓋裂は男性に多く，口蓋裂は女性に多い．

口唇裂・口蓋裂の原因は遺伝要因と環境要因の相互作用による多因子と考えられているが，口唇裂・口蓋裂に下唇の小窩（pit）を伴う van der Woude 症候群では原因遺伝子が明らかとなっている．また口唇裂・口蓋裂は，多くの症候群に伴ってみられる．口唇裂・口蓋裂患者では上顎の組織欠損に加え，裂の閉鎖手術後の瘢痕組織の影響で上顎の成長が障害されることが多く，反対咬合・叢生を生じやすい．また，欠損歯，矮小歯，形成不全歯などの歯の異常も多く伴う．

外側鼻隆起と上顎隆起の間の癒合が障害されると斜顔裂を生じる．また，上・下顎隆起が癒合不全を示すものを横顔裂（巨口症）とよび，第一・第二鰓弓症候群（hemifacial microsomia）に伴い発現することが多い．

3　鰓弓・咽頭嚢由来の異常

口腔・顎・顔面の多くの部分は，胎生 4〜5 週に出現する鰓弓（branchial arch）から形成される．口腔・顎・顔面形成に重要なものは第一・第二鰓弓で，上顎骨・頬骨・下顎骨などの顔面骨，頬・口唇・耳などの顔面軟組織，顔面の筋肉・神経が形成される．また，耳小骨（キヌタ骨，ツチ骨，アブミ骨）などの聴力に関係する器官も形成される．第一・第二鰓弓由来器官に形成異常がみられると，小耳症，下顎形成不全を主徴とする鰓弓由来の症候群が生じる．おもなものには第一・第二鰓弓症候群（hemifacial microsoima），Treacher Collins 症候群があげられる［⇒5.5-4 を参照］．前者のうち眼症状を伴うものは Goldenhar 症候群とよばれるが，症状が眼から頸椎，心臓まで広範囲にわたることが多いことから眼・耳介・脊椎スペクトル（oculo-auriculo-vertebral spectrum）と総称することが提唱されている．

鰓弓の発達に伴い内側では 5 つの咽頭嚢（pharyngeal pouch）が形成され，中耳，耳管，口蓋扁桃，上皮小体，胸腺などが形成される．咽頭嚢由来の先天異常のうち，第三・第四咽頭嚢から形成される上皮小体・胸腺形成異常に伴い低カルシウム血症・免疫不全を示すものは DiGeorge 異常（DiGeorge anomaly）とよばれ，第 22 番染色体長腕に欠失を認める 22q11.2 欠失症候群の主要症状となっている．22q11.2 欠失症候群は，心臓・血管奇形（Cardiac anomaly），両眼開離，小さな口，大きい鼻などの異常顔貌（Abnormal faces），胸腺低形成（Thymic hypoplasia），口蓋裂・鼻咽腔閉鎖機能不全（Cleft palate），低カルシウム血症（Hypocalcemia）を主徴とするため頭文字をとって CATCH22 ともよばれたこともあり，口蓋帆・心臓・顔症候群（velocardiofacial syndrome），円錐

動脈幹異常顔貌症候群（conotruncal anomaly face syndrome）とよばれる疾患が含まれる．頻度は3000〜5000人に1人といわれ，低身長，精神発達遅滞がしばしば認められる．

4 症候群性頭蓋骨縫合早期癒合症

頭蓋骨縫合早期癒合症は，頭蓋縫合部の早期癒合が起こる疾患で，癒合を生じた部位により舟状頭蓋，短頭蓋，斜頭蓋，三角頭蓋，尖頭蓋（搭状頭蓋），クローバー葉頭蓋などの頭蓋変形を示す．発生頻度は，2500人に1人程度といわれる．多くは頭蓋のみに症状を示すが，顔面や手足の症状を伴うものがあり，症候群性頭蓋骨縫合早期癒合症（syndromic craniosynostosis）とよばれる．これまでに90以上の症候群が報告され，おもなものとして，①Crouzon症候群，②Apert症候群，③Pfeiffer症候群，④Carpenter症候群，⑤Saethre-Chotzen症候群があげられる．②，③，⑤は合指症を伴うため尖頭合指症（acrocephalosyndactyly）とよばれ，④は多指・合指を伴うため尖頭多合指症（acrocephalopolysyndactyly）とよばれる．原因の多くは*FGFR*遺伝子の異常で，なかでも*FGFR2*に集中している．家族例は少なく，散発例がほとんどである．頭蓋変形は症例によりさまざまであるが，Crouzon症候群では冠状縫合および矢状縫合の癒合による尖頭蓋を，Apert症候群では冠状縫合の癒合による短頭蓋を示すことが多い．頭蓋内圧亢進，水頭症がときにみられる．精神発達遅滞はCrouzon症候群ではまれであるが，Apert症候群では頻発する．

口腔顎顔面領域では，眼窩・中顔面の発育不全がみられ，浅い眼窩に伴う眼球突出，眼窩隔離症，眼瞼裂斜下（垂れ目），鼻根部の陥凹，小さな鼻などの外貌を示し，視力障害を伴いがちである（図2.6.5）．歯の萌出は遅めで，上顎発育不全による反対咬合（受け口），開咬（上下の歯が咬み合わない），叢生（凸凹）などの不正咬合を呈する（図2.6.2C）．Crouzon症候群では眼球突出，反対咬合が著明で，Apert症候群では垂直的発育不全が著しく開咬を合併しやすい．また，高口蓋，歯肉の肥厚が特徴的で，口蓋裂のようにみえる場合（偽性口蓋裂）や，実際に口蓋裂を認めることがある．

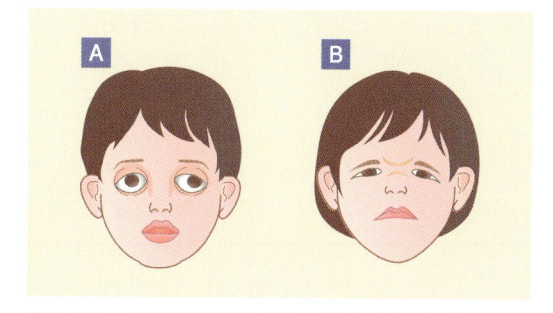

図2.6.5　症候群性頭蓋骨縫合早期癒合症の顔貌
A：Crouzon症候群．中顔面発育不全に伴う眼球突出が特徴．
B：Apert症候群．鼻根部陥凹，小さな鼻，眼瞼裂斜下（垂れ目）が特徴．

5 染色体異常

近年多くの疾患で微小な遺伝子異常が明らかとなってきているが，ここでいう染色体異常は従来から行われていた検査で発見可能な，比較的大きな染色体異常をもつ疾患である．染色体異常には常染色体，性染色体の数が多いもの（トリソミーなど），少ないもの（モノソミー）のほか，染色体に転座，欠失，重複といった構造異常を生じるものがある．

Down症候群は，最も多くみられる染色体異常で，21番染色体が1本余分にあること（21トリソミー）により生じる．発育遅延，精神発達遅滞，特有の顔貌，筋緊張低下が特徴的で，心奇形，消化器奇形，手の奇形，難聴をしばしば伴い，さまざまな奇形を合併する．頻度はおおよそ1000人に1人である．顔貌は，短頭（後頭部扁平），眼瞼裂斜上，内眼角贅皮，鞍鼻（低い鼻背），筋緊張低下に伴う開口と舌の突出などにより特徴的で，歯の数や形態異常，歯の発育遅延のほか，反対咬合，叢生，空隙歯列，開咬などさまざまな不正咬合が報告されている．ときに口唇裂・口蓋裂を伴う．

Turner症候群は，女性でX染色体が1本しかない疾患で（45,Xが多い），性染色体モノソミーの代表的なものとして知られ，頻度は1200人に1人である．おもな特徴は，低身長，生殖腺形成異常（無月経），翼状頚，乳頭間距離の大きい幅広い胸，先天性リンパ浮腫である．顔面では，内眼角贅皮，眼瞼下垂，狭い上顎・口蓋，小下顎がみられ，歯の形成異常・早期萌出が報告されている．

Klinefelter症候群は，男性でX染色体が過剰な疾患で，47,XXYに代表され，頻度は1000人に1人である．不妊，性腺機能低下，女性化乳房などの

2.6　口腔・顎・顔面の先天異常　217

女性らしい体型が特徴的である．口腔症状としては，上下顎前突，大きい顎角，タウロドンティズムが報告されている．

染色体の部分的な欠失によるおもな症候群としては，前述の22q11.2欠失症候群のほか，5番染色体短腕欠失により起こり，小頭症，眼間開離・眼瞼裂斜下を示し，猫のような声を出す5p-症候群（猫なき症候群），エラスチン遺伝子を含む7番染色体長腕7q11.23の欠失により起こり，妖精のような顔貌を示すWilliams症候群などがある．

6 骨系統疾患

骨系統疾患という言葉には明確な定義はなく，一般に軟骨・骨の発生・成長の異常により骨格形態や構造に系統的な異常をきたす疾患と表現される．骨系統疾患として取り扱われる疾患は数多くあるが，遺伝子や発症機序の解明により，その概念も変わりつつあるようである．原因は多岐にわたるが，結合組織を構成するコラーゲンなどの構造蛋白の異常，骨・軟骨形成細胞の分化・機能異常，骨・軟骨形成を制御する蛋白や受容体の異常が原因であるものが

表2.6.1 おもな骨系統疾患

疾患名・同義語	疾患の特徴，遺伝様式（責任遺伝子）	疾患特有の全身症状	口腔・顎・顔面症状
骨形成不全症（1～7型）(osteogenesis imperfecta)	I型コラーゲン異常，AD・AR (*COL1A1, COL1A2*)	易骨折性，低身長（体幹短縮型），脊椎・胸郭・四肢長管骨変形，青色強膜，難聴	象牙質形成不全，下顎前突・反対咬合，開咬
軟骨無形成症 (achondroplasia) 軟骨低形成症（軽度症例）	FGFR異常，AD (*FGFR3*)	低身長（四肢短縮型），殿部突出・骨盤変形（シャンペングラス様），三尖手（trident hand）	頭蓋底短縮，前頭部突出，鼻根部陥凹，上顎低形成，下顎前突・反対咬合
軟骨外胚葉性異形成症 (chondroectodermal dysplasia) Ellis-van Creveld症候群（EVC）	軟骨および外胚葉性器官の異常，AR (*EVC, EVC2*)	低身長（遠位顕性四肢短縮型），多指症（軸後性），爪・頭髪形成不全，心奇形	口唇形成不全，浅い口腔前庭，上・下唇小帯異常，上顎形成不全，反対咬合，開咬，部分無歯症，歯の形態異常
鎖骨頭蓋異形成症 (cleidocranial dysplasia：CCD) 鎖骨頭蓋異骨症	骨・軟骨細胞分化異常，AD (*RUNX2 ; CBFA1*と同義)	鎖骨欠損，短頭蓋，頭蓋縫合化遅延・大泉門閉鎖不全，軽度低身長（均等型），狭骨盤・恥骨結合離開，指趾骨異常	前額突出，低い鼻根，眼間開離，上顎・頰骨形成不全，下顎縫合閉鎖遅延，多数過剰歯，歯の萌出遅延・形態異常，反対咬合，開咬
Stickler骨異形成症（1,2,3型）(Stickler dysplasia) Stickler症候群	II・XI型コラーゲン異常，AD (*COL2A1, COL1A2, COL11A2*)	近視，感音性難聴，脊椎骨端異形成症，関節可動域拡大，変形性関節症，低身長	顔面正中部低形成，小下顎，高口蓋，口蓋裂（Robin sequence型）
大理石骨病 (osteopetrosis, marble bone disease) Albers-Schönberg病	破骨細胞機能不全，AD・AR (*TCIRG1, CLCN7, LRP5*)	骨硬化，易骨折性，骨髄機能不全，頭蓋骨肥厚による脳神経症状，低身長（四肢短縮型）	上下顎骨骨髄炎（顎骨への血液供給不良），抜歯窩治癒不良，外歯瘻，歯の形成異常，埋伏歯，骨性癒着歯，多発性う蝕
進行性骨化性線維異形成症 (fibrodysplasia ossificans progressiva：FOP) 進行性化骨性筋炎	異所性骨化，骨形成因子(BMP)受容体変異，AD (*ACVR1/ALK2*)	筋・靱帯・腱の異所性骨化，母趾変形（短縮・外反母趾），脊柱側彎，関節不動化，異所性骨化前の腫脹（フレアアップ）	開口障害，下顎頭の平坦化，筋突起肥大，上顎前突
OFD（I～IX型）Papillon-Léage-Psaume症候群	口腔・顔面・指の異常，XLD・AR（I型：*OFD1*など）	指趾の異常（短縮，内彎，多指趾），精神発達遅滞	口腔小帯過剰発育，歯槽堤裂，分葉舌，口蓋裂，正中顎裂，舌の過誤腫，歯数異常（過剰歯，先天欠如），犬歯萌出異常，内眼角開離，鼻翼軟骨低形成
EEC症候群 (ectrodactyly-ectodermal displasia-cleftting syndrome) 欠歯・外胚葉異形成・唇裂症候群	指の異常，外胚葉形成異常，口唇口蓋裂，AD (*EEC1～EEC3*)	指欠損，裂手裂足，毛髪・眼の異常，低身長	口唇裂・口蓋裂，多数歯欠損，円錐歯，エナメル質形成不全

AD：常染色体優性遺伝，AR：常染色体劣性遺伝，XLD：X染色体連鎖優性遺伝．

多い．鰓弓由来の症候群や症候群性頭蓋骨縫合早期癒合症も骨系統疾患に含まれる．骨系統疾患では，骨格異常に伴い低身長を示すことが多く，四肢と体幹のバランスのとれている均衡型，体幹短縮型，四肢短縮型に分けられる．側弯・癒合などの脊椎異常，骨盤異常，関節異常，四肢長管骨の異常のほか，指趾の異常（多指症，合指症，小指短弯など）がみられることが多い．

骨系統疾患の多くは口腔顎顔面に特徴的な異常を示し，顔貌が診断上重要である．軟骨無形成症，軟骨外胚葉性異形成症（Ellis-van Creveld 症候群），鎖骨頭蓋異形成症などでは，頭蓋底・中顔面・上顎の発育不全がみられ，相対的下顎前突を示す．一方，骨形成不全症では下顎骨が大きい下顎前突を示す（図 2.6.2D）．顎骨が小さい疾患では叢生を呈しやすく，顎骨異常が垂直的に起こると開咬や過蓋咬合を示す（図 2.6.2B，C）．さらに，歯の形・大きさ・数の異常や小帯の異常を伴うものも多く，口唇裂・口蓋裂を合併するものも多い．おもな骨系統疾患を表 2.6.1 に示す．

7 その他の先天異常

口腔顎顔面領域に症状を示すその他のおもな先天異常には，巨舌・開咬を示す Beckwith-Wiedemann 症候群（Exomphalos, Macroglossia, Gigantism（EMG）症候群），顎骨の多発性歯原性角化囊胞と皮膚の多発性母斑性基底細胞上皮腫（癌）を特徴とする基底細胞母斑症候群（nevoid basal cell carcinoma syndrome；Gorlin syndrome），染色体 15q11〜q13 領域の異常により起こり，肥満を特徴とする Prader-Willi 症候群，翼状頸・低身長を示し Turner 症候群に似た体型を示す Noonan 症候群，歌舞伎役者に似た顔貌を示し，しばしば口唇裂・口蓋裂を伴う歌舞伎症候群，第六・第七脳神経麻痺が原因で，仮面様顔貌を呈し，小顎症，口蓋裂（Robin sequence）をしばしば伴う Möbius 症候群，弾性線維成分のフィブリンの異常が原因で高身長を示す Marfan 症候群，

表 2.6.2 その他のおもな症候群

疾患名・同義語	疾患の特徴	疾患特有の全身症状	口腔・顎・顔面症状
Beckwith-Wiedemann 症候群 EMG 症候群	臍帯脱出，巨舌，巨体を特徴とする過成長症候群，AD・染色体 11p15 部異常（IGF2 部位など）	出生時過体重，各臓器の肥大とそれに伴う臍帯脱出，新生児期低血糖，Wilms 腫瘍（悪性）の高頻度発症	巨舌，開咬，大きい口
Prader-Willi 症候群	染色体 15q11〜q13 領域の異常（欠失など）	肥満，乳児期の筋緊張低下，精神遅滞，性器低形成，短い手足	アーモンド型の眼瞼裂，狭い前額幅，斜視，への字の口，エナメル質形成不全，種々の不正咬合
基底細胞母斑症候群 Gorlin 症候群	PTCH（腫瘍抑制遺伝子）異常，AD	皮膚の多発性母斑性基底細胞上皮腫（癌），肋骨の欠損，二分	顎骨の多発性歯原性角化囊胞（7 歳以降），大頭症，広い顔，歯の形態異常
Noonan 症候群	PTPN11 遺伝子異常	翼状頸，漏斗胸，停留精巣，心・血管異常，低身長，精神発達遅滞	眼の異常（眼瞼下垂，眼間開離，眼瞼裂斜下），耳介異常・耳介低位，高口蓋
歌舞伎症候群 （Niikawa-Kuroki 症候群）	歌舞伎役者様の特異顔貌，低身長，脊椎奇形，精神遅滞を特徴とする，原因不明	小指短弯，脊柱側弯，低身長（生後発症），精神遅滞，心奇形	切れ長の眼瞼裂，外側 1/3 の下眼瞼外反，突出した耳介，口唇裂・口蓋裂
Möbious 症候群	第六・第七脳神経麻痺（散発性だが MBS1〜MBS4 遺伝子異常が報告されている）		仮面様顔貌，舌形成不全，小顎症，口蓋裂（Robin sequence）
Marfan 症候群	フィブリン（弾性線維成分）の異常，AD・FBN1 遺伝子異常	高身長，細く長い四肢，くも指，脊椎弯曲，鳩胸・漏斗胸，水晶体亜脱臼，心・大血管奇形	長頭，眼球陥凹，眼瞼裂斜下，大きい耳介，長い顔，小下顎／下顎前突，高口蓋，口蓋裂，細長い歯，叢生
Silver-Russell 症候群	低身長，全身の非対称，ほとんどが散発性，詳細な原因は不明	骨格非対称（おもに四肢），出生前からの低身長（均整型），満期産低体重，大泉門閉鎖遅延，小指短弯，カフェ・オ・レ斑	顔面非対称，前額突出，小さな三角形の顔（相対的大頭症），への字型の口，小下顎，叢生

AD：常染色体優性遺伝．

顔面および全身骨格の非対称を特徴とするSilver-Russell症候群などがあげられる（**表2.6.2**）．

〔須佐美隆史〕

■ 文 献

Hennekam RCM, Krantz ID, et al：Gorlin's syndromes of the head and neck, 5th, Oxford University Press, 2010.
Jones KL：Smith's Recognizable Patterns of Human Malformation, 6th, Elsevier Saunders, pp468-493, 2006.
梶井 正，黒木良和他：新先天奇形症候群アトラス，南江堂，1998.
日本整形外科学会小児整形外科委員会：骨系統疾患マニュアル，改訂第2版，南江堂，2007.

2.7 口腔・顎・顔面の後天性異常

後天性異常（acquired anomaly）とは，個体発生後に発育異常，疾病，外傷，手術などにより生じる形態的および機能的異常を意味している．一般的に，頭蓋の成長は思春期性成長スパートの始まる前に，成人の90％近くの成長量に達している．これに比べ下顎骨は思春期性成長スパートの時期を過ぎても成長が続くため，特に下顎骨に生じるさまざまな後天性異常は顎変形を引き起こす．この項ではまず，成長発育期に顎変形を引き起こす発育障害について記述し，次に環境要因によるもの，そして最後に成長発育終了後に顎変形を生じる後天性異常について記述する．

1 成長発育期の顎変形（発育障害）

(1) 外 傷
a. 上顎の外傷
　上顎の前方への成長に関しては，鼻（中隔）軟骨固有の成長能が重要であるという報告や，その成長能は骨端軟骨と比較すると半分以下であるという報告などがあり，議論のあるところである．また，上顎の成長には上顎骨周囲の軟組織の影響が大きく，外傷による鼻中隔軟骨の損傷だけでなく，軟組織に生じた瘢痕拘縮が上顎の前方への成長を抑制していると考えられる．

b. 下顎の外傷
　下顎のおもな3つの成長点は，①下顎頭の関節面で，これを覆っている線維軟骨層で増殖する軟骨が骨に置換する部分，②下顎枝表面で，後方および外側表面の骨添加と前方および内側表面の骨吸収が生じる部分，③歯槽部で，歯の萌出によって新生骨の添加が起こる部分である．よってこうした部位では，外傷を負った場合でも速やかな骨改造（remodeling）が起こり，修復される．特に下顎頭骨折においては，下顎頭は再生能に優れているが，約25％の患者では成長障害が生じるともいわれている．関節突起骨折によって生じる周囲軟組織の瘢痕拘縮が成長障害を引き起こしている可能性がある．これは下顎頭の蝶番運動には影響がなくとも滑走運動が規制されることによると考えられる（functional ankylosis）．こうした症状が成長とともに悪化し，顔面非対称となる．

(2) 炎 症
a. 顎関節強直症
　顎関節に生じた炎症，外傷および腫瘍の後遺症として生じる．炎症では，髄膜炎をはじめ，中耳炎，耳下腺炎，扁桃腺炎，下顎骨骨髄炎などが多く，関節強直症を生じやすい．幼少時に発症した場合，旺盛な骨修復能と生理的な下顎頭の骨成長が，関節内に過剰な骨形成をきたし顎関節強直症に移行すると考えられている．おもな症状は開口障害である．線維性癒着の場合は多少の可動性があるものの，骨性癒着ではまったく可動性は消失する．罹患側の下顎骨の発育障害により下顎正中の患側偏位をきたし顔面非対称となる．また，両側性に生じた場合には小下顎症となり，鳥貌を呈する（**図2.7.1**）．

b. 若年性慢性下顎骨骨髄炎
（juvenile mandibular chronic osteomyelitis）
　若年者において，下顎骨骨髄炎が慢性に移行し硬化性骨髄炎となると，骨の膨隆が生じ，皮膚も厚くなり顎顔面の変形を生じる．血液検査では赤沈（ESR）のみが亢進し，ほかの値は正常であるのが特徴である．X線では硬化性の骨変化を認める．こうした骨髄炎は，ほとんどが無菌性であり，SAPHO症候群との鑑別も重要である．

(3) 腫 瘍
　軟骨腫（chondroma），骨軟骨腫（osteochondro-

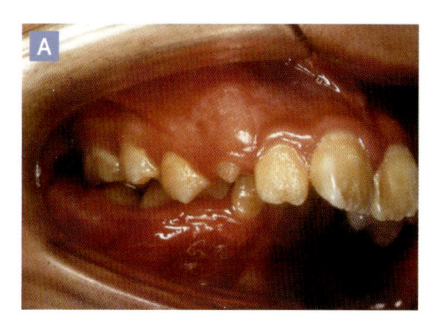

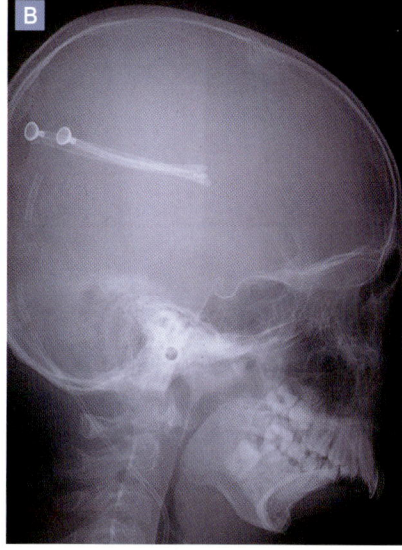

図 2.7.1 顎関節強直症（11歳男児）

生後2カ月時，髄膜炎から顎関節炎に罹患し，続発した水頭症に対してV-Pシャント術を施行した．成長に伴い顎関節強直に伴う小下顎が顕著となった．小下顎による鳥貌と相対的な上顎前突．右顎関節は骨性癒合．開口はほとんど不可能である．
A：咬合状態．B：側方頭部X線規格写真．

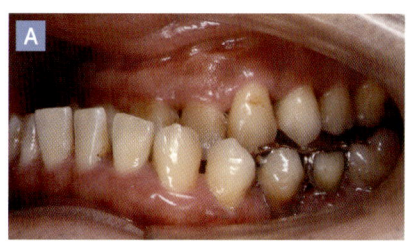

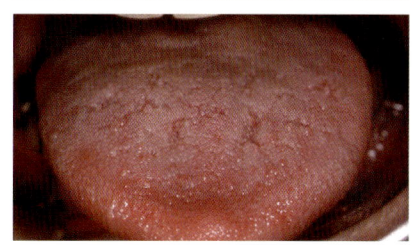

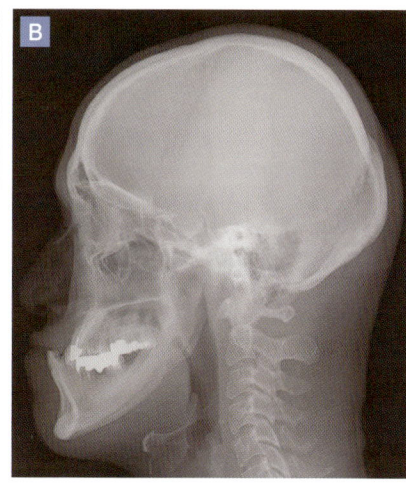

図 2.7.2 先端巨大症（下垂体機能亢進症）
A：重度の反対咬合と巨大舌を呈する．B：側方頭部X線規格写真．骨格性反対咬合，トルコ鞍の拡大がみられる．

ma），滑膜性軟骨腫症（synovial chondromatosis），腫瘍状石灰沈着症（tumoural calcinosis）など，顎関節に生じた腫瘍によって，二次的に顎関節強直症となり，前述した理由から顎変形を引き起こす．

このほか，悪性腫瘍の治療として関節周辺に放射線照射が行われた場合，成長軟骨を障害し，顎骨の成長発育を抑制し，顎変形を引き起こす．

（4）筋障害

筋肉の活動が顎発育に影響を及ぼす場合は，①筋付着部での骨形成と②筋肉組織が軟組織複合体の一部を成し，その発達が成長発育段階の顎骨の正常な前方形成を促す場合の2通りである．出生時，分娩の際の鉗子による筋損傷から，筋付着部である下顎角部の骨形成不全をきたし成長とともに左右非対称を呈するようになる症例や，胸鎖乳突筋の過度の強直性収縮によって生じる頭部の捻転を呈する筋性斜頸において，顔面非対称となる場合がある．

（5）先端巨大症（acromegaly：下垂体機能亢進症）

脳下垂体前葉の成長ホルモン分泌腺細胞がその機能を保ったまま腫瘍化し，成長ホルモンが過剰に産生され，四肢や内臓，顎の一部分が肥大する．顎骨では下顎骨の肥大化がみられ，重度の骨格性反対咬合となる．側方頭部X線規格写真ではトルコ鞍拡大が観察される（図2.7.2）．成長ホルモンレベルの上昇により，さまざまな下顎頭変形が生じる．

2.7 口腔・顎・顔面の後天性異常

(6) 原因が特定しにくいもの

a. hemimandibular hypertrophy

外傷，遺伝，ホルモン障害などの後天的要因により，片側性に下顎頭が肥大化し，顎骨形態の異常を呈すると考えられている．正面からみると，下顎下縁が著しく傾斜している．女性に有意に多く発症し，小児に多い．1980年代までは下顎頭過形成（condylar hyperplasia）とよばれていたが，下顎頭での過形成がおもな要因である一方でその影響は下顎骨体部までに及ぶことから，近年ではhemimandibular hypertrophy とよばれるようになった．Obwegeser は，最も影響を受けている下顎骨の部位と，垂直・水平成分のどちらの変形であるかによって，これをさらに細分化し，下顎頭の肥大化を呈する hemimandibular hyperplasia，下顎頭の形態に異常は認めず，下顎の左右の長さが異なる hemimandibular elongation，およびその混合型である hybrid forms に分類している．

b. 進行性顔面半側萎縮症（Parry-Romberg 症候群）

顔面半側の皮膚，皮下組織，筋肉，骨の萎縮が進行する疾患である．顎顔面領域では，中顔面の皮下組織，骨の萎縮が顕著である場合が多い．女性に多く，思春期頃から萎縮が目立ってくるが，発症から数年後に進行が止まる場合がある．

c. 線維性骨異形成症（fibrous dysplasia）

原因不明の非腫瘍性骨病変で，骨組織が化生骨を含む線維性組織に置きかわる病変で，一種の形成異常とみなされる．1つの骨に限局する単骨性と多数の骨に多発性病変をみる多骨性とに区別される．多骨性の本病変に，皮膚の色素沈着，性的早熟（乳腺肥大，性器出血など）を伴うものは Albright 症候群とよばれる．

10～20代に多く，大腿骨，脛骨，肋骨，頭蓋骨，顎骨に好発し，まれに悪性化がみられる．上顎骨では臼歯部に好発し，顎骨の膨隆，歯列弓の変形，咬合異常，上顎洞の狭小あるいは消失がみられる．X線所見では境界不明瞭なスリガラス状を呈することが多い．

d. Caffey-Silverman 症候群

生後6カ月以内の乳児の骨皮質肥大を主徴とする疾患である．急な発熱と興奮，骨を被覆する軟組織の腫脹，皮質骨の肥厚がみられ，特に下顎骨に症状が多く現れる．原因は不明であるが，何らかの感染症と推察されている．

2 環境要因による発育障害

(1) 軟組織の圧力によるもの

a. 指しゃぶり（finger sucking）

歯の萌出によって歯槽部には新生骨の添加が起こる．こうした歯の萌出時期に指しゃぶりの癖が続くと，上・下顎前歯部の歯槽骨が変形し，唇側に突出した歯列弓形態となり，前歯の開咬症を呈する．

b. 舌悪習癖（tongue thrust）

嚥下や会話時に舌と口唇を接触させる習慣がある場合は，軽微な力が長い時間歯や歯槽骨に加わることにより，前歯部の突出と開咬症を引き起こす．

c. 軟組織損傷（機械，温熱，電気，化学など）

機械的損傷による創（開放性損傷）や温熱，電気，化学薬品などによる損傷は，顔面皮膚・筋肉などの瘢痕拘縮を引き起こし，顎骨の成長発育を抑制し，顔面の変形を生じる場合がある．

(2) 呼吸の影響によるもの

アデノイド肥大症や咽頭弁移植術によって生じた鼻閉塞の症例では，口呼吸のために下顎は後下方へ時計回りの回転が生じ，下顔面高の増大がみられる．幅の狭い顔，突出した上顎前歯，安静時に開いた口唇といったアデノイド肥大症に独特な顔貌から，"アデノイド顔貌"といわれる．

3 成長発育終了後の顎変形

(1) 外傷に起因する顎変形

顔面骨のなかで突出した形態をとる頬骨および鼻骨は外力を受けやすく，骨折の頻度が高い．ついで頻度の高い骨折は下顎骨骨折である．下顎骨には咀嚼筋および舌骨上筋群が付着しているため，骨折により骨片は筋肉の収縮方向に容易に偏位し，形態異常を引き起こす．特に関節突起骨折はオトガイ部に外力が加わり，介達的に関節突起に骨折が生じるもので下顎骨骨折のなかでも頻度が高い．骨折により小骨片となった下顎頭は，外側翼突筋に牽引され内側に転位し，下顎窩から逸脱し脱臼を起こす場合もめずらしくない．また，相対的に短くなった下顎枝は咬筋，内側翼突筋の作用で上方に偏位し，臼歯部の早期接触が生じる．その結果，片側性では下顎は患側に偏位し開口障害を呈する．両側性では開口障害とともに，下顎は後退して前歯部の開咬を呈す

る．

(2) 炎症に起因する顎変形
a. 慢性下顎骨骨髄炎
急性では，病期がⅠ期（初期），Ⅱ期（進行期），Ⅲ期（腐骨形成期）およびⅣ期（腐骨分離期）に分けられており，この段階では顎骨の変形を生じることはない．しかし，慢性に移行すると硬化性骨髄炎となり，骨の膨隆が生じる．

b. SAPHO 症候群
皮膚，骨，関節に症状を認める病気で，Synovitis（滑膜炎），Acne（痤瘡），Pustulosis（膿疱症），Hyperostosis（骨化症），Osteitis（骨炎）を特徴とする．おもに前胸部で無菌性の骨炎を認め，鎖骨と第一肋骨部に骨硬化と腫大がみられるが，下顎骨が罹患することもある．

(3) 腫瘍に起因する顎変形
a. 一次性変形
下顎骨に比較的多く発生する歯原性腫瘍としてエナメル上皮腫，角化嚢胞性歯原性腫瘍，腺腫様歯原性腫瘍，粘液腫などの良性腫瘍があげられる．これらは，腫瘍の増大により比較的容易に顎骨の膨隆をきたし，変形を招く．また，顎骨に生じた悪性腫瘍も，原発巣の増大に伴い顔面の変形をきたす．

b. 口腔癌治療後の変形
i) 下顎骨区域切除後の顎骨再建
口腔癌の手術で顎骨が切除された場合，その欠損範囲に応じた硬性再建が必要となる．とりわけ，下顎骨の区域切除後には腓骨などによる血管柄付き骨移植が行われるが，これらの移植骨は，軟組織欠損の範囲を小さくするために本来の下顎骨より小さい場合が多いこと，また，瘢痕拘縮によりさらに小さくなることから，術後に変形を生じる場合が多い．

ii) 放射線治療
口腔癌の治療などに放射線照射が行われた場合に，晩発的に骨髄炎や骨壊死が生じる場合があり，有歯顎の方が無歯顎よりその危険性は高い．
また顎骨骨折に関しては，40 Gy をこえると骨粗鬆症をきたし脆弱化し，病的骨折の可能性が高くなる（図 2.7.3）．

(4) 顎関節特有の疾患に起因する顎変形
a. 進行性下顎頭吸収
進行性下顎頭吸収（progressive condylar resorption：PCR）は，進行性の下顎頭の形態変化とそれに伴う著明な下顎枝の高さの減少と定義され，その結果として，上顎前突，開咬，顔面非対称といった症状が発現する（図 2.7.4）．
一方，外科的矯正治療後の PCR は，術後に下顎

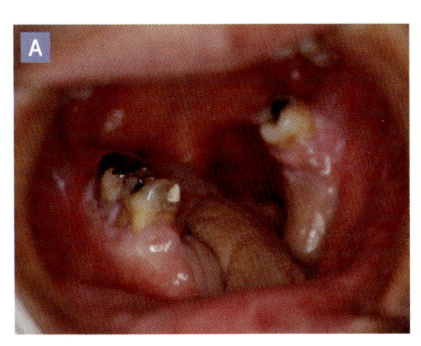

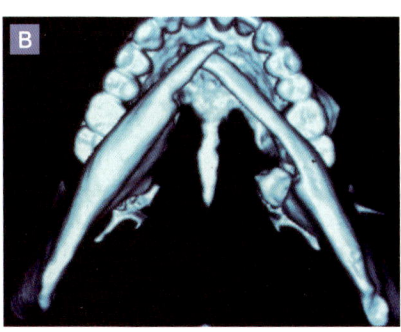

図 2.7.3 下顎骨辺縁切除後に放射線治療が施行されていた症例
A：病的骨折により，下顎歯槽弓は狭小化した状態．B：3 次元 CT 上で，下顎骨正中部の骨折が確認された．

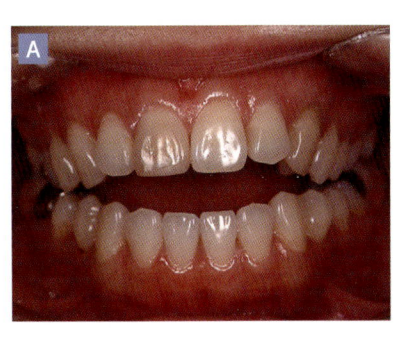

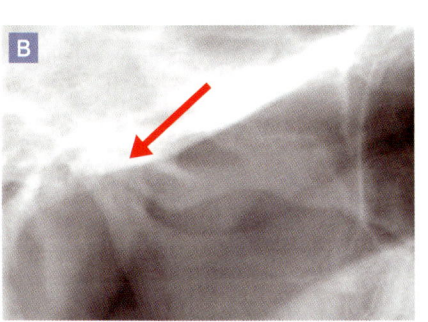

図 2.7.4 進行性下顎頭吸収（PCR）
A：咬合状態は，臼歯部のみ接触し前歯部は開咬を呈する．B：下顎頭は吸収し，平坦化している（赤矢印）．

2.7 口腔・顎・顔面の後天性異常

頭の変形・短縮が発症し，オーバージェットが増加し，オーバーバイトが減少したものと解釈するとの報告がある．これは顎矯正手術によって下顎を前方移動することにより下顎頭の後方部が圧迫され，骨吸収が進行するものと解釈できる．しかし，後方移動においても下顎頭と下顎窩の位置が正しくなければ，下顎頭は圧迫を受けることとなり，その結果，PCR を発症する危険性がある．

b. 変形性顎関節症

関節軟骨に対する外力，機械的ストレスなどが原因で，関節軟骨の弾性喪失，変性をもたらす．老化など原発性に生じる場合と，形態異常，損傷，炎症などの結果として二次的に生じる続発性のものがある．また，リウマチ性顎関節炎においては慢性，進行性に経過し下顎頭の変形をきたし，二次的に瘢痕化して顎関節強直症を生じる場合もある．こうした退行性病変は，下顎頭の吸収を引き起こし，さらに顎顔面骨格に対して大きな影響を及ぼすことが示唆されている．

(5) 代謝性疾患

a. 汎発性線維性骨異栄養症

副甲状腺機能亢進症によって生じる骨疾患である．顎骨内に褐色腫と多発性の嚢胞を生じ，顎骨は膨隆する．

b. 骨軟化症

i) ビタミンD欠乏症

ビタミンDの代謝障害により，カルシウム，リンの吸収抑制による骨の石灰沈着障害である．乳幼児の骨格異常をくる病といい，おもな症状は脊椎や四肢骨の弯曲や変形である．くる病は成長軟骨板の閉鎖以前の石灰化障害であり，成人の骨軟化症は以下の障害をいう．

ii) 腫瘍性骨軟化症

腫瘍性骨軟化症（tumor induced hypophosphatemic osteomalacia：TIO）は，腫瘍が産生する線維芽細胞増殖因子 FGF23 により低リン血症を引き起こす疾患である．TIO 患者において血中 FGF23 値が高値を示し，骨軟化，筋力低下などの臨床症状を認める．腫瘍の摘除により血中 FGF23 値が低下し血中リン値も正常化して，臨床症状は改善する．顎顔面領域においても，こうした腫瘍が出現する．

(6) Paget 病

反復する骨吸収とそれに伴う骨修復過程により，組織学的にモザイク構造を示し，骨の肥厚・変形を起こす．中年期以降に発症し，X 線像は骨吸収のための透明像と反応性の骨形成による骨硬化像が混在する．顎骨が侵されると，顔面は膨隆し，いわゆる獅子面症の顔貌を呈する．顎骨の膨隆によって歯は離開する．

(7) 狭義の顎変形症

明らかな原因がなく，単なる発育異常による顎変形．上顎前突症，下顎前突症，開咬症，上下顎非対称，下顎非対称，下顎後退症（小下顎症）などがある．上顎骨の過成長，もしくは下顎骨の劣成長により相対的な上顎前突症の病態となる場合や，反対に下顎骨の過成長，もしくは上顎骨の劣成長により相対的な下顎前突症の病態となる場合が多い．ほかに，顎の成長方向の問題で上下の前歯が接触せず，咬合できなくなるような場合（開咬症）や左右の発育の不均衡により左右非対称になることもある．いずれも変形が著しい場合には咀嚼障害，言語障害といった機能障害を起こす．さらに，顔の変形をきたし審美障害を併発する．

最後に，後天的発育異常はその要因が先天的なものなのか，後天的環境因子によるものなのか，判別が困難な場合が多い．また，下顎前突症などの顎変形症のように遺伝的要因が示唆される一方で，個体の内分泌，栄養，咬合などの環境因子も大きく関与していることも明らかで，両方の因子が関与している病態も少なくないことを付記する． 〔森 良之〕

■ 文 献

黒田敬之，大山紀美栄：顎変形症の成因．顎変形症治療アトラス（高橋庄二郎，黒田敬之他編），pp25-33，医歯薬出版，2001．

栗田賢一，河合 幹他：口腔外科疾患総論．最新口腔外科学，第4版（塩田重利，富田喜内監），pp131-166，医歯薬出版，2000．

Proffit WR：the development of dentofacial deformity；influences and etiologic factors. In：Contenporary Treatment of Dentofacial Deformity（Proffit WR, White RP, et al eds），pp29-68, Mosby, 2003.

2.8 口腔顎顔面の外傷

1 口腔顎顔面外傷の診療にあたって

　口腔顎顔面は，体表に存在した露出部であるので，外界からの侵害刺激を受けやすい部位といえる．加えて，口腔は摂食行動に伴って多彩な外来物を取り込むと同時に，ヒトの動物としての側面から攻撃の対象点としても選択されるので，さまざまな原因による損傷を受ける可能性がある．

　口腔顎顔面の損傷の範囲は，口腔や顔面の表面のみあるいは軟部組織のみ，または口腔内の表層からみても歯牙・歯周の損傷のみにとどまるものから顔面頭蓋の広範な損傷までが含まれ，その重篤度も比較的軽微なものから致命的なものまでさまざまである．

　「損傷」を起こす原因には，物理的原因，化学的原因，生物の原因がある．このうち，生物による損傷は掻破創や害虫による刺創などが考えられるが，比較的大きなものは動物に襲われることよる咬傷を代表とした力学的損傷と考えられるので，大きくは前二者に大括りしてよいであろう．

　物理的損傷では，最も多い外力による力学的損傷を除いたほかの，温熱，化学薬品，放射線による損傷は熱傷として総合的に取り扱われる（寒冷傷も）．特殊な場合として表層の損傷に比べて深部の筋などの損傷の方が大きくなる電撃傷の存在も考慮に入れなければならない．

　熱傷においてはその受傷面積と深達度によってその後の経過も処置もまったくといっていい程異なることに留意せねばならないが，その程度の判定は必ずしも容易ではない．顔面は露出部であるところから，熱湯による直接の受傷が少なくない．また，口腔は食物や薬品の摂取経路であるところから，化学薬品による熱傷を負うことがある．みずから企図して摂取する場合も，誤って口にする場合もある．前者の代表は農薬であり後者では医薬品の誤用や乾燥剤として用いられる石灰の誤用がときに経験される．

　最も多い外力による力学的損傷にもさまざまな直接原因があり，転倒や事故あるいはスポーツなどの場面での偶然の機会に発生するもの，憎しみの標的としての顔という特性から，軟部組織においては，ナイフによる刺創や切創，殴打による挫傷などが，骨においては骨折が起きる（右利き左利きの比率から骨体部下顎角部ではやはり左側に多く発生する）．幼小児においては運動機能の未発達な状態での転倒に伴う下顎の強打の結果としての下顎骨折，顎関節損傷や，歯ブラシや箸をくわえた状態での転倒による刺入創など，特異的な外傷も認められる．

　このように，身体他部の損傷と顎顔面部の損傷には異なる特徴的な点がある．それはこの部位が，衣服で保護されることなく露出していること，ヒトという動物を特徴づける高度な意思の伝達機能を表情や言語を介して担っていること，ヒトどうしでも動物間でも攻撃点として認識されること，外来物を摂取する経路であることなど，多くの点があげられる．

　一方でこの部位は全体として，解剖構造が複雑であるのみでなく，複雑で高次な機能を担っているので物理的に軽微な損傷といえども，大きな機能障害と認識されることもある点においては手に似ているかもしれない．先にあげたように，ヒトとしては直接的な生命維持の観点からは大きな問題でなくとも，社会的な存在である人にとっては，QOLの観点も含めて，きわめて大きな問題と認識されることがありうる．視能力，言語能力，容認をこえる醜形，瘢痕，摂食能力，咀嚼能力など，顎顔面部にはヒトが人として暮らすうえで大切な要素と機能が詰まっているのである．

　これらの要素を支持する構造である顔面骨についていえば，その損傷の治療に際しての大きな特徴は，その機能に対する要求度の高さと精密さにあるともいえる．下肢や脊柱のような重力負担部位とは異なり，むしろ形態を維持することも機能力を負担することに劣らず，大切な要素である．

2 口腔顎顔面外傷の診療体制

　外傷全般の診療に関しての留意点は，「損傷の原因を明らかにして，その損傷の特徴に応じた処置を行う」ということにつきるが，来院直後の状況によってまったく異なった診療体制が求められるものであることを理解する必要がある．損傷ではほかの疾患とは異なり，真の原因は他者あるいは他の物により，多くは期せずして発生したもので，「損傷を

被った」という事態そのものが社会的な側面を常にもつものであることを理解しておかねばならない．

診療体制について述べれば，救急で来院したものでは，本人の意識が清明であるともかぎらず，損傷の状況や範囲が容易には把握できないことも少なくない．このなかで初期治療を開始することになるが，損傷の程度は，歯科口腔外科単科での処置が可能なものから，他科との共同診察，共同手術を要するものまできわめて多様である．重篤な顎顔面外傷では，頸椎の損傷や四肢体幹および内臓に損傷をもつ可能性までを視野に入れる必要がある．この観点から最初に全身をスクリーニングする視点が最も大切で，他科の専門科の助けを期待しているのみでなく，みずからの専門科としての診察の際にも常にこの観点を持ち続ける必要がある．ついで遅発性の症状に注意が必要で，ここでも救急診療部門や脳神経外科，眼科，耳鼻科，外科，形成外科などとの密接な連携がカギとなる．

一方で，独歩で来院する比較的軽症の損傷では，ときに受傷後数日～数週経過して受診することも少なくない．この場合，損傷の治療に高い緊急性を要することは少ないと考えられるが，逆に社会的側面についての配慮がより大切になってくる．すなわち，こういった例のなかには，受傷直後にすでにほかの医療機関やほかの診療科でスクリーニングを受けた後の経過中に受診してきたものもあろう．たとえば最も頻繁に遭遇するものの1つである下顎骨折や頬骨骨折の例を引くと，すでに地域の一次医療機関で骨折なしと診断された後に来院する患者にときに遭遇する．こういった場合，外傷の原因と治癒期間の判定が前医と異なるため，後に診断書や証明書の交付を求められる場合が多いことを念頭においた，詳細な受傷状況の聴取が欠かせない．と同時に常に患者の申告と客観的な所見の両者を記載しておかなければならない．

3　口腔顎顔面外傷の発生頻度

日本の外傷に対する救急医療の現状からみると，ある地域内での顎顔面外傷の正確な発生頻度の把握は困難であるが，熱傷センターを有する医療機関以外では顎顔面の熱傷を診察する機会は多くはなく，化学熱傷はさらにまれといえるだろう．唯一参考にできるのは，骨折を中心としたものであるので，例として地域医療支援病院の歯科口腔外科での外傷治療の現状を顎顔面骨折に絞って1998～2003年の400例ほどの臨床統計の例を引いてみてみる．退院年報では局所麻酔下に外来診療で処置されることが多い，鼻骨骨折と歯槽骨骨折はとらえられず，脳神経外科で治療される頭蓋冠の骨折もとらえられていないものの，入院治療を行った顎顔面外傷のほぼ全数が把握されている．歯槽骨骨折は以前の集計でそれ自身を除いた顎顔面骨折の総数とほぼ同数であることがわかっている．

顎顔面骨折部位別で最も多いのは下顎骨単独が45％，ついで頬骨単独が39％，さらに顔面多発骨折が11％と続く．上顎骨単独骨折，眼窩底単独骨折はそれぞれ3％ほどであった．

顎顔面骨折全体に対する整復固定手術の施行率は54％で，最も手術率が高かったのは顔面多発骨折で（90％），ついで眼窩底骨折（65％），下顎骨折（55％），頬骨単独骨折（45％）と続いた．整復固定術を行わないものでは下顎関節骨折や変異・機能障害の少ない頬骨骨折への保存的治療が目立っていた（**表2.8.1**）．

顎顔面骨折の受傷原因では転倒30％，二輪車交通事故（自転車・バイク）30％，殴打・喧嘩などの暴力20％，スポーツ10％，自動車運転中の交通事故，歩行中の交通事故，作業事故の順であった（**表2.8.2**）．

近年わが国ではヘルメットやシートベルトの着用義務化やエアバッグの普及によってバイクや自動車運転中の顎顔面外傷は激減していると考えられているが，そのなかにあって複雑な社会環境を反映して暴力による顎顔面外傷は増加傾向にあるといわれている．ほかのアジア諸国でのバイク事故での受傷が極端に多いという特徴や，欧米諸国での暴力によるものが多いという特徴の中間の性質が表れているものといえよう．

顎顔面外傷単独受傷は全体の8割弱を占めているものの，残りの2割以上が他部位に合併損傷を有している．顎顔面外傷単独受傷例中での救急搬送例の割合は18％であるのに対して，他部合併損傷が認められるものでは97％が救急搬送されていた．特に注意しなければならないのは，救急搬送以外で口腔外科の外来へ受診してくる顎顔面外傷患者の約10％に他部合併損傷が存在していたという事実である（**表2.8.3**）．

表 2.8.1　年次別，骨折部位別例数

年次	上顎単独	下顎単独	頬骨単独	眼窩底単独	顔面多発	全例
1998	4	28	21	2	3	58
1999	0	31	16	0	8	55
2000	0	28	19	2	8	57
2001	4	25	36	4	8	77
2002	1	37	33	1	9	81
2003	0	32	33	2	8	75
合計	9 (3)	181 (98)	158 (72)	11 (7)	44 (39)	403 (219)
部位比率	2.2	44.9	39.2	2.7	10.9	—

（　）内は手術症例数.

表 2.8.2　年次別，骨折受傷原因別例数

年次	転倒	交事・二輪（自転車, バイク）	暴力	スポーツ	自動車	歩行中	作業事故	合計
1998	13	16	14	5	8	0	2	58
1999	17	17	12	7	4	1	0	58
2000	17	15	10	4	6	3	2	57
2001	24	23	13	8	1	1	0	70
2002	20	27	15	8	11	0	0	81
2003	30	20	14	6	4	0	1	75
合計	121	118	78	38	34	5	5	399
%	30.3	29.6	19.5	9.5	8.5	1.3	1.3	—

表 2.8.3　顎顔面骨折と合併損傷

顎顔面骨折単独例	78%
他損傷併発例	22%

4　口腔顎顔面外傷の初期診療

　救急の状況でこれらの患者を診たときには，損傷の原因となった因子を最初に同定する必要があるが，原因因子の追求にいたずらに時間を費やしたり，局所の処置に拘泥することなく，外傷創のプライマリケアを行いつつ状態の評価を行うことが必須である．

　外傷の受傷状況が聴取できる場合はもとになった外力を本人あるいは同伴者，救急隊員などから，受傷時の状況（受傷機転，外力の強さ，方向など）をできるだけ詳細に聴取する．

　受傷の瞬間は患者本人も覚えていないことも少なくないが来院までの意識障害，頭痛，痙攣，嘔吐の有無などを聴取することで，頭蓋内損傷や併存する損傷の徴候をとらえうることがある．また，受傷原因に直接かかわらないような疾患，一般既往歴などの聴取も可能なかぎり行う．暴力による場合以外の通常の外傷では一瞬の外力のかかる方向とその応力の分散の状態が大きな要素である．この点に着目して「高エネルギー外傷」「低エネルギー外傷」とした分類や，高速度外傷などの用語も用いられている．

　外傷の初期診療に関して救命救急医療の現場から診療体制の整備，外傷初療の標準化が必要とされ，わが国では独自の外傷初期診療ガイドライン日本版（JATEC：Japan Advanced Trauma Evaluation and Care）が提唱されている．そのなかで顎顔面外傷では，診察処置に際して常に標準予防感染防護策を実施し，出血，気道確保に対しては常に優先的な考慮が必要である，とされている（図 2.8.1）．さらに，熱傷においては顔面や鼻腔・口腔にとどまらない気道熱傷の可能性はないか，化学損傷においては上部消化管や気道への原因物質の流入による損傷はないかなどに特に注意を払う必要があり，外力による損傷では頭蓋内損傷の有無，その程度の評価と頸椎損傷の可能性を常に念頭におかなければならない．

　評価を行うと同時に外傷創のプライマリケアを進

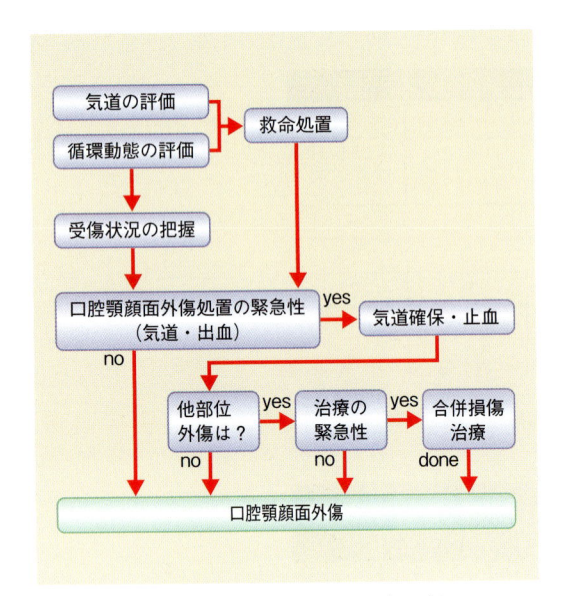

図 2.8.1 重症顎顔面外傷の初療アルゴリズム

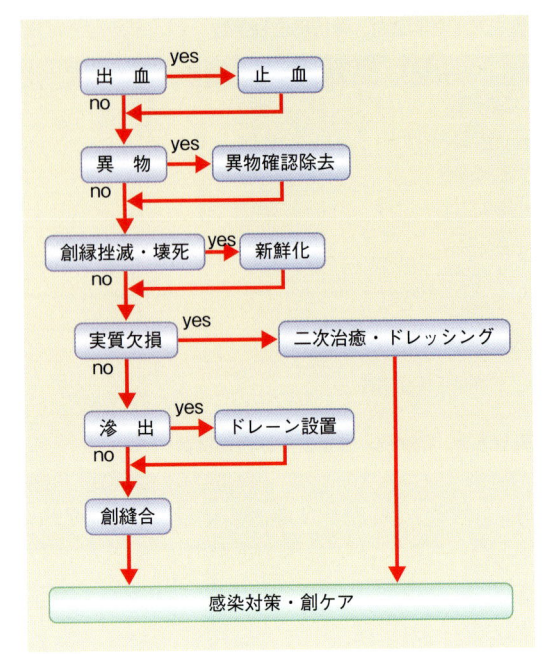

図 2.8.2 軟組織外傷
随時,生理食塩水,もしくは水道水で十分に洗浄する.

めるが,軟部組織や顔面骨の損傷に歯の外傷を合併したり,出血を伴っているような場合はおのおのの処置の緊急性と QOL への影響度を考え,最終的な処置を念頭においたうえで,直ちにあるいはとりあえず実行すべき処置を行うなど,迅速な対応が要求される.要はあらゆる可能性を排除せず,当面の危機的状況を否定するのと同時に,全身的な続発異常に対処する防衛策を行いつつ,注意深くすばやく局所処置を行っていく以外はない.

日本口腔外科学会顎顔面外傷診療ガイドラインを参考にひくと,まず,局所への具体的な処置としては,静脈性出血,実質性(毛細管性)出血に対しては圧迫止血を行い,動脈性出血では直ちに出血血管を結紮する.創の汚染や異物(砂,土,ガラス片など)が認められる場合は麻酔下に流水とブラシを用いて創の異物を物理的に除去することが推奨されている.同様に熱傷においても侵害刺激への反応の過剰発現の抑制のためにも室温の流水などによる冷却が効果があることを理解しておく必要がある.また,熱傷の一部と理解される化学的損傷においてはできるだけ早期に大量の流水により原因物質を希釈することが第一選択である.

一方で,損傷が表層にとどまっているようにみえる場合でも,表面の損傷に比べてはるかに深部に及んでいる刺創などである場合も考慮しなければならないし,すでに前述のごとく,表層の上皮の損傷に比べて深部の筋などの損傷の方が大きくなる,低温熱傷や電撃傷がありうることを考慮に入れなければならない.

創の汚染が軽微と思われる場合は,局所の処置に割ける時間によって,できるだけ審美性の高い縫合を行う.感染創,死腔を生ずるような状態の創にはいったんドレーンを設置する.創に挫滅組織や壊死組織がある場合はタンポンを施して二次治癒に委ねる(図 2.8.2).

感染創あるいは非感染創では感染予防のため,適切な抗菌薬の投与を行う.また屋外での受傷では,破傷風トキソイドおよび破傷風ヒト免疫グロブリンの投与を考慮する.

頭部 CT を撮影するときは顔面頸部の CT も同時に撮影しておくことが望ましい.重症の顎顔面外傷では単純 X 線写真は必ずしも必要とされない.

ついで顎顔面外傷の局所診査について初期診療で診察すべき局所の項目は顔面・頸部の腫脹・変形・左右非対称,脳神経障害(特に顔面神経麻痺や知覚異常),眼球および眼窩損傷(眼球運動障害,眼球陥没,瞳孔の左右不同,複視,視力低下など),鼻出血,髄液漏,血腫形成,軟組織損傷,開口障害・顎運動異常などに加えて,口腔内出血,口腔咽頭浮腫,歯の損傷(破折,脱臼),口腔軟組織損傷,咬合異常などである.

骨の損傷ではX線検査が必須である．特に小範囲の損傷の詳細な診断にはデンタルX線撮影などの直接撮影法，パノラマX線撮影なども有用である．単純X線撮影では必ず2方向からの像を得るように撮影法を選択する．近年では顎顔面の損傷では三次元CTを第一に選択するようになっているが，3D画像構築の際にX線の強度が平準化されて，微小な変位は画像に表れないことに留意する必要がある．

外傷の診断・記述と重症度の評価がきわめて大切で，診断は，まず損傷外傷の範囲を解剖学的な部位・亜部位で記載する．ついで損傷の深さを診て，最も重篤なものを記載し，性質の異なる損傷はすべて記載する．軟組織にとどまるものであればその損傷の形態を，刺創，裂創などと記述する．骨の損傷であれば，解剖学的部位と亜部位を組み合わせて記述する．さらにこの損傷が全体として複合した損傷か，多部位にわたる損傷か，どんな性質の損傷かを評価し記述していくことで，治療方針の概要がおのずと規定されることになる．

顔面口腔は機能的に大幅に異なる器官の複合部位であるので，ひとことで損傷を表せる診断名はないにもかかわらず，部位の記載は後になってからも重要な意味をもつ．肉眼所見はきわめて重要であるので，スケッチや線画を残すことは後の診断や再評価に大きな意義をもつ．その場で撮影した臨床写真もおおいに役立つものである．

前述のように口腔顎顔面には多様な器官が存在し，きわめて多様な損傷が存在する．その重篤度もさまざまであるので，重篤度・緊急度に応じた処置の速度が求められる．

5 特徴的な口腔顎顔面損傷

顎顔面部は身体の表層とはいえ，その他の身体の表層と比べて解剖学的な基本構造も大幅に異なっている．それらの多くは発生学的な由来の違いに起因する，解剖学的な構造の違いに基づいており，この部の機能構造の多くは鰓弓，鰓溝に由来する．したがって特に神経支配はきわめて複雑になっている．血管・神経などの個別の特徴については次項 [⇨2.8-6] で述べることにするが，ここではもう少し基本について述べる．

乳児期の顎顔面部は他部位とはアンバランスな大きさを示し，筋力の発達の前に頭部支持ができない期間があり，自力で運動するようになってからも軽微とはいえ転倒や打撲を受ける機会に事欠かない．このことはときに顎の成長点損傷を引き起こし，鳥貌や上気道障害の原因になると考えられている．

本書に記載されている他の疾患と異なり，外傷・損傷においてはその発生学的なつながりより物理的に近隣関係にあるか否かの方が影響が多く，その理解のためには生体力学的な観点が必要である．この点においても疾病と損傷は異なるカテゴリーの医療対象群である．解剖学的な理解とともに機能の理解は，損傷された構造が致命的であるか（生命としても社会生物である人としても）否かの重大な要素を判別するうえで必須である．

この点において，損傷が小さくても口腔鼻腔の閉鎖を障害するものや，眼球のようにその位置によって機能障害をきたすものについては特に慎重な判断が必要である．顔面の軟部損傷でいえば，損傷が顔面表情を表す筋とその表在性筋-腱膜系（superficial musculo-aponeurotic system：SMAS）に影響する場合は，その構造を保全すべく最大の注意を払わねばならない．

さらに特徴的なことは，歯と咬合・咀嚼機能があることで，ここで要求される三次元的な形態の回復の精度への要求度が極端に高くなることである．身体他部位の骨折では良好な整復が得られたとするズレ幅は2〜3mm程度のものであるのに対して，咬合を回復する際の下顎骨や顔面の対称性を回復する際の頬骨の整復の精度の許容範囲はどんなに大きくみても0.5mm以内のものであろう．このように，顎顔面の損傷に大きく特徴づけを与えるものは，歯と咬合の存在であるといえる．

歯は生体中随一の硬度をもつ器官として咀嚼機能を担っているが，その強度をこえた外力に対しては，破折に至る．歯の硬組織はマクロな視点では生体としての修復機能は期待できず，破壊された場合には人工的な修復が必須になり，その支持組織である歯槽骨から脱離した場合は，再植を行うか人工物で補うといった，形態および機能の回復が必要となることも少なくない．この，補綴的な「形態回復」が「機能回復」と密接に関連するということがこの部位のきわめて大きな特徴であり，かつ，この手法が大きな助けになるとの認識が必要である．

6 顎顔面部の血管・神経

　顎顔面では神経・血管が複雑な解剖構造のなかに縦横に存在する．血管系では顎顔面部は豊富な血管網により多くの吻合枝が形成され，豊かな血流が確保されている．大血管の損傷により短時間のうちに失血して全身的循環不全に陥ったり，内出血による軟部組織腫脹の結果としての気道閉塞により致死的になる可能性がある反面，内外頸動脈の一次分枝ですら，舌動脈などの一部のものを除いて，結紮しても血流が確保されるという側面ももつ．顎顔面の静脈系は翼突周辺や側頭下窩などで静脈叢を形成し，大量の血液を貯留させるうえに，静脈弁を欠くという特徴のために静脈出血においても動脈出血と同等の注意が必要である．動脈出血，静脈出血ともに直ちに圧迫により止血を確保したうえで，大血管では破綻部を縫合修復するか，結紮止血するかを選択する．

　頭蓋底近傍など血管が特殊な形態をとる部位では圧迫以外の止血法が不可能な場合もあり，解剖学的に深部に存在する場合は圧迫止血操作すらも不可能な場合がありうる．逆に出血部位が特定でき，責任血管が明確である場合は血管内治療により塞栓術が可能な場合もありうる．超急性期といえどもあらゆる治療の可能性を考えねばならない．

　神経系の損傷では比較的慢性的な問題が大きくなる．顎顔面の神経系は脳神経として頭蓋底から直接分布し，運動系・知覚系ともに深く機能に関与している結果，どちらの系の損傷も機能上大きな影響を与えうる．したがって，修復吻合可能な神経損傷はできるだけ細密な吻合縫合を行うことを基本とすべきである．

7 顎顔面の創の処置

　前項［⇨2.8-6］で触れたような顎顔面の豊かな血行により，良好な治癒機転の最も基本になる十分な栄養と酸素の供給が確保されやすいこと，部位的に体表に近いため小さな感染巣の自然排出や吸収が得られやすいことなどの利点がある．このことは，深部に至る広範な損傷であったり栄養血管の損傷を伴っていても，受傷直後の状態のみからは組織の温存が可能か否かの判別が困難であることにつながる．

　このような特徴を受け，顔面における広範な創傷処置の基本は受傷直後には，おおまかな組織器官の位置関係を保持しておいて経過観察に委ね，温存可能な組織量を最大限に維持するという戦略と，受傷直後にはより明らかに判別しやすい解剖学的な特徴のある構造（しわや隆線，眼瞼縁，口唇縁など），あるいは上皮と皮下組織の構造上に指標あるいは顔面表情筋などの深さを指標にして縫合し，ほかの部の処置を二期的に行うなどの方法との間で，症例に応じて選択される．

　一方，広く浅い損傷においては，皮脂腺・汗腺あるいは毛の周辺に残存した上皮島からの上皮の再生も期待できるところから，水性コロイド被覆材を用いた湿潤ドレッシング法を適用して幼弱な肉芽を温存する処置法が広く行われるようになった．この際，滲出を伴うことが多いので滲出液を排除する方法を考慮することが大切である．

　顎顔面部の血行の豊かさの反映として，受傷後の腫脹はそのまま線維素の蓄積を介して長期間にわたる腫脹の残存につながりやすい．そのため，受傷直後からの腫脹の抑制は全身的にも局所的にも留意する必要がある．具体的には局所の冷却，圧迫包帯法の変形である絆創膏貼布法（テーピング），抗滲出作用を期待できるステロイド剤，抗ヒスタミン剤，蛋白分解酵素系消炎剤などの投与が行われる．

8 頭蓋顔面骨の構造上の特性

　頭蓋部，上顎部，顔面部の骨への血液供給の特徴もよく発達した豊富な血管網にある．下顎骨は四肢の長管骨の構造に類似しているものの，その中心に豊富な血流のある太い脈管系をもつ点が際立っている．中顔面部では咬合力を中心とした機能力を分散負担する構造（buttress）以外の骨は全般的に薄くて小さく海綿骨の栄養特性を示す．この骨の外側からの血流は顎顔面部一般のようにきわめて豊富で，骨自身が薄いことと相まって感染抵抗性を高めていると考えられる．中顔面の鼻根部から眼窩上部（frontal bar）さらには頭蓋冠にかけて（上顔面部）は骨はきわめて頑強である．頭蓋冠では2層からなる板状骨の間に髄様構造をなす豊富な血液供給路をもつ．顎顔面骨は生命維持に重要な中枢神経系，眼球，呼吸器系，および咀嚼器を保護しており，上顎骨は脳頭蓋に対して4つの接合点で結合している．

上記の眼窩周辺以外の中顔面の薄い構造は，中枢神経系が損傷される程の強い外力が顔面に加わった場合にその外力を直接脳・頭蓋に伝達することなく，この部を破壊してアコーディオンのようにたたむことにより，衝撃を緩和する構造になっていると解釈されている（クラッシャブル構造）．この構造は，顔面という構造を維持するための骨格から比重の高い骨質を"肉抜き"することで軽量化にも貢献している．中顔面下顔面にかかる最大の機能圧は咬合力で，咬合力は咀嚼筋によってその付着部と停止部の間に生み出される．咀嚼筋の停止は下顎骨で，その総和が下顎骨という単一の強力な骨に集約され，咀嚼の効果器である歯を介して被咀嚼物にかかる．この力は再び対向する歯を介して上顎骨に伝搬され，カニの骨格のように"肉抜き"された上顎骨を介して，咀嚼筋の付着である，頬骨弓，側頭骨蝶形骨に伝達される．側頭骨頭蓋底を一体としてとらえると，この系全体として力学的に閉じたループが形成されている．

上顎・中顔面の応力負担部位として残された骨質の多い部分はbuttressとよばれ，骨折の整復後の固定，骨切り後の固定など顔面骨格を修復する場合に最も重要な部位として使われる（この部位以外では骨質が少なくネジの固定が困難である）．

9 顎顔面骨骨折

顎顔面骨の機能は，下顎では運動機構（摂食・咀嚼・嚥下・構音）が第一とされる一方で，上顎は鼻，眼球といった機能を発揮する構造を支持することである．顎顔面の創の処置の項［⇨2.8-7を参照］で軟組織に関して述べた特徴と同様に，顎顔面骨の損傷も豊かな血行に支えられて，感染の可能性は低く治癒傾向は良好で，修復過程はきわめて早く進行する．このことは骨折縁での骨改造機転が早く進行することを意味し，とりもなおさず一期的な骨癒合を得るための正確な整復の可能な期間が短いことを意味している．顎顔面骨は下顎を除いては四肢と異なり体重を支えるほどの負荷はかからず，形態を維持するための静的な機能圧に耐えることが求められるのみといえるが，逆に咬合という骨どうしの細密な対向関係や顔面の対称性が求められるという点からは，より正確な整復固定が要求される．

10 口腔顎顔面骨折の分類と治療の進歩

今日では，全身的な多発外傷患者に対する急性期治療に顎顔面外傷治療が大きな役割を果たすことができるようになっており，特に成人急性呼吸不全症候群や多臓器不全（multiple organ failure：MOF）を減少させてきた背景には，脳神経外科医を含め，顎顔面領域の専門医との密接な協力関係がある．顎顔面の外傷外科の大きな進歩は，①アプローチ法，②プレートとスクリューによる内固定，③チタンなどの高品質材料の発達，④CTやMRIなどの最新画像技術によるところが大きい．また，骨折を部位，重症度，治療方法で包括的に分類することは容易ではないが，下顎骨，中顔面といった特別な部分ではいくつかの分類が用いられてきた．一方で，高エネルギー外傷の増加に伴い，より実際的で詳細な分類の必要性が生じ，提案されつつある．

〔下郷和雄〕

■ 文 献

AO Foundation：AO Surgery Reference, https://www2.aofoundation.org/wps/portal/surgery

Hirshberg A, Mattox KL：トップナイフ—外傷手術の技・腕・巧み（行岡哲男訳），医学書院，2006．

日本外傷学会：外傷初期診療ガイドライン，第4版，JATEC，2012．

日本口腔外科学会：外傷診断ガイドライン，http://jsoms.or.jp/guideline20080804/mg_trauma20080804.pdf

3章

口腔の診察・検査・診断

3.1 歯科における診察・診断 概論

患者に対する診療の第一歩は病歴をとることから始まり、種々の段階を経て診断を決定し、治療方針を定め、診療が開始される。患者に対する診断は患者が診療室に入った瞬間から始まる。すなわち、患者の態度、歩き方、顔貌、体格、栄養状態、呼吸状態などから全身状態の診査が始まるのである。からだの診察により身体所見（physical findings；理学所見ともいう）を得るが、今日でも視診（inspection）、触診（palpation）、打診（percussion）、聴診（auscultation）の 4 種類の方法によりヒトに固有の認識能力を駆使して行うのを基本とする。現在では生化学的検査や画像診断をはじめとする各種テクノロジーの発達に頼る傾向が強くなっているが、一発診断（snap diagnosis）という言葉もあるように一瞥しただけでほとんど診断できる疾患や、救急時のように即座の診断が必要な状況も少なくなく、われわれは知性と感性を鍛錬し、適切な身体所見を得たうえで、必要な検査を選択し、診断・治療を適切に、かつ速やかに行う能力を養わなければならない。

1 問診（medical interview）

問診の主要目的は患者の異常、自覚症状などの病歴をとる聴取（history taking）、問診（inquiry）することであるが、問診は単に情報の収集のみにとどまらない。患者と医師の信頼関係確立への first step であり、患者教育により積極的に治療の役割を果たすことが少なくない。このため、対話は信頼をかもし出す暖かい雰囲気のなかで行われなければならない。病歴の完成には医師と患者の協力が必要であり、患者から適切な情報を要領よく聞き出すばかりでなく、医師・歯科医師が医学的な観点から積極的に聞き出して補足・整理することも必要である。その際に、先入観にとらわれたり、患者に暗示を与えたりすると誤診に結びつくので適切な訓練により熟練する必要がある。

患者が小児、意識障害者の場合、あるいは知能の状態によっては家族や知人から問診することもあるが、不定愁訴、詐病、ヒステリー的症候などにより正しい問診が困難な場面に遭遇することもある。したがって、医師側にはいかなる事態にも対応しうる柔軟性が要求される。時間的制約や患者の心理状態を考慮して、問診表などとよばれるアンケート調査用紙がほとんどの医療機関で用いられている。内容的には主訴、既往歴、家族歴、現病歴、過去の治療歴と偶発症などが中心となるが、病歴だけでなく、社会的・生活環境（国籍、民族、結婚歴、職業歴、宗教）など社会歴（social history）や個人情報（patient profile）が含まれることもある。

（1）主訴（chief complaint）

患者の自覚症状のうち、主要なものを主訴という。主訴はできるかぎり患者自身の訴えた言葉をもって表現することが好ましいが、患者は医学的知識をあまり有していないために、しばしば不適切な表現や誤った部位を訴える。さらに、患者が治療内容に対する希望を主張することもあれば、他施設や健康診断などで得た診断名を訴える場合がある。このため、患者の訴えや病歴の内容に従って客観性をもたせた記載を行う。

（2）現病歴（history of present illness）

現病歴とは、現疾患の発病と経過（onset and course of present illness）の要約であり、部位、時期・持続期間、発病様式が三大要素であるが、その他に、程度・性状、誘発・増悪因子、緩和因子、随伴症状、全身状態の変化などが含まれる。

a. 部位（location）

特に、部位については患者はあいまいな表現や誤った表現をするので、患者の訴えをそのまま記載するのではなく、適切かつ明確に記録しなければならない。たとえば、「顎が痛い」などという広範囲にわたる漠然とした訴えの場合には、顎関節なのか、頬部なのか、歯なのか、さらにはどの歯なのかなど、できるだけ限定する。またほかの部位に症状が放散するか否かも確かめる。

b. 発病時期（onset time）と持続期間（duration）

ある病状がいつ出現したのか、どの期間持続したかを明らかにする。無病の期間が重要なこともあるので留意する。先天性疾患の場合は、生来、あるいは生後早期に症状が出現する場合もあるが、ある年齢になってはじめて症状が顕著になることや、社会

的・生活環境の変化により強く自覚するようになることもある.

c. 発病の様式

突然に発病したか,徐々に発病したかを明確にする.さらに,発病後現在に至る症状の変化・経過も大切である.急性炎症は一般に比較的急速に発病する.腫瘍および変性疾患は発病の時期は明確ではなく,ある時点で随伴症状なども含めて認識され,軽快することなく増悪する.一方に,寛解と増悪を繰り返す疾患もある.一過性に同様な症状や発作を反復するのはてんかんなどの機能性疾患に多い.安静時,運動中,頭位変換時,咬合時,開口時など発症の状況も大切である.

d. 程度（intensity）と性状（character）

同じような愁訴であっても,その程度や性状の違いにより別の疾患を示唆することがある.たとえば,疼痛についても,鈍い,鋭い,ズキズキなどの表現があり,持続性,間欠性などの違いもある.その程度についても,患者自身が適切に表現できない際には,診察側から提示した言葉やスケールを並べて患者に選ばせる.軽度,中等度,強度などであり,Sapira のスケールでは 0〜10 までの区分から選ばせる.

e. 誘発・増悪因子（precipitating factors）と緩和因子（alleviating factors）

愁訴がどんな要因で生じ,増強し,あるいは軽快するかも大切である.咬合圧,冷水や温水の温度刺激,顎位などがある.

f. 随伴症状（associated symptoms）と全身状態（general status）

ある症状に伴ってほかの所見が存在するかどうか注意を要する.たとえば,開口障害に発熱や顎周囲の腫脹が合併していると歯性感染症が閉口筋に波及したことが考えられる.全身的には,体重の変動,食欲,疲労感,発汗,発熱などの推移が大切である.

(3) 既往歴（history of personal illness）

患者の過去の健康状態や罹患した主要な疾病についての情報である.特に,現在の病的状態にかかわる可能性のあるものは見落とさないようにする.生活環境,職業歴なども大切である.忘れてならないのは,薬剤アレルギーの有無や女性の月経,妊娠,出産に関する情報である.さらに,場合によっては,過去に受けたワクチンの種類,ツベルクリン反応が陽転した時期,輸血歴,海外旅行の有無などの情報が必要なこともあり,症状により適宜選択して患者から聞き出す.口腔領域疾患の診断に意義のある既往症は,必ずしも口腔領域の疾患だけとはかぎらないので注意が必要であり,高血圧症,低血圧症,各種心疾患,糖尿病,ホルモン系異常,心身医学的疾患などは,単に疾患の原因を考える際だけでなく,治療上も情報が必要になることが多い.

(4) 家族歴（family history）

患者の家族の健康に関する歴史である.遺伝性疾患や体質の遺伝ばかりでなく,感染症については同居者が対象となる.遺伝が疑われる疾患である唇顎口蓋裂などの形成異常,血友病などの血液疾患,また流行性耳下腺炎,B 型肝炎ウイルス（hepatitis B virus：HBV）感染症,C 型肝炎ウイルス（hepatitis C virus：HCV）感染症,ヒト免疫不全ウイルス（human immunodeficiency virus：HIV）感染症などのウイルス疾患,さらには梅毒,結核などの細菌感染症で家族歴が必要になる.

遺伝や体質の関与が疑われる場合には家系図（pedigree chart）を作成する.その際,家族のプライバシーや自尊心を傷つけないように注意する.家系図において,男性は四角,女性は円で表す.なお,性別が不明のときはひし形で表す.婚姻は水平の結婚線で結ぶ.結婚線と 1 本の垂直線でつながった 1 本の水平線の下にそれぞれを垂直線でつないで子を結ぶ（図 3.1.1）.1 組の夫婦から生まれた子供たちは同胞群（sibship）であり,それぞれの子供を同胞（sibs または siblings）といい,同胞を生ま

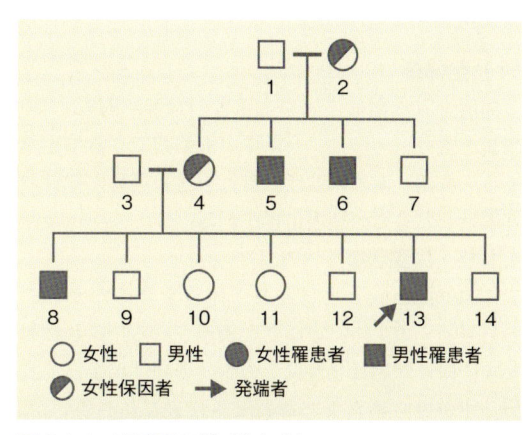

図 3.1.1 家系図の例（血友病）

れた順に左から右へ記入する．各個人には引用番号をつけることもできる．この場合は，世代をローマ数字で表し，同一世代内の個人はアラビア数字で番号をつける．古い世代から最も若い世代まで連続番号をつけることもある．遺伝形質のもち主を罹患者（affected person）とよび，灰色に塗り潰す．逆に，その形質をもたない非罹患者（unaffected person）は中空の円や四角で示す．保因者がわかっている場合には丸や四角を半分塗り潰す．きっかけとなった罹患者を発端者（propositus, proband）といい，家系図では矢印で示す．

2　からだの診察

問診によって病歴を聴取したら，患者の現在の状態（現症）を診査し，記録する．もちろん，患者が診察室に入ってくるときから注意深く観察を行うところから始まり，視診，触診，聴診，理学的検査などにより患者の状態を把握する．近来，検査法が進歩し，診察・診断における各種検査データへの依存傾向が強くなってきているが，逆に，医師・歯科医師の技量が問われる場面も増加している．バイタルサイン（vital signs；脈拍，呼吸，体温，血圧，意識レベル）は救急時ばかりでなく，通常診療においても把握されなければならない基本要素であるが，実際の診療の場面では，これらにとどまらず，広く診査ができなければならない．たとえば，訪問診療において認知症などにより十分な問診ができない場合や，独居老人などで同居者からの情報収集も困難な場合には，単に現症を診査するだけでなく，その症状の原因や誘因などを想起し，必要な処置をとることが要求される．

(1) 全体像

局所をみる前にすばやく患者の全身を観察する．顔貌を含む全体像は，会話中でも観察できるはずである．表情，意識や態度，歩行を含む運動，知性や理解度などもこの観察に含まれる．

a. 体格・栄養状態

体格（stature）とは身長，体重を含めたからだの外見で，大，中，小などと表現される．これに対して，栄養状態は見かけ上の脂肪の程度によって良好，中等度，不良などと表現されることが多いが，これはおもに摂取カロリーや栄養不足が問題になっていた頃の表現であり，定量的には身長と体重の関係で判断する．

体格を表すものにはさまざまな指標があるが，最近よく使われるのは体格指数（body mass index：BMI）である．BMIは，BMI＝体重(kg)÷(身長(m))^{2}と計算され，標準体重は，標準体重(kg)＝(身長(m))^2×22とされている．BMIが18.5未満でやせ，25以上で肥満とされる．標準体重の「22」は疾病罹患係数（morbidity index）が最も低いBMI値とされ，標準値と見なされ使われている．肥満度は｛(実測体重－標準体重)÷標準体重｝×100（％）で表される．

注意すべき点は，るいそうがすべての生体成分の減少であるのに対し，肥満は脂肪の増大であるということである．したがって，BMIのみでは不十分で，生体内の脂肪の分布や量，さらには体重変動にも注意が必要である．

b. 意識・感情・見当識

i）意　識

意識とは自己および周囲の環境を認識している状態を指し，刺激に対する反応で判断される．意識障害は，深昏睡（deep coma；強い刺激にも反応しない），半昏睡（semicoma；強い刺激に対してごく簡単に反応する），昏迷（stupor；強い刺激で開眼し，単純な口頭命令に緩徐で不適切ながら応じることができる），傾眠（somnolence；刺激で容易に覚醒し反応するが，刺激がないと眠ってしまう），せん妄（delirium；軽度の意識低下に錯覚，幻覚，妄想を伴った興奮状態），もうろう状態（twilight state；意識野が狭窄し，一見まとまった行動をするが全体的な思考や判断が低下して健忘を伴う）などに分類される．意識障害に関しては**表3.1.1，3.1.2**に示すような昏睡尺度（coma scale）が臨床で常用されている．

特殊な意識障害としては無動性無言（akinetic mutism）と失外套症候群（apallic syndrome）がある．前者は，眼球運動以外の自発的運動や発語を認めない状態であり，嚥下反射や睡眠と覚醒のリズムは保たれており，脳波は広汎性の徐波が基調である．おもに網様体賦活系の障害（橋，中脳，視床，視床下部，帯状回，脳梁における血管障害，腫瘍，脳炎など）が原因である．後者は，大脳半球の広範な障害により眼球運動を伴う無動無言となった状態で，無動性無言と異なり通例注視・追視はないが，

表 3.1.1　ジャパン・コーマ・スケール（Japan Coma Scale）（3-3-9度方式）

Ⅰ	刺激しないでも覚醒している状態 1. 意識清明とはいえない 2. 見当識障害がある 3. 自分の名前，生年月日が言えない	（1桁で表現） （　1） （　2） （　3）
Ⅱ	刺激をすると覚醒する状態（刺激をやめると眠りこむ） 1. ふつうのよびかけで容易に開眼する 2. 大きな声または体を揺さぶると開眼する 3. 痛み刺激を加えつつよびかけを繰り返すとかろうじて開眼する	（2桁で表現） （ 10） （ 20） （ 30）
Ⅲ	刺激しても覚醒しない状態 1. 痛み刺激に対し，払いのけるような動作をする 2. 痛み刺激で少し手足を動かしたり，顔をしかめる 3. 痛み刺激に反応しない	（3桁で表現） （100） （200） （300）

意識レベルを3つのグレード・3つの段階に分類する．カルテには 100-Ⅰ，20-RIなどと記載する．
R：restlessness（不穏状態），Ⅰ：icotinence（失禁），A：akinetic mutism（無動性無言），apallic statre（失外套症候群）．

表 3.1.2　グラスゴー・コーマ・スケール（Glasgow Coma Scale）

反応	評点
開眼（eye opening）	（E）
自発的に開眼する（spontaneous）	（4）
よびかけにより開眼する（to speech）	（3）
痛み刺激により開眼する（to pain）	（2）
まったく開眼しない（none）	（1）
最良の言葉による応答（best verbal response）	（V）
見当識あり（orientated）	（5）
混乱した会話（confused conversation）	（4）
不適当な言葉（inappropriate words）	（3）
理解不明の音声（incomprehensible sounds）	（2）
まったくなし（none）	（1）
最良の運動による反応（best motor response）	（M）
命令に従う（obeying）	（6）
払いのける（localizing）	（5）
四肢を屈曲する	
逃避反応（withdrawal）	（4）
異常屈曲（abnormal flexion）	（3）
四肢を伸展する（extending）	（2）
まったくなし（none）	（1）

開眼，発語，運動の3つの項目のスコアの合計で評価する．最重症が3点，8点以下が重症，9～12点が中等症，13～15点が軽症，15点が最も意識が清明とされている．

除皮質固縮姿勢や吸引反射などを認めることが多い．Korsakoff症候群（健忘，記銘力障害，失見当識，作話が主症状），認知症，ヒステリー性もうろう状態などは意識障害との鑑別が必要となる．

　ⅱ）感　情

　感情（feeling）には，広義には感覚感情，情動，熱情，気分，情操などが含まれる．感情の障害としては，情動失禁（emotional incontinence；情動のコントロールが困難な状態で，些細なことで怒り，笑い，泣く．脳血管障害，脳腫瘍，頭部外傷，Alzheimer病，筋萎縮性側索硬化症，多発性硬化症など），病的な躁状態（manic state；躁病，進行麻痺，慢性アルコール中毒，副腎皮質ステロイド投与時など），病的な抑うつ状態（depressive state；うつ病，脳血管性認知症，Parkinson病，Alzheimer病，Huntington病，甲状腺機能低下症など），多幸症（euphoria；Wilson病，多発性硬化症，副腎皮質ステロイド投与時など），易刺激性（irritability；不快感情の興奮性の高まった状態で，些細なことで怒りを爆発させる．疲労状態，てんかん，甲状腺機能亢進症など），感情鈍麻（apathy），不安（anxiety）などがある．

　落ちつきがなく，多くの不定愁訴を訴え，情緒不安定で感情の起伏が激しい場合は心身症，神経症，うつ病などが隠れていることがある．心身症は器質的変化を起こし，その発病，経過に心因的要素が関与している疾患である．神経症では一般に器質的変化が乏しいにもかかわらず症状を強く訴える．うつ病では必ずしも抑うつ状態だけを表すわけではなく躁状態を呈することもあり，不安，不眠，頭痛，食欲不振，味覚障害，口渇などを訴えることがある．

　ⅲ）見当識

　見当識（orientation as to time, space and person）とは時間，自分の居場所，周囲の人に対する認識である．意識障害や認知症が障害の原因となる．

c. 言　語

　音声・言語障害には音声障害（発声障害），構音障害，失語症，言語発達遅滞，吃音がある．

　音声障害は喉頭とその支配神経などの異常により引き起こされ，嗄声（声帯ポリープ，喉頭癌，反回神経麻痺など），失声症（ささやき声しか出ない．両側性反回神経麻痺，喉頭炎，ヒステリーなど）が

3.1　歯科における診察・診断概論　237

ある．特殊なものとしては，無言症（無動性無言，重症 Broca 失語，ヒステリー，精神病など）がある．

構音障害は一般に発語器官の異常によるものであり，麻痺性構音障害は脳神経障害（脳血管障害，Parkinson 病などの神経変性疾患，筋萎縮性側索硬化症，延髄空洞症，延髄腫瘍）や重症筋無力症，構音筋障害などでみられる．器質的構音障害は口唇口蓋裂，歯列不整や舌・口蓋などの異常（手術後など）など構音器官としての口腔の形態異常による構音障害である．機能的構音障害としては難聴による構音障害などがある．

失語症は大脳言語中枢の障害による言語障害であり，言語発達遅滞は脳性麻痺，精神発達遅滞，自閉症，不適当な言語環境により生じることがある．

吃音は発語リズムの障害で原因不明である．

d．姿勢・体位
i）脳神経障害時の異常姿勢
図 3.1.2 に脳神経障害時のおもな異常姿勢を示す．

①錐体路障害：脳血管障害による痙性片麻痺などにより Wernicke-Mann 姿勢（上肢は肩関節屈曲・内転・内旋，肘・手根・手指関節屈曲，前腕回内位，下肢伸展位）をとる．痙性四肢麻痺においては，広範な大脳半球病変（無酸素脳症，脳炎，白質ジストロフィーなど）では除皮質固縮（decorticate rigidity；両上肢屈曲内転位，両下肢伸展位固定）をとり，中脳病変（脳幹部腫瘍，テントヘルニア末期など）では除脳固縮（decerebrate rigidity；上肢伸展回内位，下肢伸展位）をとる．痙性対麻痺（伸展対麻痺，両下肢伸展位，尖足位）は，長期間臥位状態が続くと両下肢の屈曲姿勢が生ずるため，屈曲対麻痺（paraplegia in flexion）ともよばれる．屈曲性ジストニー（dystonia in flexion）は除皮質固縮に屈曲対麻痺が加わったものである．

②錐体外路障害：多いのは Parkinson 病であり，上半身は前傾前屈し，肘・膝関節屈曲位をとる．進行性核上麻痺では項部ジストニー（後方に反り返った頭部）となる．ジストニーでは異常姿勢（dystonic posture；頸部，体幹，四肢の捻転，屈曲，伸展）をとる．

ii）脳神経系異常以外によくみられる姿勢の異常
起座（心不全や気管支喘息発作時の起座呼吸（orthopnea）），うずくまり姿勢（squatting；先天性心疾患），両膝を胸部に接近させる体位（knee chest position；急性膵炎など腹痛時），弓なり緊張（opisthotonus）姿勢（破傷風）などがある．

また，脊柱弯曲異常として，後弯（kyphosis），側弯（scoliosis），前弯（lordosis）があり，大部分特発性であるが神経筋疾患でも認められる．

e．歩　行
歩行の観察にあたっては，歩行時の姿勢，腕の振り，足の運び，歩幅，動きの滑らかさ，左右の対称性，安定感などに注意する．代表的な歩行障害を以下にあげる（図 3.1.3）．

①片麻痺性歩行（hemiplegic gait）：脳血管障害などによる痙性片麻痺．Wernicke-Mann 姿勢で患側の下肢を引きずって歩く．

②痙性歩行（spastic gait）：家族性痙性対麻痺などにみられ，痙性対麻痺歩行（spastic paraplegic gait）ともいう．両下肢，股関節，膝関節は伸展し，内股・内反尖足位で小刻みに歩く．

③麻痺性歩行（paretic gait）：多発神経炎，遠位型ミオパチーなどにみられ，鶏状歩行（steppage gait）ともいう．前脛骨筋の麻痺で，足先が下垂し，膝を高く上げて足先から歩く．

④失調性歩行（ataxic gait）：小脳疾患や前庭神経障害でみられる．両足を左右へ開いて不安定に歩く．一側小脳半球障害では患側へ倒れやすく，一側末

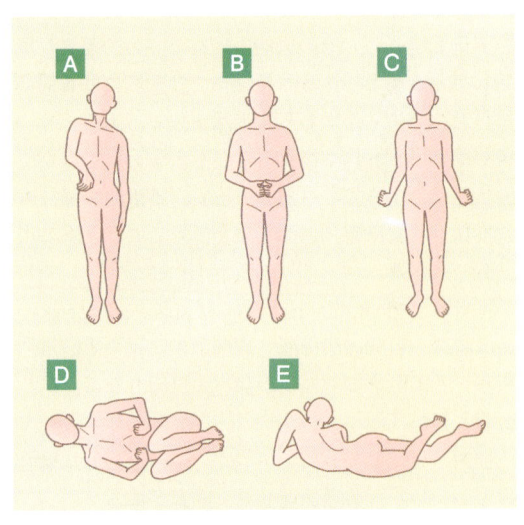

図 3.1.2　代表的な脳神経障害時の姿勢
A：Wernicke-Mann 姿勢，B：除皮質固縮，C：除脳固縮，D：屈曲性ジストニー，E：ジストニー姿勢．
（垂井清一郎総編集：総合内科診断学，p23，朝倉書店，2006より改変）

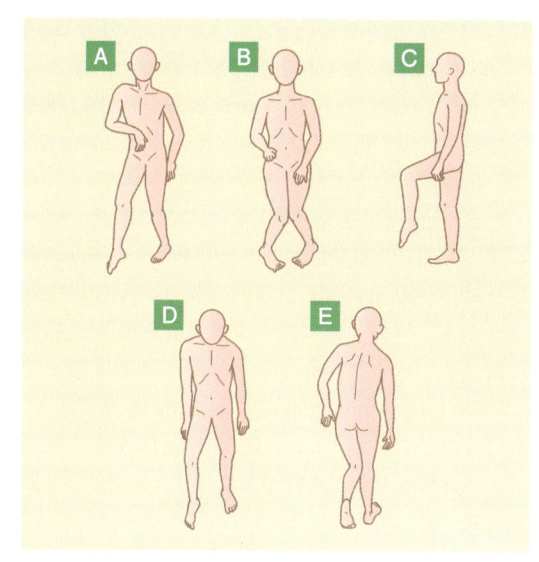

図 3.1.3 代表的な歩行障害
A：片麻痺性歩行，B：痙性歩行，C：麻痺性歩行，D：失調性歩行，E：動揺性歩行．
（垂井清一郎総編集：総合内科診断学，p23，朝倉書店，2006より改変）

梢前庭障害では患側へ偏っていく傾向がある．
⑤ Parkinson 歩行（parkinsonian gait）：Parkinson 病などにみられる．前傾前屈姿勢で腕を振らず小刻みにすり足で歩く．
⑥ 動揺性歩行（waddling gait）：ミオパチーなどにおける腰帯部の筋力低下でみられる．骨盤が傾いて上体を左右に揺すって歩く．
⑦ 間欠性跛行（intermittent claudication）：下肢循環障害，下部胸髄・腰髄の循環障害，馬尾神経の乏血・圧迫などでみられる．一定の距離を歩き続けると歩行困難となるが，休息により再度歩行可能となる．

f. 不随意運動

錐体外路疾患などにみられる不随意運動（involuntary movement）は意思と無関係に生じる運動である．代表的な不随意運動を以下にあげる．
① 振戦（tremor）：不随意な振動．
② 安静時振戦（resting tremor）：Parkinson 病でみられる．
③ 姿勢振戦（postural tremor）：四肢などを一定の position 保持したときに出現する．
④ 運動時振戦（kinetic tremor）やや不規則な振戦で，動作が止まると消失する．
⑤ 企図振戦（intention tremor）：小脳疾患などでみられる．
⑥ 羽ばたき振戦（flapping tremor）
⑦ ヒョレア（chorea）：舞踏病
⑧ アテトーゼ（athetosis）：おもに四肢遠位部の緩徐なくねらすような不随意運動）
⑨ バリズム（ballism）：脳血管障害でみられ，上肢または下肢を投げ出して振り回すような激しい不随意運動）
⑩ ジストニー（dystonia）：筋の持続性収縮による固定した異常肢位，あるいは，おもに近位筋群と体幹筋群のゆっくりとした奇妙な回旋・屈伸・捻転運動である．痙性斜頸（spasmodic torticollis）も含まれる．
⑪ ミオクローヌス（myoclonus）：いくつかの筋群に突然生じるすばやい運動である．口蓋ミオクローヌス（palatal myoclonus）は軟口蓋の60～180/分で持続する上下運動で，ほかの顔面・頸部・横隔膜などの同期性収縮をみることもあり，同側の小脳歯状核，対側の赤核，下オリーブ核などの障害と関連がある．
⑫ チック（tic）：顔面，頸部，四肢の突発的に繰り返し起こるまばたき，顔しかめ，肩すくめなどの痙攣様不随意運動．
⑬ ジスキネジー（dyskinesia）：振戦を除く非律動性不随意運動の総称である．口舌ジスキネジー（oro-lingual dyskinesia）は口をもぐもぐさせる動作のことで舌を出しては引っ込める動作，舌で口唇をなめる動作などがみられる．
⑭ 線維束性攣縮（fasciculation）：舌を含む全身諸筋に認められ，1個の運動ニューロンに支配される小筋線維束の不規則不随意な短時間の収縮であり，関節運動はみられない．筋萎縮性側索硬化症，末梢運動神経障害など下位運動ニューロン障害時に起きるが，健常者でも寒冷時などにみられることがある．
⑮ ミオキミー（myokymia）：隣接する筋線維束が順次収縮・弛緩するため皮膚の波状運動を認める．四肢では甲状腺機能亢進症や末梢神経障害などで，顔面では脳幹部腫瘍や多発性硬化症などで起こることがある．
⑯ その他の痙攣（convulsion，spasm など）

g. 顔貌

ここでいう顔貌とは，後述するような単に顔面という局所の意味ではなく，「顔つき」というような

3.1 歯科における診察・診断概論

広い意味を指す．たとえば，健常者では生き生きとして表情が豊かである．一方，瀕死の患者の顔貌はやせて表情が少なく顔色も鉛灰色で眼窩や頬は凹んでいる（Hippocrates 顔貌）．苦痛があると苦悶様顔貌となり，全身消耗が強いときは消耗性顔貌となる．

i）疾患と結びついた特徴的な顔貌

Cushing 症候群やステロイド長期服用者の満月様顔貌，Bell 麻痺患者の Bell 徴候，Parkinson 症候群の表現に乏しい能面様顔貌，重症肝障害の場合の肝性顔貌，全身性エリトマトーデス（systemic lupus erythematosus：SLE）の頬部蝶形紅斑，破傷風の顔面筋の不規則な痙攣などがある．低位耳介，鞍鼻，両眼隔離などは発生異常との関連で重要であり，心臓などの内部奇形に注意を要する．眼球突出は甲状腺機能亢進症で出現することもある．

ii）毛髪や体毛の変化

毛髪や体毛の変化も注意を要する．アンドロゲンは頭髪に対して抑制的に働き，髭，腋毛，恥毛に対して促進的に働く．エストロゲンは腋毛，恥毛に対して促進的に作用する．

脱毛症（alopecia）には男性型脱毛（壮年性脱毛，若禿）や円形脱毛症（alopecia areata）のほかに，炎症，外傷，梅毒性脱毛（第二期梅毒の側頭部から後頭部の虫食い状脱毛），下垂体前葉機能低下症（Sheehan 症候群，腋窩や恥部の脱毛），老人様顔貌，若年性白髪，若年性白内障などが特徴の Werner 症候群（若年性脱毛），抗癌薬などの薬剤使用に伴う脱毛がある．両側眉毛の外側脱毛は甲状腺機能低下症でも現れる．

白髪症（poliosis）は老化現象でもあるが，病的な白髪は，白皮症，尋常性白斑，放射線傷害でみられる．顔面浮腫はネフローゼなどに伴う全身性浮腫の部分症状として現れることがある．

h. 皮膚，手，爪

皮膚の変化は種々の全身疾患の部分症状として診断的価値が高く，手で触れて観察することが可能であるので，皮膚の状態を手で判断することが多い．色調の異常には，黄疸（高ビリルビン血症），蒼白（貧血や出血），紅潮（発熱），発赤（炎症や熱傷），出血斑や紫斑（出血性素因）などがある．メラニン色素の沈着を起こす病気としては Addison 病（特に顔面，頭部，手背，乳頭，腋窩，陰部に著明で，口唇・歯肉・頬部の粘膜などには黒色の斑点状色素沈着をきたす），ヘモクロマトーシス（hemochromatosis；皮膚が青味を帯びた，黒ずんだ灰色になる），Peutz-Jeghers 症候群（下口唇や手指の点状黒色色素沈着），von Recklinghausen 病，Albright 症候群などがある．

紅斑（erythema）は，炎症性の血管拡張，充血によって生じた限局性の発赤斑であり，皮下結節を伴う結節性紅斑と滲出性変化を伴う多型滲出性紅斑がある．両側頬部に分布する蝶形紅斑は SLE や皮膚筋炎（dermatomyositis）などで出現する．手掌紅斑（palmarerythema）は動脈性の拡張であり，肝硬変などでみられる．日光露出部に限局した発疹は光線過敏症や光線過敏型薬疹（ニューキノロン系抗菌薬など）でみられる．

アレルギー疾患やウイルス感染（麻疹，水痘など）などでは紅斑，水疱，膨疹などがみられる．湿潤度は乾燥（脱水，電解質失調），湿潤（発熱，甲状腺機能亢進症）などがある．緊張度の低下は消耗性疾患などで認められ，弛緩した皮膚は指でつままれるともとに戻るのに時間がかかる．浮腫は皮膚を指圧し圧痕を生じることによって検出できる．全身性浮腫はうっ血性心不全，腎機能障害，肝機能不全，栄養障害性浮腫など多くの疾患で現れる．

チアノーゼは口唇や爪床によくみられ，心疾患や肺疾患に関連した低酸素症で出現することがある．ただし，チアノーゼは毛細血管内の血中還元ヘモグロビンの増加（5 g/dl 以上）により出現するので，もともとヘモグロビン量が少ない貧血例では出現しにくく，逆にヘモグロビン量が多い多血症では出現しやすいということに注意すべきである．爪のチアノーゼ，スプーン状爪（spoon nail；鉄欠乏性貧血），ばち指（clubbed finger；先天性心疾患，慢性肺疾患．爪の近位部と爪のもとの角度（Lovibond 角）が 180 度以上）などにも注意を要する．

Raynaud 現象では手指の寒冷刺激による小動脈の一過性痙攣による虚血により皮膚が蒼白となり，続いて血流再開に伴いチアノーゼ・紅潮となる．

黄疸（jaundice）は皮膚・粘膜へのビリルビン蓄積であり，眼球結膜が判断によく用いられる（血中ビリルビン値 2～2.5 mg/dl 以上）．なお，カロチンの大量摂取でも皮膚の黄染が認められるが，眼球結膜には黄染は出現しない．

肝硬変などで上胸部によくみられるくも状血管拡張（vascular spide）は中心部を圧迫すると退色す

る.一方,出血斑では圧迫によっても退色しない.

i. 体　温

体温は測定部位により表層温と核心温があり,大切なのは外的環境に作用されない核心温である.測定部位により腋窩体温,口腔内体温,直腸内体温などがあり,一般に腋窩体温が用いられている.口腔内体温,直腸内体温は腋窩体温よりやや高い.なお,皮膚温の分布を皮膚から放射される赤外線を測定して写真撮影するサーモグラフィは表層体温の分布を測定する.成人健常者の腋窩体温は36〜37℃である.体温には日内変動があり,通常はその幅は1℃未満である.発熱の程度により,37.1〜37.9℃を微熱,38.0〜38.9℃を中等度熱,39℃以上を高熱と分類する.逆に36℃未満の場合は低体温という.

i) 熱　型

経時的に測定された発熱体温の経過を熱型といい,疾患により特有な形を示すことが多い.稽留熱(持続的な発熱の日差が1℃以内.大葉性肺炎,A群連鎖球菌による咽頭炎,蜂巣炎など),弛張熱(日差が1℃以上で最も低いときでも37℃以下まで低下しない.ウイルス感染症,悪性腫瘍など),間欠熱(日差が1℃以上で最も低いときは37℃以下になる.化膿性疾患,敗血症,粟粒性結核,若年性関節リウマチなど),周期熱(周期的に発熱を繰り返す.マラリア,回帰熱など),波状熱(不規則に発熱を繰り返す.ブルセラ症,マラリア,Hodgkin病,感染性胆道炎,若年性関節リウマチなど)などに分類される.なお,短期発熱性疾患は通常は2週間以内に解熱するが,それ以上の期間で38.3℃をこえる発熱が持続し,1週間以上の入院検査によっても原因を特定できない発熱を不明熱という.発熱体温の下降を解熱といい,急速に解熱する場合を分利,数日間に徐々に解熱する場合を渙散という.

ii) 発熱の原因

発熱の原因としては,中枢性発熱(脳腫瘍,脳血管障害,脳外傷),代謝亢進に伴う熱産生増加(甲状腺機能亢進症,薬剤性),うつ熱(熱射病,日射病,うっ血性心不全,Fabry病の無汗症),発熱ホルモン(プレグナンジオールの変動による生理的月経前熱),組織障害・炎症(感染などによる外因性発熱物質,組織崩壊に伴う内因性発熱物質.感染症,機械的損傷,腫瘍,血液疾患,血管障害,アレルギー,膠原病,急性代謝障害など)などがあげられる.

iii) 低体温症

なお,低体温症としては,常に低体温を示すもの(甲状腺機能低下症,慢性消耗性疾患など),急速な体温低下を示すもの(急性循環不全,ショック),一過性に低体温を示すもの(重症な外傷,手術,熱傷,大出血,糖尿病性昏睡,全身感染症,心筋梗塞,腸間膜血栓症,薬物中毒など)がある.

j. 脈拍(pulse)

脈拍は心臓のポンプ機能を反映し,通常は橈骨動脈の拍動を調べる.頭頸部領域において脈拍の触診が可能な動脈は,顔面動脈,浅側頭動脈,頸動脈などである.左右差の有無を検査することも大切であり,左右差があれば片側性動脈狭窄などの問題が推定できる.

脈拍数(pulse rate)は安静時における1分間の拍動数である.不整脈がある場合は数分間計測し,1分間当たりの平均値で表す.健常成人の安静時脈拍数は60〜80/分であり,乳幼児では脈拍数が多く,高齢者やスポーツマンでは少ない.吸気時に脈拍数は減少し(呼吸性変動),睡眠中の脈拍数も減少する.脈拍数が100/分以上は頻脈(tachycardia)といい,疼痛,精神的緊張,発熱,貧血,急性出血,甲状腺機能亢進症,発作性頻拍症,甲状腺機能亢進症などでみられる.50〜60/分以下は徐脈(bradycardia)とよび,スポーツマン(スポーツ心臓),迷走神経刺激,性腺機能低下症,ジギタリス中毒症,神経性ショックなどでみられる.完全房室ブロックでは40/分以下を示すことが多い.Adams-Stokes発作とは徐脈性の脳虚血による一過性の失神のことである.

脈拍のリズム(rhythm)は正常では一定である(整脈).脈拍のリズムが一定でないものを不整脈(arrhythmia)といい,心疾患の重要な指標である.洞性不整脈(sinus arrhythmia),期外収縮(premature beat),心ブロック(heart block),絶対性不整脈,交互脈(脈拍の大きさが交互に変わる),奇脈(吸気時に脈拍が小さくなり,ときには触れなくなる)などがある.呼吸性不整脈は病的な器質的変化がない場合にも起こるので,不整脈の確定のためには心電図を用いる.

拍動時の動脈壁の動きの幅・大きさ(size of pulse)を脈圧(収縮期血圧と拡張期血圧の差)で示す.大動脈弁閉鎖不全症,甲状腺機能亢進症などで大脈(large pulse)を示し,大動脈弁狭窄症や心

臓衰弱などで小脈（small pulse）を呈する．
　脈の緊張度（tension of pulse）は最大血圧のおおまかな程度のことであり，脈のかたさともいう．橈骨動脈上に指を3本当てて，中枢側の指で血管を圧迫し，末梢側の指に脈拍を触れなくするため必要な力で判定する．硬脈（hard pulse），軟脈（soft pulse）とよぶ．脈拍の遅速（celerity of pulse）は脈拍の大きさの変化する速さを表し，脈拍が急に大きくなったり小さくなったりするものを速波といい，ゆっくりと大きくなり，ゆっくりと小さくなるものを遅脈という．脈拍の触診により血管壁の性状もある程度わかり，動脈硬化があればかたく触れる．

k. 血圧（blood pressure）

　血圧とは，一般に動脈血管内圧を指す．最大心収縮時圧を収縮期血圧（systolic pressure；最高血圧），心拡張期の最低血管内圧を拡張期血圧（diastolic pressure；最低血圧），両者の差を脈圧（pulse pressure）という．

i）血圧の測定

　通常は，右側上腕動脈で血圧計（sphygmomanometer）を用いて測定する．座位で測定する場合は心臓とほぼ同じ高さで測定する．成人では幅13～14 cm程度のマンシェットを用いる．
　触診法では，橈骨動脈の触診により，マンシェット圧を下げていって脈拍を触れるようになった圧を最大血圧とする．聴診法では，マンシェットを上腕部に巻きつけ，その末梢側の上腕動脈に聴診器を当てて血管音（Korotkoff音）を聴取して判定する．マンシェットを加圧して橈骨動脈が触れない値まで上げた後，徐々に圧を下げていく．Swan第一点（はじめて血管音の現れる点）を収縮期血圧，Swan第四点（高調清音が急に小さくなる点），あるいはSwan第五点（血管音が消失する点）を拡張期血圧とする．通常は拡張期血圧として第五点をとる場合が多いが，第四点と第五点の差が大きい場合や，血管音が消失しない場合は120/70（65），120/40-0などと両者を記載する．

ii）正常血圧の基準

　正常血圧に関する基準は，世界保健機構（World Health Organization：WHO）の専門委員会による高血圧分類のなかで1962年に提唱された．それ以降改定が重ねられ，1978年の報告による140/90 mmHg未満（収縮期，拡張期血圧ともに満たす）を正常血圧とする考えが広く用いられてきた．しかし，WHOと国際高血圧学会（International Society of Hypertension：ISH）が1999年に発表した「高血圧の管理に関する1999 WHO/ISHガイドライン」の「血圧は低ければ低いほどよい」という基本概念が大きな影響を与えてきているため，正常血圧の範囲もさらに低くなっていく傾向がある．

l. 呼吸（respiration）

　呼吸は，おもに呼吸数，リズム，深さ，様式，呼吸音などに関し，視診，聴診により診査する．呼吸困難は上気道疾患，肺・気管支疾患，心疾患，貧血，CO_2中毒，代謝性アシドーシスなどによって惹起されるが，「呼吸困難」という言葉や症状は，あくまでも患者の主観的な症状を表現するものであり，客観的な症状としては「呼吸不全」という言葉を用いる．

i）呼吸数

　健常成人の安静時呼吸数は16～20回/分であり，小児では呼吸数は成人よりも多い．

ii）呼吸の様式

　呼吸の様式は，胸郭の拡大収縮（おもに肋間筋による肋骨の挙上）による胸式呼吸と，横隔膜の運動（横隔膜筋の収縮）による腹式呼吸とに分けられる．通常，健常成人は胸腹式呼吸である．

iii）呼吸の異常

　呼吸の異常として最もよくみられるのは過呼吸（hyperpnea；深い呼吸と増加した換気量）と頻呼吸（tachypnea；呼吸数の増加）がある．酸素欠乏，炭酸ガス蓄積では過呼吸についで頻呼吸となる．呼吸の異常は全身的な異常にもつながる．たとえば，心因性の過換気症候群では，過剰なガス交換から呼吸性アルカローシスをきたし，手足のしびれ・硬直と呼吸困難が出現する．また，呼吸困難そのものが呼吸困難の程度を示していることがある（起座呼吸（orthopnea）や偏側臥位呼吸（trepopnea））．呼吸困難により呼気筋や補助呼吸筋を用いた努力性呼吸となることがある．尿毒症，心不全などの瀕死の重症例では，浅い呼吸から次第に深くなり，また次第に浅くなって無呼吸になることを繰り返すCheyne-Stokes呼吸がみられる．また，死戦期には下顎呼吸（呼吸とともに下顎が上下する）がみられる．

iv）呼吸音

　正常呼吸音は，吸気によって肺胞が拡張して生じる肺胞音，気流が気管を通過することで生じる気管

支音，肺胞音と気管支音の混合した肺胞気管支音などからなる．正常の肺胞呼吸音（vesicular breath sounds）では吸気相が呼気相に比較して音が強く持続も長い．

痰や狭窄などの原因で呼気を排出しにくい病的な状況（喘息，肺炎など）があるとこの関係が逆転する．乾性ラ音（dry rale）は，気管支・細気管支の狭窄部（気管支喘息時の細気管支攣縮や粘膜の炎症ないし浮腫による気管支内腔自体の狭窄など）を空気が通過する際に生じ，通常呼気の方が吸気より明瞭である．湿性ラ音（moist rale, crackle）は，気道内に貯留した比較的粘稠性の乏しい分泌物のなかを空気が通過する際に生じ，吸・呼気の両相で聴取され，強制咳嗽によって消滅，ないしは減弱する．特に，fine crackle（小水泡音）は捻髪音（crepitation）ともいい，呼気時に閉塞していた末梢気道が吸気時に急に開放されることにより生じると考えられている．高調・有響性であり，間質性病変（間質性肺炎など）の際，肺底部を中心とした領域で吸気相の終末に聞かれる．湿性ラ音として扱われることが多い．強制咳嗽を行わせても消失・減弱しない．

m. 腹部（abdomen）

歯科・口腔外科領域でも腹部の診査は大切であり，腹部に現れる症状の意味を理解しておく必要がある．特に，高齢者，糖尿病の有病者などの増加により，疼痛を伴わない胃穿孔や腸穿孔の例もあり，全身麻酔後の栄養管理も含めて，最低限の知識と診査技能が要求される．

腹部の診察は，通常，仰臥位で両下肢を屈曲した姿勢で（腹筋をゆるめて，呼吸に同調させて）実施される．打診で調べるおもな症状は肝腫脹と腹水の有無である．視診では腹部の全体的な膨隆，局所的な膨隆の有無，腹壁表在性静脈の拡張蛇行，蠕動不穏，皮下出血・色素斑，皮膚線条などを調べる．正常では，腹壁表在性静脈の血流は臍の上下で方向が異なり，臍上部では上方へ，臍下部では下方へ流れるが，下大静脈閉塞ではすべて上行性となり，上大静脈閉塞ではすべて下行性となる．赤色線条（red striae）は，腹部の膨隆が急激に現在進行していることを示し（肥満，Cushing症候群，妊娠など），白色線条（white striae）は過去の膨隆の名残としての線維化を示す．

触診はまず手掌全体を腹壁に当て全域について腹壁の緊張状態や内部臓器の表面の性状を診察した後，指の末節の先端および掌面で肝，脾，腎など腹部諸臓器を触知・打診する．筋性防衛（defense musculaire）とは，腹腔内の炎症が壁側腹膜を刺激した結果，反射的に腹壁筋が緊張しかたく触れることを指し，圧痛を伴うことが多い．反跳痛（rebound tenderness）とは，腹部を圧迫していた指を急に離した瞬間に出現する鋭い疼痛のことであり，炎症が壁側腹膜に波及していることを示す（Blumberg徴候）．正常の場合には肝臓は肋骨の影になり，触知できないか，季肋下部にわずかしか触れない．肝臓を触知した場合は，幅，辺縁性状，表面性状，硬度，圧痛の有無などを評価する．腎臓と脾臓の触診と肛門指診などは他書に譲る．腸雑音（borborygmus；グル音（gurren））の聴診は膜型聴診器で行う．グル音は健常者では間欠的であるが，麻痺性イレウスでは消失し，腸管狭窄では著明に亢進する．腹部血管雑音（abdominal bruit）は若年者では機能性であることが少なくないが，腹部大動脈瘤や高齢者の血管狭窄などで生ずるので注意が必要である．

（2）口腔と関連した局所所見

全身状態の診察に引き続いて，口腔に関連した領域の診査を行う．口腔内に関しては別に後述するので，ここでは，頭部・顔面，頸部，リンパ節などの，おもに口腔外の診査について述べる．

a. 頭部・顔面
i) 頭蓋の形態異常

頭蓋の形態異常に，高口蓋などの口腔内の異常や神経障害などを伴う場合がある．頭蓋の異常のうち，幼児期や小児期からみられる代表的なものは，頭蓋狭窄症（craniostenosis；頭蓋縫合線の早期癒合が原因．尖頭症，塔形短頭症，舟状頭症，Crouzon病など），鎖骨頭蓋異骨症（cleidocranial dysostosis；頭蓋骨と鎖骨の形成障害．大泉門開存，前頭部突出，上顎骨劣成長などがみられる），脂肪軟骨ジストロフィー（Hurler症候群．特有な顔貌，角膜混濁，肝脾腫，巨舌などを伴う酵素欠損によるムコ多糖体沈着症），脳水腫（hydrocepharus；頭蓋の縫合閉鎖前の水頭症頭では大きく拡大・変形した頭蓋，大きく開き突出した泉門）などである．

成人で頭部が徐々に大きくなる疾患の代表はPaget病 ostitis deformans（頭蓋内の広範な骨過形

成のため，さまざまな脳神経が圧迫されて障害されるほか，顎骨の膨隆・変形，歯根吸収などがみられる；変形性骨炎）である．先端肥大症（acromegaly）では額，眉弓部，オトガイ部が突出する．

ii）顔色，形態，運動

顔面に関しては，全体像の項とも一部重複するが，顔色，形態，運動などについての異常を診査する．異常や病変の部位に関しては，顔面の部位を明記する（図 3.1.4）．

顔色の異常については，蒼白（pale；一過性血管収縮，高度貧血患者），紅潮（redness；皮膚血流の増大，興奮時，発熱時など），チアノーゼ（cyanosis；還元型ヘモグロビンや異常ヘモグロビンの増加，酸素摂取障害，先天性心疾患，右心不全など），黄疸（jaundice；高ビリルビン血症，顔面だけでなく結膜も黄染する），毛細血管拡張（telangiectasia；大酒家にみられる鼻・頬骨部毛細血管樹枝状拡張，肝硬変では顔面，胸部，腕，手背のくも状血管腫（vascular spider）），血管性母斑（Sturge-Weber 症候群で頭部・顔面に一側性に出現），色素沈着（pigmentation；全身性では Addison 病，ヘモクロマトーシスなど．局所性では高齢者や閉経期女性の黒褐色斑，Peutz-Jeghers 症候群の口周囲，眼周囲，口腔粘膜などの黒色色素斑），白皮症（albinism；先天性の皮膚色素欠如）などに注意して，異常部位や範囲，色調や程度などの性状を診査する．

形態異常に関しては，先端巨大症（下顎突出，耳・鼻・口唇の肥大，頬骨・上眼窩縁の突出），Cushing 症候群（脂肪沈着による満月様顔貌（moon face））など全身的疾患の一症候としての観点も忘れずに診査する．顔面の発育異常や変形症としては，小下顎症による鳥貌，下顎前突症などがある．左右対称性（symmetry）も診査項目であり，腫瘍，炎症，顔面神経麻痺，顔面半側萎縮症，片側性咬筋肥大症などで左右非対称（asymmetry）となる．形態異常，発育異常，変形症に対しては，異常の部位，範囲，程度，機能障害の有無などを診査する．

顔面の異常運動としては，振戦（tremor；拮抗した筋群の不随意に繰り返す収縮運動，Parkinson病で口唇，下顎に出現），顔面痙攣（facialspasm；筋収縮が不随意的に強く現れる），チック（tic；顔面筋に多くみられる不随意的な反復運動），ミオクローヌス（myoclonus；顔面筋・軟口蓋・咽頭筋などにみられる単一の筋・筋群の不規則・突発性に繰り返す不随意収縮），線維束性攣縮（fasciculation；下位運動ニューロン障害，筋萎縮性側索硬化症）などに注意する．運動神経麻痺としては顔面神経麻痺がおもにみられるが，鼻唇溝消失，口角下垂，口笛不能，兎眼（閉眼不能）などの顔面非対称の状態で麻痺の領域・程度を診査する．

iii）知覚（麻痺，疼痛）

顔面の知覚麻痺としては三叉神経麻痺があげられるが，特に，下歯槽神経麻痺が多い．知覚麻痺では風，筆，針，氷水，温水などを用いた触覚・痛覚・温度覚の検査やノギスを用いた 2 点識別法などを用いて診査する．外傷，炎症，腫瘍，神経障害など，さまざまな原因で疼痛が起きるが，自覚的なものであるため客観的に判定することが困難である．診査項目としては，部位，発症様式，程度，時間的様相などがあげられる．疼痛の種類や性質により，鈍痛，鋭痛，激痛，疝痛，拍動性疼痛，電撃痛，灼熱痛，放散痛などと区別され，発症の誘因などにより自発痛，誘発痛（圧痛など）などと区別される．さらに，持続性，発作性，間欠性などと時間的様相もよく診査する必要がある．特殊な例としては疼痛のトリガーポイントがあり，三叉神経痛では Patrick発痛帯といわれる．

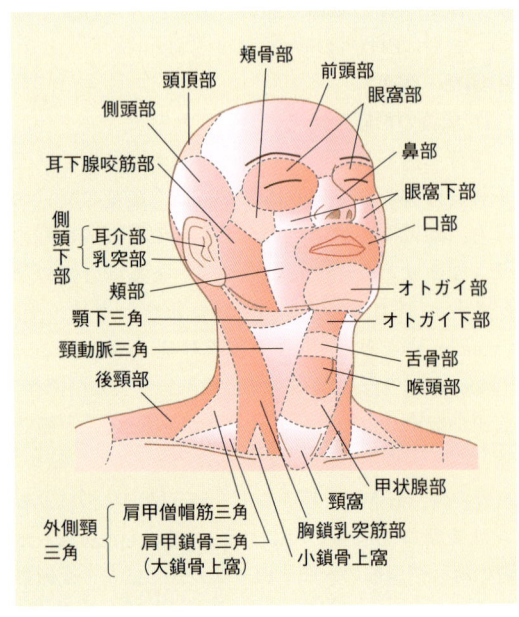

図 3.1.4　顔面の区分

（藤田浄秀他：最新口腔外科学，第 4 版（塩田重利，富田喜内監），p24，医歯薬出版，1999 より改変）

iv）腫脹，腫瘤，瘻

　顔面の腫脹の診査としては，その存在部位，被覆皮膚の状態，大きさ，境界，色調，かたさ，熱感，波動，圧痛などについて行う．存在部位は顔面の解剖学的部位名（図 3.1.4）に従い表現する．腫脹と同様被覆皮膚の状態は腫脹の原因とも関係し，正常皮膚の下に原因がある場合，皮膚そのものに原因がある場合，正常皮膚の下に原因があったが病態が進行して皮膚にも及んだ場合などを考慮して判断する．大きさは腫脹の実測値で表すのが最良であるが，しばしば慣用的に，手拳大，小児手拳大，鶏卵大，くるみ大，大豆大，米粒大など，物にたとえて表現される．境界に関しては，しばしば，びまん性で不明瞭な場合が多いが，境界が明瞭な場合は限局性と表現し，平坦，半球状，球形などと性状を判断する．

　顔面の腫瘤に対してはその存在部位，被覆皮膚または腫瘤表面の性状，大きさ，境界，形状，かたさ，可動性，拍動性などについて診査する．腫脹の診査のときと同様に，存在部位は顔面の区分（図 3.1.4）に従い表現する．被覆皮膚の状態は，正常皮膚の下に原因がある場合，皮膚そのものに原因がある場合，正常皮膚の下に原因があったが病態が進行して皮膚にも及んだ場合などを考慮して判断する．大きさは長径，短径，高さなどの実測値で表すのが最良であるが，しばしば慣用的に物にたとえて表現される．境界に関しては，不明瞭な場合はびまん性と表現し，境界が明瞭な場合は限局性と表現する．かたさは，硬，弾性硬，弾性軟，軟などと判定されるが，さらに，骨様硬などと詳細に表現されることがある．

　瘻が存在する場合は，部位，発赤の有無，かたさ，瘻管上皮の有無，排出液の性状を診査するとともに，触診やゾンデにより，原因（歯）に続く索状物（瘻管）の有無と性状を診査する．瘻管上皮については，先天性瘻で存在し，炎症性瘻でも，おおむね発生部位が一定しており瘻管上皮が存在するが，新しいものでは肉芽組織が発達して上皮化が不完全な状態のものも多い．瘻孔は陳旧化した炎症性瘻では陥凹しているが，新鮮な炎症性のものでは肉芽組織で瘻孔が膨隆している場合も多い．排出液は炎症性瘻では膿性であるが，唾液瘻では唾液である．索状の瘻管の触診（特に，口腔内との双手診がよい），ゾンデによる探索，造影 X 線撮影などが診査にあたって重要であるが，排出液の培養検査，細胞診，生化学的検査（アミラーゼ測定など）も重要である．

v）眼

　眼瞼（eyelids）については，浮腫の有無や運動性などを診査する．眼瞼は皮下組織が粗であり，腎性の浮腫（edema）が初発することが多い．上眼瞼挙筋は動眼神経により支配され，上瞼板筋は頸部交感神経に支配されているが，眼瞼下垂（blepharoptosis）は動眼神経においてより顕著に現れる．これらの神経の麻痺や脳炎，くも膜下出血，脳腫瘍などでは一側性麻痺がほとんどであるが，重症筋無力症では両側眼瞼下垂をきたすことが多い．なお，頸部交感神経麻痺では，眼瞼下垂と同側の縮瞳，眼球陥没がみられる（Horner 症候群）．脂質異常症で上眼瞼内角に黄色板症（xanthelasma）が生ずることがある．

　眼球（eyeball）は，視診による診査も重要であるが，眼圧も非常に重要である．眼球突出（exophthalmos）は甲状腺機能亢進症では両側性にみられることがあり，眼窩腫瘍，内頸動脈-海綿静脈洞瘻，海綿静脈洞血栓などでは一側性眼球突出がみられることがある．高度の脱水，消耗性疾患では両側性の眼球陥没（enophthalmos）が認められる．なお，一側性の眼球陥没は Horner 症候群を考える．緑内障などの高度な眼内圧（intraocular pressure）上昇はもちろん，軽度の眼内圧の上昇にも注意が必要である．手指による触圧法もあるが，慣れないと判定が困難である．最近は非接触性眼圧計などもあり，眼圧計で正確に測定する必要がある．

　結膜（conjunctiva）には眼球結膜（bulbar conjunctiva）と眼瞼結膜（palpebral conjunctiva）がある．眼球結膜は黄疸では周囲の強膜が黄染するため眼球結膜が黄色にみえる．強膜が薄くブドウ膜が透けてみえるものを青色強膜（blue sclera）という（van der Hoeve 症候群など）．眼瞼結膜は貧血では蒼白となり，インフルエンザ，麻疹，赤血球増多症，結膜炎などでは充血する．点状出血は亜急性細菌性心内膜炎の際にみられることがある．

　角膜（cornea）の異常としては，Wilson 病における Kayser-Fleischer 環（角膜縁の褐緑色環），高齢者にみられる老人環（arcussenile；角膜辺縁の環状黄白色輪）などがある．

　瞳孔（pupil）は正常では左右同大（isocoria）であるが，神経系の障害（頭部外傷，脳動脈瘤破裂，

脳腫瘍，動眼神経や頸部交感神経麻痺など）時に瞳孔不同（anisocoria）がみられる．失明，昏睡などで散瞳（mydriasis）が，頸部交感神経麻痺では同側の縮瞳（miosis）が，Horner症候群では一側性の縮瞳がみられる．薬物投与に対しての反応としては，コカイン，アトロピン，アドレナリンでは散瞳が，モルヒネ，ピロカルピンでは縮瞳がみられる．対光反射（light reflex）を調べるのも重要であり，網膜への光刺激で縮瞳が引き起こされる．なお，近くを注視した際には瞳孔の縮小が起きる（調節反射（accommodation reflex））．

眼球運動（ocular movement）の障害としては，複視（diplopia；外眼筋の麻痺などにより，物体が重複してみえる），斜視（stabismus；片方の眼が外方や内方に偏位したもので，外斜視，内斜視がある），共同偏視（cinjugate deviation；両側の眼球がある一方向に偏位したもので，脳出血や脳外傷などにより共同視の伝達路に障害が生じて起こる），眼振（nystagmus；眼球の一定方向への繰り返す律動的運動．水平性，垂直性，回転性などと区別される．指先を左右上下に動かし，眼で追わせて診察する．脳幹，延髄，内耳などの障害で起こる）がある．

水晶体（lens）は高齢者や糖尿病患者の白内障で混濁する．

眼底（ocular fundus）診査では，視神経乳頭の萎縮や浮腫，黄斑，白斑や変性，血管走行などを眼底鏡で診査する．

なお，脳障害や視神経萎縮があると，視野（visual field）の狭窄や欠損がみられることがある．涙液の分泌，眼の乾燥状態も大切な診査項目であり，Sjögren症候群などの膠原病における眼球乾燥などに注意する．

vi) 鼻　部

鼻部の診察では外鼻の変形（外傷や口唇裂など），鼻漏，鼻閉，鼻出血（炎症や腫瘍の可能性に注意する）などについて診査する．特殊なものとしては，先天性梅毒，Wegener肉芽腫症などで，鼻骨破壊・鼻梁陥没による鞍鼻（saddle nose）をきたすことがある．

b．頸　部

頸部の解剖構造は複雑であり，咽頭，喉頭，気管，食道，筋肉，血管，神経，甲状腺，副甲状腺，唾液腺，リンパ節などが存在する．このため，多様な臓器のさまざまな疾患が発生ないしは波及する．診察法としては，頸部を軽く後方に伸展させて，対称性，拍動，腫脹や腫瘤などを調べる．視診で頸静脈怒張，くも状血管腫（vascular spider），炎症症状などを調べ，触診でリンパ節の腫脹や腫瘤の有無を確かめるとともに，聴診により血管雑音などを診査する．

i) 腫脹・腫瘤

頸部にみられる腫脹や腫瘤としては，口腔感染症，咽頭炎，結核などの炎症，側頸嚢胞などの嚢胞，脂肪腫や神経鞘腫などの良性腫瘍，唾液腺腫瘍，甲状腺腫，甲状腺癌や咽頭・喉頭癌，癌のリンパ節転移，悪性リンパ腫など多くの疾患がある．部位，大きさ，境界，かたさ，表面性状，可動性などを診査する．また，特殊な病態としては，外傷性や医原性に起きる皮下気腫があり，体表面を手で圧迫して握雪感を感じる．

ii) 甲状腺

甲状腺（thyroid）は，甲状軟骨の下，気管の両側の左右の側葉とそれをつなぐ峡部（isthmus）からなる馬蹄形またはH形を呈する．甲状腺側葉は一般に右葉の方がやや大きく，甲状腺の位置や形の個体差は大きく，片方の側葉が欠如することもまれにみられる．発生学的位置異常としては多彩で，甲状舌管に沿った舌部のものが多く，また，胸腔内甲状腺腫などでもある．

甲状腺腫大は，頸部をやや後屈させ，嚥下させると甲状腺が瞬間的に上方へ滑り動くため，視診・触診により嚥下運動に伴って確認しやすい．正常では周囲の軟部組織と同等のやわらかい腺組織をわずかに触知する程度であり，自発痛はないが，亜急性甲状腺炎で圧痛を認める．甲状腺腫が疑われる場合には，左右対称性，大きさ，びまん性か結節性か，かたさ，周囲組織との癒着などを診査する．びまん性腫大では，Basedow病，慢性甲状腺炎，単純性甲状腺腫が疑われ，結節性腫大では，甲状腺腫，甲状腺癌，結節性甲状腺腫などが疑われる．橋本病では硬度が増加し，癌では非常にかたい（骨様硬）．

甲状腺の聴診で，大きな甲状腺腫で血流が豊富なために発生する楽音様雑音（thyroid bruit）を聞くことがある．また，甲状腺機能亢進症では血流増加のため心臓収縮期雑音が聴取される．

iii) 血　管

総頸動脈領域の聴診により，心雑音などの伝播

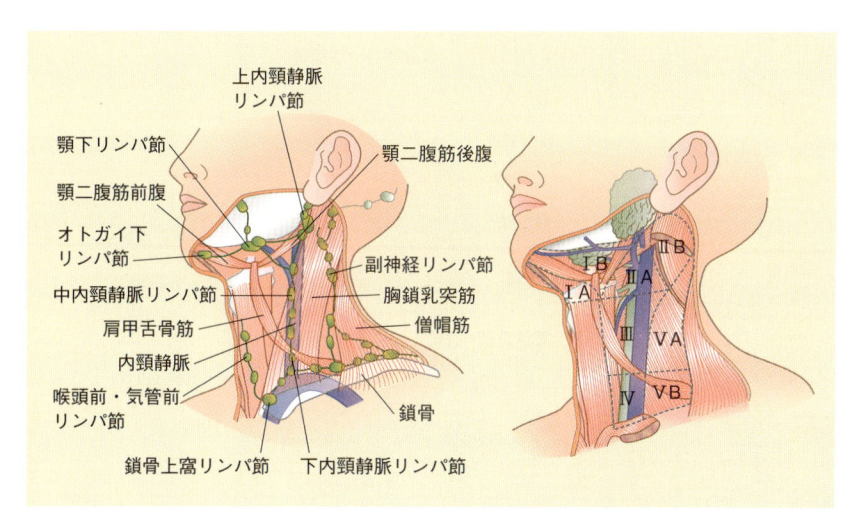

図 3.1.5　頸部リンパ節の区分

右図の分類は表 3.1.3 を参照．

(日本口腔腫瘍学会口腔癌治療ガイドライン作成ワーキンググループ，日本口腔外科学会口腔癌診療ガイドライン策定委員会合同委員会編：科学的根拠に基づく口腔癌診療ガイドライン 2009 年度版，p103，金原出版，2009 より改変)

（大動脈弁閉鎖不全などの心拍出亢進状態）や局所の血管狭窄では血管雑音（carotid bruit）が増強する．拍動は頸動脈瘤，甲状腺中毒症（両頸動脈の拍動）などで顕著となる．

iv）リンパ節

頸部リンパ節の診察は，おもに視診，触診により行う．触診は，顎下部，オトガイ下部，頸部と順に行い，**図 3.1.5，表 3.1.3** に示すようなリンパ節の区分に従って診査・記録する．顎下リンパ節の触診では，顎下部組織を下顎骨内側面に押しつけるようにして検索するが，口腔内と顎下部を両手の指ではさむようにして行う双手診がしばしば有効である．頸部リンパ節の触診では，胸鎖乳突筋下面の上・中・下内頸静脈リンパ節を検索し，ついで副神経リンパ節，鎖骨上窩リンパ節などを調べる．一般に正常のリンパ節は小さいうえにやわらかく，触診によって触れにくい．

リンパ節の腫大には生理的腫大，炎症性腫大，腫瘍性腫大がある．生理的腫大のリンパ節は単発性のことが多く，やわらかく，扁平で，可動性に富み，圧痛はない．炎症性腫大は，急性炎症では球形で皮膚の発赤，局所熱感，圧痛がみられるが，結核などの慢性炎症では複数のリンパ節が癒着し一塊となっていることもあり，圧痛を訴えることが少ない．悪性リンパ腫などの腫瘍性腫大では数個のリンパ節が腫大することが多く，周囲組織との癒着もみられることがあり，表面凹凸不整，弾性硬で，圧痛は比較的少ない．口腔癌のリンパ節転移では，顎下リンパ節や顎静脈二腹筋リンパ節の腫大をみることが多い．なお，胃の癌転移の際に，左鎖骨上窩の Virchow のリンパ節（sentinel node of Virchow）の腫大を触れることがある．　　　〔丹沢秀樹〕

表 3.1.3　癌治療学会リンパ節規約による頸部リンパ節の分類

Level	
Level I	オトガイ下リンパ節（Level IA），顎下リンパ節（Level IB）
Level II	上内頸静脈リンパ節（Level IIA：副神経より前方，Level IIB：副神経より頭側）
Level III	中内頸静脈リンパ節
Level IV	下内頸静脈リンパ節
Level V	副神経リンパ節（Level VA），頸横リンパ節，鎖骨上窩リンパ節（Level VB）
Level VI	前頸部リンパ節

(日本口腔腫瘍学会，日本口腔外科学会編：口腔癌診療ガイドライン，2009 年度版，p103，金原出版，2009)

3.2　口腔の診査と口腔機能検査

1　口腔の診査

口腔内の診察にあたっては，その所見は**図 3.2.1** の解剖学的な部位の名称を用いて記録する．口腔は，外側の皮膚と内側の粘膜にはさまれた器官が多く含まれるので，しばしば双手診が有効な診察手段となる（**図 3.2.2**）．

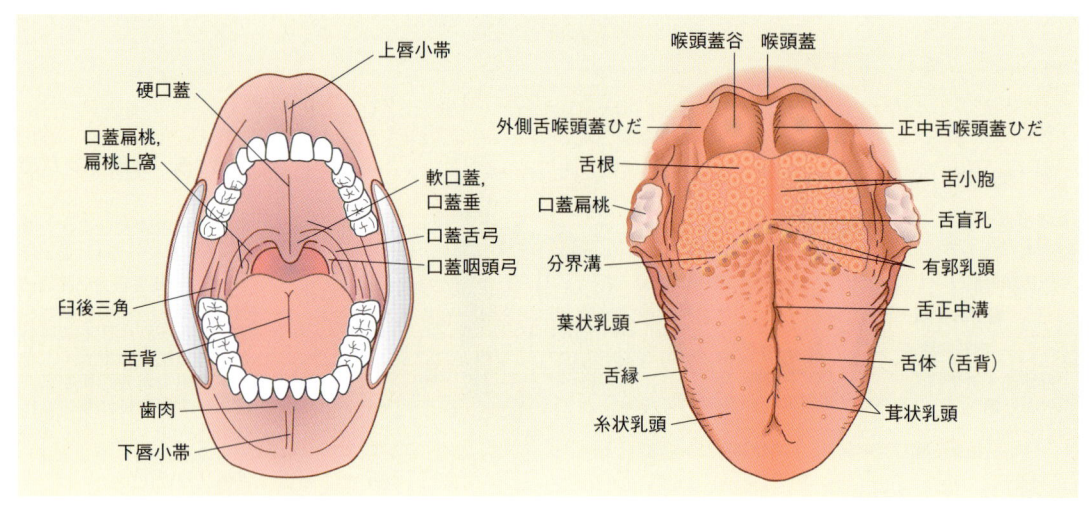

図 3.2.1 口腔・舌の部位・名称

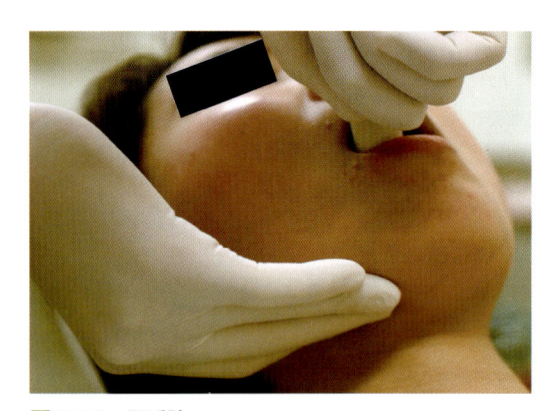

図 3.2.2 双手診

(1) 口唇および頬粘膜

口唇の形態，色調，出血や傷の有無，腫脹や腫瘤の有無，運動性を診査し，その後で，口唇粘膜と頬粘膜についても同様に診査する．

a. 形態・色調の変化

形態異常としては上唇裂，上唇小帯や頬小帯の付着異常などがある．色調に関して，口唇の全身的病変による変化としては，貧血患者では蒼白に，赤血球増多症では暗赤色となり，先天性心疾患，うっ血性心不全ではチアノーゼを呈する．局所的病変によるものとしては血管腫，色素沈着による異常がみられる．頬粘膜は白色性レース模様とその間の発赤を呈する扁平苔癬の好発部位であり，粟粒大黄色斑の集合からなる Fordyce 斑などの変化もよくみられる．麻疹における Koplik 斑も特徴的である．

b. 腫脹および腫瘤

粘液水腫では口唇の腫大と肥厚がみられ，熱性疾患，糖尿病，膠原病などでは口唇の乾燥がみられる．口唇ヘルペスでは小さな水疱が出現する．口唇，特に下唇の粘液囊胞では腫脹や腫瘤がみられ，Quincke 浮腫，肉芽腫性口唇炎などによる浮腫や腫脹をみることもある．頬部では膿瘍，蜂巣炎などの炎症性腫脹や血腫を生じることがある．腫瘍性病変により，口唇や頬部の腫脹を生じることがあり，良性唾液腺腫瘍などでは限局性の腫瘤を触れることができ，悪性腫瘍では粘膜下に腫瘤を認めるばかりでなく，潰瘍や周囲硬結を伴った境界不明瞭な腫瘤を認めることがある．

c. びらん，潰瘍，粘膜疹

両側の口角部に発赤を伴うびらんをみることがあり，口唇，頬部にアフタ性潰瘍，癌性潰瘍，褥瘡などをみることがある．麻疹に際して頬粘膜に Koplik 斑とよばれる紅暈を伴った灰白色の斑を生ずる．口腔粘膜に単純疱疹，天疱瘡，類天疱瘡，慢性再発性アフタなどで口内炎（びらん，アフタなどの粘膜疹）を生じることがある．

d. 神経障害（知覚異常，運動麻痺）

抜歯，外傷，腫瘍，骨髄炎などによる下歯槽神経の障害により，下唇に知覚異常を訴えることがある．顔面神経麻痺により口唇の運動麻痺が出現し，下唇の変形や口角の偏位，さらには流涎がみられることがある．

(2) 歯肉，顎骨

a. 色調の変化

金属，色素性母斑，黒色腫，白板症などにより色

調が変化する．

b. 腫脹および腫瘤

歯肉の腫脹は炎症，ことに歯性感染によることが多く，付近のう歯，失活歯などの診査を必要とする．歯肉自体の囊胞はまれであり，顎骨内囊胞や腫瘍が原因で歯肉に腫脹をきたすことが多い．歯性感染の場合は瘻（内歯瘻）を形成することがあり，注意を要する．骨に覆われた顎骨内囊胞は波動を触れることができず，内容液の穿刺吸引もできないため，骨の開窓を伴う生検が必要となることも多い．歯肉および顎骨の腫瘤は各種の良性，悪性腫瘍によることが多い．

c. びらん，潰瘍，粘膜疹

義歯などの不適切な補綴物などの刺激，炎症性病変，良性から悪性に至る腫瘍性病変などによるさまざまなびらん，アフタ，潰瘍，白板症などが出現する．悪性腫瘍によるものに注意すべきで，鑑別には慎重を期し，生検など確定診断を必ず行う．

d. 顎骨内病変

顎骨内の病変は増大して外部に腫脹や骨膨隆などの症状を表してからはじめて認識されるものが多い．ほかの目的で，たまたま撮影したX線写真で骨内のX線透過像，X線不透過像，根尖病変などの異常所見が発見される場合もしばしばあり，悪性腫瘍などを見落とさないために，画像読影力，特に単純X線撮影写真の読影力を養う必要がある．特に，悪性腫瘍のような増殖が速く，周囲組織に浸潤力を有する病変では，陰影のマージンが不規則で，周囲骨の反応に乏しい（白線など緻密骨を認めず，骨梁がもろくそのまま病変と接しているなど）ので，このような単純X線撮影写真をみたら，見落とすことなく，必ず精査を行わなければならない．

(3) 口　底

顎舌骨筋に対する原因病変の位置により症状の出現の仕方が異なり，病変が顎舌骨筋の上部にあれば口腔内に，下部にあれば顎下部・オトガイ下部に症状が発現することが多い．触診に際しては口腔内外からの双手診を行うとよい．

a. 色調，腫脹，および腫瘤

口底に特徴的な症状としては，ガマ腫による半透明，淡青色の色調を呈する腫脹，歯性感染に起因する口底炎による浮腫状腫脹，類皮（表皮）囊胞による口底正中部の腫瘤，各種の良性，悪性腫瘍による腫瘤があり，これらの腫脹・腫瘤が増大した場合に二重舌を呈する．

b. びらん，潰瘍，粘膜疹

刺激，外傷，炎症性病変，腫瘍性病変などの原因でびらん，アフタ，潰瘍，白板症などが出現する．口腔粘膜の悪性腫瘍は扁平上皮癌が多く，口底でも同様な傾向がみられるが，口底部は腺系癌の発生率がほかの部位より多い．このため，口底の粘膜腫脹や粘膜下腫瘤などでは，悪性唾液腺腫瘍の可能性に注意を要する．

c. 触診による異常

特に，唾石症では口底に唾石を触知することがあり，開口部の排膿や食事時に唾仙痛が出現することがある．

(4) 口蓋粘膜

a. 形態・色調の変化

形態の異常としては，口蓋裂，軟口蓋裂，口蓋垂裂などの先天性異常が多い．Treacher-Collins症候群やTurner症候群などでは高口蓋を認め，構音・嚥下機能などの診査が必要である．色調の変化としては，白板症，紅板症，色素性母斑（メラニン沈着など），黒色腫などがあげられる．白板症は前癌病変とされており厳重な経過観察や予防的切除が必要である．さらに，紅板症はほとんどが癌化すると考えられているので切除が第一選択である．

b. びらん，潰瘍，粘膜疹

刺激，外傷，炎症性病変，腫瘍性病変などの原因でびらん，アフタ，潰瘍，白板症などが出現する．特に，口蓋粘膜は単純疱疹，天疱瘡，類疱瘡などの好発部位であり，びらんなどの粘膜疹が発生しやすい．

c. 腫脹，腫瘤および腫瘍

口蓋正中部に骨性の口蓋隆起を認めることも多いが，病的意味は少ない．口蓋に腫脹を生じる病変は歯性炎症が多いが，切歯間囊胞，鼻口蓋管囊胞などの囊胞性疾患の好発部位であり，囊胞性疾患による腫脹もしばしばみられる．口蓋の腫瘍は多形性腺腫のような良性腫瘍も多いが，小さくても悪性腫瘍，特に腺系癌（腺様囊胞癌など）である場合もしばしばあり，悪性腫瘍を想定した対処をしなければならない．上顎洞癌が口蓋に進展したものなどもあるうえに，顔面における肉腫類の好発部位でもあるため，診断・治療には厳重な注意が必要である．

3.2　口腔の診査と口腔機能検査　　249

(5) 舌
a. 形態・色調の変化

　形態異常としては舌小帯の異常が多くみられ，舌の運動障害や構音障害が起きることがある．全身との関係では，悪性貧血によるHunter舌炎，鉄欠乏性貧血によるPlummer-Vinson症候群では，舌乳頭萎縮と平坦化，合併する舌炎による発赤と，強い疼痛を生じる．猩紅熱（scarlet fever）ではイチゴ舌（strawberry tongue：著明な発赤と乳頭の腫脹）を呈す．舌乳頭の異常は，ビタミンB欠乏症による舌乳頭の萎縮，正中菱形舌炎による舌背正中後方部の乳頭の形成不全などがある．また，地図状舌は糸状乳頭の部分的な剝離による赤色斑状病変が，日により形を変えるものである．舌の萎縮がみられる疾患としては，舌下神経の核性および末梢性麻痺，筋萎縮性側索硬化症（線維束性攣縮も併発）などがある．舌背表面に溝を認める溝状舌は，Melkerson-Rosenthal症候群やDown症候群に合併することもある．巨舌症（large tongue）は血管腫，リンパ管腫，クレチン病，粘液水腫，先端巨大症，アミロイドーシスでみられる．白色性変化としては，白板症，扁平苔癬などがある．舌苔や毛舌症は消化器疾患，熱性疾患，抗生物質の連用，真菌感染症などでみられ，毛舌症で菌の増殖と色素産生による褐色性変化が起きると黒毛舌とよばれる．

b. 腫脹および腫瘤

　舌の血管腫，リンパ管腫による腫脹がみられる．舌下面のBlandin-Nühn囊胞による腫脹もある．また，舌扁桃や有郭乳頭，葉状乳頭が軽度の発赤・疼痛を伴って腫脹することがある．舌の腫瘤は良性腫瘍（線維腫，神経鞘腫，乳頭腫など）や悪性腫瘍が原因となる．悪性腫瘍のなかでも扁平上皮癌は多く，舌縁部は癌の好発部位である．

c. びらん，潰瘍，粘膜疹

　不潔や抗生物質の投与により乳頭が長くなった毛舌症（hairy tongue）が生じることがあり，菌の増殖や色素産生で黒毛舌（black hairy tongue）となる．鵞口瘡（oral thrush）ではカンジダの増殖で生じる白色の舌苔が特徴であり，猩紅熱では舌の乳頭浮腫による紅色のイチゴ舌がみられる．

d. 神経障害（知覚異常，運動麻痺）

　片麻痺や進行性球麻痺では舌の麻痺側への偏位がみられる．甲状腺機能亢進症，慢性アルコール中毒では舌の振戦が認められることがある．舌下神経麻痺においては舌の萎縮が認められる．筋萎縮性側索硬化症では舌の萎縮と線維束性攣縮が出現する．薬剤性に味覚が障害されることもある．

(6) 口腔と関係した咽頭の症状
a. 炎　症

　咽頭炎では同時に扁桃炎を伴うことが多く，発赤，浮腫状，自発痛，嚥下痛などの症状が出現する．症状がひどくなると飲水や接触が困難となり，さらに悪化すると浮腫や腫脹による気道狭窄・呼吸困難を生ずる．ジフテリアでは白色の偽膜形成を認め，無理に剝がすと出血する．扁桃肥大は第一度，第二度，第三度に分類されている．第一度肥大は扁桃が前後口蓋平面より少し突出しているもの，第三度肥大は左右の扁桃が相接するもの，これらの中間が第二度肥大と分類されている．

b. 神経麻痺

　軟口蓋麻痺は迷走神経麻痺により起こり，軟口蓋の挙上はみられない．球麻痺，延髄腫瘍などでは，麻痺が一側性なので，健側軟口蓋のみ挙上して口蓋垂は健側へ傾くカーテン徴候がみられる．

(7) 唾液腺

　唾液腺の診察の対象は，疼痛，腫脹，萎縮，腫瘤，唾液分泌異常などである．

　顎下腺と舌下腺の触診には口腔内外からの双手診が有用であり，唾液分泌の観察は，食物（梅干など）による視覚的な刺激や，酢酸などを用いた味覚刺激により誘発される唾液の流出を診査することもある．分泌量の定量にはカテーテル法，吸引カップ法などがある．唾石や石灰化物の診査には単純X線撮影やCT写真撮影，唾液腺造影などが有用であり，唾液の分泌能の検査としてはRI検査（$^{99m}TcO_4^-$）などがある．腫瘍や唾液腺の萎縮の検査としてはCT写真撮影，MRI撮影，RI検査，PET撮影などがある．急性唾液腺炎などの急性炎症では，唾液腺自体の腫脹のほかに，疼痛，唾液腺開口部の腫脹，発赤，排膿などが出現する．唾石症などにみられる食物摂取時の唾液分泌による著明な疼痛は，導管の閉塞による導管と唾液腺本体の内圧の上昇により生ずるもので，唾仙痛とよばれる．ヨウ素，鉛などの薬物中毒によるものは両側性に腫脹と疼痛を発現する．腫脹や腫瘤は囊胞，腫瘍，慢性硬化性唾液腺炎などでみられる．疼痛の有無は良性

か悪性かの判断の根拠にはならない．癌が小さいうちは症状を現さないが，唾液腺の被膜を破って周囲組織に浸潤したり転移したりするとさまざまな症状を引き起こす．ある程度進行した唾液腺悪性腫瘍では，皮膚・粘膜との癒着，皮膚・粘膜の潰瘍形成，神経痛様疼痛，各種神経麻痺（舌下神経など）などが出現する．

唾液分泌の減少と口腔乾燥症の原因として，精神緊張，降圧剤服用，糖尿病などの合併症や副作用として唾液腺に影響を与えている場合と，Sjögren症候群，放射線照射，腺萎縮，老人性腺機能低下などによる唾液腺組織の荒廃や萎縮による場合とがある．さまざまな原因で副交感神経亢進などが生じ，唾液分泌の増加が起きることがあり，過度な場合は流涎を生じる．

(8) 歯および歯周組織

a. 歯

歯の診査項目としては，数の異常（欠如歯，過剰歯など．単独歯の欠如では歯原性腫瘍もみられ，多数歯の欠如では外胚葉異形成症などが関与していることがある），位置異常（転位，傾斜，埋伏，挺出など），形態（円錐歯，癒合歯，癒着歯など），色調（テトラサイクリンによる色素沈着，フッ素による白斑など），咬耗や磨耗の有無と程度，破折の有無（外傷），カリエスの有無と程度などがあげられる．自発痛，誘発痛（冷水，温水，気流など），打診痛・咬合痛の有無を調べる．また，打診音を聴取して，歯質などの異常を診査する．埋伏智歯では智歯周囲炎を継発しているかどうかを診査する．歯の外傷の際には，脱臼や破折などの有無と破折部位を調べるとともに，歯槽骨や顎骨の骨折の有無を診査する．歯髄の診査には歯髄電気診断が行われる．いずれの疾患でも，歯と歯周組織の診査ではX線撮影が必須である．これらの詳細は別項で解説する［⇨ 3.4-1 を参照］．

b. 歯周組織

定量的な歯の動揺度測定はストレンゲージ法などにより行うが，通常診療では，ピンセットなどで揺すって，三次元軸方向に動かして診査する．上下的にも動揺する場合は歯の植立状態は非常に悪い．根尖性歯周炎，歯根嚢胞，急性歯槽骨炎，顎炎などに注意する．

c. 歯列，咬合

不正咬合は個々の歯の異常に起因する場合と，顎・顔面の先天性異常や発育異常に関係して起きる場合がある．咬合状態としては，上・下顎中切歯間の正中線とのずれの有無，オーバージェットの程度，オーバーバイトの程度，開口，早期接触，咬合バランス，上・下顎歯列弓の関係と調和などを診査する．咬合状態の不正の分類としては，簡便なAngleの不正咬合の分類が用いられることが多い．検査法としては，視診，診査模型による診査，頭部X線規格写真，顎運動解析法，筋電図などがあげられる．

咬合状態の異常としては，開口症，過蓋咬合，交叉咬合，咬合平面傾斜による顔面非対称，上顎前突症，下顎前突症，劣成長による上顎後退症，下顎後退症，唇顎口蓋裂などがあげられる．

(9) 顎・顎関節

顎関節は，骨，軟骨，関節包，関節円板，靱帯および咀嚼関連筋群により構成され，単一の骨（下顎骨）の両端に左右対称的な形態と機能を有するという点で，非常にユニークな関節である．顎運動は三叉神経咀嚼筋枝の支配を受けている．

a. 開口障害

原因が顎関節自体の疾患（顎関節炎，関節頭部腫瘍，下顎関節突起部骨折，顎関節円板損傷，顎関節症，顎関節形成不全，下顎頭肥大など），または，その後遺症の癒着症や強直症（顎関節強直症など）によるものを関節性開口障害という．他方，関節以外の原因（顎骨炎，顎骨周囲炎，顎部放線菌症，顎関節周囲腫瘍，顎骨骨折，下顎頸部骨折，頬骨弓部骨折，外傷・手術や放射線治療による顔面・口腔の瘢痕，破傷風，ヒステリーなど）によるものを非関節性開口障害という．

b. 閉口障害

上下の口唇が接触不能である場合や上下の歯が接触咬合できない病態である．機械的な閉口障害の原因としては，炎症（化膿性顎関節炎など），腫瘍（関節部腫瘍など），外傷（顎骨骨折，顎関節脱臼など），瘢痕などある．機能的閉口障害としては，顔面神経麻痺などがある．

c. 診査法

最大開口量は，最大開口したときの上・下顎中切歯間距離を通常用いるが，無歯顎では，歯槽頂間で

計測する．耳前部皮膚や耳孔内に指を当てて，開閉口運動ならびに側方運動時の関節頭の運動と圧痛の有無を触診する．関節雑音の聴取を行い，雑音の程度や性質（clicking，crepitus）を診査する．関節周囲の診査も行い，歯の早期接触，咬合干渉の有無，咀嚼筋の圧痛や筋緊張の有無などを診査する．次に，X線写真撮影，CT撮影，MRI撮影など画像診断を行うが，ときによって，筋電図による筋機能の評価も行う．下顎運動の診査は顎運動解析装置で行う．さらに，顎関節造影撮影や，穿刺採取関節液の生化学的分析，内視鏡（関節鏡）検査などを行う．

(10) 口　臭
　口臭は，本人が気づきにくいものである反面，異常でなくとも本人が非常に神経質になることがある．これは，口臭の客観的定量的評価法が確立していないことにもよる．口臭の判定法としては，ガスクロマトグラフィーによる硫化物の検出・定量法もあるが，大げさになるためあまり行われない．臨床的には患者の呼気を直接診察者が嗅いだり，口臭マスクを通して呼気を嗅いだりして診査している．壊疽臭，腐肉臭，アセトン臭，アンモニア臭，インドール臭，ニコチン臭などや，食物のにおいにたとえて表現される．明らかな重度歯周病，副鼻腔炎，腫瘍などの壊死組織の存在，内臓疾患などによるもの以外は，口臭の病的意義は不明である．

(11) 流涎と口腔乾燥
a. 流涎症
　唾液が口腔内に過剰に貯留して絶えず口腔外に流出する状態を流涎症（ptyalism，sialorrhea）という．唾液の分泌量が実際に増加している場合と，口腔の機能障害により唾液が嚥下できずに口から溢れる場合と，口唇の運動麻痺のために口角や下唇が閉じきれずに唾液が漏れる場合などとがある．本態性の唾液分泌量増加の例としては乳児があげられる．乳児では先天性に大脳からの抑制が弱く，副交感神経が緊張しているため，唾液分泌が多い．症候性の場合は，嚥下障害，口唇・舌などの運動障害，口唇などの組織欠損（手術後，外傷など），口腔疾患（歯肉炎，口内炎）による刺激，他臓器からの反射刺激，薬物（ピロカルピン塩酸塩，ヨード製剤），精神的刺激などが原因となる．

b. 口腔乾燥症
　口腔乾燥症による症状としては，灼熱感，舌の疼痛がよくみられる．重症の場合は，言語障害，義歯の装着困難，嚥下障害などがみられることがある．一時的な口腔乾燥の原因としては，精神的緊張，体液の異常，薬物投与（抗ヒスタミン薬，アトロピン硫酸塩水和物，抗コリン薬）などがあり，持続的口腔乾燥症の原因としては，唾液腺炎，唾石症，唾液腺萎縮，神経障害などのほか，恐怖，緊張，興奮などの精神的要因もあげられる．

2　口腔機能の検査

(1) 歯髄診断
　歯髄の生死・過敏性に関しては，温度診や電気歯髄診断（electric pulp test）で判定する．温度刺激による判定法である温度診は簡便であるが，温度診よりも電気歯髄診断の方が刺激の強さを正確にコントロールでき，再現性がすぐれている．種々の電気歯髄診断器（図3.2.3）が使われており，使用電流の種類としては高周波，低周波，感応電流，平流の4種があり，電流刺激の強さに関しては電流式と電圧式がある．対称側の同名健全歯と比較して歯髄反応を判断する必要がある．閾値低下は歯髄充血や急性歯髄炎でみられることがあり，閾値上昇は慢性歯髄炎や歯髄の一部壊死でみられる．また，反応がないものは歯髄死と判定する．しかし，電気歯髄診断の閾値だけで歯髄疾患の正確な状態や異常の診断は困難である．判定が困難な病態の例としては，根未完成歯，外傷直後の歯，矯正治療中の歯などでは閾値が高くなる．なお，電気歯髄診断は心臓ペースメーカー使用患者には使用禁忌とされているので，注意が必要である．

(2) 咬合・咀嚼機能検査
a. 咬合状態の評価
　上・下対合歯の接触状態や咬合圧などを評価する最も簡単な方法としては視診による歯の咬耗状態の評価があげられるが，熟練すると咬合時の歯の触診や接触音の聴取による評価法や咬合紙（図3.2.4）による接触状態の評価などにより早期接触，過圧接触，接触バランスなどの評価がある程度可能である．機器を用いた計測による精密な評価法も開発されており，面圧測定シート法（デンタルプレスケー

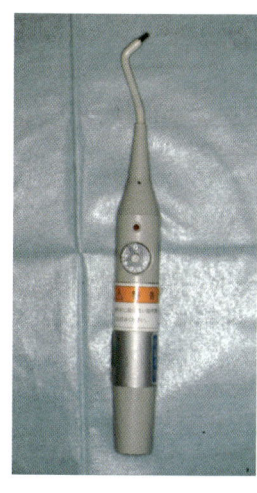

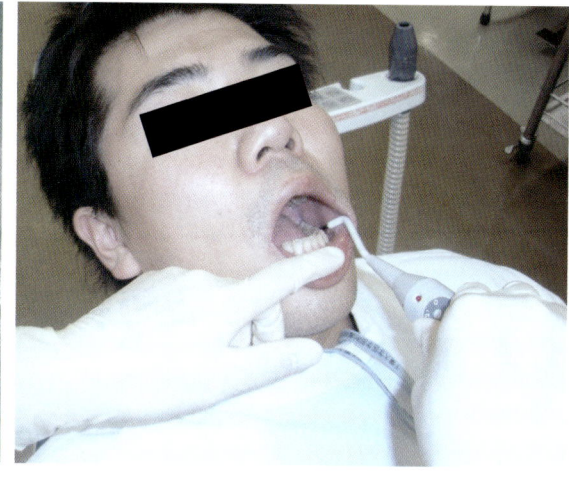

図 3.2.3 電気歯髄診断

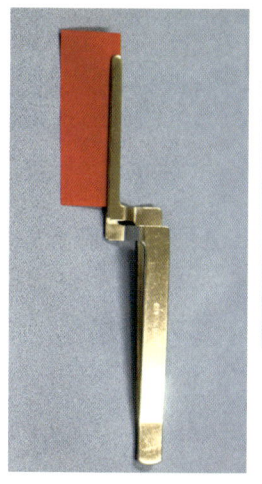

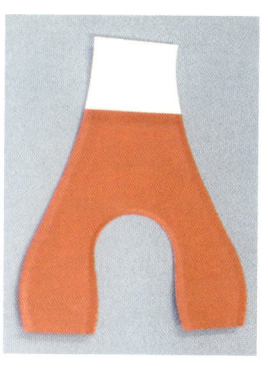

図 3.2.4 咬合状態の診査（咬合紙）

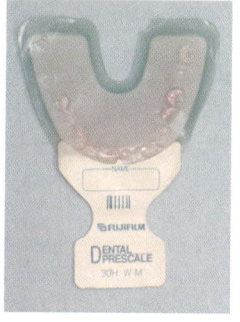

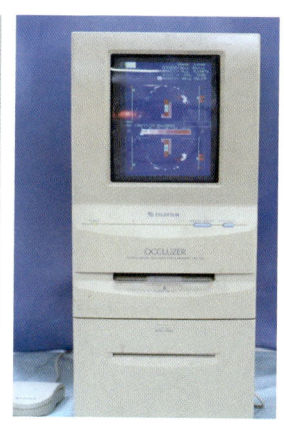

図 3.2.5 咬合バランスの診査（デンタルプレスケール®）

ル®）といわれる（図3.2.5）．歯列弓をすべてカバーする測定用シートを嚙ませると，発色剤と顕色剤との反応が起きて赤く発色する．このシートを専用スキャナにより読み取り，咬合圧や咬合面積を測定し，咬合バランスなど咬合状態を判定する．

b. 咀嚼機能の評価

咀嚼には，食物を嚙む（切断，粉砕，すりつぶす），唾液と混合する，嚥下しやすい食塊を形成するといった機能が含まれる．このため，歯，歯周組織，歯槽骨，顎骨，顎関節，唾液腺，咀嚼筋，舌などとそれらの支配神経が関与している．このため，咀嚼の評価をするためには，統合された咀嚼の全体像の評価をするだけでは不十分であり，咀嚼に関与する上記器官の機能評価も行う必要がある．咀嚼の構成器官の評価としては，歯と歯周組織（歯の欠損，う蝕，歯周疾患などの有無），咬合（歯の叢生，顎変形症，唇顎口蓋裂などによる不正咬合の有無），咀嚼筋（炎症，腫瘍，瘢痕などの有無），唾液（萎縮，炎症，腫瘍などによる唾液分泌障害の有無），神経（中枢神経系異常，損傷，腫瘍などによる麻痺や痙攣の有無），顎関節（顎関節症，顎関節硬直症などによる開閉口障害などの有無）などを診査する．これらの詳細は各項に譲る．

咀嚼の総合的判定法として，アンケート調査法（摂取可能な食品の種類，量，咀嚼能率などを患者に解答させる．簡便であるが，主観的であり，患者の食習慣・嗜好などの影響を受けやすい），食事記録調査法（1日の全食事内容を記録する．分析に時間と労力を要する）など主観的，あるいは患者の自己申告的な調査方法がある．一方，客観的で再現性のある方法としては，篩い分け法（ピーナッツ，生米，シリコーン印象材などを一定回数咀嚼させ，粉砕された試料を篩いで分別し，複数の篩いにおける試料の重量分布を調べる）（石原，1955），吸光度

3.2 口腔の診査と口腔機能検査　253

法（アデノシン三リン酸（adenosine triphosphate：ATP）顆粒製剤を試料として咀嚼により粉砕された顆粒から出る ATP 量を吸光度計を用いて測定する）（増田，1981），発色ガム法（フロキシン含有ガムを咀嚼させ，酸塩基反応による赤色発色の程度を計測する）（笠原，1989）などがある．

c. 顎運動の評価

顎運動を測定する目的としては，口腔疾患による顎口腔系機能異常の解析のほかに，歯科特有の目的である補綴物作製のための顎位の決定などの個体の特性の診査などもある．

i）切歯間距離測定法

ノギスなどにより測定し，一次元的な開口量や顎運動量の評価に用いる．

ii）ゴシックアーチ描記法

上顎に対する下顎の位置が不明確な患者に対して，咬合採得時の水平的顎位を決める．ゴシックアーチトレーサーを用いて，中心位，前方運動路，右側方限界運動，左側方限界運動などの顎位や水平顎運動を描記する．ゴシックアーチトレーサーは描記針と描記板からなる．口内法と口外法があるが，装置を患者に装着し，描記針と描記板が接触した状態で水平的顎位の決定，顎関節の機能診断，習慣性咬合位の診断，下顎運動習癖の診断ができる（図3.2.6）．

iii）パントグラフ描記法

全調節性咬合器を使用する場合に顎運動を咬合器にトランスファーする．上・下顎歯列あるいは歯槽堤に装着したクラッチを介して取りつけられた上顎フレームと下顎フレームからなり，上顎フレームの左右サイド・アームにある垂直および水平描記針と前方のクロスバーの垂直描記針が，それぞれに対応して設置されている垂直および水平描記板に記録する．下顎の前方運動と側方運動を水平面と矢状面において連続的な運動路として描記できる（図3.2.7）．

iv）チェックバイト検査

下顎の偏心運動時の歯による下顎の誘導状態が不明確な患者に対して，顔弓（フェイスボウ）を使用して顎関節に対する上顎の位置関係を記録し，ワックスなどの記録材を用いて咬頭嵌合位または中心位のほかに前方位および側方位での上・下顎関係を採得したうえで，上・下顎模型を付着した半調節性咬合器を使用して顆路傾斜度を測定するものである（図3.2.8）．

v）下顎運動路描記法

下顎運動路描記法は床義歯製作時の下顎位を決定するために顎運動測定器（マンディブラキネジオグラフ，シロナソグラフなど）を用いて三次元的に顎運動を記録する．測定する定点となる部位（顎や切歯点など）に装着した LED やマグネット磁石などをセンサーで感知し，アナライザーで分析してプリンターや X-Y プロッターで記録する（図3.2.9）．

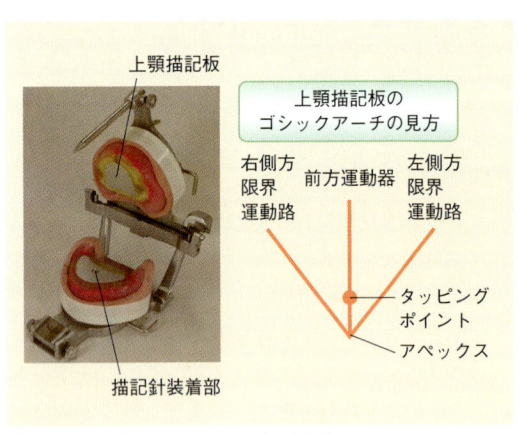

図3.2.6 ゴシックアーチ（口内法）

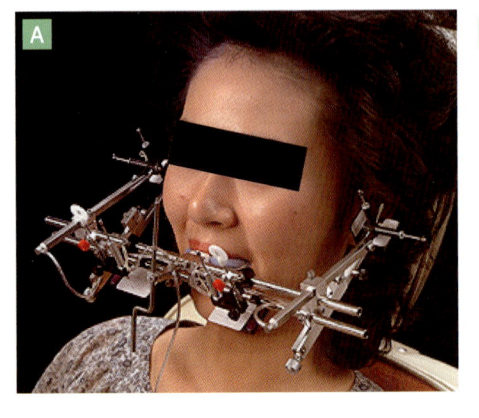

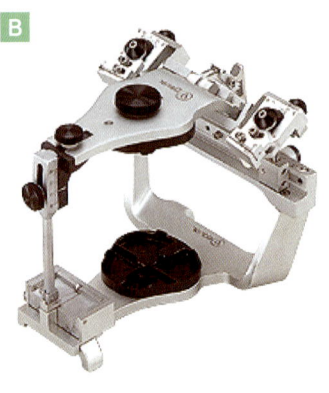

図3.2.7 パントグラフ（A）と全調節型咬合器（B）
全調節型咬合器への下顎運動要素のトランスファー．

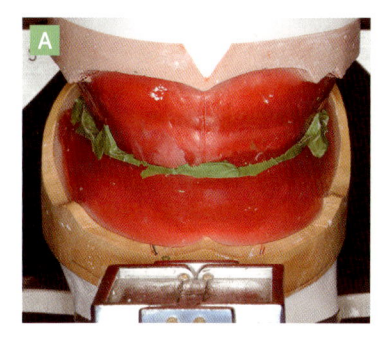

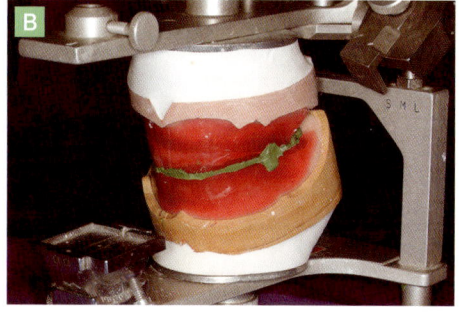

図 3.2.8 チェックバイトの例

咬合器に下顎運動要素（矢状顆路角，側方顆路角）を再現する目的で使用する．

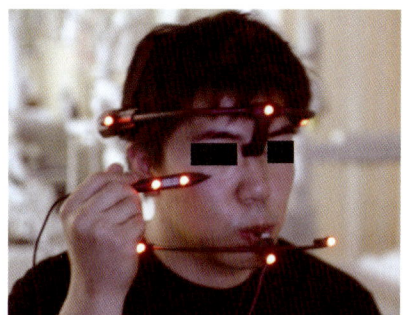

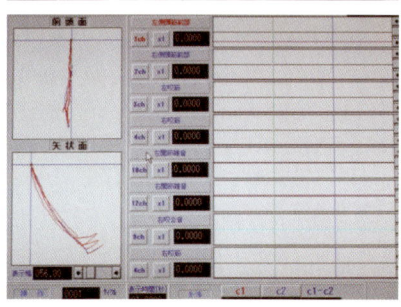

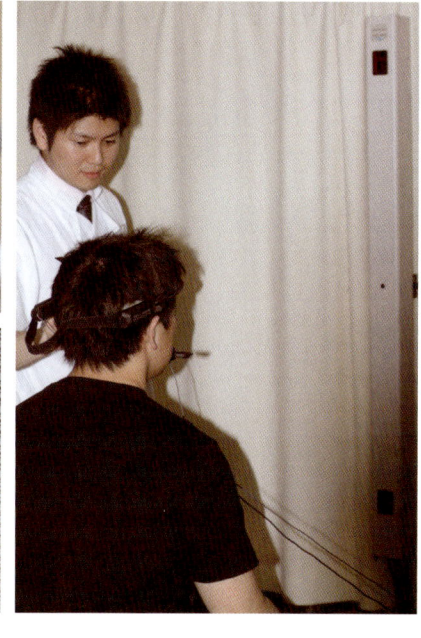

図 3.2.9 顎運動計測（ナソヘキサ®グラフⅢ）

d. 筋活動の電気的評価

咬合，顎運動，咀嚼などにおける筋活動や筋緊張などを評価するために筋電図（electromyogram：EMG）を用いる．筋肉細胞の内外電位差は膜電位として検出できる．この値は筋肉の収縮により変化し，活動電位という．これを増幅記録したものが筋電図である．表面電極は筋肉全体の活動電位を検知するのに適し，針電極は活動電位を分離導出するのに適している．解剖的特性によっても電極の適応が生じ，粘膜や皮膚方面に電極を貼付する表面電極の対象となる筋肉は主として咬筋，側頭筋の前部筋束，側頭筋の後部筋束，顎二腹筋後腹などであり，他方，筋肉内に針を刺入する針電極の対象となる筋肉は外側翼突筋，内側翼突筋などである．末梢性神経とこれに支配される筋線維群を神経筋単位（neuromuscular unit：NMU）という．筋電図の変化はこの神経筋単位の変調や異常を反映している．

顎関節症患者では安静時でも高振幅の放電がみられることがあり，大きな左右の振幅差がみられることがある．咀嚼時の筋電図において，咀嚼サイクルにおける各筋の筋電図は咀嚼する試料の性状により異なる．筋が疲労すると一定の力を維持するのに筋活動が増大する．

（3）嚥下機能検査

嚥下は口腔期（oral stage），咽頭期（pharyngeal stage），食道期（esophageal stage）の3相に分類される．さらに，口腔期は準備期（咀嚼・食塊形成過程），狭義の口腔期（食塊の口腔から咽頭腔への輸送過程）として分類されてきた．動作により，捕食（ingestion），処理（oral processing），移動（transfer），舌による送り込み（lingual delivery），移行相（transitional phase）の5相に分類することもある．咽頭期は，舌咽神経と迷走神経に支配され

る嚥下反射による不随意運動で，食塊が輪状咽頭部（咽頭食道接合部（pharyngo-esophageal segment：PE segment））を通過するまでの過程である．食道期は食塊が重力と蠕動波により胃内へ輸送される過程である．

a. 問診・アンケート

嚥下障害の発症の状況，経過，症状（唾液の貯留，流涎，食塊の口腔内残留，食塊の停滞感，むせ，嚥下痛，鼻腔への逆流など），摂食状況（食物の種類，摂取量，摂取所要時間，体位・姿勢との関係など）などのほかに，嚥下障害の結果としての体重の減少，発熱の有無，肺炎の既往などをよく調べる．

b. 理学所見

嚥下に関係する器官や粘膜下の筋肉の形態や機能を視診と触診で調べる．各器官の柔軟性，運動能，知覚異常，流涎の有無，下顎運動異常の有無，発声時や飲水時の鼻漏の有無，唾液分泌量などを評価する．特に，舌，軟口蓋，咽頭の運動に関しては，運動量ばかりでなく，左右対称性も調べることが必要で，麻痺などの検出に有用である．嚥下反射の有無や嘔吐反射の有無なども軽度刺激による診査が必要である．水飲みテストでは，嚥下の所要時間，回数，むせの有無などを，実際に 30 mlの水を飲ませて診査する．さらに，食塊を嚥下させ，咽頭部の嚥下音と嚥下前後の呼吸音を頸部で聴診することで咽頭相における嚥下障害を判定することができる（頸部聴診法（cervical auscultation））．嚥下時の泡立ち音（bubbling sound），むせに伴う喀出音は誤嚥を示唆する．長い嚥下音（水 5 mlの嚥下時で，約 0.5 秒以上），弱い嚥下音，複数回の嚥下音は，舌による送り込み障害，咽頭収縮減弱，喉頭挙上障害，輪状咽頭部の弛緩などで現れる．嚥下直後の呼気音に関しては，湿性音（wet sound），嗽音（gurgling sound），液体振動音が誤嚥や咽頭部液体貯留を疑わせる．

嚥下に関係した簡便な喉頭機能検査としては喉頭挙上度の検査があり，唾液嚥下時の喉頭挙上量，挙上力を診査する．正常喉頭挙上量は約 1.5 ～ 2 cmである．空嚥下を反復させて嚥下反射の誘発能力を評価する反復唾液嚥下テスト（repetitive saliva swallowing test：RSST）もあり，正常高齢者では 30 秒間に 3 回以上の反復がみられる．食用色素液を嚥下させて，口腔内や咽頭内における残留の程度を判定したり，気管切開患者では気管孔からの観察により誤嚥の判定に用いられる（色素液検査）．

c. 内視鏡検査

ファイバースコープを用いて鼻咽腔，下咽頭，喉頭を観察する嚥下内視鏡検査（videoendoscopic examination of swallowing：VE）があり（図 3.2.10），鼻咽腔閉鎖機能，食塊・唾液の貯留，誤嚥の有無，声門閉鎖の状態などを調べることができる．注意すべき点は，嚥下運動が行われている間は内視鏡の視野は失われるので，各筋肉などの動きの評価はできず，嚥下前と嚥下後の食塊や液体の貯留や残留の程度や気管内への誤嚥された食塊や液体をみることができるだけであるという点である．

d. X線検査

水溶性造影剤を 5 ～ 20 ml程度口に含ませ，実際に嚥下させて，X線透視ビデオで観察記録するもので嚥下造影検査（videofluoroscopic examination

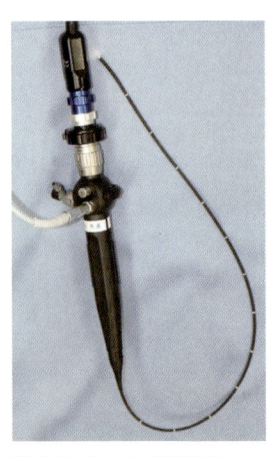

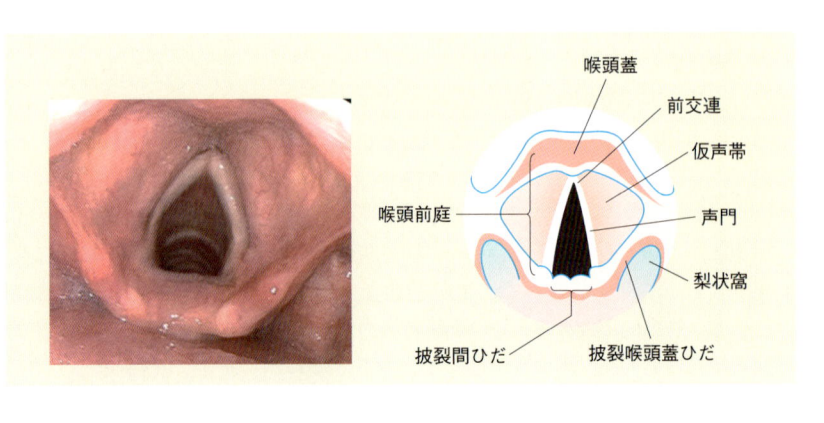

図 3.2.10　内視鏡検査

of swallowing：VF）という．本検査法は，嚥下関連諸器官の動態，造影剤の貯留状態，嚥下の動態などを正面像と側面像により観察することができる最もよい方法である（図 3.2.11）．誤嚥が認められた場合には喀出能も評価する．少量の誤嚥があっても喀出能が十分あれば，経口摂取の目安となるからである．

咽頭期の喉頭運動を指標として本法により4つの誤嚥様式に分類される．

i）喉頭挙上期型誤嚥

嚥下時の喉頭挙上障害と不完全な喉頭閉鎖による誤嚥を指す．主として舌骨と甲状軟骨の挙上運動障害による．舌運動障害に伴う食塊の保持不全のために咽頭期嚥下開始前に食塊が咽頭に流れ込む際にもみられる．

ii）喉頭下降期型誤嚥

弱い嚥下圧や輪状咽頭部の強い抵抗のために食塊の輪状咽頭部通過障害による下咽頭喉頭蓋谷や梨状窩への残留食塊が喉頭下降時に起こす誤嚥である．

iii）混合型誤嚥

i）とii）の混在する誤嚥であり，最も頻度が高い．

iv）嚥下不能型誤嚥

嚥下運動ができず，食塊の大部分が気管内へ流入する誤嚥である．

e. 嚥下圧検査

小型体内圧変換器により嚥下関与筋の活動による内圧の変化を検出する検査法で，輪状咽頭部の弛緩は本検査法でのみ定量評価することができる．プローブの異物感が大きいことが欠点である．

f. 筋電図検査

嚥下関与筋の活動電位により筋活動状態を診査する．

g. 超音波検査

超音波診断装置により舌，舌骨，食塊などの動態を診査する（図 3.2.12）．

h. シンチグラフィ

ラジオアイソトープ添加検体を嚥下させ，経時的シンチグラム撮影により嚥下や誤嚥の状態を定量的に診査する．

（4）味覚検査

味覚は支配神経が解剖部位により異なり（図 3.2.13），評価部位が定められている．ときに不安定であり，必ず対側との比較検査を行う．また，微量元素欠乏でも起きることがあり，亜鉛の測定が必要になることもある．

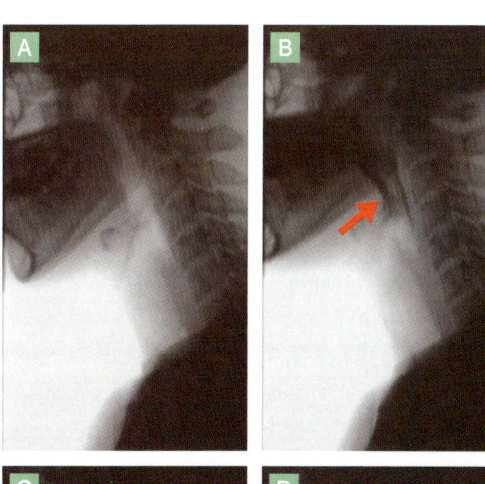

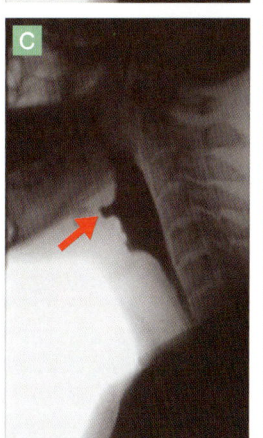

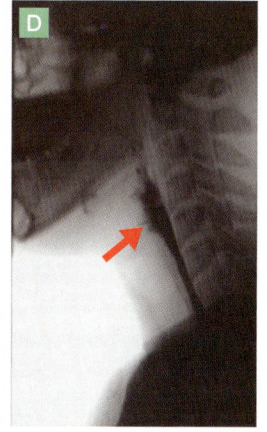

図 3.2.11 嚥下機能検査（X線テレビ）

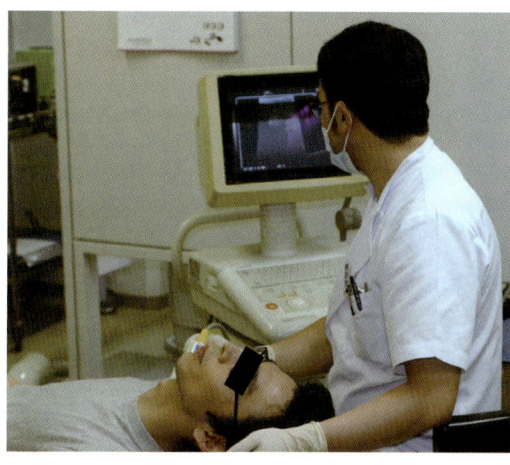

図 3.2.12 超音波診断

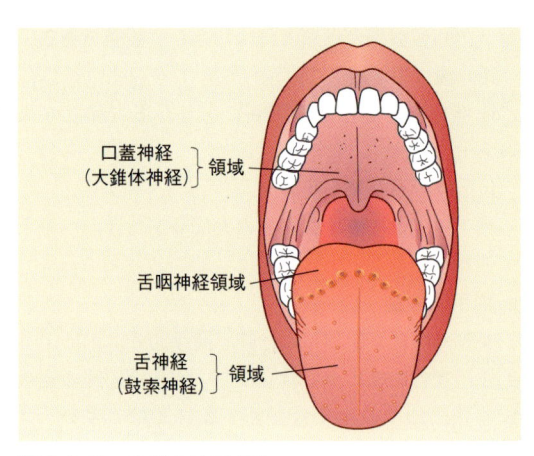

図 3.2.13　味覚の神経支配

a. 濾紙ディスク法
検査キットには 4 種類の味試薬が用意されており，甘味（蔗糖），塩味（食塩），酸味（酒石酸），苦味（塩酸キニーネ）のいわゆる基本四味質が診査できる．これらの味試薬をそれぞれ直径 5 mm の濾紙片に染み込ませ，検査部位にのせて，2～3 秒後に口を開けたままの状態で被検者に味質指示表に基づき答えてもらう．各試薬が 5 段階の濃度になっていて，2 が正常者中央値，3 が正常者の上限である．4 は軽度の味覚減退，5 は中等度，5 でも感じないものを高度味覚減退と判定する．

b. 電気味覚検査法
直径 5 mm のステンレススチール製の電極（陽極）を検査部位におき，直流電流の電流量の大きさで，金属味や酸味などを区別して刺激し，味覚を測定する．味覚伝導路障害の診断に有用である．

i）測定部位
この検査においては，3 つの味覚支配神経の各領域ごとに，直径 5 mm の円として刺激範囲が設定されていて，左右対称部を測定する．すなわち，鼓索神経領域に関しては舌尖部中央から 2 cm 以上外方の舌縁部であり，舌咽神経領域に関しては葉状乳頭に近い有郭乳頭の直上であり，大錐体神経領域に関しては軟口蓋の正中線および前口蓋弓の上縁から 1 cm 離れた部位である．

c. 亜鉛（Zn）欠乏検査
亜鉛の血清成人基準値は 660～1180 μg/l である．亜鉛欠乏症での味覚障害，食欲低下，皮膚炎，脱毛症などが知られている．

（5）言語機能検査
発音時における口腔のおもな役割は，構音機能と鼻咽腔閉鎖機能である．

a. 構音機能検査
i）理学所見
発音時の口唇，舌，下顎などの動きや構音動態を直接観察する．また，発音時の呼気の流れを，鼻孔の下や下唇の下においたステンレス板の曇りにより判定する．構音障害，特に口蓋化構音，側音化構音，鼻咽腔構音などの診断に簡便で確実な方法である．特定の音の発音持続時間を測定する方法として，発声機能に関しては発声持続検査（母音 [a] または [i] の持続発声時間を測定），呼気持続検査（子音 [s] の持続時間を測定）がある．両方とも健常者では約 30 秒が目安である．交互運動能力（oral diadochokinesis）をみる方法としては，[pa][ta][ka] をできるだけ速く 5 秒間連続的に発音させて，1 秒間あたりの平均発音回数を測り，口腔の協調運動能力を判定する．健常者ではどれも平均 7 回／秒前後である．

ii）聴覚心理評価法
検査者が患者の音声を聞いて判定する．単独の検者による方法と，録音などを多数の判定者に聞いてもらい判定する方法がある．構音検査は，単音節レベル，単語レベル，文章レベル，会話レベルの構音能力を検査する方法である．発語明瞭度検査では個々の日本語単音節がどの程度明瞭に聞き取れるかを検査する．日本語 100 音節をランダムに被検者に 1 音節ずつ発音させて録音し，健聴者に聴取させ日本語の語音として書きとらせ，平均正答率を明瞭度とする．会話明瞭度検査では，通常，被検者の会話を聴取して田口らの 5 段階評価法で評価する．

iii）音響分析法
異常構音の音声を各種音響分析機器を用いてサウンドスペクトログラフやパワースペクトラムなどで分析する方法で，声紋などのように，振動数，振幅，波系などの解析をコンピュータで解析するソフトが開発されている．客観的，定量的に測定でき，理想的であるが，まだ，疾患や機能と直結した診断まで十分にはこぎつけていない．

iv）パラトグラフィによる検査
パラトグラフィは発音時の舌運動を評価するものであり，舌と口蓋の接触部位と強さなどを検出する方法である．静的パラトグラフィでは，口蓋

や歯列をカバーするプレート上に印象剤などを薄く塗布して，舌が構音時に触れる状態を記録する（図3.2.14）．エレクトロパラトグラフィでは，口蓋をカバーするプレート上に多数の電極を配列し，舌が電極と接触するのを電気的に記録する．この方法では，経時的に，動的に評価できる長所がある．エレクトロベログラフィ（軟口蓋エレクトロパラトグラフィ）では，エレクトロパラトグラフィに加えて，軟口蓋の接触様式も評価することができる．

v）構音器官の形態・機能の観察

映画法（ビデオ法）では，構音運動を連続的に観察することができ，口腔各器官の協調運動や代償運動を観察できる．内視鏡による観察では，鼻咽腔，喉頭蓋，声帯などの形態と運動を観察できる．X線ビデオ法では，構音時の口腔各器官の動きを動的に観察できる．舌造影側方頭部X線規格写真は，舌に造影剤を塗布して，特定音（特に持続音である [s][ʃ]，母音など）を発音させているときに舌の形態を観察することができる．CTでは，各構音器官の各種断面形態を検出できる．MRIでは，軟組織の三次元画像が描出できるが，特に，functional MRIでは発音時のMRIがビデオとして動的に観察可能である．

b. 鼻咽腔閉鎖機能検査

i）視診・触診

舌小帯の状態，舌の大きさ，口蓋の高さ，軟口蓋の長さ，軟口蓋咽頭後壁間距離，軟口蓋・咽頭後壁の動きなど（Passavant隆起や各部の協調性など）を診査する．

ii）気圧・気流測定

ソフト・ブローイング検査でよく用いられるのは，コップに満たされた水に立てたストローをやわらかく吹かせて，泡立ての持続時間を鼻孔閉鎖時と開放時とで測定して，その比（blowing ratio）を求める方法である．ストローとコップを用いても用いなくても，ソフト・ブローイング時に鼻孔にあてがったステンレス板やミラーの曇りにより呼気の鼻漏出程度を検査することができる．ハード・ブローイング検査としては，鼻をつまんだときと鼻を開放したときの肺活量の違いをレスピレータで測定し，その差を鼻漏として検出する．また，巻笛を吹かせて笛音の長さと呼気鼻漏出をみる方法もある．

（6）顎関節検査

顎関節部硬組織の検査には各種X線，CT撮影法が用いられ，軟組織の検査には顎関節腔造影検査法や核磁気共鳴映像法などが用いられる．特に，関節腔の検査には内視鏡検査や顎関節腔造影検査があり，関節液の量や性状の検査，あるいは，生化学的検査（各種炎症やサイトカインなどの定量）などがある．

a. 顎関節部硬組織の検査

i）パノラマX線撮影法

パノラマX線撮影法では下顎頭の内側極が後方に，外側極が前方に投影されていて，おおまかな下顎頭の骨形態変化を観察するのに有用である．

ii）側斜位経頭蓋撮影法（Shuller法など）

下顎頭の上方からX線を入射させる．検査側の顎関節像のみが撮影される．下顎頭の外側1/3程度が投影されている．骨の形態変化や各関節構成要素の位置関係がよくわかる．

iii）眼窩下顎頭方向撮影法

前後的な下顎頭・下顎枝の形態が診査でき，下顎頭の外形の像は，下顎頭の後方が投影されている．

iv）X線断層撮影法

下顎頭，下顎窩，関節結節の骨形態変化がパノラマX線撮影法や側斜位経頭蓋撮影と比較してより詳細に診査できる．前頭面断層撮影法，矢状断層撮

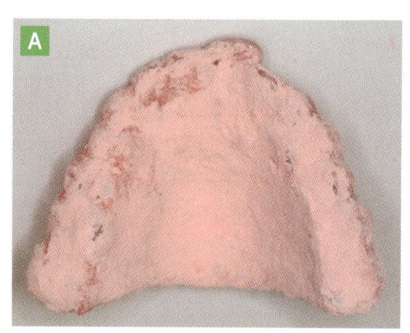

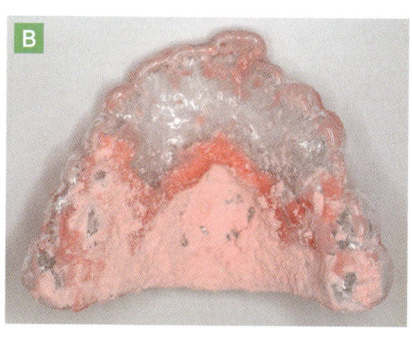

図3.2.14 パラトグラムの例
A：発音前，B：[t] 発音後．

影法などがある．

b. 顎関節部軟組織の検査
i) 核磁気共鳴映像（MRI）法
　核磁気共鳴映像（MRI）法は関節円板の位置と形態についてよく診査できる．T1強調像やプロトン強調像では顎関節円板の位置，形態，骨形態，骨髄の変化などが検出でき，T2強調像では，関節腔内の貯留液や顎関節円板周囲の変化などが診査できる．装置の性能が年々進歩しているため，関節部軟部組織の診断には，非侵襲性であることからも一番の検査法である．

ii) 顎関節腔造影検査
　単一造影法では，陽性造影剤（水溶性ヨード製剤）あるいは陰性造影剤（空気など）を関節腔に注入して撮影する．他方，二重造影法では，陽性造影剤を関節腔に注入後に除去し，陰性造影剤を注入して撮影する．顎関節円板の位置，形，癒着，穿孔などの診察が可能である．

iii) 内視鏡検査
　関節腔を内視鏡で直接観察する関節鏡視法（arthroscopy）は，細径硬性内視鏡の関節腔内穿刺による直接的な関節腔内壁面の観察であり，関節円板，滑膜，下顎窩，結節表面軟骨などを直視下に肉眼観察できる．上・下関節腔とも観察可能であるが，おもに内腔容積の大きい上関節腔が対象となる．顎関節腔内穿刺は，耳前部の浸潤麻酔下に，外眼角-耳珠中点線上で，耳珠の中点より10 mmの部位を刺入点とする．生理食塩水を満たした注射筒を用い，皮膚に垂直に5 mm刺入し，ついで上関節腔に刺入させるためには針の刺入軸を上方に30度，下関節腔には下方に30度，さらにどちらも前方に30度傾斜させて下顎頭頭頂部へ向ける．深さが15～22 mm付近で関節包に到達する．上関節腔に刺入するには開口約30 mm程度の開口状態で容易となり，また下関節腔に刺入するには切端咬合位で容易である．関節パンピング操作により注入と吸引を繰り返し，腔内に到達していることを確認する．これについで，外径2.0 mm前後の関節鏡を上腔に穿刺し，生理食塩水の灌流下に関節腔を拡大して観察する．異常所見としては，滑膜の発赤腫脹（滑膜炎，外傷），線維性癒着，線維性強直症，円板穿孔，円板損傷，関節小体（鼠）などが観察される．

(7) 唾液腺検査
　唾液は無色，無臭，軽度の混濁を有する．分泌量は1日約1～1.5 lであり，三大唾液腺の相対分泌量比は顎下腺（62～70%），耳下腺（23～33%），舌下腺（3～5%）である．99%以上は水分であり，0.09～0.25 g/dlの蛋白を含み，蛋白の含有量が増えると比重が増加する（正常は1.002～1.009）．ムチン（mucin）の含有量によって粘度が左右される．pHは6～8である．唾液の性状と分泌は各種刺激（薬物，食事内容，ホルモン類など）により大きく左右される．

a. 唾液腺の触診
　唾液腺の大きさ，かたさ，腫瘍・腫瘤の有無，圧迫による唾液流出の有無，唾石の有無などを診査する．顎下腺，舌下腺では双手診を用いるとよい．

b. X線撮影
　唾石の発見に各種単純X線撮影法が用いられ，導管の閉塞部位，唾液腺の炎症，腫瘍，嚢胞などの診断には唾液腺造影撮影法が用いられる．耳下腺あるいは顎下腺の導管開口部から造影剤を注入してX線撮影を行う方法であり，造影剤注入後一定時間後の像は唾液分泌機能の診断にも有用である．

c. 唾液腺シンチグラフィ
　唾液腺の小葉細胞は$^{99m}TcO_4^-$を取り込み唾液腺に集積する．経時的に観察することにより唾液分泌機能の評価が可能である．

d. CT法
　唾液腺の大きさ，石灰化物の存在の有無，腫瘤の存在と唾液腺との位置関係，病巣の進展範囲，骨への浸潤，リンパ節転移や腫脹の有無などの評価に用いられる．

e. 核磁気共鳴映像法
　腫瘍の局在，進展範囲，唾液腺の小葉構造などがかなり鮮明に描画され，炎症性病変と腫瘍との鑑別などが可能である．

f. 病理組織学的検査
　唾液腺腫瘍，嚢胞，Sjögren症候群などの確定診断に用いられる．

〔丹沢秀樹〕

3.3 検体・生体機能検査

1 検体検査

患者から得られる検査材料（検体）について行う検査．

(1) 一般検査

a. 尿検査

新鮮尿を使用する定性試験と 24 時間に排尿された全量を使用する定量試験がある．

i) 尿一般性状（色調，混濁，臭気）

赤褐色尿は血尿，ヘモグロビン尿を考える．ビリルビン尿は肝疾患を疑う．混濁尿は尿路感染症を考える．

ii) 理学的所見（比重，pH）

尿比重は腎不全，脱水，尿崩症，手術後の異化期と同化期との鑑別に用いられる．術後管理は術後 1～3 日の異化期とそれ以降の同化期に分けられる．異化期は重要臓器以外を犠牲にして恒常性を保っている時期であり，外科的糖尿病状態（surgical diabetes）で尿糖，尿ケトン，高度尿比重・乏尿がみられる．その後に，利尿期に入り尿比重が低下するとき，同化期に移行したと考えられこれが真の回復期である．

iii) 尿試験紙（蛋白，糖，潜血，白血球，ウロビリノゲン，ビリルビン，ケトン体）

尿蛋白は腎疾患の早期発見に役立つ．尿糖は糖尿病，手術後の異化期と同化期の鑑別に役立つ．潜血は腎炎，出血性疾患を疑う．ウロビリノゲン，ビリルビンは肝障害を考える．ケトン体は重症の糖尿病（ケトアシドーシス），飢餓や手術後の異化期と同化期との鑑別に用いられる．

b. 尿沈渣

尿定性・定量検査で異常所見がある場合に行われる．新鮮尿を使用する．

赤血球は腎炎や出血性疾患を，白血球や細菌は尿路感染症を考える．

c. 尿妊娠反応

産婦人科のみならず，内科・外科で女性患者の腹痛などの救急疾患で検査される．尿中のヒト絨毛性ゴナドトロピン（human chorionic gonadotropin：hCG）の有無を調べる．妊娠 4 週には陽性となる．

d. 便潜血反応

便中ヘモグロビンを塩酸ヘマチンにし，それを触媒として試薬が呈色することを応用したもの．消化管の出血だけでなく，肉類の摂取や造血剤の服用によっても偽陽性になるので注意が必要である．

e. 便細菌・寄生虫検査

術後患者や海外渡航者の下痢，腹痛などで検査される．

(2) 血液学的検査（血液検査）

a. 赤血球数

赤血球（red blood cell：RBC）のおもな機能は，酸素を肺から組織に運搬することである．

基準値は男性 $420 \sim 580 \times 10^4/\mu l$，女性 $380 \sim 500 \times 10^4/\mu l$．

b. ヘモグロビン量

赤血球の大部分を占める血色素をヘモグロビン（hemoglobin：Hb）といい，一定体積中の血色素量を Hb 量という．

基準値は男性 13.5～17.5 g/dl，女性 11.5～15.0 g/dl．

c. ヘマトクリット

血液中の赤血球の容積比率をヘマトクリット（hematocrit：Ht）という．

基準値は男性 40～53％，女性 35～50％．

d. 平均赤血球恒数

貧血の鑑別診断のために，RBC，Hb，Ht の 3 つの検査値から，平均赤血球恒数を計算し，鑑別する．

i) 平均赤血球容積

平均赤血球容積（mean corpuscular volume：MCV）は以下のように算出する．

$MCV = Ht(\%)/RBC(10^4/\mu l) \times 1000$

基準値は 85～98 fl．

ii) 平均赤血球ヘモグロビン量

平均赤血球ヘモグロビン量（mean corpuscular hemoglobin：MCH）は以下のように算出する．

$MCH = Hb(g/dl)/RBC(10^4/\mu l) \times 1000$

基準値は 27～35 pg．

iii) 平均赤血球血色素濃度

平均赤血球血色素濃度（mean corpuscular hemoglobin concentration：MCHC）は以下のように算出する．

MCHC = Hb(g/dl)/Ht(%) × 100
基準値は 31 ～ 35%．
MCV，MCHC より，低色素性小球性貧血（鉄欠乏性貧血，慢性出血），正色素性正球性貧血（急性出血，再生不良性貧血，悪性腫瘍），正色素性大球性貧血（巨赤芽球性貧血）に分ける．

e. 網状赤血球
成熟赤血球になる前の未熟な赤血球で，2日で成熟する．貧血の改善時には網状赤血球は増加し，抗癌薬の治療などにより赤血球産生が抑制されれば減少する．
基準範囲は 0.2 ～ 2.5 %（あるいは 2 ～ 25‰）．

f. 白血球数
白血球（white blood cell：WBC）全体の総数をみる．増加はおもに感染症を考える．
基準値は 4000 ～ 9000/μl．

g. 白血球分画
どんな種類の白血球が増減しているか調べる検査．

i）好中球
増加は細菌感染を表す．この場合，核の左方移動（桿状核球の増加）がみられる．抗癌薬で著明に減少する．また重症感染症では逆に減少することもあるので，発熱や全身状態をよく観察する必要がある．

ii）好酸球
細胞質内に好酸性の粗大顆粒を有し，増加はアレルギー反応や寄生虫感染を示す．

iii）好塩基球
細胞質内に好塩基性の粗大顆粒を有し，増加は即時型アレルギー反応を示す．

iv）単　球
単球は単核の遊走細胞で，血管外ではマクロファージとよばれ，異物に対する食作用や免疫応答を調節する機能をもつ．抗癌薬による骨髄抑制の回復期に好中球とともに単球が増加することが多く，改善の目安となる．

v）リンパ球
細胞性免疫を司るTリンパ球と液性免疫を司るBリンパ球の2種類ある．増加はウイルス性疾患，急性リンパ性白血病を考える．放射線治療で減少する．

h. 血小板数
出血に際しては血管壁と血小板（platelet：Plt）が最初に働き，ついで凝固因子が活性化され血栓を形成する．血小板には，粘着能，放出能，凝集能の3つの機能がある．
基準値は 13 ～ 35 × $10^4/\mu l$．

i. 血管・血小板系検査
i）毛細血管抵抗性試験
毛細血管の脆弱性と血小板機能異常を調べる検査．

①Rumpel-Leede 法：上腕を最大血圧と最小血圧の中間圧で5分間加圧して，前腕皮膚に生じた溢血斑の数を計測する．中間圧は 90 ～ 100 mmHg までにとどめるのがよい．
基準値は点状出血4個以下．

②紫斑計法：ロートをゴム管でつなぎ，皮膚を陰圧で吸引し，1分後の出血斑の数を計測する．

ii）出血時間（Duke 法）
耳朶にメスで切創をつくり30秒ごとに出血を濾紙で吸い取り，止血するまでの時間を計測する．
基準値は 2 ～ 5 分．

iii）血小板粘着能
採血した血液を一定の速度でガラスビーズ入りカラムを通過させ，前後の血小板数を測定する．

iv）血小板放出能
血小板が活性化し，放出するセロトニン，β-トロンボグロブリン（β-thromboglobulin：β-TG）や血小板第4因子（platelet factor 4：PF-4）を測定する．

v）血小板凝集能
血小板にコラーゲン，アデノシン二リン酸（adenosine diphosphate：ADP），エピネフリン，リストセチンを加えると凝集が起こり，変化した濁度を光度計で測定する．

j. 凝固・線溶系検査
i）プロトロンビン時間
プロトロンビン時間（prothrombin time：PT）とは，外因系および共通系凝固機序（第Ⅱ因子，第Ⅴ因子，第Ⅶ因子，第Ⅹ因子）を調べる検査である．外因系および共通系凝固機序はビタミンK存在下で肝で生成される．
基準範囲は 9 ～ 12 秒．
プロトロンビン時間国際標準比（prothrombin time-international normalized ratio：PT-INR）は，検査に用いる試薬の製造ロットなどで結果が異なるため，検体のPT（秒）/正常試料のPT（秒）として

算出し，国際標準比としたものである．

基準値は 0.9 ～ 1.15 である．

ii）活性化部分トロンボプラスチン時間

活性化部分トロンボプラスチン時間（activated partial thromboplastin time：APTT）とは，内因系および共通系凝固機序（第XII因子，第XI因子，第X因子，第IX因子，第VIII因子，第V因子，第II因子）を調べる検査である．

基準範囲は 25 ～ 38 秒．

iii）トロンボテスト，ヘパプラスチンテスト

トロンボテストは第II因子，第VII因子，第X因子の減少と PIVKA-II（ビタミン K 欠乏により誘導される異常な凝固因子，肝細胞癌の腫瘍マーカーとしても用いられる）の存在に関係し，肝機能障害やワルファリンカリウムなどのビタミン K 拮抗薬の評価に用いる．ヘパプラスチンテストは第VII因子，第IX因子，第X因子の産生量を反映し，肝機能障害の程度を調べる．

基準値はトロンボテスト 70％以上，ワルファリンカリウム使用時の目標範囲 10 ～ 25％，ヘパプラスチンテスト 70 ～ 130％．

iv）フィブリノゲン

肝で生成される凝固因子であり，トロンビンによりフィブリンに変わる．

基準値は 150 ～ 400 mg/dl．

v）アンチトロンビンIII

アンチトロンビンIII（antithrombin III：ATIII）は肝で産生され，トロンビンなどを不活化する．ヘパリンが加わると，抗トロンビン作用が著しく増強される．播種性血管内凝固症（disseminated intravascular coagulation：DIC）の治療の際に ATIII が低下していると，ヘパリンの治療効果が期待できない．

基準値は 79 ～ 121％．

vi）フィブリン分解産物

フィブリン塊で生成したプラスミンがフィブリン塊を分解して生じた産物がフィブリン分解産物（fibrin degradation products：FDP）であり，線溶現象活性化の指標となる．DIC で高値を示す．

基準値は 5 μg/ml 以下．

vii）D ダイマー

安定型フィブリンにプラスミンが作用して生じた分解産物が D ダイマーである．DIC で高値を示す．

基準値は 1.0 μg/ml 以下．

k. 赤血球沈降速度（赤沈）

赤血球沈降速度（erythrocyte sedimentation rate：ESR）とは，赤血球が試験管内を沈んでいく速度を測定する検査で，おもに炎症性病変の程度を示す．

基準値は男性 1 ～ 10 mm（1 時間値），女性 2 ～ 15 mm（1 時間値）．

（3）臨床化学的検査（生化学検査）

a. 血清総蛋白質

血清の蛋白質は 65％がアルブミンで，25％が免疫グロブリンからなっている．

基準値は 6.5 ～ 8.5 g/dl．

b. 血清アルブミン

肝で生合成され，血漿膠質浸透圧の維持と輸送蛋白としての機能がある．前者は浮腫や胸水，腹水を予防している．後者はビリルビンや薬剤等の運搬や細菌の吸着にも関与するため重症感染症の際には，アルブミン（albumin：Alb）を 3 g/dl 以上に保つ方が望ましい．

基準値は 3.9 ～ 5.0 g/dl．

c. 血中尿素窒素

尿素窒素（blood urea nitrogen：BUN）は，尿素の産生と排泄のバランスで値が決まり，通常は尿素の蓄積を表す．

基準値は成人 8 ～ 20 mg/dl，小児 12 ～ 16 mg/dl．

d. 血清クレアチニン

血清クレアチニン（serum creatinine：Scr）は尿量の影響が少ないため，腎機能を表す指標として BUN より有効である．

基準値は男性 0.7 ～ 1.1 mg/dl，女性 0.5 ～ 0.8 mg/dl．

e. 尿　酸

痛風などの尿酸産生過剰，核酸代謝亢進，腎機能障害で上昇する．7 mg/dl 以上が高尿酸血症と定義される．

f. アンモニア

アンモニア（NH_3）は，劇症肝炎や肝硬変などで上昇する．

基準値は 20 ～ 70 μg/dl．

g. AST，ALT

AST（asparate aminotransferase，アスパラギンアミノ基転換酵素）は肝疾患以外に心筋梗塞や進行性筋委縮症でも上昇する．ALT（alanine aminotransferase，アラニンアミノ基転換酵素）は肝に特異的である．

基準値は AST 10～40 U/l，ALT 5～40 U/l．

h. γ-GTP, ALP, LAP

胆道系酵素である．γ-GTP（γ-glutamyl transpeptidase，γグルタミルトランスペプチターゼ）単独での上昇は，アルコール性肝障害でみられる．ALP（alkaline phosphatase，アルカリホスファターゼ）は骨疾患や若年期に上昇する．

基準値はγ-GTP 50 IU/l 以下，ALP 110～340 IU/l，LAP 80～170 IU/l．

i. ビリルビン

肝・胆道系疾患や体質性黄疸にて上昇する．非抱合型ビリルビン（間接ビリルビン）は赤血球が破壊されて生じ，アルブミンと結合し肝臓に運ばれる．肝実質の小胞体でグルクロン酸抱合を受けると抱合型ビリルビン（直接ビリルビン）となり，胆道から十二指腸に排泄される．したがって，肝実質以前の障害では間接型ビリルビンが，肝実質から胆道系の障害では直接型ビリルビンが上昇する．

基準値は総ビリルビン 0.2～1.2 mg/dl，直接ビリルビン 0.0～0.3 mg/dl，間接ビリルビン 0.2～0.9 mg/dl．

j. コリンエステラーゼ

コリンエステラーゼ（cholinesterase：ChE）は，コリンエステルを加水分解する酵素であり，肝実質障害において低下する．また低栄養，慢性消耗性疾患などでも低下する．

k. LDH

LDH（lactate dehydrogenase，乳酸脱水素酵素）は，心筋，骨格筋，腎臓，肝臓に分布する酵素である．LDH アイソザイムでは，心筋梗塞・溶血性黄疸・筋疾患ではⅠが，癌ではⅢが，肝疾患ではⅤが上昇する．

l. アミラーゼ

多糖類を加水分解する酵素で，唾液腺と膵臓に存在する．急性膵炎，急性耳下腺炎などで上昇する．アミラーゼの上昇を認めた場合，アイソザイム分析を行い，膵型（P型）と唾液腺型（S型）の局在を調べる．

m. クレアチンキナーゼ

骨格筋，心筋に存在する酵素で，筋炎，急性心筋梗塞，悪性腫瘍で上昇する．新生児も高値である．クレアチンキナーゼ（creatine kinase：CK）が高値の場合，アイソザイム分析を行う．クレアチンキナーゼMB分画（creatine kinase MB：CK-MB）が20％をこえる場合は心筋障害が疑われる．

n. Na, K, Cl

体内の水分は，成人では体重の60％であり，細胞外液（20％）と細胞内液（40％）に区分される．また，前者は血漿（5％）と組織間液（15％）に分けられる．Na，Clは細胞外液に多く，Kは細胞内液に多く分布している．

Naは血漿晶質浸透圧を維持し，高ナトリウム血症は浸透圧上昇を意味し，脱水，糖尿病でみられる．低ナトリウム血症は水分過剰状態を相対的に表し，抗利尿ホルモン（antidiuretic hormone：ADH）不適合分泌症候群（syndrome of inappropriate secretion of antidiuretic hormone：SIADH）でみられる．血漿浸透圧（mOsm/kg）は以下の式で計算され，基準値は290 mOsm/kgである．

2（Na＋K）＋血糖値/18＋BUN/2.8

Kの異常は細胞膜電位を変化させ，神経障害・脱力・心臓の刺激伝導系障害を起こす．

o. 鉄，総鉄結合能，不飽和鉄結合能

生体の鉄総量は，3～4 gであり，70％がヘモグロビン鉄として存在し，30％がフェリチンとして存在する．

総鉄結合能（total iron binding capacity：TIBC）＝血清鉄＋不飽和鉄結合能（unsaturated iron binding capacity：UIBC）の関係にある．

p. 血 糖

血液内のグルコース（ブドウ糖）の濃度を血糖値という．

基準値は70～109 mg/dl．高血糖は糖尿病，内分泌疾患でみられ，低血糖はインスリノーマ，糖尿病の過剰インスリン投与でみられる．

q. HbA1c

1～2カ月前の平均血糖値を表す．6.5％以上で糖尿病である．

基準値は4.3～5.8％．

r. 総コレステロール

コレステロールは細胞膜の構成成分であり，ステロイドホルモンや胆汁酸の原料でもある．

基準値は130～200 mg/dl．

s. トリグリセリド

中性脂肪の90％がトリグリセリドである．エネ

ルギー源であり，全身の脂肪組織としてエネルギーの貯蔵も行っている．

基準値は50〜150 mg/dl．高値だと動脈硬化，脂肪肝を合併する．

t. HDL-コレステロール

各細胞から余剰のコレステロールを肝臓に戻す働きがある．

基準値は35〜80 mg/dl．

u. LDL-コレステロール

肝臓でつくられたコレステロールを各臓器に運ぶ働きをしている．

基準値は60〜139 mg/dl．

v. 脳性ナトリウム利尿ペプチド

脳性ナトリウム利尿ペプチド（brain natriuretic peptide：BNP）は豚の脳から同定された心臓ホルモンでヒトでは心室から分泌される利尿ホルモンである．心不全，心筋梗塞で増加する．

基準値は18.4 pg/ml以下．

（4）免疫血清学的検査（血清検査）

a. C反応性蛋白

C反応性蛋白（C-reactive protein：CRP）は，急性炎症が生じると数時間のうちに血中濃度が上昇する．炎症の早期診断，疾病の経過観察に有効な指標である．

b. 抗ストレプトリジン-O抗体

抗ストレプトリジン-O（antistreptolysin-O：ASO）抗体は，A群溶連菌感染症（扁桃炎，上気道炎，肺炎，猩紅熱，リウマチ熱，急性糸球体腎炎など）で上昇する．

c. 梅毒血清検査

Treponema pallidum（TP）の感染を調べる．血清梅毒反応（serologic test for syphilis：STS；ガラス板法など），TP感作血球凝集反応（*Treponema pallidum* hemagglutination test：TPHA）がともに陰性の場合は感染していないか，感染初期（1〜2週間）を示す．STS陽性，TPHA陰性の場合は感染を示す．STS陰性，TPHA陽性の場合はかなり時間が経過した梅毒を示し，TPHAは梅毒が治癒しても陽性である．STS，TPHAともに陽性の場合は梅毒感染を示す．

d. ツベルクリン反応（ツ反）

ツ反は結核菌に対する遅延型反応である．精製ツベルクリン（purified protein derivative of tuberculin：PPD）0.5 μg/mlを0.1 ml皮内注射し，48時間後に測定．10 mm以上を陽性とする．

e. HBs抗原，IgM-HBc抗体

HBV感染の有無やその程度を調べる．HBs抗原陽性は感染，キャリア状態を示す．HBs抗体陽性は防御抗体獲得を意味し，現在は治癒していることを示す．IgM-HBc抗体陽性はB型肝炎急性期を示す．HBe抗原陽性はきわめて感染性が高い危険な状態を示している．

f. HCV抗体

HCVの感染の有無を調べる．ただしHCV抗体は感染後4〜8週間経過しないと陽性にならない．

g. HIV抗体

HIVに感染しているか調べる．ただしHIV抗体は感染後8〜12週間経過しないと陽性にならない．

h. ヒトT細胞白血病ウイルス抗体

ヒトT細胞白血病ウイルス（human T cell leukemia virus-Ⅰ：HTLV-Ⅰ）抗体は，成人T細胞白血病（adult T cell leukemia：ATL）の原因ウイルスであるが，性行為などの水平感染ではATLへ進展する可能性はきわめて低い．母子感染の場合にATL発症の可能性がある．

i. エンドトキシン

エンドトキシンはグラム陰性菌の細胞外膜に存在するリポ多糖（lipopolysaccharide：LPS）で，発熱・ショックなどのさまざまな炎症反応を惹起する．血漿中で高値であればグラム陰性菌感染症を疑う．

j. (1→3)-β-D-グルカン

β-D-グルカンは真菌細胞壁に存在する．高値の場合，カンジダ，アスペルギルスなどの深在性真菌症を疑う．

k. 免疫グロブリン

血清蛋白を電気泳動すると，アルブミンとグロブリンに分かれる．後者は，$α_1$，$α_2$，$β$，$γ$と分かれる．$β$から$γ$領域に免疫グロブリン（immunoglobulin：Ig；抗体）が含まれ，IgG，IgA，IgM，IgD，IgEの5つに分類される．

l. 血清補体価（CH_{50}）

炎症や腫瘍で非特異的に上昇する．低下は，慢性肝疾患による産生低下やネフローゼ症候群などの排泄増加がある．

m. 抗ミトコンドリア抗体

抗ミトコンドリア抗体（antimitochondrial antibody：AMA）は原発性胆汁性肝硬変症（primary biliary cirrhosis：PBC）で特異的に上昇する．

n. 抗核抗体
抗核抗体（anti-nuclear antibody：ANA）とは，真核細胞の核内に含まれる抗原性物質に対する抗体群の総称．多くの膠原病で陽性となる．

o. LE細胞
全身性エリテマトーデス（systemic lupus erythematosus：SLE）患者にみられる，ヘマトキシリン体を貪食した好中球のことで，SLEでの陽性率は60～90％である．

p. 抗Sm抗体
抗Sm抗体は，SLE患者で見いだされた抗核抗体の1つであり，SLEに特異的で30％が陽性となる．

q. 抗SS-A・SS-B抗体
抗SS-A抗体はSLEやSjögren症候群で高率に出現し，抗SS-B抗体はSjögren症候群に特異的に出現する．

r. リウマトイド因子（RF，RAテスト）
関節リウマチ，SLE，Sjögren症候群などの膠原病で上昇する自己抗体である．また肝硬変，結核，梅毒などでも上昇することがある．

s. ヘルペスウイルスIgG抗体，IgM抗体
ヘルペスウイルスの発病早期と回復期（2～3週後）の血清を測定し，4倍以上のIgG抗体の上昇があれば血清学的に陽性となる．単一血清でもIgM抗体が上昇していれば初感染を疑うこともできる．

t. 腫瘍マーカー
腫瘍の存在を推定させる物質で臨床上有用なもの．

i）SCC抗原
SCC（squamous cell carcinoma，扁平上皮癌）抗原は，頭頸部癌，食道癌，肺癌，子宮頸癌で高値となる．皮膚炎などでも上昇する．

ii）CYFRA
CYFRA（cytokeratin 19 fragment，サイトケラチン19フラグメント）は，頭頸部癌や肺癌の扁平上皮癌で高値を示す．

iii）CEA
CEA（carcinoembryonic antigen，癌胎児性抗原）は，大腸癌や胃癌で高値となる．

iv）AFP
AFP（α-fetoprotein，α-フェトプロテイン）は，肝細胞癌・転移性肝癌で高値を示す．

（5）輸血検査

a. ABO式
輸血を行うにあたって最も重要な血液型である．赤血球に発現しているAおよびB抗原を抗A，抗B抗体を用いて凝集反応の有無から判定するオモテ検査と，血清中の規則抗体（抗A，抗B抗体）をA抗原陽性ヒト赤血球およびB抗原陽性ヒト赤血球を用いて凝集反応の有無から検査するウラ検査とを行う．この2つが一致してABO式判定をする．

b. Rh(D)式
Rh血液型には，D，C，c，E，eの5つがあるが，輸血で重要なのはD抗原である．

c. 不規則抗体（同種抗体）
不規則抗体とは抗A抗体および抗B抗体以外の赤血球抗体の総称である．間接抗グロブリン試験を含む不規則抗体のスクリーニング検査を行う．不規則抗体が検出された場合は同定検査を行う．不規則抗体が陰性の場合は，ABO型とRh型を同型にすることで交差適合試験を簡略化できる．

（6）細菌検査
細菌による感染を受けた血液や分泌物などから，起因菌を検出する検査．

a. 顕微鏡検査
Gram染色やZiehl-Neelsen染色（結核菌などの抗酸菌染色）などで病巣内の細菌の種類と量を調べる．

b. 培養・同定検査
適切な培地と環境下で細菌を発育・増殖させ，1種類の細菌を分離し同定する．深部の化膿性疾患などでは嫌気性培養が重要である．

c. 薬剤感受性検査
培養・同定した細菌が完全に生育阻止あるいは殺菌する最低の薬剤濃度（最小発育阻止濃度（minimum inhibitory concentration：MIC））を調べ，その細菌に対する薬剤の効果の指標とする．

（7）病理検査
疾患の診断や病因の究明のため，手術や検査の目的で採取された組織を顕微鏡で調べる検査．

a. 細胞診
剝離細胞診と穿刺吸引細胞診とに大別される．前

者は病変部表層を擦過して剥離した細胞を顕微鏡で調べる方法であり，後者は病変部を穿刺し内容物を吸引して調べる方法である．

b. 術中迅速病理組織診

手術中のかぎられた時間内に病変の悪性の有無を判断したり，病変の取り残しの有無について調べる検査で，切除範囲や術式に関係する．

c. 病理組織診

提出された臓器や組織を肉眼的に観察し，ついで標本を作製し顕微鏡下で診断する．

2 生体機能検査（生理検査）

患者自身の生体そのものについて行う検査で，生体変化を客観的に把握するために行う．

(1) バイタルサイン（vital sign）

a. 体温

体温の測定は腋窩が一般的である．成人の腋窩体温は36.0〜37.0℃であり，それ以上を発熱という．

i) 発熱

発熱は体温と経時変化（熱型）に注意する．熱型は以下に分類する．

①微熱：37.0〜37.9℃の発熱が持続する．
②稽留熱：最高温度が38.0℃以上で，日差が1.0℃以内．
③弛張熱：最高温度が38.0℃以上で，日差が1.0℃以上だが，平熱に戻らない．
④間欠熱：最高温度が38.0℃以上で，日差が1.0℃以上だが，平熱に戻る．
⑤周期熱：高熱期と無熱期が数日の間隔で周期的に繰り返される．

b. 血圧

血液の圧波が動脈壁に及ぼす力が血圧であり，動脈壁の内圧で変動しやすく年齢とともに高くなる．血圧の重症度分類を表3.3.1に示す．

c. 脈拍

大動脈の血液の圧波が表在の末梢動脈で触知されるもの．1分間の脈拍数とリズムで表す．
基準値は60〜90回/分．50回以下を徐脈（bradycardia），100回以上を頻脈（tachycardia）という．発熱，脱水で頻脈となる．

d. 呼吸

呼吸数やその性状をみる．基準値は15〜20回/分．

表3.3.1 血圧の分類（高血圧治療ガイドライン2009年版）

分類	収縮期血圧（mmHg）		拡張期血圧（mmHg）
至適血圧	<120	かつ	<80
正常血圧	<130	かつ	<85
正常高値血圧	130〜139	または	85〜89
Ⅰ度高血圧	140〜159	または	90〜99
Ⅱ度高血圧	160〜179	または	100〜109
Ⅲ度高血圧	≧180	または	≧110
（孤立性）収縮期高血圧	≧140	かつ	<90

（日本高血圧学会高血圧治療ガイドライン作成委員会編：高血圧治療ガイドライン，日本高血圧学会，2009）

特殊な呼吸として重要なものは，過換気状態（心因性の過呼吸），起座呼吸（座位で努力性呼吸をしている），下顎呼吸（下顎だけを動かして努力性の呼吸をしている），Cheyne-Stokes呼吸（弱い呼吸が次第に強く大きな呼吸となり，また次第に弱くなり無呼吸になることを繰り返すもので大脳が広範囲に障害されたときに生じる）などがある．

(2) 呼吸機能検査

換気機能，ガス交換機能，循環機能などに分けられる．

a. スパイログラフィ

肺活量などの肺気量分画や努力性呼出曲線を調べる．％肺活量（percent vital capacity：％VC）が80％以下の場合を拘束性換気障害といい，肺線維症，無気肺，胸水などがある．1秒率（forced expiratory volume % in one second：$FEV_{1.0}$％）が70％以下の場合を閉塞性換気障害といい，慢性気管支炎，肺気腫，気管支喘息などがある．また，％VCが80％以下で$FEV_{1.0}$％が70％以下を混合性換気障害という（図3.3.1）．全身麻酔下での手術を行う際の術前検査として用いられる．

b. 最大呼気フローボリューム曲線

努力性呼出時には呼出する努力に影響するが，後半の低肺気量では呼出努力に依存しない．閉塞障害，特に細気管支の障害を示す．

c. 肺コンプライアンス

肺のかたさや収縮力を調べる．

d. 動脈血ガス分析

動脈血ガスは肺でのガス交換と密接に関係し

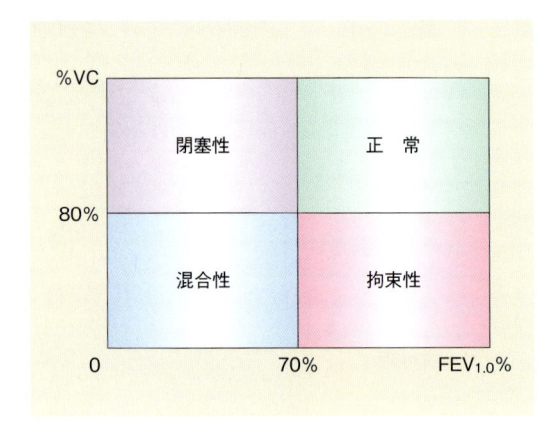

図 3.3.1　換気障害の判定基準
肺活量（%VC）の 80% と 1 秒率（$FEV_{1.0}$%）の 70% を直交座標として，換気障害が分類される．閉塞性障害として慢性閉塞性肺疾患（chronic obstructive pulmonary disease：COPD）すなわち慢性気管支炎，肺気腫と気管支喘息があげられる．拘束性障害として無気肺，胸水，肺線維症などがあげられる．

ており，動脈血酸素分圧（PaO_2），炭酸ガス分圧（$PaCO_2$），pH，重炭酸イオン（HCO_3^-）・酸素飽和度（SaO_2），塩基過剰（base excess：BE）を測定することで，呼吸機能・循環・代謝の状態を知ることができる．

基準値は PaO_2：80〜100 mmHg，$PaCO_2$：35〜45 mmHg，pH：7.35〜7.45，HCO_3^-：22〜26 mEq/l，BE：-4〜$+4$ mEq/l，SaO_2：95%以上．

酸素解離曲線（図 3.3.2）では，最低限動脈血で保たなければならない PaO_2 60 mmHg が SaO_2 90%であること，動脈血 PaO_2 100 mmHg は，SaO_2 98%であること，静脈血 PaO_2 40 mmHg が SaO_2 75%であることを知っておく必要がある．

(3) 心機能検査
a. 心電図
軸偏位も調べるが，基本的に波形の異常とリズムの異常とに分けて考える．

i) 波形の異常
心房負荷と心室肥大，心筋虚血（ST 上昇，ST 低下，陰性 T 波，異常 Q 波），WPW（Wolff-Parkinson-White）症候群（デルタ波の出現），電解質異常（高カリウム血症における T 波の増大）など．陳旧性心筋梗塞では異常 Q 波が障害部位に一致して出現する．また下壁梗塞ではⅡ，Ⅲ，aVF が，前壁梗塞では V1〜V5 で出現する．

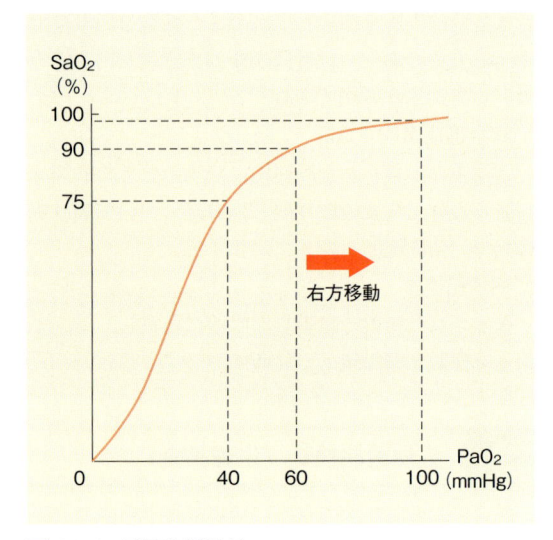

図 3.3.2　酸素解離曲線
動脈血では SaO_2 は 98%，PaO_2 は 100 mmHg であり，静脈血では SaO_2 は 75%，PaO_2 は 40 mmHg である．SaO_2 が 90%のときに，PaO_2 が 60 mmHg であることに注意する．$PaO_2 \leq 60$ mmHg で呼吸不全である．
pH が酸性に傾く（$[H^+]$，$PaCO_2$ が増大）ほど，温度や 2,3-ジホスホグリセリン酸（2,3-diphosphoglyceric acid：2,3-DPG）が増大するほど，解離曲線は右方移動する（Bohr effect）．すなわち，低酸素分圧領域（末梢組織）では酸素放出量が増加する．

ii) リズムの異常
心房細動（P 波がなく基線のゆれとしてみられる f 波が出現し，その結果 QRS が不規則に出現），心房性期外収縮（異所性 P 波とそれに続く QRS 波が出現する．QRS の波形は同型），心室性期外収縮（P 波がなく，幅広く変形した QRS が突然出現），Ⅰ度房室ブロック（PQ 間隔が 0.2 秒以上に延長するが，P 波と QRS 波は 1：1 対応），Ⅱ度房室ブロック（PQ 間隔が徐々に延長し QRS が脱落する Wenckebach 型と，PQ 間隔が一定で突然 QRS が脱落する Mobitz Ⅱ型がある），Ⅲ度房室ブロック（P 波と QRS 波が無関係に出現する）などがある．

b. 負荷心電図
心臓に一定の負荷（運動）をかけ心電図を測定する．

i) マスター法
安静時の心電図をとり，2 段の階段を昇降したときの心電図と比較する．

ii) トレッドミル法
胸に電極をつけ，ベルトコンベア上を歩きながら心電図をとる．

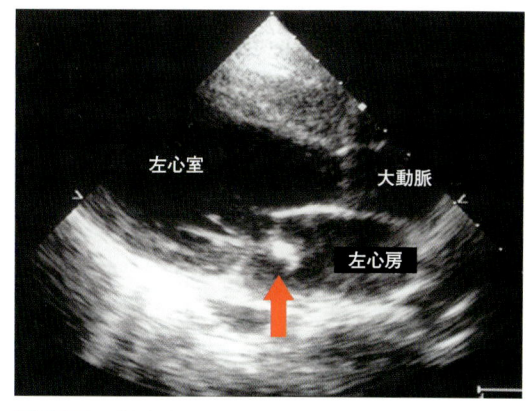

図 3.3.3　心エコー
Bモードはプローブから扇型にスキャンする．Mモードは弁などの動きを時間経過で横軸方向にずらして表す．この図はBモードで，赤矢印は僧帽弁の疣贅を示す．

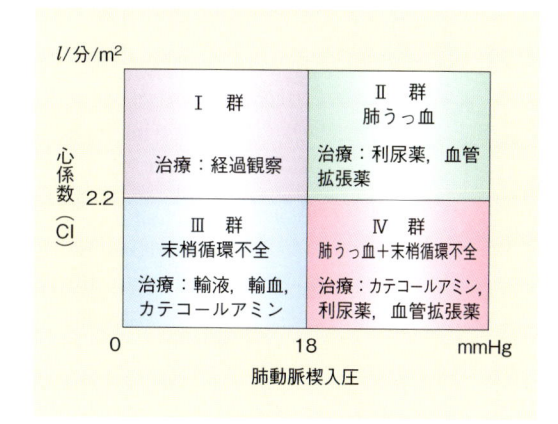

図 3.3.4　Forrester 分類
心不全やショックに対する病態の把握と治療方針の決定に有用な分類である．心係数（cardiac index：CI）は心拍出量を体表面積で割った値で，基準値は 2.5～4.2（l/分/m²）である．肺動脈楔入圧は肺動脈の先で風船を膨らませて右心室からの圧を排除したもので左心房圧に近いと考えられる．基準値は 4～12 mmHg である．中心静脈圧（central venous pressure：CVP）で代用することもある．

iii）エルゴメーター法
胸に電極をつけ，自転車のペダルをこぎながら心電図をとる．

c. Holter 心電図
ときどきしか出現しない不整脈をとらえるために，携帯式の心電計を 24 時間装着して記録する．

d. 心エコー法
超音波を用いて心臓内部の構造を描出する検査．Mモードエコー法，Bモードエコー法（図 3.3.3）や血流を表せるドプラエコー法がある．

e. 心カテーテル検査
心腔内や血管内に挿入したカテーテルを用いて内圧や肺動脈楔入圧を測定したり，熱希釈法により心拍出量を求めたりする検査．一般的に Swan-Ganz カテーテルを用いる．心臓から組織への酸素供給量は，心拍出量と PaO_2 と Hb 量で決まる．心不全に対する治療方針の決定には，Forrester 分類（図 3.3.4）を用いると便利である．

f. タリウム心筋シンチグラフィ
タリウム（²⁰¹Tl）は心筋の虚血や梗塞に陥った心筋の回復の評価に用いられる．

（4）腎機能検査
腎は体液の量・質を一定に保つ機能をもつ．腎機能検査には血液生化学（BUN，クレアチニン，尿酸），フェノールスルホンフタレイン（phenolsulfonphthalein：PSP）排泄試験，腎クリアランスなどがある．

a. 腎クリアランス法
ある物質が腎の働きにより，単位時間（分）に血漿から排泄される血漿の量をその物質のクリアランスという．物質として，尿素やクレアチニンやパラアミノ馬尿酸などがあるが，ここでは代表的なクレアチニンクリアランス（creatinine clearance：Ccr）について述べる．24 時間尿を用いた Ccr は，最も盛んに用いられる糸球体濾過値（glomerular filtration rate：GFR）の測定法である．また外来患者などでは，200～300 ml の水を飲ませて施行する 1～2 時間尿の Ccr もある．

$$Ccr = Ucr/Scr \times V \times 1.73/A$$

Ucr：尿中クレアチニン濃度，Scr：血清中クレアチニン濃度，V：尿量，A：体表面積

基準値は 80～110 ml/分．

b. PSP 排泄試験
PSP は静注すると近位尿細管より分泌される色素であり，15 分値が腎血流量と相関する．

朝食禁として試験直前に 500 ml 飲水させ，排尿させる．30 分後に正確に 6 mg（1 ml）の PSP を静注し 15 分の尿を採取，比色定量する．

基準値は 15 分値 35％．

c. Fishberg 濃縮試験
脱水下における尿濃縮能を調べる検査であるが，腎機能の悪化をきたすこともあり注意が必要である．

前日の夕食後から絶飲食にし，夜間尿は捨てる．朝7時，8時，9時に採尿し，おのおのの比重測定をする．

基準値は比重 1.025 以上，浸透圧 850 mOsm/l 以上．

d. ナトリウム排泄分画率

ナトリウム排泄分画率（fractional excretion sodium：FENa）は，尿に排泄された Na が糸球体で濾過された量の何%かを示し，近位尿細管機能の指標である．

$$FENa = (UNa/PNa) \times (Pcr/Ucr) \times 100$$

基準値は 0.55% 未満．急性腎不全の鑑別として用いられ，腎前性腎不全は 1% 未満，腎性腎不全は 1～2% 以上である．

e. 尿中 N-アセチル-β-グルコサミニダーゼ

N-アセチル-β-グルコサミニダーゼ（N-acetyl-β-D-glucosaminidase：NAG）は，近位尿細管が障害されると尿中排泄が増加する．

f. 尿中 β_2-ミクログロブリン

近位尿細管が障害されると再吸収されず，増加する．

（5）肝機能検査

a. 色素排泄試験

ⅰ）ICG 試験

ICG（indocyanine green，インドシアニングリーン）を静注し，15 分後の停滞率を調べる．

基準値は 15 分後停滞率 10% 以下．

ⅱ）ブロムスルファレイン試験

ブロムスルファレイン（bromsulphalein：BSP）を静注し，45 分後の停滞率を調べる．

基準値は 45 分後停滞率 5% 以下．

b. Child-Pugh の分類

Child-Pugh の肝機能障害重症度分類（表 3.3.2）は血清ビリルビン，血清アルブミン，腹水・肝性脳症の有無，PT で肝機能障害の程度をはかる方法であり，Pugh score は各項目の点数を合計したものである．

（6）脳波検査

脳波は棘波，鋭波，徐波などの異常波形の判定やその局在を調べる検査．てんかん，無酸素脳症，亜急性硬化性全脳炎，脳出血，睡眠深度の際に利用される．

表 3.3.2 Child-Pugh の肝機能障害重症度分類と Pugh score

	1点	2点	3点
血清ビリルビン (mg/dl)	1～2	2～3	>3
血清アルブミン (g/dl)	3.5	2.8～3.5	<2.8
腹水	なし	軽度	中等度以上
肝性脳症	なし	軽度	高度
PT（対照との差：秒）(%)	1～4 >80	4～6 50～80	>6 <50

肝機能障害に対する分類である．Pugh score はおのおのの点数を合計した値で，Grade A（軽度肝障害）は 5～6 点，Grade B（中等度肝障害）は 7～9 点，Grade C（高度肝障害）は 10～15 点である．
Pugh score が 8～9 点の場合，1 年以内に死亡する例が多く，10 点以上になると予後は 6 カ月である．

（7）筋電図

筋肉が収縮する際に出現する活動電位を検出し，運動障害の原因が筋障害によるものか末梢神経障害によるものかを調べる検査．　　　　〔武川寛樹〕

3.4 口腔領域の画像診断

口腔顎顔面領域の画像診断はほかの領域と同様に，単純 X 線撮影を基本として，CT，MRI といった断面画像でほぼ完結する．これに加えて超音波検査や核医学検査が補完的に用いられる．施設の考え方や装置の利用しやすさによって多少の変動はあろう．しかし，基本となる単純撮影や CT，MRI の検査としての特徴を把握しておくことが画像検査を効果的に活用する基本である．近年では日本医学放射線学会が画像診断ガイドラインを提示している（http://www.jcr.or.jp/guideline/guideline2007.html）．日本歯科放射線学会や欧米の関連学会は歯とその周囲組織疾患やインプラント診療についてのガイドラインを提案している．これらを参考にするのがよいであろう．この節では，画像検査法とその基本的な読影を修得することを目的とした．

1　X線検査

顎口腔領域で活用されるX線検査はパノラマ撮影である．パノラマX線撮影は細隙からのX線を，被写体を中心に回転させて断層像を作成し，歯とその周囲組織とともに，上・下顎骨をパノラマ展開像として表示する．そのため顎口腔領域の診断の流れのなかで顎骨疾患を疑ったときの第一選択となる．さらに頭部単純（正面像，側面像など）を加えてもよいが，その付加的情報は少ない．パノラマX線撮影で顎骨病変や上顎洞の疾患が疑われたときには，むしろCTを加えるのがよい．CTにて質的な診断とともに量的な診断も可能となる．MRIを先に撮影してもいいが，骨の詳細を観察する場合にはCTを選択すべきである．

歯科特有の撮影法として口のなかにフィルムないしX線センサーを固定して，外部からX線を投影する口内法撮影がある．歯とその周辺を高解像度で撮影する．なお，歯科領域で利用されるX線撮影法による患者の被曝線量を，ほかの撮影法などとの比較で表3.4.1に示す．実効線量は放射線被曝に伴う発癌と遺伝的影響を考慮した線量の単位であり，被曝線量の大きさの比較に利用される．

(1) パノラマX線撮影の原理

パノラマX線撮影では患者を中心にして，X線管と検出器が対向し，回転中心を移動させながら回転する．回転速度は前歯の撮影時にはやや遅くなる．X線束はスリット状で，断層撮影の原理にスリット撮影が加わった原理で説明され，その結果，描出される領域（断層域）は歯列に沿って馬蹄形となるように設計されている．図3.4.1にその概念図を示す．

表3.4.1　歯科X線撮影法による実効線量と他のX線撮影法や自然放射線による実効線量との比較

撮影法および日常の被曝	実効線量（mSv）
歯科パノラマX線撮影	0.01
歯科口内法撮影	0.007
歯科用コーンビームCT	0.03〜0.6
胸部単純撮影	0.1
腹部単純撮影	0.3
乳房撮影	0.2
CT（インプラント術前検査，低管電流使用）	0.5〜0.8
CT（一般撮影）	1〜10
自然放射線（宇宙線，地殻，吸引など）	2.4
東京・アメリカ東海岸往復（宇宙線）	0.1

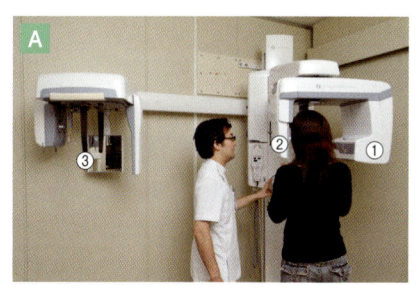

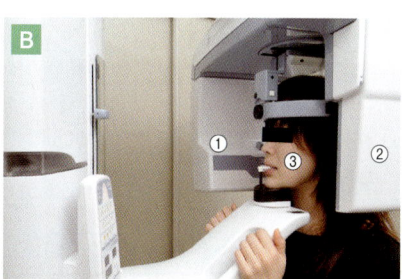

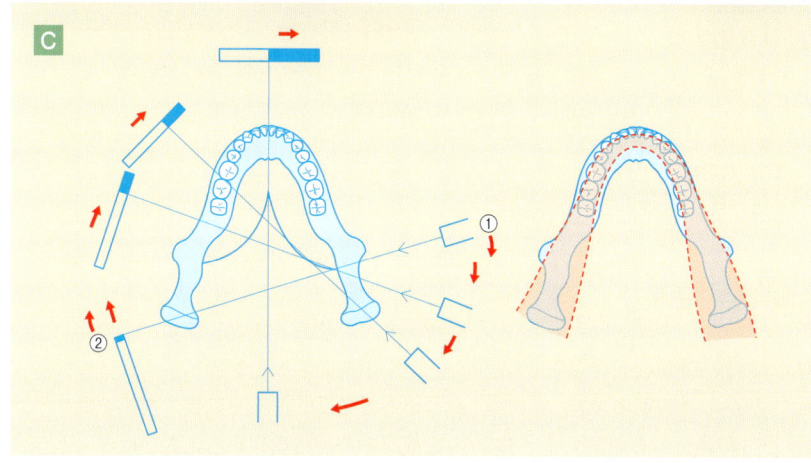

図3.4.1　パノラマ撮影装置の構成

A：代表的なパノラマ装置と，装置に患者を位置づける様子を示す．X線管のある部分（①），検出器（②）からなる．なお本装置は頭部X線規格撮影（セファログラフィ）にも対応しており，その場合には頭部固定装置（③）を使用する．B：患者の位置づけを示す．X線管（①）と検出器（②）は対向して回転する．患者は指定された位置に，Frankfort平面を平行にして固定される（③）．C：パノラマ撮影におけるX線管（①）の回転軌道を示す．X線束は対向する検出器（②）に入射する．パノラマ撮影で描出される断層域を右に破線部分で示す．

3.4　口腔領域の画像診断

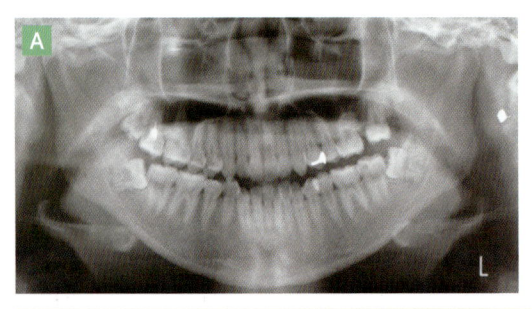

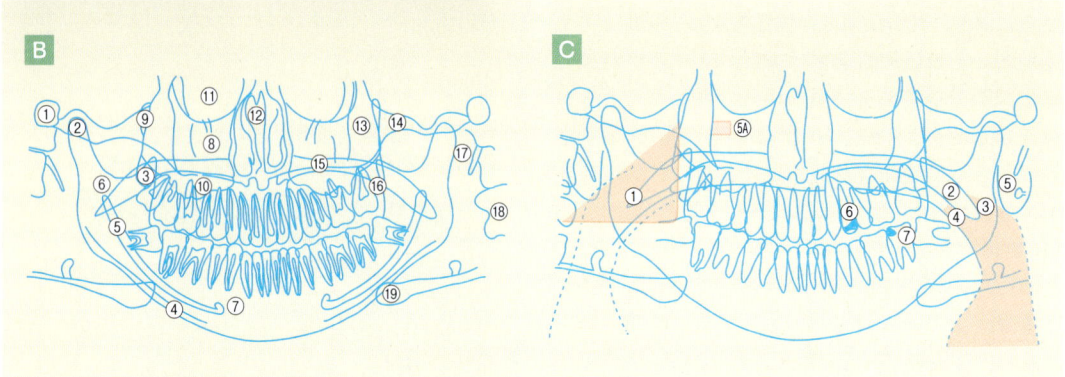

図3.4.2 パノラマ画像の解剖学的指標

A：パノラマ画像の一例．17歳女性．第三大臼歯の検査を目的として撮影した．上下左右の4本の第三大臼歯が認められる．下顎の2歯は下顎管と近接している．
B：歯と骨を中心とした解剖学的指標を示す．①外耳道，②下顎頭，③筋突起，④下顎骨下縁，⑤下顎管，⑥下顎孔，⑦オトガイ孔，⑧上顎洞，⑨翼口蓋窩，⑩上顎洞底線，⑪眼窩，⑫鼻腔，⑬パノラマ無名線，⑭頬骨弓，⑮硬口蓋，⑯上顎結節，⑰茎状突起，⑱頸椎，⑲舌骨．
C：画像に重なって投影される軟組織陰影とパノラマ撮影に特有の障害陰影ないしゴースト（ghost）像を示す．①対側下顎骨体のゴースト像，②軟口蓋，③鼻咽腔の空気，④口腔咽腔の空気（舌体の上部の空気層），⑤金属（イヤリング），⑤Ａ金属（イヤリング）のゴースト像．なお，⑥歯の金属修復物，⑦歯のう蝕がみられる．

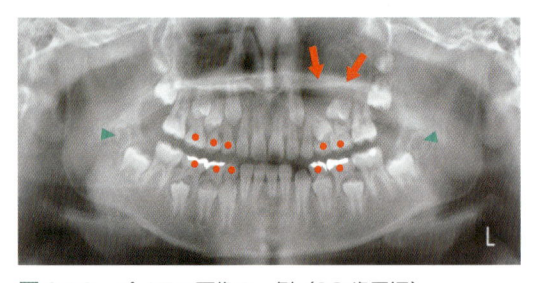

図3.4.3 パノラマ画像の一例（10歳男児）
上顎左側口蓋部の腫脹を主訴として来院した．パノラマ画像にて上顎左側臼歯部から上顎洞にかけて円形の膨隆性病変を認める（赤矢印）．埋伏する小臼歯を下方に圧迫している．囊胞性病変を疑う．なお，本例では17，15，14，13，23，24，25，35，34，43，44，45が未萌出で，乳犬歯と乳臼歯が多数残存している（赤点）．また歯冠の石灰化の開始した第三大臼歯の歯胚がみられる（矢頭）．

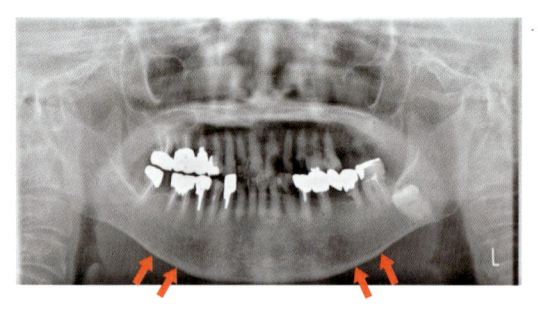

図3.4.4 パノラマ画像の一例（63歳女性）
歯周病を主訴に来院した．歯の欠損と多数のう蝕に加えて，歯槽骨の吸収が全体にわたってみられる．また下顎左側第三大臼歯が埋伏している．なお，本例では下顎骨の下縁の皮質骨は菲薄化しており（矢印），骨粗鬆症の進行を疑う．

（2）パノラマX線画像の解剖学的指標
（図3.4.2〜3.4.4）

　パノラマX線画像が歯科口腔外科領域における標準的なX線検査法であることから，読影では検査目的とした部分だけではなく，画像全体を観察する習慣を身につける．読影の順番は自身で決めておけばよいが，たとえば，右側下顎臼後部から筋突起，下顎切痕，下顎頭，下顎枝後縁，下顎角，下顎下縁，その正中部，そして対側，さらに下顎管を下顎孔からオトガイ孔，そして対側，次に上顎は上顎洞の内側壁（鼻腔の外側）から上顎洞底部，上顎結

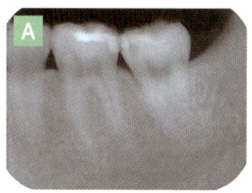

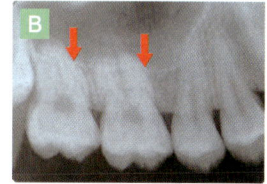

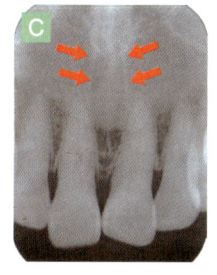

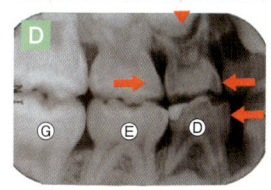

図 3.4.5　口内法撮影にて得られた画像

A：下顎左側大臼歯部．第一および第二大臼歯の歯冠の不透過像はレジン修復を示す．第二大臼歯の近心隣接面に象牙質に及ぶ透過像がみられ，う蝕を疑う．歯槽骨の吸収はみられない．B：上顎右側大臼歯部，小臼歯から大臼歯についてう蝕や歯槽骨の吸収などはみられない．歯根，歯髄腔にも特に異常はみられない．上顎洞の底部（矢印）が歯根と重積している．C：上顎切歯部，左右の切歯に特に異常はみられない．切歯の間に切歯管の側壁（矢印）がみられる．D：小児（8歳女児）の上・下顎臼歯部，咬翼法撮影によるもので，第一・第二乳臼歯（Ⓓ，Ⓔ）と第一大臼歯（Ⓖ）の歯冠部が投影されている．乳臼歯の隣接面う蝕（矢印）とレジン修復をみることができる．また乳臼歯の歯根部には永久歯の歯冠の一部（矢頭）がみられる．

節部から上顎洞後壁，というように連続した線で追う．パノラマX線画像は顎骨全体を描出し，また頭部も投影されるため，たとえば下顎下縁の皮質骨の所見から骨粗鬆症の進行を推定したり，頸椎の前方に投影される石灰化所見から頸動脈の石灰化を疑うなど，付加的な情報が得られることがある．

（3）口内法撮影

口内法撮影にて得られた画像を図 3.4.5 に示す．歯のエナメル質，象牙質，歯髄腔，歯根膜腔，歯槽硬線（白線）を明瞭にみることができる．

（4）頭部X線規格撮影（セファログラフィ）

顔面頭蓋のプロファイルを決定するために撮影する．側面像と正面像を撮影するが側面像のみの場合もある．投影撮影を行いX線管焦点から患者正中矢状面までの距離が 150 cm，正中矢状面からフィルム面までの距離は 15 cm とするのが慣例である．最近では図 3.4.6 に示すようにパノラマX線装置に付属した装置が普及している．　〔岡野友宏〕

■ 文　献

American Dental Association Council on Scientific Affairs：The use of dental radiographs. Update and recommendations. J Am Dent Assoc, 137(9)：1304-1312, 2006.

日本歯科放射線学会，歯科放射線診療GL委員会編：インプラント画像診断．http://minds.jcqhc.or.jp/stc/0060/1/0060_G0000166_GL.html

Office for Official Publications of the EC：Guidelines on radiation protection in dental radiology, 2004. http://ec.europa.eu/energy/nuclear/radioprotection/publication/doc/136_en.pdf

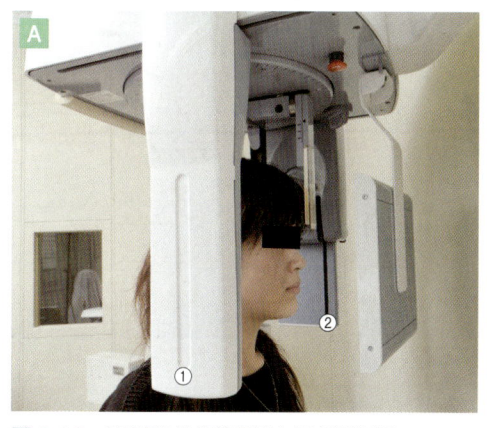

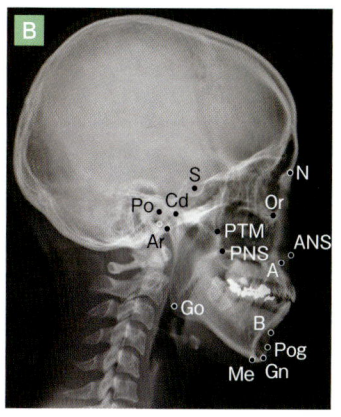

図 3.4.6　頭部X線規格撮影と解剖学指標

A：セファログラムを撮影するときの撮影時の患者の位置づけを示す．Frankfort平面を平行とし，イヤーロッドにて頭部固定する．本例では手前に一次側スリット（①）があり，患者を介して向こう側に検出器を含むスリット（②）があり，その両者が対向して患者の前方から後方へと，スリット状のX線束で走査（スキャン）する．B：27歳女性．セファログラムの一例を示す．これは投影撮影にて得られた画像である．図中に記入したような基準点を決め，点を結んだ基準線から患者の側面像としてプロファイルを決定する．

2　CT

X線CT装置（CT）は，人体を透過したX線を検出器でデータとして収集し，演算処理することにより断面像を作成する．CTの特徴を以下にまとめる．なお，近年，歯科領域に特化した歯科用コーンビームCTが普及しつつある．

CTは，①断面像が得られる，②骨や石灰化を伴った構造物の描出にすぐれる，③軟組織を描出できる，④三次元画像処理が行える，⑤空間分解能（空間における2つの物体を識別する能力）が高い．なお，注意すべき点として，①画像情報を取得する単位（ボクセル）内において目的以外の異なった物質が存在するとCT値が不正確となる（パーシャルボリューム効果），②金属の存在により金属アーチファクトを生じる（金属アーチファクト）などがあげられる．

(1) CT

X線管と検出器が対向して回転する．X線束は扇状で，対向配置した検出器に入射し，データを収集する（図3.4.7）．X線吸収率から，水が0，空気が−1000となるようにCT値（Hounsfield値（Hounsfield unit：HU））が設定される．

CTは水平断像（横断像）が基本であり，初期のものでは一列の検出器を回転させることにより，1つの横断面を作成した．現在では，体を一定の速度で移動させながら撮影するヘリカルCTが一般的であり，頭尾方向に複数（多列）の検出器を有する多列検出器型CT（multidector CT：MDCT）が開発され，広範囲・高分解能のボリュームデータの収集が可能となった．それにより，精度の高い三次元画像を作成すること（図3.4.8A），観察に必要な構造を画像上で強調すること（図3.4.8B），再構成画像を表示すること（図3.4.9A，B）などができる．

CT検査では経静脈的に造影剤を投与することにより血管や豊富な血流を有する病変のCT値が上昇

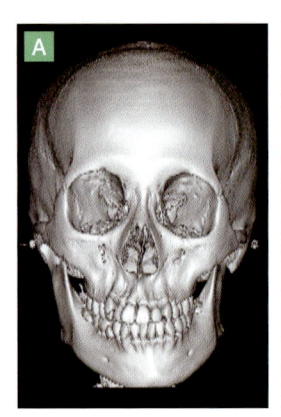

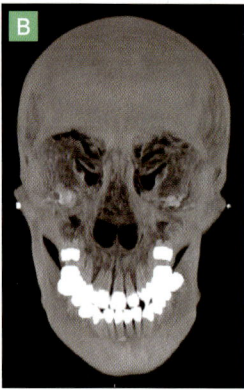

図3.4.8　顎変形症症例の3DCT像
A：ボリュームレンダリング（volume rendering），B：最大値投影法（maximum intensity projection：MIP）．

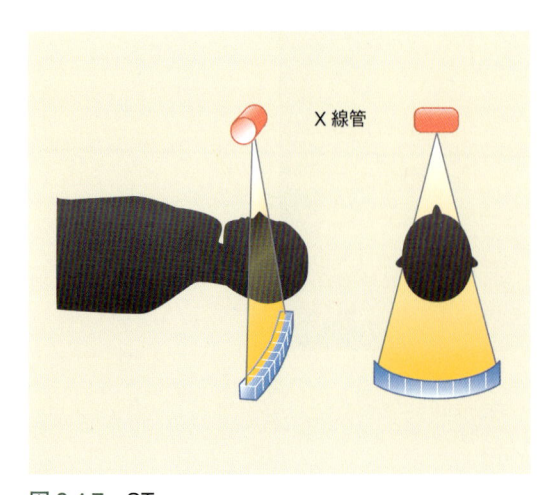

図3.4.7　CT
X線管と検出器が対向し，回転する．X線束は扇状である．

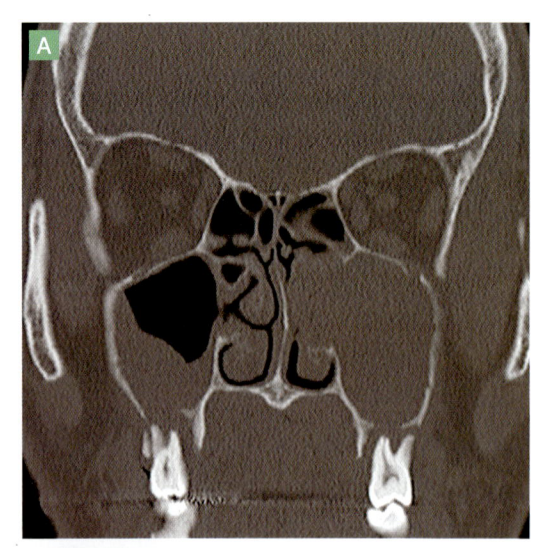

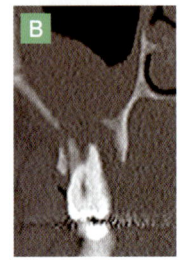

図3.4.9　歯性上顎洞炎の再構成冠状断像（A）と右側上顎洞部の歯列直交断像（B）

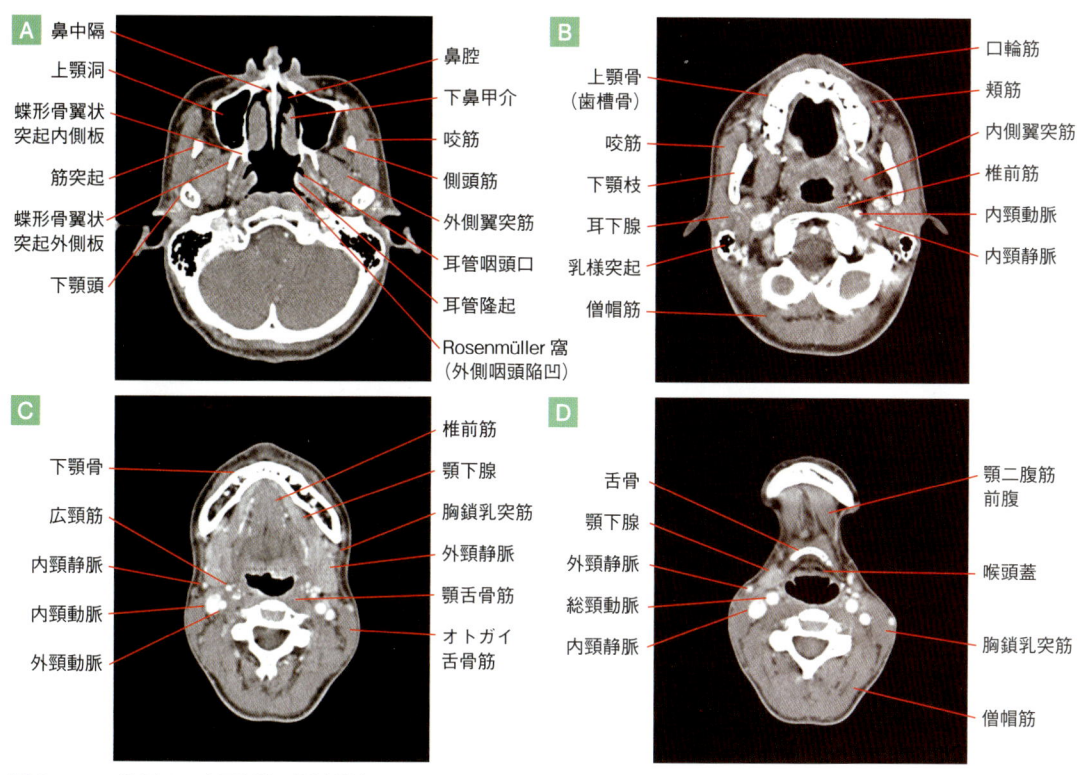

図 3.4.10 造影 CT 水平断像（横断像）

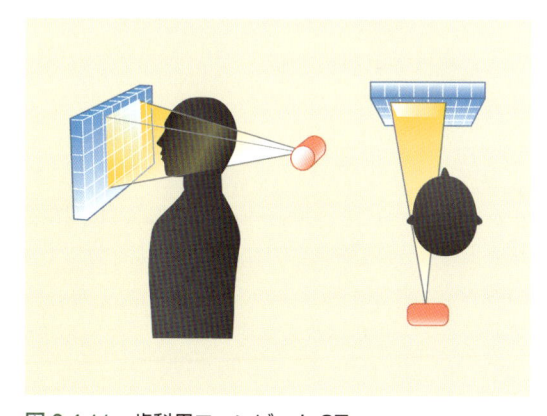

図 3.4.11 歯科用コーンビーム CT
X 線管と二次元検出器が対向している．X 線は錐状に照射される．

し，周囲組織との間のコントラストが増強されることにより病変の評価が容易となる．

軟組織に関して後述の MRI は水素の原子核の分布を検出していることから，組織分解能が高く，CT よりも軟組織の変化を描出できるものの，硬組織に対して MRI は信号を有さないことから硬組織病変の診断に関しては CT がすぐれる．

図 3.4.10 に造影 CT 水平断像（横断像）の正常解剖像を示す．

CT 造影剤の使用にあたっては副作用があることに注意する．頻度は低いもののショックやアナフィラキシー様症状を呈する場合があるので，観察を十分に行い，必要に応じ適切な処置を行う．その他さまざまな副作用があり，加えて検査後数時間〜1 週間の間で発疹などの遅発性副作用もあるので，添付文書などを必ず参照する．なお，CT 造影剤の禁忌は，ヨードないしヨード造影剤に過敏症の既往歴がある場合と重篤な甲状腺疾患のある場合である．気管支喘息のある患者，重篤な心・肝・腎障害などのある患者は原則禁忌である．

(2) 歯科用コーンビーム CT

歯科用コーンビーム CT では，X 線管と二次元検出器が対向し，X 線は錐状に照射され，二次元データを取得し，1 回転することで三次元画像を作成する（図 3.4.11）．CT と比較した歯科用コーンビーム CT の特徴は，撮影領域の小さいものは空間分解能が高く，被曝線量が少ない点である．なお，軟組織の分解能は低く，また定量性のある CT 値はない．

3.4 口腔領域の画像診断

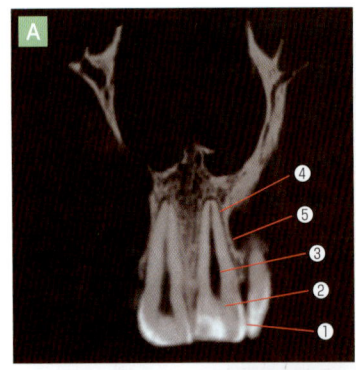

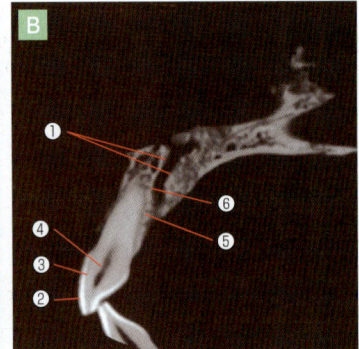

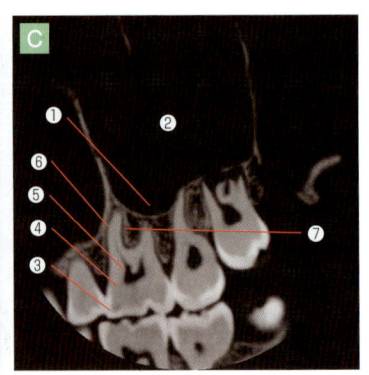

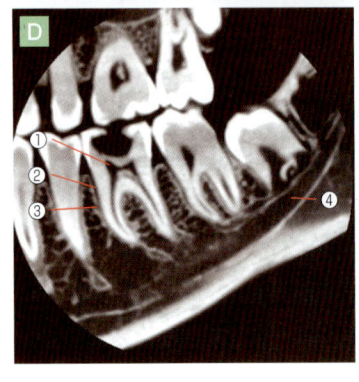

図 3.4.12 歯科用コーンビーム CT の正常像
A：上顎前歯部冠状断像．①エナメル質，②象牙質，③歯髄腔，④歯根膜腔隙，⑤歯槽硬線（白線）．B：上顎前歯部矢状断像．①切歯管壁，②エナメル質，③象牙質，④歯髄腔，⑤歯根膜腔隙，⑥歯槽硬線（白線）．C：上顎大臼歯部修正矢状断像．①上顎洞底線，②上顎洞，③エナメル質，④象牙質，⑤歯髄腔，⑥歯根膜腔隙，⑦歯槽硬線（白線）．D：下顎大臼歯部修正矢状断像．①歯髄腔，②歯根膜腔隙，③歯槽硬線（白線），④下顎管．

図 3.4.12 に歯科用コーンビーム CT の正常像を示す．　　　　　　　　　　　〔佐野　司〕

■ 文　献
新井嘉則：歯科用小型 X 線 CT 開発の経緯．歯科用小型 X 線 CT による 3 次元画像診断と治療（篠田宏司監，新井嘉則編），医歯薬出版，pp2-4，2003．

3　MRI

(1) 原　理

　MRI とは，生体内に存在する水素原子核（プロトン）の磁気共鳴現象（magnetic resonance 現象）を利用して人体の断面像を得る画像診断法である．人体を静磁場中におき，特定の周波数をもつ電磁波を照射することによって，生体内に存在するプロトンの共鳴現象を起こすことができる．このときの電磁波の周波数 f_0 は共鳴周波数または Larmor 周波数とよばれ，静磁場の強さを B_0 テスラとすると γB_0（γ は定数）で表される．電磁波の照射後，生体内のプロトンは共鳴現象によって同じ周波数 f_0 で磁気的に振動し，その後もとの状態に戻る．磁気的な振動は，受信コイルを用いて電気信号として検出され，MR 信号となる．この MR 信号を画像化するためには，信号が生体内のどの位置から発生したかという位置情報が必要である．そのため実際の MRI 検査では，MR 信号を採取する際に，静磁場のうえに x, y, z 軸方向の傾斜磁場を付加して撮像を行う．座標点 n における傾斜磁場の強さを G_n とすれば，n から発せられる MR 信号の周波数 f_n は $\gamma(B_0 + G_n)$ となり，f_n を知ることによって信号を発している座標点を特定することができる．MRI の原理をさらに学ぶためには放射線学の成書（荒木，2010；Hashemi，2010）を参照するとよい．

(2) MRI 画像

　MRI 画像は，各組織から得られる MR 信号の強度を白黒の濃淡で表示したものである．CT 画像を構成するボクセルの CT 値は組織の線減弱係数によって一義的に決定されるが，MR 信号の強度は複数の因子に影響され，撮像法を変えれば組織間コントラストの異なる画像を得ることができる．一般に MRI では，以下に述べる T1 強調像と T2 強調像の 2 つを得ることが基本であり，必要に応じて造影 T1 強調像が追加される（図 3.4.13）．顎関節の MRI では，関節円板をよく描出するプロトン密度

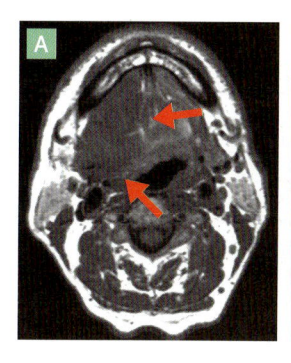

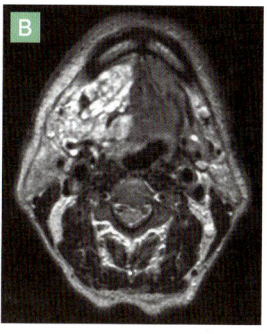

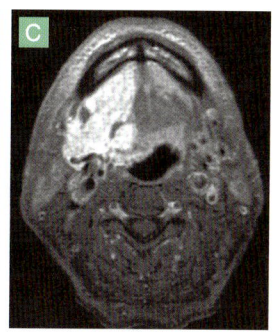

図3.4.13 MRI画像（腺様嚢胞癌症例）

A：T1強調像，B：T2強調像，C：造影T1強調像（脂肪抑制法併用）．
右側舌下隙の腫瘍（赤矢印）は，T1強調像で低信号，T2強調像で高信号を示し，造影T1強調像ではほぼ均一に増強され，高信号を示している．

強調像も利用される．

a. T1強調像とT2強調像

MRIでは，ある時間間隔（繰り返し時間（repetition time：TR））でプロトンに何度も電磁波を与え，共鳴現象を繰り返し起こさせる．大きい共鳴を繰り返すためには，一度共鳴した後に十分回復することが必要であり，この回復の速さはT1（縦緩和時間）という指標によって表される．MRIでは，TRを短く設定するとT1の長い組織と短い組織の信号の差を検出しやすい．このような組織間のT1の差を強調したMR画像をT1強調像とよび，T1の短い組織ほど高信号に描出される．一方プロトンの共鳴現象において，共鳴信号がどの程度強く持続するかという指標がT2（横緩和時間）である．MRIでは，プロトンが振動を始めてから信号として検出されるまでに，ある程度の時間間隔（エコー時間（echo time：TE））が必要である．TEを長く設定するとT2の長い組織と短い組織の信号の差を検出しやすい．このような組織間のT2の差を強調したMR画像をT2強調像とよび，T2の長い組織ほど高信号に描出される．一般にT1強調像は人体の解剖学的構造をよく表示し，病変の検出やその内部性状を把握するうえでは，T2強調像がすぐれている．またTRを長く，TEを短く設定してT1やT2の影響を小さくすると，得られる画像のコントラストはおもに各組織のプロトンの密度を反映したものとなる．このような画像をプロトン密度強調像とよぶ．

人体を構成する各組織や成分のMR信号強度を表3.4.2に示した．顎口腔領域にみられる病変については，多くの嚢胞性腫瘤は，水と同様にT1強調像で低信号，T2強調像で著明な高信号を呈する．腫瘍の信号強度は多様であるが，T2強調像で中等度〜高信号を呈するものが多い．炎症性疾患では，組織の水分含有量の増加を反映して，T2強調像で

表3.4.2 MRIの信号強度

	T1強調像	T2強調像
脂肪	高	高
筋肉	低〜中	低〜中
水／液体（漿液）	低	著高
高蛋白の液体	高	高
皮質骨／歯	無信号	無信号
空気	無信号	無信号

信号強度の上昇が認められる．なおMRI撮像に際して，脂肪の高信号を抑制する脂肪抑制法という手法を用いることによって，高信号を示す病変と周囲脂肪組織とのコントラストを改善することができる．

b. 造影MRI

MRIの造影剤としては，強いT1短縮効果を持つガドリニウム（Gd）をGd-DTPA（gadolium diethylenetriamine pentaacetic acid，ガドリニウムジエチレントリアミンペンタ酢酸）などとして用いる．静脈内に投与されたガドリニウムは血流によって運ばれ，腫瘍などの血流の多い組織に非特異的に分布し，T1強調像でこれらの組織のMR信号強度を上昇させ，周囲組織とのコントラストを増強させる．

Gd造影剤急速静注後に，造影剤による経時的な増強効果を観察する方法をダイナミックMRIという（図3.4.14）．ダイナミックMRIは，特に唾液腺腫瘍の鑑別診断に有用であることが報告されているが（Yabuuchi, 2003），確定診断のためには病理組織学的検索が必要である．

（3）MRIの特徴

MRIとCTの診断能を比較した場合，皮質骨の吸収や石灰化物の有無の評価にはCTがすぐれているが，軟組織の解剖構造や異常所見を描出するうえではMRIの方がはるかにすぐれている．特に顎口

腔領域においては，MRI は顎関節の関節円板を直接描出できる唯一の画像診断法であり，顎関節疾患に欠かせない診断法として広く利用されている．また口腔領域の CT で問題となる金属アーチファクト

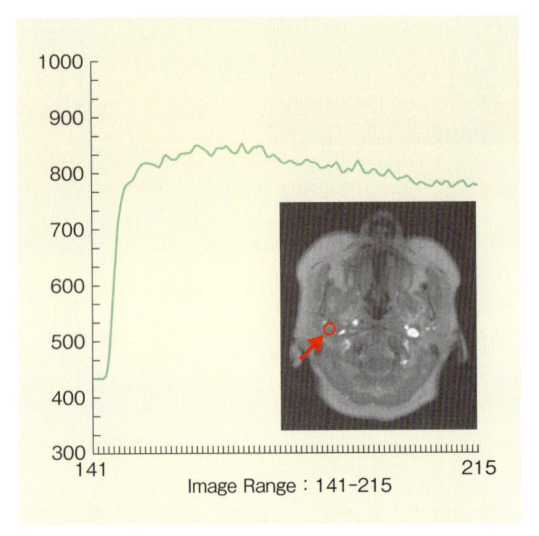

図 3.4.14　ダイナミック MRI（耳下腺悪性腫瘍症例）
グラフの横軸は Gd 造影剤急速静注後の時間，縦軸は腫瘍の信号強度を表す．悪性唾液腺腫瘍ではこのような急増プラトー型の時間信号強度曲線を示すものが多いとされる．

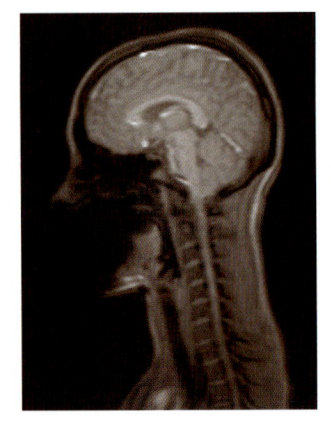

図 3.4.15　強磁性体による MRI のアーチファクト
MRI 画像に見られる著明なアーチファクトは，口腔内に装着されていたステンレス製の矯正用ブラケットおよびワイヤーによるものである．

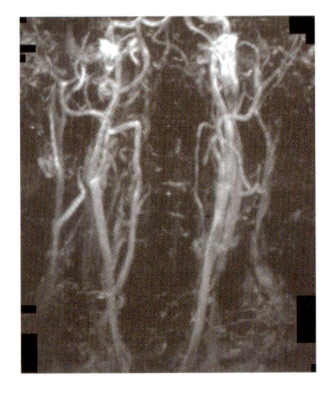

図 3.4.16　MR アンギオグラフィ（頸部血管系，正面像）
MR アンギオグラフィでは，造影剤を用いずに血管系のみを画像化することができる．

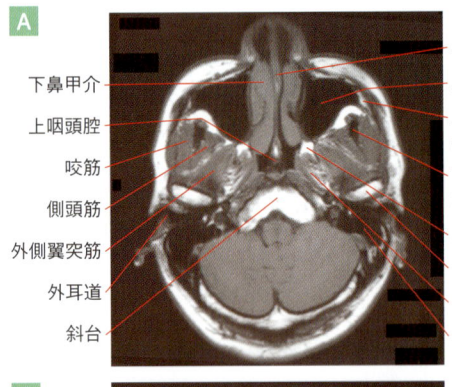

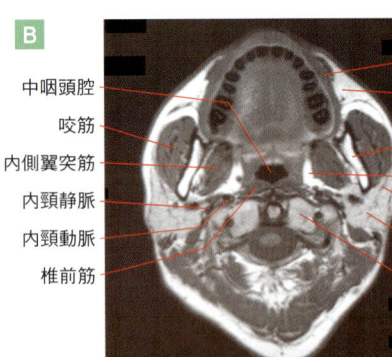

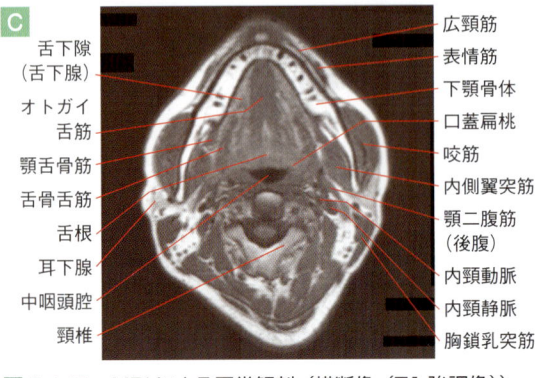

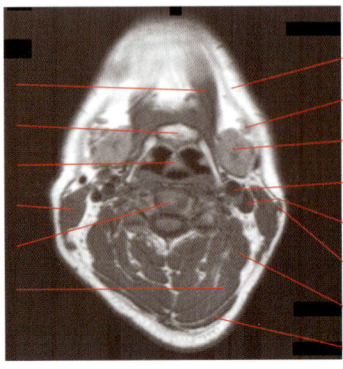

図 3.4.17　MRI による正常解剖（横断像（T1 強調像））

278　3 章　口腔の診察・検査・診断

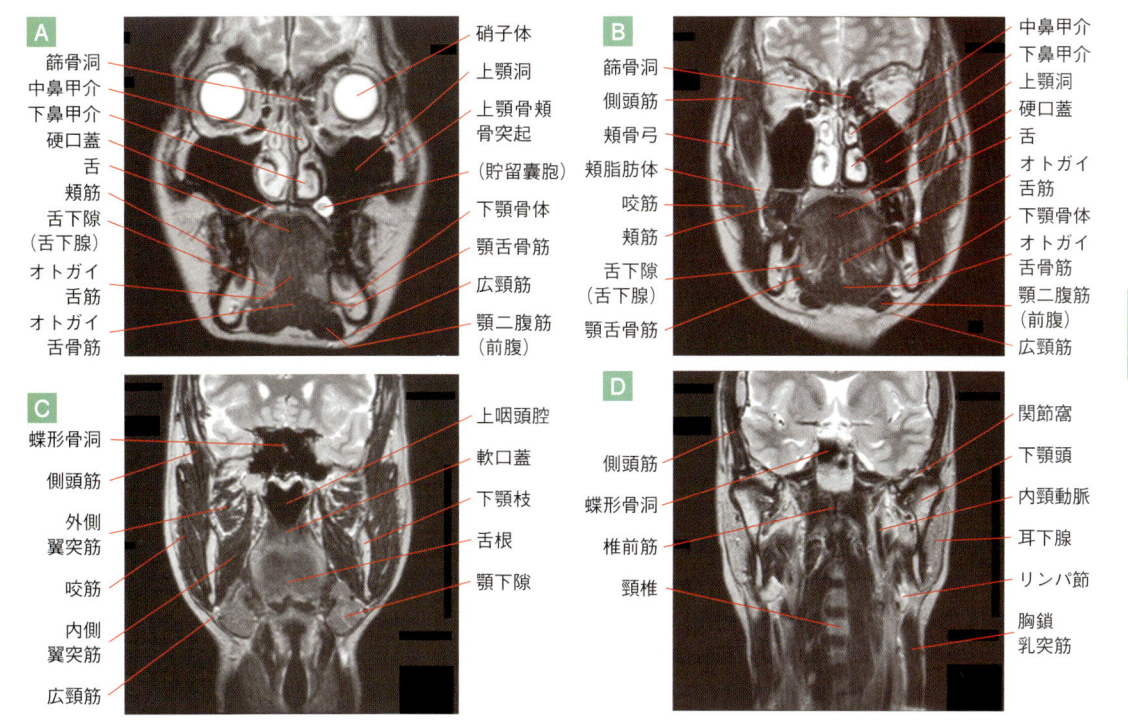

図 3.4.18　MRI による正常解剖（前額断像（T2 強調像））

に関しても，MRI では，金や白金加金，金銀パラジウム合金などの歯科用金属による影響は比較的軽度である．しかし一方でステンレスやニッケル，コバルトクロムなどの強磁性体が存在する場合には，猛烈なアーチファクトを呈する（図 3.4.15）．

その他 MRI では，血流と周囲組織との信号強度の差を利用して，造影剤を用いずに血管系のみを画像化することが可能であり，これは MR アンギオグラフィとよばれている（図 3.4.16）．

なお MRI 検査は強力な磁場のなかで行われるため，心臓ペースメーカーなどの体内電子機器や材質不明な脳動脈クリップを装着した患者は検査の絶対的禁忌であることを知っておく必要がある．また現在のところ胎児に対する安全性は確立していないため，妊婦への MRI の適用には慎重な判断が必要とされる．

（4）MRI による正常解剖

MRI による顎口腔領域の正常解剖を図 3.4.17, 3.4.18 に示した． 〔倉林　亨〕

■ 文献

荒木　力：決定版 MRI 完全解説，学研メディカル秀潤社，2010.

Hashemi RH, et al：MRI：The Basics, 3rd, Lippincott Williams & Wilkins, 2010.

Yabuuchi H, et al：Salivary gland tumors：diagnostic value of gadolinium-enhanced dynamic MR imaging with histopathologic correlation. Radiology, 226（2）：345-354, 2003.

4　超音波検査

（1）超音波検査とは

超音波検査法は，3〜15 MHz 程度の，人に聞こえない超音波を用いておもに生体の断層像を得る検査法である．超音波検査装置を図 3.4.19 に示す．図 3.4.19 ②のプローブはそのなかに超音波を発生・送信し，また受信する振動子を含んでいる．プローブから放出された超音波は被写体のさまざまな構造によって反射されプローブに戻ってくる．この反射波の強度や周波数と戻ってくるまでにかかった時間から断面像や血流像を得る．おもに軟組織に生じた病変の診断に用いられる．

超音波検査でおもな表示モードは，A モード，B モード，M モード，ドプラ法（カラーフロー，パワードプラ）がある．ここでは顎口腔領域でよく用

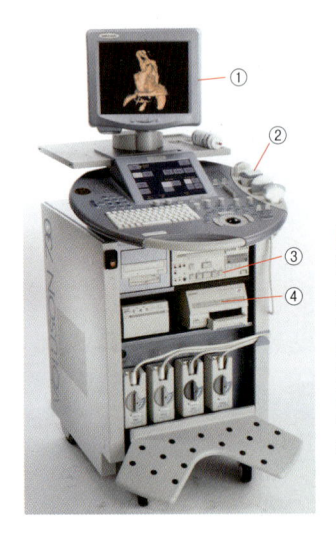

図 3.4.19 超音波検査装置の本体部分
①画像を表示するCRTモニター，②プローブ，③動画保存用のビデオデッキ，④ハードコピー用の白黒およびカラープリンターなどで構成される．
（GEヘルスケアジャパン株式会社）

表 3.4.3 組織の音響インピーダンス

媒質	音速（m/秒）	音響インピーダンス（× 10^6 kg/m² s）
空気	331	0.0004
水（25℃）	1498	1.48
ヒト軟部組織	1540	1.63
脂肪	1450	1.38
脳	1541	1.58
血液	1570	1.61
筋肉	1585	1.7
頭蓋骨	4080	7.8

（松田正樹：腹部超音波診断，医学書院，1985）

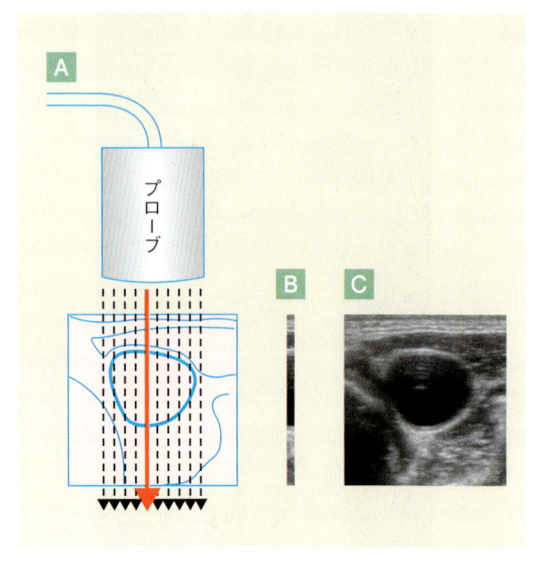

図 3.4.20 Bモードの模式図（リニアスキャン）
Aの太い矢印で示す部分を撮影したとき，プローブからの距離と反射の大きさからBのような画像が得られる．Aの点線の矢印で示したようにプローブからの送信点を横方向に順次移動（走査，スキャン）することでCに示すBモード画像が得られる．

いられるBモードとドプラ法とその応用について述べる．

（2）Bモードの原理

BモードのBはbrightnessの頭文字を示す．被写体からの反射波の振幅（波形）の高いところを明るく，低いところを暗くして表示する．このとき超音波の送信，受信の方向を走査（スキャン）することで二次元的な像を得ている．

a. 音波の反射について

超音波が生体内に入ると，異なる媒質の境界面で反射，屈折，散乱などを起こす．反射の程度は2つの媒質間の音響インピーダンスの差が大きいほど大きくなる．音響インピーダンス（Z）は一般に媒質の音速（c）と密度（ρ）で決定される（$Z=\rho c$）．

表 3.4.3 に代表的な音速と音響インピーダンスを示す．空気，生体軟組織，骨の音響インピーダンスの差は大きく，この境界面で音波はほとんど反射されその後方の組織の情報は一般に得られない．すなわち，プローブと皮膚面との間に空気が介在しないようにする必要があるし，骨表面より奥の病変はうまく描出できない．

b. Bモード画像生成（距離と走査）

図 3.4.20 にBモードの模式図を示す．図 3.4.20A で示す太い矢印の部分が撮影されるとき，プローブから送信された音波は組織のさまざまな構造で反射されてプローブに戻ってくる．この戻ってくるまでの時間をtとすると，プローブと反射体との距離（L）は，$L=tc/2$で決まる．cは音速を示す．JIS 規格で生体内の音速は 1530 m/秒と規格されている．また，反射波の振幅の高さ（反射音の大きさ）を各点の明るさに対応させる．これより，図 3.4.20B に示す画像が得られる．さらにプローブからの音の送信点を横方向に順次移動させる（走査，スキャン）ことで二次元断面像が得られる（図 3.4.20C）．この走査（スキャン）形状にはいくつかの種類がある．顎口腔領域ではリニアやコンベックスの形状がよく用いられる．リニアは視野が均一で形状の歪みがないが，視野幅はプローブ幅によって決まる．コンベックスは形状は歪んでくるが広い視野を得ることができるという特徴がある．

(3) ドプラモード（ドプラ法）の原理

ドプラ効果とは，波（音波，光波，電波など）の発生源と観測者との相対的な速度によって，波の周波数が異なって観測される現象を指す．発生源が近づく場合には波の振動がつめられて周波数が高くなり，逆に遠ざかる場合は振動が伸ばされて低くなる．この現象を利用して生体の血流動態を検査するのがドプラモードである．生体におけるドプラ画像に関与する超音波エコー源はおもに赤血球である．血小板は小さすぎるため，白血球は粒子数が少なすぎるためほとんど影響しない．ドプラシフト周波数を f_d とすると図 3.4.21 に示す位置関係では $f_d = (2v\cos\theta/c)f_0$ となる．

ここで f_0（送信周波数），v（流速），c（音速），$\cos\theta$（超音波）とエコー源の移動方向のなす角を示す．

顎口腔領域でよく利用されているドプラモードには，カラーフローなどとよばれる流速の大きさと方向を表示するモードとパワードプラとよばれるドプラシフトのパワー（音の強さ）で表示するモードが

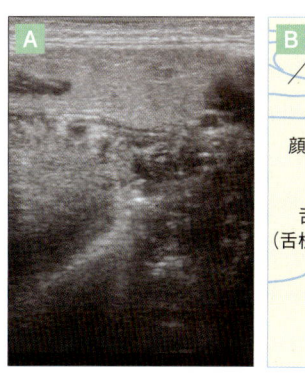

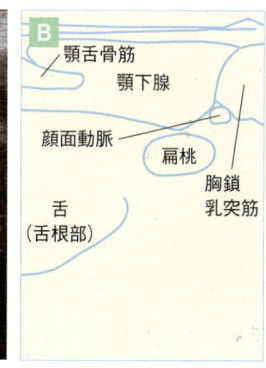

図 3.4.23 顎下線部横断像（A；やや斜位）とその模式図（B）
顎下腺は三角形のやや高エコーで均一な領域として表示される．通常耳下腺より軽度低エコーを示す．

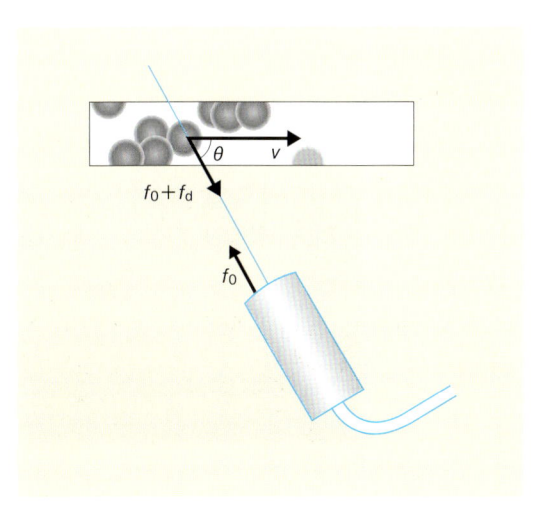

図 3.4.21 ドプラ効果
ドプラシフト周波数（f_d）は $f_d = (2v\cos\theta/c)f_0$ で与えられる．ただし，f_0，v，c，$\cos\theta$ とエコー源の移動方向のなす角を示す．

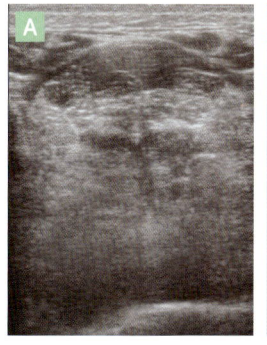

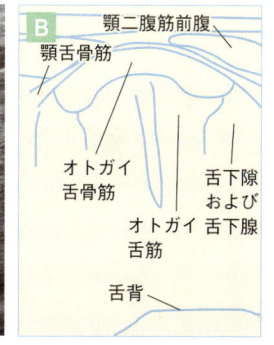

図 3.4.24 オトガイ下部・舌下部冠状断像（A）とその模式図（B）
顎二腹筋前腹，オトガイ舌筋，オトガイ舌骨筋，顎舌骨筋などが観察される．舌下腺は耳下腺や顎下腺のように明瞭に描出されるものではないが，舌下隙として観察される．

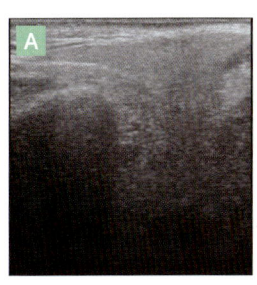

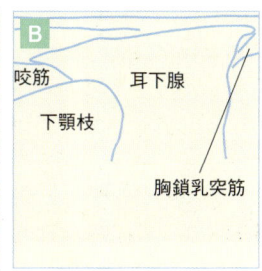

図 3.4.22 耳下腺部横断像（A）とその模式図（B）
耳下腺は三角形のやや高エコーで均一な領域として表示される．深部の境界は不明瞭である．

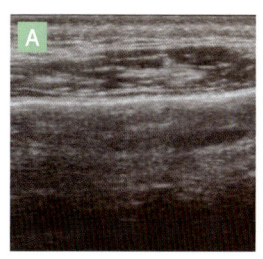

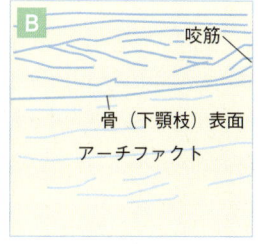

図 3.4.25 咬筋部の冠状断（縦断）像（A）とその模式図（B）
筋肉は低エコー域として描出され，内部に筋膜や脂肪による等～高エコーな線状構造物が認められる．下顎骨表面で超音波はほとんど反射される．骨表面より後方の構造物のほとんどがアーチファクト（多重反射や鏡面反射）によるものである．

3.4 口腔領域の画像診断

ある．いずれもBモードの断層画像上に血流を表示することで，周囲構造との関係を理解しやすくしている．カラーフローは血流の方向や血流速を表示できる．比較的早い血流の観察に適している．パワードプラは血流の方向や速度は表示できないものの比較的流速の遅い血管の観察に適している．

(4) 正常解剖
顎口腔領域の正常例を図3.4.22～3.4.25に示す．

(5) 症　例
図3.4.26～3.4.28に症例の画像を示す．超音波検査法は画像の読影に習熟を要するが，手軽に使用できる装置も増えてきており，放射線被曝などもないため，顎口腔領域における軟組織病変の画像診断法として頻用されていくと考えられる．

〔荒木和之〕

■文　献
Ahuja AT, Evans RM, et al：Practical Head and Neck Ultrasound, pp172, Greenwich Medical Media Limited, 2000.

Bialek EJ, Jakubowski W, et al：US of the major salivary glands；anatomy and spatial relationships, pathologic conditions, and pitfalls. Radiographics, **26**（3）：745-763, 2006.

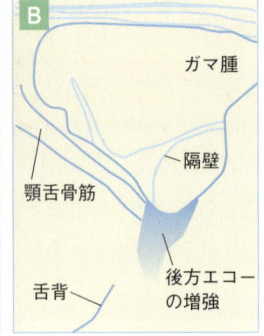

図3.4.26　顎下部のガマ腫（A）とその模式図（B）
顎下部のガマ腫の症例である．ガマ腫の部分は境界比較的明瞭な無エコーの腫瘤として描出される．腫瘤部分でのエコー減弱が周囲に比べて少ないので後方エコー増強が著明に認められる．内部に雑多な構造物を含まない嚢胞ではこの症例のように anechoic で著明な後方エコーの増強を示すことが多い．

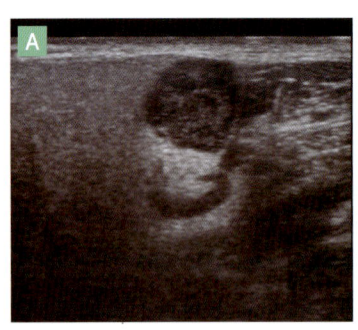

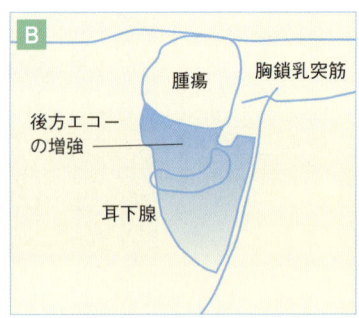

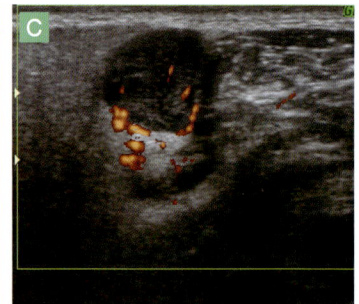

図3.4.27　耳下腺の腺リンパ腫
耳下腺に生じた腺リンパ腫の画像を示す．Bモード画像（C）では腫瘤部は境界明瞭な低エコー腫瘤として描出されている（A, B）．この症例では内部は比較的均一であった．ドプラ画像では周辺より中心に向けての血流が認められた．良性腫瘍は一般に低エコーとなることが多い．後方エコーの増強は内部でのエコー減弱の程度によるため，症例により異なってくる．

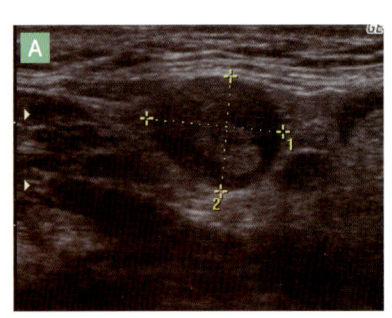

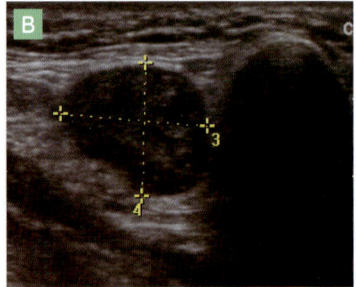

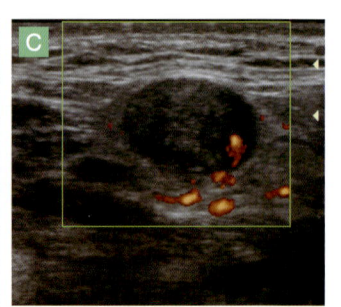

図3.4.28　舌癌の顎下リンパ節転移
舌癌症例で同側顎下部に生じた転移リンパ節を示す．Bモード画像は横断像（A）と冠状断像（B）を示す．内部に高エコーな構造物を含み，大きさは14×12×13 mm程度で，球形に近い形状を示している．ドプラ画像（C）で周辺から内部への血流を認める．

5 核医学検査

核医学の画像検査では非密封のラジオアイソトープ（radioisotope：RI）を利用した薬剤（放射性医薬品）をおもに静脈から注入して体内のRI分布を画像化する．核医学画像検査の特徴は体内の機能や代謝を画像化できることにある．近年では分子レベルのイメージングまで可能となってきている．核医学画像検査ではシンチレーションカメラ（ガンマカメラ）を用いて撮像するので，その画像検査をシンチグラフィという．^{99m}Tc，^{67}Ga，^{201}Tl，^{131}I，^{111}Inなどの単光子放出核種が用いられ，また断層画像の得られるSPECT（single photon emission tomography，シングルフォトン・エミッション・コンピュータ断層撮影）装置が用いられる．PET検査では^{11}C，^{18}Fなどの陽電子放出核種が用いられる．一方，位置情報を補うためX線CTやMRIが一体となった装置が普及してきている．

医科領域核医学検査の対象は骨が最も多く，次に心臓や脳，また近年は悪性腫瘍の検査にPET検査が広く行われるようになっている．

（1）骨シンチグラフィ

^{99m}Tc標識リン酸化合物（メチレンジホスホン酸テクネチウム（technetium methylene diphosphonate：^{99m}Tc-MDP），ヒドロキシメチレンジホスホン酸テクネチウム（technetium hydroxymethylene diphosphonate：^{99m}Tc-HMDP）を静注した後2～4時間後にシンチカメラで撮像する．ハイドロキシアパタイト結晶表面にリン酸化合物が結合することによって画像が形成されるので骨格が描出される．骨吸収と骨添加の盛んな，骨代謝回転の亢進している部位には集積が増加する．X線写真よりは病変の描出が鋭敏であるが炎症や悪性腫瘍でも集積が生じ，特異度が低い欠点がある．乳癌，前立腺癌，肺癌などの骨転移の診断に多く利用されている（図3.4.29）．

骨シンチグラフィは口腔癌の骨浸潤の有無や範囲判定の目的で行われる（図3.4.30）．悪性腫瘍細胞に^{99m}Tc標識リン酸化合物が直接取り込まれるわけではなく，悪性腫瘍浸潤による周囲骨組織の吸収，添加の骨代謝亢進した部位に強く集積が生じる．骨原性の良性腫瘍や腫瘍類似骨疾患の検査にも使用される．線維性異形成症や骨Paget病では病変部に強く集積がみられるので病変の広がりや，単骨性あるいは多骨性の判定に有用である．

骨髄炎の検査にも有用である．炎症により反応性に骨代謝が亢進したところに集積が増強する．顔面の複雑な骨構造のなかで炎症の波及が鋭敏に画像化できる（図3.4.31）．近年のビスホスホネート関連顎骨壊死（顎骨骨髄炎）やびまん性硬化性骨髄炎，SAPHO（synovitis-acne-pustulosis-hyperostosis osteomyelitis）症候群などの診断にも有効である．骨髄炎が消退しても骨代謝の亢進は長く残り，集積も持続する傾向があるので注意が必要である．

骨シンチグラフィでは骨代謝を反映するので代謝性骨疾患の診断にも用いられる．原発性副甲状腺機能亢進症，二次性副甲状腺機能亢進症で頭蓋や顎骨に強く集積する．また，微少血管吻合術による骨移植の場合に移植骨の生活反応の判定として有用であ

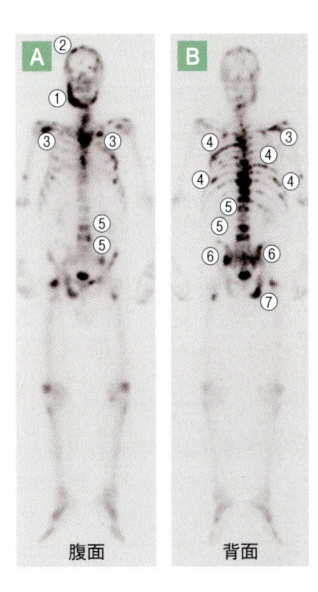

図3.4.29 ^{99m}Tcを用いた骨シンチグラフィの例
A：腹面，B：背面．①下顎骨，②頭蓋骨，③肩甲骨，④肋骨，⑤椎骨，⑥腸骨，⑦坐骨などに転移による^{99m}Tc-MDPの強い集積がみられる．

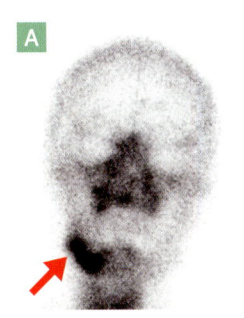

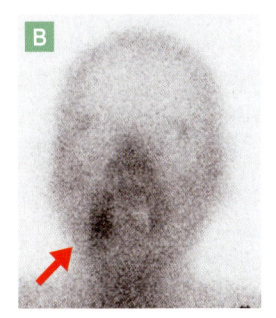

図3.4.30 歯肉癌の顎骨浸潤
骨シンチグラフィで歯肉癌の浸潤した顎骨に^{99m}Tc-MDPの集積増加が認められる（A）．^{67}Gaシンチグラフィでは歯肉癌の部位に集積が増加している（B）．

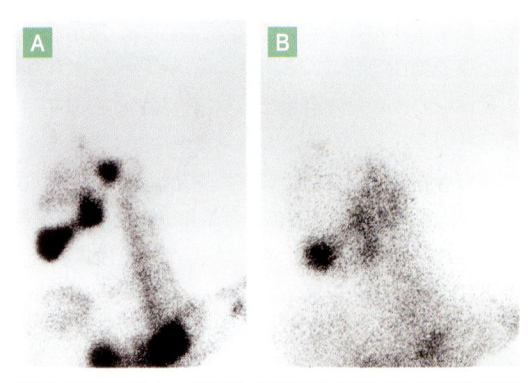

図 3.4.31 びまん性硬化性顎骨骨髄炎（SAPHO 症候群）
A：^{99m}Tc，骨シンチグラフィで下顎骨，顎関節部，胸鎖関節部に強い ^{99m}Tc-MDP の集積が認められる．B：^{67}Ga，シンチグラフィでは炎症の活動性が高い下顎骨の前方部に集積増加が認められる．

(Tsuchimochi M, Higashino N, et al：J Oral Maxillofac Surg, **49**：887-897, 1991)

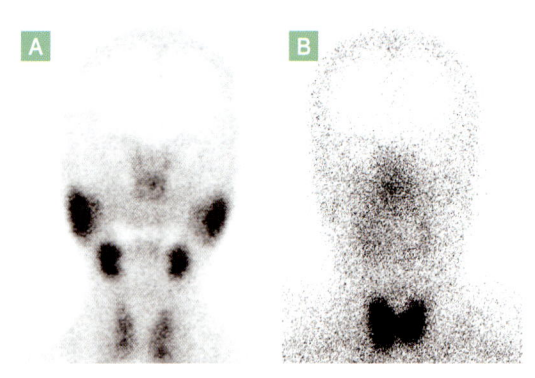

図 3.4.32 唾液腺シンチグラフィ
A：正常像，正常例で ^{99m}TcO$_4^-$ が耳下腺，顎下腺，甲状腺に集積している．B：Sjögren 症候群で耳下腺，顎下腺への集積が減少している．

(外山三智雄，土持　眞：歯放線，**44**：53-58, 2004)

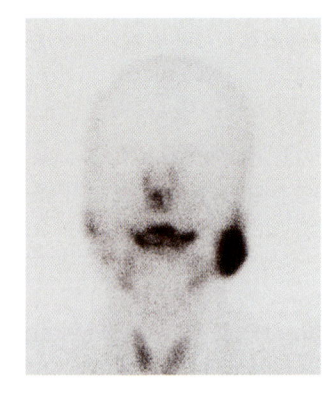

図 3.4.33 Warthin 腫瘍の唾液腺シンチグラフィ
左側耳下腺の腫瘍部位に ^{99m}TcO$_4^-$ の強い集積が認められる．

(五十嵐文雄，土持　眞：歯放線，**43**：215-219, 2003)

る．

(2) ^{67}Ga（ガリウム）シンチグラフィ

^{67}Ga シンチグラフィは別名炎症シンチグラフィ，腫瘍シンチグラフィとよばれ，炎症や腫瘍疾患で利用されている（図 3.4.30）．腫瘍に関しては近年 PET 検査が多く行われるようになり，PET 検査に置きかわってきている．

クエン酸 ^{67}Ga を静注して 48～72 時間後に撮像する．血中に入ると $^{+3}$Ga となりトランスフェリン，ラクトフェリン，炎症性蛋白，白血球細胞膜に結合して炎症部位や腫瘍部位に集積すると考えられている．頭頸部の正常像としては鼻咽腔，耳下腺と涙腺が対称性に集積した画像となる．Hodgkin 病，非 Hodgkin 悪性リンパ腫で病変部位に強い集積がみられることから病期分類に有用である．

炎症ではその活動性と波及範囲が判定可能である．顎骨骨髄炎では骨と軟組織の炎症部位が病勢に関連して描出される（図 3.4.31）．骨シンチグラフィでは炎症が消退しても集積増強が残るが ^{67}Ga シンチグラフィと併用すれば活動性の病変部がわかる利点がある．

(3) 唾液腺シンチグラフィ

唾液腺シンチグラフィは大唾液腺の腫瘍や炎症の診断，また唾液腺機能の診断に利用されている（図 3.4.32）．^{99m}TcO$_4^-$（過テクネチウム酸ナトリウム）を静注して撮像する．Sjögren 症候群では ^{99m}TcO$_4^-$ の集積は低下して唾液分泌刺激に対する RI 排泄の反応が低下する（図 3.4.32）．唾液腺集積の動態曲線から唾液腺機能を判定することができる．腫瘍や炎症の診断には静注後 30 分の画像を判定する．^{99m}TcO4$^-$ は唾液腺の腺細胞に Na$^+$/K$^+$/Cl$^-$ cotransporter system（能動的な膜輸送蛋白機構）により取り込まれると考えられる．そして管腔から線条部導管細胞に再吸収されることによって唾液腺に集積する．通常唾液腺腫瘍があるとそこには ^{99m}TcO$_4^-$ は取り込まれないので唾液腺のなかに集積欠損像としてみられる．Warthin 腫瘍とオンコサイトーマは例外で，腫瘍に ^{99m}TcO$_4^-$ が取り込まれて逆に集積が認められる（図 3.4.33）．Warthin 腫瘍は好酸性上皮細胞とリンパ球から構成されている．好酸性上皮細胞は線条部導管細胞に類似しているため ^{99m}TcO$_4^-$ が同様に取り込まれて集積すると考えられる．

(4) その他のシンチグラフィ

口腔顎顔面領域で悪性腫瘍の診断に心筋血流に使用される塩化タリウム（^{201}Tl-Cl）やヘキサキス（2-メトキシイソブチルイソニトル）テクネチウム（^{99m}Tc hexakis（2-methoxy isobutyl isonitrile）technetium：^{99m}Tc-MIBI）が使用されたりする．これらは血流が豊富な癌組織に集積する．前者では癌細胞のNa^+，K^+-ATPase活性の亢進によっても癌細胞内に取り込まれる．しかし後述するフルオロデオキシグルコース（fluorodexyglucose：FDG）-PETに取ってかわり使用は減少している．

早期のリンパ節転移を判定できるセンチネル（見張り）リンパ節バイオプシーが口腔癌の治療において導入されている．原発巣から最初にリンパ流を受けるリンパ節に転移すると考え，このセンチネルリンパ節を摘出して病理組織検査で転移の有無を調べる．少ないリンパ節（1～数個）を調べることによってリンパ管流領域全体の転移の判定をすることができる．すでに乳癌と悪性黒色腫においては保険診療として行われている．この方法を用いると触診や画像診断では検出できない微少な転移を見つけることができる．このセンチネルリンパ節を見つけるために核医学画像検査が行われる（図3.4.34）．原発腫瘍のまわりに放射性医薬品を注射してその流れを画像でみて，最初にリンパ流が流れ込むセンチネルリンパ節を画像で検索する．手術室では小型のγプローブで探す．

(5) PET

最近，PETを導入する施設が増加している．PETは陽電子放出核種を用いた核医学画像検査である．陽電子放出核種を含んだ放射性医薬品が生体内に注射されて，その体内分布が画像化される．単一光子放出核種と異なるのは，陽電子が陰電子と衝突すると消滅して2本の光子（γ線）となり放出される．この一対のγ線（消滅放射線）はそれぞれ511 kevのエネルギーをもって180度の逆方向に放射される．これらが対になった検出器によりほぼ同時に計測（同時計数）されて画像が構成される（図3.4.35）．SPECTと比較して，検出感度が高い，バックグラウンドが少なく解像力がよい，吸収補正が容易，正確な定量性を得られるなどの利点がある．一方，陽電子放出核種の製造のためにサイクロトロンなどの大規模な設備が必要となる．最近はサイクロトロンを必要としないデリバリーのFDG-PET検査も可能となってきている．

FDGフルオロデオキシグルコースを用いた悪性腫瘍の検査数が増加している．FDGはグルコース

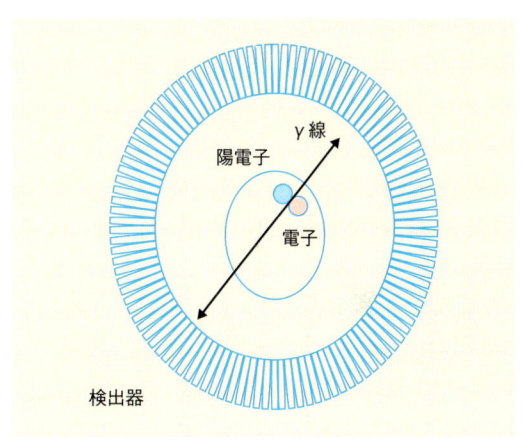

図3.4.35 PET検査
一対の消滅放射線が180度の逆方向に放射される．これらが対になった検出器によりほぼ同時に計測されて画像が構成される．

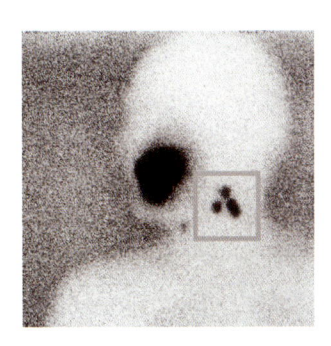

図3.4.34 センチネルリンパ節シンチグラフィ
舌癌周囲に^{99m}Tc-MDPフチン酸を注射した後に頸部のリンパ節（左側4個，右側1個）に集積上昇．
（Tsuchimochi M, Hayama K, et al：J Nucl Med, 49956-49962, 2008）

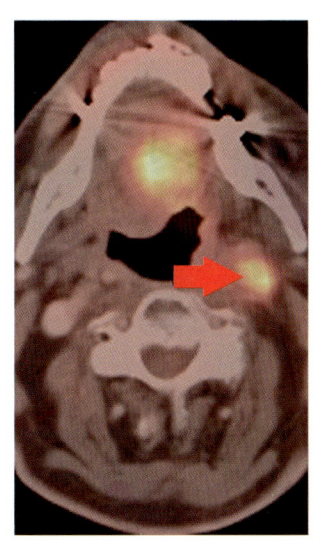

図3.4.36 PET-CT画像
舌癌の再発と頸部リンパ節転移（赤矢印）にFDGの集積がみられる．
（Fukui MB, Blodgett TM, et al：Radiographics, 25：913-930, 2005）

の類似化合物で，グルコースと同じく細胞膜にあるグルコース輸送蛋白により細胞内に取り込まれる．細胞内に入った FDG はヘキソキナーゼによりリン酸化され FDG-6-リン酸までは代謝されるが，それ以上は代謝されずに細胞内に蓄積する．グルコース代謝が亢進している組織ほど放射能が高くなる．癌細胞では増殖のために多くのグルコースを必要として取り込むので FDG が多く集積することになる．FDG 集積の強い腫瘍として，頭頸部癌，肺癌，乳癌，食道癌，膵臓癌，大腸癌，卵巣癌，悪性黒色腫，悪性リンパ腫などがある．正常でも糖代謝の活発な脳，排泄経路の腎臓，尿管，膀胱では集積が強い．また，口蓋扁桃，唾液腺，胃，大腸，肝臓は比較的高集積を示す場合がある．

　口腔顎顔面での悪性腫瘍診断の有用性は，病期診断（頸部リンパ節転移や遠隔転移の診断），治療後の再発診断（手術後，放射線治療後，化学療法後），重複癌の診断などである（図 3.4.36）．

〔土持　眞〕

4章

口腔疾患治療学総論

4.1 歯・口腔疾患の治療学

1 歯・口腔疾患の治療の特徴

歯科で扱われる疾患は，歯（図 4.1.1），歯周組織（図 4.1.2），舌・口唇・口腔粘膜，上下顎骨，上顎洞，顎関節，唾液腺，顔面（図 4.1.3），頸部など，さまざまな部位に発現する．また，その治療においては，硬組織と軟組織の両者を総合的に扱わねばならない場合が多い．疾患の種類も多く，炎症，囊胞，良性・悪性腫瘍，外傷（図 4.1.4）あるいは先天性異常のほか，歯列不正（図 4.1.5），歯・顎・顔面の欠損，味覚異常，口腔乾燥症，構音障害，摂食・嚥下障害，開口障害，睡眠時無呼吸，神経性疾患，口腔心身症，舌痛症，非定型顔面痛など，多様な機能的・審美的障害も治療の対象となる．したがって，歯・口腔疾患の治療は単に疾患を治癒に導くのみならず，審美性あるいは機能の回復を通じて生活の質（quality of life：QOL）を改善し，患者の健康維持・増進に大きく貢献するものである．

他方，口腔は消化管の門戸に位置しているが，そこには 400 種類以上の細菌が生息しており，その数は天文学的である．それらの細菌の一部が，う蝕や歯周病をはじめとする歯・口腔疾患を惹起することから，その治療においては，プラークコントロールあるいは無菌的処置がきわめて重要である．また，歯・口腔疾患の治療では，血液や感染性飛沫が飛散しやすく，加えて鋭利な器具や刃物が頻繁に使われる（図 4.1.6）ので，十分な院内感染予防対策が講じられていなければならない．なお，歯の硬組織が治療対象となる場合，人工製作物と天然歯との適合性，あるいは対合歯や隣接歯との精緻な接触が要求されるため，μm オーダーの精密な治療が求められる．

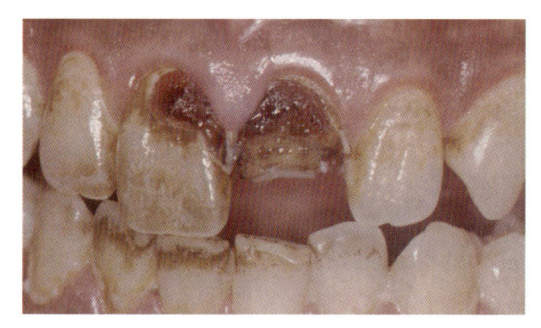

図 4.1.1　う蝕（上顎前歯）

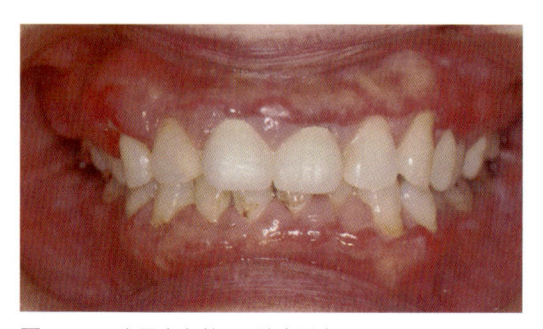

図 4.1.2　歯周病患者の口腔内写真

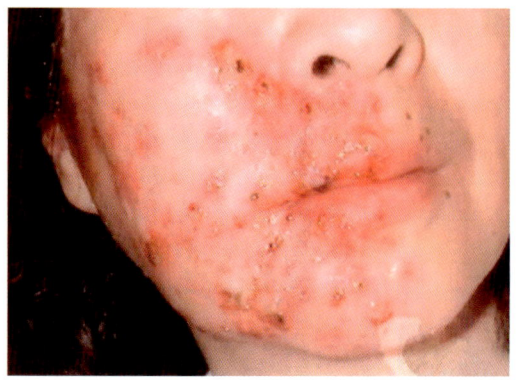

図 4.1.3　口唇・顔面の帯状疱疹

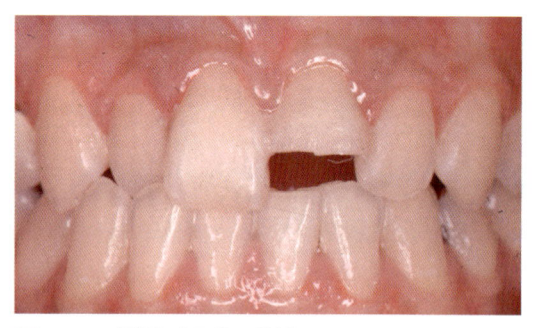

図 4.1.4　外傷による歯の破折

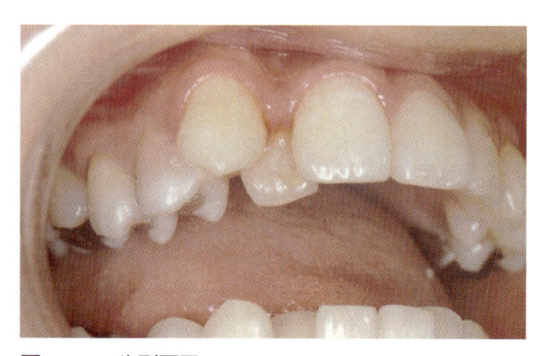

図 4.1.5　歯列不正

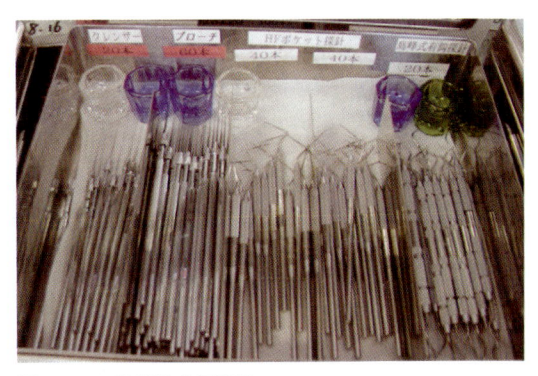

図 4.1.6　歯科治療用器具
鋭利なものが多い．

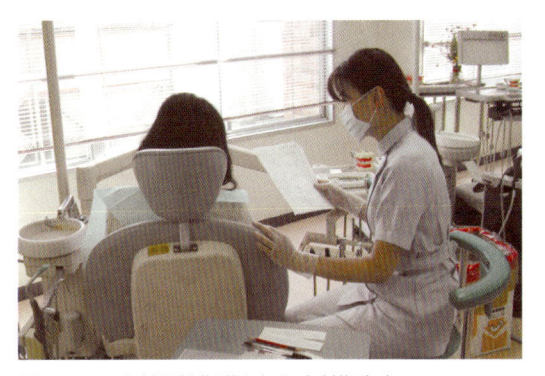

図 4.1.7　歯科保健指導を行う歯科衛生士

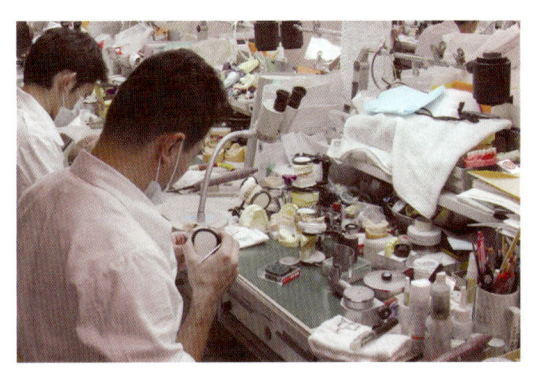

図 4.1.8　技工室で作業する歯科技工士

2　歯・口腔疾患の治療にかかわる職種

　歯科医療の高度化，患者ニーズの多様化，さらに高齢社会の到来などを背景として，今日ではチーム歯科医療や医療連携がますます重要となっている．高齢者歯科医療や在宅歯科診療はもちろん，一般歯科診療においても医療従事者間の緊密な連携・協力は欠かせず，そこには多くの職種がかかわっている．

(1) 歯科医師（dentist）

　歯科医師は，歯科医療および保健指導を司ることによって，公衆衛生の向上および増進に寄与し，国民の健康な生活を確保する職責を担っている．2010年12月31日現在において，わが国の医療施設に従事する歯科医師数は98723人（女性20.8％）である．また，国，公的医療機関，法人，個人などによって開設されているわが国の歯科診療所数は68097である．なお，近年は歯科医師の専門分化がみられ，口腔外科専門医，歯科麻酔専門医，歯周病専門医，小児歯科専門医，ならびに歯科放射線専門医のほか，多くの専門学会が認定医，専門医あるいは指導医の資格を定めている．

(2) 歯科衛生士（dental hygienist, 図4.1.7）

　歯科衛生士は，歯科医師の直接の指導のもとに，歯および口腔の疾患の予防処置や歯科保健指導を行う職責を担っている．2010年12月31日現在におけるわが国の就業歯科衛生士数は103180人であり，そのうち93824人（90.9％）が診療所に就業している．

(3) 歯科技工士（dental technician, 図4.1.8）

　歯科技工士は，特定人に対する歯科医療の用に供する補綴物，充塡物あるいは矯正装置を作製，修理または加工することを業としている．2010年12月31日現在におけるわが国の就業歯科技工士数は35413人であり，そのうち24271人（68.5％）が技工所で働いている．

(4) 歯科助手（dental assistant）

　歯科助手は，法律で定められた特別の資格ではないが，日本歯科医師会やNPO法人などの民間団体が認定する歯科助手資格制度が存在している．歯科助手は，受付業務，清掃，器材の準備・消毒・整理，石膏練和，患者案内などを行う．歯科診療所の窓口となることが多く，歯科医療チームの重要な構成員である．

(5) その他

上記のほか，看護師，放射線技師，臨床検査技師，薬剤師，社会福祉士，介護福祉士，言語聴覚士，管理栄養士，事務職員などが，さまざまな形でチーム歯科医療に関与している．

3 総合診療と専門診療

前述のように，歯科疾患の多様性，歯科医療の高度化，患者ニーズの多様化，高齢社会の到来などに鑑み，総合歯科診療と専門歯科診療とを区分し，的確に歯・口腔疾患の治療を行うことが必要である．歯科のなかにはさまざまな専門診療科が存在する．

(1) 主たる診療科名別にみた歯科医師数

2010年12月31日現在において，主として従事する診療科名別にみた歯科医師数を表4.1.1に示す．

表4.1.1 主たる診療科名別にみた歯科医師数

従事する診療科	歯科医師数	構成割合（％）
歯科	86454	87.6
歯科口腔外科	3996	4.0
矯正歯科	3489	3.5
小児歯科	1968	2.0
（臨床研修歯科医）	2096	2.1
不詳	720	0.7
合計	98723	100.0

（厚生労働省：医師・歯科医師・薬剤師調査の概況．http://www.mhlw.go.jp/toukei/saikin/hw/ishi/10/index.html より改変）

この表が示すとおり，個人開設診療所の多い歯科では専門分化の割合が低く，歯科医師の多くが総合診療を行っている．

(2) 大学病院などにおける専門診療

歯科大学・歯学部附属病院などにおいては，総合歯科診療を行う科（部）も存在するが，一般には専門診療が各科（部）で行われている．大学病院などにおける専門診療科名にはさまざまな名称が存在するが，ここでは，その治療内容から以下のように分類して述べる．

a. 保存科

保存科では，専門的な保存修復治療（operative dentistry，図4.1.9），歯内治療（endodontic treatment，図4.1.10），および歯周治療（periodontal treatment，図4.1.11）が行われる．歯周治療が独立した科で行われる病院もある．これらの診療科では，歯とその周囲組織を健常な状態に回復して維持し，口腔内で長く機能させるための治療が行われる．なお近年，全身疾患との関連を重視した歯周治療（ペリオドンタルメディシン）が注目されている．

b. 補綴科

補綴科では，歯・歯列・口腔・顎顔面の軟組織および硬組織の欠損を人工物で補い，本来の形態と機能を回復させるための治療（prosthodontic treatment）が行われる．たとえば，上顎あるいは下顎の全歯が失われている場合には，全部床義歯

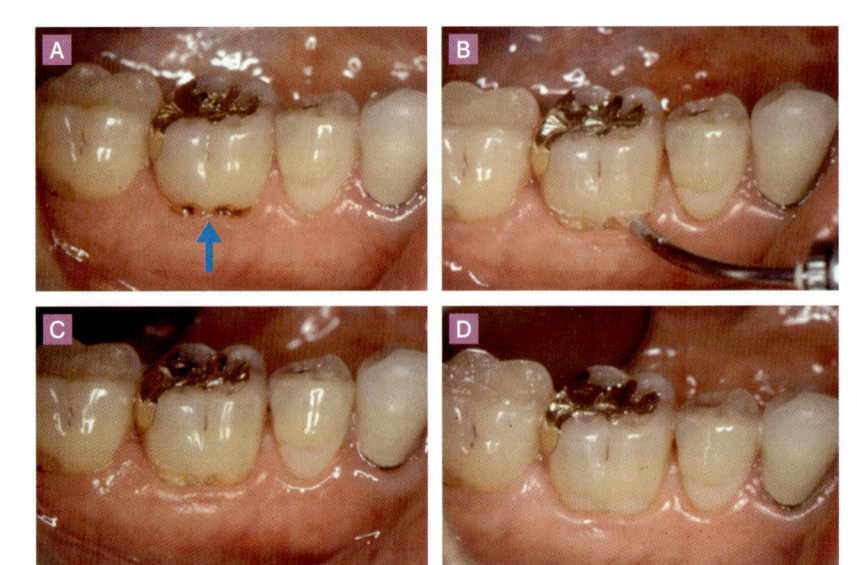

図4.1.9 保存修復治療
A：歯頸部う蝕（青矢印は下顎右側第一大臼歯を示す）．B：Er:YAGレーザーによる窩洞形成．C：レーザーで形成された歯頸部窩洞．D：レジン充填された窩洞．

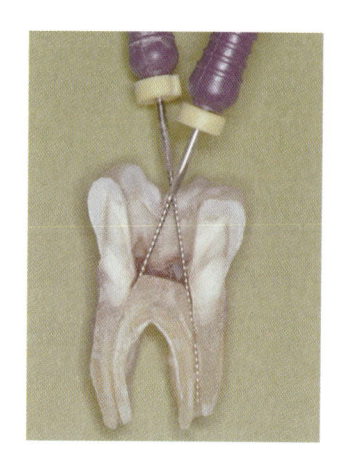

図 4.1.10　歯内治療

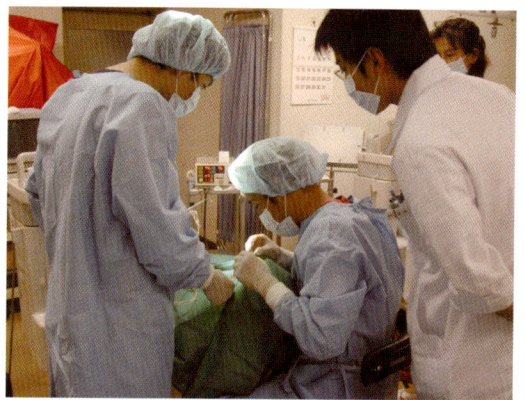

図 4.1.11　歯周治療（歯周外科手術）

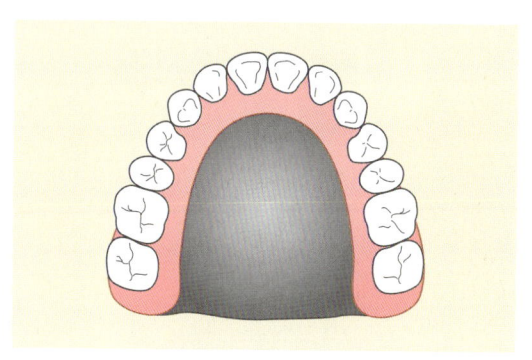

図 4.1.12　全部床義歯

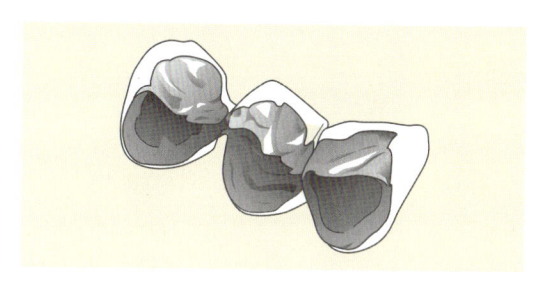

図 4.1.13　ブリッジ（橋義歯）

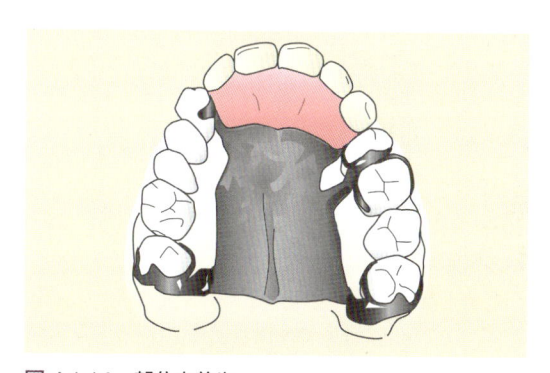

図 4.1.14　部分床義歯

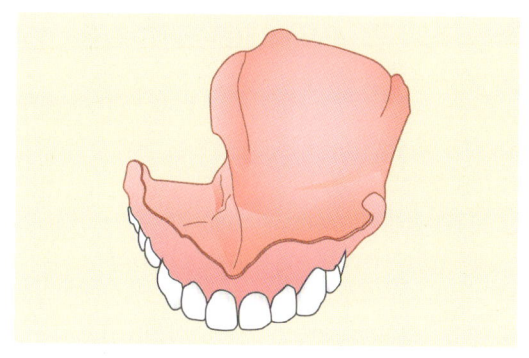

図 4.1.15　顎義歯

（complete denture，図 4.1.12）が製作される．また，一部の歯が失われている場合には，固定式のブリッジ（bridge：橋義歯，図 4.1.13）または部分床義歯（partial denture，図 4.1.14）が製作される．顎顔面領域に欠損を生じた患者には顎義歯（図 4.1.15）が製作されるが，この部門が独立している病院もある．

c. 口腔外科（oral surgery，図 4.1.16）

口腔外科では多種類の歯科疾患が扱われる．歯・口腔・顎・顔面に生じる疾患が幅広く対象となる．抜歯をはじめ，消炎処置，囊胞・腫瘍の手術，上顎洞根治手術，口唇・口蓋・顎・顔面裂の手術，顎骨骨折への対応，顎変形症の手術，顎骨再建など，外科手術を中心とした治療が行われる．

d. 小児歯科（pediatric dentistry，図 4.1.17）

小児歯科は，成長発育期にある小児を対象とする診療科である．歯・口腔疾患の治療のみならず，成長発育に伴う，歯と口腔の正常な機能を育成するための予防，処置，指導などが行われる．

e. 矯正歯科（orthodontics）

矯正歯科では，小児から大人まで幅広い患者を対象とし，歯列不正や不正咬合に対する歯科矯正治療

4.1　歯・口腔疾患の治療学　291

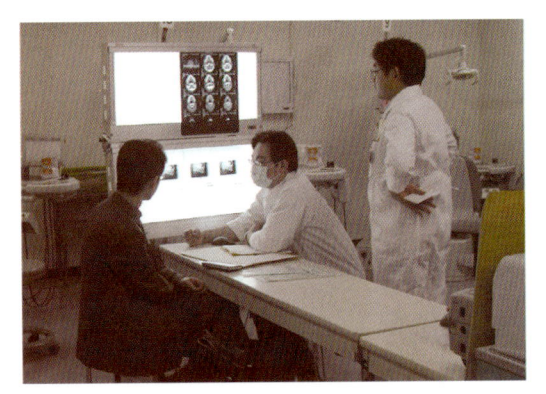

図 4.1.16　口腔外科における患者への手術説明

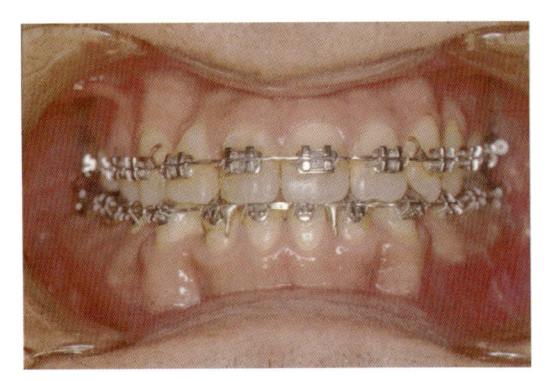

図 4.1.18　歯科矯正治療中の患者の口腔内写真

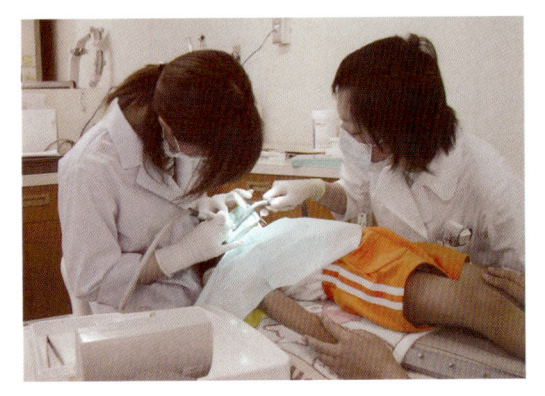

図 4.1.17　小児歯科での治療

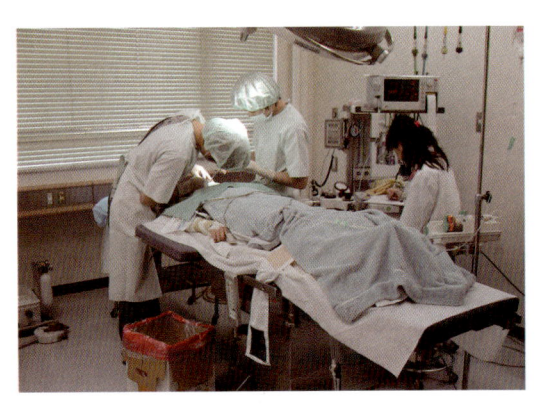

図 4.1.19　歯科麻酔科での治療

（図 4.1.18）や外科的矯正治療が行われる．
f. 歯科麻酔科（dental anesthesiology）
　歯科麻酔科では，全身疾患を有する患者，心身障害児などの非協力患者，歯科治療に恐怖心をもった患者，局所麻酔薬に過敏症のある患者などに対し，歯科治療時の全身管理を行うとともに，亜酸化窒素（笑気）吸入鎮静法，静脈内鎮静法，あるいは全身麻酔を施して歯科治療が行えるようにする（図 4.1.19）．また歯科麻酔医は，手術室で口腔外科手術を受ける患者に全身麻酔を施すとともに，術前および術後管理にあたる．

g. 歯科放射線科（dental radiology）
　歯科放射線科では，歯科治療のために歯・口腔・顎・顔面領域のX線撮影を行うとともに，CT（図 4.1.20）やMRIなどによる検査および診断を行う．

h. 高齢者歯科（clinic for the elderly）
　高齢者歯科では，全身管理のもとに，高齢者の特性に配慮した歯科治療が行われる．

i. 障害者歯科（clinic for the disabled，図 4.1.21）
　障害者歯科では，全身管理のもとに，知的障害あ

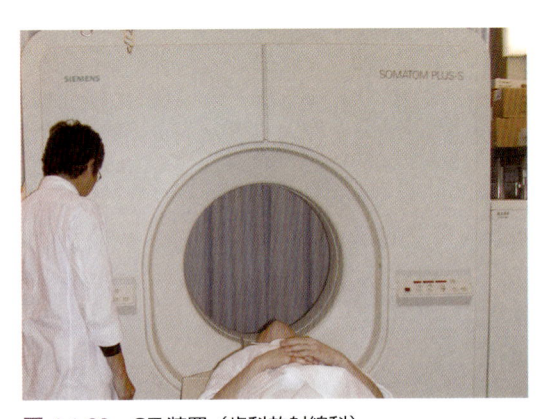

図 4.1.20　CT装置（歯科放射線科）

るいは身体障害者に対する歯科治療が行われる．

j. ペインクリニック（orofacial pain clinic，図 4.1.22）
　ペインクリニックでは，歯・口腔・顎・顔面の痛み，異常感覚，しびれ，異常運動，運動麻痺などの治療が行われる．上述の歯科麻酔科がペインクリニックの役割を担う場合もある．

k. インプラント科（dental implant clinic）
　インプラント科では，人工歯根（歯科インプラ

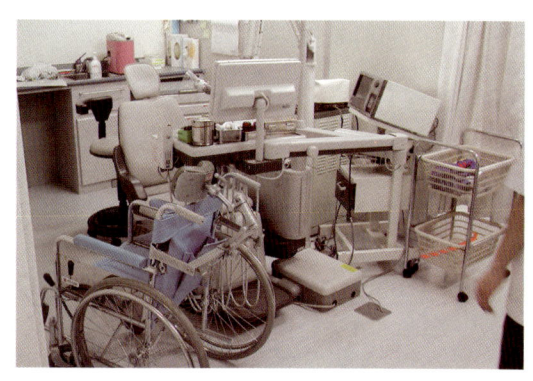

図 4.1.21　障害者歯科

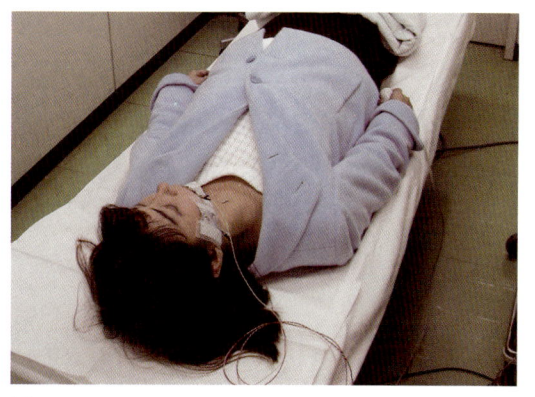

図 4.1.22　ペインクリニックでの治療

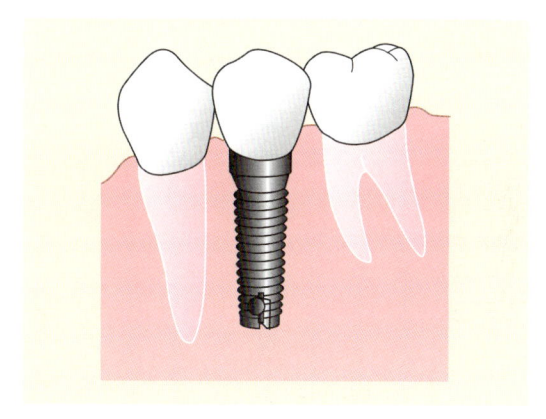

図 4.1.23　人工歯根（インプラント）

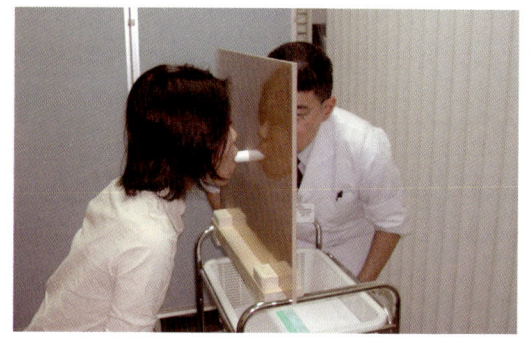

図 4.1.24　口臭外来（「息さわやか外来」）での検査

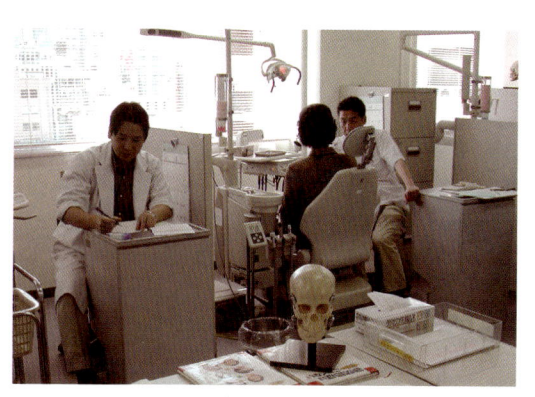

図 4.1.25　顎関節治療のための専門診療科

ント，図 4.1.23）を顎骨に埋入し，その人工歯根によって支えられる補綴物を装着することにより，本来の形態と機能を回復する治療が行われる．

l. その他

上記のほか，歯科治療の多様性を反映し，歯科材料アレルギー，口腔乾燥症，睡眠時無呼吸，摂食・嚥下障害，歯科心身症，口臭（図 4.1.24），顎関節疾患（図 4.1.25），構音障害，アンチエイジング，審美，レーザー治療，歯ぎしり，歯科疾患予防，運動機能向上などのための専門診療科をおく病院がある．

〔須田英明〕

4.2　歯科材料学

歯科医療では，材料を生体組織への移植材料として，また材料から成形加工された装置を治療の補助あるいは一種の人工臓器のように各種用途に使用している（表 4.2.1, 4.2.2）．これらは薬事法では医療機器の範疇に入る．材料が生体組織の一部として，あるいは生体機能の代行をするので，歯科材料も生体材料であり，近年は歯科生体材料という呼称が用いられる．

移植材料の対象組織は，従来の歯質や歯内だけでなく，近年は骨内も対象になってきた．歯科装置は，従来は歯の表面に適用される矯正装置や，主としてエナメル質（一部象牙質）と合着されるイン

表 4.2.1 歯科生体材料の種類

対象	移植材料	装置
歯の表面	予防材料	矯正装置, マウスガード, 義歯維持装置
歯質	充塡材, 成形修復材, 合着材, 接着材	歯冠修復物, ブリッジ
歯内	根管充塡材, 支台築造材	ポスト, コア
口腔粘膜上	義歯裏装材	床義歯, 顎義歯
口腔粘膜下骨内	骨充塡材, メンブレン	インプラント義歯, 顎骨再建プレート

表 4.2.2 歯科生体材料・装置の用途

用途	具体例
空間保持（形態の再現）	硬組織, 構造支持, 咬合支持, 軟組織エピテーゼ
組織治癒再生	象牙質, 歯髄, 骨組織再生の足場
口腔機能代行	咀嚼, 嚥下, 発音, 美容, アンチエイジング
治療の補助	矯正装置, 外科固定装置
新しい機能付与	抗う蝕, 抗菌

レー, クラウン, ブリッジ (橋義歯) などの歯冠修復物, および口腔粘膜上に装着される床義歯が中心であったが, 近年, 口腔粘膜を貫通して顎骨内で使用されるインプラント義歯の頻度が急速に高まっている.

従来, 歯の硬組織が自己再生能力に乏しかったため, 欠損組織の形態再現のための空間保持がおもな用途であった. そのために, 成形修復材料や歯冠修復物が多用されてきた. しかし, 象牙質や歯髄の創傷治癒や再生を目指した材料開発, あるいは骨再生の足場としての材料が注目を集めている. 口腔機能代行についても, 従来の咀嚼機能や審美性の回復だけでなく, 高齢患者の摂食, 嚥下, 発音, 呼吸機能などの回復のために歯科装置に対する期待が大きい.

1 歯科生体材料の種類と特性

歯科材料として, 前述の歯科生体材料に加えて, 歯科技工の工程の中間材料を含めて多様な材料が使用されている. 歯科生体材料を大別すると, 金属材料, セラミック材料, 合成高分子材料（複合材料を含む）に分類される. 各材料の特徴を表 4.2.3 に示す. 歯科生体材料では安全性が最優先されるが, たとえば歯冠修復物には, ①歯冠色の再現, ②支台歯への適合, ③機能時の耐久性が要求される. 歯冠色の再現ができない金属材料が多用されているのは, 適合性と耐久性, 特に靭性に優れているからである. セラミック材料や合成高分子材料にもそれぞれ利点と欠点があり, 金属を含めて材料を組み合わせて使用している.

（1）金属材料

金属材料の使用の歴史は古いが, 20 世紀を通じて, 素材の導入が成形加工法とともにかわってきた（表 4.2.4）. すなわち, 金箔充塡, ニッケルクロム縫製冠, ステンレス鋼の線鉤とバーに代表される

表 4.2.3 歯科生体材料の素材と特徴

	安全性	操作性	歯冠色	耐久性 剛性	耐久性 靭性
金属材料	△	△	×	△	○
セラミック材料	○	×	○	○	×
合成高分子材料	△	○	○	×	×

○: すぐれている, △: やや劣る, ×: 劣る.

表 4.2.4 歯科用金属材料の種類と成形加工法

材料	一次加工		接合	特殊加工
ニッケルクロム合金 ステンレス鋼	板金加工	（鍛造）	ろう付け	
金合金 金銀パラジウム合金	鋳造	（中温鋳造）	ろう付け	メッキ, 粉末冶金
コバルトクロム合金		（高温鋳造）	アーク溶接	放電加工
チタン	切削加工	（超高温鋳造）（ミリング）	レーザー溶接	イオン・プラズマ工学

いわゆる板金加工から，金合金，コバルトクロム合金，チタンへと続く鋳造の流れがあり，今後は切削加工への移行が期待される．

ロストワックス精密鋳造法は，アメリカ歯科医師会による鋳造用タイプ別金合金の規格の整備とともに世界の歯科医療の標準になり，その後の代替材料や新規材料開発を促した．わが国では1950年代に入り，アメリカから歯科鋳造が導入され，1956年に金銀パラジウム合金がタイプ別金合金の代用合金として，健康保険に導入された．金含有量に変遷があったが，現在では12％に制定されている．1990年代後半にロシアの政情不安によりパラジウム地金が高騰し，保険材料としての是非が議論された．金銀パラジウム合金は日本以外の先進国では使用されていない．少なくとも歯冠修復に金銀パラジウム合金にかわる材料を導入するのが，今日の日本の歯科界の課題である．

金属の欠点は腐食であり，溶出した金属イオンがアレルギーの原因になることがある．1970年代後半に金地金の高騰を受けて鋳造用ニッケルクロム合金が使用されたが，金属アレルギーが問題になった．口腔内では異種金属の接触により，電位が卑の合金からイオンの溶出が起こるので，ほかの合金においてもアレルギーの原因になることがある．

1980年代からチタンが安全性の高い金属材料として期待されたが，歯科鋳造の難易度が高かった．鋳造床には実用化されているが，高度な生体適合性を要求される歯冠修復物には，コンピュータを利用した設計・加工システム（CAD/CAM）による切削加工が期待される．チタンは表面に生成した酸化チタン皮膜が骨に対する高い生体適合性を有し，オッセオインテグレーションするのでインプラント材料として定着した．チタン製インプラントの成形には，切削のほかに，放電加工や各種先端加工技術が応用されている．

(2) セラミック材料

歯の代替として歯冠色を再現するためには，透明性の高いガラス質の材料が有用である．その意味で，長石質のガラスであるポーセレンは最適であった．19世紀から既製のポーセレン歯が使用されたが，個別の患者への対応が難しかった．1960年代に，技工現場でポーセレン粉末から歯の形態を築盛し，焼結して完成する術式が開発された．粉末の作製技術，低温焼成用フラックスの配合，色調再現のための着色剤がポイントであった．そして，コンピュータで温度管理ができる電気炉が開発され，色調再現性が向上した．

しかし，ポーセレンに代表されるセラミックスの欠点は，脆性である．ブリッジや咬合負荷の加わる臼歯部クラウンにはポーセレン単独では耐久性が不十分であった．そこで，靭性にすぐれる金属フレームへの前装，すなわち金属焼付ポーセレンが普及している．しかし，近年患者の高度な審美に対する要求や，金属アレルギーへの懸念から，金属を使用しないオールセラミック修復への期待が高まっている．

ポーセレンを強化するために，結晶分散ガラス，ガラス浸透多孔質焼結体，および高密度焼結体の利用が行われる．図4.2.1に示すように，セラミック材料の強度の指標になる曲げ強さと破壊靭性値は飛躍的に向上した．とりわけ，イットリアを配合したジルコニアやアルミナ・ジルコニアの複合材料は大きなブリッジのフレームワークにも十分な強度を有し，臨床応用が急速に進んでいる．しかし，これらの材料を使いこなすためには，従来の手作業中心の技工技術では不可能であり，ネットワークを利用した加工センターにおけるCAD/CAMシステムが実用化されている（図4.2.2）．

(3) 合成高分子材料

20世紀に入り合成化学の進歩を受けて，表4.2.5に示すように，多くの合成高分子系歯科材料が開発された．一般産業界では，重合体（ポリマー）を二次的に熱可塑性を利用して成形する．一方，1930年代にドイツで，ポリメチルメタクリレート粉末（重合体）とメチルメタクリレート液（単量体（モノマー））を混合し，その餅状物を石膏型に加圧填入して加熱重合する方式でレジン床が開発された．ポリメチルメタクリレートは透明性と機械的強度にすぐれる．この成形法は個別の症例に対応するのに非常に操作性が良好であったので，瞬く間に世界中に普及した．その後，多様な成形法と重合方式の装置が開発され，適合性の良好な義歯床が作製されている．

メチルメタクリレートの重合は当初加熱重合であったが，常温の重合開始材の利用により各種用途への応用が広がった．用途に応じて単量体組成が改

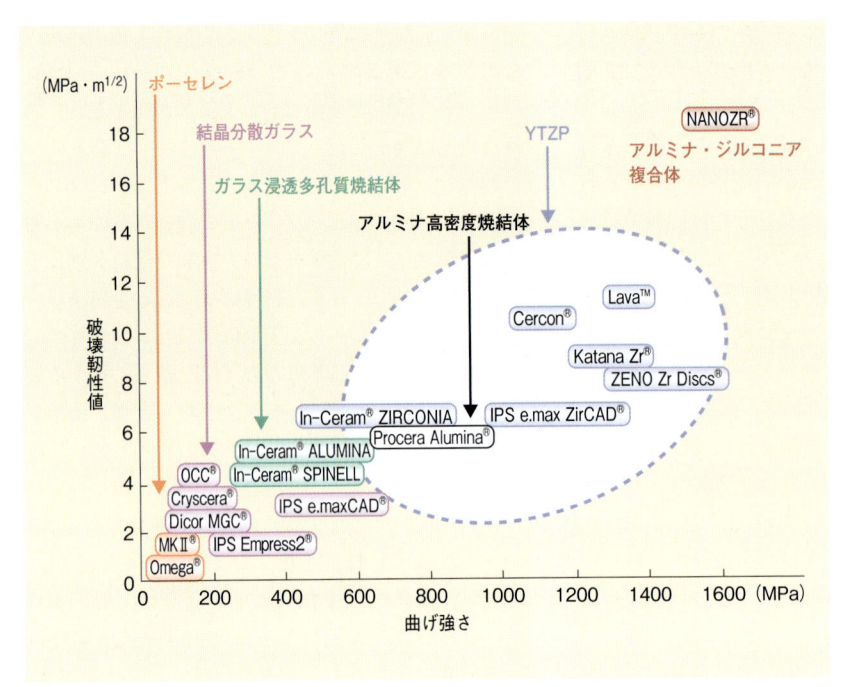

図 4.2.1　歯科用セラミック材料の破壊靱性値と曲げ強さ
YTZP：ジルコニア高密度焼結体.

良され，ガラスフィラーを配合したコンポジットレジンが，成形修復材料，歯冠修復材料，人工歯，合着材料など幅広く応用されている．大きな進歩は以下の3点である．①メチルメタクリレートのかわりに架橋高分子をつくる多官能性メタクリレートが開発されたこと，②ポリメチルメタクリレートのかわりに多様なサイズのセラミック（ガラス）フィラーが開発され充填率が非常に大きくなったこと，③光重合方式が開発され操作性と物性が飛躍的に向上したこと．

う蝕治療では処置後の材料の辺縁漏洩防止が課題であった．コンポジットレジン自体は歯質接着性を有さない．そこで，エナメル質のエッチングに加えて，1970年代から歯質に対する接着性単量体の開発が世界中で活発に行われた．わが国では，リン酸エステル系単量体や4-META単量体をはじめ世界をリードする材料を開発してきた．さらに象牙質に対する接着の研究も進められ，1980年代以降樹脂含浸層の重要性が認識され，象牙質に対する表面改質剤（プライマー）や接着性単量体が続々と開発され臨床術式を一変させた．接着剤の応用は，金属フレームへのレジンやセラミックスの前装や，レジンセメントを利用した合着にも応用されている．

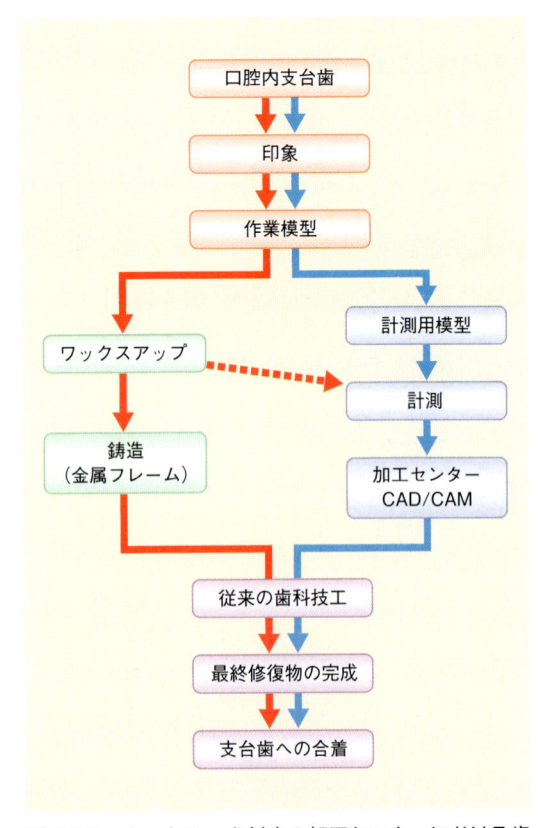

図 4.2.2　ネットワーク対応の加工センターにおける歯科CAD/CAMシステム（青矢印）

表 4.2.5　20世紀に開発された合成高分子系新材料

年代	印象材	床用材料	レジン系成形修復材料	セメント系成形修復材料
1920	寒天			リン酸亜鉛セメント（1800年代） シリケートセメント（1800年代）
1930				
1940	アルジネート	PMMA・MMA	常温重合PMMA	
1950	ポリサルファイドゴム シリコーンゴム		エナメルエッチング	
1960	ポリエーテルゴム		コンポジットレジン	ポリカルボキシレートセメント
1970	付加型シリコーンゴム	加圧成形	歯質接着性単量体 可視光線重合	グラスアイオノマーセメント
1980		マイクロ重合 可視光線重合		
1990		圧縮成形（ポリサルフォン）	コンポマー	光重合型グラスアイオノマーセメント
2000				

2　歯科生体材料の展望

(1) 機能期間

　成形修復材料は，窩洞形成終了後に窩洞に充填され，その時点から歯の一部として天然歯とともに機能開始する．同様に技工工程を経て完成した可撤性義歯は，装着後咀嚼などの機能を代行する．従来は機能期間中の材料や装置の耐久性が最重要項目であったが，現在では材料の安全性が最優先である．すなわち歯科医師をはじめとする医療従事者側が，使用する材料の組成と機能期間中のリスクを正しく認識することが重要である．そのためにも，機能期間中の材料の生体内動態をシミュレートした試験法の確立が急がれる．

(2) 早期機能開始

　人工材料や人工臓器を使用する治療法のメリットは，簡便性や経済性，そして早期の機能開始にある．移植材料には自由な成形付与が可能な可塑性と，組織内での迅速な硬化性が要求される．う蝕治療に多用される成形修復材料は，コンポジットレジンやレジン添加型グラスアイオノマーセメントのように，光照射で硬化するタイプが登場して早期の機能開始が可能になった．

　技工工程を経て作製される歯科装置は，技工工程の改良により早期の機能開始が可能になる．そのために，革新的な技工技術の導入が期待される．デジタル技術の応用により，インプラント手術のシミュレーションやナビゲーションが実現し，さらに上部構造をCAD/CAMで作製することにより，無歯顎患者に即日で咀嚼機能の回復ができる時代になった．

(3) 経済性

　歯科材料や歯科装置の経済性を議論するのは難しい．たとえば装置をとってみると，素材が安価で，製作コストが安く，また耐久性（耐用年限）が高ければ，経済性がよいといえる．歯科装置の素材は，安定に供給されるものが望ましい．その意味では，貴金属の使用は望ましくなく，経済原理が反映できる工業材料の使用が望ましい．しかし，従来の歯科技工の現場は家内工業的な形態で設備の導入に限界があり，一般の工業材料の適用は難しかった．近年，ネットワーク技術の応用により，歯科技工所と大規模な加工センターが，場合によっては国境をこえて効率よく歯科装置の一部を発注，納品できる時代になった．これは伝統的な歯科技工所での生産よりも，はるかに省力化とコストダウンが可能になる．

(4) 高機能化

　移植材料は空間保持以外にも，生体組織との接着

性，抗う蝕性，あるいは歯髄再生や骨再生などの機能を有することが期待されている．これらのいくつかをすでに達成している材料もあるが，これからは組織再生に貢献する移植材料への期待が大きい．

審美を含めて，患者の要望が高度化してきた．歯科医療では従来個別の症例にオーダーメイドで装置を提供するため，間接法と歯科技工の専門化がはかられてきた．従来は装置の耐久性が優先されたが，本来は加齢と調和するのが望ましい．しかし，現状で生体機能に適合して材料物性が経時的に変化（劣化ではなく）していくスマート材料は開発されていない．したがって，歯科装置を半永久的に使用するのではなく，リハビリテーションの装置としてコストパフォーマンスよくつくりかえていくことも必要になろう．

ここでもCAD/CAMの応用が期待される．CAD/CAM化のメリットとして重要なのは品質管理である．設計時に，材料特性から最適形状の設計をすること，加工の履歴による残留歪みなどの劣化を防止すること，再現性のある加工が得られることなどはメリットになる．しかし，さらに重要なのは，加工データを保存して，装置の機能期間中に追跡調査をすること，それにより機能下における事故や不快事項のデータを集積して，改善のための資料とすることができる．個人レベルで情報が保存されれば，再製作のコストも軽減できる．今後の超高齢社会で歯科材料・歯科装置が長寿健康に貢献するためには，歯科装置の品質管理がこれまで以上に重要になる． 〔宮﨑　隆〕

4.3 手術・外科療法

1 滅菌法・消毒法

(1) 概　念

術後感染予防のための消毒の重要性が認識されたのは，Listerが術野にフェノールを使用して，術後の敗血症による死亡率を改善したことに端を発している．これとほぼ同時期に，オーストリアの医師Semmelweisは，医療スタッフにさらし粉の水溶液で手洗いをさせ，当時致命的な疾患であった産褥熱の発生率を低下させた．ここで一見同じにみえる「術野」と「術者」の消毒は，実はまったく異なった意味合いをもっている．どちらも人体表面に対する消毒であるが，前者は創周囲の皮膚の細菌数を減少させることで感染源の消失をはかっているが，後者は人の手指を介して伝播する感染の感染経路遮断を主たる目的としている．

さらに，「滅菌」と「消毒」の用語の使い分けには注意が必要である．この2つの用語は混同されて使用されることも多いが，「消毒」はけっして「無菌」を意味するものではない．「消毒」とは，感染を惹起しない水準まで菌数を減少させる処理操作であり，それに対して「滅菌」とはすべての微生物が存在しない無菌状態を達成するための処理操作である．英語では，「滅菌」は"sterilization"の翻訳であり，「消毒」は"antisepsis"もしくは"disinfection"の翻訳として使用されることが多い．

滅菌の国際規格ISO 11139では，「滅菌とは微生物が存在しない状態を達成する検証された工程」とされている．実際の滅菌作業は，化学的，物理学的条件と時間の組み合わせで行われるため，無菌が達成されたことには検証が必要である．検証法には，滅菌条件を検証する化学的検証法と実際の菌を使用して滅菌を確認する生物学的検証法がある．検証による保証（無菌性保証水準（sterility assurance level：SAL）：微生物の存在確率 10^{-6} 以下）が得られてはじめて滅菌が行われたことになる．

a. 滅菌法

実際の滅菌方法には次に述べる i) 加熱法，ii) ガス法，iii) 照射法，iv) 濾過法，v) 薬液法がある．

i) 加熱法

高温高圧の飽和水蒸気を用いる方法と単に乾燥高熱空気を用いる方法がある．前者の方が短時間で滅菌でき，一般にも普及している．後者は簡便かつ確実な滅菌法であるが，滅菌対象物が高温に耐えうるものでなければならない．

①高圧蒸気滅菌（オートクレーブ滅菌）：高温高圧の飽和水蒸気がもつ温熱エネルギーで微生物の蛋白質を変性させ，滅菌する方法．通常，高圧蒸気滅菌装置（オートクレーブ）を用いて行う．飽和蒸気を対象物のすみずみまで行き渡らせるため，滅菌物を収納した管体から完全に空気を追い出した後，飽和蒸気を注入する．残存空気は蒸気の浸透を妨げることになる．1.5〜2気圧で121℃ 20分などの条件

がよく用いられる［異常プリオンに対する処理は，⇨4.3-1(4)を参照］．使用するものは毒性がない蒸気であり，残留ガスも発生しないため，安全性が高く，コスト面でも他の滅菌法に比べて有利である．

②乾熱滅菌：乾燥高温の空気中で加熱する方法で，空気が介在するため滅菌物に対する熱の伝導は必ずしも良好でない．高圧蒸気滅菌法に比べて，160～170℃ 120分や170～180℃ 60分，180～190℃ 30分などと厳しい滅菌条件が必要となる．

ii) ガス法

ガスを用いるため，前述の加熱法に比べ，低温処理が可能である．しかしながら，滅菌にかかる時間は長く，ガスの使用後の処理も必要になる．最近では，過酸化水素のガスを用いる新たな滅菌法も登場している．

①ホルムアルデヒド（ホルマリン）滅菌：容器のなかにホルムアルデヒドを吸着させた焼石膏を入れてホルマリンガスで滅菌を行う．滅菌には，常温12～24時間が必要である．加熱できない軟性内視鏡などに用いるが，有毒ガスの残留が欠点になる．ガスを無害化する装置付きの製品も販売されているが，エチレンオキサイドガス（ethylene oxide gas：EOG）など他の滅菌法の普及とともに最近では使用を控える場合が多い．

②EOG滅菌：EOGが細胞の水，酸，アミンなどと結合し，蛋白質をアルキル化して微生物を殺滅する．EOGは常温でも可燃性（沸点10.7℃）で，発癌性があるため，アメリカでは使用が禁止されたが，わが国では1 ppm以下の濃度で使用されている．滅菌には3～5時間が必要で，終了後も残留EOGガス濃度を低下させるため，8～12時間のエアレーションを要する．

③過酸化水素プラズマ滅菌（低温プラズマ滅菌；ステラッド®）：EOGの代替法として開発された．真空下の過酸化水素ガスに高周波やマイクロ波でエネルギーを与えるとガスがプラズマ状態になり，フリーラジカルで微生物を殺滅する．過酸化水素ガスは水と酸素に分解され，滅菌後のエアレーションは簡便なものでよい．特殊設備も不要で，簡易な方法であるが，1回の滅菌量が少なく，コスト面も比較的高価である．プリオン感染性不活化に効果があるが，器具が劣化するなどの欠点もある．

④過酸化水素蒸気滅菌法（アムスコV-PRO1®）：EOGの代替法として開発された．過酸化水素はプラズマ状態にならなくても滅菌効果があるとして，蒸気で滅菌する．過酸化水素プラズマ滅菌同様にプリオン感染性不活化に効果があり，エアレーションも簡便でよい．わが国では最近認可された．

iii) 照射法

放射性同位元素から放出されるγ線や電子加速器から発生する電子線，制御放射線であるX線などを照射して微生物を殺滅する．熱を加えることなく包装された物品も滅菌可能である．ただし，大規模な装置が必要であり，実際に院内で使用することはない．

iv) 濾過法

加熱法や照射法が使えない気体や液体に対して行う．通常孔径0.22 μmのフィルターで微生物を除去するが，フィルター性能により，微生物や病原体を完全に除去できず，ウイルスも除去できないため完全な滅菌にならない場合がある．

v) 薬液法

薬剤による滅菌で，高水準消毒薬を用いる．軟性内視鏡など，熱処理できない器具を滅菌する場合に用いる．わが国で化学滅菌剤として使用できるものは，グルタラール製剤，フタラール製剤，過酢酸製剤である（高水準消毒薬（high-level disinfectant）が化学滅菌剤（chemical sterilant）と同意で使用される場合がある［⇨4.3-1(1)b. v)を参照］）．

b. 消毒法

滅菌法に対し，消毒法には物理的方法を用いるi)～iv)の物理的消毒法と，v)の薬液を用いる化学的消毒法がある．

i) 熱水消毒法

65～100℃の熱水や蒸気を用いる方法．わが国では，80℃ 10分などが基本条件となっている．結核菌，真菌，ウイルスなど多くの微生物は殺滅するが，芽胞には無効である．

ii) 流通蒸気法

100℃の蒸気を30～60分間流通させて消毒を行う方法．熱水消毒同様に結核菌，真菌，ウイルスは殺滅するが，芽胞には無効である．

iii) 煮沸法

100℃の沸騰水中に15分以上留置して消毒を行う方法．上記2つの方法同様に，結核菌，真菌，ウイルスを殺滅するが，芽胞には無効である．1～2％の炭酸ナトリウムを加えることで効果の増強や金属器具の腐蝕防止が期待できる．

iv）紫外線法

最も強い殺菌効果があるとされる254 nm付近の波長の紫外線を照射して微生物を殺滅する方法．一般的には低圧水銀灯が用いられる．ただし，結核菌に有効だが真菌や芽胞に対しては長時間の照射を要する．また，紫外線は透過性が弱いため，影になった部分が消毒されないこと，また目や皮膚などの障害を起こすという欠点がある．

v）化学的消毒法

消毒薬を用いる方法で，消毒薬は効果に沿って，高水準，中水準，低水準消毒薬に分類される（表4.3.1）．消毒薬の強さを示す指標は，クロストリジウム，バチルス菌類が形成する芽胞に対する殺滅効果を1つの基準にしている．芽胞は細菌が生存するために備えもっている非常に強い形態で，乾燥，熱，消毒薬に高度の抵抗性を示す．高水準消毒薬は，大量の芽胞以外のすべての微生物を殺滅させる．中水準消毒薬は，芽胞以外の結核菌，栄養型細菌，多くのウイルス，真菌を殺滅し，低水準消毒薬は，栄養型細菌，ウイルスの一部，真菌は殺滅するが，結核菌や芽胞には無効である．また，低水準消毒は，耐性緑膿菌には無効である．高水準消毒には，グルタラール製剤，フタラール製剤，過酢酸製剤が含まれるが，通常これらは薬液による器具の滅菌目的で使用され，生体には使用できない［⇨4.3-1 (1) a．v）を参照］．中水準消毒には，手指消毒，皮膚消毒などで一般的に使用されるポビドンヨード，消毒用エタノール，クロルヘキシジングルコン酸塩＋エタノールなどがある．通常手術時手洗いに使用される消毒薬は芽胞には無効であり，化学的消毒といえども物理的な微生物除去は重要である．プリオンの感染性不活性化処理は，現行で最も強い殺滅方法になる（表4.3.2）．

(2) 術者の消毒

外科的処置を行う場合，周術期の感染予防のために，術者，手術助手は術前に手洗い（手術時手洗い）を行う．この手洗いは，医療従事者が日常的に行う手洗い（衛生的手洗い）とは区別されている．衛生的手洗いは，日常業務で，未滅菌手袋の着脱前後や素手で汚染ものに触れた場合などに行い，大腸菌，黄色ブドウ球菌などの皮膚通過菌（transient skin flora）を除去，もしくは菌量を減少させることを目的としている．これに対して手術時手洗いは，手術用の滅菌手袋を着用する前に行い，皮膚の皮脂，汚れ，爪の間の汚れとともに，表皮ブドウ球菌など皮膚常在菌（resident skin flora）を減少させることを目的としている（表4.3.3）．

手術時手洗いでも，皮脂腺や毛嚢に存在する菌は除去しきれないため，手術開始後時間とともに手袋内には菌が出現する．手袋には，術中に術者が気づかないピンホールができていることが指摘されており，手術時手洗いは，このときの感染のリスクを軽減する効果もあると考えられる．この手袋内の細菌

表4.3.1 消毒薬の水準分類と薬品名

消毒薬水準	薬品名
高水準消毒薬	・グルタラール，フタラール，過酢酸
中水準消毒薬	・次亜塩素酸系薬剤（次亜塩素酸ナトリウムなど） ・フェノール系薬剤（フェノール，クレゾールなど） ・ヨード・ヨードホール系薬剤（ポビドンヨード，ヨウ素など） ・アルコール系薬剤（エタノール，イソプロパノール，クロルヘキシジンアルコールなど）
低水準消毒薬	・第四級アンモニウム塩（ベンザルコニウム塩化物，ベンゼトニウム塩化物など） ・クロルヘキシジン（クロルヘキシジングルコン酸塩） ・両性界面活性剤系薬剤（アルキルジアミノエチルグリシン塩酸塩など）

消毒薬はその効果によって3つの水準に分類される．高水準消毒薬は，滅菌処理目的で使用されることがある．

表4.3.2 病原体と消毒・滅菌方法の関係

消毒・滅菌方法	対象となる病原体	例
プリオン感染性不活性化	プリオン	Creutzfeldt-Jakob病
滅菌	芽胞	*Bacillu strophaeus*
	球虫	*Cryptosporidium*
高水準消毒	マイコバクテリア	結核菌
中水準消毒	non-lipidウイルス	ポリオ，コクサッキー
	真菌	アスペルギルス，カンジダ
低水準消毒	栄養型細菌	黄色ブドウ球菌，緑膿菌
	lipidウイルス	HIVウイルス，ヘルペスウイルス，B型肝炎ウイルス

消毒・滅菌方法の効果により対象となる病原体を分類すると，現段階では，プリオンの不活性化が最も高水準の対応を必要とする．
HIV：ヒト免疫不全ウイルス．

表 4.3.3 手洗いの種別

手洗いの種別	使用薬剤	目的
通常の手指衛生	通常石けん＋水	皮膚の汚れ・皮膚通過細菌除去
衛生的手洗い	消毒用石けん＋水	皮膚通過細菌除去・減少
手指消毒（擦拭）	アルコールベース擦拭消毒薬	皮膚通過細菌除去・減少
手術時手洗い	消毒薬＋水 または, 通常石けん＋水＋その後アルコールベース擦拭消毒薬	皮膚通過細菌除去, 皮膚常在細菌除去

医療現場で行われる手洗いは，その目的と使用状況によりいくつかに分類される．

増殖を抑制する効果は，消毒薬の種類で異なっており，ピンホールに対しては，二重手袋や術中の定期的な手袋交換が推奨されている．手術時の手袋は，逆に術者を感染から守る効果もある．

手術時手洗いでは，長年の間，滅菌水，消毒薬とブラシを用いて手指，手掌，手背，前腕をブラッシングするスクラブ法（Fürbringer 法）が用いられてきた．しかしながら，ブラシがかえって皮膚を傷つけたり，皮膚炎を起こしたりすることが明らかになってきた．ブラシやスポンジを用いないアルコールベースの即乾性手指消毒薬を用いるラビング法（手もみ洗い）が普及しつつある（表4.3.3）．また，消毒薬を頻回に使用することで健常皮膚を傷つけ，皮膚常在細菌の増殖につながることも指摘されている．皮膚保護のために，1日の手術終了後はスキンローションを使用することが推奨されている．

手術用手洗いで使用する水は，必ずしも滅菌水である必要はないが，中規模以上の病院であれば，通常水道水は施設の保有する貯水タンクにいったん貯蔵されて供給されており，水道水原液ではないことには注意が必要である．

手洗いに使用される消毒薬は，4％クロルヘキシジングルコン酸塩スクラブ，7.5％ポビドンヨードスクラブがあるが，前者の方が皮膚に残留する抗細菌活性が長時間持続する（表4.3.4）．また，アルコール含有即乾性手指消毒薬には，0.2％ベンザルコニウム塩化物＋エタノール，0.2％クロルヘキシジングルコン酸塩＋エタノールなどがあり，こちらも擦り込み後の効果は持続する．

術者は術中にみずからが感染源とならぬよう無菌操作，手袋とガウン着用が必要であるが，逆に患者からの感染を受けないためには，口と鼻を覆うマスク，目を保護するゴーグルなども必要である．

（3）術野の消毒

アメリカの疾病管理予防センター（Centers for Disease Control and Prevention：CDC）から発表されたガイドラインでは，術野感染（surgical site infection：SSI）予防策は，①手術予定部位の消毒，②手指消毒，③無菌手技に集約されている．①の術野の消毒では，皮膚以外にも口腔内がその対象となる．粘膜面の消毒基準は，皮膚と異なり，使用できる消毒薬にも制限があることには注意が必要である．

一般の術前皮膚消毒では，10％ポビドンヨード，10％ポビドンヨード＋エタノール，0.5％クロルヘキシジングルコン酸塩＋エタノールなどが用いられる場合が多い．消毒は切開予定部位から周囲に向かって同心円を描くように広範囲に行う．

口腔内は，通常の皮膚消毒と異なり，粘膜面が主体である．たとえば，皮膚消毒で一般的に用いられ

表 4.3.4 消毒薬の分類とその作用

消毒薬	作用機序	グラム陽性菌	グラム陰性菌	結核菌	真菌	芽胞	効果発現	特徴	引火性
アルコール類（消毒用エタノール，イソプロピルアルコール）	蛋白変性	＋＋＋	＋＋＋	＋＋＋	＋＋＋	無効	速	短時間持続効果	あり
クロルヘキシジングルコン酸塩	細胞膜破壊	＋＋＋	＋＋	＋＋	＋	無効	中	長時間持続効果	なし
ポビドンヨード	蛋白合成阻害 細胞膜変性	＋＋＋	＋＋＋	＋＋＋	＋＋	無効	中	皮膚炎を起こすことあり	なし
塩化ベンザルコニウム	細胞膜機能障害	＋	＋＋	－	－	無効	遅	粘膜面使用可能 静菌性作用	なし

消毒薬は種類により，病原体に対する効果，効果発現時間，持続時間など特徴がある．

るクロルヘキシジングルコン酸塩は，粘膜面の使用で吸収によるショックの発現が報告されており，粘膜面の使用は禁忌である．

口腔内の手術では，上記の理由から，2％ホウ酸水や3％オキシドールで洗浄後10％ポビドンヨード液が用いられることが多い．また，ヨードアレルギーなどでは，0.01〜0.025％ベンザルコニウム塩化物液や0.01〜0.025％ベンゼトニウム塩化物液も使用される．そのほかにも，次亜塩素酸ナトリウム，アルキルジアミノエチルグリシン塩酸塩が粘膜面での使用に適応があるが，実際にはあまり使用されることはない．同じ口腔内でも根管に使用できる消毒薬には，ヨードチンキ，オキシドール，ホルマリン，次亜塩素酸ナトリウムなどがある．また，口内炎，外耳・中耳の炎症，鼻炎，咽喉頭炎，扁桃炎など粘膜の炎症にはオキシドールを，扁桃炎，副鼻腔炎，中耳炎などの化膿局所の消毒にはアクリノール水和物液，複方ヨードグリセリンを用いることができる．そのほかにも，うがい薬には消毒薬が含まれている．0.2％ベンゼトニウム塩化物歯科用製剤が口腔内の消毒・抜歯創の感染予防用に市販されている．

口腔粘膜以外の術野では，次の点に注意をする．手術前日の剃毛は，皮膚損傷により二次感染の原因になるため，電動クリッパーで行い，当日に剃毛を行う場合も，手術直前に行うか，除毛クリームを使用する．手術創の感染予防のための抗生物質は，手術開始直前に投与し，長期間は使用しない．縫合された手術創は，術後24〜48時間滅菌されたドレッシング材で被覆し，その後は毎日包帯交換，消毒の必要はない．

（4）器具・器材の滅菌・消毒

医療機器や医療材料は，その感染源としての危険性に応じて，①クリティカル器具，②セミクリティカル器具，③ノンクリティカル器具の3つに分類される（表4.3.5）．

クリティカル器具は，一般的な手術器具，血管内挿入のカテーテル，インプラントなど，体液，血液に接する器具で，十分な洗浄と滅菌が必要である．セミクリティカル器具は，軟性内視鏡，気管内挿管チューブなど，粘膜または損傷皮膚に接触する器具で，これらも少数の芽胞以外の微生物が存在しない状態まで消毒が必要である．ノンクリティカル器具は，聴診器，血圧計用マンシェット，松葉杖など，健常皮膚とは接するが，粘膜や損傷皮膚には接触しない器具で，日常的な洗浄と清拭で十分である．

手術で使用した手術器具表面に血液，体液などの有機物や微生物（バイオバーデン）が付着した状態では，消毒薬の浸透が減弱し，通常の滅菌操作を行っても，その効果が不十分になってしまう．そのため，器具の滅菌では，それに先立ち十分な洗浄が必要である．洗浄は，最近では自動洗浄機（ウォッシャー・ディスインフェクター）で行われることが多い．自動洗浄機は，洗浄工程で簡単な除菌と乾燥を行うが，これらはあくまで表面に付着した汚れを除去することが主たる目的である．

歯科口腔外科領域の手術で使用される多くの器具は，たとえそれが外来手術や処置で使用される器具であっても，組織を貫通したり骨処理に使用したりされれば，クリティカル器具と考えられる．特に歯科用ハンドピースは，内部に患者組織が巻き込まれて残存することが明らかにされているにもかかわら

表4.3.5 医療目的の器具の分類と消毒・滅菌方法

器具の分類		説明	例	消毒・滅菌
クリティカル器具		細菌汚染により重篤な感染リスクを伴うもの（無菌組織や血管内に接触するもの）	手術器具，埋め込み器具，カテーテル，術中使用用超音波プローブ	滅菌
セミクリティカル器具		粘膜または損傷皮膚に接触するもの	呼吸器や麻酔関連器具，内視鏡，喉頭鏡，膀胱鏡	高水準消毒 中水準消毒
ノンクリティカル器具	医療用物品	健常皮膚に接触するが，粘膜には接触しないもの	ベッド用便器，血圧計用マンシェット，松葉杖，コンピュータ，ベッド，リネン，食器	低水準消毒
	医療環境		家具，床	

医療現場で使用する器具は感染源としてのリスクに応じて分類されている．ノンクリティカル器具においては，実際に治療や看護に用いられる物品，ベッドやリネン，病室の床に至るまで非常に多くのものが含まれる．

ず，複雑な内部構造と管状構造を有するため，通常の洗浄が不十分になりやすい．さらに，精密機械であるがゆえに，加熱滅菌には適さないものもある．ハンドピース内部の洗浄は，メーカー指定の方法に従い，分解，洗浄を行った後，高水準消毒薬やEOGを用いた十分な滅菌が行われなければならない．また，歯科用アマルガムやシリンジなどもセミクリティカル器具であり，一患者ごとに滅菌または高水準消毒が行われなければならない．このとき滅菌に用いた薬剤は残留しないよう注意が必要である．

プリオン病（Creutzfeldt-Jakob病を含む）に対する手術器具の処理については特別な注意が必要である．プリオン病は異常プリオンの増加による中枢神経疾患で，これまでとは異なった滅菌・消毒法が必要になる．厚生労働省が発表した「手術器具を介するプリオン病（Creutzfeldt-Jakob病を含む）予防について」では，感染性不活化方法として，①焼却，蟻酸処理（90％以上の湿度で室温1時間），②ドデシル硫酸ナトリウム（sodium dodecyl sulfate：SDS）処理（1～3％SDS溶液100℃3分間），③オートクレーブ（134℃18分間），④水酸化ナトリウム処理（1N水酸化ナトリウムで2時間）が示された．しかしながら，実際の臨床現場では，プリオン汚染が疑われる症例で使用した手術器具に対して，表4.3.6に示す処理を行うことが現実的である．また，使用器具については，どの患者に使用したかの使用履歴が保存されることも重要である．

(5) 院内感染予防

院内感染予防では，血液，体液，分泌物（汗は除く），損傷皮膚，粘膜を介した感染を予防する標準予策（standard precautions）が示されている．具体的には，医療従事者は患者間の感染を防ぐ目的で，手術，処置において衛生的手洗いを励行する，一処置ごとに手袋を交換するなどの注意が必要である．このとき，単に患者-患者間だけでなく，患者-医療従事者間の感染も予防しなくてはならない．医療従事者は，B型肝炎，麻疹，風疹，流行性耳下腺炎などのワクチンを接種して感染の伝播を予防すべきであり，医療従事者の感染に対する就労可能の条件は明文化されていなければならない．

歯科口腔外科領域の感染経路は，①血液や体液への直接的な接触感染，②医療機器（ハンドピース，歯科ユニットなども含む）を介する間接的な接触感染，③口腔，鼻腔からの飛沫による飛沫感染，④歯科用ドリルなどによるエアロゾルを介した感染，などが考えられる．特に②，③，④については，歯科口腔外科特有の問題も含み，正確な院内感染の知識の普及と教育体制の充実が必要である．

歯科用ユニットでは，ハンドピースを使用する前，20～30秒間は"から運転"を行い，内部の残留物を物理的に除去する必要がある．歯科用ユニットから取り外しがきくハンドピースについては，前述の十分な滅菌が必要である［⇨4.3-1(4)を参照］．注水装置は，一患者ごとに20～30秒間，1日の最初には，数分間の放水が推奨されている．吸引装置でも先端から逆流があることを忘れてはならない．また，患者間のみでなく，水自体を介する感染を予防するため，歯科用ユニットの治療は，滅菌水の使用が推奨されている．

一般の院内感染では，メチシリン耐性黄色ブドウ球菌（methicillin-resistant *Staphylococcus aureus*：MRSA），バンコマイシン耐性黄色ブドウ球菌（vancomycin-resistant *Staphylococcus aureus*：VRSA）が問題になることが多いが，歯科用ユニットの水を介しては，緑膿菌，レジオネラ，スフィンゴモナス，アシネトバクターなどが原因になる可能性がある．近年，バンコマイシン耐性菌に対して効果があるリネゾリドに対する耐性菌や，多剤耐性緑膿菌が問題となっている．MRSA，リネゾリド耐性菌は一般消毒薬が効果があるが，多剤耐性菌は低水準消毒薬には抵抗性である．

真菌は酵母菌（カンジダ，クリプトコッカスなど）と糸状菌（アスペルギルスなど）に分類される．アスペルギルスは空気感染で抵抗力の低下した患者には重篤な難治性感染症を起こす．真菌類は中水準の消毒薬が有効である．

結核，インフルエンザ，風疹などでは感染蔓延も

表4.3.6 手術器具のプリオン感染性不活化のための処理方法

1. アルカリ洗剤ウォッシャー・ディスインフェクター処理＋オートクレーブ134℃8～10分
2. 適切な洗剤による十分な洗浄＋オートクレーブ134℃18分
3. アルカリ洗剤による十分な洗浄＋過酸化水素低温ガスプラズマ滅菌

プリオン感染の可能性のある症例に用いた手術器械の処理では，ここにあげた3つの方法で処理を行う必要がある．

回避するために，適切な換気，N-95マスク装着など特別な処置が必要になる．なかでも，結核が疑われる場合は，外科的処置を延期することも考慮すべきである．

院内感染予防では，環境表面（患者には直接接しない機器の表面，床，壁など）の清掃にも注意が必要である．肉眼的な汚れを認める場合は，その度にふき取り，通常は，消毒薬入りの洗剤を使用する必要はない．しかしながら，歯科ユニット周囲の床や壁は，患者体液で汚染されやすく，感染性の有無について確信がもてない場合は，消毒薬入りの洗剤で清掃する．

歯科用ユニット周囲では，術者の手が触れやすい光源用ハンドル，スイッチ，コンピュータキーボードなども感染源となりうる．このような箇所は，汚染除去が容易なようプラスチックカバーなどで被覆する．血液，体液による肉眼的な汚染があれば，そのつどカバーを交換し，一日の最後には中水準もしくは低水準消毒薬で消毒を行う．

歯科口腔外科領域では，医療従事者が手袋を着用して患者の処置を行うことで，そのたびに患者粘膜を介してラテックス感作を行っている．医療従事者はラテックスアレルギーの十分な知識をもち，その症状を熟知している必要がある． 〔安原　洋〕

図4.3.1 メス
A：円刃刀（No.10，No.15），B：尖刃刀（No.11），C：弯刃刀（No.12）．

2　手術手技と手術法の基本

(1) 手術用器具

a. メス（手術刀，図4.3.1）

口腔領域の手術では円刃刀，尖刃刀，弯刃刀などがおもに使われる．切開の大きさ・深さ・切開部の位置によって，刃先の形状と大きさを選択する．

i) 円刃刀（No.10，No.15，No.15C）

皮膚，口腔粘膜などの軟組織の切離に最も一般的なメスであり，刀腹で引くように切離する．皮膚切開ではNo.10が，口腔粘膜や皮膚の小切開などにはNo.15が，さらに小範囲の正確な切開にはNo.15Cが使用される．

ii) 尖刃刀（No.11）

先端が鋭利で，微細な皮膚弁の形成，組織を穿通して切開する場合，口腔領域では口唇形成手術，小三角皮弁の形成，生検などの組織採取，小膿瘍の切開などに用いる．

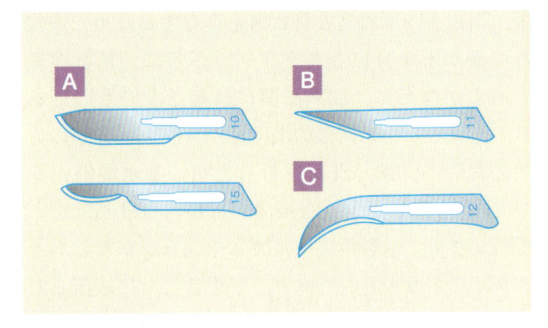

iii) 弯刃刀（No.12）

刃が内側に反った形のメスで，口腔内で刃刀や尖刃刀が使いにくい部位，歯根膜の切離や前歯部や口蓋側の歯肉縁切離に用いられる．

iv) その他のメス（電気メス・レーザーメス）

電気メスは毛細血管を含む皮下組織など実質組織の止血を兼ねた切離に用いる．皮膚や口腔粘膜の切開には一般的には用いない．切開時の出血が少なく，止血凝固が行える．レーザーメスは切開・止血凝固・蒸散などの目的で使用され，YAG（yttrium aluminum garnet）レーザー，炭酸ガスレーザー，アルゴンレーザーなどの種類があり，電気メスのように，使用時の筋肉の攣縮もなく，狭い手術野でも微細な手術が可能である．

b. 剪刀（ハサミ，図4.3.2）

Cooper剪刀は糸やガーゼの切離に用いられ，Mayo剪刀，Metzenbaum剪刀は，おもに組織の切離操作などで用いられる．眼科用剪刀は，唇裂手術などの繊細な組織切離時に用いられる．口腔領域の手術では，ワイヤーなどの金属を切離する剪刀が用いられる．

c. 鑷子（ピンセット，図4.3.3）

強く把持するためには滑り止めが効いたもの，あるいは有鉤鑷子が選択され，血管や挫滅などを避けるべき組織には無鉤のものが選択される．

d. 鉗子（図4.3.4）

覆布を固定する布鉗子，消毒のためにガーゼを把持する麦粒鉗子のほか，組織を剝離するためにガーゼをはさむTupfer鉗子などがある．無鉤あるいは有鉤で，直または反型の小型のモスキート鉗子，先端に鉤があるKocher鉗子，無鉤のPéan鉗子，先端部が長くやや弯曲したKelly鉗子などが，口腔領

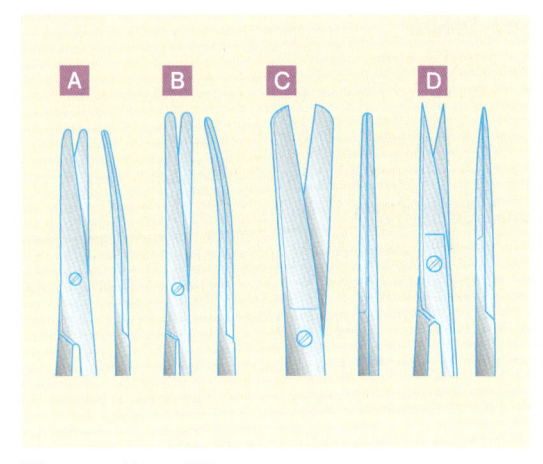

図4.3.2 剪刀の種類
A：Mayo剪刀，B：Metzenbaum剪刀，C：Cooper剪刀，D：眼科用剪刀．

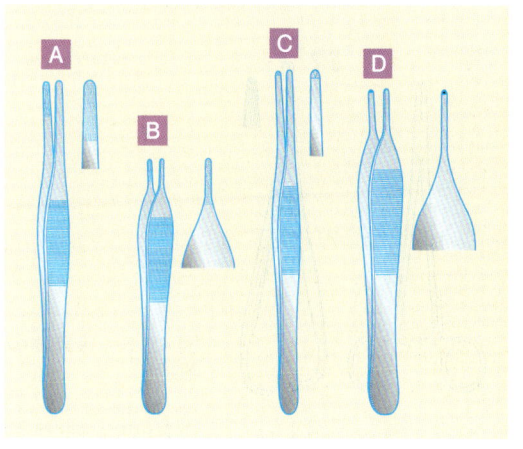

図4.3.3 鑷子の種類
A：無鈎鑷子，B：Adson無鈎鑷子，C：有鈎鑷子，D：Adson有鈎鑷子．

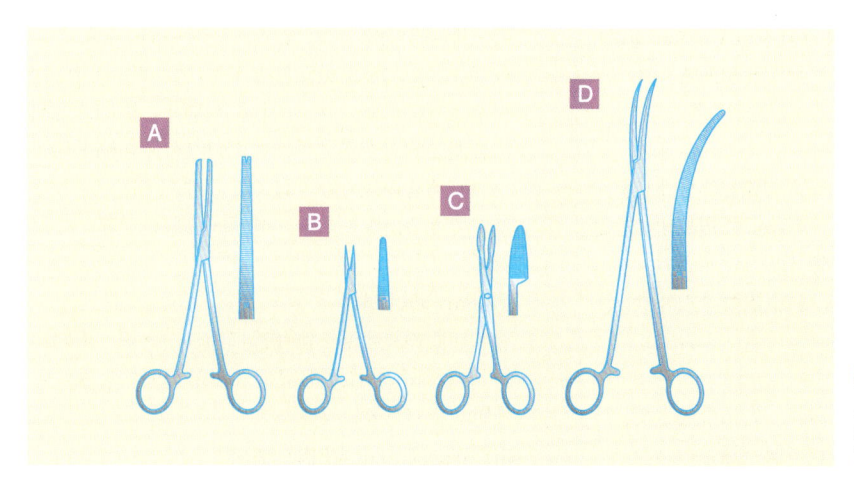

図4.3.4 鉗子の種類
A：Kocher鉗子，B：モスキート鉗子，C：Péan鉗子，D：Kelly鉗子．

域の手術ではよく用いられる．

e. 鈎

皮膚などに用いる爪型鈎として単鈎，二爪鈎，三爪鈎（鋭・鈍）などがあり，深さのある組織を広げるL字鈎としてLangenbeck扁平鈎（小・中・大）がある．口腔領域では特に，顎変形症の手術で，逆反り鈎，ラムスハーケン，プロゲニーハーケン，オトガイハーケン，スピナハーケンなどが用いられる．

f. 開創器

口腔外科でよく用いられるのは有爪の小型開創器である．開口器も開創器の一種である．

g. 持針器（図4.3.5）

持針器の代表的なものとして，Mathew型とHegar型持針器に大別される．

Mathew型は，縫合すべき組織が丈夫な場合に用い，Hegar型は，縫合すべき組織がやわらかい，あるいは小さいなど，きわめて繊細な縫合を必要とする場合に用いる．口腔内の後方部を縫合するためには，把持部の長いMathew型が便利である．また，血管縫合などの微細な縫合のためには，マイクロ用としてCastroviejo型など，先端の細いものが使用される．

h. 縫合針

弯曲程度，針先の刃の有無，糸を通すための針孔の種類などによって分類され，曲針は弱弯曲針，強弯曲針に分けられ，大きさ，断面の形状により角針と丸針に分けられる．一般的には角針は組織の通りがよいが，組織が裂けやすいため皮膚縫合に用い，粘膜などには丸針が使用される．糸つき針は針糸の通過による組織障害が少ないので，顔面皮膚の縫合や血管縫合や吻合に用いられる．

4.3 手術・外科療法　305

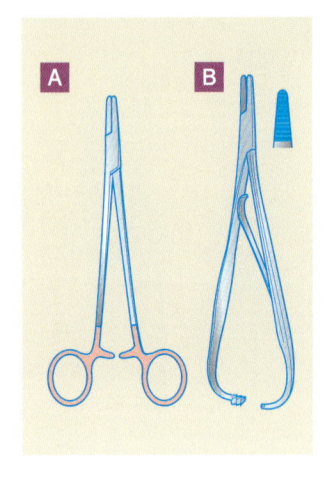

図 4.3.5 持針器の種類
A：Hegar 型持針器．
B：Mathew 型持針器．

i. 縫合糸

非吸収性縫合糸と吸収性縫合糸に大別され，太さにより，10号から12-0号に区別されている．絹糸，ナイロン糸，合成性吸収縫合糸などがある．

j. 骨切削器具

　i）骨ノミ

先端の形状により両刃，片刃，溝刃の3つに区分され，切削する骨の大きさ，形により選択する．顎変形症手術用に矢状分割用骨ノミ，マイクロマイセル，プテリゴイドマイセル，鼻中隔マイセルなどもある．

　ii）切削器械

電動式，気動式のものがあり，先端の動きで，ドリル型，レシプロケイティング型（通常のノコギリ型），オシレーティング型（横の首振り型），サギッタール型（立ての首振り型）がある．最近では，超音波骨切削機器が，軟組織損傷を伴わず骨組織のみの切削が可能であるということで，口腔領域のような軟組織や神経などと骨組織が近接する構造での手術に有用である．

(2) 切開法

a. メスのもち方

執筆把持法（ペンホルダー式）は基本である．その他，胡弓把持法（バイオリン弓式）や食刀把持法（テーブルナイフ式）が用いられることがある．

b. 口腔粘膜の切開

口腔粘膜は創傷治癒能力が高く，治癒が良好であり，瘢痕形成は少なく，さらに審美性の配慮が少なくてよいので，顔面皮膚より，比較的自由に切開線を設けることができる．しかし，粘膜下の血管や神経，唾液腺管を傷つけないこと，骨欠損部上に縫合線が重ならないようにすること，粘膜弁の血行に対する配慮などが必要である．

以下に，代表的な切開法をあげる（図 4.3.6）．

　i）Obwegeser 切開

歯肉頬（唇）移行部最深部より3〜5mm 頬（唇）側寄りに，口腔前庭最深部と平行に行う切開で，切開線を頬（唇）側に寄せて粘膜切開し，筋層の切開後に切開方向を変えて骨面に直角な骨膜切開を加える．口腔前庭が浅くなりにくく，創の哆開を避けることができる．顎変形症・骨折・囊胞の手術に多用される．

　ii）Partsch 切開

弓状切開の膨隆部を歯頸部に向け，両端を歯肉頬（唇）移行部におく切開であり，歯根尖部付近に広い術野が得られる．

　iii）Wassmund（歯肉）切開
　　　（Neumann-Peter 切開）

歯頸部切開とその両端から歯肉頬（唇）移行部に向かう縦切開とからなり，歯の遠心歯肉縁から歯肉頬移行部に向けて，歯軸に対して約45度とするものである．骨欠損部に切開線が交わることは避けられるが，歯頸部露出の可能性がある．

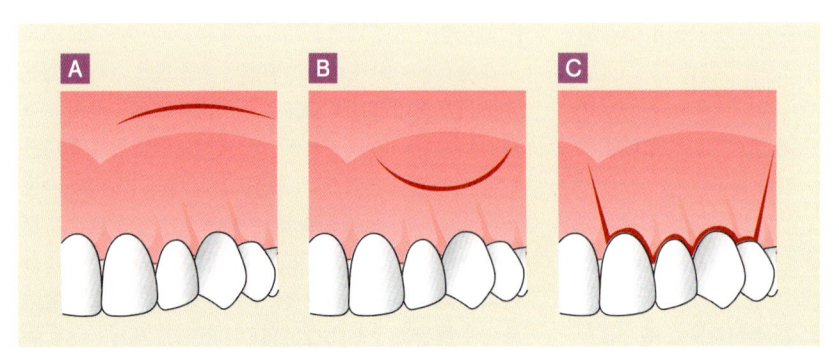

図 4.3.6 代表的な口腔粘膜切開法
A：Obwegeser 切開．
B：Partsch 切開．
C：Wassmund 切開．

図 4.3.7 タンポナーデ

iv) その他
① Picher 切開：Partsch 切開と逆の弓状切開.
② Endo 切開：歯肉頬（唇）移行部に平行な切開.

c. 皮膚の切開
　顎顔面領域での皮膚切開では審美性の保持が重要であり，必要最小限にとどめ，可及的に目立たなくし，皮下の神経や血管，特に顔面神経の損傷に注意すべきである．通常，皮膚の緊張方向を連続的に連ねた Langer 割線（表情線）や耳介から頬，外鼻から口唇・頬など2つ以上の体面の結合部における分界線である輪郭線，顔面神経を切断しないように神経の走行に平行な Bockenheimer 線などを参考に切開する．さらに，顔面左右の対称性や審美性の保持のために弯曲や三角弁を付加したりして拘縮を少なくする．

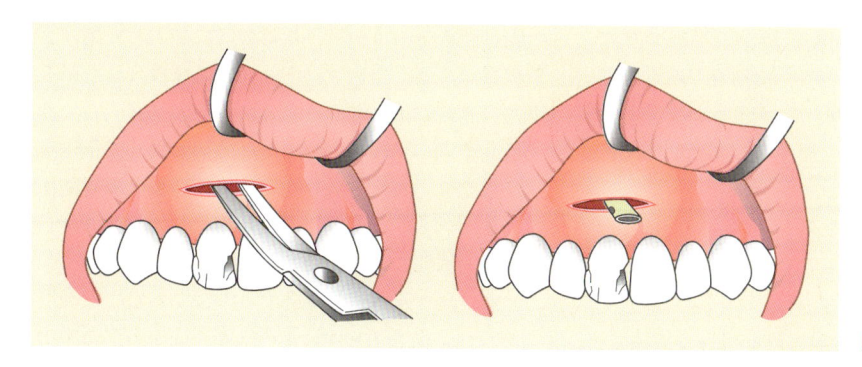

(3) タンポナーデ（図 4.3.7）
　タンポナーデは開放創の創腔内にガーゼ片などを強く填塞して止血や創面保護を行うものである．口腔内の創傷では骨面が露出する場合も多く，唾液の浸潤，口腔常在菌，食物，さらに機械的刺激などにさらされ，安静が保ちにくい．特に顎骨腫瘍や顎骨嚢胞の摘出などに際して生じる顎骨の開放創では，骨創腔内にテトラサイクリン塩酸塩やアクリノール軟膏含有のガーゼでタンポナーデを行う．ベスキチンガーゼを利用したり，骨創面にコラーゲンシートやフィブリン膜などをおくとガーゼ交換時に患者の疼痛が比較的少ない

(4) ドレナージ（図 4.3.8）
　手術創においての創面からの滲出液や血液の排出あるいは皮下膿瘍などの排膿時に貯留した体液などを体外に廃液するためにドレナージを行う．手術創では創液排除のために，また，化膿創では排膿のた

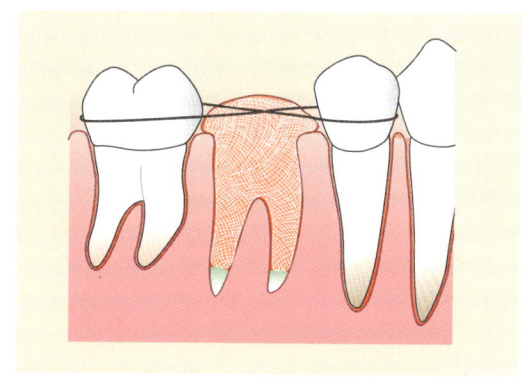

図 4.3.8 ドレナージ

めに切開部からドレーンを挿入して留置する．ドレーンには，ゴム製やシリコン製のチューブなどが用いられ，脱落しないように創外に縫合固定する．死腔の広い手術創では持続吸引装置を用いる場合が多い．これは排液を完全に吸引し，皮弁や創を陰圧によって密接し，死腔をつくらない点ですぐれている．

(5) 止血法
　口腔は血管分布が密であり，軟組織，硬組織および両者の混在する出血があり，適切な止血は重要である．止血法には全身的止血法と局所的止血法があり，局所的止血には永久的止血と一次的止血がある．

a. 軟組織出血に対する止血
ⅰ) 永久的止血法
①挫滅法：小血管からの出血に対し血管を止血鉗子ではさみ，血管壁を挫滅し，放置し止血する．後出血の危険性もあり結紮法の方が確実である．
②結紮法：やや太い動脈や静脈での対応で，出血している血管を止血鉗子ではさみ，血管を直接糸（絹糸，ナイロン糸，吸収性糸など）で結紮する．

4.3 手術・外科療法　307

③周囲結紮法：血管が周囲組織から単離できなかったり，組織が脆弱だったり，出血点が明らかでないなど止血鉗子の操作が十分に行えない場合の対応で，周囲の組織ごとに縫合針を用いて，血管を乙形に絞めるように縫合する．

④側壁結紮法：血管が比較的太い動脈や静脈で血流を阻止したくない場合の対応で，管用針つき縫合糸で血管の破綻部分のみを縫合する．

⑤焼灼法：電気メスの凝固作用を用いる方法で，毛細血管性出血，小動脈，小静脈からの出血に対し有効である．

ⅱ）一時的止血法

①指圧法：損傷された動脈の中枢側を指で圧迫するのが指圧法である．出血部位を指で圧迫し，次に行う止血法を考える．

②栓塞法（タンポナーデ法）：創が深く，指で出血部位を正確に押さえきれない場合は，ガーゼを創内に詰め込んで圧迫止血する．オキシドールやアドレナリンを浸したガーゼを用いることもある．

③緊縛法（ターニケット法）：出血部より中枢側を駆血帯（tourniquet）で強く縛って止血させる方法であり，口腔外科領域では，前腕皮弁や外側大腿皮弁の作製に用いる．

b. 骨組織からの出血に対する止血

出血部とその周囲の骨を骨ノミあるいは鋭匙で圧挫して骨梁により圧迫止血する挫滅法と，出血部位に他部位から採取した小骨片を止血ノミで打ち込み栓塞する栓塞法とがある．

骨ろう（ボーンワックス）を出血部位に塗り込んで止血させる場合もある．そのほか，上述の止血法がいずれも不適当である場合は，オキシセルロース，トロンビン製剤，フィブリン糊などが用いられる．

(6) 縫合法

a. 代表的な縫合法

ⅰ）結節縫合

基本的な縫合法で，1針ごとに糸を結ぶ縫合で，創縁の接着が正確，かつ補正が容易である．創が深い場合には，下部に死腔の形成を抑えるために埋没縫合を加える．

ⅱ）マットレス縫合

水平型と垂直型がある．水平マットレスでは，単純縫合で針を刺入し，さらに同じ糸を刺出点から離れた部位からもう一度，反対方向に刺入して創に平行に縫合する．垂直マットレスでは単縫合した糸をさらに創縁に近いところから反対方向に刺入し，創に直角方向に単純縫合を行う．内側の縫合で創縁接合をはかり，外側の大きな縫合で死腔形成を予防する方法である．

ⅲ）連続縫合

1本の糸で連続して縫合する方法である．単純縫合を行い，糸を切らずに創の他端に向かって一定の間隔で縫合し，最後に再び結節をつくる．

b. 口腔粘膜の縫合

部位によっては裂けやすい粘膜組織であり，断裂に注意する．弯曲丸針を用い，絹糸にて縫合することが多い．皮膚に比べて縫合後の治癒が良好で，瘢痕形成がほとんどなく，醜形を呈することも少ない．縫合時の針の刺入は原則的には遊離した弁側から行うと通しやすく裂けにくい．

c. 皮膚縫合

縫合線の醜形を避けるために創縁の密着と段差に注意する．細いナイロンの糸つき針を使用し，単純縫合が基本となるが，針入角が狭くなりがちであるので，十分に手首を返し，針の先が皮膚表面とほぼ直角になるように刺入する．創縁から等しい距離と等しい深さに糸が通ると表面はやや隆起した状態になり，段違いが起こらない．

(7) 骨固定法

骨折や顎変形症の手術において，骨の連続性を回復させる目的で骨固定が行われる．骨折では偏位を起こした骨片をもとの正しい位置に戻し，顎変形症では，新たな咬合位置に骨片を移動させて，骨の連続性を回復してその位置で骨を固定することである．大きく，非観血的整復固定と観血的整復固定に分けられる．

a. 非観血的整復固定

切開せずに骨片を整復固定することをいう．歯を固定源にワイヤーで結紮する歯牙結紮法，歯列の歯頸部に沿わせた線副子（シーネ）をワイヤーで1歯ずつ結紮して固定する線副子固定法，無歯顎や多数歯欠損，乳歯列での骨折において，義歯床やレジン床を歯槽部に装着して固定する床副子固定法，無歯顎などで歯に固定源が求められない顎骨骨折において，頭部を固定源にした補助的な顎外法であるオトガイ帽などがある．

b. 観血的固定法

切開を加え，骨断端を金属プレートなどで直接骨固定する方法であり，チタンなどの金属や生体吸収性のミニプレートや顎骨再建用プレートを顎骨に直接固定するプレート固定，骨折断端をワイヤーで結紮固定する骨縫合，骨片間をワイヤーで取り囲んで骨固定する囲繞結紮やその他，関節突起部骨折でのKirschner鋼線などを用いた骨髄内固定やLe FortⅠ型などの上顎骨骨折での頬骨弓懸垂固定法，顎外固定装置などがある．

顎骨骨折ではチタンミニプレートによる観血的整復固定が主である．生体親和性と強度にすぐれ，頬側の皮質骨のみにスクリューで固定されるため，神経や血管あるいは歯根などを損傷なしに骨固定が得られるため，顎間固定期間が短縮できる．L型ポリ乳酸（poly-L-lactic acid：PLLA）などの生体吸収性プレートスクリューは除去の必要がなく，近年十分な強度も得られるようになり頻用されている．下顎骨骨折では，口内法によるミニプレート固定が頻用される．骨欠損により骨の不連続部分が生じると，癒合不全や偽関節を形成する原因となるので注意する．

(8) 気管切開（図4.3.9）

気管切開術はその緊急度に基づいて，緊急的気管切開と選択的気管切開に分けることができるが，緊急的気管切開を行う頻度はきわめて低くなってきている．基本的な手術手技を示す．

体位は，仰臥位・頭部伸展位とし，頭位の適度な伸展により，輪状軟骨と胸骨上線の距離が伸び，気管も表在性となり施術に便利である．止血のためにアドレナリン添加生理食塩水もしくは局所麻酔薬を

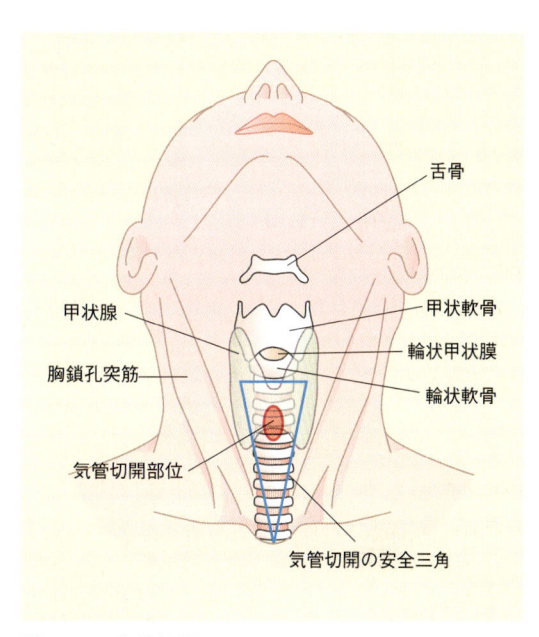

図4.3.9 気管切開

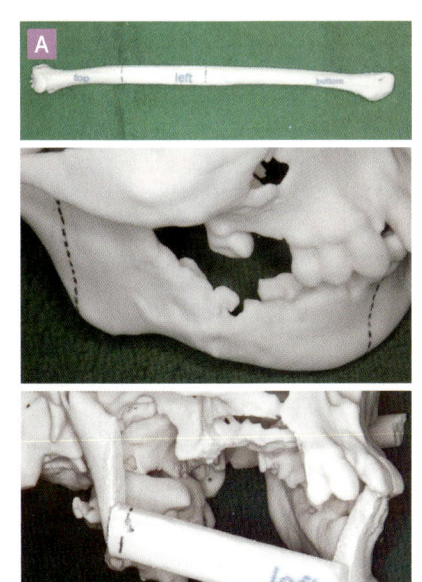

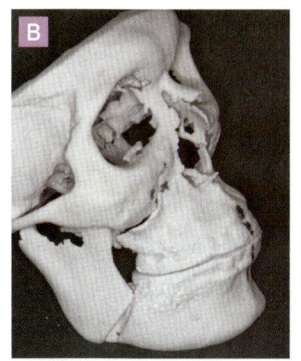

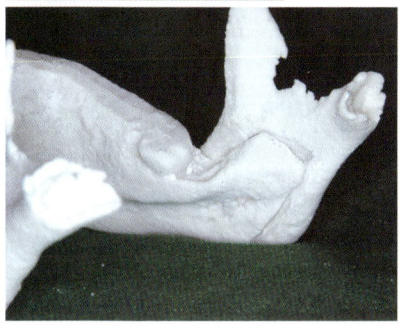

図4.3.10 シミュレーション手術
A：下顎骨腫瘍切除後の腓骨被弁による再建のシミュレーション．B：顎変形症．矢状分割術におけるシミュレーション．

局所注射する．皮膚切開は醜形を残すのを避けるため，横切開が勧められている．広頸筋に達する切開を行い，鈍的に剝離すると，正中線上に白線といわれる白い部分が現れる．同部を剝離し，胸骨舌骨筋と胸骨甲状筋を筋鉤を用いて外側に圧排する．筋層をさらに左右に剝離すると，輪状軟骨と甲状腺前面が露出するので，甲状腺峡部を気管前壁から剝離し，第一〜第五気管軟骨まで明視する．輪状靱帯を刺入し気管腔に入っていることを確認し注射器で4％リドカイン塩酸塩をゆっくり注入する．その後，尖刀を用いて，第二・第三気管軟骨間に小切開を加え，第三・第四気管軟骨を含めて切開する．その後，気管カニューレを挿入して気管切開とする．

(9) シミュレーション手術（図4.3.10）

実態模型を作製して，これを臨床応用する方法と顔面軟組織，顔面骨格，歯列模型の三次元情報を取得，コンピュータ上で画像構築しサージカルシミュレーションを行う方法がある．先天性異常や腫瘍，外傷などによる骨硬組織の変形や欠損を観察し，切除範囲や再建金属プレートのデザインなどを行うことがおもな目的である．実際に多くの施設で，下顎骨の再建や歯科インプラントのシミュレーション手術が一般化してきている．この背景にはCT装置の進歩があり，らせんスキャン方式のCT装置の普及で，切れ目のない密な三次元画像データを短時間で撮影することができるようになってきたこと，また，コンピュータおよび医療画像システムの進歩により三次元CT画像および実態模型を製作するシステムが進歩したことがあげられる．患者の骨硬組織の実態模型を手術シミュレーションに応用できることの長所としては，実際の手術におけるシミュレーションを術前に行えること，そして患者への術式説明が非常に容易になることなどがあげられ，手術時間の短縮化にもつながる． 〔新谷 悟〕

3 内視鏡手術（適応症，手術法，合併症）

(1) 顎関節内視鏡手術

a. はじめに

顎関節内視鏡手術の歴史は顎関節鏡視下剝離授動術（Sanders, 1986）に始まる．この術式は，あらゆる顎関節内視鏡手術の基盤となる術式で，内視鏡下に上関節腔内の線維癒着の剝離除去と関節包外側壁の伸展を行うもので，その臨床的効果は高い．しかし，より簡便で低侵襲な顎関節上関節腔洗浄療法（arthrocentesis）の開発以来，顎関節上関節腔洗浄療法が外科的治療の第一選択となり，顎関節鏡視下剝離授動術の適応症例は激減している．

顎関節上関節腔洗浄療法は，局所麻酔下に上関節腔に2本の注射針を刺入し，生理食塩液などで灌流洗浄するという単純な術式ながら治療効果が高い．一方，顎関節上関節腔洗浄療法は完全なブラインドテクニックで，診断学的意義が低いという弱点がある．

そこで考案されたのが顎関節上関節腔有視下洗浄療法（濱田，2002）である．この術式は，顎関節上関節腔洗浄療法と同様に外来局所麻酔下に施行できる．また，灌流洗浄と同時に高精度な内視鏡診断が可能なため，病的内視鏡所見と洗浄療法の予後との関連性を検証することもでき，実際にいくつかの研究結果が報告されている．

以上のような背景から，この項では，顎関節上関節腔有視下洗浄療法と顎関節鏡視下剝離授動術を中心に解説する．

b. 顎関節内視鏡手術の適応症

適切な非外科的治療に抵抗性を示す難治性顎関節クローズドロックが適応症である．つまり，開口障害の原因が顎関節の機能時痛にある症例にかぎられる．咀嚼筋障害を残したまま外科的治療を適用しても予後不良となることが多い．

c. 顎関節上関節腔有視下洗浄療法

i）手術法

この術式では，直径1.2mmの細径硬性内視鏡を使用するので，顎関節上関節腔洗浄療法と同様に外来局所麻酔下に施行できる．まず，通法どおり後外側アプローチにて上関節腔パンピングを行い上関節腔を拡張する．拡張した上関節腔後方滑膜間腔に第一穿刺を行い外套管を留置する（図4.3.11A）．次に，第二穿刺としてアウトフロー用18G針を前方滑膜間腔に向けて穿刺する．第一穿刺から第二穿刺へのスムーズな灌流を確認後，外套管に内視鏡をセット（図4.3.11B）し，上関節腔の内視鏡診断を行いながら100ml以上の生理食塩液などで洗浄する（図4.3.11C）．この際，原則として線維癒着の剝離除去などの外科的処置は加えない．

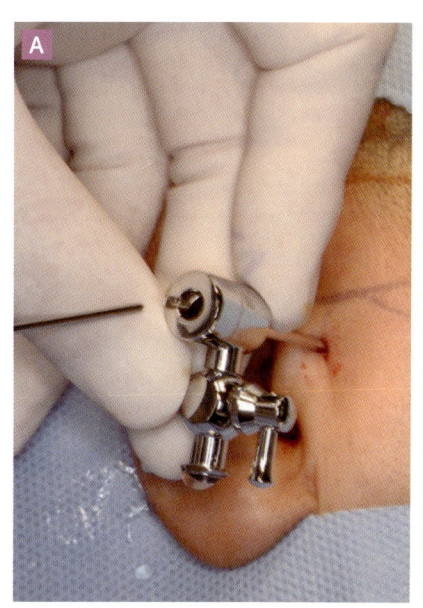

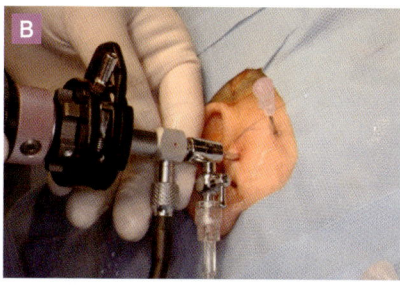

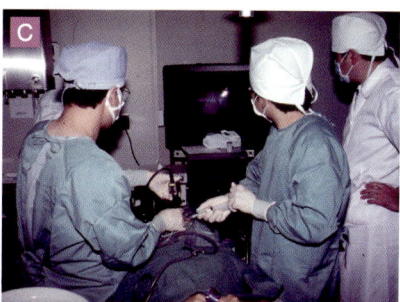

図 4.3.11　顎関節上関節腔有視下洗浄療法の術中写真

A：後外側アプローチにて外套管にセットした鋭トロカールで上関節腔後方滑膜間腔を穿刺．鈍トロカールに入れ替えて外套管の先端を確実に上関節腔内に位置するところまで刺入した後，外套管からトロカールを外したところ．B：上関節腔前方滑膜間腔にアウトフロー用 18 G 針を刺入し，第一穿刺（外套管）から注入した生理食塩液が 18 G 針からスムーズに排水されることを確認した後，外套管に内視鏡をセットしたところ．C：モニター画面で内視鏡診断をしながら，上関節腔全域を洗浄しているところ．

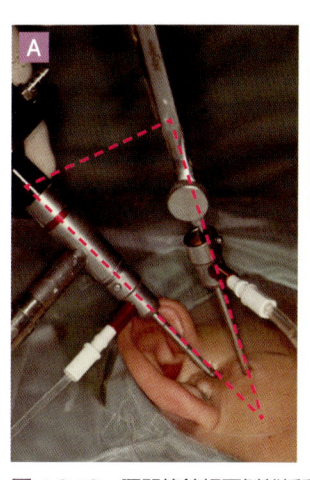

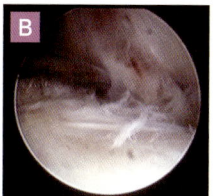

図 4.3.12　顎関節鏡視下剥離授動術の術中写真
A：トライアングルテクニック．第一穿刺の外套管から内視鏡，第二穿刺の外套管からプローブを挿入しているところ．B：第二穿刺の外套管から挿入したプローブを用いて内視鏡下に線維癒着の剥離除去を行っているところ．

ii）合併症

　ときに血管穿刺による出血をみるが，5〜10 分程度の圧迫止血で対応できる．その他，臨床的に問題となるような合併症の報告はない．

iii）臨床成績

　単回施行例の奏効率は約 70％，2 回施行例を含めると約 85％とされている．

d．顎関節鏡視下剥離授動術

i）手術法

　一般に全身麻酔下に施行する．使用する内視鏡は直径 2.0 mm 以上の小関節手術用硬性鏡である．手術は，上述の有視下洗浄療法と同様の手順で進め，上関節腔の内視鏡診断を行った後，第二穿刺からも外套管を刺入する．続いて内視鏡下に上関節腔内を灌流洗浄（通常 1000 ml 以上）しながら，第二穿刺外套管から挿入した各種器具を用いて線維癒着の剥離除去ならびに関節包外側壁の伸展を行う（図 4.3.12A，B）．追加処置として，関節円板切除や骨整形を行うこともある．また，外耳道に第三穿刺を求めた関節円板後方牽引縫合術（Kondoh, 1993）など関節円板の復位を目的とした術式もある．

ii）合併症

　ときに血管穿刺による出血をみるが，5〜10 分間の圧迫止血で対応できる．また，発生頻度は少ないものの耳損傷や神経損傷の報告例もある．

iii）臨床成績

　奏効率は 80〜90％とされている．　〔濱田良樹〕

■ 文　献

濱田良樹，近藤壽郎他：1.2 mm 径硬性関節鏡を用いた顎関節上関節腔有視下洗浄療法の開発．日口腔外会誌，48(12)：613-619, 2002.

Kondoh T：Arthroscopic traction suturing；Treatment of internal derangement by arthroscopic repositioning and suturing of the disc. In：Advances in Diagnostic and Surgical Arthroscopy of the Temporomandibular Joint(Clark GT, Sanders B, et al eds), pp117-127, Saunders, 1993.

Sanders B：Arthroscopic surgery of the temporomandibular joint；treatment of internal derangement with persistent closed lock. Oral Surg Oral Med Oral

(2) その他の内視鏡手術

歯・口腔領域の手術対象疾患は，そのほとんどが粘膜や皮膚表層，あるいはその直下に存在するため，医科領域に比べて内視鏡手術の導入が著しく遅れていた．しかし，内視鏡を用いると，低侵襲手術が行えるだけでなく，肉眼では直視困難な部位の拡大像が得られる，内視鏡本体が光源を兼ね備えるために術野を視認しやすい，といった利点があるため近年，以下にあげるような手術へ適応されるようになった．

a. 大臼歯歯根端切除術（図 4.3.13）

大きな根尖病巣をもつ大臼歯は今まで抜歯適応とされてきた．しかし内視鏡を併用すると，前歯部の歯根端切除と同じような手術ができるため，保存できる歯も多い．

b. 上顎洞関連手術（図 4.3.14）

抜歯時に上顎洞内へ迷入した歯の摘出，上顎大臼歯部のインプラント埋入と骨造成を行う術式の1つであるソケットリフトなどの際，上顎洞前壁に開けた小さな骨孔から内視鏡と器具を挿入して明視下に手術が行われる．

c. 導管内唾石摘出（図 4.3.15）

従来，導管内唾石は，粘膜を切開して導管を露出させて摘出されていた．しかし顎下腺では導管と舌神経が途中交差しているため，術後，舌神経麻痺を生じる危険性がある．また耳下腺導管内唾石を口腔外から摘出すると，顔面皮膚に瘢痕が残るだけでなく，術後に顔面神経麻痺を起こす可能性もある．これに対し，内視鏡支援下に摘出すれば，これらの危険を回避できる．現時点では摘出可能な唾石の大きさはかぎられているため，今後は大きな唾石を低侵襲で摘出する術式の開発が求められている．

d. 下顎骨関節突起頸部骨折観血的整復固定術（図 4.3.16）

下顎骨関節突起骨折を手術して治療するか，保存的に対処するかについては，いまだ統一見解がない．早期機能回復にとって手術が望ましいのは確かであるにもかかわらず，手術療法が定説となっていない理由として，口外法の術後合併症として顔面神経麻痺の危険性があること，口腔内から手術するための器具が未開発であったことなどがある．これに対し近年，内視鏡本体に加えて種々の口内法用手術器具が開発され，関節突起骨折のうち骨折線が下部に存在する頸部骨折に対しては，口腔内から手術されることが多くなってきた．この方法を用いると，

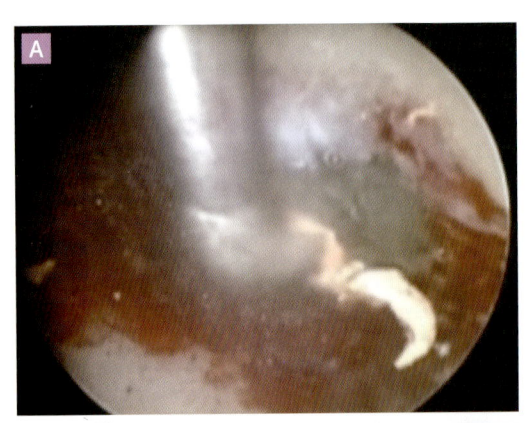

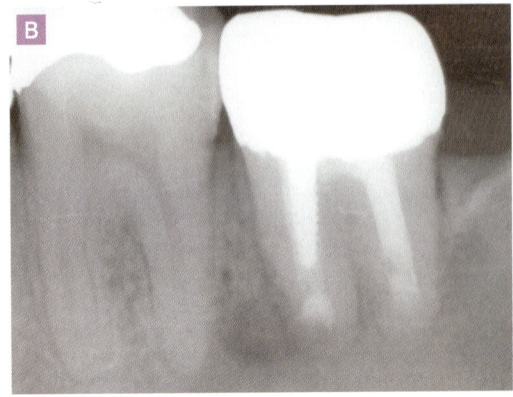

図 4.3.13 下顎大臼歯の歯根端切除
A：歯根切断後，根充されていたガタパーチャを超音波チップで除去している．B：術後4カ月のデンタルX線写真．根周囲に骨新生がみられる．

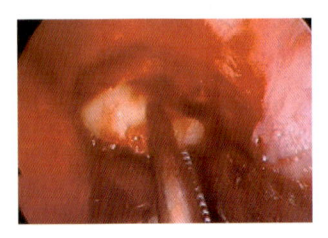

図 4.3.14 上顎洞内迷入歯の除去
上顎洞前壁に開けた小骨孔から，迷入歯を摘出する．

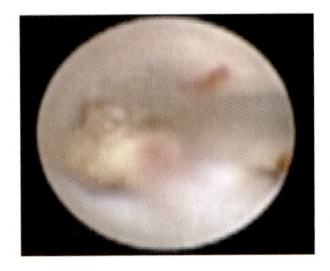

図 4.3.15 唾液腺導管内唾石の除去
内視鏡画像支援下に導管開口部から導管内唾石を除去する．

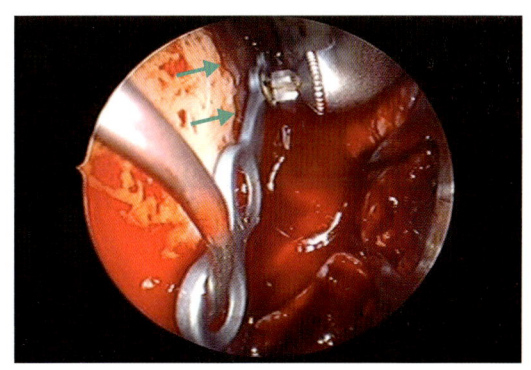

図 4.3.16 下顎骨関節突起頸部骨折観血的整復固定術
内視鏡支援下に口内法でプレート固定を行っている．緑矢印は骨折線を示す．

皮膚瘢痕をつくらないだけでなく，顔面神経麻痺の危険性もなくなる．

以上の手術以外にも顎骨囊胞，顎変形症などさまざまな口腔外科疾患の手術が内視鏡支援下に行われるようになった．内視鏡手術は口腔外科手術の低侵襲化にきわめて有用と考えられるため，今後さらに普及すると思われる．課題としては，安価で，スペースをとらず，各種疾患へ対応可能な汎用性のある内視鏡システムの開発，適応症の確定とそれぞれに応じた手術器具の開発，術式の標準化，トレーニングシステムの構築，体制の整備などがある．

〔松井義郎〕

4 周術期管理

(1) 術前管理

術前評価は手術合併症の減少，周術期管理の向上，早期の日常生活復帰のために行う．術前の面談により，麻酔手技や術後の鎮痛についてインフォームドコンセントを確立し，患者の不安を和らげることで患者の回復が促進するとされる．

a. 病　歴

手術の対象疾患や合併症の情報を得る．年齢やアメリカ麻酔学会（American Society of Anesthesiologists：ASA）の全身状態（physical status：PS）分類（表 4.3.7）は予後を推測するのに役立ち，日常生活の活動性は周術期の総合的な転帰の予測に役立つ．心機能評価としてニューヨーク心臓協会（New York Heart Association：NYHA）心機能分類（表 4.3.8），呼吸機能評価として Hugh-Jones 分類（表 4.3.9）がある．

i）アレルギー歴

抗生物質，魚介類（静脈用造影剤やプロタミン硫酸塩との交差アレルギーが起こりうる），大豆油・卵黄（プロポフォールに対するアレルギーが起こりうる），ハロタンやスキサメトニウム塩化物（悪性高熱症やハロタン肝炎を示唆する），局所麻酔薬などのアレルギー歴を確認する．

ii）麻酔歴

過去の麻酔歴から使用薬剤とその反応，マスク換気・喉頭展開の容易さ，使用した喉頭鏡ブレード，気管チューブサイズ，周術期合併症の有無などを確認する．

表 4.3.7 ASA の PS 分類

PS1	手術の対象となる疾患は局在性であり，全身性の疾患を有しない
PS2	手術の対象となる疾患または合併症により軽度ないし中等度の全身性疾患を有する
PS3	重症の全身疾患があり，日常生活が制限されている
PS4	生命にかかわる疾患のため絶対安静
PS5	瀕死の状態であり，手術にかかわらず 24 時間以内の死亡率が 50%
PS6	すでに死亡宣告されており，臓器提供のための手術が予定されている

緊急手術の場合は，PS に "E" をつける．

表 4.3.8 NYHA 心機能分類

NYHA I	身体活動に制限がない．日常生活では症状がない
NYHA II	身体活動に軽度の制限．日常の身体活動で症状出現
NYHA III	身体活動に中〜高度の制限．軽い身体活動で症状出現
NYHA IV	安静にしていても症状が出現

表 4.3.9 Hugh-Jones 分類（呼吸機能評価）

I 度	正常．同年齢の健常者と同様の仕事ができる
II 度	軽度．同年齢の健常者と同様に歩行できるが，坂，階段は同様には昇れない
III 度	中等度．平地でも健康人同様には歩行できないが，自分のペースなら 1 km 以上歩行できる
IV 度	高度．休みながらでなければ 50 m も歩けない
V 度	きわめて高度．話したり，着物の着脱でも息切れする

iii）家族歴

家族の麻酔合併症（特に悪性高熱症，麻酔薬に対するアレルギー）を聴取する．

iv）社会歴

常用薬物と喫煙，飲酒の頻度などを聴取する．喫煙者は運動能力低下などの症状について問診し，必要に応じて肺機能評価や治療を行う．

v）器官ごとの評価

肺疾患，虚血性心疾患，高血圧，胃食道逆流症などは周術期の合併症発生率と死亡率を上昇させる．最近の上気道感染の既往は，特に小児では麻酔導入および覚醒時の気管支痙攣，喉頭痙攣などの合併症を起こしやすい．周術期のストレスは心筋虚血，心室性不整脈の原因となる．糖尿病では自律神経障害により胃食道逆流症などが起こる．また頸椎や顎関節炎では挿管困難となることが多い．未治療の高血圧は麻酔中の血圧が不安定になりやすい．左室肥大では術後脳卒中，心筋梗塞などの合併症が増加する．

b. 身体所見

身体診察は焦点を絞って行う．特に気道，心臓，肺，神経学的所見に注意する．

i）バイタルサイン

身長・体重，血圧，脈拍数，呼吸数（回数），体温などを確認する．

ii）頭頸部

開口量，後咽頭・甲状オトガイ間の構造，頸部の可動性，動揺歯や義歯の有無，気管の偏位，頸部腫瘤の有無に注意する．経鼻挿管の場合は，パノラマX線写真で左右の鼻腔の状態を確認し，通気性を確認する．また鼻鏡で鼻腔を実際に観察しておく．挿管のしやすさの指標として modified Mallampati 分類がある（表4.3.10）．

iii）胸　部

心音（心雑音，奔馬律，心膜摩擦音），呼吸音（喘鳴・ラ音）などの異常に注意する．

iv）腹　部

腹部膨満，腹部腫瘤などの有無に注意する．

v）四　肢

筋萎縮や筋力低下，四肢末梢の灌流，ばち指，チアノーゼ，皮膚感染症（末梢静脈路や神経ブロック施行部位）の有無に注意する．

vi）背　中

変形，打撲，感染の有無に注意する．

c. 検査所見

ルーチンでのスクリーニング検査は不要で，患者の状態と術式によって検査を選択する．

i）血　算

冠動脈疾患患者では健常者と同程度のヘマトクリット値で心筋虚血を起こすことがある．貧血の病因と期間を評価し，場合によっては手術延期を考慮する．また出血傾向の病歴や家族歴がある場合は，血小板機能を評価する．

ii）生化学検査

65歳以上の患者，慢性腎疾患，糖尿病，心血管疾患，頭蓋内疾患，肝疾患合併，病的肥満や利尿剤，ジゴキシン，ステロイドなどを内服している患者で評価する．

iii）凝　固

出血傾向，抗凝固剤の使用や重症全身疾患の病

表4.3.10　modified Mallampati 分類

Class I	Class II	Class III	Class IV
開口して舌を突き出したとき，口蓋弓，軟口蓋，口蓋垂がみえる	口蓋弓，軟口蓋と一部口蓋垂がみえる	軟口蓋のみみえる	軟口蓋もみえない

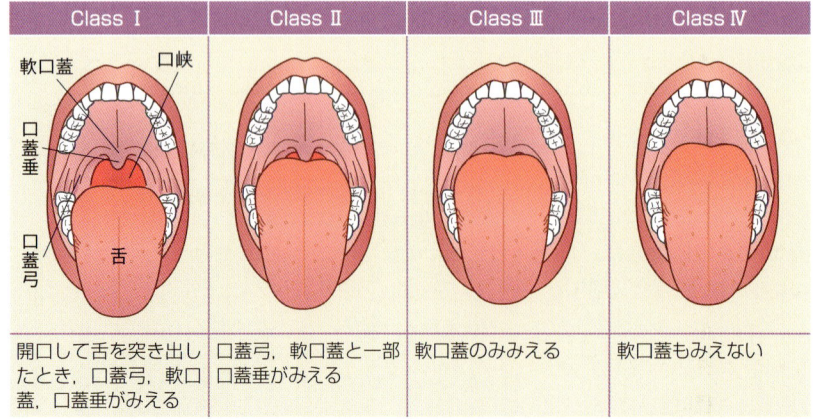

歴, 術後に抗凝固療法を計画している場合に評価する.

iv) 心電図検査
男性40歳以上, 女性50歳以上で行う. 心電図異常を認める場合は, 病歴, 身体所見, 以前の心電図との比較により評価を行う. 循環器コンサルテーションを検討する.

v) 胸部X線
喫煙歴, 高齢者, 悪性疾患・心疾患合併などがある場合に評価する.

(2) 術後管理

a. 一般病室での管理
定期的に呼吸, 循環, 意識レベルの注意深い観察をすることが重要である. 標準的なモニタリングには, 持続的心電図モニター, 血圧計, パルスオキシメーターを用いる.

呼吸器系の管理方法には酸素投与, 口腔内分泌物の吸引, 術後無気肺の予防がある. 通常 PaO_2 100 mmHg 以上, SpO_2 95%以上, $PaCO_2$ 50 mmHg 以下になるように酸素投与を行う. 慢性閉塞性肺疾患 (chronic obstructive pulmonary disease: COPD) が既往にある患者では高濃度酸素にて低換気となることがあり注意を要する.

口腔外科手術後は術後出血, 腫脹, 嘔吐などにより気道閉塞しやすく, 定期的な口腔内吸引が必要となる. 術後は疼痛, 呼吸抑制のため無気肺が生じやすく, 予防のために早期離床が重要である. 離床までは痰の喀出を促し, 体位変換などの理学的呼吸療法が効果的である.

循環器系では, 血圧の管理が必要となることが多い. 定期的に血圧測定, 脈拍測定を行い, 必要に応じて心電図モニターを装着する.

術後痛は術直後から翌日までが最も強く, 疼痛は無気肺, 血圧変動などを起こす. 適切な疼痛管理が必要となる.

b. 集中治療室での管理
集中治療室 (intensive care unit: ICU) に入室する患者は呼吸, 循環が不安定であり, 気道トラブルの可能性がある場合など, 重症であることが多い. 血行動態が不安定な場合は観血的動脈圧測定や中心静脈・肺動脈カテーテルを用いる場合もある.

口腔外科術後患者では再挿管がきわめて難しいことが多い. 事前の気管切開による気道確保は管理上の安全性を増す. 人工呼吸器装着中の患者では自己抜管などの危険行為がないように適度な鎮静が必要である. また, 緊急気道確保に備えて顎間固定解除のためのワイヤーカッターおよびワイヤーツイスターを常備し, 気管支ファイバースコープやエアウェイスコープ, ガムエラスティクブジーなどのデバイスの準備が重要となる.

c. 輸液療法
術中の輸液量, 輸血量, 出血量, 尿量, 手術時間, 手術部位, 手術方法により必要な輸液量は異なる. 尿量は 0.5～1 ml/kg/時の維持を目標とし, バイタルサインや中心静脈圧 (central venous pressure: CVP) などのモニタリングにより輸液量を調整する. 通常輸液必要量は 40～50 ml/kg/日, Na は 2～3 mEq/kg/日, K は 1 mEq/kg/日である. 術直後から12時間はサードスペースへの体液移動を考慮し, やや多めの細胞外液の補給を行う (3～3.5 ml/kg/時). 第二病日以降は維持輸液で補給する (2.5ml/kg/時).

d. 栄養管理
栄養管理には非経腸栄養と経腸栄養がある. 前者には末梢静脈栄養法と中心静脈栄養法がある. 経腸栄養は非経腸栄養に比べて感染症の合併を減らし, 費用の削減に貢献する.

術直後は手術侵襲や麻酔薬の作用で腸管蠕動の抑制が考えられ, 末梢静脈栄養により開始することが多い. 口腔外科手術の場合, 術後4時間頃より飲水開始し, 徐々に吸収のよい飲食物へと移行する. 術式によっては術直後より経口栄養摂取が困難となるため, 経管栄養単独, または中心静脈栄養との併用が選択される.

必要エネルギー量は理想体重に対し 25～35 kcal/kg, 蛋白質は通常 0.6～1.0 g/kg/日, 栄養状態の障害された重症患者では 2.0 g/kg/日, 脂質に関しては超急性期では脂肪製剤を使用しないことも多いが, 経腸栄養ではエネルギー量に対する脂質比は 25%前後とし, 糖尿病患者では 30～49%, 呼吸器疾患患者では 55%とする. 脂質比が高いほど CO_2 産生量を減少させることができる.

(3) 術後合併症

a. 循環器合併症

i) 術後高血圧
術後高血圧は高血圧の既往がある患者に高頻度で

みられる．ほかに疼痛，低酸素血症，高二酸化炭素血症，シバリング，尿閉，循環血液量増加が原因となる．症状として頭痛，悪心，嘔吐などの頭蓋内圧亢進症状，狭心症状がみられることがある．原因の除去が最優先であるが，降圧薬の投与が必要なこともある．降圧薬としてはニカルジピン塩酸塩 0.25～0.5 mg 静注，プロプラノロール塩酸塩 0.2～0.25 mg 静注などを使用する．

ii) 術後低血圧

心室前負荷の低下，心筋収縮力の低下，全身血管抵抗の低下，静脈還流障害が原因となる．心室前負荷の低下は大量出血，輸液・輸血量の不足による循環血液量の不足で起こり，低血圧の原因として最も多い．心筋収縮力の低下は急性心不全，心筋梗塞，アシドーシスで，全身血管抵抗の低下はアシドーシス，迷走神経反射，急激な復温，敗血症，アナフィラキシーで，静脈還流障害は肺塞栓，妊娠や腹水による下大静脈圧迫で起こる．低血圧に対しては，まず急速輸液を行い血圧の回復がみられない場合，前負荷，心機能，後負荷の再評価を行う．血管抵抗の低下がみられる場合は，昇圧薬（エフェドリン塩酸塩，フェニレフリン塩酸塩，ドパミン塩酸塩，ノルアドレナリン）が有効である．

iii) 不整脈

原因に交感神経活動亢進，電解質異常，低酸素血症，高二酸化炭素血症，アシドーシス，アルカローシス，心筋虚血がある．最も一般的な不整脈は洞性頻脈，洞性徐脈，心室期外収縮，心室頻拍，上室性頻脈である．

iv) 心筋虚血

冠動脈疾患患者が非心臓手術を受ける機会が増加してきた．術後心筋虚血では無症候性の場合も多く注意を要する．モニターで心電図波形を確認し，心筋虚血が疑わしければ酸素投与を開始し12誘導心電図をとる．ニトログリセリンの静注やβ遮断薬，疼痛には麻薬による鎮痛をはかる．

b. 呼吸器合併症

i) 上気道閉塞

開口器の不適切な装着や長時間手術による解剖学的変化（たとえば舌咽頭の浮腫など），舌根沈下，血液・気道分泌物が原因で上気道閉塞が起こる．十分な覚醒，下顎挙上，口腔内異物の除去，酸素投与を行い，場合により挿管を考慮する．

ii) 喉頭浮腫，声門下浮腫

手技の不適切な気管挿管，不適切な気管チューブ，カフによる気道粘膜の障害，アレルギーが原因となる．軽度では嗄声，高度では吸気喘鳴（stridor）などの気道閉塞の症状が起き呼吸困難となる．酸素投与，血管収縮薬，ステロイドの静注（デキサメタゾン 4～8 mg）を行う．閉塞高度な場合は早期に挿管する．

iii) 呼吸抑制

原因に麻酔薬の作用遷延，筋弛緩薬の残存，術後鎮痛薬の過剰投与，脳血管障害による呼吸中枢障害がある．補助換気と並行して原因検索を進める．筋弛緩薬の残存の効果判定には連続4回刺激法（train-of-four stimulation：TOF）を計測する．また麻薬による低換気ではナロキソン塩酸塩，ベンゾジアゼピン系薬剤による低換気ではフルマゼニルで拮抗可能であるが，拮抗薬の効果は短時間のため，注意を要する．

iv) 無気肺

術後疼痛，呼吸抑制，手術中の低換気，誤嚥により無気肺が起こる．痰の喀出が不十分なことが多く，疼痛管理を十分に行い，体位ドレナージ，タッピングなどで喀痰排泄を促す．

v) 肺水腫

心原性肺水腫（心不全，心筋梗塞），急性呼吸促迫症候群（acute respiratory distress syndrome：ARDS），膠質浸透圧の低下，神経原性肺水腫（脳血管障害），陰圧性肺水腫がある．陰圧性肺水腫は細い気管チューブ使用時に激しく息を吸い込むことで発生する．原因に応じた治療を行う．

vi) 肺　炎

嘔吐，口腔外科手術による嚥下障害などによる誤嚥により肺炎をきたすことがある．嘔吐予防のため全身麻酔時は胃内容を空にする．前投薬に H_2 遮断薬，制吐薬，制酸剤を用いてもよい．低酸素の程度に合わせて酸素投与，必要があれば挿管し人工呼吸器管理する．

vii) 肺塞栓

深部静脈血栓症，悪性腫瘍，多発外傷，長期臥床患者では低酸素の原因として常に考慮する．

c. 腎臓の合併症

i) 乏　尿

尿量が 0.5 ml/kg/時未満の状態をいう．循環血液量減少が原因のことが多く，ほかに原因が見当た

らないときには輸液負荷を行う．輸液負荷に反応しない場合は腎前性，腎性，腎後性に分けて原因検索を行う．利尿薬はうっ血性心不全や慢性腎不全があり，必要な場合にのみ用いる．

　ⅱ）多　尿

乏尿と比較すると頻度は低い．原因に輸液過剰負荷，浸透圧利尿，薬理学的利尿，頭蓋内手術後の尿崩症がある．

　ⅲ）電解質異常

腎不全では高カリウム血症，アシドーシス，また多尿では低カリウム血症とアルカローシスをきたすことがあり，致死性不整脈を誘発することがある．緊急に対処する必要がある．

d．神経学的合併症

麻酔薬の効果遷延により覚醒遅延が起こることがある．ほかに術中の脳灌流低下，低血糖，敗血症，電解質異常，脳症などで覚醒が遅れる．

せん妄は興奮と鎮静，失見当識，不適当な行動を繰り返すのが特徴で，高齢者や精神疾患の既往がある場合に頻度が高い．治療は酸素投与，鎮痛薬投与，電解質補正などの対処療法に加え，ハロペリドールのような向精神薬が効果的である．

e．悪心，嘔吐

術後の悪心・嘔吐をPONV（postoperative nausea and vomiting）という．PONVの既往のあるもの，女性，子どもではPONVが起きやすい．術式では中耳，婦人科手術，腹腔鏡手術で多いといわれ，麻酔薬では麻薬と亜酸化窒素（笑気）の使用でPONVが発生しやすく，プロポフォールでは発生しにくいといわれる．デキサメタゾン4 mgの静注，ドロペリドール0.625～2.5 mg静注が効果的だが，ドロペリドールの使用の際はQT延長に注意する．顎間固定した状態での嘔吐は致命的になるため，PONVの対策が重要となる．制吐薬の予防的投与がPONV発生後の投与よりも効果的である．

f．体温変化

　ⅰ）高体温

原因にシバリング，感染症，うつ熱，輸血反応，悪性高熱症がある．原因を検索・除去し，体表面冷却，解熱薬の投与，冷却輸液を行う．悪性高熱症は重症化することがあり，高体温時には常に念頭におく必要がある．

　ⅱ）低体温

低体温は血管収縮，低灌流状態，代謝性アシドーシスが生じる．原因に術中の体温低下の持続，冷たい輸液・輸血がある．加温ブランケットや温風対流式ブランケットの使用，輸液・輸血の加温などが必要である．シバリングを起こした際は，ペチジン塩酸塩25 mg静注が有効であるといわれる．

〔比留間孝広，矢作直樹〕

■文　献

American Society of Anesthesiologists Task Force on Postanesthetic Care：Practice guidelines for postanesthetic care；a report by the American Society of Anesthesioligists Task Force on Postanesthetic Care. Anesthesiology, 96（3）：742-752, 2002.

城　茂治：術後管理．歯科麻酔学，第5版（古屋英毅，上田　裕他編），pp389-405, 医歯薬出版，2002.

Miller RD：ミラー麻酔科学（武田純三監），pp727-780, 2085-2104, メディカル・サイエンス・インターナショナル，2007.

5　輸　血

輸血療法は本質的に補充療法であり，同種血輸血によるウイルス感染伝播や同種免疫性の副作用のリスクを考慮し，ほかに代替する治療法がなく，その有効性が危険性を上回ると判断される場合にのみ実施すべきである．

わが国の同種輸血用血液製剤は，善意の献血によりまかなわれており，スクリーニング検査の改良，ウイルス核酸増幅検査（nucleic acid amplification test：NAT）の進歩などにより，安全性は著しく向上している．現在，わが国では，輸血用製剤は国内自給されているが，血漿分画製剤であるアルブミン製剤の自給率は約60％にすぎない．さらに少子高齢化の進行に伴い，近い将来，血液製剤の供給不足に直面することが懸念されている．したがって，血液製剤の適正使用は喫緊の課題である．

2003年に施行された「安全な血液製剤の安定供給の確保等に関する法律（いわゆる血液法）」の目的は，輸血療法の安全性の向上とともにアルブミン製剤などの血漿分画製剤を含む「血液の完全国内自給」の実現であり，医療関係者の責務として「安全かつ適正な輸血」の実践を求めている．

この項では，まず同種血輸血に際して必要な検査，手順，輸血準備量および輸血必要量の計算，輸血実施時の注意事項，輸血副作用とその対策について要約する．続いて，同種血輸血を回避する方法と

して有効な自己血輸血について解説する．最後に，新鮮凍結血漿（fresh frozen plasma：FFP）やアルブミンなどの血漿分画製剤を含めた血液製剤の適応について要約し，輸血療法の安全性向上のために，日本赤十字社が血液製剤の製造過程で実施している対策について概説する．

（1）同種血輸血

a. 同意書の取得と診療録の保存

輸血の目的（必要な理由），種類，量とともに感染症・副作用などのリスクについて，患者またはその家族などに文書でわかりやすく説明し，同意を得る．また，輸血の必要性，輸血量の設定根拠とともに輸血効果の評価を診療録に記載する．輸血製剤は特定生物由来製品に該当し，遡及調査の対象であり，血液法により，使用製剤の名称，製造番号，使用年月日，患者の氏名・住所などを記録し，少なくとも20年間保存することが義務づけられている．

b. 血液型検査

輸血の前提に，患者のABOおよびRh（D）血液型検査を実施し，確定する必要がある．抗原検査である「おもて試験」と抗体検査である「うら試験」の結果の一致を確かめることが重要である．また，検体取り違えの可能性などを考慮し，血液型の確定には，患者から異なる時点で採取した検体を用いて，2回以上の検査を実施することが，「輸血療法の実施に関する指針」（血液製剤の使用にあたって，2009）に定められている．

c. 交差適合試験

赤血球輸血の際には，供血者と受血者の血液の交差適合試験を行う．ABO同型であっても存在しうる，抗A，抗B抗体以外の抗赤血球抗体（獲得免疫による不規則抗体）による凝集がないこと（＝適合すること）を確認しなければならない．「主試験」では供血者の赤血球と受血者の血清を反応させ，「副試験」では供血者の血清と受血者の赤血球を反応させて凝集反応をみる．輸血歴のある患者あるいは妊娠歴のある女性では不規則抗体をもっていることがあるため注意を要する．不規則抗体をもつ患者に対しては対応する抗原のない供血者の血液製剤（因子製剤）を輸血する．

d. 手術時の輸血開始基準

心肺機能が正常で全身状態が良好な患者の手術に際し，予測される出血量が循環血液量の10％以下，術前・術中のヘモグロビン（hemoglobin：Hb）濃度が8 g/dlに維持できれば輸血は不要である．しかし大量の出血が見込まれ，心肺機能に問題がある場合は，Hb 10 g/dlほどに維持する方が安全な場合もある．ただし，過剰投与は後日の心負荷にもつながるので避けるべきである．出血量の段階に応じた輸血療法の基準は前述の指針を参照されたい（血液製剤の使用にあたって，2009）．赤血球濃厚液の投与によって改善されるHb値は，以下の簡易計算式から求められる．

$$\text{赤血球製剤1単位での予測上昇Hb値（g/dl）} = 40 \div \text{体重（kg）}$$

e. 手術血液準備量

i) 最大手術血液準備量および手術血液準備量計算法

合併症のない定型的な待機的手術に対し，無駄のない血液量を準備するための方法として最大手術血液準備量（maximal surgical blood order schedule：MSBOS）と手術血液準備量計算法（surgical blood order equation：SBOE）が考案されている．MSBOSは，病院ごとに過去に行われた手術から術式別の出血量，輸血量を調べ，各手術における平均輸血量の1.5倍程度の血液量を準備する方法である．一方，SBOEは，各手術における平均出血量から患者の許容しうる出血量（出血予備量）を差し引いた量を準備する方法で，患者別の血液準備量を算出する方法である．算出された血液量については交差適合試験をあらかじめ行って準備しておく．

$$\text{出血予備量（Hb値）} = \text{術前患者Hb値（g/dl）} - \text{術後Hb許容値（g/dl）}$$

$$\text{血液準備量（単位）} = \frac{\text{術式別平均出血量（ml）}}{200\,(ml)} - \frac{\text{出血予備量（g/dl）}}{\text{赤血球製剤1単位での予測Hb上昇値（g/dl）}}$$

ii) type and screen（T&S）

予測出血量が600 ml以下で，術中輸血の可能性が30％以下と予測される待機的手術例など，輸血の可能性が低く，Rh（D）陽性でかつ不規則抗体陰性の患者に対して，輸血が必要になった時点で簡易交差適合試験のみ実施し，短時間（約15分）で血液を払い出す方式がT&Sである．

f. 輸血速度

副作用発現を考え，開始より15分間は緩徐（1〜1.5 ml/分程度）に行い，安全確認後，通常5 ml/分以下の速度にて行う．ただし，大量出血時，特に出血性ショック時などはそのかぎりではない．なお，輸血中は患者の様子を適宜観察すること．

g. 血小板輸血

血小板輸血の目的は，止血あるいは出血防止である．待機的手術患者あるいは侵襲を伴う処置では，血小板数が5万/μl以上あれば輸血は不要である．血小板輸血直後の予測血小板増加数は次式により算出する．

$$予測血小板増加数（/\mu l） = \frac{輸血血小板総数}{循環血液量（ml） \times 10^3} \times \frac{2}{3}$$

- 循環血液量は70 ml/kg とする．
- 血小板濃厚液10単位は 2.0 × 10^{11} 個以上の血小板を含有している．

h. 血小板輸血不応状態

出血，播種性血管内凝固症（disseminated intravascular coagulation：DIC），感染症，脾腫など血小板回収率に影響を与える因子がないにもかかわらず，血小板輸血1時間後の血小板増加率が期待値の20%以下が2回以上続いた場合を血小板輸血不応状態という．これは，頻回輸血に際し，血小板表面に存在するヒト白血球型抗原（human leukocyte antigen：HLA），あるいは血小板特異抗原（ヒト血小板抗原（human platelet antigen：HPA））に対して産生された同種抗体によって起こるもので，大多数は抗 HLA 抗体が原因である．産生された抗体に対応する抗原が陰性の血小板輸血が有効である．

i. 輸血副作用

輸血副作用・合併症には，血液型不適合輸血を含む免疫学的機序によるもの，感染性のもの，およびその他の機序によるものがあり，さらにそれぞれ発症時期により即時型と遅発型とに分けられる．輸血副作用を軽減するために血液製剤の製造過程で実施されている対策については後述する［⇨ 4.3-5(3)を参照］．

i) 即時型

輸血開始後数分から数時間以内に発症してくる即時型の重篤な副作用としては，血液型不適合輸血による溶血性副作用が最も重要である．特にO型の人にA，B，あるいは AB 型の赤血球輸血を行った場合が重篤で，30 ml 程度の輸血でも死亡する確率が高い．異型輸血の場合，10〜15 ml 程度の輸血をした頃から，悪寒戦慄，注射部位の痛みもしくは胸痛，発熱，腹痛，側腹部痛，急性の高血圧もしくは低血圧，呼吸困難，頻呼吸，低酸素血症，皮膚の紅潮，瘙痒感，膨疹，限局した浮腫もしくは全身の浮腫，嘔気・嘔吐，尿の色の変化（ヘモグロビン尿）などが認められる．麻酔下の患者は症状を訴えることができないため，手術部位のびまん性出血，低血圧，ヘモグロビン尿などの徴候を観察する必要がある．このような症状を認めた場合には，直ちに輸血を中止し，針は留置したまま輸血セットを交換して生理食塩水の点滴に切り替え，急速に輸液し，血圧維持と利尿に努める．

非溶血性の即時型副作用としては，発熱，じんま疹，輸血関連急性肺障害（transfusuin-related acute lung injury：TRALI），アナフィラキシーショック，細菌汚染血輸血による菌血症やエンドトキシンショック，DIC，循環不全などがあげられる．

TRALI は輸血中もしくは輸血後6時間以内（多くは1〜2時間以内）に起こる重篤な急性肺障害で，血液製剤中あるいは患者血漿中の抗顆粒球抗体や抗 HLA 抗体が発症要因の1つと考えられている．胸部聴診で湿性ラ音を聴取し，胸部X線像で両側性肺水腫を認め，低酸素血症を示す．非心原性の肺水腫であるため，心陰影拡大は認めず，中心静脈圧は正常である．酸素療法，挿管，人工呼吸管理を含めた早期の適切な全身管理を行うことで，大半の症例は後遺症を残さずに回復するとされている．

ii) 遅延型

輸血後移植片対宿主病（graft versus host disease：GVHD）は，輸血後数日から数カ月後に，発熱，紅斑，下痢，肝機能障害および汎血球減少を伴って発症する．輸血後 GVHD の予防には，同種血液に対する放射線照射が有効であり，1998年，日本赤十字社より放射線照射血液製剤が供給されるようになったため，2000年以降，わが国では輸血後 GVHD の報告はない．

輸血後感染症で最も報告件数が多いのはB型肝炎ウイルス（hepatitis B virus：HBV）感染である．1999年に NAT スクリーニングが導入されて以降，発症率は 0.01％以下にまで低下しているが，年間約13例（約30万本の輸血に対して1件）の受血者が HBV に感染している．輸血後肝炎は早ければ輸

血後2〜3カ月以内に発症する．肝炎の臨床症状あるいは肝機能の異常所見を把握できなくても，輸血による感染症伝播の危険性を考慮して，輸血の3カ月後を目途にウイルス検査を実施することが推奨されている．C型肝炎ウイルス（hepatitis C virus：HCV）およびHIVについては輸血による感染の可能性はきわめて低い（1100万〜2200万本の輸血に対して1件と推定されている）が，同様に再検査が推奨されている．なお，HIV抗体検査を実施するためには書面にて同意を取得する必要がある．

j. 血液製剤の有効期間

マンニトールアデニンホスフェート（mannitol-adenine-phosphate：MAP）加赤血球濃厚液は2〜6℃で保存する．低温で増殖するエルシニア菌混入の可能性などを考慮して，有効期間は21日間となっている．血小板濃厚液は単一供血者から成分採血装置を使用して調整され，輸血するまで20〜24℃で水平浸透しながら保存する．有効期間は採血後4日間で，常温保存のため，一般細菌の増殖に注意が必要である．

（2）自己血輸血

自己血輸血は，同種血輸血による感染症伝播や免疫反応などの合併症を回避しうる最も安全な輸血療法であり，待機的手術患者の輸血療法として積極的に推進することが求められている．今日，輸血を要する待機的手術の出血量は，8割以上が2000 ml以内である．このような手術症例では，自己血輸血による同種血輸血回避の可能性がありうる．輸血が必要で自己血輸血の適応基準に合致する患者に対しては，同種血輸血のほかに自己血輸血という方法があることを説明すべきである．その際には自己血輸血の利点ばかりでなく，具体的な方法，採血時の副作用などのマイナス面も説明する．また，予想外の大量出血時には，必要に応じて同種血輸血を追加する可能性についても説明する．以下に，自己血輸血の適応，採血方法，保存方法，副作用・合併症とその対策について解説する．

a. 自己血輸血の種類

自己血輸血には以下の3種類がある．

i）貯血式自己血輸血

あらかじめ自己血を採血し，保存しておき，術中または手術後に戻し輸血する．

ii）等量希釈式自己血輸血

手術開始直前に手術室で採血し，等量の人工膠質液を輸注し，術中または手術直後に戻し輸血する．

iii）回収式自己血輸血

術野に出血した血液あるいは体外循環回路内の血液を回収し，戻し輸血する．

b. 貯血式自己血輸血の適応

術前の自己血採血の対象患者は，自己血貯血に耐えられる全身状態であり，循環血液量の15％以上の術中出血量が予測され，輸血が必要になると考えられる待機的手術の場合で，自己血輸血の意義を理解し，必要な協力が得られる症例である．心疾患を有する患者の貯血については，NYHA心機能評価分類においてNYHA I度およびII度を原則とする．HBVやHCV，HIV陽性患者，小児患者も術前貯血式自己血の対象になりうる．非常にまれな血液型の患者や臨床的に問題となる不規則抗体を有する患者，免疫グロブリン（immunoglobulin：Ig）Aやハプトグロビンなどの血漿蛋白欠損症の患者などの場合には自己血輸血は特に有用である．また，使用されなかった自己血を同種血輸血に転用することはできない．自己血採血の禁忌となる症例を表4.3.11に示す．

c. 貯血スケジュールおよび貯血量の設定

1回貯血量は循環血液量の11％程度（最高13％まで）を限度とし，400 mlを上限とする．貯血の間隔は1週間以上あけることを原則とし，手術予定日の7日前までに採血を終了することが望ましい．採血時のHb値は11 g/dl以上，Ht値は33％以上が原則であるが，妊婦や慢性炎症性疾患に伴う貧血の場合は，医師の監視のうえHb 10 g/dlあれば可能とする．

d. 採血方法

仰臥位で安静にした後，採血部位を十分に消毒する．通常の検査用採血と異なり，患者に輸血（返

表4.3.11　自己血採血の禁忌

1. 細菌感染症のある患者および菌血症を疑わせる患者
    a. 発熱，下痢のある患者
    b. 抜歯後72時間以内
    c. 露出した感染創・熱傷のある患者
2. 循環動態の不安定な患者
    a. 重度の大動脈弁狭窄症
    b. 不安定狭心症
    c. 6カ月以内の心筋梗塞または脳血管障害
    d. 冠動脈左主幹部病変
3. 全身転移の考えられる悪性腫瘍患者

血）することを念頭に，厳重に消毒する．採血には通常，肘の静脈を用いる．アルコール綿で皮脂や表面の汚れを除去した後，ポビドンヨードやクロルヘキシジングルコン酸塩で十分に消毒する．17Gの採血針を用いて，採血量に応じた抗凝固剤入りのバッグ内部に貯血する．採血前後で血圧を測定し，採血後は相当量の細胞外液を補充する．抜針後は十分に安静を保持した後に終了とする．

e. 保存方法

採血した血液の保存には液状保存と凍結保存がある．液状保存は，採血した血液に抗凝固剤を加え，液状のまま4℃で冷蔵保存する方法である．使用する抗凝固剤の種類により保存可能期間は異なり，CPDA1液では35日間，CPD液では21日間の保存が可能である．2000 ml 以上の貯血が必要な場合には，液状保存に加え，凍結保存を併用することもある．採血後に遠心分離した赤血球成分に凍害防止剤としてグリセリンを添加し，凍結保存する．凍結保存は，長期保存の利点はあるが，解凍後の赤血球回収率が約85％に減少すること，使用時には解凍処理に約3時間を要すること，解凍後の有効期限が約12時間と短いなどの欠点がある．なお，後述の術前血液希釈式自己血を貯血式自己血に併用すると，液状保存の自己血が2400 ml は確保可能である．

f. 特殊な自己血

自己血採血の利点として，高価なクリオ製剤を自前で作製できる点がある．自己のクリオプレシピテートの有用性は確認されており，医療費抑制にもつながるため，今後の普及が期待されている．

g. 自己血外来

東大病院輸血部では，自己血外来を開設し，自己血の採取，保管管理，供給に加え，インフォームドコンセントの確認，貯血スケジュールの立案も含む一元的な自己血輸血実施体制を確立しており，外科系各科担当医の負担を軽減し，自己血輸血の推進に有用であることを確認している．

h. 等量希釈式自己血輸血

等量希釈式自己血輸血は，手術直前に患者から全血を採血して電解質液により循環血液量を維持し，大きな出血が止まった時点で手術室内にて輸血するという方法である．Htが低くなった状態での出血であるため，失われる赤血球の総質量が実質的に少なくなるというのが希釈式自己血輸血のおもな利点である．採血後8時間以内に当該患者に戻し輸血されるため，血小板や凝固因子による止血効果も維持される．問題点としては，採血血液量は400～600 ml 程度までという制限があること，代用血漿の使用量と使用法に限界があること，手術直前に採血・希釈の時間を要するため麻酔時間・手術時間が長くなることなどがあげられる．

i. 副作用・合併症と対策

1回400 ml の貯血を行うと，Hb値は1 g/dl 程度低下する．繰り返し貯血することにより貧血が進行するため，貯血期間中は鉄剤を投与する．特に女性で生理中に貯血を実施する場合は注意を要する．目標とする貯血量が800 ml 以上で，Hb 13 g/dl 以下（体重70 kg以上の場合はHb 14 g/dl 以下）の場合は，エリスロポエチン製剤の投与が保険で認められている．

採血時の急激な循環血液量の変化や精神的緊張によって血管迷走神経反射（vaso vagal reflex：VVR）を起こすことがある．採血前に患者の緊張をほぐし，採血後に同量の輸液をすることで，VVRの多くは予防可能である．

製剤保管時の細菌汚染の危険性は同種血輸血の場合と同等である．菌血症の危険性のある患者からの採血は行わないことと，採血時の無菌的操作を徹底することが重要である．頻度は少ないものの自己血輸血後の血圧低下や発熱などの副作用が報告されている．日本赤十字社で導入している保存前白血球除去や初流血除去を自己血輸血にも応用すべきか検討が必要である．同種血では，発熱・血圧低下などの非溶血性副作用の発生頻度が低下しており，自己血においても細菌汚染リスクの軽減に有効な可能性がある．さらに，整形外科領域で報告されている輸血後の血栓症の予防にも有効な可能性が指摘されている．

（3）血液製剤の使用法と適正使用の対策

血液製剤を使用する目的は，血液成分の欠乏あるいは機能不全により臨床上問題となる症状を認めるときに，その成分を補充して症状の軽減をはかること（補充療法）にある．補充療法の際には，毎回の投与時に各成分の到達すべき目標値を設定し，投与量を計算し，状況に応じて補充間隔を決める必要がある．わが国では諸外国に比べ，FFPおよび血漿分画製剤，特にアルブミン製剤の使用がきわめて多いという特徴がある．血漿分画製剤の国内自給を達

成するためには，合理的で適正な輸血の実践を積極的に推進することがきわめて重要である．

血液製剤による感染症が生じた場合には，医療費などに関する感染被害救済制度があり，輸血が適正に行われたこと，および輸血前後の感染症検査により副作用・感染症が輸血に起因することが証明された場合に補償が受けられる．したがって，輸血前後の感染症検査および輸血前の検体保管を行い，遡及調査に対応できる体制が必要である．また，血漿分画製剤には，国内献血由来，海外の献血または非献血由来の製剤などが存在するため，これを患者に説明し，患者が選択できるようにする．

a. FFP

FFPは，凝固因子の補充による治療的投与を主目的とし，観血的処置時を除いて予防的投与の意味はない．ほかに安全で効果的な血漿分画製剤あるいは代替医薬品がない場合にのみ，適応となる．投与にあたっては，投与前にプロトロンビン時間，活性化部分トロンボプラスチン時間を測定し，大量出血ではフィブリノゲン値も測定する．生理的な止血効果を得るための凝固因子の最小血中活性値は，正常値の20〜30％程度である．凝固因子の血中レベルを約10％上昇させるのに必要なFFPは，理論的には4 ml/kg（循環血漿量40 ml/kgの20％）である．

b. アルブミン製剤

アルブミン製剤を投与する目的は，血漿膠質浸透圧を維持することにより循環血漿量を確保することおよび体腔内液や組織間液を血管内に移行させることによって治療抵抗性の重度の浮腫を治療することにある．アルブミンには蛋白質源補充効果はない．蛋白質源の補給のためには中心静脈栄養法や経腸栄養法による栄養状態の改善を優先すべきである．投与量の算定には下記の計算式を用いる．

$$\frac{必要投与量}{(g)} = \frac{期待上昇濃度}{(g/dl)} \times \frac{循環血漿量}{(dl)} \times 2.5$$

c. そのほかの血漿分画製剤

血漿分画製剤には，Ig製剤，凝固因子，フィブリン糊などの製剤が含まれる．生物由来製品である血漿分画製剤は感染被害救済制度の対象になるため，いずれの製剤も使用前に遡及調査用血液検体を患者から採取し，2年間は保管する必要がある．

d. 血液製剤の安全性向上のための対策

i) 初流血除去

日本赤十字社では，すべての輸血用血液製剤について採血時の皮膚常在菌の混入を防ぐため，2006年度より初流血除去が実施されている．これは穿刺直後に流出する約25 mlを別バッグにとり，輸血用としては使用しない方法である．除去した血液は輸血のための検査や保管用として活用している．保管用血液は11年間冷凍保管し，輸血後感染症などの輸血副作用における原因調査および感染拡大防止対策としての遡及調査に使用している．

ii) 保存前白血球除去

2007年以降，日本赤十字社から供給される血液製剤は，原則的に白血球除去が行われており，白血球数は1バッグあたり1×10^{6}個以下となっている．血小板不応症の原因となる抗HLA抗体は，血液製剤中に10^{7}個以上の白血球があると高頻度に産生されてしまうが，5×10^{6}個以下であれば抗体産生を予防できると期待されている．また，血液製剤の保存期間に白血球から産生されるサイトカインなどを減少し，発熱反応や血圧低下などの副作用を軽減できることが確認されている．さらに，白血球内に寄生するサイトメガロウイルスやエルシニア菌の感染，プリオンの伝播についても予防効果があると考えられている．

iii) NAT

NATは，ウイルスを構成する核酸（DNAまたはRNA）の一部を約1億倍に増幅しウイルスの有無を検出する方法で，非常に感度と特異性が高く，ウイルスの抗原やウイルスに対する抗体を検出する検査法よりもウインドウ・ピリオドを短縮することができる．日本赤十字社では，1999年よりHBV，HCV，HIVについてNATを導入し，輸血後感染の危険性をきわめて低いレベルにまで低下させている．

〔髙橋孝喜，大河内直子〕

■ 文 献

血液製剤の使用にあたって，第4版，じほう，2009．

4.4 創傷治癒

1 創傷治癒の定義と概念

創傷に関する用語の定義として「創」は皮膚の連続性が保たれておらず傷口が開いているもの（切創，挫滅創など），「傷」は皮膚の連続性が保たれているもの（挫傷など）を指す．「創傷」は傷害の結果により正常な解剖学的相互関係が破綻した状態である．

皮膚・粘膜は生体を外界から区分・保護する最前線のバリアといえる．創傷はそのバリアが破壊された状態なので，微生物の侵入や恒常性維持の破綻といったリスクを発生させることになる．これに対する生体応答が創傷治癒という機構である．

組織欠損に対する生体の応答には再生（regeneration）と修復（repair）の2種類がある．失われた組織，器官もしくは臓器が完全にもとの状態に復元されるのが再生である（切断されたイモリの手足の再生，肝部分切除後の肝再生など）．これに対し修復は組織の連続性のみが回復する．修復では炎症反応を伴い，創傷治癒過程を経て瘢痕を形成して連続性を得る．

2 創傷治癒過程と創傷の分類

（1）浅い創傷の治癒

真皮中層までの毛包が残るような浅い創傷では毛包内や創辺縁から表皮細胞が遊走して再生の過程で創が閉鎖される．

（2）深い創傷の治癒

修復の機序により組織の連続性が回復する．その過程は a. 出血凝固期，b. 炎症期，c. 増殖期，d. 成熟期の4つの段階を基本とする．おのおのの段階は画一的に順序立って進行するのではなく，互いにオーバーラップしながら進行する（図4.4.1）．

a. 出血・凝固期（hemostasis and coagulation stage；受傷直後～数時間）

出血・凝固期の主役は，血小板と血小板より放出される各種サイトカインである．受傷直後，その出血を抑えるために一過性の血管収縮が起こると同時に，損傷血管内皮に付着した血小板により凝固・止血系が稼働し，線維化したフィブリンによる血餅が創を一時的に閉鎖する．いわば損傷に対する生体の応急処置反応である．これに並行し，創内の血小板より血小板由来増殖因子（platelet-derived growth factor：PDGF），トランスフォーミング増殖因子（transforming growth factor：TGF）-β，プロスタグランジンなどの各種生理活性物質が放出され，本

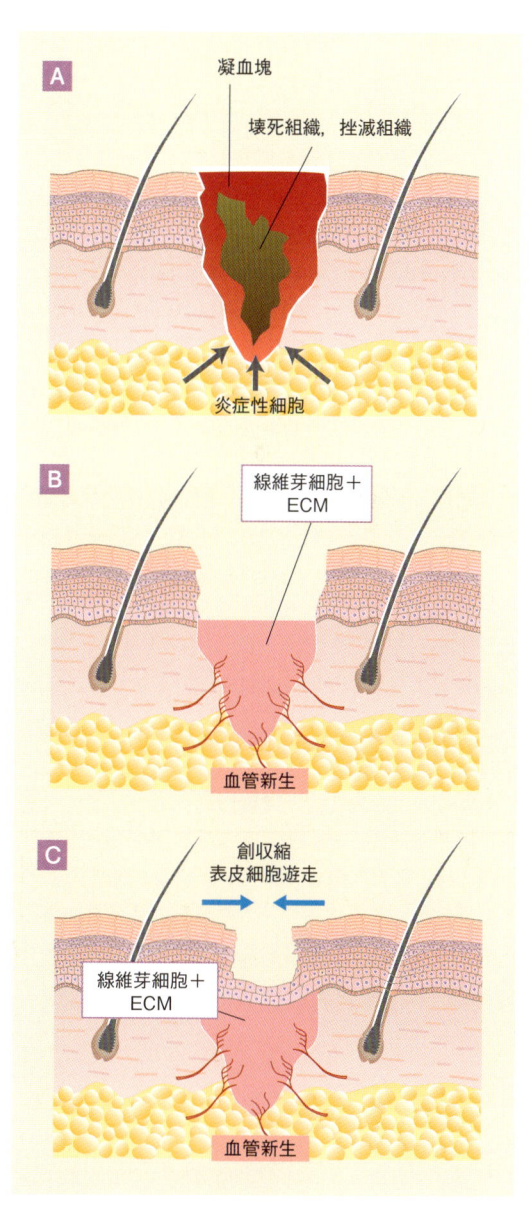

図4.4.1 深い創傷の治癒過程
A：出血による凝血塊が応急的に欠損をふさぎ（出血凝固期），炎症性細胞が壊死組織や細菌などを除去する（炎症期）．B：線維芽細胞，ECM，新生血管などからなる肉芽組織が形成される（増殖期）．C：創収縮および表皮遊走で創が閉鎖する．

格的な創傷修復を開始するために，白血球や線維芽細胞の遊走を刺激し，引き続き炎症期へと移行する．

b. 炎症期（inflammatory stage；受傷数時間〜数日）

炎症期は損傷を受けた組織が本格的な修復を開始するための準備期間であり，その主役を担うのは白血球を代表とする炎症性細胞である．炎症期にはまず毛細血管の拡張と透過性亢進により，好中球を主体とした白血球が創内へ遊走する．遊走した好中球のおもな働きは，殺菌作用と貪食作用である．好中球から放出される好中球プロテアーゼなどの酵素群が，死滅した細胞片・異物・細菌などを分解する．ついで，単球や単球から変化したマクロファージが，分解された細菌や異物を貪食・除去する．最後に，マクロファージより遅れて出現したリンパ球の免疫応答反応により細菌・異物が攻撃される．

これらに並行し，創内に線維芽細胞が出現する．活性化リンパ球から遊離したリンホカイン（lymphokine）が，線維芽細胞の増殖を促進し，肉芽形成など本格的な創傷修復反応である増殖期へと移行する．

c. 増殖期（proliferative stage；受傷数日〜数週間）

増殖期には，血管新生，細胞外基質（extracellular matrix：ECM）合成，創収縮，上皮形成といった組織修復のための一連の反応が進行する．

i）血管新生

損傷を受けた組織の血管断端では，線維芽細胞増殖因子（fibroblast growth factor：FGF）や上皮増殖因子（epidermal growth factor：EGF）などのサイトカインの刺激により血管内皮細胞の分裂・毛細血管萌芽が誘導され，新しい血管が生み出される．組織修復に必要な酸素やエネルギーを供給するために血管新生は重要であり，この時期の活発な血管新生がその後の良好な創傷治癒のキーファクターとなる．

ii）ECM

損傷により生じた欠損を修復するのが，線維芽細胞と線維芽細胞より分泌・合成されるECMである．ECMは互いにシグナル伝達を行いながら強く結合し欠損部を充填する．また，増殖期に主要な働きをする線維芽細胞はECMの合成以外に，ECM合成を強く促進するTGF-βなどの細胞増殖因子の放出という重要な役割ももっている．この時期にみられるいわゆる肉芽組織とは，新生血管，線維芽細胞，ECM，マクロファージなどからなる組織のことである．代表的なECMはコラーゲン，エラスチン，コンドロイチン硫酸，ヒアルロン酸といったものである．この成分は皮膚の張り，弾力性，保湿などを担う．

iii）創収縮と上皮形成

肉芽組織が形成されると同時に，創はその欠損部面積を縮めるために創収縮が生じる．創収縮の主役は線維芽細胞から分化する筋線維芽細胞である．筋線維芽細胞は線維芽細胞と平滑筋細胞の両方の性質をもち合わせる細胞で，アクチンやミオシンなどのマイクロフィラメントを有することが特徴である．周囲皮膚の伸展性により創収縮の程度は大きく左右される．

一方，創閉鎖には上皮形成も重要な役割を担う．EGFなどのサイトカインの働きにより，創面や肉芽面上に表皮細胞が遊走し，上皮化が進行する．この時期の適切な湿潤環境が早い上皮化を促す．このようにして，創は創収縮と上皮化により閉鎖治癒する．

d. 成熟期（remodeling stage；受傷後数週間〜数年）

増殖期が完了し創が閉鎖した後も組織反応は継続している．その時期を成熟期とよぶ．ECM内の再構築が行われ，当初赤く肥厚していた瘢痕は，過剰な線維芽細胞や血管などの細胞がアポトーシスすることで赤みや肥厚が減少する．またコラーゲン置換による架橋強化が進み，外力からの抵抗力を増強することとなる．最終的には白く平坦な成熟瘢痕となる（図4.4.2）．

増殖期から成熟期にうまく移行せず長期にわたって目立つ傷跡が肥厚性瘢痕である．さらにもとの創傷をこえてまで細胞活動が持続・拡大して腫瘍のように増大するのがケロイドである（図4.4.3）．

（3）治癒過程による創傷の分類

新鮮な外傷，浅い熱傷，手術で縫合した創など上記の正常な創傷治癒機転が稼働することを期待できる創傷を急性創傷（acute wound）とよぶ．これに対して何らかの原因で治癒過程が停滞した創傷は慢性創傷（chronic wound）という．

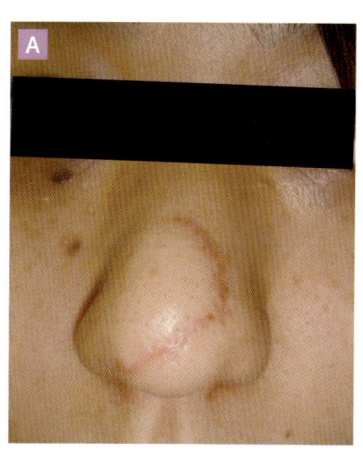

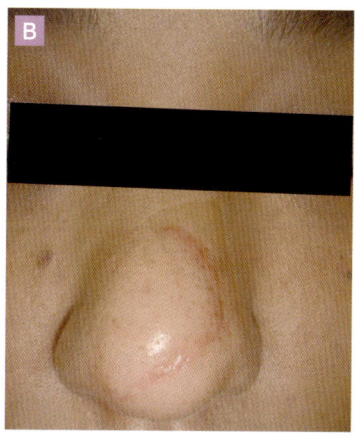

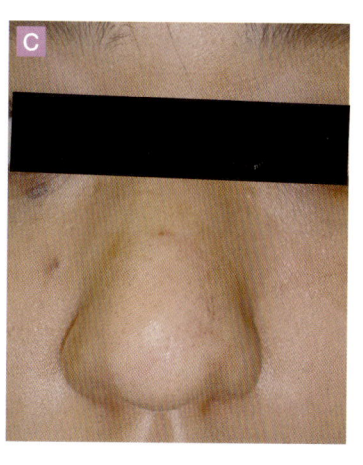

図4.4.2　成熟期における瘢痕の経時的変化（鼻部の外傷後）
A：受傷後1カ月ではまだ赤みと膨隆が強い．B：受傷後2カ月．赤みはやや消退している．C：受傷後4カ月では瘢痕が成熟して赤み，膨隆は消失している．

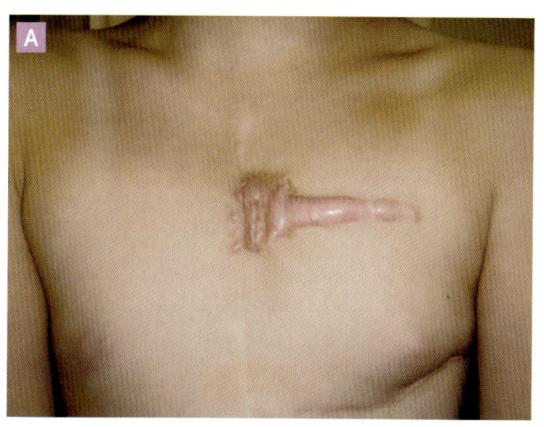

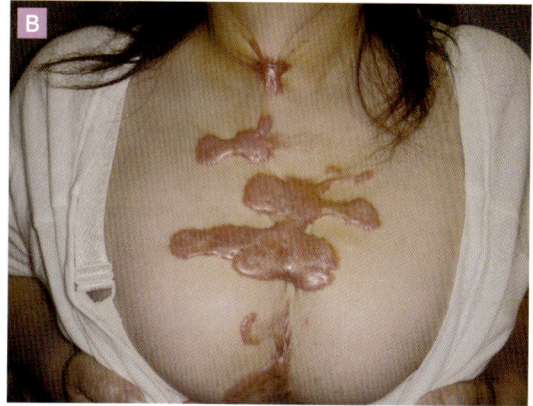

図4.4.3　肥厚性瘢痕とケロイド
A：肥厚性瘢痕は手術，外傷などの誘因があり．受傷部をこえずに隆起．写真はペースメーカー植え込み手術後の前胸部肥厚性瘢痕．B：ケロイドははっきりした誘因がなくても発症．受傷部をこえて周囲の正常皮膚に浸潤・拡大しながら腫瘍性に増大する．

3　創傷の診断

（1）急性創傷の診断

　急性創傷は手術創以外では外傷が対象となる．その受傷機転，形状，性状などから種類・重症度を判断する．外傷の種類と特徴を表4.4.1に示す．

（2）慢性創傷の診断

　慢性創傷では治癒を阻害している因子を診断する．全身的な治癒遅延因子として糖尿病や膠原病などの内分泌・代謝・自己免疫疾患，末梢動脈疾患や慢性静脈不全症のような血管病変が代表的である．低栄養，ステロイド投与，悪性腫瘍なども全身的要因となる．創傷局所では壊死組織の存在，感染，滲出液のアンバランス（moisture imbalance）が阻害因子となる．

（3）創傷における感染の診断

　創感染（wound infection）とは創傷における細菌の活性・毒性が拡大して創傷の内部・深部に侵入して増殖し，創（宿主）に実害・症状（創傷治癒阻害）を及ぼしている状況である．増殖能をもつ細菌が創に付着しているが，創に害を及ぼさない状態を定着（colonization），細菌数が多くなり創傷治癒に障害を及ぼしはじめ創感染に移行しそうな段階を臨界的定着（critical colonization）とよぶ．
　創感染はおもに臨床所見により診断する．感染には局所の疼痛，熱感，発赤，腫脹，膿といった炎症所見が伴う．また脆弱な不良肉芽，過剰肉芽，滲出液の増加，膿苔（slough）の出現などが感染の症状

4.4　創傷治癒　325

表 4.4.1　外傷の種類と特徴

種類	特徴
切創	ナイフのような刃物で切り裂いた線状の創．創面は滑らかで，汚染創でなければ一期癒合が期待できる．創の程度により縫合処置が行われる
裂創	打撃やねじれ，過伸展などにより裂けた創．外力の加わり方によってさまざまな形状を呈する
刺創	細長い鋭器で突き刺した創で，創口に比して創が深いのが特徴．外見からは内部の損傷程度を推し量ることが難しく（内部臓器へ達しているか，血管損傷があるかなど）注意を要する
咬創	動物に咬まれた創．刺創と同様に創が深いが，創面は刺創ほど滑らかではなく，一般的に治癒しにくい．動物の牙には多くの細菌が付着しているため，組織深部まで細菌が侵入し，高率に創感染を発症する．感染制御のため一期的に縫合せず開放創とすることが多い．またマムシやムカデなど毒牙をもつものでは毒素に対する治療も必要になる
銃創	銃器による創．貫通射創，盲管射創，反跳射創，擦過射創などの種類がある．また，距離による分類では接射創，準接射創，近射創，遠射創と区別される
挫創	打撃などの外力により組織が挫滅した創．創面は粗雑であり，縫合は一般的に困難である
擦過創，擦過傷	すり傷．体表に創があるが，習慣的に擦過傷とよぶことが多い
挫傷	打撃などの外力により内部の軟部組織が損傷したもので，体表に創がないもの．一般に保存的治療が行われる．脳挫傷・肺挫傷のように臓器の損傷を指すこともある

熱傷は上記の創傷とは独立して扱われることが多い．

である．

4　創傷の治療

(1) 創傷治療の原則

創傷の治療においては急性創傷を慢性創傷に移行させないことと慢性創傷の治癒機転をいかに稼働させるかがポイントとなる．基礎疾患や身体的な治癒阻害因子のコントロールを要することはもちろんであるが創傷局所の状態を適切に整備する必要がある．このためのマネージメントを創面環境調整（wound bed preparation）とよぶ（Schultz, 2003）．

創面環境調整にあたって注目し対処すべき項目は前述した創傷局所の治癒阻害因子である［⇨ 4.4-3 を参照］．

(2) 創面環境調整の実際

a. 壊死組織に対する治療

壊死組織・不活性組織を取り除く行為をデブリードマンとよび創傷治療の第一段階である．メス，ハサミ，電気メスなどを使って壊死組織を切除する外科的デブリードマンとかたく固着している壊死組織を外用剤などで浸軟・融解させて除去しやすくする保存的デブリードマン，および医療用の無菌ウジ（maggot：ハエ幼虫）を使って壊死組織や膿を食べさせて創を浄化する生物学的デブリードマンがある．

b. 創感染の治療

感染対策として最も重要なのは，細菌に増殖のための温床を与えないことである．次にできるかぎり物理的に細菌を創傷内から除去する．さらに菌を殺傷することも有用である．医療行為としてはそれぞれ，i）デブリードマン，ii）創洗浄，iii）消毒剤・抗菌薬の利用が相当する．

　i）デブリードマン

細菌が増殖するのは壊死組織や異物といった増殖に適した場所や栄養があることが最大の原因で，その温床を除去するデブリードマンが感染対策という観点からも重要である．

　ii）創洗浄

創洗浄は洗浄液により物理的に創表面から細菌や有害物を除去することを目的とする．創を傷つけず，有害物を除去できる適切な洗浄圧で，できるかぎり大量の洗浄液を使って洗浄する．

　iii）消毒剤・抗菌薬の利用

ポビドンヨード液，クロルヘキシジングルコン酸塩液などの消毒薬，後述する感染を制御するための外用剤および抗菌性創傷被覆材・保護材（アクアセル®Agなど）を利用する．しかしこれらは殺菌作用と同時に創傷治癒に必要な細胞にも毒性をもつため創傷治療には使用するべきではないという見解もある．一方，近年臨界的定着という概念が確立されたことから感染創や感染に至りそうな創傷に対しては細菌負荷を減らすために適切に消毒剤・抗菌薬を使った方が有利であるという考えが主流となっている．

c. 滲出液の管理

創傷治癒には適度な湿潤環境が有利である．急性創傷の滲出液には成長因子など治癒に有効な物質が含まれるためその成分を創傷にとどめ置くのがよいとされる．この湿潤環境をつくって創傷治癒を促す治療法をモイストヒーリング（moist wound healing）とよぶ．モイストヒーリングを実現する

ための医療材料を創傷被覆材（ドレッシング材）とよび，多くは滲出液を吸収して創傷部に保持し湿潤環境を整えるものである．創傷被覆材にはハイドロコロイド，アルギン酸塩，ハイドロファイバー，ポリウレタンフォームなどの成分が使われる．

慢性創傷においては滲出液が過剰となり治癒阻害因子や感染などによる老廃物が含まれるようになるため積極的な滲出液除去が勧められる．このために有効なのは後述する局所陰圧閉鎖療法である．

(3) 創傷治療における外用剤

創面環境調整と並行して，わが国の医療現場では創傷治療のための外用剤を使うことが多い．外用剤には軟膏，クリームおよびスプレーといった剤形がある．期待される作用はa.壊死組織の処理，b.感染の制御，c.増殖の促進に大別される．

a. 壊死組織の処理

壊死組織を湿らせやわらかく浸軟させるスルファジアジンAg，酵素で壊死組織を分解するブロメラインなどが用いられる．

b. 感染の制御

抗菌薬入りの軟膏・クリーム（ゲンタマイシン硫酸塩軟膏・クリーム，クロマイ®-P 軟膏など）やヨウ素製剤（白糖ポビドンヨード，ヨウ素軟膏）がある．

c. 増殖の促進

創傷治癒過程の血管新生や細胞増殖，上皮伸展を促進する薬剤としてブクラデシンナトリウム，アルプロスタジルアルファデクス，トラフェルミンなどが頻用される．

5 創傷治療の新しい展開

(1) 局所陰圧閉鎖療法

局所陰圧閉鎖療法（negative pressure wound therapy：NPWT）とは，創傷を密封し，吸引装置を使って創に陰圧をかけることにより，創の保護，肉芽形成の促進，滲出液と感染性老廃物の除去をはかり，創傷治癒を促進するものである．作用機序として創収縮の促進，過剰な滲出液の除去と浮腫の軽減，細胞・組織に対する物理的刺激，創傷血流の増加，細菌量の軽減などが想定されている．

最近の約10年間難治性創傷に対するきわめて有効な治療法として欧米を中心とした先進諸国で広く普及したがわが国での認可，導入は大幅に遅れていた．しかし2009年に「陰圧創傷治療システム」として機器・材料（V.A.C. ATS治療システム）が薬事承認を得て，2010年「局所陰圧閉鎖処置」が診療報酬に収載された（図4.4.4）．

(2) 再生医療的アプローチ

再生医療における三大キーワードは「生体材料（バイオマテリアル）」「シグナル因子」「細胞」といわれる．バイオマテリアルはおもに細胞増殖のスキャフォードとなるコラーゲン，ゼラチン，生分解性高分子など，シグナル因子は成長因子やECMなどを指す．創傷治療の領域ではバイオマテリアルとしてコラーゲンマトリックス（真皮欠損グラ

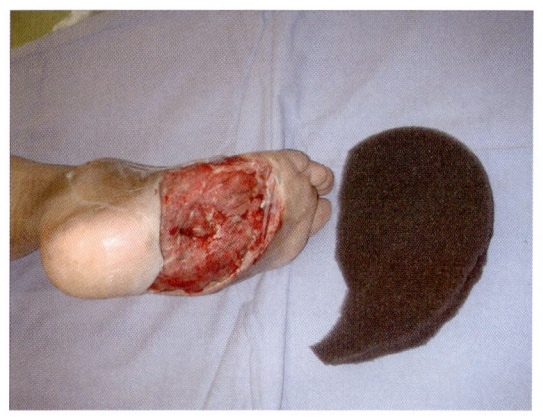

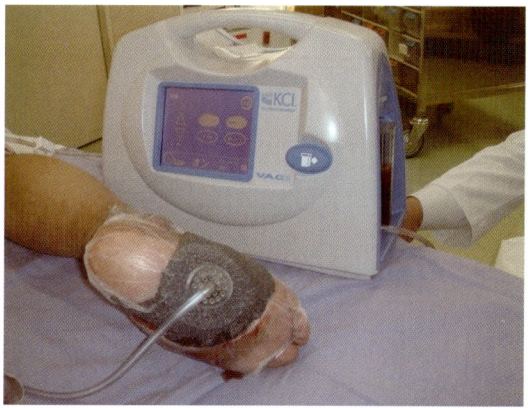

図 4.4.4　陰圧創傷治療システムを用いた局所陰圧閉鎖療法
創傷部にポリウレタンフォームを貼付してドレープで密閉する．吸引装置に連結することにより創に陰圧がかかり，創の保護，肉芽形成の促進，滲出液と感染性老廃物の除去がはかられ，創傷治癒が促進される．

フト（テルダーミス®，ペルナック®）），成長因子として塩基性線維芽細胞増殖因子（basic fibroblast growth factor：bFGF）製剤（トラフェルミン）が承認を受け臨床現場で活用されている．〔市岡　滋〕

■ 文　献

Schultz GS, Sibbald RG, et al：Wound bed preparation；a systematic approach to wound management. Wound Repair Regen, **11**(suppl 1)：S1-S28, 2003.

4.5　麻　酔

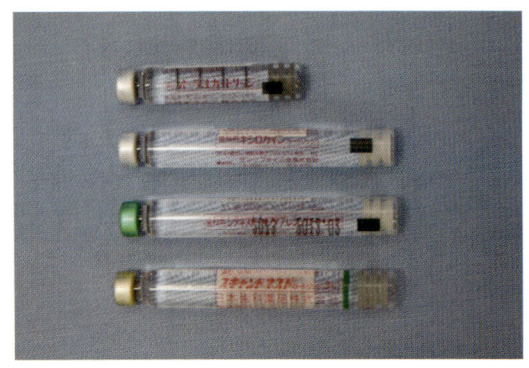

図4.5.1　各種カートリッジ（オーラ注®，キシロカイン®，シタネスト-オクタプレシン®，スキャンドネスト®）
準備を簡略化するために，あらかじめ局所麻酔薬が封入されたカートリッジを使うことが多い．

1　局所麻酔

(1) 歯科用麻酔薬と器具

a. 歯科用局所麻酔薬（図4.5.1，4.5.2）

　歯科領域では歯槽骨や血流の豊富な歯槽粘膜や舌などに投与することが多いために，一般の医科の局所麻酔薬に比較して高濃度のものが用いられている．また，麻酔作用を増強させ，止血を期待し，さらに中毒を予防するために，血管収縮薬としてアドレナリンまたはフェリプレシンが含有されていることも大きな特徴である．これらの薬剤，特にアドレナリンが速やかに血中に移行すると，心悸亢進，めまい，興奮，冷汗，血圧上昇，頻脈・不整脈，頻呼吸などの交感神経刺激作用が出現することがある．また，アレルギーの原因物質として注目されているパラオキシ安息香酸メチル（パラベン）が防腐剤として含まれていたが，現在はごく一部の薬剤に限定されている．

i) リドカイン塩酸塩

　現在，歯科領域で頻用されている標準的なアミド型の局所麻酔薬である．組織への浸透性にすぐれ，持続時間は1.5～2時間といわれる．ほとんどは肝臓のミクロソームで分解され，その後，腎臓から排泄される．

　表面麻酔としてはスプレー（8％），ビスカス（2％），ゼリー（2％）などがあり，浸潤および伝達麻酔用に0.5，1.0，2.0％の種類があり，歯科ではカートリッジに封入された2％溶液を用いることが多い．なお，静脈注射の痛みを和らげるテープ（60％）も供給されている．

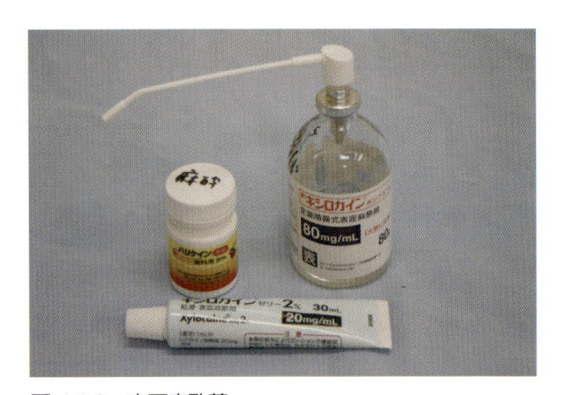

図4.5.2　表面麻酔薬
麻酔効果を増強させるために，さまざまな剤形がある．

ii) プロピトカイン塩酸塩

　別名をプリロカインといい，麻酔効果はリドカインに比べて同等かやや劣るアミド型の局所麻酔薬である．効果が発現するまでの時間はリドカインに比べて長い．持続時間に関しては一定した見解がない．毒性はリドカインに比べて低く，蓄積作用もほとんどない．

　大量に使用すると，メトヘモグロビン血症を起こすことがある．これはプロピトカインの代謝産物であるトルイジンが血中で酸素運搬を担うHbを酸素運搬能力のないメトヘモグロビンに変換し，メトヘモグロビンが増加して，その結果，チアノーゼを呈する状態であるが，歯科に用いる量ではほとんど起こらない．浸潤および伝達麻酔用に3.0％の溶液がある．

iii) メピバカイン塩酸塩

　麻酔効果，作用発現までの時間，作用時間などはリドカインと類似しているアミド型の局所麻酔薬で

ある．リドカインと異なる点は，それ自体に血管拡張作用がほとんどないことで，逆にわずかな収縮作用があるともいわれている．近年になってカートリッジタイプの注射薬がわが国でも市販されるようになり，歯科臨床でも身近なものになってきた．これまでにメピバカイン塩酸塩によるアレルギーは報告されていない．

iv）アミノ安息香酸エチル

エステル型局所麻酔薬で，ベンゾカインともよばれる．水に溶けにくく，表面麻酔薬として用いられている．

v）テトラカイン塩酸塩

ベンゾカインと同様のエステル型で，脊椎麻酔に用いられることが多く，歯科領域では6％溶液が表面麻酔に使われている．

b. 血管収縮薬

i）アドレナリン

エピネフリン，エピレナミンともよばれ，本来は副腎髄質から分泌されるホルモンで，交感神経が刺激されると血中に分泌される．作用としては，心収縮力が増強されるために心拍出量が増加する一方，全末梢血管抵抗は減少するので血圧の上昇はそれ程ではないとされる．注入された部位の血管は著明に収縮するので，局所麻酔薬に添加される血管収縮薬として最も多く使われている．歯科治療で用いられる量で問題となるのは，心臓刺激作用である．現在，用いられているカートリッジタイプの2％リドカイン溶液には1/80000，すなわち12.5μg/mlの濃度で含まれている．口腔粘膜は血管に富んでいるので，アドレナリンは局所から速やかに血中に移行し，心拍出量の増加や血圧上昇がみられることが多い．これが，高血圧をはじめとする循環器疾患を合併する患者には慎重に投与しなければならない根拠となる．さらに，内分泌作用から甲状腺機能を賦活したり，血糖値を上昇させたりする．

ii）フェリプレシン

下垂体後葉ホルモンの1種である抗利尿ホルモンに分類されるバソプレシンは血圧を上昇させるほか，末梢血管を収縮させる作用がある．このうち，血圧上昇作用と冠動脈収縮作用を弱め，末梢血管収縮作用を期待した合成ホルモンがフェリプレシンである．アドレナリン同様，局所麻酔薬に添加される血管収縮薬として用いられている．

c. 局所麻酔に用いられる器具（図4.5.3, 4.5.4）

i）カートリッジ型注射器

歯科の局所麻酔では，注射液が封入してあるカートリッジを確実に装塡するための金属製の注射器を使用することがほとんどである．浸潤麻酔の方法によっては強圧を必要とする場合があるので，強固に設計されていて，プランジャー（押棒，押子）を母指と示指の間でしっかり押し込めるようになっている．また，プランジャーの先端をカートリッジに食い込む槍状の形態にすると，吸引テストが行える．内筒にバネが備えてあり，それを引きながらカートリッジを取りつける．

ii）注射針

一般の医科で使われる注射針より極細の27G，31Gや33Gなどのものを使うことが多い．逆針といわれる短い注射針がカートリッジ側にも伸びていて，カートリッジ内のゴムを通して薬液を注入できるようになっている．

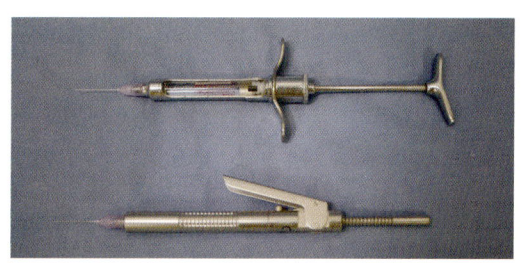

図4.5.3　注射器セット（注射器，針，歯根膜内麻酔用注射器）

強圧をかけられるように，繰り返し使用できる金属製の注射器，極細の注射針のほか，歯肉溝（歯周ポケット）から確実に歯根膜内に注入できる専用の注射器もある．

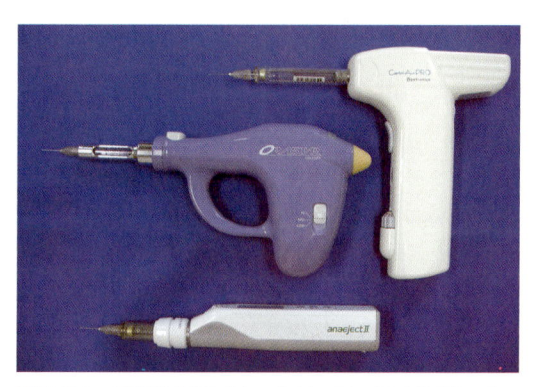

図4.5.4　電動注射器（カートリーエース・プロ®，オーラスター®，アネジェクトII®）

薬液を自動的に緩徐に注入し，術者は針の刺入だけに集中できる電動注射器である．
（昭和薬品化工(株)，日本歯科薬品(株)，(株)デントロニクス）

iii）歯根膜内用注射器

歯肉溝（歯周ポケット）から局所麻酔薬を作用させるために，注入にはきわめて高い圧力が必要となる．そこで，数種類の歯根膜内注射専用の注射器が供給されている．

iv）電動注射器

注入を自動的に行う電動注射器があり，術者は注射針の刺入や進入だけに集中することが期待できる．わが国ではカートリーエース・プロ®，オーラスター®，アネジェクトⅡ®といった商品が供給されており，海外ではWand®，SleeperOne®，QuickSleeper®などが市販されている．いずれも緩徐な注入速度をコントロールできるのが大きな特徴である．

（2）表面麻酔法

表面麻酔の目的は，歯石除去などの表層で比較的簡単な短時間の処置の除痛，表層の生検時のペインコントロールなどであるが，適応のほとんどは局所麻酔注射の刺入の痛みを緩和することである．

作用させる前（貼付前）にクロルヘキシジングルコン酸塩などで注射針を刺入する部位を清拭する．アルコールは粘膜を刺激するので好ましくない．そして，清潔な綿球やガーゼで粘膜の水分を除去して効果をより確実にする．また，水分による局所からの拡散を防止できるので，不要な部位の麻酔や苦味などの不快感が避けられる．薬剤が注射針の刺入部位からはずれて口腔内深くまで達し，咽頭部や喉頭部にまで麻酔効果が及ぶ危険性も考えられる．そこで，小さな綿球にリドカインをスプレーしたり，同じく綿球にリドカインゼリーを塗りつけたり，綿棒の先端でペースト状の薬剤をすくったりして準備する．このような表面麻酔薬を刺入点に貼付して（図4.5.5），表層に浸潤するのを待つ．作用時間が長いほど，また，作用部位に薬剤が確実に留まるほど効果は確実になるので，綿球やロール綿を口腔内に留置するなどで作用時間を延長させる工夫をすることが多い．そのため，頬粘膜や口唇粘膜などで固定がしやすい頬側の部位の方が，効果がより確実になる．

（3）浸潤麻酔法
a. 傍骨膜注射法

最もよく使われている注射法で，注射針先端は骨

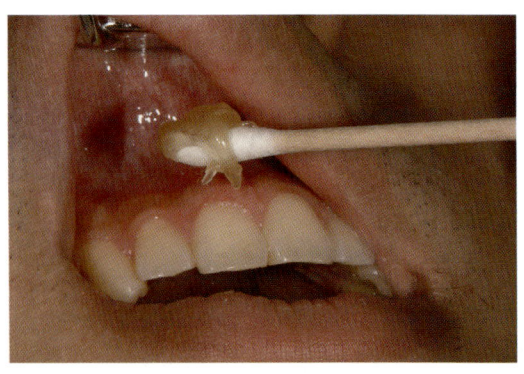

図4.5.5　表面麻酔
浸潤・伝達麻酔に先立ち，注射針による痛みを緩和するために，表面麻酔を行う．

膜内に深く入れるものではない．

i）刺入前の準備

これから浸潤麻酔を行うことを患者に告げる．注射器をコントロールしやすいように手指でしっかりと固定し，注射器をもつ腕の脇を締める．

ii）注射針の刺入

刺入点は，基本的には目的とする歯の歯肉頬移行部の根尖相当部とする（図4.5.6）．その他，歯間乳頭部も好んで使われる（図4.5.7）．注射器をもたない手指または歯鏡（ミラー）で刺入点を口唇や頬粘膜を牽引して明らかにする．注射器を安定させるために，手指を患者の歯やオトガイ部，頬骨弓など刺入点に近い堅固な位置においてレストとする．刺入点に注射針を可及的緩徐に刺入して，同時に緩徐に麻酔薬の注入を開始する．

iii）注射針の進入と薬液の注入

歯肉頬移行部で，できるだけゆっくりとかたい骨膜に当たるまで2mmほど注射針を進める．そして，注射針の先端を保持したまま低速で薬液を注入する．注入量は部位，治療する歯種，歯肉であればその範囲，治療に要する時間，治療の内容に依存しており，基準量は一概にはいえない．

iv）注射針の抜去

静かに注射針を抜去する．歯肉頬移行部の刺入は，複数回行うとすでに使用した刺入点から薬液が漏れることがある．

v）患者の観察・監視

処置を通じて患者の表情を観察する．顔をしかめたり，眉間にしわを寄せたり，刺入を避けるような動作のある場合には注射を一時中断することも考慮する．

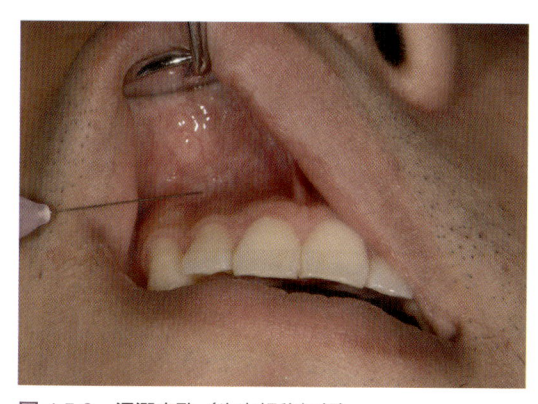

図 4.5.6 浸潤麻酔（歯肉頬移行部）
処置を行う歯の根尖相当部の歯肉に骨膜の周囲に麻酔薬を浸潤させる．

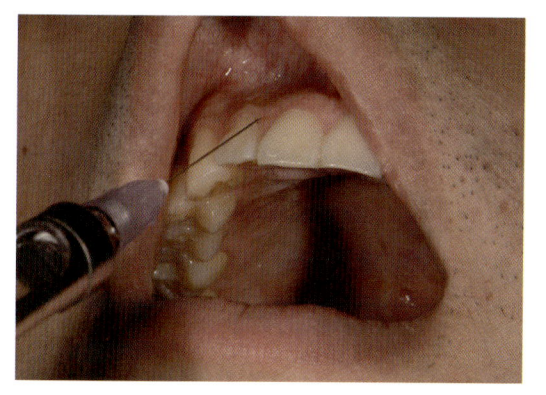

図 4.5.7 浸潤麻酔（歯間乳頭部）
ときに歯間乳頭部も浸潤麻酔注射に使用することがある．

b. 骨膜下注射法

傍骨膜注射を行うと，周囲には麻酔効果が認められるので，さらに針先を骨膜下に進めて薬剤を注入する．プランジャーを母指と示指でしっかり把持して強圧をかける必要がある．その際，患者の観察を怠らず，注射による痛みを訴えたときには一度，注射針を抜去して傍骨膜注射による麻酔が奏効するのを待つ．

c. 骨内麻酔

Stabident，X-Tip™，Hypo®Intraosseous Needle，QuickSleeper などの特殊な器具・器械を使用して海綿骨内に麻酔薬を注入してより確実な効果を得ようとする方法である．いずれの機器も針先を皮質骨から海綿骨に到達させて行う．なお，わが国では市販されていない．

d. 髄腔内麻酔

抜髄などの根管治療を行う際に象牙質から歯髄腔に切削器具が穿孔したとき，その部位を使って局所麻酔薬を注入する方法である．麻酔効果は十分に期待できるが，薬剤の注入時に激しい痛みを生じさせることが多く，奨励されている方法ではない．

（4）伝達麻酔法

中枢寄りの神経幹または神経叢に作用させ，それより末梢の部位の麻酔効果を得ようとする方法である．浸潤麻酔法に比べて，1回の麻酔で広範囲の効果が得られる．複数の歯や部位を処置する場合や，炎症のある場合，麻酔による局所の変形を避けたい場合に適応となる．一方，浸潤麻酔法に比べると手技にやや熟練を要し，また，注入部位が浸潤麻酔の部位に比べて深くなるので，神経や血管を損傷する可能性が高くなる．

a. 下顎孔

歯科領域でよく使われている伝達麻酔法である．下顎孔は下顎枝のほぼ中央に，後上方に向かって開口しており，下歯槽神経を含んでいる．高齢者では下顎孔は低くなるといわれている．この伝達麻酔を行うと，同側の下顎歯髄・歯根膜・歯槽骨，下口唇皮膚・粘膜，オトガイ部皮膚のほか，舌側歯肉，舌の前方2/3，口底部粘膜，舌下腺が麻酔される．口内法には，直接（直達）法と間接法があるが，後者は注射針を刺入したまま方向を変える必要がある．そのため，組織の損傷や注射針の破折などが懸念されるので，あまり使われず，直接（直達）法をとることがほとんどである．

i）刺入点と刺入方向の決定

患者を最大に開口させ，最後方臼歯の後方にある外斜線を示指で触知する．次に外斜線から示指を内側に反転させ内斜線を触れる．内斜線においた示指の先端と内側翼突筋前縁の靭帯である翼突下顎ひだの中間点で下顎の咬合平面より約1 cm上方を刺入点とする（図4.5.8）．刺入側と反対側の下顎犬歯または第一小臼歯から刺入点に向かって，咬合平面に平行に進める．

ii）注射針の進め方

注射針先端をゆっくり進めると，20〜25 mmのところで下顎骨の内面に当たれば，望ましい部位で，そこで薬液の注入を開始する．刺入後すぐに下顎骨に当たる場合は，刺入点まで針を戻し注射器の方向を変えて進める．反対に深く進めても下顎骨に当たらない場合は，耳下腺を傷つけたり顔面神経麻痺を生じる危険性がある．もし，注射針を進めてい

4.5 麻酔

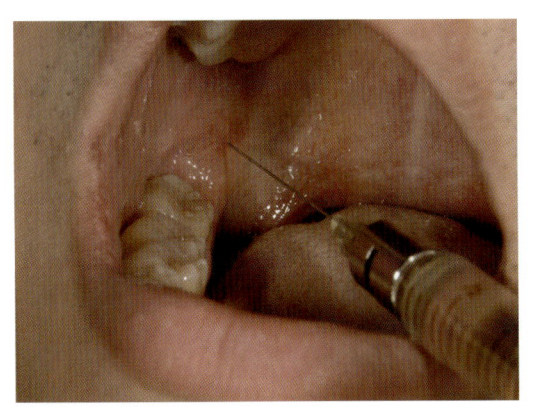

図 4.5.8 伝達麻酔（下顎孔伝達麻酔）
最後方臼歯の内斜線と外斜線の交わる点を刺入点として進める．

る間に痛みを訴えたら，注射針の先端が下歯槽神経に触れたことが考えられるので，遷延性の知覚麻痺を考慮して進入を中止する．

　iii）薬液の注入

吸引して血液の逆流がないことを確認してから薬液を注入する．血液の逆流を認めた場合には，いったん注射針を抜去し圧迫止血する．

　iv）Gow-Gates 法

下歯槽神経，オトガイ神経，舌神経，顎舌骨筋神経，耳介側頭神経，頬神経を麻酔する伝達麻酔法である．最大に開口させ，遠心舌側咬頭に近接する頬粘膜を刺入点として口角と耳珠下縁を結ぶ方向に注射針を進める．25 mm 進めると下顎頭の内側面の内側翼突筋付着部すなわち顆頭頸部内側面に達するので，この部位に薬液を注入する．薬剤はここから数分間かけてゆっくりと翼突下顎隙を下降して，下顎孔や舌神経根に達して奏効するので，開口状態を長く保たせるとより確実な麻酔効果が得られる．

b. オトガイ孔

奏効部位は下顎前歯・小臼歯の歯髄・歯根膜，唇側歯肉，下口唇粘膜・皮膚などのオトガイ神経領域である．口内法が用いられることが多い．下唇，頬を下方に牽引して，第二小臼歯根尖部に相当する頬側歯肉を明視下におく．ここを刺入点として下方に骨面に沿わせて注射針先端を約 10 mm 進めると，オトガイ孔の下壁または陥凹部に達するので吸引試験を行った後に注入する．第二小臼歯とその隣接歯を喪失している高齢者では，オトガイ孔が相対的に上方に移動していることがある．

c. 切歯孔

前歯 6 歯の歯髄ならびに周囲の歯肉の麻酔に使用される．刺入点は切歯乳頭の中央部で，方向は中切歯歯軸と平行にする．ゆっくりと 5～10 mm 刺入したところで吸引テスト行い，血液の逆流がないことを確認した後に緩徐に薬液を注入する．

〔深山治久〕

■ 文　献

Fukayama H：Local anesthesia in dental practice；new methods of local anesthesia. Journal of Korean Dental Society of Anesthesiology, 3(2)：71-79, 2003.

深山治久：歯科局所麻酔法の効率化に関する研究．日歯麻誌，32(1)：1-6, 2004.

2　鎮静法

(1) 鎮静法とは

歯科治療や局所麻酔下に行う口腔外科手術は，口腔内への不快な操作や疼痛を与え，患者に身体的・精神的に緊張をもたらす可能性がある．これは全身的な偶発症を引き起こしたり，患者が治療そのものを回避する要因となり，処置・手術の妨げとなる．これらの緊張を和らげ，快適な治療を行うための一手段として，鎮静法が有効である（福島，2007）．

(2) 鎮静の理想的な状態

不安や緊張感を消失させる安全な鎮静には以下の状態が必要とされる．
① 意識がある．
② 治療に協力的である．
③ リラックスしている．
④ バイタルサインが安定している．
⑤ 侵害刺激に対する反応が低下している．
⑥ 気道が維持されている．
⑦ 生体の防御反応や反射が保たれている．
⑧ 健忘が期待できる．

(3) 鎮静のレベル

患者に与える侵襲や背景因子を考慮したうえで，使用する薬物の種類や投与量を調節し，鎮静レベルを決定する．ただし，図 4.5.9 に示すように厳密な鎮静レベルを決定するのは困難で，常に深鎮静への移行を念頭においた管理が必要となる．

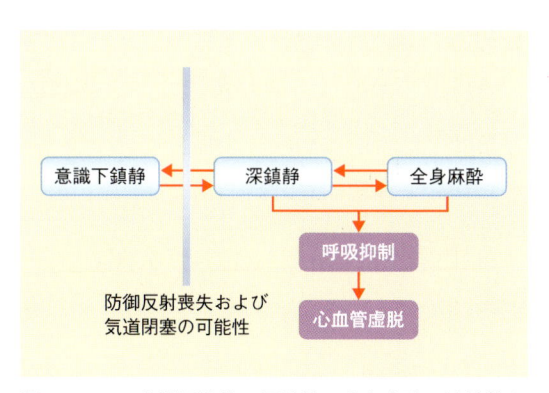

図 4.5.9　意識下鎮静，深鎮静，全身麻酔の連続的な移行
鎮静レベルは連続的に移行するので，厳重な観察が必要である．
(American Academy of Padiatrics, American Academy of Pediatric Dentistry, et al : Pediatrics, **118**(6)：2587-2602, 2006 より改変)

a. 意識下鎮静
処置・手術を円滑に行うための鎮静レベルとして，意識下鎮静が推奨される．意識レベルを過度に低下させないようにすれば，前述の理想的な状態を多くの部分でカバーでき，安全性の向上につながる．ただし，鎮静薬に対する反応には個人差がある．

b. 深鎮静
意識消失や確実な健忘を目的に深鎮静を適用する場合がある．口頭指示や軽い刺激に対して無反応となり，上気道閉塞をきたしやすく，嚥下反射や喉頭反射も抑制されるので，厳重な全身監視が必要不可欠である．

（4）鎮静法の適応
ほぼすべての患者が対象となる．特に，口腔内処置がストレスとなる患者（有病者や障害者，強い嘔吐反射をもつ患者など）にはよい適応となる．

（5）鎮静法の種類
使用する薬物によって吸入鎮静法と静脈内鎮静法の2種類に分けられる．

a. 吸入鎮静法
医療用ガスとして歴史のある亜酸化窒素（笑気）を用いて行う鎮静法である．亜酸化窒素はガス麻酔薬に分類されるが，麻酔作用は弱く（50％以上のヒトが疼痛刺激に反応を示さない最小肺胞内濃度（minimum alveolar concentration：MAC）：105％），単独では全身麻酔に使用できない．逆に低濃度（30％程度）では意識を消失することなく，鎮静や鎮痛補助，健忘をもたらすことが可能である．オピオイド受容体や a_2 受容体への関与があることから，疼痛閾値を上昇させる作用があるが，完全な無痛とはならないので，疼痛を伴う処置には局所麻酔を必要とする．低い血液／ガス分配係数（0.47）を有するため，吸収・排泄は迅速であるが，排泄された亜酸化窒素は不活性であり，二酸化炭素よりはるかに高い蓄熱作用があることから，地球温暖化責任ガスとして，近年は使用機会が減少している．使用方法は専用の吸入器を用いて20～40％程度の亜酸化窒素を酸素と混合させ，鼻マスクもしくは鼻カニューラを介して持続吸入させるのが一般的である．絶飲食の必要は少なく，モニター装置も適切なものを装着すればよい．帰宅時の制約（乗りものの運転など）も少なく，鎮静管理における安全性は高い．

b. 静脈内鎮静法
吸入鎮静法より速やかで確実な鎮静を行いたい場合，静脈内鎮静法が適応となる．内視鏡検査やICUでもよく用いられ，医科において一般的に鎮静といえばこちらを指す．全身麻酔と比較して導入が容易であり，呼吸・循環に及ぼす影響や各種の制約が少なく，十分な監視のもとでは安全性も高いことから汎用されている．内科的に全身状態がコントロールされた患者を対象とし，絶飲食と全身モニタリングを行ったうえで，静脈路を確保し薬物を投与する．鎮静状態をRamsay鎮静スコア（**表 4.5.1**）などで評価しながら薬物投与量を調節し，専任の管理者がバイタルサインを持続的に監視しなければならない．Verrill徴候（眼瞼下垂）や，脳波に基づくバイスペクトラルインデックス（bispectral index：BIS）値（**表 4.5.2**）などでも鎮静レベルを評価できる．酸素をはじめとした各種の救急薬物・器具の準備が必要となる．処置が終了すればRombergテストなどを実施して，覚醒の程度を確認し帰宅させる．適切に鎮静レベルを調節すれば，前向性健忘や時間喪失感などを与えることが可能である．

（6）静脈内鎮静法に使用する代表的な薬物
a. ミダゾラム
水溶性のベンゾジアゼピン系催眠鎮静薬で，導入

表4.5.1 Ramsay鎮静スコア

レベル	反応
1	不安げで落ち着かない
2	協力的で落ち着いている
3	指示には従える
4	入眠しているが応答は明瞭
5	入眠しており応答は曖昧
6	刺激で覚めない

患者の状態による鎮静レベルの評価としてよく用いられている.理想的な鎮静状態はレベル3～4を目標とする.

(Ramsay MA, et al：Br Med J, **2**：656-659, 1974)

表4.5.2 BIS値の指標（BISガイドライン）

BIS値（%）	状態
100	覚醒：浅い睡眠～中等度の鎮静
70	深い鎮静／浅い催眠
60	適切な催眠状態（意識のある可能性が低い）
40	深い催眠状態
0	EEGがフラット

脳波（electroencephalogram：EEG）解析に基づいて算出した意識レベルを表している.鎮静ではBIS値70～80%程度を目標とする.

表4.5.3 各種薬物投与量

薬物	種類	鎮静投与量
ミダゾラム	催眠鎮静薬	0.04～0.075 mg/kg（60 kgで2～4 mg）
ジアゼパム	催眠鎮静薬	0.2～0.3 mg/kg（60 kgで10～15 mg）
フルニトラゼパム	催眠鎮静薬	0.015 mg/kg（60 kgで0.9 mg）
プロポフォール	静脈麻酔薬	2～4 mg/kg/時あるいは10～30 mg単回投与
チオペンタール	静脈麻酔薬	1～3 mg/kg（60 kgで50～100 mg）
ケタミン塩酸塩	静脈麻酔薬	1～2 mg/kg（60 kgで50～100 mg）
フェンタニルクエン酸塩	麻薬性鎮痛薬	1 µg/kg（60 kgで0.05 mg）
レミフェンタニル塩酸塩	麻薬性鎮痛薬	0.025～0.05 µg/kg/分
デクスメデトミジン塩酸塩	鎮静薬	2.5～6 µg/kgで導入, 0.1～1 µg/kg/時で維持

静脈内鎮静法時に使用する投与量の目安を示す.個人差が大きいため,鎮静レベルを詳細に観察して投与量を決定すべきである.

が非常に速やか（1分以内）である.注射時の血管痛がみられず,最も多用されている鎮静薬である.鎮静,抗不安,健忘作用が強く,良質な鎮静を提供できる.ただし,催眠作用が強いため,意識レベル低下に伴う上気道閉塞に留意しなければならない.0.04～0.075 mg/kgの投与量でほぼ必要な鎮静が得られるが,分布相半減期が6～15分と短いため,処置時間に応じて適宜間欠的に追加投与を行う.処置が終了すれば,拮抗薬であるフルマゼニルを0.2～0.5 mg程度投与することで,鎮静を解除することが可能である.なお,循環抑制は軽度である.

b. プロポフォール

導入が速く,蓄積作用がほとんどないことから,長時間処置への対応も含めて多用される.シリンジポンプを用い,2～4 mg/kg/時の投与量でほぼ必要な鎮静が得られるが,近年,効果部位濃度を推定しながら投与する標的濃度調節持続注入法（target controlled infusion：TCI）システムが主流となっている.用量依存性に呼吸・循環抑制をきたすため,専門医による十分な全身監視が必要である.また,脂溶性であることから血管為害性があり,投与時には血管痛に配慮すべきである.

c. その他の薬物

呼吸抑制がなく,自然な睡眠に近い鎮静が可能なa_2作動薬であるデクスメデトミジン塩酸塩は,術後鎮静に用いられることが多い.また,麻薬性鎮痛薬のフェンタニルクエン酸塩,レミフェンタニル塩酸塩や,静脈麻酔薬であるケタミン塩酸塩を補助薬として追加することも多い.各種薬物の鎮静投与量を表4.5.3に示した.

(7) 静脈内鎮静法ガイドライン

鎮静のリスクを適切に評価し,合併症を避けるためには,十分な知識・技術とガイドラインが必要である.日本歯科医学会では2009年から「歯科診療における静脈内鎮静法ガイドライン」を公開（日本歯科医学会,2009）しており,これを遵守することで安全で適切な鎮静を供与することができるであろう.

〔杉岡伸悟〕

■ 文 献

American Academy of Pediatrics, American Academy of Pediatric Dentistry, et al：Guidelines for monitoring and management of pediatric patients during and after sedation for diagnostic and therapeutic procedures；an update. Pediatrics, **118**(6)：2587-2602, 2006.

福島和昭：静脈内鎮静法．歯科麻酔学，第5版（古屋英毅，上田　裕他編），pp235-236，医歯薬出版，1997．
日本歯科医学会監，一般社団法人日本歯科麻酔学会編：歯科診療における静脈内鎮静法ガイドライン．http://minds.jcqhc.or.jp/n/med/4/med0074/G0000205/0001

3 口腔手術と全身麻酔

(1) 口腔手術における麻酔の特性

a. 共通した特徴

i) 術前評価

全身状態が良好な予定手術が多いが，術前評価の甘さから思わぬ偶発症が生じる危険性がある．

ii) 上気道管理

手術部位が上気道入口であることから，術中・術後を通じて気道管理が難しい．特に顎骨の形態異常や顎関節疾患，腫瘍，炎症，外傷が大きい場合は，気管挿管困難症などの，いわゆる difficult airway management（DAM）の頻度が高い．気道確保部から離れて麻酔管理を行うこともリスクファクターとなる．口蓋裂手術，上顎手術，頸部手術など以外は経鼻挿管での気道確保が多いが，手術侵襲が広範囲に及ぶ場合の気道確保法（経口挿管，経鼻挿管，気管切開）の選択などは，手術術式と関連して綿密に計画する必要がある（表4.5.4）．

iii) 術後合併症

手術による口腔構造の変化や口腔機能の障害から呼吸合併症を起こす危険性がある．粘膜創の腫脹や後出血などは，急速に気道閉塞が生じ，時間経過に伴い危機的な状況に陥りやすい．トラブルが生じた場合は，再挿管が困難な場合が多く対処に難渋する．急性期を過ぎた後でも，広範囲切除では，摂食・嚥下障害による肺合併症が起こりうる．

b. おもな手術の麻酔管理上の留意点

i) 唇顎口蓋裂手術

①術前の留意点：心血管系疾患，特に先天性心疾患の合併率が高い．症候群の有無にも注意する．口蓋裂患者では，慢性鼻炎や中耳炎の合併が多く，哺乳障害のため身体発育が悪い．

②麻酔管理：口唇形成手術は水平仰臥位で行うが，口蓋形成手術では懸垂頭位にする．この場合，過度の頸部屈曲は避ける．麻酔方法は，乳幼児であるため揮発性麻酔薬を用いる．経口挿管で管理するが，口蓋裂患者の挿管操作では，ブレードの垂直部が披裂部に入り込み，視野が得にくいことがある．

表4.5.4 術後気道確保の指針（一戸試案）

		点数
切除部位	1. 硬組織	
	a. 上顎骨	5
	b. 下顎骨	
	・辺縁切除	3
	・区域切除	5
	・半側切除またはオトガイ切除	10
	2. 軟組織	
	a. 舌	
	・部分切除	3
	・半側切除	5
	・亜全摘または分界溝より後方の切除	25
	b. 口底（舌骨上筋群切除を含む）	10
	3. 頸部	
	a. 全頸部郭清術（根治的・機能的）	
	・片側	10
	・両側	25
	b. 選択的頸部郭清術（肩甲舌骨筋上）	
	・片側	5
	・両側	15
	c. 全頸部と選択的による両側頸部郭清術	20
再建術	1. 血管柄付き遊離弁（皮弁，筋皮弁，骨付き皮弁）	10
	2. 有茎弁（皮弁，筋皮弁）	10
	3. 下顎再建プレート	3
その他に考慮すべき事項	1. 患者：年齢，ADL，BMI，既往歴など	
	2. 手術：切除範囲，手術時間，大量出血，著明な浮腫など	
対応	1～10点　抜管	
	11～19点　チューブ留置または抜管	
	20～24点　気管切開またはチューブ留置	
	25点以上　気管切開	

チューブ留置例で留置が3日以上になる場合には気管切開．口腔悪性腫瘍手術終了後の気道管理方法を選択する指標として，切除部位，再建術の種類などをスコア化して判断する．ADL：日常生活動作，BMI：体格指数．

（一戸達也：LiSA，**17**(1)，80-84，2010）

両側性の唇顎口蓋裂では，顎間骨（premaxilla）を骨折させないように注意する．舌圧子兼用の開口器が汎用されるが，舌圧子による圧迫で気管チューブが閉塞しないように注意する．開口器操作により気管チューブを深く押し込むことがあり片肺挿管に注意する．逆に懸垂頭位では気管チューブが抜ける危険性がある．

③術後管理：口蓋形成手術は，術野が小さい割には出血量が多い．術後，創部からの出血が続き，ときとして止血再手術もありうる．呼吸様式が変わることから呼吸困難が生じることもある．

ii) 顎変形症手術

①術前の留意点：手術の緊急性はきわめて低いので，内科的疾患がある場合は十分コントロールして

から手術に臨む．

②麻酔管理：麻酔方法は，術後悪心・嘔吐の少ない方法や薬剤を選択する．気管チューブの固定は確実に行い，手術操作や頭位変換による脱管などが起こらないように注意する．Le Fort I 型骨切り術では，骨髄性の出血がみられるので低血圧麻酔の併用が有用である．術中に顎間固定を行う場合は，固定前に粘膜腫脹の有無をよく観察する．抜管は十分覚醒させてから行い，必要に応じ再挿管ができるよう固定解除のための器具を準備しておく．

③術後管理：下顎枝矢状分割術では，術後咽頭径が減少する．十分な麻酔覚醒まで酸素飽和度のモニター下に酸素療法を行う．術後急性期の嘔吐に対しては，覚醒前に胃管からの胃液やガスの除去，制吐剤や H_2 受容体拮抗薬の前投与などで対応する．

iii）口腔悪性腫瘍根治手術

①術前の留意点：広範囲切除では上気道機能が障害される．特に舌・口腔底・頬粘膜などを支持する下顎骨は口腔形態を形成するうえで重要で，切除範囲は麻酔計画に大きく影響する．経口あるいは経鼻挿管を行う場合，開口度，頸部の伸展性，舌の可動性，放射線照射後の粘膜の脆弱性などを正しく評価しておく．多くは化学療法，放射線治療を受けており，一時的に全身状態が悪化していることがある．

②麻酔管理：長時間麻酔に適した方法を選択する．麻酔覚醒後は自発的気道維持の障害がないことを確認するまで抜管すべきではない．頸部郭清手術では，舌下神経や横隔神経の障害の可能性もあり，舌運動障害，舌根沈下，呼吸筋麻痺の原因になる．また，内頸静脈切除による脳静脈還流障害も伴う．

③術後管理：長時間大手術に準じた術後管理が必要で，特に，呼吸管理に注意を払う．経口・経鼻挿管の場合でも状況によっては，緊急気管切開を行うことがある．気管切開孔を介した気管カニューレは定期的に交換し，同部の感染に注意する．汚染防止のため，手術創が一次治癒するまでは食事は経管栄養法となる．

iv）口腔顎顔面再建手術

①術前の留意点：上顎骨欠損では形態的障害は大きいが，機能的障害は視力障害を伴わないかぎり軽度である．一方，下顎骨欠損は機能の障害が著しい．オトガイ舌筋による舌の前方固定が困難な症例は，意識消失によって容易に舌根沈下を起こす．

②麻酔管理：一次手術による顎・顔面の顕著な変形は挿管を困難にする．皮弁作製の障害にならないようにチューブ，蛇管などを固定する必要がある．微小血管吻合術を利用した再建手術は，長時間手術となるので，それに対応した麻酔管理を行う．

③術後管理：再建手術が成功するか否かは感染の有無が大きな要因となる．気管切開を行った場合，痰による手術創汚染が生じないように局所管理を厳重にする．皮弁生着までは，舌運動，下顎運動など口腔機能の不全状態が続き，嚥下障害による誤嚥性肺炎などが起こりやすい．

v）顎顔面外傷と顎骨骨折整復手術

①術前の留意点：広範な損傷を受けた場合は，重要臓器の治療を終えて全身状態が安定してから手術に臨む．顎顔面外傷の新鮮重症例の場合，気道確保，止血処置，ショックに対する救急処置などを行いつつ，顎骨骨折の有無を診断する．顔面の変形が軽度であるようにみえても，軟組織や骨，頸椎などに高度の障害を受けていることがある．また，出血や浮腫により急速に気道閉塞に至ることがある．鼻出血，耳出血，髄液漏をみる場合は頭蓋底骨折が存在すると考えてよい．眼窩底骨折や眼窩吹き抜け骨折（blowout fracture of orbit）を合併する場合は，複視や眼球陥没症状が発現する．

②麻酔管理：頭蓋底骨折のある Le Fort III 型骨折では，経鼻挿管は禁忌である．鼻腔出血や気管チューブの頭蓋内陥入の可能性がある．マスク・バッグによる陽圧換気でさえ，異物や空気を鼻咽腔からくも膜下腔に送り込む危険性がある．挿管困難であることが疑われたら意識下挿管を行う．下顎骨骨折のみの場合でも多くは開口障害を伴うので急速導入は危険である．重度の外傷の場合は気管切開が安全である．

③術後管理：麻酔覚醒が不完全な術直後では，いつでも顎間固定を解除できるようにしておく．術直後の嘔吐に注意し，血液を嚥下しないよう患者指導する．

vi）歯科インプラント手術

①術前の留意点：静脈内鎮静法下の局所麻酔手術が多い．対象患者は高齢者が多く内科的有病率も高い．手術自体は，局所麻酔下外来手術としては長く，局所麻酔薬の使用量も一般歯科治療に比較して多い傾向にある．規格化された繊細な手術であるため，長時間開口状態を保持しなければならないことが大きな身体的ストレスになる．術野に多量の注水

を行うため口呼吸が難しいので，鼻閉がある場合は"むせ"が生じる．清潔域のゾーニングのためドレープで顔面を覆ってしまい表情をとらえにくい．

②麻酔（鎮静）管理：静脈内鎮静法下で行われることが多い．術前に長時間の経口摂取の制限は必要ないが，満腹時は避ける．心電図，血圧，パルスオキシメーターなどのモニター下で鎮静を行う．至適鎮静度を逸脱しないような意識下鎮静状態を保つ．介助者による口腔内吸引は，上気道管理上きわめて重要な操作である．

③術後管理：多数のインプラント体埋入術は，術後の腫脹や疼痛が大きいので抗炎症・鎮痛対策を立てる．下顎前歯部の手術における術後舌側粘膜下出血は，口腔底の浮腫・血腫をきたし，気道閉塞の危険性がある． 〔小谷順一郎〕

(2) 全身麻酔法

歯科口腔外科領域の手術や処置のための全身麻酔は，術野が口腔とその周囲であり，気道と重なることから，特に周術期の慎重な気道管理が必要である．

a. 術前評価

i）気道評価

気道確保と気管挿管の難易度を評価する．肥満，短頸，上顎前突症，小下顎症（Treacher-Collins 症候群，Pierre Robin 症候群，Goldenhar 症候群など），顔面外傷，口底部蜂巣炎，舌リンパ管腫などでは気道確保および気管挿管が困難である．顎関節疾患による開口障害では，気道確保は容易であっても気管挿管が困難となることがある．術前の気道確保困難の簡便な評価法として，Mallampati 分類が用いられる［⇨ 4.3-4(1) 表 4.3.10 を参照］．そのほかにも，側貌 X 線写真や三次元 CT などが参考になる（図 4.5.10）．

ii）その他の評価

口腔外科手術の対象は全身状態の良好な患者が比較的多いが，高齢者の悪性腫瘍切除術患者や小児の唇顎口蓋裂患者では既往疾患と全身状態の評価が重要となる．全身麻酔下に歯科治療を受ける障害者患者などでは，術前の経口摂取制限が守られているかの確認も重要である．

b. 経口摂取制限

麻酔導入時の嘔吐や胃液逆流による気道閉塞や誤嚥性肺炎の予防のため，経口摂取制限を行う（表 4.5.5）．

c. 麻酔前投薬

術前の不安軽減，唾液・気道分泌の抑制，有害な神経反射の予防，誤嚥性肺炎の予防などの目的で麻酔導入前に薬物を投与する．ベンゾジアゼピン（不安軽減），ベラドンナ薬（一般的にはアトロピン硫酸塩水和物．唾液・気道分泌の抑制と有害な神経反射の予防），H_2 受容体拮抗薬（胃酸分泌抑制と胃液 pH 上昇による誤嚥性肺炎の予防）などが用いられる．導入 30 ～ 60 分前に筋注で投与することが多いが，少量の水で経口投与する場合もある．

d. 全身麻酔に使用する薬物

i）吸入麻酔薬

①亜酸化窒素（笑気）：血液／ガス分配係数が 0.47 で導入・覚醒が速やかであるが，最小肺胞内濃度（minimum alveolar concentration：MAC）は 100％以上で麻酔作用がきわめて弱い．このため，セボフルラン，イソフルランなどの揮発性麻酔薬や静脈麻酔薬のプロポフォールと併用して用いられる．術後悪心・嘔吐の原因となり，この発生頻度はセボフルランとの併用時がイソフルランとの併用時よりも高い．

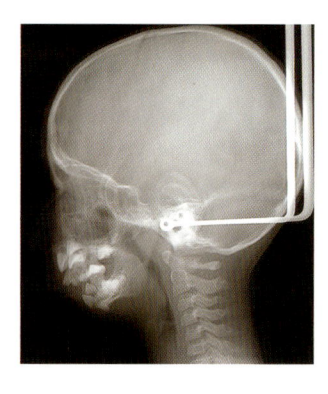

図 4.5.10 小下顎症患者の側貌頭部 X 線規格写真

表 4.5.5 肺内吸引のリスクを軽減させるための望ましい経口摂取制限時間

摂取物	最低制限時間（時間）
水分	2
母乳	4
人工乳	6
牛乳	6
軽食	6
通常食	8 時間以上

（American Society of Anesthesiologists Task Force on Preoperative Fasting：Anesthesiology, 90(3)：896-905, 1999 より改変）

②セボフルラン：血液／ガス分配係数が0.63で導入・覚醒が速やかであり，MACは1.7%で麻酔作用も強い．生体内代謝率は約2%である．

③イソフルラン：血液ガス分配係数は1.4，MACは1.15%であり，セボフルランよりも導入・覚醒は遅いが麻酔作用はより強力である．生体内代謝率は0.2%以下である．頻脈になりやすい．

ⅱ）静脈麻酔薬

①チオペンタールナトリウム：超短時間作用性バルビタールである．副交感神経刺激作用があり，喘息患者やショック時，ポルフィリン症患者には禁忌である．溶液は強アルカリ性のため，血管外に薬液が漏れると組織為害性が強い．

②プロポフォール：超短時間作用性の非バルビタール系薬物である．脂溶性のため，卵や大豆由来の蛋白で乳剤としてある．したがって，卵・大豆アレルギー患者には禁忌である．血管刺激性が強い．シリンジポンプで持続静注することが可能であり，麻薬性鎮痛薬などを併用すれば，吸入麻酔薬を使用することなく長時間の全身麻酔が可能となる．この方法を全静脈麻酔という．

③ケタミン塩酸塩：麻薬指定薬物である．交感神経刺激作用があり，喘息患者には安全に使用できるが，高血圧症患者への使用は注意を要する．N-メチル-D-アスパラギン酸（N-methyl-D-aspartic acid：NMDA）受容体拮抗薬であり，強い鎮痛作用を有する．唾液・気道分泌を増加させる．

ⅲ）麻薬性鎮痛薬

①フェンタニルクエン酸塩：麻酔導入時や術中の間欠投与が一般的である．過量投与では術後の覚醒遅延や呼吸抑制を起こす．

②レミフェンタニル塩酸塩：短時間作用性であり，持続静注が可能である．レミフェンタニル塩酸塩投与中止後には速やかに鎮痛作用が消失するので，適切な鎮痛処置が必要となる．

ⅳ）筋弛緩薬

①スキサメトニウム塩化物：脱分極性筋弛緩薬であり，静注後に一過性脱分極による線維束性収縮がみられる．悪性高熱症の誘因となるほか，高カリウム血症や徐脈，筋肉痛などを起こす．

②ベクロニウム臭化物：非脱分極性筋弛緩薬であり，おもに肝で代謝・排泄されるが，一部，腎からも排泄される．ヒスタミン遊離作用はない．

③ロクロニウム臭化物：非脱分極性筋弛緩薬であり，おもに肝で代謝・排泄される．ヒスタミン遊離作用はない．効力はベクロニウム臭化物の1/6である．作用発現が速やかで，持続静注が可能である．

ⅴ）拮抗薬

①ナロキソン塩酸塩：麻薬性鎮痛薬の拮抗薬である．

②ネオスチグミン硫酸塩：非脱分極性筋弛緩薬の拮抗薬である．単独投与では徐脈や気管支収縮，唾液・気道分泌増加を起こすため，アトロピン硫酸塩水和物と併用する．

③スガマデクスナトリウム：ロクロニウム臭化物を包接する特異的拮抗薬である．

e. 麻酔器

現在の全身麻酔器は，中央配管システムによって酸素，亜酸化窒素（笑気），空気などが供給される．パイピングおよび流量計の色は酸素が緑，亜酸化窒素が青，空気が黄色であり，ピンインデックスシステムによってフェイルセーフの医療安全機構となっている（図4.5.11）．なお，ボンベの色は酸素が黒，亜酸化窒素が青と灰色になっており，流量計の色と異なることに注意が必要である．

麻酔器の基本構造は，流量計，気化器，酸素フラッシュ弁，吸気弁・呼気弁，炭酸ガス吸収装置，回路内圧計，呼吸バッグ，APL弁（ポップオフ弁），人工呼吸器，余剰ガス排泄装置などからなり，さまざまな安全機構が設置されている（図4.5.12）．最も一般的に行われているのは，半閉鎖循環式麻酔である．

f. 気管挿管

ほとんどの症例が経鼻気管挿管で行われる（図4.5.13）．口唇裂や頸部の手術では経口気管挿管で行われることがあり（図4.5.14），一部の手術ではラリンゲルマスクが使用されることもある（図4.5.15）．気管挿管のための喉頭展開時の所見に基づくCormack-Lehane分類は気管挿管困難の指標となる（表4.5.6）．気管挿管困難症の患者では，静脈内鎮静下に気管支ファイバースコープを用いた気管挿管のほか，エアウェイスコープ®などの特殊器具を用いた気管挿管が行われる（図4.5.16，4.5.17）．

g. 術中管理

呼吸，循環，代謝，体温，輸液，輸血などが管理対象となる．呼吸系では特に術中のチューブトラブル（チューブ閉塞，機械的損傷，チューブ位置異常

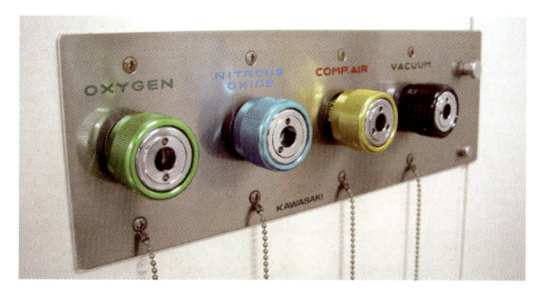

図 4.5.11　ピンインデックスシステム

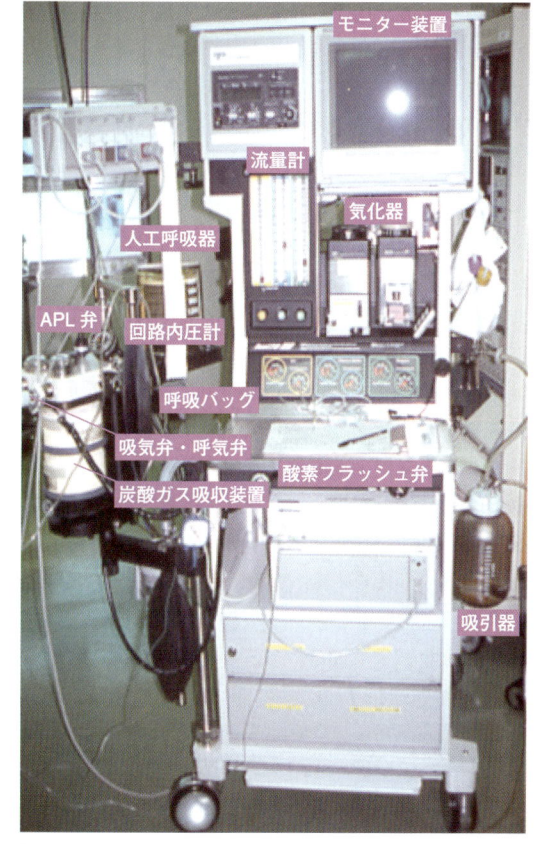

図 4.5.12　麻酔器

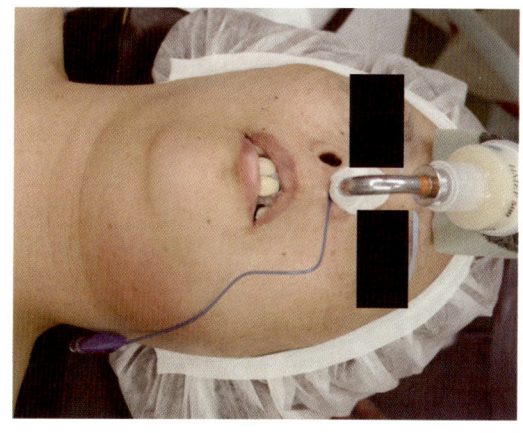

図 4.5.13　経鼻気管挿管

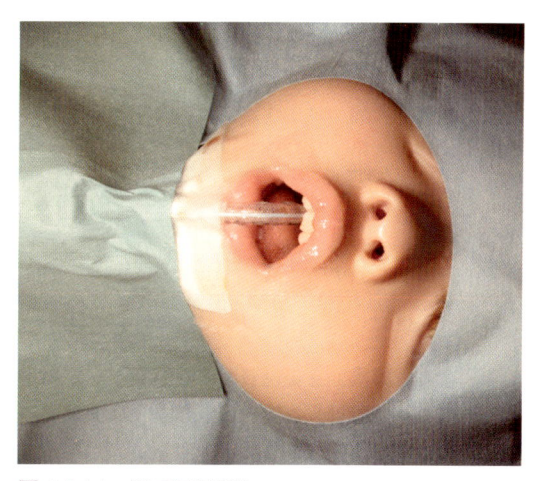

図 4.5.14　経口気管挿管

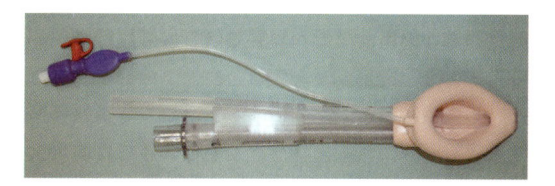

図 4.5.15　ラリンゲルマスク

表 4.5.6　Cormack-Lehane 分類

I	II	III	IV
喉頭蓋，声門の大部分披裂軟骨がみえる	喉頭蓋，披裂軟骨がみえる．声門は後端のみ，またはほとんどみえない	喉頭蓋のみみえる（声門，披裂軟骨はみえない）	喉頭蓋もみえない

4.5　麻酔

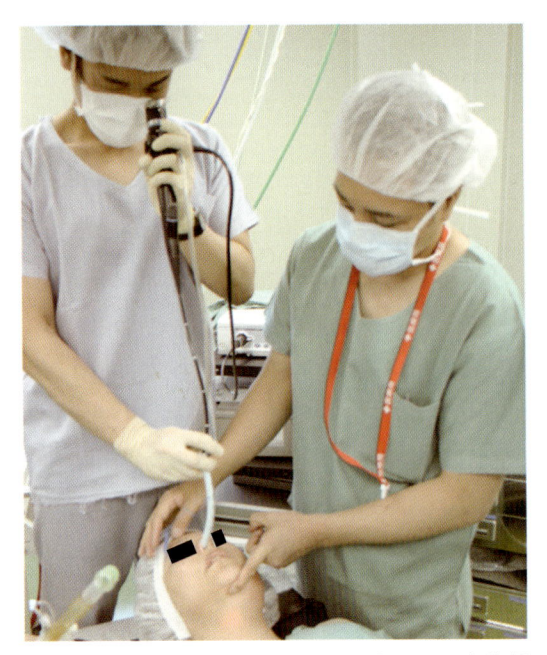

図 4.5.16　気管支ファイバースコープを用いた気管挿管
（American Society of Anesthesiologists Task Force of the Difficult Airway：Anesthesiology, **98**(5)：1269-1277, 2003）

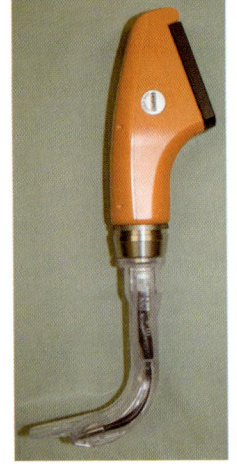

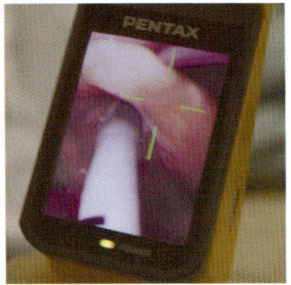

図 4.5.17　エアウェイスコープ®
（American Society of Anesthesiologists Task Force of the Difficult Airway：Anesthesiology, **98**(5)：1269-1277, 2003）

など）に注意する．循環系では頸部郭清術などの際に迷走神経反射による徐脈や血圧低下がみられることにも注意が必要である．口腔外科手術では自己血輸血が比較的多く行われる．

h. 小児の麻酔

歯科口腔外科領域の小児麻酔の多くは唇顎口蓋裂症例か障害児などの歯科治療症例である．唇顎口蓋裂患者では，挿管困難症や中耳炎の合併（亜酸化窒素の使用を避ける）に注意する．障害児では脳性麻痺患者の脊柱弯曲や肺機能低下，Down症候群患者の先天性心疾患合併などの合併症に注意する．

i. 高齢者の麻酔

歯科口腔外科領域における高齢者の麻酔の多くは悪性腫瘍手術である．加齢変化，合併疾患，常用薬，全身状態（特に貧血や低蛋白血症），術後の気道管理などに慎重な対応が必要である．

j. 術後管理

i）気道管理

術後に術野からの出血や浮腫によって気道閉塞を起こすことがある．手術の部位と内容によっては術後に気管チューブ留置や気管切開が必要となることも少なくない（一戸，2010）．酸素療法とパルスオキシメーターによるSpO_2の観察に加え，気管タグなどの気道閉塞症状がないかを常に観察する必要がある．

ii）疼痛管理

多くの症例では非ステロイド系抗炎症薬（non-steroidal antiinflammatory drugs：NSAIDs）が有効である．患者管理鎮痛法（patient-controlled analgesia：PCA）を行っている施設もある．皮弁や腸骨採取の際にはカテーテル留置による局所持続浸潤麻酔も試みられている（一戸，2010）．

〔一戸達也〕

■文　献

American Society of Anesthesiologists Task Force on Management of the Difficult Airway：Practice guidelines for management of the difficult airway；an updated report by the American Society of Anesthesiologists Task Force on Management of the Difficult Airway. Anesthesiology, **98**(5)：1269-1277, 2003.

American Society of Anesthesiologists Task Force on Preoperative Fasting：Practice guidelines for preoperative fasting and the use of pharmacologic agents to reduce the risk of pulmonary aspiration；application to healthy patients undergoing elective procedures；a report by the American Society of Anesthesiologists Task Force on Preoperative Fasting. Anesthesiology, **90**(3)：896-905, 1999.

一戸達也：歯肉癌切除術，頸部郭清術および再建術の麻酔—術後のチューブ留置や気管切開をためらわない．LiSA, 17(1)：80-84, 2010.

（3）日帰り全身麻酔

欧米を中心に拡大（全手術の60％以上）してきた日帰り全身麻酔は，医療費の節減や患者負担の軽

減など多くの利点があり，近年，歯科口腔外科領域においても症例数の増加と適応拡大の方向にある．病棟を使用しない外来での日帰り全身麻酔は，多くの特徴をもつ（White PF et al, 2007）．

a. 歯科口腔外科処置の特徴と麻酔管理
①治療部位が口腔内であることから，上気道への影響は避けられない．
②患者の協力（開閉口や嚥下の抑制，鼻呼吸など）を必要とする場合が多い．
③1回の処置時間が短い（数分から数十分程度）場合が多い．
④鎮痛や除痛を要する処置が多いが，局所浸潤麻酔の奏効がほぼ可能である．
⑤歯冠修復など技工物の作製を要することが多く，頻回の受診が必要な場合がある．

以上の観点から，歯科口腔外科では従来より一次医療機関である開業医院を中心とした外来診療システムが構築されており，一般治療は特に日帰り全身麻酔の対象とはならなかった．しかし，多くの患者がこれらの処置をストレスと感じていたことも事実である．一方，歯科口腔外科領域では抜歯，顎矯正手術，悪性腫瘍など多くの手術対象疾患があり，その侵襲程度に応じて入院下に全身麻酔管理の手術も行われており，全身麻酔を必要とする背景は備わっていた．さらに近年，歯科インプラント手術や重度歯周疾患に対する歯周外科手術などが増加し，その複雑な手技から長時間の局所麻酔下処置も多くなってきたことなども踏まえて，さまざまな対象を麻酔管理下に行う機会が増加してきた．ただし，処置侵襲が病棟管理までをも必要としない症例が多く，外来での日帰り全身麻酔の機会が増加している．

b. 日帰り全身麻酔の利点
①医療費が節減できる．
②環境変化を最小限にできる．
③入院管理に伴うスタッフが不要となる．
④入院管理上のリスク（院内感染，医療事故など）が減少する．
⑤病棟スケジュールに依存せずスケジュールが立てやすい（効率がよい）．
⑥入院に伴うさまざまな手続き（入院同意書など）が簡略化できる．

c. 日帰り全身麻酔の欠点
①術前後の患者評価や管理が困難である．
②院内医療従事者不在時の患者対応が困難である．
③症例，処置内容，時間に制限がある．
④より高度で繊細な周術期管理が要求される．

d. 適応症
①短時間手術・処置（3時間以内）
②アメリカ麻酔学会（American Society of Anesthesiologists：ASA）手術危険度（physical status：PS）1あるいは2と評価される患者
③定時予定手術・処置
④重度精神遅滞，てんかん，自閉症など歯科治療に対して協力・理解の得られない障害者や，筋緊張が著しく亢進している脳性麻痺者，また協力・理解の得られない年少者
⑤歯科治療に対して過度の恐怖心を有する患者で，精神鎮静法によるコントロールが困難な患者
⑥異常絞扼反射（いわゆる過度のえずき）を有する患者
⑦歯科用局所麻酔薬に対するアレルギーや不快事項の既往がある患者
⑧頻回の治療や通院が困難で，集中治療が必要な患者
⑨局所麻酔下では困難な長時間の処置や，咽頭部に対する刺激が大きいと予想される患者
⑩歯科口腔外科疾患である程度侵襲が大きいと予想される場合
⑪通常の処置においても患者の希望がある場合

総合的な患者条件として，特別な周術期管理が不要で，周術期の介助・連絡に責任をもてる付添人がおり，さらに付添人から周術期管理の理解と協力が得られることがあげられる．また，帰宅に長時間を要さず，交通手段が煩雑でない点も重要である．わが国では，日帰り全身麻酔を安全に行うための基準が日本麻酔科学会から提唱（日本麻酔科学会，2009）されており，これを遵守すべきである．

歯科口腔外科の日帰り全身麻酔対象手術・処置内容を**表 4.5.7**に示した．いずれも従来は局所麻酔下に外来で処置を強いていたり，あるいは10日間前後の入院管理を必要としていたものである．しかし，十分な周術期ケアさえ整備可能であれば日帰り麻酔の適応となろう．要約すると，比較的低侵襲で術後合併症のリスクが少ない処置や手術が中心であり，後出血，腫脹，感染，気道閉塞のリスクが少ない症例を対象とすることはいうまでもない．

e. 禁忌症
①前述の条件に合わない患者

表 4.5.7 日帰り全身麻酔対象手術・処置

- 一般歯科治療（歯を保存するための修復処置や補綴処置が中心）
- 抜歯（通常の抜歯から，過剰歯や埋伏歯，水平第三大臼歯など約1～2時間以内で処置可能なもの）
- 囊胞摘出術
- 口腔粘膜小帯切除術
- 顎顔面骨骨折観血的整復術
- プレート・ワイヤー除去術
- 切除生検術
- 歯周外科手術
- 簡単な軟組織（舌，口腔）手術
- 小範囲のレーザー・凍結手術
- 顎関節内視鏡検査・手術
- 唾液腺手術
- 口腔インプラント手術
- 限定された腫瘍摘出術
- 外科的顎矯正術
- 口腔内異物除去術
- 顎堤形成術（腸骨移植を含む）
- 変治唇裂修正術

よく行われるものを列挙した．これ以外にも対象となる症例は多い．

② 緊急手術
③ 上気道炎・喉頭炎など気道に急性炎症がみられる場合
④ 気道確保が困難な患者
⑤ 胃内容物があると思われる患者
⑥ 骨格筋異常のある患者
⑦ 高齢者，6カ月未満の乳児

f. 術前管理

経口摂取制限の徹底や十分な術後管理の時間を確保するためには，午前中の実施が望ましい．

術前検査として通常の血液検査，胸部X線写真，12誘導心電図，呼吸機能検査，尿検査，理学的診察，その他バイタルサインの確認などが必要である．ただし，病歴・身体所見から92％の情報が得られるといわれているため，詳細な医療面接に重点をおく．

麻酔前指示，絶飲食を徹底する．6～8時間前からの絶食と2～4時間前からの絶飲は必須である．また，常用薬がある場合は少量の水で服用させる．術前日に電話による体調確認を行い，当日は来院後にバイタルサインおよび最終飲食時間を確認する．もちろん，かぜ症状や消化器症状のある場合は延期すべきである．

麻酔前投薬は麻酔の覚醒遅延，効果遷延などを回避する目的で，ルーチンには用いないが，小児や障害者などではミダゾラムの経口投与（0.5 mg/kg）を行うこともある．さらに H_2 受容体拮抗薬などを服用させて，悪心・嘔吐の防止に努める場合もある．

g. 術中管理

i) 麻酔薬

吸入麻酔薬では導入・覚醒が迅速なセボフルラン，亜酸化窒素（笑気）を用いることが多い．静脈麻酔薬では導入・覚醒が迅速で，悪心・嘔吐など回復時の合併症が少なく，蓄積性などもみられないプロポフォールを主体とした麻酔法が一般的である．さらに麻酔補助薬として，麻薬性鎮痛薬であるフェンタニルクエン酸塩・レミフェンタニル塩酸塩を組み合わせることが多い．ベクロニウム臭化物・ロクロニウム臭化物である筋弛緩薬は通常どおり用いてもかまわない．最近，投与直後を除くどのタイミングでも筋弛緩薬を拮抗可能なスガマデクスナトリウムが使用できるようになり，安全性が向上した．原則的に通常の全身麻酔に使用する薬物は使用可能であるが，作用時間の長い薬物は避けるべきである．また，術後痛の予防のためには，局所麻酔を十分に施行し，処置中からNSAIDsなどを投与しておくとよい．

ii) 気道管理

経鼻挿管が選択されることが多い．最近ラリンゲルマスクを用いて良好に管理できることが報告（久慈，2006）され，より低侵襲な気道管理が可能となった．さらに静脈麻酔下に非挿管での管理も行われているが，本法は専門医に委ねるべきであろう．

h. 合併症および術後管理

① 術後痛（局所・咽喉頭）
② 発熱
③ 出血
④ 腫脹
⑤ 嘔気・嘔吐
⑥ 精神活動の変化

上記に留意し，適切に対処する．

i) 帰宅許可

意識・呼吸・循環・運動・出血・疼痛などに対する基準を設置し，状態を確実に把握して帰宅許可すべきである．さらに，緊急時の連絡先や後送病院を手配しておくことが，安全な術後管理につながる．

以上，歯科口腔外科領域の日帰り全身麻酔について概説したが，現在の医療経済の動向からは今後，日帰り管理がますます主流となることが予想される．

〔杉岡伸悟〕

■ 文　献

久慈昭慶，市川真弓他：ラリンジアルマスクエアウェイを用いた障害者歯科麻酔49例の検討．日臨麻会誌，**26**(2)：171-178, 2006.

日本麻酔科学会：日帰り麻酔のための安全な基準．http://www.anesth.or.jp/guide/index.html

White PF, Freire AR：外来（日帰り）手術の麻酔．ミラー麻酔科学，第1版（武田純三監），pp2003-2036, メディカル・サイエンス・インターナショナル, 2007.

4.6　口腔再建治療学

1　植皮（皮膚移植）術

　皮膚欠損部の修復においてまず考えられるのが，縫合による直接閉鎖である．しかし，皮膚の欠損がある程度以上大きくなると，直接縫合することは不可能になる．この場合，自家皮膚移植（いわゆる植皮術）が行われる．植皮術は遊離植皮術（植皮）と有茎植皮術（皮弁）に大別される．

(1) 遊離植皮術（植皮）

　遊離植皮術（植皮）は，術後に移植皮膚の収縮や硬化・拘縮，そして色調の異常などの宿命的な難点をもっている．特に顎口腔領域における頬粘膜欠損修復には，術後の開口障害防止のため植皮は避けた方がよい．

　一般に移植皮膚は厚さを増せば増すほど良好な外観と機能を得ることができるが，厚さを増せば増すほど十分な血行を得ることが困難となり生着率の低下を招く．特に植皮片に皮下脂肪組織が残されている場合には，それが移植床との血管吻合の進展を阻害する障害物として働き生着が困難となるため注意を要する．

a. 遊離植皮の種類

　遊離植皮術は移植する組織の厚さによって分層植皮術（split-thickness skin graft：STSG）と全層植皮術（full-thickness skin graft：FTSG）に分けられる．分層植皮術は表皮および真皮層の一部を移植するものであり，含まれる真皮層の厚さによって3種類（薄い（thin），中間の厚さ（medium），厚い（thick））に分類される（図4.6.1）．全層植皮術は真皮層すべてを含めて移植するものである．さらに全層植皮術の1つとして，植皮片と移植床との血管吻合の機会を高めるため，真皮直下の脂肪組織との間にある疎性結合組織層に分布する血管網を保存して移植する含皮下血管網全層植皮術（塚田，1979）がある（図4.6.2）．

b. 遊離植皮の生着機序

　遊離植皮片はそれ自体に血行がないので，移植床より血管の新生が得られなければ，早期壊死に陥ってしまう．移植された植皮片は，約48時間以内は移植床より滲出してきた血漿成分のなかより直接栄養を吸収して生きている（plasma floating）．48時間以後より4日目くらいの間では，移植床に存在する毛細血管と植皮片自体に存在する毛細血管が直接つながって血行を再開する（capillary linkage）．そして，4日目以降1週間目くらいの間までに，移植床に多数新生した毛細血管が植皮片内に侵入して多数の血管が開存する（neovascularization）．その後，

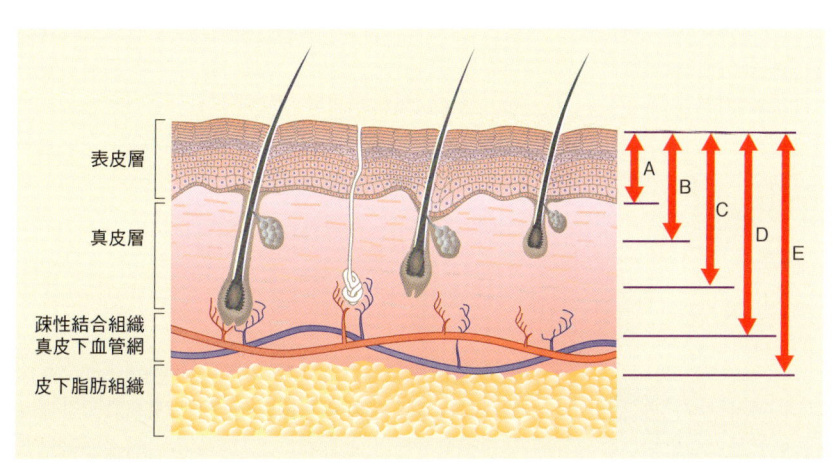

図4.6.1　遊離植皮片の分類

A：薄い分層植皮（12/1000インチ以下），B：中間の厚さの分層植皮（12/1000～17/1000インチ），C：厚い分層植皮（17/1000～25/1000インチ），D：含皮下血管網全層植皮，E：全層植皮．

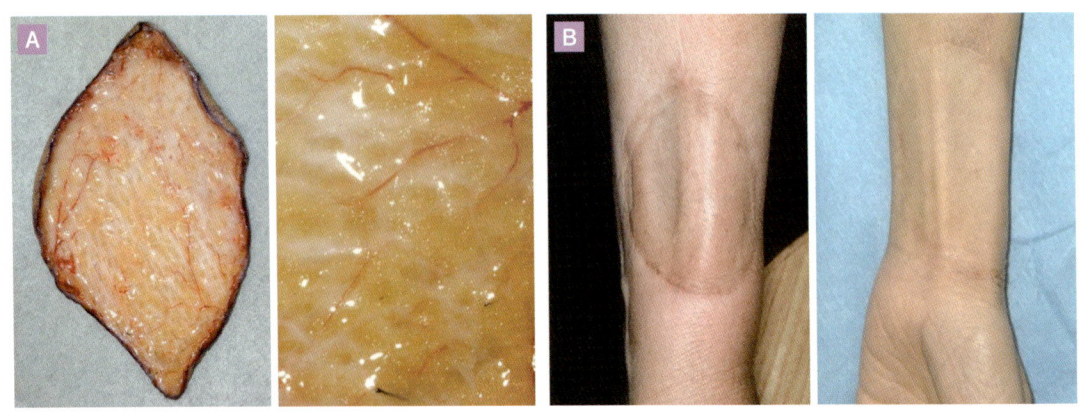

図 4.6.2　含皮下血管網全層植皮
A：真皮下疎性結合組織を温存した植皮片．B：分層植皮と含皮下血管網全層植皮の比較（左：分層植皮，右：含皮下血管網全層植皮）．
（神戸大学形成外科　橋川和信先生より提供）

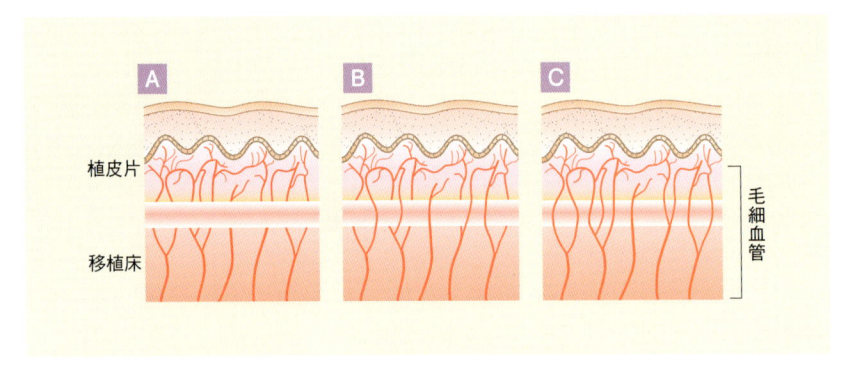

図 4.6.3　遊離植皮片の生着過程
A：移植後 0〜48 時間（plasma floating）．B：移植後 2〜4 日（capillary linkage）．C：移植後 5〜7 日（neovascularization）．
(Sakurai A, Hashikawa K, et al：Dermatol Surg, **33**(8)：976-979, 2007 より改変)

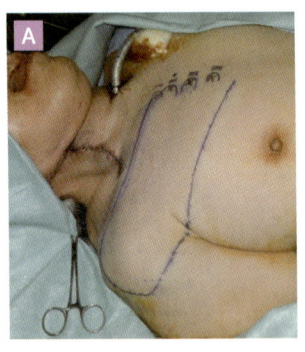

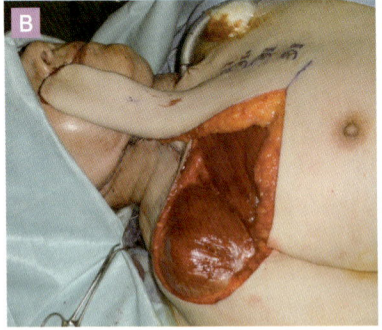

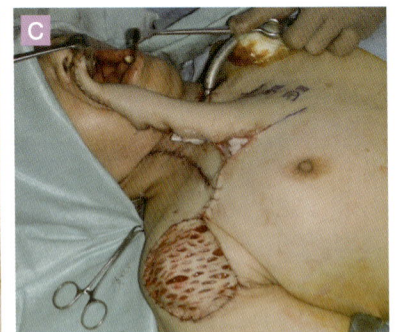

図 4.6.4　DP 皮弁
A：皮弁の作図と内胸動脈の第一〜第四穿通枝のマーキング．B：皮弁の挙上および口腔欠損への到達．C：口腔再建の終了と三角筋部への植皮．

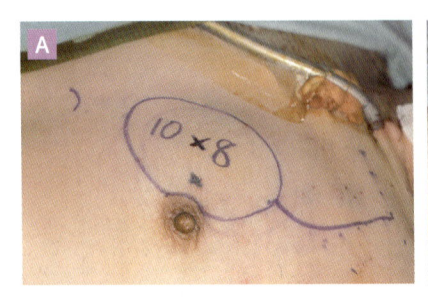

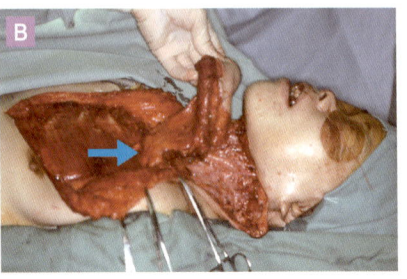

図 4.6.5　大胸筋皮弁
A：作図．B：大胸筋皮弁挙上および口腔欠損への到達（青矢印は胸肩峰動静脈を示す）．

これらの血管の一部は減少，消失して，皮膚固定のしっかりした血管だけが残り，皮膚は生着する（波利井，1988）（図4.6.3）．

（2）有茎植皮術（皮弁）

植皮（皮膚移植）を必要とする場合，遊離植皮術は第一に考えるべき方法であるが，生着機序が血管新生（neovascularization）であり，移植床に毛細血管の新生（capillary outgrowth）が望めないような部位では遊離植皮術は適応とならない．また，移植皮膚の収縮や硬化・拘縮などにより術後の機能障害を生じる可能性のある部位（頰粘膜など）も遊離植皮術は避けるべきである．このような場合には，有茎植皮術，すなわち皮弁移植が行われる．このほかに，厚い皮膚・皮下組織の移植を必要とする場合，さらにその下層にある筋組織や骨組織までを再建する場合（筋皮弁や骨付き皮弁），顎口腔の特殊な部位や器官を再建する際などに使用される．

皮弁の最も大きな特徴は皮弁そのものが生きていることであり，これにより血行のない欠損部の修復や立体構造を必要とする部位の再建，美容的に遊離植皮術よりすぐれた効果をあげたい場合，さらに知覚や運動が必要な場合などに筋皮弁や骨付き皮弁の状態で機能的な再建が行える．

a. DP（deltopectoral，胸三角筋部）皮弁

DP皮弁は，皮弁の茎部を通じて血行を保持する遠隔有茎皮弁の1つで，顎口腔再建に使用する遠隔皮弁の代表である．前胸部から肩にかけての皮膚を使用し，栄養血管は内胸動脈の第一〜第四穿通枝である．後日，皮弁の切り離しが必要であるため煩雑であり，血行もやや不安定なことから，最近ではその使用頻度が減少しているが，顔面皮膚とのカラーマッチ（color match）の点ではきわめてすぐれている（図4.6.4）．

b. 大胸筋皮弁

栄養血管である胸肩峰動静脈を茎として血行を保持する遠隔有茎筋皮弁の1つで，顎口腔再建で使用する遠隔有茎筋皮弁の代表である．前胸部の大きな皮弁が採取可能で，移動量も大きく，口腔領域すべての再建に使用可能である．皮膚血行がやや不安定で，女性では乳房変型が避けられない（図4.6.5）．広範な口腔顎顔面欠損の場合はDP皮弁との併用で再建が行われる場合もある（図4.6.6）．

c. 広背筋皮弁

胸背動静脈を茎とする広背筋と背部皮膚を用いる筋皮弁である．術中に体位変換を必要とするためやや煩雑であるが，女性の場合，乳房変型を防止できる（図4.6.7）．

d. 広頸筋皮弁と頸部島状皮弁

いずれも口腔の中等度欠損に使用する類似した頸部皮弁であるが，血行形態がまったく異なる．広頸筋皮弁（図4.6.8）は顔面動脈オトガイ下枝を栄養動脈とする軸走型皮弁（axial pattern skin flap）と脂肪・筋膜弁（adipofascial flap）が組み合わされた筋・筋膜皮弁である．それに対し頸部島状皮弁

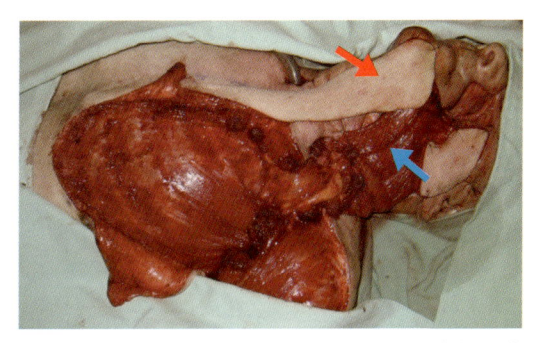

図4.6.6 DP皮弁（赤矢印）と大胸筋皮弁（青矢印）の同時挙上

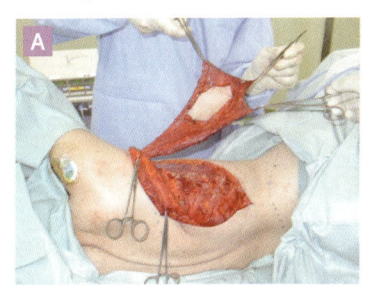

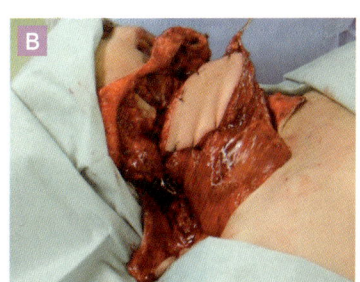

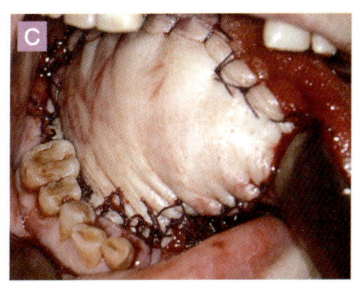

図4.6.7 広背筋皮弁
A：広背筋皮弁の挙上．B：腋窩および頸部皮下を通しての口腔欠損部への到達．C：舌半側再建の完成．

4.6 口腔再建治療学

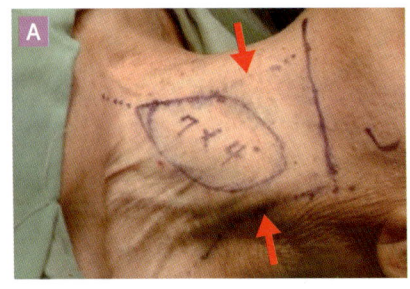

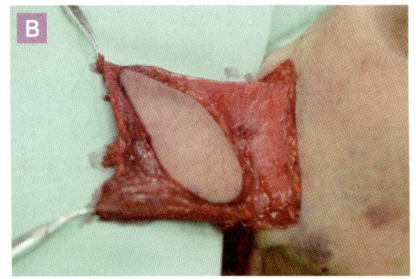

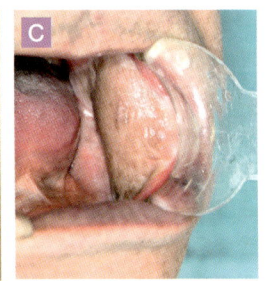

図 4.6.8　広頸筋皮弁
A：広頸筋の走行（赤矢印）に留意した作図．B：広頸筋皮弁の挙上（広頸筋下に胸鎖乳突筋筋膜と deep adipofascial layer が温存してある）．C：術後 6 カ月の口腔再建部位（頰粘膜）．

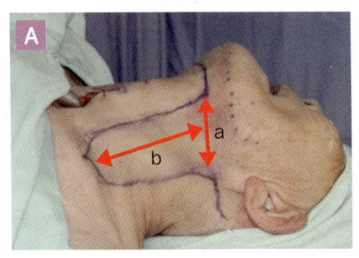

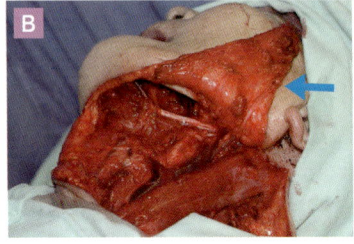

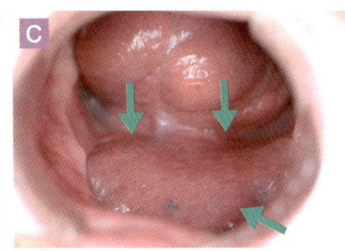

図 4.6.9　頸部島状態皮弁
A：作図（基部（a）：長さ（b）＝ 1：2 が原則）．B：挙上された頸部島状皮弁（青矢印）．肩甲舌骨筋上頸部郭清術との併用．C：術後 3 カ月の口腔再建部位（下顎歯肉から口底）．

（図 4.6.9）は顔面皮膚からの乱走型皮弁（random pattern skin flap）である．広頸筋皮弁は顔面動脈オトガイ下枝を栄養動脈とするため頸部郭清との併用は不可能であるが，頸部島状皮弁ではそれが可能である．

2　顎骨欠損の骨移植による再建

骨移植が必要となる顎骨欠損は，下顎区域欠損と下顎辺縁欠損である．骨移植方法は，遊離骨と血管柄付き遊離骨に大別され，遊離骨は，骨髄海綿骨（particulate cancellous bone and marrow：PCBM）やブロック骨の移植が一般的である．血管柄付き遊離骨移植は，遊離肩甲骨皮弁と遊離腓骨皮弁が顎口腔再建に頻用され，これらの場合，骨のみならず皮弁として皮膚も同時に移植することが可能である．

(1) 遊離骨移植

下顎の区域欠損が 5 cm 以下の場合に適用され，移植部に骨膜が温存されていることが望ましい．遊離骨の生着機序は，骨細胞がほとんど死滅し，骨は吸収され，同時に移植部周辺からの骨形成細胞が侵入，増殖し，周辺より新生骨に置換される creeping substitution である．遊離骨の生着過程では，十分な血液供給がないため，感染創や放射線照射部への移植は不可能である．海綿骨が豊富な腸骨が一般的に用いられる（図 4.6.10）．

最近では，チタンメッシュトレーや PLLA の吸収性トレーを担体として，PCBM を顎骨，顎堤欠損部へ移植する再建も行われ，良好な結果が得られている（図 4.6.11）．

(2) 血管柄付き遊離骨移植

骨への栄養血管と同時に移植されるため，生きた

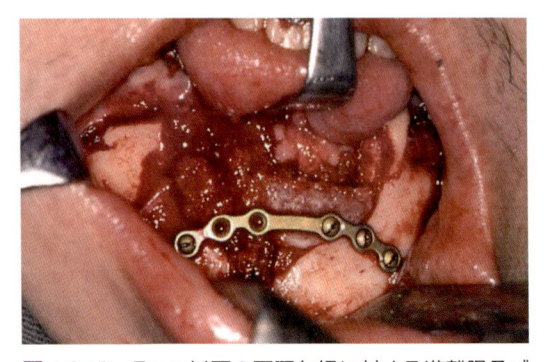

図 4.6.10　5 cm 以下の下顎欠損に対する遊離腸骨ブロックと PCBM の移植

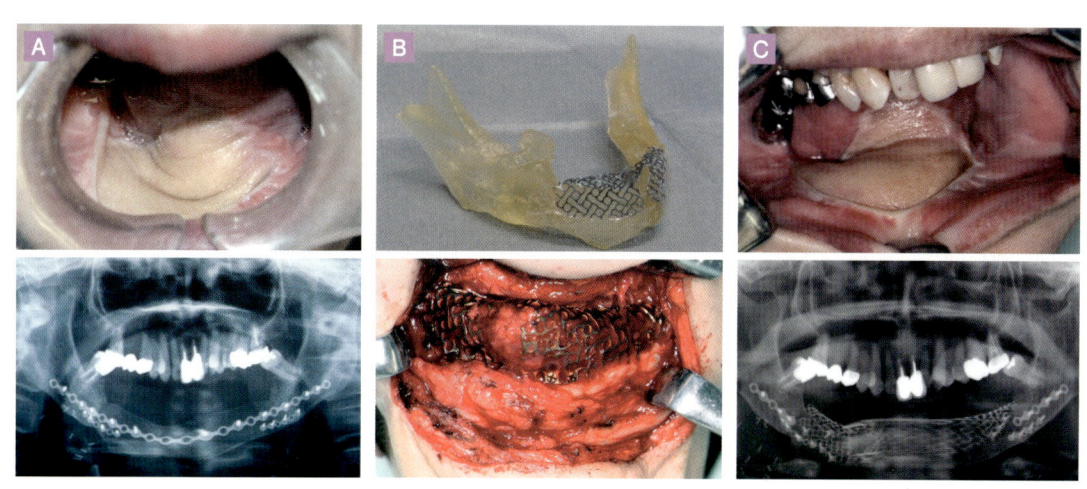

図 4.6.11　PCBM とチタンメッシュトレーによる顎堤形成不全に対する骨移植術
A：肩甲骨により下顎再建（顎堤厚径が不十分である）．B：三次元モデルによる術前計画と術中所見（チタンメッシュを担体とした PCBM 移植）．C：術後の状態．顎堤の厚径増加（術後 6 カ月にチタンメッシュ除去を予定）．

状態での骨移植が可能である．移植部では骨折の治癒機序と同様に，移植骨と残存骨間に新生骨が形成され治癒する．顎口腔領域ではおもに肩甲骨と腓骨が用いられるが，詳細は後述する［⇨ 4.6-4 を参照］．

3　骨延長法

本法は，骨皮質を離断しておき，1 日 1 mm の割合で骨延長器を延長して徐々に骨の延長をはかろうとするものである．軟組織も同時に伸展されるため，軟組織による移動制限がないだけでなく，手術により一期的に変化させることに比べ後戻りが少ない．

顎堤形成不全に対する厚径確保（図 4.6.12），歯科矯正治療の適応拡大（図 4.6.13），手術難度の易化と術後安定性を目的とした重度の顎変形症に対する顎矯正手術との併用，すなわち顎矯正手術の補助療法（図 4.6.14），さらには顔面半側萎縮症（hemifacial microsomia，図 4.6.15），小下顎症，唇顎口蓋裂患者の上顎歯槽部前方移動（Le Fort Ⅰ型骨延長），Crouzon 病などの頭蓋癒合症に伴う中顔面発育不全（Le Fort Ⅲ型骨延長）などが現在コンセンサスの得られている適応症である．

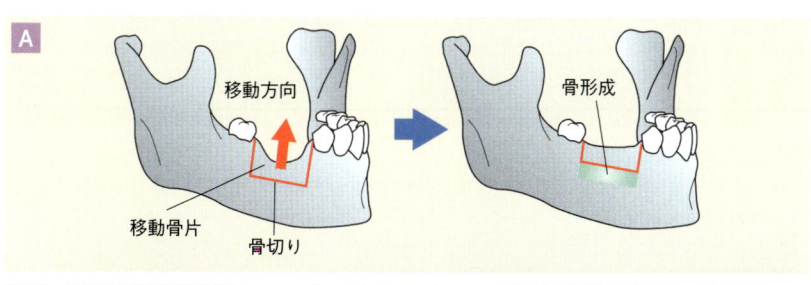

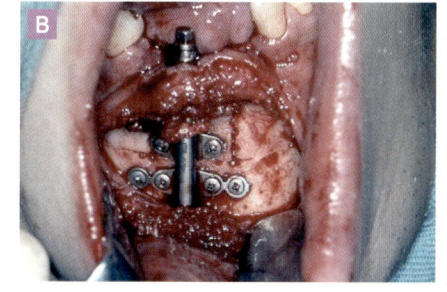

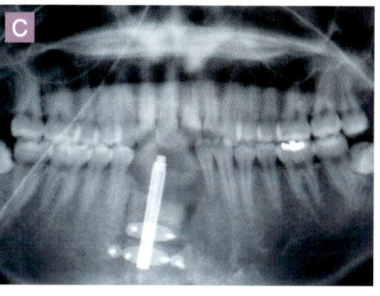

図 4.6.12　顎堤形成不全（交通事故による歯槽骨欠損）に対する骨延長術
A：術式のシェーマ．B：歯槽骨延長装置の装着．C：装置装着後のパノラマ X 線写真．

4.6　口腔再建治療学　347

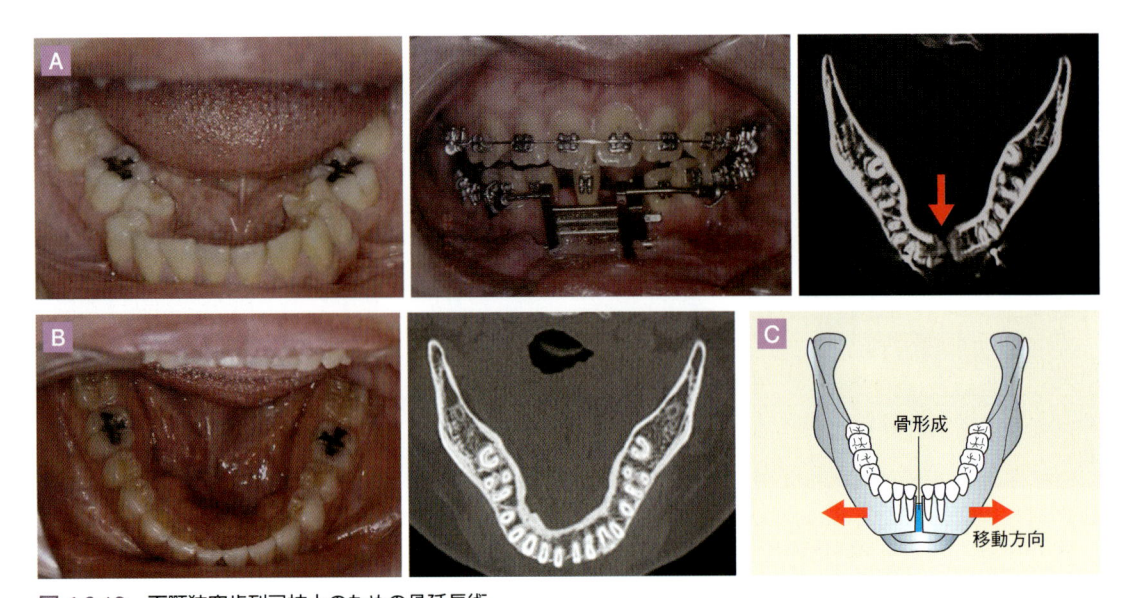

図 4.6.13 下顎狭窄歯列弓拡大のための骨延長術
A：術前，骨延長装置および延長中のCT（赤矢印は仮骨を示す）．B：術後．C：術式のシェーマ．

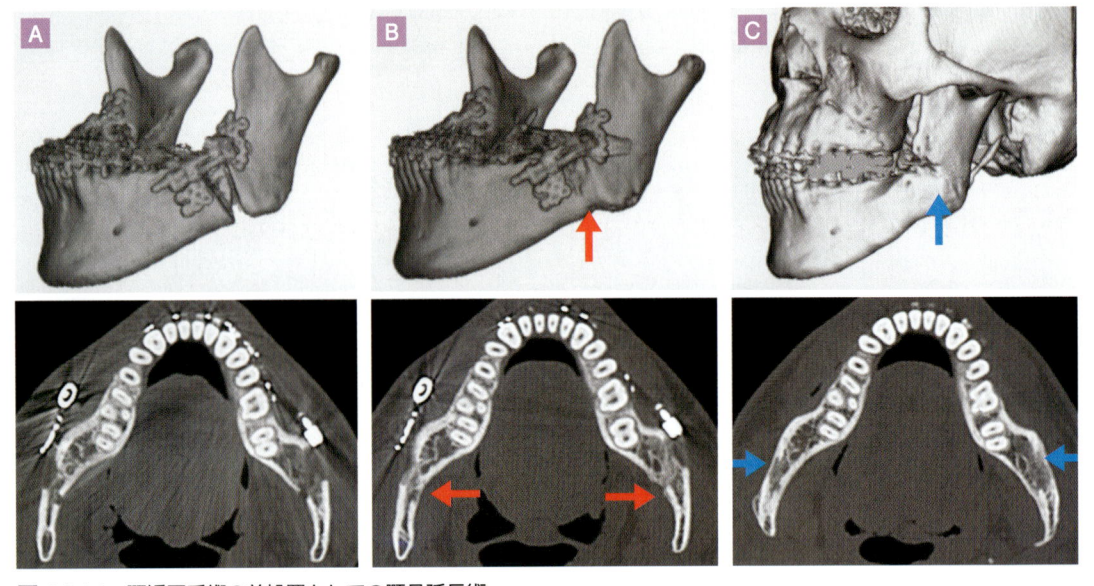

図 4.6.14 顎矯正手術の前処置としての顎骨延長術
A：下顎骨・骨切りと延長装置の装着．B：骨延長3カ月後の状態（赤矢印は仮骨の形成を示す）．C：骨延長10カ月後の状態（青矢印は皮質骨の形成を示す）と顎矯正手術術後6カ月（青矢印は下顎枝矢状分割法（sagittal splitting osteotomy of ramus：SSRO）施行部位を示す）．

4 マイクロサージャリー（微小血管吻合）を使用した遊離組織移植

DP皮弁や大胸筋皮弁など有茎皮弁の最大の欠点は，移動距離に制限があることである．したがって，再建に使用できる皮弁が制約される．血管柄付き遊離組織移植は，移植組織の栄養血管を移植床の血管と吻合（鏡視下微小血管吻合）することによって血行を確保するため，「好きな場所から」「好きな場所へ」「好きな量だけ」移植することが可能となった（図4.6.16）．

顎口腔再建に使用する遊離皮弁には，長く自由度の高い血管柄が必要で，欠損組織の状態に合わせて前腕皮弁，腹直筋皮弁，腓骨皮弁，肩甲骨皮弁など

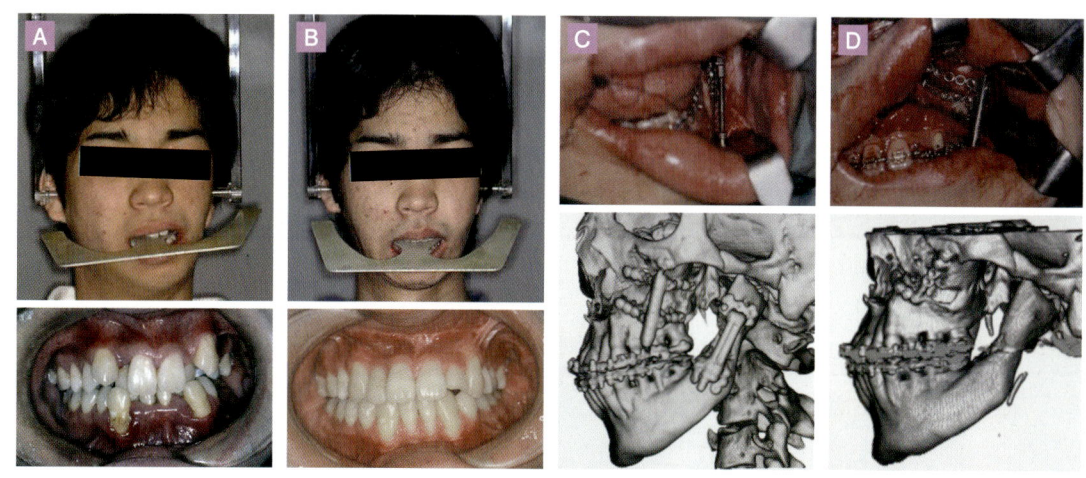

図4.6.15　顔面半側萎縮症（Pruzansky typeⅡB）に対する上下顎骨延長術
A：治療前．B：治療後（歯科矯正治療および上下顎延長終了後）．C：骨延長装置の装着．D：延長中および延長後の上下顎．

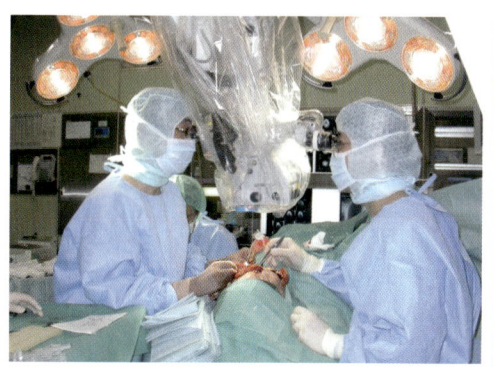

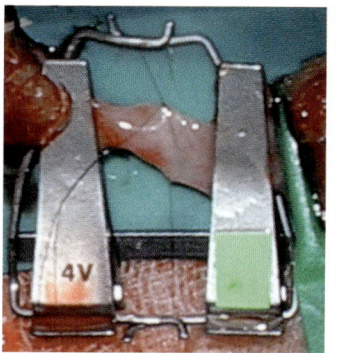

図4.6.16　手術用顕微鏡による鏡視下微小血管吻合（静脈）

が選択される．

（1）血管柄付き遊離前腕皮弁

前腕橈側に作成される橈骨動脈とその伴走静脈ならびに橈側皮静脈を栄養血管とする皮弁．薄くしなやかなため，残存組織の運動制限回避を要求される部位やボリュームを必要としない再建に最適である．皮弁採取部に植皮が必要で，瘢痕が目立ち，美容・整容的障害を残すことが指摘されていたが，現在では含皮下血管網植皮でその欠点も防止できるようになった（Sakurai, 2007）（図4.6.2）．橈骨神経皮枝領域（母指・示指背側）に知覚低下をきたすことがある（図4.6.17）．

（2）血管柄付き遊離腹直筋皮弁

下腹壁動静脈を栄養血管とする筋皮弁．欠損部に合わせて皮膚や筋体量を自由にかつ容易に調節できるため，ボリュームが必要な舌亜全摘以上や広範な顔面欠損などに適用される．術後は腹部の運動障害や下腹部の腹壁ヘルニア発症の可能性が指摘されている（図4.6.18）．

（3）血管柄付き遊離肩甲骨（皮）弁

肩甲骨弁は，肩甲骨に直接流入する肩甲回旋動脈の肩甲骨枝によって栄養される．同じ肩甲回旋動脈の皮枝を使用して，肩甲骨皮弁として皮膚を同時に移植できる．さらに，軟組織欠損と顎骨欠損を立体的に再建可能である．血管柄がやや短く，再建部位と血管吻合部位の自由度が小さいことや腫瘍切除手術との同時進行が不可能で，手術時間が延長するなどの欠点がある（図4.6.19）．

肩甲骨の角部は，胸背動脈から分岐する角枝（angular branch）によって肩甲骨外側縁とは独立に栄養されている．これを用いれば肩甲骨下角が広背筋とともに採取可能である（図4.6.20）．

4.6　口腔再建治療学　349

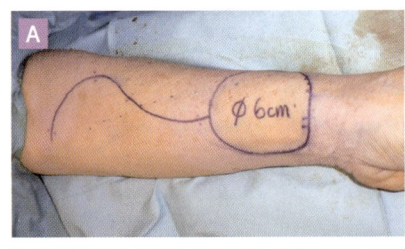

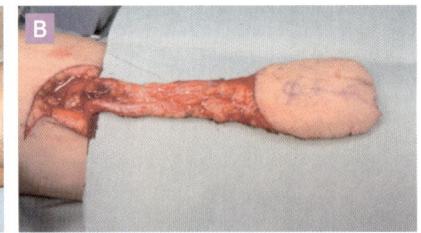

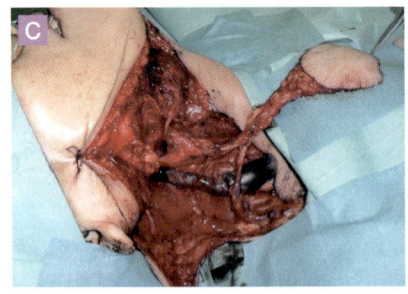

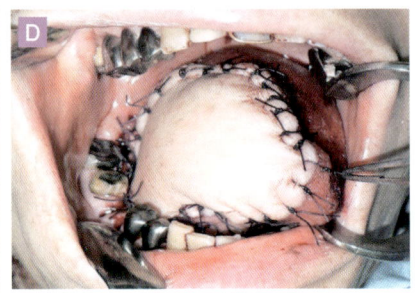

図 4.6.17　血管柄付き遊離前腕皮弁

A：作図．B：皮弁の挙上終了．C：鏡視下微小血管吻合の完了．D：再建終了．

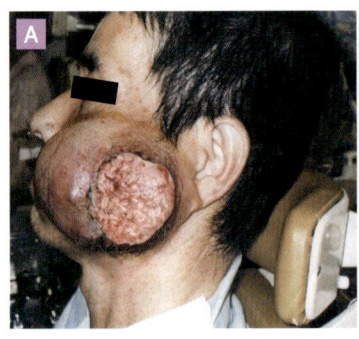

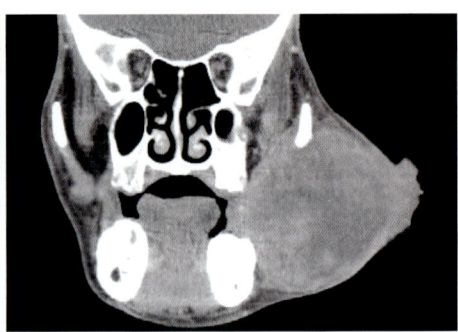

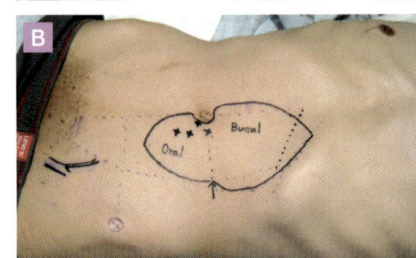

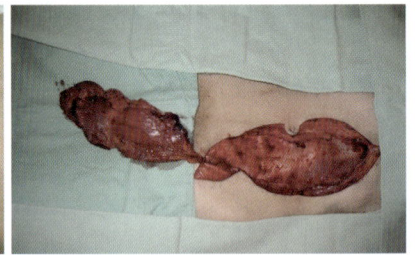

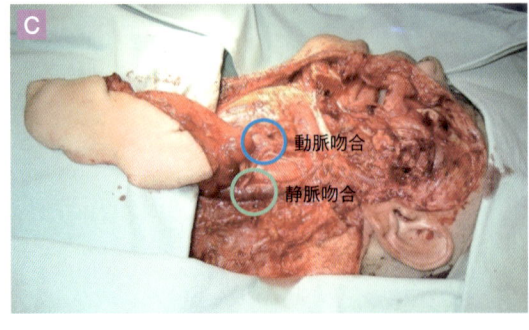

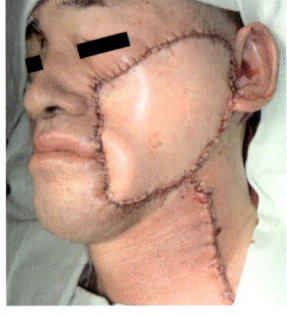

図 4.6.18　血管柄付き遊離腹直筋皮弁

A：進展した耳下腺腫瘍．B：遊離腹直筋皮弁の作図と挙上．C：腫瘍切除，血管吻合および再建の完成．

（4）血管柄付き遊離腓骨（皮）弁

　栄養血管は腓骨動脈であり，長い移植骨の採取が可能であるが，高（厚）径的には下顎よりかなり低い．腫瘍切除との同時進行が可能で，手術時間が短縮できることや腓骨からの剝離により血管柄が長くとれ，再建部位と血管吻合部位との間に障害を生じ

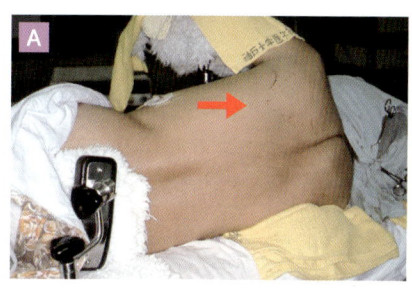

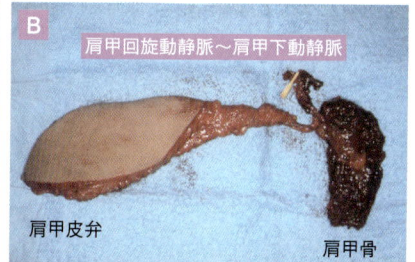

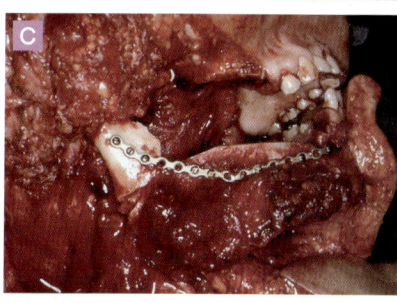

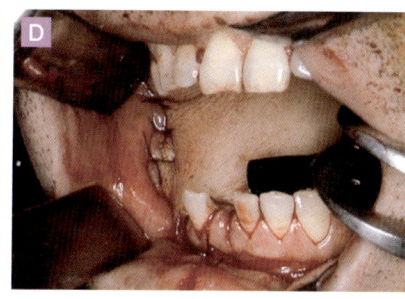

図 4.6.19 血管柄付き遊離肩甲骨皮弁

A：肩甲骨皮弁採取の体位と作図（赤矢印）．B：肩甲骨皮弁の構成．C：肩甲骨による下顎再建．D：肩甲皮弁による口腔再建（舌）．

（日本口腔外科学会編：一般臨床家，口腔外科医のための口腔外科ハンドマニュアル '09, pp164, 2009 より改変）

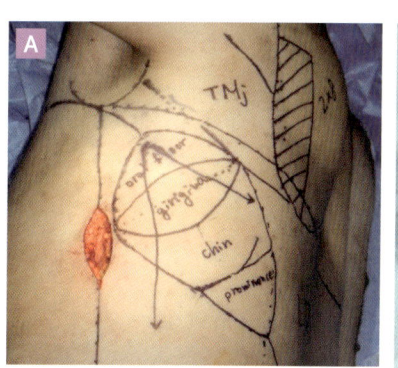

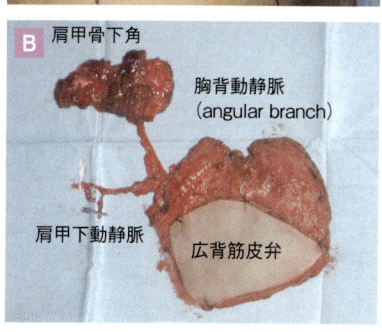

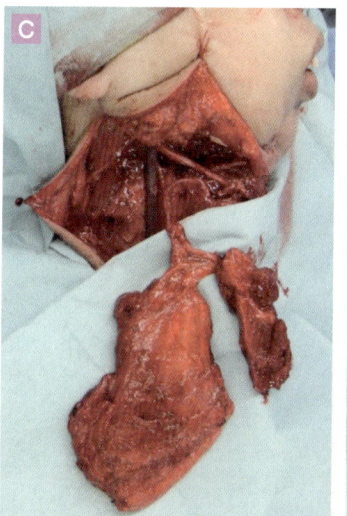

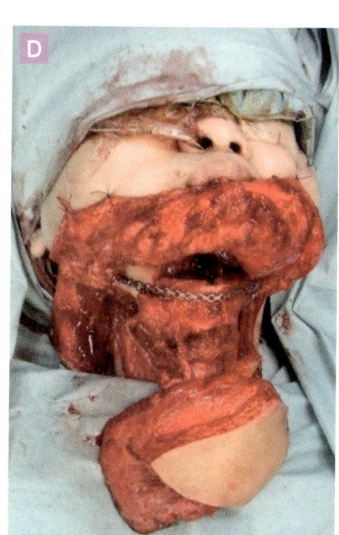

図 4.6.20 肩甲骨付き遊離広背筋皮弁
A：肩甲骨付き遊離広背筋皮弁の体位と作図．B：肩甲骨付き遊離広背筋皮弁の構成．C：鏡視下微小血管吻合の完了．D：下顎再建の完成．

ないことなどが利点としてあげられる．その反面，骨弁と皮弁との自由度が小さく，再建において制限が生じる．また，手術後の適切な下腿管理が必要である（図4.6.21）．　　　　　　　　　　〔横尾　聡〕

■ 文　献

波利井清紀：外科医のための形成外科基本手技の要点．「手術」別冊シリーズ，pp33-35，金原出版，1988．
古森孝英編：歯科衛生士のための口腔外科学，p291，永末書店，2011．
日本口腔外科学会編：一般臨床家，口腔外科医のための口腔外科ハンドマニュアル '09, pp164, 2009．

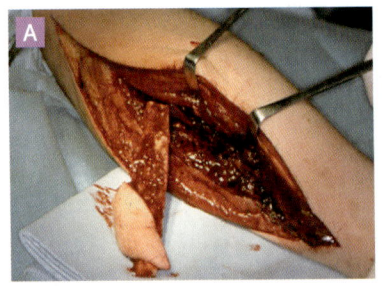

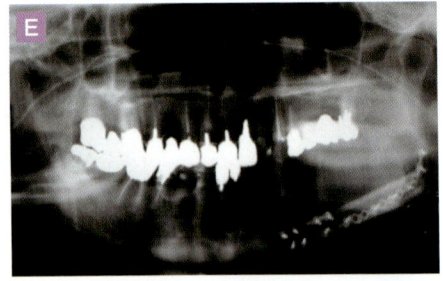

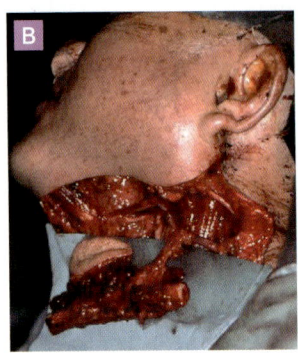

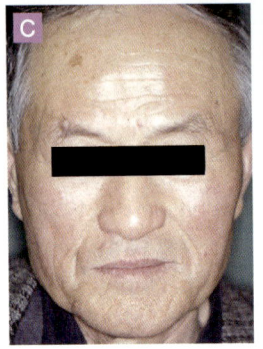

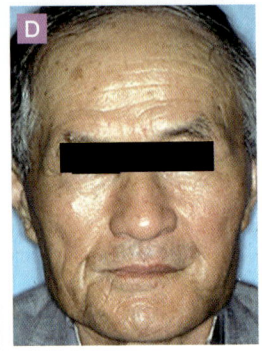

図 4.6.21 血管柄付き遊離腓骨皮弁
A：皮弁挙上．B：鏡視下微小血管吻合の完了．C：術前．D：術後．E：再建後パノラマX線写真．
(古森孝英編：歯科衛生士のための口腔外科学, p291, 永末書店, 2011 より改変)

Sakurai A, Hashikawa K, et al : Simple dressing technique using polyurethane foam fixation of skin grafts. Dermatol Surg. 33(8) : 976-979, 2007.
塚田貞夫：皮下血管網を温存した遊離全層植皮法について．形成外科, 22 : 43-46, 1979.

4.7 生体材料

1 歯科・口腔領域の修復・再建に用いる生体材料

　生体材料は「身体の組織, 臓器または機能を, 評価, 処理, 増加または置換するために生体系に接する材料」の総称である（European Society for Biomaterials, 1991）．歯科・口腔領域では, 口腔という比較的狭い空間に, 歯, 骨, 筋肉, 神経, 血管, 粘膜などの多くの組織・臓器が密集している．これらの組織, 臓器を修復・再建するためには, さまざまな生体材料を合理的に選択し, 的確に活用していく必要がある．歯科・口腔領域の治療においては, 金属材料, 無機材料, 有機材料, あるいはそれらの複合材料といった多岐にわたる材料が, 歯科修復物・補綴物, 人工歯根（デンタル・インプラント）はもとより, 人工骨, 接合材, 補塡材, 被覆材, 人工血管などのさまざまな用途で用いられている．この項では, 口腔外科領域での骨, 皮膚, 粘膜などの修復, 再建で用いる生体材料, 特に, 治療における有用な情報が提供できるよう, 国内で市販されている生体材料を中心に記載する．歯科治療と密接にかかわる歯科修復物・補綴物やデンタル・インプラントに関しては, 5章を参照されたい．

2 人工骨

　人工骨は, 外傷や腫瘍手術後などに生じる骨欠損に対し, 自家骨の移植のみでは不足がある場合, あるいは自家骨採取の侵襲が忌避される場合に使用される．欧米では, 同種骨バンクが整備され, 必要な大きさ, 形状の同種骨が容易に入手できるのに対し, わが国では, 宗教的, 倫理的な価値観の問題, 感染症への懸念などの理由から, 同種骨バンクの整備が遅れている．それにかわり, わが国では独自の高度なセラミック技術を背景に, 各種の人工骨が盛んに開発されている．
　これまでに, 人工骨としてアルミナ, ジルコニアなどが開発されてきたが, 現在, 日本国内で販売されている人工骨はおもに, ハイドロキシアパタイト（hydroxyapatite：HAP）, β-リン酸三カルシウム（tricalcium phosphate：TCP）, α-TCPである（表4.7.1）．いずれの3素材ともに骨伝導能を有

表 4.7.1　リン酸カルシウムセラミックの構造と特性

	HAP	β-TCP	α-TCP
構造	$Ca_5(PO_4)_3(OH)$	$β\text{-}Ca_3(PO_4)_2$ 低温安定型	$α\text{-}Ca_3(PO_4)_2$ 高温安定型
結晶格子	単斜晶系	三方体晶系	単斜晶系
生体吸収性	ない（きわめて低い）	ある	ある
材形	焼結型	焼結型	硬化材型
商品名	アパセラム，ネオボーンなど	オスフェリオンなど	バイオペックスなど

する．HAPは非常に安定したリン酸カルシウムセラミックスで，生体吸収性はない．一方，TCPはHAPより溶解性が高く，特にβ-TCPは生体吸収性があり骨組織のなかで次第に自家骨に置換されていく．HAPとβ-TCPは焼結型の成形材タイプである．α-TCPは水と反応するとHAPに転化する．この原理を活用したのがα-TCP系骨セメントである．このように，α-TCPは形状付与性に富んだペーストタイプで，硬化材すなわち骨セメントとして使用する．

それぞれの人工骨において，骨欠損に合わせた三次元造形が試みられている．成形材タイプは削り出しの原理による三次元切削造形によって形状付与することが多いが，ペーストタイプにはインクジェット技術の応用が可能である．三次元プリンター技術によるα-TCP系骨セメントの三次元造形の手法も試みられている．

素材の複合化も試みられており，HAPとβ-TCPの複合セラミック（セラタイト®）も開発されている．また，生体親和性を高めるために，従来のリン酸カルシウムセラミックにコラーゲンなどの蛋白成分を配合し，生体内における吸収性を改善させる研究もなされている．素材性状もスポンジ状で弾性に富み，成形も容易にできるよう設計されている．

3　骨接合材

骨折部の接合や移植骨の固定などに使用する生体材料で，骨折治療用スクリュー，骨折治療用プレート，髄内釘，創外固定器，メッシュなどがこれらに該当する．金属材料は，かつてはステンレス製であったが，現在では，生体親和性にすぐれ，MRI撮影にも耐えうるチタン製が主流になっている（図4.7.1A）．そのほか，現在は，生分解性ポリマー素材，PLLAを用いたものも販売されている（図

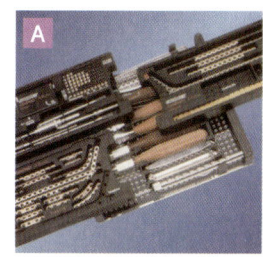

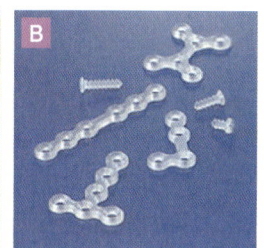

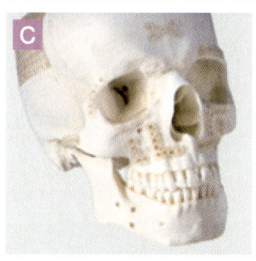

図4.7.1　各種骨接合材
A：チタン素材（COMPACT™），B：PLLA素材（ネオフィックス®），C：PLLA・PGA複合素材（LactoSorb®）．
（シンセス社カタログ／小林製薬：http://www.kobayashi-medical.com/　／Biomet Microfixation：http://www.lorenzsurgical.com/ より改変）

4.7.1B）．PLLA（表4.7.2）は，L-乳酸の重合体であり，生体内で数年かけて緩徐に分解され，二酸化炭素と水となって吸収される．そのため，プレートやスクリューの除去が必要ないとされている．骨形成・癒合までの骨接合強度を保ち，最終的には，加水分解やマクロファージによる貪食によって分解・吸収される．より迅速な生体吸収性を目指し，PLLA 82％，ポリグリコール酸（poly glycolide：PGA，表4.7.2）18％の複合素材のプレートシステムも開発されている（図4.7.1C）．

4　人工下顎頭

腫瘍切除後や外傷後の再建に用いられる．顎関節強直症や顎関節症などに使用することもある．チタン合金製の再建プレートシステムの一部として製品

表 4.7.2　生分解性ポリマーの特性

	PLLA	PGA	PLGA
化学品名	poly(L-lactide)	poly glycolide	poly(L-lactide-co-glycolide)
融点	170℃	225～230℃	60℃
ガラス転移点	65℃	35～40℃	40℃
分解時間	1年以上	4週間	1～3カ月
臨床使用	骨接合材など	吸収糸など	GTR膜など

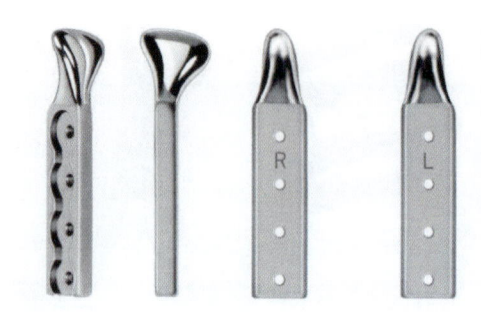

図 4.7.2　人工下顎頭
コンディラープレート（スレッドロックシステム）．
（KLS Martin 社カタログより改変）

化されており，下顎骨頭の形状をもつプレートをスクリューで固定し，顎関節の再建をはかる（図4.7.2）．代表的なものとして，オステオシステム®，COMPACT™ などがあげられる．なお，現在の国内で使われている製品は骨頭のみであるが，海外では人工関節窩を含む人工関節も販売されている．

5　歯槽骨の歯周組織再生誘導

歯周炎は歯周組織，すなわち歯槽骨と歯根膜の炎症性破壊をきたし，やがて歯の動揺や歯の喪失に至る．このような歯周炎に対しては，歯槽骨や歯根膜の再生が重要である．しかし，口腔清掃により歯周病病原菌が除去され，組織修復・再生の環境が整えられても，歯根膜や歯槽骨の再生スピードは遅いのが一般的である．それに対して，歯肉上皮の増殖スピードは相対的に速く，上皮組織による歯周組織の修復が生じてしまうため，十分な歯の支持性の回復が見込めなかった．一方，スウェーデンの Nyman らは，1982 年に歯周外科手術の際に生体材料メンブレンを挿入することにより，歯肉上皮の進入を抑制し，歯根膜や歯槽骨の再生を促進する技術を確立した（Nyman, 1982）．

この用法は，歯周組織再生誘導（guided tissue regeneration：GTR）法とよばれ，各国に広がった．初期にはメチルセルロース膜が使用されたが，強度に問題があり，丈夫でスペースが維持されやすいポリテトラフルオロエチレン（expanded-polytetrafluoroethylene：ePTFE；ゴアテックス® 組織再生用メンブレン）が使用されるようになった．さらにチタン皮膜（Cytoplast®Osteo-Mesh™）なども使用された．これらは非吸収性素材であるため，手術後一定期間が経過すると膜を除去するための手術が必要であった．

その後，吸収性膜も開発され，乳酸/グリコール酸共重合体（poly（L-lactide-co-glycolide）：PLGA，表4.7.2）の膜が開発された（ジーシーメンブレン®）．PLGA の共重合体は，単一素材の重合体に比べ非結晶領域が多いため，加水分解されやすい．PLLA などは 1～数年かけて吸収されるのに対し，PLGA は 2～数カ月で吸収されるため，粘膜への長期にわたる刺激を軽減できる．またコラーゲンも吸収性膜として商品化された（コーケンティッシュガイド®）．吸収性膜は，二期的手術で GTR を直視で確認することができないが，膜露出頻度が少なく，手技が簡便である．近年の治療成績では，吸収性膜ならびに非吸収性膜いずれも同等の治療成績を得ている（Christgau, 1995）．

さらに，この GTR 法は歯周病に対するインプラント手術にも応用されている．GTR 法と同様な方法でインプラント周囲に骨を再生する用法は骨再生誘導（guided bone regeneration：GBR）法とよばれ，インプラント周囲への歯肉上皮の進入をブロックする一方，骨組織の再生を優先的に誘導する方法である．GTR 法同様，非吸収性膜および吸収性膜が使用されている．

6　抜歯窩への補填材

抜歯窩における周辺組織から血管や細胞の進入を促進し，歯周組織の再生を促進する目的で，コラー

ゲンスポンジ製品（テルプラグ®）を使用することがある．また，炎症性肉芽組織の残存や歯槽骨骨折などの原因で，抜歯後出血が生じた場合には，ゼラチン製剤（スポンゼル®）や酸化セルロース製剤（サージセル®）などを用いる．

7 皮膚や粘膜の創傷被覆材

外傷や手術後の皮膚・粘膜欠損を被覆する材料として用いる．生物由来の加工材料などがおもに用いられるが，ドナー（生体，屍体）により供給される同種皮膚などの生体包帯（biological dressing）も使用可能である．

生物由来の加工材料としては，ウシやブタ由来のコラーゲンスポンジとシリコーンシートの2層構造をもつ人工真皮の使用が主である（ペルナック®，あるいはテルダーミス®）．感染の制御や水分，蛋白質の漏出予防のほか，内層のコラーゲンスポンジの分解により母床からの線維芽細胞と毛細血管の進入と，膠原（コラーゲン）線維の再生を促す作用がある．

そのほか，キチン（カニやエビの殻に含まれる素材）やアルギン酸（海藻から得られるムコ多糖類）を用いたドレッシング材，あるいは，ナイロンメッシュにコラーゲンをコートした複合材料，キトサン・コラーゲンスポンジにゲンタマイシン硫酸塩を含有させた抗菌薬含有ドレッシングなどが市販されている．

同種皮膚は，生体包帯として用いられ，感染制御や物質漏出の予防が期待される．移植拒絶反応が起こるため，一定期間の後，脱落する．各地でスキンバンクが設立されているが，供給体制に課題が残る．

8 人工血管

動脈瘤や血管狭窄などをきたした病的な血管に対しては，置換，バイパスあるいはシャントなどの治療が必要となる．移植手術における移植材料（ドナー）としては，自家組織（血管）が優先的に選択されるが，自家組織移植に限界がある場合に，人工血管が使用される．人工血管はおもに心臓外科領域で使用されており，素材としてはePTFE膜あるいはポリエステル繊維（いわゆるダクロン）が主流であるが，近年は吸収性素材である乳酸・カプロラクトン共重合体の導入も試みられている．心臓血管外科での治療の場合，大部分が大口径（内径10 mm以上）の血管が対象である一方，整形外科領域では，下肢，頸部，腋窩領域における動脈再建，特に大腿膝窩動脈の中口径（内径6〜8 mm）の血管に応用される．しかし，口腔外科領域では，顎組織の再建やドナー臓器の移植などにも使用することができる．口径の小さい内径6 mm以下の小口径人工血管の開発が期待されている．このような小口径人工血管は，冠動脈のバイパスや，各種移植臓器の栄養血管などにも使用でき，多くの期待が寄せられている．しかし，依然，自己血管よりすぐれるものはみられず，小口径人工血管の開発，臨床導入が待たれる．

〔星 和人〕

■ 文 献

Christgau M, Schmalz G, et al : Clinical and radiographical split-mouth-study on resorbable versus non-resorbable GTR-membranes. J Clin Periodontol, **22**(4) : 306-315, 1995.

Nyman S, Lindhe J, et al : New attachment following surgical treatment of human periodontal disease. J Clin Periodontol, **9**(4) : 290-296, 1982.

4.8 救急医療 ―歯科における救命処置

歯科診療において適切な問診・検査やモニタリングによって重症偶発症の発生を減らすことはできるが，完全に防ぐことはできない．生命を脅かす最も切迫した偶発症として心室細動のような重症不整脈による心肺停止と誤嚥による気道閉塞があげられる．近年アメリカ心臓協会（American Heart Association：AHA）のガイドラインに基づく一次救命処置（basic life support：BLS）や二次救命処置（advanced cardiac life support：ACLS）が普及しているが，歯科医院の状況に合わない部分もあるためそのまま適応すべきではない（**表4.8.1**）．

ここでは歯科診療中に発生した心肺停止と気道閉塞に対して，歯科医が行うべき対処法について詳述する（横山，2007；横山，2012）．

表 4.8.1 歯科医院における救命処置のポイント

	通常の一次救命処置	歯科における救命処置
対象	不特定な一般市民	歯科治療を受ける患者
情報	なし	既往歴や現症などの情報がある
リスク	発生後の対応なので減らすことはできない	適切な対応で減少させることができる
処置の施行者	その場に居合わせた一般市民	歯科医師とスタッフ
処置の場所	不特定の地面や床の上	おもにデンタルチェアの上
酸素	なし	あり
換気用具	ポケットマスクやフェイスシールド	リザーバー付きバッグバルブマスク
気道の異物	異物が不明なことがある	補綴物など異物は明らかである
救急薬剤	使用できない	使用できる

通常の一次救命処置と歯科医院における救命処置との相違点.

1 心肺蘇生

心停止は、厳密には心室細動、無脈性心室頻拍、心静止、無脈性電気活動の4つに分類される。心臓発作とよばれる急な心停止の多くが心室細動という病態であり、AED（automated external defibrillator, 自動体外式除細動器）を用いた電気的除細動が普及している。最近では、心肺蘇生の講習なども広く行われるようになっているが、歯科診療中に発生した心肺停止を想定していない。そのため、実際の施行には解決されるべきいくつかの問題がある。

最も重要なことは心肺蘇生を行う場所であり、歯科診療中の患者はデンタルチェアの上にいるということである。心肺蘇生における重要な行為である胸骨圧迫をデンタルチェアの上で施行するのか、それとも床に降ろして行うのかという問題が生じる。

（1）心肺蘇生の基本

心肺蘇生の基本は、①患者の意識消失後直ちに救急車の手配（総合病院の歯科では救急部等への緊急連絡）を行う、②心肺停止を確認したら、速やかに胸骨圧迫を開始する、③速やかにAEDを用いて電気的除細動を行うことである。歯科医院における心肺蘇生の詳しい手順は後述する［⇒4.8-1(2)を参照］。

a. 歯科医院における重症偶発症の発生

歯科診療中に偶発症が起こりやすいのは局所麻酔時やその直後、侵襲的処置の施行時である。報告によってその頻度には多少違いがあるが、8〜9割はデンタルチェアの上で発生している。つまりデンタルチェアの上で発生した重症偶発症に対して適切な対処を行う必要がある。

b. 心肺蘇生の施行

待合室や診療室の床の上で患者が倒れた場合には、そのまま床の上で心肺蘇生を開始する。しかし、診療中の心肺停止に対して床の上で心肺蘇生を行うためには、患者をデンタルチェアから床の上まで移動させなければならない。デンタルチェアの機種にもよるが、体重が60〜70 kgの患者移動でも、女性だけなら3〜4人は必要になる。また患者を移動させる時間は15〜20秒ほどかかる。患者移動のために人を集める時間を入れると、どれほど手際よく行っても胸骨圧迫を開始するためには、意識消失から1分近くかかる。そのため治療中にデンタルチェア上で発生した心肺停止に対してはデンタルチェア上で対処する。

また、歯科診療中に補綴物や抜去歯牙が異物となって気道閉塞し、意識が消失した場合にも心肺蘇生を行う。この場合デンタルチェア上で対処する。

デンタルチェアの上で対処する利点は、第一に患者を床に落下させる心配がないことである。また、デンタルチェア上であれば速やかに胸骨圧迫心臓マッサージを開始することができる。ヘッドレストを利用すれば換気も行いやすい。またバキュームも装備されているため、嘔吐にも適切に対処できる。

c. デンタルチェアの上での効果的な心肺蘇生法

デンタルチェアの機種によっては床との固定がよく、水平にするだけで胸骨圧迫心臓マッサージが可能になる。しかし、背板の下には何も支えがないので、機種によっては揺れることによって胸骨圧迫心臓マッサージの効率が悪くなったり、デンタルチェアが転覆するという懸念がある。しかし、これは丸いすを背板の下の患者の胸部に相当する部分におくなどの、簡単な工夫で対処できる（図4.8.1）。デンタルチェアを水平位にして丸いすをおき、高さを背板が丸いすに接するまで下げるという操作は1人でも10秒程度で行える。

d. 心肺蘇生時の酸素投与

ポケットマスクやフェイスシールドのような器具では救命処置の施行者が息を吹き込むことしかできない。空気中の酸素濃度は21%だが、救命処置の

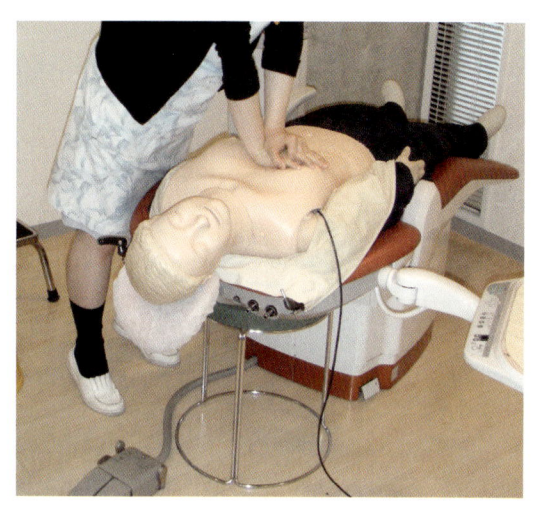

図 4.8.1　デンタルチェア上での胸骨圧迫
(Fujino, 2010)

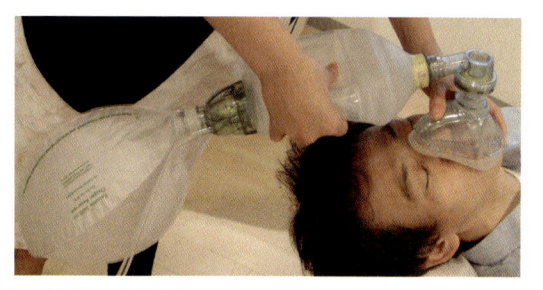

図 4.8.2　酸素投与

施行者が吹き込む息は 17 ～ 18％程度の酸素しか含んでいない．ポケットマスクやフェイスシールドは一般市民が医療施設の外で行う救命処置に使用する道具であり，歯科医院では酸素を準備し，リザーバー付きバッグバルブマスクを使用する（図 4.8.2）．

e. 心肺蘇生時の静脈路確保

心肺停止状態に至った患者では，駆血しても静脈は怒張しないため，緊急時の静脈路確保は経験のある医師でも困難である．患者が心肺停止状態に至った場合は，静脈路確保よりも胸骨圧迫と速やかな電気的除細動を優先する．

f. AED

心臓のポンプ機能が突然停止して血液が送り出されなくなる心停止の初期段階では，そのうちの 6 割に心室細動という心筋が不規則に動く「痙攣」が生じている．このとき強い電圧をかけて通電することにより「痙攣」を止めて洞調律に戻すことを電気的除細動という．

除細動が 1 分遅れれば救命率が約 10％低下するといわれている．そのため心停止から 90 秒以内を目標に AED を用いて除細動を行う．「心停止を確認後は直ちに胸骨圧迫を開始して，リザーバー付きバッグバルブマスクを用いて酸素投与し，AED を用いて心停止から 90 秒以内を目標に除細動を施行

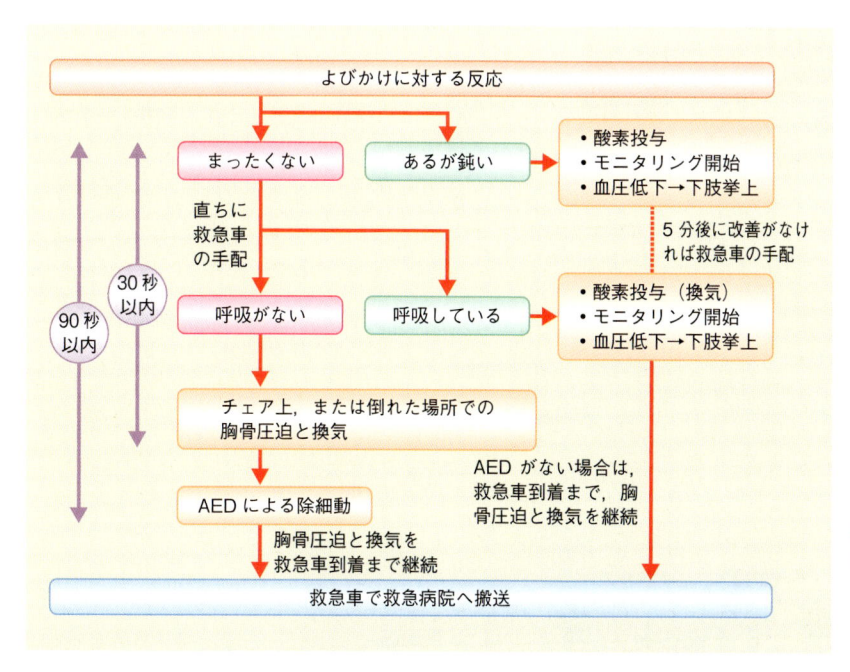

図 4.8.3　歯科医院における心肺蘇生の手順
（横山武志，吉田和市：DENT DIAMOND, **33**(15)：72-80, 2008 より改変）

4.8　救急医療 ―歯科における救命処置

する」．前述したように，これが歯科診療中に発生した心肺停止に対する処置の基本になる．

(2) 歯科医院における心肺蘇生の手順
（図4.8.3）

a. 意識状態の確認
治療中に患者の反応がなくなり，おかしいと思ったらすぐに声をかける．応答がない場合はさらに両肩を軽く叩いて反応をみる（図4.8.4）．意識消失を確認したら直ちに緊急事態を周囲に告げて，救急車を手配する（総合病院の歯科では救急部への緊急連絡）．また，酸素ボンベとリザーバー付きバッグバルブマスク，AED，モニターを準備する．患者の異常に最初に気づいたスタッフまたは歯科医師がリーダーとなって救命処置を進めていく．

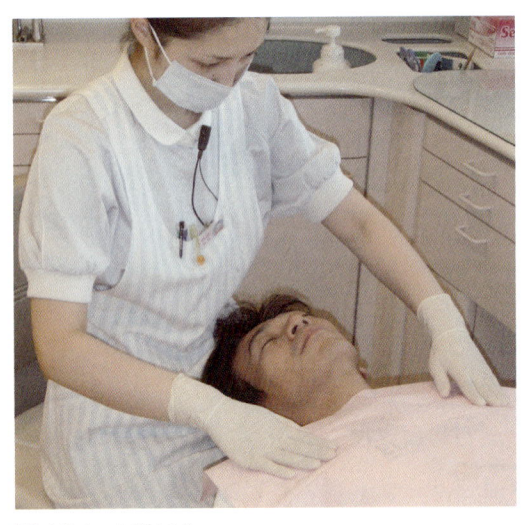

図4.8.4　よびかけ

b. 呼吸の確認
よびかけに反応がなければ，オトガイ部を挙上し，胸郭や腹部の動きをみて，呼吸の有無を確認する．死戦期呼吸*のような異常な呼吸や全身痙攣の場合には呼吸なしと判断する．これをそれぞれ5～10秒で行う．呼吸なしと判断すれば速やかに胸骨圧迫が開始できるようにする．

＊注：死戦期呼吸とは心停止の直後にみられる，しゃくりあげるようなゆっくりとした不規則な呼吸であり，心停止のサインである．

- 呼吸がある場合，リザーバー付きバッグバルブマスクを用いて酸素投与（10 l /分）しながらモニタリングを開始する．血圧が低下していれば下肢を挙上する．

c. デンタルチェアのセッティング
デンタルチェアを水平にして背板の下に丸いすをおき，背板に接するまで高さを下げて調節する（図4.8.5）．

d. 胸骨圧迫
呼吸なしと判断した場合，30秒以内を目標に胸骨圧迫を開始する．毎分少なくとも100回のペースで5 cmの深さになるように，左右の乳頭の真ん中を，真上から垂直に両手を重ねて圧迫する．視線を，反対側の腋下を真下に見下ろすようにするとよい．リザーバー付きバッグバルブマスクによる酸素投与の準備ができれば，胸骨圧迫30回と換気2回を交互に繰り返す（図4.8.6）．

換気の際，吹き込み時間は1秒で胸郭が上がることを確認する．

胸骨圧迫心臓マッサージは可能なかぎり速やかに

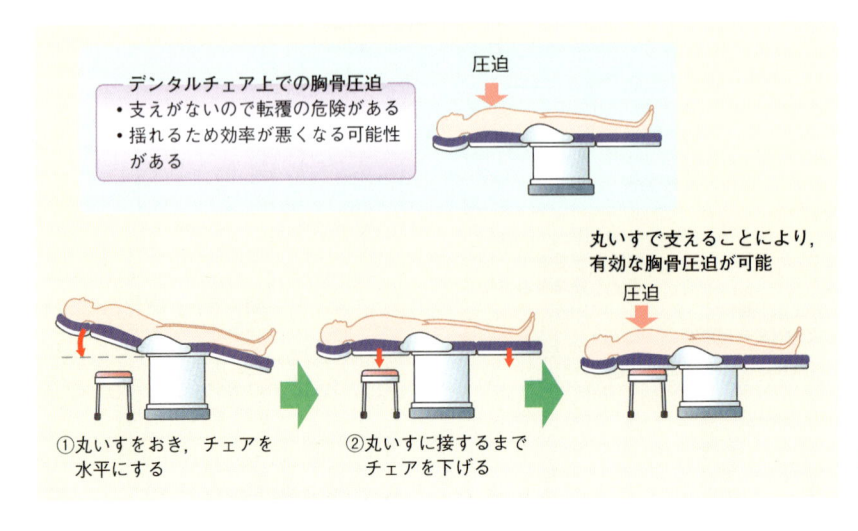

図4.8.5　デンタルチェア上での胸骨圧迫

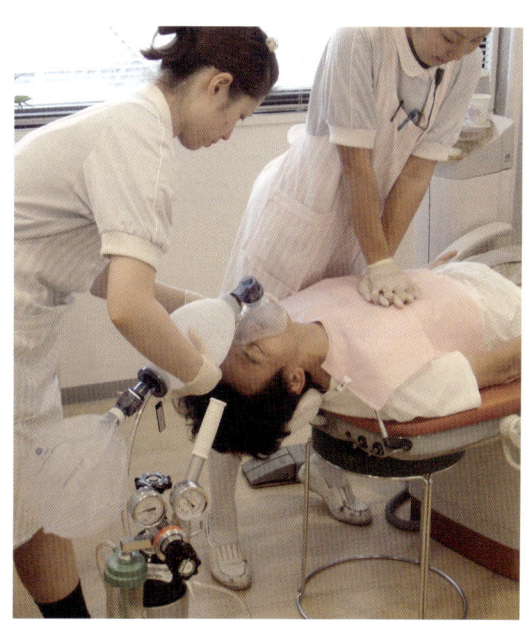

図 4.8.6　胸骨圧迫と換気

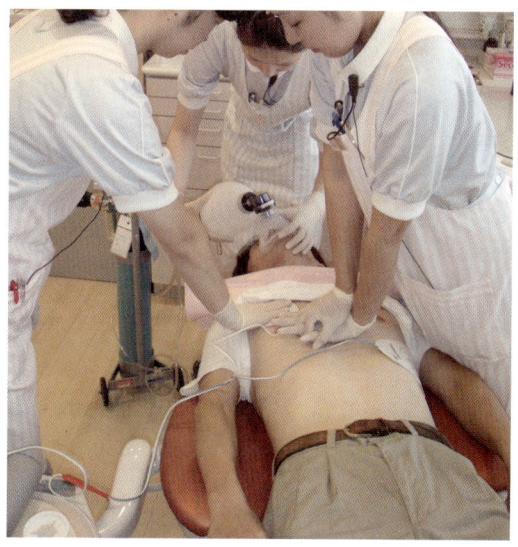

図 4.8.7　AED パッドの装着

開始し,「強く, 速く」を意識して施行する. 体動のように明らかな循環再開のサインがなければ, 換気と AED による除細動のとき以外は救急隊に引き継ぐまで胸骨圧迫を中断してはいけない. また胸骨圧迫は疲労によって効率が落ちるため, 1〜2分で交代しながら行う.

e. AED による除細動

胸骨圧迫を続けながら, AED のパッドを装着し, 音声ガイドに従い除細動する. 意識消失から90秒以内を目標に行う（もし AED がその場になければ救急車（総合病院であれば救急医）到着まで胸骨圧迫を継続する）.

◉使用方法

①本体に電源を入れて音声ガイドに従う. このときも胸骨圧迫を中断してはいけない.
②患者の服はめくり上げるか, ボタンを外して胸部を露出させる. 音声ガイドに従ってパッドを胸部に装着する. このときも胸骨圧迫を中止してはいけない（図 4.8.7）. 患者のからだが直接デンタルチェアの金属部分に触れていないこと, また患者のからだが水で濡れていないことを確認する. もし水がこぼれていればすばやくタオルで拭き取る. 貼付薬があれば剝がす. ペースメーカーが植え込まれている患者では, パッドを 2.5 cm 以上離して貼付する.
③AED が自動的に心電図を解析するので, このときは患者から離れて胸骨圧迫心臓マッサージを中断する. 解析により「ショック不要」と評価された場合には, 直ちに胸骨圧迫を再開する. 2分ごとに AED は自動的に再解析するので, 音声ガイドに従う.
④AED の音声で除細動の指示があれば, 胸骨圧迫を中断して患者から離れる. 全員が患者から離れたこと, リザーバー付きバッグバルブマスクは背中にまわして患者の方に酸素が流れていないことを確認して除細動のボタンを押す（図 4.8.8）.
⑤除細動に成功しても直ちに胸骨圧迫心臓マッサージを再開する. 除細動後は, 患者がみずから動き出すことがないかぎり, 救急車（総合病院であれば救急医）の到着まで胸骨圧迫心臓マッサージを継続する.

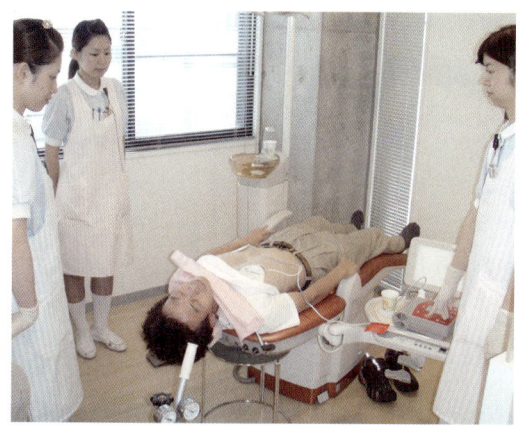

図 4.8.8　AED による除細動

4.8　救急医療 ―歯科における救命処置

※AEDには，最新版ではないガイドラインに対応しているものもある．そのような機種でも音声ガイドに従ってプログラムどおりに除細動を施行する．

2 気道閉塞の解除

歯科治療中は補綴物や治療器具の誤飲（消化管内への迷入）・誤嚥（気管内への迷入）を生じやすく，気管に迷入した異物を除き気道閉塞を解除することは極めて重要な問題である．食物による気道閉塞と状況は異なるため，対処方法も歯科環境に準じる必要がある．

(1) 咽頭への異物の落下

小児で抜去歯牙を咽頭に落下させてしまい，スピットンに吐き出させようと患児を起こしたところ歯牙が気管に迷入し気道閉塞して窒息死したという例がある．誤って異物を咽頭に落下させた際に患者を起こすという行為は，異物の二次落下を助長するため行ってはいけない．

対処法

異物の落下に歯科医師が気づかなくても，異物を咽頭に落下させれば患者からの訴えがある．その際，起き上がらないことと飲み込まないことを指示する．そして，デンタルチェアの背板を起こさず，顔を横に向けて異物を取り出す．口を閉じると嚥下してしまう可能性が高いので，口を開けたまま閉じさせない．ゆっくりと静かに呼吸するように指示する．舌の先端をガーゼで包んで軽く引き上げて，咽頭を観察するとよい．小さな異物の摘出にはバキュームを利用する．また，Magill鉗子も利用できる．

(2) 誤飲に対する対処

歯科治療中に補綴物や治療器具を咽頭に落下させても，誤嚥することはまれである．しかし，患者が嚥下してしまい異物が食道以下の消化管に迷入した誤飲の場合，ほとんどの異物は数日のうちに便中に排泄される．異物の形態が消化管に引っかかりやすいものだったり，傷つけたりしやすいものでなければ，以前は経過観察することが基本であった．その理由の1つは内視鏡による異物の摘出自体がリスクの高い操作だったからである．クラウンなども，消

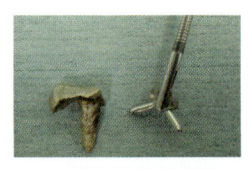

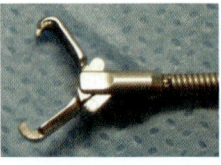

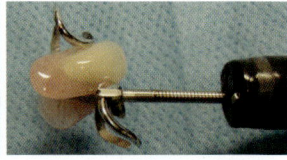

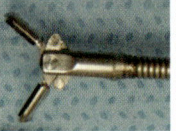

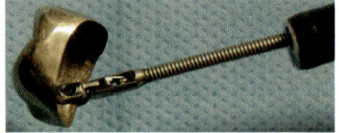

図 4.8.9 誤飲の場合の対処
内視鏡による摘出．

化管内にあることを内視鏡で確認できても把持することが困難であったため摘出自体が難しい状況であった．

現在では内視鏡自体の性能が向上し，先端部分の構造も改良されている（図 4.8.9）．異物が胃内もしくは十二指腸内にある場合では，食物残渣が大量にあったり，食道内壁に引っかかったりしなければある程度容易に摘出できる．摘出を試みることなく経過観察したために開腹術が必要となった症例も報告されている．したがって，誤飲した場合には，まずX線撮影によって位置を確認する．異物の形態が，消化管を通過しにくい，もしくは損傷する可能性がある場合や，また患者の要因として消化器手術の既往を有していたり，高齢で通過障害が懸念される場合には，内視鏡下に摘出することを第一選択として考慮する．

誤嚥の可能性も考慮して，患者に酸素投与を行えるよう準備したうえで，胸腹部のX線撮影ができ，また内視鏡による摘出の行える施設に同行する．総合病院の歯科では，患者を起こさずにストレッチャーに乗せてX線撮影室に移動する．

(3) 気道閉塞の解除の基本

印象材で咽頭をふさいだ場合などは別にして，通常歯科診療中に補綴物や治療器具を咽頭に落下させ，さらに気管に迷入させた場合に気道閉塞が生じる．そのため気道閉塞が発生する場所は，ほぼ100%デンタルチェアの上である．

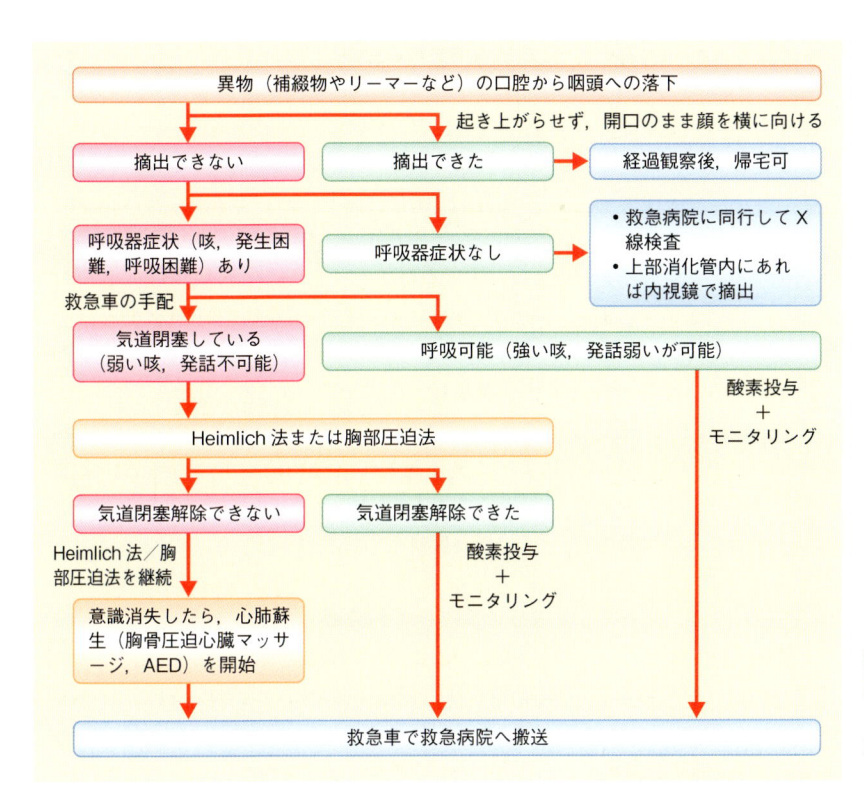

図 4.8.10 歯科医院における気道閉塞の解除
（横山武志，吉田和市：DENTAL DIAMOND, 33(12)：65-71, 2008 より改変）

異物を咽頭に落下させても背板を起こしてはいけない．①異物による気道閉塞の有無と程度を咳や発声困難などから判断する．②異物の誤嚥による気道閉塞が生じていたら直ちに救急車の手配を行う．③重度の気道閉塞の場合には背板を倒したまま気道閉塞の解除を試みる．④気道閉塞を解除できずに患者の反応がなくなったら，速やかに心肺蘇生を開始する．

気道閉塞の解除方法

一般的な気道閉塞の解除方法として立位でうしろから抱え込んで拳を上腹部に当てて突き上げるHeimlich（ハイムリック）法が知られている．しかし，歯科治療中の患者の体を起こすことは異物の二次落下につながる行為であるため行うべきではない．

Heimlich 法は立位だけではなく，仰臥位で施行する方法もある．その場合は仰臥位で，上腹部に拳または掌底をおいて頭側に突き上げを行う．つまり歯科治療中に異物を誤嚥させて重度の気道閉塞を生じさせた場合にはデンタルチェアを水平位にした状態で仰臥位の Heimlich 法を施行する．仰臥位の Heimlich 法の方がより高い圧をかけることができる（Sanuki et al, 2009）．

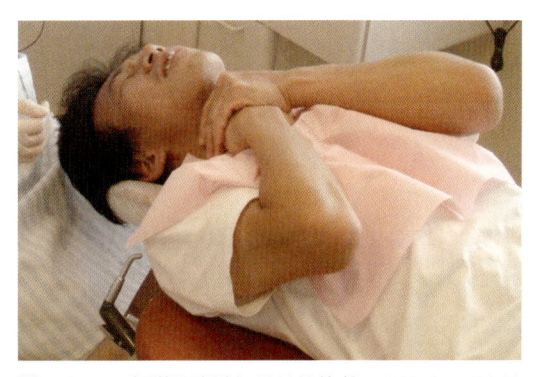

図 4.8.11 気道閉塞時における他者へのサインであるチョーキングサイン

（4）歯科医院における気道閉塞の解除の手順
（図 4.8.10）

a. 気道閉塞の判断

咽頭に異物を落下させた後に，患者が咳や声を出せない状態にあり，手を喉元にもってくるチョーキングサインを示せば，異物が気管内にあることを疑う（図 4.8.11）．この場合，まわりに声をかけてスタッフを集める．そして救急車の手配（総合病院の歯科では救急部への緊急連絡）と酸素とリザーバー付きバッグバルブマスク，モニター，AED の準備をほかのスタッフに依頼する．患者の異常に最初に

4.8 救急医療 —歯科における救命処置　　361

気づいたスタッフまたは歯科医師がリーダーとなって救命処置を進める．

b. 水平位でのHeimlich法の施行

患者が窒息状態にある重度の気道閉塞の場合には，患者に落ち着くように話しながら，チェアを水平位にして，水平位でのHeimlich法を施行する．この間にほかのスタッフが背板の下に丸いすをおき（患者の胸部の真下になるように），チェアの高さを丸いすに接するまで下げるという操作を行う．施行者は，患者の膝の横あたりに立ち，上腹部（剣状突起と臍の間）に拳または掌底をおいて頭側にしっかりと突き上げる．この操作により胸腔内圧が上昇して異物が気管から口腔側に押し出されるという原理である．下に押しつけるというよりも，肺を腹側から押し上げるという感覚で行う．酸素が準備できればリザーバー付きバッグバルブマスクを用いて10 l/分で酸素投与する．意識がある間はマスクを密着させないようにする．気道閉塞が解除できるように5回までしっかりと突き上げを行い，マスクを密着させて換気を試みる．気道閉塞が解除されていなければ再び突き上げを5回まで繰り返す（図4.8.12）．ただし，フルストマック状態にある患者，妊婦患者，小児患者，肥満患者では誤嚥のリスクや効率の問題から胸部圧迫法（胸部突き上げ法）*を試みる（図4.8.13）．

*注：胸部圧迫法（胸部突き上げ法）とは，左右の乳頭の真ん中を，真上から垂直に両手を重ねて圧迫することで胸腔内圧を上昇させ，異物を気管から口腔側への押し出す方法である．

c. 意識消失後の対処

気道閉塞が解除できずに反応がなくなった（意識消失した）場合には，口腔咽頭内に異物がないことを確認し，直ちに胸骨圧迫を開始する．このときは心肺蘇生と同様にリザーバー付きバッグバルブマスクのマスク部分を顔に密着させて酸素投与を試みる．AEDを装着し，必要なら電気的除細動を施行する．そして救急車（総合病院であれば救急医）の到着を待つ．

d. 救急搬送

救急車が到着する前に水平位のHeimlich法によって気道閉塞が解除できても，Heimlich法は臓器障害を起こすリスクがあるので必ず救急搬送して，経過観察をしてもらう．

(5) 誤嚥しても呼吸できている場合

異物が気管内にあると考えられるが，気道閉塞が軽度で声を出せる場合には酸素投与しながら救急車（総合病院であれば救急医）を待つ．咽頭に異物を落下させた後に，患者が咳をしたり発声困難を示せば，異物が気管内にあることを疑う．しかし，少しでも声を出せれば息を吐くことができるわけであり，ある程度呼吸ができていることを意味する．

この場合もまずまわりに声をかけてスタッフを集める．そして救急車の手配（総合病院の歯科では救急部への緊急連絡）と酸素とリザーバー付きバッグ

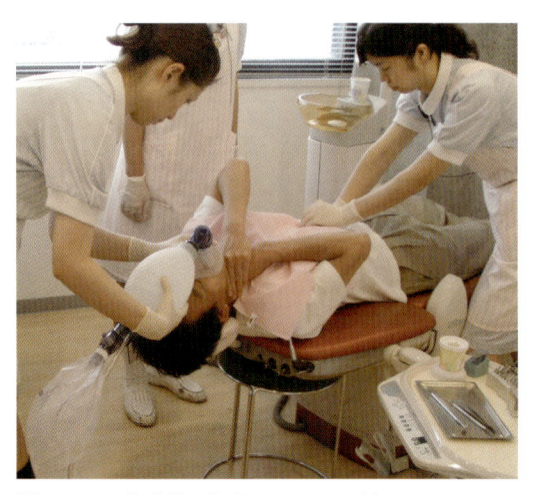

図4.8.12　仰臥位におけるHeimlich法

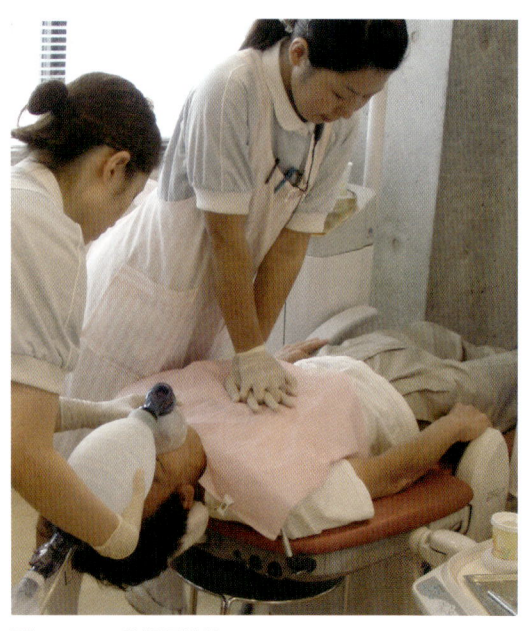

図4.8.13　胸部圧迫法

バルブマスク，モニター，AED の準備を依頼する．患者の異常に最初に気づいたスタッフまたは歯科医師がリーダーとなって救命処置を進めていく．

患者に落ち着くように話しながら，チェアを水平位にして背板の下に丸いすをおき（胸部の真下になる位置に），チェアの高さを丸いすに接するまで下げる．

ある程度声を出すことができており，SpO_2 が低下しておらず，呼吸ができていると判断した場合は，あわてて水平位の Heimlich 法を施行すべきではない．ゆっくり呼吸するように指示して，リザーバー付きバッグバルブマスクを用いて 10 l/分で酸素投与を行う．このまま救急車（総合病院であれば救急医）の到着を待つ．

状態が変化して，気道閉塞が重度になり呼吸できなくなれば，声の出せない場合と同様の対処に移る．すなわち意識がある間は仰臥位の Heimlich 法を施行し，意識が消失した場合には咽頭に異物がないことを確認して，直ちに心肺蘇生を開始する．

3　日常訓練の重要性

歯科医院における救命処置を円滑に施行できるか否かは患者の予後に影響する．そのため普段から定期的な訓練を行うことが重要になる．定期的に，緊急事態を想定して，①呼吸の確認，②胸骨圧迫，③仰臥位での Heimlich 法，④リザーバー付きバッグバルブマスクによる酸素投与，⑤AED による電気的除細動のそれぞれの手順を反復して練習することが大切である（ただし訓練のためとはいえ AED を健常者に装着してはいけない）．

またデンタルチェア上での胸骨圧迫は，実際にはスタッフが施行することになる．小柄なスタッフの場合には丸いすが高過ぎると，安定させたデンタルチェア全体が高くなり胸骨圧迫の際に力を入れにくくなる．丸いすは低めのものを準備して，事前に高過ぎないかどうか確認しておくことが重要になる．

さらにスタッフそれぞれの役割分担や緊急時の連絡先も確認する．救急車がどこからくるのか，またどの程度の時間で到着するのかということも時間の予測につながるため重要なチェック項目である．

4　救急車の要請

救急車の要請（総合病院の歯科では救急部への緊急連絡）はむやみに行うものではないが，必要な場合にはためらってはいけない．常に患者を救うことを一番に念頭におき行動する必要がある．経過観察によって，手遅れになるようなことは許されない．

直ちに救急車を手配（総合病院の歯科では救急部への緊急連絡）する場合

①意識がなくよびかけに反応しないとき
②意識はあるが反応が鈍い状態が 5 分以上続くとき
③顔面蒼白，皮膚冷感および冷汗を伴う胸痛や動悸を訴えたとき
④皮膚症状と血圧低下からアナフィラキシーショックが疑われたとき
⑤強い喘鳴を伴う横になれない呼吸困難を訴えたとき
⑥気管内に迷入できる径 2 cm 程度までの異物を咽頭に落下させた後，咳や発声困難を認めたとき
⑦気道閉塞による窒息が認められたとき
⑧全身性の痙攣発作を発症したとき
⑨コントロールできない動脈性出血を認めたとき

以上の状況を呈している場合には直ちに救急車を手配（総合病院の歯科では救急部への緊急連絡）する必要がある．ほかの場合もこれに準じる．

心肺蘇生や気道閉塞の解除を試みた場合には臓器障害を生じる可能性がある．アナフィラキシーは 2 相性に症状を発現することがある．そのため一時的に状態が落ち着いても必ず救急病院の受診や内科での経過観察が必要になる．

〔横山武志〕

■ 文　献

Fujino H, Yokoyama T, et al : Using a stool for stabilization of a dental chair when CPR is required. Resuscitation, 81(4) : 502, 2010.

Sanuki T, Sugioka S, et al : Comparison of two methods for abdominal thrust ; a manikin study. Resuscitation, 80(4) : 499-500, 2009.

横山武志：誰でもできる歯科医療事故の防ぎ方―偶発症をおこさない工夫と歯科一次救命処置（諏訪邦夫，吉田和市監），pp1-133，ベクトル・コア，2007．

4.9 薬物療法

1 抗菌薬

　化学療法薬はその標的とする病原微生物の種類によって，抗菌薬，抗真菌薬，抗ウイルス薬などに分類されるが，ここでは口腔科学で重要な抗菌薬について述べる．抗菌薬はその合成の際の原料により，微生物により産生される物質を原料としてつくられる抗生物質，および純化学合成される合成抗菌薬に分類される（表4.9.1）．抗菌薬は病原体に殺菌的あるいは静菌的に作用する薬物に分けられるが，その用量が多くなると静菌的から殺菌的に変化するものもある．また，それぞれの抗菌薬においてその薬物が有効な病原微生物は異なっており，抗菌スペクトルを理解する必要がある．

　抗菌薬の作用機序としては，病原微生物の細胞壁合成阻害，蛋白質合成阻害，核酸合成阻害などがある．また，抗菌薬の治療の際に問題となるのは耐性の出現であり，その副作用もそれぞれの抗菌薬で注意すべき特徴的なものがある．

(1) 抗生物質

a. βラクタム系薬

　βラクタム系薬は細菌の細胞壁の生合成を抑制して抗菌作用を発現する．また，βラクタム系薬はその構造から，ペニシリン（penicillin：PC）系，セフェム系，カルバペネム系，モノバクタム系，ペネム系に分けられる．

i) 種　類

①PC系薬：PC系薬はグラム陽性球菌用，広域PC，PC耐性ブドウ球菌用に分類される．広域PC薬，たとえばアンピシリン水和物（ampicillin hydrate：ABPC）はグラム陽性菌に対してばかりでなく，グラム陰性菌や腸球菌属にも有効であり，その改良により，アモキシシリン水和物（amoxicillin hydrate：AMPC）などが開発された．また，抗緑膿菌効果を有する広域PC薬（ピペラシリンナトリウム（piperacillin sodium：PIPC）など）では最小発育阻止濃度（minimum inhibitory concentration：MIC）は高いながら緑膿菌，セラチア属にも有効である．

　菌の産生するβラクタマーゼによるPC耐性に対してはβラクタマーゼ阻害薬が配合された薬物が用いられる．すなわち，クラブラン酸（clavulanic acid：CVA），スルバクタムナトリウム（sulbactam sodium：SBT），タゾバクタム（tazobactam：

表4.9.1　抗菌薬の分類

抗生物質	βラクタム系薬	ペニシリン系薬	アンピシリン，アモキシシリン水和物，ピペラシリンナトリウムなど
		セフェム系薬	セファゾリンナトリウム，セフメタゾールナトリウム，セフォタキシムナトリウム，セフピロム硫酸塩など
		カルバペネム系薬	メロペネム水和物，イミペネム・シラスタチンナトリウム合剤など
		モノバクタム系薬	アズトレナオム
		ペネム系薬	ファロペネムナトリウム水和物
	アミノグリコシド系薬		ストレプトマイシン硫酸塩，ゲンタマイシン硫酸塩，フラジオマイシン硫酸塩など
	マクロライド系薬		エリスロマイシン，クラリスロマイシン，アジスロマイシン水和物など
	リンコマイシン系薬		リンコマイシン塩酸塩水和物，クリンダマイシン塩酸塩
	テイトラサイクリン系薬		ミノサイクリン塩酸塩，ドキシサイクリン塩酸塩水和物など
	クロラムフェニコール系薬		クロラムフェニコール
	ホスホマイシン系薬		ホスホマイシン
	ペプチド系薬		バンコマイシン塩酸塩，テイコプラニン
合成抗菌薬	キノロン系薬		オフロキサシン，シプロフロキサシン，ノルフロキサシンなど
	サルファ剤		スルファジメトキシンなど
	ST合剤		スルファメトキサゾール・トリメトプリム合剤
	オキサゾリジノン系薬		リネゾリド
	ストレプトグラミン系薬		キヌプリスチン・ダルホプリスチン

TAZ）を，それぞれ AMPC，ABPC，PIPC に配合した合剤が開発されている．

②セフェム系薬：セフェム系薬は「世代」として分類されているが明確な定義によるものではなく，あくまでも便宜的な分類である．注射薬としての第一世代（セファゾリンナトリウム（cefazolin sodium：CEZ）など）はグラム陽性菌に対して強い抗菌力を有しており，グラム陰性菌に対する抗菌力も弱いながらもっている．しかし，緑膿菌，セラチア属には無効であり，βラクタマーゼには不安定である．

第二世代（セフォチアム塩酸塩（cefotiam dihydrochloride：CTM），セフメタゾールナトリウム（cefmetazole sodium：CMZ），フロモキセフナトリウム（flomoxef sodium：FMOX）など）はグラム陰性菌に対する抗菌力は増し，グラム陽性菌に対してもある程度の抗菌力を保っている．βラクタマーゼに対しては安定性を増した．この世代に含まれる CMZ などは嫌気性菌にも抗菌力を示すが，緑膿菌に対しては効果が得られない．

セフォタキシムナトリウム（cefotaxime sodium：CTX），セフォペラゾンナトリウム（cefoperazone sodium：CPZ）などの第三世代はβラクタマーゼに対していっそう安定となり，グラム陰性菌に対しても強い抗菌力をもち，一部では緑膿菌，セラチア属などにも効果を示す．しかし，肺炎球菌を除くグラム陽性菌に対する効果は第一・第二世代よりも劣る．

第四世代はブドウ球菌を含むグラム陽性菌と緑膿菌を含むグラム陰性菌の双方に抗菌力をもつ．新世代セフェムとよばれるセフピロム硫酸塩（cefpirome sulfate：CPR），セフォゾプラン塩酸塩（cefozopran hydrochloride：CZOP），セフェピム塩酸塩水和物（cefepime dihydrochloride hydrate：CFPM）は黄色ブドウ球菌にも緑膿菌にもある程度の抗菌力を示す．なお，嫌気性菌に対しては第二から第四世代の多くが抗菌力を示す．

経口セフェム系薬でインフルエンザ菌やほかのグラム陰性桿菌に対する抗菌力がすぐれているものとしては，セフォチアムヘキセチル塩酸塩（cefotiam hexetil hydrochloride：CTM-HE），セフロキシムアキセチル（cefuroxime axetil：CXM-AX），セフジニル（cefdinir：CFDN），セフチブテン水和物（ceftibuten hydrate：CETB），セフィキシム（cefixime：CFIX），セフテラムピボキシル（cefteram pivoxil：CFTM-PI），セフポドキシムプロキセチル（cefpodoxime proxetil：CPDX-PR）などがある．セフカペンピボキシル塩酸塩水和物（pivoxil hydrochloride hydrate：CFPN-PI），セフジトレンピボキシル（cefditoren pivoxil：CDTR-PI）などはグラム陽性菌・陰性菌にも効果があるが，緑膿菌には無効である．

本来第三世代薬や第四世代薬は重症感染症にのみに使用すべき薬物であり，それを濫用すると耐性菌を出現する可能性が高くなるので，その使用には慎重となるべきである．第三世代セフェム系薬の濫用によってメチシリン耐性黄色ブドウ球菌（methicillin-resistant Staphylococcus aureus：MRSA）の院内感染が全国の病院で多発したことは記憶に新しい．

③カルバペネム系薬：非配合カルバペネム系薬としては，メロペネム水和物（meropenem hydrate：MEPM），ビアペネム（biapenem：BIPM），ドリペネム水和物（doripenem hydrate：DRPM）があり，配合剤としてはイミペネム（imipenem：IPM）とその腎毒性を軽減するために分解酵素ジヒドロペプチダーゼに対する阻害薬のシラスタチンナトリウムとの合剤イミペネム・シラスタチンナトリウム（imipenem・cilastatin sodium：IPM/CS），パニペネム（panipenem：PAPM）と腎毒性軽減効果薬ベタミプロンとの合剤パニペネム・ベタミプロン（panipenem・betamipron：PAPM/BP）などがある．

カルバペネム系薬はグラム陽性菌からグラム陰性菌，嫌気性菌（バクテロイデスなど）に対する広範なスペクトルと強力な殺菌力を保有している．基質特異性拡張型βラクタマーゼ（extended-spectrum β-lactamase：ESBL）にも安定であるが，メタロβラクタマーゼ産生菌には無効である．また，カルバペネム系薬は高度耐性菌や重症感染症に用いられるが，副作用として IPM/CS などで中枢神経毒性が出現することがある．

④モノバクタム系薬：グラム陰性菌産生βラクタマーゼに安定であり，グラム陰性菌にのみにスペクトルが限定され，グラム陽性菌や嫌気性菌には適応がない．アズトレオナム（aztreonam：AZT）などがあるが，アミノグリコシド（aminoglycoside：AG）系抗生物質（ゲンタマイシン硫酸塩（gentamicin sulfate：GM），トブラマイシン（tobramycin：TOB），

アミカシン硫酸塩（amikacin sulfate：AMK））との併用で緑膿菌に有効である．

⑤ペネム系薬：βラクタマーゼにも安定で，緑膿菌を除くグラム陰性菌・グラム陽性菌に安定した抗菌力を示す．経口薬としてファロペネムナトリウム水和物（faropenem sodium hydrate：FRPM）がある．

ii) おもな副作用と特記事項

発疹，発熱などが認められるが，重篤な副作用は少ない．アナフィラキシーショックの頻度は少ないが，既往歴，特に薬物アレルギーに関する問診が大切となる．

セフェム系薬で最も重要な副作用は腎障害を惹起することであり，高用量で投与するときや高齢者への投与の際は十分な注意が必要であり，利尿薬，アミノグリコシド系抗生物質との併用は慎重に行う必要がある．

チオメチルテトラゾール基をもつ薬剤（CMZ，CPZ，セフメノキシム塩酸塩（cefmenoxime hemihydrochloride：CMX），ラタモキセフナトリウム（latamoxef sodium：LMOX）など）では，飲酒によるジスルフィラム（嫌酒薬）様作用（アセトアルデヒド症候群；Antabuse 作用として頭痛，動悸，悪心，嘔吐，低血圧，まれにショックを引き起こす）が出現することがあるので，禁酒を指導する必要がある．また，ビタミンK代謝を阻害し，肝でのプロトロンビン合成が低下して出血時間が延長するので，ビタミンKの併用が必要な場合もある．

βラクタム系薬の効果は時間依存性であるため，投与期間の 40％以上の時間，血中濃度が MIC をこえるようにする必要がある．

b. アミノグリコシド系薬

アミノグリコシド（AG）系薬は，細菌のリボソーム 30 S サブユニットに結合して蛋白合成阻害を起こし，殺菌的に作用する．特徴として，おもにグラム陰性好気性菌に有効性を示し，緑膿菌，セラチア属などにも有効である．消化管からの吸収は悪く，脂肪，髄液，胆汁への移行も悪い．

i) 種　類

①抗結核作用を有する薬剤：ストレプトマイシン硫酸塩（streptomycin sulfate：SM），カナマイシン一硫酸塩（kanamycin monosulfate：KM）などがある．

②抗緑膿菌作用を有する薬剤：ゲンタマイシン硫酸塩（gentamicin sulfate：GM），TOB，ジベカシン硫酸塩（dibekacin sulfate：DKB），AMK，イセパマイシン硫酸塩（isepamicin sulfate：ISP）などがある．

③抗緑膿菌作用がない薬剤：フラジオマイシン硫酸塩（fradiomycin sulfate：FRM），リボスタマイシン硫酸塩（ribostamycin sulfate：RSM）などがある．

④その他の薬剤：アルベカシン硫酸塩（arbekacin sulfate：ABK）は MRSA に有効性を示し，スペクチノマイシン塩酸塩水和物（spectinomycin hydrochloride hydrate：SPCM）は淋疾にのみ適応があり，ベンジルペニシリン耐性の淋菌に対しても有効である．

ii) おもな副作用と特記事項

AG 系薬の有名な副作用として不可逆的な第八脳神経障害を引き起こし，難聴をきたすことがあげられる．有効域と中毒域の幅が比較的狭く，少し高用量となると，腎障害を引き起こす．高齢，脱水，K欠乏，利尿薬・低分子デキストランの併用などがリスクファクターとなる．また，麻酔薬との併用で神経筋ブロックを引き起こすことがある．

また，後抗生物質治療効果（postantibiotic effect：PAE）といって，MIC 以上の濃度の抗菌薬に短時間接触するだけでも細菌の再増殖が一定時間抑制されるという現象がある．AG 系薬ではこの作用が比較的明瞭に認められるため，投与間隔を延長させることが可能である．さらに，抗菌力は濃度依存性であるが，従来の分割投与法と同等以上の臨床効果，臓器毒性の軽減，耐性菌の出現抑制などを期待することが可能である．

c. マクロライド系薬

マクロライド（macrolide：ML）系薬は，巨大ラクトン環をもつ化学構造が特徴であり，細菌中のリボソームの 50 S サブユニットと結合して静菌的に作用し，おもにグラム陽性菌に有効である．すでに，かなりの菌が耐性であるので注意を必要とするが，比較的副作用が少ないのでよく用いられる抗生物質である．

i) 適　応

マイコプラズマやクラミジア感染症に用いられる．テトラサイクリン（tetracycline：TC）系薬もこれらの感染症に有効であるが，幼小児においては歯の着色などの副作用が出現するので，

ML系薬が用いられる．これにはエリスロマイシン（erythromycin：EM），クラリスロマイシン（clarithromycin：CAM），アジスロマイシン水和物（azithromycin hydrate：AZM），ジョサマイシン（josamycin：JM），スピラマイシン酢酸エステル（spiramycin acetate：SPM）などが属する．

CAMはレジオネラ属菌にも効果があり，カンピロバクターによる下痢にも有効である．CAMはグラム陰性菌の *Moraxella catarrhalis* やインフルエンザ菌にも効果が得られる．また，CAMは消化性潰瘍の病原の1つとされている *Helicobacter pylori* に対する3剤併用療法（プロトンポンプ阻害薬，AMPC，CAM）に用いられている．

AZMは *Chlamydia trachomatis* による尿道炎，子宮頸管炎に対して1000 mgの1回経口投与で効果が得られる．

SPMは *Toxoplasma godii* にも有効である．

ii）おもな副作用と特記事項

胆汁うっ滞型肝障害や消化器症状を起こすことがある．

CAMならびにEMは心電図QT間隔延長に伴う心室性不整脈を惹起することがある．

細胞内移行性が良好であるため，血中濃度が低くても肺内・肝内濃度が高い．

AZMは半減期が長いため，短期少数回投与で有効な組織内濃度が長期にわたり持続する．

難治性慢性気道感染症であるびまん性汎細気管支炎に対し少量長期投与を行うと呼吸機能の改善がみられることがわかり，ML系薬は，ナチュラルキラー（natural killer：NK）細胞活性を高め非特異的な防御機構を高める作用を有するものと考えられている．

d. リンコマイシン系薬

リンコマイシン塩酸塩水和物（lincomycin hydrochloride hydrate：LCM），クリンダマイシン塩酸塩（clindamycin hydrochloride：CLDM）があり，ML系と類似した作用機序（リボソームの50Sサブユニットとの結合による蛋白合成阻害）および抗菌スペクトルを有するが，嫌気性菌に対しても強い有効性を示す．

i）適　応

CLDMは嫌気性菌やPC耐性肺炎球菌による感染症などに使用される．

ii）おもな副作用と特記事項

副作用としては偽膜性大腸炎を引き起こすことがある．肺などの組織内への移行性が良好である．

e. テトラサイクリン系薬

テトラサイクリン（TC）系薬は細菌のリボソーム30Sサブユニットに結合して蛋白合成阻害を起こし，静菌的な抗菌作用を発揮する．抗菌スペクトルは広いが，耐性菌が多い．テトラサイクリン塩酸塩よりは比較的耐性の少ないドキシサイクリン塩酸塩水和物（doxycycline hydrochloride hydrate：DOXY），ミノサイクリン塩酸塩（minocycline hydrochloride：MINO）が現在多く用いられている．

i）適　応

非定型病原体（リケッチア，マイコプラズマ，クラミジア）やコレラ，ブルセラ属，レプトスピラ属などにも効果がある．一部のMRSAにも有効である．

ii）おもな副作用と特記事項

催奇形性があるので，妊婦への投与は原則行われない．幼小児への投与は骨，歯牙への沈着によって骨の発育不全や歯牙の着色を起こすので控えるべきである．

MINOは前庭機能障害を起こし，吐き気やめまいを惹起する．

血中濃度は低いが，髄液，上顎洞，気道などの組織内濃度が高く，喀痰中移行も良好である．バイオテロリズム病原体（炭疽，ペスト，野兎病）に対して有効である．半減期が長く（10時間前後），排泄が遅いので投与回数は少なくてよいが，蓄積には注意を要する．Ca，Mg，Al，Feを含む薬剤や食品により吸収低下を招く場合がある．

f. クロラムフェニコール系薬

i）適　応

クロラムフェニコール（chloramphenicol：CP）系薬は，細菌中のリボソームの50Sサブユニットと結合して静菌的に作用する抗生物質であるが，造血器障害という重篤な副作用のため，腸チフス，パラチフス，リケッチア，性病性鼠径リンパ肉芽腫や一部の重症感染症などにかぎって用いられ，ほかの感染症にはほとんど用いられない．

ii）おもな副作用と特記事項

骨髄抑制によって再生不良性貧血を惹起することがある．未熟児への投与でグレイ症候群（腹部膨

満，嘔吐，下痢，虚脱，呼吸停止）を起こすこともある．髄液への移行率は高い．

g. ホスホマイシン系薬
ホスホマイシン（fosfomycin sodium：FOM）は細胞壁合成阻害によりグラム陽性菌および陰性菌に広く抗菌作用を発揮する．

i）適応
腸管出血性大腸菌（O157 など）に有効であり，使用される．変形菌，セラチア属，緑膿菌にも有効である．

ii）おもな副作用と特記事項
βラクタム系薬との交差耐性がなく，体内において安定で代謝されない．Na 含量が多いので，心不全や腎障害患者に大量投与するときは注意が必要である．

h. ペプチド系薬
ポリペプチド薬とグリコペプチド薬に大別され，細胞質膜リン脂質に作用する．ポリペプチド薬にはポリミキシン B 硫酸塩（polymyxin B sulfate：PL-B）などがあり，グリコペプチド薬には，バンコマイシン塩酸塩（vancomycin hydrochloride：VCM），テイコプラニン（teicoplanin：TEIC）などがある．

i）適応
VCM，TEIC は MRSA にすぐれた効果を示し，その特効薬として用いられる．
VCM はペニシリン耐性肺炎球菌（penicillin-resistant *Streptococcus pneumoniae*：PRSP）にも効果がある．

ii）おもな副作用と特記事項
腎毒性と神経毒性が強い．VCM の急速な静脈内投与によってヒスタミンが遊離し，赤色人症候群（red man syndrome）とよばれる顔面，頸部の発赤が出現することがある．

(2) 合成抗菌薬

a. キノロン系薬
ナリジクス酸を代表とするオールドキノロンは緑膿菌以外のグラム陰性桿菌に有効性を示すことから，尿路感染症を中心として臨床使用された．その後，抗菌力の増強，スペクトルの拡大，組織移行性の改善を目的として多くのニューキノロン系薬が開発された．その抗菌作用の作用点は DNA ジャイレースであり，DNA の合成阻害である．

i）適応
オフロキサシン（ofloxacin：OFLX），シプロフロキサシン（ciprofloxacin：CPFX）はグラム陰性桿菌だけではなく，黄色ブドウ球菌，肺炎球菌，インフルエンザ菌，緑膿菌にも抗菌力をもつ．OFLX はクラミジア感染症にも効果がある．モキシフロキサシン塩酸塩（moxifloxacin hydrochloride：MFLX）やメシル酸ガレノキサシン水和物（garenoxacin mesilate hydrate：GRNX）は肺炎マイコプラズマ，肺炎クラミジア，レジオネラ属菌にも適応がある．プロドラッグ製剤であるプルリフロキサシン（prulifloxacin：PUFX）は緑膿菌に対して強い抗菌力を示す．

ii）おもな副作用と特記事項
ニューキノロン系薬のいくつかは QT 延長を引き起こす．フェニル酢酸系およびプロピオン酸系抗炎症薬との併用で痙攣などの中枢神経症状を発現させるニューキノロン系薬もある．CPFX，ノルフロキサシン（norfloxacin：NFLX），トスフロキサシントシル酸塩水和物（tosufloxacin tosilate hydrate：TFLX），GRNX などはテオフィリンの血中濃度を上昇させるので併用時は注意が必要である．ロメフロキサシン塩酸塩（lomefloxacin hydrochloride：LFLX）は光毒性が強いため，投与開始から使用後 7 日間は直射日光を避ける必要がある．
また，ニューキノロン系薬と Al，Mg を含有する制酸剤などを同時服用すると吸収阻害が起きる．

b. サルファ剤
サルファ剤は本来広い抗菌スペクトルをもつ薬物であるが，弱い抗菌力と肺炎球菌，連鎖球菌，ブドウ球菌，淋菌，髄膜炎菌など多くの菌が耐性となり，Stevens-Johnson（皮膚粘膜眼）症候群，血液障害，核黄疸などの重篤な副作用のため，かぎられた症例にのみ用いられる．

i）適応
スルファジメトキシンなどが尿路感染に用いられる．

ii）おもな副作用と特記事項
Stevens-Johnson 症候群や血液障害が副作用として問題となる．

c. ST 合剤
サルファ剤であるスルファメトキサゾールとトリメトプリムの 5：1 の配合薬であり，それぞれが細菌の葉酸合成の異なる段階に作用して相乗効果が得

られる．

i) 適応

適応があるのはグラム陰性桿菌，腸チフス，赤痢などである．腎への移行がよく，尿路感染症に効果がある．肺への移行が良好で，ニューモシスチス肺炎，インフルエンザ菌による上気道炎に用いられる．

ii) おもな副作用と特記事項

Stevens-Johnson 症候群や血液障害が出現することがある．注射薬で低血糖発作が出現することもある．

d. オキサゾリジノン系薬

バンコマイシン耐性の *Enterococcus faecium*（vancomycin-resistant *Enterococcus faecium*：VREF）や MRSA 感染症に適応をもつ新規合成抗菌薬としてリネゾリド（linezoid：LZD）が開発された．

i) 適応

上記細菌による敗血症，肺炎，外傷，熱傷による二次感染などに適応がある．

ii) おもな副作用と特記事項

骨髄抑制が起こることがあり，長期連投では注意する．既存の抗菌薬との間に交差耐性がない．腸管からの吸収性も高く，注射と内服で同等の薬物動態を示す．

e. ストレプトグラミン系薬

VREF 感染症に適応がある半合成抗菌注射薬としてキヌプリスチン・ダルホプリスチン（quinupristin・dalfopristin：QPR/DPR）が開発された．

i) 適応

VREF 感染症に適応を有する．

ii) おもな副作用と特記事項

静脈炎，関節痛，筋肉痛，肝障害を起こしやすい．

(3) 口腔領域での抗菌薬使用上の注意事項

a. 注意すべき菌

i) MRSA

PC や多くのセフェム系薬，AG，旧型 TC，ML にも高度耐性であるばかりでなく，ニューキノロン系薬，MINO，カルバペネム系薬などに対しても耐性の菌が増加している．原因は，黄色ブドウ球菌に対し抗菌力の弱い第三世代セフェム系薬を濫用したためである．黄色ブドウ球菌は元来弱毒性であるが，深部感染（敗血症，心内膜炎，肺炎，腸炎，腹膜炎，骨髄炎など）では重症化する危険が高い．MRSA 感染症の第一選択薬は VCM，TEIC，ABK，LZD である．また，MRSA に対する感受性は，一部の β ラクタム系薬（CMZ，FMOX など），MINO，ニューキノロン系薬，併用療法（CMZ＋FOM，IPM/CS＋FOM，CTM＋IPM/CS，FMOX＋FOM など）でも得られることがある．VCM はヒスタミン遊離作用による赤色人症候群や血圧低下などの副作用があり，急速静注は避けて 1 時間以上かけて点滴静注する．VCM 使用により，耳鳴り，聴力低下，腎障害などの副作用が出現することがあるため注意が必要である．

ii) 緑膿菌

この細菌も本来は弱毒菌であるが広域抗菌薬を頻回に投与された結果，菌交代現象が起こる．エキソトキシン A，プロテアーゼ，エラスターゼなどを産生し，蛋白合成阻害作用や組織破壊作用を有し全身感染へと進展することがある．有効と考えられる抗菌薬は PIPC，CPZ，CZOP，AZT，CRMN，CPR，CFPM，IPM/CS，PAPM/BP，MEPM，BIPM，DRPM，一部の AG 薬（GM，AMK など），ニューキノロン系薬などであるが，感受性テストの結果をみて薬剤を選択する．

多剤耐性緑膿菌（multipledrug-resistant *Pseudomonas aeruginosa*：MDRP）感染症は IPM，AMK，CPFX に対して一定以上の抵抗性を示す緑膿菌感染症であり，MDRP には抗菌薬がほとんど無効である．感染症法により基幹定点病院から保健所への届出義務がある．

iii) 嫌気性菌

バクテロイデス属はヒト腸内の常在菌であり，多剤耐性の場合がある．感染巣は深在性感染症を引き起こし，膿瘍を形成し，悪臭を放つ．切開，排膿などの処置を行う必要がある．AG，第一世代セフェム系薬は無効であり，TAZ/PIPC，SBT/ABPC などの β ラクタマーゼ阻害薬を組み合わせた PC 系薬，ML，CLDM，第二世代セフェム系薬（CMZ，FMOX など），第三世代および第四世代セフェム系薬（特に LMOX，CPR，CZOP），カルバペネム系薬などが有効である．

b. おもな感染症

i) 咽頭・喉頭炎，扁桃炎，気管支炎

β 溶連菌，肺炎球菌などのグラム陽性菌を原因

菌として想定し，広域 PC, ML を第一選択とする．耐性菌には CVA/AMPC, SBT/ABPC, ニューキノロン系薬，ペネム系薬などを用いる．マイコプラズマ肺炎には EM, CAM, AZM, MFLX を選択する．

ii）嚥下性肺炎

口腔内常在の嫌気性菌を原因と考え，PC, FRPM, CLDM を選択する．グラム陰性桿菌を考慮して第二世代および第三世代セフェム系薬とCLDM も用いる．

iii）敗血症

動脈血培養などにより起因菌を分離同定する．起因菌に対し殺菌性抗菌薬を十分な期間，十分に大量に投与する．

c. 特殊病態

i）腎障害

腎障害時には抗菌薬が蓄積する危険があるので，抗菌薬投与量の 25％以上が腎排泄性である薬剤では，減量しなければならない．

ii）肝障害

肝障害時は薬物代謝と胆汁排泄の低下が起こる．このため，薬剤血中濃度上昇，血中半減期延長が起こり，使用後 2～3 週間で肝障害が出現することがある．毒性の低い薬剤を常用量で短期間用いる．

iii）妊娠時の投与法

妊娠中は，胎児死亡，催奇形性，胎児発育抑制などを考慮する．通常，第一選択として PC 系薬，セフェム系薬を投与する．セフェム系薬は経胎盤性移行にすぐれている．SM, KM の妊娠初期の使用は新生児の第八脳神経障害の原因となる．TC は胎児の骨組織や歯牙に沈着し，黄斑などを形成する．さらに，先天性白内障の原因ともなるので使用しない．ML 系薬は低毒性で，妊産婦の梅毒，淋疾，クラミジアなどに使用できる．CP は胎児死亡やグレイ症候群を引き起こす．キノロン系薬は安全性が確立されていないので禁忌である．ニューキノロン系薬は母乳中移行があるので投与中の授乳は禁止する．

2 抗炎症薬

炎症とは，発赤，腫脹，発熱，疼痛などの症状を呈し，急性炎症では微小血管の拡張，血管透過性の亢進，白血球の遊走・浸潤，組織障害と疼痛が発生する．炎症に関与するオータコイドとしては，プロスタグランジン（prostaglandin：PG），ロイコトリエン（leukotriene：LT），ヒスタミン，ブラジキニン，セロトニンなどがあげられる．炎症に対して抑制的に働く抗炎症薬には副腎皮質ホルモンなどのステロイド系抗炎症薬（グルココルチコイド）と非ステロイド系抗炎症薬（nonsteroidal anti-inflammatory drugs：NSAIDs）がある．

(1) 副腎皮質ステロイド

a. 副腎皮質ステロイドの種類

副腎皮質では束状層においてグルココルチコイドのコルチゾールとコルチコステロン，網状層において副腎性性ホルモンのアンドロゲン，球状層ではアルドステロンが生成される．抗炎症作用を期待できるのはグルココルチコイドであり，コルチゾール（ヒドロコルチゾン）やこれらの誘導体であるプレドニゾロン，メチルプレドニゾロン，デキサメタゾン，ベタメタゾンなどが用いられる．

b. 副腎皮質ステロイドの作用機構と薬理作用

細胞質にあるグルココルチコイド受容体はグルココルチコイドと結合して活性化し，核内に移行して特異的結合部位であるグルココルチコイド反応要素（glucocorticoid response element：GRE）に結合する．その結果，ある特定遺伝子の転写調節によって薬理作用を発揮する．その１つはリポコルチンという蛋白が誘導され，この蛋白がフォスホリパーゼ A_2 の活性化を抑制することによって，PG や LT の産生の原料となるアラキドン酸の生成が抑制されるためとされている．

合成ステロイド薬（合成グルココルチコイド）はヒドロコルチゾンを基に合成されており，二重結合やフッ素の導入による作用増強などがはかられている．おもに，炎症性サイトカインの産生抑制と，アラキドン酸生成にかかわる酵素の抑制による PG 産生抑制により，免疫抑制作用と抗炎症作用を発現する．合成ステロイド薬はたとえ力価が同じであっても，半減期や受容体との結合力により効果の強弱や作用期間が異なる．

(2) 全身投与可能なステロイド薬

a. 分類

全身投与用ステロイド薬は大きく３つのグループに分けられる．第一のグループは，半減期が適度で

使いやすいステロイド薬であり，プレドニゾロン，メチルプレドニゾロン，トリアムシノロンなどがある．これらのステロイド薬はヒドロコルチゾンに比べてミネラルコルチコイド作用（電解質（Na^+）貯留作用）が大幅に少ないことから，高血圧，心不全などの誘発が少ない．第二のグループのステロイド薬として，ベタメタゾン，デキサメタゾンなど，作用が強力で長時間作用が持続する強力なステロイド薬である．作用が強力である分，デキサメタゾンとベタメタゾンは副腎萎縮を起こしやすい．これらのステロイド薬にはミネラルコルチコイド作用はほとんどない．第三のグループのステロイド薬は内因性のヒドロコルチゾンと同じものであり，効果も弱く，そのミネラルコルチコイド作用に基づく副作用もあるため，抗炎症作用を期待して使用することはないが，ショックなどで緊急にステロイド薬が必要な場合に用いられる．

b. 適応症と投与法

ステロイドはその作用機序からもわかるように，炎症反応，免疫反応が強い病態ほど効果が強くなる．適応症としては，副腎不全，ショック，離脱症候群，膠原病関連諸疾患，薬物アレルギーなどがある．一般的には，重症の臓器障害には大量に投与し，炎症のみのコントロールには少量投与を行う．特に，治療初期に十分量ないし適当量使用して，症状の改善を待って漸減していく場合が多い．ステロイドから離脱する場合には，プレドニゾロンのように半減期の長くないものを用い，漸減する治療計画を立てる．ステロイドパルス療法は，期間を限定して大量のステロイド薬を投与する治療法である．

c. 副作用と特記事項

ステロイド薬の投与はさまざまな副作用を生じさせる可能性がある．長期投与ではCushing症候群とよばれるさまざまな症状が発生する．糖代謝が異常化し，ステロイド糖尿病が生じる．ブドウ糖が脂質に変化し，脂肪沈着が特定の場所を中心に起こり，満月様顔貌，野牛肩などの変化がみられる．蛋白質の分解も亢進し，骨格筋の萎縮や骨粗鬆症が起きる．ミネラルコルチコイド作用により，高血圧や浮腫が起きやすくなる．また，消化性潰瘍も起こりやすくなる．免疫系も抑制されることから，感染症（特に結核）に注意が必要となる．

これらの副作用を考慮しながらそれを予防する対策も必要となる．感染症には抗菌薬，糖尿病にはインスリンなどを必要に応じて使用する．ステロイド薬投与中の死菌を用いたワクチンは接種可能であるが，生ワクチン接種は禁忌となり，それ以外の予防接種は可能である．ステロイド長期使用の副作用である骨粗鬆症にはビスホスホネート製剤，活性型ビタミンD_2，ビタミンK_3が使われる．必要に応じて降圧薬，脂質異常症治療薬を使用する場合もある．消化性潰瘍の予防に対しては，胃酸分泌抑制薬，制酸薬，粘膜保護薬の併用が行われる．ステロイド使用中患者の外傷や手術などのストレスに対するステロイドの増量（ステロイドカバー）は必ずしも必要ではない．

(3) 外用ステロイド薬

a. 種　類

ステロイドの外用剤としては，皮膚に適用する軟膏，クリームと鼻腔，気管支に適用する吸入薬や点鼻薬がある．

b. 適　応

ヒドロコルチゾン，プレドニゾロン，プロピオン酸ベクロメタゾンなどは外皮用としても有用である．プロピオン酸ベクロメタゾンは吸入薬として気管支喘息，鼻アレルギー，口腔用薬として難治性口内炎に効果がある．口内炎に対してはトリアムシノロンアセトニドが有用である．

c. 副作用と特記事項

作用が強いステロイド薬では，大量使用や長期使用で副腎機能低下，皮膚萎縮，皮膚炎などを引き起こすが，酪酸ヒドロコルチゾンなど作用が弱いステロイド薬では副作用も弱い．さらに，ヒドロコルチゾン，プレドニゾロン，プロピオン酸ベクロメタゾンなどは局所では高い有効性があるが，吸収されると体内で代謝されて活性が弱くなるので，全身に対する副作用がきわめて弱い．

(4) NSAIDs

a. 定　義

NSAIDsとは，ステロイド以外で抗炎症作用を有する薬物群の総称であり，一般にアラキドン酸からPGを合成する酵素のシクロオキシゲナーゼ（cyclooxygenase：COX）阻害により抗炎症作用，鎮痛作用，解熱作用を発揮する薬物である．

b. 作用機序

COXは細胞質内に存在し，COX-1とCOX-2と

いうアイソザイムがある．COX-1は胃粘膜，血小板などを含め多くの細胞で常に発現しているが，COX-2は炎症性サイトカインなどの刺激により誘導され発現する．NSAIDsの鎮痛作用は末梢においてCOX阻害によりPG産生を抑制し，PGの痛覚閾値の低下に拮抗して鎮痛作用を示す．また，その解熱作用の作用点は中枢であり，全身的な炎症がある場合サイトカインが作用して視床下部の体温中枢でPGが産生され，発熱が起きるが，NSAIDsはこの部分でのPG産生を抑制し，解熱作用を発揮する．

一方，胃粘膜でCOX-1の働きにより絶えず産生されるPGは粘膜保護的に働いているが，NSAIDsによってその産生が抑制されると，胃痛などの副作用として現れる．通常のNSAIDsはCOX-1とCOX-2どちらにも結合して，基質のアラキドン酸がこの酵素に入るのを阻止するものだけであったが，最近，選択的にCOX-2だけを阻害する薬物が開発され，消化性潰瘍や出血などの副作用の軽減がはかられた．しかしながら，COX-2選択的阻害NSAIDsは血管内皮機能に抑制的に働き，心筋梗塞の危険性を高めることが報告され，その積極的な使用は避けられている．

c. NSAIDsの種類

NSAIDsの大部分はCOX阻害作用をもつ酸性抗炎症薬であるが，塩基性の抗炎症薬もある．塩基性抗炎症薬のCOX阻害作用は弱く，その作用機序は酸性抗炎症薬ほど明らかでない．NSAIDsの最も多い副作用は胃腸障害であるため，これを軽減させるために，吸収されてから肝で代謝され，COX阻害作用をもつ活性薬となるプロドラッグが開発された．ロキソプロフェンナトリウム水和物が代表的なプロドラッグである．

i）サリチル酸系薬

代表的な薬物はアスピリンである．この薬物を少量使用すると，血管内皮細胞でのプロスタサイクリン（PGI$_2$；血管拡張作用と血小板凝集抑制作用をもつ）生成に対しては大きな抑制を示さず，血小板でのトロンボキサンA$_2$（TXA$_2$；血管収縮作用と血小板凝集作用をもつ）の生成を完全に抑制するので，血小板凝集のみが選択的に抑制されて，血栓予防効果につながるが，逆に出血傾向を示す可能性がある．アスピリンはインフルエンザや水痘に罹患した小児に投与するとReye症候群を引き起こす可能性があるので，注意が必要である．また，気管支喘息の素因をもつ患者に投与するとアスピリン喘息を起こす可能性がある．これは，アスピリンによってCOXが抑制されるとアラキドン酸からリポキシゲナーゼを介して生成されるLTが増加し，気管支喘息が惹起されるものである．

ii）フェナム酸系薬

この代表的な薬物はメフェナム酸であり，比較的強い鎮痛作用をもつが，消化性潰瘍や肝・腎障害，血液障害に注意が必要である．

iii）アリール酸系薬

ジクロフェナクナトリウム，インドメタシン，スリンダク，アセメタシンがこの群の薬物である．効果の発現が早く，作用も確実な薬物である．スリンダク，アセメタシンはプロドラッグである．

iv）プロピオン酸系薬

イブプロフェン，ケトプロフェン，ロキソプロフェンナトリウム水和物などがこの群である．抗炎症作用，鎮痛作用，解熱作用を平均して発揮する薬物である．胃障害，腎障害の作用が比較的少ないが，ニューキノロン系の抗菌薬との併用では痙攣などの中枢性副作用を起こす可能性があるので，注意が必要である．

v）塩基性抗炎症薬

チアラミド塩酸塩などが属し，抗炎症作用や鎮痛作用は緩徐である．

vi）COX-2選択的阻害薬

セレコキシブがこの群に入る抗炎症薬である．冠動脈疾患をもつ患者には禁忌となる．

d. 適応

NSAIDsは，関節リウマチ，変形性関節症などの整形外科領域疾患をはじめとして，口腔外科領域の術後疼痛を含めた各種疼痛に広く用いられる．また，各種感染症や膠原病などによる発熱にもよく用いられる．さらに，COX-1阻害による血小板のトロンボキサン合成抑制作用を利用した適応例として，脳梗塞や虚血性心疾患などの予防に低用量アスピリンが用いられることがある．

e. 副作用と特記事項

NSAIDsの最も頻度の高い副作用は胃粘膜におけるCOX-1阻害に伴うPG合成抑制作用による胃腸障害である．腎におけるPGの作用を抑制することから，浮腫，高血圧を生じることがある．したがって，腎機能障害患者や高齢者の場合は半減期の短いものを用いる．また，肝障害，出血傾向，発疹，

ショック，アスピリン喘息などの副作用もある．胎児への催奇形性の指摘は特にないが，妊娠後期で胎児動脈管早期閉鎖を促すことがあるので，妊娠時にはNSAIDsよりもアセトアミノフェンを用いる場合が多い．

3 抗悪性腫瘍薬

悪性腫瘍の治療には，外科的手術療法，放射線療法もあるが抗悪性腫瘍薬を用いた各療法も重要な治療法の1つであり，ほかの治療法と組み合わせて用いられることも多い．理想的な抗悪性腫瘍薬は正常細胞には影響を与えず，腫瘍細胞に対してのみ障害を与える薬物が望ましいが，実際には細胞分裂を繰り返す正常細胞（たとえば骨髄細胞や消化管上皮細胞，毛根など）にも影響を与えることも多く，過量投与には十分な注意が必要となる．抗悪性腫瘍薬はある特定の細胞周期にある腫瘍細胞を傷害する細胞周期特異的薬剤とそれとは無関係に分裂や増殖を抑制する細胞周期非特異的薬剤がある．化学療法を続けていると薬物の新たな排出機構が出現するなどが起こり，その薬物に対する耐性が出現したりする．副作用の軽減や耐性の発現を抑制したりする目的で多剤併用療法も行われることもある．

(1) 種類・作用と適応

a. アルキル化薬

DNAをアルキル化してDNA複製を阻害する．細胞周期に無関係に働くが，骨髄，消化管粘膜，生殖細胞，毛根など増殖が盛んな細胞に対する作用が強い．

i) ナイトロジェンマスタード類

シクロホスファミド（cyclophosphamide：CPA）は悪性リンパ腫，多発性骨髄腫，乳癌，子宮癌，卵巣癌などに用いられる．イホスファミド（ifosfamide：IFM）は血中濃度持続が長いうえに活性代謝物の組織内濃度が高いという特徴があり，小細胞性肺癌，骨肉腫，子宮頸癌に効果がある．メルファラン（melphalan：L-PAM）は多発性骨髄腫に効果がある．L-PAMとブスルファン（busulfan：BUS）は造血幹細胞移植の前処置にも用いられる．

ii) ニトロソウレア類

DNAと蛋白の両方に作用する．血液脳関門を通過するのでニムスチン塩酸塩（nimustine hydrochloride：ACNU）は脳腫瘍に用いられる．ラニムスチン（ranimustine：MCNU）は脳腫瘍のほかに多発性骨髄腫，悪性リンパ腫に用いられる．

b. 白金製剤

DNAやDNA蛋白と結合してDNA合成を阻害する．広範な腫瘍に効果がある．代表的薬物としてシスプラチン（cisplatin：CDDP）がある．悪心，嘔吐や腎障害，さらには骨髄抑制が強い．腎毒性を軽減したカルボプラチン（carboplatin：CBDCA），ネダプラチン，オキサリプラチン（oxaliplatin：L-OHP）がある．

c. 代謝拮抗薬

核酸や蛋白合成過程の代謝物と類似の構造をもつ化合物で，核酸や蛋白合成を阻害する．おもにS期の細胞に特異的に作用する．

i) 葉酸代謝拮抗薬

メトトレキサート（methotrexate：MTX）は白血病や悪性リンパ腫，乳癌，胃癌，骨肉腫や絨毛性疾患などで用いられる．MTX・ホリナート救援療法では，MTXを大量投与し，その毒性を軽減するために同時に葉酸の活性型誘導体であるホリナートカルシウムを後で投与する．

ii) ピリミジン代謝拮抗薬

フッ化ピリミジン類としてはフルオロウラシル（fluorouracil：5-FU）があり多くの種類の腫瘍に用いられる．テガフール（tegafur：TGF）やドキシフルリジン（doxifluridine：5'-DFUR），カペシタビンは生体内で代謝されて5-FUになる．シトシンアラビノシド系薬には，シタラビン（cytarabine：Ara-C），エノシタビン（enocitabine：BH-HC）などが急性白血病に用いられ，ゲムシタビンが非小細胞肺癌，膵癌，胆道癌に用いられる．

iii) プリン代謝拮抗薬

メルカプトプリン水和物（mercaptopurine hydrate：6-MP）は白血病に用いられる．フルダラビンリン酸エステル（fludarabine phosphate：F-ara-AMP）は慢性リンパ性白血病に用いられるほか，造血幹細胞移植の前処置薬として使用されることがある．クラドリビン（cladribine：2-CdA）はヘアリー細胞白血病，低悪性度B細胞リンパ腫に用いられる．

iv) その他の代謝拮抗薬

ヒドロキシカルバミド（hydroxycarbamide：HU）はS期の細胞に作用してDNA合成を阻害し，

慢性骨髄性白血病に用いられる．L-アスパラギナーゼ（L-asparaginase：L-ASP）は腫瘍細胞増殖のために必要なアスパラギンを加水分解する酵素で，急性白血病と悪性リンパ腫に適応がある．

d. 抗腫瘍性抗生物質

DNA合成抑制作用やDNA鎖切断作用などを有する微生物産生化学物質で，抗腫瘍活性を示すものである．

i）アントラサイクリン系薬

トポイソメラーゼⅡ活性阻害作用によりDNA二重鎖の障害によりアポトーシスを引き起こす．急性白血病に用いられるダウノルビシン塩酸塩（daunorubicin hydrochloride：DNR）や固形腫瘍にも用いられるドキソルビシン塩酸塩（doxorubicin hydrochloride：DXR）がこのグループに属し，心毒性が強い．これと類似構造をもち，アントラキノン系ともよばれるミトキサントロン塩酸塩（mitoxantrone hydrochloride：MIT）がある．白血病，悪性リンパ腫，乳癌などに用いられる．

ii）その他の抗腫瘍性抗生物質

生体内で変化し，アルキル化薬として働くマイトマイシンC（mitomycin-C：MMC）や，フリーラジカルを生成してDNA切断を起こすブレオマイシン塩酸塩（bleomycin hydrochloride：BLM）がある．MMCは胃癌，乳癌，膵癌，子宮癌などに有効であるが，蓄積性があり，かつ骨髄抑制も引き起こすことがある．BLMは扁平上皮癌に用いられるが，肺毒性があり，肺線維症を引き起こす．

e. 微小管阻害薬

細胞分裂時の紡錘体形成，細胞内の微細構造や物質輸送などの機能をもつ微小管に作用して抗腫瘍効果を示す．

i）ビンカアルカロイド

ニチニチソウから抽出したアルカロイドのビンクリスチン硫酸塩（vincristine sulfate：VCR）とビンブラスチン硫酸塩（vinblastine sulfate：VLB）がこれに属する．VCRは骨髄抑制よりも末梢神経障害が主たる副作用であるが，ほかのビンカアルカロイドは神経障害よりも骨髄障害の方が問題となる．VCRは白血病，悪性リンパ腫，小児腫瘍に用いられ，VLBは悪性リンパ腫，絨毛性疾患などに用いられる．

ii）タキサン

パクリタキセル（paclitaxel：PTX）とドセタキセル水和物（docetaxel hydrate：DTX）がある．頭頸部癌，肺癌，卵巣癌，胃癌，食道癌，乳癌，泌尿器癌などに有効である．消化器毒性は少ないが，骨髄抑制のほかにPTXでは末梢神経障害，DTXでは浮腫が副作用として問題となる．

f. トポイソメラーゼ阻害薬

i）トポイソメラーゼⅠ阻害薬

環状二本鎖DNAの一方の鎖を切断し，他方の鎖を通過させた後，DNAを再結合する酵素であるトポイソメラーゼⅠを阻害する．植物由来であり，カンプトテシン類としてイリノテカン塩酸塩水和物（irinotecan hydrochloride hydrate：CPT-11）とノギテカン塩酸塩がある．肺癌，胃癌，大腸癌など広範囲の固形癌と悪性リンパ腫に効果があるが，骨髄抑制や下痢という重篤な副作用がある．

ii）トポイソメラーゼⅡ阻害薬

環状二本鎖DNAにおいて2本の鎖をともに切断し，別の二本鎖DNAを通過させた後にDNAを再結合する酵素であるトポイソメラーゼⅡを阻害する．前述したアントラサイクリン系抗生物質とエトポシド（etoposide：VP-16）を代表とするポドフィロトキシン誘導体がこの酵素を抑制する薬物である．小細胞性肺癌，悪性リンパ腫，急性白血病などに有効である．

g. ホルモン製剤

ホルモン依存性の腫瘍に対して，逆の作用をもつ性ホルモンや抗ホルモン薬を用いて治療するものである．

i）抗エストロゲン薬

エストロゲン受容体陽性の乳癌に適応がある．黄体化ホルモン放出ホルモン（luteinizing hormone-releasing hormone：LH-RH）作動薬（性腺刺激ホルモン放出ホルモン（gonadotropin releasing hormone：GnRH）の合成ペプチドアナログ）であるリュープロレリン酢酸塩やゴセレリン酢酸塩は，一過性に卵巣からのエストロゲン分泌を刺激した後抑制するので，閉経前乳癌の治療に用いられる．エストロゲン受容体拮抗薬であるタモキシフェンクエン酸塩（厳密にいえば部分活性薬）は乳癌やプロゲスチン抵抗性の子宮癌の治療に用いられる．選択的エストロゲン受容体調節薬（selective estrogen receptor modulator：SERM：エストロゲンの受容体への結合を抑制するトレミフェンクエン酸塩），アロマターゼ阻害薬（アンドロゲンからエストロゲ

ン生成を抑制するアナストロゾールやレトロゾール），プロゲステロン製剤なども乳癌の治療に用いられる．

ii) 抗アンドロゲン薬

前立腺癌に対しては，アンドロゲン分泌抑制薬（LH-RH 作動薬）となるリュープロレリン酢酸塩やゴセレリン酢酸塩，アンドロゲン受容体拮抗薬であるフルタミド，エストロゲン製剤などが用いられる．

h. 分子標的治療薬

腫瘍の特異的な分子を標的にする薬物が多く開発されている．代表的なもののみを以下に示す．

i) イマチニブメシル酸塩

慢性骨髄性白血病のフィラデルフィア染色体上にある Bcr-Abl 融合遺伝子を標的とする Bcr-Abl チロシンキナーゼ阻害薬である．慢性骨髄性白血病を高率に寛解導入できる．

ii) トレチノイン

活性型ビタミン A であり，急性前骨髄球性白血病に対して *PML/RARα* 遺伝子に作用して白血病細胞を分化誘導する．

iii) ゲフィチニブ，エルロチニブ塩酸塩

上皮増殖因子受容体（epidermal growth factor receptor：EGFR）チロシンキナーゼを阻害して腫瘍増殖を抑制する．*EGFR* 遺伝子変異をもつ肺癌で効果がある．副作用として間質性肺炎に注意が必要である．

iv) セツキシマブ

EGFR のモノクローナル抗体である．EGFR 陽性の大腸癌，頭頸部癌に適応がある．

v) リツキシマブ

B リンパ球の抗原 CD20 に対するモノクローナル抗体である．CD20 陽性 B 細胞性非 Hodgkin リンパ腫に効果がある．

vi) トラスツズマブ

HER-2/neu 成長因子受容体に対するモノクローナル抗体である．HER-2 過剰発現がある転移性乳癌に用いられる．

（2）使用方法・特記事項

a. 大量化学療法

通常量以上の大量化学療法により病巣部位での薬剤血中濃度を高くして抗腫瘍効果を高める．副作用の管理が必要である．

b. 多剤併用療法

化学療法により残存した薬剤耐性腫瘍細胞が増殖するのを防ぐために，作用機序の異なる複数の薬剤を組み合わせて使用する．

c. 生化学的修飾（biochemical modulation）

組み合わせた各薬剤が最大の有効性を発揮できるように薬剤の組み合わせと投与方法を工夫する．

d. 標的化学療法（targeted chemotherapy）

体内の特定部位の抗腫瘍効果を高める方法．局所動注，分子標的治療薬，ホルモン療法，リポソーム（liposome）などのドラッグデリバリーシステム（drug delivery system：DDS）などがある．

e. 副作用対策

多くの副作用は薬剤投与量に相関している．また，急性期の副作用（悪心・嘔吐など）と遅発性の副作用（アントラサイクリン系薬の心毒性など）がある．悪心・嘔吐に対してはグラニセトロン塩酸塩などの 5-HT$_3$ 受容体拮抗薬が効果を示す．

好中球減少症に対しては G-CSF を用いる．アントラサイクリン系薬では総投与量を計算して心毒性の極量をチェックする．

4 歯科・口腔用剤

（1）粘膜・歯周疾患治療薬

a. 含嗽薬

口腔内の抗炎症作用の目的ではアズレンスルホン酸ナトリウム水和物が用いられる．消毒・抗菌作用を期待してポビドンヨード，ベンゼトニウム塩化物，フラジオマイシン硫酸塩が用いられる．

b. トローチ

抗生物質（テトラサイクリン塩酸塩）含有トローチや殺菌消毒薬（デカリニウム塩化物，ドミフェン臭化物）含有トローチなどがある．特別な目的としては，口腔カンジダ症に対して用いるクロトリマゾール含有トローチもある．

c. 口腔徐放剤

口内炎や歯肉炎は口内清掃・ブラッシングが基本であるが，抗炎症薬（アズレンスルホン酸ナトリウム水和物）含有口腔徐放剤を口腔前庭に挿入する治療もある．

d. 口腔用クリーム，軟膏

口腔内のさまざまな粘膜の炎症・びらん・潰瘍などを治療する目的で，抗炎症薬（クロルヘキシジン

塩酸塩・ジフェンヒドラミンサリチル酸塩・ヒドロコルチゾン酢酸エステル・ベンザルコニウム塩化物配合剤），抗生物質（テトラサイクリン・プレステロン歯科用軟膏），各種ステロイドを含有したクリームや軟膏が用いられる．

e. 噴霧剤，貼薬剤

ステロイドを含有した噴霧剤や貼薬剤があり，軟膏やクリームでは定着が困難な粘膜面に用いられる．

f. 歯周病治療剤

炎症を起こした歯周ポケットに貼薬するためのシリンジ入りの抗生物質（ミノサイクリン塩酸塩）徐放軟膏がある．

g. 口腔乾燥症用治療薬

各種塩を含有した粘着性の高い人工唾液がある．また，唾液腺細胞のムスカリン性アセチルコリン受容体に作用するピロカルピン塩酸塩内服薬もあるが，虚血性心疾患や気管支喘息の誘発や増悪，てんかんやParkinson症状の増悪など重篤な副作用の出現が考えられるため使用には厳重な注意が必要である．

(2) 根管清掃剤，根管貼薬・根充剤

a. 根管の化学的清掃剤

次亜塩素酸ナトリウム水溶液（NaClO）とオキシドール（NaClO＋H_2O_2 → NaCl＋H_2O＋O_2, 発泡による根管内を機械的・化学的清掃），キレート剤（エチレンジアミン四酢酸（ethylenediaminetetraacetic acid：EDTA, 硬組織脱灰剤），RC-Prep（EDTA＋殺菌・発泡剤過酸化尿素＋潤滑剤（カーボワックス））などが用いられる．

b. 根管貼薬剤

根管内の微生物を殺菌，消毒するために用いられる．ホルマリン製剤，フェノール製剤，ヨード製剤，抗生物質，水酸化カルシウム製剤などがある．

5　その他の薬剤

疾患の原因治療薬ではないが，各種歯科治療，処置・手術に必要な局所麻酔薬を取り上げる．

局所麻酔薬

局所麻酔薬は神経軸索のNa^+チャネルの開口を可逆的に阻害することにより末梢神経の興奮伝導をブロックする．一般的に細い神経の方が局所麻酔薬に対して感受性が高いので，有髄の運動神経より知覚神経の方が感受性が高い．知覚のなかでは，痛覚，冷覚，温覚，触覚，深部感覚の順番で感受性が高い．また，興奮頻度の高い神経の方が局所麻酔薬で遮断されやすい（頻度依存性ブロック，使用依存性ブロック）．その化学構造からエステル型とアミド型に分類される．一般にアミド型はエステル型に

表 4.9.2　局所麻酔薬の分類と適応

	薬剤名	表面麻酔	浸潤麻酔	伝達麻酔	硬膜外麻酔	脊髄くも膜下麻酔
エステル型	プロカイン塩酸塩	−	○	○	○	○
	オキシブプロカイン塩酸塩	○	−	−	−	−
	コカイン塩酸塩	○	−	−	−	−
	テトラカイン塩酸塩	○	○	○	○	○
	パラブチルアミノ安息香酸ジエチルアミノエチル塩酸塩	○	○	○	−	−
	アミノ安息香酸エチル	○	−	−	−	−
アミド型	リドカイン塩酸塩・アドレナリン	○	○	○	○	−
	メピバカイン塩酸塩	−	○	○	○	−
	ブピバカイン塩酸塩水和物	−	−	○	○	○
	レボブピバカイン塩酸塩	−	−	−	○	−
	ロピバカイン塩酸塩水和物	−	−	○	○	−
	ジブカイン塩酸塩	○	○	○	○	○
	プロピトカイン塩酸塩・フェリプシン	−	○	○	−	−

比べてアレルギーなどの発生が少ない．血管を経て，中枢神経系に移行するとさまざまな重篤な中枢性の副作用が発現するので，細心の注意が必要である．表面麻酔，浸潤麻酔，伝達麻酔，硬膜外麻酔，脊髄くも膜下麻酔などに用いる．毒性，浸潤性，持続時間などにより使用できる麻酔薬が**表 4.9.2** のようになっている．

歯科用局所麻酔薬としては，プロピトカイン塩酸塩・フェリプレシン，リドカイン塩酸塩・アドレナリン，メピバカイン塩酸塩が用いられ，血管収縮薬の添加により血中への吸収を遅延させ，作用時間延長と中毒の防止に役立っている． 〔中谷晴昭〕

4.10 放射線療法

1 放射線腫瘍学の基礎

わが国での癌治療は外科療法が中心となって発展してきた．しかし最近，治療後の高い生活の質（quality of life：QOL）が癌治療に求められ，組織欠損もなく機能温存が可能で，かつ高齢者や合併症により外科療法を受けられない患者に対しても適応可能な放射線治療の重要性が認知されつつある．この項では，最近特に発展の著しい放射線治療を理解するために，必要な基礎的事項について，最新の知見を取り入れながら解説する．

（1）放射線の種類と性質

物質にエネルギーを与え，かつその物質を電離できる十分なエネルギーを有する電磁波や粒子のことを電離放射線とよび，放射線腫瘍学で放射線といえば，一般に電離放射線のことを指す．電離放射線には，電磁放射線と粒子放射線の 2 つがある．

電磁放射線には，X 線と γ 線が属し，原子核外でおもに電子のエネルギーに起因して発生するものを X 線，原子核内から発生するものを γ 線という．物質と相互作用する性質は，両者で本質的に同じである．画像診断で利用される X 線では光電効果が，放射線治療で利用される X 線，γ 線ではコンプトン散乱が，物質とのおもな相互作用過程である．

粒子放射線には，電子線，β 線，中性子線，陽子線，α 線，炭素イオン線などがある（**図 4.10.1**）．放射線の単位には，種々のものが存在するが，放射線治療においては，吸収線量（Gy，J/kg）がおもに用いられる．

同じ吸収線量でも，飛跡単位長さあたりの電離による線エネルギー付与（linear energy transfer：LET）が異なると，電離の空間分布が異なる．LET は放射線の種類（線質）によって異なり，X 線，γ 線は低 LET 放射線，α 線や炭素イオン線は高 LET 放射線とよばれる．高 LET 放射線は，低 LET 放射線に比べ，深部線量率曲線において特徴的な Bragg ピークを示し，体表面に近いところで吸収線量は低く，深部で高い吸収線量を示した後に粒子が停止する．一方，低 LET 放射線では，体表面に近いところで吸収線量のピークを示した後，漸減する（**図 4.10.2**）．同じ吸収線量では，高 LET 放射線の方が低 LET 放射線に比べ，生物効果が高い．200 kV X 線による一定の効果を起こすのに必要な線量とテスト放射線によって同一の効果を起こ

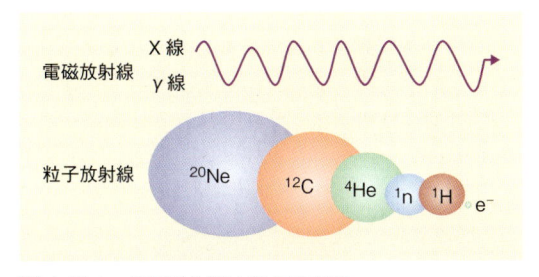

図 4.10.1　電磁放射線と粒子放射線
粒子放射線の図は原子核の大きさを示す．

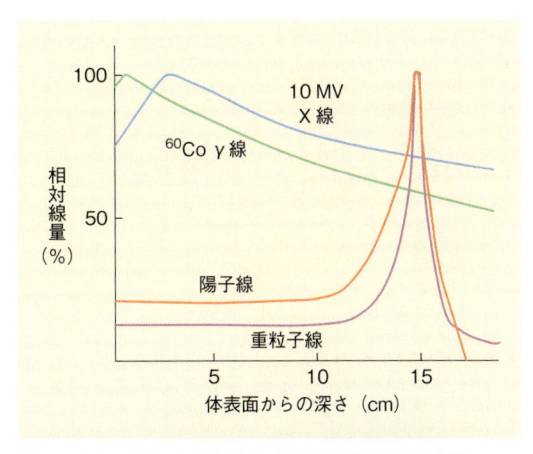

図 4.10.2　種々の放射線における深部線量率曲線
陽子線や炭素イオン線のような重粒子線は，Bragg ピークを示す．

すのに必要な線量の比を生物学的効果比（relative biological effectiveness：RBE）という．

（2）放射線の細胞への作用

a. 直接効果と間接効果

細胞が放射線に照射されて致死する原因として，DNA損傷が重要であると考えられている．低LET放射線の場合，いったん水を電離し，生成したOH・（ヒドロキシラジカル）のようなフリーラジカルが，二次的にDNA損傷を引き起こす間接効果による作用がおもに起こる．これに対し，高LET放射線では，直接DNAを電離して損傷を与える直接効果が主である（図4.10.3）．これらの作用の結果，塩基損傷，塩基の遊離，単鎖切断，二重鎖切断（double strand break：DSB），架橋形成など，種々のDNA損傷が生じる．DSBは，生成頻度としてはほかの損傷に比べ著しく低いが，細胞の致死作用において最も重要である．

b. DSB生成によって起こる現象

増殖している細胞にDSBが生じると，細胞周期チェックポイント機構が活性化し，G_1/S期境界やG_2/M期境界で細胞周期が停止する．これは，細胞周期を停止させ，その間にDSB修復を進めるという生物学的にきわめて合理的な仕組みである．この機構は，種々のサイクリンやサイクリン依存性キナーゼ（cyclin dependent kinase：CDK）といった細胞周期を進行させる重要な因子が，リン酸化，脱リン酸化，ユビキチン化などによる精巧な制御を受けることによって起こる．p53に変異を有する癌細胞では，G_1/S期境界での停止は起こらず，G_2/M期境界のみでの停止が起こる．DSB修復には，細胞周期に依存しない非相同末端再結合と依存する相同組換えの2つの修復経路が存在する．後者は，DNA複製後の相同鎖の一方を利用して修復することから，S期後期からG_2期にのみ起こる．DSBの修復不全や誤った修復が起こると，細胞死シグナルの発生に至る．細胞周期チェックポイント，DSB修復いずれにおいても，劣性遺伝病である毛細血管拡張性運動失調症（ataxia telangiectasia：AT）の原因遺伝子産物であるATM（ataxia telangiectasia mutated）が，重要な役割を担っている．

c. 膜損傷によって起こる現象

細胞膜損傷も細胞の生死に影響を与える．細胞膜に存在するスフィンゴミエリンが放射線によって活性化されるスフィンゴミエリナーゼによってセラミドを生じさせ，JNK/SAPKやp38経路を活性化して，細胞死シグナルを発生する．逆に，癌細胞で過剰発現していることが知られている上皮増殖因子受容体（epidermal growth factor receptor：EGFR）は，リガンド非依存的に放射線によって活性化され，自己リン酸化が起こって下流のホスファチジルイノシトール（phosphatidylinositol：PI）3キナーゼやERK経路を活性化し，強力な生存シグナルを発生する．

このように放射線が細胞に照射されると，種々の細胞死シグナルと生存シグナルが同時に発生することになるが，細胞のなかでその収支決算が行われ，どちらに傾くかによって細胞の生死の運命が規定されると考えられている．多くの基礎研究で，放射線による細胞死ではアポトーシスがおもな細胞死モードであるかのような表現がみられるが，一般に固形腫瘍におけるアポトーシス頻度は低く，壊死が主たる細胞死モードである．

（3）癌幹細胞の概念

放射線腫瘍学では，固形腫瘍においても古くから癌幹細胞の概念を想定してきた．癌細胞集団内には階層構造があって，ごく少数の自己複製能と多分化能をもつ癌幹細胞がその供給源となっており，したがって，放射線による治療標的は，癌幹細胞のみで，ほかの分化途上または分化した細胞は治療の対

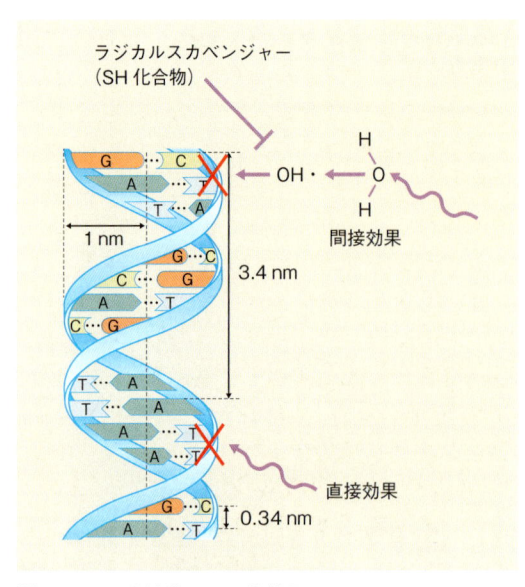

図4.10.3　直接効果と間接効果

象として考慮する必要がないと考えられてきた．最近，癌幹細胞に関する知見が加速度的に蓄積され，白血病のみならず，固形腫瘍においてもその存在が証明されつつある．癌幹細胞は，グルタチオンのようなフリーラジカルを不活化するスカベンジャーの合成が亢進しているため，DNA 損傷を軽減できること，損傷ができても細胞周期チェックポイント機能が亢進しており，その結果効率のよい DSB 修復が起こることが報告されている（Bao et al, 2006）．

さらに，ニッチとよばれる癌幹細胞を維持するための構造として，低酸素状態そのものが見いだされており，後述する腫瘍の組織構造に存在する低酸素分画に，増殖が停止した状態で癌幹細胞は維持され存在している．興味深いことに，血管内皮細胞自体もニッチとして機能することが知られ，腫瘍血管近傍では，血管内皮に接触した状態で増殖しながら幹細胞としての形質が維持されている．すなわち，固形腫瘍では，少なくとも2種類の増殖状態の異なる癌幹細胞が存在する．

（4）腫瘍の組織構造と発育動態

固形腫瘍には，共通した基本的構造が存在する．腫瘍組織は，実質の癌細胞と間質を形成する結合組織，血管などから構成されていて，実質の癌細胞は，間質の血管から酸素や栄養の供給を受け，老廃物を血管を介して排出する．血管近傍の癌細胞は，酸素や栄養の供給がよいため，活発な増殖を示すが，血管から離れるにつれ，酸素や栄養の不足から増殖不能となり，さらに離れるといよいよ壊死に陥る．このような血管を中心とした癌細胞塊の索状構造を，腫瘍コードとよび，これは腫瘍構築の最小単位であって，こうした単位がたくさん集まって腫瘍を構成していると考えられている．腫瘍コードの半径は，70〜100 µm 程度である．このように，血管壁からの酸素の拡散に依存して形成されるこうした分画を慢性低酸素とよぶ．一方，固形腫瘍内では，血管透過性が高いために浮腫状態となっており，血管内圧よりも組織圧の方が高くなる場合も生じるため，腫瘍血管が間欠的に開閉していることが知られている．血管が閉じることによって突然低酸素になる場合，急性低酸素とよぶ（図 4.10.4）（Hall et al, 2006）．

腫瘍の成長速度は，癌細胞の細胞周期時間，全癌細胞のうち増殖している細胞の割合（増殖分画），

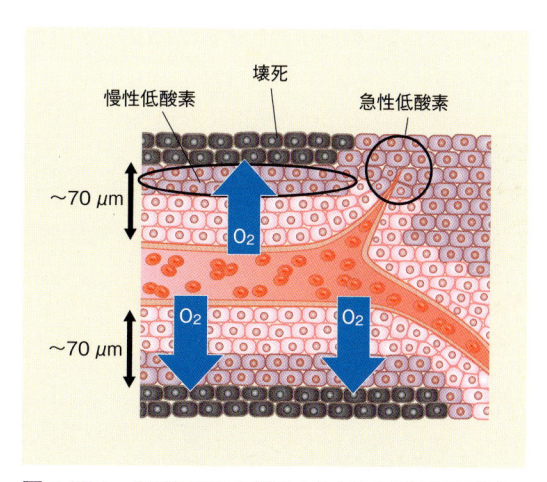

図 4.10.4　固形腫瘍の血管を中心とした酸素分圧分布

細胞喪失の細胞生産率に対する比率（細胞喪失因子）によって規定される．ヒトの腫瘍の場合，細胞喪失因子が 90％程度ときわめて高く，増殖分画が低いことが知られ，このために，平均体積倍加時間が細胞周期時間より一般に著しく長くなる．

（5）放射線感受性の酸素依存性

細胞が低酸素状態で低 LET 放射線によって照射された場合，著しく放射線抵抗性になることは古くから知られていた．現在においてもその生物学的メカニズムは明らかではないが，酸素下では，フリーラジカル産生量の増加や寿命の延長などが起こり，結果として DNA 損傷の増加に寄与していると考えられ，したがって，低酸素下では DNA 損傷は軽減される．固形腫瘍が照射された場合，前述した低酸素分画が放射線抵抗性となり，再発の大きな要因と見なされている．酸素分圧と放射線感受性との関係についても詳細に調べられており，20 mmHg 以下になってはじめて抵抗性を示しはじめ，相対感受性の 50％値は 5 mmHg と非常に低い．酸素下と無酸素下で一定の効果を示す線量の比率を酸素増感比（oxygen enhancement ratio：OER）とよび，ほぼ 3 を示す（図 4.10.5）．この値は，放射線感受性に影響を与える因子のなかでも最大級のものである（Hall et al, 2006）．正常組織には，放射線抵抗性を示すほどに低い酸素分圧を示すものはないとされ，固形腫瘍特異的な分画であり，この分画を標的とした増感剤の開発が盛んに行われてきた．癌幹細胞の概念から考えると，低酸素ニッチが腫瘍内の低酸素分画に存在することから，この領域に癌幹細胞の一

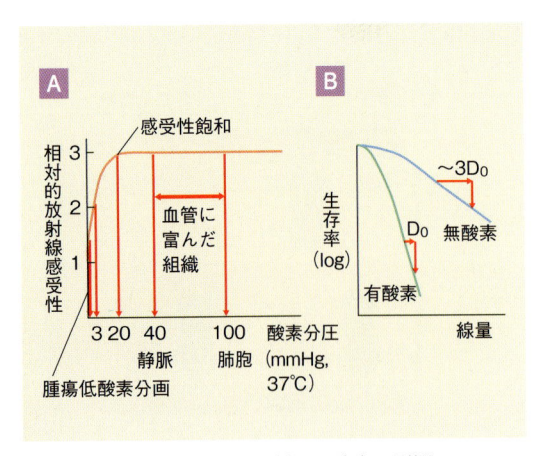

図4.10.5 放射線感受性に対する酸素の影響
A：酸素分圧と相対的放射線感受性との関係．B：酸素下と無酸素下における線量-細胞生存率曲線．

部が存在すると考えられ，放射線治療において考慮すべき重要な標的となっている．

(6) 腫瘍の放射線感受性

腫瘍細胞の放射線感受性を表現する際，放射線腫瘍学においてゴールドスタンダードとして用いられてきたのは，コロニー形成法によって得られる線量-細胞生存率曲線である．このアッセイでは，コロニー形成細胞のみが対象となることから，癌幹細胞を反映した放射線感受性であると考えられてきた経緯がある．実際は，コロニー形成細胞の多くは前駆細胞で，癌幹細胞はその一部であると考えられる．横軸に線量をリニアーで，縦軸に生存率を対数プロットすると，低線量域に肩をもった曲線として描かれる（図4.10.6）．数学モデルとして，多標的モデルやLQモデルが提唱されており，それぞれ一長一短を有する．

それでは，固形腫瘍の感受性は，どのように表されるであろうか．治癒率とは，腫瘍が完全に消失し，局所制御された割合を表し，放射線治療後の評価として用いられることが多い．放射線腫瘍学では，治癒するとは，残存癌幹細胞数が0になることと仮定し，放射線治療後，生存曲線と初期癌幹細胞数から推測される平均残存癌幹細胞の数がきわめて少なく，残存する癌幹細胞数（k）=0, 1, 2, …の確率が，Poisson分布に従うとすると，腫瘍制御確率（tumor control probability：TCP）は$k=0$のときの確率となり，

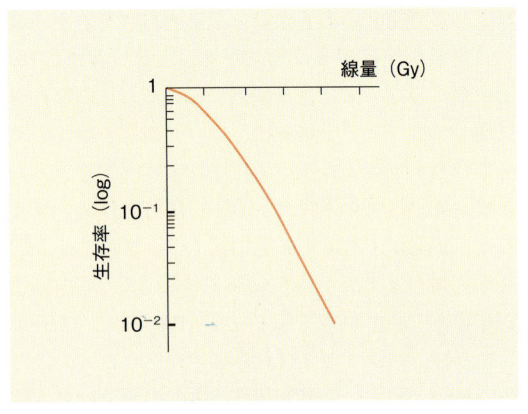

図4.10.6 線量-細胞生存率曲線

$$TCP = \exp(-\lambda)$$
$$\lambda = 平均残存癌幹細胞数 = N_0 \times 生存率$$
$$(N_0：初期癌幹細胞の数)$$

と表現できる．すなわち，TCPは，初期癌幹細胞の数（体積を反映）と放射線感受性の2つの因子によって規定され，量と質によって決まることを表している．λは線量の関数として表すことができ，線量とTCPの関係はシグモイド曲線となり，実験的に得られる曲線に近似する．この曲線を，腫瘍制御確率曲線または腫瘍治癒率曲線とよび，腫瘍の放射線感受性を考えるうえで，基本となる重要な概念である［⇨4.10-2を参照］．

(7) 腫瘍の放射線感受性に影響を与える因子

前述したように，腫瘍の放射線感受性は，基本的には腫瘍を構成する癌幹細胞の数とその細胞集団の放射線感受性によって規定されると考えられる．また，癌幹細胞の数は，腫瘍の体積と相関する．ヒト固形腫瘍中の癌幹細胞数は，正確には同定不能であるが，全腫瘍細胞のうち，多くとも1％程度とされる．このことが，大きな腫瘍が放射線抵抗性である原因の1つとなっている．癌細胞の放射線感受性を線量-細胞生存率曲線で表すと，病理組織型によって異なることが知られており，一般に，悪性リンパ腫では高感受性，扁平上皮癌は中等度，悪性黒色腫・骨肉腫は抵抗性を示す．癌幹細胞の放射線感受性は，腫瘍微小環境によっても影響を受けることが知られており，腫瘍内の酸素分圧が重要な因子であることはすでに述べた．放射線治療は，通常，分割照射によって行われるため，複雑な細胞動態変動を示し，放射線感受性に大きな影響を与える．4つの

Rは，分割照射による影響を包括的に説明しうる4つの因子がすべてRではじまることから命名されたもので，以下にそれぞれについて解説する（Hall et al, 2006）．

a. 修復（repair）

細胞に放射線を照射し，種々の時間をおいてからもう一度同線量照射すると，その生存率は次第に上昇して2～3時間で飽和に達する．その飽和値は，1回照射による生存曲線の肩が再現することで説明でき，反復照射しても成立する．これを亜致死的損傷（sublethal damage：SLD）からの修復とよぶ．当初は，この現象を，回復とよんだが，DNA修復に起因することから，SLD修復とよばれるようになった．癌幹細胞の観点からのみ考えると，この現象は治療効果において一見不利にみえる．しかしながら，腫瘍組織と正常組織，特に晩期反応組織との分割照射による修復動態の違いを考えると，分割照射の方が有利であることが理解できる［⇨4.10-1(8)を参照］．

b. 再分布（redistribution）

細胞周期の各時期において，放射線感受性が大きく変動することは，半世紀ほど前に，Terashimaらによってはじめて報告された．S期後期の細胞が最も放射線抵抗性を示し，G_2後期とM期の細胞が最も放射線感受性であることが知られている．したがって，増殖期の細胞に放射線を照射すると，放射線抵抗性であるS期後期の細胞が多く生残する．次に照射をするタイミングとしては，放射線抵抗性期に同調している時期ではなく，もっと時間が経過し，この同調が解除されもとと同じような分布に再分布した時期の方が有利である．このことが提唱された当時は，まだ細胞周期チェックポイントの概念はなかった．実際は，G_2/Mチェックポイントの活性化により，放射線感受性であるG_2後期/M期境界でブロックされている時期が存在し，この時期が照射タイミングとしては最適であることは容易に理解できる．最近では，再分布といえば，G_2とM期境界でブロックされた状態を示すことが多い．

c. 再酸素化（reoxygenation）

固形腫瘍に存在する放射線抵抗性の低酸素細胞が，治療期間中に酸素分圧が上昇し，高感受性になることを再酸素化という．分割照射を繰り返す度にこの現象が起こると考えられており，分割照射の大きなメリットである．これは，照射によって酸素に富んだ細胞の酸素消費量や腫瘍血管透過性の変化，致死など，種々の変化に伴って，低酸素細胞に酸素が到達するようになるために起こる現象であるとされる（図4.10.7）．ピモニダゾールのような低酸素マーカーの免疫染色や組織の酸素分圧を直接測定する研究によって，実際に再酸素化が起こっていることが証明されている．

d. 再増殖（repopulation）

臨床的エビデンスとして，放射線治療期間が長引くと治療成績が低下することが知られている．これは，治療期間中に癌幹細胞が増殖し，治療すべき標的細胞数が増えたためと考えられている．癌幹細胞のノッチシグナルの活性化によって，それまで癌幹細胞が1つの癌幹細胞と非癌幹細胞に分裂する非対称分裂から，2つの癌幹細胞に分裂する対称分裂へのシフトが起こり，加速再増殖が誘導されるといわれる．したがって，放射線治療期間の遷延は，不利に働くことが理解できる．

（8）正常組織の放射線感受性

放射線治療では，腫瘍周辺の正常組織も照射野に入ってしまうため，正常組織の放射線感受性についても十分に考慮する必要がある．正常組織に対する分割照射の効果も，腫瘍と同様，細胞動態学的因子によって影響を受ける．正常組織における放射線による損傷の現れ方は，増殖の早い組織と遅い組織とで異なり，一般に前者では早く現れ，後者は遅く現れる．したがって，正常組織損傷を理解するためには，放射線感受性と組織の細胞動態を理解しなければならない．骨髄，腸上皮，粘膜，皮膚などは，細

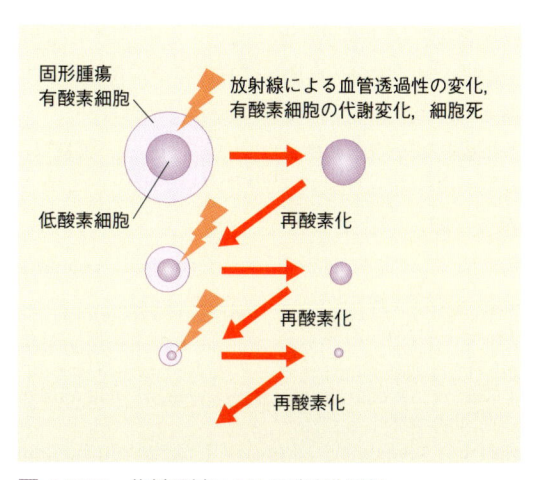

図4.10.7 分割照射による再酸素化現象

4.10 放射線療法

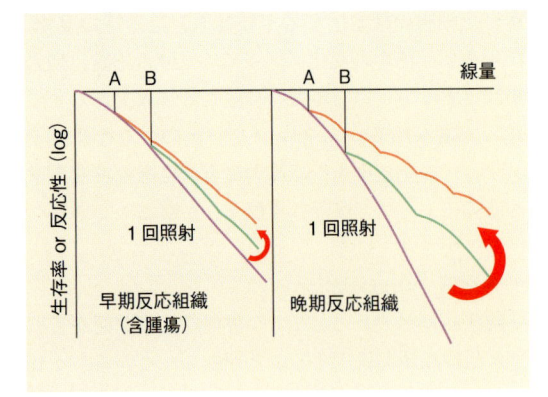

図4.10.8　早期反応組織と晩期反応組織における分割照射の影響

早期反応組織では，修復の分割線量への依存度が小さいのに対し，晩期反応組織では，依存度が大きい．すなわち，分割線量が小さくなるほど晩期反応組織の修復が大きくなる．図は線量AとBで分割照射したときの効果の違いを示す．

胞分裂によって増殖した分，分化や剥離が起こり，動的平衡状態を保っており，このような組織を細胞再生系とよぶ．また，放射線による損傷は早期に発現することから，これらの組織は早期反応組織ともよばれる．脊髄，腎臓などのように増殖が停止している組織では，早期障害を起こすことはないが，数カ月から数年後に徐々に組織障害が現れ，生存幹細胞も少なく再生しにくいため，重篤な回復不能の障害に陥りやすい．線量の分割により，SLD修復が起こるが，早期反応組織では，生存曲線の屈曲が小さく，LQモデルにおけるα/β比が大きい（約10 Gy）のに対し，晩期反応組織では，屈曲が大きく，α/β比が小さい（約3 Gy）．腫瘍は早期反応組織と見なすことができ，分割線量依存性が小さいため，分割線量が小さいほど，晩期反応組織の修復が大きくなり，放射線治療上有利になる（図4.10.8）（Hall et al, 2006）．早期反応組織では，再分布，再増殖にも影響を受けるが，低酸素分画はないため，再酸素化は基本的に起こらない．　〔三浦雅彦〕

■文　献

Bao S, Wu Q, et al : Glioma stem cells promote radioresistance by preferential activation of the DNA damage response. Nature, **444**(7120) : 756-760, 2006.

Hall EJ, Giaccia AJ : Oxygen effect and reoxygenation. In : Radiobiology for the Radiologist, 6th (Hall EJ, Giaccia AJ eds), pp85-105, Lippincott Williams & Wilkins, 2005.

Hall EJ, Giaccia AJ : Repair of radiation damage and the dose rate effect. In : Radiobiology for the Radiologist, 6th (Hall EJ, Giaccia AJ eds), pp60-84, Lippincott Williams & Wilkins, 2005.

2　放射線治療の概念

　放射線治療は，治療技術の開発，そして放射線生物学の進歩に支えられ，外科療法，化学療法とならんで癌治療の三大療法の1つとして，広く用いられるようになっている．本項では，放射線治療が成立するための条件を理解するため，まず治療可能比の概念を述べ，治療可能比を増加させるための物理工学的，生物学的アプローチについて解説する．

（1）治療可能比の概念

　前項で述べたように，腫瘍の制御確率曲線（治癒率曲線）は，線量の関数としてシグモイド曲線として表される．線量に制限がなければ，どのような腫瘍でも線量を増加することで100%の治癒を得ることは可能であるが，実際には，周囲に隣接する正常組織や臓器も照射されるので，線量の上限値が存在し，それは正常組織の耐容線量によって規定されることになる．また一般に，個々の腫瘍によって放射線感受性，体積が不均一であることから，実際の治癒率曲線は，穏やかな勾配となる．正常組織の耐容は，治癒率曲線と同様に障害発生率曲線としてシグモイド曲線で表される．放射線治療が成立するためには，腫瘍の致死線量（tumor lethal dose : TLD ; 90%の腫瘍が治癒する線量）と正常組織の耐容線量（tissue tolerance dose : TTD ; 晩期有害事象発生率5%を示す線量）との比（TTD/TLD）が1より大きいことが望ましい（図4.10.9）．この比率の

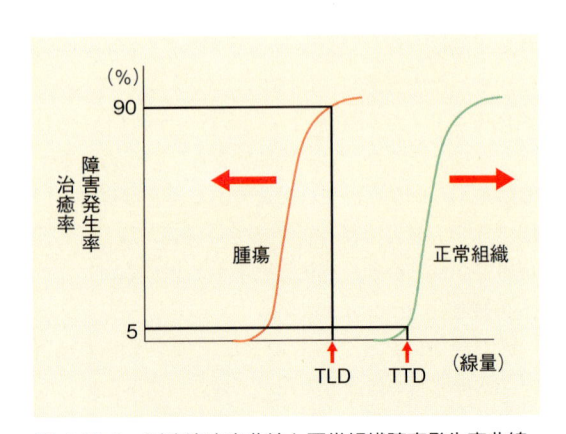

図4.10.9　腫瘍治癒率曲線と正常組織障害発生率曲線

TR = TTD/TLDで表される．それぞれの曲線を両側にシフトさせTRを大きくすることが求められる．

ことを治療可能比（therapeutic ratio：TR）とよぶ．TRをいかに大きくできるかが，放射線治療における成否の決め手となる．放射線治療発展の歴史は，TR増大のための歴史といっても過言ではない．TRを増大させるためには，物理工学的にいかに放射線を腫瘍に収束できるかというアプローチと，生物学的に腫瘍のみの放射線感受性を高めるアプローチがある．

(2) 放射線治療の方法論

放射線治療は，その照射法によって，外部照射と小線源治療に大きく分類される．前者は，標的腫瘍から1m程離れた位置から照射を行うもので，後者は，組織に密封放射線源を組織内に刺入あるいは腔内に挿入することにより，組織内または近傍から照射するものである．線源が腫瘍内にある場合，距離の逆2乗則が有効に作用し，大線量を腫瘍に与えられ，かつ周囲正常組織の線量を十分に低減できる．このために小線源治療では，大きなTRが得られ，高い治癒率が期待できる．一方，外部照射では，この効果を求めることができないため，さまざまな照射の工夫がなされてきた．

X線による外部照射法の変遷

以下に種々の外部照射法について簡単に解説する．

i) 通常の外部照射

放射線治療装置としては，直線加速器（ライナック，4〜25 MV）がおもに用いられる．最も単純な照射法は，透視によって腫瘍を十分にカバーする照射野を二次元的に設定し，照射するものである．当然ながら，多くの正常組織が照射野に入ることと，深さ方向は，深部線量率に従うだけの分布となる．直交2門照射，対向2門照射，多門照射，ウェッジテクニックなどによって，線量分布の改善がはかられてきた．多分割絞り（multi-leaf collimator：MLC）が開発され，腫瘍の外形に沿った原体照射が可能になった（図4.10.10）．さらにCTから腫瘍の三次元的な形態情報を取り込み，回転照射と原体照射を組み合わせ，コンピュータを駆使した三次元CRT（conformal radiotherapy，原体照射法）が開発され，わが国でも汎用されている．

ii) 高精度放射線治療

頭蓋内の3 cm以内の脳腫瘍に対しては，201個の^{60}Coγ線源をヘルメット状のヘッドに半球状に配置し，腫瘍に正確に放射線を収束させ，1回照射を行う定位手術的照射（stereotactic radiosurgery：SRS，ガンマナイフ），数回に分割して照射する定位放射線治療（stereotactic radiotherapy：SRT）が用いられる．これらは，誤差1 mm以下の精度の高い照射が要求される．後者は，体幹部にも用いられ，わが国にて肺癌にはじめて応用され，呼吸同期を含む時間軸を考慮した四次元放射線治療が行われており，1回12 Gy，4回照射が標準となりつつある．直径4〜5 cm以下の非小細胞肺癌に対する治療成績は，外科療法に匹敵するもので，わが国におけるこれらの技術は世界をリードしている．頭頸部に対しては，小型リニアックと動体追跡装置を組み合わせたサイバーナイフも現在使用されている．強度変調放射線治療（intensity-modulated radiation therapy：IMRT）は，MLCによってつくられる異なった照射野の重ね合わせにより，照射ビーム内で放射線の強度を変調して不均一にさせる技術で，正常組織への影響を最小限に保ち，腫瘍に対しては高線量照射が可能となった（図4.10.11）．ほぼ任意

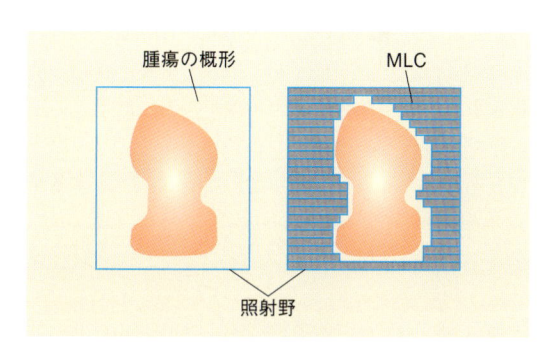

図 4.10.10　MLCによる原体照射
5〜10 mm幅のMLCによって腫瘍の概形に近い照射野を設定することで，正常組織への照射を減らすことができる．

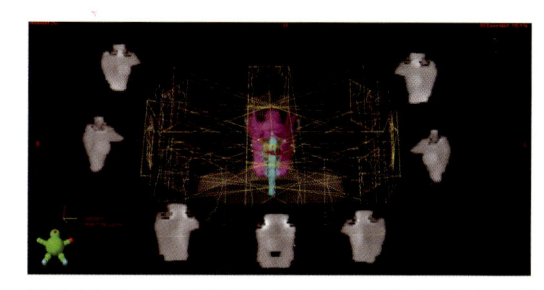

図 4.10.11　右下咽頭癌に対するIMRTによる治療計画
7門それぞれの照射内での不均一な線量分布と三次元原体照射の組み合わせにより，脊髄や耳下腺線量を大きく減らすことが可能である．

（東京医科歯科大学　野武亮一氏より提供）

の線量付与が可能となり，この計画法は，インバースプランニング，あるいはドースペインティングとよばれる．分割法については，通常の放射線治療で行われる1回2Gyが用いられることが多い．SRTとIMRTの適応の違いは，その臓器の特性による．臓器の一部分に障害が起こると，機能不全を起こす場合，その臓器を直列臓器といい，脊髄や消化管，視神経などがこれに当たる．一方，臓器の一部に障害が起こっても，影響が少ない場合，その臓器を並列臓器とよび，肺，肝臓，脳などがこれに属する（図4.10.12）．したがって，脳や肺は，照射体積が小さければ，1回大線量照射にも耐容でき，SRTの適応となる．

iii）粒子線による放射線治療

以上は，すべてX線またはγ線を利用したものであるが，わが国においては，陽子線や重粒子線発生装置もすでに数施設が稼働しており，建設予定のものも含めると，その数は世界でも群を抜いている．いずれも，前述したBraggピークという特性を利用して，線量分布上，大きなメリットが得られるうえに，後者ではRBEも高く生物効果が高い．しかしながら，放射線医学研究所のHIMAC（Heavy Ion Medical Accelerator in Chiba，重粒子線がん治療装置）を用いた炭素イオン線による治療効果の解析結果から，有効なものと必ずしも有効でないものが判明してきており，その適応を十分に考慮する必要がある．頭頸部癌では，悪性黒色腫と腺様嚢胞癌に対しては有効であったが，残念ながら最も頻度の高い扁平上皮癌に対しては必ずしも有効ではないことがわかっている．骨軟部腫瘍に対しては，劇的な効果が報告されている．粒子線の照射技術に関してもその技術革新は著しく，陽子線とIMRTを組み合わせた強度変調陽子線治療（intensity-modulated proton therapy：IMPT）とよばれる技術も実現しつつあり，この技術によって究極的な線量分布が得られ，いっそうの治療効果が期待されている．

これらの外照射技術の進歩は，正常組織に対する線量を腫瘍に集中させることによって，正常組織の障害発生率曲線を右にシフトさせることでTRを高める方向に寄与していると考えることができる（図4.10.9）．

（3）生物学的増感

a. 早期反応組織と晩期反応組織の特性の違いを考慮した分割照射法

LQモデルは，早期反応組織と晩期反応組織の特性の違いを，α/β比によって説明可能とし，生物学的観点から新しい分割照射法が提唱され，実際その有効性も証明されてきた．1つは，1回線量を1.2Gy程度とし，1日2回照射することによって晩期反応を少なくし，その分線量を多くして腫瘍に対する効果を高めようとする過分割照射法で，頭頸部癌に対するヨーロッパのグループによる臨床試験にてその有効性が証明されている．もう1つは治療期間を短くして腫瘍の再増殖を抑えようとするもので，さらに過分割照射と組み合わせた加速過分割照射といわれるもので，これについてもヨーロッパのグループによる臨床試験でその有効性が証明された．

b. 化学放射線療法

化学療法単独で固形腫瘍を治癒にまで至らしめることは現在のところ不可能である．しかしながら，放射線療法と既存の化学療法剤を組み合わせることで，その効果を増強することが可能である．脳腫瘍，食道癌，肺癌，膵臓癌，子宮頸癌などの進行癌では一般的に行われており，生存率の延長に寄与することが知られている．シスプラチン，フルオロウラシル，タキソール系の薬剤が多く用いられる．併用タイミングとしては，同時併用療法が最も効果的

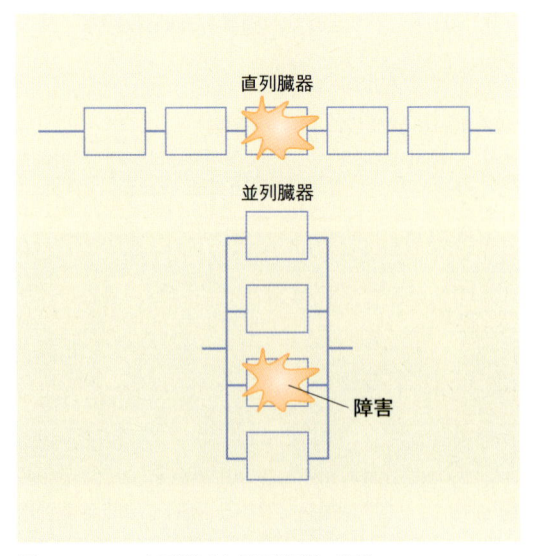

図4.10.12 直列臓器と並列臓器の概念
直列臓器は，一部の機能単位が損傷を受けると臓器の機能喪失に至るが，並列臓器ではある程度まで耐容可能である．

であるとの報告が多い．増感のメカニズムとしては，SLD修復阻害，G_2/M期への再分布，低酸素細胞の増殖，再増殖の抑制などがあげられる．しかしながら，重篤な粘膜炎や骨髄抑制などの有害事象が問題となっている．これは，腫瘍治癒率曲線を左にシフトする一方で，障害発生率曲線も左にシフトしてしまうことを意味している（図4.10.9）．一般に化学療法は全身投与によって行われるが，選択動注法を導入し，局所に高濃度の化学療法剤を投与するとともにさらに放射線と併用することで，副作用の軽減と高い抗腫瘍効果を得ることが可能となっている．

c. 低酸素細胞増感剤

前述したように，固形腫瘍に存在する低酸素細胞分画は，放射線抵抗性を示すこと，しかもこの分画は固形腫瘍にしか存在しないことから，古くから理想的な放射線増感の標的として研究が進められてきた．イミダゾール環を有し，代謝されにくく電子親和性をもった化合物の開発が進められてきたが，末梢神経毒性という問題によって実用化が阻まれてきた．この問題を克服し，ヨーロッパの一部で認可された増感剤も存在するが，効果は劇的とはいえず，またきわめて安価であることから，製薬会社が積極的に参画しないという背景によって，残念ながら世界的に普及する様子は今のところみられない．しかしながら，標的としては非常に魅力的であり，多くの開発研究が依然進められている（Overgaard, 2007）．

d. 分子標的療法との併用

既存の化学療法剤は，その標的の腫瘍特異性が低いため，多くの薬剤において骨髄抑制や消化管障害，腎毒性などの副作用が起き，そのために服用を中止せざるをえない状況にしばしば陥る．そこで，腫瘍特異的に発現し，その機能を抑制すると細胞死や増殖抑制を引き起こすような標的を見いだし，その阻害剤を癌治療薬として用いれば，副作用を軽減した癌治療が可能になるとの概念によって生まれたものが分子標的療法である．多くの分子標的薬が開発されてきたが，単剤での治療では大きな効果は得られず，既存の化学療法剤や放射線との併用によってその有効性が示されつつある．EGFRは，ほとんどの腫瘍細胞において過剰発現していることが知られている．最初に開発されたEGFRに対する阻害剤であるイレッサ®は，世界ではじめて日本において認可された低分子阻害剤であるが，間質性肺炎が大きな問題となり，その有効性に関しても，EGFRのチロシンキナーゼ部分に起こる特定の変異がある場合にだけ，有効性が認められる可能性が残されているにすぎない．一方，EGFRに対する抗体であるアービタックス®は，放射線との併用において頭頸部扁平上皮癌においてその有効性が示されている（Bonner et al, 2006）．わが国では，最近頭頸部癌に対しても認可され，臨床でも使用されはじめている．増感メカニズムとしては，生存シグナルの抑制，血管新生能の阻害が重要であると考えられている．こうした分子標的薬は，製薬会社を中心にその開発が進んでおり，今後放射線との併用において有効な薬剤が開発される可能性が高く，現在の化学放射線療法における有害作用を克服し，さらに高い効果が得られる薬剤の開発が望まれている．

生物学的増感は，おもに腫瘍治癒率曲線を左方にシフトすることによってTRの増大をはかるものである．その際に重要なことは，できるだけ腫瘍特異的な標的を見いだし，正常組織の障害発生率曲線を左にシフトさせないことである．物理工学的ならびに生物学的な両アプローチを組み合わせることで，腫瘍治癒率曲線，正常組織障害発生率曲線がそれぞれ左右両方向に大きくシフトすることが可能となり，大きなTRが得られることが期待されている．

〔三浦雅彦〕

■ 文　献

Bonner JA, Harari PM, et al : Radiotherapy plus cetuximab for squamous-cell carcinoma of head and neck. N Engl J Med, **354**(6) : 567-578, 2006.

Hall EJ, Giaccia AJ : Dose-response relationships for model normal tissues. In : Radiobiology for the Radiologist(Hall EJ, Giaccia AJ eds), pp303-326, Lippincott Williams & Wilkins, 2006.

Overgaard J : Hypoxic radiosensitization ; adored and ignored. J Clin Oncol, **25**(26) : 4066-4074, 2007.

3　口腔癌の放射線治療

口腔は目にみえる領域であり，機能・形態を保存できる根治的治療法として従来から放射線療法が使用されている．特に部位として舌がよい放射線治療（密封小線源治療）の対象となり，その他口底，頰粘膜なども一部放射線治療の対象となっている．歯

肉は多くの施設では骨に進展が及ぶと根治的放射線治療の対象外と考えられ，手術の対象となっている．原発巣のみでなく，頸部リンパ節に転移が及ぶと密封小線源では治療を行うのは困難であり，確実性の高い手術療法が選択される．

最近では，原発巣の手術的侵襲をできるだけ避け機能と形態を温存するために放射線外照射と化学療法の併用療法が用いられ，特に放射線と化学療法の動脈内投与法により有効性が高いとの研究が多く出されるようになってきている．また，外照射単独療法には根治性はなく多くは姑息療法として用いられていたが，照射機械，技術の進歩で外照射単独であっても，IMRTが症例によっては根治性治療として選ばれている．

以下，それぞれについて記述し，有害事象症例も示した．

(1) 密封小線源治療

a. 背　景

密封小線源治療は古くから口腔癌の根治的治療として用いられてきた．放射線を放出する線源をある一定の時間局所に挿入し癌組織を根絶する局所療法である．表4.10.1に密封小線源の歴史を示した．古くは針状線源としてRaが使用されたがRaは放射線崩壊の過程でRnガスを放出し，またγ線のエネルギーが強いこともあり，放射線防護上の問題から1982年に国際放射線防護委員会（International Commission on Radiological Protection：ICRP）で廃棄が勧告され，現在使用されていない．その後Csが多くの施設で使用されていたが，Csは半減期が30年とRaに比べて短く，小線源使用施設の減少に伴って2001年に製造が中止された．今後はCsを保有している施設もCsの放射能の減衰に伴い使用できなくなる．針状線源ではIrのみが使用可能な線源として残ると考えられる．しかしIrは半減期が74日と短いので，使用する施設は限定されている．粒状線源としてはかつてはRnシードが用いられていたが，現在ではAuグレイン（半減期2.8日）が口腔の永久刺入用線源として使用されている．

b. 実際の適応と使用法

密封小線源は小線源を腫瘍部位近傍に刺入などして放射線を集中して照射し，腫瘍以外の部位にはできるだけ放射線を照射せずに行い，正常組織の障害をできるだけ避ける放射線治療法である．腫瘍が頸部リンパ節に転移していないN0症例が対象となり，また腫瘍径の厚さが1cmをこえる場合も一般的ではなくT1N0M0，T2N0M0症例の表在性腫瘍がよい適応となっている．局所制御率は90％ほどで手術成績と同等と考えられる治療である．施設によっては，進展例でも根治的に処置することも可能である．

c. 低線量率の線源使用例

- 舌癌への一平面刺入例（Cs使用）．腫瘍の厚さが1cm未満で表在性腫瘍がある（図4.10.13）．
- 舌癌への二平面刺入例（Cs使用）．腫瘍の厚さが1cmをこえる（図4.10.14）．
- 舌癌への立体刺入例（Cs使用）．腫瘍の厚さが3cmをこえる（図4.10.15）．

病巣の進展状態によっては針状線源と粒状線源の併用も可能である．

図4.10.16は頰粘膜から口底進展例に対するCsとAuグレイン使用症例である．頰粘膜では腫瘍厚さが1cmほどでさらに口底に表在性に進展した腫瘍がある．頰粘膜部は針状のCs線源を使用し，表在性の口底部には粒状のAuグレインを使用して腫瘍に適切な線量を投与した．

d. 高線量率RALS

まずはじめに病巣部にあらかじめ線源を刺入でき

表4.10.1　密封小線源の歴史

1896	^{226}Ra発見（Curie夫人）
1920	^{226}Ra針の開発（Regaud）
1932	舌のラジウム治療成績報告（Berven）
1934	癌研究所附院ラジウム治療開始
1934	ラジウムの線量計算法を発表 （Paterson & Parker）
1962	高線量率RALS装置の開発（Henshke）
1962	^{192}Irワイヤー臨床使用（Pierquin）
1962	国立がんセンター病院開院
1962	^{198}Au日本で製造開始
1963	国際会議において^{226}Raのかわりに^{137}Cs，^{192}Ir，^{222}Rnのかわりに^{198}Auが提案された
1978	^{192}Irヘアーピン，シングルピンの国内への輸入
1980	^{192}Irヘアーピン，シングルピンの国内製造開始
1982	ICRP，Pub 33で^{226}Raの廃棄を勧告
1991	^{192}Irの高線量率HDRの国内導入
2001	^{137}Cs線源の製造中止

RALS：remote afterloading system（遠隔操作式後装填法）

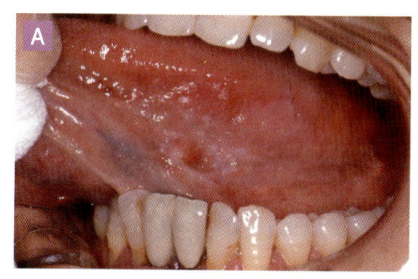

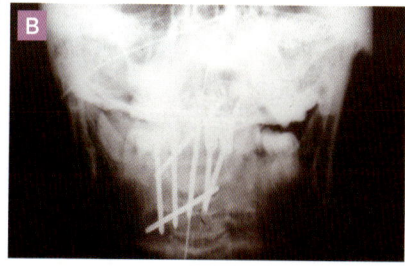

図4.10.13 表在性舌癌に一平面Cs針刺入例
A：白斑を伴う表在性舌癌．
B：同Cs針刺入時の正面写真．

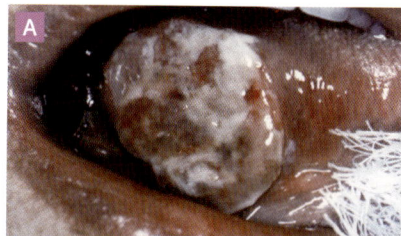

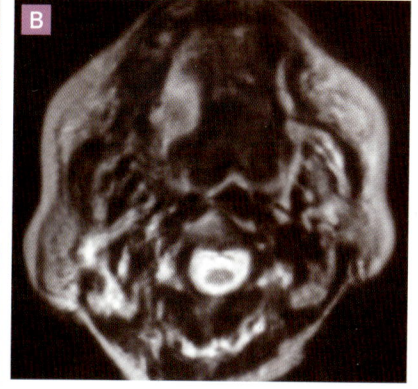

図4.10.14 舌癌二平面刺入例
A：腫瘍厚さ1cmをこえる舌癌．B：同症例のT2強調MRI画像．腫瘍は長径4cmをこえる程度である．C：同症例のCs針刺入側面写真．

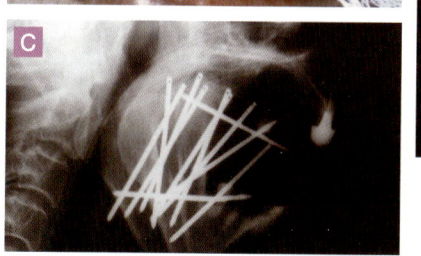

るアプリケータを挿入し，線源誘導管から高い放射能をもつIr線源を遠隔操作で挿入する．さらに必要な時間照射し，遠隔操作で線源を再び格納器に戻し，病巣部のアプリケータは刺入したまま患者は一般病室に戻り，必要な回数この方法を繰り返し照射する方法である．1日2回照射，1回6Gyで総線量60Gy程度が有効である．

(2) 化学放射線療法

放射線単独外部照射のみでは，口腔癌に対して根治性が低いので，化学療法を併用して根治性を求める．古くは，歯肉癌で放射線と化学療法剤を放射線照射日の照射前静脈投与で根治性を求めた施設もあった．そのほか，投与時期については，放射線治療前後に投与する方法，放射線治療と交互に投与する方法，放射線と同時併用で投与する方法が使用されてきた．現在は放射線同時併用投与法が最も有効であると考えられている．

投与経路として，動脈内へ投与する方法が静脈内投与に比較して腫瘍への薬剤濃度が高く，全身への影響が少ないので非常に有効とされている．動脈内投与方法は2系統あり，1つは浅側頭動脈から投与下降して外頸動脈および腫瘍支配動脈へカテーテルを挿入する方法，もう一方は大腿動脈からカテーテルを挿入し，総頸動脈，外頸動脈を介して腫瘍支配動脈，おもに顎動脈，顔面動脈，舌動脈に抗癌剤を投与する方法である．

浅側頭動脈からの投与は外頸動脈領域のみの投与しかできないが，血栓形成による脳梗塞など中枢神経の合併症を起こす可能性がない利点がある一方，大腿動脈からの投与は外頸動脈以外にも投与可能であるが，中枢神経の合併症を起こす可能性があることと，ワンショットでの投与しか可能でない点が短所である．投与する抗癌剤は白金製剤が主たる薬剤である．現在薬剤については種々検討されている．

動注放射線療法は現在までかなりの好成績が報告されている．しかし，長期にわたる結果がやや乏しく，有害事象も報告されるようになってきている．

(3) 放射線治療機器の進歩

口腔の周囲には放射線により有害事象を起こす可能性のある，脊髄，脳，眼，唾液腺，顎骨などがあり，従来の外部照射では腫瘍局所だけに線量を集中させる治療法がなく，腫瘍に向けて，対向2門（向

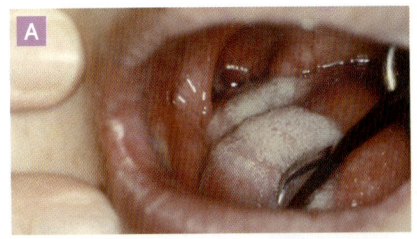

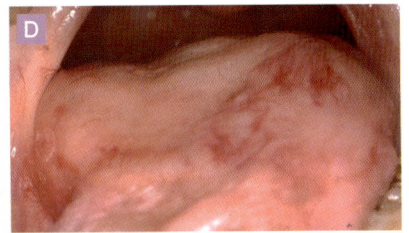

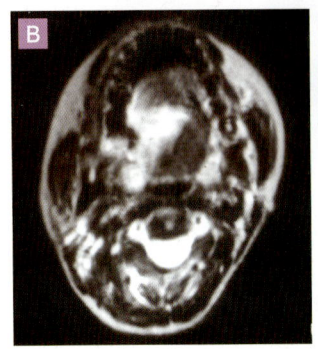

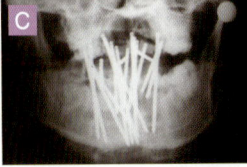

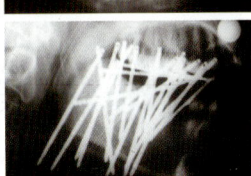

図 4.10.15　舌癌立体刺入例

A：内向性で広範に進展した舌癌症例．B：同症例のT2強調MRI画像．C：同症例の立体刺入正側面画像．D：同症例の刺入3年経過後の舌．再発の傾向はなく舌乳頭の萎縮，舌の萎縮がみられる．

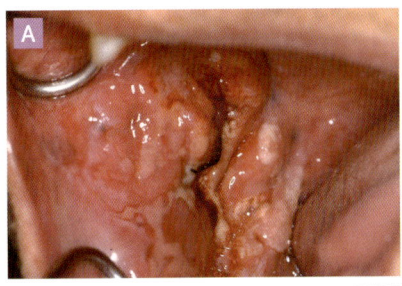

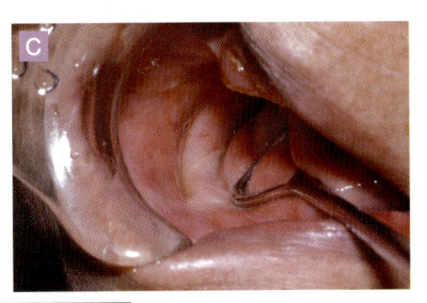

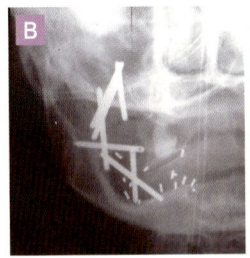

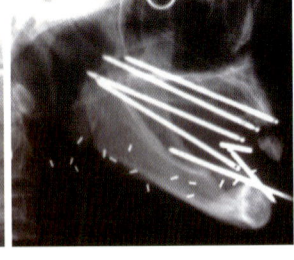

図 4.10.16　CsとAuグレイン使用例

A：頬粘膜から歯肉，口底へ進展した頬粘膜腫瘍．B：同症例の^{137}Cs針と^{198}Auグレイン刺入時の正面，側面写真．C：刺入後3年経過．再発の所見を認めない．

き合う2方向から）照射，楔を使った照射法，3門照射など限られた方向から腫瘍を囲むように大きめに照射されたので腫瘍外の正常組織が照射される体積も多くなった．有害事象を起こさないためには照射線量を少なくする必要があった．腫瘍線量を増大しようとすると正常組織の線量も増大し，照射後の有害事象が多く発生した．腫瘍は制御できてもひどい有害事象により患者のQOLは低下した．この困難さを克服するために開発されたのがIMRTである．この治療法は，放射線発生装置はリニアックで，専用のコンピュータを用い，多数の照射方向からの放射線をMLCとよばれる数mm幅の金属の板を照射中に移動させることで放射線の線量に強弱をつけ，目的とする腫瘍部分に線量を集中させる方法で，正常組織の線量を軽減させ，有害事象の発生を少なくし，腫瘍の根治性を高める方法である．欠点としては治療計画に時間がかかることや，予想しない領域に高線量が投与される可能性があることなどがある．しかし，唾液腺，嚢，脊髄などの線量は大幅に減少させながら腫瘍には高線量投与が可能となった．

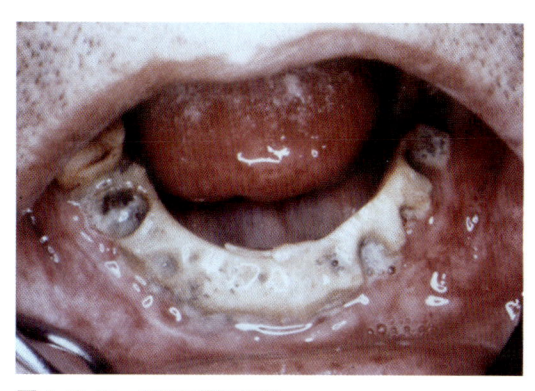

図4.10.17　下顎骨壊死症例
下顎前歯部から小臼歯に広範な骨露出がみられる．

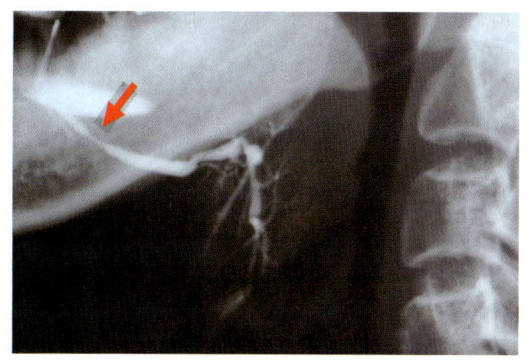

図4.10.18　組織内照射後顎下腺主導管狭窄をきたした症例の顎下腺造影像

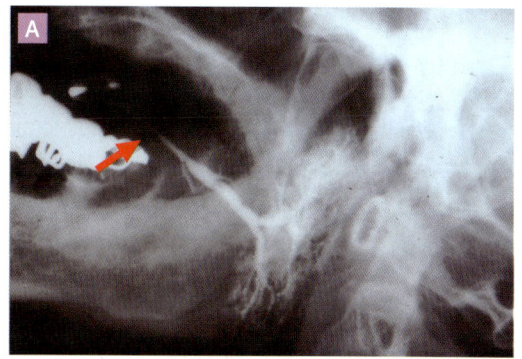

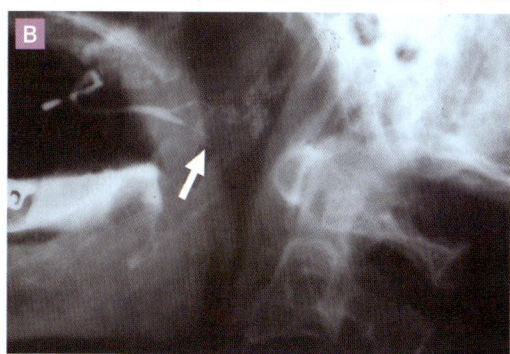

図4.10.19　中咽頭腫瘍外照射56 Gy照射後主導管の狭窄を示した症例
A：照射終了6カ月後の耳下腺造影像．主導管の狭窄が認められる．B：照射終了8カ月後の耳下腺造影像．主導管の閉塞が認められる．

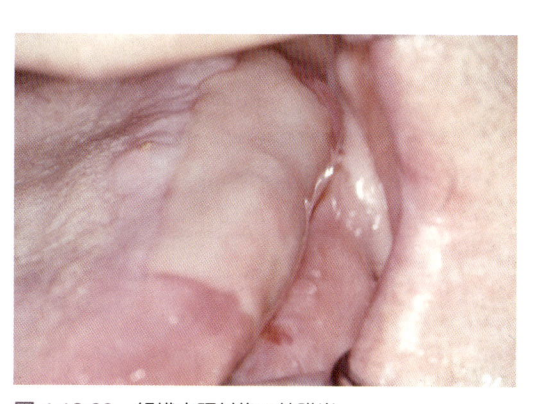

図4.10.20　組織内照射後の粘膜炎

(4) 口腔癌の有害事象

a．下顎骨壊死
図4.10.17は口底癌の二度にわたる放射線治療後下顎骨壊死をきたした症例である．

b．唾液腺の障害
図4.10.18は，舌癌にIr線状線源刺入後に顎下腺主導管に狭窄を起こし，唾石症様症状をきたした症例の唾液腺造影像である．また，図4.10.19は中咽頭腫瘍外部照射後に耳下腺主導管の狭窄をきたした症例の唾液腺造影像である．

c．粘膜炎
図4.10.20は舌癌の組織内照射後の粘膜炎である．
〔中村太保〕

■ 文　献

日本口腔腫瘍学会，日本口腔外科学会編：口腔癌診療ガイドライン，2009年度版，pp87-91, 92-101, 金原出版，2009．

不破信和：頭頸部癌に対する動注療法について—動注療法の役割について．頭頸部癌，**34**(3)：334-337, 2008．

4　副障害とその対処

口腔癌の治療は，外科療法，化学療法および放射線療法が三大療法であり，集学的治療においても放射線療法はその一翼を担っている．こうした放射線療法は，高いQOLの維持を期待して行われる．放射線治療の結果，何らの副障害なく，良好な予後が得られることが理想的である．そのため，治療計画

4.10　放射線療法

を立てるにあたり，あらかじめ起こりうる事項についての深い洞察と注意深い検討が求められる．しかしながら，症例によっては，治療の必要上ではあるが，やむをえず副障害が発現することもある．ここでは，放射線の副障害についての分類とその対処法について述べる．

(1) 早期障害と晩期障害

放射線による副障害は，大きく分けて照射直後から数週間以内に症状が現れる急性障害および早期障害と，照射後に長い潜伏期を経てから症状が現れる晩期障害がある（表 4.10.2）．早期障害は，基本的にその発現の有無に関して，閾値が存在する確定的影響であり，口腔では放射線照射野に出現する粘膜炎が代表的である．粘膜炎に対する閾値は低いので，その出現は放射線治療を遂行するうえでは必発であるが，治療の終了に伴い速やかに軽快するという特徴がある．すなわち，早期障害は生じやすく治りやすい．一方，晩期障害は，下顎骨の骨髄炎および骨壊死のような確定的影響と，放射線誘発癌のような確率的影響とがある．放射線による下顎骨壊死の出現には閾値が存在し，通常の放射線治療（通常分割照射）では閾線量 60 Gy 程度であるから，これをこえないよう治療計画を立てることが望ましい．しかしながら，そうした状況でも数％に骨壊死が発生し，またこの障害の治癒には数カ月～数年を要する．すなわち，晩期障害は発生確率は低いが治癒は容易ではない．また，正常組織への不用意な照射は，確率的影響としての放射線誘発癌のリスクを高めることとなり，また新たに生じた癌に対しては治療の不確実性が存在するため，可及的にその発生確率を下げるべく，必要な領域以外の被曝低減をはかる必要がある．

(2) 放射線による副障害

正常組織の耐用線量については Rubin ら（1972）の資料がよく知られている（表 4.10.3）．これは，1 日 2 Gy，週 5 日の通常分割照射を行う前提で，正常組織の放射線障害の目安を表したものである．この表はあくまでも目安であり，1 回線量，治療期間，照射容積，個体差による放射線感受性により，これ

表 4.10.2 口腔癌の放射線治療における早期障害と晩期障害について

	早期障害	晩期障害
症状	・皮膚―紅斑，水疱形成，びらんなど ・粘膜―発赤，びらん，白苔形成など ・局所的浮腫による嚥下困難 ・耳下腺の腫脹 ・味覚障害	・皮膚潰瘍 ・粘膜潰瘍 ・骨壊死 ・唾液分泌障害 ・眼球―白内障など ・神経系障害 ・放射線誘発癌 ・毛細血管拡張症
発生時期	放射線治療中あるいは治療後早期に起こる	放射線治療後しばらく経過して起こる
発生頻度	高い	低い
治癒の過程	放射線治療終了後速やかに消退する	治癒に時間がかかり，治らない場合もある

表 4.10.3 各臓器の放射線耐容線量

臓器	障害	1～5% 発生の線量（Gy）	25～50% 発生の線量（Gy）	照射される容積あるいは長さ
皮膚	潰瘍，高度の線維化	55	70	100 cm³
口腔粘膜	潰瘍，高度の線維化	60	75	50 cm³
食道	潰瘍，狭窄	60	75	75 cm³
骨（幼児）	成長阻止	10	30	10 cm
骨（成人）	壊死，骨折	60	100	10 cm
脳	壊死	50	60	全域
脊髄	壊死，横断	45	55	5 cm
網膜	全眼炎，出血	55	70	全域
角膜	角膜炎	50	60	全域
水晶体	白内障	5	12	全域
甲状腺	機能低下	45	150	全域

超高圧放射線（1～6 MeV）週 5 回の連日照射，週間線量 10 Gy とする．
(Rubin P, Casarett GW：Front Radiat Ther Oncol，6：1-16，1972／重松　康：放射線治療学総論，p134，中山書店，1983 より改変)

らの値は変動する．一般に，総線量が等しい場合には，1回線量が大きい方が，治療期間が短い方が，照射容積が大きい方が，副障害の発生確率は上昇する．

a. 粘 膜

急性期の障害として粘膜炎があげられる．粘膜炎は，照射線量 20 Gy くらいから，発赤，びらんの形で出現し，30 Gy をこえるとびらんに白苔を伴い，疼痛の訴えも強くなる．さらに 40 Gy をこえてくると，こうした症状はさらに激しくなるが，他覚的所見とは裏腹に疼痛自体は緩和してくることが多い．粘膜炎の程度は，クラウン，ブリッジなどの金属により増強される．また，口唇や口角などの皮膚粘膜移行部は放射線感受性が高いため，可能ならば照射野からはずした方がよい．

近年，抗癌薬と併用して放射線治療が行われる場合が多くなりつつあるが，この際には粘膜炎の増強が認められるので注意が必要である．なお，小線源治療での粘膜炎は，治療終了後2週目にそのピークを迎えるのが特徴である．このピーク時が最も疼痛を訴える時期であるが，その後は徐々に痛みは消退し，約2カ月程度で完治する．粘膜炎への対応としては，後述する口腔清掃や会話の制限，刺激物（香辛料，タバコ，アルコールなどしみるもの）摂取の禁止などが有効である．また晩期障害として，粘膜の萎縮，乾燥，毛細血管拡張，皮膚潰瘍などがあげられる．粘膜は，急性期の粘膜炎が消退した後も，歯，義歯，香辛料などの刺激物や口傷によって容易に傷つき，難治性の潰瘍に移行する場合があるので注意が必要である．そのため，その予防としての口腔衛生指導や歯科的治療は重要である．

b. 皮 膚

外部照射法を用いると，皮膚炎は必発である．通常 10 Gy を過ぎる頃から，着色や色素沈着が始まり，20 Gy くらいから照射野内の脱毛が起こる．この脱毛は可逆的事象であり，照射後数カ月でもとに戻る．その旨，説明を行っておけば問題になることはない．また，50 Gy 程度になると，かゆみ，熱感を強く訴える場合があるが，可能なかぎり皮膚に刺激を与えることのないように指導するべきである．基本的には，患部にはできるだけ手を加えない方がよく，照射時には汗や化粧を落とした状態にすることが肝要である．放射線皮膚炎の発現リスクは，線量の増加に伴って大きくなり，人によってはびらん

となったり皮膚が剝けたりすることがある．この場合には，水溶性のステロイド軟膏や，フランセチン・T・パウダー®などの抗菌薬含有の散剤が有効であるが，積極的に勧めるものではない．また冷罨法などもしない方が無難である．

c. 骨

急性期の骨障害は，骨髄を照射することによる白血球減少症などであるが，口腔領域の放射線治療においては，対象が成人であって骨髄に造血機能はなく，また局所の照射にかぎられるため，問題となることはない．むしろ，白血球の減少があるとすれば，同時期に使用された抗癌薬によるものである場合が多い．問題は晩期障害で，骨髄炎や骨壊死の発生頻度はそれほど高くないものの，難治性であるため，QOL の低下を招きやすい．口腔では，上顎骨より下顎骨に発生しやすいことが知られている．これは，下顎骨は上顎骨と比較して血流が少なく，その厚い皮質骨のために骨髄炎が悪化しやすいことや，下顎骨を覆う粘膜が薄く，容易に傷つきやすいことによる．舌癌ではスペーサーを使用することで，骨壊死の事象はほぼ生じえないが，下顎歯肉癌や口底癌では，下顎骨への線量は抑えることができず，その結果，骨障害の発現頻度は高くなる傾向がある．経過としては，粘膜潰瘍から骨露出が出現し，しばらくの時間をかけて腐骨分離が起きて健常骨から脱落することによって治癒するが，その期間は，数カ月～数年にわたる．骨壊死があまりに広範な場合には，腐骨分離が起きずに顎骨切除術が必要となることもある．その治癒過程においては，ときとして急性期となる場合があり，腫脹や激しい痛みを訴えることがある．そうした際には，局所の洗浄，抗菌薬や鎮痛薬の処方や栄養管理が必要となる．急性期の予防としては，口腔衛生状態を向上させ，感染を防止することが重要である．一部に，骨壊死の治療として高圧酸素療法が有効であるとの報告があるが，著効する場合は少ないようである．

d. 唾液腺

唾液腺は，放射線感受性が高く影響を受けやすい．急性期では，唾液腺導管の浮腫によって，口腔内の唾液分泌が抑制され，耳下腺などの腫脹が生じる場合がある．また，晩期障害として唾液腺開口部の閉塞が起こり顎下腺などの腫脹を訴える場合もある．照射野が耳下腺全体に及ぶような場合には，放射線治療後の口腔乾燥症は必発である．回復までの

期間には個人差があり，数年を要する場合が多く，高齢者では加齢的な口腔乾燥症が進み，ほとんど回復が認められない場合もある．最近では，ピロカルピン塩酸塩といったムスカリン受容体刺激薬などにより一時的に唾液分泌を促すことができるが，発汗の副作用があり，その利用には難しい面もある．あるいはサリベート®などの人工唾液もときとして有効な場合がある．

e. 放射線誘発癌

本来，口腔癌の治療として放射線を用いるわけであるが，長期観察例の蓄積により，放射線によって誘発されたと考えられる症例が認められるようになった．口腔癌は重複癌として発生することも多く，放射線誘発癌を疑うには慎重を要するが，いくつかの報告では，10年以上を経過して放射線治療の既往がある部位に組織型の異なる腫瘍が発生すると定義した場合に，その発生率は2％程度と見積もられている．この数字から，一次癌に対する根治的な放射線治療をためらう必要はないと考えるが，患者にはあらかじめ十分な説明を行い，またその発生は確率的であるため，可及的に低減させる努力を払うべきである．昨今IMRTが普及しつつあるが，IMRTの利用が放射線誘発癌の発症率を上昇させるのではないかとの懸念があり，今後のエビデンスの蓄積が求められている．

(3) 放射線治療と口腔管理

口腔癌の放射線治療を行うにあたっては，そのQOLの向上のためのいくつかの歯科的なアプローチが存在する．その目指すところは，治療後の放射線副障害の防止，治療中の苦痛の軽減，治療後の口腔機能の回復などである．しかしながら，放射線治療の時期により必要とされる口腔管理は異なること，また腫瘍患者の来院から治療までの期間は可及的に短い方が望ましく，口腔管理に十分な時間がさけないことから，放射線治療の概要と流れをよく理解し，放射線治療医とのチームアプローチに対応できる歯科医師が求められる．

a. 放射線治療前に必要な処置

この時期は歯科的な処置に許される時間はかぎられている．しかしながら，口腔内の精査を行い，施行される放射線治療を想定し，治療後に起こりうる状態を想起して適切な処置を選択する必要がある．

i) 抜 歯

放射線治療の既往がある場合，原則として照射野内の歯の積極的な抜歯は禁忌となる．そのため，治療計画上，照射野内と想定される歯の保存の可否を判断し，保存不可と判断される歯については，あらかじめ抜歯しておく必要がある．ただし，抜歯後2週間以内に照射が開始される場合には，顎骨の放射線骨壊死の発現頻度は高くなることが知られているため，その間隔について放射線治療医に確認する必要がある．抜歯が難しい場合には，歯冠を落として歯髄を抜髄しておくといった準保存的な処置が望ましい．また，保存可能と判断された歯に対しては，う蝕の充填処置など適切な処置を行い，放射線治療後の抜歯を予防する必要がある．時間が許せば，う蝕予防のためのフッ素塗布や歯周病予防のための歯石除去および口腔衛生指導を行っておくことが望ましい．

ii) 歯や修復物の鋭縁削除

保存可能な歯については，その鋭縁の有無について精査し，適切に削合しておく．これにより，照射中および照射後の口腔粘膜に対する機械的な刺激を回避することになり，疼痛や潰瘍形成の危険性を低めることとなる．また，歯が腫瘍に歯が当たっている場合には，歯の鋭縁を丸めるあるいは抜歯するなど，必要な処置を選択する必要がある．

iii) 放射線治療補助装置の作製

放射線治療にあたり，補助装置が必要な場合がある．具体的には，舌癌の小線源治療を行う場合のスペーサーや，口蓋および上・下顎歯肉癌の小線源治療を行う場合のモールドがこれに該当する．舌癌の小線源治療では，小線源と下顎骨が近接するため，従来下顎骨障害は必発であったが，最近では照射中に舌と下顎骨の間に10 mmの間隔を確保するようなスペーサーを装着することで，下顎骨への線量を腫瘍線量の半分以下にすることができ，結果として下顎骨の障害は認められなくなった．また，モールドは，おもに[198]Auグレインの粘膜下への刺入が困難なケースに用いられ，レジン製の義歯用キャリアーに[198]Auグレインを封入し，患部に適用する．周囲近接組織に面する部分には鉛板によるシールドを装着するような構造とし，照射野以外への被曝を防ぐように工夫している．こうした治療用補助装置は，歯科補綴の技術が多分に求められている．

iv）歯の金属による修復物

　ブリッジやクラウンなどは，金属によって作製されていることが多いが，放射線治療では金属によって二次線（電子線）が発生し，金属に接する粘膜には，1.2倍ほどの線量が照射されると推定されている．実際，放射線による粘膜炎が，ブリッジやクラウン周囲でしばしば強いことはよく認められる事象であり，可能ならば放射線治療前に撤去することが望ましい．あるいは二次線の飛程は短いため，金属と粘膜が接しないようにスペーサーを作製するのも有効と思われる．また，近年歯科インプラントが普及してきているが，インプラント周囲の骨にも1.2倍ほどの線量が照射されていると考えられる．これによって，骨壊死の発現頻度の増大が危惧されるところであるが，インプラント埋入体の撤去は侵襲的であり，早期の撤去は難しい．インプラントが埋入された骨への照射による影響については，今後のエビデンスの蓄積が期待されるところである．

b．照射期間中の処置

　放射線治療の進行に伴い，口腔内にさまざまな不快症状が出現する場合がある．この期間では，口腔内衛生状態の保持や粘膜炎の出現に対する対症的処置が必要となる．

　i）口腔清掃

　照射中では，歯ブラシなどを使用した口腔内清掃を行うことは難しく，口腔内の衛生状態は悪化する場合が多い．そのため，アズレンスルホン酸ナトリウム水和物のような刺激の少ない含嗽薬によるうがいや綿球などによる清掃などが有効である．ヨード系の含嗽薬は刺激が強いため避けるべきである．また，アズレンスルホン酸ナトリウム水和物であっても刺激性を訴えるケースもあり，その場合には局所麻酔薬リドカインを添加した含嗽薬に変更するのがよい．こうした含嗽により，粘膜炎による疼痛の緩和や口腔の乾燥状態の一時的改善が期待できる．

　ii）軟膏の塗布

　粘膜炎の発現は通常疼痛を伴うが，これが口唇，特に口角に及ぶ場合には，疼痛がさらに増強される．これに対して，ジメチルイソプロピルアズレン軟膏や抗菌薬含有カルボキシメチルセルロース（carboxymethyl cellulose：CMC）軟膏などを塗布すると，疼痛緩和に有効である．ただし，口腔粘膜に広がった粘膜炎に対して軟膏を塗布することは難しいため，これに対しては消炎鎮痛薬の処方やジクロフェナクナトリウム水による含嗽，リドカインゼリーの塗布などによって対応する．

c．照射終了後の処置

　照射終了により，粘膜炎は速やかに消退傾向に向かうが，たとえ粘膜炎消失後においても生来の正常粘膜と比較して脆弱な性質を有している．この時期には，潜在的に存在する粘膜下組織や骨組織に対する放射線損傷を顕在化させないよう注意する必要がある．

　i）口腔清掃

　粘膜炎消失後は，歯ブラシなどによる機械的な清掃を再開する．ただし，歯磨剤は，小児用など刺激の少ないものから使用するべきである．また，粘膜に対しては，機械的な刺激を与えないように口腔衛生指導を行う．また，辛み，酸味，アルコール，タバコなど，粘膜に刺激が加わり患者がしみる感覚を訴えるものは避けるように指導する必要がある．こうした刺激物は，治療後半年，1年と経過していくにつれて徐々に摂取できるようになることが多いが，多量のわさびや唐辛子などの摂取は，避けた方がよい．

　ii）歯の治療

　放射線治療が終了し，粘膜炎が消退した後は，必要な歯科治療を行っていくことになる．特に治療域に近接する歯は積極的な抜歯が行えず可及的に保存する必要があり，また歯周病や根尖性歯周炎などの炎症性の刺激が顎骨壊死の誘因となることがあるので，比較的早期に対応していく必要がある．ただし，補綴治療に関しては，印象材による粘膜への刺激や，口腔癌の再発や転移などといった事象により補綴治療が中断する可能性があるため，積極的な治療は勧められない．放射線治療後少なくとも1年を経過するまでは，義歯の修理や応急的な処置にとどめておきたい．また，顎骨に対しては，放射線照射による潜在的な損傷は永続的なものであり，骨露出を伴う歯周外科手術や歯科インプラント埋入術あるいは抜歯術などは，ほぼ絶対的禁忌と考えておいた方がよい．

〔渡邊　裕〕

■ 文　献

堀内淳一，大川智彦編：頭頸部腫瘍の放射線治療―よりよいQOLと集学的治療，金原出版，1993．

Rubin P, Casarett GW：A direction for clinical radiation pathology；the tolerance dose. Front Radiat Ther Oncol, **6**：1-16, 1972.

4.11 疼痛治療（ペインクリニック）

　口腔顔面領域の痛みは，そのほとんどが三叉神経系によって伝達される痛みのインパルスによって起こる．三叉神経の伝達経路は，末梢の侵害受容器から三叉神経脊髄路核尾側亜核を中継して，延髄，中脳，視床と連絡され，そして大脳知覚野で伝達されてきたインパルスを痛みとして認識する．その痛みは，外傷や感染性炎症時の末梢侵害受容器から起こる痛みだけでなく，その経路のなかで発生するさまざまな異常（神経障害性疼痛や関連痛）によっても発現する．ペインクリニックは，これらの痛みに対してインパルスの伝達を遮断する薬物を投与することで，痛みを抑制・軽減させる．薬物の投与方法は，神経ブロック，静脈内投与，経口投与，粘膜や皮膚への局所応用，筋肉や顎関節内への応用などがある．

1 神経ブロック

（1）星状神経節ブロック

　頸部に交感神経節後線維の神経細胞が集合した交感神経節が3つ存在し，上・中・下頸交感神経節とよばれる．このうち下頸交感神経節は，第一胸部交感神経節としばしば癒合しており，その形状から星状神経節とよばれている．第七頸椎横突起と頸長筋の前方の結合組織中に存在し，そこに局所麻酔薬を注入して，頭部，顔面，頸部，上肢に至る交感神経をブロックする方法が星状神経節ブロックである．交感神経の遮断によって，支配領域である頭部や顔面の末梢循環を改善する効果がある．また，その作用機序には免疫系や内分泌系の関与も考えられており，多くの適応疾患がある．口腔顔面領域では，末梢性顔面神経麻痺，帯状疱疹後神経痛や三叉神経ニューロパチーなどの神経障害性疼痛，咀嚼筋の筋筋膜疼痛症候群，舌痛症などがある．末梢性顔面神経麻痺は，運動神経線維への末梢循環を改善して，神経回復を促す効果を期待する．神経障害性疼痛では，感覚神経線維への末梢循環を改善して，神経回復を促す効果を期待するほか，交感神経関与の痛みの悪循環を抑制・防止する．咀嚼筋の筋筋膜疼痛症候群や舌痛症では，咀嚼筋や舌への末梢循環を改善する効果を期待する．いずれの場合も，早期の施行開始が望ましい．

　手技は，頭頸部を支配する交感神経を十分にブロックすることができることと安全であることから，第六頸椎横突起上に注射針を刺入する方法が勧められる．患者体位を水平にし，頭部を後屈させると同時に軽く開口させる．消毒後，正中に輪状軟骨下縁を触れる位置から外側3cm付近で外側の胸鎖乳突筋，総頸動脈と正中の気管との間に術者の示指および中指を送り込むと第六頸椎横突起前結節を触れることができる．そこに注射針を当て，針先をわずかに引き戻し，吸引して血液が引けないことを確かめた後に1～2%のリドカインまたはメピバカインを注入する（図4.11.1）．注入数分後，Horner三徴候とよばれる眼瞼下垂，縮瞳，眼球陥凹のほか，結膜の充血，鼻閉，顔面紅潮などがみられ，これらの症状が効果判定の目安となる．

　合併症として，動脈内注入による局所麻酔中毒，内側に針を進めすぎることによる反回神経麻痺，血管穿刺による後出血，気胸，硬膜外ブロック，くも膜下ブロックも起こることがある．死亡例の報告もあるので，ブロック後は必ず意識の有無，呼吸の有無をチェックし，注射針の刺入部位は確実に止血する．また，酸素と人工呼吸の準備は怠ってはならない．

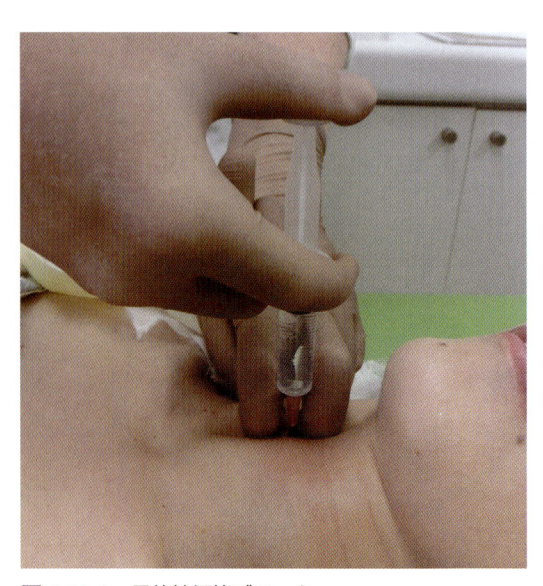

図4.11.1　星状神経節ブロック
頭部を後屈し，示指と中指で第六頸椎横突起前結節を触れ，そこに注射針を当て，局所麻酔薬を注入する．

(2) 三叉神経ブロック

上顎神経では，眼窩下孔，正円孔の部位で，下顎神経では，オトガイ孔，下顎孔，卵円孔の部位でブロックする方法がある．また，最上位で上下ともブロックする方法に三叉神経節のブロックがある．使用する薬剤は，局所麻酔薬，アルコール，グリセリンである．神経破壊の目的でアルコールを使用するが，その効果と合併症の確認に局所麻酔薬を使用する．三叉神経叢内に無水グリセリンを注入する方法は，アルコールを使用する方法より効果期間は短いが，感覚低下は軽度で合併症も少ない．薬剤を使用する以外の方法として，三叉神経起始部に70〜80 Gyの照射を行うガンマナイフや，熱凝固によって痛みを伝達する細い神経線維のみを破壊する高周波電気凝固術がある．

a. 三叉神経節のブロック

末梢枝のブロックで十分な効果が得られず，より中枢でのブロックが必要となった場合の最後の砦である．片側の三叉神経全域が遮断される．X線透視下に針先の正確な位置確認を行いつつ，ブロック針を卵円孔の奥に進めて三叉神経節をブロックする．

b. 上顎神経ブロック

神経が頭蓋底を正円孔から出た部位でブロックする方法で，X線透視下に行う．刺入点は，耳珠軟骨基部より3 cm前方の頬骨弓下縁で，刺入側外眼角方向に皮膚面と70度で針を進める．針の深さは，約5 cmである．比較的合併症の発生頻度が高いため，アルコールの使用は減少傾向にある．

c. 下顎神経ブロック

神経が頭蓋底を卵円孔から出た部位でブロックする方法である．刺入点は，耳珠軟骨基部より2〜2.5 cm前方の頬骨弓下縁で，皮膚面と90度で針を進める．深さ4〜4.5 cmで針先が蝶形骨翼状突起外側板に当たったところで，後方へ向け再刺入すると0.5〜1.0 cmの深部に神経がある．針先が神経へ接触して生じる放散痛が得られたら局所麻酔薬を注入する．アルコールを使用する場合は，0.5 mlの局所麻酔薬によるテストブロックの後，20分間合併症がなければ，0.5 mlの純アルコールを緩徐に注入する．

d. 眼窩下孔ブロック

鼻翼下縁の高さで，正中より2.5 cm外側を刺入点（小鼻から0.5 cm）とする．目的とする眼窩下孔は，正中より2.5〜3 cm外側で，眼窩下縁の0.5〜0.7 cm下方に位置する．そこに指を触れながら針を進め，骨面を滑らせて眼窩下孔のなかに0.2〜0.3 cm刺入する．針先の神経へ接触して生じる放散痛が得られたら，局所麻酔薬を0.3〜0.5 ml注入し，皮膚感覚を確認した後0.2〜0.3 mlの純アルコールを注入する．

e. オトガイ孔ブロック

オトガイ孔は，顔面正中より約2.5 cm外側で，下唇より約1 cm下方に存在する．刺入は，オトガイ孔よりやや外側上方から45度の角度で骨面を滑らせてオトガイ孔のなかに0.2〜0.5 cm刺入する．針先の神経へ接触して生じる放散痛が得られたら，局所麻酔薬を0.2〜0.3 ml注入し，皮膚感覚を確認した後0.2 ml以下の純アルコールを注入する．

f. 耳介側頭神経ブロック

咀嚼筋の筋筋膜疼痛のほか，緊張型頭痛，片頭痛，耳介側頭神経痛，側頭動脈炎など側頭部の痛みに効果がある．耳介直前の頬骨弓上で浅側頭動脈の走行を確認しつつ，その後側背側に皮膚面と90度で針を進め，局所麻酔薬1〜3 mlの浸潤麻酔を行う．

g. 閉口下顎孔ブロック

咀嚼筋の筋筋膜疼痛に対して，咀嚼筋への神経を遮断することを目的とする．

日常臨床で行う下顎孔伝達麻酔の刺入部位から針を上方に下顎頭方向に進め，患者にゆっくりと口を閉じてもらい，2 mlの局所麻酔薬を注入する．

2 点滴療法（静脈内薬物療法）

(1) ドラッグチャレンジテスト

リドカイン，ケタミン塩酸塩，フェントラミンメシル酸塩，モルヒネ塩酸塩などの鎮痛機序が明らかにされている薬物を試験的に静脈内投与し，痛みの変化を観察することで，神経障害性疼痛などの難治性疼痛疾患の痛みの機序を薬理学的に推定する検査法である（小川，1996）．リドカイン（1 mg/kg単回注入後，1 mg/kgを30分かけて持続静脈内投与）に除痛反応があればリドカインの静脈内投与，ケタミン塩酸塩（ケタミン塩酸塩5 mg単回注入）に除痛反応があればケタミンの静脈内投与，フェントラミンメシル酸塩に除痛反応があれば星状神経節ブロックなど，治療法を選択するために有用である．

4.11 疼痛治療　395

(2) リドカイン静脈内投与

リドカインのドラックチャレンジテストで除痛反応があれば，リドカイン 1 〜 5 mg/kg を 30 〜 60 分で投与する．帯状疱疹後神経痛，神経損傷後の痛みや異常感覚などの神経障害性疼痛に有効である．損傷神経線維の異常発火を抑制する．

(3) ケタミン塩酸塩持続点滴療法

ケタミン塩酸塩のドラックチャレンジテストで除痛反応があれば，ケタミン塩酸塩 1 mg/kg/時を 1 〜 2 時間で投与する．作用機序は，グルタミン酸NMDA受容体の拮抗で，中枢性機序関与の神経障害性疼痛，特にNMDA受容体が関与していると考えられる痛みに有効である．療法時に起こる悪夢や嘔気の予防にミダゾラムやドロペリドールを併用する．

(4) アデノシン三リン酸持続静脈内注入法

アデノシン三リン酸（adenosine triphosphate：ATP）は静脈内に注入されると，血中で即座にアデノシンに分解され，A_1 受容体を介して，静脈内投与において鎮痛作用を発揮する．5 〜 6 mg/kg/時の速度で 2 時間以上の持続静脈内投与は，中枢性機序に関与する一部の神経障害性疼痛に対して有効である（Fukuda et al, 2007）．急速に投与すると胸痛や動悸が発現するので，必ずインフュージョンポンプを使用し，点滴速度を 30 ml/時で緩徐に投与する．

(5) NSAIDs

外傷や感染炎症時の痛み，術後痛などの侵害性疼痛に有効である．静注用は，即効性という利点がある．わが国では，唯一フルルビプロフェンアキセチル 50 mg が使用されている．

(6) 麻薬性鎮痛薬

オピオイド受容体に特異的に結合して，鎮痛作用を発揮する．手術中の全身麻酔薬の鎮痛補助，術後痛のほか，神経障害性や癌性疼痛にも適用される．モルヒネ塩酸塩，フェンタニルクエン酸塩，レミフェンタニル塩酸塩などが使用されている．

(7) 拮抗性鎮痛薬

麻薬性鎮痛薬による副作用や依存性を少なくする目的で開発されたオピオイド受容体に作用する薬物である．手術中の全身麻酔薬の鎮痛補助，術後痛，神経障害性疼痛，癌性疼痛にペンタゾシン，ブプレノルフィン塩酸塩が使用されている．

(8) 患者自己調節鎮痛法（PCA）

疼痛を感じたときに，直ちに患者が自分自身で鎮痛薬を投与することができる方法である．痛みの感じ方や鎮痛薬に対する感受性は，個人差が大きい（Fukuda et al, 2009）ため，有用である．モルヒネ塩酸塩やフェンタニルクエン酸塩などが使用されている．投与経路は，静脈内以外にも硬膜外や皮下がある．

3 経口薬物療法

(1) NSAIDs

口腔顔面領域の侵害性疼痛に対して，非常に有効で使用頻度が高い．前述した静注用と比較して，経口用は多種多様（ジクロフェナクナトリウム頓用 25 〜 50 mg，ロキソプロフェンナトリウム水和物頓用 60 〜 120 mg など）に使用されている．鎮痛・消炎作用以外に解熱や抗血小板作用がある．作用機序は，COX の活性を阻害することによって，PG 合成を抑制する．COX は，胃粘膜保護，血管拡張，腎血流の維持など生体の恒常性維持に重要な働きをしている COX-1 と PG 産生に関与する COX-2 に分けられる．胃腸障害や腎障害といった副作用は，COX-1 を阻害することで発現する．それらの副作用を回避する目的で，COX-2 選択的阻害薬が使用されている（セレコキシブ 100 〜 200 mg/日など）．

(2) 解熱性鎮痛薬

抗炎症作用のない鎮痛薬で，作用機序は明らかになっていない．NSAIDs の副作用を考慮する場合や小児での使用など，抜歯後痛などの侵害性疼痛に対して有効である（アセトアミノフェン頓用 15 〜 20 mg/kg など）．

(3) 麻薬性鎮痛薬

神経障害性疼痛や癌性疼痛に対して使用されている（コデインリン酸塩 60 〜 200 mg/日などのほか，上記のアセトアミノフェンとトラマドール塩酸塩の配合錠がある）．

(4) 三環系抗うつ薬

口腔顔面領域では，神経障害性疼痛や疼痛性障害の軽減のために使用されている（アミトリプチリン塩酸塩 10 ～ 150 mg/日など）．作用機序は，ノルアドレナリンやセロトニンの再取り込み阻害作用による下行性疼痛抑制系の賦活が主である．口渇，ふらつき，排尿障害，便秘などの副作用がある．

(5) 抗痙攣薬

三叉神経痛の特異的な鎮痛薬としてカルバマゼピン（100 ～ 1200 mg/日）がある．口腔顔面領域の神経障害性疼痛や舌痛症に対しては，クロナゼパム（0.5 ～ 6 mg/日）も使用されている．カルバマゼピンとクロナゼパムの作用機序は，Na^+チャネルの遮断である．また，ガバペンチンも使用されている（600 ～ 2400 mg/日）．作用機序は，一次ニューロンの電位依存性 Ca^{2+} チャネルの阻害である．

(6) 神経性疼痛緩和薬

帯状疱疹後神経痛，末梢性神経障害性疼痛の第一選択薬としてプレガバリン（50 ～ 600 mg/日）が使用されている．作用機序は，ガバペンチンと同様である．

(7) 生物組織抽出物

帯状疱疹後神経痛に対して，下行性疼痛抑制薬の賦活を目的として，ワクシニアウイルス接種家兎炎症皮膚抽出液（ノイトロピン®）が使用されている．

(8) 抗不整脈薬

メキシレチンが使用されている（300 ～ 450 mg/日）．作用機序は Na^+ チャネルの遮断で，異常感覚に対して有効なことがある．

(9) その他

口腔顔面領域の痛みに対して，前述した薬物以外に選択的セロトニン再取り込み阻害薬，セロトニン・ノルアドレナリン再取り込み阻害薬，バクロフェン，$α_2$ 作動薬のクロニジン塩酸塩，抗セロトニン薬，抗不安薬，カルシウム拮抗薬などがある．

4　粘膜や皮膚への局所応用

口腔内にアロディニア（異常痛）があるような神経障害性疼痛に対して，表面麻酔薬や持続使用でサブスタンスPを枯渇させるカプサイシンクリームをその局所に塗布した口腔内ステント療法が有効なことがある（図 4.11.2）．

5　筋肉や顎関節内への応用

(1) トリガーポイント注射

咀嚼筋の筋筋膜疼痛にみられる筋肉の過度に凝っている，緊張している部位すなわち皮膚の表面から筋肉内に硬結となっている部位をトリガーポイントとよぶ．その部位を圧迫刺激すると関連痛が発現する．その部位から針を刺入し，「プツン」とした感覚が得られ，患者が「響きます」と表現したところで，薬液を注入する．薬剤は局所麻酔薬（2%リドカインやネオビタカイン®など）2 ～ 3 mlを使用する．ステロイド薬を混和してもよい．

(2) 顎関節腔内洗浄

疼痛の軽減を目的として，上関節腔に局所麻酔薬を注入する．刺入は耳珠中点と外眼角を結ぶ線上で耳珠から 10 mm の位置で，前上内方に向かって刺入する．注入と吸引を繰り返すパンピング操作

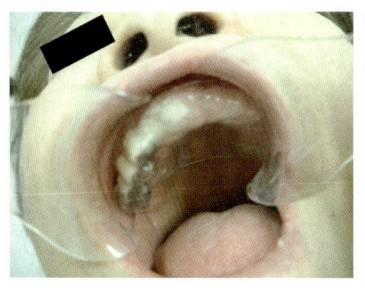

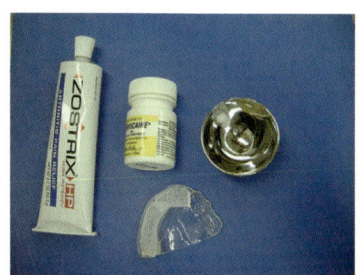

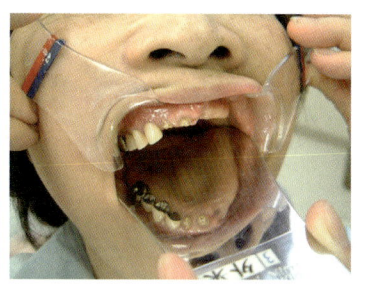

図 4.11.2　口腔内ステント療法
上顎片側全体にアロディニアのある神経障害性疼痛に対して，口腔内ステントによってカプサイシンクリームを局所に塗布する．

によって，関節腔内の循環動態を改善する．消炎目的にステロイド薬を混和してもよい．転位円板を復位させるという目的があれば，パンピング後マニプレーションを行う．

(3) ボツリヌス毒素

ボツリヌス毒素は，コリン作動性神経の神経終末において，アセチルコリン放出を抑制し，筋弛緩効果を発揮する．効果開始から約2～4カ月で筋弛緩効果は消退する．顔面痙攣や眼瞼痙攣に対して，痙攣部位の筋肉内に投与する． 〔福田謙一〕

■文 献

Fukuda K, Hayashida M, et al：Assocation between OPRM1 gene polymorphisms and fentanyl sensitivity in patients undergoing painful cosmetic surgery. Pain, **147**(1-3)：194-201, 2009.

Fukuda K, Hayashida M, et al：Pain-relieving effects of intravenous ATP in chronic intractable orofacial pain；an open-label study. J Anesth, **21**(1)：24-30, 2007.

小川節郎：ドラッグチャレンジテストの意義と方法．ペインクリニック, **17**(4)：587-595, 1996.

4.12 鍼 灸

1 口腔顎顔面領域疾患における鍼灸

鍼灸医学は，経絡，経穴（ツボ）という特異な治療点を介して，物理的刺激（鍼刺激，灸刺激，指圧刺激）により自律神経系に影響を及ぼし，からだの防御機能あるいは鎮痛機能の調整を担うことで，自然治癒力を高めるとともに，副作用の少ない治療法の1つとされている．

鍼灸治療の効果については，1972年のNixon訪中時にアメリカのメディアから「鍼麻酔」について全世界に向け発信されたのを契機に，わが国でも「鍼鎮痛効果」が話題となり，その方面の研究がさかんに行われるようになってきた．最近では，鍼灸適応疾患についてアメリカ国立衛生研究所（National Institutes of Health：NIH）合意声明書（NIH, 1997），WHO草案（WHO, 1996），イギリス医学協会（British Medical Association：BMA）の調査報告（BMA, 2000）などが発表されている．そのなかで，BMAの行った調査報告書では，腰痛症，悪心・嘔吐，片頭痛，歯痛において比較対照した結果，ほかの治療よりも鍼灸の方に効果があると結論づけている（表4.12.1）．

表4.12.1 鍼灸の適応疾患

WHO草案 (1996)			NIH合意声明書 (1997)	BMA報告書 (2000)
・上顆炎（テニス肘） ・頸椎症 ・頸部筋膜炎 ・上腕肩甲関節周囲炎 　（肩関節周囲炎） ・関節リウマチ ・変形性膝関節症 ・捻挫と打撲 ・頭痛 ・片頭痛 ・筋緊張性頭痛 ・坐骨神経痛・腰痛 ・扁桃摘出後疼痛 ・抜歯疼痛 ・術後疼痛 ・ヘルペス後神経痛 ・三叉神経痛 ・腎石疼痛疾患	・胆石 ・胆石疝痛 ・胆道回虫症 ・胆道ジスキネジー ・急性扁桃炎・咽頭炎・喉頭炎 ・慢性副鼻腔炎 ・気管支喘息 ・狭心症を伴う虚血性心疾患 ・高血圧 ・低血圧 ・不整脈 ・神経循環性無力症 ・下痢 ・過敏性腸症候群 ・便秘 ・月経困難症 ・分娩の誘発	・月経異常 ・女性不妊 ・男性不妊 ・インポテンス ・遺尿症 ・尿失禁 ・尿閉 ・白血球減少症 ・Meniére症候群 ・近視 ・肥満 ・片麻痺 ・うつ病 ・アルコール中毒 ・薬物中毒 以上49疾患	**鍼が有効であるという有望な結果が得られているもの** ・成人の術後，あるいは薬物療法時の悪心・嘔吐 ・歯科の術後疼痛 ・妊娠時のつわり **補助的あるいは代替的治療法として役立つ可能性があるもの** ・薬物中毒 ・脳卒中のリハビリテーション ・頭痛 ・月経痛 ・線維性筋痛 ・筋筋膜性疼痛 ・変形性関節炎 ・腰痛 ・手根管症候群 ・喘息	・腰痛 ・悪心・嘔吐 ・片頭痛 ・歯痛

鍼治療の有効性について，科学的根拠は弱いが肯定的な臨床報告があるとして，WHOでは49疾患をリストアップしている．

（塚田弥生，川嶋 朗他：治療, **84**(1)：85-91, 2002)

口腔顎顔面領域においても近年，鎮痛作用を目的として鍼灸治療への応用がなされ，特に顎関節症，三叉神経痛を伴う歯痛，抜歯後の疼痛緩和などに応用されている．

口腔顎顔面領域における鍼灸の適応対象症状

鍼灸の適応症状を以下に示す．
①顎関節症への対応
②三叉神経痛・顔面神経麻痺への対応
③抜歯後疼痛の除去
④歯痛の鎮痛
⑤歯周病の症状緩和
⑥歯ぎしりへの対応
⑦口蓋咽頭反射の抑制
⑧急性炎症および術後の消炎・鎮痛
⑨脳貧血・ショックの対応と予防
⑩急性・慢性開口障害の処置
⑪口内炎，扁桃炎の処置
⑫舌痛症などの心身症への対応

2 顎関節症への鍼灸治療

顎関節症は，顎関節部や咀嚼筋の疼痛，関節雑音，開口障害，顎運動障害を主症状とし，咬合異常や歯ぎしりなどを伴うことがある．

（1）顎関節症の分類と鍼灸治療の有効性

顎関節症は，Ⅰ～Ⅴ型に分類されるが，鍼灸治療に最も適しているのは，咀嚼筋障害，咀嚼筋障害を主症状とするⅠ型である（日本顎関節学会，1996）．顎関節症Ⅰ型は，顎関節周囲の四大咀嚼筋（側頭筋，咬筋，内側翼突筋，外側翼突筋）と顎二腹筋および胸鎖乳突筋の疼痛を主病変としている．この疼痛は，咀嚼筋痛であり筋疲労とされ，原因として，①咬合異常，②偏咀嚼，③不良姿勢，④精神的ストレスなどがあげられる．また，ブラキシズム（上・下顎の歯を無意識にこすりあわせたり，くいしばったり，上下歯をカチカチさせるような噛む習癖）などの口腔悪習癖などを呈する．さらに重症化すると肩こり，耳鳴り，筋緊張性頭痛などの随伴症状を認める．この随伴症状にも鍼灸治療が適している．その他として，Ⅱ型，Ⅲ型，Ⅳ型でも顎関節痛や開口時痛のある場合には，局所鎮痛を目的とした鍼灸治療が有効である．

（2）顎関節症の治療

顎関節症の治療方法は，経皮的電気経穴刺激（transcutaneous electrical acupuncture point stimulation：TEAS）での治療法が一般的である．TEASとは，経穴部分に粘着性電極を貼付して，筋肉のこりや痛みの除去を目的として10～15分程度の通電刺激を行うものである．最近ではスポーツ選手の筋疲労除去にも応用されている（図4.12.1）．低頻度通電（1～3Hz）により，下行性疼痛抑制系を賦活させ，視床下部より内因性モルヒネ様物質であるβエンドルフィンを放出させ，局部に鎮痛作用を及ぼし，また通電後でも内因性モルヒネ様物質の影響により全身にも持続させる効果がある．歯科領域では，歯痛や抜歯後疼痛にも応用されている．

a. 顎関節症の治療部位①

咀嚼筋部（経穴として側頭筋は太陽，咬筋は頬車，内側翼突筋，外側翼突筋は下関）の筋緊張緩和および疼痛の軽減に対してTEASを行う（図4.12.2，4.12.3B，表4.12.2）．また，開口障害が強い場合は，顎関節部（耳門，聴会，聴宮）に開口させた状態で鍼を直接刺入する（図4.12.3B，4.12.4，表4.12.3）．

b. 顎関節症の治療部位②

遠隔治療は東洋医学の古典に記載され，経絡（気血を循環させているシステム）が，口腔部を経由し，遠隔刺激の経穴（合谷，曲池）として，口腔・顔面部疾患の治療に頻用されている（図4.12.3A，4.12.5，表4.12.4）．

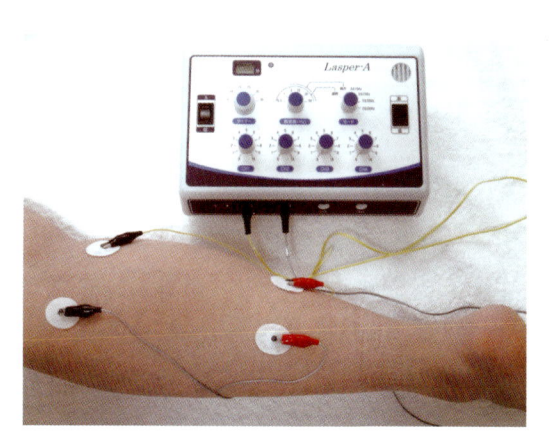

図4.12.1　スポーツ選手の筋疲労除去に対するTEAS
筋緊張の緩和を目的に疼痛部位を中心にその周囲の圧痛点を治療ポイントとして通電する．

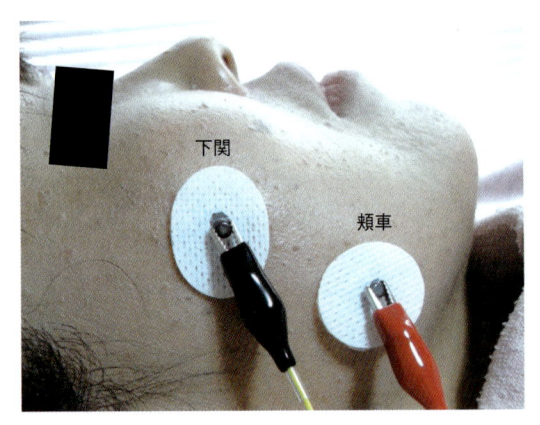

図 4.12.2　顎関節症の治療における下関と頬車へのTEAS

咀嚼部の筋緊張緩和および疼痛の軽減に対して，TEASを行う．皮膚面に装着しやすいジェル電極を使用する．鍼刺激よりも侵襲性が少なく，特に顔面部の治療に適している．

表 4.12.2　咀嚼筋部（太陽，頬車，下関）の取穴法

経穴名	国際経穴番号	取穴法
太陽（たいよう）	EX-HN5	顔面部，眉毛の外端と外眼角との中央から後方1寸の陥凹部
頬車（きょうしゃ）	ST6	顔面部，下顎角の前上方1横指（中指）
下関（げかん）	ST7	顔面部，頬骨弓の下縁中点と下顎切痕の間の陥凹部

咀嚼筋部にある経穴のなかで，太陽のEX-HN5は，extra points（どこの経にも属さない特殊な経穴）の5番目の経穴を示す（日本経穴委員会において国際番号として統一化された）．頬車（ST6）は足の陽明胃経（stomach meridian）の6番目の経穴を，下関（ST7）は足の陽明胃経の7番目の経穴を示す．

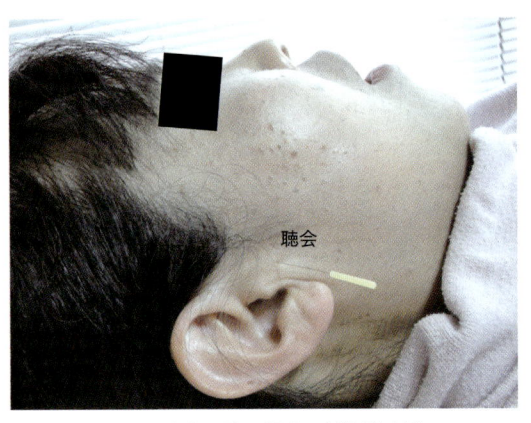

図 4.12.4　開口障害の強い場合の鍼刺激方法

聴宮穴に鍼刺激を行っている様子．開口障害が強い場合は，開口させた状態で，耳門，聴会，聴宮などのいずれかの経穴に刺鍼する．特に圧痛の強い経穴を選穴する．

表 4.12.3　顎関節部（耳門，聴会，聴宮）の取穴法

経穴名	国際経穴番号	取穴法
耳門（じもん）	TE21	顔面部，耳珠上の切痕と下顎骨の関節突起の間，陥凹部
聴宮（ちょうきゅう）	SI19	顔面部，耳珠中央の前縁と下顎骨関節突起の間の陥凹部
聴会（ちょうえ）	GB2	顔面部，珠間切痕と下顎骨関節突起の間，陥凹部

耳門（TE21）は手の少陽三焦経（triple energizer meridian）の21番目の経穴を，聴会（GB2）は足の少陽胆経（gallbladder meridian）の2番目の経穴を，聴宮（SI19）は手の太陽小腸経（small intestine meridian）の19番目の経穴を示す．

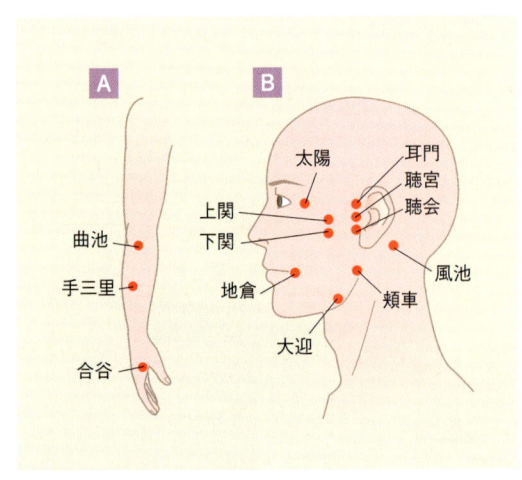

図 4.12.3　歯科領域で頻用される経穴

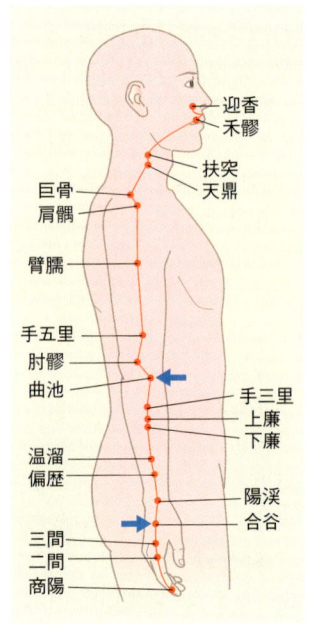

図 4.12.5　顎関節症の遠隔治療

手の陽明大腸経という経絡．人体には，12の経絡が存在しているといわれている．この経絡は，手の末梢部分から口腔部を経て鼻外側部までつながっている．線が経絡，点が経穴を示す．合谷・曲池の経穴が所属しており，顎関節症の遠隔治療に用いられている．

（吉川恵士，坂本歩他：新版 経絡経穴概論, p61, 医道の日本社, 2009 より改変）

表 4.12.4　遠隔刺激の経穴（合谷，曲池）の取穴法

経穴名	国際経穴番号	取穴法
合谷	LI4	手背，第二中手骨中点の橈側
曲池	LI11	肘外側，尺沢と上腕骨外側上顆を結ぶ線上の中点

合谷（LI4）は手の陽明大腸経（large intestine meridian）の4番目の経穴を，曲池（LI11）は手の陽明大腸経の11番目の経穴を示す．

3　三叉神経領域に伴う歯痛への鍼灸治療

歯痛のなかでも，三叉神経領域で発症する歯痛には鍼灸治療が有効である．三叉神経は，眼神経（三叉神経第一枝），上顎神経（三叉神経第二枝）および下顎神経（三叉神経第三枝）の3枝に分かれている．鍼灸治療は，おもに下顎神経領域に対して行うことが多い．

(1) 歯痛の治療部位

歯痛の治療部位は，下顎神経領域にある経穴（地倉，大迎，頬車，上関，下関）を用いる（表 4.12.5，図 4.12.3B）．

(2) 歯痛の治療方法

歯痛の治療方法として，低周波鍼通電（low frequency electrical acupuncture：LFEA）がある．LFEAとは，生体に留置した鍼（置鍼という）に電極をクリップして連続波（同じ周波数で規則正しく通電する），断続波（同じ周波数が休止と停止によって通電する），疎密波（異なった周波数を組み合わせて通電する）を選択して刺激する治療法である．刺激方法は患者の病態により決める（図 4.12.6）．一般的には，こり・痛みには連続波，しびれ・麻痺などには断続波，痛み・麻痺・しびれには疎密波が有効であり，刺激時間は，10～15分程度で個人の刺激量に合わせた刺激が適当である．

4　抜歯後疼痛緩和への応用

抜歯後の疼痛緩和にも鍼灸治療が応用されている．「鍼鎮痛」という方法で，一般的には「鍼麻酔」といわれている．この方法は，上肢の経穴（合谷-曲池）または（合谷-手三里）を治療穴とする（表

表 4.12.5　歯痛の取穴法

経穴名	国際経穴番号	取穴法
地倉	ST4	顔面部，口角の外方4分
大迎	ST5	顔面部，下顎角の前方，咬筋付着部の前方陥凹部，顔面動脈上
頬車	ST6	顔面部，下顎角の前上方1横指（中指）
上関	GB2	頭部，頬骨弓中点上縁の陥凹部
下関	ST7	顔面部，頬骨弓の下縁中点と下顎切痕の間の陥凹部

上歯痛の治療部位．地倉（ST4）は足の陽明胃経の4番目の経穴を，大迎（ST5）は足の陽明胃経の5番目の経穴を，頬車（ST6）は足の陽明胃経の6番目の経穴を，上関（GB3）は，足の少陽胆経の3番目の経穴を，下関（ST7）は，足の陽明胃経の7番目の経穴を示す．

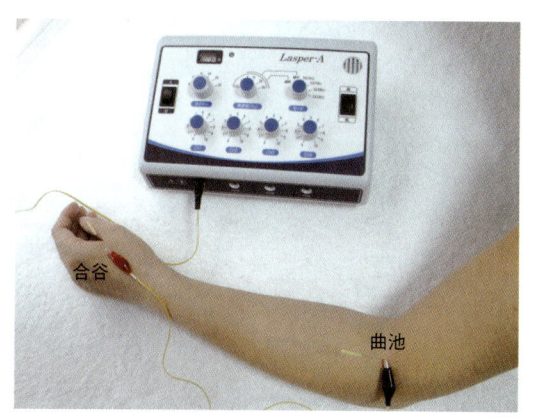

図 4.12.6　歯痛の治療方法
歯痛に対する治療方法として，LFEAがある．患者の病態により治療方法は異なるが，基本的には低頻度通電（1～3 Hz）により連続波で10～15分程度の通電刺激を行う．

表 4.12.6　鍼鎮痛の取穴法

経穴名	国際経穴番号	取穴法
合谷	LI4	手背，第二中手骨中点の橈側
手三里	LI10	前腕後外側，陽渓と曲池を結ぶ線上，肘窩横紋の下方2寸
曲池	LI11	肘外側，尺沢と上腕骨外側上顆を結ぶ線上の中点

鍼鎮痛を促す経穴であり，局所および全身に鎮痛効果が期待できる．合谷（LI4）は手の陽明大腸経の4番目の経穴を，手三里（LI10）は，手の陽明大腸経の10番目の経穴を，曲池（LI11）は，手の陽明大腸経の11番目の経穴を示す．

4.12.6）．この方法は，前述のように，低頻度通電（1～3 Hz）により，視床下部よりβエンドルフィンを放出させ，局部の鎮痛作用はもとより全身にも鎮痛作用を持続させる効果がある〔⇒ 4.12-2を参

照].

刺激時間は，個人差にもよるが20〜40分を要する．このように長時間の通電時間を要する難点はあるが，抜歯前から鍼鎮痛を行うことで，抜歯時の出血量減少，麻酔薬投与量の半減，抜歯後腫脹の軽減などが期待できる．しかしながら鎮痛効果には個人差があり，心理的，精神的な負荷も大きいので，十分なインフォームドコンセントを要する．

5 顔面部（眼部）領域における臨床研究

口腔顎疾患とは直接関係ないが，顔面部を含めた眼科領域における臨床研究の一部を紹介する．筆者らが行った臨床研究のなかで，非侵襲的に測定できるレーザードプラ眼底血流計を使用して，眼内部にある網膜と脈絡膜（網脈絡膜部）の微小血流を指標に上肢経穴において眼疾患に頻用されている経穴（合谷・曲池）と使用頻度の少ない経穴（手三里）との比較，および顔面部経穴（風池・太陽）との比較により眼疾患に有効な経穴の臨床的意義について検討した．その結果から，上肢経穴群（合谷）と顔面部経穴群（風池・太陽）では網脈絡膜血流の増加が認められた．また，眼疾患に頻用される経穴間では，反応の異なった血流パターンを示した（図4.12.3B，4.12.7，4.12.8，表4.12.7）．

経穴とよばれている部位には，組織学的に神経，血管が多く存在し，特に経穴周囲には神経伝達物質であるサブスタンスP（substance P：SP）やカルシトニン遺伝子関連ペプチド（calcitonin gene-related peptide：CGRP）などが多く存在している．これらのことから経穴部位によってSPやCGRPの

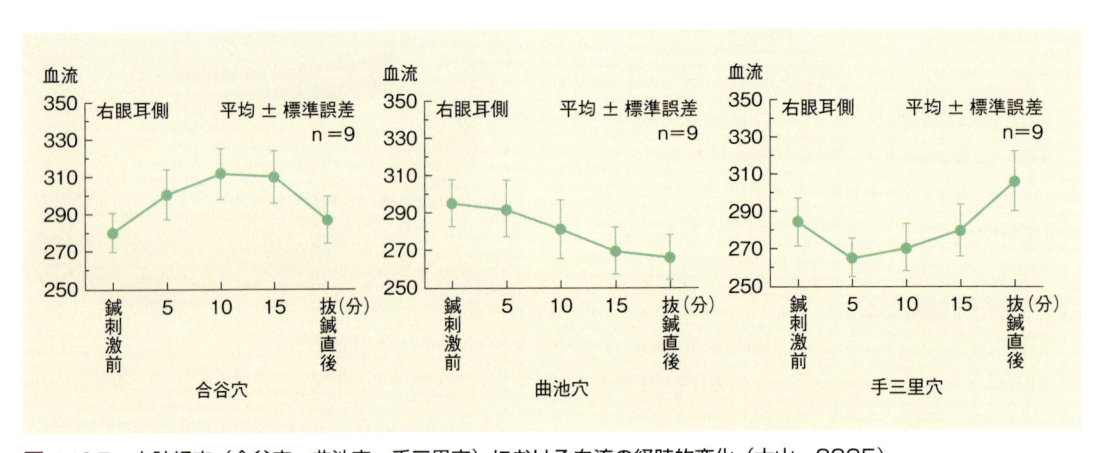

図 4.12.7　上肢経穴（合谷穴，曲池穴，手三里穴）における血流の経時的変化（大山，2005）
縦軸は血流の相対値，横軸は時間経過を示す．測定開始時との多重比較検定では，いずれの経穴でも有意差は観察されなかった．

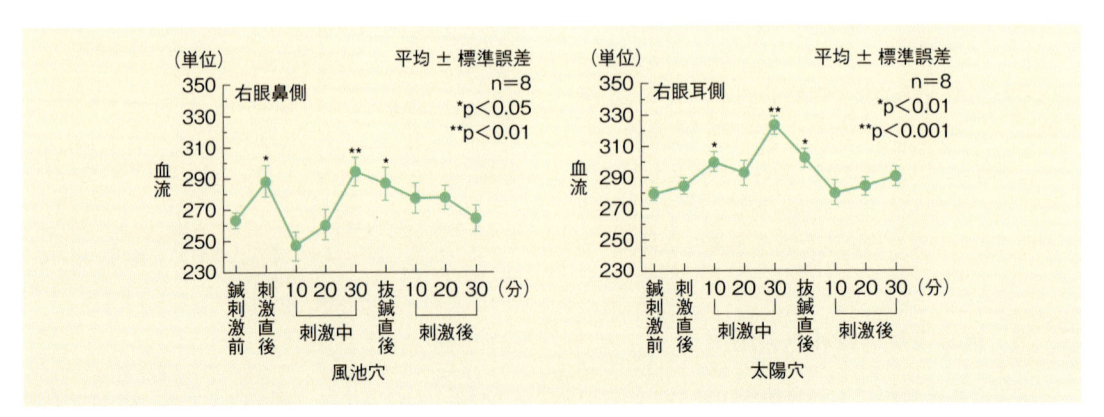

図 4.12.8　顔面部経穴（風池穴，太陽穴）における血流の経時的変化（大山，2005）
縦軸は血流の相対値，横軸は時間経過を示す．風池穴では，測定開始時との多重比較検定において鍼刺激直後と抜鍼直後（$p<0.05$），鍼刺激中30分（$p<0.01$）で有意差が観察された．太陽穴では，測定開始時との多重比較検定において鍼刺激中10分と抜鍼直後（$p<0.01$），鍼刺激中30分（$p<0.001$）で有意差が観察された．

表 4.12.7　顔面領域の取穴法

経穴名	国際経穴番号	取穴法
合谷（ごうこく）	LI4	手背，第二中手骨中点の橈側
手三里（てさんり）	LI10	前腕後外側，陽渓と曲池を結ぶ線上，肘窩横紋の下方2寸
曲池（きょくち）	LI11	肘外側，尺沢と上腕骨外側上顆を結ぶ線上の中点
太陽（たいよう）	EX-HN5	顔面部，眉毛の外端と外眼角との中央から後方1寸の陥凹部
風池（ふうち）	GB20	前頸部，後頭骨の下方，胸鎖乳突筋と僧帽筋の起始部の間，陥凹部

眼内部の網脈絡膜微小血流に影響を及ぼす経穴である．合谷（LI4）は手の陽明大腸経の4番目の経穴を，手三里（LI10）は手の陽明大腸経の10番目の経穴を，曲池（LI11）は手の陽明大腸経の11番目の経穴を，太陽のEX-HN5はextra pointsの5番目の経穴を，風池（GB20）は足の少陽胆経の20番目の経穴を示す．

密度差，鍼刺激による感受性の違いにより各経穴間で違った血流反応パターンを示したと考えられる．

口腔顎顔面領域の鍼灸治療は，疼痛緩和が主たる目的であるが，自律神経系への関与も大きい．特に顎関節症，歯痛からの肩こり，頭痛などの愁訴には，鍼灸治療が適しており，今後の歯科領域への応用が期待されている部分である．　〔大山良樹〕

■文　献

石丸圭荘，有馬義貴他：東洋医学を応用した刺激療法の実際，pp24-43，医歯薬出版，2008．
石野尚吾，柳澤　紘他：専門医のための漢方医学テキスト―漢方専門医研修カリキュラム準拠，pp304-308，南江堂，2009．
大山良樹：顔面領域における鍼灸臨床へのアプローチ．日歯東洋医会誌，**24**：41-45，2005．

4.13　漢　方

1　漢方薬の治療効果

なかなか治らない疾患や症状に対して，漢方薬が有効な場合がある．一般的に現代医療は，原因が明らかな場合には治療効果を得ることができるが，責任病巣が明らかではない「なかなか治らない疾患や症状」に対しては，十分な治療効果が得られない場合がほとんどである．口腔領域において，「なかな

か治らない疾患や症状」のほとんどは痛みを伴う．口腔は会話や摂食を司る重要な器官のため，口腔の慢性疼痛は著しくQOLを低下させる．

漢方薬には複数の効果をもつ生薬が複数配合されている．たとえばよく知られている葛根湯は，葛根，大棗，麻黄，桂皮，芍薬，甘草，生姜の7種類で構成されている．したがってその効能は多方面にわたり，血液循環の改善，炎症の抑制，体力増強，免疫調整，自律神経機能調整などの機序により，おもに宿主側を強化する．このようなことから，漢方薬は複数の要因による場合や，責任病巣が明らかでない疾患や症状，痛みに対して有効なことがある．

口腔領域における「なかなか治らない疾患や症状」は，繰り返される口内炎，口腔乾燥症，扁平苔癬，舌痛症，顎関節症，三叉神経痛，非歯原性歯痛，外傷性三叉神経ニューロパチー，帯状疱疹後神経痛，心因性疼痛など多岐にわたる．これらの疾患あるいは症状は，原因がわからないか，原因がわかっていても治療に難渋する例がほとんどである．たとえば，帯状疱疹後神経痛に対しては，アミトリプチリン塩酸塩やカルバマゼピン，プレガバリンなどを用いて，その異常疼痛，異常感覚の制御を行うが，うまくいかない場合には，漢方薬を併用すると効果が得られることがある．また難治性の口内炎や扁平苔癬などは，漢方薬単独でも効果が得られることがある．このように漢方薬を単独で用いたり，あるいは通常の治療に併用することで，患者の苦痛を改善できる可能性があるため，特に口腔顔面領域のペインクリニックやオーラルメディシンを実践している歯科医師や医師は，漢方薬の運用方法についても知っておくべきである．

2　漢方薬の処方

漢方薬を処方するには，「漢方医学」もしくは「中医学」の知識が必要となる．「漢方医学」は中国から伝わった伝統医学がわが国で発展をとげたものである．その特徴は方証相対という方法で，「この証があればこの方剤を用いる」という方法である．たとえば，「発熱，悪風，汗出，舌淡紅，苔薄白，脈浮緩」などの証候表現があれば桂枝湯を用い，「頭痛，発熱，身疼，腰痛，骨節疼痛，悪風，無汗，喘」などの証候表現があれば麻黄湯を用いる．一方，「中医学」は中国各地で発展した伝統医学（薬

学，鍼灸学など）を体系づけ，1つにまとめたもので，「漢方医学」が葛根湯や桂枝湯など具体的な方剤名で運用するのに対して，「中医学」では，具体的な方剤名はなく，それぞれの患者に対して，生薬の種類や量を調整し処方する．中国では昔からこの手法がとられ，効果のある優秀な生薬の組み合わせに対して方剤名がつけられてきた（葛根湯，小青竜湯，補中益気湯など）．現代の中医学では，優秀な方剤の加減や組み合わせを行い，患者に生薬を十数種類ほど処方する手法がとられている．

漢方薬も薬物であるために，当然のことながら，誤った処方は副作用を引き起こす．「漢方医学」の方法で処方しようとも，あるいは「中医学」の方法で処方しようとも，いずれにせよ，漢方薬を構成している生薬の作用，副作用，効能については十分に把握すべきである（森，1985）．表 4.13.1 に生薬の副作用の一例を示す（王他，2006）．

3 分型論治

中医学では処方を行う際に，分型論治という手法を用いて処方する方法がある．これは患者の体質状態，疾患の原因，臨床症状の違いによっていくつかのタイプに分類する方法で，中医学における処方の1つの指針となっている．それぞれのタイプには，それに相当する方剤があり，その構成生薬を参考に，それぞれの患者に合わせた生薬の種類と量を

表 4.13.1　漢方薬を構成している生薬の副作用

生薬名	起こりうる副作用
甘草	偽アルドステロン症（脱力感，浮腫，低カリウム血症）
麻黄	血圧上昇，動悸，発汗過多，脱力感，頻脈，不眠，興奮，尿閉，排尿障害，食欲不振，腹痛，下痢など
附子	心悸亢進，のぼせ，熱感，顔面紅潮，蟻走感，舌のしびれ，悪心
桔梗	胃腸障害
人参	高血圧，興奮，のぼせ，不眠，手足の浮腫，湿疹，じんま疹
大黄	流産の危険性，腹痛，下痢
地黄	悪心，胃痛，食欲低下，腹痛，下痢
桃仁	腹痛，下痢，めまい，嘔吐
芒硝	腹痛，下痢
当帰	胃痛
桂枝	湿疹，じんま疹

表 4.13.2　口内炎の分型論治

臨床症候	漢方エキス製剤
熱邪侵入型 急に発症し，口腔粘膜の発赤，腫脹，痛みをきたす．しばしば咽喉痛，発熱，頭痛，口渇，黄色い尿などの症状を伴う．舌質は紅，舌苔は薄黄	小柴胡湯加桔梗石膏 黄連解毒湯 甘草湯
心火上炎型 口内の粘膜が赤く腫れ，痛みが激しい．舌先に小さい多数の点状潰瘍があり，焼けるように痛む．ときに胸の煩悶感，精神不安，いらいら，不眠，口渇，黄色い尿などの症状を伴う．舌先は紅，舌苔は薄黄	五淋散＋三黄瀉心湯 半夏瀉心湯 清心蓮子飲
脾胃湿熱型 口腔粘膜や歯肉は充血・腫脹し，びらんや比較的大きい潰瘍をつくる．潰瘍の周囲が赤く表面に滲出液が多い．灰白色の偽膜をつくる．灼熱感を伴う激烈な痛み，しばしば赤ら顔，口中の熱感，口臭，口渇，流涎，便秘などの症状を伴う．舌質は紅，舌苔は黄	茵陳五苓散 黄連解毒湯＋白虎加人参湯 調胃承気湯
肝気鬱結型 精神的なストレスや情緒の変化により口腔粘膜の炎症，潰瘍，痛みなどが繰り返される．あるいは口内炎が月経の前後に現れる．潰瘍が舌の両側にみられる．しばしば煩悶，怒りっぽい，胸脇苦満，下腹部の腫痛，月経痛，月経不順，口が苦いなどの症状を伴う．舌質は紫暗，舌苔は薄黄	加味逍遙散 竜胆瀉肝湯
陰虚火旺型 口内炎が繰り返されて治りにくい．口内の粘膜は赤く乾燥し，潰瘍が小さくて痛む．あるいは小円形白斑，舌痛，唇の乾燥感，口渇，しばしば動悸，躁，腰や下肢の脱力感，精神不安，寝汗，手足のほてり，のぼせなどの症状を伴う．舌質は紅，舌苔は少ない	六味丸＋黄連解毒湯 温清飲
脾胃虚弱型 口腔粘膜に多数の潰瘍・潰瘍の周囲粘膜が淡紅，腫脹，潰瘍の表面に黄色あるいは白色の偽膜をつくる．しばしば再燃して治りにくい．全身倦怠感，疲れやすい，食欲不振，軟便あるいは下痢などの症状を伴う．舌質は淡，舌苔は白	六君子湯 黄連湯
脾腎陽虚型 口腔粘膜に少数の潰瘍・潰瘍の周囲粘膜が淡紅，腫脹，潰瘍の表面が蒼白，しばしば顔のむくみ，浮腫，寒がり，四肢の冷え，腰や下肢の脱力感，下腹部の冷痛，食欲不振などの症状を伴う．舌質は淡，舌苔は白く厚い	八味地黄丸 人参湯 八味地黄丸＋人参湯

決めていく．その剤型は煎じ薬が基本である．一方で，煎じ薬は煩雑であるし，基本的に保険適用外なので，わが国では医療用漢方エキス製剤を処方することが多い．分型論治の実際について，口内炎と三叉神経痛を例にあげ紹介する．

(1) 口内炎

口内炎は口腔粘膜の炎症や潰瘍などによる痛みが主症状である．漢方薬は，口内炎の代表であるアフタ性口内炎のほか，歯肉炎，舌炎，口唇炎，カンジダ性口内炎，ウイルス性口内炎，アレルギー性口内炎，扁平苔癬，放射線治療中の口内炎など口腔粘膜に生じた炎症性疾患に対して有効な場合がある．表4.13.2 に口内炎に対する分型論治とそれに対応する漢方エキス製剤の一例を示す．中医学では，口内炎は内臓機能の失調や自律神経の失調が大きな要因と考えられている．前者の場合には，六味丸や八味地黄丸，六君子湯などを用いておもに宿主側を強化する．また後者の場合には，加味逍遙散や竜胆瀉肝湯を用いて自律神経調整を行う．一方で，炎症症状が強い場合には，抗炎症作用のある黄連解毒湯などが有効なことがある（趙他，1999）．

(2) 三叉神経痛

三叉神経痛の治療において，第一に選択される治療法は，カルバマゼピンの投与である．カルバマゼピンは副作用の多い薬で，眠気やふらつきが出やすく，また長期連用の場合には，肝・腎機能の定期的な血液検査が必要である．この副作用のために痛みの制御が不十分になる患者もあり，その際には，漢方薬が有効な場合がある．漢方薬は体質を改善，強化することによって痛みに対する抵抗性を高めることができる．またカルバマゼピンの投与に漢方薬を併用することによって，痛みをより軽減できる可能性があり，カルバマゼピンの減量あるいは終了，再発の予防などの効果が期待できる．表4.13.3 に三叉神経痛に対する分型論治とそれに対応する漢方エキス製剤の一例を示す．中医学では，内因と外因とに分けて処方を考える．たとえば，寒冷により痛みが誘発したり増強する場合（外因）には，葛根加朮附湯や桂枝加朮附湯を処方する．情緒の変化によって痛みが左右される場合（内因）には，竜胆瀉肝湯を用いる（趙他，1999）．

表4.13.3 三叉神経痛の分型論治

臨床症候	漢方エキス製剤
風寒凝絡型 顔面に発作性激痛，寒冷刺激で痛みが強くなり，温めると軽減する．患者は寒さや風をおそれて，帽子などで頭を被りたがるなど．舌質は淡，舌苔は薄白	川芎茶調散 葛根加朮附湯 桂枝加朮附湯
風熱傷絡型 熱感を伴う痛み，焼けるような顔面痛，局所を冷やすと痛みが軽減する．いらいらして落ち着かない，赤ら顔，口渇など．舌質は紅，舌苔は薄黄	桂芍知母湯＋黄連解毒湯 清上防風湯
風痰阻絡型 顔面に発作性痛み，しびれ，はれている感じがあり，頭重，めまい，悪心，嘔吐，胸部や季肋部がはって重苦しい，痰や唾をさかんに吐くなど．舌体は肥大，舌苔は白膩	半夏白朮天麻湯＋二陳湯
胃火上炎型 口内の粘膜，唇，歯肉に焼けるような痛みがあり，その一部に触れると誘発される．あるいはその場所に熱感を伴う腫痛がある．赤ら顔，目の充血，口臭，口渇，便秘など．舌質は紅，舌苔は厚く黄色	白虎加人参湯＋黄連解毒湯
肝胆鬱熱型 発作性の焼けるような痛み，情緒の変化により増悪する，いらいらする，煩躁，怒りっぽい，赤ら顔，目の充血，口が苦い，便秘など．舌質は紅，舌苔は黄	竜胆瀉肝湯
陰虚陽亢型 顔面に腫痛，筋肉のチック，しびれがみられる，いらいら，ほてり，のぼせ，顔面の潮熱，めまい，耳鳴り，煩悶，不眠，腰や下肢の脱力感など．舌質は紅，舌苔は少ない	釣藤散＋芍薬甘草湯
気血両虚型 顔面の痛みはひどくはないがなかなか治らない．疲れると痛みがひどくなり，休むと軽減する．顔色が悪い，疲労倦怠感，食欲不振など．舌質は淡，舌苔は白	補中益気湯＋四物湯
瘀血阻絡型 三叉神経の領域に刺すような痛み，痛みの発作が頻発し，治りにくい．痛む場所が一定しており，押さえるとひどくなる．痛みが夜になるとひどくなる．顔色が灰暗色など．舌質は暗紫色	桂枝茯苓丸＋川芎茶調散 葛根湯＋桂枝茯苓丸加薏苡仁 当帰芍薬散＋附子

表 4.13.4 歯科関係薬剤点数表（平成 24 年 4 月）に収載されているもの

漢方エキス製剤名	口腔顔面領域での使い方
立効散	抜歯後の疼痛，歯痛
半夏瀉心湯	口内炎
黄連湯	口内炎
茵蔯蒿湯	口内炎
白虎加人参湯	口渇
五苓散	口渇
排膿散乃湯	歯周組織炎

表 4.13.5 口腔顔面痛に使用するもので適応があると考えられるもの

漢方エキス製剤名	口腔顔面領域での使い方
桂枝加朮附湯	関節痛，神経痛
薏苡仁湯	関節痛，筋肉痛
疎経活血湯	関節痛，神経痛，筋肉痛
五積散	神経痛，関節痛
芍薬甘草湯	急激に起こる筋肉の痙攣を伴う疼痛
麻杏薏甘湯	関節痛，神経痛，筋肉痛
大防風湯	慢性関節炎

表 4.13.6 口腔顔面領域で使用するもので適応のないもの

漢方エキス製剤名	口腔顔面領域での使い方（添付文書と異なる場合がある）	漢方エキス製剤名	口腔顔面領域での使い方（添付文書と異なる場合がある）
葛根湯	頭痛，肩こり，上半身の神経痛	十全大補湯	舌痛症，体力増強，病気への抵抗性を高める
八味地黄丸	口渇，口内炎，舌痛症	抑肝散	顔面痙攣，神経症，不眠症
黄連解毒湯	口内炎，舌痛症	五淋散	口内炎
半夏厚朴湯	神経性食道狭窄症，不安神経症，不眠症	温清飲	口内炎，舌痛症
当帰芍薬散	頭痛，顔面痛，肩こり	桃核承気湯	便秘を伴う血行不良，頭痛，肩こり
加味逍遥散	頭痛，咀嚼筋痛，肩こり，舌痛症，口内炎，精神不安，冷え症	調胃承気湯	口内炎，舌痛症
桂枝茯苓丸	血行をよくする基本処方，頭痛，筋痛，のぼせ，肩こり，冷え症	竜胆瀉肝湯	口内炎，舌痛症
		抑肝散加陳皮半夏	顔面痙攣，神経症，不眠症
麦門冬湯	口渇	六味丸	口内炎，舌痛症，口渇
呉茱萸湯	習慣性片頭痛，習慣性頭痛	柴朴湯	舌痛症，神経性食道狭窄症，不安神経症
人参湯	口内炎，舌痛症	酸棗仁湯	不眠症
四逆散	精神的ストレスによる頭痛，咀嚼筋痛，クレンチング，ブラキシズム	小柴胡湯加桔梗石膏	口内炎
		清心蓮子飲	口内炎，口渇，舌痛症
半夏白朮天麻湯	頭痛	三黄瀉心湯	口内炎
当帰四逆加呉茱萸生姜湯	冷え症を伴う頭痛，咀嚼筋痛，神経痛	茵蔯五苓散	口内炎
		排膿散及湯	歯周炎
補中益気湯	体力増強，病気への抵抗性を高める	川芎茶調散	頭痛，三叉神経痛
六君子湯	口内炎，舌痛症	麻黄附子細辛湯	頭痛，顔面痛

4 口腔顔面痛その他に有効な漢方エキス製剤

表 4.13.4 〜 4.13.6 に口腔顔面痛などに有効な漢方エキス製剤を示す．添付文書により，歯科適応のないものも多数あるが，単独あるいは組み合わせて使用することにより，十分な効果が期待できる場合がある．

〔笠原正貴〕

■ 文　献

趙　基恩，上妻四郎：口内炎．痛みの中医診療学（宮田　健監），pp167-174, 東洋学術出版社, 1999.
趙　基恩，上妻四郎：三叉神経痛．痛みの中医診療学（宮田　健監），pp147-153, 東洋学術出版社, 1999.
森　雄材：図説漢方処方の構成と適用—エキス剤による中医診療，第 2 版，医歯薬出版，1985.
王　宝禮，王　龍三：今日からあなたも口腔漢方医—チェアサイドの漢方診療ハンドブック，医歯薬出版，2006.

4.14 理学療法

理学療法は，一般的に運動療法と物理療法からなるとされるが，エビデンスの確立されたものから民間伝承に近いものまで種々の方法があり，また，名

称や分類が統一されておらず，対象疾患により異なる部分も少なくない．一方，近年のリハビリテーション医学の発展とともに，作業療法と並んで発展してきた経緯もある．理学療法は疾病および疾病によって生じた機能異常を対象にすることが多く，実際の治療では複数の理学療法の組み合わせや理学療法とほかの治療方法の組み合わせで行われることが多い．この項では歯科に関係が深いと思われる理学療法についてのみ概説する．

1 運動療法

マッサージやストレッチに代表される運動療法は，おもに運動器，特に筋，関節に対して行われる治療方法である．顎関節症や口腔外科領域の手術後に顎の可動域を広げるために行われる開口訓練も運動療法の1つである．患者自身が行う自動的運動療法と，他者の介助のもとに行う他動的運動療法がある．おもに徒手的に行われるが，器機を利用して行われることもある．ゆるやかな力で運動器を動かすことで関節の可動域を広くしたり，筋肉のストレッチにより筋肉の疼痛や緊張を緩和することができる．

2 物理療法

物理療法は，物理的なエネルギーを用いた治療法の総称である．広義には，放射線療法などの核医学や鍼灸，レーザー治療，凍結療法，電気メスを用いた電気凝固なども含まれる．

(1) 温熱療法

局所を温めることで，血行促進，消炎作用，鎮痛などを期待する治療法である．急性の神経痛や関節痛，慢性炎症，慢性筋肉痛，慢性関節痛などに有効であるが，急性炎症には原則として禁忌である．組織を加温することで感覚受容器の閾値を上昇させ，また，毛細血管を拡張させ，組織の代謝促進をはかることで消炎効果を発揮するといわれている．古くから利用されてきた治療方法の1つであり，温泉療法，入浴療法も温熱療法の範疇に入る．

加温には，蒸タオル，ホットパック，湿布，赤外線［⇨4.14-2(3)を参照］，低周波，高周波（超短波やマイクロ波）などが用いられる．高周波療法は，超短波あるいはマイクロ波を体外から照射し身体内部を自己発熱させる治療機器である．超短波では平板電極で患部をはさみ通電する．鎮痛，血行促進に効果がある．一方マイクロ波では直接照射し体表で若干反射されるが，皮下組織を加熱することなく深部組織まで浸透することにより温熱効果が得られる（図4.14.1）．間欠照射する機器はパルスマイクロ波治療器とよばれ，安全に深部加温が可能である．さらにマイクロ波，ラジオ波や磁場を用いて癌組織を加温し，悪性腫瘍の治療をはかる癌温熱療法もある．後述の寒冷療法と合わせて罨法とよばれ，利用頻度が高い．

(2) 寒冷療法

局所を冷やし，血管を収縮させることで，熱感や疼痛の軽減，筋スパズムの改善，浮腫の予防をはかるのが寒冷療法である．急性炎症や急性浮腫に適応であるが，過度な冷却は凍傷，血行障害を招くため注意が必要である．長期に冷却を続けると血行不良となり，治癒を遅らせることがある．また，浮腫の予防にも利用される．冷却には，氷嚢（図4.14.2），アイスパック（図4.14.3），湿布，冷却スプレー，超低温ガス噴射装置などが用いられる．

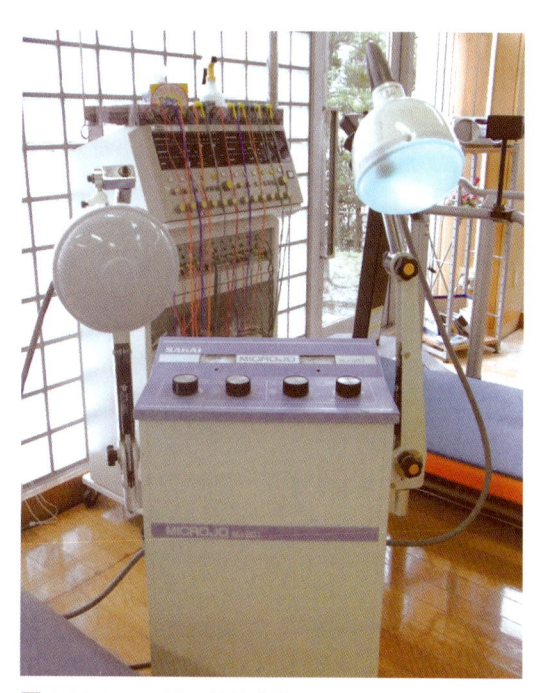

図4.14.1 マイクロ波治療器

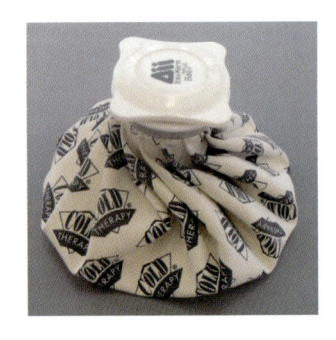

図 4.14.2　氷嚢

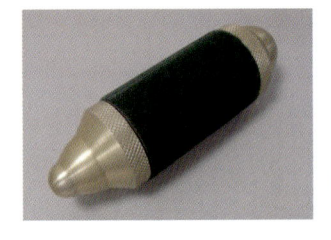

図 4.14.3　アイスパック

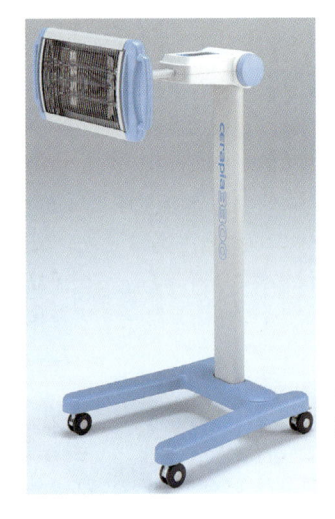

図 4.14.4　赤外線治療器
（株式会社日本メディックス）

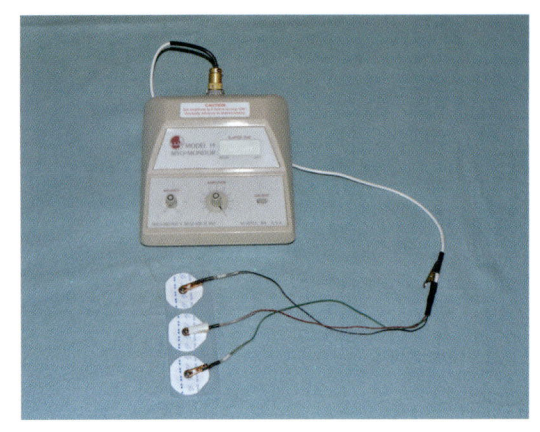

図 4.14.5　マイオモニター®
（マイオトロニクス社）

は目を保護することを忘れてはならない．

（3）光線療法

　光線療法には，紫外線療法，赤外線療法（図 4.14.4），レーザー光線療法がある．紫外線療法は，紫外線の殺菌効果を利用して皮膚疾患の治療に用いられる．光線過敏症の既往がある者，光感性薬剤を服用している者には禁忌である．赤外線療法は，赤外線の輻射熱を利用した温熱療法として用いられる．赤外線の波長（760～10000 nm）により温感と透過性が異なる．波長が長いと透過性は低下する．疼痛の軽減，筋スパズムの軽減，消炎などに効果があるため，顎関節症の治療にも用いられる．しかし，赤外線による加温は皮膚表面で最も効果が高く，深部にはあまり到達しない．そのため，皮下組織の治療効果は限定的である．顔面に用いるときに

（4）電気刺激療法

　歯科で多く用いられるのは，低周波電気刺激療法である．低周波電気刺激療法は，低周波の電気刺激によって骨格筋を不随意に繰り返し収縮と弛緩させることによりマッサージ効果を期待するものである．筋力強化，疼痛の軽減，筋スパズムの軽減，筋・筋膜痛の軽減などに有効である．マイオモニター®（図 4.14.5）による治療は低周波電気刺激療法の 1 つであり，両側下顎切痕部と後頸部に電極をおくもので，顎関節症の治療に用いられる．マイオモニター® は Jankelson により提唱された装置で，1.5 秒間隔で持続 0.5 msec，7.8～10 V の矩形波パルスを発生する．経皮的に顔面神経幹と三叉神経幹を刺激することでその支配下の筋（咀嚼筋群など）が収縮と弛緩を繰り返し，筋マッサージの効果やリラクゼーション効果を期待するものである．心ペースメーカー使用者には禁忌である．

（5）超音波療法

　超音波（図 4.14.6）による温熱作用による治療法であり，皮膚表面は加温されずに深部のみを加温することができるのが特徴である．慢性で限局した疼痛に適する．深度は超音波の周波数と強度に依存するため，対象となる組織の深度により調節する必要がある．顎関節症治療にも有効であり，筋痛や筋スパズムの緩和，関節と軟組織可動化が可能である．超音波療法の作用機序は温熱作用による効果が大きいとされるが，皮膚表面の温度を上昇させずに皮下

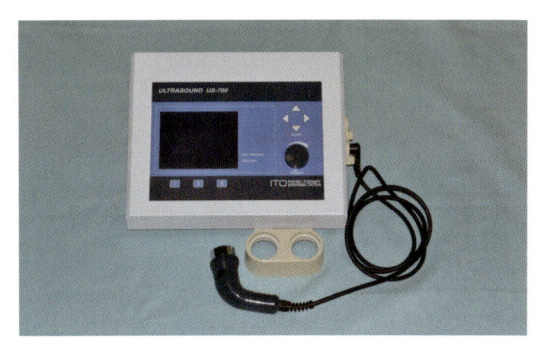

図4.14.6 超音波治療器
（伊藤超音波株式会社）

組織を直接加温することができることが特徴である．顎関節部における超音波療法では，1 MHzまたは3 MHzの超音波が用いられ，10分程度照射する．過熱による組織損傷の防止のため，超音波装置のプローブは1点に固定させず，常に円運動などを行い移動させながら照射しなければならない．眼の損傷のおそれがあるため，眼窩付近では使用することはできない． 〔櫻井 薫〕

■ 文 献

木村貞治，岩田由明他：物理療法によるアプローチ．理学療法ハンドブック 第2巻—治療アプローチ，改訂第3版（細田多穂，柳澤 健編），pp657-750，協同医書，2000．

渕端 孟，吉田憲司他：理学療法．標準口腔外科学，第3版（野間弘康，瀬戸皖一編），pp462-477，医学書院，2004．

下田恒久，住吉周平：理学療法．顎関節症診断・治療マニュアル（飯塚忠彦監），pp104-114，永末書店，2004．

4.15 レーザー治療

1 レーザーについての基本的事項

レーザー（LASER）とは，light amplification stimulated emission of radiation（電磁波の誘導放出による光の増幅）の頭文字をとって命名された合成語である．

1960年，Maimanがルビーレーザーの発振に成功して以来，多くのレーザーが実用化され医療分野にも応用されている．レーザーを用いた医療はこの20年程でめざましい発展をとげ臨床に定着しており，歯科領域では，う蝕，歯内療法，歯周病治療やレーザーメスによる口腔外科手術，光線力学治療（photodynamic therapy：PDT）による癌の治療，蛍光診断による粘膜病変の診断，消炎，疼痛緩和療法などの低反応レベルレーザー治療（low-level laser therapy：LLLT）に至るまで幅広く臨床応用されている（図4.15.1，表4.15.1）．

レーザー外科は止血にすぐれ，術野の明視に有用であり，また，微弱な出力のレーザー光線を生体組織に照射し，創傷治癒の促進，血流改善，疼痛緩和，神経賦活などの効果を得るLLLTは生体に非侵襲的な手技で，簡便に行うことができる．

2 レーザーの特性と生体への影響

レーザーは単一波長で位相のそろったコヒーレントな光であり，単色性，指向性，集束性など通常の

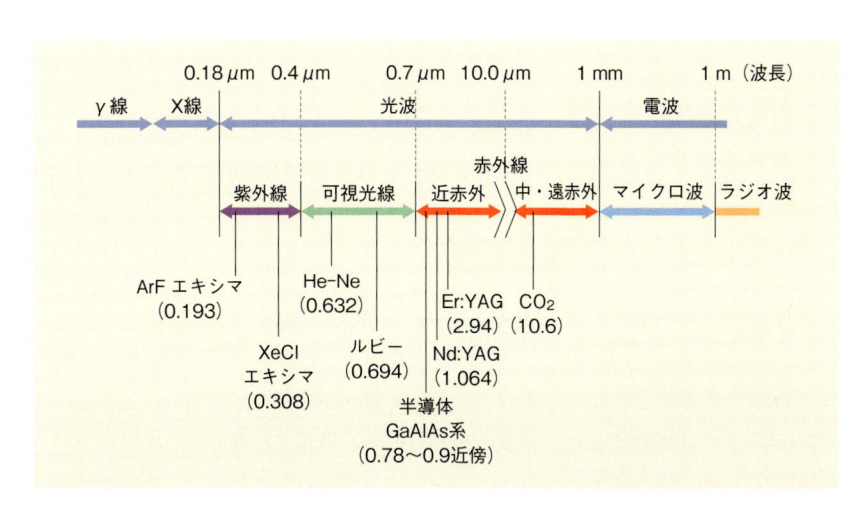

図4.15.1 波長と電磁波

表 4.15.1 おもなレーザーの用途

レーザーの種類	発振媒体による分類	発振波長（μm）	用途
Nd:YAG レーザー	固体レーザー	1.064	軟組織の切開，凝固，蒸散，止血，レーザーサーミア（癌の温熱療法），関節鏡視下手術
CO₂ レーザー	気体レーザー	10.6	軟組織の切開，凝固，蒸散，止血（微小血管），神経吻合術
半導体レーザー（GaAlAs 系）	半導体レーザー	0.78〜0.9 近傍で幅広い波長域	軟組織の切開，凝固，蒸散，止血，末梢性神経麻痺の賦活，血流改善，創傷治癒促進（LLLT），光線力学的治療の励起光源
Er:YAG レーザー	固体レーザー	2.94	硬組織（歯・骨）の切削，歯肉縁下，歯石除去，軟組織の切開，凝固，蒸散，止血
Ho:YAG レーザー	固体レーザー	2.12	関節鏡視下手術
エキシマレーザー（ArF, XeCl）	気体レーザー	0.193 0.308	角膜切除術 冠状動脈狭窄治療
エキシマダイレーザー	液体レーザー	0.63	光線力学的治療の励起光源
He-Ne レーザー	気体レーザー	0.632	疼痛緩和，末梢性神経麻痺の賦活，血流改善，創傷治癒促進（LLLT）
アルゴンレーザー	気体レーザー	0.457〜0.514	血管腫治療，網膜凝固手術
ルビーレーザー	固体レーザー	0.694	あざ治療

口腔領域においては口腔軟組織病変の切開，凝固，蒸散，止血目的に各種レーザーが臨床応用されている．

光にはない特性をもつ．

レーザーの出力はワット（W）で表示されるが，生体組織に照射されたときの影響を論じるには，照射出力密度（パワー密度）を使用する．照射エネルギー量としては熱量（J）＝出力×照射時間（秒）により算出する．

レーザーは，ファイバーを経由して体腔，臓器の深部や狭小箇所に伝送することができ，また各種波長の違いによるレーザー光のエネルギー吸収特性などを応用することにより，多様な目的に臨床使用が可能である．

3 レーザーの分類とおもな用途

レーザーの分類には，レーザー発振媒体（誘導放出を起こす物質）による分類，発振波長による分類，出力による分類，生体の組織反応による分類などがある．

高出力レーザー（high power laser），低出力レーザー（low power laser），ハードレーザー（hard laser），ソフトレーザー（soft laser）と呼称されることもある．これは出力，機器に対する分類概念である．生体の組織反応による分類では，熱作用による細胞破壊を伴いながら切開，気化蒸散治療などを行う高反応レベルレーザー治療（high-reactive level laser treatment：HLLT）と，細胞破壊を伴わず非熱的な光化学作用により生体刺激の反応から創傷治癒促進，血流改善，疼痛緩和，神経麻痺などの神経ブロックの治療効果を得ようとする LLLT に分類される．さらに HLLT と，LLLT の中間に中反応レベルレーザー治療（mid-reactive level laser treatment：MLLT）が位置づけられている．

（1）Nd:YAG レーザー（波長 1.064 μm）

水に吸収されにくいので，組織深達性がよく，生体深部への熱影響が比較的大きい．ファイバー導光が可能であり，狭小部における外科手術に適している（図 4.15.2）．各種接触型端子が開発されており，レーザーメスとしての応用以外にも多様な治療手技に応用されている．

（2）CO₂ レーザー（波長 10.6 μm）

水によく吸収され生体深部への熱影響が少ないため，熱凝固層が薄く組織損傷が少ない．主として軟組織の切開，凝固，蒸散，止血に用いられる．

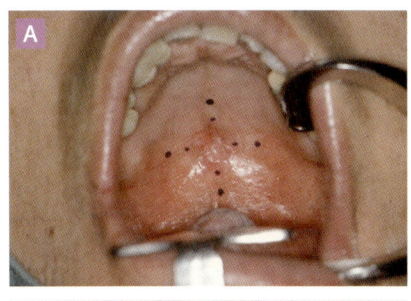

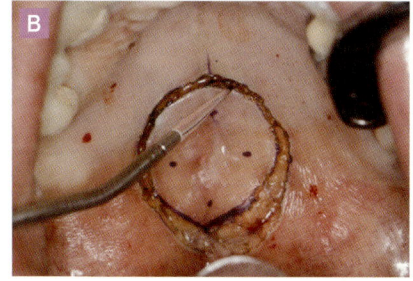

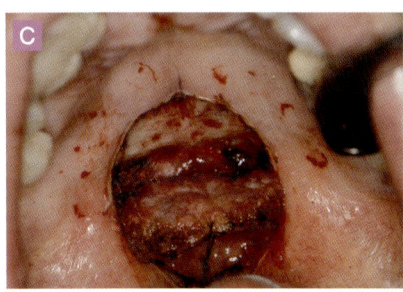

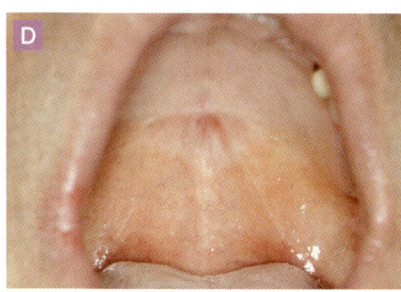

図4.15.2 Nd:YAGレーザーメスによる口蓋粘膜癌（T1N0M0）の切除

A：口蓋粘膜に発生した扁平上皮癌，安全域を含め切除範囲を設定．B：Nd:YAGレーザーメスを使用して切除中の所見．C：切除後の所見．D：術後3週経過時の所見．
術後3週目には上皮化し，再発も認められていない．

(3) 半導体レーザー（GaAlAs系）（0.78～0.9μm近傍で幅広い波長域）

装置が小型で，切開，凝固，蒸散，止血以外にLLLTにも用いられる．ファイバー導光が可能であり，狭小部での応用に適している．光感受性薬剤（タラポルフィンナトリウム）と波長0.664μmの半導体レーザーを使用して光線力学的治療が行われる．

(4) Er:YAGレーザー（波長2.94μm）

発振波長（2.94μm）が水の光吸収帯のピーク値3μmに近接しているため，水にきわめてよく吸収される．蒸散のメカニズムは光機械効果（photomecanical）の作用によるものである．歯科領域においては，う蝕歯の切削，歯石除去を含む根面の壊死組織除去術（debridement）への臨床応用が行われている．

(5) Ho:YAGレーザー（波長2.12μm）

細径ファイバーにより鏡視下で関節腔内へ導光可能であり，顎関節鏡視下レーザー手術に応用されている．

(6) He-Neレーザー（波長0.632μm）

赤色可視光のレーザーで，主としてLLLTに応用されている．

4 安全性ならびに副障害の予防

レーザー照射時の眼への障害対策として，術者，介補者，患者にも使用するレーザーの波長に対応した保護眼鏡を必ず装着させる．皮膚に対する障害は，吸収されるエネルギー量により，皮膚の紅斑，水疱形成，壊死などを引き起こす．誤照射（misshot）による皮膚への直接的曝露のみならず，術者，介補者は術衣，手袋を着用することにより防護する．金属製器具への反射光，散乱光の影響を回避するため，黒色に着色した器具を用いる．また引火・爆発の可能性のある揮発性薬品や物品をレーザー機器周囲に常置しないよう配慮する．

レーザーの臨床応用に際しては，安全性，特に過剰，誤照射による健常周囲組織への損傷に注意せねばならない．口腔は解剖学的に複雑な構造であり，神経や血管，歯周組織などへの熱損傷をきたさないよう照射出力や照射時間などの至適照射条件を熟知しておくべきである．高出力のレーザーを生体軟組織にコンタクトプローブやチップを介さずに，非接触で照射した場合，臨床的にはどの程度のエネルギーが作用したのか把握しがたい．過剰照射になればレーザー治療の目的を逸脱して，副障害を起こしかねない．接触照射法により切開，凝固などの操作を行えばこのような危険性を少なくすることができる．

レーザー治療機器の普及に伴い，歯肉膿瘍や化膿

性骨膜炎に対し歯科用レーザーで切開処置を行ったところ，施術後に重篤な皮下気腫をきたしたとの報告例が散見される．過去の報告例では，市販の歯科用レーザー機種のうち，CO_2レーザー，Er:YAGレーザー，Nd:YAGレーザーにこのような事例がみられた．レーザーを使用して単純に歯肉膿瘍切開を行うことだけでは想定しがたいことであるが，導光部先端では冷却用の空気圧や水圧が発生していることの認識がないまま，レーザーファイバー先端を膿瘍腔内に挿入し操作中に気腫が発生するものと考えられ，このような事例は結構な割合で発生しているのではないかと推測される．

5　口腔前癌病変への適用

口腔白板症など前癌病変に対してレーザー蒸散治療後，一部の症例に発癌をみることが報告されており，適用には細心の注意を要する．口腔白板症のレーザー治療後の臨床結果では，Nd:YAG，CO_2レーザーともに治療後に再発に加え悪性化した例が報告されている．白板症は前癌病変であり，経過観察中にも悪性化をみることがあるが，加えてレーザー照射の影響も否定しきれない．動物を用いた基礎実験では，未蒸散の残遺細胞が発癌に至る危険性について指摘されている．過去の報告を分析してみると，臨床的に舌や頬粘膜など可動粘膜における白板症のレーザー蒸散治療（laser evaporization）には再発や悪性化の率が高い傾向にあり，また同様な例でも安全域を含めた切除（laser excision）では，再発や悪性化の率は低いようである．このように前癌病変へのレーザー照射は癌化促進の可能性があるので，病理組織学的検査を行ったうえ，専門医と適切に連携治療することが必要である．

6　光線力学治療（PDT）

近年ではPDTが注目されている．肺などの初期癌ですでに実用化されているが，これは癌に特異的に集積する物質（光感受性物質）を投与して，そこへ特定波長によるレーザー光を照射して癌の治療を行う方法である．比較的範囲の小さな癌に適用される治療法であるが，レーザーを応用した非侵襲的な療法として研究が進められている．わが国で保険適用となっている光感受性物質は，ポルフィマーナトリウム（フォトフィリン®），タラポルフィンナトリウム（レザフィリン®）である．

7　Er:YAGレーザーによる歯周治療

歯石除去（スケーリング）を含む病的根面の廓清（壊死組織除去術）などに用いられる．Er:YAGレーザーによる歯肉縁上歯石除去は，歯石直下のエナメル質の蒸散が避けられないため禁忌である．根面上の縁下歯石が適応となる．　　　　〔吉田憲司〕

■ 文　献

吉田憲司：口腔顎顔面疾患の手術とその他の治療．標準口腔外科学，第3版（野間弘康，瀬戸皖一編），pp468-473，医学書院，2004．

吉田憲司：LLLT（Low Level Laser Therapy）の新潮流．日レ歯誌，20：120-123，2009．

吉田憲司：口腔領域における神経疾患への低出力レーザー治療．日レ医誌，28(1)：77-83，2007．

4.16　凍結療法

1　凍結療法とは

凍結療法（cryosurgery）とは，生体の一部を冷却媒体によって凍結させ，局所に起こる凍結付着，凍結固形化，凍結炎症，凍結壊死などの効果を利用して病変を壊死脱落させる治療法である．口腔外科領域ではこのうちの凍結壊死効果を利用して病変部の除去を行う．冷却媒体としては炭酸ガス，亜酸化窒素（笑気）ガス，液体窒素が用いられる．適応疾患としては口腔，咽頭領域の表在性粘膜病変のほかに皮膚疾患，外科，整形外科，婦人科領域の表在性疾患があげられる．

冷却方法には，冷却した凍結子を患部に圧接して組織を凍結させる圧接法と，ノズルの先端から冷却媒体を組織に噴霧するスプレー法があるが，凍結範囲の調整が容易で口腔内での応用に適している圧接法が口腔外科領域では多く用いられる．

冷却機器の構造は，冷却媒体を本体で加圧し，チューブで凍結子の先端に送りそこで気化することにより冷却現象が起こり凍結するというもので

ある．炭酸ガスを用いる機器ではおよそ−60〜−70℃の低温が得られるとされている．一方，液体窒素によるものでは冷却温度は−196℃まで可変でき，ほかの媒体に比べて十分な低温が得られるという利点があるが，比較的大きな機器となる．

凍結壊死の機序は，電解質異常，細胞内氷晶形成による細胞構造の機械的破壊，pH変化による細胞機能の破壊，温度ショック，血流障害などがあげられており，実際には複数の因子が関与していると考えられている．

2 口腔外科領域での適応症

口腔外科領域での適応症としては，良性腫瘍，軟組織内囊胞，口腔粘膜疾患，一部の口腔癌などがあげられるが，特に血管腫や口腔白板症などの粘膜表在性の良性腫瘍性病変では効果が確実で，切除手術と比較して術後瘢痕形成や組織欠損による変形が著しく少ないので，きわめて有効な治療法といえる．

上記のように，血管腫は急速な増殖や悪性化の心配がないことから凍結療法が多く用いられているが，もし深部に残存した腫瘍があれば病変中央部の表層に現れるのを待って，追加凍結を行うことで腫瘍を消失させることができる．これらの特徴を生かして，高齢者や全身疾患を有するため全身麻酔が受けられない症例などで腫瘍の減量，発育抑制などに利用されることもある．

3 圧接法による凍結療法の実際

患部に凍結子を1〜2分程度圧接し，低温となって白く変化した部分（アイスボール）の大きさにより，凍結範囲を確認する．病変が大きい場合にはこれを何回か繰り返して行う．凍結終了直後，凍結子は凍った病変の表面に固着しているが，時間が経つと温度が上がって除去できるようになる．凍結手術

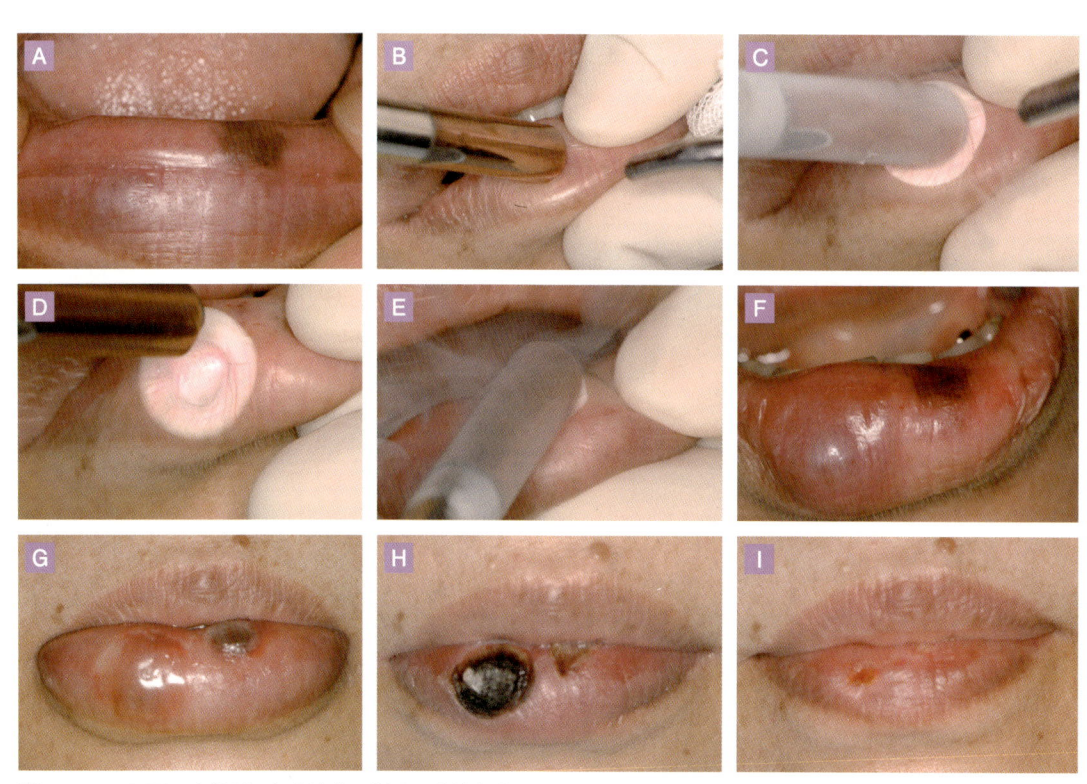

図4.16.1　下唇の血管腫，色素沈着に対する凍結療法
A：下唇右側に血管腫，左側に色素沈着がみられる．B：血管腫の表層に凍結子を圧接する．C：20〜30秒で白色の氷塊（アイスボール）の拡大が確認される．D：病変が完全にアイスボールに含まれたら凍結作業を終了し，緩徐に解凍して凍結子がはずれるのを待つ．E：続けて色素沈着部分に凍結子を圧接し，凍結を行う．F：凍結した直後，アイスボールが解凍した状態．G：手術後1日．びまん性の浮腫が生じている．H：手術後7日．凍結部分は痂皮に覆われている．I：手術後21日．病変は消失し正常な上皮化が観察される．

後20分程度で患部は腫脹し始め，術後2～3日目には壊死組織が表面から少しずつ分離脱落していく．凍結壊死部分の大きさにもよるが，15～40日程度で壊死した病変は自然脱落し，脱落後の患部は正常に上皮化していく．この経過中に出血や疼痛はほとんどなく，患者への侵襲は比較的少ない（図4.16.1）．

このように表在性の血管腫や良性腫瘍などには部位によって第一選択となりうるすぐれた利点を有する凍結療法であるが，適応が限定的であるためレーザー治療などに比べて，使用される割合は減ってきており，凍結機器の種類も数少ないのが現状である．

また注意点としては治療は病変の表層に凍結子を圧接して行うため，凍結範囲の設定はやや困難なことがあり，特に深部に広がる腫瘍では，どこまで凍結したかの判断が難しく，腫瘍が残存することもある．そして悪性腫瘍や前癌病変では残存した腫瘍細胞が未分化，低分化の細胞に変化する可能性も指摘されており，ほかの治療法が選択できない場合の減量治療にかぎって用いるなど，注意深い応用が求められる．

〔髙野正行〕

■ 文　献

Farah CS, Savage NW：Cryotherapy for treatment of oral lesions. Aust Dent J, **51**(1)：2-5, 2006.

小林朗男，大森清弘他：Cryosurgeryによる血管腫の治療経験．歯科学報，**81**(3)：553-559, 1981.

野間弘康，小林朗男：凍結療法の歯科への応用．Dent Diamond, **10**：40-41, 1984.

5章

口腔疾患各論

5.1 歯と歯周組織疾患

1 歯・歯周組織の疾患

(1) 歯の異常（形態異常, 数の異常）

歯の異常には大きさ, 形態, 数, 構造の異常があるが, 本項では形態と数の異常について記述する.

a. 歯の形態異常

歯の形態異常は歯冠, 歯根および歯髄腔にみられ, 複数の歯の結合や単独の歯の異常などがある.

i) 歯の結合状態による形態異常

①融合歯（fused tooth）：近接する歯胚が融合して成長発育し, 生じた歯で, 乳歯・永久歯にみられ, 頻度は 0.4％（Whittington et al, 1996）である（図 5.1.1A）. 発生頻度は下顎に高く, 切歯相互間および切歯・犬歯相互間に多い. 融合歯の特徴は象牙質の結合と歯髄の共有である. エナメル質相互間, セメント質相互間の結合の度合は, 歯胚の結合時期によって異なる.

②双生歯（geminated tooth）：1個の歯胚が不完全に分裂して成長発育し, 生じた歯で, 見かけ上, 融合歯と同じである（図 5.1.1B）. 歯根は単根で歯冠が 2 個になっていることが多く, 髄室角は各歯冠に存在する. 好発部位は臼歯部で, 上顎に多い傾向があり, 頻度は 0.5％（Whittington et al, 1996）である. 歯胚が完全に分裂して発育すると, 過剰歯になる.

③癒着歯（concrescent tooth）：形成された歯のうち近接する歯のセメント質が増生し, 結合した歯で, 頻度は 0.8％（Fortan et al, 2012）ある（図 5.1.1C）. 好発部位は上顎の第二大臼歯・第三大臼歯間である. 結合部位はセメント質だけで, エナメル質, 象牙質, 歯髄はそれぞれ別々である.

結合による歯の形態異常は, 歯列不正や審美障害をきたすことがある.

ii) 単一の歯の歯冠部の異常

①陥入歯（dens invaginatus）：歯胚の時期に何らかの原因で歯冠部が陥入し, 成長発育して生じた歯である（図 5.1.2A）. 陥入歯の別名は, 歯内歯（dens in dente）や重積歯である. 好発部位は上顎側切歯で, 異常に深い舌面窩（盲孔）のある歯が該当するが, その他の歯種にも生じる. 盲孔には歯垢が蓄積しやすく, う蝕に罹患し歯髄炎を起こしやすい.

②エナメル滴（enamel drop）：大臼歯部の根分岐部にみられる異所性球状のエナメル質である（図 5.1.2B）. 内部に象牙質および歯髄腔を含んでいる. エナメル滴は歯周炎の進展に関与する.

③中心結節（central tubercle）：下顎小臼歯の歯冠から突出した棒状ないし円錐状の結節である（図 5.1.2C）. 咀嚼時に破折し, 露髄して歯髄炎を起こしやすい.

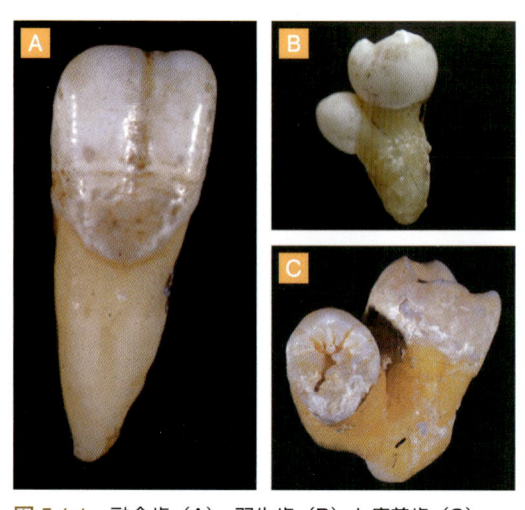

図 5.1.1 融合歯（A）, 双生歯（B）と癒着歯（C）

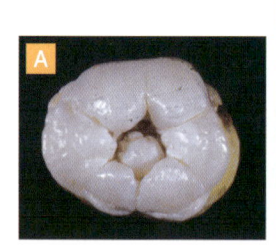

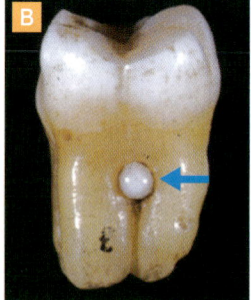

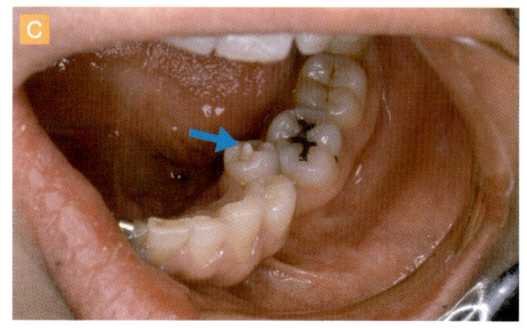

図 5.1.2 歯内（陥入）歯（A）, エナメル滴（B）と中心結節（C）

④Carabelli 結節：上顎大臼歯の近心舌側咬頭の口蓋側面にみられる結節で，上顎第一大臼歯に好発し，頻度は約35％である（Neville et al, 2009）．内部に異常髄室角を含むことがある．欧米人に多く日本人には少ない．

⑤臼傍結節（paramolar cusp）：上下顎大臼歯の頰側咬頭の頰側面に形成される結節で，上顎に0.6％，下顎には1.7％の頻度で生じる（Neville et al, 2009）．

⑥臼後結節（distomolar tubercle）：上下顎第三大臼歯の遠心面に形成される結節である．

⑦タウロドンティズム（taurodontism）：大臼歯にみられる異常で歯根が根尖近くで分岐するため，きわめて短い．雄ウシの歯に類似していることから，つけられた名称である．歯冠部歯髄腔が根尖近くまで広がっているのが特徴で，歯髄腔が異常に大きい．長髄歯ともいう．

iii）歯根の異常

①過剰根（supernumerary root）：単根や複根の歯のうち歯根の数が本来の数よりも多い状態をいう．永久歯に好発し，上顎では側切歯，第一小臼歯，大臼歯，下顎では犬歯，大臼歯にみられる．

②彎曲歯（dilacerating root）：乳歯列期の外傷は，後継永久歯の歯胚を障害することが多く，形成途中の歯根が彎曲する．上顎前歯に発現する頻度が高く，彎曲の程度は外力に応じて異なる（図5.1.3A）．

iv）歯髄腔の異常

根部歯髄が存在する根管には側枝，根尖分岐（図5.1.3B），管間側枝がある．

b. 歯の数の異常

先天的に，乳歯20本，永久歯28～32本よりも少ないか，多い場合がある．前者を無歯症，後者を過剰歯とよぶ．

i）無歯症（anodontia）

先天的に欠如する真性無歯症で，乳歯または永久歯のすべてが欠如する完全無歯症と部分的に欠如する部分的無歯症がある．

①完全無歯症：外胚葉異形成症では汗腺や毛髪，上皮組織の形成が障害され，歯胚の上皮成分も形成不全になり，歯が形成されずに完全無歯症となる．

②部分的無歯症：系統発生的退化傾向に基づき，部分的に歯が欠如する．系統発生的退化傾向とは，前歯群，小臼歯群および大臼歯群の最後方歯が欠如する現象である．前歯群では側切歯，小臼歯群では

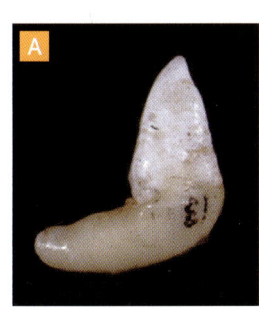

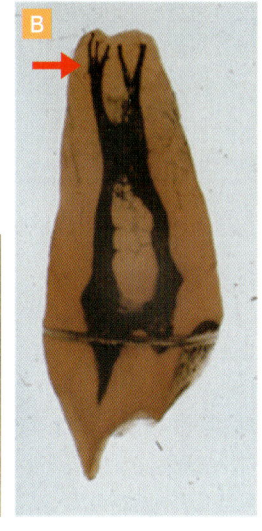

図5.1.3 彎曲歯（A）と根尖分岐（B，赤矢印）

第二小臼歯，大臼歯群では第三大臼歯がそれぞれ欠如する傾向にある．第三大臼歯の欠如が最も多い．

ii）過剰歯（supernumerary teeth）

過剰歯は大半が永久歯列の上顎に発現し，下顎には少ない．過剰歯の原因は，歯胚の分裂や過剰形成による．また，先天性異常の鎖骨頭蓋異骨症では，多数の過剰歯の埋伏がみられる．この疾患は *cbfa1* 遺伝子に変異がある．

①正中歯（mediodens）：正中歯は永久歯列の上顎中切歯間に存在し，萌出あるいは埋伏している場合がある．正中歯の存在は両側中切歯間の離開（正中離開）をきたす．

②臼傍歯（paramolar）：上下顎大臼歯頰側に存在する過剰歯である．

③臼後歯（distomolar）：大臼歯の後方に形成される過剰歯で第四大臼歯ともいわれる．古代人は第四大臼歯まで存在していた．　　　　〔田中昭男〕

■ 文　献

Fortan D, Komabayashi T, et al：Concrescence of permanent maxillary second and third molars：case report of non-surgical root canal treatment. J Oral Sci, **54**(1)：133-136, 2012.

Neville BW, Damm DD, et al: Abnormalities of teeth, In: Oral and Maxillofacial Pathology, 3rd, pp54-119, Saunders, 2009.

Whittington BR, Durward CS：Survey of anomalies in primary teeth and their correlation with the permanent dentition. N Z Dent J, **92**(407)：4-8, 1996.

(2) 歯の硬組織疾患

a. う蝕

う蝕は口腔細菌の作用による歯の硬組織の崩壊をおもな変化とする疾患である（図5.1.4）．口腔内に萌出した歯の表面では脱灰とそれに相反する再石灰化が繰り返し起こっており，脱灰の程度が再石灰化の程度を上回ったときにう蝕は顕在化する（栁澤，1994）．

本疾患は歯の表面に付着したプラーク中の細菌によって食物などに含まれるショ糖をはじめとする炭水化物が分解・発酵され，その際につくられた乳酸，酢酸，蟻酸などの酸によって歯質の無機塩が脱却（脱灰）されるとともに，酵素の働きによって有機性基質も分解されることによりもたらされる．う蝕原性が高い菌種はエナメル質う蝕ではミュータンス連鎖球菌群，象牙質う蝕やセメント質う蝕では乳酸桿菌群や放線菌群である．若年者の歯にう蝕が発生すると病変は急速に進展する．これは歯の萌出後の成熟が進んでいないことや象牙細管の口径が太いことなどによる．好発部位はプラークが付着・停滞しやすく，しかも自浄作用や人為的清掃の困難な場所である．小窩や裂溝に発生したう蝕を窩溝（裂溝）う蝕といい，隣接面や歯頸部などの平滑な歯面に発生したう蝕を平滑面う蝕という．セメント質（根面）う蝕は平滑面う蝕の一種であるが，これを独立させ分類することもある．

う蝕は自然治癒することのない疾患とされているが，病変の初期変化である白斑（表面下脱灰）は自然治癒することがある．これは病巣の再石灰化によるもので，基礎的には2000年（栁澤）に，臨床的にはこれより30年以上早い1966年（Diriks）に明らかにされている．しかし保存・補綴処置を施さず放置すれば歯髄炎や根尖病巣を継発する．また，う蝕歯残存歯質の鋭縁は褥瘡性潰瘍や舌癌の原因ともなる．

i) エナメル質う蝕

エナメル質う蝕はエナメル小柱に沿って進展する．したがって，小窩・裂溝う蝕では目視での病巣が比較的小さくても，内部で大きく拡大している．エナメル象牙境に達したう蝕はそこで側方に拡大する．このようなう蝕を掘削性（下掘れ，穿下性）う蝕という．この変化はエナメル象牙境の組織構造によるもので，経過の緩急（急性，慢性）や発現部位（平滑面，窩溝部）とは関係ない．う蝕はRetzius条，エナメル葉，エナメル叢に沿っても進展する．病巣がエナメル質に限局している場合には自覚症状がほとんどない．

ii) 象牙質う蝕

象牙質う蝕はエナメル質う蝕やセメント質う蝕の波及によることが多いが，磨耗その他により象牙質が露出した面では直接発生することがある．変化は象牙細管の走向に沿って深部へと，またEbner象牙層板に沿って側方にも拡大する．破壊は管周象牙質から始まり，ついで管間象牙質へと拡大して溶解原巣やう蝕裂隙を形成する．急性う蝕の場合には比較的早期に歯髄炎を惹起するが，慢性う蝕では第三（修復，補綴）象牙質の形成が顕著で，歯髄炎は末期にならないと発現しない．

iii) セメント質う蝕

加齢変化や辺縁性歯周炎に伴う歯肉退縮や深い歯周ポケットの形成によって露出した根面に発生するのが一般的である．変化はSharpey線維やセメント層板，セメント細管の走向に沿って進展する．高齢者に多く，病変部の着色は高度で黒褐色ないし黒

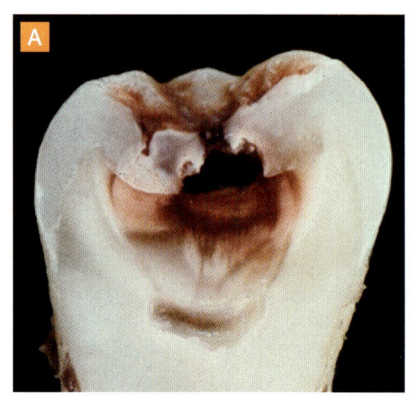

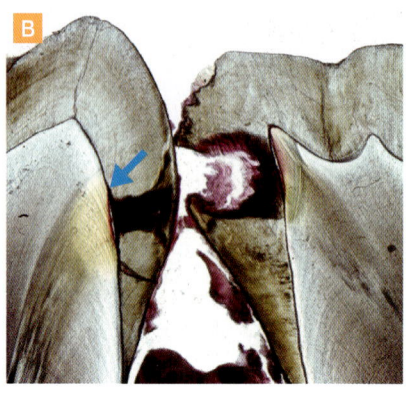

図5.1.4 う蝕
A：裂溝う蝕．内部で大きく，またエナメル象牙境で掘削性に拡大し，広い範囲で象牙質を侵している．B：平滑面う蝕．エナメル象牙境で掘削性に拡大している（青矢印）．

色を呈する．大きな窩を形成することが少なく，多くは慢性的に経過する．

b. 咬耗

咀嚼機能を発揮することによって，歯の硬組織が消耗する慢性の損耗を咬耗という．切縁，尖頭，咬頭，および隣接面に発現する（図 5.1.5）．軽度の場合には自覚症状を欠くが，歯ぎしり常習者や不正咬合者では歯冠のほとんどが消耗し，機能障害や顎関節症を招来することがある．高度な場合を咬耗症といい，保存・補綴処置が必要となる．

c. 磨耗

磨耗も歯の硬組織が消耗する疾患であるが，咀嚼以外の機械的な作用によって発現するもので，程度が甚だしいものを磨耗症という（図 5.1.6）．不適切なブラッシングや不適合な補綴装置，習慣性もしくは職業性の限局的外力などが原因となる．楔状欠損は磨耗症の代表的疾患で，歯頸部知覚過敏を継発することが多い．高度になれば歯の破折の原因ともなるので，保存・補綴処置が必要となる．

d. 酸蝕症

種々の化学的作用，特に酸の作用によって起こる歯の硬組織の損耗をいう．侵蝕症ともよばれる．原因により職業性，食品性，その他に分類される．職業性酸蝕症は金属の精錬工場やメッキ，火薬，人造肥料工場などの酸処理部門の現場従業者が酸のミストやガスを吸い込むことによって起こる．エナメル質が白濁した程度のものから，象牙質にまで進展し実質欠損を伴うものまでさまざまで，下顎前歯部の切縁から1/3の範囲に好発する．

食品性酸蝕症は，クエン酸やその他の有機酸を含む果物，果汁，酢の物，酸性飲料などを多量に摂取する人にみられる．その他，嘔吐の繰り返しにより前歯の舌面や臼歯の咬合面が胃液の塩酸で脱灰され発現することもある．いずれも保存・補綴処置が必要となる．

e. 歯のフッ素症

歯の形成期に高濃度のフッ素（1 ppm 以上）を摂取し続けた結果生じる構造異常歯で，その歯をフッ素症歯（かつての斑状歯）という（図 5.1.7）．飲料水によることが多い．地域的，家族的，集団的に，また1歯列では左右対称性に複数歯にみられる．変化は軽度の場合にはエナメル質表面に白濁不透明の斑点や縞状模様を呈するにすぎないが，高度の場合は歯面全体が白濁し，さらに実質欠損を伴うようになる．病変部に色素沈着がみられることもある．一般にう蝕に罹患しにくい．減形成が認められる場合

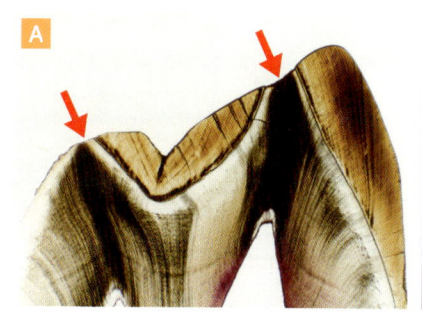

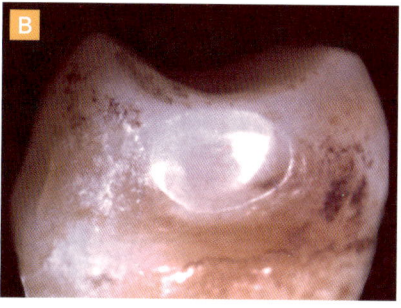

図 5.1.5 咬耗
A：咬頭部の咬耗．頰側咬頭および舌側咬頭が消耗し，象牙質（赤矢印）が露出している．B：隣接面咬耗．接触点が摩滅し，平面となっている．

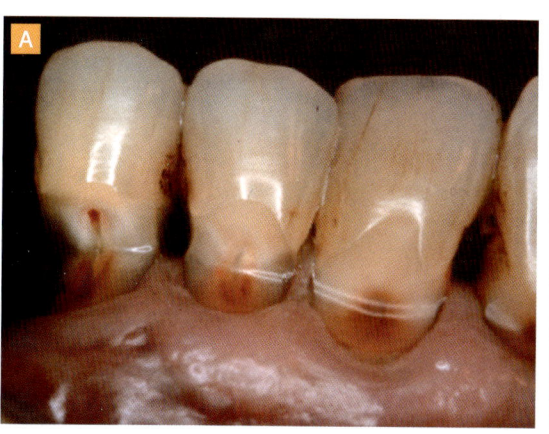

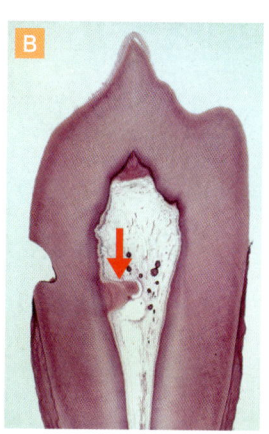

図 5.1.6 磨耗
A：磨耗症．歯頸部に歯髄にまで及ぶ摩滅がみられる．B：磨耗．歯髄腔には欠損と相似形の第三象牙質の形成がみられる（赤矢印）．歯髄は退行性変化を生じている．

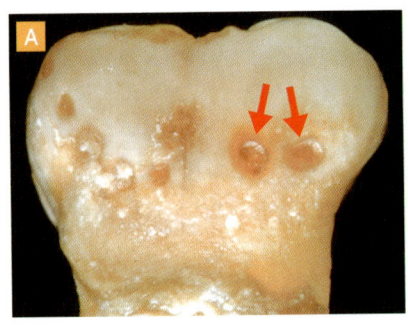

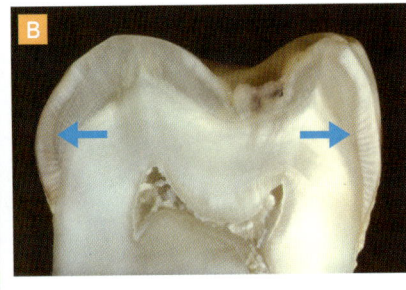

図 5.1.7 フッ素症歯
A:歯面は白変粗造化し，部分的実質欠損もみられる（赤矢印）．B:フッ素症歯の断面像．表層エナメル質の半透明感が消失し，白く濁っている（青矢印）．

は，保存・補綴処置が必要となる．

f. 遺伝的疾患，その他

エナメル質や象牙質に形成不全もしくは構造異常をもたらす遺伝的疾患には，遺伝的エナメル質形成不全症，遺伝的象牙質形成不全症，象牙質異形成症，Down症候群，Crouzon症候群，表皮水疱症などがある．

低ホスファターゼ症，低リン血症性ビタミンD抵抗性くる病，ムコ脂質症，ムコ多糖症などの全身疾患でもその一症状として，エナメル質や象牙質に異常がみられる．

〔栁澤孝彰〕

■文献

Diriks OB : Posteruptive changes in dental enamel. J Dent Res, **45** : 503-511, 1966.
栁澤孝彰:齲蝕エナメル質結晶の超微構造．日歯医師会誌,**46**(11):1167-1176, 1994.
栁澤孝彰:歯は再生しない！ しかし，初期齲蝕は歯科処置を施さずとも治せる．LiSA, **7**:546-547, 2000.

（3）歯髄の疾患

a. 歯髄・象牙質複合体

象牙質および歯髄は，いずれも外胚葉性間葉組織から発生する．象牙質の外層は外胚葉性上皮細胞由来であるエナメル質により覆われている．歯髄組織には象牙質に接して象牙芽細胞が層状に配列しており，象牙質支持組織として機能している．円柱形の象牙芽細胞は突起を象牙細管内に伸ばし，感覚受容機能を果たしている．その突起の長さはエナメル象牙境近くまで及んでいる．歯髄組織は象牙芽細胞を介して象牙細管内に組織液を循環させており，歯の表面からの刺激を中枢神経系へと伝達する役割を果たす．過剰な外来刺激が加わると，歯髄・象牙質複合体として組織応答が起こり，修復象牙質を産生して刺激を遮断しようとする．歯髄内の循環血液量は豊富で（40〜50 ml/分/100 mg），歯の形成期には脳組織と同程度の循環量があると考えられている．加齢により歯髄血管網は改築が起こり，第二象牙質やその他の修復機能により，歯髄腔は次第に縮小していく．これに伴い循環血液量は減少し，歯髄の機能は減退する．しかし，血管から出た滲出液を回収するリンパ管は，歯髄組織内での存在の有無がいまだ議論されている．神経線維は根尖孔より栄養血管とともに歯髄内に入り，血管に並走して分布するがやがて分枝して象牙細胞層に入り，自由神経終末で終わり痛覚を受容する．歯髄神経には求心性の感覚を伝導する有髄神経（Aδ線維）と感覚神経と遠心性自立神経である無髄神経（C線維）がある．Aδ線維は象牙細管内溶液の移動により，速やかに鋭い痛みを，歯髄炎ときの痛みには伝達速度の遅いC線維が興奮する．このように歯髄と象牙質は複合体として，外来刺激に応答している［⇨ 1.2-1(8), 1.4-7(2)を参照］．

b. 窩洞形成と歯髄組織応答

窩洞形成直後に象牙芽細胞は，細管内に引き込まれ細胞突起が萎縮し，核は細管内に引き込まれる．象牙芽細胞直下の神経終末からはサブスタンスP，ニューロペプチドY，ニューロキニンAなどの神経ペプチドやカルシトニン遺伝子関連ペプチドが放出され，血管拡張，炎症性細胞浸潤，歯髄細胞の膠原（コラーゲン）線維形成などが起こる．刺激が沈静化した後には歯髄腔側に修復象牙質が添加される［⇨ 1.2-1(8), 1.4-7(2)を参照］．

c. 歯髄の病変

歯髄は周囲がかたい象牙質に囲まれており，小さな根尖孔から血管や神経線維が入るため，一度刺激が加わると循環障害を起こしやすい．したがって，う蝕による細菌感染，窩洞形成，歯の欠損部の充填物や補綴物を介した温熱刺激，加齢などにより，歯

髄細胞の障害として萎縮，変性，壊死（退行性変化）や炎症が起こる．

i）歯髄の退行性変化

障害を受けた歯髄の退行性変化としては，象牙芽細胞の空胞変性，歯髄細胞の脂肪変性，歯髄の線維化や硝子様変性がみられる．歯髄細胞が萎縮すると網様萎縮が起こる．さらに，加齢により歯髄容積は減少し，根尖孔が狭窄して血行障害が起こり，歯髄線維の硝子化や石灰沈着がみられるようになる．

ii）う蝕に継発する歯髄炎

う蝕が象牙質に達すると，細菌の菌体外毒素や細菌自身が象牙細管内に侵入し歯髄に到達して，急性化膿性炎症が起こる．歯髄炎の分類は炎症の経過，部位，組織反応様式，歯髄と外界の交通の有無などにより分けられる．

［歯髄炎の診断］
- 炎症の経過：①急性歯髄炎，②慢性歯髄炎
- 部位：一部性歯髄炎，全部性歯髄炎
- 組織反応様式：漿液性歯髄炎，化膿性歯髄炎，壊死性歯髄炎（歯髄壊疽），増殖性歯髄炎（歯髄息肉／歯髄ポリープ）
- 歯髄と外界の交通の有無：閉鎖性歯髄炎，開放性歯髄炎

①急性歯髄炎：外来刺激が歯髄に到達すると，サブスタンスPなど神経ペプチドが放出され激しい痛みが生じる．歯髄は閉鎖された状態で，血管の循環障害（歯髄充血）が起こり血管透過性が亢進し，滲出により歯髄の組織圧が上昇する急性漿液性（単純性）歯髄炎が成立する（窩洞形成の組織変化）．

う蝕の進行により象牙細管に細菌が侵入すると，刺激に対応する歯髄には好中球が大量に浸潤して化膿性炎（歯髄膿瘍）が起こる．象牙細管のなかで生息する菌は，グラム陰性の嫌気性菌（ユウバクテリウム属，プロピオニバクテリウム属，ビフィドバクテリウム属，ペプトストレプトコックス属，ベイヨネラ属）である．膿瘍は限局性の応答で周囲に肉芽組織が形成され線維が増生し膿瘍膜が形成されるが，化膿性炎がさらに歯髄全域に波及すると歯髄は壊死する．この壊死した歯髄組織に腐敗菌の混合感染が起こると異臭を放つ歯髄壊疽に陥る．

②慢性歯髄炎：歯質の崩壊が進み歯髄腔が外界と交通すると，膿が流出して歯髄潰瘍となり開放性歯髄炎とよばれる．潰瘍表面は食物残渣，壊死組織，好中球が覆い，下層にリンパ球やマクロファージを混じた肉芽組織が形成される．下在の歯髄組織の生活力が旺盛のときには，器質化が起こり慢性歯髄炎となる．食物や異物が潰瘍面を覆うと，細菌の毒素や膿の流出が止まり再び歯髄に浸透するようになり慢性炎からの急性発作が起こる．多くの場合，慢性化と急性発作を繰り返すうちに歯髄は壊死に陥る．乳歯の歯髄や若年者の永久歯歯髄のように生活力の旺盛な歯では，残存歯髄から肉芽が過剰増殖してう窩を充満するようになり歯髄息肉（歯髄ポリープ）が形成される．この肉芽の表面には，口腔内に剥離した上皮細胞が移植され，やがてポリープ全面を覆うようになる．

d. 歯髄炎の免疫反応

歯髄においては，物理的刺激やう蝕起因菌に由来する病原性刺激に対して，先天性および後天性の免疫応答が起こる．免疫応答に関与するサイトカイン，ケモカイン，神経ペプチド，脂質メディエーターなどが歯髄炎においても，象牙芽細胞，歯髄細胞，血管内皮，浸潤炎症性細胞において産生される．これらの因子は他臓器での免疫応答における働きと同様に，歯髄においても複雑な相互作用により免疫応答が調節されている．ここでは歯髄において先天性免疫応答に重要な役割を果たす象牙芽細胞について述べる．病原性刺激を受けた象牙芽細胞はケモカイン（CCL2，CXCL12，CXCL14）を産生して未分化樹状細胞を歯髄へとリクルートする．また，CCL26を産生してこの動きを負の方向に調節する．象牙芽細胞が産生するインターロイキン（interleukin：IL）-8やCXCL10はリンパ球浸潤を誘導し，血管内皮増殖因子（vascular endothelial growth factor：VEGF）は血管透過性を亢進する．象牙芽細胞は細菌感染刺激に応答してβ-ディフェンシン-2を分泌し，*S.mutans* や *Lactobacillus casei* に対して殺菌作用が働く．さらにCD4陽性T細胞，ナチュラルキラー（natural killer：NK）細胞，未分化樹状細胞のリクルートにも働く（図5.1.8）．またトランスフォーミング増殖因子（transforming growth factor：TGF）-β_1を産生して基質メタロプロテアーゼ（matrix metalloproteinase：MMP）の発現調節や象牙質修復に働く．象牙芽細胞は生理的条件下でToll様受容体（Toll-like receptor：TLR）1～6，9を表出しており，さまざまな細菌を認識する．細菌由来のリポタイコ酸（lipoteicoic acid）刺激により象牙芽細胞は，TLR-2，TLR-3，

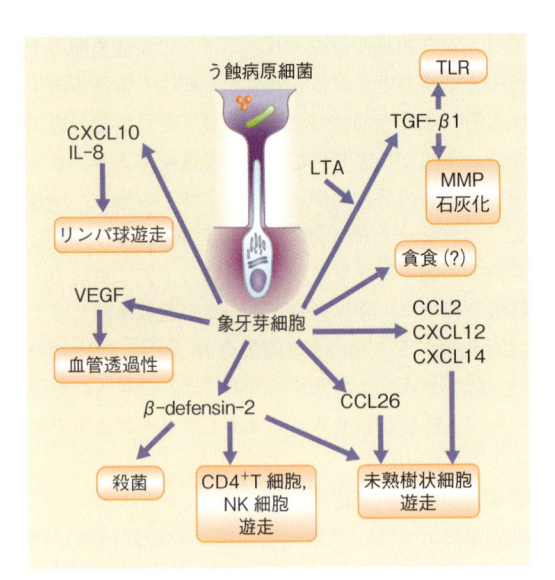

図 5.1.8 う蝕病原菌の刺激に対する象牙芽細胞の役割
象牙芽細胞が産生するケモカインおよびサイトカインと標的細胞.

TLR-5 および TLR-9 の発現が増加し，ケモカイン（CCL2，CXCL10）を分泌して，未分化樹状細胞をリクルートする．このように象牙芽細胞は生体防御の第一線にあって，免疫応答の司令塔として働いている．
〔小宮山一雄〕

■ 文　献

Hahn CL, Liewehr FR：Innate immune responses of dental pulp to caries. J Endod, **33**(6)：643-651, 2007.

Hahn CL, Liewehr FR：Update on the adaptive immune responses of the dental pulp. J Endod, **33**(7)：773-781, 2007.

Nanci A：Dentin-pulp complex. In: Ten Cate's Oral Histology, pp180-223, Mosby, 2003.

（4）歯周組織の疾患

　口腔内に原発する病巣感染が，二次的に全身疾患の原因となりうるという概念は，以前から歯性病巣感染説として提唱されている．そのなかでも，歯性病巣感染と感染性心内膜炎の関連性はその代表例である．近年，歯周病は，口腔局所の感染症としてとらえるのではなく，細菌や細菌由来抗原またはリポ多糖（lipopolysaccharide：LPS）などの供給源として，あるいはIL-6，腫瘍壊死因子（tumor necrosis factor：TNF）-αなどの生理活性物質の供給源として，全身に影響を与える可能性のある軽微な慢性炎症としてとらえられるようになった．それに伴い，歯周病と全身疾患との因果関係や関連性を解明する学問は，「歯周医学（periodontal medicine）」と提唱され，歯周病学の新しい領域として注目されている．この項では，歯周医学の観点から，歯周病と全身疾患や歯周病と喫煙の関連について述べる（図5.1.9）．

a. 歯周病と全身疾患の関連

ⅰ）感染性心内膜炎

　抜歯などの歯科処置に伴い血管内に入った口腔内由来の細菌が，心内膜や人工弁に付着・繁殖し，感染性心内膜炎を発症する可能性があるといわれている．感染性心内膜炎の予防のため，以前から抗生物質の予防投与が推奨されてきた．しかしながら，2007年の米国心臓協会（American Heart Association：AHA）の改定ガイドラインでは，抜歯などの外科処置よりも，ブラッシングや咀嚼などの日常生活における菌血症による感染性心内膜炎のリスクが高いとし，口腔内の健康や衛生状態を最適に保つ必要性を示唆している．

ⅱ）循環器系疾患（心疾患，脳血管疾患）

　多くの疫学調査によって，歯周病の存在が，循環器系疾患の発症リスクを有意に高くすることが示されている．歯周病が循環器系疾患に与える影響の機序は，*Pg* などの歯周病原性細菌あるいは細菌由来のLPSなどによる直接障害作用，歯周組織の炎症に伴って産生されたIL-6，TNF-αなどの炎症性サイトカインによる作用，炎症性サイトカイン刺激によって肝臓で産生されたC反応性蛋白（C-reactive protein：CRP）による作用，熱ショック蛋白（heat shock protein：HSP）60に対する免疫応答の関与

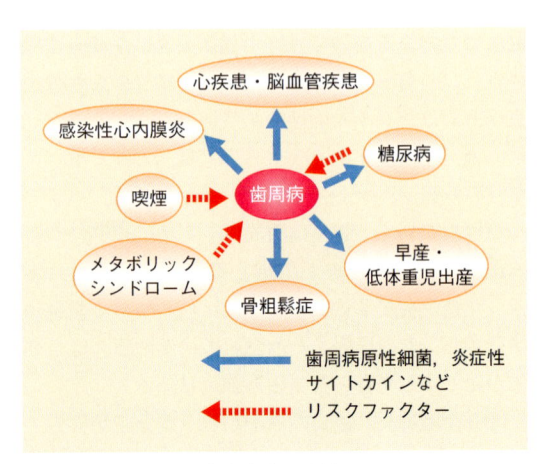

図 5.1.9 歯周病と全身疾患の関連
歯周病は口腔内細菌や炎症性サイトカインの供給源としてさまざまな全身疾患のリスクファクターとなる．

による動脈硬化の促進などが考えられている．しかしながら，2012年に発表されたAHAの声明（Lockhart et al, 2012）では，歯周病と心疾患や脳血管疾患などの動脈硬化性疾患の関連については一定の相関を示す研究は存在するものの，因果関係は十分証明されるに至っていないと結論づけている．ただし，ベースライン時の高感度CRP値の上昇によって，心血管イベントリスクが高くなることが国内外の疫学調査によって証明されており，このレベルでのCRPの上昇は，歯周病によって容易にもたらされることから，歯周病を軽微な慢性炎症としてとらえ，今後も検討する必要があると考える．

iii）糖尿病

歯周病は糖尿病の第六番目の合併症と提唱されており，糖尿病患者で歯周病有病率が高いことが以前から知られていた．また，歯周病患者でも糖尿病有病率が高いこと，さらには，歯周治療を行うことによって血糖コントロールが改善することが，1990年代から示されるようになった．歯周病が糖尿病に与える影響の機序は，歯周病原性細菌由来のLPSがマクロファージや脂肪細胞を活性化させることによってTNF-α，IL-6，MCP-1などの生理活性物質の産生が亢進し，その結果，インスリン抵抗性が惹起されるためであると考えられている．逆に，歯周治療を行うと，これらの生理活性物質の減少に伴いインスリン抵抗性も改善するため，インスリンが効果的に作用し血糖コントロールが改善すると考えられている．歯周治療が血糖コントロールに与える影響を調べたメタアナリシス（Teeuw et al, 2010）では，2型糖尿病患者に歯周治療を行うことによって，ヘモグロビン（hemoglobin：Hb）A1cが0.4%改善することが示されている．近年，日本人を対象とした調査で，高感度CRPが500 ng/mlをこえた重度歯周炎患者に局所抗菌薬を併用した歯周治療を行うことで，HbA1cが平均0.49%低下することが示されている．

現在では，歯周病と糖尿病が相互に負の影響を与えていることが多くのエビデンスによって明らかにされており，その関係性は疑いの余地がない．

iv）早産・低体重児出産

歯周病が早産・低体重児出産のリスクを高めることや，そのリスクは歯周治療を行うことによって減少することが多くの疫学調査によって示されている．歯周病が早産・低体重児出産に与える影響の機序は，歯周組織の炎症によって産生されるIL-1β，IL-8，PGE₂などの炎症性サイトカインの関与と，歯周病原性細菌自体の直接的な作用の2つが考えられている．歯周炎と早産・低体重児出産の関係を調べたメタアナリシスは，歯周炎が早産や低体重児出産のリスクを増加させるとしている．一方，歯周治療が早産・低体重児出産に与える影響を調べたメタアナリシスでは，歯周治療が早産・低体重児出産のリスクを減少させるかどうかの見解は一致しておらず，さらなる研究が必要と考える．

v）骨粗鬆症

骨粗鬆症と歯周組織における骨吸収の関係は，1960年代後半から報告されている．骨粗鬆症が歯周病に影響を与える機序は，閉経に伴うエストロゲンの分泌低下によってIL-1β，TNF-α，IL-6，PGE₂の産生亢進が起こり，その結果，歯周組織の炎症が促進されるためであると考えられている．現時点で，関連性を示す報告は存在するものの，十分なコンセンサスを得るにはさらなる研究が必要である．

vi）メタボリックシンドローム

1998年に肥満が歯周病のリスクファクターとなることが報告されてから，内臓脂肪の蓄積を基盤として，脂質異常，高血圧，高血糖を合併しているメタボリックシンドロームと歯周病の関連性が注目されている．メタボリックシンドロームが歯周病に与える影響の機序は，脂肪細胞から産生されるTNF-α，IL-6，プラスミノゲン活性化因子抑制物質（plasminogen activator inhibitor：PAI）-1，アディポネクチンなどのアディポカインの分泌異常が免疫応答に影響を与えるためであると考えられている．また，新規発症糖尿病の多くはメタボリックシンドローム型の糖尿病であること，さらには本疾患を放置しておくと動脈硬化が進行して，心疾患・脳血管疾患の発症リスクが高くなることを考えると，肥満を基盤としたメタボリックシンドロームが歯周病を含めさまざまな疾患に影響を与えている可能性が高く，歯周病や糖尿病は，メタボリックシンドロームの合併症ととらえるべきであると考える．

b. 歯周病と喫煙の関連

喫煙は歯周病の重要なリスクファクターの1つである．喫煙者の歯周病罹患率は，非喫煙者に比較して2～8倍高いといわれている．喫煙が歯周病に与える影響の機序は，ニコチンの末梢血管収縮作用に

よる血流低下，好中球の走化性や貪食能の低下，免疫グロブリン産生能の低下，歯肉縁下における嫌気性菌の増加，IL-1やIL-6などの炎症性サイトカインの産生亢進，線維芽細胞の増殖抑制やコラーゲン産生能の低下などが考えられているが，決定的な要因はいまだ解明されていない．また，喫煙者の生活習慣による可能性も否定できず，さらなる検討が必要であろう．

歯周病は，ここに示した疾患以外にも呼吸器系疾患，Buerger病，掌蹠膿疱症，最近では，癌や非アルコール性脂肪肝炎にも影響を与えるといわれている．関連性の機序に関しては，今後の研究を待たなければならないものもあるが，歯周組織の疾患と全身疾患の関連性を理解するうえで，歯周医学の概念をよく理解することは非常に大切である．

〔河野隆幸，西村英紀〕

■ 文 献

Lockhart PB, Bolger AF, et al：Periodontal disease and atherosclerotic vascular disease：does the evidence support an independent association？；a scientific statement from the American Heart Association. Circulation, **125**(20)：2520-2544, 2012.

Munenaga Y, Hiroshima Study Group, et al：Improvement of glycated hemoglobin in Japanese subjects with type 2 diabetes by resolution of periodontal inflammation using adjunct topical antibiotics；results from the Hiroshima Study. Diabetes Res Clin Pract, **100**(1)：53-60, 2013.

Teeuw WJ, Gerdes VE, et al：Effect of periodontal treatment on glycemic control of diabetic patients；a systematic review and meta-analysis. Diabetes Care, **33**(2)：421-427, 2010.

(5) 第三大臼歯（智歯）関連疾患

第三大臼歯に起因する疾患としては，炎症すなわち智歯周囲炎が圧倒的に多い．また，その他の第三大臼歯関連疾患として埋伏智歯が病巣内に含まれ，含歯性嚢胞やエナメル上皮腫といった歯原性の嚢胞や腫瘍に関与していることもある．

a. 智歯周囲炎
【定義・概念】
智歯周囲組織の炎症をいう．

【原因】
萌出の途中あるいは半埋伏の状態の第三大臼歯は，歯冠の一部のみが口腔内に露出しており，その他の部分は歯肉で覆われていて，歯肉と歯冠の間に深いポケットが形成される．機械的な清掃も困難となるため，このポケット内に食片が圧入し，細菌が増殖する結果として，しばしば急性あるいは慢性の歯冠周囲炎が起こる．

【病態生理】
炎症が歯の周囲組織に限局している初期段階では，歯肉の発赤，腫脹，疼痛がある．進展すると，所属リンパ節の腫脹や疼痛が生じ，周囲の筋組織に波及して開口障害を招来し，扁桃周囲炎や組織隙の広範な炎症，すなわち蜂巣炎が発症する．顎骨へ進展すると顎骨炎を引き起こす．

下顎第三大臼歯の感染は進展すると，翼突下顎隙に至ることも多い．下方に向かうと，口底から舌下隙，顎下隙を下行して，頸部血管鞘を経て縦隔にまで及ぶこととなる．

【診 断】
臨床症状およびX線所見から診断は容易である．
X線写真上，第三大臼歯の歯冠周囲に骨の吸収像を認めるのが特徴である．
症状によっては，血液検査所見により，炎症の程度を判断する一助とすることもある．

【治 療】
急性症状を認める場合には，まず局所の洗浄や抗菌薬の投与により，炎症症状の消退をはかる．抗菌薬の第一選択は，殺菌効果の強いペニシリン系，セフェム系とする．症状が強い場合には経静脈的投与とすることもある．炎症が進展し，開口障害や嚥下困難などを認め，脱水や栄養障害が生じている際には，補液や栄養補給が必要となることもある．

原因である第三大臼歯が良好な植立方向と咬合関係を保持している際には歯周治療を行うが，適切な対咬関係が望めない際には，急性症状が緩和・消退した後に，速やかに抜去する．炎症が組織隙などに波及すると，臨床症状は重篤になりやすくなるため，早期の対応が望ましい．

【鑑別疾患】
含歯性嚢胞などの歯原性嚢胞，エナメル上皮腫などの歯原性腫瘍，顎関節症（図5.1.10）．

b. 含歯性嚢胞
【定義・概念】
歯冠形成後の退縮エナメル上皮に由来する嚢胞．嚢胞内に埋伏歯の歯冠を含むのが特徴である．下顎埋伏智歯に起因して発生することが最も多い．

【病態生理】
　基本的には無症状に経過することが多く，大きくなるにつれて，顎骨の膨隆や隣在歯の位置異常をきたすことがあり，骨の吸収が進むと羊皮紙様感や波動を触知する．下顎では下歯槽神経への侵襲はない．

【診　断】
　X線所見で，境界明瞭な単房性で類円形の透過像のなかに埋伏歯の歯冠を含むことが大きな特徴である．生検または摘出標本の病理組織検査は必要不可欠である．

【治　療】
　第三大臼歯部の場合，多くは囊胞の摘出とともに埋伏智歯の抜歯を併せて行う．開窓療法により，歯を保存することもある．

【鑑別疾患】
　エナメル上皮腫などの歯原性腫瘍，その他の顎骨囊胞（図 5.1.11）．

c. エナメル上皮腫
【定義・概念】
　歯胚形成時のエナメル器に由来する良性腫瘍．顎骨に発生し，好発部位は下顎枝・大臼歯部で，10～20代の男性に多い．

【病態生理】
　囊胞形成が著しい例では含歯性囊胞に類似する．約半数に埋伏歯がみられ，20代では下顎第三大臼歯に多い．下顎では下歯槽神経の障害が生じる．

【診　断】
　X線所見で，透過像から単胞型，多胞型，蜂巣型などに大別される．病巣内の歯には鋸歯状の歯根

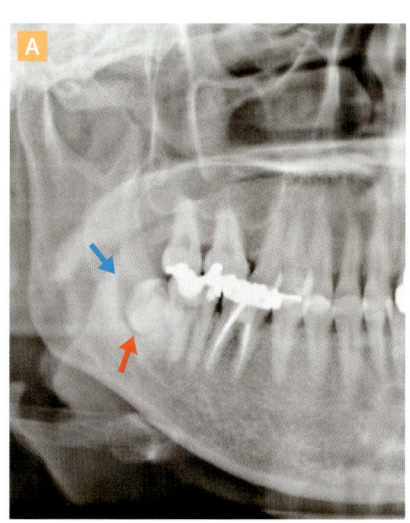

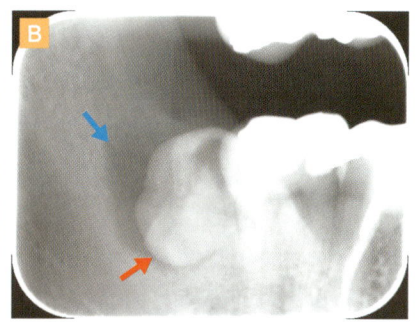

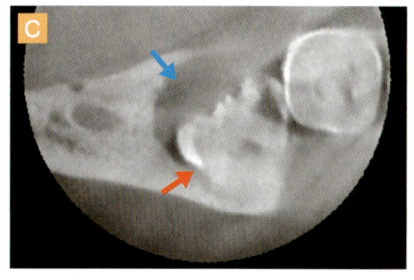

図 5.1.10　智歯周囲炎
右側下顎第三大臼歯は歯冠を舌側，根尖を頬側に向けて埋伏し（赤矢印），歯冠周囲はX線透過像によって囲まれている（青矢印）．A：パノラマX線画像，B：デンタルX線画像，C：歯科用コーンビーム画像（水平断）．

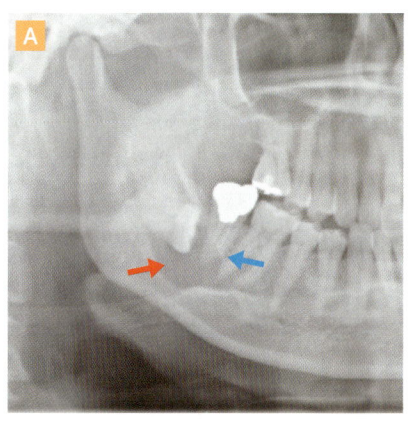

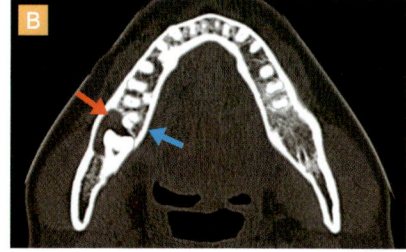

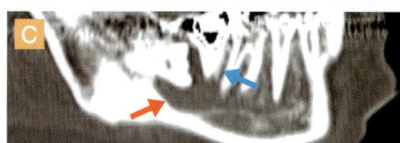

図 5.1.11　含歯性囊胞
右側下顎第三大臼歯は埋伏し，歯冠周囲に類円形のX線透過像を認める（赤矢印）．右側下顎第二大臼歯には歯根吸収などはみられない（青矢印）．A：パノラマX線画像，B：ヘリカルCT画像（水平断），C：ヘリカルCT画像（矢状断）．

5.1　歯と歯周組織疾患

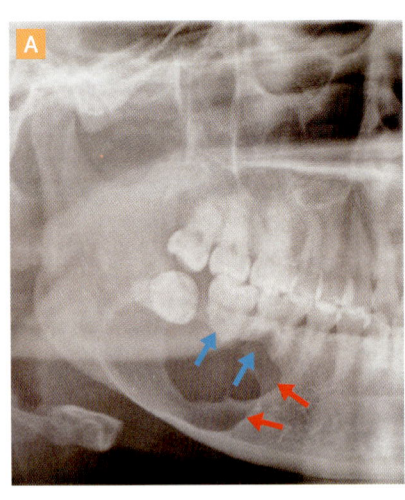

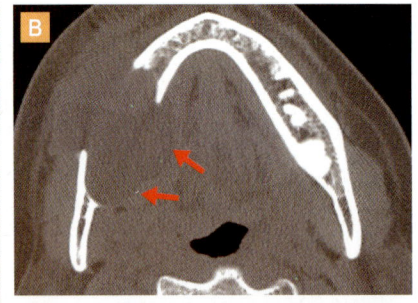

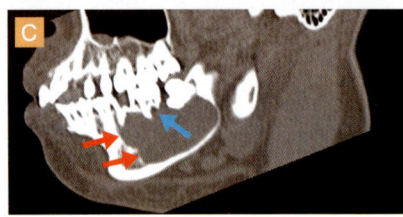

図5.1.12 エナメル上皮腫
右側下顎体部に境界明瞭多胞性のX線透過像(赤矢印),右側下顎第二大臼歯,右側下顎第一大臼歯には鋸歯状の歯根吸収像を認める(青矢印).A:パノラマX線画像,B:ヘリカルCT画像(水平断),C:ヘリカルCT画像(矢状断).

吸収を認めることが多く,診断上有意義となる(図5.1.12).

生検および摘出標本の病理組織検査は必要不可欠である.

【治　療】

年齢,組織型,腫瘍の占拠範囲などを基に治療方針を決定する.

顎骨切除術あるいは顎骨保存療法のいずれかを選択する.

【鑑別疾患】

その他の歯原性腫瘍,含歯性嚢胞などの顎骨嚢胞(図5.1.12).　　　　　　　　　　〔大木秀郎〕

2　う蝕の治療

(1) 診査・診断・治療計画の立案

う蝕の治療は,的確な診査と正しい診断に基づき,適切に立案された治療計画に従って進めなければならない.

a. う蝕の診査

う蝕の診査法にはさまざまなものが存在するが,臨床でおもに用いられる方法を以下に掲げる.

ⅰ) 問　診

う蝕の診査・診断・治療計画立案のため,主訴,現病歴,既往歴など,必要な情報を患者から口頭あるいは文書で得る.

ⅱ) 視　診

肉眼あるいは拡大鏡を用い,歯の色調の変化やう窩の存在を診査する(図5.1.13).初期う蝕病変は,

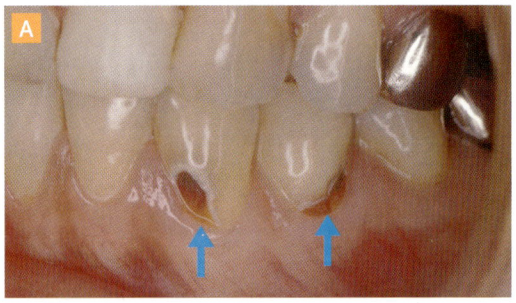

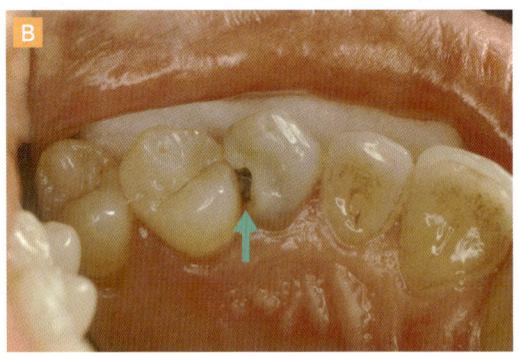

図5.1.13 う蝕の視診
A:下顎犬歯・小臼歯の歯頸部う蝕(青矢印),B:上顎犬歯の隣接面う蝕(緑矢印).

エナメル質の白濁として観察される.う蝕がさらに進行すれば,病変部に徐々に色素沈着が生じ,褐色から黒色を呈するようになる.ただし,急性う蝕では病変部に顕著な色調の変化は認められない.なお,暗くて狭隘な口腔内の視診においては,適切な照明とミラーの使用が必須となる(図5.1.14).

ⅲ) 触　診

デンタルフロス,スプーンエキスカベーター,あ

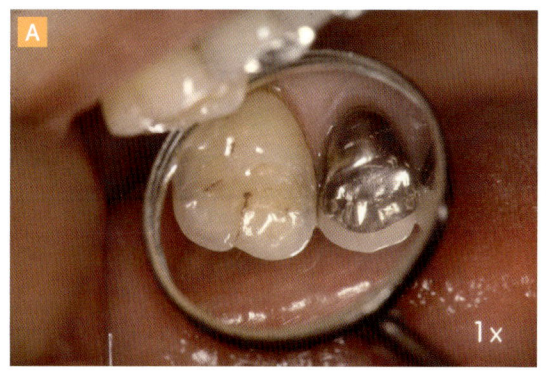

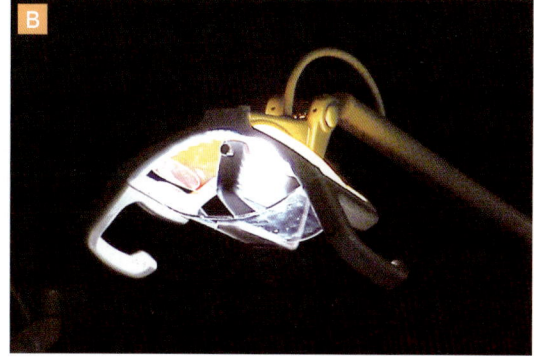

図 5.1.14　う蝕の視診にはミラーと照明が必須

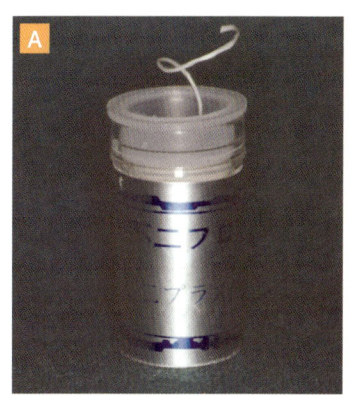

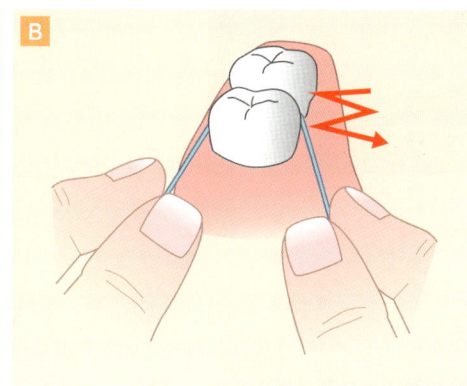

図 5.1.15　う蝕の触診
デンタルフロスで隣接面う蝕の存在を診査.

るいは探針などを用い，手指の触覚を利用してう蝕の存在を診査する．デンタルフロスはおもに隣接面う蝕の診査に用いる（図 5.1.15）．

スプーンエキスカベーターは象牙質のかたさを調べるために用いる．う蝕で脱灰された象牙質は硬度が低下する．なお，鋭い探針による触診は，歯質を破壊して歯の再石灰化を妨げるおそれがあるので避けるべきである．

　iv）X 線診

口内法 X 線撮影を行い，デンタル X 線写真でう蝕の存在や進行度を診査する（図 5.1.16）．特に隣接面う蝕の診査に有効である．ただし，ごく初期のう蝕をデンタル X 線写真を用いて診査するのは困難である．

　v）温度診

う蝕が進行して象牙質に及ぶと，外来温度刺激に対して痛みを感じるようになる．当初は，特に冷刺激に敏感となるので，冷水や冷風を歯に当てることにより，痛みの原因歯を同定することができる．

　vi）インピーダンス測定検査

歯冠はエナメル質と象牙質で覆われ，さらに芯部

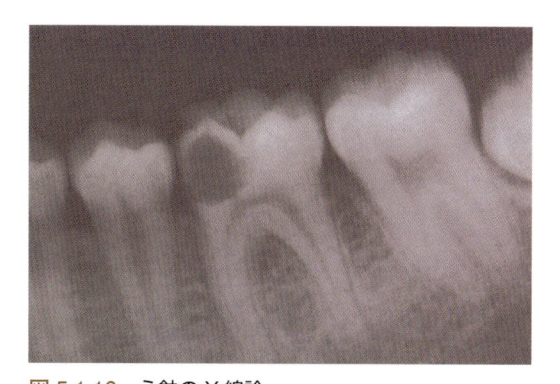

図 5.1.16　う蝕の X 線診
下顎左側第一大臼歯の近心部にう蝕の存在が明らか．

には歯髄という軟組織が存在している．これらの組織は，互いに異なる電気抵抗値（インピーダンス）を有しているので，歯と口腔粘膜との間のインピーダンスを測定することにより，う蝕の進行度を判定できる（図 5.1.17）．う蝕が進行すれば電気抵抗値は低下する．測定には 400 Hz の正弦波が用いられ，測定装置の不関電極を患者の口腔粘膜に，関電極を歯に接触させる．良好な電気的接続を確保するため，あらかじめ歯の小窩裂溝には少量の生理食塩液

5.1　歯と歯周組織疾患　　427

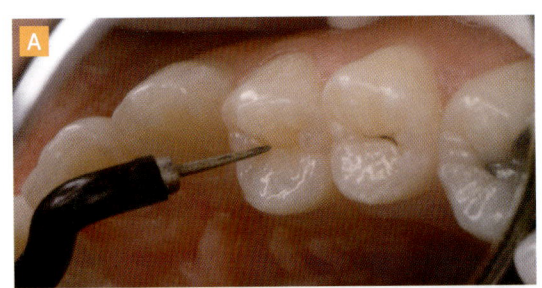

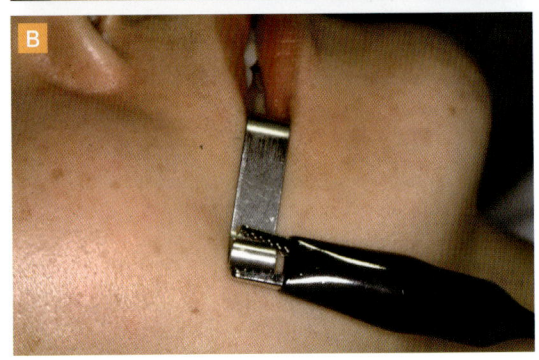

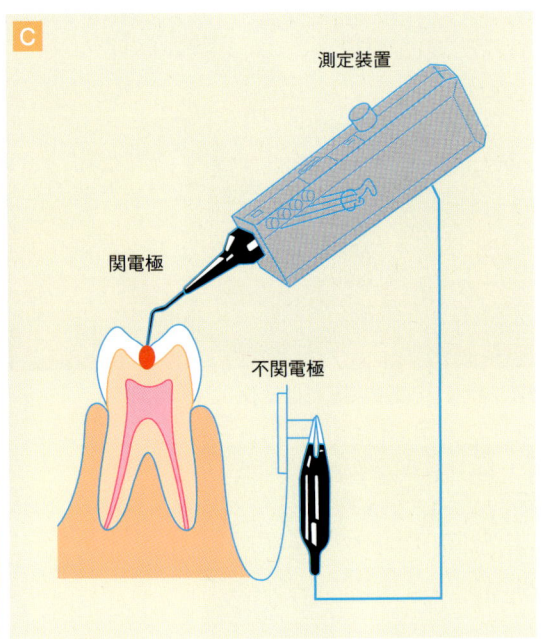

図 5.1.17 インピーダンス測定検査
A：小窩裂溝に当てたインピーダンス測定装置の関電極．B：口角導子に接続したインピーダンス測定装置の不関電極．C：インピーダンス測定検査の模式図．

を滴下しておき，微弱な電流を通す．歯のインピーダンス値とその判定を**表 5.1.1** に示す．

　vii）透照診

　光源を口腔内において歯を裏側から照らし，透過光によって浮かび上がる構造を表側から診査する．う蝕が歯冠に存在すると，同部は暗い領域として観察される．

　viii）レーザー光による診査

　レーザーを歯に当て，その反射光を解析し，う蝕の有無と程度を診査する方法．KaVo DIAGNOdent®（**図 5.1.18**）とよばれる製品が市販されている．同装置は波長 655 nm（赤色）の半導体レーザーを，導光ファイバーを通して歯に照射し，その反射光をスペクトル分析して歯面の状態を数値で表示する．示された数値に基づいて推奨される臨床的対応は，**表 5.1.2** のとおりである．同装置に付属の照射用レーザープローブは，断面が円形でレーザー照射用ファイバーが中央に位置し，その外側を 9 本の反射光導光用ファイバーが取り囲んでいる．探針による診査と異なり，歯面を破壊するおそれがなく，特に小窩裂溝う蝕の診断に有効とされている．

表 5.1.1　歯のインピーダンス値と判定

インピーダンス値 （kΩ）	判定
600 <	健全歯
250～600	エナメル質う蝕
15～250	象牙質う蝕
< 15	歯髄に及ぶう蝕

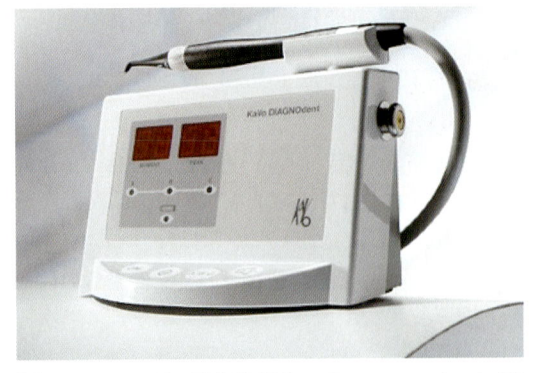

図 5.1.18　KaVo DIAGNOdent®　　（KaVo 社）

　ix）薬液による染め分け

　健全象牙質とう蝕罹患象牙質とを識別するため，薬液で両者を染別する方法が古くから用いられている．現在では，おもに 1％アシッドレッド・プロピ

表 5.1.2　KaVo DIAGNOdent® による測定値と臨床的対応（成人患者）

測定値	臨床的対応
0〜14	処置の必要なし
15〜20	予防処置の実施が勧められる
21〜30	う蝕リスク，リコール間隔に応じ，予防処置または修復処置の実施が勧められる
31以上	修復処置を予防処置とともに実施することが勧められる

レングリコール液が「う蝕検知液」として用いられている．

b. う蝕の診断・治療計画の立案

　i) う蝕の診断

　前述の診査法によって得られた情報を統合し，う蝕の有無・進行度と歯髄の病態を正しく診断する．なお，う蝕に進展する可能性が高い歯は，要観察歯とする．

　①健全歯：う蝕あるいは歯科的処置の必要性を認めないもの．

　②要観察歯（CO）：放置すると，う蝕を生ずる可能性が高い歯．口腔清掃や食習慣などに関する指導を行うとともに，3〜6カ月の間隔で定期的にリコールする．必要に応じてフッ化物を適用する．

　③う蝕1度（C_1）：う蝕がエナメルに限局して存在するもの．う窩がわずかであれば，接着性シーラントなどで同部を封鎖する．う窩が明らかな場合には，う蝕罹患歯質を除去した後，審美性にすぐれた接着性修復材料で充塡する．

　④う蝕2度（C_2）：う蝕病変が進行して象牙質にまで及んでいるが，歯髄には達していないもの．う蝕罹患歯質を完全に除去した後，適切な歯科材料で歯を修復する．必要十分なう蝕除去には，う蝕検知液の利用が有効である．一般に，窩底に一層の健全象牙質が存在する場合には，う蝕の存在が歯髄に及ぼす影響は軽微で可逆的である．

　⑤う蝕3度（C_3）以上：う蝕病変が歯髄にまで及んでいるもの［処置法については⇨5.1-3を参照］，またはそれ以上に病変が進行しているもの．

　ii) 治療計画の立案

　治療計画の立案に際しては，う蝕リスクの評価が特に重要である．患者の家庭・社会環境，年齢・性別，全身状態，服薬状況，過去の歯科治療歴，食事や口腔清掃などの生活習慣，唾液の分泌量とその性状，歯列不正や口呼吸の有無，矯正治療中あるいは義歯使用者であるかなどを多面的かつ正確に把握する必要がある．

　他方，初期のう蝕病変は再石灰化を期待できるので，いたずらに歯質を削ることなく，まず再石灰化が誘導されるような口腔内環境の構築に努めるべきである．また，できるかぎり生活歯髄の保護に努め，歯が本来有している機能と審美性の維持・回復をはかる必要がある．

　う蝕治療後のメインテナンスは特に大切である．患者はもちろんのこと，患者を担当する歯科医療チームは，患者の良好な口腔内環境を構築・維持し，二次う蝕を回避するために最大限の努力を払うべきである．

(2) 修復法

　う蝕を治療するための設備・器材，前準備・補助的処置，歯髄保護，窩洞形成，修復材料と方法を以下に掲げる．

a. 修復用設備・器材

　i) 患者用チェア

　治療を受ける患者が座るいす（デンタルチェア，図5.1.19）には，快適な治療環境を提供するための工夫がなされており，昇降，背板（バックレスト）や安頭台（ヘッドレスト）の位置・角度などが自由に調節できるように設計されている．メモリー機能がついているものでは，それらを患者ごとに微調整すればすむ．なお，近年の歯科治療では，患者仰臥位による水平位診療でう蝕の治療が行われる場合が多い．

　ii) 術者用チェアおよびスツール

　う蝕治療をはじめ，近年の歯科外来診療は術者座

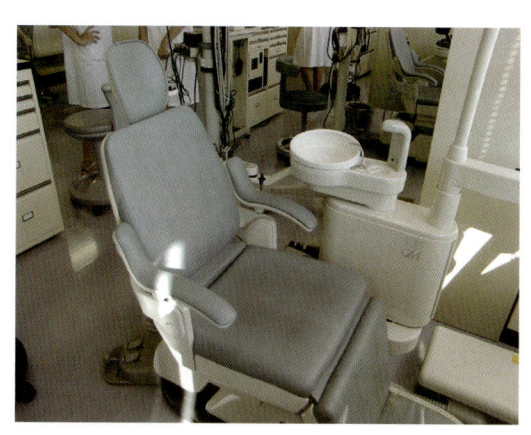

図5.1.19　患者用チェア

位で行われることが多い．背もたれや肘掛けのある
いす（チェア）や，それらのないいす（スツール）
に術者が腰掛け，一般に患者を正面からみたとき，
9〜12時の位置で診療を行う．

iii）キャビネット

歯科治療に必要な器材，薬品などを収納・配置す
る戸棚である．固定式と可動式とがあり，術者やア
シスタントの作業台としても使われる．

iv）歯科用ユニット

歯科用ユニット（図 5.1.20）とは，エアタービ
ン，マイクロモーター，スリーウェイシリンジ，給
排水系，ブラケットテーブル，照明用ライト，光重
合用ライト，シャーカステン，超音波装置など，歯
科治療に必要な機器・装置・設備を1つのシステム
に統合したものをいう．う蝕の治療に必須である．

v）歯科用ハンドピース

歯科用ハンドピースは歯科用バー，ポイントなど
の器具を保持し，う蝕の除去や後述の窩洞形成など
に用いる器械である．歯科用ユニットに取りつけら
れたエアタービンやマイクロモーターに接続され，
着脱可能となっている．患歯照明のための光ファイ
バーが内蔵されているものや，逆流防止弁により内
部汚染を防ぐものが開発されている．マイクロモー
ターハンドピース（図 5.1.21）には，ストレート型
とコントラアングル型のものがある．ハンドピース
は口腔内で用いられるので，滅菌が可能なものでな
ければならない．

vi）切削器具

う蝕の除去や歯質切削のために，さまざまなバー
やポイント類，あるいは手用器具が用いられる．
バーには，スチールバー（steel bur, 図 5.1.22）と
カーバイドバー（carbide bur, 図 5.1.23）がある．
前者は炭素鋼でつくられ，低速回転切削に用いられ
る．基本形状は，球状，倒円錐形，平頭裂溝状，尖
形裂溝状の4種類であるが，特殊形状バーも使用さ
れる．カーバイドバーは，炭化タングステンにコバ
ルト，ニッケルなどを添加してつくられた超硬合金
製で，高速回転切削用に用いられる．基本形状は，
スチールバーと同様であり，特殊形状バーも使用さ
れる．

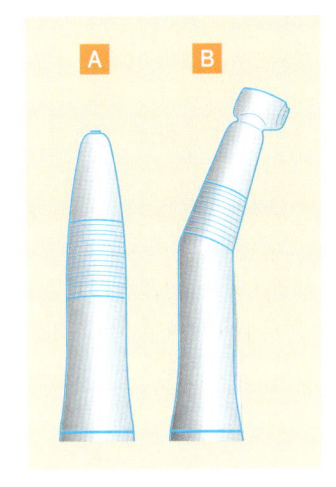

図 5.1.21　マイクロモーターハンドピース
A：ストレート型，B：コントラアングル型．

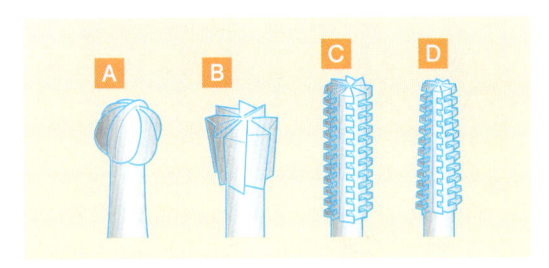

図 5.1.22　スチールバー
A：球状，B：倒円錐形，C：平頭裂溝状，D：尖形裂溝状．

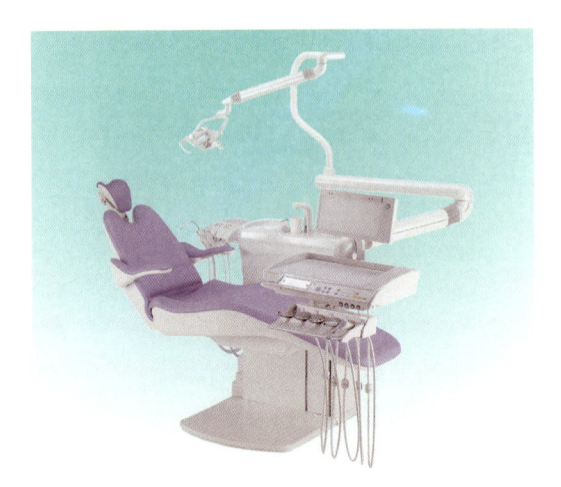

図 5.1.20　歯科用ユニット（ユニオート® XE）
紫色の部分は患者用チェア．　　（長田電機工業株式会社）

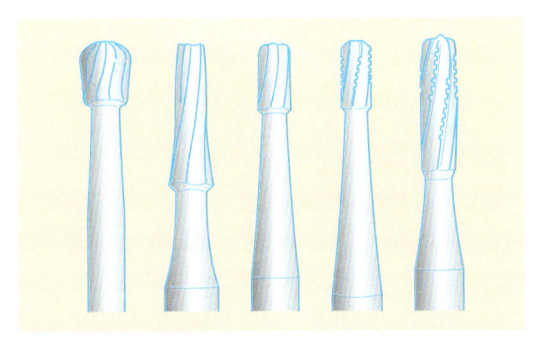

図 5.1.23　カーバイドバー

ダイヤモンドポイント（diamond point, 図5.1.24）は，工業用ダイヤモンド粒子を金属製ポイント表面に電着させたものであり，さまざまな粗さ・形状のものが，高速および低速回転切削に使用される．カーボランダムポイントは，炭化ケイ素を結合材とともに混練して成型した後，高温で焼成して作製する．現在では，窩洞や修復物の仕上げ，技工用におもに使われる．なお，手用切削器具には，スプーンエキスカベーター，チゼル，ホウ，ハチェット，マージントリマー（図5.1.25）などがあり，窩洞の整理・仕上げに用いられる．

b. 前準備・補助的処置

う蝕の治療を確実かつ精密に行うためには，前準備と補助的処置が必要となる．

i) ペインコントロール

う蝕の治療を有髄歯に行う場合には，必要に応じて麻酔を施さねばならない．一般には，血管収縮剤含有の局所麻酔薬を用いた浸潤麻酔が行われる（図5.1.26）．このとき，歯髄血流が著しく減少し，歯髄は損傷を被りやすい状態に陥る．う蝕の治療時には，できるかぎり発熱・乾燥などの刺激を歯髄に与えないよう留意する．

ii) 隔壁

窩洞の一部が歯質で囲まれておらず，開放型となっている場合，プラスチック製あるいは金属製の細片（ストリップス）による隔壁で当該部を一時的に閉鎖する（図5.1.27）．このことにより，充填操作や修復物への形態付与が容易になる．

iii) 患歯の隔離

ラバーダム（rubber dam）あるいは簡易防湿を患歯に施すことにより，施術部位を周囲組織・唾液・呼気から隔離でき，う蝕の治療を安全かつ確実に行える（図5.1.28）．

iv) 歯肉排除

修復操作に際して遊離歯肉を排除しておくことが必要になる場合が少なくない．クランプ，排除用綿

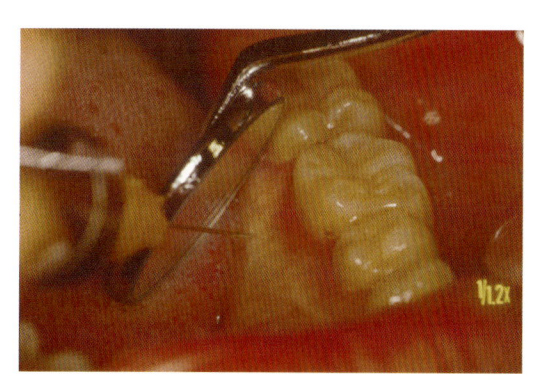

図5.1.26 浸潤麻酔

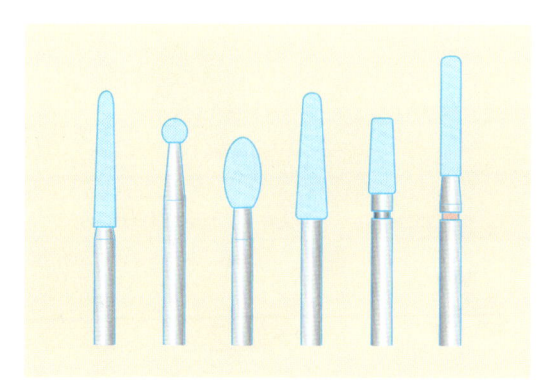

図5.1.24 ダイヤモンドポイント

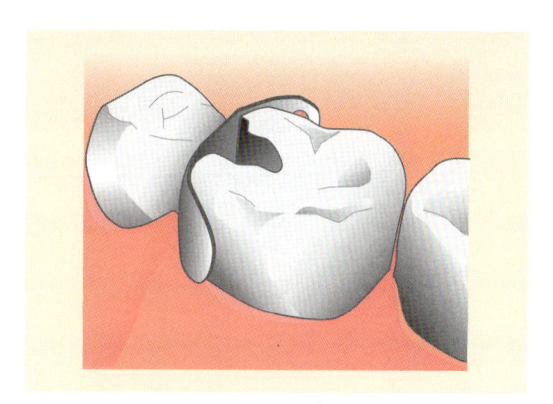

図5.1.27 隔壁

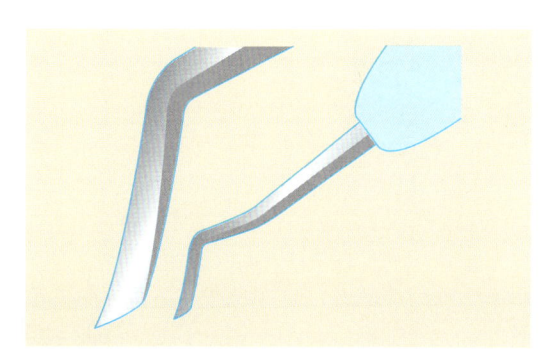

図5.1.25 マージントリマー

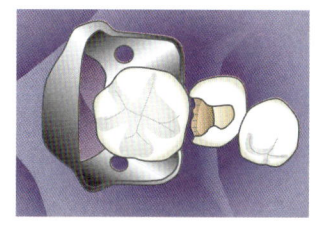

図5.1.28 ラバーダムの利用

5.1 歯と歯周組織疾患　431

糸，ウェッジなどによる即時排除法，仮封材などを利用する緩除排除法，および外科的に歯肉を切除する方法（図5.1.29）がある．これらにより，歯肉からの滲出液・出血をコントロールでき，歯肉縁下の正確な印象採得が可能となる．併せて，歯肉縁下へのう蝕の広がりを確認でき，不要な歯肉損傷を防止できる．

v）歯間分離

修復操作に際して歯と歯の間を広げておくことが必要となる場合がある．専用のセパレーター（図5.1.30）や楔などによる即時分離法と，弾性ゴムや矯正用ワイヤーなどによる緩徐分離法とがある．歯間を分離しておくことにより，窩洞形成や修復操作が容易となる．また，隔壁の挿入によってできる隙間を補正し，接触点を適切に回復できる．

vi）拡大鏡およびマイクロスコープ

拡大鏡（図5.1.31）やマイクロスコープを利用して術野の拡大下で処置することにより，歯質への侵襲を最小限にとどめ，より精確な処置が可能となる．

vii）バイトブロック

臼歯のう蝕治療で，十分な施術スペースが取れない場合，反対側上下顎歯列の間にバイトブロック（図5.1.32）をはさんでおくと操作が容易になる．

c．歯髄保護

う蝕の治療を生活歯に施す場合，歯髄保護に十分配慮しなければならない．象牙質には，$1\,mm^2$あたり数万本の象牙細管が走行しており，歯髄への通路となっている．とりわけ歯髄近傍では象牙細管数が多く，しかも直径が大きくなるため，象牙質面に占める細管の総面積は22％にも及ぶと報告されている（表5.1.3）．う蝕除去・窩洞形成・修復操作時，さらに修復後においても，可能なかぎり物理的・化学的・細菌学的刺激が歯髄に及ばないように努めなければならない．

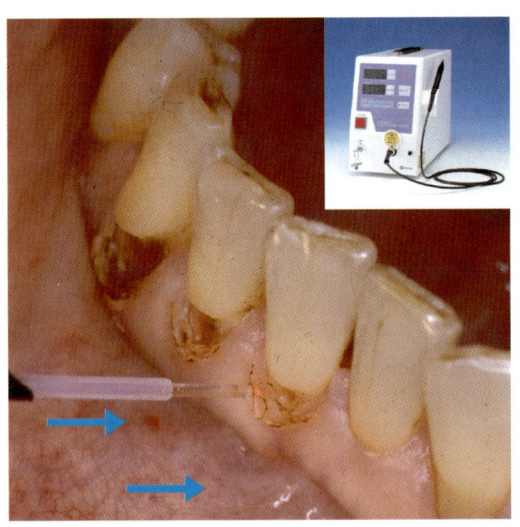

図5.1.29　歯科用レーザー装置（オサダライトサージ®3000）による歯肉の外科的切除（長田電機工業株式会社）

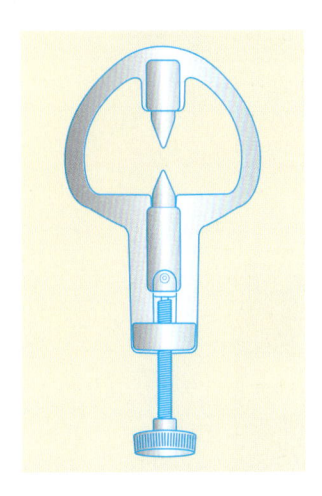

図5.1.30　歯間分離に用いるセパレーター

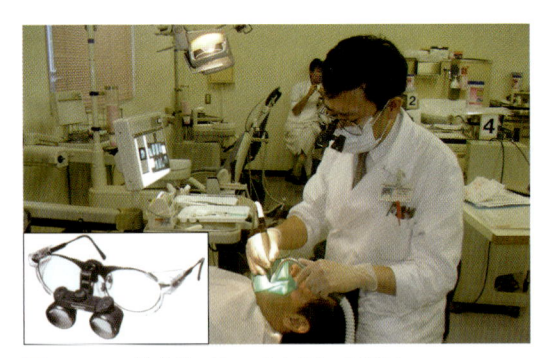

図5.1.31　拡大鏡（SurgiTel®）の利用（オーラルケア社）

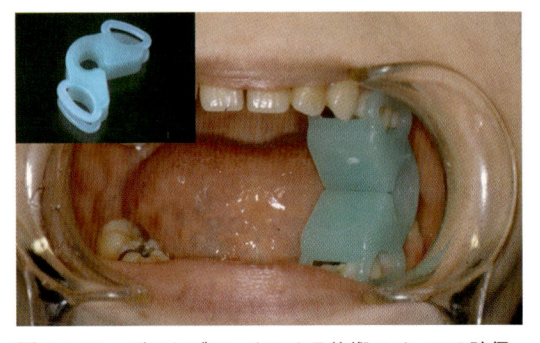

図5.1.32　バイトブロックによる施術スペースの確保

表 5.1.3　象牙細管の解剖学

歯髄からの距離 (mm)	細管数 ($10^4/mm^2$)	細管直径 (μm)	総面積 (%)
0	4.5	2.50	22.1
0.1～0.5	4.3	1.90	12.2
1.1～1.5	3.5	1.20	4.0
2.1～2.5	2.3	0.90	1.5
3.1～3.5	1.9	0.80	1.0

細管数，細管直径，総面積はいずれも平均値．
(Garberoglio R, Brännström M：Arch Oral Biol, 21 (6)：355-362, 1976)

d. 窩洞形成

う蝕罹患歯質を除去し，歯を修復するために形成された形態を窩洞という．窩洞にはさまざまな分類があるが，最も一般的な分類は以下のとおりである．

i) 窩洞が形成された歯面の数による分類

前歯には，唇側面，舌（口蓋）側面，近心面，遠心面の4歯面が存在する．臼歯では，これらに咬合面が加わり5歯面となる．これらの歯面のうち，窩洞が1面のみに限局しているものを単純窩洞，複数の歯面に及ぶものを複雑窩洞という．

ii) 窩洞形成面の位置による分類

前述の歯面の名称，またはその組合せを用いることにより，窩洞形成面の位置で窩洞を分類できる．たとえば，唇面窩洞，近心面咬合面窩洞のごとくである．

iii) 内側性および外側性窩洞

窩洞が歯質で囲まれているようにみえる窩洞を内側性窩洞，修復物で歯が包まれるようにみえる窩洞を外側性窩洞とよぶ．

iv) Black の分類

Black は，類似した処置を必要とするう窩を5つに分類した．現在では，修復用に形成された窩洞を分類するために使われている（図 5.1.33）．

① Ⅰ級窩洞：歯の小窩裂溝に起始する窩洞．小・大臼歯の咬合面，大臼歯頰側面の咬合面側2/3，上顎切歯の口蓋面，ときに上顎大臼歯の口蓋面に位置する．
② Ⅱ級窩洞：臼歯隣接面における窩洞．
③ Ⅲ級窩洞：前歯の隣接面窩洞で切縁隅角を含まないもの．
④ Ⅳ級窩洞：前歯の隣接面窩洞で切縁隅角を含むもの．

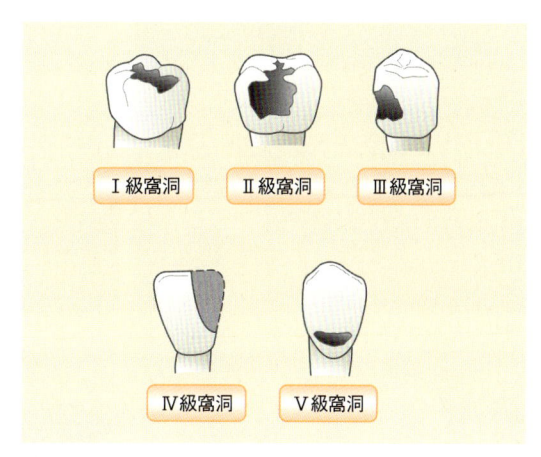

図 5.1.33　Black の窩洞分類

⑤ Ⅴ級窩洞：歯冠の唇（頰）側，舌（口蓋）側の歯頸側1/3における窩洞．

臼歯咬合面や前歯切縁に広く生じた欠損による窩洞は，Ⅵ級窩洞とよばれるが，Black 分類には含まれない．

v) 窩洞の条件

形成された窩洞は，適切な外形，保持形態，抵抗形態，窩縁形態，必要に応じた便宜形態を有していることが必要である．

e. 修復材料と方法

う蝕の治療の結果として形成された窩洞は，審美性，機能性，耐久性，さらに費用などを鑑み，さまざまな材料・手段で修復される．

i) コンポジットレジン (composite resin) 修復

合成樹脂（レジン）と無機フィラーとの複合材料であるコンポジットレジンで修復する方法．歯質削除を最小限にでき，審美性にすぐれ，辺縁漏洩が少ない（図 5.1.34）．機械的強度は歯質に近く，治療が1回で完了し，補修も容易である．欠点は，レジン重合時の収縮，長期経過後の変色，金属と比べて機械的強度が劣ることである．

ii) レジンインレー (resin inlay) 修復

コンポジットレジンを用い，インレーを作製して歯を修復する方法である．レジンインレーはセメントで窩洞に接着させる．歯質の削除量がやや多くなり，印象採得および作業模型作製などの技工操作が必須で，最低限2回の患者来院が必要である．他方，修復物の機械的特性が改善され，適正な形態の付与や研磨が容易になる．

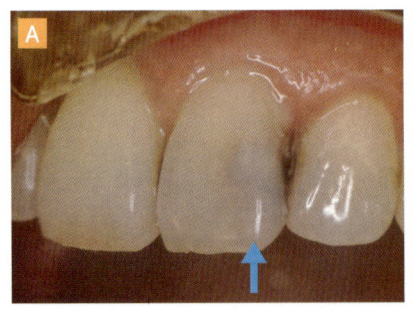

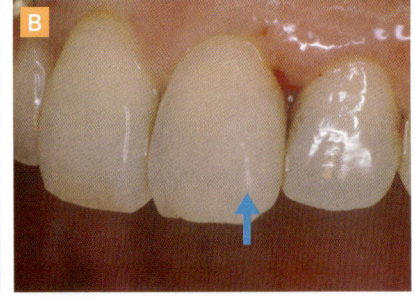

図 5.1.34　コンポジットレジン修復
A：術前，B：術後．

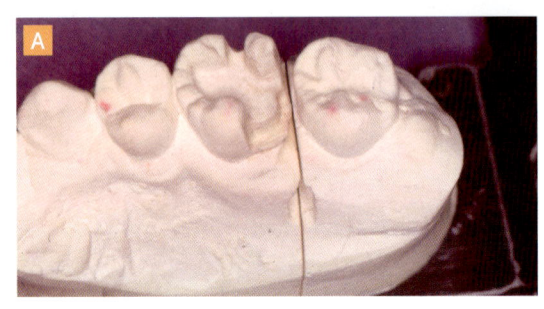

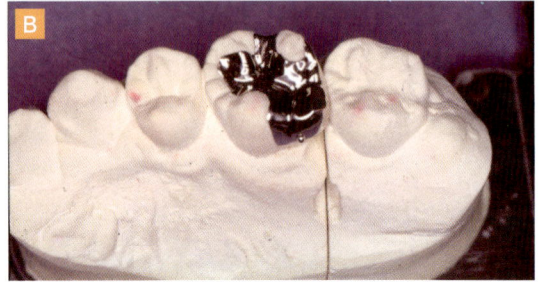

図 5.1.35　メタルインレー修復
A：作業模型，B：作製されたメタルインレー．

iii) グラスアイオノマーセメント（glass ionomer cement）修復

フッ化アルミノシリケートグラスとポリ酸を混ぜると酸-塩基反応で硬化する反応を利用した，グラスアイオノマーセメントを用いる修復法である．グラスアイオノマーセメントは審美性にすぐれ，熱膨張率および圧縮強さが歯質に近く，歯質接着性があり，硬化時の収縮が少ない．また，フッ素徐放性を有するので，二次う蝕を抑制するとされている．近年，従来のグラスアイオノマーセメントが有する操作性の悪さや感水性を回避できる，改良型セメントが使用されるようになった．

iv) メタルインレー（metal inlay）修復

形成された窩洞に適合する金属鋳造体（メタルインレー）を技工室で作製し，セメントで歯に合着する修復法である．金属鋳造体を製作するための蝋型を口腔内でつくる直接法と，窩洞の印象採得を行って石膏模型を作製し，模型上で蝋型をつくる間接法（図 5.1.35）とがある．適用範囲が広く，金属鋳造体は機械的強度にすぐれ，適切な形状を確実に付与できる．一方で，歯質削除量が多くなり，煩雑な技工操作を必要とし，最低限2回の患者来院を要する．また，合金の種類にかかわらず，メタルインレーの金属色は審美性の面からも問題が大きい．

v) セラミックインレー（ceramic inlay）修復

形成された窩洞に適合するセラミック体（セラミックインレー）を技工室で製作し，セメントで歯に合着する修復法である．審美性，生体親和性，耐摩耗性にすぐれ，熱膨張率が歯質に近く，化学的に安定である．反面，複雑な技工操作を要し，窩洞への適合性にやや難がある．脆性のために縁端強さが低く，複雑な窩洞には適さない．

vi) ラミネートベニア（laminate veneer）修復

ラミネートベニア修復は，歯の唇面あるいは頬面をレジンまたはポーセレンの薄層で被覆する修復法である．少ない歯質削除量で歯の審美性を回復できる．レジンラミネートベニア修復では，技工操作を必要とせず，即日に治療を完了できる．問題点は，経時的な着色，変色，磨耗である．

vii) アマルガム（amalgam）修復

主要な成分として水銀を含む合金をアマルガムとよぶ．アマルガムは長きにわたって修復材料の主役を務めてきた．歯科では低銅の銀スズ・アマルガム合金と高銅型アマルガム合金が利用される．アマルガム修復では技工操作が不要であり，操作も容易で経済的である．問題点は，水銀による環境汚染，変色・腐食，硬化に長時間を要すること，歯質接着性がないこと，熱・電気の良導体でガルバニー電流による痛みを生じること，脆性のために破折しやすい

こと，金属色のため審美性に問題があること，歯質や歯周組織を変色させる場合があること，などである． 〔須田英明〕

■ 文　献

Garberoglio R, Brännström M：Scanning electron microscopic investigation of human dentinal tubules. Arch Oral Biol, **21**(6) 355-362, 1976.

岩久正明，池見宅司他：保存修復学 21，改訂版，永末書店，2002.

日本歯科保存学会，う蝕治療ガイドライン作成委員会：う蝕治療ガイドライン，第 1 版，永末書店，2009.

須田英明，中村　洋他：エンドドンティクス，第 3 版，pp89-258, 338-356, 永末書店，2010.

戸田忠夫，中村　洋：歯内治療学，第 3 版，pp46-47, 医歯薬出版，2010.

米満正美，小林清吾他：新予防歯科学，第 3 版，医歯薬出版，2003.

3　象牙質知覚過敏症・歯髄炎・根尖性歯周炎の治療

(1) 診査・診断・治療計画の立案

象牙質知覚過敏症，歯髄炎，根尖性歯周炎の診査・診断技術，治療用機器・材料，さらに治療法の進歩はめざましく，適応症例が広がるとともに治療成績が向上し，多くの歯を抜かずに救えるようになった．

a. 象牙質知覚過敏症・歯髄炎・根尖性歯周炎の診査

問診，視診，触診，打診，X 線撮影をはじめ，さまざまな診査法が歯科で用いられるが，ここでは象牙質知覚過敏症・歯髄炎・根尖性歯周炎の診査に特徴的な方法を掲げる．

i) 電気歯髄診

歯に電気を通して歯髄の生死を判定する．用いる装置を電気歯髄診断器（図 5.1.36）という．判定結果はほぼ正確であるが，偽陽性および偽陰性反応に注意する．

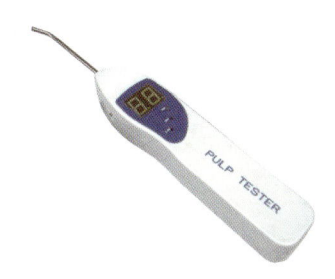

ii) インピーダンス測定検査

セメント質を除くと，歯はエナメル質，象牙質，歯髄の 3 層構造となっており，互いに大きく異なる電気インピーダンスを有している．この特性を利用し，歯の電気インピーダンスを測定することにより，う蝕の広がりを判定することができる（表 5.1.4）．

iii) 温度診

歯に温熱あるいは寒冷刺激を加え，その反応から歯髄の生活性を確認する．

iv) 透照診

光源を口腔内において歯を裏側から照らし，透過光によって浮かび上がる構造を診査する（図 5.1.37）．う蝕や歯の亀裂が歯冠に存在すると，同部は暗い領域あるいは線として観察される．

v) 麻酔診

自発痛が存在するものの原因歯が不明の場合，疑わしい歯に局所麻酔を施し，痛みの消退の有無から患歯を同定する（図 5.1.38）．

vi) 咬合の診査

咬合時に痛みがあるとき，割り箸や Tooth Slooth®（図 5.1.39）などを噛んでもらい，痛みの有無を診査する．亀裂歯の診断に有効である．

表 5.1.4　歯のインピーダンス測定検査

インピーダンス値	病態
600 kΩ 以上	健常歯
600〜250 kΩ	エナメル質う蝕
250〜15 kΩ	象牙質う蝕
15 kΩ 以下	露髄あり

400 Hz 正弦波交流にて測定．

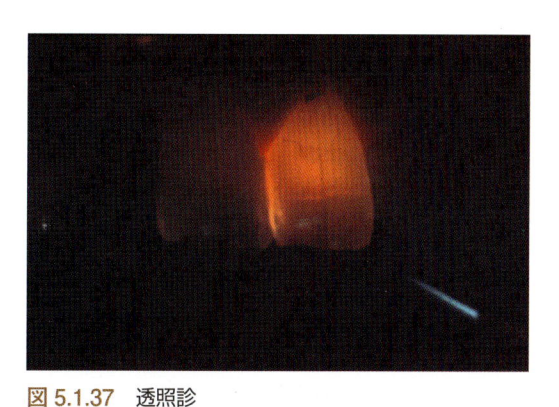

図 5.1.36　電気歯髄診断器
（Zhengzhou Xinghua Dental Equipment 社）

図 5.1.37　透照診
上顎左側中切歯歯冠を縦横に走る亀裂線が観察される．

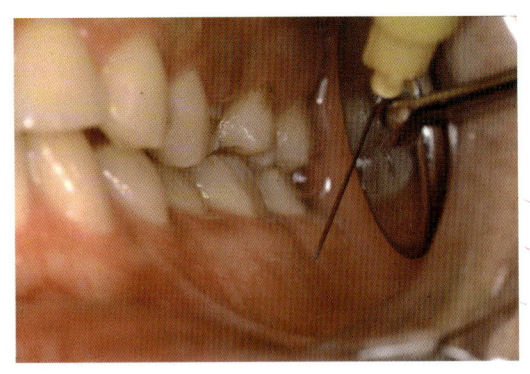

図5.1.38 麻酔診

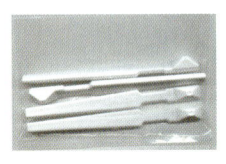

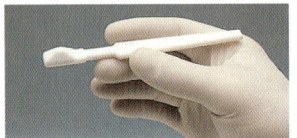

図5.1.39 Tooth Slooth®
破折歯の診断に用いられる．　　（Professional Results 社）

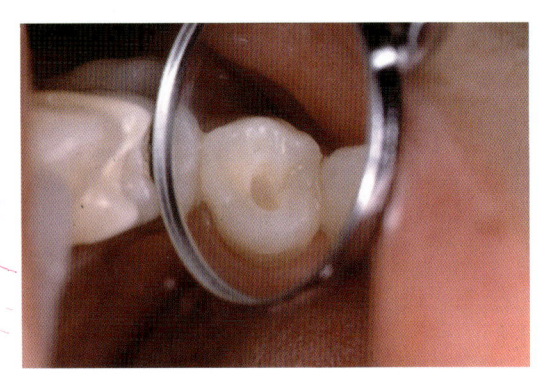

図5.1.40 切削診

vii）化学診
　口腔内に露出した象牙質に消毒用アルコールや濃厚ショ糖溶液を滴下し，象牙質の感受性を確認する．象牙質知覚過敏歯の同定などに有効である．

viii）切削診
　歯に象牙質に至る窩洞を形成し，その際の痛みの有無から歯髄の生活性を確認する（図5.1.40）．歯髄の生活性を鑑別する最終手段として用いられる．

b．治療計画の立案
　上述のさまざまな診査法を用いて象牙質知覚過敏症・歯髄炎・根尖性歯周炎を診断し，最も適切な治療方針を決定して，治療計画を立案する．その際には，患歯保存の必要性と可能性を正しく評価するとともに，患者の希望を尊重し，その全身状態を十分に勘案しなければならない．症例によっては，応急処置がまず必要となる．また，最終的な患歯の修復・補綴方法をあらかじめ決めておくべきである．

(2) 象牙質知覚過敏症
【定義・概念】
　生活歯において露出した象牙質の感覚が異常に亢進し，同部に外来刺激が加わると一過性に鋭い痛みが惹起される病態を象牙質知覚過敏症（dentin hypersenstivity）という．痛みを誘発する刺激は，冷水，冷風，甘味，歯ブラシによる擦過，果物，塩味，茶湯などである．その本態は，露出象牙質面上の象牙細管が開口していることである（図5.1.41A）．象牙質に外来刺激が加わると，象牙細管が刺激伝導経路となり，痛みが生じる．このとき，歯髄神経の過敏化あるいは中枢神経系内の変化も，その発症に関与している可能性がある．

【象牙質知覚過敏処置】
　露出象牙質面上の開口した象牙細管の閉鎖をはかること（図5.1.41B），歯髄神経の興奮性を抑制することを中心に，さまざまな処置法がある．
　①象牙質知覚過敏症治療薬の塗布：8％塩化亜鉛溶液，5％フッ化ナトリウム剤などで開口した象牙細管を塞ぐ．
　②歯質接着材料によるコーティング：象牙質ボンディング剤などで象牙質表面を覆う．
　③知覚過敏用歯磨剤の利用：硝酸カリウムやフッ化ナトリウムを有効成分とする．カリウムイオンは神経の興奮性を抑制し，ナトリウムイオンは象牙細管の閉塞を促進する．
　④摂食指導：酸性食品の摂取を制限して歯の脱灰を抑制し，象牙細管の開口を防止する．
　⑤口腔清掃指導：歯ブラシを正しく使うことにより，歯の磨耗と象牙細管の開口を防ぐ．
　⑥イオン導入：亜鉛イオンやフッ素イオンを電気泳動的に象牙質に送り込み，象牙細管を閉塞させる．
　⑦レーザー照射：歯髄神経の興奮性を抑止，あるいは開口した細管の閉塞が期待できる．
　⑧咬合調整：噛み合わせを調整し，歯に過剰なストレス・歪みが加わらないようにする．
　⑨歯髄鎮静療法：歯髄鎮静薬を患歯に貼付し，歯髄神経の興奮性を鎮める．
　⑩充填：象牙質に欠損がある場合，窩洞形成後に

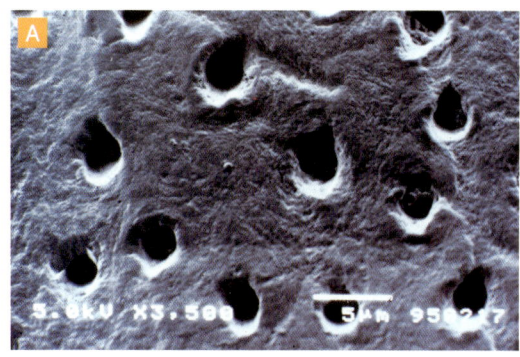

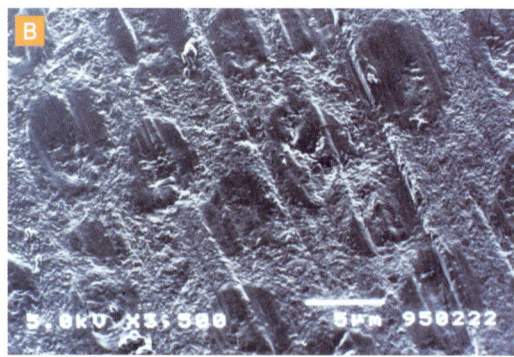

図 5.1.41 象牙細管の開口と閉鎖
A：象牙質面上の開口した象牙細管．B：塗布剤の使用により閉鎖した象牙細管．

歯質接着材料で充填する．
⑪抜髄：歯髄を可及的に全部除去する．ほかの処置が奏効しない場合にのみ行われる．

(3) 無菌的処置法
a. 無菌的処置の必要性
歯髄炎および根尖性歯周炎の治療は，原則として無菌的に行う必要がある．その理由は以下のとおりである．

i) 感染性疾患を扱う
歯髄炎および根尖性歯周炎の多くは感染性疾患であり，疾患部位から細菌を排除するとともに，再感染や重感染を防止することが治療の主眼となる．

ii) 針刺し事故
歯髄炎および根尖性歯周炎の治療では，リーマー，ファイル，探針など鋭利な器具が多種多数用いられ，針刺し事故の危険性が高い．

iii) 複雑な根管形態
根管（根部歯髄腔）の形態はきわめて複雑（図5.1.42）であり，そこに侵入した細菌を根管から完全に排除するのは困難である．

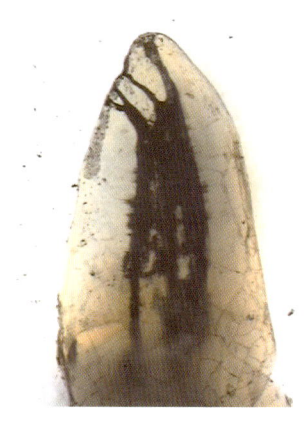

図 5.1.42 複雑な根管形態（上顎第一大臼歯の近心頬側根）

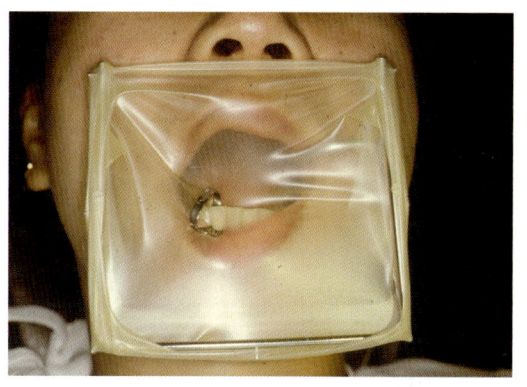

図 5.1.43 ラバーダム

iv) 病巣感染
細菌感染した歯が原病巣となり，人体の遠隔部位に二次疾患を引き起こすおそれがある．

b. 歯髄炎・根尖性歯周炎の治療における無菌的処置法
器材の消毒・滅菌，手指の消毒，グローブの着用，口腔粘膜の消毒など，歯髄炎・根尖性歯周炎の治療においても一般歯科治療と同様の無菌的処置法が用いられるが，特記すべき技法はラバーダム（図5.1.43）である．本法では，まずラバーダムパンチを用いてラバーダムシートに小孔を穿ち，その孔から治療対象歯を通して留め金（クランプ）をかける．ついで，ラバーダムシートを伸展させて，同シートをラバーダムフレームの爪にかけて固定する．この技法を適用することにより，治療すべき歯が口腔から隔離され，無菌的処置が可能となる．付近軟組織の保護，治療用器具・薬剤の誤嚥・吸引の予防，唾液・呼気の施術部位からの排除など，副次的な効果も得られる．

5.1 歯と歯周組織疾患

(4) 覆髄法 (pulp capping)
【定義・概念】
　覆髄法は歯髄保存療法 (表5.1.5) の1つである．健常歯髄あるいは可逆性炎に陥った歯髄に対し，セメントなどで1層の保護層を設けて外来刺激を遮断するとともに，薬剤（覆髄剤）を用いて積極的に修復象牙質 (reparative dentin) (図5.1.44) または庇蓋硬組織（デンティンブリッジ (dentin bridge)，図5.1.45）の形成を促し，生活歯髄の保存をはかる方法である．

表5.1.5　歯髄保存療法の種類

1. 歯髄鎮痛消炎療法
2. 覆髄法
   a．間接覆髄法
   b．暫間的間接覆髄法（IPC法）
   c．直接覆髄法

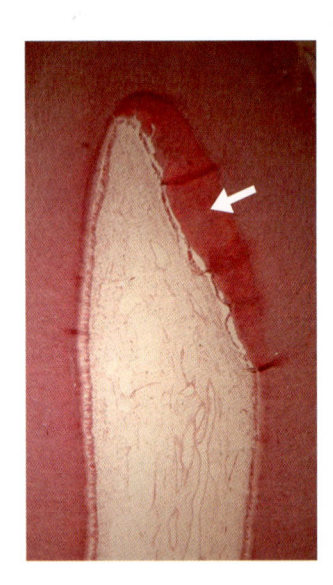

図5.1.44　修復象牙質の形成
白矢印，イヌ．

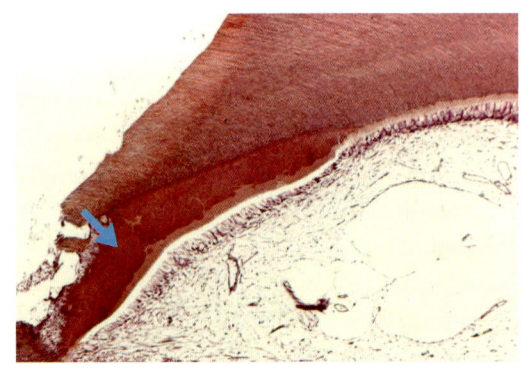

図5.1.45　露髄面に形成されたデンティンブリッジ
青矢印，直接覆髄4週後，イヌ．

【種類】
a. 間接覆髄法 (indirect pulp capping)
　歯髄が口腔内に露出（露髄）していない場合に用いられる．覆髄剤は健常象牙質上におかれる．
b. 暫間的間接覆髄法
　深在性う蝕を有する生活歯で，う蝕象牙質を完全に除去すると露髄するおそれがある場合，歯髄に近接したう蝕象牙質を意図的に残存させたまま覆髄を行い，象牙質の再石灰化および修復象牙質の形成を待ってからう蝕罹患象牙質を除去し，歯髄を健常な状態で保存する方法である．IPC法あるいは歯髄温存療法ともよばれる．
c. 直接覆髄法 (direct pulp capping)
　歯髄が露出（露髄）している場合に用いられる．覆髄剤は露髄面上におかれる．
【適応症・禁忌症】
a. 適応症
　臨床的健康歯髄，可逆性歯髄炎．
b. 禁忌症
　不可逆性歯髄炎．
【術式・経過・予後】
　必要に応じて局所麻酔を施した後，ラバーダム装着を行い，術野を消毒する．う蝕が存在する場合には除去（暫間的間接覆髄法では可及的に除去）した後，窩洞を清掃・乾燥する．ついで，覆髄剤を貼付してからセメントで仮封する．2～3カ月後，経過良好であれば最終修復処置を行う．

(5) 断髄法 (pulpotomy)
【定義・概念】
　生活歯において，冠部歯髄のみを除去し，根部歯髄を保存する方法を断髄法という．一般に，疾患が冠部歯髄に限局しており，根部歯髄が健常である場合に適用される．本法の利点は，複雑な形態をした根管の処置を回避できること，後掲の抜髄法と比べて術式が簡便なことである．
【種類】
　根部歯髄を生活状態のまま維持する生活断髄法（生活歯髄切断法）と，根部歯髄を薬剤によって乾屍させて保存する失活断髄法（失活歯髄切断法）とがある．後者は，除活断髄法ともよばれる．
【適応症・禁忌症】
a. 適応症
　生活歯であることが前提で，初期の歯髄炎，窩洞

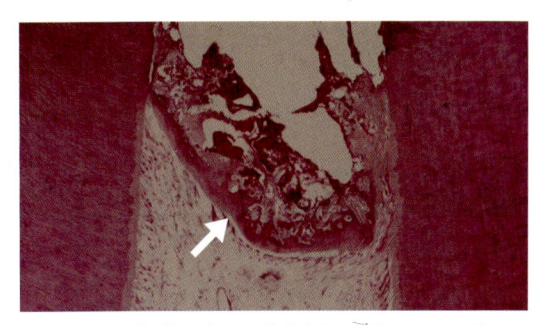

図 5.1.46 歯髄切断面に形成されたデンティンブリッジ
白矢印，生活断髄4週後，イヌ．

形成時の偶発的な露髄，露髄を伴う歯の破折，根管形態が特に複雑な歯，根管弯曲が著しい歯などが適応となる．とりわけ若年者の根未完成歯では，生活断髄法がしばしば行われる．

b. 禁忌症
全部性歯髄炎や変性歯髄など根部歯髄が健常でない場合，あるいは根管に保持を求める補綴修復が予想される場合には適用しない．

【術式・経過・予後】

a. 生活断髄法
局所麻酔による除痛後，冠部歯髄のみを取り除く．根部歯髄は生活状態のまま保存する．歯髄切断面に水酸化カルシウム剤などの生活断髄剤を貼付すると，やがて同部に庇蓋硬組織（デンティンブリッジ，図5.1.46）が形成され，根部歯髄の生活性が保たれる．

b. 失活断髄法
薬剤による歯髄除活の後，冠部歯髄のみを除去する．根部歯髄は，パラホルムなどの薬剤によって乾屍させて保存する．経過良好の場合には，根尖部に硬組織が形成され，根尖孔が閉鎖される．

(6) 抜髄法（pulpectomy）

【定義・概念】
歯髄保存療法や生活断髄法の適応とならない症例において，生活歯髄を可及的に全摘出する方法を抜髄法という．

【適応症・禁忌症】

a. 適応症
①すべての歯髄炎（歯髄保存療法の適応でない症例）
②変性歯髄（経過観察や歯髄保存療法が適用できない症例）
③露髄症例（陳旧性露髄や直接覆髄法の不成功例）
④補綴的要求（補綴物作製・装着のため，便宜的に抜髄法が行われる場合がある）
⑤外科的要求（口腔外科手術の前処置として抜髄法が行われる場合がある）

b. 禁忌症
①解剖学的理由（歯根の著しい弯曲・屈曲があり，歯髄の全摘出が困難な症例）
②根未完成歯（生活歯ではアペキソゲネーシス（後述）を適用すべきである）
③抜歯を適用すべき症例
④患者側の事情で抜髄法を適用できない症例（患者の全身状態など）

【術　式】
必要な術前診査が行われた後の，最も一般的な直接抜髄法の術式は以下のとおりである．

a. 局所麻酔
浸潤麻酔（傍骨膜，骨膜下，歯根膜内，歯髄内）または伝達麻酔を施す．

b. う蝕罹患象牙質の徹底除去
無菌的処置の実施ならびに隔壁作製のために必須である．

c. 天蓋（髄室蓋）の除去
髄角などを取り残さないように注意する．

d. 隔壁作製
歯冠の崩壊が著しい場合，接着性レジンなどで人工的な壁をつくる．

e. ラバーダム装着
無菌的かつ安全な処置を可能とする．

f. 術野の消毒
希ヨードチンキと消毒用アルコールで術野を清拭する．

g. 冠部歯髄の除去
スプーンエキスカベーターなどで歯冠部の歯髄を除去する．

h. 根管口の拡大・明示
以降の処置を容易とするため，根管口を漏斗状に拡大して明示する（図5.1.47）．

i. 根管洗浄
3～10%次亜塩素酸ナトリウム溶液で根管を洗浄する．

j. 根管長測定
歯髄を過不足なく除去するため，根管の長さ（歯

5.1 歯と歯周組織疾患

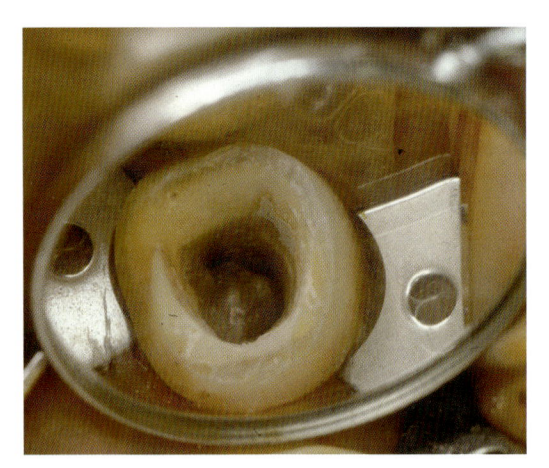

図 5.1.47　根管口の明示（下顎第二大臼歯）

の長さ）を測定する．X 線写真を参照しつつ，電気的根管長測定器（図 5.1.48）を用いて行う．このとき，不関電極として口腔粘膜に接触させた金属導子を，関電極としては根管内に挿入した細い金属製器具（ファイルなど）を用いる．関電極の先端が根尖孔に到達したとき，電気的根管長測定器は根尖指示値を示す．

k. 根部歯髄の除去
　ファイルなどを用いて行う（図 5.1.49）．

l. 根管の拡大・形成
　規格されたサイズの根管拡大・形成器具（ファイルなど）を順次用い，根管を拡大・形成する．

m. 根管洗浄
　根管の拡大・形成中には，3～10％次亜塩素酸ナトリウム溶液による根管洗浄を頻回行う．根管の拡大・形成によってつくられた根管壁スミヤー層は，15％前後のエチレンジアミン四酢酸（edetic acid：EDTA）ナトリウム溶液で除去し，その後に再び 3～10％次亜塩素酸ナトリウム溶液で根管洗浄を行う．

n. 根管の乾燥
　根管内の洗浄液を拭去または吸引除去し，ペーパーポイントなどで根管を乾燥させる．

o. 根管充填
　抜髄によって死腔となった根管を充填材で閉塞する．根管充填用セメント（シーラー）とガッタパーチャポイント（図 5.1.50）とを併用する充填法が，最も一般的である．なお抜髄法の施術後，直ちに根管充填を行わない場合は，根管内に薬剤を貼付（根管貼薬）し，次回以降の来院時に根管充填を行う．

p. 仮　封
　根管が再感染しないよう，髄室に仮封材を充填し，厳重にシールする．

q. X 線写真撮影
　根管処置，根管充填の状態を確認するため，根管充填後には X 線写真撮影を行う（図 5.1.51）．

r. 抜髄後の経過観察
　臨床症状の有無と X 線検査により，少なくとも 1 年以上にわたって定期的に行う必要がある．特段の問題がなければ，その間に歯冠修復処置を行うことができる．

【経　過】
　抜髄後の治癒機転は，術後 3～6 カ月で完了する．その経過は以下のとおりである．
①根尖部創面の出血，血液凝固
②同部における軽度の炎症性変化
③肉芽組織形成
④瘢痕化

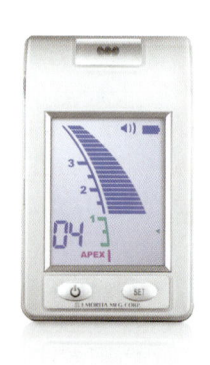

図 5.1.48　電気的根管長測定器（Root ZX mini，モリタ製作所）

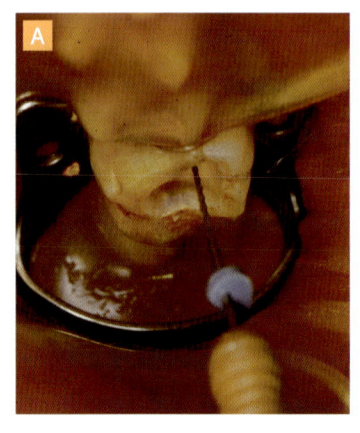

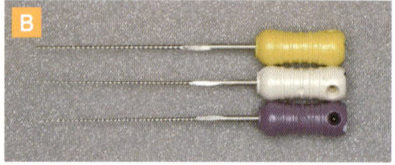

図 5.1.49　根部歯髄の除去
A：手用ファイルによる根部歯髄の除去，B：手用ファイル，根管の拡大・形成に用いられる．

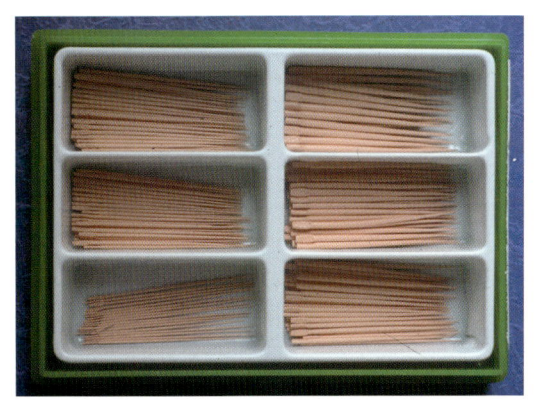

図 5.1.50　ガッタパーチャポイント

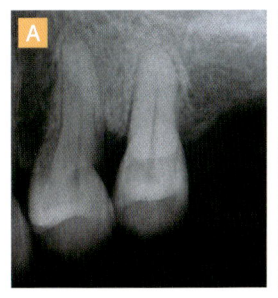

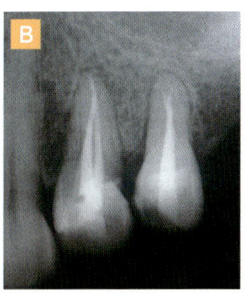

図 5.1.51　根管充塡
A：術前．B：根管充塡後．

⑤硬組織による根尖部の瘢痕治癒

【予　後】

抜髄法の成功率は，一般に 80～90％とされている．

(7) 感染根管治療
（infected root canal treatment）

【定義・概念】

根管内に細菌感染が存在する状態を，広義には感染根管という．しかし，一般には歯髄死あるいは歯髄除去により，根管壁が細菌の侵襲を受けている状態を指す．感染根管の状態に陥ると，細菌およびその産生物をはじめとする根管内の抗原物質が根尖歯周組織に炎症性変化（根尖性歯周炎）を引き起こす．これを放置すれば，病変は周囲さらに全身へと拡延し，生命を脅かす場合すらある．また病期により，さまざまな程度の痛み，腫脹，瘻孔（口腔内，顔面皮膚など）を生じる（図 5.1.52）．根尖性歯周炎は急性炎と慢性炎とに分類される（表 5.1.6）．このうち，急性根尖性歯周炎の経過を図 5.1.53 に掲げる．

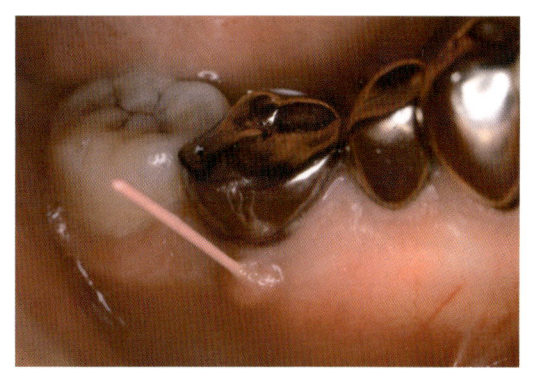

図 5.1.52　瘻孔の形成
診断のため歯肉開口部からガッタパーチャポイントが挿入されている．

表 5.1.6　根尖性歯周組織疾患の分類

1. 急性根尖性歯周炎
   a．急性漿液性（単純性）根尖性歯周炎
   b．急性化膿性根尖性歯周炎
2. 慢性根尖性歯周炎
   a．慢性漿液性（単純性）根尖性歯周炎
   b．慢性化膿性根尖性歯周炎
   c．歯根肉芽腫
   d．歯根囊胞
   e．硬化性骨炎

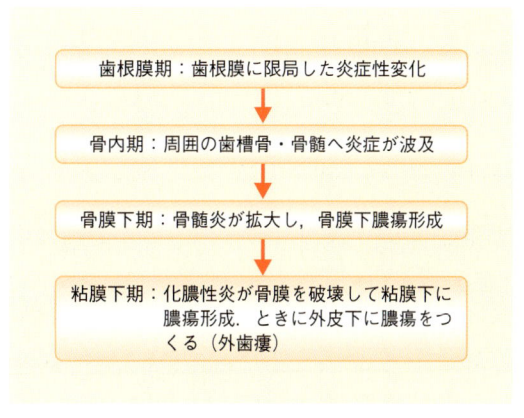

歯根膜期：歯根膜に限局した炎症性変化
↓
骨内期：周囲の歯槽骨・骨髄へ炎症が波及
↓
骨膜下期：骨髄炎が拡大し，骨膜下膿瘍形成
↓
粘膜下期：化膿性炎が骨膜を破壊して粘膜下に膿瘍形成．ときに外皮下に膿瘍をつくる（外歯瘻）

図 5.1.53　急性化膿性根尖性歯周炎の経過

感染根管治療とは，上述のような病状を治癒せしめる治療のことである．その要諦は，原因の除去，患歯の安静，および生体防御力の賦活・支援である．感染根管治療の原則は，下記のとおりである．

a. 根の消毒

i) 感染源の徹底除去

リーマー，ファイルなどの器具を用い，根管の拡大・形成を行いながら感染源を機械的に除去するとともに，根管洗浄液を使用して感染源を化学的に取り除く．

ⅱ）薬剤による消毒

根管に薬剤を貼付し，補完的に根管を消毒する．

b. 根管の緊密な閉塞

感染源が除去された根管を無菌的に維持するため，また再感染が生じないようにするため，根管充填を施して根管を緊密に閉塞する．

【適応症・禁忌症】

a. 適応症

感染根管治療は失活歯を対象とし，以下の症例が適応となる．

①歯髄壊死および歯髄壊疽
②慢性および急性根尖性歯周炎

b. 禁忌症

①解剖学的理由（歯根の著しい弯曲・屈曲があり，根管処置が困難な症例）
②抜歯を適用すべき症例．
③受療者側の事情で感染根管治療を適用できない症例（患者の全身状態など）

なお，根未完成歯や根尖吸収歯など，根尖孔が開大した歯では，感染根管治療とともにアペキシフィケーションが併用される［⇨ 5.1-3(8)を参照］．

【術　式】

抜髄法に準ずるが，失活歯が対象となることから，急性期を除いて局所麻酔は一般に不要である．また生活歯髄が存在せず，根管内や根管壁が汚染されているため，感染源の徹底除去と根の十分な消毒が必要である．

【経過・予後】

感染根管治療が奏効すれば，根尖歯周組織の炎症は感染層→汚染層→傷害性刺激層→生理的刺激層という過程を経て，健常に復する．感染根管治療の成功率は，一般に70〜80％とされている．

(8) アペキシフィケーション，アペキソゲネーシス

根未完成歯または根尖が吸収されている歯で，根尖孔が開大している場合，アペキシフィケーションあるいはアペキソゲネーシスといわれる処置が施される．

a. アペキシフィケーション（apexification）

【定義・概念】

根未完成歯あるいは根尖が吸収されている歯で歯髄が壊死に陥っている場合，根尖部に薬剤を貼付し

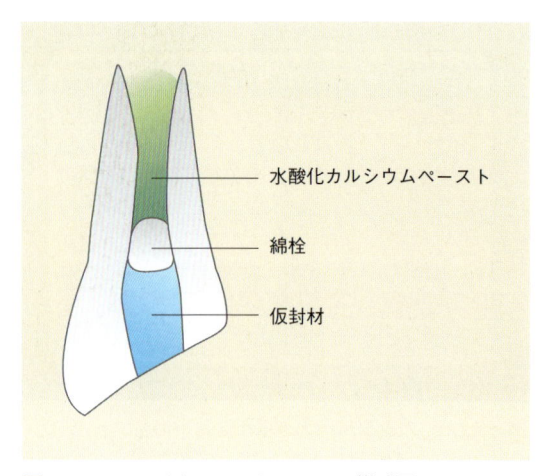

図 5.1.54　アペキシフィケーション模式図

て硬組織形成を促し，開大した根尖孔を硬組織で閉鎖させる処置をアペキシフィケーションという．本法により，歯根が構造的に強化されるとともに，通常の根管処置が行えるようになる．

【適応症】

根未完成歯あるいは炎症による根尖吸収歯で，歯髄が壊死している症例．

【術式・経過・予後】

通法の感染根管治療に準ずるが，根管内に水酸化カルシウムペーストを貼付し，根尖部における硬組織（セメント質または類セメント質）の形成を促す（図 5.1.54）．その後，3カ月ごとに経過観察を行い，X線写真あるいはファイルなどによる触診で根尖部に硬組織形成が確認された後，根管充填を行う．硬組織の形成が不十分な場合には，再度水酸化カルシウムペーストを根管内貼付し，引き続き経過を観察する．通常，根尖孔が硬組織で閉鎖されるまでに6〜12カ月の期間を要するが，4年を要したという報告もある．根管充填後は，根管壁象牙質の厚みなど，歯根の堅牢性に配慮して歯冠修復を行うことが肝要である．

b. アペキソゲネーシス（apexogenesis）

【定義・概念】

根未完成歯で根管内に生活歯髄が残存している場合，歯髄面に薬剤を貼付し，歯根の成長・完成をはかる処置をアペキソゲネーシスという（図 5.1.55）．本法によって歯根が発育して完成し，歯は正常に機能するようになる．

【適応症】

根未完成歯で根管内に生活歯髄が存在する症例．

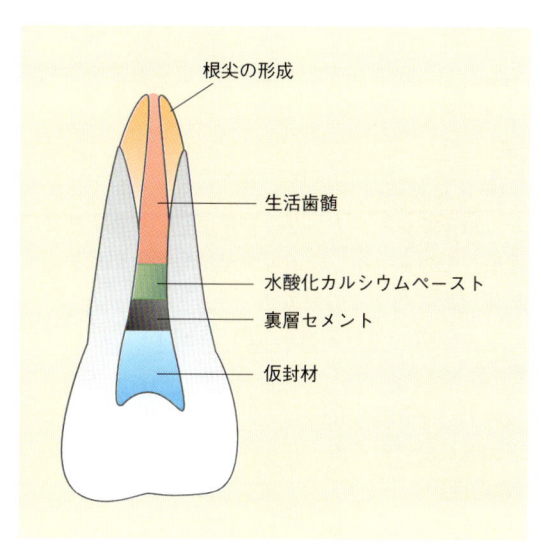

図 5.1.55　アペキソゲネーシス模式図

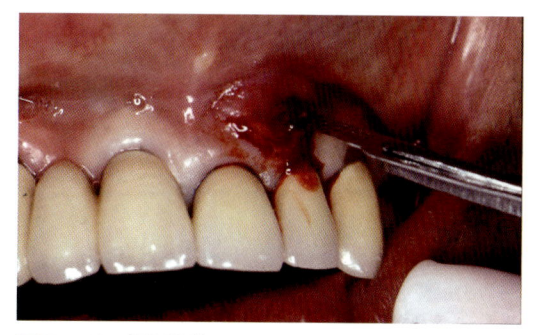

図 5.1.56　切開排膿

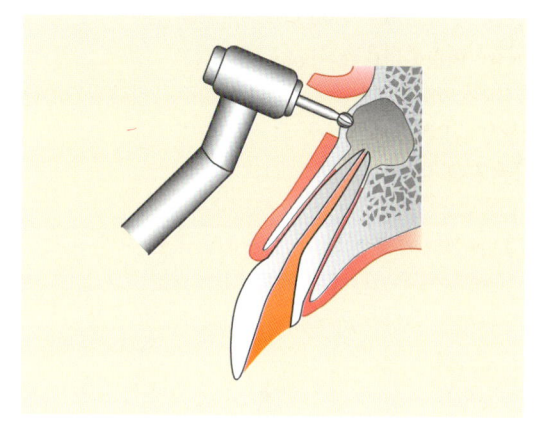

図 5.1.57　骨穿孔

【術式・経過・予後】

生活断髄法は本法の類型と考えられる．したがって，術式は生活断髄法に準じる．まず局所麻酔とラバーダム装着を施した後，髄室開拡を行い，適切なレベルで歯根歯髄を切断する．ついで，3～10%次亜塩素酸ナトリウム溶液で洗浄し，止血後に水酸化カルシウムペーストを断髄面に貼付して仮封する．その後，1～3カ月ごとに経過観察を行い，歯根の完成を確認してから歯冠修復処置を施す．

(9) 外科的歯内療法（surgical endodontics）

通常の根管処置（抜髄法，感染根管治療）では治癒が期待できない症例，通常の根管処置が行えない症例，あるいは根管処置時の偶発症に対し，外科的歯内療法を併用して歯の保存をはかることができる．

a. 外科的排膿路の確保

i) 切開排膿（incision for drainage）

【定義・概念】

急性症状緩和のため，急性化膿性根尖性歯周炎の骨膜下期または粘膜下期に行われる処置である．

【適応症】

①排膿処置が必要となるような局部軟組織の腫脹がある症例，②あるいは軟組織内の滲出液貯留による痛みがある症例．

【術　式】

局所麻酔後，軟組織を切開して外科的に排膿させる（図 5.1.56）．必要に応じ，切開部にドレーンを挿入し，排膿路の閉鎖を防止する．症状の寛解後，あるいは並行して感染根管治療を行う．

ii) 骨穿孔（bone trephination）

【定義・概念】

急性症状緩和のため，急性化膿性根尖性歯周炎の骨内期に行われる処置である．

【適応症】

歯槽骨内からの排膿処置が必要な症例，あるいは歯槽骨内の滲出液貯留による痛みがある症例．

【術　式】

局所麻酔後，歯槽骨の皮質骨を人工的に穿孔し，外科的に排膿させる（図 5.1.57）．必要に応じ，切開部にドレーンを挿入し，排膿路の閉鎖を防止する．症状の寛解後，あるいは並行して感染根管治療を行う．

b. 根尖周囲外科手術（priapical surgery）

【定義・概念】

通常の根管処置では治癒しない症例，補綴物や根管閉塞のために通常の根管処置が行えない症例などに対し，根尖周囲外科手術が行われる．また，根尖歯周組織の生検や歯根破折の診断にも本法が準用される．

5.1　歯と歯周組織疾患

i）根尖搔爬法（apicocurretage）
【適応症】

①著しい根管充填材の溢出がある症例，②適切な根管治療後に慢性症状や瘻孔が存続する症例，③あるいは適切な根管処置後にX線写真上で根尖病変の拡大がみられる症例．

【術　式】

局所麻酔を施し，粘膜骨膜弁を外科的に剝離後，病変部に到達できるように骨を除去し，目標とする組織や異物を搔爬して取り除く（図5.1.58）．必要に応じ，組織再生誘導法が併用される．

ii）歯根尖切除法（apicoectomy）

前述の根尖搔爬後，歯根尖を切除して病変の治癒を促す手術である．

【適応症・禁忌症】

適応症は以下のとおりである．

①歯根尖を切除しないと外科的に露出させた歯根の裏側を十分に搔爬できない症例
②側枝または根尖分岐が根尖病変の原因と考えられる症例
③逆根管充填が必要な症例
④根尖部に限局した歯根破折症例

禁忌症は，歯根尖の切除により，歯冠歯根比が著しく損なわれる症例．

【術　式】

根尖搔爬法の術式に加えて，歯根尖を3mm前後切除する．切断部位まで緊密に根管充填が施されていることが前提である．術中に根管充填を併せて行う場合もある．

iii）逆根管充填法（root end filling, retrofilling）

歯根尖の切除後，切断面に逆根管充填窩洞を形成し，充填材を填塞する方法である．

【適応症】

歯根尖切除法のみでは根尖部の根管封鎖が確実でない症例．

【術　式】

歯根尖切除法の術式に加えて，バー，ポイント，超音波レトロチップなどを用い，歯根切断面に露出した根管を中心に逆根管充填窩洞を形成する．

c. 偶発症に対する外科療法
i）穿孔部の外科的修正（図5.1.59）
【定義・概念】

歯根に穿孔部が存在し，根管内からの緊密な閉鎖が困難な場合に適用される外科手術である．

【適応症】

根管用器具による偶発的な根管壁穿孔，あるいは歯根吸収による病理学的穿孔がある症例．

【術　式】

逆根管充填法に準じる．

ii）根尖孔外の破折器具の摘出
【定義・概念】

根管内で破折した器具が根尖歯周組織内に存在する場合，外科的摘出が必要となる．

【適応症】

根尖孔外に破折器具が存在し，根管経由では摘出できない症例．

【術　式】

根尖搔爬法に準じる．必要に応じて歯根尖切除法あるいは逆根管充填法を適用する．

d. ヘミセクション（hemisection）
【定義・概念】

1根あるいは2根を歯冠の一部とともに除去する方法である．複根歯に適用され，さまざまな理由で一部の歯根のみ保存困難な場合に用いられる．

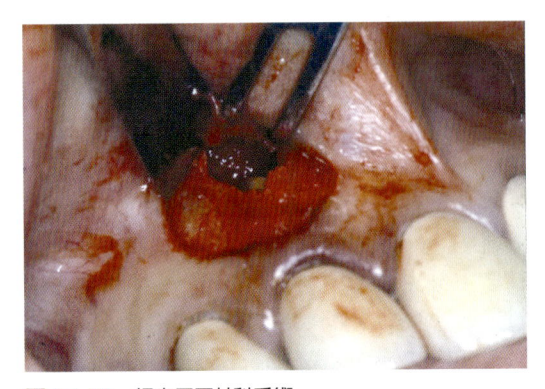

図5.1.58　根尖周囲外科手術

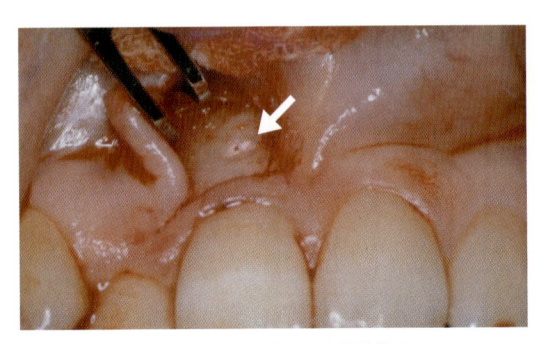

図5.1.59　穿孔部（白矢印）の外科的修正

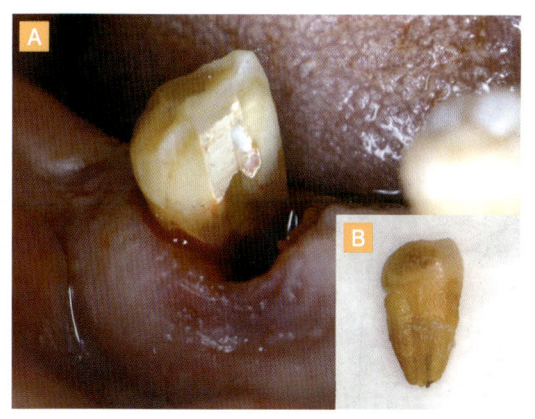

図 5.1.60 ヘミセクション（下顎第一大臼歯）
Bは抜去した近心半．

【適応症】
　根管壁穿孔，歯根の内部・外部吸収，進行した歯周疾患，歯根破折，歯肉縁下う蝕，治癒しない根尖病変，根管内器具破折などがあり，当該歯根の保存が困難な症例（図 5.1.60）．

【術　式】
　局所麻酔後，歯冠を根分岐部まで縦切断し，保存する側の切断面を滑沢にしてから，罹患歯根を歯冠の一部とともに抜去する．保存する歯根には，緊密な根管充填が施されていなければならない．

e. 歯根切除法（root amputation）

【定義・概念】
　d. のヘミセクションに類似の処置であるが，歯冠は除去せずに罹患歯根のみを切除する方法である．

【適応症】
　ヘミセクションに準じるが，歯冠全体を保存する必要がある症例．

【術　式】
　局所麻酔後，罹患歯根を切断し，保存する側の切断面を滑沢にしてから当該歯根を抜去する（図5.1.61）．切断部の明視のため，歯肉切開や骨削除が必要となる場合がある．切断面に露出する根管口部は，あらかじめ緊密に充填しておく．

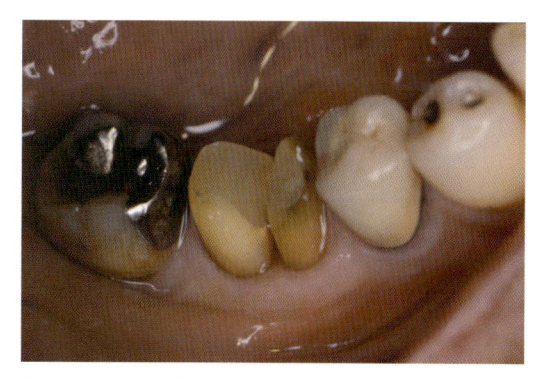

図 5.1.62　歯根分離法（下顎第一大臼歯）

f. 歯根分離法（root separation）

【定義・概念】
　ヘミセクションに準ずる方法であるが，いずれの歯冠・歯根も抜去せず，歯冠の縦切断のみを行って歯根を分離する方法である（図 5.1.62）．

【適応症】
　髄床底穿孔や根分岐部病変があり，外科的処置が必要な症例．

【術　式】
　ヘミセクションに準ずる．

g. 歯の意図的再植法（intentional tooth replantation）

【定義・概念】
　患歯をいったん抜去し，口腔外で処置してから，再びもとの抜歯窩へ戻す処置である．

【適応症】
　意図的再植法は，次の①〜④の条件をすべて満たす患歯に行われる．
①根管処置後も臨床症状または根尖病変が存続する．
②ほかの外科的歯内療法を適用することができない．

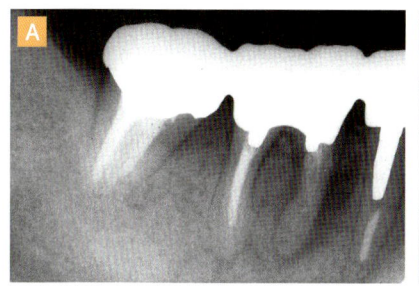

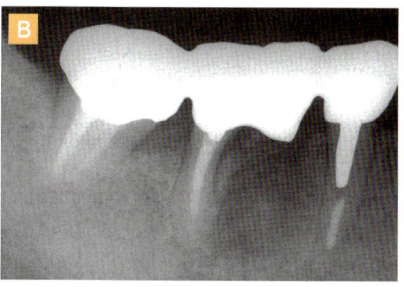

図 5.1.61　歯根切除法（下顎第一大臼歯）
A：術前，B：施術2年後．

5.1　歯と歯周組織疾患

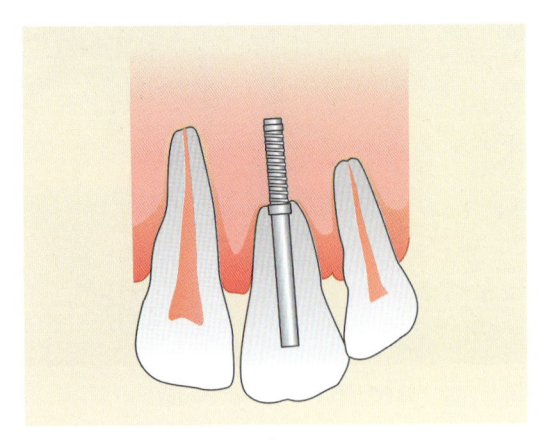

図 5.1.63　歯内骨内インプラント

③歯根破折を起こすことなく抜去できる．
④患歯の歯周組織の状態が良好である．

【術　式】
　局所麻酔後に患歯を抜去し，肉芽組織の除去，穿孔部の封鎖など，必要な処置を口腔外で患歯に施してからもとの抜歯窩へ戻す．抜歯の際には歯根膜組織の損傷が最小限となるように努め，口腔外での処置はできるだけ短時間ですませる．必要に応じ，患歯の固定を行う．

h. 歯内骨内インプラント
　　（endodontic endosseous implant）

【定義・概念】
　臨床的な歯冠歯根比が悪くなった歯に対し，根管経由でインプラントピンを骨内に植立し，歯の保存をはかる方法である（図 5.1.63）．

【適応症】
　短小歯，動揺歯．

【術　式】
　局所麻酔後，根管経由にて骨をドリルで穿孔し，インプラントピンを挿入してセメント合着する．あらかじめ根管を無菌化しておく必要がある．

〔須田英明〕

■ 文　献
日本歯科医学会：今日の歯内療法，pp7-77，一世印刷，2003．
須田英明，中村　洋編：エンドドンティクス，第3版，pp89-258, 338-356，永末書店，2010．
戸田忠夫，中村　洋他編著：歯内治療学，第3版，pp41-262，医歯薬出版，2009．

4　歯肉炎・歯周炎・咬合性外傷の治療

(1) 診査・診断・治療計画の立案

a. 歯肉炎および歯周炎の診査・診断

　歯肉炎は，炎症が歯肉組織に限局している状態を指し，歯周炎は炎症が拡大し歯周組織全体に及び，ポケットの形成，歯槽骨の吸収などが引き起こされた状態を指す．歯肉炎・歯周炎の診断のためには，問診，視診，触診，プロービング，X線写真が必要である（表 5.1.7）．歯肉炎と歯周炎の違いは，「歯肉に限局した炎症か」「すでに歯槽骨まで達している炎症か」を各診査から判定することによって比較的容易に区別できる．おおむね，歯肉に炎症所見があり歯槽骨吸収が認められない場合は歯肉炎，歯肉の炎症に加え歯周ポケットがあり歯槽骨吸収が認められる場合は歯周炎と診断できる．
　歯肉炎は，プラーク性歯肉炎と非プラーク性歯肉炎に大別され，口腔衛生不良によるプラーク性歯肉炎が大半を占める．染色液などで歯肉辺縁に沿った歯垢（プラーク）の存在を確認できれば細菌由来のプラーク性歯肉炎と診断できる．図 5.1.64 に歯肉炎の一症例を示す．患者は24歳女性，ブラッシング時の歯肉出血を主訴として来院した．上・下顎とも前歯部を中心に辺縁歯肉の発赤と腫脹が認められる（図 5.1.64A）．プロービング値は全歯で3mm以下でありポケットの形成は認められない．さらに，X線写真（図 5.1.64C，D）で歯槽骨吸収像が認められないことから，本症例はプラーク性歯肉炎と診断した．この患者はプラークコントロールの改善によって2カ月後には健康な歯肉を回復した（図 5.1.64B）．このように，起炎因子（細菌性プラーク）を除くことで病状が改善するのがプラーク性歯肉炎の特徴でもある．一方，非プラーク性歯肉炎は細菌に由来しない歯肉病変で，粘膜皮膚病変やアレルギー疾患などに付随して発症する歯肉炎を指す．診断には，歯肉炎症とプラークの付着状態が並行していないことや皮膚疾患などの基礎疾患との関連を把握することでプラーク性歯肉炎と鑑別できる．
　歯周炎の診断には，「付着喪失（アタッチメントロス）」「ポケット形成」「歯の動揺」および「歯槽骨吸収」の判定が重要である．深いポケットからは排膿が認められる場合が多く（いわゆる歯槽膿漏の状態），当該歯の歯肉部位を指で押さえると排膿の

表 5.1.7 歯肉炎と歯周炎の診査・診断

	診査方法	歯肉炎	歯周炎
おもな症状	問診	「ブラッシング時に出血する」「歯茎が赤く触ると痛い」	「歯茎がやせてきた」「歯がぐらぐらする」「歯茎がときどき腫れる」「口臭がひどくなった」
歯肉の発赤	視診	＋	± or ＋
歯肉の腫脹	視診, 触診	± or ＋	± or ＋
付着喪失	プロービング	−	＋
ポケット	プロービング	− or ＋（＋の場合は歯肉（仮性）ポケット）	＋（歯周（真性）ポケット）
ポケットからの出血	プロービング	− or ＋	− or ＋
ポケットからの排膿	視診, 触診	−	± or ＋
歯の動揺	触診	−	± or ＋
歯槽骨の吸収	X 線写真	−	± or ＋

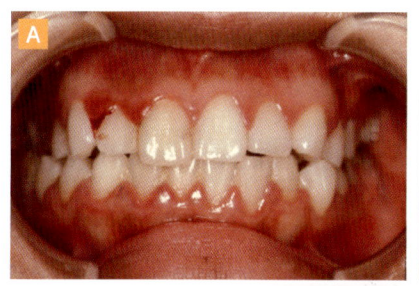

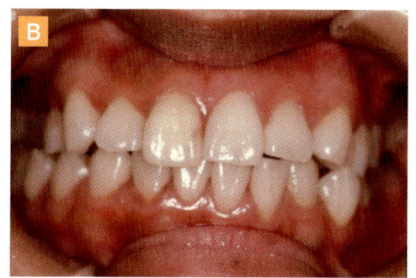

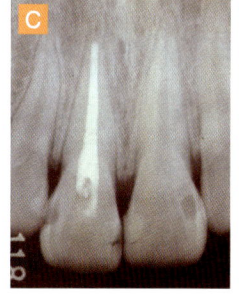

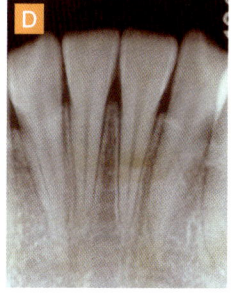

図 5.1.64 プラーク性歯肉炎の臨床像（24 歳女性）
A：初診時の口腔内写真. B：プラークコントロール 2 カ月後の口腔内写真. C, D：初診時の上・下顎前歯部の X 線写真. 歯槽骨は健全で, 炎症は歯肉組織に限局していた. プラークコントロールの徹底により 2 カ月後に歯肉炎は治癒した.

程度を把握できる．動揺度を診査するには，前歯の場合はピンセットで歯をつまみ，臼歯の場合はピンセットの先を咬合面に押さえつけて動揺の程度を調べるのがよい．図 5.1.65 に歯周炎の一症例を示す．患者は 51 歳男性，下顎前歯部歯肉の違和感を主訴として来院した．上・下顎前歯部はステインや歯石の沈着が著しく，歯肉は発赤腫脹し歯肉退縮により歯間部に隙間ができている（図 5.1.65A，B）．患者はヘビースモーカーでもあり（1 日 25 本），前歯部および大臼歯部に深いポケット（4〜6 mm）が形成され，X 線写真では上・下顎前歯部の歯槽骨吸収は歯根 1/2 程度まで進んでいる（図 5.1.65C，D）．以上より，本症例は慢性歯周炎と診断した．なお，

慢性歯周炎と侵襲性歯周炎を鑑別するには，歯周組織の破壊程度，細菌検査，家族歴，年齢などの要因を加えて総合的に診断する必要がある．

b. 咬合性外傷の診査・診断

過度の咬合力は，それ自体で歯肉の炎症やポケット形成の原因にはならないが，歯周炎の進行や程度に悪影響を及ぼすリスクファクターとなる（Carranza et al, 2002）．咬合性外傷の主要症状は歯の動揺であり，患者は咬合痛や咀嚼機能の低下を訴えることが多い．咬合性外傷の診査として歯の動揺度検査と X 線写真検査を行う．X 線写真では，歯根膜腔の拡大と歯根側部・根尖部・根分岐部での歯槽硬線の肥厚が認められ，深い歯周ポケットが存

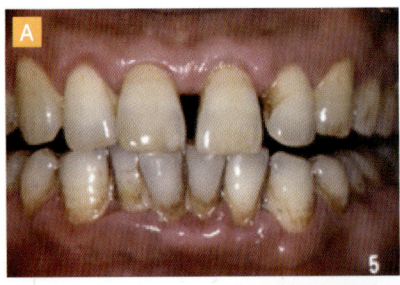

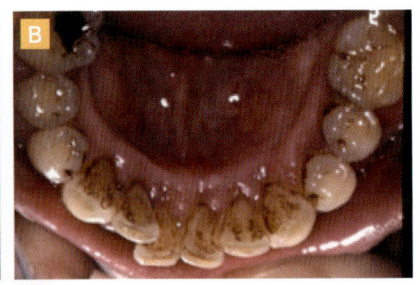

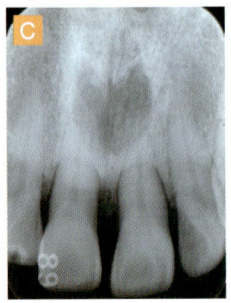

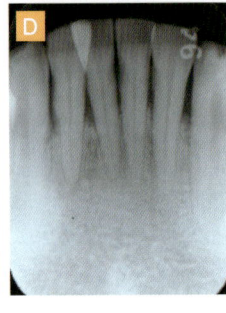

図 5.1.65　慢性歯周炎の臨床像（51歳男性）

A，B：初診時の口腔内写真．C，D：上・下顎前歯部のX線写真．
上・下顎前歯部ではステインや歯石の沈着が著しく，歯肉の炎症，歯肉退縮，歯槽骨の吸収が認められる．

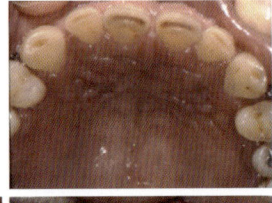

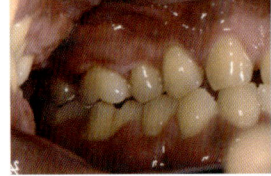

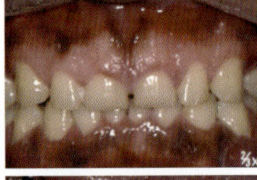

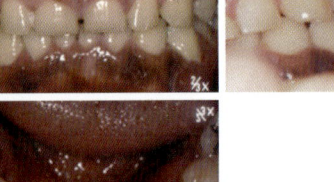

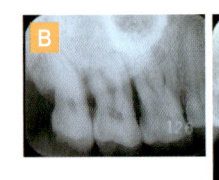

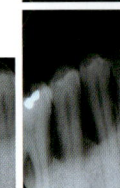

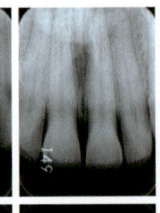

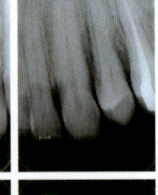

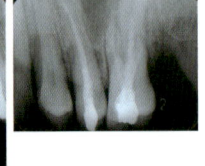

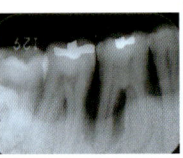

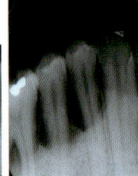

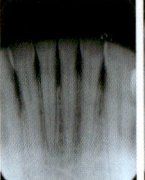

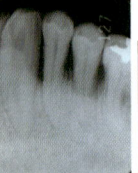

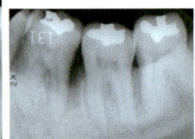

図 5.1.66　咬合性外傷の臨床像（41歳男性）

A：初診時の口腔内写真．B：初診時のX線写真．
全顎的に咬耗が著しく，上・下顎大臼歯部では広範な歯槽骨吸収が認められる．

448　5章　口腔疾患各論

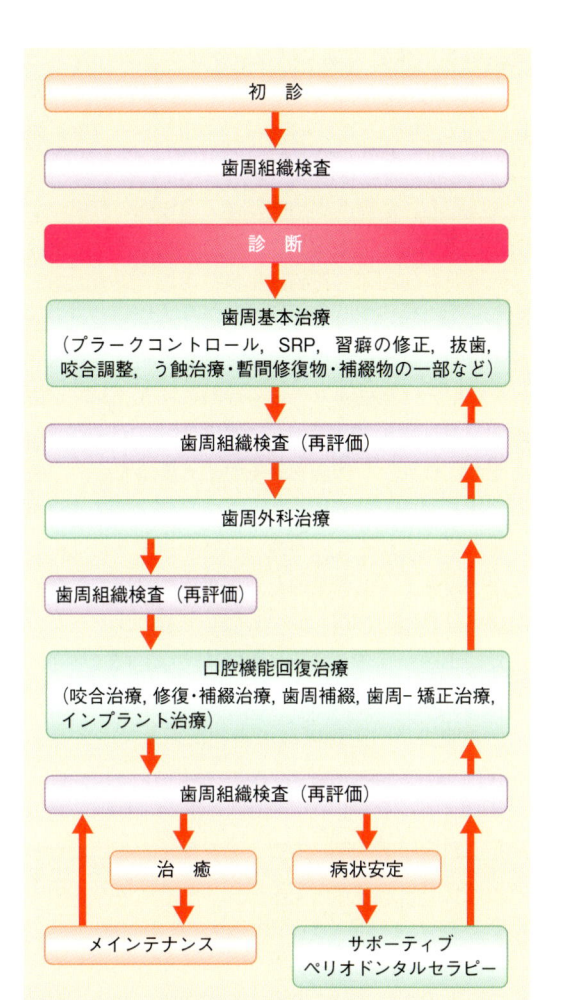

図 5.1.67　歯周治療の標準的な進め方
検査の後に必要のない治療はスキップできる．
SRP：スケーリング・ルートプレーニング．
（日本歯周病学会編：歯周病の診断と治療の指針2007，第1版，p10，医歯薬出版，2007）

在する部位では垂直性の歯槽骨吸収が起こりやすい（Carranza et al, 2002）．これらのX線写真所見に加えて歯の動揺が確認できれば咬合性外傷と診断できる．さらに，咬合性外傷の原因を特定するために，早期接触，過高な補綴物，著しい咬耗などの局所因子やブラキシズム，ストレスなどの生活習慣因子も調べる必要がある．図5.1.66に咬合性外傷の一症例を示す．患者は41歳男性，「右側大臼歯部の咬合痛がひどく食事ができない．同部は歯肉腫脹を繰り返し，夜間の歯ぎしりもある」という．ほとんどの歯に咬耗がみられ，歯肉の炎症が著しく，上・下顎右側大臼歯部には7～9mmのポケットが認められる（図5.1.66A）．また，X線写真から大臼歯

部に広範な歯槽骨吸収が進んでいるのがわかる（図5.1.66B）．以上より，本症例は咬合性外傷を伴う侵襲性歯周炎と診断した．

c. 治療計画の立案

歯周病の基本的治療方針は，直接原因となるプラーク細菌を排除するために，患者個人がもつ不良な口腔環境（ブラッシング方法，歯石，ポケット形成など）を改善していくことである．歯周治療の標準的な進め方を図5.1.67に示す．歯周基本治療→歯周外科治療→口腔機能回復治療が大きな流れとなる．その際に，1口腔1単位での総合的な治療計画を立てることが重要であり，チェックポイントとして，「抜歯適応歯」「ポケット除去のための外科手術の選択」「咬合治療の必要性」「インプラントの選択」「暫間補綴物の必要性」「う蝕・歯内療法適応歯」「最終補綴の予測」「矯正治療の可能性」「歯周治療後の審美的問題」などがあげられる（Carranza et al, 2002）．これらの点を見すえたうえで，局所因子および全身関連因子を詳細に把握し，治療項目の優先順位をつけて歯周基本治療を開始することになる．

〔永田俊彦〕

■文　献

Carranza FA, Camargo PM : Periodontal response to external forces. In: Carranza's Clinical Periodontology, 9th（Newman MG, Takei HH, et al eds），pp371-383, Saunders, 2002.

Carranza FA, Takei HH : The treatment plan. In: Carranza's Clinical Periodontology, 9th（Newman MG, Takei HH, et al eds），pp503-506, Saunders, 2002.

（2）歯周基本治療

a. 緊急時の処置

歯周炎の患者が何らかの症状を訴えて緊急来院するときは，歯周膿瘍の頻度が高い．この際，根尖性歯周炎による歯槽膿瘍と鑑別するために，X線写真像やプローブなどを用いて診査することは非常に重要である．歯周膿瘍ならば，膿瘍部とポケットは必ず交通している．

歯周膿瘍との確定診断がついたなら，以下の緊急処置を行う．

i）膿瘍切開

波動を触れるなら，膿瘍切開を行って排膿する．波動を触れない場合は，切開の効果は低いので切開は行わない．治癒を早めるためにポケット掻爬などの外科的処置を行うと，術後疼痛を増加させる可能

性がある．さらに必ず付着喪失（アタッチメントロス）を起こして，歯肉の退縮を招くので避けるべきである．

ii）ポケット内洗浄と薬剤貼付

歯周膿瘍と交通するポケット内を，シリンジに入れたアクリノール水などで洗浄し，プラークなどを洗い流す．オキシドールを用いるときは，発泡によってポケット内の圧力が高まり，痛みを増大させることもあるので慎重に扱う．洗浄後にミノサイクリン配合軟膏剤を，ポケット内に塡入しておくことも効果的である．この場合も，ポケットの内圧を上昇させないよう注意する．

iii）内服用抗菌薬の処方

薬物アレルギーなどがないかぎり，通常第一選択として選ばれるペニシリン系など，抗菌スペクトルの広い薬剤を投与する．

iv）咬合調整と暫間固定

患歯が炎症のため挺出あるいは動揺し，患者が咬合時の痛みを訴えるときには，歯の安静を保つため咬合面を削合あるいは暫間的に固定することもある．しかし，炎症による歯肉の腫脹が治まると，再度歯の移動が起こり，咬合状態が変化する可能性が高いことは認識しておくべきで，この２つの処置はあくまで緊急避難的な意味合いの処置である．

症状が消失したら歯周組織診査を行って原因となっている因子を診断し，歯周基本治療を開始する．

b. 歯周基本治療

歯周病の原因を除去するための治療を総称して，歯周基本治療とよぶ．プラークコントロール，スケーリング・ルートプレーニング（scaling and root planing：SRP），プラークリテンションファクターの改善，咬合調整，暫間固定などの処置が主体となる．

すなわち，歯周基本治療とは，歯周病の原因のなかで重要な因子であるプラークやその産生物と咬合性外傷力を除去するための処置である（図 5.1.68）．

i）プラークコントロール

歯肉縁上プラークを手用歯ブラシまたは電動歯ブラシを用いて除去する．いくつかのブラッシング法があるが，歯肉縁上プラークの除去が良好ならば，あえてブラッシング法を変更する必要はない．一般的には，ブラシの毛先を用いるスクラビング法やバス法が用いられることが多い．電動歯ブラシは正しく歯と接触すれば効果的だが，角度が適切でなければ効果は薄い．しかしいずれにしても，歯ブラシの毛先はポケット内に１mm 程度しか入らないので，ポケット内に存在するプラーク（歯肉縁下プラーク）の除去は，歯科医師や歯科衛生士によるSRP（後述）によらねばならない．

歯間ブラシやデンタルフロスなどの補助的清掃器具を，隣接面部に用いることは有効である．ただしデンタルフロスを使用する際に，勢いが余って歯肉に傷をつけないように注意する．また歯間ブラシは，歯間部に挿入するとブラシの毛の抵抗があるような，鼓形歯間空隙よりもやや大きめのサイズが望ましい．

抗菌作用のある薬剤（クロルヘキシジングルコン酸塩など）を配合した含嗽薬も種々市販されてい

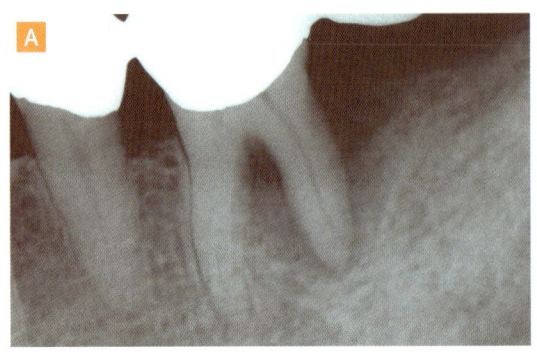

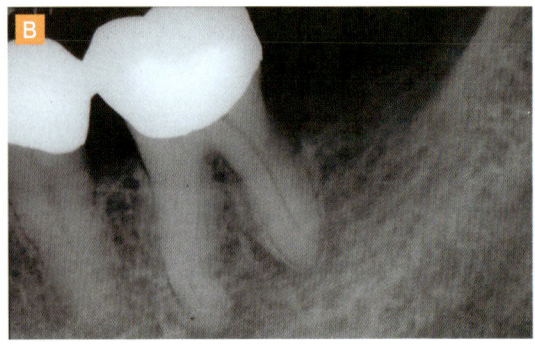

図 5.1.68 歯周基本治療の効果
症例の患者は急性歯周膿瘍で来院した．|6 頬舌側中央部から遠心にかけて歯周ポケットの深さは６〜10 mm であった．下顎の側方運動平衡側において，遊離端ポンティック（カンチレバー）部で強い咬合接触が，|6 部に観察された．咬合時の強い痛みを訴えていたため，まず遊離端ポンティックを切断除去するとともに，膿瘍切開，抗菌薬の投与を行った．膿瘍の消失後，浸潤麻酔下でのSRPと|6 の咬合調整（平衡側での咬合接触の除去）を行った．
A：初診時のＸ線写真像．B：歯周基本治療後７年のＸ線写真像．

450　5 章　口腔疾患各論

る．しかし，含嗽のみでブラッシングをしなくてもプラークが除去できる，ブラッシングにかわりうるほどの薬剤はない．あくまで，ブラッシング後のプラーク細菌の増殖や付着を抑制するために使用すべきである．

歯肉縁上プラークコントロールが確立した患者とそうでない患者では，メインテナンス中の再発の頻度が異なり，歯肉縁上プラークコントロールが確立した患者ほど成績がよい．それゆえ，この時期に患者自身によるプラークコントロールが確立されるべきである．またSRPを行わず，歯肉縁上プラークコントロール（ブラッシング）のみで歯肉縁下細菌を減少あるいは除去できるかという問題がある．いいかえれば，ブラッシングだけで歯周炎を治せるのかという問題だが，これについては明確な結論は出ていない．歯肉縁上プラークコントロールのみで，歯肉縁下プラークの細菌構成や細菌量などが影響を受けたという報告（Beltrami et al, 1987）もあれば，何ら変化はなかったという報告（Ximénez-Fyvie et al, 2000）もある．現実的解釈としては，歯肉縁上プラークコントロールのみでは歯周炎は進行してしまうという報告（Westfelt et al, 1998）を参考にして，歯肉縁上プラークコントロールの意義をとらえておくべきであろう．

ii）SRP

手用スケーラーまたは超音波スケーラー，あるいは両者を用いて，露出した歯根面に付着した歯肉縁下プラークや歯石を除去することをスケーリング，露出した歯根のセメント質あるいは象牙質内部に侵入したLPSなどの細菌産生物を除去することをルートプレーニングとよぶ．歯周基本治療においては，ほとんどの症例でスケーリングとルートプレーニング両者は同時に行われ，スケーリング・ルートプレーニングと称される．

手用スケーラーはまずよく研磨されたいわゆる切れるスケーラーであることが不可欠である．これを用いてポケット内壁の歯肉を傷つけないよう，歯根表面の付着物を除去する．以前は，SRPによって歯根面を鏡のように滑沢にするべきであるとか，象牙質に至るまでセメント質を除去するといった意見もあった．しかし現在は細菌由来の物質はセメント質の表層付近にしか存在しないとされ，過剰なSRPはかえって象牙質知覚過敏症を起こすので避けるべきとの考えが強い．またポケット内に露出した歯根分岐部や歯根面の弯曲部などでは，スケーラーの刃が届きやすい部位とそうでない部位が存在する．届きやすい同じ部位ばかりSRPすると，望ましいポケットの改善が起こらないのはもちろんであるが，同時に象牙質知覚過敏症を併発させる可能性があるので，十分注意しなければならない．

超音波スケーラーによるSRPは，手用スケーラーを用いたときと結果に差がないということから，最近よく使用されるようになってきている．この場合，操作する時間が短くなりすぎないようにして，チップの先端で歯根面を丹念に清掃していくことが重要である．

iii）プラークリテンションファクターの改善

補綴・修復物のマージン部がオーバーハングになっていることで，その直下の部位のプラークコントロールが困難になっていることが多い．このような場合は，マージン部をトリミングして，患者自身によって口腔清掃が可能なようにする必要がある．

叢生など歯の位置異常があってプラークコントロールが困難な場合は，マイナートゥースムーブメント（minor tooth movement：MTM）などの矯正治療を行うこともある．しかし少なくとも，SRPを行って歯肉の炎症を減少させてから行うべきである．歯肉縁下プラークの除去が不十分な歯肉の炎症が残存する状態で歯を移動させると，歯周膿瘍を起こす可能性が高い．

iv）咬合調整，暫間固定

基本的には，歯を揺さぶる力（jiggling force）を軽減することを目的とし，SRPを行った後に調整するのが原則である．咬合調整のみで歯に加わる過剰な力を制御できない場合には，暫間固定を行い，咬合力の分散と咬合の安定化を図ることもある．

〔原　宜興〕

■ 文　献

Beltrami M, Bickel M, et al：The effect of supragingival plaque control on the composition of the subgingival microflora inn human periodontitis. J Clin Periodontol, **14**(3)：161-164, 1987.

Westfelt E, Rylander H, et al：The effect of supragingival plaque control on the progression of advanced periodontal disease. J Clin Periodontol, **25**(7)：536-541, 1998.

Ximénez-Fyvie LA, Haffajee AD, et al：The effect of repeated professional supragingival plaque removal on the composition of the supra-and subgingival microbiota. J Clin Periodontol, **27**(9)：637-649, 2000.

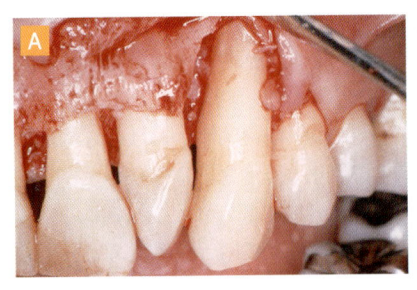

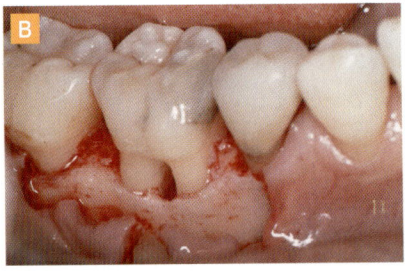

図 5.1.69　SRP の限界
深い垂直性骨欠損（A）や2度以上の根分岐部病変（B）は，非外科的処置法としてのSRPが困難となるため，歯周外科手術の適応となる．

（3）歯周外科治療

a. 歯周外科手術の目的と分類

歯周治療の基本は原因である細菌性プラークの除去であり，一般には患者自身のブラッシングや非外科的処置法としてのSRPによって達成される．しかし，多様な進行程度や病態を呈する歯周病に対して，非外科的処置法だけですべてのケースが治療できるわけではない．さらに，深く複雑な形態の骨欠損や根分岐部病変の存在などにより適切なSRPが困難になることがある（図5.1.69）．このSRPの限界が，歯周外科手術が必要となる最大の理由である．さらに歯周外科手術が必要とされるもう1つの理由として，患者自身がプラークコントロールしにくい局所を，清掃性のよい歯周形態に修正することで，歯周病の進行や再発を抑えることなどがあげられる（表5.1.8）．

おもな歯周外科手術は，ポケットや骨欠損の除去を行う歯肉剥離掻爬手術（フラップ手術）と，歯肉歯槽粘膜の解剖学的異常の修正を行う歯周形成手術である．前者の歯肉剥離掻爬手術は，ポケットを除去あるいは減少させることによって安定したメインテナンスしやすい歯周組織をつくり，可能であれば歯周組織の再生を促すことを目的としている．そのため，①根面への到達性（アクセス）を高めてすべての毒性産生物の除去を可能にし，②ポケットの深さを減少または除去して患者がプラークコントロールしやすい歯周形態にし，③軟組織・硬組織の形態を修正して調和のとれた解剖学的形態を得られるようにする必要がある．一方，後者の歯周形成手術は，プラークが堆積しポケット再発の原因となる，または審美障害を引き起こす可能性のある歯肉歯槽粘膜の解剖学的形態を修正することを目的としている．その他にインプラント治療に関連した外科手術を歯周外科手術に含める場合もある．これらの術式はインプラント埋入手術だけでなく，埋入に必要な骨造成や，インプラント周囲粘膜の修正などを目的としている（図5.1.70）（Takei et al, 2009）．

表 5.1.8　歯周外科手術のおもな目的

①切除あるいは再生による，深いポケットの除去，あるいは減少
②切除あるいは再生による，骨欠損や根分岐部病変の除去
③歯根面や骨欠損部への器具の到達性（アクセス）の確保
④清掃性のよい歯周組織形態への修正
⑤審美性の改善
⑥インプラント治療に関連した骨造成や軟組織の修正

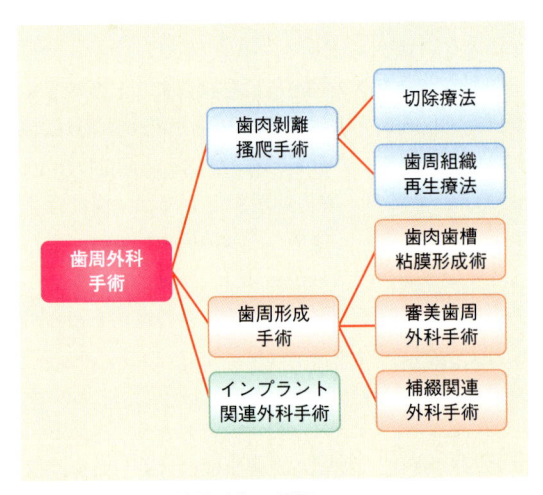

図 5.1.70　歯周外科手術の分類

b. 歯肉剥離掻爬手術

歯周基本治療後に行われる再評価検査の結果，4mm以上のポケットや2度以上の根分岐部病変，垂直性骨欠損などが存在した場合には外科的歯周ポケット除去法である歯肉剥離掻爬手術の適用を考える必要がある．歯肉剥離掻爬手術が必要であると判断された場合，①骨縁下欠損や根分岐部病変の有無と程度，②歯肉歯槽粘膜の解剖学的異常の有無とその程度，③さらに対象となる部位に審美的配慮が必要かどうかなどの診査を行い，用いる術式を選択する．

深いポケットや骨内欠損が認められる場合には，骨外科や非移動型歯肉剥離掻爬手術あるいは歯肉弁

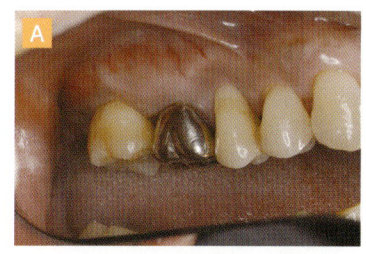

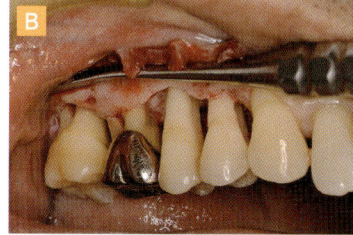

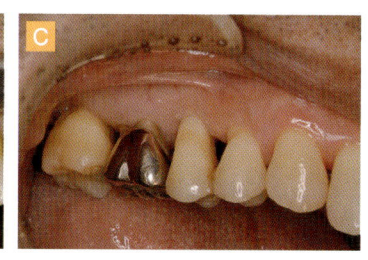

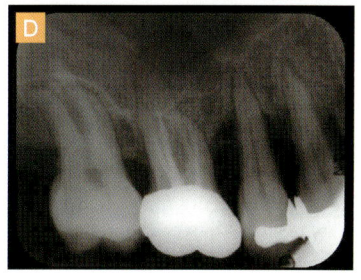

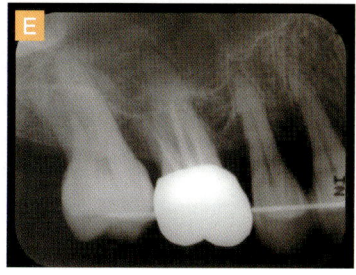

図 5.1.71　骨外科を伴う歯肉弁根尖側移動術

A：術前の上顎右側臼歯部．3〜8mmのポケットと垂直性骨欠損を認める．頬側の付着歯肉が喪失しているため，歯肉弁根尖側移動術を行った．B：直視下でのSRPと骨外科による骨内欠損の除去を行う．写真は骨外科前の状態．C：術後の状態．D，E：術前（D）および術後（E）のデンタルX線写真．

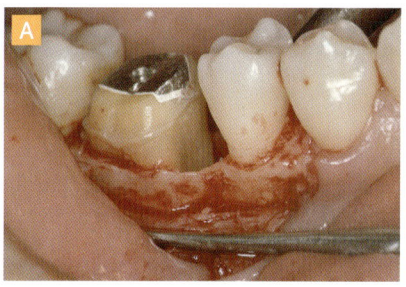

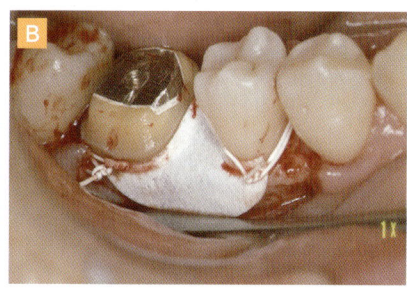

図 5.1.72　GTR法による歯周組織再生療法

A：下顎右側第一大臼歯近心部の垂直性骨欠損．B：非吸収性膜（e-PTFE膜）を固定．

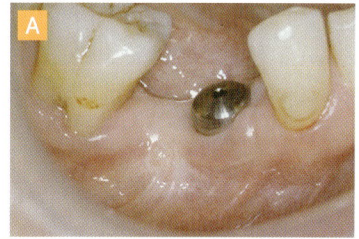

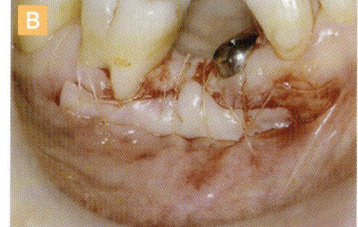

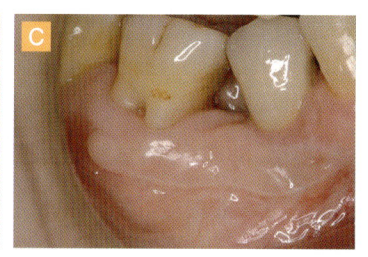

図 5.1.73　遊離歯肉移植術による口腔前庭拡張と付着歯肉の獲得
A：下顎右側臼歯部は口腔前庭が浅く，付着歯肉が不足している．B：遊離歯肉移植術施術後の状態．C：口腔前庭の拡張と付着歯肉の獲得ができた．

根尖側移動術などによって切除的にポケットや骨欠損を除去するか（図5.1.71），あるいは歯周組織再生療法によって除去するかの判断が必要となる（図5.1.72）．非移動型歯肉剝離搔爬手術と歯肉弁根尖側移動術の選択基準については，ポケット底と歯肉歯槽粘膜境（mucogingival junction：MGJ）の位置関係が重要なポイントとなる．ポケット底がMGJより根尖側に位置する場合，すなわち付着歯肉が喪失している場合には歯肉弁根尖側移動術により付着歯肉の維持や増大をはかる必要がある（申，2005）．

根分岐部病変への対応は，歯周治療のなかでも，最も困難な治療であるといえる．根分岐部病変は，骨破壊の程度によって処置方針が変わってくる．一般に2度をこえた根分岐部病変に対しては外科的に対処する場合が多く，ファルカプラスティー，歯根切除や歯根分割，分割抜歯さらには，トンネリング，もしくは歯周組織再生療法が適応となる．

c. 歯周形成手術

口腔前庭が狭く付着歯肉がない，あるいは小帯や筋の付着位置異常などがみられる場合には，患者自身によるプラークコントロールが困難になる．このような場合には，遊離歯肉移植術により口腔前庭を

5.1　歯と歯周組織疾患

深くし，付着歯肉を獲得することにより，プラークコントロールを容易にすることができる（図5.1.73）（申他，2005）．また，歯肉退縮により審美改善が要求される場合では，上皮下結合組織移植術を用いた外科的根面被覆術も考慮する必要がある．

〔申　基喆〕

■文　献

Newman MG, Takei HH, et al：Carranza's クリニカルペリオドントロジー，第9版（申　基喆，河津　寛他監訳），pp866-890，クインテッセンス出版，2005.

申　基喆：PERIODONTAL FLAP フラップ手術 実践テクニック，pp6-25，デンタルダイヤモンド社，2005.

Takei HH, Han TJ, et al：ペリオ＆インプラントセラピー―変化する最新コンセプトと術式のすべて（申　基喆，河津　寛監訳），pp45-73，クインテッセンス出版，2009.

(4) 咬合性外傷の治療

歯周病における歯周組織破壊のメインプロセスは，プラークによる炎症性破壊であるが，重度の歯周炎では咬合性外傷が大きな影響を与えていると考えられている．歯周病患者にプラークコントロールを十分に行わせ，歯周治療を行ったとしても，それですべての問題が解決するわけではなく，臨床においては，長期にわたって咬合性外傷をいかにしてコントロールしていくかがとても重要である．

【定義・概念】

「外傷性咬合（traumatic occlusion）」と「咬合性外傷（occlusal traumatism）」は似た用語であるが，前者は力が加わる原因であり，後者は力が加わった結果である．したがって2つの用語は明確に区別して使う必要がある．咬合性外傷は，一次性と二次性に分類される．一次性咬合性外傷とは，通常の咬合力をこえた過度な咬合力により外傷が生じたものである．二次性咬合性外傷とは歯周炎の進行により支持歯槽骨が減少して咬合負担能力が低下した歯に生じる外傷であり，生理的な咬合力によっても引き起こされる．「咬合性外傷」は，広義には，頭頸部におけるさまざまな障害を意味するが，歯周病学で使用する場合は歯と歯周組織における障害を意味する．

【原因・病因】

外傷性咬合を生じるもの，つまり外傷力の原因としては，ブラキシズム，強い咬合力，早期接触，側方圧，舌と口唇の習癖，食片圧入，過高な補綴修復物，適合のよくない部分床義歯，強すぎる矯正力などがある．また，歯周病の進行による歯周組織の支持の不足と，対合する歯数の減少はともに外傷を受けやすい環境をつくる．

【病　理】

咬合性外傷による病理組織学的変化が最も生じやすい歯周組織は，歯槽骨，歯根表面のセメント質，および両者間に介在する歯根膜である．一方，咬合性外傷による直接的な組織破壊は生じない歯周組織は，上皮と歯肉結合組織である．この違いの原因は，咬合性外傷が加わったとしても，歯肉は硬組織に囲まれないため強圧がかからないことによる．咬合性外傷によって，歯根膜腔の狭い空間は，血流障害によるうっ血，血管の圧迫出血，線維の断裂，硝子様変性を生じる．また，歯槽骨表面および表面近くの髄腔においては，破骨細胞の出現により骨吸収を生じる．同時に，歯槽骨頂の骨吸収部位と相対する歯根セメント質表面には破歯細胞の出現により歯根吸収を生じることがある．

咬合性外傷のみによって生じる組織変化は，限局的かつ可逆的である．咬合性外傷力のみでは，歯槽骨よりも歯冠側にある水平歯間線維には影響しない．しかし，炎症と外傷が合併ししかもその両者が強いほど，歯槽骨の吸収と付着喪失（アタッチメントロス）は増加し，残存する歯間水平線維層の幅は減少する．歯間水平線維が強い炎症により破壊され減少すると，外傷力によってさらに炎症が生じ，炎症性細胞が浸潤しやすくなり，付着喪失が進行するのではないかと考えられる（図5.1.74）．

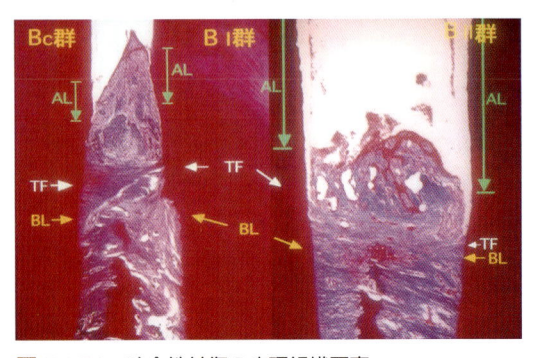

図5.1.74　咬合性外傷の病理組織写真
サルに実験的歯周炎を20週にわたって惹起した後，咬合性外傷力を加えた病理組織像．咬合性外傷力を加えなかったBc群に比べて，一方向から咬合性外傷力を加えたBⅠ群，二方向から咬合性外傷力を加えたBⅡ群での組織破壊が大きい．BⅡ群では歯間水平線維をこえて破壊が進行している．
AL：アタッチメントロス，TF：槽間線維，BL：骨レベル．

【臨床症状】

咬合性外傷によって，口腔内と口腔外にさまざまな臨床症状を発現する．口腔内には，歯の動揺度の増加，自発痛・打診痛の出現，咬耗，破折，アブフラクション，象牙質知覚過敏，補綴修復物の脱離，舌，頬粘膜の圧痕，骨隆起の出現がみられるほか，X線写真上でも変化が認められる（図5.1.75～5.1.79）．

【検　査】

まず医療面接（問診）を十分に行って，患者がブラキシズムなどの自覚症状を有するかどうかをたずねる．もし自覚症状がなかったとしても，ブラキシズムを疑わせる口腔内と口腔外の所見がないかを確認することが重要である．

咬合状態の検査においては，咬合歯列を観察するとともに，実際に顎運動を行わせて視診とともに触診による突き上げ（フレミタス（fremitus））の検査を行う（図5.1.80）．動揺歯においては咬合紙を使った検査ではインクの印記が薄いため，触診による突き上げの観察が欠かせない．さらに印象採得を行って研究用模型の作製と咬合器装着することにより咬合状態の検査をより正確に行うことができる．

【診　断】

咬合性外傷は歯と歯周組織に破壊性の病態をもた

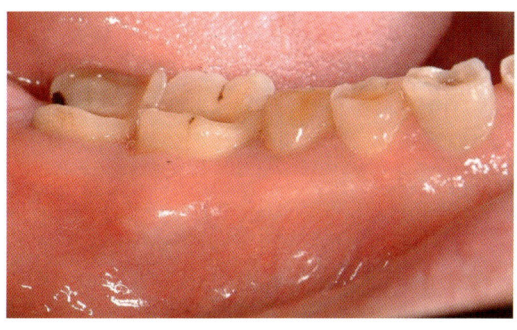

図 5.1.75　咬耗
グラインディングが強く行われている患者では，エナメル質のみならず象牙質の露出がみられる．

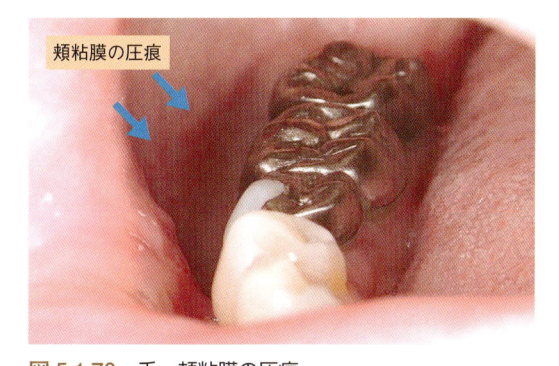

図 5.1.76　舌，頬粘膜の圧痕
強くクレンチングを行っている患者では，舌や頬粘膜に歯の圧痕がみられる．

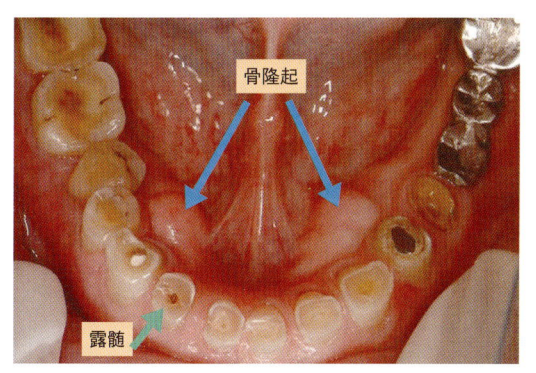

図 5.1.77　骨隆起
強い咬合力が加わった場合には応力の集中する部位に骨隆起が生じることがある．下顎の犬歯・小臼歯部の舌側，上顎の口蓋正中部が骨隆起の好発部位である．

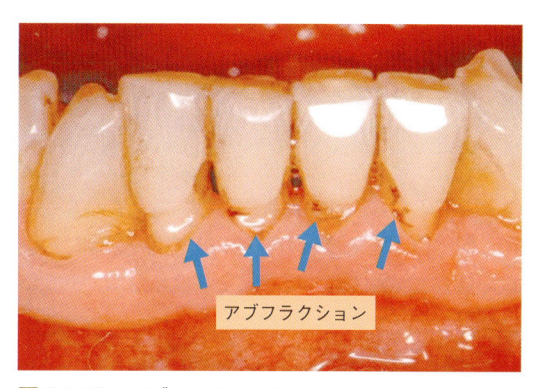

図 5.1.78　アブフラクション
強い咬合力が加わると歯の歯頸部の歯質に応力が集中して，楔状欠損が起こる場合がある．

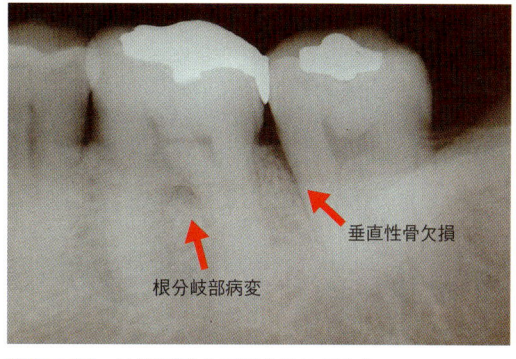

図 5.1.79　X線写真上で認められる変化
強い咬合性外傷力が，X線写真上でみられる歯根膜腔の拡大，垂直性骨欠損，根分岐部病変などを惹起することがある．

5.1　歯と歯周組織疾患　455

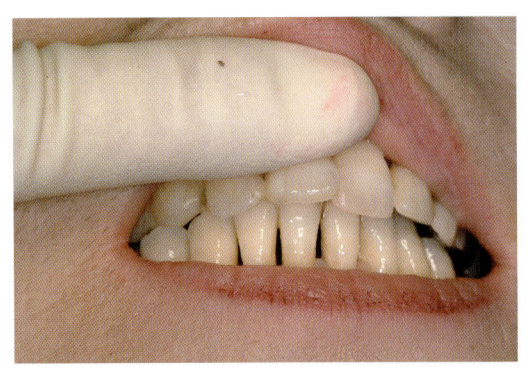

図 5.1.80　突き上げの検査
突き上げの検査では、術者の示指を患者の口腔内に挿入して、上顎の2、3本の歯に指の腹を当て、中心咬合位および側方位における歯の動揺を触知する。

らす疾患であり、その病態が確認された場合には「咬合性外傷」と診断する。特に歯周組織の支持が失われて外傷力が加わっている場合には「二次性咬合性外傷」と診断する。また外傷性咬合が「歯ぎしり」や「くいしばり」に由来する場合には、「ブラキシズム」と診断する［⇨6.12を参照］。

咬合性外傷のうち、特に急性症状が強いものは急性咬合性外傷と診断するが、その実態は急性歯根膜炎である。急性歯根膜炎は、歯根膜への急激な圧力負荷により生じ、たとえば、かたいものを不意にガリッと嚙んだり、過高な修復物を装着したりした直後に起こる。臨床症状は、咬合時の痛み、打診痛、自発痛などであるが、症状は一過性であることが多い。

【治　療】
咬合性外傷の治療は、ブラキシズムなどの異常習癖を伴う場合には、まずこれを軽減させることが大事である。さらに、咬合調整、暫間固定、ナイトガードの装着、歯周補綴処置などを行って咬合性外傷力をコントロールし、歯周組織へのダメージを最小限に抑える必要がある。

多数歯が動揺しているような場合には、たとえ咬合調整を行って1本の歯の動揺を抑えたとしても、隣在歯の動揺をきたすだけになる。削る（咬合調整）以外にも、つなげる（暫間固定）、盛り上げる（ガイドの付与）、動かす（矯正治療）、力を弱める（ナイトガードの装着）などいくつもの選択肢があることを認識する必要がある。特に臼歯部において、非作業側（平衡側）の早期接触がある場合には、反対側（作業側）のガイドが十分にあるかどう

かを確認する。もしも作業側のガイドがない場合には、矯正治療や補綴治療にてガイドの付与ができないかどうかも検討する。
〔坂上竜資〕

■ 文　献
畢　良佳，加藤　熈：歯周組織の炎症と咬合性外傷が合併した時のサル歯組織の変化―炎症の程度と咬合性外傷の強さの影響について．日歯周病会誌，**38**(4)：385-399, 1996.

加藤　熈，坂上竜資他：歯周炎と咬合性外傷との合併による歯周組織破壊のメカニズムの解明―とくにBruxismによる歯周組織の破壊について．日歯医会誌，**19**：81-86, 2000.

Sakagami R, Horii T, et al：Development of a portable bruxism monitoring and analysis device equipped with microcomputer and its practical application. Front Med Biol Eng, **11**(4)：295-306, 2002.

(5) 歯周病の薬物療法

歯周病のおもな原因は、歯垢（プラーク）中の複数の歯周病原性細菌である。歯周治療では、これらの歯周病原性細菌に対して機械的なプラークコントロールに加えて、抗菌薬や抗炎症薬の経口投与、また消毒薬、含嗽薬や抗菌薬の歯周局所への応用などの薬物療法が行われることがある。歯周治療において通常の機械的プラークコントロールに加えて薬物療法が選択される理由としては、歯周病原因子の機械的な除去が歯周ポケットの深さとポケット内の形態によって限界があること、さらに一部の疾患で病原因子が組織中に及んでいるためである。薬物療法では、歯周病原因子である細菌をターゲットに十分な殺菌、抗菌力を標的となる口腔、または歯周ポケット内に求める必要がある。

a. 経口抗菌療法

経口抗菌療法の適応としては、重度の広汎型歯周炎（慢性歯周炎、侵襲性歯周炎）、中等度以上の全身疾患関連歯周炎（糖尿病、冠動脈疾患など）を有する歯周炎があげられるが、いずれの症例においても機械的なプラークコントロールの併用が望ましい（表5.1.9）。

使用される抗菌薬の選択としては、歯周病が歯周病原性細菌を中心とした混合感染ということもあり、抗菌スペクトルの広いテトラサイクリン系、マクロライド系、さらにペニシリン系の抗菌薬が使用されることが多い（表5.1.10）。一方、使用される薬剤の抗菌スペクトルが広いことは、本来抗菌作用の対象とはしていない口腔内の常在菌にまで影響を

表 5.1.9 診断分類別にみた歯周基本治療の選択

診断分類	機械的な治療		薬物治療			
	歯肉縁上（プラークコントロール, スケーリング）	歯肉縁下（SLR）	歯肉縁上	歯肉縁下		
			局所抗菌療法	局所抗菌療法		経口抗菌療法
			洗口法	ポケット内洗浄	LDDS	
プラーク性歯肉炎	○	▲	▲	▲		
慢性歯周炎（軽度）	○	○	▲	▲	▲	
慢性歯周炎（重度）	○	○	○	○	▲	▲
侵襲性歯周炎	○	○	○	○	▲	▲

○：必須あるいは推奨される処置，▲：必要に応じて行われる処置．

（日本歯周病学会編：歯周病の検査・診断・治療計画の指針 2008, p17, 医歯薬出版, 2009 より改変）

表 5.1.10 歯周治療に用いられる代表的な経口抗菌薬

	商品名	一般名・化学名	単位・規格	1日量	用法
リンコシン系	ダラシン	クリンダマイシン塩酸塩（CLDM）	カプセル：75・150 mg	600 mg 重症感染症：900 mg	分服 4 重症感染症：分服 3
ペニシリン系	サワシリン	アモキシシリン水和物（AMPC）	カプセル：250 mg	750〜1000 mg	分服 3〜4
	ビクシリン	アンピシリン水和物（ABPC）	カプセル：250 mg	1000〜3000 mg	分服 4〜6
セフェム系	フロモックス	セフカペンピボキシル塩酸塩水和物（CFPN-PI）	錠：75・100 mg	300 mg 難治性または効果が不十分なとき：450 mg	分服 3
	セフゾン	セフジニル（CFDN）	カプセル：50・100 mg	300 mg	分服 3
マクロライド系	ジスロマック	アジスロマイシン水和物（AZM）	錠：250 mg	500 mg 3日間投与 合計 1.5 g	分服 1
	クラリス	クラリスロマイシン（CAM）	錠：200 mg	400 mg	分服 2
テトラサイクリン系	ミノマイシン	ミノサイクリン塩酸塩（MINO）	錠：50・100 mg	初回量 100〜200 mg 以後 12 時間あるいは 24 時間ごとに 100 mg	分服 1〜2
	アクロマイシン	テトラサイクリン塩酸塩（TC）	V カプセル：50・250 mg	1000 mg	分服 4
ニューキノロン系	タリビット	オフロキサシン（OFLX）	錠：100 mg	300〜600 mg	分服 2〜3
	クラビット	レボフロキサシン水和物（LVFX）	錠：250・500 mg（レボフロキサシンとして）	500 mg（疾患・症状に応じて適宜減量する）	分服 1

及ぼすおそれがある．さらに抗菌薬の使用頻度や期間の影響で抗菌薬に対する耐性菌が増加することも考えられる．このため経口抗菌薬の使用では，日常臨床における経験的な偏った投与を回避し，必要に応じて感受性テストを含む細菌検査を実施することが望まれる．

b. 局所に用いる薬剤

i）歯肉縁上プラークコントロール

歯肉縁上プラークを対象とした薬物療法には，おもに消毒薬・含嗽薬であるクロルヘキシジングルコン酸塩液，フェノール，ポビドンヨード，セチルピリジニウム塩化物水和物，さらにエッセンシャルオイルなどが用いられる．一方，欧米では広く歯肉縁上の化学的プラークコントロールにクロルヘキシジングルコン酸塩液が使用されているが，現在わが国では同薬剤の粘膜への適応が制限されている．

ii）歯肉縁下プラークコントロール

薬剤による歯肉縁下プラークコントロールには，

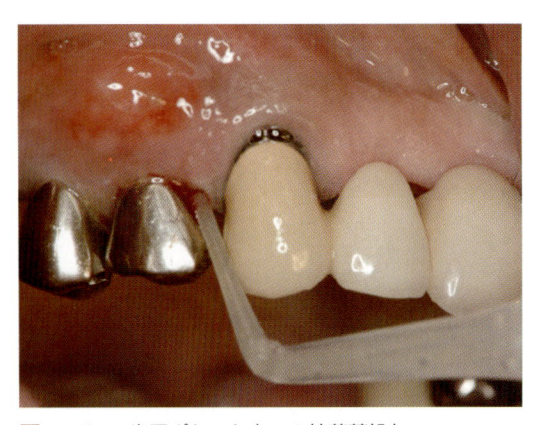

図 5.1.81 歯周ポケット内への抗菌薬投与
急性期症状を呈する歯周ポケットへのミノサイクリン塩酸塩の貼付.

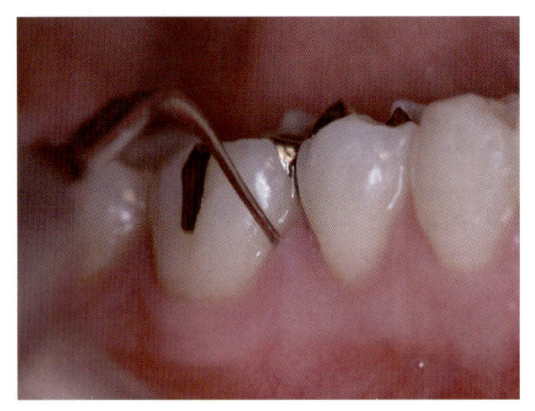

図 5.1.82 超音波スケーラーを用いた歯周ポケット内洗浄

①歯周ポケット内洗浄と，②抗菌薬の歯周ポケット内への投与（局所薬物配送システム（local drug delivery system：LDDS）がある（図 5.1.81）.

歯周ポケット内洗浄法に使用可能な薬剤としては，ポビドンヨード，ベンザルコニウム塩化物，アクリノールなどがあり，シリンジまたは薬液ボトルが装着可能な超音波スケーラーにより歯周ポケット内の洗浄を行う（図 5.1.82）.

また，歯周ポケット内に投与する薬剤としては，ペースト状のテトラサイクリン系抗菌薬，ヒドロコルチゾン酢酸エステル・ヒノキチオール配合剤軟膏などがある．特にペースト状のテトラサイクリン系抗菌薬の局所への応用では，歯周病原性細菌の発育を抑制する有効濃度を経口投与に比較して少ない量で持続的に達成することが可能で，耐性菌の出現，腸内細菌への影響などの副作用のリスクも少なくなる．適応としては，急性期にある歯周膿瘍や歯周炎に対して局所で高濃度の抗菌薬の効果を期待する場合，さらに歯周ポケット内で徐放的に有効濃度を持続させたい症例において使用される（表 5.1.9）．薬剤の歯周ポケット内への応用ならびに期待する効果を得るための条件としては，歯周基本治療において歯肉縁上のプラークコントロールが良好に管理され，さらに機械的なプラークコントロールが薬剤の投与に優先して行われる必要がある．

〔佐藤　聡〕

■ 文　献

佐藤田鶴子，佐藤　聡他：最新 日本歯科用医薬品集（日本歯科薬物療法学会編），pp65-148，永末書店，2007．
吉江弘正，川浪雅光他：歯周基本治療．歯周病の検査・診断・治療計画の指針 2008（日本歯周病学会編），pp14-23，医歯薬出版，2009．

(6) 歯内-歯周病変の治療

【定義・概念】

歯内-歯周病変とは，歯内病変と辺縁性歯周病変のいずれか一方，または両方が原発病変となり，互いの領域をこえて波及することによって生じた複合病変の総称である．

【原因・病因】

歯髄腔と歯周組織は根尖孔，髄管，副根管，象牙細管を通じて相互に交通しているため，いずれか一方に生じた病変が他方に波及して複合病変が生じることがある．すなわち，歯髄腔内に生じた病変を原因として歯周組織に病巣や排膿路が形成されることや，歯周ポケット内の細菌を原因として歯髄疾患や根尖性歯周炎が生じることがある．また，辺縁性歯周炎と根尖性歯周炎がそれぞれ独立して生じ，組織破壊の進行によって結果的に両者が互いに交通して複合病変となることがある．

【分類・臨床症状】

歯内-歯周病変の代表的な分類法である Weine の分類（Weine, 1996）では，その原発病変が髄腔・根管内と辺縁部歯周組織のいずれにあるのかによって，以下の 3 つの病型に分類される．各病型における病変の波及経路を図 5.1.83 に，また各病型に特徴的な所見を表 5.1.11 に示す．

a. I 型（歯内病変原発型）

I 型は歯内病変を原発病変とする．歯内病変が主として根尖孔・髄管を経由して歯周組織に波及し，さらに根に沿って組織破壊が進行することで，歯肉

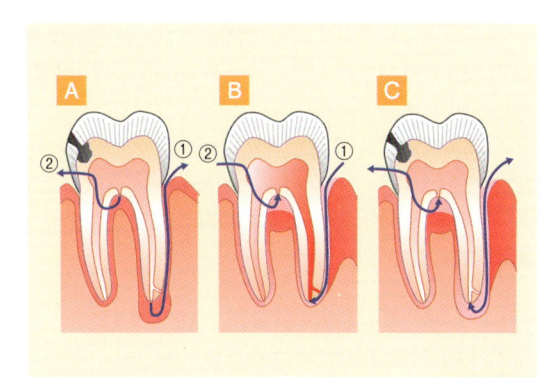

図 5.1.83　歯内-歯周病変の各病型における病変の波及経路

A：Ⅰ型．歯内病変が辺縁部歯周組織に影響を及ぼす波及経路として①根尖孔および根管側枝から歯根膜への経路，②髄管から根分岐部への経路がある．B：Ⅱ型．歯周病変による組織破壊が根尖部に到達した場合には①側枝，根尖孔を経由して，また根分岐部に到達した場合には②髄管を経由して歯髄組織に感染が生じ，上行性歯髄炎や歯髄壊死をきたす．C：歯内病変と歯周病変が相互に交通して相互感染が生じる．根管や髄床底の人工的穿孔が感染経路となって類似疾患を引き起こすことがある．

溝内（ポケット内）に排膿路が形成されて生じる．歯内病変に類似した臨床症状を示すことが多く，根尖性歯周炎に準じた診査が診断に有用であることが多い．

b．Ⅱ型（歯周病変原発型）

Ⅱ型は歯周病変を原発病変とする．ポケット内の細菌が歯髄組織に影響を及ぼして，歯髄疾患（上行性歯髄炎）や根尖性歯周炎を発症する．辺縁性歯周炎による組織破壊が根尖孔や副根管の集中する根尖部や，根分岐部に存在する髄管開口部に到達すると，歯内病変を併発する頻度が高くなる．急性の上行性歯髄炎では強い自発痛が出現し，冷温刺激（とりわけ温刺激）に対して鋭敏な反応を示す．また，電気歯髄診断で閾値の上昇を認めることがある．

c．Ⅲ型（歯内病変と歯周病変の複合型）

Ⅲ型は互いに独立した歯内病変と歯周病変をともに原発病変とする．おのおのの病変の進行によって病変が連続し，複合病変が形成されたものであるた

表 5.1.11　歯内-歯周病変の各病型で特徴的に認められる臨床症状と臨床所見

分類	診断の指標となる臨床所見	備考
Ⅰ型（歯内病変原発型）	①根尖相当部歯肉の腫脹，圧痛	垂直打診に鋭敏な反応がみられることが多い
	②限定した部位に存在する根尖部・根分岐部に達するポケット	患歯以外に深いポケットを認めないことがある
	③歯髄の失活	歯髄腔に近接するう蝕や修復物がみられることが多い
	④根尖部のX線透過像	辺縁部歯周組織の破壊はX線で確認できないことがある
	⑤瘻孔と根尖部の交通	瘻孔から挿入したGPポイントが根尖部透過像に到達する
Ⅱ型（歯周病変原発型）	①辺縁部から根尖相当部に到る歯肉の発赤および腫脹	歯周炎の急発症状との鑑別が必要
	②根尖に達する深いポケット	複数歯に深いポケットがみられることが多い
	③歯髄反応の異常または異常出現後の失活	歯根露出に伴う知覚過敏・単純性歯髄炎との鑑別が必要
	④根尖部・根分岐部に到る垂直性・水平性骨欠損	骨吸収が根尖部に到達すると発症の頻度が上昇する
	⑤瘻孔とポケットの交通	瘻孔から挿入したGPポイントがポケット底部に到達する
Ⅲ型（歯内病変と歯周病変の複合型）	①辺縁部から根尖相当部に到る歯肉の発赤および腫脹	歯周炎の急発症状との鑑別が必要
	②根尖をこえる探いポケット	プロービングの深さが歯根長をこえることがある
	③歯髄の失活	歯髄腔に近接するう蝕や修復物がみられることが多い
	④根尖や辺縁部に偏らず歯根周囲全域にわたる骨欠損	辺縁部と根尖部・根分岐部の病変が連続した高度な骨吸収像
	⑤瘻孔と根尖部の交通	瘻孔から挿入したGPポイントがポケット底部に到達する

歯内-歯周病変の臨床症状は原発病変に準じた症状を示すことが多い．臨床的には歯内-歯周病変の各病型の鑑別に加えて，歯根破折との鑑別診断も重要である．
GP：ガッタパーチャ．

め，両者の臨床症状をともに示すことが多い．重度歯周炎を原因として歯髄が上行性に炎症をきたし，さらに壊死することで形成された歯内-歯周複合病変はⅡ型とⅢ型の境界に位置する病型であり，臨床的に厳密な鑑別は困難である．

【診　断】

歯内-歯周病変の診断に際しては，適切な歯内療法を行うことで良好な予後が得られるⅠ型と，高度な骨欠損のためにおおむね予後不良となるⅡ型，Ⅲ型を鑑別することが最も重要である．Ⅰ型の鑑別に際しては，深いポケットが1点に限局して存在することや，患歯以外に重度の歯周炎を認めないことがキーポイントになることが多い．また，Ⅱ型とⅢ型を鑑別する際には，歯髄が失活しているか否かが重要な鑑別点となる．

【鑑別診断】

歯根に縦破折が存在する場合には破折線に沿って限局した部位に深いポケットが形成されることがあり，歯内-歯周病変との鑑別診断が必要な場合がある．特に失活歯で残存歯質が菲薄な症例では，破折線の有無に注意して診査を行う必要がある．

【治療・予後】

a. Ⅰ型（歯内病変原発型）

歯内治療を行う．感染根管治療が奏効するとポケットからの排膿はなくなり，瘻孔およびポケットが消失する．さらに吸収された歯槽骨の経時的な回復がみられることが多く，予後は概して良好である．通常，Ⅰ型に対して歯周治療を積極的に行う必要はない．

b. Ⅱ型（歯周病変原発型）

歯内治療と歯周治療の両方を行う．急性の上行性歯髄炎では，まず救急処置として抜髄を行い，その後に歯周治療を行う．歯周炎による高度な骨欠損が存在しているため予後は不良となることも多いが，複根歯で特定の根のみに著しい骨吸収を認める場合には，ヘミセクションやルートアンプテーションを行うことで予見性を高めることが可能である．その際には術前に根分岐部の注意深い診査が重要である．

c. Ⅲ型（歯内病変と歯周病変の複合型）

歯内治療と歯周治療の両方を行う．Ⅲ型では病変の主たる成因を鑑別することが困難であるが，その場合の治療方針としては，まず歯内治療を先行して開始するのが一般的である．Ⅲ型では歯根周囲全域にわたる骨欠損が存在する症例が多く，歯内治療と歯周治療の両方を行っても予後不良になる可能性が高い．それゆえ処置前の段階から状況を十分に説明し，インフォームドコンセントを得たうえで治療に臨む必要がある．

〔野崎剛徳，村上伸也〕

■ 文　献

日本歯周病学会編：歯周病治療の診断と治療の指針 2007, p28, 医歯薬出版, 2007.

Weine FS：Endodontic Therapy, 5th, pp640-673, Mosby, 1996.

(7) 特殊な歯周疾患

a. 壊死性潰瘍性歯肉炎・歯周炎

壊死性潰瘍性歯肉炎（necrotizing ulcerative gingivitis：NUG）は歯肉，特に歯間部歯肉が壊死し潰瘍を形成した結果，激しい痛みを生じる疾患である．さらに壊死性潰瘍性歯肉炎が治癒されないまま進行し，著しい付着喪失（アタッチメントロス）と歯槽骨吸収を示す疾患を壊死性潰瘍性歯周炎（necrotizing ulcerative periodontitis：NUP）という．原因は不明であるが，精神的ストレスの増加，免疫力低下，栄養不良などが関与しているといわれている．

i）症状と診断

歯肉辺縁，特に歯間乳頭部に壊死と潰瘍を認め，進行するとクレーター状・深在性の潰瘍や表層の壊死を形成し，灰白色の膜様物質（偽膜）で覆われ，潰瘍表面と周囲は帯状紅斑を示す部位で区分される（図 5.1.84）．病変部から *Fusobacterium nucleatum*，スピロヘータ属，*Prevotella intermedia* が多く分離される．好発部位は，上・下顎前歯部，ついで第三大臼歯部の各歯間乳頭部である．プロービング時に疼

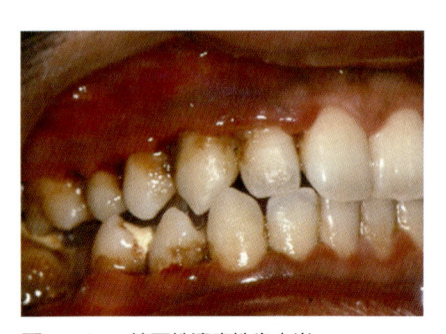

図 5.1.84　壊死性潰瘍性歯肉炎
21歳男性．上顎歯肉の歯間乳頭部に壊死，潰瘍が認められる．

痛を訴える程度の軽度なものから，重篤になると発熱や全身倦怠感，特有の口臭と激痛を訴えることもある．

ii）治療

初診時，痛みが激しい場合は患部の洗浄程度にとどめる．通常，ブラッシングが困難であるため，クロルヘキシジングルコン酸塩液などによる洗口を勧め，安静に過ごすように指示する．必要であれば抗菌薬の局所または全身投与を行う．疼痛が軽減されたなら，ブラッシング指導，SRP，不適合修復・補綴物の改善など，局所刺激因子の除去を行う．

b．慢性剝離性歯肉炎

歯肉上皮の剝離や菲薄化が起こり炎症が持続した結果，剝離性びらんと浮腫性紅斑が特徴的に現れる歯肉炎である．

i）症状と診断

歯肉に帯状の剝離性びらんや浮腫性紅斑が認められる（図 5.1.85）．また，斑点状紅斑や小水疱の形成を伴う場合もあるなど，臨床症状は多様である．疼痛の程度も自発痛，刺激痛や接触痛などの誘発痛など多様であり個人差も大きい．軽い擦過やエアの吹きつけにより簡単に表層組織が剝離し，経過が長いのが特徴である．本疾患は，単一疾患というより扁平苔癬，天疱瘡などの皮膚科疾患に伴って歯肉に生じた症状と考えられる．原因は不明であるが，閉経後の女性の罹患率が高いことから性ホルモン異常，あるいは栄養障害，代謝障害，精神的ストレスなどの全身的原因などによると考えられている．また，多形滲出性紅斑，天疱瘡，扁平苔癬などの皮膚科疾患の口腔内症状であると考えられている．

ii）治療

対症療法が主体となる．一般的には，局所刺激因子の除去とLDDSによる薬物療法を中心に治療が進められる．初期病変に対しては歯面に付着した歯垢（プラーク）を歯ブラシや歯間ブラシで丁寧に除去させ，歯肉に強度の炎症がみられる場合は，ガーゼや綿棒で注意して除きプラークコントロールを徹底させる．症状に応じて，副腎皮質ホルモン含有軟膏を塗布する．

c．薬物性歯肉増殖症

全身疾患の治療目的で投与された薬物の長期服用によって，副作用として歯肉肥大が起こることがある．この疾患を薬物性歯肉増殖症とよぶ．原因となる代表的な薬剤として，おもにてんかん患者に適用される抗痙攣薬フェニトイン，高血圧症や狭心症患者に広く適用されるカルシウム拮抗薬ニフェジピン，免疫抑制薬シクロスポリンの3種類があげられる．

①フェニトイン：抗痙攣作用（てんかん患者）長期服用により約50％の患者に歯肉増殖症が認められる．

②ニフェジピン：血管拡張作用（高血圧症，狭心症）15〜20％に歯肉増殖症が認められる．

③シクロスポリン：免疫抑制作用（臓器移植，自己免疫疾患）25〜30％に認められる．

i）症状と診断

服用後3カ月頃から歯肉増殖症を発症することが多い．歯肉増殖は歯肉炎や歯周炎に伴う歯肉腫脹とは異なり，歯間乳頭部を中心に結節状にみられ，弾力のあるかたさを示すことが多い（図 5.1.86）．

ii）治療

プラークが発症の引き金になっていることが多いため，治療に際しては患者および術者による歯肉縁上および縁下のプラークコントロールの徹底が重要となる．また，再評価後に歯肉増殖が残存する場合には担当医師と相談し，服用薬剤の変更を検討す

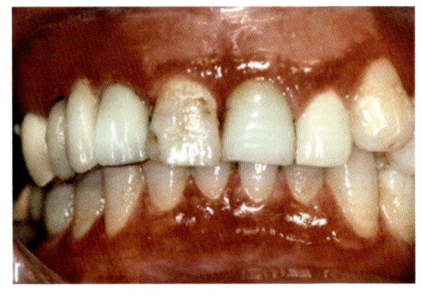

図 5.1.85　慢性剝離性歯肉炎
55歳女性．歯肉に浮腫性紅斑がみられる．

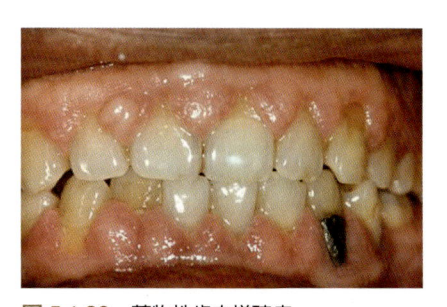

図 5.1.86　薬物性歯肉増殖症
51歳男性．ニフェジピン服用．歯間乳頭部に歯肉増殖が認められる．

る．過剰に歯肉が増殖した場合には歯肉切除術を行うが，アタッチメントロスや歯槽骨の吸収を伴う歯周炎の症例では歯肉剝離搔爬手術が適応となる．薬剤が変更されていない患者では再発の可能性があり，再発は手術後3～12カ月に起こることが多いため，少なくとも3カ月に1回はリコールすべきである．

d. 遺伝性疾患に現れる歯周組織病変

i) Down 症候群と歯周炎

Down 症候群は常染色体異常によるもので，ほとんどが21番染色体のトリソミーであると考えられている．Down 症患者は歯周組織の破壊が起こりやすく，重度の歯周炎が乳歯列期でも永久歯列期でも発症する．病態は広汎性の侵襲性歯周炎に類似し，プラークの付着程度以上に組織破壊が進行していることが多い．Down 症候群は歯周病への易感染性に加え，開口・口唇閉鎖不全，歯列不正，小帯の高位付着など特有の局所因子が歯周炎の進行を加速しているものと考えられる．治療には徹底的なプラークコントロールが欠かせない．

ii) 低ホスファターゼ症

血清中のアルカリホスファターゼ値が低下し，骨や歯の形成不全を示す常染色体劣性遺伝疾患である．くる病様骨変化，頭蓋骨石灰化不全，乳前歯の早期脱落などが若年期から現れる．青年期では限局型侵襲性歯周炎が認められる．早期の段階で歯周治療を行い歯周組織の破壊を最小限に抑止する必要がある．

iii) Papillon-Lefèvre 症候群

掌蹠の異常角化症と乳歯列および永久歯列の高度の歯周組織破壊を主徴候とする常染色体劣性遺伝による疾患である．脳硬膜の石灰化を示すことがある．発現率は1～4人/100万人程度で，きわめてまれな疾患である．乳歯および永久歯の歯周組織や歯槽骨が高度に破壊されることで，歯の自然脱落を生じる．特に，小児期において，全顎的に歯肉炎と高度の歯槽骨の水平的吸収を認める．本症例の歯周治療は，良好な結果を得ることができず，抜歯後，義歯装着となることが多い．しかし，保存不可能歯を抜歯，SRP などの通常の歯周治療に加え抗菌薬の全身投与を併用することにより，治療が成功したとの報告もみられる．歯肉縁下プラークから *Aggregatibacter actinomycetemcomitans* の検出が多く報告されており，*A. actinomycetemcomitans* が本症の歯周組織破壊に重要な役割を果たしているのではないかと考えられている．したがって，全身投与に用いられる抗菌薬にはテトラサイクリン塩酸塩，ランソプラゾール・アモキシシリン水和物・クラブラン酸カリウム，オフロキサシン，アモキシシリン水和物・メトロニダゾールなどが報告されている．

〔渋川義宏，山田　了〕

■ 文　献

伊藤公一：特殊な歯周病の治療．標準歯周病学，第4版（鴨井久一，山田　了他編），pp347-355，医学書院，2006.

永田俊彦：特殊な歯周病の治療．臨床歯周病学（吉江弘正，伊藤公一他編），pp350-359，医歯薬出版，2007.

須田玲子，山本松男他：特殊な歯周疾患．ザ・ペリオドントロジー（和泉雄一，沼部幸博他編），pp236-237，249-250，永末書店，2009.

(8) メインテナンスとサポーティブペリオドンタルセラピー

a. 歯周治療の流れ

歯周治療は，歯周基本治療，歯周外科治療，口腔機能回復治療の積極（動）的歯周治療（active periodontal therapy）と，メインテナンスやサポーティブペリオドンタルセラピー（supportive periodontal therapy：SPT）などの支援（持続）的歯周治療に大別できる．

再評価検査の結果やリスクファクターの有無などから歯周治療の効果を判定し，病状を診断する．その結果，病状進行ならば再治療，病状安定ならば SPT，治癒ならばメインテナンスに移行する（表5.1.12，図5.1.87，5.1.88）．

表5.1.12　治癒・病状安定・病状進行に対する治療内容

治癒	メインテナンス	定期的なリコールによる口腔衛生指導（プラークコントロール），PMTC，SRP
病状安定	SPT	定期的な SPT による口腔衛生指導（プラークコントロール），PMTC，SRP，ポケット内洗浄，ポケット内抗菌薬投与（LDDS），外傷性因子の除去（咬合調整，固定）
病状進行	再治療	歯周外科治療（歯肉剝離搔爬手術，歯肉切除術），口腔機能回復（修復・補綴）治療

LDDS：local drug delivery system.

(Lang NP, Tonetti MS：Oral Health Prev Dent, 1(1)：7-16, 2003)

b. メインテナンス

メインテナンスは，歯周治療後の再評価検査で治癒と判定された患者に対して，歯周組織を長期間良好に維持することと再発を防止するために行う健康管理である．目的は，①歯周病の再発予防，②新たな歯周病発症部位の早期発見，③良好な歯周組織環境の長期にわたる維持である．

メインテナンスは患者本人が行うセルフケアと歯科医師，歯科衛生士によるプロフェッショナルケアからなる．すなわち，モチベーションが維持されているか，また適切なセルフケアが行われているかを確認し，必要に応じて専門的機械的歯面清掃（professional mechanical tooth cleaning：PMTC），SRP，咬合調整などを行い，原因因子を極力排除する．さらに，患者の生活および口腔環境，リスクファクターを把握し，喫煙，飲食などの生活習慣の改善指導を行う（図 5.1.89）．

c. SPT

SPT は，歯周治療後の再評価検査で，病状が安定したと判定された患者に対して，①病状安定部位を維持あるいは治癒させるための治療，②新たな歯周病発症部位の早期発見，③良好な歯周環境の維持を目的として行う歯周治療である．

治療内容は，口腔衛生指導，PMTC，ポケット内洗浄，ポケット内抗菌薬投与（LDDS），SRP，咬合調整などの治療が主体となる．

d. 治癒と病状安定

①治癒：歯周組織が臨床的に回復した状態をいう．歯肉の炎症およびプロービング時の出血がなく，歯周ポケットは 3 mm 以下，歯の動揺は生理的範囲を基準とする．

②病状安定：歯周組織のほとんどの部分は健康を回復したが，一部分に病変が休止していると見なされる 4 mm 以上の歯周ポケット，根分岐部病変，歯の動揺などが認められる状態をいう．

e. SPT の科学的根拠

SPT やメインテナンスを行うことによって，歯周病の再発を防止できるかどうかについては，多数の報告がある．

歯周炎患者に対する積極的な歯周治療に引き続き，SPT やメインテナンスを継続して実施することは，その後の歯の喪失リスクや歯周病の進行を低

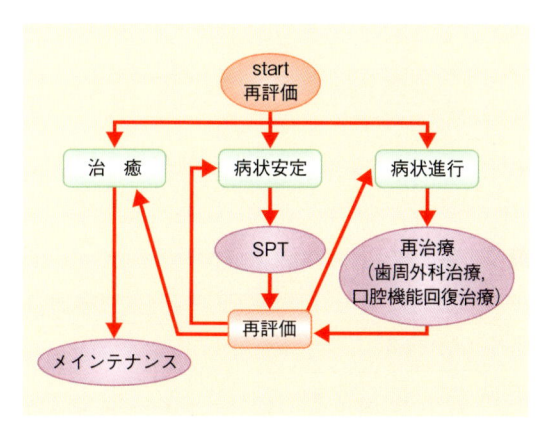

図 5.1.87　SPT・メインテナンスの流れ
（日本歯周病学会編：歯周病の検査・診断・治療計画の指針 2008, pp36-42, 医歯薬出版）

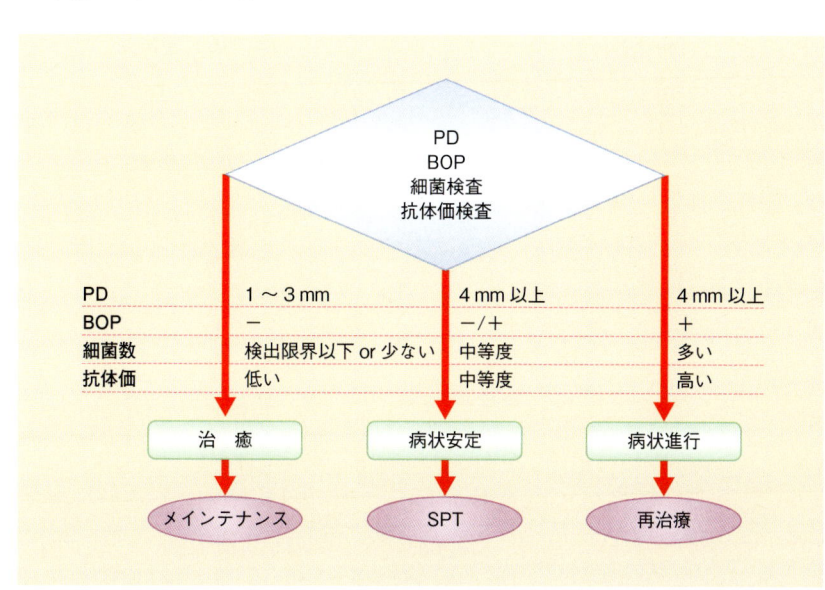

図 5.1.88　1 歯単位および個人レベルの診断

PD, BOP, 細菌検査, 抗体価検査を参考にして総合的に判断する．
PD：プロービングデプス，BOP：プロービング時の出血．
（日本歯周病学会編：歯周病の検査・診断・治療計画の指針 2008, pp36-42, 医歯薬出版）

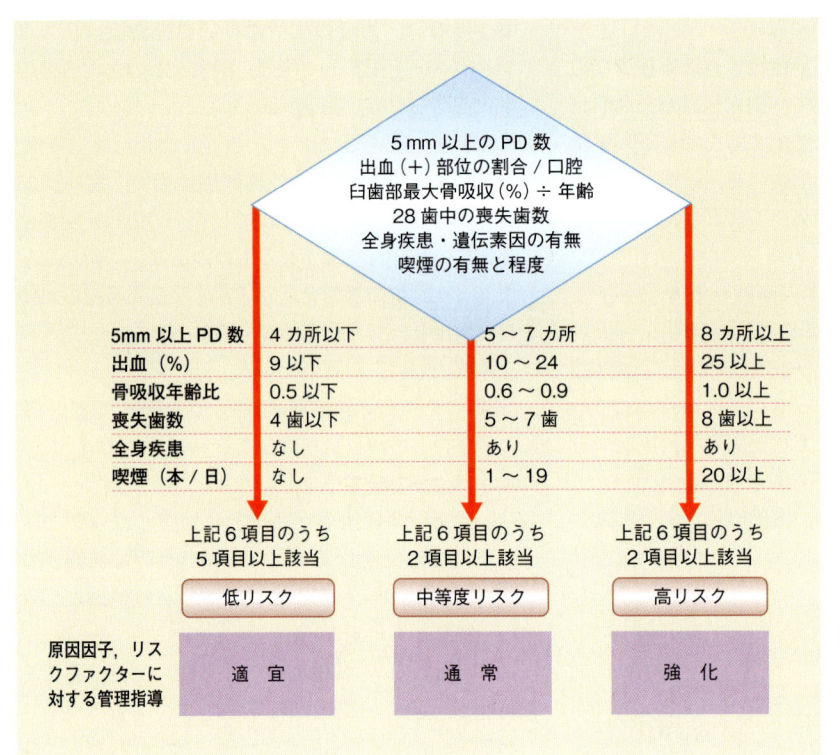

図 5.1.89 メインテナンス・SPT 後のリスク評価
(Axelsson P, Lindhe J：J Clin Periodontol, **8**(4)：281-294, 1981)

減し，また再発の可能性を減らす（エビデンスレベル 2（ランダム化比較試験で示されている），グレード A（行うよう強く勧められる））．ただし，SPT のプログラムのうちの専門的機械的歯面清掃のみが歯周組織の健康に有効であるとするには十分なエビデンスはなく，口腔清掃の励行やプログラムへの参加そのものが口腔の健康の向上に役立ち，結果として歯周治療後の歯周組織の健康維持に効果を示していると考えられている． 〔伊藤公一〕

■ 文 献

Axelsson P, Lindhe J: The significance of maintenance care in the treatment of periodontal disease. J Clin Periodontol, **8**(4)：281-294, 1981.

Lang NP, Tonetti MS：Periodontal risk assessment (PRA) for patients in supportive periodontal therapy (SPT). Oral Health Prev Dent, **1**(1)：7-16, 2003.

日本歯周病学会編：サポーティブペリオドンタルセラピーとメインテナンス．歯周病の検査・診断・治療計画の指針 2008, pp36-42, 医歯薬出版，2009.

5.2 歯の欠損と機能障害に対する治療

1 クラウン・ブリッジによる歯科欠損治療

(1) 診査・診断・治療計画の立案

a. 医療面接

医療面接とは，単なる問診ということではなく，医療者が患者との良好なコミュニケーションをはかりながら，患者の抱える歯科的問題ついて一緒に考えていく一連の過程のことをいう．医療面接には，医療情報の収集に加えて，良好な医療者-患者関係の確立，治療やケアへの動機づけ，患者教育による治療的効果の発現という4つの意義がある．

医療情報の収集は病歴聴取により行う．病歴には，主訴，現病歴，既往歴，生活歴および家族歴が含まれる．適切な病歴聴取を行うためには，歯科的問題の経過や症状について患者自身の言葉で率直に語ってもらう必要がある．そのためには，患者に対して受容的かつ共感的に接し，患者の感情面や心理面に配慮することが必要である．

i) 主 訴

主訴とは患者が抱える病苦のなかで最も問題となっている事項のことであり，医療者側の勝手な解釈が入り込まないように患者の使用した表現で記載する．

ii) 現病歴

現病歴は，主訴に関する経過の記録である．主訴がいつから起こり，どのような経過をたどって現在に至ったかを記載する．その間に，どこの医療機関を受診し，どのような診断を下されたか，受けた治療はどのようなもので，結果はどうであったかについて時間を追ってよく整理して問題点をまとめる．

iii) 既往歴

既往歴とは，過去にかかった病気や怪我の経過の記録のことで，医科的既往歴と歯科的既往歴に分かれる．医科的既往歴に関しては，入院歴，服薬歴，全身麻酔経験などを聴取し，歯科治療に影響を及ぼすような要因を把握する．歯科的既往歴については，現在までの歯科治療の経験，経過，内容を記録する．

iv) 生活歴

飲酒や喫煙習慣，常用薬，食生活，仕事の内容や拘束時間，日常生活のなかで習慣にしていることなどを記録する．女性の場合は月経と妊娠について聴取する．

v) 家族歴

疾病罹患に対する遺伝的要因の有無を知る目的で，患者と血縁関係にある家族や近親者の健康状態や罹患疾病について聴取する．

vi) 解釈モデル

解釈モデルとは，発現した歯科的問題の原因，病態，重篤度，予後，望む治療法や治療結果に対する期待感などについての考えのことであり，患者側と医療者側の解釈モデルがある．患者が偏った解釈モデルをもち，医療者とギャップが生じたまま診療が進むとトラブルとなる危険性があるので，患者の解釈モデルを聴取し，把握しておくことが大切である．

b. 臨床的診察

病歴聴取の結果をふまえたうえで臨床的診察に移る．

i) 全身的診察

診察時の患者の表情，動作，体格，栄養状態やバイタルサイン（体温，脈拍，血圧，呼吸数）をチェックすることにより患者の全身状態を把握する．加えて，患者の精神状態の観察も重要である．

ii) 局所的診察

①口腔外の診察：視診，触診，打診，聴診を基本として頭部，顎顔面部，顎関節部，頸部を診察し，腫脹や発赤などの炎症症状，外傷の有無を調べる．顎顔面部の疼痛，下顎運動障害，関節雑音の訴えがある場合は，触診により咀嚼筋群や顎関節部の圧痛，開閉口に伴う下顎頭の運動制限および関節雑音（クリック，クレピタス）の有無を調べ，ノギスにて開口量の計測も行う．

②口腔内の診察：補綴歯科治療計画を立案するうえで最も重要な診察項目であり，入念に行う必要がある．口腔外に続いて口腔内を視診，触診，打診，温度診などにより診察する．まず，歯式を記録する．個々の歯について，位置と傾き，欠損歯，う蝕歯，処置歯，萌出状態などを観察，記録する．また，上下顎歯列弓の形態と位置関係，隣接歯との接触状態，咬合平面の傾きや弯曲の程度などについて診察する．続いて歯周組織を入念に診察し，歯の欠

損部がある場合には，欠損部顎堤の形態や吸収の程度を観察する．その他，舌，口蓋，頰粘膜などについても診察する．

c. プロブレムリストの作成

医療面接を行い，さらに臨床的診察に基づいて現症を正確に把握し，患者の基礎データを作成する．基礎データをみれば患者の抱える問題点が浮かび上がるので，それを医学的（medical）問題，心理的（psychological）問題，社会・経済的（socio-economical）問題に分けてそれぞれ重要なものから列記し，プロブレムリストを作成する．

d. 初期診断・治療計画の立案

プロブレムリストの全体を見渡し，診断や治療のためにはどのような検査が必要か，他科への対診が必要か，どのような順に治療を進めるかなどを考えて初期診断・治療計画を立てる．立案した検査と治療の計画を患者に説明し，インフォームドコンセントのもとに計画を実施する．

e. 検　査

臨床的診察に続いて，必要のある場合には検査を行う．クラウンブリッジ補綴領域で行われる検査には下記のようなものがある．

i）う蝕検査

う蝕の範囲により保存修復処置あるいは歯冠補綴処置のどちらが必要となるかが決定されるので，見逃しのないように慎重に行う．う蝕に罹患するとう蝕部位は光の透過性が低下するので，レジン照射器などを使用して歯に光を当ててう蝕の範囲や大きさを把握する透照診が一般に行われる．

ii）歯周組織検査

残存歯，特に支台歯の歯周組織の状態は，補綴装置の設計や経過に大きな影響を及ぼすので，重要な検査である．

①プロービング検査：歯周プローブを用いて歯周ポケットの深さ（プロービングデプス（probing depth：PD）），アタッチメントレベル，排膿および出血の有無を検査する（図5.2.1）．PDの大きい部位は歯周組織破壊が進行するリスクが高い．アタッチメントレベルは現在の歯根面に付着している歯周組織の位置を示し，アタッチメントロスは過去から現在までの付着の喪失を意味し，歯槽骨の吸収により歯の絶対的支持量が減少していることを示している．また，プロービング時の出血はポケット内壁に炎症が存在することを意味し，歯周炎が進行するリスクが高いとされる．

②歯の動揺度検査：通常ピンセットを使用し，Millerの分類を基に動揺度を4段階に判定する（表5.2.1）．歯の動揺度は歯槽骨の高さが低下すると，また歯根膜腔の拡大が起こると強くなる．

③根分岐部病変：根分岐部病変は，歯周炎や歯髄疾患の病変が多根歯の根間中隔に波及した状態である．歯周プローブや根分岐部用プローブを用いて，X線写真を参考にしながら進行度を3段階に分類する（LindheとNymanの分類，表5.2.2）．病変の程度により治療法が異なり，補綴治療計画も影響を受ける．

iii）咬合検査

中心咬合位や中心位における咬合接触状態や偏心運動時の接触滑走状態を調べる．歯に加わる咬合応力を適切に分散させ，安定した下顎位を得るために

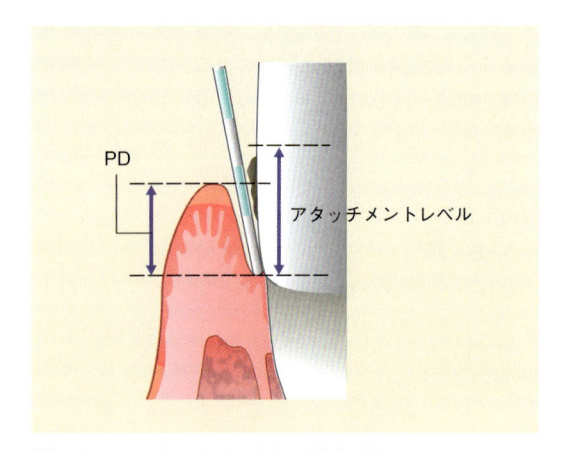

図5.2.1 アタッチメントレベルとPD

表5.2.1 Millerの歯の動揺度の判定基準

0度	生理的動揺の範囲（0.2 mm以内）
1度	唇舌方向にわずかに動揺するもの（0.2〜1 mm以内）
2度	唇舌方向に中程度に，近遠心的にわずかに動揺するもの（1〜2 mm以内）
3度	唇舌，近遠心方向だけでなく，歯軸方向にも動揺するもの（2 mm以上）

表5.2.2 LindheとNymanの分類

1度	根分岐部にプローブを挿入し，水平方向ポケットが歯冠幅の1/3以内
2度	歯冠幅の1/3以上で貫通しない
3度	完全に貫通する

（Hamp SE, Nyman S, et al：J Clin Priodontol, **2**(3)：126-135, 1975）

重要な検査となる.

①ワックス法：専用のワックスを歯列上に圧接してタッピングなどの下顎運動を行わせ，ワックスが薄く抜けた部位を咬合接触点として観察する．噛み切り抵抗が大きいためほかの方法と比較すると精度には劣るが，咬合接触点を印記しにくいグレーズされたポーセレン表面の場合には適している．

②咬合紙法：生体に無害な色素を紙やフィルムの両面あるいは片面に固着させた咬合紙を専用のホルダーにはさみ，タッピングや滑走運動を行わせて咬合接触点を印記し，咬合接触の有無を判定する．本法は簡便で安価なため，臨床においては最も頻繁に使用される．色の異なる咬合紙を用いることにより，たとえば咬頭嵌合位と偏心咬合位の咬合接触点を識別することが可能である．また，咬合紙に残る接触点の色の抜け具合から接触の強さを推測することができる．

③引き抜き試験：上下顎咬合面間に咬合紙やフォイルをおき，咬合させて引き抜き，1歯ごとに咬合接触の有無や強さ，補綴装置の過高，過低を判定する．引き抜ける場合は検査部位の間隙が咬合紙やフォイルの厚みよりも大きいと判断する．咬合紙（厚さ約 $30\,\mu m$）よりもシムストック（厚さ約 $14\,\mu m$）の方がよく利用される.

④シリコーンブラック法：カーボン末入りシリコーン印象材を咬合面間に介在させて任意の顎位で閉口させ，硬化した印象材を取り出して透過光によって咬合状態を観察する．本法に利用する印象材はきわめて流動性にすぐれるため，無圧で自然な咬合状態を記録できる．咬合紙法の欠点である印記ミスや「かすみ」がないという利点がある反面，硬化まで顎位を保持する必要があるため，偏心咬合位などの不安定な顎位における咬合状態の検査には向かない.

⑤感圧フィルムによる方法：感圧フィルムを使用した咬合分析機器には，T-スキャンⅢとデンタルプレスケール・オクルーザーシステム® がある．前者では，導電性インクを含んだ感圧フィルムの電気抵抗値の変化を利用して，歯列内の咬合接触圧分布，咬合圧重心とその時間的経過が観察できる．

後者では，マイクロカプセルを封入した感圧フィルムを咬合すると加圧された部位だけカプセルが破れて赤色に発色するようになっており，発色の強さと分布を計測することにより咬合圧，咬合圧重心および咬合接触面積を定量化することができる．

iv) 顎機能検査

①咀嚼能力検査：歯の欠損による咀嚼能力の低下や補綴歯科治療による回復の程度を客観的に知る目的で，咀嚼された試料の粉砕状態を測定する客観的な方法と，破砕可能な食品を一覧表から選ばせて咀嚼能力を評価する主観的な方法がある．

②下顎運動路検査：切歯点部に固定した永久磁石の動きを頭部に固定したセンサーでとらえて三次元顎運動データとして記録する非接触式の顎運動計測装置が用いられる．これらの装置のなかには筋電計，関節雑音測定装置，低周波経皮的電気刺激装置とともにシステム化され，付属コンピュータによりデータ解析を行うことができるものもある．これらの装置を使用することにより，各種の下顎位と下顎運動経路を三次元的に分析することができる．最近では，6自由度の顎運動計測を可能にした装置がいくつか開発され，下顎頭運動を含めた下顎任意点の運動計測が可能となっている.

③筋機能検査：前述のように下顎運動路検査機器に筋電計が組み込まれ，咀嚼筋筋電図を記録することにより筋機能検査が行える顎機能検査システムが開発されている．また，各種咬合力計や感圧フィルム利用の咬合検査機器を用いて咬合力を測定することにより，間接的に咀嚼筋機能を推測することも行われる．

v) 模型検査

口腔内の歯列の状態の観察を目的として作製される上下顎模型を研究用模型という．これを用いて個々の歯の位置や傾斜，豊隆の程度，支台歯相互の平行性，歯列の弯曲や傾斜，上下歯列間の被蓋の程度など直接口腔内で観察しにくい部分を中心に観察する．フェイスボウトランスファーを行い，咬合器上に頭蓋に対する上下顎の位置関係を再現して，咬頭嵌合位や偏心位における咬合接触状態や咬合平面の状態などを観察することもある．

vi) 画像検査

歯科の臨床で使用される画像検査には，X線写真検査，CT検査，MRI検査などがある．これらの検査を目的に応じて使い分ける．

①口内法X線写真検査：歯科用X線フィルムを口腔内に挿入し，顔面からX線を照射して写真を得る撮影法である．いわゆるデンタルX線写真撮影法とよばれる標準的な方法のほかに，咬合法，咬

翼法などがあり，診断目的に応じて使い分けられる．デンタルX線写真撮影法には歯頸部の観察に適した平行法と根尖部や歯根の状態の観察に適した二等分法がある．

②口外法X線写真検査：スリット状X線ビームを回転させて顎骨の展開像を得る回転パノラマX線撮影法が最も一般的に用いられている．パノラマX線撮影法は，顎骨を広範囲に観察することができ，顎骨に特有の疾患や歯原性の疾患のほか，上顎洞などの副鼻腔や鼻腔の疾患，変形性顎関節症，唾石といった多くの疾患の病変把握に有効であり，スクリーニング検査法として病院のみならず一般歯科医院においても必要不可欠な撮影法である．また，顎関節部の観察のために，専用の装置を一般デンタルX線撮影装置に取りつけて撮影する経頭蓋側斜位撮影が行われる．最近では，顎関節撮影モードを備えたパノラマ装置による矢状4分割顎関節撮影法も利用されている．

③CT検査：きわめて正確な硬組織の三次元構築像を得ることができ，最近ではインプラントの埋入位置や方向の決定に利用される．

④MRI検査：硬組織だけでなく軟組織の病態も診断可能であるため利用範囲は広い．円板転位を有する顎関節内障の確定診断などに利用される．

f. 最終治療計画の立案

初期の診断・治療計画に検査結果を合わせて治療計画を見直し，最終治療計画を立案する．初期治療計画から変更のある場合には，あらためて患者に最終治療計画を提示し，再度インフォームドコンセントの手続きをすませる必要がある．治療法が複数考えられる場合は，それぞれの治療法の利点，欠点，リスク，費用，治療期間や回数，予後について説明し，最終的な治療法の選択は患者に委譲する．

〔矢谷博文〕

■文　献

石橋寛二：ブリッジの設計．クラウンブリッジ補綴学，第4版（石橋寛二，川添堯彬他編），pp22-30，医歯薬出版，2009．

梅村長生，石井拓男他：POSの基本．POSによる歯科診療録の書き方（日野原重明監），pp11-42，医歯薬出版，2005．

(2) 前処置と支台築造

a. 保存処置および予防処置

う蝕，歯周病などにより歯質あるいは歯が欠損した症例に対し，補綴処置に先立って種々の前処置が施される（表5.2.3）．

補綴前処置としての保存処置は，残存歯の歯内療法，歯周治療となる．

歯内療法は，歯髄，根管，根尖歯周組織に病変が存在する場合に行われ，補綴処置へ移行する前に病変の除去をはかる．

歯周治療は，主として歯肉炎と辺縁性歯周炎を対象とする．歯周組織の炎症が消退したことを確認してから，補綴処置に移行する．

また補綴前処置としての予防処置では，残存歯のう蝕あるいは歯周病が進行しないよう，あるいは新

表5.2.3　クラウン・ブリッジによる補綴のための前処置

保存および予防処置	歯内療法 　抜髄（歯髄の保存が不可と診断された場合，歯髄の除去と根管充填） 　感染根管治療（根管内の感染と根尖性歯周炎に対し，感染根管治療と根管充填） 歯周治療 　歯肉炎，辺縁性歯周炎に対する歯周初期治療，歯周外科手術など 予防処置と指導 　疾病の発生，進行を防止するため，薬物塗布，口腔清掃，ブラッシング指導，生活指導など
矯正処置	整直（uprighting；傾斜した歯をもとに戻す），挺出（root extrusion；歯根を牽引する），歯間空隙の修正
外科処置	保存不可の歯に対する抜歯，嚢胞摘出に伴う歯根尖切除手術など セパレーション（root separation；根分岐部病変の消退をはかることを目的として，大臼歯の歯根を分割） ヘミセクション（hemi-section；下顎大臼歯を分割し，病変のある歯根を抜去） トライセクション（tri-section；上顎大臼歯を分割し，3根のうち病変のある1根を抜去） 歯槽堤形成手術（広範囲に，あるいは深部まで陥凹した歯槽堤に対し，形成により形態回復）

規に発生しないよう，歯面へのフッ素化合物塗布，歯面清掃，患者に対するブラッシング指導などを行う．この予防処置は疾病の発生，増悪を未然に防ぐ観点から，補綴前処置として重視されている．

b. 矯正処置

歯の位置を移動させる矯正処置のなかで，補綴前処置に該当するものとしては，整直（uprighting），深い歯肉縁下う蝕に対する歯根の挺出（root extrusion），正中離開および歯間空隙の修正，近接した歯根間の拡大処置などがある．

c. 外科処置

歯周外科処置以外の外科的前処置としては，支台歯として使用不可と診断された歯の抜去，歯根の分割，歯根分割と一部の抜去，補綴装置と口腔組織，器官の調和を目的とした外科処置などがある．

d. 支台築造

支台築造（core build up）は補綴処置の一部ではあるが，クラウン・ブリッジによる補綴の前処置と見なすこともできる．補綴装置の装着が予定される症例において，歯根部を残すことができる歯に対して支台築造を行う．この処置により，支台歯はクラウンを装着しうる形態となる．支台築造体（dowel core, post core）は鋳造によるものと，既成・成形材料によるものとがある．前者は，模型製作後，模型上で築造体を製作し，次回来院時に装着されることから，間接法に分類される．後者は材料を窩洞，根管に直接装着，充塡することが可能であり，治療が口腔内の操作のみで終了する場合，術式は直接法に分類される（**表 5.2.4**）．

図 5.2.2 に下顎第一大臼歯石膏模型と鋳造支台築造体を示す．う蝕が深くなると，歯冠部の健全歯質が失われる．クラウンを製作する前に，あらかじめ支台歯形態を構築しておくことが必要である．

〔松村英雄〕

(3) クラウン

a. クラウンの種類と適用

クラウン（冠，restoration，crown restoration）とは，形成後の支台歯に対して装着される歯冠修復物である．歯の病態がう蝕2度（C_2）であれば生活歯の支台歯形成（abutment preparation, reduction），う蝕3度（C_3）より重症であれば，前処置，支台築造を経て，失活歯の支台歯形成となる．

クラウンは材質および形態によって分類される．

表 5.2.4 代表的な支台築造の術式と適用例

	直接法	間接法
病態と適用	歯冠部歯質が2〜3壁残存	残根状態でも可
材料の例	コンポジットレジンと既成ポスト	鋳造用合金
術式	窩洞形成，ポストの調整，根管接着処理，材料充塡	1日目：窩洞形成，印象，仮封 2日目：仮封除去，試適，接着処理，装着
利点	築造の処置が1日で終了	支台歯形態の回復が確実
注意点	健全歯質が少ないと適用困難	支台築造の処置に最低2回の来院が必要

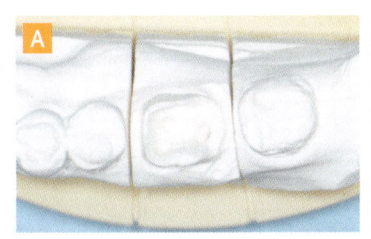

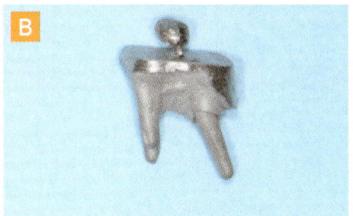

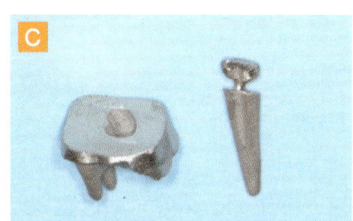

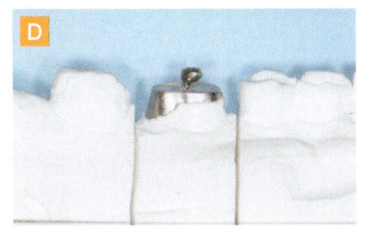

図 5.2.2 下顎第一大臼歯石膏模型と鋳造支台築造体
A：支台築造窩洞の形成を行った下顎第一大臼歯の石膏模型．歯冠部の形態が失われている．B：金銀パラジウム合金で鋳造された支台築造体．C：根管部の形成において平行性が確保できない場合は分割築造体とする．D：模型上の支台築造体舌側面観．歯質欠損部に築造体が装着されると支台歯形態が復元される．

材質はレジン（樹脂，有機材料），セラミックス（無機材料），コンポジット（有機-無機複合材料），合金（金属材料）のいずれかであり，場合によりこれらが併用される．クラウンと歯冠修復物の分類，適用と構造を**表 5.2.5**に示す［⇨ 5.1-2(2) e. を参照］．

b. クラウンによる補綴処置

クラウンの支台歯形成から装着に至るまでの流れを**表 5.2.6**に示す．支台歯形成からクラウン装着まで，通常は2回の診療とその間の技工作業が必要である．

支台歯が生活歯か失活歯かによって，前処置，術式，クラウンなどが限定される．**図 5.2.3**に全部金属冠の支台歯形成から暫間被覆冠（provisional restoration）装着までの流れを示す．**図 5.2.4**は同じ患者の反対側歯列に対して製作された大臼歯全部金属冠と小臼歯陶材焼付冠の模型上での舌側面観である．**図 5.2.5**は2歯に対し，クラウンが装着された状態を示している．小臼歯は一見天然歯と区別がつかない状態で形態と色調が回復されている．

〔松村英雄〕

（4）固定性ブリッジ
a. 構　造

ブリッジとは，1～数歯の欠損に対し，残存歯を支台歯として連結補綴することにより，機能や外観を回復する歯根膜負担の義歯をいう．ブリッジには，固定性ブリッジ，半固定性ブリッジ，可撤性ブ

表 5.2.5　クラウンと歯冠修復物

分類	適用と構造
部分被覆冠・修復物 （partial veneer restoration） 　3/4クラウン 　4/5クラウン 　7/8クラウン 　ピンレッジ 　プロキシマルハーフクラウン 　アンレー	原則として生活歯に適用 前歯部において，遠心，近心，舌側面の3面を被覆 臼歯部において，遠心，近心，咬合面の3面＋頰側または舌側の1面を被覆 上顎大臼歯部において，軸面を8分割し，近心頰側面以外の7面および咬合面を被覆 切縁，隣接面に健全歯質が多い前歯において，保持孔を形成し，舌面を被覆 隣接面片側に歯質欠損がある歯において，欠損部を含む歯冠の約1/2を被覆 歯冠崩壊が咬合面と両隣接面にわたる歯において，当該部を被覆
インレー	生活歯において，健全な切縁，咬頭，隣接面を残し，内側性窩洞を形成して修復
接着ブリッジの支台装置	生活歯の舌側面と咬合面のエナメル質（原則）に金属鋳造体を接着材料で装着
ラミネートベニア修復物	おもに前歯（生活歯）唇側面に薄いセラミック修復物を接着材料で装着
全部被覆冠 （complete veneer restoration） 　全部金属（鋳造）冠 　レジン前装冠 　陶材焼付（鋳造）冠 　セラミッククラウン 　レジンジャケットクラウン	おもに失活歯に適用，生活歯にも適用可 臼歯部において，支台歯を金属で被覆 支台歯を金属で被覆するが，外観に触れる部分は歯冠色のレジンで前装 支台歯を金属で被覆するが，外観に触れる部分は歯冠色のセラミックスで外装 支台歯全体をセラミックスで被覆 支台歯全体をレジンまたは複合材料で被覆
継続歯	失活歯に対し，支台築造体とクラウンを一体化した構造物を装着

表 5.2.6　支台歯形成からクラウン装着まで

病態	う蝕2度（C_2）まで（生活歯）	う蝕3度（C_3）以上（失活歯）
前処置	歯髄鎮静など	根管処置，支台築造など
処置	麻酔が必要 健全歯質は可及的に残す 部分被覆冠，修復物を多用	支台築造により，支台歯形態を回復する 全部被覆冠の形成とすることが多い 全部被覆冠を多用
病態	生活歯，失活歯共通	
術式	診療室1日目：支台歯形成（**図 5.2.2A**），印象採得（impression making，**図 5.2.2B～C**），咬合採得，暫間被覆冠（provisional restoration）装着（**図 5.2.2D**） 　技工室：作業模型製作，咬合器装着 診療室2日目：クラウンの試適，形態と咬合の調整，装着	
材料	前歯部では歯冠色，強い咬合圧が加わる部位は金属での製作が多い	
利点	かなり広範囲の歯質欠損であっても，天然歯と類似の機能，外観を回復できる（**図 5.2.3，5.2.4**の小臼歯）	
注意点	軽度う蝕に対する保存修復治療に比して，長い診療時間と技工作業を必要とする	

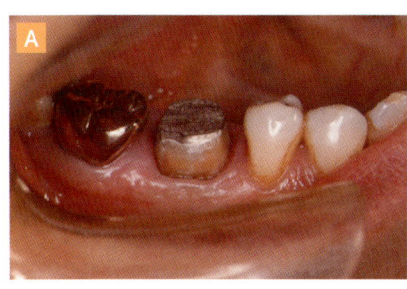

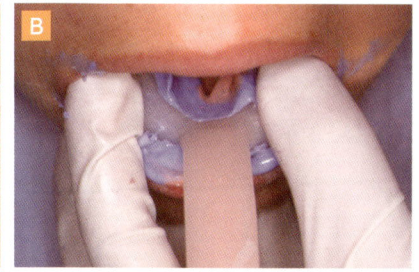

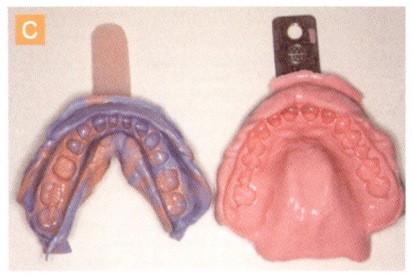

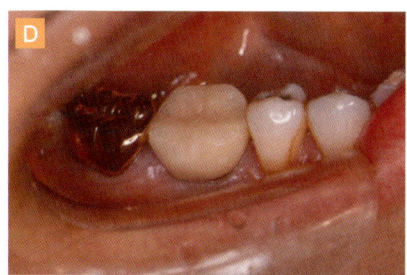

図 5.2.3 全部金属冠の支台歯形成から暫間被覆冠装着までの流れ

A：支台築造体装着後，全部金属（鋳造）冠装着を予定して形成された下顎右側第一大臼歯．B：作業模型製作のため，歯列の印象採得を行っている状態．C：上下顎の印象面．印象体に石膏を注入して作業模型を製作する．D：次回診療までの期間，暫間被覆冠を装着する．

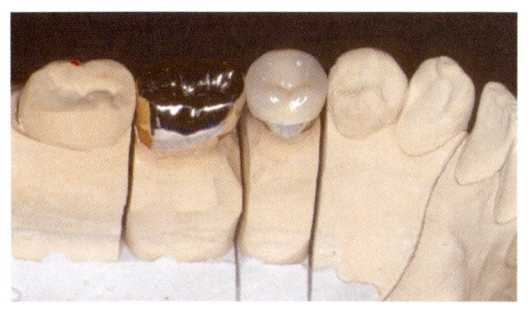

図 5.2.4 同一患者の反対側に装着予定の陶材焼付冠と全部金属冠の舌側面観

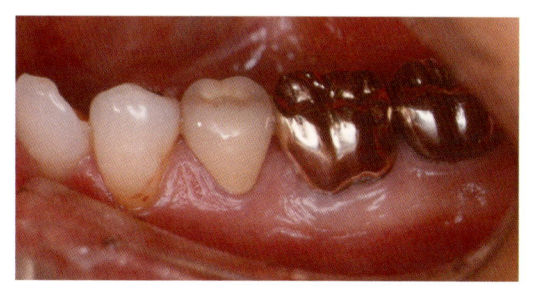

図 5.2.5 下顎左側臼歯に装着された陶材焼付冠と全部金属冠

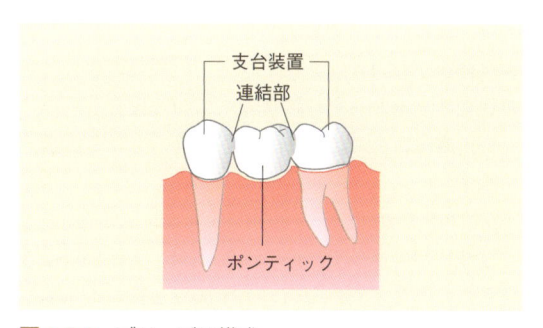

図 5.2.6 ブリッジの構成

リッジの3種類があり，このうち固定性ブリッジは補綴装置を歯科用セメントで支台歯に合着するものをいう．支台装置，ポンティック，連結部より構成される（図 5.2.6）．

b. 臨床的意義

歯の欠損を放置すると，図 5.2.7 に示すような歯の移動に伴う種々の悪影響が惹起される場合がある．このような悪影響は歯周組織が健全でないと加速される．どのような種類のブリッジであっても，ブリッジを装着することにより，支台歯だけでなく隣接歯や対合歯の移動が防止され，歯の欠損に伴う悪影響の発現を防ぐことができる．

また，固定性ブリッジはセメント合着されて支台歯と一体化している構造のため，咀嚼機能や構音機能を天然歯とまったく遜色ない状態に回復することができる．さらに最近では，審美材料の進歩とポンティック基底面形態の工夫により，天然歯と区別できない高い審美性を有したブリッジの作製，装着が可能となっている．

c. 適応症

固定性ブリッジの装着により十分に機能と外観が回復できる症例が適応となる．また，機能と外観の回復は一時的なものではなく，長く維持されなければならない．そのためには，欠損歯数が多すぎないこと，歯周組織が健全で支台歯の圧負担能力が十分であること，欠損部顎堤形態が凸状で審美性と清浄性にすぐれるポンティック形態の付与が可能である

5.2 歯の欠損と機能障害に対する治療　471

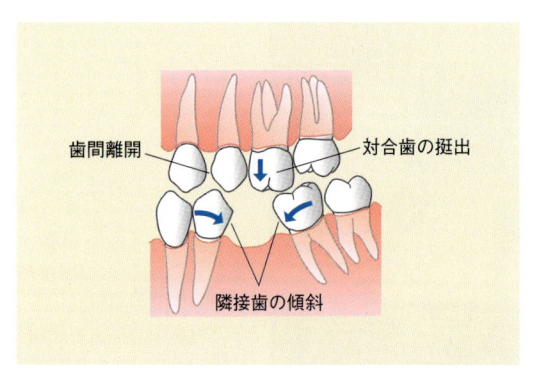

図 5.2.7　歯の欠損を放置した場合に起こりうる悪影響
歯周組織が健全であれば，歯の移動は簡単には起こらないことから，欠損部の放置も治療オプションの1つとなりうる．

表 5.2.7　支台装置に用いる被覆冠

1. 全部被覆冠
   - 全部金属冠
   - レジン前装冠
   - 陶材焼付冠
   - オールセラミッククラウン
2. 一部被覆冠
   - 3/4冠，4/5冠
   - インレー，アンレー
   - ピンレッジ
   - 接着ブリッジのリテーナー

表 5.2.8　ポンティックに要求される要件

1. 咀嚼，構音機能が十分に回復されること
2. 十分な強度を有すること
3. 支台歯の負担過重を招かないこと
4. 歯槽粘膜に為害作用を発現しないこと
5. 審美性にすぐれること
6. 装着感がよいこと

ことなどが必要である．このような必要条件が満たされていない場合は，補綴前処置を行って条件を整えることが必要である．

d. 種　類
i）支台装置

支台装置にはポンティック部の咬合接触により生じる咬合応力が伝達されるため，構造的に十分な強度をもたせる必要があることから金属を用いることが基本となっている．しかし最近では，アルミナやジルコニアなどの強度にすぐれるセラミック材料が開発され，ブリッジ全体をメタルフリーで作製する場合もある．

支台装置は全部被覆冠とする場合が多いが，支台歯に修復がないか，あっても小さい修復の場合は歯質保全の立場から一部被覆冠を用いる場合も少なくない．**表 5.2.7** に支台装置として用いられる被覆冠を示す．

ii）ポンティック

ブリッジの構成要素の1つであり，支台装置と連結されることによって歯の欠損部分を補う人工歯部分を指す．ポンティックに要求される要件は**表5.2.8**のとおりである．

ポンティックは強度を必要とすることから，主として金属によって構成されるが，審美的要求などによって陶材やコンポジットレジンと組み合わせることも多い．

①金属ポンティック：外観に触れることが少なく，強度を重視する場合が適応となり，大臼歯部に用いることが多い．歯垢の離型性を高めるため，基底面をできるだけ滑沢に研磨しておくことが大切である．

②レジン前装ポンティック：外観に触れる前歯部や臼歯部の唇側または頬側を歯冠色コンポジットレジンで前装する．金属ポンティックは金属量が多いと鋳巣などの鋳造欠陥が生じやすく，コストもかさむことから，強度に問題ない場合は外観に触れることのない部位にも用いられることがある．

③陶材焼付ポンティック：陶材の金属への焼付強度は大きいのでレジン前装ポンティックよりも前装部分を広くでき，より審美性にすぐれる．最近では金属だけでなく，セラミックスのフレームに陶材を焼成する場合もある（オールセラミックブリッジ）．

e. 設　計
i）支台歯の圧負担能力

固定性ブリッジは歯根膜負担義歯であり，支台歯はポンティック部に加わる機能圧を余分に負担しなければならないため，設計にあたって支台歯の圧負担能力を正しく評価することが重要である．そのためには，「支台歯の歯根表面積の総和が，補綴される欠損歯のそれと同等以上でなければならない」とするAnteの法則と，それを指数化したDuchangeの指数が参考となる．歯周疾患により歯槽骨が吸収している場合は，圧負担能力は低下する．歯根の形態は円錐状であるため，歯槽骨が歯根長の1/3を吸収すると歯根膜表面積は半減する．睡眠時ブラキシズムや硬固物咀嚼の嗜好は支台歯の圧負担を増加させるので負担過重を招かないよう注意する．

ii）咬合と咬合圧負担

歯の咬合圧負担能力は歯軸方向に対しては高い

が，側方力に対しては低い．したがって，支台歯に加わる圧負担をできるだけ軽減するために，ポンティックの頬舌径を小さくする，咬頭傾斜をゆるやかにするなど咬合面形態に配慮が必要である．

iii）欠損歯数と支台歯数

1歯欠損の場合，標準的には両隣接歯を支台歯とし，欠損歯数が増えるに従い支台歯を追加する．前歯ブリッジはアーチ状の形態となるので，ブリッジに回転力が加わり，支台歯に加わる側方力が増加する．側方力が多くなることが予想される場合は支台歯数を増やしてそれに対抗する必要がある．また，ポンティック近遠心部の支台歯の圧負担が大きく異ならないように配慮する．

f. ポンティックの基底面形態

ポンティックの基底面の形態は，咀嚼・構音機能，審美性，清浄性および装着感を考慮し，対合歯との位置関係や欠損部位に応じて選択する．固定性ブリッジに用いられるポンティックの基底面形態は，図5.2.8 に示す5種類である．

i）偏側型

おもに上顎前歯部に適用される形態で，基底面の唇側縁のみを歯槽堤に接触させ，そこから直線的に大きく空間を開放する．清浄性を重視した形態であり，装着感はよいとはいえない．

ii）リッジラップ型

基底面を舌側に凸状に張り出すことにより，偏側型の欠点である装着感を改善した形態である．上顎の小臼歯部および大臼歯部に適用されることが多く，歯槽堤の形態によっては上顎前歯部に使用されることもある．

iii）船底型

下顎の臼歯部に適用されることが多い．基底面全体を凸状とし，最突出部をわずかに歯槽頂に接する形態とすることにより審美性と清浄性のバランスをとっている．

iv）離底型

船底型と基本形態は同じであるが，基底面の最突出部を歯槽頂から1～2mm離して，歯垢を付着しにくくした形態である．清浄性は向上するが，装着感や審美性が悪くなりやすい．

v）オベイト型

基底面を凸状として顎堤粘膜の陥凹部に入り込ませることにより歯間乳頭部をある程度育成することが可能である．最も審美性にすぐれることから前歯部や小臼歯部に適用される．顎堤粘膜に陥凹部を形成するための補綴前処置が必要となる．基底面は良好にグレージングされた陶材とし，清浄性を保つ．

g. 連結法

連結部は，ポンティックに加わる咬合圧を支台歯に伝達する部分であることから，変形や断裂を生じない強度を有している必要がある．また，下部鼓形空隙を十分に確保し，清浄性不良を招かないよう配慮する．

i）固定性連結

一般的な連結法で強度にすぐれ，動揺のある支台歯を連結固定する目的も有する．一塊鋳造法とろうづけ法がある．

一塊鋳造法は，作業用模型上でブリッジ全体のワックスアップを行い，これを一塊として埋没，鋳造する方法である．強度にすぐれるが，ロングスパンになると鋳造ひずみが大きくなるため，ポンティックと支台装置を合わせて3歯までが適応である．

ろうづけ法は，支台装置とポンティックの位置関係を模型上または口腔内で記録したうえで取り出し，ろうづけ用の埋没材に埋没し，ろうづけして連結する方法である．ブリッジの適合精度にすぐれるが，ろうを介して連結するため，一塊鋳造法と比較して強度と耐蝕性に劣る．

陶材焼付冠を支台装置とする場合のろうづけ法には，陶材を焼きつける前に行う前ろうづけ法と陶材を焼きつけてから行う後ろうづけ法の2種類がある．前者は後者と比較して強度と審美性にすぐれ，後者は支台装置がポンティックと異なる金属で作製

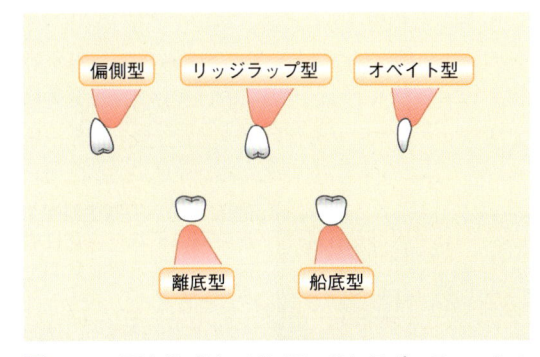

図5.2.8 固定性ブリッジに用いられるポンティックの基底面形態

いずれの形態であっても基底面は凸状形態とし，凹面部のないようにする．凹面部があると清掃困難となり，歯垢の蓄積を招く．

されている場合にも適用できるのが特長である．

　　ii）可動性連結

　多数歯ブリッジにおいて，平行性の確保できない前歯部と臼歯部とを連結する際に使われる．キーアンドキーウェイが利用される．支台歯間の平行性がとれない症例にも応用される． 〔矢谷博文〕

■文　献

石橋寛二：ブリッジの設計．クラウンブリッジ補綴学，第4版（石橋寛二，川添堯彬他編），pp63-71，医歯薬出版，2009．

Rosenstiel SF, Land MF, et al：A design of pontic. In:Contemporary Fixed Prosthodontics（Rosenstiel SF, Land MF, et al eds），pp503-531, Mosby, 2001．

（5）可撤性ブリッジ

a．定　義

　可撤性ブリッジとは，ブリッジの維持形式による分類の一種であり，支台装置あるいは連結部に可撤性の装置を用いて，ブリッジの大部分またはポンティックが支台装置から着脱できるブリッジのことをいう．そのため，着脱を可能とするようなコーヌステレスコープや既製もしくは自家製の維持装置（アタッチメント）が用いられる（図5.2.9）．可撤性ブリッジは，その構造により可撤性義歯（コーヌステレスコープデンチャー，図5.2.10）との区別が困難な場合もあるが，基本的に歯牙（歯根膜）支持であることが特徴といえる．また，ポンティックにはおもに有床型や鞍状型ポンティックが用いられることが多いが，ポンティック部のみ着脱できるような設計のものでは，リッジラップ型や船底型なども用いられる場合がある．

b．適応症

　実際の臨床で可撤性ブリッジが用いられることはそれほど多くない．しかし，欠損部歯槽堤の吸収が著しく，ポンティックの歯冠長径が長くなってしまい審美的に不利になるケースや欠損範囲が広いケース，リップサポートが十分得られないようなケースで用いられることがある．すなわち，ポンティックを非自浄型である有床型や鞍状型にせざるをえないようなケースにおいては，ブリッジを可撤性にすることで支台歯周囲やポンティック基底面の清掃が十分にできるようにする．

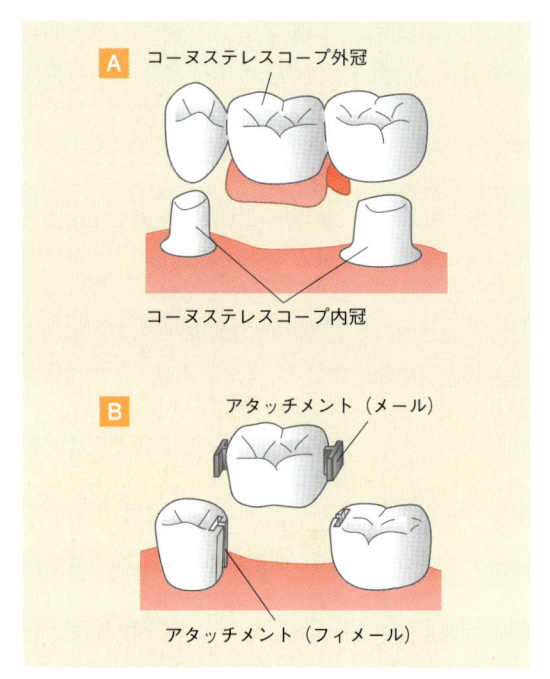

c．コーヌステレスコープを用いた可撤性ブリッジの臨床ステップ

　　i）内冠の作製

　内冠となる支台歯の形成後に精密印象採得を行い，作業模型を作製する（図5.2.11A）．作業模型上でワックスアップを行い，内冠の作製を行う（図

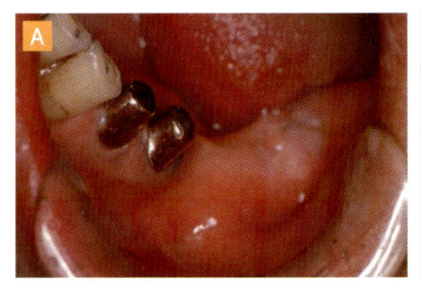

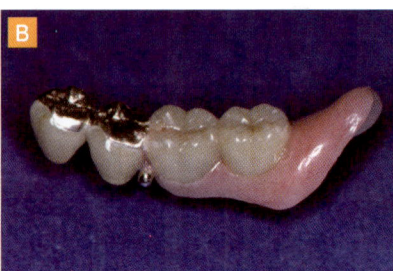

図5.2.9　可撤性ブリッジの構造
A：コーヌステレスコープ内冠を支台とし，有床型ポンティックや鞍状型ポンティックを有するコーヌステレスコープクラウンブリッジのタイプ．B：支台歯の歯冠補綴装置とポンティックにアタッチメントを付与し，ポンティック部のみ着脱できるタイプ．

図5.2.10　下顎遊離端欠損に用いられた可撤性義歯（コーヌステレスコープデンチャー）
A：内冠と欠損部．B：外冠と床，人工歯部．歯牙のみでなく粘膜にも咬合支持を求めている．構造的にはコーヌステレスコープを用いた可撤性ブリッジとほぼ同じである．

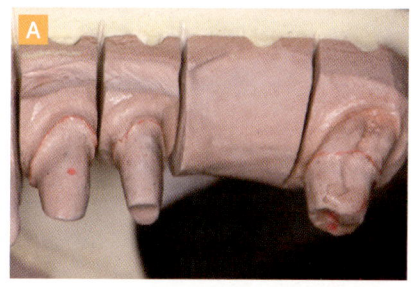

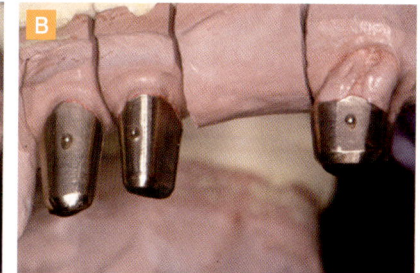

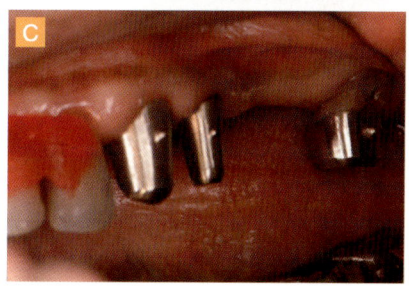

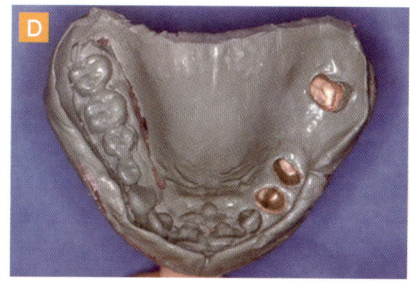

図 5.2.11 可撤性ブリッジの臨床ステップ1（内冠の作製，装着とピックアップ印象）

A：内冠となる支台歯の作業模型．B：完成した内冠．C：内冠の口腔内への試適．D：内冠を装着した状態でのピックアップ印象．

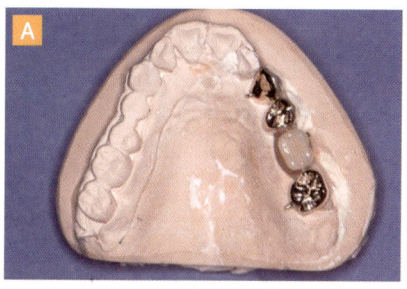

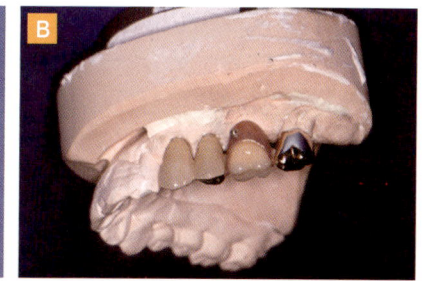

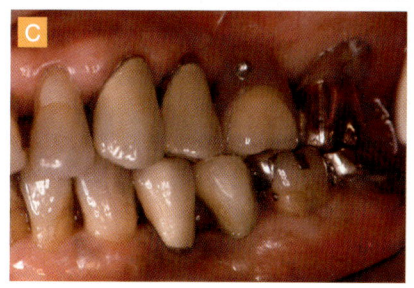

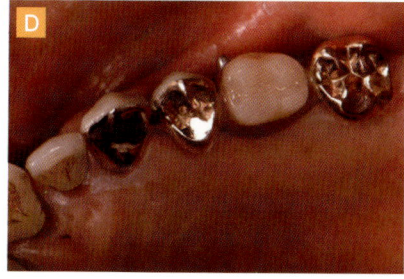

図 5.2.12 可撤性ブリッジの臨床ステップ2（外冠の作製，装着）

A，B：内冠が装着された作業模型上で作製した外冠．C，D：完成した外冠を口腔内に装着した状態．

5.2.11B）．ワックスアップの際，ミリング装置などを用いて各内冠の平行性を確保する．

ii）内冠の試適とピックアップ印象

内冠を口腔内に試適し，適合状態を確認する（図5.2.11C）．内冠を支台歯に装着した状態でピックアップ印象を行う（図 5.2.11D）．

iii）外冠の作製

内冠が装着された状態でピックアップ印象し作製した作業模型上で外冠の作製を行う（図 5.2.12A，B）．

iv）内冠の合着と外冠の装着

はじめに完成した内冠を支台歯に合着する．次に外冠を試適，調整し，装着を行う（図 5.2.12C，D）．

〔窪木拓男，完山　学〕

■ 文　献

羽賀通夫，内山洋一他：ブリッジの概説．標準クラウン・ブリッジ補綴学，第1版（羽賀通夫，内山洋一他編），p27，医学書院，1989．

石橋寛二：ブリッジの種類と構成．クラウンブリッジ補綴学，第4版（石橋寛二，川添堯彬他編），pp56-71，医歯薬出版，2009．

石橋寛二，伊藤　裕他：クラウンブリッジの種類．クラウンブリッジテクニック，第1版（石橋寛二，伊藤裕他編），pp8-10，医歯薬出版，2008．

5.2　歯の欠損と機能障害に対する治療　475

(6) メインテナンス

a. メインテナンスの意義と目的

　補綴歯科治療は，補綴装置を作製し装着することで一区切りつけることができる．しかし，本来の目的を考えると，補綴装置は患者の口腔内に装着されてからその役割を果たしはじめることになる．すなわち，患者の失われた機能が補綴装置により回復し，生体と調和した状態で長期にわたり維持されてこそ，その補綴装置は目的を達したといえる．しかし，補綴装置を含めて口腔内環境は，患者の加齢とともに経時的に変化していくため，トラブルが発生することも少なくない．ブリッジの生存に関するメタ分析の結果では，15年の生存率が約70％前後であることや，失敗のおもな原因がブリッジの脱離や二次う蝕であることが報告されている．こうしたトラブルを回避し，長期にわたって補綴装置を口腔内で機能させるために，メインテナンスは必要不可欠である．メインテナンスの必須項目としては，二次う蝕や歯周病などの原因となる口腔内細菌への対応と，口腔内環境の変化に伴う補綴装置の変化，特に咬合の変化に対応することがあげられる．

b. ホームケアとプロフェッショナルケア

i) ホームケア

　患者自身が行う術後管理をホームケアといい，ホームケアの中心となるのがプラークコントロールである．プラークコントロールは，おもに各種清掃器具（図5.2.13～5.2.15）を用いて歯垢を除去することであるが，キシリトール配合のガムなどによる歯垢産生の抑制や，フッ素入り歯磨剤やデンタルリンスの使用などもプラークコントロールの一環といえる．

　ブリッジに対する清掃手段としては，おもに通常の歯ブラシが用いられることが多い．しかし，歯間部や，ポンティックの形態によってはポンティック下面の清掃が歯ブラシのみでは十分にできない場合がある．そうした場合には，歯間ブラシやスーパーフロスなどが用いられる（図5.2.14，5.2.15）．また，高齢者など通常の歯ブラシがうまく使えない患者に対しては，音波歯ブラシや電動歯ブラシの使用も有用である．

ii) プロフェッショナルケア

　ホームケアに対して，リコール時に歯科医師や歯科衛生士が行うケアをプロフェッショナルケアとい

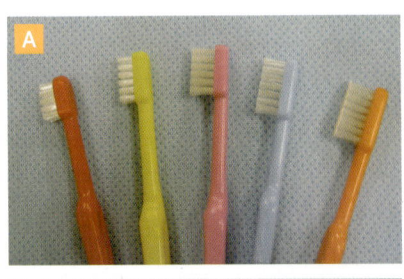

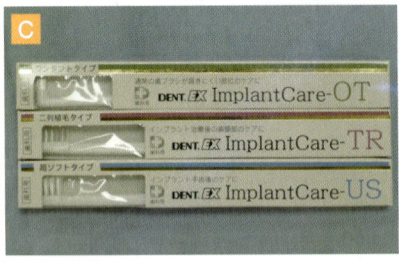

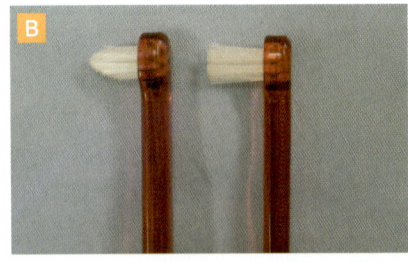

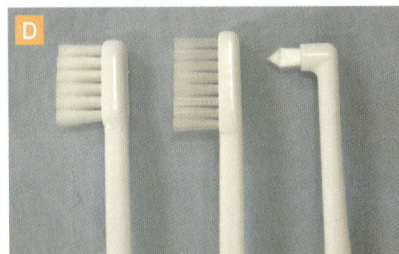

図5.2.13　各種歯ブラシ
A：患者個々の口腔内状況に対応できるようさまざまなサイズや毛のかたさがある．B：タフトエンドブラシ．最後臼歯の遠心や単独歯の清掃に用いられる．C，D：インプラント専用歯ブラシ．インプラント外科直後に使用する毛のやわらかいものや，アバットメント周囲や上部構造の清掃に用いるものがある．

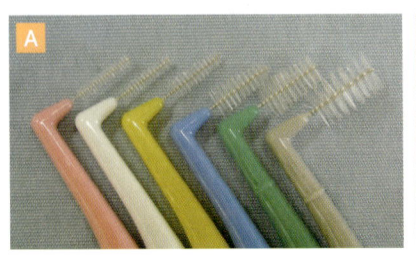

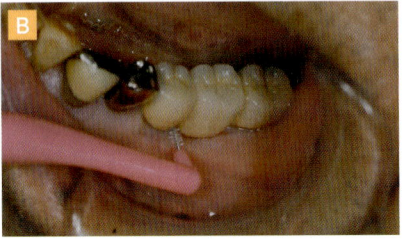

図5.2.14　歯間ブラシ
A：歯間の大きさに応じてさまざまなサイズがある．B：下顎臼歯ブリッジの歯間部の清掃．

（ライオン歯科材株式会社）

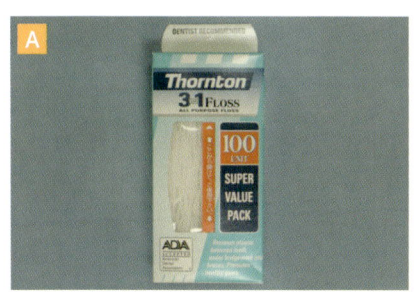

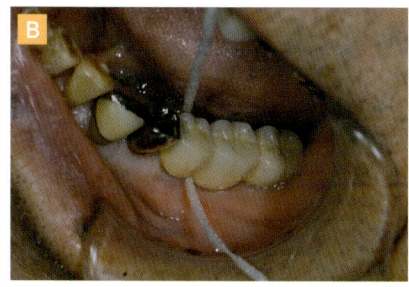

図 5.2.15 スーパーフロス
A：通常のデンタルフロスと比較して太いのが特徴である．B：下顎臼歯ブリッジの歯間部やポンティック下面の清掃．
（Thornton International, Inc.）

う．プロフェッショナルケアを行う際に，専用器具を用いた機械的な歯面清掃のことを PMTC という．また，フッ素化合物の歯面への応用もよく行われる（図 5.2.16）．

c. 咬合状態の診査と調整

加齢に伴い口腔内の状況が変化していくのは自然な現象であり，特に咬耗などにより咬合関係が変化していくことに対して，十分な配慮が必要である．すなわち，メインテナンスに際しては，クラウン・ブリッジの支台歯のみならず，隣在歯や対合歯などを含め，口腔内全体として咬合状態を診査する必要がある．そして，診査の結果，支台歯やほかの残存歯に咬合性の外傷力が働いているような場合には咬合調整を行う必要がある．特に，クレンチングやグラインディングなどのパラファンクションを有する患者には十分注意しなければならない．また，クラウン・ブリッジに使用した材料を考慮し，クラウン・ブリッジや対合歯の咬耗の進行程度を予測することも必要である．　〔窪木拓男，完山　学〕

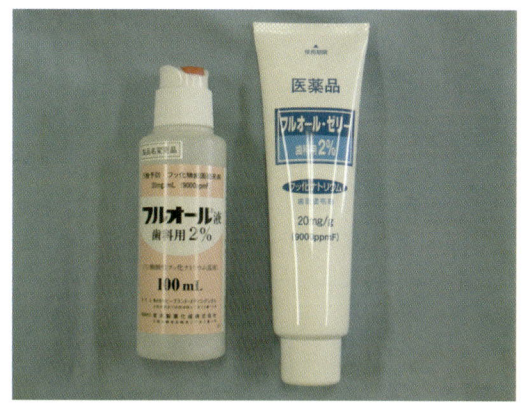

図 5.2.16 プロフェッショナルケア時に用いられるフッ素化合物　（東洋製薬化成株式会社）

■ 文　献

Creugers NH, Käyser AF, et al：A meta-analysis of durability data on conventional fixed bridges. Community Dent Oral Epidemiol, 22（6）：448-452, 1994.

濱田泰三，貞森紳丞：術後管理．クラウンブリッジ補綴学，第 4 版（石橋寛二，川添堯彬他編），pp280-286, 医歯薬出版，2009.

Scurria MS, Bader JD, et al：Meta-analysis of fixed partial denture survival: prostheses and abutments. J Prosthet Dent, 79（4）：459-464, 1998.

2　可撤性部分床義歯による歯科欠損治療

（1）診査・診断・治療計画の立案

a. 部分床義歯とは

部分床義歯とは，歯列内の部分的な歯の喪失と，それに伴って生じた歯周組織や歯槽突起の実質欠損の補綴を目的として，残存歯またはインプラントを支台とする有床可撤方式の義歯である．少数歯欠損から 1 歯残存に至るあらゆる欠損の症例に適用され，多様性に富む（日本補綴歯科学会，2009）．

b. 歯の欠損が引き起こす病態

歯の欠損が引き起こす病態は，おもに口腔機能障害と審美障害である．特に口腔機能障害には，効率的な咬断や臼磨ができない咀嚼障害，食塊形成不良による嚥下障害，呼気漏れなどによる発音障害がある．

また，歯の欠損を長期間放置した場合，残存歯の移動や歯列の乱れ，中心咬合位における下顎の偏位などの原因となり，顎口腔系の筋や顎関節に症状が出ることもある．

c. 疫学・発生率・統計的事項

2011 年歯科疾患実態調査報告（日本口腔衛生学会，2013）によれば，40 歳以上の年齢層では年齢が高くなるほど 1 人平均現在歯数は減少し，歯の喪失が進むにつれ，ブリッジ，部分床義歯，全部床義歯と大きな補綴装置の使用者が多くなる（図 5.2.17）．部分床義歯装着者は 45 歳以降に増加し，

5.2　歯の欠損と機能障害に対する治療

70代では約35％と最多になり，その後は全部床義歯装着者が増加する．

d. 治療の目的

欠損補綴治療の本来の目的は，歯列や咬合を回復して患者の口腔機能と審美性を回復することである．

口腔は消化器官，呼吸器官，発声器官の一部であり，口腔の運動機能はおもに咀嚼，嚥下，構音である．そのため，歯や歯列の欠損は咀嚼障害や嚥下障害，構音障害などの口腔機能障害を引き起こす．また，口は社会的機能を有する顔の構成要素の1つであり，審美性に大きく関与する．

欠損補綴治療が必要で支台歯となる歯が存在する場合，可撤性部分床義歯による補綴治療を行うことが多い．この場合，顎堤の状態だけでなく支台歯の状態を的確に把握し，適切な義歯設計を行うことが補綴治療の成功のカギとなる．

e. 診察と検査

診察と検査のおもな項目は以下のとおりである．

i）医療面接（問診）

医療面接では，主訴，現病歴，既往歴，家族歴などの情報収集を行い，特に全身的既往歴として全身状態，薬物アレルギー，出血性素因などを，局所的既往歴として局所麻酔や抜歯の経験の有無，義歯装着経験の有無とその経過（転帰）などを確認する．

全身の健康状態は，有床義歯補綴診療を開始する時期，有床義歯の装着期間や義歯の予後に影響するので，把握しておくことが望ましい（有床義歯補綴治療ガイドライン作成委員会，2009）と推奨されている．

ii）形態検査

形態検査には以下の項目がある．

①口腔外検査：顔面の外形と左右対称性，口唇の形態と緊張度，口角びらん，亀裂，潰瘍の有無など．

②口腔内診査（診察）：軟組織（顎堤や口蓋粘膜，咽頭，舌，口腔底，頬粘膜の形態異常や炎症症状の有無など），残存歯と歯周組織（う蝕や歯髄疾患の有無と程度，口腔衛生状態，歯周疾患の有無や程度，咬合関係，補綴装置の形態，適合性，審美性など），欠損部顎堤（形態や色調，被圧縮性，骨隆起の部位や大きさ，被覆する粘膜の性状），唾液（唾液の量と粘度）．

③旧義歯の検査：義歯床の適合状態，形態や大きさ，人工歯の排列状態・色調や形態，咬合関係，舌房，清掃状態，審美性，破損の有無など．

④模型検査：欠損顎堤の形態，吸収程度，アンダーカット，咬合圧負担域の広さなど．また，義歯床辺縁の設定位置を予測．義歯の着脱方向決定後，残存歯，特に支台歯の歯冠形態や歯軸傾斜など．義歯の設計を考慮して，レストと対合歯のスペース，レストシートの形成量，クラスプ腕部のアンダーカットの有無など．

⑤X線検査：欠損部顎堤の歯槽骨，残存歯とその支持組織，顎関節の状態など．

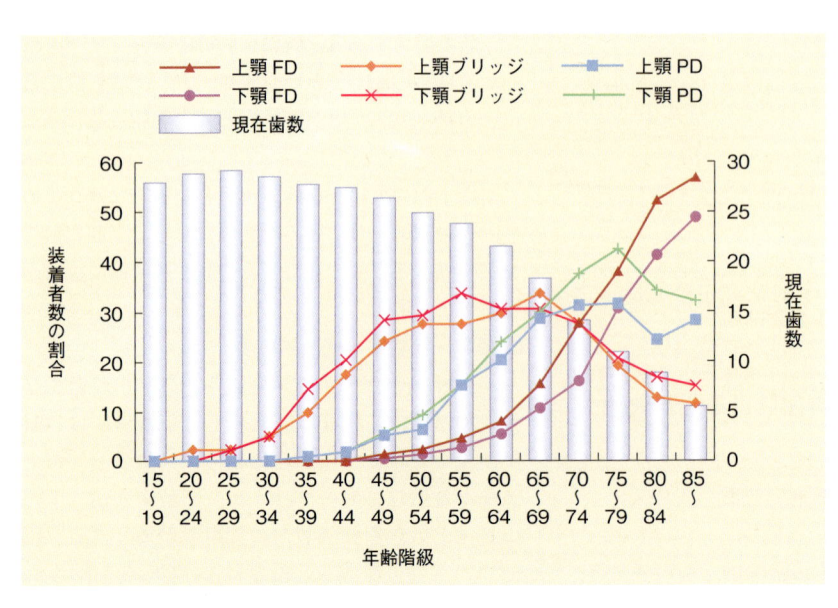

図 5.2.17 義歯の使用状況と1人平均現在歯数（15歳以上）（日本口腔衛生学会，2013）

PD：部分床義歯，FD：全部床義歯．

iii）機能検査

おもな機能検査を以下にあげる．

①筋の検査：咬筋，側頭筋，内側翼突筋，外側翼突筋，顎二腹筋，胸鎖乳突筋，僧帽筋，後頭筋などの顔面・頭頸部の触診など．

②顎関節の検査：開閉口時や側方運動時の下顎頭の触診，顎関節雑音の聴診，圧痛の有無など．

③顎運動の検査：開閉口運動や偏心運動時の下顎頭の動きの触診，限界運動範囲内の開口量や側方偏位量，咀嚼時やタッピング時のリズム，運動量，筋活動量など．

④咬合力の検査：最大咬合力，咬合接触面積，咬合力バランスなど．

⑤咀嚼能力（能率，効率）の検査：咀嚼可能食品のアンケート調査，篩分法による咀嚼値の測定，色かわりガムやグミゼリーを用いた咀嚼能力の測定など．

f. 診　断

日本補綴歯科学会は，A（要因）によるB（障害）という形の診断を推奨している．A（要因）は大別すると歯の疾患，歯髄と歯周組織疾患，欠損，咬合異常，顎関節疾患，補綴装置に求められる要件の不備，その他の7つがある．そのなかで，可撤性部分床義歯による歯科欠損治療に関係するおもな要因は，欠損（歯の欠損（歯式を併記），顎欠損，舌欠損など）と，補綴装置に求められる要件の不備（歯冠補綴装置の不備，歯冠補綴装置の破折，ブリッジの不備，ブリッジの破折，部分床義歯の不備，部分床義歯の破折，全部床義歯の不備，全部床義歯の破折など）である．

また，B（障害）に入るおもな項目は，咀嚼障害，嚥下障害，発音障害，審美障害，感覚障害（補綴装置に起因する感覚障害，感覚異常，違和感など），疼痛，未病（放置すると何らかの疾病・障害を発症する確率が高いと判断される状態），その他である．

診断の例としては，「765|部分床義歯破折による咀嚼障害」などがある．

g. 治療計画の立案

有床義歯補綴診療の流れは，図 5.2.18 のとおりである．

診察・検査で得られた情報に基づき，部分床義歯補綴治療の適応か否かを検討し，適応と診断された場合は治療計画を立案する．治療計画では義歯設計が重要事項であるが，これは歯科欠損治療の成否を

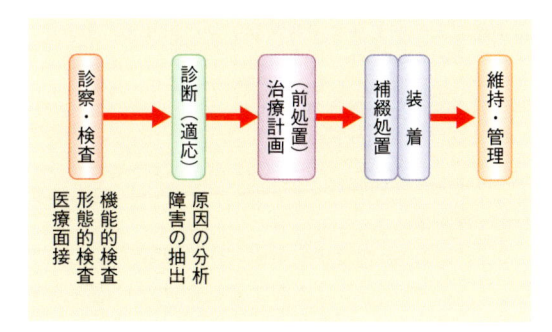

図 5.2.18　有床義歯補綴診療の流れ

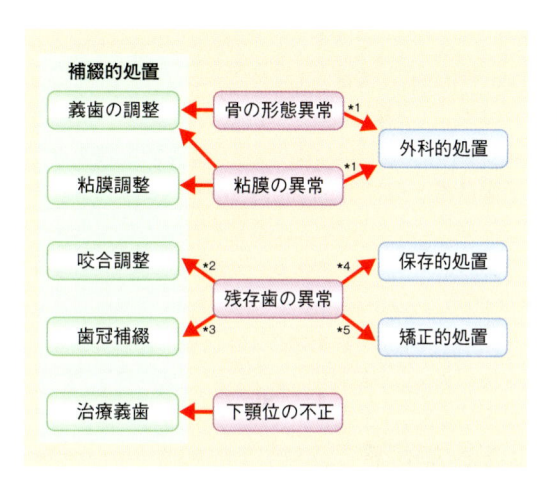

図 5.2.19　有床義歯補綴診療における前処置
*1：補綴的処置で是正できない場合．　*2：咬合接触異常．
*3：う蝕，形態不正．　*4：う蝕，歯内病変など．　*5：位置異常．

左右する．

また，治療計画は前処置を含めて行うが，外科的処置，補綴的処置，保存的処置，矯正的処置などがあり，形態検査と機能検査から障害の抽出と原因の分析を行って必要性を診断する（図 5.2.19）．

- 外科的処置（歯槽骨整形，義歯性線維症やフラビーガムの切除，抜歯など）
- 補綴的処置（粘膜調整，咬合調整，歯冠補綴，治療義歯など）
- 保存的処置（残存歯のう蝕処置，歯内治療，歯周治療など）
- 矯正的処置（minimal tooth movement（MTM）など）

〔古谷野潔，松山美和〕

■ 文　献

日本口腔衛生学会編：平成23年歯科疾患実態調査，口腔保健協会，2013．

日本補綴歯科学会編：歯科補綴学専門用語集，第3版，医歯薬出版，2009.
日本補綴歯科学会，有床義歯補綴診療ガイドライン作成委員会編：有床義歯補綴診療のガイドライン（2009改訂版），日本補綴歯科学会，2009.

(2) 設 計

可撤性部分床義歯が欠損歯列内に装着され，口腔機能や審美性を十分に改善するためには，義歯の安定性が必要条件となる．義歯は口腔の機能運動時にさまざまな応力を受けるが，そのなかの最大応力は咬合力である．そのため，咬合力を十分に負担することが義歯には要求される．

しかし，可撤性部分床義歯はクラウン・ブリッジや全部床義歯とは違い，異なる被圧縮性を有する残存歯と顎堤の2つで咬合力を支持することになる．この被圧変位量は歯で歯軸方向に約0.02〜0.06mm，顎堤は約0.2〜0.3mmである（図5.2.20）．この差が義歯の移動や回転などを引き起こし，義歯の安定性を阻害するため，義歯の動きを小さくすることが適切な義歯設計の要件の1つである．

a. 義歯の動き

応力が加わったとき，可撤性部分床義歯は移動と回転を起こす．移動には垂直移動（いわゆる垂直沈下と浮き上がり），水平移動，近遠心移動があり，回転には垂直性遠心回転，水平性遠心回転，頰舌回転がある（図5.2.21）．垂直性遠心回転はいわゆる義歯床後縁の沈下であり，水平性遠心回転は義歯床後縁の左右への振れであり，頰舌回転とは歯槽頂を軸とした頰舌方向の回転である．特に遊離端義歯ではこれら3つの回転が起こりやすいので，回転を抑える設計であることが重要課題となる

b. 要 件

義歯の動きを最小限にして部分床義歯を安定させるためには，義歯に十分な支持，維持，把持の能力を与えることが重要である．

支持とは咬合力によって生じる歯あるいは補綴装置の沈下に抵抗する作用である（日本補綴歯科学会編，2009）．人工歯に加わる咬合力を支台歯の歯根膜や顎堤が負担して，義歯の沈下に抵抗する．

把持とは補綴装置に加わる側方力に抵抗する作用である（日本補綴歯科学会，2009）．義歯に加わる側方力，咬合力の側方成分や，舌，頰粘膜の力などに対して，支台歯の歯根膜や顎堤が抵抗する．

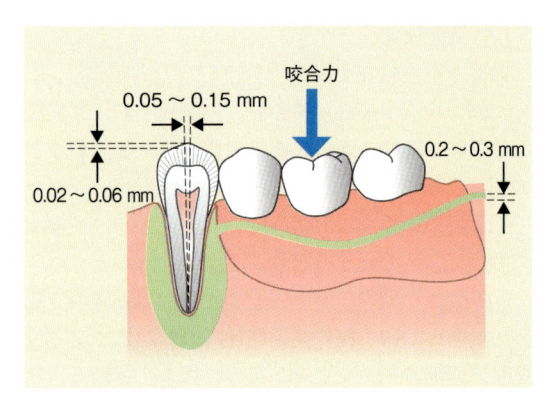

図5.2.20 歯牙と顎堤の被圧変位量

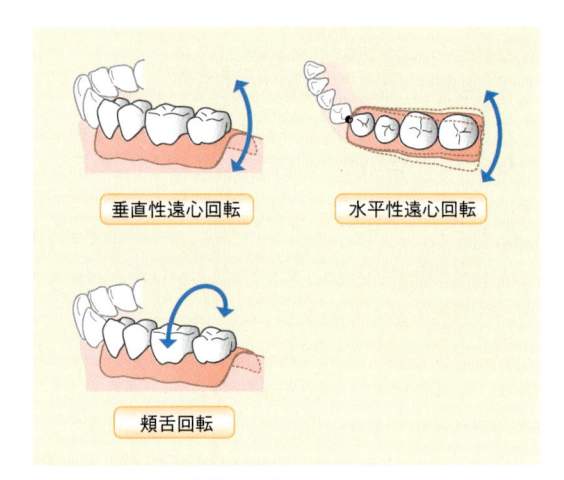

図5.2.21 部分床義歯の動き

維持とは補綴装置に加わる離脱力に抵抗する作用である（日本補綴歯科学会，2009）．支台歯の歯根膜や顎堤だけでなく口腔軟組織が抵抗し，義歯の浮き上がりを防ぐ．

c. 構成要素

可撤性部分床義歯を設計するためには，構成要素とその機能を理解していなければならない．おもな構成要素は以下のとおりである（図5.2.22）．

i）レスト（支持要素）

部分床義歯において，クラスプの鉤体部，義歯床，バーなどから突出し，支台歯のレストシートに適合する金属製の小突起．義歯に加わる咬合力の支台歯への伝達，義歯沈下および横揺れ防止，食片圧入の防止，咬合接触の回復など多様な機能を備えている．

ii）支台装置（維持要素）

可撤性補綴装置を支台歯に連結するための装置．欠損部に隣接する歯に設定されるものを直接支台装

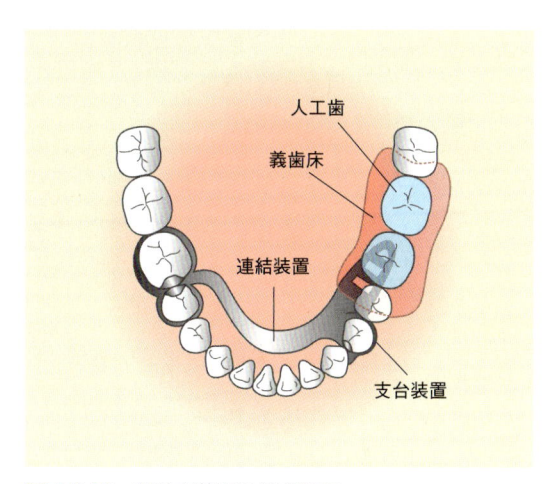

図 5.2.22　部分床義歯の構成要素

置，また，欠損部から離れた歯に設定され，おもに支台歯間線を軸とした義歯の回転に抵抗するものを間接支台装置という．製作法により鋳造鉤と線鉤，または形態により環状鉤とバークラスプとに大別される．

　　iii）小連結子（把持要素）

　クラスプやレストなどを義歯床や大連結子に連結する金属部分．鉤脚やレストの脚部と同義となることが多い．

　　iv）大連結子（支持・把持（維持）要素）

　連結子の1つで，離れた位置にある義歯床と義歯床，義歯床と間接支台装置などを連結する部分．

　　v）隣接面板（把持要素）

　部分床義歯の支台歯に形成されたガイドプレーンに対応する機構として義歯に設けられた金属部分．機能としては，義歯の着脱を誘導し容易にすること，支台歯への側方力を減少させること，食片圧入を防止することなどがあげられる．

　　vi）義歯床（支持要素，把持要素）

　義歯の構成要素の1つで，欠損部顎堤や口蓋部を覆い，人工歯が配列される部分．咬合力を顎堤に伝達し，全部床義歯では維持にも働く．金属やレジンが使用され，それぞれ金属床とアクリリックレジンや射出成形レジンが用いられるレジン床とがある．

　　vii）人工歯（天然歯の代用として用いる歯）

　一般的には，レジン歯と陶歯が用いられるが，特殊な場合には金属歯も用いられる．

d. 設計の手順

　動きの少ない安定した可撤性部分床義歯の設計は，支持，把持，維持の順に考慮して，①レスト，②義歯床，③小連結子，隣接面板，④大連結子，⑤支台装置（維持装置）の手順に沿って行うとよい．

　最初に，支持要素をもつレストの位置を決定する．中間欠損の場合は支台歯の欠損側，遊離端欠損の場合は支台歯の非欠損側が第一選択となる．2つのレストを結んだ線をレスト間線というが，レストが2カ所の場合，レスト間線は1本だけになり，それを軸として義歯は回転する．義歯の回転を防ぐためには，複数本のレスト間線をもたせるようにレストを設置することが望ましい．また，レスト間線で囲まれた面積が広くなるほど有利である．

　次に，義歯床の外形を設計する．義歯床は支持要素に大きく関与するため，可動軟組織の可動域を考慮したうえで，可能なかぎり広く設計する．また，アンダーカットには入らないように注意する．

　レストと義歯床によって義歯のほとんどの支持は得られるので，次は把持要素の設計である．小連結子は支台歯の軸面に接して，また隣接面板はガイドプレーンに接して，把持力を発揮する．特に隣接面板は義歯装着方向の誘導の役割も担う．

　そして，大連結子の決定である．大連結子は床や維持装置を連結するだけでなく，義歯の安定に役立つ．すなわち，支持や把持要素も併せもつのである．外形の決定には残存歯に対する予防的配慮も必要である．

　最後に維持に関する要素である．維持機能をもつ支台装置の1つにクラスプがある．クラスプの働きには，支台歯のアンダーカットに鉤尖が入ることによる義歯の離脱力への抵抗作用と，間接支台装置として義歯の回転防止がある．クラスプの設計は，支台歯に適切なアンダーカットがとれて維持作用が得られること，鉤腕基部や拮抗腕（把持腕）に側方力に抵抗する把持作用をもたせること，拮抗作用（対抗作用）をもたせることなどを考慮する．

〔古谷野潔，松山美和〕

■ 文　献

藍　稔：症例に応じたパーシャルデンチャーの設計マニュアル，学建書院，2000．

日本補綴歯科学会編：歯科補綴学専門用語集，第3版，医歯薬出版，2009．

大山喬史編著：パーシャルデンチャーアトラス デザイン理論と臨床―遊離端義歯を中心に，医歯薬出版，2005．

(3) 支台装置
a. 支台装置とは

支台装置とは部分床義歯を支台歯に連結する装置であり，機能時の義歯の動きを最小限に抑え，義歯を定位置に保持する役割を担っている．支台装置は広く用いられている金属の弾性を利用するクラスプ，アタッチメント，テレスコープとに大別される．

b. クラスプ
i) クラスプの具備すべき要件

クラスプの具備すべき要件として，支持，把持，維持，対抗作用，囲繞性，受動性（義歯が定位置で静止状態にあるとき，クラスプが歯に力を及ぼしていないこと）が必須であるが，その他にも外観を損なわないこと，異物感が少ないこと，変形や破損しないこと，口腔内で化学的に安定していることなどがあげられる．

クラスプの維持力は支台歯の形態（アンダーカットの大きさと分布），鉤腕の長さ，厚さ，幅，テーパー，断面形態，使用金属の機械的性質（ヤング率）などの影響を受ける．

ii) クラスプの種類と特徴

クラスプには支台歯の最大豊隆部の上方から鉤腕が始まり最大豊隆部をこえ歯頸部側で終わる囲繞型とバーが義歯床から歯肉上を歯根側から歯冠側方向へ走行し，その先端が支台歯の最大豊隆部の歯頸部側で終わるバー型（図 5.2.23）とに大別される．また，囲繞型については，既製のクラスプ用金属線（白金加金あるいはコバルトクロム，直径 0.7 mm，0.8 mm，0.9 mm，1.0 mm など）をプライヤーで模型に適合させながら屈曲して製作する線鉤（ワイヤークラスプ）と鋳造鉤（キャストクラスプ）とがある（図 5.2.24）．線鉤は鋳造鉤と比較して，深いアンダーカットが利用できるため，前歯などでは外観上すぐれている．また，弾性が大きく側方力に対して緩圧作用があり，調整が容易である．鋳造鉤の利点としては設計の自由度が高い，鉤歯への適合性がよい，維持力・把持力・支持力が大きい，断面形態が半円形のため異物感が少ないなどがあげられる．バー型のクラスプは基本的に鋳造により製作される．

c. アタッチメント

アタッチメントは，クラスプが歯面と接して支持，把持，維持作用を発揮するのに対して雄部

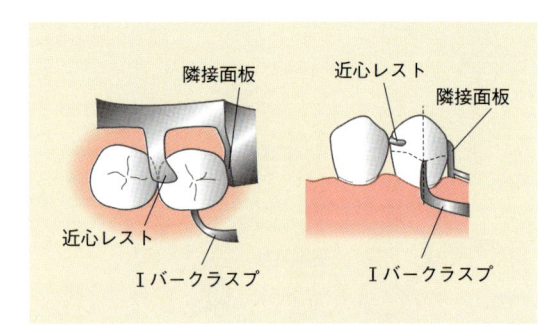

図 5.2.23 バー型クラスプ（RPI 維持装置）各部の名称と機能
近心レスト（支持），Ｉバークラスプ（維持），隣接面板（把持）．

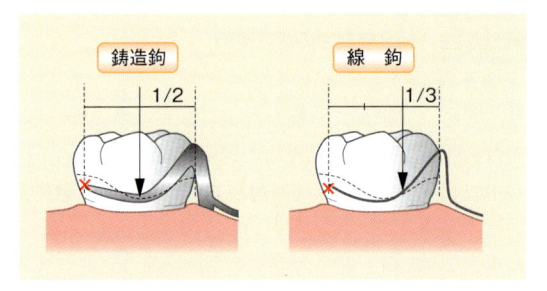

図 5.2.24 鋳造鉤（キャストクラスプ）と線鉤（ワイヤークラスプ）
鋳造鉤は鉤腕の鉤尖側 1/2 を，ワイヤークラスプは 2/3 をアンダーカット部に設定できる．また，鉤先端のアンダーカット量はそれぞれ，0.25 mm，0.5 mm を利用することができる（コバルトクロムの場合）．

（male）と雌部（female）からなり，一方が固定部として支台歯に，他方が可撤部として義歯に設置され，両者の機械的結合によって義歯を支台歯に連結するものである．アタッチメントは連結機構に可動性を与え義歯にかかる咬合力の支台歯への伝達量を軽減する働きをもつ緩圧性アタッチメントと嵌入操作以外の可動性は許容しない非緩圧性（精密性）アタッチメントとに分類される．また，形態によって，固定部が歯冠内に設置される歯冠内アタッチメント，固定部が歯冠外に出て設置される歯冠外アタッチメント，固定部が根面に設置される歯根（根面）アタッチメント，金属冠や根面板をバーで連結し，バーに維持力を求めるバーアタッチメントなどがある．アタッチメントの長所として，維持力が大きく，その調整も可能である，維持装置がみえず審美的に良好である，荷重点を支台歯の低い位置にでき負担を軽減する（特に歯根アタッチメント），異物感が少ない，歯の外形に関係なく維持力が得られるなどがあげられ，短所として，歯質削除量が多く

生活歯には使えない，支台歯にクラウンなどの歯冠修復が必要，構造が微細で複雑なため破損しやすく修理が困難である，技工操作が複雑で技術を要する，高価であるなどがあげられる．1980年代に開発された磁性アタッチメントは根面アタッチメントの1つであり，近年部分床義歯のみでなくインプラント義歯の支台装置としても広く用いられるようになった（図5.2.25）．磁性アタッチメントの特徴としては，歯に有害な側方力・回転力が働かない，厳密な指向性をもたない，維持力の変化が少ない，維持力が既知である，装着・撤去が容易，比較的短時間で製作できるなどがあげられる．技工を行ううえで150℃以上にマグネットを加熱すると吸引力が急激に減少するため温度管理に留意する必要がある．

また，キーパー表面を不用意に研磨してはならない．臨床応用に際しては心臓ペースメーカー使用者には禁忌であり，MRI撮影時には義歯を取りはずす必要がある．

d. テレスコープ

テレスコープ義歯は内冠，外冠からなる二重冠を支台歯と義歯との連結に用いるもので内冠の軸面が平行で外冠内面との摩擦力により維持力を得るシリンダー型と内冠に6度程度のテーパーを付与し円錐形の二重冠を支台装置とするコーヌステレスコープとがある．前者は適合の調整が難しいため，後者のコーヌステレスコープ義歯の方が一般的である．コーヌステレスコープ義歯の内冠は支台歯にセメントで装着され，外冠が義歯に連結されるが，外冠に咬合力が加わったとき，内外冠の楔効果と外冠の弾性変形により，維持力が発揮される（図5.2.26）．

〔馬場一美〕

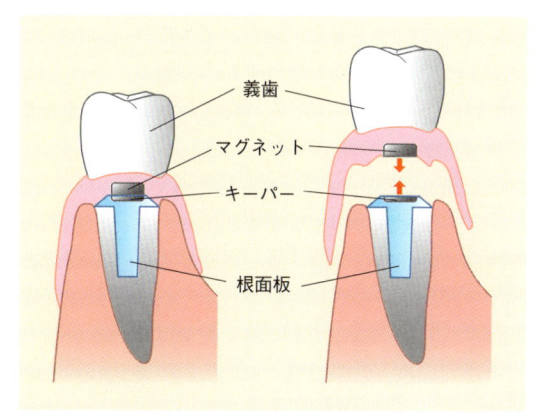

図5.2.25 磁性アタッチメントの構造
維持力を発揮するマグネットは義歯に組み込まれる．磁性合金であるキーパーは根面板に組み込まれ，両者の間の吸引力により維持力が発現する．

(4) 部分床義歯の製作

a. 部分床義歯の診査から装着までの順序

初診時には通常の歯科診療と同様に，問診，口腔内検査，X線検査を行った後，既製トレーを用いて概形印象採得を行う．この印象を用いて研究用模型を製作し模型診査を行い，臨床情報と合わせて治療計画を立案する．治療計画に部分床義歯が組み込まれる場合には模型診査のなかでサベイングを行う．これらの情報を基にして義歯の仮設計を行い設計線を模型上に描記する［⇨5.2-2(1)，5.2-2(2)を

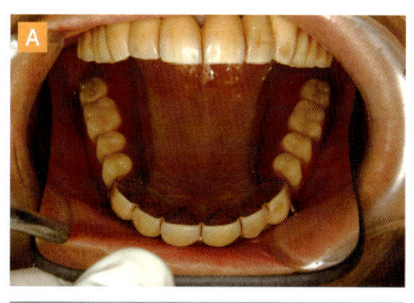

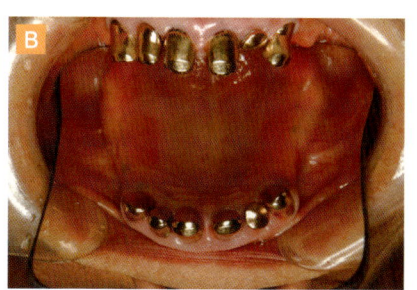

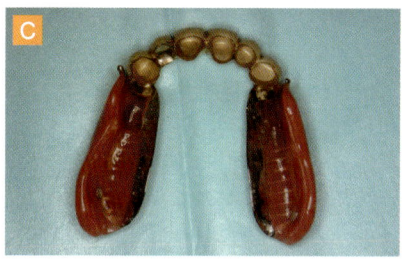

図5.2.26 コーヌステレスコープ義歯
A：正面観，B：咬合面観（鏡像），C：粘膜面観（口腔外）．

参照]．患者に治療方針と立案した治療計画を説明しこれに対して同意が得られたら治療を開始する．治療計画のなかで決定された義歯設計に沿って前処置を行った後に，個人トレーを用いて筋形成後，精密印象採得を行う．その後，作業用模型を製作しこの模型上で咬合床を製作する．咬合床を用いて咬合採得を行い，上下顎作業用模型の三次元的な位置関係を咬合器上に再現する．咬合器に装着された作業用模型上に義歯の設計線を記入し技工士にフレームワーク製作を指示する．フレームワークの試適，必要に応じて人工歯排列したろう義歯の試適を行い，義歯を完成・装着する．装着後は必要に応じて調整を行い治療を終了するが，定期的な経過観察が必要である（図5.2.27）．

通常，図5.2.27に示すように治療室のステップは歯科医師が，技工室のステップは歯科医師と歯科技工士が協力して進めていく．図中の＊の項目について以下に解説する．

b. 研究用模型の診査と前処置

研究用模型上では残存歯や欠損部の状態，歯列弓の形態，咬合平面の状態，残存歯の対合関係，欠損部の対向関係などの診査を行う．部分床義歯において特徴的なことは，さらにサベイヤーを用いて研究用模型上で残存歯および欠損部顎堤の形態をサベイングする必要があるという点である．サベイングとは最大豊隆部を描記し，アンダーカットの部位と量を測定することであるが，治療計画（義歯設計）立案時に行われるサベイングは義歯製作のなかで最も重要なステップの1つである．これらの結果を基に仮設計を行い，設計線を研究用模型に描記し，研究用模型上で設計された義歯の構成要素を適切に設定するために必要な前処置を行う部位を確定する．前処置にはレストシートやガイドプレーンの形成，挺出した欠損部対合歯の削合，サベイラインの走向によってはアンダーカットを解消するための歯冠形態修正などが含まれる．必要とされる前処置が確実に行われないと義歯の構成要素が適切に機能しないため良好な予後は期待できない．

c. 精密印象採得

部分床義歯製作のための精密印象は研究用模型上で製作される個人トレーを用いて採得される．個人トレーは残存歯の解剖学的形態を正確に印象するため残存歯部には均一なスペーサーを付与し，欠損部顎堤に対してはトレー内面を適合させ印象材の流動間隙を狭くし機能時に近い加圧を行う．また，熱可塑性のモデリングコンパウンドを用いて筋圧形成を行うことが可能であり，床縁相当部の小帯や筋の機能時の動きを印記する．筋圧形成が終了した後，個人トレーを用いて弾性印象材で最終印象採得を行う．

d. 咬合採得

咬合採得は上顎に対する下顎の三次元的位置関係を記録する作業である．多くの症例において咬合採得には咬合床が用いられるが，上下顎残存歯間の咬合接触が多く存在し，上下顎模型が再現性よく咬み合う（ハンドアーティキュレーションが可能な）場合には咬合床は不要である．ただし，前歯部欠損の症例では人工歯排列の基準面を口腔内にて決定する必要があるため残存咬合接触歯数にかかわらず咬合床の使用は必須である．なお，金属のフレームワークを用いて咬合採得を行うケースもあるが，あくまで簡便法であり，フレームワークは咬合採得終了後に製作すべきである．

e. 本設計

作業用模型には仮設計どおりの前処置が行われた残存歯と機能時の状態に近い欠損部顎堤と周辺軟組織の形態が正確に再現されている．咬合採得により記録された上下顎の三次元的な位置関係が咬合器上で作業用模型と対合模型との間に再現される．この状態で行う義歯の設計を本設計という．本設計では仮設計で計画された義歯の各構成要素の外形を正確に描記する．この設計線と歯科医師が記載する歯科技工指示書を参照しながら義歯が製作される．

f. 試適と義歯装着

義歯完成前にはフレームワークの試適と人工歯排列試適を行う必要がある．現在広く用いられているコバルトクロムのフレームワークの適合精度は歯冠修復に用いられる貴金属のそれより劣るため，模型上ならびに口腔内での適合の確認，必要に応じて調整が必要である．また，前歯部欠損症例については人工歯排列試適（ろう義歯試適）を行い口元の審美性を患者とともに確認する．

完成義歯の装着時には義歯が定位に装着されることを確認し，義歯床縁の設定位置と床下粘膜の適合状態の確認，さらに咬頭嵌合位ならびに側方咬合位における咬合接触状態の確認を行い，必要に応じて調整する．また，患者自身で義歯を着脱できるかどうか，口元の審美性，装着時の痛みなどについても

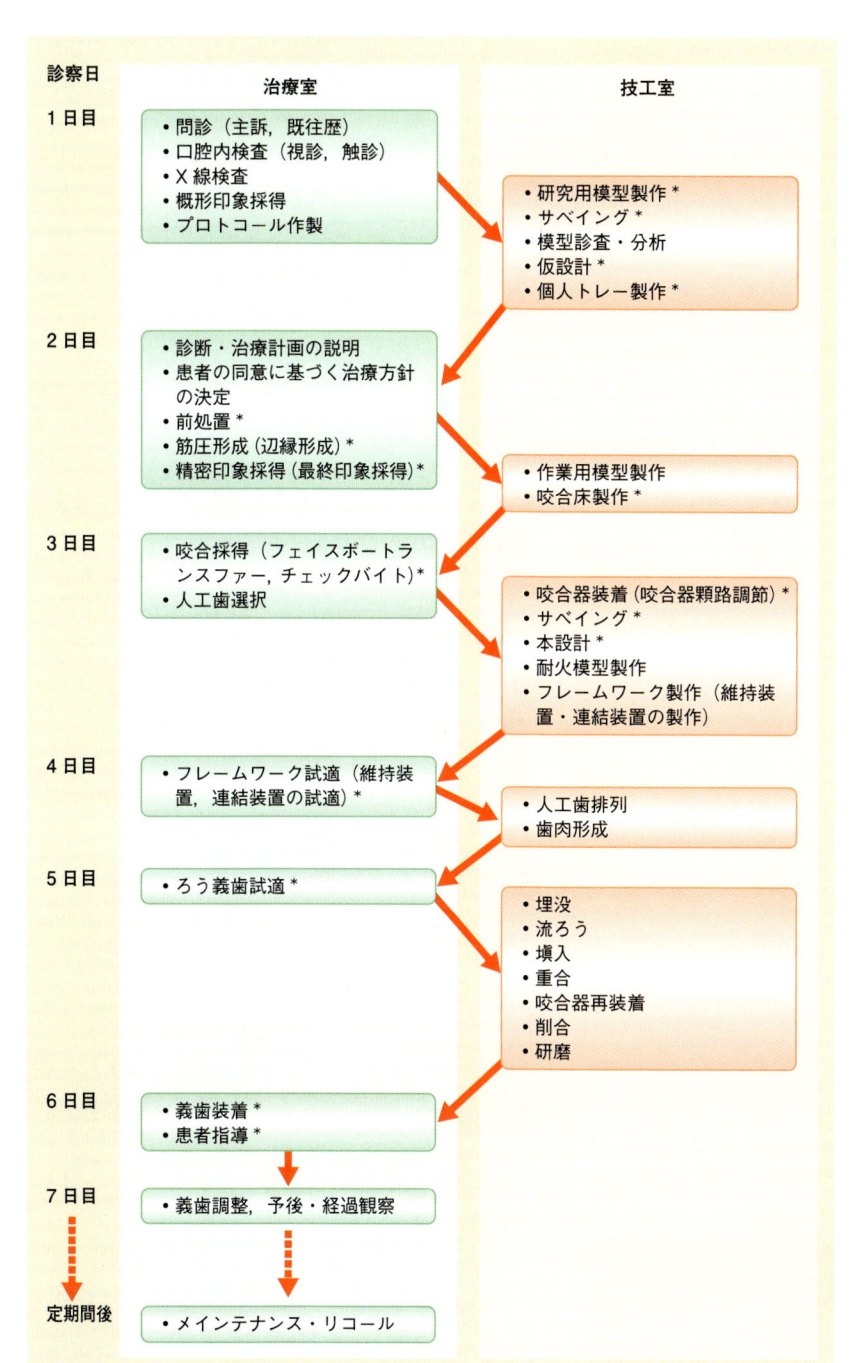

診察日	治療室	技工室
1日目	・問診（主訴，既往歴） ・口腔内検査（視診，触診） ・X線検査 ・概形印象採得 ・プロトコール作製	・研究用模型製作 * ・サベイング * ・模型診査・分析 ・仮設計 * ・個人トレー製作 *
2日目	・診断・治療計画の説明 ・患者の同意に基づく治療方針の決定 ・前処置 * ・筋圧形成（辺縁形成）* ・精密印象採得（最終印象採得）*	・作業用模型製作 ・咬合床製作 *
3日目	・咬合採得（フェイスボートランスファー，チェックバイト）* ・人工歯選択	・咬合器装着（咬合器顆路調節）* ・サベイング * ・本設計 * ・耐火模型製作 ・フレームワーク製作（維持装置・連結装置の製作）
4日目	・フレームワーク試適（維持装置，連結装置の試適）*	・人工歯排列 ・歯肉形成
5日目	・ろう義歯試適 *	・埋没 ・流ろう ・塡入 ・重合 ・咬合器再装着 ・削合 ・研磨
6日目	・義歯装着 * ・患者指導 *	
7日目	・義歯調整，予後・経過観察	
定期間後	・メインテナンス・リコール	

図 5.2.27 部分床義歯製作のステップ

*は本文中で解説.

確認する.

義歯装着後の義歯使用方法と管理，特にプラークコントロールと定期的なリコールは部分床義歯の予後を左右する重要な事項であり，これらについても計画的に行われる必要がある[⇨5.2-2(5)を参照].
〔馬場一美〕

(5) メインテナンス

部分床義歯補綴治療の目的は，失われた形態と機能の回復のみでなく，残存組織の保護，さらには継発疾病の予防であることから，メインテナンスの意義は大きい．部分床義歯の装着により口腔内の環境が変化し，残存歯，粘膜，顎堤などには種々の変化が生じるため，定期的な経過観察を行い，適切な対

応をとることが重要である．

a. 部分床義歯装着後の変化について

i) 生体側の変化

①顎堤粘膜および顎骨：部分床義歯の装着により義歯床や連結装置を介して咀嚼などの機能力による機械的刺激が顎堤粘膜に加わるとともに，義歯構成要素の汚染や付着したデンチャープラーク（義歯表面に付着する歯垢，図5.2.28）による生物的・化学的刺激など，顎堤粘膜には多くの刺激が加わる．このため，粘膜には種々の変化が起こる．臨床的には，発赤，びらんさらには潰瘍などの病的変化が生じ，東京医科歯科大学の部分床義歯の予後に関する一連の研究（たとえば後藤，1996）では，部分床義歯装着者の27.63％に病的変化が発現し，義歯の清掃状態と粘膜の炎症には関係があると報告されている．この刺激が長期間継続するとフラビーガムや義歯性線維症（図5.2.29）などが生じることがある．顎骨についても，機械的刺激により経年的に吸収は進み，義歯の顎堤に対する適合性が低下する．顎堤の吸収は，機能時の義歯の動揺を大きくし，吸収の程度はさらに大きくなる．

②残存歯：部分床義歯装着により，残存歯には食渣が停滞しやすくなるとともに歯垢も付着しやすくなる．特に，クラスプやアタッチメントなどの支台装置が装着される支台歯にはう蝕（図5.2.30）や歯周組織の病変などが生じやすい．部分床義歯とう蝕の関係については，前述の東京医科歯科大学の研究では支台歯のう蝕罹患率は16.3％であり，発生部位としては義歯側隣接面が64.2％と最も高く，義歯清掃に関係するとしている．歯周組織については，歯垢付着が増加し，歯周ポケットの深さおよび歯槽骨吸収は，特に遊離端義歯の支台歯については増加する（佐藤，2009）．動揺度については，義歯に加わる機能力を負担する支台歯に関してもその変化は多様であり，増加する場合，減少する場合，変化しない場合があり，清掃状態，残存歯数，義歯の安定などが関係すると報告されている（たとえば後藤，1996）．動揺度の減少は義歯による支台歯の固定効果によるものと考えられ，義歯の設計が関与する．

ii) 義歯に生じる変化

部分床義歯の長期経過に関する報告は数多くなされており，義歯の使用を中止する理由としては，義

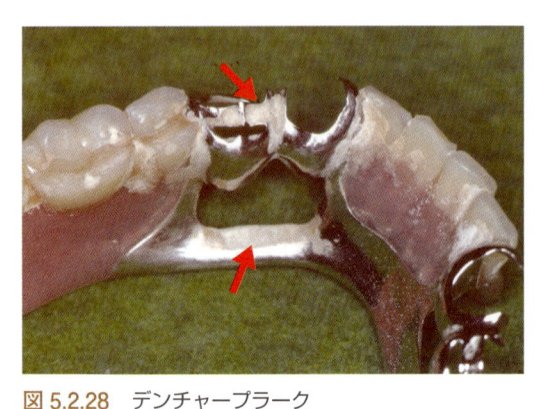

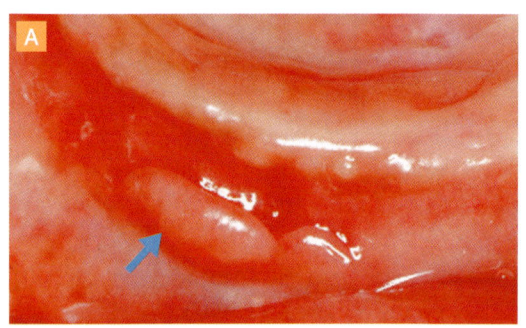

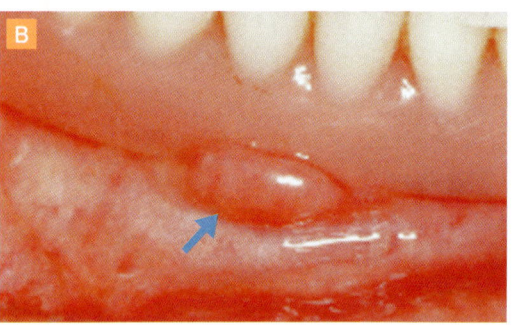

図 5.2.29　義歯性線維症
辺縁が不適合な義歯の長期使用に起因する線維性結合組織の増殖（青矢印）．
A：義歯をはずしたところ．B：義歯を装着したところ．

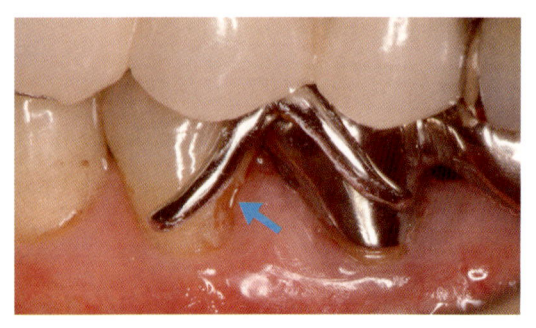

図 5.2.28　デンチャープラーク
義歯構成要素（クラスプおよびリンガルバー）に付着したデンチャープラーク（赤矢印）．

図 5.2.30　支台歯に生じたう蝕
クラスプの維持腕に相当する部分にう蝕（青矢印）が認められる．

歯の破損が大きな理由としてあげられる．

①部分床義歯の構成要素の破損：部分床義歯に生じるトラブルは，支台歯に関するものが最も多いが，構成要素については支台装置（図5.2.31）が最も多く，以下，人工歯，義歯床，連結装置の順である（Saito, 2002）．義歯の設計がトラブルに関係し，連結強度の高いテレスコープ義歯においては支台歯に問題が生じ，連結強度の低い通常のクラスプ義歯においては，支台装置に問題が生じることが多い．

②人工歯咬合面：長期の使用により人工歯の咬耗が生じると咬合接触関係が失われ，咬合関係に変化が生じる．対合関係や欠損様式により変化の様相は異なるが，咀嚼機能の低下のみならず下顎位の偏位，さらには咀嚼筋や顎関節に影響が及ぶことがある．

③粘膜面：顎骨の吸収や構成要素の変形により，義歯と顎堤粘膜の不適合が生じる．この不適合は，機能時の義歯の動揺を生じることにより，さらに顎骨の吸収を惹起するという悪循環を引き起こす．

b. リコール（経過観察）について

上記のように部分床義歯の装着後，生体にも義歯にも変化が生じる．これらの変化に起因する問題を最小限にとどめ，適切に対応するために定期的なリコールが必要となる．

i）リコールの時期

部分床義歯の問題，特に咀嚼時痛などの疼痛，違和感，着脱困難などの問題は装着直後に発現するものも多い．そのため装着1週間以内の調整が必要となる．通常，2～3回の調整により問題が改善し，1～2カ月程度で部分床義歯に順応する．その後，定期的なリコールに移行する．リコールの時期は，一般的には6カ月に1回であるが，う蝕感受性，歯周組織の状態，欠損の様式，咬合の状態および義歯の設計などによっては3カ月に1回の観察が必要となる．

ii）リコール時に検査すべき事項

部分床義歯装着により生じるさまざまな変化をリコール時に詳細に検査するのであるが具体的には以下の事項について行う．

- 自覚症状（疼痛，違和感，咀嚼，発語および嚥下などの機能の状態，顔貌などの審美的変化）
- 粘膜など軟組織（義歯床下粘膜，辺縁相当部粘膜，頬，舌などの軟組織におけるびらんや潰瘍などの変化）
- 残存歯（う蝕の有無，清掃状態（歯垢や歯石の沈着），ポケットの深さ，動揺度）
- 義歯（構成要素の破損や変形，義歯床と粘膜との適合性（顎堤の吸収），支台装置および連結装置の適合性，人工歯の磨耗，維持および支持（義歯の動揺），清掃度（歯垢や歯石の沈着））
- 咬合接触（咬合接触や顎位の変化）

c. 部分床義歯の修理，リラインとリベース，咬合面再形成

部分床義歯を装着し，長期間を経過すると義歯の構成要素の破損や不適合が生じることが多く，修理，リラインやリベース，咬合面再形成などの処置が必要となる．

i）修　理

部分床義歯構成要素の破損や変形に対しては，修理が必要となるが，破損や変形が生じた原因について考察し，単に破損部位の修理のみならず原因に対する処置を行わなければならない．

①義歯床：レジン床の場合は，破折面を接合・固定し，床粘膜面に石膏を注入し模型を作製する．模型から義歯をはずし破折部周囲のレジンを削除した後，模型に戻し常温重合レジンを用いて修理する．必要に応じて，補強線を用いる場合もある．

②人工歯：人工歯が脱離した場合は，もとの位置に戻し，石膏やパテタイプのシリコーン印象材にてコアを採得し，人工歯基底面とレジン床を一部削除し，コアにて人工歯を固定した後，常温重合レジンを用いて修理する．著しい破損や磨耗の場合は，新しい人工歯と交換する．

③支台装置および連結装置：支台装置や連結装置は金属で製作されているため，破損・変形した場合

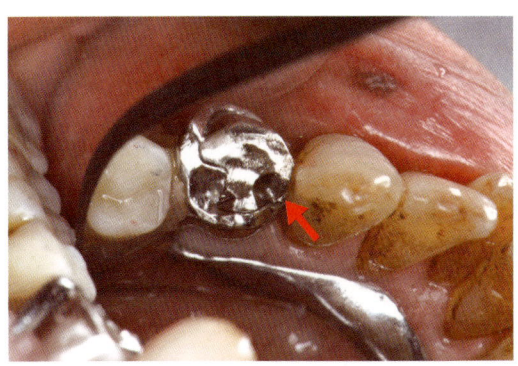

図5.2.31　支台装置（クラスプ）の破損
クラスプの近心レストに破損（赤矢印）が認められる．

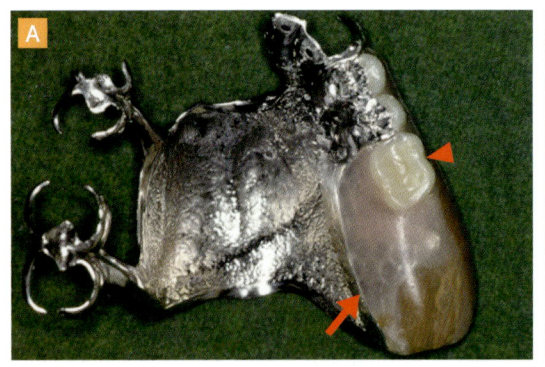

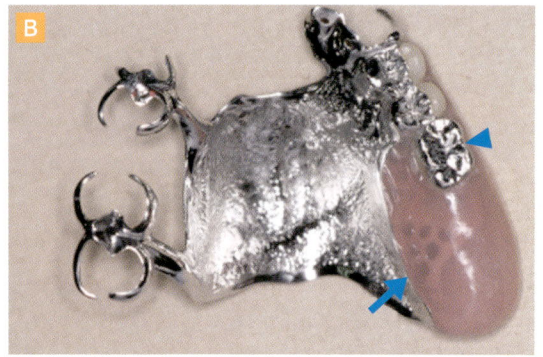

図 5.2.32　リベースおよび咬合面の金属歯への交換
A：リベース前．レジン床（赤矢印）に変色や劣化が認められ，人工歯（赤矢頭）は磨耗している．B：リベース後．レジン床（青矢印）は，すべて新しいレジンに交換され，人工歯は自家製の鋳造した金属歯（青矢頭）に交換．

は修理が困難であることが多く，支台装置は連結装置や床から切り離し，部分的に再製作する．連結装置については，破損することは少ないが，破損した場合は義歯自体を再製作することが多い．

ii）リラインおよびリベース

顎堤の吸収により義歯が不適合となった場合，義歯床粘膜面にレジンを追加し裏打ちすることにより適合状態を改善する．義歯床粘膜面と辺縁部のみを裏打ちすることがリラインであり，人工歯，支台装置，連結装置以外のレジン床すべてを交換することをリベースという．これらの処置を必要とする場合は，顎堤粘膜にはびらんや潰瘍などの病変が認められることが多く，事前に粘膜調整を行わなければならない．

①リライン：口腔内で行う直接法と印象を採得し模型上で行う間接法がある．最近は，直接法で行うことが多いが，全部床義歯に近い多数歯欠損の場合は，リライン用ジグを用いた間接法が用いられる．

②リベース：少数歯欠損の金属床義歯においては，長期の使用により金属製の支台装置や連結装置には大きな問題は起こらないが，レジン床に汚染，変色や劣化が起こる場合がある．このような場合は，リベースが行われる（図 5.2.32）．

iii）咬合面再形成

人工歯の磨耗などにより咬合が変化し，下顎位も変化することがある．このような場合は，常温重合レジンを人工歯に添加・調整し顎位を適正な位置に修正する．その後，人工歯を交換，あるいは鋳造して作製した金属歯に置きかえる． 〔横山敦郎〕

■ 文　献

後藤忠正：長期経過からみたパーシャルデンチャー——アタッチメント・テレスコープのアフターケア，pp1-9，医歯薬出版，1996．

Saito M, Notani K, et al: Complications and failures in removable partial dentures ; a clinical evaluation. J Oral Rehabil, **29**(7)：627-633, 2002.

佐藤文彦，小山重人他：可撤性部分床義歯装着が残存歯歯周組織状態に及ぼす影響．日補綴会誌，**1**：13-138，2009．

3　全部床義歯による歯科欠損治療

（1）診察・検査・診断・治療計画の立案

医療面接による主観的情報と形態的・機能的検査による客観的情報から，障害の抽出・原因の分析を行って診断し，治療計画を立案する（図 5.2.33）．

a. 医療面接

医療面接により，患者の主訴（来院した理由），現病歴（主訴に対する現在までの経過），既往歴，家族歴などの情報を収集すると同時に患者との信頼関係を確立する．

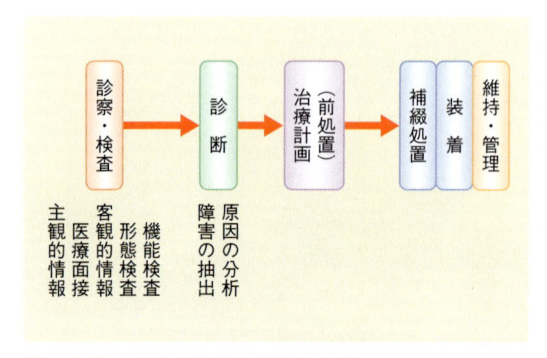

図 5.2.33　全部床義歯補綴診療の流れ

i) 主　訴

無歯顎になってはじめて来院する場合もあるが，すでに無歯顎で全部床義歯を装着している患者が来院する場合には，嚥下時痛，発語障害，咀嚼時の義歯床下粘膜や義歯周囲組織の疼痛，咀嚼時や会話時の義歯の脱落など複数の症状を訴えることが少なくない．この場合には，患者が最も強く訴えていることを明らかにし，訴えの強さの順に整理しておく．

ii) 既往歴

全身の健康状態，薬物アレルギー，出血性素因などの全身的既往歴，局所麻酔や抜歯の経験の有無，義歯装着の経験などの局所的既往歴も問診する．

全身的既往歴，特に全身の健康状態は，有床義歯補綴を開始する時期，有床義歯の装着期間や義歯の予後に影響するので，十分に把握しておくことが必要である．糖尿病，新陳代謝障害，高度貧血症の患者では，粘膜の機械的刺激に対する抵抗力が弱く，床下組織が損傷を受けやすい．高血圧や心臓疾患の患者では，抜歯や前処置としての外科的処置に際し，血圧や心拍の上昇を伴うので注意が必要である．重度の糖尿病患者は，唾液の変質，分泌異常のため義歯の維持不良を起こしやすく，また創傷治癒も遅い．糖尿病患者や高血圧患者，口腔乾燥症の患者では，唾液不足により義歯が吸着しにくく潰瘍を形成しやすく義歯床下粘膜に疼痛がある場合が多い．このように，健康状態がよくないと，有床義歯に順応しにくく，有床義歯に対する患者の満足度が低くなることが報告されており，臨床的な注意が必要である．

b. 形態検査

形態検査には，口腔外検査，口腔内検査，旧義歯の検査，模型検査，X線写真検査など種々の検査があるが，旧義歯による障害の抽出や新義歯の形態決定の重要な情報となる．

i) 口腔外検査

正面からみた顔面の外形（方形，円形，尖形など）と左右対称性，側面からみた顔面の外形（凸面形，凹面形，平面形など），口唇の形態（長短，厚薄，緊張度など），口角びらんなどを検査する．

- 顔面の外形：顔面の外形は，人工歯の選択，排列に関係する．鼻翼幅や口角幅は，上顎犬歯の排列位置の参考になる．口唇は，咬合高径が低過ぎると緊張感を失い，赤唇が薄くなり，咬合高径が高過ぎると閉じにくく，唇音を発音しにくくなる．上唇下縁は前歯部の咬合平面の基準になる．

ii) 口腔内検査

①軟組織：顎堤や口蓋粘膜，咽頭，舌，口腔底，頰粘膜の形態異常，炎症症状などの有無を調べる（図 5.2.34）．

- 上唇小帯，舌小帯，頰小帯の付着部は，義歯の辺縁形態に影響する．小帯自体に運動性はないが，口唇，頰，舌などの運動によって可動性を示す．したがって，小帯付着位置が高位（歯槽頂付近）であったり，義歯辺縁形態が不良であると，維持不良，発音障害，義歯破折の原因になり，外科的切除が必要なことがある．
- アーライン（硬口蓋と軟口蓋の移行部でアーと発音させたときに振動する部分と振動しない部分の境界），口蓋小窩（硬口蓋と軟口蓋の境界付近），上顎骨後縁外側面にあるハミュラーノッチ（翼突上顎切痕）は，上顎義歯床後縁決定の基準となる．
- 上顎結節（上顎骨後外側面にある隆起）は，床で覆うことにより維持・安定が得られる．
- 翼突下顎ひだ（翼突下顎縫線，上顎歯槽頂後端からレトロモラーパッドにかけて上下に走る粘膜のひだ）は，開口すると前方に移動するため，義歯床後縁で覆い過ぎると，ひだを傷つけることがある．
- オトガイ孔は，歯槽骨の吸収により歯槽頂に近接した場合，義歯床で圧迫されると，同部の疼痛や下口唇の麻痺を起こすことがある．
- バッカルシェルフ（頰棚，下顎臼歯部頰側にある平坦で緻密骨に覆われている部分）は，咬合圧を

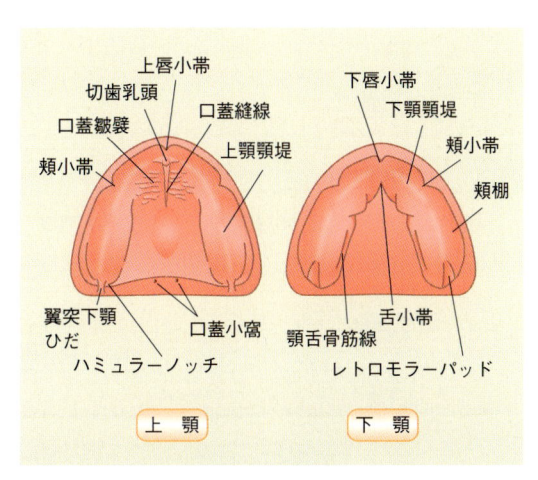

図 5.2.34　無歯顎の解剖学的指標

負担して下顎義歯を安定させる.
- レトロモラーパッド（臼後隆起, 下顎の顎堤後方部にみられる隆起）は，下顎義歯床後縁の決定の基準や咬合平面の後方基準となる.
- 外斜線（頰筋の起始部の一部, 頰棚の外方境界）は，義歯床縁の位置決定の基準となる.
- 顎舌骨筋線（内斜線, 顎舌骨筋の付着部位）は，下顎義歯床舌側辺縁の位置決定の目安となるが，義歯の接触により疼痛を生じることがあり，緩衝の対象となることがある.
- 歯肉頰・歯肉唇移行部は，口唇や頰の運動により形態が変化するため，機能時における移行部の形態を把握し，義歯の辺縁の長さと形態を決定しなければならない.

②欠損部顎堤：欠損部顎堤の形態や色調，触診による被圧縮性，骨隆起（口蓋隆起, 下顎隆起など）の部位，大きさ，被覆する粘膜の性状を調べる（図5.2.34）. これらは，有床義歯補綴における粘膜の支持に関係する.
- 口蓋隆起（口蓋正中部にみられる骨隆起）や下顎隆起（下顎小臼歯部の舌側に好発する骨隆起）は，粘膜が薄い部分であり，義歯動揺の支点になり，維持・安定の不良や粘膜の疼痛を起こしやすいため，緩衝の対象となり，外科処置が必要となることもある.
- 矢状面でみた対向関係は，平行型では上下顎堤がほぼ平行で，維持・安定が良好であり，後方離開型では上下顎堤間距離が後方で長く，維持・安定が比較的良好であるが，前方離開型では上下顎堤間距離が前方で長く，推進現象により，維持・安定が不良となりやすい. 前頭面でみた対向関係は，下顎顎堤が上顎顎堤よりもわずかに頰側にある場合では，臼歯の排列は容易であり，下顎顎堤が上顎顎堤よりも小さい場合では，維持・安定が比較的良好であるが，下顎顎堤が上顎顎堤よりも大きい場合では，交叉咬合排列の適応となるが，舌房が侵害されやすい（図5.2.35）.

③唾液：唾液は，床下粘膜の保護や義歯の維持に関与しているので，その量と粘度を検査する. 唾液の量が多過ぎても少な過ぎても義歯の維持が低下する. 粘度は，維持力の増加につながるが，粘度が高過ぎると維持力が低下し，また印象が不正確になりやすい.

iii) 旧義歯（使用中の義歯）の検査

患者が来院時に使用している義歯の問題点を調べることにより，新たに製作する義歯の設計に多くの情報を得ることができる.

義歯の清掃状態，人工歯の排列状態・色や形，咬合関係，舌房など，また義歯床辺縁形態や大きさが維持・安定のために必要十分であるかどうかを調べる. さらに，義歯床粘膜面と顎堤粘膜との適合状態を適合試験材を用いて調べる.

iv) 模型検査

概形印象採得から得られた研究用模型を用いて，口腔内では検査しにくかった欠損部顎堤の形態，吸収程度，アンダーカット，咬合圧負担域（頰棚）の広さなどを検査し，口腔内検査と比較する.

上顎では，口蓋の深さ，顎堤の幅と高さ，上顎結節の大きさ，口蓋隆起の有無と大きさ，口蓋小窩など，下顎では，顎堤の幅と高さ，頰棚の範囲，下顎

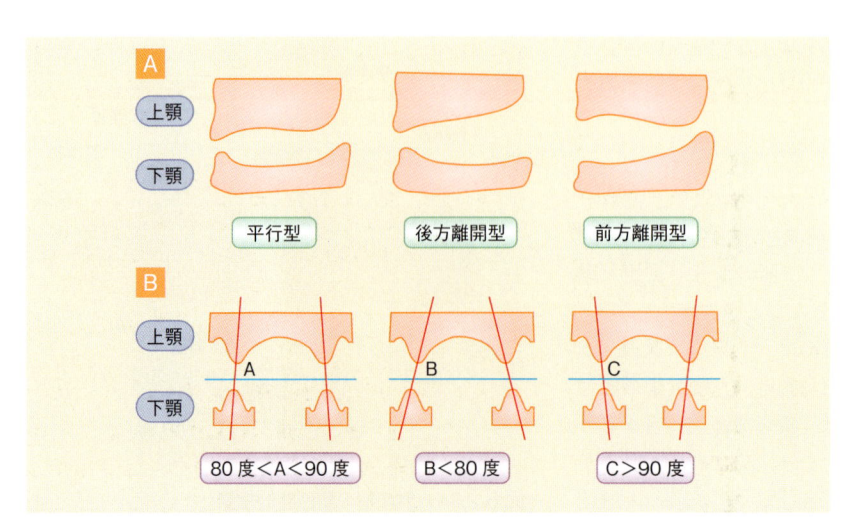

図5.2.35 上下顎堤の対向関係

矢状面（A）と前頭面（B）でみた上下顎堤の対向関係で，前頭面での赤線は歯槽頂間線を示す.

隆起の有無と大きさ，レトロモラーパッドの大きさなどを調べる．

仮の咬合採得（後述）を行い，研究用模型を咬合器に付着し，上下顎の対向関係を検査することもある．

①概形印象採得：患者の顎堤の大きさにより，既製トレーを選択し，口腔内で試適・修正後，顎堤粘膜部や前庭部の形態を再現するためにそれらの陰型を記録する．この操作を概形印象採得という．操作性にすぐれるアルジネート印象材による解剖的概形印象をとる方法と，熱可塑性で辺縁形成が可能なコンパウンド印象材による機能的概形印象をとる方法とがある．概形印象によって得られた模型を研究用模型といい，模型検査に用いるが，この模型上で患者固有のトレー（個人トレー）を製作し，精密印象採得（後述）に用いる．

②個人トレー：外形線は，義歯床の外形線に基づいて決定されるので，まず概形印象で得られた模型上で床外形線を決定，記入する．ついで，床外形線の2～3 mm内側に床外形線と平行なラインを記入し，これを個人トレーの外形線とするが，上顎トレーの後縁部では，トレー外形線は床外形線に一致させる．トレーの外形を床外形よりも2～3 mm短く設定することによって，辺縁形成用印象材のためのスペースが得られる．

　v）X線写真検査

パノラマX線写真，顎関節X線写真などにより，欠損部顎堤の歯槽骨，残存歯とその支持組織，顎関節の状態などを検査する．

欠損部顎堤の歯槽骨では，粗密，辺縁形態，皮質骨の厚さなどを調べる．また，顎骨内の病変（嚢胞や腫瘍）や異物（残根，埋伏歯など）の有無，抜歯窩の治癒状態，オトガイ孔の開口位置なども調べる．

残存歯とその支持組織では，う蝕，歯髄疾患，歯内療法の術後，既存修復物の適合状態，支台歯の支持組織の状態も調べる．顎関節では，下顎頭の位置や変形の有無などを調べる．

c. 機能検査

顎機能の様相を把握し，異常が認められれば，有床義歯製作前に顎機能の改善のための治療を行う．

　i）筋の検査

咀嚼や発音ばかりでなく，咬合採得，人工歯の排列，義歯の維持・脱離などにも関与するため，筋の緊張状態を診査する．筋電図を用いる方法があるが，一般的には，触診で行われる．

筋の触診は，筋に病変がなければ同部に触れても，患者は何ら異常を訴えないが，筋にスパスムなどがあれば，違和感や疼痛を訴える．触診には母指，示指，中指の腹で行うが，左右同時に同じ力で圧迫するようにする．顎顔面には多くの筋があるので，それぞれどの部位を触診するかを知っておかねばならない．

咬筋（起始部，停止部，中央部），側頭筋（前部，中部，後部），内側翼突筋停止部，胸鎖乳突筋（起始部，中央部，停止部），僧帽筋（肩部，頸部），顎二腹筋後腹部，後頭筋などの顔面・頭頸部の触診を行う．

　ii）顎関節の検査

開閉口時や側方運動時の下顎頭の動きや顎関節雑音の有無，発生位置，性状を触診・聴診する．詳細は，X線検査あるいは顎運動測定器などにより，関節窩内における下顎頭の位置，骨形態などを判定する．

　iii）顎運動の検査

下顎の開閉口運動，左右側方運動，前方運動時の下顎頭の動きの触診，限界運動範囲内での開口量や下顎の偏位量の計測を行う．顎運動記録装置や筋電図を用いて咀嚼時やタッピング運動時のリズム，運動量，筋活動量（積分値）などを検査する．

　iv）咬合力の検査

最大咬合力，咬合接触面積，咬合力バランスなどを検査する．

　v）咀嚼能率（効率）の検査

食品摂取のアンケート調査，篩分法による咀嚼値の測定，色変わりガムやグミゼリーを用いた咀嚼能力の測定などを行う． 〔志賀　博〕

■ 文　献

日本補綴歯科学会，有床義歯補綴診療のガイドライン作成委員会：有床義歯補綴診療のガイドライン（2009改訂版）．日補綴歯会誌，1(2)：E205-E283，2009．

（2）設計の考え方（治療方針と前処置）

a. 治療方針

医療面接による主観的情報と形態的・機能的検査による客観的情報に基づき，形態や機能の障害の抽出・原因の分析を行って診断し，全部床義歯補綴治療の適応であるかどうか，適応である場合，前処置

を含めた治療計画を立案する（図5.2.36）．

全部床義歯補綴治療の適応である場合，外科的処置や補綴的処置などの前処置が必要であるかどうか，前処置が必要な場合，使用中の義歯を用いるのか治療義歯を用いるのか，前処置が必要ない，あるいは前処置後に新しい全部床義歯を製作するのか，使用中の全部床義歯あるいは局部床義歯を修理するのか，新しい全部床義歯を製作する場合には，レジン床にするのか，金属床にするのかを含めて総合的に検討する．ついで，患者に治療方針と同時に患者の形態や機能の障害の程度，治療による回復程度の予測についての説明も行う．患者の希望による修正もふまえ，最終治療方針を決定し，患者の了解の基に治療を開始する．

b. 前処置
i) 外科的処置

歯槽骨の鋭縁や骨吸収不全，大きな骨隆起やアンダーカットを整形する．また，粘膜調整や義歯調整で改善できない義歯性線維腫やフラビーガム，小帯の位置異常，残根，粘膜下の異物を必要に応じて除去（切除）する．

①義歯性線維腫：義歯の不適合や辺縁の過長などによる長期間の機械的刺激によって生じる結合性の腫瘤状増殖組織であり，粘膜調整で改善できない場合は外科的切除が必要となる．

②フラビーガム：義歯の不適合による長期間の機械的刺激によって生じる過可動性の粘膜組織であり，上顎前歯部に好発．粘膜調整や義歯調整で改善できない場合には外科的に切除することがある．

ii) 補綴的処置（粘膜調整，義歯調整，治療義歯）

①粘膜調整：粘膜の圧痕，浮腫，肥厚，増殖などの病的状態を粘膜調整剤で改善し，粘膜と義歯床の適合度を改善し，床下組織に均等に圧を配分できるようにする．

②義歯調整：障害の原因が義歯にある場合（義歯不適合，義歯床縁の過長，オトガイ孔や骨隆起部などの緩衝不足など）には，義歯の調整も行う．

③治療義歯：新義歯製作に先立ち，異常な低位咬合，口腔粘膜の異常，顎運動や顎関節の異常などを是正する目的で装着する義歯をいう（図5.2.37）．

治療目的に応じて，咬合挙上，粘膜調整，顎位の修正などを行う義歯で，調整，修理が容易なようにレジン歯とレジン床を用いることが多く，治療目的が完了するまで暫間的に用いる．

iii) 薬物的処置

①義歯性口内炎：義歯の不適合や不衛生（デンチャープラーク）によって生じた口腔粘膜の炎症であり，デンチャープラークのコントロール（義歯の清掃），顎堤粘膜のマッサージで改善されるが，薬物的処置としては，抗真菌剤軟膏の塗布，義歯洗浄

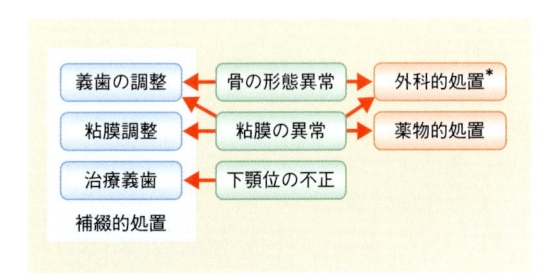

図5.2.36 全部床義歯補綴に関する前処置
＊：補綴的処置で是正できない場合．

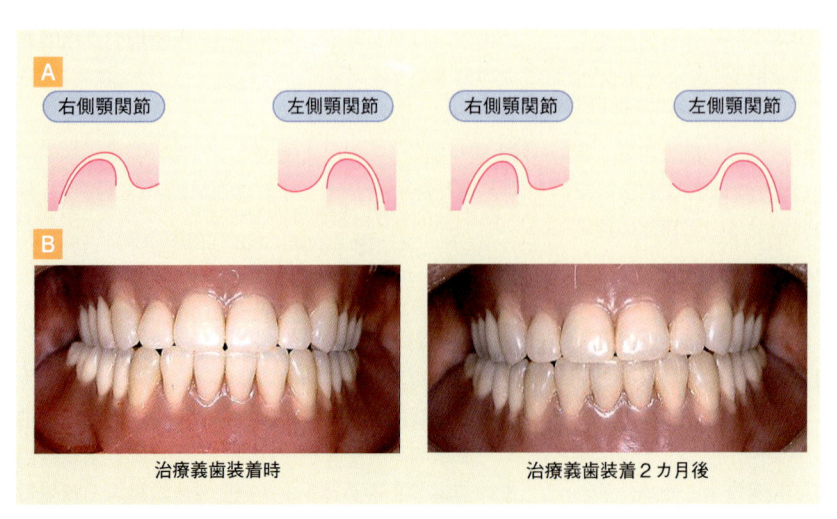

図5.2.37 治療義歯装着前後の下顎頭位（A）と口腔内写真（B）

無咬頭人工歯を応用した治療義歯装着時と装着2カ月後の下顎頭位と咬頭嵌合位での義歯装着時の口腔内写真を示す．
治療義歯装着により，下顎中切歯が左側に偏位し，左右下顎頭が下顎窩内で安定した位置に変化したのがわかる．

剤（アルカリ性過酸化物，次亜塩素酸塩酵素剤）の使用を行う．

②褥瘡性潰瘍：義歯床縁の過長や骨隆起部などの緩衝不足による咬合圧の集中により，組織が壊死してできた潰瘍であり，原因の除去（義歯の調整）によって改善できるが，薬物療法（刺激の少ない含嗽剤による洗口，副腎皮質ホルモン剤軟膏の塗布）も併用できる． 〔志賀　博〕

■ 文　献

日本補綴歯科学会，有床義歯補綴診療のガイドライン作成委員会：有床義歯補綴診療のガイドライン（2009改訂版）．日補綴歯会誌，1(2)：E205-E283，2009．

(3) 全部床義歯の製作

診査，診断，治療計画の立案が終了したら，その治療計画にのっとり，図5.2.38のような手順で治療を行っていく．

a. 最終印象，作業用模型および咬合床の製作

前処置を行って関連諸組織が健康な状態になったならば，概形印象より得られた研究用模型上でトレー用レジンを用いて各個トレーが製作される．一般的に義歯床基礎面は選択的加圧印象用の，また床辺縁はモデリングコンパウンドを用いた筋圧形成印象用の設計とする．まず患者の機能時の運動を想定して，筋圧形成印象を唇頬側では前歯部，左右側臼歯部に3分割で，また舌側でも3分割にして行う．このときに小帯がきちんと印記されているかを口腔内と比べて確認する．筋圧形成印象が終了したならば，各個トレーの内面にスペーサーとして用いていたパラフィンワックスを除去する．精密印象は，粘膜の唾液を除去してから流動性のよいシリコーン系の印象材で採得する（図5.2.39）．

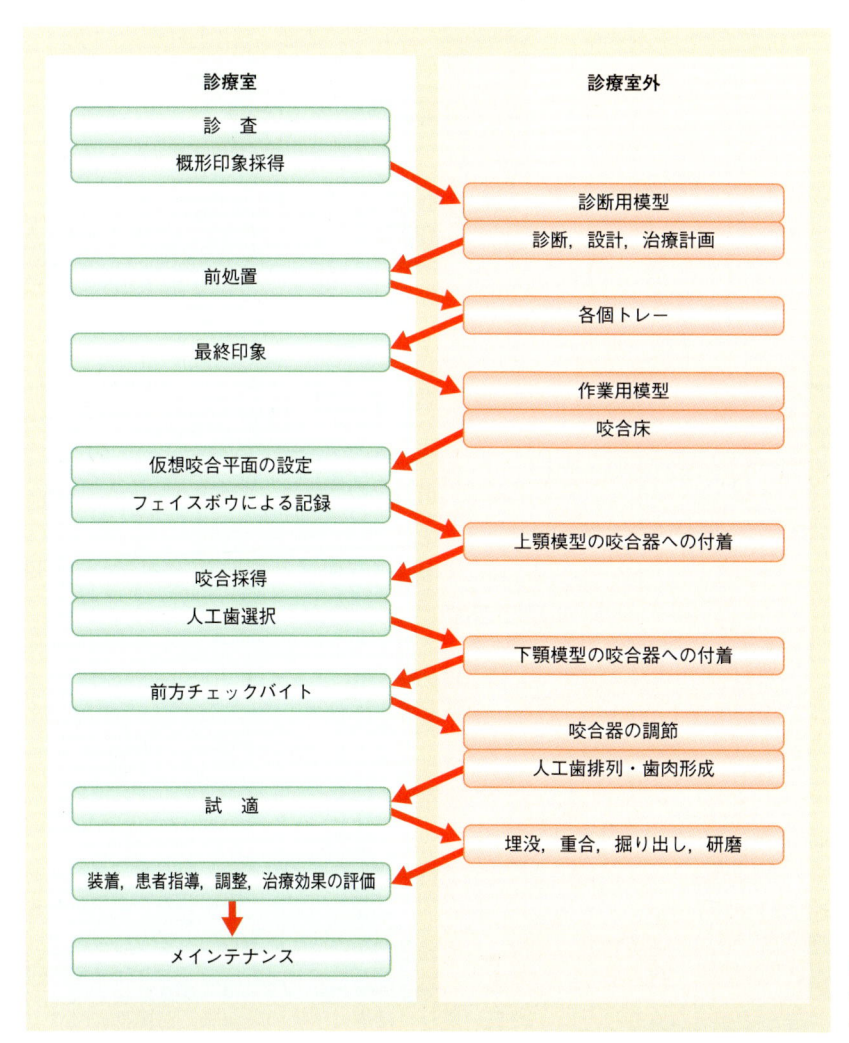

図5.2.38　半調節性咬合器を使用する場合の無歯顎患者の診療過程

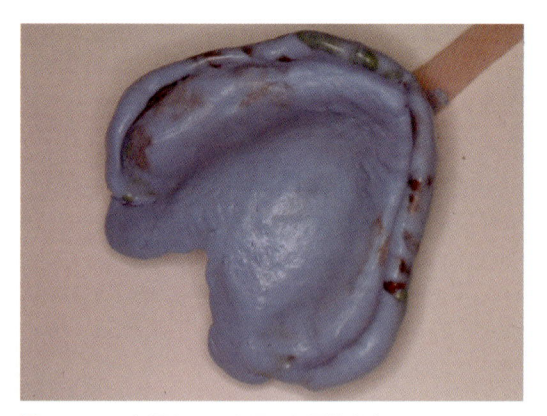

図 5.2.39 各個トレーを用いた最終印象
各個トレーを用いて，辺縁部は筋圧形成を行い，そのあとに全体をシリコーン系の印象材を用いて精密印象を行った．

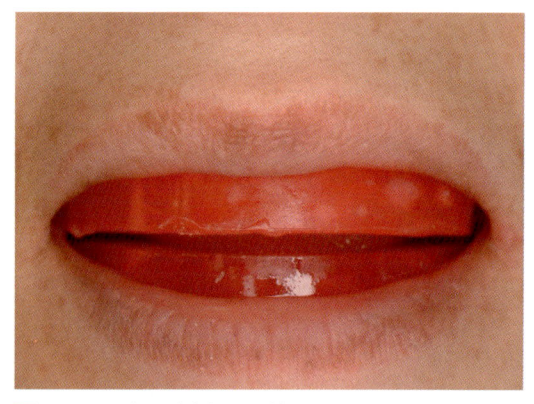

図 5.2.40 上顎咬合堤の調整
上顎咬合床前歯切端相当部は，現状では上唇下縁より8mm程度下方にあるので，修正が必要である．通常は安静時に上唇下縁より約1〜2mm下方に位置する．

最終印象体に適切な作業模型の辺縁を確保するためにユーティリティーワックスを用いてビーディングを施し，ついでパラフィンワックスなどでボクシングを行い，硬石膏を注いで作業用模型を製作する．

作業用模型上で咬合床（トレー用レジンで製作された基礎床とその上にパラフィンワックスで製作された咬合堤からなる）を製作する．このときに咬合床の模型からの着脱方向を考慮してアンダーカットは，パラフィンワックスでブロックアウトしておく．咬合床は，咬合採得で利用し，人工歯排列の基準になることを念頭において製作する．咬合床の高さは，歯槽堤の吸収状態によっても異なるので，現在使用中の義歯をノギスで計測し，その値を参考にして決定する．下顎の咬合堤の高さは，レトロモラーパッドの前縁より高くしてはならない．

b. 咬合床の修正，フェイスボウによる記録と上顎模型の咬合器への付着

咬合床を口腔内に装着し，まず豊隆を患者の顔貌に合わせてから，上顎咬合床の仮想咬合平面を矢状面ではCamper線と平行にし，前頭面では瞳孔線と平行にする．なお上顎咬合床前歯切端相当部は，通常は安静時に上唇下縁より約1〜2mm下方に位置する（図5.2.40）．下顎の咬合平面は，安静時の舌背の高さに合わせ，舌房を阻害しないように咬合堤の幅を調整する．

平均値咬合器を用いる場合には不要であるが，半調節性咬合器を使用する場合には，フェイスボウトランスファーを行う（図5.2.41）．これにより術者が咬合器と対面した場合に，ちょうど患者が直立した

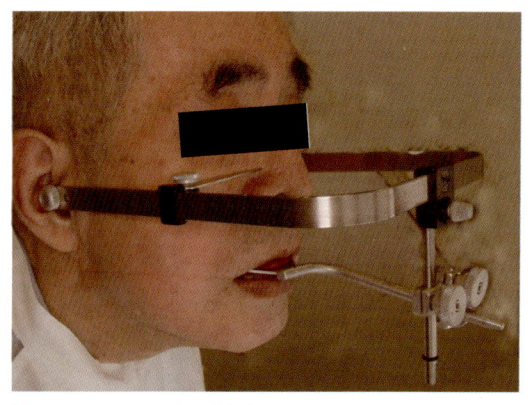

図 5.2.41 フェイスボウトランスファー
フェイスボウを用いて頭蓋（通常はFrankfort平面を基準とする）に対する上顎の位置を採得する．この状態を咬合器に移す．

状態で対面したのと同様の状態を再現できるので，特に前歯部の排列には重要である．

c. 咬合採得，人工歯選択および下顎模型の咬合器への付着

フェイスボウトランスファーによって上顎の模型を咬合器に位置づけたならば，次に咬合採得，すなわち中心咬合位における上顎に対する下顎の位置を採得する．まず下顎安静位を利用する方法やWillisの顔面計測などによって垂直的顎位（咬合高径）を設定する（図5.2.42）．そして上下顎の咬合床を口腔内に挿入したときに，術者が定めた咬合高径よりも高ければ，下顎の咬合床の前歯部から中央付近まで，あるいは上顎の臼歯部から中央までのワックスを除去して，定められた咬合高径まで修正する．また低い場合には逆に下顎の咬合床の臼歯部にワック

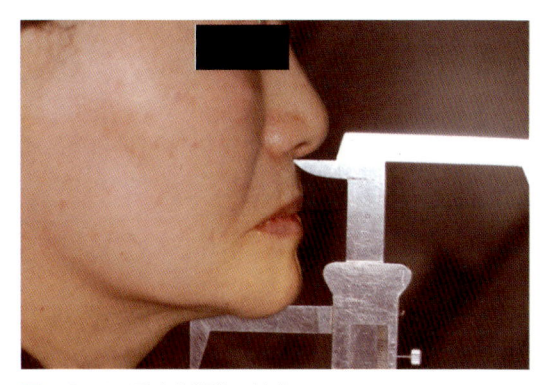

図 5.2.42 垂直的顎位の決定
垂直的顎位の決定にはさまざまな方法があるが，今回はWillisの顔面計測，すなわち瞳孔から口裂までの距離が，安静時の鼻下点からオトガイ底までの距離に等しいことを利用した．

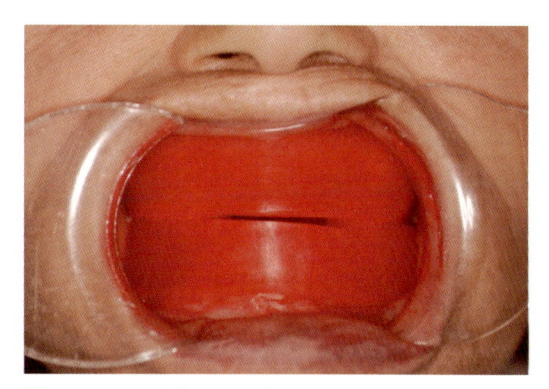

図 5.2.43 臼歯部のみで嚙ませる方法
水平的顎位の決定にもさまざまな方法があるが，今回は臼歯部のみで嚙ませる方法を用いた．前歯部の咬合堤が削除してあるので前嚙みになりにくい．

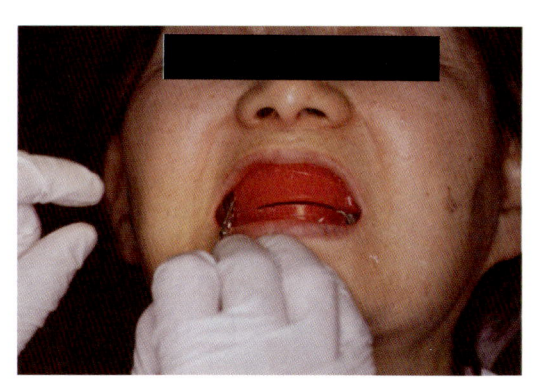

図 5.2.44 咬合床への標示線の記入
人工歯選択や人工歯排列のために咬合床に標示線を記入する．上唇線，下唇線，正中線の記入が終了し，右側の口角線を記入している．

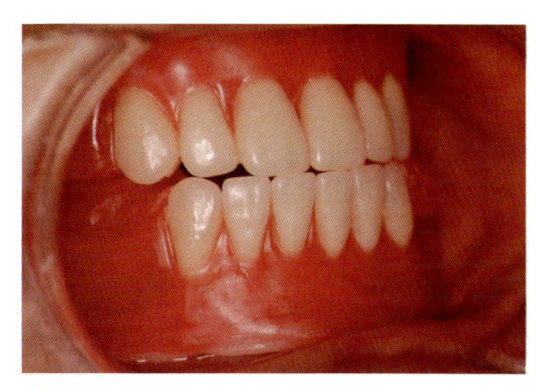

図 5.2.45 前方チェックバイトの採得
前方Christensen現象を利用して，患者固有の矢状顆路傾斜を採得する．前歯部の排列を終了してから行った方が患者に前方位をとらせやすい．

スを盛って咬合高径を修正する．咬合高径が決定したならば，臼歯部のみで嚙ませる方法（上下の咬合床の前歯部での接触がないようにする）で水平的顎位の決定を行う（図5.2.43）．咬合床唇面に人工歯の選択や排列のために標示線（正中線，上唇線，下唇線，口角線）の記入を行う（図5.2.44）．上下の咬合床を連結してから口腔外に取り出す．

　上下顎の咬合床が作業用模型に適合していること，また上下の咬合床の後縁が接触していないことを確認して，下顎作業用模型を普通石膏にて咬合器に付着する．

　患者の正貌を参考に上顎の中切歯の形態を選択し，人工歯の色調は皮膚の色を参考にして決定する．上顎中切歯長径は，標示線である上唇線よりも長いものを選択する．上顎6前歯は口角線を参考に選択し，下顎は水平被蓋の量によって決定する．臼歯部人工歯近遠心径は，犬歯の遠心から排列可能領域までの長さを計測し決定する．人工歯の咬頭傾斜は，一般的には矢状顆路傾斜（前方チェックバイトにより決定する）が大きければ大きくする．

d. 前方チェックバイト採得と半調節性咬合器の調節

　患者固有の顆路傾斜を設定する場合には，上下顎の咬合床を口腔内に挿入し，その間に軟化したワックスを入れて，前方位で咬合させる（図5.2.45）．平坦な咬合床を挿入して，前方位（切端咬合位程度）で咬合すると楔状の間隙が生じる．この間隙の角度は，個々の患者の矢状顆路傾斜と同等であることを利用して，咬合器に患者の固有の矢状顆路傾斜を設定する．

e. 人工歯排列と歯肉形成

　前歯の人工歯排列は，口腔内で調整された咬合床

の豊隆に合わせて，天然歯を模倣して行う．臼歯部は補綴学的歯槽頂線を基準に，また排列許容帯やcuspid to pad lineを参考にして行う．

排列終了後に審美性，構音，食塊の流れなどを考慮して歯肉形成（床研磨面の形態形成）を行う．

f. ろう義歯の試適

人工歯排列と歯肉形成が終了したならば，そのろう義歯（ワックスデンチャー）を口腔内に挿入して，維持安定，舌房，審美性（色調，大きさ，口唇の豊隆，顔面正中線との関係，前歯の露出度），構音状態，咬合状態などをチェックし修正する．

g. 埋没，重合，掘り出し，研磨

試適が終了したろう義歯を模型に戻し，フラスクに普通石膏で埋没する．完全に硬化したならば，フラスクごと熱湯に入れてワックスを軟化し，フラスクを上部フラスクと下部フラスクに分けて流ろうする．ワックスを取り去った隙間に混和したアクリックレジンを填入して加圧し，余分なレジンを除去したならば，通常は重合槽で湿熱重合をする．

重合後には作業用模型ごとフラスクから掘り出して咬合器に戻し，中心咬合時，側方運動時および前方運動時の削合を行う．削合後に食塊や細菌付着が起きにくいように研磨を行う．

h. 調整，装着，患者指導，治療効果の評価

i）咬合調整と装着

重合研磨が終了した義歯を患者に装着する場合には，まず咬合させずに手圧で義歯床と床下粘膜との適合試験を行う．そして重合時のひずみや印象採得時の誤差の修正を行う．次に咬合紙などによる咬合調整を行う．まず中心咬合時の調整を行い，同時に多くの咬合接触点を有するようにし，側方運動や前方運動時の咬合調整を行って，バランスドオクルージョンを成立させる．咬合調整が終了したならば，はじめて患者に上下の義歯を咬合させて，咬合による義歯床と粘膜との適合試験を行い，機能時を想定した圧負担の過剰な部位をなくすように調整を行う．また適合試験材で研磨面の豊隆もチェックする．

ii）患者指導

患者には義歯は道具であることを伝え，その使用法などを指導することを忘れてはならない．指導内容を以下に示す．

①前歯でなるべくものを嚙まないで，可能なかぎり食物は口腔に入れる前に切り刻んでおく．

②義歯は夜間就眠時はなるべくはずしておき，水を張った容器内に入れて乾燥させない．

③毛先の丸くなっていないブラシで食後に義歯の清掃を行う．そのとき研磨剤の入っている歯磨剤は使用しない．人工歯もきちんと磨く．ときどき義歯洗浄剤を併用する．

④義歯だけではなく口腔内もやわらかいブラシや舌ブラシを用いて清掃する．

⑤定期診査は口腔諸組織や義歯の保全のためには重要であるので，必ず来院する．

調整は装着時翌日，1週間後，2週間後も必ず行う．「痛くなってからいらしてください」というのは医療とはよべないので，痛くならないように配慮した調整の予約を行うべきである．そして定期診査を6カ月おきに行う．

iii）治療効果の評価

装着後の義歯の評価法には，咀嚼機能評価表，視覚アナログ尺度や総合的な気分の評価に適しているフェイススケール，日本語版 Oral Health Impact Profile（OHIP-J）などがあるので，それらを利用して旧義歯と新義歯の評価を行う． 〔櫻井　薫〕

（4）メインテナンス

一般的にメインテナンスとは，装置やシステムなどが正常に動作し続けるために行われる保守・点検作業のことであり，調整や不具合の修正などを行う．歯科においても補綴装置は道具と同様に劣化を生じ，また口腔内諸組織や咬合も変化するので，それを早期に発見し，対応するためにもメインテナンスが重要である．そのなかでも特に可撤性義歯は，その名のとおりに口腔内から取りはずすことができるので，患者自身によるメインテナンスが可能である．そのことを歯科医師は患者に指導・教育しなければならない．メインテナンスをきちんと行えば，義歯の耐用年数を延ばし，快適な口腔内環境を維持できる．

a. 定期診査

定期診査では，問診，視診，義歯の診査などを行う．義歯の問題点を探すだけではなく，患者の口腔粘膜，顎堤，顎関節，筋，顔貌，構音や咀嚼状態，精神状態が健全に保たれているかを診査し，患者の不都合が生じないよう事前に問題点を発見し対応する．

義歯や口腔内の清掃指導も重要な定期診査時の事

項である.

b. 修理

患者が義歯や人工歯の破折部分などに気づいていないこともあるので，義歯を長期に使用するためにも術者側で診査を行い，破損している部位を修理する.

i）人工歯に関する場合

人工歯ではレジン歯，特に硬質レジン歯の利用が，陶歯に比べて多い．レジン歯の場合には咬耗や磨耗によって本来の咬頭の形態が消失するが，修理する場合には即時重合レジンを咬合面に添加する．硬質レジンの場合には，層構造になっているので切端部や咬頭の破折が生じることがあるが，その場合には研磨で対応する．陶歯はレジン床とは機械的についているだけなので，破折が生じた場合には人工歯の床内に残っている部分を除去し，新しい人工歯に交換が可能である.

原因としては，咬合の不良，不適切な技工操作，落下などがあげられる.

ii）義歯床に関する場合

義歯床の破折が生じた場合には，修理後にその原因を特定して除去し，再び義歯床の破折が起こらないようにする.

義歯床破折の原因は，顎堤の吸収が起こり義歯床と床下粘膜との間に間隙が生じ，咀嚼時に義歯がたわんで破折する場合，リリーフの不足により被圧変位量の少ない部分を中心に被圧変位量の多い部分でたわんで破折する場合，臼歯部人工歯の排列位置が頬側に出過ぎているためにたわんで破折する場合，患者が落下させた場合などがある.

c. リライン

義歯と床下粘膜の間に多量の間隙ができた場合には，リラインによって義歯床と粘膜の再適合をはかる．リラインの方法には直接法と間接法があるが，近年では義歯床内面に直接リライン材を盛り，口腔内に入れて再適合をはかる直接法が多用されている．間接法の場合には，ダイナミック印象（ティッシュコンディショナーを用いる）を行う場合が多い（図 5.2.46）．人工歯部分のみ残し，義歯床をすべて交換するリベースはあまり実施されていない.

リライン時の注意点として，粘膜調整剤を応用するのと同様に，リラインする義歯床内面を削去し，新たな床用材料と化学的に結合させるために新鮮面を露出させることがあげられる．また咬合接触状態

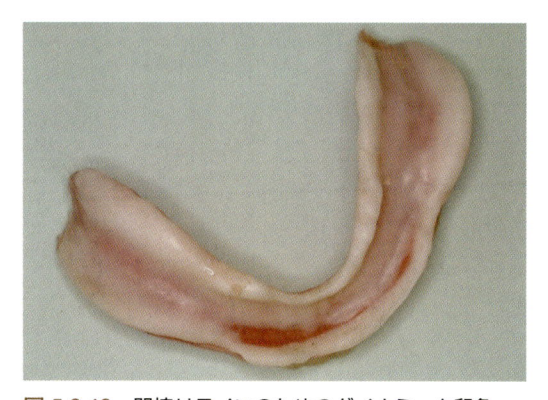

図 5.2.46　間接リラインのためのダイナミック印象
使用中の義歯と床下粘膜との間に隙間が生じたので，ダイナミック印象を行い，その空間を埋め，なおかつ機能時の印象を採得して，これをそのまま埋没・重合して間接リラインを行う.

が整っていないと義歯が機能時に必要以上に動き，床下粘膜に障害が発生する．　　　　　〔櫻井　薫〕

■ 文　献

村岡秀明，松本勝利他：総義歯の謎を解き明かす，永末書店，2010.
櫻井　薫，宮地建夫他編著：臨床を行ううえで知りたかったこと─総義歯編，永末書店，2005.

4　インプラント治療

(1) インプラント治療の概念

インプラント治療は今までの医療，歯科医療には存在しなかった概念から成り立っている．インプラントは非自己であり，さらに上皮を貫いて生体外と交通している．非自己は，自己と異なり異物処理機転により生体から排除される運命にある．自己は再生あるいは創傷治癒を起こすが，金属であるインプラントにはありえない．非自己が生体外と交通していることは，感染により炎症を惹起することを意味している．しかし，現実的にはインプラント治療の長期維持，安定性は広く知られている．これは，口腔環境の特殊性（細胞増殖能，抗菌蛋白など）やインプラント素材の改良，術式やメインテナンス法の工夫によって高い成功率を示しているからである．

a. インプラントは上皮を貫いて外界と交通

ヒトのからだは，上皮の連続性により外界からの細菌や異物から生体を守っている．皮膚には表皮が，目には角膜上皮が，天然歯周囲には歯肉上皮（口腔粘膜上皮，歯肉溝上皮，付着（接合）上皮）

が存在している．付着上皮は非角化上皮からできており，付着上皮細胞は接着蛋白をつくり，内側基底板とヘミデスモソーム結合することによりエナメル質と強く結合し，常に歯と粘膜の間を遮断して外側からの細菌などの侵入を阻止している．つまり生体内外を遮断する強力な境界を形成していることになる．さらに付着上皮は代謝が速く，高い増殖能をもち非常に活性の高い細胞からできているため，常に新しい細胞が投入され，歯面への付着を高度に保持するうえで有利な条件となっている．

一方，インプラント周囲上皮は口腔粘膜上皮由来であるため，角化口腔粘膜と同じ性格である．角化上皮は表層の細胞が死滅し脱落してしまうため，歯面やインプラント表面と接着することは不可能である．つまり，天然歯の場合とは異なり，歯と粘膜とを強固に結合させている付着上皮は存在しない．また，インプラント周囲上皮は付着上皮よりも増殖能が低く，さまざまな刺激に対する防御能も低いと考えられる．

b. 組織界面は常に変化

インプラント自体は金属であるため変化しない．しかし，インプラントと生体は組織界面を形成する．組織界面とは上皮界面，結合組織界面，骨界面であり，組織側は代謝し常に新しい細胞にいれかわっている．つまりいったんはオッセオインテグレーションを獲得しても，オッセオインテグレーションを形成している骨細胞は代謝し，数年ですべて新しい骨細胞といれかわってしまうことになる．さらに組織側は老化し加齢的変化を生じ，場合によっては病的状態へと変化する可能性がある．粘膜上皮は加齢に伴い菲薄化，角化の減少，細胞分裂の減少，上皮釘脚の延長などがみられ，粘膜固有層の結合組織は細胞成分が少なくなり線維化傾向を示す．つまり加齢に伴い外部刺激に対する抵抗性が弱くなる．したがって，常に変化する組織内に，けっして変化しない金属が長期間にわたって存在し続けることがインプラント治療の本質であり，加齢的変化はすべてのヒトに普遍的に現れる現象であるため，インプラント治療を行った症例は長期経過すればするほど不利な条件にさらされ続けることになる．
〔矢島安朝〕

(2) インプラント治療の目的と適応症

a. 目　的

インプラント治療や従来の欠損補綴法は，病態を改善させる治療法とは異なり，コンタクトレンズや義足と同じようにリハビリテーションであると認識されている．したがって，インプラント治療の目的は，従来の欠損補綴法と同様に「失われた口腔機能と形態を回復し，残存歯や歯槽骨を保全する」ことである．

b. 適応症

適応症も従来の方法と同様に，「天然歯の欠損症例に対し，インプラント治療の目的が達成可能と診断され，患者の希望が予測される治療のゴールと一致する症例」であればすべて適応症である．しかし，適応症を考えるうえでインプラント治療の場合は，リハビリテーションでありながら埋入手術という観血処置を伴うため，従来の欠損補綴法では問題となることが少なかった患者の全身状態，骨量・骨質などがリスクファクターとなる．多くのリスクファクターは，絶対的禁忌とはならないが，全身状態からのリスクは絶対的禁忌症となるものもある．

リスクファクターとは，インプラント治療の目的に対してマイナス要因に働く因子のことであり，図5.2.47に示すように大きく4つに分けられる．インプラント治療の適応症を考えるうえでは，「インプラント手術による全身状態の悪化に関するリスクファクター」と「インプラント治療の成功を妨げるリスクファクター」の2つが重要である．

i）インプラント手術による全身状態の悪化に関するリスクファクター

全身状態の悪化に関するリスクファクターとは手術危険度のことであり，手術の際に発生する合併症や基礎疾患の悪化などが発現しやすいことをいう．インプラント治療を行ううえで問題となる疾病は，循環器系疾患（高血圧症，虚血性心疾患，先天性心疾患），糖尿病，貧血，血液疾患，出血性素因，肝・腎疾患，特殊感染症（ヒト免疫不全ウイルス（human immunodeficiency virus：HIV），B型肝炎ウイルス（hepatitis B virus：HBV），C型肝炎ウイルス（hepatitis C virus：HCV））などがある．

インプラント手術の危険度とは，口腔外科小手術における危険度と一致し，対象となる疾患や評価も同様と考えてよい．抜歯術の禁忌症となる全身疾患はインプラント手術においても禁忌症である．つま

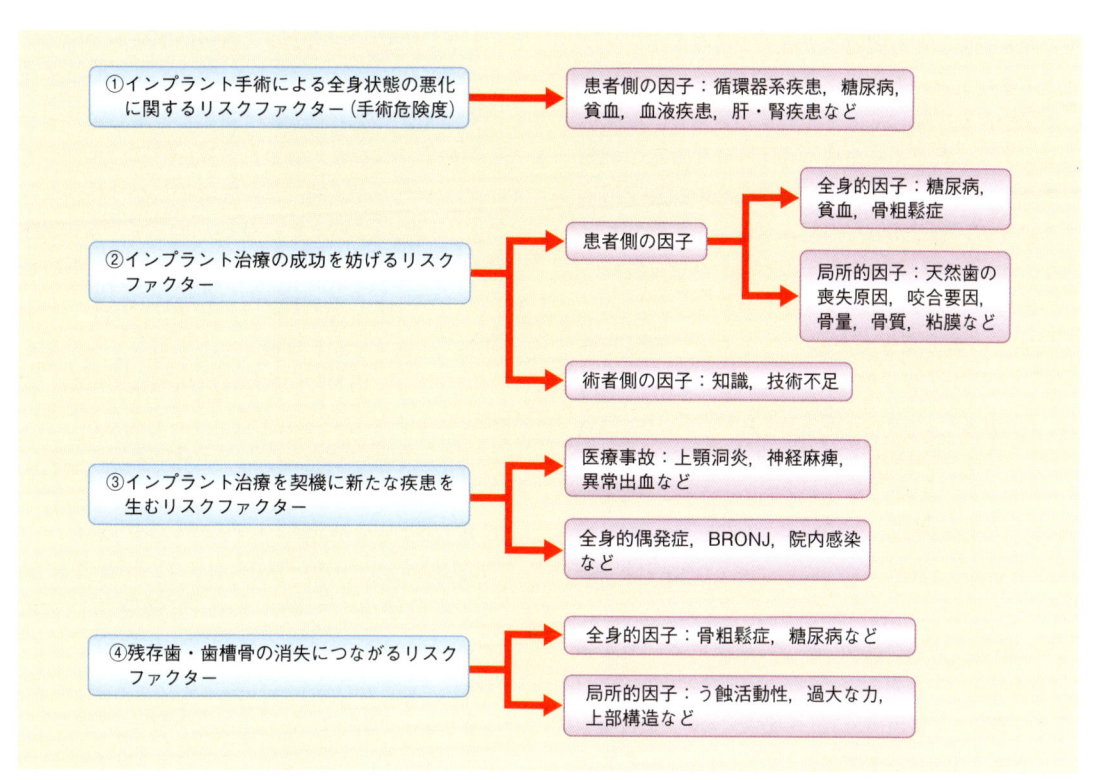

図 5.2.47　インプラント治療のリスクファクター

り，全身的に口腔外科小手術が安全に行いうる症例は，インプラント手術も安全であると考えてよい．

インプラント治療自体は，けっして緊急な手術（放置しておくと全身状態の衰弱や重篤な合併症を引き起こす可能性の高い疾患に対する手術）とはなりえない．したがって，原則的にはすべての全身疾患を改善させてから，あるいはコントロールをつけてからインプラント治療へ進むべきである．

ii) インプラント治療の成功を妨げるリスクファクター

インプラント治療の失敗は，図 5.2.48 のように感染あるいは過重負担によりオッセオインテグレーションが獲得できないか，あるいは維持できない状態に陥ることである．これらが発現しやすい因子は成功を妨げるリスクとなり，患者側の因子と術者側の因子に分けられる．

①全身的な患者側の因子：患者側の因子の全身的なものとしては，糖尿病，貧血，骨粗鬆症が代表的疾患である．
・糖尿病：糖尿病は高血糖による微小血管の障害が発現し，組織・臓器の低酸素状態を引き起こし，さらに好中球の機能にも障害を与えるため，感染の

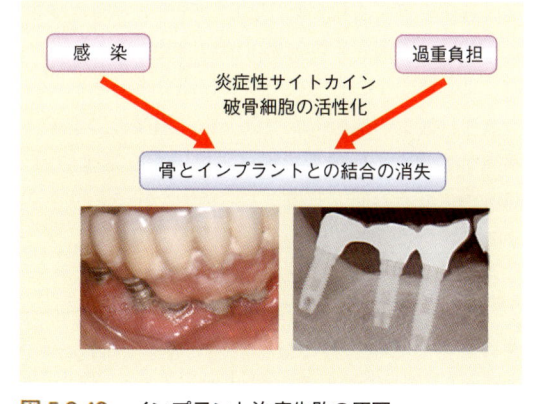

図 5.2.48　インプラント治療失敗の原因
インプラント周囲に感染や過重負担というストレスが加わると，局所的あるいは全身的な反応として炎症性サイトカインが産生され，これが破骨細胞を活性化させ，インプラントと骨との結合を消失させる．インプラント治療失敗の原因は，感染，過重負担あるいは両者の混合型のいずれかである．

危険性が増し，創傷の治癒が遅延すると考えられる．コントロールされていない糖尿病患者によくみられる創傷治癒不全は，インプラント埋入手術後の感染を惹起し，治療の失敗を招く．また，インプラント手術が重篤な術後感染症を引き起こすこともある．さらに，メインテナンス中にインプラント周囲

5.2　歯の欠損と機能障害に対する治療　　499

炎を繰り返すことも問題となる．これらはインプラント治療の予後に大きな影響を及ぼす．

糖尿病は骨代謝にも大きな影響を与える．糖尿病のインスリン欠乏や高血糖状態は，骨芽細胞の機能や数を低下させ，低回転型骨粗鬆症様の病態を招くことになる．したがって，インプラント治療における糖尿病は，軟組織の創傷治癒不全や易感染性ばかりではなく，オッセオインテグレーションにとってもリスクの高い疾患である．したがって適応基準としては，HbA1c 7％以下（NGSP），空腹時血糖 140 mg/dl 以下，ケトン体（－）にコントロールされていれば，手術を行うことに問題はないとされている．またインプラント治療を行った後も，糖尿病が悪化しコントロール不良に陥る可能性もあるため，慎重な経過観察を怠らないようにするべきであろう．

● 貧血：貧血の原因は，赤血球産生低下，赤血球破壊の亢進，失血の3つである．赤血球産生の低下には，産生する場所（骨髄）の問題により発現する再生不良性貧血と赤血球を成熟させるために必要なビタミン B_{12}，葉酸などの不足により発現する巨赤芽球性貧血（悪性貧血），さらに赤血球の産生に必要な鉄が不足する鉄欠乏性貧血に分けられる．赤血球の破壊を原因とする貧血は溶血性貧血であり，失血により発現する貧血は出血性貧血である．

貧血は酸素の運搬機能が低下し，組織の酸素欠乏を生じさせる．低酸素状態は創傷治癒を遅延させ，局所の免疫力の低下と相まって感染を起こしやすくする．インプラント埋入手術後の術後感染や，メインテナンス中にインプラント周囲炎が発症しやすく，重篤な感染症に移行しやすいことになる．したがって適応基準としては，貧血の原因が明らかでも，Hbが10 g/dl 未満であればリスクを考慮し埋入手術は延期して，貧血の改善を待ってから治療を開始する．

● 骨粗鬆症：骨粗鬆症がインプラント治療のリスクファクターであることが広く知られている．埋入したインプラントが，完全に骨と固定されるために重要なことは，十分な初期固定とその後に起こるオッセオインテグレーションである．インプラントの初期固定は，主として埋入部位の骨質，骨量によって決定される．この時点で，骨粗鬆症による骨密度や骨質の劣化があれば初期固定失敗の大きなリスクファクターとなる．さらに，オッセオインテグレーションとは，初期固定の機械的嵌合力が徐々に減少し，そこに生じた小さな空隙に新生骨が添加し，骨とインプラントが直接新生骨により結合することである．しかし，いったん獲得されたオッセオインテグレーションは，長期間継続しなければインプラントは脱落することになる．インプラント周囲の骨は代謝し常に新しい骨に置きかわっているため，正常なリモデリングが行われなければオッセオインテグレーションも破綻する．正常なリモデリングが行われない代表的な疾患は骨粗鬆症である．骨粗鬆症はインプラント治療の禁忌とはならないが，リスクファクターであることを十分に患者に説明することが重要である．

骨粗鬆症の治療薬であるビスホスホネート（bisphosphonate：BP）系薬剤の投与患者において，歯科治療を契機としたBP関連顎骨壊死（bisphosphonate-related osteonecrosis of the jaw：BRONJ）の発症が大きな問題となっている．これらの多くは，抜歯やインプラント手術といった顎骨に侵襲の及ぶ観血処置をきっかけとして発症し，きわめて難治性の疾患であり，治療法も確立していないのが現状である．BRONJは顎骨以外には発現しない．つまり，顎骨以外のほかの長管骨などにはみられない独特の特徴がBRONJ発症の誘因であることは明白である．BRONJに対するポジションペーパー（ビスフォスフォネート関連顎骨壊死検討委員会，2010）によれば，**表5.2.9** のような顎骨の特殊性が影響していると述べられている．なかでも，「感染源は上皮と歯の間隙から顎骨に直接到着しやすい」という点では，インプラント埋入手術に

表5.2.9 BRONJが顎骨にのみ発現する理由

顎骨の特殊性
- 歯は口腔粘膜を破って植立しているため，上皮と歯の間隙から感染が顎骨に到達しやすい．
- 顎骨のように薄い粘膜に被覆されただけの骨はほかにない．また日常生活により口腔粘膜は傷害を受けやすい．
- 800種以上，10^{11}〜10^{12} 個/cm^2 の口腔内細菌が常在する．
- 下顎骨は上顎骨に比べ皮質骨が厚いためBPの蓄積量が多くなり，骨リモデリングも活発である．そのため顎骨壊死は下顎骨の方が発症しやすい．
- 歯性感染症（う蝕，歯髄炎，根尖病巣，歯周病）を介して顎骨に炎症が波及しやすい．
- 抜歯などの侵襲的歯科治療により，顎骨は直接口腔内に露出して感染しやすい．

（ビスフォスフォネート関連顎骨壊死検討委員会：J Bone Miner Metab, **28**, 1-7, 2010）

より骨への侵襲が加わることも問題だが，上部構造を装着した後も，常に生体内の環境と外部の環境が交通している状態であるインプラント治療では，さらにリスクが高いと考えられる．したがって，抜歯術とは異なり，BP系薬剤の投与を受けている患者のインプラント治療，あるいはインプラント治療を

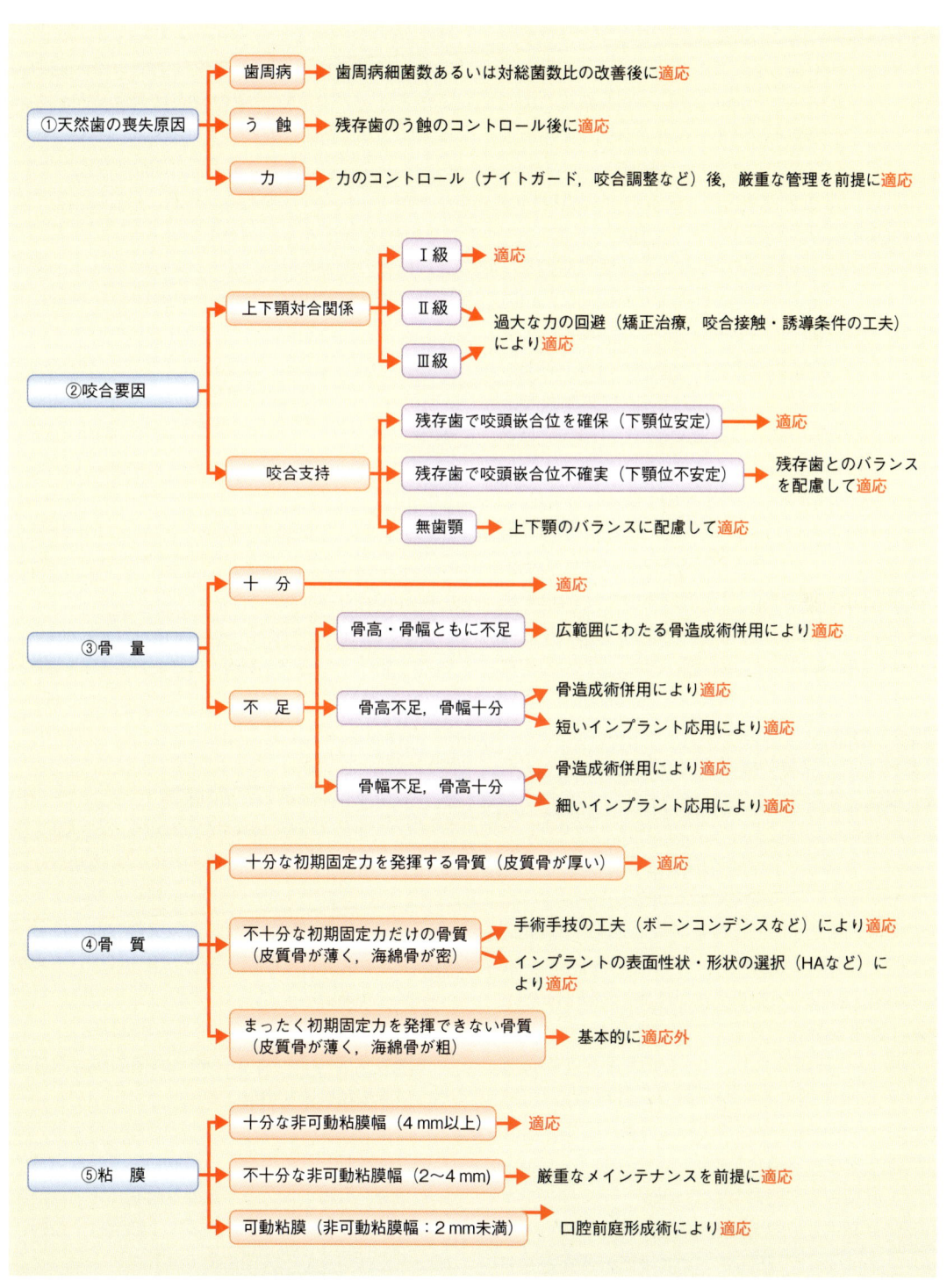

```
①天然歯の喪失原因
  ├─ 歯周病 → 歯周病細菌数あるいは対総菌数比の改善後に適応
  ├─ う蝕  → 残存歯のう蝕のコントロール後に適応
  └─ 力   → 力のコントロール（ナイトガード，咬合調整など）後，厳重な管理を前提に適応

②咬合要因
  ├─ 上下顎対合関係
  │   ├─ Ⅰ級 → 適応
  │   ├─ Ⅱ級 ┐
  │   │      ├ 過大な力の回避（矯正治療，咬合接触・誘導条件の工夫）により適応
  │   └─ Ⅲ級 ┘
  └─ 咬合支持
      ├─ 残存歯で咬頭嵌合位を確保（下顎位安定） → 適応
      ├─ 残存歯で咬頭嵌合位不確実（下顎位不安定） → 残存歯とのバランスを配慮して適応
      └─ 無歯顎 → 上下顎のバランスに配慮して適応

③骨量
  ├─ 十分 → 適応
  └─ 不足
      ├─ 骨高・骨幅ともに不足 → 広範囲にわたる骨造成術併用により適応
      ├─ 骨高不足，骨幅十分 ┬ 骨造成術併用により適応
      │                    └ 短いインプラント応用により適応
      └─ 骨幅不足，骨高十分 ┬ 骨造成術併用により適応
                            └ 細いインプラント応用により適応

④骨質
  ├─ 十分な初期固定力を発揮する骨質（皮質骨が厚い） → 適応
  ├─ 不十分な初期固定力だけの骨質（皮質骨が薄く，海綿骨が密）
  │   ├ 手術手技の工夫（ボーンコンデンスなど）により適応
  │   └ インプラントの表面性状・形状の選択（HAなど）により適応
  └─ まったく初期固定力を発揮できない骨質（皮質骨が薄く，海綿骨が粗） → 基本的に適応外

⑤粘膜
  ├─ 十分な非可動粘膜幅（4 mm以上） → 適応
  ├─ 不十分な非可動粘膜幅（2～4 mm） → 厳重なメインテナンスを前提に適応
  └─ 可動粘膜（非可動粘膜幅：2 mm未満） → 口腔前庭形成術により適応
```

図 5.2.49　インプラント治療の成功を妨げるリスクファクター（患者側の因子：局所的）と適応基準

（東京歯科大学口腔インプラント科の適応基準）

5.2　歯の欠損と機能障害に対する治療

行った後からBP系製剤の投与が始まった患者のメインテナンスの全期間がBRONJ発生の大きなリスクファクターであると考えられる．それゆえ，BP系薬剤を投与されている患者に対するインプラント治療は，処方医師との密接な連携をとり，慎重な手術，厳重なメインテナンスの対応が必要とされ，さらに将来的なインプラントの失敗や顎骨壊死の可能性について十分なインフォームドコンセントがなされなければならない〔⇨1.6-8を参照〕．

②局所的な患者側の因子：図5.2.49に当科における局所的なリスクファクターと適応基準を示す．天然歯の喪失原因は，インプラント失敗の原因となりやすい．歯周病で天然歯が喪失した症例は，口腔内の歯周病細菌によってインプラント周囲炎へと発展しやすい．力による天然歯の破折が原因で喪失した症例は，インプラントも力によって失敗しやすい．う蝕活動性の高い口腔内では，残存歯のコントロールが難しく，残存歯の喪失はインプラントへの負担増加につながる．

咬合要因もリスクファクターとなる．上下顎の対合関係でⅡ，Ⅲ級は過大な力を回避するための手段が必要となる．また，残存歯によって下顎位が決まっていれば，インプラントの経過も安定しているが，すれ違い咬合のような場合では，大きな力が加わるため天然歯，インプラントともに経過が不安定となりやすい．

骨量不足も成功を妨げるリスクファクターとなる．骨高，骨幅ともに不足していれば，広範囲な骨造成術を行った後にインプラント埋入へと進むことになる．骨高は十分だが骨幅が不足している症例は，細いインプラントを用いるかベニアグラフトなどの骨造成術を併用しなければインプラントは適応できない．逆に骨幅は十分だが骨高が不足している場合は短いインプラントを用いるか，上顎洞底挙上術などの骨造成術を併用して適応となる．

骨質の不良があれば，インプラントの表面性状・形状を選択する必要があり，具体的にはHA（hydroxyapatite，ハイドロキシアパタイト）インプラントを用いる場合が多い．チタン製インプラントは，初期固定が絶対条件であるが，HAインプラントでは必ずしも初期固定を必要としない場合もある．手術手技の工夫（ボーンコンデンスなど）によっても，初期固定力を得ることは可能であるが，皮質骨がきわめて薄く，海綿骨も著しく粗であれば

原則として適応外となる．

インプラント周囲粘膜の非可動粘膜幅もリスクファクターとなる．非可動粘膜の幅が少なければ，粘膜移植などの口腔前庭形成術の併用を条件に適応となる．

③術者側の因子：個々の歯科医師の臨床能力によってインプラント治療の結果は大きく左右される．つまり，術者の技量によってインプラントのポジションが決定され，上部構造の設計や形態などの選択がなされるわけである．当然，術者側の因子を一般的に評価することは不可能である．いずれにせよ，術者の能力の違いにより適応症は異なると考えられ，術者側のリスクは本人の客観的な判断により，みずからの適応症と禁忌症を決定すべきであろう．

〔矢島安朝〕

■文献

ビスフォスフォネート関連顎骨壊死検討委員会：Bisphosphonate-Related Osteonecrosis of the Jaw；position Paper from the Allied Task Force Committee of Japanese Society for Bone and Mineral Research, Japan Osteoporosis Society, Japanese Society of Periodontology, Japanese Society for Oral and Maxillofacial Radiology and Japanese Society of Oral and Maxillofacial Surgeons 和文簡略版（2010年3月作成）．J Bone Miner Metab, **28**, 1-7, 2010.

日本口腔インプラント学会編：口腔インプラント治療指針2012, 2012.

（3）解剖と診断

a. インプラント治療のための解剖

インプラント治療において，適切なインプラント体埋入手術を行い，治療を長期にわたり成功させるためにはインプラントを支持する顎骨の解剖を十分理解しておくことが重要である．上顎骨，下顎骨の構造や骨質，神経，歯肉，粘膜の構造について理解する必要がある．

i）上顎骨

上顎骨は骨体部，前頭突起，歯槽突起，頬骨突起，口蓋突起により構成される．インプラントはおもに歯槽突起に埋入されるが，無歯顎になると，この部位は吸収し低くなる．歯槽突起の吸収は全体的に唇頬側から起こる．このため骨吸収に伴い有歯顎時の馬蹄形歯列弓は小さくなる．上顎洞は一般的に第一小臼歯から第三大臼歯まで根尖側に広がった洞である．上顎大臼歯の根端は上顎洞底ときわめて近接し，歯の抜歯により骨壁は薄くなる．上顎洞は単

一の洞である場合と，骨による中隔があり2つの洞である場合とがある．口蓋突起の前方の口蓋側には切歯管の開口部である切歯窩が，後方の口蓋骨との境界には大口蓋神経が通る大口蓋孔がある．上顎骨は下顎骨と比較して周囲の皮質骨（緻密骨）は薄く，内部の海綿骨の骨量が少ない，粗な構造であるといえる．

ii）下顎骨

下顎骨は下顎体と下顎枝により構成される．また下顎骨は歯槽部とその下方部の基底部に分けられる．第二小臼歯の下顎骨外側面で下顎体のほぼ中央の位置にオトガイ孔があり，ここより，下顎枝前縁に向かって外斜線が走っている．歯を喪失すると歯槽部が吸収し，下顎体の半分の高さまでになることもある．また歯槽骨の吸収により歯槽頂線は内側に移動する．

iii）歯肉，粘膜

歯肉や粘膜の厚さは前歯部のインプラント治療の審美において重要となる．審美にはインプラント支台の歯を含めたインプラント周囲組織の歯冠乳頭の形成，クラウンマージンの露出に影響する．日本人を含むアジア人は欧米人に比べ，歯肉粘膜が薄い人が多く，審美回復が難しい．

b. 診　断

インプラント治療の診断においては患者の主訴を基に，全身的診査，局所的診査，模型診査，X線診査・検査を行い，総合的に診断を下すことが必要である．また長期の良好な予後を得るためには患者側の条件だけではなく，術者側の医療チームの技術も含まれる．

i）全身的診査・診断

インプラント治療を受診するには全身状態の診査・診断をしなければならない．そのためインプラント治療にあたっては医療面接による問診，診察，全身の検査が必要である．全身状態からみた適応は相対的禁忌症と絶対的禁忌症とに分類される．相対的禁忌症はコントロールすることによりインプラント治療が可能な疾患であり，高血圧，糖尿病，心疾患，呼吸器疾患などがある．絶対的な禁忌症はコントロールにかかわらず行ってはならないもので，顎骨領域への放射線治療，血液疾患，透析患者，悪性腫瘍などがある．インプラント治療前に，患者自身が自分の疾病を理解していない場合もあるので，問診のみに頼らずに感染症などの確認，バイタルサイン，血液検査のデータなどの確認を行う．必要に応じて内科医への対診も必要である．また精神疾患を有する患者も信頼関係を築くことが難しいことから禁忌である．

ii）局所的診査・診断

局所的な診査では顎関節，口唇や顔貌，口腔内の状態などをみる．顎関節では開口障害，顎関節や咀嚼筋の疼痛，関節雑音，X線画像診断などの診査を行い，口腔内では欠損状態，残存歯の状態，咬合状態，咬合平面，欠損部顎堤状態，欠損部と対合歯とのクリアランス，垂直顎間距離などの診査を行う．また顔貌では対称性，審美性に関係する上唇，下唇やリップラインとの関係，顔面における垂直的顎位，顔貌などを診査する．

iii）模型診査・診断

最終的な治療のゴールを明らかにし，治療計画を立案するために模型診査・診断は重要である．咬合器への模型装着から診断用ワキシング，サージカルガイドプレート作製までの一連の操作を図 5.2.50 に示す．患者の口腔内の歯列印象採得し，スタディモデルを作製後フェイスボウトランスファーをして上顎模型を咬合器に装着し，中心咬合位，中心位で採得されたチェックバイトを用いて下顎模型に装着する．フェイスボウを用いての咬合器への装着は，頭蓋に対する上顎模型の位置を再現し，関節などと歯列の関係，咬合平面などを適切に診査するのに重要である．また顎位が安定しない場合に咬合器を装着することは適切な垂直的，水平的な顎間関係を診査するうえで重要である．

咬合器に装着された模型は欠損状態，残存歯の状態，磨耗・咬耗，咬合誘導，咬合平面，欠損部と残存歯のクリアランスや対合関係を診査する．インプラント治療を希望する患者の多くはう蝕や歯周疾患により歯を喪失していることが多く，咬合崩壊，挺出，咬合誘導の喪失，不適切な咬合平面を有する症例が多くみられる．残存歯も含めて最終的な修復がどのようになるかを明確，具体化する目的で診断用ワキシングを行う．挺出している歯があればこれを模型上でワキシングすることにより是正し，咬合誘導も付与する．これにより最終的にどのような修復が必要となるのか明確となる．

診断用ワキシングの後，これを基にどの部位，どの方向にインプラントすべきかの位置を模型上で立案する．また，これを用いて X 線診査・検査をす

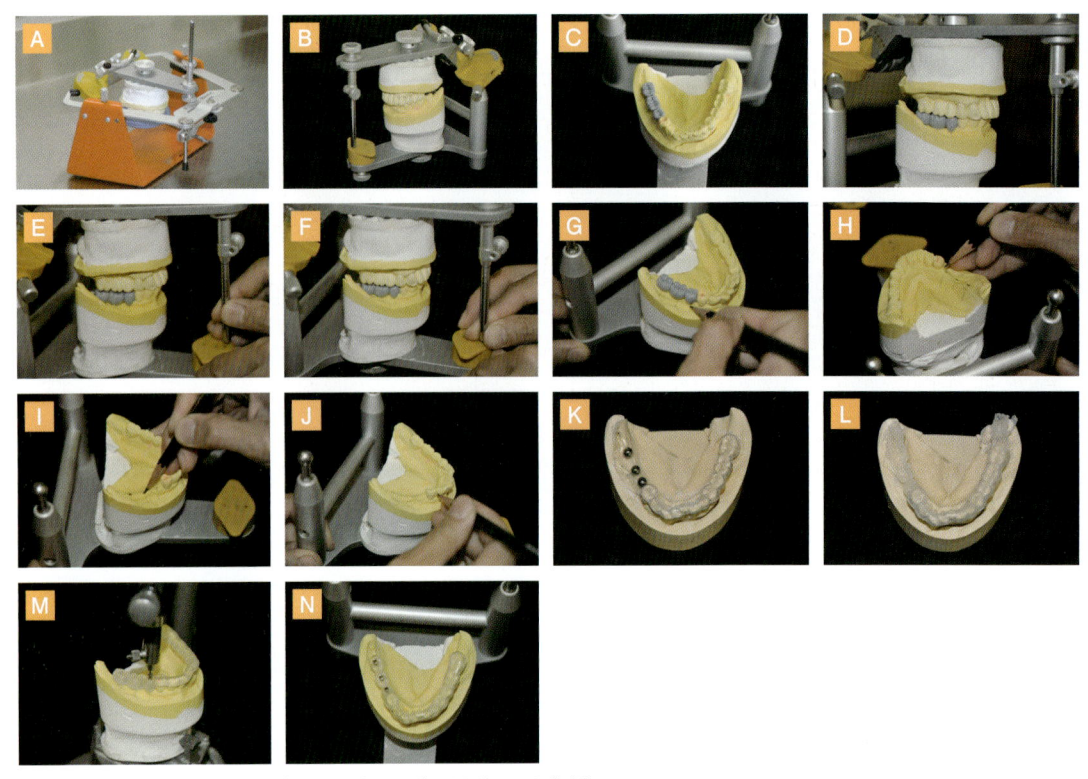

図 5.2.50　診断用ワキシングとサージカルガイドプレート作製
A：上顎模型を咬合器にフェイスボウトランスファーする．B：下顎模型を中心咬合位に装着．C：診断用ワキシング（咬合面観）．D：診断用ワキシング（側方面観）．E：側方運動時の確認（作業側運動時）．F：側方運動時の確認（平衡側運動時）．G：フェイシャルカントアーリッジへの外形線の記入．H：歯槽頂線の記入．I：インプラント埋入予定位置の記入．J：サージカルガイドプレート外形性の記入．K：オルソパントモグラフ撮影用サージカルガイドプレート．直径5mmのベアリングボールがインプラント埋入予定位置に付与されている．L：流し込みレジン法を用いてのサージカルガイドプレート作製．M：チューブの挿入．N：完成したサージカルガイドプレート．

るためのサージカルガイドプレート（ステント）を作製する．作製方法には種々の方法がある．レジン歯を用いて，あるいは常温重合レジンを用いてプラスチックのプレートを軟化圧接し作製する方法，あるいはワキシングしたものを埋没し流し込みレジンを用いて作製する方法，人工歯と常温重合レジンを用いる方法などがある．作製したサージカルガイドプレートは薬液消毒し，患者の口腔内に装着，目的に応じてオルソパントモグラフ，CTのX線撮影がなされる．またサージカルガイドプレートにはインプラント体の位置としての直径5mmのベアリングボールや埋入方向との関係を診断するためのチューブが用いられる．

iv）X線診査・検査による診断

X線診査・検査ではインプラント埋入部位を含めた顎骨全体の解剖学的構造と位置関係，骨幅，骨頂から上顎洞，下顎管までの距離，骨質の診査・診断などを行う．前頭面での診査にはオルソパント

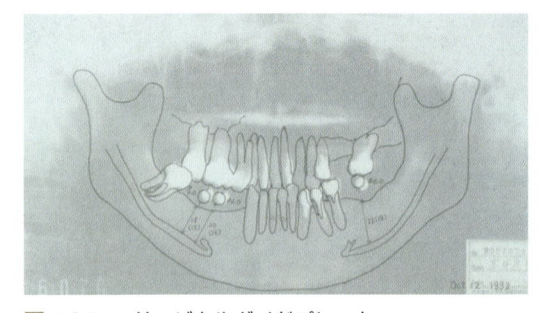

図 5.2.51　サージカルガイドプレート
直径5mmのベアリングボールを付与したサージカルガイドプレートを装着，撮影されたオルソパントモグラフをトレースし，補正値を測定．

モグラフが，唇頬舌断面の診査にはCTが必須である．X線診査を行うにあたってはサージカルガイドプレートを装着して行う．オルソパントモグラフは前頭面での画像であり，下顎では歯槽頂から下顎管，オトガイ孔との位置関係や距離，上顎では上顎洞，鼻腔底までの距離を観察することができる．し

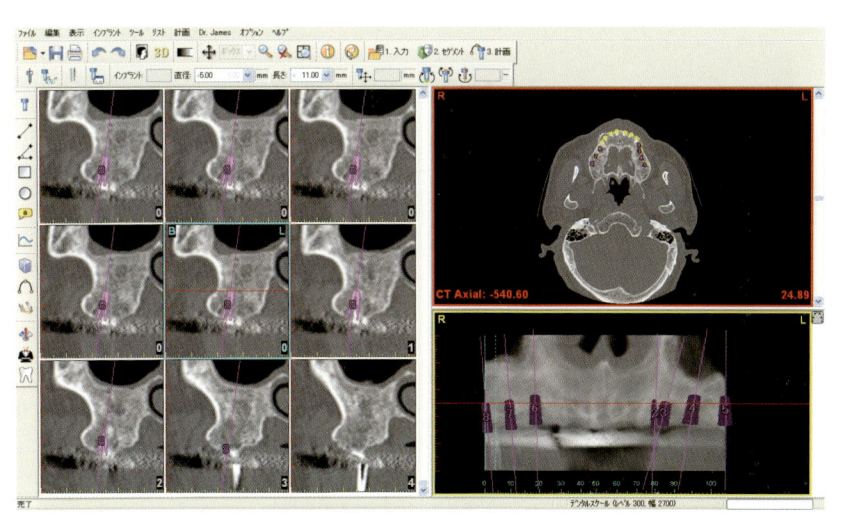

図 5.2.52 CT画像によりSimPlant®によるインプラント埋入位置を分析

かし，オルソパントモグラフの画像はデストーション（画像の縮小，拡大）を起こしているため，画像上の距離を補正し，正確な距離を算定することが必要である．直径5mmのベアリングボールの直径は，正確な距離を算定するための1つの指標となる．X線画像上で5mmのベアリングボールの直径が何mmになるのかでその拡大率が算定でき，正確な距離を得ることができるのである（図 5.2.51）．CTによるX線撮影はインプラント埋入方向，骨量，解剖学的な構造体との位置関係を三次元的に解析できる（図 5.2.52）．これにより撮影された画像を用いてインプラント解析ソフトにより事前にインプラント埋入位置，方向，インプラント埋入可能な長さ，また骨移植や上顎洞底挙上術の必要性を診断することができる．現在はこのデータを基に，埋入用のサージカルガイドを作製，これを応用した手術も行われている．またCT値は骨質の評価にも応用される．　〔渡邉文彦〕

(4) 埋入手術・術式

a. インプラント手術を行う前に

1959年にオッセオインテグレーション（骨結合）の概念が発表されて以来，この50年の間に骨結合型インプラントの術式は大きな変遷をとげた．当初，埋入されたインプラントは完全に粘膜骨膜弁で被覆し，下顎では3カ月，上顎では6カ月以上の治癒期間を経て二次手術を行う2回法遅延荷重のプロトコルが原則であった．

1980年代に入ると，外科的侵襲，コストなどの改善を目的に1回法遅延荷重法が実践され，治癒期間を十分に確保すれば1回法と2回法に臨床的差違はないことが実証された．

その後，1回法早期荷重への挑戦が始まる．Brånemarkらは下顎無歯顎症例への即時荷重のためにBrånemark System® Novumを開発した（図 5.2.53）．50人を対象に行われた本システムの3年後のインプラント生存率は98％と発表され，即時荷重は臨床オプションとして有用であることが示された．

インプラント成功のカギは，初期固定と二次固定すなわち骨結合の獲得である．図 5.2.54 に示すように，フィクスチャー埋入直後の初期固定は経時的に低下するが，骨結合の進行に伴って二次固定は増強する．これら2つの固定力の和がインプラントの安定性となる．したがって，臨床応用されるインプラントには，より強固な初期固定と早期骨結合の獲得が要求される．

各インプラントメーカーによる初期固定向上のためのフィクスチャーデザインの改良と早期骨結合獲得のための表面素材の開発によって，現在即時荷重

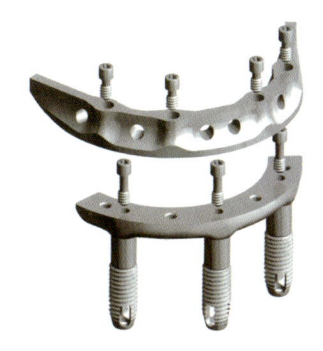

図 5.2.53
Brånemark System® Novum
3本のフィクスチャーをロワーバーで強固に固定．マイクロムーブメントを最小に押さえて即時荷重を行う．
（©Nobel Biocare）

5.2 歯の欠損と機能障害に対する治療

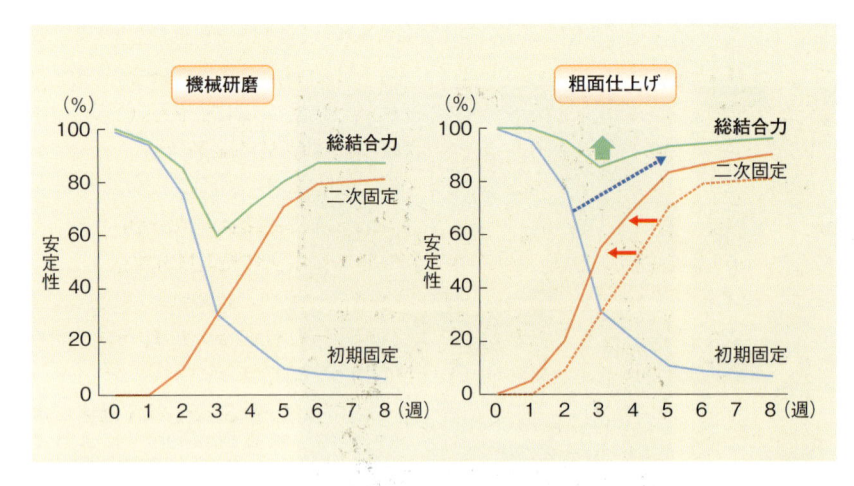

図 5.2.54 フィクスチャーの安定性
埋入されたフィクスチャーの初期固定は経時的に低下するが，骨結合力は上昇する．初期固定値上昇（フィクスチャーの形状）と二次固定の早期達成（粗面仕上げ）が即時荷重に不可欠である．

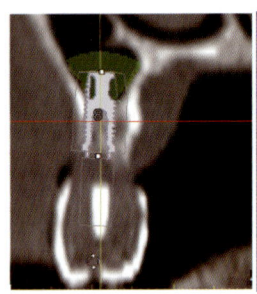

歯槽骨断面イメージ（上顎）　インプラント周辺の骨質（HU値）イメージ（上顎）　3Dイメージ（上顎）

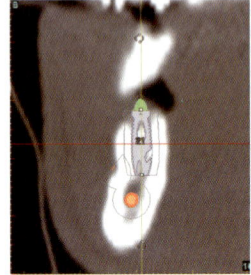

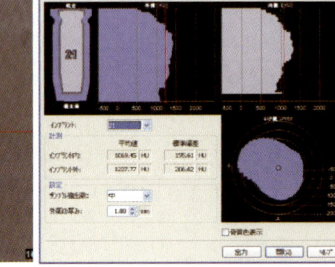

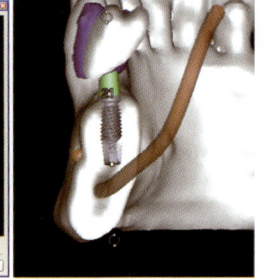

歯槽骨断面イメージ（下顎）　インプラント周辺の骨質（HU値）イメージ（下顎）　3Dイメージ（下顎）

図 5.2.55　術前シミュレーション
SimPlant®（シムプラント）による上顎と下顎のシミュレーション．上顎洞底挙上の必要性，下顎管との距離，さらにフィクスチャー周囲の骨質も同時に表示される．HU値：ハンスフィールド値．
（マテリアライズデンタルジャパン社）

はインプラント治療の選択肢の1つとなったといっても過言ではない．

さらに近年，CAD/CAM技術の進歩により，コンピュータ上で立案したインプラント治療計画に基づき，フラップレスでフィクスチャーを埋入，術前に準備した補綴物を即日装着する治療法が可能となった（木村，2007）．

インプラント治療に携わる者は，まずこういった歴史的背景と自身が用いるフィクスチャーのデザイン，表面性状を十分に理解し，安全・安心なインプラント治療を提供する努力が必要である．

また，インプラント治療は歯科医師，口腔外科医，歯科衛生士，歯科技工士，これに放射線専門医や麻酔専門医が加わるチーム医療である．特に，治療現場で患者と常に接する歯科衛生士の教育は必須である．最近では，歯科医師以外のコメディカルを対象としたインプラントアシスタントワークセミナーも多数開催されている（渡邉，2005）．

b. 術前シミュレーション

プレーンX線やスタディーキャストによる術前評価に加え，1歯欠損症例においてもCTデータを利用した治療計画立案を推奨する．**図 5.2.55** に示すようなシミュレーションソフトを用いると，骨質や上顎洞，下顎管などの解剖学的制約を正確に診査

することができる．注意すべきは，フィクスチャーの頬舌側それぞれに最低 2～3 mm の健康な皮質骨を確保することである．菲薄な皮質骨内に埋入されたフィクスチャー周囲の骨は将来的に吸収される可能性が高い．このような症例では，骨造成が必要である．

筆者の施設では，現在 NobelClinician® Software による NobelGuide™ を用いて全例術前シミュレーションを行っている．NobelGuide™ では，事前に作製したラジオグラフィックガイド（radiographic guide：RG）を用いて CT ダブルスキャンを行う．骨モードの CT では，軟組織が見えなくなるため，RG を患者に装着した状態と RG 単体の 2 画像を撮影し，2 つのイメージを重ね合わせて顎骨の解剖学的情報と補綴物の位置関係を精査する．図 5.2.56 にシミュレーションの流れを示す．

本シミュレーションは，All-on-4（最低 4 本のフィクスチャーを用い，上顎では上顎洞前壁前方，下顎ではオトガイ孔前方でフィクスチャーを傾斜埋入し，術前に準備したアクリリックレジン製の義歯を用いて即時荷重を行う術式）では，きわめて有用である（図 5.2.57）．また，筆者は本シミュレー

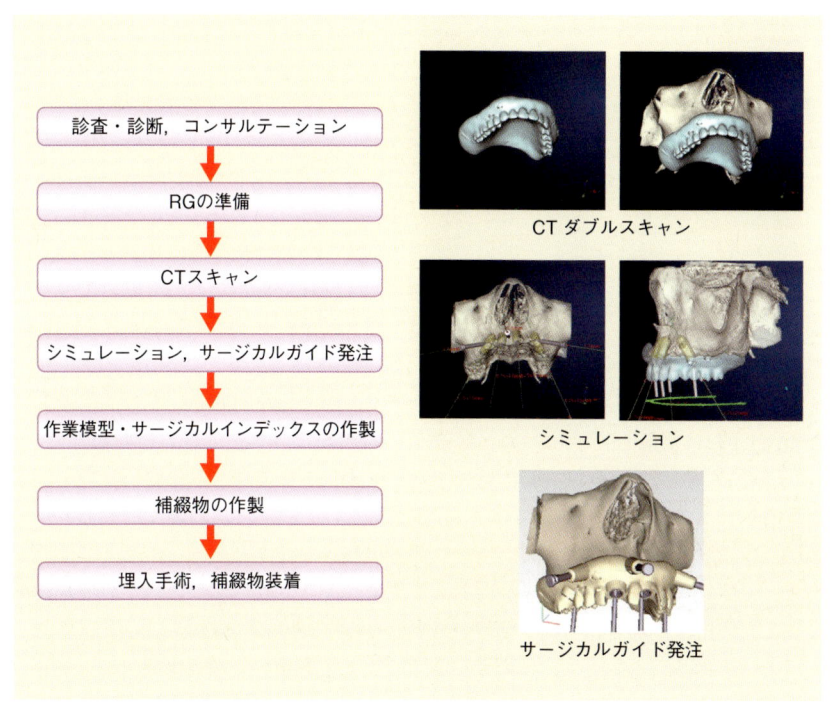

図 5.2.56 NobelGuide™ ワークフロー
CT ダブルスキャンにより，サージカルテンプレートを作製する．　（©Nobel Biocare）

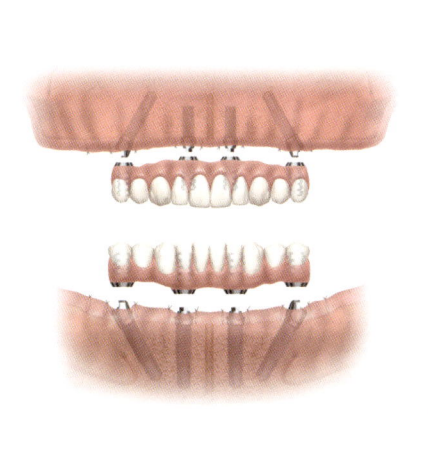

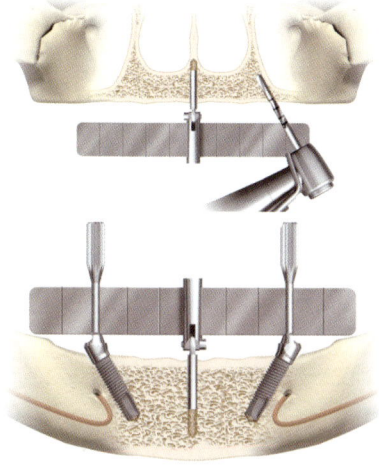

図 5.2.57 All-on-4
最低 4 本のフィクスチャーを用いる．必要に応じてフィクスチャーの数は増やす．フィクスチャー埋入は，上顎洞前壁部，オトガイ孔前方から行う．All-on-4 ガイドは有用である．

（©Nobel Biocare）

5.2 歯の欠損と機能障害に対する治療

| ツイストドリル | 方向指示棒による確認 | ドリルのサイズアップ | カウンターボア形成 | フィクスチャー埋入 |

図 5.2.58　基本的埋入術式
粘膜骨膜弁剝離後，ツイストドリルによる形成，方向確認，ドリルサイズをステップアップし，フィクスチャーを埋入する．皮質骨の厚みが十分ある場合は，カウンターボア（フィクスチャーの台座）を形成する．
（©Nobel Biocare）

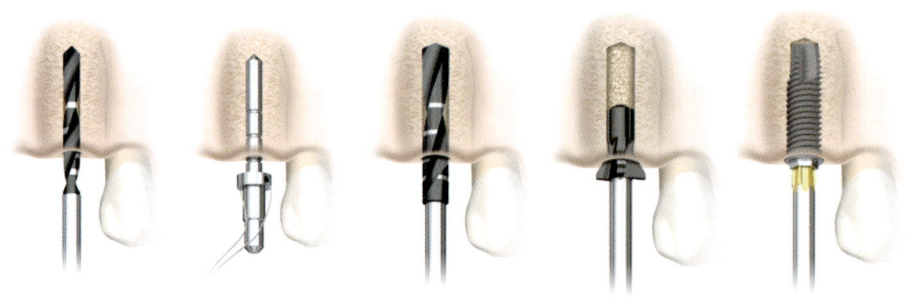

ションを口腔癌切除後の再建顎骨へのインプラント症例にも応用している．

c. 術前の準備

インプラント手術は，いうまでもなく清潔操作が基本である．フィクスチャー埋入，アバットメント連結いずれも清潔環境で行う．手術器具などは通常の滅菌で十分である．インプラント手術器具は，それぞれメーカー指定の準備に従う．

注意すべきは手術室の環境づくりであろう．完全個室の手術室が望ましいが，準備困難な施設であれば，外来診察ユニットを前日から丁寧に清掃し，手術当日は一般外来患者をシャットアウトするとよい．少なくとも清潔域，準清潔域そして不潔域を明確にする必要がある．

術野消毒やドレーピングについては，通常の外科手術に準じる．精神鎮静法などを併用する場合は，ドレーピング前に行う．

d. 基本的埋入術式

2回法術式はインプラント治療の基本である．十分な初期固定が得られなかった場合などは，治癒（骨結合）を待つ．その後，二次手術（カバースクリューの明示，アバットメント連結）を行う．

手術ステップは図5.2.58に示すとおりで，粘膜骨膜弁の剝離，ドリリング，フィクスチャー埋入，弁の復位である．メーカー指定のドリルを用いて指示された深さまで形成する．

フィクスチャーは低トルクで埋入を開始する．途中スタックした場合にはトルクを少しずつ上げて埋入を続ける．完全にスタックした場合は，あわてずに逆回転させて少し戻した後，再度トルクを上げながら埋入する．かたい骨でスタックする場合には，いったんフィクスチャーをはずし，少し径の太いドリルでスタックした部分のみを形成する．筆者は，タップはほとんど使用しない．

ドリルの長さとフィクスチャーの長さは異なることが多いので各メーカーのマニュアルを熟読してほしい．埋入予定部位の骨と軟組織の量が十分で，かつ解剖学的に歯肉剝離を行わなくとも安全なドリリングが可能な場合には，フラップレス術式を選択する．

フィクスチャーが十分な初期固定をもって埋入され，咬合などの問題をクリアできると判断したら，同時にアバットメントを連結し，暫間補綴物を装着する（図5.2.59）．

なお，顎骨再建後の骨皮弁などへの埋入では，アバットメント周囲の非可動粘膜獲得のための特別な処置が必要となる（Sekine, 2006）．

e. サージカルガイドを用いた埋入術式

綿密なシミュレーションにより作製されたサージカルガイドを正確に口腔内へ固定することが何よりも大切である．手術ステップは，サージカルガイド装着，ドリリング・フィクスチャー埋入である（図5.2.60）．まず，フィクスチャー埋入予定部位とアンカーピン刺入部に局所麻酔を施す．浸潤麻酔による粘膜の膨潤は粘膜支持型サージカルガイドの浮き上がりの原因となる．麻酔液の量は最小限にとどめるとともに，麻酔後30分程度放置してサージカルガイドを装着するとよい．

メーカー指定のドリルを用いてアンカーピンを刺入したら，フィクスチャー埋入のためのドリリングへと移る．ドリルガイドを交換しながらストッパーが当たるところまでドリリングする．やわらかい

骨での最終ドリルは，やや細めを選択するとよい．サージカルガイドをより安定させるため，アンカーピンを多めに設置したり，後方のフィクスチャーから埋入するなどの工夫も必要である．

f. 強固な初期固定を得るためのドリリングテクニック

i) ガイドドリルを有効に用いる

最初に用いるガイドドリル（ラウンドバー）は単なる埋入位置のマーキング用ではない．意図的に皮質骨を貫通させることにより，皮質骨の厚みと海綿骨のかたさを感じとることができる．

ii) 熱傷を避ける

直径が太いフィクスチャーの埋入では，使用するドリルの径も大きくなる．同じ回転数でもドリルの回転によって生じる熱は上昇する．筆者は800 rpm程度の回転を推奨している．また，冷却用の生理食塩水は前日から冷蔵庫で冷やして使用するとよい．

iii) エッジ状の骨頂へのアプローチ

エッジ状の骨頂では，ドリルが横滑りして特に唇（頬）側の骨欠損を生じる．そこで，図5.2.61に示すようにドリルを斜めに倒してアプローチし，ドリルの先端が骨内に入ったところで，形成方向を修正すると骨の喪失を少なくできる．

iv) 抜歯窩即時埋入

審美的要求が高い場合，抜歯即時埋入の適応となる．上顎前歯部での埋入の際には，スターティングポイントを口蓋側に設定するとともに，ドリルの先端を根尖よりもやや唇側に向け初期固定を得るとともに，アクセスホールが口蓋側にくるようにする（図5.2.62）．

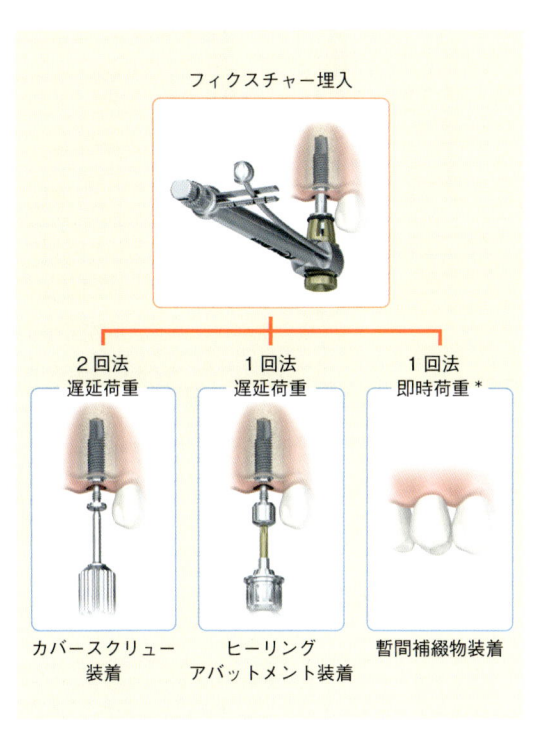

図5.2.59 埋入術後のオプション
初期固定の状況をトルクレンチで確認後，術式を選択する．
＊：インプラント埋入時に35 Ncm以上のトルク値が得られた場合．
（©Nobel Biocare）

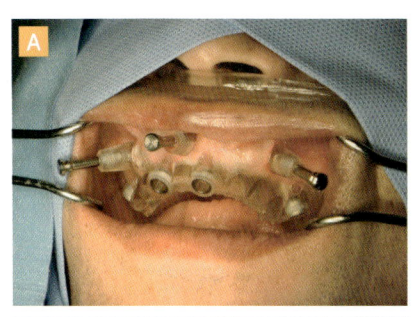

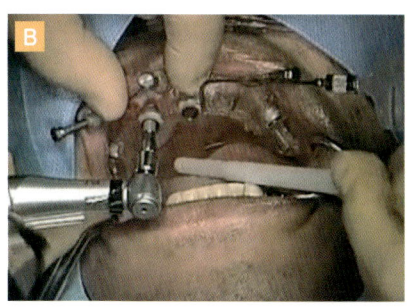

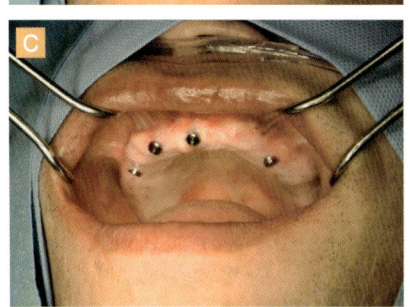

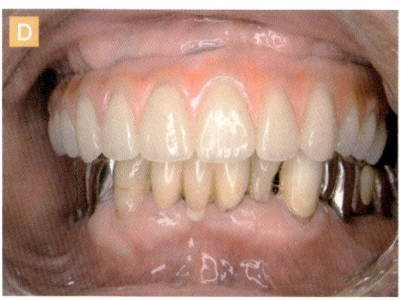

図5.2.60 サージカルガイドによる埋入術式
実際の術式を示す．
A：サージカルガイドをアンカーピンで固定．B：ドリリングとフィクスチャー埋入．C：埋入直後．D：暫間義歯装着（術後1時間）．

5.2 歯の欠損と機能障害に対する治療　509

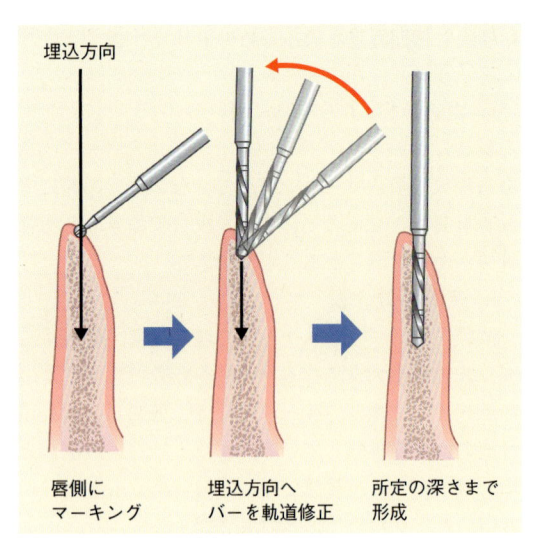

図 5.2.61　エッジ状の骨頂でのドリリングテクニック
スターティングポイントを唇側に設定，2 mmツイストドリルを用いて軌道修正しながら形成する．

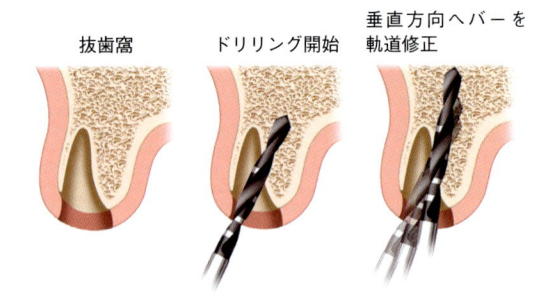

図 5.2.62　上顎前歯部での形成方法
スターティングポイントは口蓋側に設定，アクセスホールが唇側にこないよう注意する．
（©Nobel Biocare）

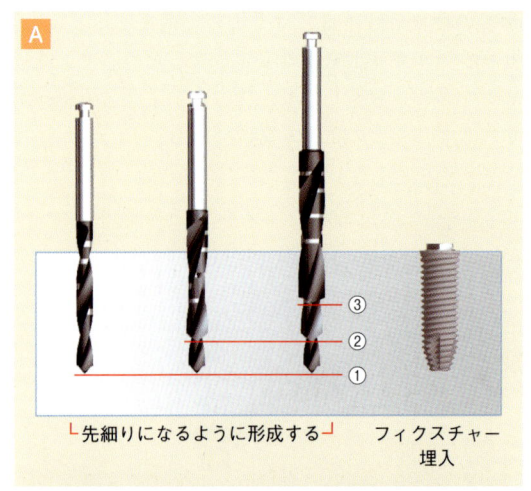

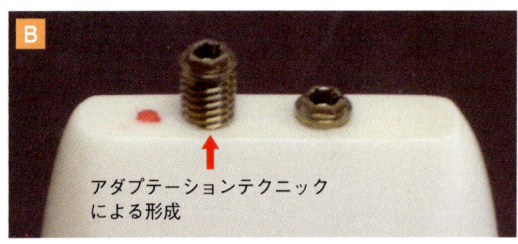

図 5.2.63　アダプテーションテクニック
ドリルをサイズアップする際，先細りに形成することで，強固な初期固定を得る．ドリル②，③では，浅く形成することで先細りの形状となる．Bは模型上で，同じフィクスチャーを同じトルクで埋入した様子（左：アダプテーションテクニック，右：通常の形成．より高い初期固定が得られることを示す）．

v）モディファイドアダプテーションテクニック

セルフタップではないフィクスチャーを用いる場合，最初に用いるツイストドリルによってフィクスチャーの長さ分の埋入窩を形成する必要がある．この際，セカンドドリル，最終ドリルと段階的に埋入窩の形成深度を浅くしていくことで，先細りになるようにする（図5.2.63）．このような操作をアダプテーションテクニックとよぶ．上顎のやわらかい骨では，この操作によって良好な初期固定が得られる．

vi）オステオトームテクニック

上顎のやわらかい骨では，はじめに2 mmのツイストドリルで適切な深さまで形成を行った後，オステオトームを用いると，骨を側方へ圧迫することで埋入部位を形成でき，術野から貴重な骨を失うことなく，緊密な骨形成ができ，初期固定が向上する．このような操作をオステオトームテクニックとよぶ．

g．その他の注意すべき点

i）抗菌薬

術前抗菌薬投与は必須であるが，術後長期投与は不要である．骨造成などを行わない場合は，内服で十分である．

ii）術野圧迫

術直後は剝離した粘膜骨膜弁を十分に圧迫し，血腫形成を予防する．また，かたく絞った生食ガーゼで最低1時間は圧迫する．

iii）適切な罨法

急性炎症予防のための冷罨法を術直後最低1時間行う．腫脹が著明ならば術翌日から温罨法を行う．

〔関根浄治〕

■ 文　献

木村洋子：コンピュータガイドシステム—低侵襲で安全なインプラント治療，クインテッセンス出版，2007．

Sekine J, Sano K, et al：Rehabilitation by means of osseointegrated implants in oral cancer patients with about four to six years follow-up. J Oral Rehabil, **33** (3)：170-174, 2006.

渡邉文彦，多和田泰之他：インプラント治療のためのアシスタントワークとメインテナンス—オッセオインテグレーテッド・インプラント治療のために，クインテッセンス出版，2005．

(5) 骨造成法

近年，歯の欠損に対する補綴処置として，インプラント治療は確立された治療法となっている．しかしながら，口唇口蓋裂患者における顎裂部などの先天的骨欠損や外傷や腫瘍切除後の後天的骨欠損といった症例では，インプラントを埋入できる十分な骨量が存在することは少数で，多くの症例において骨造成が必要となる．

骨造成法にはこれまで種々の手術法が考案されており，現在広く普及している術式としては，①自家骨移植術，②人工骨補填剤を用いる方法，③歯槽骨延長術，④メンブレンなどでスペースをつくり，骨誘導性のサイトカインによる骨造成を促進させる方法などがある．

この項では，まず，どのような欠損の状態でも適応範囲が広く，比較的安全で確実な方法と考えられている自家骨移植術について，次に顎骨延長術を応用した歯槽骨延長術を用いた歯槽骨造成法について，そして近年開発された骨移植を行わないサイナスリフト法（上顎洞底挙上術）による骨造成法について，術式を紹介するとともに，実際の症例を供覧する．

a. 自家骨移植術

自家骨移植には，主として皮質海綿骨ブロック骨移植，海綿骨移植，および血管柄付き骨移植の3種類が用いられるが，これらの移植骨は，移植する部位や大きさによって選択される．そのなかでも皮質海綿骨ブロック骨移植はインプラント埋入のための骨造成に最もよく用いられている．皮質海綿骨ブロック骨の採取には，量的な制限があるものの患者の負担の少ない上顎結節部や下顎臼後三角部，オトガイ部（図5.2.64A），下顎枝外側（図5.2.64B）などからの口腔内採取と，大量に採取可能な脛骨や肋骨，頭蓋骨，腸骨（図5.2.64C）などからの口腔外採取があり，移植部位，欠損の大きさ，範囲によって適宜選択される．皮質海綿骨ブロック骨の固定は，チタン製マイクロプレート用のスクリューを使用して3～6カ月間行われ，スクリュー抜去と同時にインプラント埋入術が施行される．また，比較的骨欠損が大きい場合には，チタンメッシュトレーと腸骨骨髄海綿骨を用いた再建手術も有用な術式の1つである（Iino, 2009）．骨移植術における移植部位の問題点として，被覆粘膜の不足から，減張切開を加えた創の閉鎖が行われるが，これにより口腔前庭が浅くなり，口腔前庭形成術が必要となる場合があ

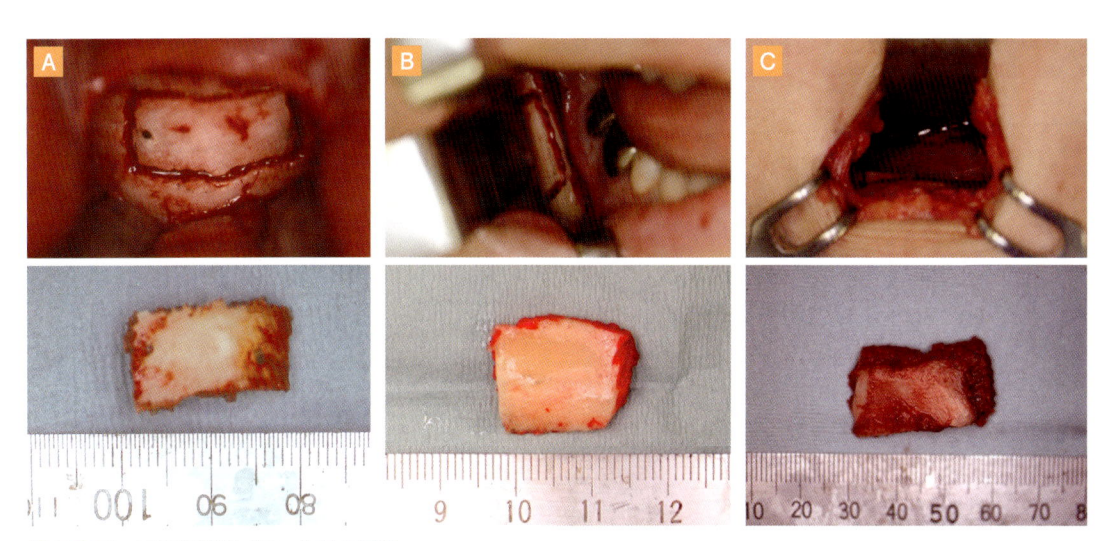

図 5.2.64　皮質海綿骨ブロック骨の採取
それぞれ上は骨切線，下は骨片．
A：オトガイ部，B：下顎枝外側，C：腸骨窩骨切線．

図 5.2.65 症例 1
A：骨欠損部明示．B：骨移植．C：術後 4 カ月にインプラント埋入．D：補綴処置（青矢印はインプラント）．
（近津大地：東医大誌，69（4）：450-455，2011）

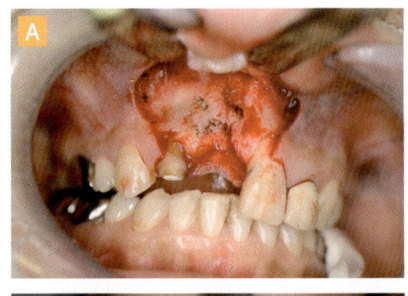

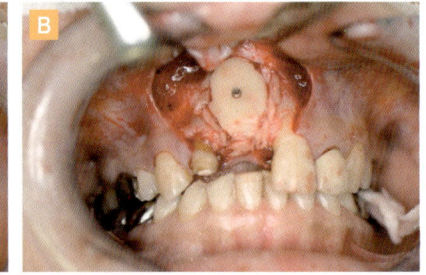

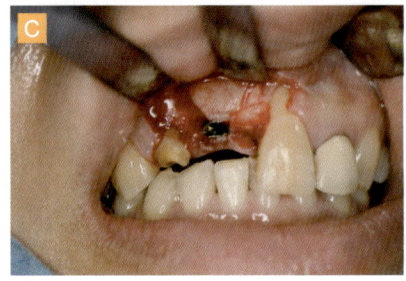

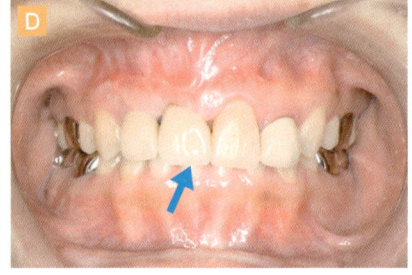

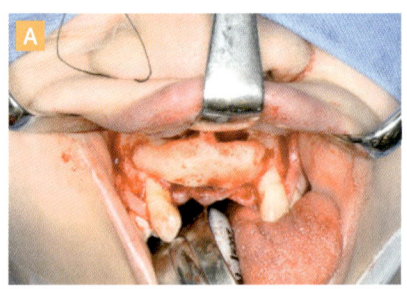

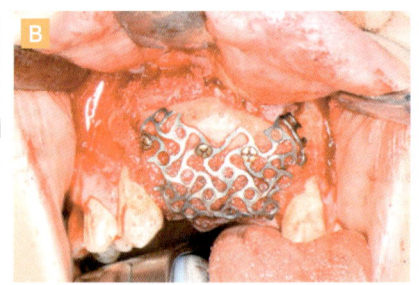

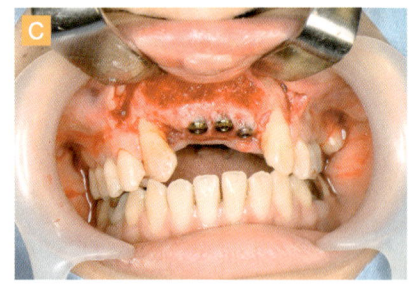

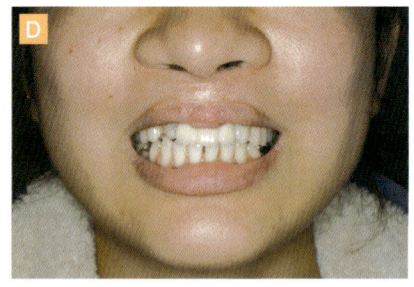

図 5.2.66 症例 2
A：骨欠損部明示．B：チタンメッシュトレーで腸骨骨髄海綿骨を被覆固定．C：術後 5 カ月にインプラント埋入．D：補綴処置．
（近津大地：東医大誌，69（4）：450-455，2011）

ることがあげられる．

　i）症例 1（図 5.2.65）
　36 歳女性．外傷による右側上顎中切歯欠損．術中口腔内写真および X 線写真の所見から，歯槽骨の骨量の減少を認めた．採骨は右下顎枝外側から 15 × 15 mm 大の皮質骨を採取した．長さ 8.0 mm のマイクロプレート用スクリュー 1 本で骨片を固定し，骨片周囲に砕片皮質骨を緊密に充塡し，閉創した．骨移植後 4 カ月で，骨片固定スクリューの抜去と同時に，インプラントを埋入し，その 3 カ月後に補綴処置を行った．

　ii）症例 2（図 5.2.66）
　25 歳女性．両側口唇口蓋裂による上顎前歯欠損．これまで，インプラント治療目的のために 2 回骨移植が行われていたが，いずれも術後骨吸収により十分な骨量が得られなかった．今回，チタンメッシュトレーを用いて骨移植を行った．粘膜骨膜弁を挙上して骨欠損部を明示した．骨欠損は，鼻腔側がくぼんだ形状であった．腸骨から骨髄海綿骨を採取し，骨欠損部に移植した．そして，三次元立体モデル上で術前に形態調整したチタンメッシュトレーで移植骨を被覆固定し，閉創した．骨移植後 5 カ月で，チタンメッシュトレーの抜去と同時に，インプラント

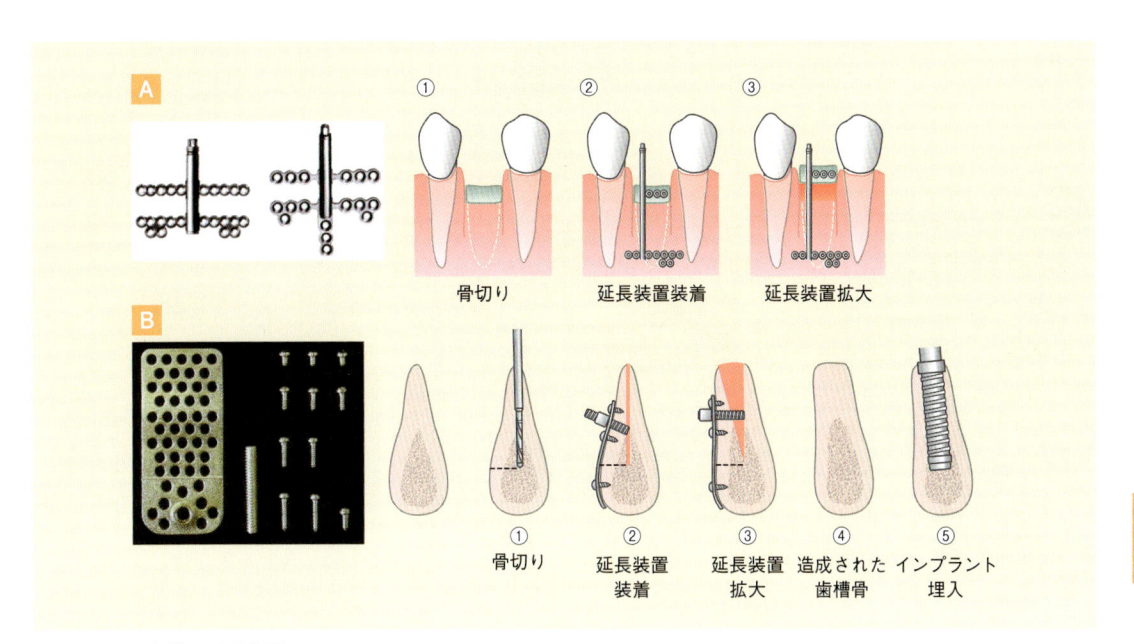

図 5.2.67 歯槽骨延長装置
A：TRACK system® による垂直的歯槽骨延長装置，B：Alveo-Wider® による水平的歯槽骨延長装置.

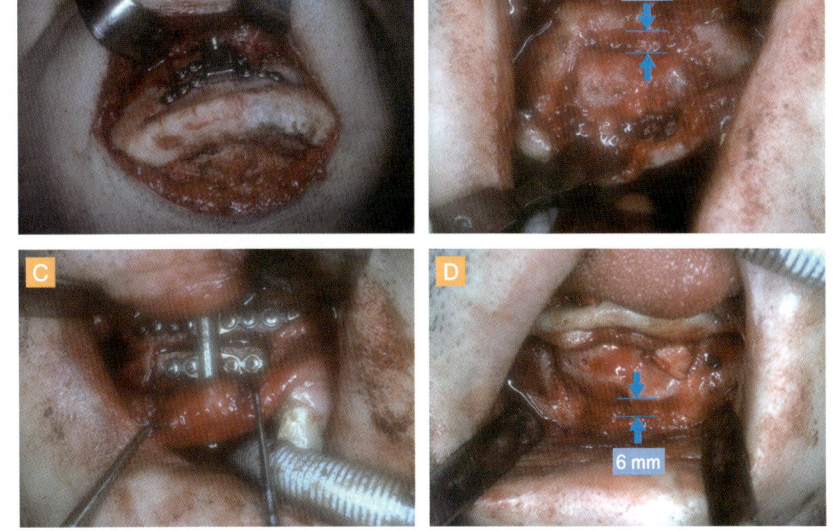

図 5.2.68 症例 3
A：下顎延長器装着，B：延長後，C：上顎延長器装着，D：延長後.
（森　良之：日口腔外会誌, **55**(5)：219-225, 2009）

を埋入し，その 3 カ月後に口腔前庭形成術とインプラント二次手術を，また，その 4 カ月後に補綴処置を行った．

b. 歯槽骨延長術を用いた歯槽骨造成法

骨延長術は，骨の治癒過程で形成される仮骨に外力を加え，断続的に引き伸ばしていくことにより骨片間に骨を形成する方法であるが，同時に皮膚，筋肉，血管，神経などの周囲軟部組織を拡張する効果がある．この方法を歯槽骨に応用することにより，吸収あるいは欠損した歯槽骨を垂直方向または水平方向に造成することが可能となる（図 5.2.67）（森, 2009）．本法は，骨移植術のように採骨のためにからだのほかの健常な部位に新たな創を形成する必要がないこと，また骨造成と同時に萎縮した歯肉や口腔粘膜を伸展することができることから，歯槽骨の垂直的・水平的骨造成は有用と考えられる．

症例 3（図 5.2.68）

28 歳男性．外傷による上下顎前歯部歯槽骨欠損．

5.2 歯の欠損と機能障害に対する治療　513

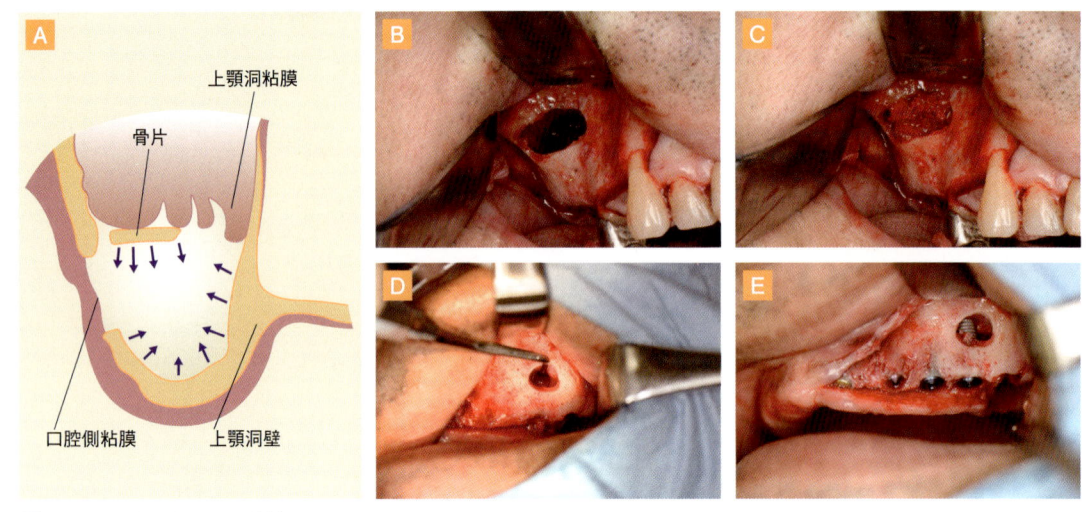

図 5.2.69　サイナスリフト法
A：シェーマ．B：上顎洞前壁開窓し，上顎洞粘膜剝離挙上．C：自家腸骨海綿骨充填．D：上顎洞前壁開窓．E：インプラント底部で上顎洞底粘膜を挙上．空間には骨移植や人工骨移植は行わない．

初診時の口腔内所見およびパノラマX線写真の所見から，上下顎とも前歯部の歯槽骨は，大きく欠損していた．下顎前歯部の唇側歯肉は欠如しており，植皮されていた．垂直型歯槽骨延長器（TRACK®）を用いて1日1.0 mmずつ（朝・夕に0.5 mmずつ）の延長速度で歯槽骨延長を行ったところ，上下顎とも6 mmの垂直的延長が得られ，同部には骨形成が認められた．垂直的歯槽骨延長後，数カ月待機期間をおいた後に，下顎前歯部にインプラントを4本，上顎前歯部にインプラントを6本植立した．その結果，咀嚼および審美障害の改善が得られた．

c. 骨移植を行わないサイナスリフト法による骨造成法

上顎臼歯部において歯槽骨吸収が著しい症例や上顎洞が下方に発達している場合には，歯槽骨頂から上顎洞底までの距離が少なく，骨量が不足している．このような場合，通常，上顎洞粘膜を剝離挙上し，その空間に骨や移植材を充填して上顎洞底部の骨量を増大させるサイナスリフト法が施行される（図 5.2.69A～C）．サイナスリフト法は，上顎洞前壁の骨を開窓して骨移植を行うため，ラテラルウィンドウ法ともよばれている．また，挙上量が少ない場合には（通常3 mm以下），歯槽頂側からオステオトームを用いて槌打して上顎洞粘膜を挙上して骨移植を行うソケットリフト法（osteotome technique）もしばしば用いられる．

サイナスリフト法は，上顎臼歯部に十分な長さのインプラントを埋入することが可能となるが，その一方，骨移植に多量の骨が必要となるため，全身麻酔下での腸骨骨髄海綿骨などの採取が必要となる．また，人工骨などの移植材では安全性や感染の問題があり，その対応が課題となっている．近年，骨移植や人工骨移植を行わないサイナスリフト法による骨造成法が開発され，良好な結果が報告されている（Jeong SM, 2009）．その術式は，剝離挙上させた上顎洞粘膜をインプラントで挙上させ，インプラント体周囲に空間をつくり，維持させることで，その周囲に骨再生を促す方法である（図 5.2.69D，E）．

症例4（図 5.2.70）

58歳男性．左側上顎臼歯部歯槽骨欠損．術前のパノラマX線写真の所見から，左側上顎臼歯部の垂直的骨量は1 mmと通常の埋入は困難であった．左側上顎洞内に不透過性はなく，上顎洞底線も明瞭に描出され，上顎洞内に病変は認められなかった．局所麻酔下にサイナスリフト法を行い，1ピースインプラントを2本埋入した．挙上した空間には骨移植や人工骨移植は行わなかった．6カ月の待機期間中，インプラント支台部をスーパーボンドで固定した．埋入6カ月後のパノラマX線写真では，インプラント体周囲に不透過像がみられ，新生骨の再生がうかがわれた．暫間上部構造による咬合付加を開始し，その2カ月後に最終補綴物を装着した．

〔近津大地〕

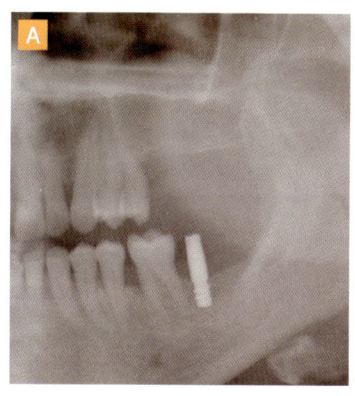

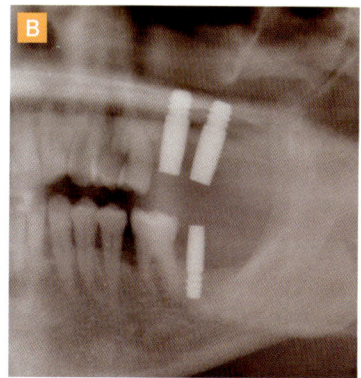

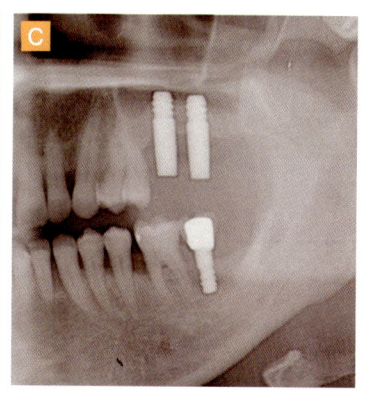

図 5.2.70　症例4
A：術前，B：埋入直後，C：埋入6カ月後．

（三井記念病院歯科口腔外科　津山泰彦部長のご厚意による）

■ 文　献

Iino M, Fukuda M, et al: Evaluation of 15 mandibular reconstructions with Dumbach Titan Mesh-System and particulate cancellous bone and marrow harvested from bilateral posterior ilia. Oral Surg Oral Med Oral Pathol Oral Radiol Endod, **107**(4)：1-8, 2009.

Jeong SM, Choi BH, et al：A retrospective study of the effects of sinus membrane elevation on bone formation around implants placed in the maxillary sinus cavity. Oral Surg Oral Med Oral Pathol Oral Radiol Endod, **107**(3)：364-368, 2009.

近津大地：咬合機能の回復—インプラント治療と骨造成について．東医大誌，**69**(4)：450-455, 2011

森　良之：骨移植および歯槽骨延長による歯槽骨造成法．日口腔外会誌，**55**(5)：219-225, 2009.

(6) 補綴処置

a. インプラント治療における補綴処置

インプラント体の埋入（一次手術），アバットメントの連結（二次手術）を経て，上部構造（補綴装置）の製作にかかる．インプラント治療を構成するインプラント体，アバットメント，上部構造の3つの選択，設計は不可分である．つまり，回復すべき形態と機能から上部構造の要件を明確にし，それに必要なインプラント体とアバットメントを選択し，インプラント体の配置を設計する．ただし，インプラント治療は，外科治療を伴うことと，経済的，時間的なさまざまな要素の考慮が必要なため，何とおりもの治療計画が考えられる（図5.2.71）．したがって，患者にいくつかの治療オプションを提示しながら，最終治療計画と患者の求めるインプラント治療とが乖離しないように，十分に説明し了解を得なければいけない．

一方，インプラント体表面構造の改良などに伴い，インプラント治療期間が長い点と暫間補綴装置の装着の問題などを考慮し，即時インプラントが行われるようになっている．即時インプラントには，歯槽骨の保存を考慮した抜歯後即時にインプラントを埋入する方法と，インプラント埋入後即時に上部構造を装着する方法の2つに分けられる．両者とも通常の方法に近い成功率が得られるという報告も多い．

b. 上部構造の種類と選択

アバットメントには多くの種類があり，上部構造に求める審美性，対向関係，強度などに合わせて選択される（図5.2.72）．なかには患者の個々の症例に合わせて製作されるカスタムアバットメントもある．さらに，インプラント体から咬合面までの垂直的なクリアランスが少ない場合には，アバットメントと上部構造が一体となる場合もある．

上部構造はその固定方法と材料で大きく分けられる．固定方法は，固定式，術者可撤式，可撤式に分けられ，セメント固定式は仮着セメントを用いることによって術者可撤式になる場合もある．スクリュー固定式は術者可撤式で，可撤式は一般にオーバーデンチャーになる．その特徴を表5.2.10に示す．スクリュー固定式は，従来，ボーンアンカードブリッジといわれ，粘膜面と上部構造間の清掃性を高めるために高床式の構造にする場合が多かったが，近年，審美性，装着感，衛生性を兼ね備えることを重視し，オベイドポンティックに代表されるように，粘膜面とポーセレンポンティックを積極的に接触させるような上部構造も使用されている（図5.2.73）．

上部構造の材料は，金合金を基本に，前装部に

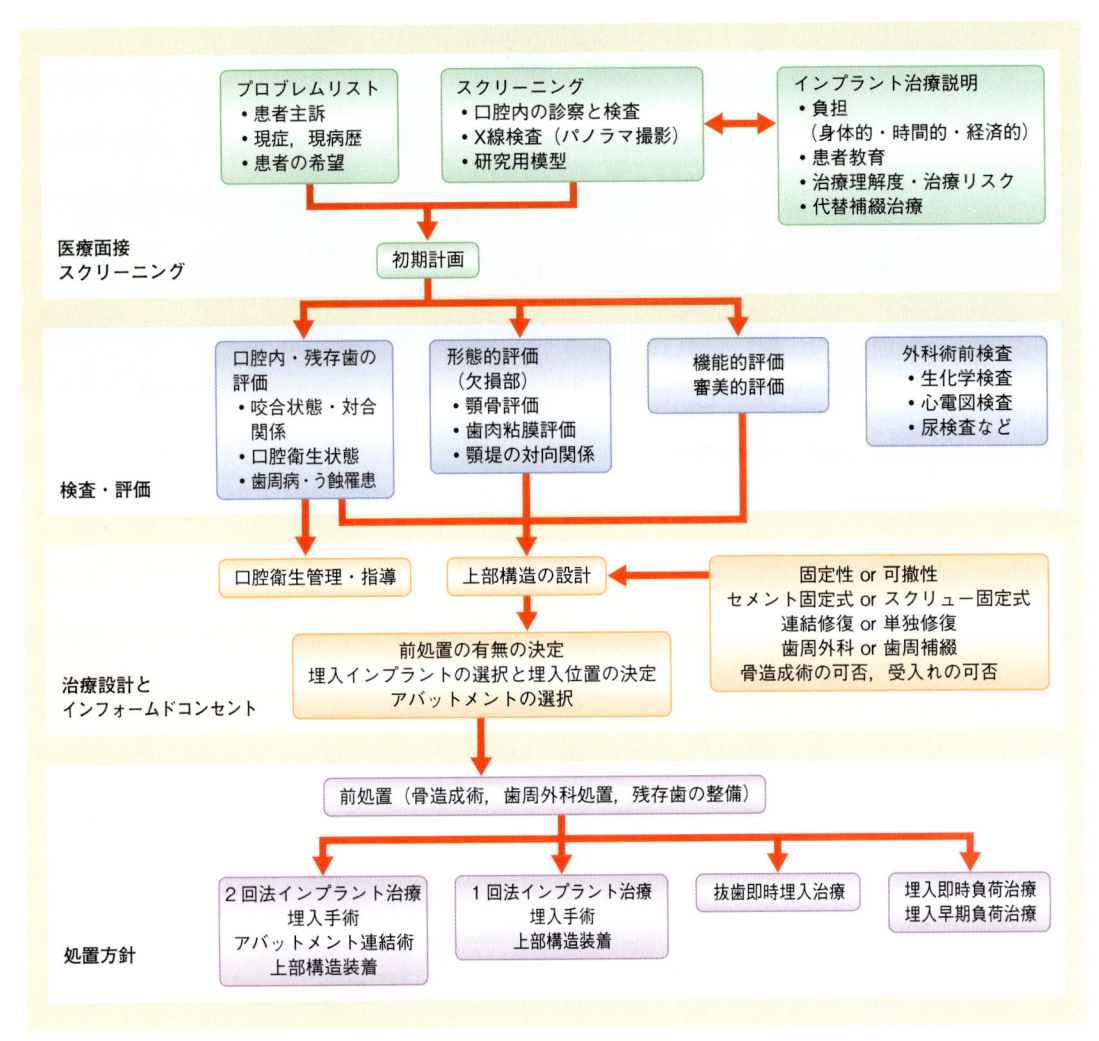

図5.2.71 治療計画立案のフローチャート

ポーセレンやハイブリッドレジンが使用される．近年では，強度もあり，軟組織への生体適合性が高いジルコニアも使われるようになっている．

c. 補綴治療の流れ

i) 印象採得

印象採得には，オープントレー法とクローズドトレー法がある．印象用治具をインプラント体あるいはアバットメントに連結し，それをシリコーン印象材でピックアップ印象をする．インプラントは天然歯のように歯根膜が存在しないため，口腔内と模型上での差が，そのまま上部構造あるいはインプラント，骨の歪みとして現れる．したがって，口腔内とできるだけ同じ位置関係を模型上で再現することが求められる．埋入したインプラントに平行性がある場合にはクローズドトレー法で対応できるが，相対する角度が大きくなると，オープントレー法の適応になる．また，オープントレー法の方が，印象精度は高い．

ii) 咬合採得

咬合採得は上部構造の三次元的位置関係を決定するためのもので，通常の補綴装置と同様である．義歯の咬合床と違って咬合床の動揺がないため採得自体は容易になるものの，そのエラーが咬合面に大きく出るために細心の注意を払う．

方法としては，印象採得と同様，インプラント体あるいはアバットメントに咬合採得用治具を連結し，その上に咬合堤（床）を製作し，咬合採得を行う．

iii) 暫間上部構造の製作

獲得されたオッセオインテグレーションはイン

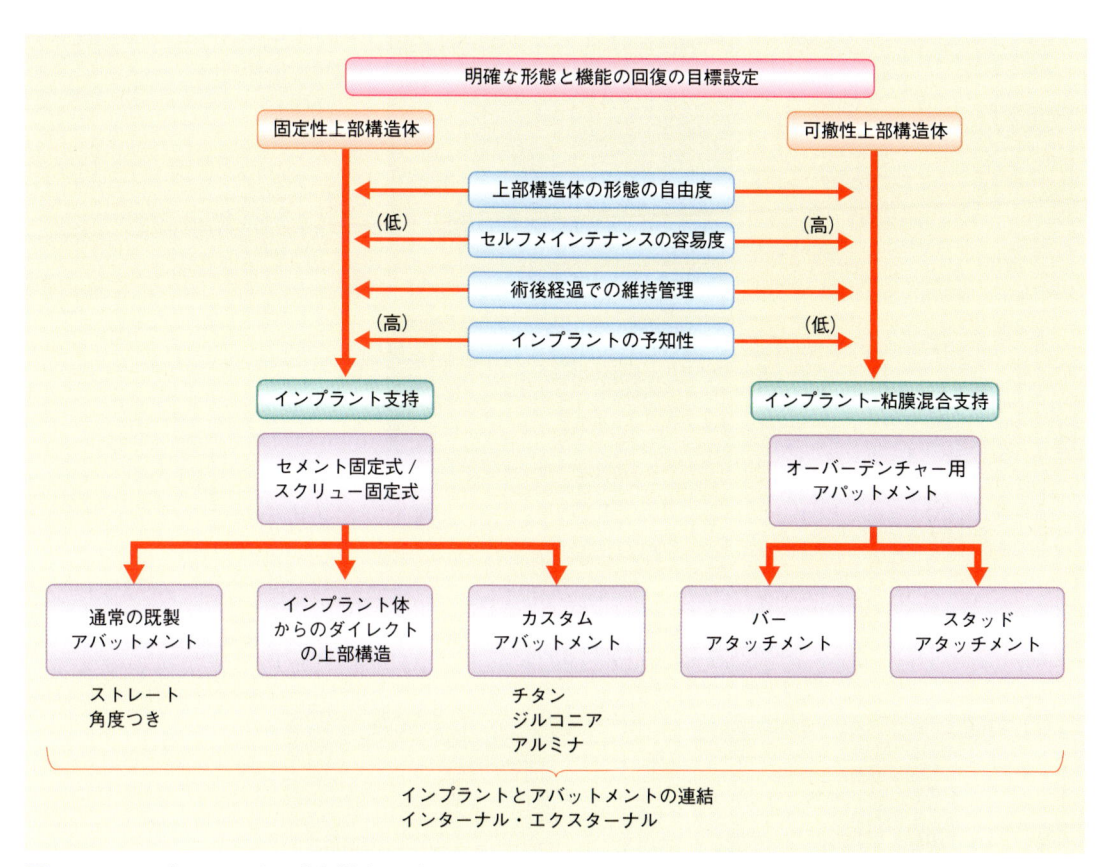

図 5.2.72 アバットメントと上部構造の選択

表 5.2.10 上部構造におけるセメント固定とスクリュー固定の比較

	セメント固定	スクリュー固定
リトリバビリティ（着脱性）	不可あるいは仮着セメントで対応	良好
補綴装置の適合精度	セメントで補償できる	要求される
機能圧の垂直方向への伝達	容易	アクセスホールに影響される
審美性	良好	アクセスホールに影響される
咬合面材料の破折防止	良好	アクセスホールに影響される
操作性・器具到達性	良好	問題を生じる場合がある
コンポーネントの疲労・破折	通常の補綴装置と同様	アクセスホールに影響される
修理	リトリバビリティーに影響	容易
アバットメントと補綴装置との微小間隙	セメントで補償できる	適合性に影響される
対合関係・顎間距離	セメント維持力に影響を与える	影響されにくい
軟組織のセメント残存	可能性あり	なし

プラント体に加わる負荷によって破壊される場合がある．したがって，徐々に大きな負荷が加わることが望ましい．また，多数歯欠損になると，咬合関係，審美関係で上部構造の形態の予測が困難なことも多い．その場合には，暫間上部構造の装着が有用なことが多い．この暫間上部構造で問題がなけれ ば，それを参考に最終上部構造の製作にかかる．

iv）上部構造の製作と装着

上部構造の製作については，インプラントの構成要素と補綴治療用具の適合を十分に確認しながら，従来の補綴装置の製作過程に準じて治療を進める．ただし，インプラント体は骨とオッセオインテ

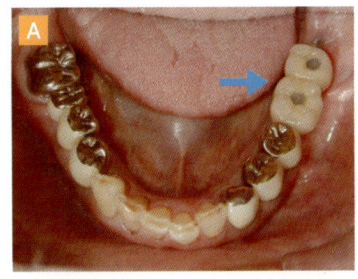

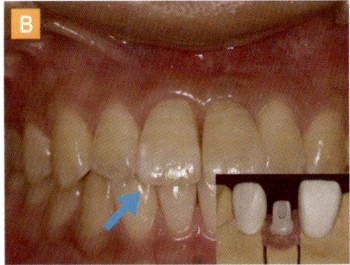

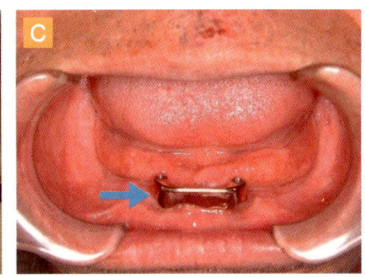

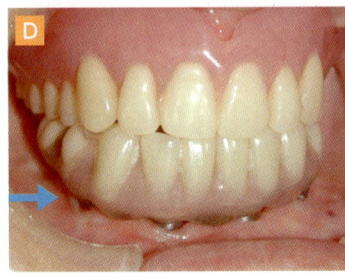

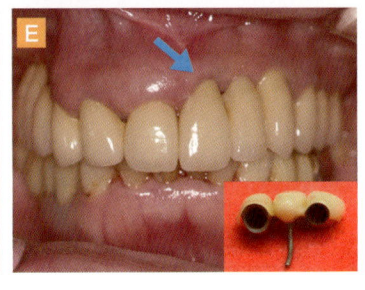

図 5.2.73　種々の上部構造（青矢印）
A：スクリュー固定式，B：セメント固定式，C：オーバーデンチャー型（矢印はバーアタッチメント），D：従来型のボーンアンカードブリッジ（スクリュー固定式），E：オベイドポンティック（セメント固定式）．

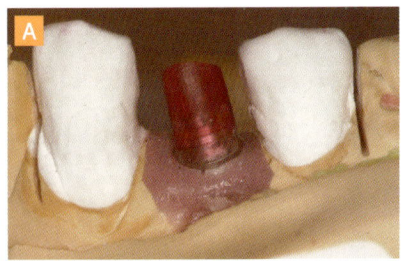

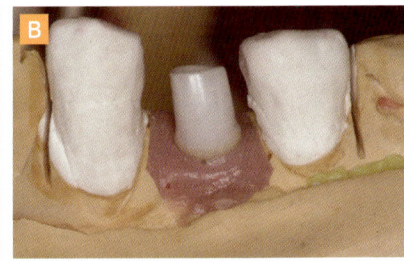

図 5.2.74　CAD/CAMによるアバットメントと上部構造の製作
A：ワックスアップ後．B：Aをデジタル印象し，ジルコニアをNC旋盤加工し，製作したジルコニアアバットメント．

グレーションするため，歯や粘膜のように補綴装置の誤差を補償できる部分がきわめて少ないため，より精密な技工操作を必要とする．近年，光学あるいは機械式のデジタル印象，フレーム部分のコンピュータ設計，チタンやジルコニアのNC加工などのCAD/CAMが導入され始めている（図5.2.74）．

インプラントは被圧変位量に違いがあるため，原則，天然歯と連結しない．また，インプラントと粘膜の両方に負担を求めるようなオーバーデンチャーの場合には，義歯の動揺に細心の注意を払い，インプラントへの負担過重にならない配慮が必要である．

v）メインテナンス（補綴治療に対して）

インプラント治療には，上部構造装着後の管理（メインテナンス，あるいはインプラント管理療法（supportive implant therapy：SIT）ともいう）が必要不可欠である．特に，インプラントの問題症例には，インプラント周囲骨の吸収も含まれ，また，術後経過が不良の場合，従来の補綴処置では回復がより困難になるため，慎重な管理と指導が必要である．

メインテナンス時に行うべき診察と検査項目を表5.2.11に示す．インプラントに求められる要件を満たさないものがあればそれに対応した処置，調整，指導を行う．

装着直後から1年間は，上部構造を介して伝達さ

表 5.2.11　インプラント上部構造装着後の診察と検査項目

1．上部構造について
　a．スクリューのゆるみ，破損
　b．上部構造（フレーム，前装部）の破損の有無
　c．咬合接触関係
　d．咬合面の咬耗・磨耗，シャイニングスポット
　e．対合歯の動揺
　f．隣接面との接触関係
2．インプラント体
　a．動揺度
　b．X線画像検査
3．口腔衛生状態およびインプラント周囲軟組織の状態

れる咬合圧に対するインプラント周囲骨の適応期間であり，特に注意が必要である．上部構造が問題なく機能するようになった後は，少なくとも装着1年以内は3カ月に1回程度，その後は3～6カ月に1回程度の定期検査が望ましい．

補綴治療に起因する問題として，上部構造の形態不良と咬合不良があげられる．その結果，十分な審美性の回復と機能回復ができず，患者の満足度が低下する場合がある．さらには，スクリューや上部構造の破折，インプラント周囲炎，インプラント周囲骨の吸収などを引き起こすことになる．

〔市川哲雄〕

(7) メインテナンス（歯周治療科との連携）

現在のインプラントは，インプラント体と周囲骨が直接接触（オッセオインテグレーション）することが特徴で，総称してオッセオインテグレーテッドインプラントとよばれている．インプラントは天然歯と類似する点が多いものの，天然歯のように周囲に歯根膜がないため，メインテナンスを行うにあたっては，その点を考慮して行う必要がある．

a. インプラント周囲組織と歯周組織の類似点と相違点

インプラント周囲の粘膜の構造や機能は，天然歯を取り巻く歯周組織と類似している．天然歯において歯面に接合上皮が付着しているのと同様に，インプラントも上皮がヘミデスモソームを介してインプラント頸部に付着している．しかし，以下の点において天然歯とは異なっている（図 5.2.75）（Palacci P et al, 1996）．

ⅰ）結合組織の成分

インプラント周囲粘膜は，歯肉に比べコラーゲン含有量が多く，線維芽細胞が少ない．

ⅱ）膠原（コラーゲン）線維の走行

天然歯では歯根に垂直に埋入しているものや平行なものが混在しているが，インプラント周囲粘膜ではインプラントに平行である．

ⅲ）血管の分布

天然歯の辺縁部は歯根膜と骨膜からの血管が分布しているが，インプラントでは骨膜から生じた血管が分布している．

以上のことは，インプラント周囲粘膜は「瘢痕組織」に近い状態であり，天然歯に比べて外来刺激に対して防御機能が低下していることを示している．

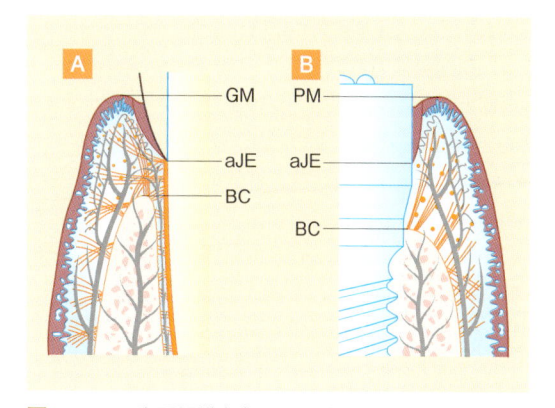

図 5.2.75 歯周組織（A）とインプラント周囲軟組織（B）
GM：歯肉辺縁，PM：インプラント周囲軟組織辺縁，aJE：接合上皮根尖側端，BC：歯槽骨頂．
（Palacci P, Ericsson I, et al：審美修復のためのインプラント植立とティッシュ・マネージメント（石川　烈，安達　康監訳），クインテッセンス出版，1996より改変）

すなわち，天然歯とインプラントのプラーク中の細菌は類似しているが，インプラント周囲組織は歯垢による炎症性病変に対する防御機能が整っていないことを示唆している．それゆえに，インプラントを長期的に安定した状態に維持するためにプラークコントロールが必要となる．

b. インプラント治療におけるプラークコントロールの留意点

ブラッシングによるプラークコントロールは，天然歯の場合と同じように日々患者自身が意識をもって行うことが重要で，それには動機づけ（モチベーション）が必要となる．しかし，なかにはインプラント治療後はプラークコントロールの必要がなくなると誤解している患者や，無歯顎患者などは長い間プラークコントロールを行っていないため，その重要性を十分に理解していない患者が少なくない．また，高齢になるに従い，手が不自由となりプラークコントロールを回避する傾向にあるため周囲の人たちを含めたモチベーションを行うことが大切となる．

プラークコントロールは，インプラント周囲炎から検出される細菌叢が天然歯のそれと類似していることから天然歯と同様に，歯周病に準じた方法が行われる．

c. メインテナンス時の診査項目

インプラントを長期にわたって良好に保つには，インプラントを含めた周囲組織と咬合を定期的に観察することが必要となる．そのための診査項目を以

下にあげる（日本歯周病学会，2009）．

i）周囲組織の診査

①プラークコントロールの状態：プラークコントロールがインプラントの経過に大きく影響する．そのためプラーク付着状態を客観的に評価して，患者の関心や習慣性，技術を確認する必要がある．客観的な評価法としては，天然歯の場合に使用されているSilnessとLöeのプラーク指数（plaque index：PI）を改良したmPIが用いられる．

②周囲粘膜の状態：辺縁部粘膜の評価にはSilnessとLöeの歯肉炎指数（gingival index：GI）を改良したmGIが用いられる．

③プロービングデプス（probing depth：PD）：PDの計測については，インプラント周囲の環境の変化をとらえる適切な方法であるとされているが，周囲組織の損傷や健全な組織への過剰な挿入を防ぐために軽圧下（0.2〜0.3 Ncm）で行うことが重要となる．PDはインプラント体の埋入の深さや周囲の角化粘膜の厚さなどにより異なるが，良好に経過しているインプラントの場合は約3 mmといわれている．しかし，PDの絶対値よりも経時的な変化が重要で，PDの変化はインプラント周囲の炎症状態と相関する．

④プロービング時の出血（bleeding on probing：BOP）：プロービングが軽圧下（0.2〜0.3 Ncm）で行われた場合のBOPの診断精度は天然歯より高いとされており，インプラント周囲組織の変化をみるうえで中心的な指標である．BOPが認められないことは，インプラント周囲組織が健康で安定していることを示している．

⑤排膿の有無：周囲粘膜を触診した際などに，排膿が認められる場合は進行した骨破壊を伴う炎症の存在を示しており，感染に対する早急な治療が必要となる．

⑥インプラントの動揺：明らかに動揺がみられる場合にはオッセオインテグレーションが喪失したものとしてインプラントは除去となる．通常，オッセオインテグレーションが喪失する前兆としては，打診時や自覚症状として違和感や疼痛が観察される．

客観的に動揺を診断する方法として，歯牙動揺度検査装置（Periotest®）や共鳴振動周波数分析装置（Osstell ISQ™）が用いられているが，測定時点での精度に関する臨床的エビデンスが不足しており，むしろ経時的な変化を観察することが重要となる．

⑦インプラント周囲の角化粘膜：インプラント周囲炎を予防するうえでインプラント周囲に角化粘膜が必要か否かについてはいまだ明らかにされていないが，角化粘膜の存在はプラークコントロールの点では有利である．

⑧X線診査：X線診査はインプラント周囲骨病変を把握するための手段として信頼性が高い．特に規格撮影を行って辺縁骨の吸収量や吸収パターンを継続して観察することによりインプラントの「健康度」を知ることができる．

⑨細菌検査：細菌はインプラント周囲炎の発生に大きく関与しており，残存歯に歯周病が存在する患者では注意が必要となる．なお，BOP時に併用することにより診断精度が向上するとの報告がある．

ii）咬合の診査

天然歯の場合と同じように，咬合の診査，咬合調整を行う．咬頭嵌合位，偏位運動時，中心位での早期接触の有無，垂直的な顎間距離の変化，天然歯との調和などを診査する．部分歯欠損例では，インプラントと天然歯の定期的な咬合の診査は重要となる．異常を認めたら，上部構造の調整や再生を行う．

d．メインテナンスの間隔

間隔は残存歯や清掃状態によって異なる．基本的には上部構造装着後1カ月以内はプラークコントロールの確立期であり，咬合管理の点からも頻回にメインテナンスを行う必要がある．その後は3カ月，6カ月，1年目に行う．1年以降は特に問題がなければ年1回のメインテナンスでもよいが，患者の状態に合わせた間隔を設定する．X線診査で骨吸収などが観察された場合には，1カ月あるいは3カ月ごとと間隔を短くして原因の究明と対処を行う必要がある．

e．インプラント周囲炎とその対処法

天然歯の歯周炎の発症と同じように，インプラントにおいてもさまざまな状態のインプラント周囲炎が併発する（日本歯周病学会，2009）．

【定　義】

インプラント周囲炎は，機能下のインプラントに細菌感染や過重負担などの結果生じた，インプラント周囲の骨破壊を伴う炎症性病変とされている．これには，インプラント周囲粘膜炎（peri-implant mucositis）とインプラント周囲炎（peri-implantitis）がある（図5.2.76）．前者はインプラント周囲軟組

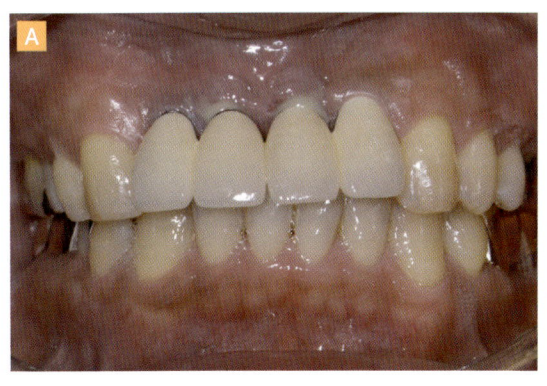

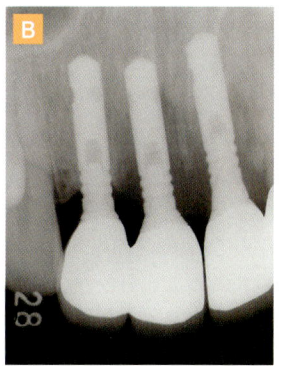

図 5.2.76 インプラント周囲炎（2̱1部）
周囲粘膜は発赤・腫脹し，排膿（+），PD 7〜10 mm，BOP（+）で，X線写真で骨吸収像を認めた．

織の可逆的炎症過程，後者は支持骨の喪失を起こす炎症過程と定義されている．

【原　因】

インプラント周囲に形成された細菌叢と天然歯の細菌叢は類似しており，残存歯の歯周病罹患歯がコントロールされていない場合には，インプラント周囲には同じ歯周病細菌叢が形成されるものと考えられる．その他の要因としては，糖尿病，喫煙，インプラントへの咬合の過重負担がある．

【症　状】

周囲炎を併発すると周囲粘膜の発赤，腫脹，PDの増加，BOP，排膿，周囲粘膜の退縮などがみられる．進行するとオッセオインテグレーションが喪失し，インプラントが脱落したり，制御が困難となった場合にはインプラントは除去される．

【治療法】

まずは，歯周基本治療に準じ，プラークコントロール，デブライドメント，機械的清掃，抗菌療法などを行い，その他，症例によっては過重負担に対する咬合調整，ブラキシズムへの対応も行う．また，全身疾患への対応や禁煙の指導も必要となる．その後，再評価を行い外科処置の適否を診断する．

外科処置には，汚染されたインプラント体表面を露出させるための切除術や歯肉弁根尖（下方）移動術，角化粘膜欠如に対する歯周形成外科（遊離歯肉移植術など），再生療法が症例に応じて行われる．

オッセオインテグレーテッドインプラントが広く普及している理由の1つとして，長期の臨床成績においても残存率が90％以上と予知性の高い治療であることがあげられる．しかし，長期にわたるすぐれた臨床成績を得るには，治療終了後（上部構造装着後）のメインテナンスが非常に重要となる．

〔髙森　等〕

■ 文　献

Palacci P, Ericsson I, et al：審美修復のためのインプラント植立とティッシュ・マネージメント（石川　烈，安達　康監訳），pp11-20，クインテッセンス出版，1996.

日本歯周病学会編：インプラント周囲炎に対する処置．歯周病患者におけるインプラント治療の指針 2008，pp33-35，医歯薬出版，2009.

日本歯周病学会編：メインテナンス．歯周病患者におけるインプラント治療の指針 2008，pp1-12，医歯薬出版，2009.

(8) 合併症

インプラントの合併症には，インプラント周囲炎などによるインプラントの脱落，インプラント手術によってもたらされるオトガイ神経領域の知覚障害や上顎洞炎などの外科処置に伴う局所的合併症，さらに上部構造の破損や審美的問題など補綴治療にも関連する問題などがある（表 5.2.12）．

a. インプラントの脱落

インプラントが脱落しやすいと考えられる全身的要因として喫煙，糖尿病，ステロイドホルモン長期投与，骨粗鬆症とBP製剤の投与，腎疾患による透析患者などがあげられる．

一方局所因子に関連するインプラント脱落の原因としては，不十分なメインテナンスや咬合力の荷重

表 5.2.12　インプラントの合併症

- 全身的要因によるインプラントの脱落
- 局所的要因（インプラント周囲炎など）によるインプラントの脱落
- 機械的問題によるインプラント体の破折
- インプラント手術による合併症：
  　オトガイ神経領域知覚障害
  　上顎洞炎
  　顎骨壊死
- 補綴治療に関連する合併症：
  　上部構造の破損
  　審美的問題

負担の不均衡によって生じるインプラント周囲炎によるインプラント周囲の骨吸収がある.

i）インプラント脱落につながる全身的要因

①喫煙者のインプラント：喫煙者のインプラントの成功率については，非喫煙者よりも劣るとする報告やインプラント周囲の骨吸収が大きいという報告がある．Wallace は 56 人に合計 178 本のインプラントを埋入して 4 年間観察し，非喫煙者の失敗率が 6.9％であったのに対し，喫煙者のそれは 16.6％で，特に 10 mm 以下の短いインプラントで失敗が多かったとしている（Wallace, 2000）．しかし Lambert らは喫煙によるインプラントの危険性は，①禁煙，②術中の抗生物質投与，③HA コーティングインプラントをすることにより改善すると報告している（Lambert et al, 2000）．喫煙者でインプラントの成績が低下するのは海綿骨部での骨質不良のためで，おそらく血管が狭窄することによる骨細胞の活動性の低下や血液供給不足が原因となると考えられるが，禁煙により成績は向上するとする報告もあり，またより長いインプラントの埋入や表面粗造なインプラント体を選択することも喫煙者へのインプラント治療の対処方法である．ただし最良の方法は喫煙をやめてからインプラント治療を開始することで，また喫煙者には治療に先立ちインプラントの成績が非喫煙者よりも劣ることをはっきりと伝え理解と承諾を得ておく必要がある．

②BP 製剤投与患者へのインプラント：骨粗鬆症で BP 製剤を整形外科や内科から処方され内服している患者数は日本では約 2000 万人にもなる．BP 製剤投与患者では侵襲的口腔処置により骨壊死（BRONJ）が生じることが報告されて社会問題にもなっている．悪性腫瘍の骨転移で高カルシウム血症に至った患者や多発性骨髄腫などの治療のために，注射剤の BP 製剤が投与されている場合は，高頻度にこの骨壊死から重篤な骨髄炎に至るので，インプラント治療は行うべきではない．アメリカ口腔顎顔面外科学会（American Association of Oral and Maxillofacial Surgeons：AAOMS）のポジションペーパー（Ruggiero et al, 2009）によると内服薬をおおむね 3 年以上の長期間にわたり投与されている患者では，侵襲的外科処置を行う前 3 カ月と処置後 3 カ月の間，BP 製剤の内服を中止することでリスクが低下するとしている．しかし，日本口腔外科学会の調査企画委員会が行った日本全国の口腔外科施設でのアンケート調査では，内服症例でも重篤な骨壊死が欧米でいわれている以上に高頻度で発生する傾向がうかがわれており，内服といえども BP 製剤投与患者へのインプラント治療は慎重に行うことが必要で，実施する前に患者に十分なインフォームドコンセントを行うべきである［⇨ 1.6-8 を参照］.

③腎疾患：骨形成の異常を示す病態に慢性腎不全などの腎疾患がある．一般に腎機能が低下すると骨からの Ca の溶出が亢進，慢性化すると腎性骨異栄養症の状態となる．それは線維性骨炎や骨軟化症，あるいは無形成骨などの状態がもたらされることを意味し，インプラントの植立や維持安定に重大な障害となる.

④糖尿病とインプラント：糖尿病は成人以降に多い運動不足，カロリー摂取過剰を背景としてインスリンの相対的不足から発症する Type Ⅱ（成人型）糖尿病と，先天的に膵 Langerhans 島からのインスリン分泌が絶対的に不足していることが原因の Type Ⅰ（若年型）糖尿病がある．糖尿病とインプラントの治療成績との関連について，影響がないという報告や失敗例が増えるという報告がある．糖尿病の患者にインプラントを行う場合は，術前の糖尿病のコントロールが不可欠である．それにより周術期の感染やインプラント脱落などの失敗が回避できても，長期的成績は年ごとに徐々に悪化していく危険性がある．術中から抗生物質投与を開始することと術後メインテナンスを堅実に実施することが治療成績の維持に特に重要である．

ii）インプラント脱落につながる局所的要因

インプラントの脱落の原因は，感染と咬合性外傷などの負担過重が二大要因である．感染には一次手術後インプラント周囲に感染が生じ，骨が吸収融解してインプラントの早期脱落につながるいわゆる術後感染とよべるものと，上部構造装着後インプラント周囲炎として生じるものとがある．以下にこれについて述べる．

インプラント周囲炎は歯周病と同じ細菌によって発生するといわれている．歯周病の病歴がある患者ではインプラント周囲炎が発生する危険性が高く，また歯周病の病原因子がインプラント周囲へも伝播する．したがって，インプラント治療を開始する前にまず歯周病の治療を行っておくことがインプラント周囲炎を防止するうえで大切である．ただしインプラント周囲炎の発症には感染単独ではなく，負担

過重や異常な咬合力などの生体力学的因子も関係している．

インプラント周囲の軟組織のみに炎症が生じた場合をインプラント周囲粘膜炎（peri-implant mucositis）と称し，骨吸収が生じた場合をインプラント周囲炎（peri-implantitis）という．インプラント体表面に付着した歯垢や歯石は粘膜下結合組織に著明な炎症性細胞浸潤を起こし，そのまま放置されると上皮細胞間の細胞接着の粗造化，さらに歯垢の根尖方向への侵入につながり，臨床的にもX線的にも骨組織破壊の徴候が確認できるようになる．メインテナンスを定期的に行い，インプラント周囲粘膜炎の状態で発見できればインプラント体の脱落につながる骨吸収も防ぐことができる場合もある．

力学的要因も関与するインプラント周囲炎が生じると4壁性ないし3壁性の骨吸収が生じる場合がある．インプラント体の動揺がなくインプラント体の長さの1/2よりも浅い骨吸収なら，外科的療法でインプラント体の救済を試みる価値がある．骨が再生されるかどうかはインプラント表面の細菌の毒素を無毒化できるかに負うところが多いので，機械的方法や化学的方法で徹底的に除去することを試みる．また再度上部構造を装着する際は，咬合治療による負担過重の削除や抗感染治療による非外科的治療も確実に行う．インプラント体の本数の不足や傾斜，カンチレバーなどがあり生体力学的なアンバランスが認められれば，インプラント体の追加や再埋入などの処置を講じる必要がある．

歯周病の病原因子の関与が強い場合は水平性の骨吸収を生じることが多い．インプラント周囲歯肉縁下の細菌叢は，炎症が存在する部位では天然歯の歯肉溝で生じる変化と類似した変化が生じ，この状態が持続すると骨吸収に至る．インプラント周囲炎は天然歯の周囲炎よりも悪化しやすいとされている．水平性の骨吸収が生じるとこれを回復するのは困難である．抗感染療法により進行を遅らせるほかない．骨吸収が進行したらインプラントの埋入が困難となるほどの骨欠損に至る前に，戦略的に抜去し，骨移植や骨再生誘導法（guided bone regeneration：GBR）などを行って再埋入に備える必要がある．

b. インプラント手術の局所的合併症

インプラントに特有の局所的合併症は，上顎臼歯部インプラントでのインプラント体の上顎洞迷入や下歯槽管損傷によるオトガイ神経領域の知覚障害，下顎臼歯部インプラントでの下顎管損傷および下顎小臼歯部から前歯部にかけてのインプラント埋入での口腔底への血腫形成が主要なものである．

①上顎洞への迷入：原因の1つはオルソパントモグラフィでの上顎洞底線の見誤りである．コントラストのよくないX線写真では洞底線が不明瞭である一方，口蓋骨が明瞭な骨稜として判別しやすくなるので，口蓋骨までの長さのインプラント体を選択し埋入すると，洞内に迷入させる場合がある．また上顎の歯槽突起の骨はやわらかいので，インプラントを低速で回転進入させている間に，上方に押す力を強くかけ過ぎると，容易にインプラントは洞内に迷入することもある．長いネジ締結式のマウントのついたインプラント体なら先端が洞内に入ってしまった時点で抜き戻すことも可能であるが，ドライバータイプのインプラントキャリアーでは洞内に入ったインプラントは遊離して進入してしまう．洞内異物となったインプラント体は感染源となり必ず歯性上顎洞炎を引き起こすので，症状が出現する前に撤去しなければならない．一般的には犬歯窩を開削して洞内に至り，鉗子で摘出する．

②下歯槽管損傷によるオトガイ神経領域の知覚障害：これも大きな問題である．ドリルの先端やインプラント体の先端で神経線維が障害を受けると回復は困難である．埋入するインプラント体の長さは，下歯槽管から最低でも3 mm以上，できれば4 mmは離して選択する．ドリルの先端の3角形状のとがった部分は1 mm近くあり，予定の深さよりもさらに1 mm程度深くドリリングされることは認識する必要がある．オルソパントモグラフィでは第一大臼歯部で特に下歯槽管の走行が確認できにくい症例が多いので，治療計画の策定とインプラント体の長さの選択のためにはCT撮影も有用である．神経損傷の程度は，軸索の断裂を伴うニューロトメーシスと神経鞘までのアクソノトメーシス，および軸索も神経鞘も変性しないニューラプラキシアに分類される．神経が損傷されると知覚鈍麻だけでなく痛みを伴う症状が長期にわたり後遺する場合があり患者の苦痛は大きい．ニューロトメーシスでは知覚の完全な回復は難しい．理学療法や低出力レーザー照射，ビタミンB_{12}の服用などが行われるが決定的な療法ではない．大耳介神経移植を行う療法もある．

③下顎小臼歯から前方部でのインプラント埋入手

術：死亡例も報告されているような重大な合併症が生じる可能性がある．これは口腔底を走向している舌下動脈やオトガイ下動脈をドリルの先端で損傷し，口腔底に出血から血腫形成をきたし，舌の挙上と咽頭の狭窄から気道閉塞をきたすものである．血管の走向はX線では確認できないが，下顎舌側面から下顎骨内に進入する骨内血管を確認することはCT写真で可能であるし，また下顎骨舌面の形態，特に骨陥凹などについても術前に情報をCT写真なら得ることができる．下顎でのインプラント手術に先立つCT撮影は非常に重要な情報を与えてくれる．下顎インプラントの埋入術中に口腔底の膨隆と舌の挙上，さらに気道閉塞による呼吸困難が起こったら，直ちに気管内挿管や気管切開などの気道管理ができる施設に搬送する必要がある．その際，当面の緊急処置としてエアウェイの挿入と，口腔底のガーゼと手指による圧迫止血，同時にオトガイ下からの圧迫を行う．

c. 上部構造の破損，インプラント体

インプラント周囲炎とは独立して，あるいはインプラント周囲炎の前兆として，ネジのゆるみや破断，インプラント上部構造の破折，さらにはインプラント体自体の破折などが起こる．

①インプラント上部構造の破折：ポーセレン咬合面では対合歯との接触関係で辺縁隆線部や唇頬側面などが破折しやすい．インプラント対インプラントの上下対咬関係でポーセレンの咬合面では安静咬合時に中心咬合位での接触をさせ，平衡側，作業側と咬合干渉をきちんと削除しても，食事を介した動的咬合運動機能中には，破折が起こることもまれではない．メタルオクルーザルやハイブリッド材料による上部構造作製を考慮する必要もある．また咬合関係は不変ではないので，メインテナンス来院時にはチェックと調整が必要である．上部構造破折の原因は，それ以外に，材料の疲労やデザインの問題などによって起こるが，インプラント体に影響が及ぶ前に問題を処理することが肝要である．

②インプラント体の破折：抜去以外根本的に解決できる方法はない．破折インプラント体を抜去する方法は，骨接合状態がしっかりしているので困難である．インプラント体の直径よりやや太いトレフィンバーでインプラント体の長さの中央まで骨切りしてから抜歯用エレベーターで揺すり，鉗子でつまんで逆方向に回転させながら抜去する．

d. 審美的問題

上顎前歯部のインプラント治療において留意すべき点は審美的問題である．骨に埋入したインプラント体の上に上部構造を作製するというインプラント修復の特徴から隣在歯と調和のとれない形態のインプラント上部構造しか作製できずかつ回復も困難という状況が起こりうる．インプラント体は一度骨接合が起こると，位置も深さも角度も変更がきかないため，天然歯での歯冠修復よりも回復は困難である．また審美的上部構造の形態は歯間乳頭や辺縁歯肉などの軟組織により形づくられ，その軟組織形態を支持しているのが骨組織である．術前のCTによる立体的骨形態の把握とスタディモデル上での診断用ワキシングの作製によりインプラント埋入位置と採取上部構造の形態を予測し，審美的問題が惹起されそうな場合はあらかじめ骨移植やGBRで骨形態を改善しておくことが必要である．またサージカルガイドを作製し，予定した位置に正確にインプラント体を埋入することも不可欠である．

インプラント治療は，ほかの補綴処置よりも慎重に選択して行う処置である．それゆえ，失敗や合併症がないように特に注意を払う必要が高い．しかし，生じる問題の多くは，術前診断と入念な治療計画，また術後メインテナンスにより回避できると考えられる．

〔嶋田　淳〕

■文　献

Lambert PM, Morris HF, et al : The influence of smoking on 3-year clinical success of osseointegrated dental implants. Ann Periodontol, **5**（1）：79-89, 2000.

Wallace RH : The relationship between cigarette smoking and dental implant failure. Eur J Prosthodont Restor Dent, **8**(3)：103-106, 2000.

5　顎顔面欠損の治療

(1) 顎顔面補綴とは

【定義・概念】

顎顔面補綴とは，顎顔面領域の骨とその周囲の軟組織に生じた欠損部を顎義歯やエピテーゼなどの人工物を用いて非観血的に修復し，失われた咀嚼，嚥下，発音などの機能と顔貌などの形態ならびに審美性の原状回復をはかることである．

現在では，外科治療，放射線治療，言語治療，歯

科補綴治療，歯科矯正治療に際して併用される各種補助装置の適用を含む．

【原因・病因】

顎顔面領域の欠損を生じる病因（原疾患）として，口蓋裂などの先天性疾患と腫瘍，外傷，炎症，囊胞などの後天性疾患があげられる．これら原疾患に対して切除，再建などを含む外科治療が施行されるが，これにより欠損が後遺する．

【分類・対象・目的】

顎顔面補綴は，歯・骨・皮膚などの硬組織・軟組織の実質欠損に対する欠損補綴と，実質欠損の有無とは関係なく，上記の各種治療に際してその治療効果を高め，機能回復を促進・保持させるさまざまな補助装置の適用に分類される．欠損補綴は長期の安定した使用を目標に実施されるが，補助装置の適用は原則として短期の暫間的併用を目的に実施される．

欠損補綴は口腔外ならびに口腔内を対象に実施されるが，口腔外を対象とした顔面補綴と口腔内を対象とした顎補綴に分類される．顔面補綴（エピテーゼ治療）は審美性の回復，精神心理面のケア・サポートがおもな目的で，実際の治療対象となる欠損部位は顔面領域に限局されたものではなく頭蓋から体幹・四肢まで，ほぼ全身に及ぶ．顎補綴（顎義歯治療）は上顎骨欠損，軟口蓋・咽頭部欠損，下顎骨欠損，舌欠損などが対象となり，咀嚼・嚥下・発音の機能ならびに審美性の回復がおもな目的となる．根治的放射線治療後の歯の欠損に対する補綴治療では，硬組織・軟組織の実質欠損は一般的に後遺しないが放射線骨壊死の発症防止の観点から特異的配慮が必要なため，顎補綴の対象とされる．また，チーム医療のなかで外科・矯正治療が終了した後の終末治療としての口蓋裂の補綴治療も，歯の欠損をおもな対象とするが歯槽弓ならびに歯の後戻り阻止の観点から特異的配慮が必要なため，顎補綴の対象とされる．

補助装置の適用も，欠損補綴と同様に，口腔外ならびに口腔内を対象に実施される（図5.2.77）．

顎顔面補綴は，対象とする原疾患，欠損部位，欠損様式が多種多様であり，歯学，医学はもとより，材料学，音声言語学，美学，社会心理学などを包括した集学的対応が必須である．実際の治療に際しては，歯科，医科，コデンタル，コメディカルなど多くの関連する専門家の有機的連係による集学的チーム医療が不可欠である（図5.2.78）．

【疫学・発生率・統計的事項】

近年の医療技術を含む科学技術の著しい進歩により悪性腫瘍などの原疾患に対する術後の生存率は顕著に向上しているが，このことが一方では，原疾患の治癒後に顎顔面領域の欠損を後遺する患者の増加を惹起し，顎顔面欠損患者の社会復帰が求められている．

顎顔面補綴は欧米で発達したが，近年の医療技術の発達，医療体制の整備・拡充ならびに社会環境の変化により，過去において対象症例の一翼を担っていた戦争による外傷症例，結核・梅毒などの特殊性

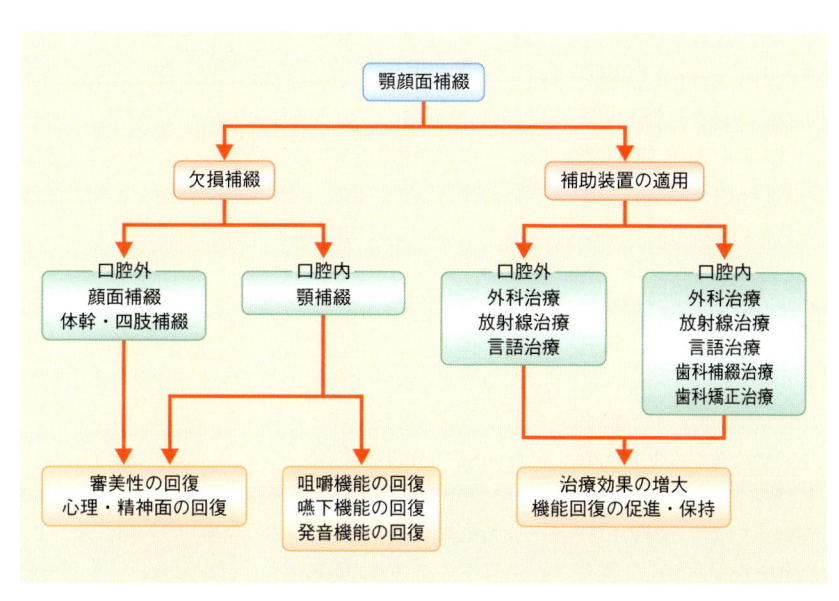

図5.2.77 顎顔面補綴の分類と目的

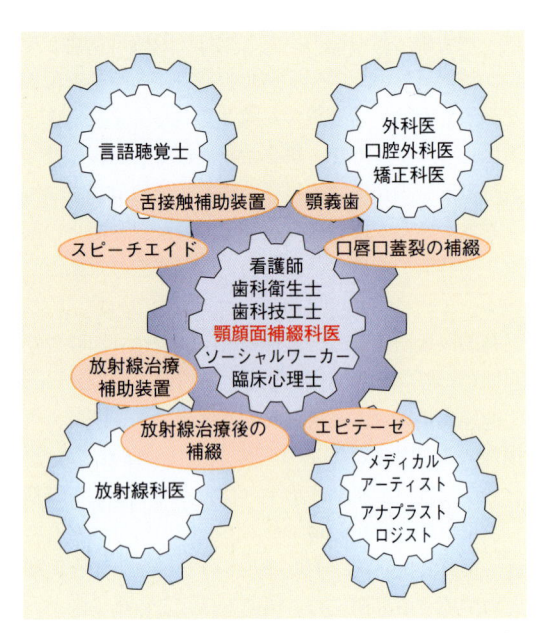

図 5.2.78　顎顔面補綴治療における集学的チーム医療

炎症による欠損症例ならびに口蓋裂の未手術症例は激減し，現在では腫瘍に対する外科的切除後の顎顔面欠損症例および口蓋裂に対する外科ならびに矯正治療後の終末補綴症例が主たる対象症例となっている．

大山らにより日本顎顔面補綴学会が実施した全国調査によれば，1994年の1年間に全国170診療科で実施された顎顔面補綴2067例の男女比は1.33：1で，年齢別分布では50〜70代が多く，なかでも60代が23.5%と最も多かった．原疾患では，腫瘍が65.8%，口蓋裂が27.5%を占め，腫瘍のうちの78.9%が悪性腫瘍であり，これは全症例の52.0%であった．また，腫瘍による上顎欠損症例・下顎欠損（舌欠損を含む）症例ならびに口蓋裂症例の割合は上顎欠損：口蓋裂：下顎欠損＝1.80：1.31：1であり，これら3症例で全症例の86.6%を占め，これらが顎顔面補綴の代表的症例といえる．

【経過・予後】
　長期使用を目標とする欠損補綴において，原疾患が腫瘍の症例では，再発により再手術が施行されれば補綴装置の再製作が余儀なくされることはいうまでもない．いったん適用された補綴装置の経過は，エピテーゼでは色彩の変化や辺縁の破損などにより1〜2年で再製作されることが多く，顎義歯では顎骨の欠損範囲や残存歯の状況，また患者自身の口腔清掃能力によりさまざまな経過をたどるが，欠損

形態・補綴装置の形態が複雑であるため，一般の義歯症例と比較して再製作される頻度が高くなる．
　補助装置は原則として短期の暫間的併用を目的に適用される．スピーチエイドなどでは調整・再製作を繰り返しながら長期間適用されることもあるが，手術により機能回復がはかられた後には撤去される．

〔谷口　尚，乙丸貴史〕

■文　献
大山喬史，石橋寛二他：全国顎顔面補綴患者の実態調査とその診断・治療体系確立の検討．顎顔面補綴，18：43-69, 1995.
大山喬史，谷口　尚編：顎顔面補綴の臨床―咀嚼・嚥下・発音の機能回復のために，医学情報社，2006.

(2) 上顎欠損の補綴治療

【定義・概念】
　口蓋突起や歯槽突起などからなる上顎骨および口蓋骨の一部あるいは全部の欠損に対する欠損補綴で，顎補綴に属す．欠損部には必ずしも穿孔部が存在しなくてよく，欠損の原因には制限されない．上顎の骨とその周囲組織に生じた欠損部を顎義歯により修復する治療である．

【原　因】
　腫瘍，外傷，炎症，先天性疾患（口蓋裂など）により顎骨，口腔軟組織の欠損が生じる．
　大山らによると，上顎欠損の原疾患は腫瘍が97%（悪性腫瘍75%，良性腫瘍6%，不明16%）でほとんどを占め，その病理組織学的診断は扁平上皮癌が最も多く67%，腺様嚢胞癌7%，粘表皮癌5%，悪性黒色腫4%，であったと報告されている（大山他，1995）.

【欠損の分類】
　片側の歯槽骨・硬口蓋が欠損した症例が多く全体の約半数を占める．上顎欠損の分類にはAramany分類，HSDT分類，VHS分類などが提唱されている．

a. Aramany 分類
　1978年Aramanyにより提唱され，有歯顎の上顎欠損を残存歯と欠損部の関係によって6つに分類される（図 5.2.79）.

b. HSDT 分類
　1979年に松浦らにより提唱．H：硬口蓋および歯槽部の欠損，S：軟口蓋の欠損，D：開口域，T：残存する維持歯の数の4つの因子に分け，それぞれ

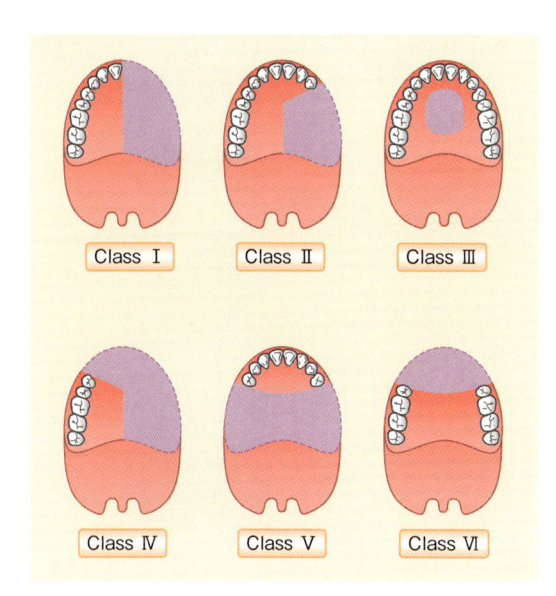

図 5.2.79　欠損の分類（Aramanyの分類）
Class Iは上顎半側欠損，Class IIは切除側にも残存歯がある半側欠損，Class IIIは残存歯には切除が及ばず正中部に欠損があるもの，Class IVは欠損が正中をこえて反対側まで及んだもの，Class Vは欠損が両側にわたり残存歯の後方にあるもの，Class VIは欠損が残存歯に対して前方にあるものである．

を5～8段階の区分に従って評価・列記する．

c. VHS分類

1991年に橋本らにより提唱．V：口腔前庭，H：硬口蓋部，S：軟口蓋部の3つの要素で顎欠損を分類する．これらの部位で穿孔の有無，皮弁再建，移植，片側・両側，前方・後方を表記する．また，歯についてT：残存歯，O：咬合接触を表記する．

【臨床症状】

上顎骨・軟組織・歯が喪失し，口腔と鼻腔に直接交通が生じて鼻咽腔閉鎖機能不全を呈することによって咀嚼，発音，審美，嚥下障害が起こる（図5.2.80）．その他，開口障害やよだれなど，複数の障害が起こる．

【補綴的対処法】

上顎欠損は悪性腫瘍が原因であることが多く，上顎部分切除後，硬口蓋・歯槽片側欠損以下で残存歯がある場合は，外科的に再建するよりも顎義歯による補綴が有効である．一方，上顎亜全摘術（眼窩底含む）以上の上顎広範囲欠損や軟口蓋欠損，残存歯が少ない場合には，顎義歯での機能回復が大変困難となるため，再建手術併用，インプラント併用，最終的に顎義歯による補綴を行うのが有効である（顎

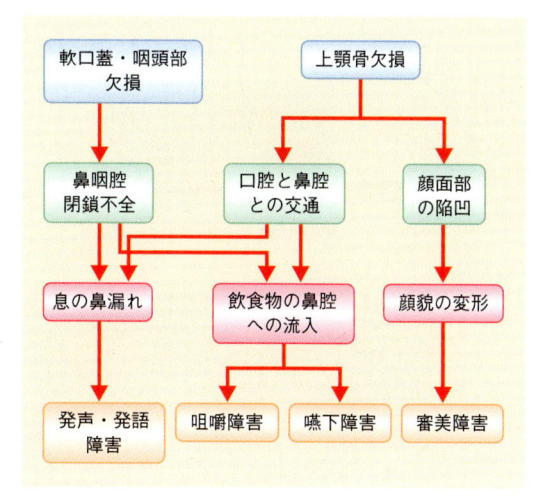

図 5.2.80　上顎欠損による機能障害
上顎骨・軟組織・歯が喪失し，口腔と鼻腔に直接交通が生じて鼻咽腔閉鎖機能不全を呈することによって障害が起こる．

顔面補綴診療ガイドライン，2009）．

上顎顎義歯の目的は，術後の瘢痕形成，周囲組織の収縮防止，創面の保護，食物の摂取，発音機能の回復など，審美性と口腔機能の回復を促し患者の社会復帰を促進することである．欠損腔をふさぐ栓塞部と義歯部で構成され（図5.2.81），欠損部を確実に辺縁封鎖することで構音障害や嚥下障害を改善する．基本的な設計は可撤性義歯と同じであるが，欠損部は骨で裏打ちされた粘膜支持を得ることが難しいため残存歯に負担を求めることが多い．支台歯の連結や咬合面レストの多用，根面アタッチメントの利用など負担過重を防ぐための対策をとる．無歯顎では全部床義歯のような辺縁封鎖による維持安定が得られないため，外鼻孔裏面，残存顎堤前歯部唇側面，頰部瘢痕組織帯，軟口蓋前縁上方など粘膜のアンダーカットを積極的に利用する（図5.2.81）．欠損腔に隣接する残存歯は顎義歯の支持・維持にとって重要であり，手術で切除する断端を抜歯窩の中央を通るように設定すると，断端に隣接する歯の歯槽骨が残り後々の歯の寿命を延ばすことができる．さらに，栓塞部の軽量化が重要である．顎義歯の重量が20gをこえると維持が低下し脱離しやすくなる．そのため，栓塞部を充塞型ではなく中空にしたり（中空型），上方を開放したり（天蓋開放型）して，欠損側に重心が偏らないようにする（図5.2.81）．

上顎欠損患者のQOL向上のためには，補綴科医，外科医（口腔外科，耳鼻咽喉科，形成外科），放射

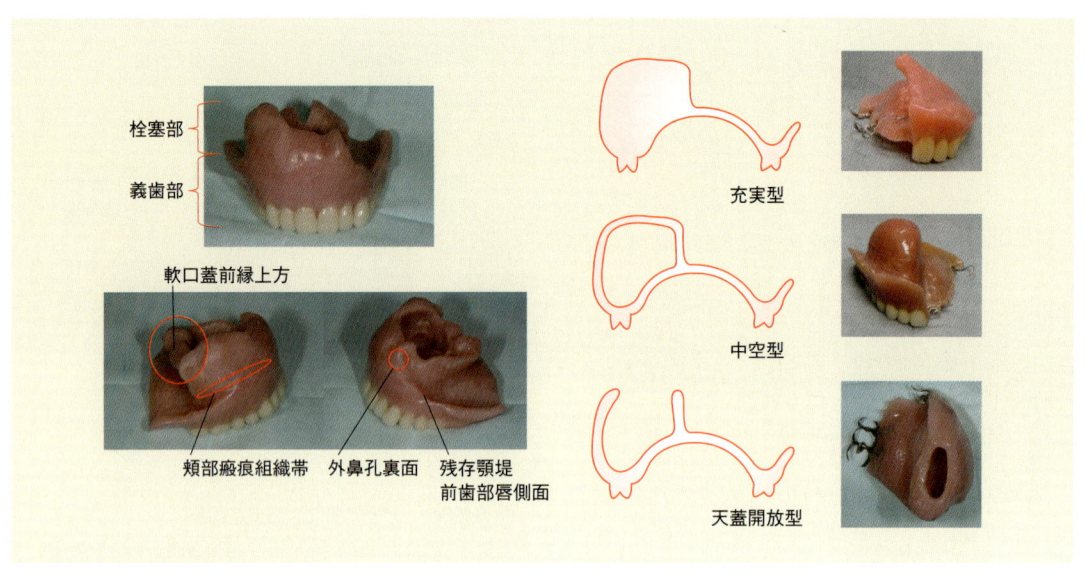

図 5.2.81　上顎顎義歯の構造と種類
上顎顎義歯は，口腔軟組織欠損腔をふさぐ栓塞部と義歯部で構成される．無歯顎の顎義歯では，外鼻孔裏面，残存顎堤前歯部唇側面，頬部瘢痕組織帯，軟口蓋前縁上方など粘膜のアンダーカットを積極的に利用する．栓塞部の形態は，欠損が小さい場合には充実型，大きい場合は中空型や天蓋開放型にして軽量化する．

線治療医など，多領域にわたる専門医や歯科衛生士，歯科技工士，言語療法士，栄養士などのコメディカルが関与し，チームアプローチを行う必要がある．顎義歯はその装着時期によって使用目的，製作方法，設計概念が異なる．図 5.2.82 に腫瘍による顎補綴の流れを示す．

a. 術前診査
術前の口腔内状態を診査し研究用模型を採得する．患者は術後の状態について不安をもっていることが多いため，予想される障害や術後の経過，術後に装着する顎補綴装置，装着後の機能回復の程度や開口訓練について説明する．放射線治療が行われる場合は放射線骨壊死の可能性があるため抜歯について検討する必要がある．

b. サージカルオブチュレーターの製作
術前の研究用模型から副模型を製作し，外科医から指示された切除範囲を基に模型を修正し，ワイヤークラスプとレジンで製作する．欠損相当部に縫合用の小孔をあける．サージカルオブチュレーターの目的は，術後創面におけるガーゼ・パックの保持，切除部の汚染防止，術後の言語障害の軽減，経口摂取の早期開始，入院期間の短縮，心理的ショックの軽減などである．

c. サージカルオブチュレーター装着
腫瘍切除後，抗菌剤軟膏を塗布したガーゼを装填しサージカルオブチュレーターを装着する．

d. 術後診査
術後2～4週でガーゼが除去され，術後の口腔内を診査する．欠損部や残存歯の状態を基に術後の補綴装置を検討する．また，開口訓練や感染予防のための口腔内清掃，口腔乾燥防止のための口腔湿潤剤の使用を行う．

e. サージカルオブチュレーターの改造
術前にサージカルオブチュレーターを製作した場合，改造・修正することにより早期の機能回復が可能となる．発音・嚥下機能の回復に重点をおき，人工歯は付与しない．欠損範囲まで床を延長し，欠損部は創の治癒に伴い経時的に形態が大きく変化するため，栓塞部は軟質裏装材にて調整する．術後初期は特に頻回な調整が必要となる．退院にあたり患者の社会復帰のために前歯部や健側に人工歯を付与する．

f. 即時顎義歯装着
術後から紹介された場合はこの時点で印象採得し，即時顎義歯を製作する．

g. 暫間顎義歯装着
欠損部が上皮化され欠損形態が安定するまで使用する．人工歯を付与し，欠損部はレジンにて天蓋開放型とし，形態変化が大きい場合は軟質裏装材を使用する．

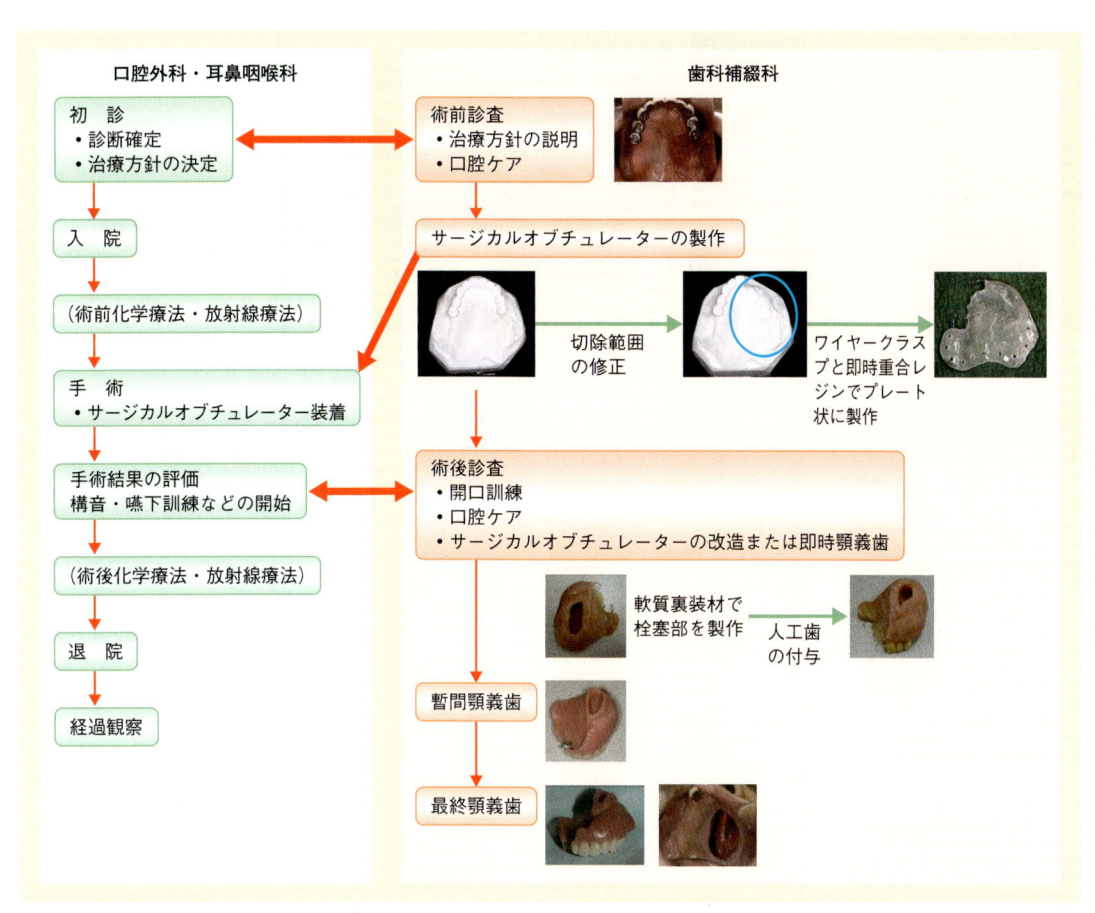

図 5.2.82　上顎顎義歯による補綴的リハビリテーション
上顎欠損患者のQOL向上のために，補綴科医，外科医，放射線治療医などの専門医やコメディカルが関与し，チームアプローチを行う必要がある．補綴的リハビリテーションは術前から開始され，術後早期からの機能回復を行う．

h. 最終顎義歯装着

術後半年から1年すると欠損部が上皮化され形態が安定する．顔貌（欠損側頬部の陥凹感，口角のひきつれの有無など），開口障害の程度，口腔内の状態，発音，嚥下の状態などを査する．残存顎堤の状態によってはインプラントの利用も検討する．

通法に従い概形印象，精密印象，咬合採得，人工歯排列試適を行い，必要に応じて基礎床やオルタードキャスト法を応用し，顎義歯を完成・装着する．顎義歯の取り扱い，清掃方法，食事のとり方，メインテナンスについて説明・指導する．

【経過・予後・合併症】

上顎欠損患者の社会復帰，QOLの向上，機能・審美性の回復においては上顎顎義歯によるリハビリテーションによって患者の満足が得られやすい．上顎悪性腫瘍後の口腔内からカンジダ属やスタフィロコッカス属，メチシリン耐性黄色ブドウ球菌（methicillin-resistant *Staphylococcus aureus*：MRSA），緑膿菌が多く検出されており，感染症リスクが高いため適切な口腔ケアが必要になる．口腔内は乾燥しやすく保湿対策が必要である．残存歯の長期的予後に十分注意する必要があり，毎日のセルフケア，歯科医・歯科衛生士による定期的な専門的ケアが必要である．また，顎義歯粘膜面・欠損腔の形態変化により通常の義歯に比べて再製作の頻度が高い．定期的なメインテナンスが必要である．

一方，顎義歯の支持・維持・安定が困難な欠損も多く認められる．開口障害が著しい場合顎義歯の挿入が困難となる．浅い欠損の場合は鼻腔に漏れやすい．欠損部に軟組織索の残存があると印象採得時に傷つけやすい．欠損範囲が軟口蓋および鼻咽腔閉鎖機能不全を有する場合は顎義歯の効果が低下する．厚い皮弁で再建された場合，発音障害は軽減されるが対合歯と皮弁が接触して顎義歯の入るスペー

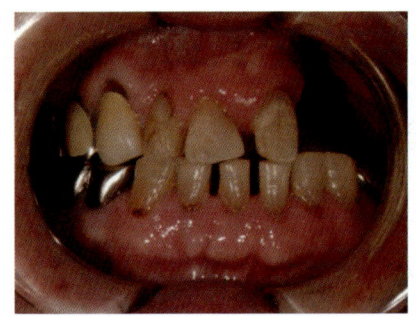

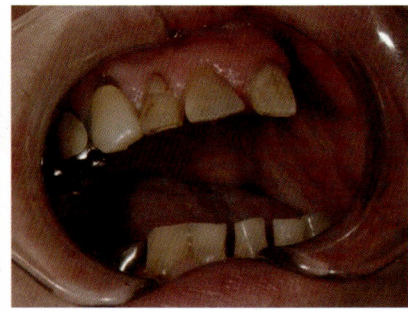

図 5.2.83　皮弁再建による弊害
再建された皮弁は弾力性に富み，小臼歯部で下顎の残存歯と接触している．また，開口障害が認められる（最大開口量 15 mm）．

スが消失し顎義歯装着は困難となる（図 5.2.83）．また，皮弁の弾力性が高く，顎義歯が大きく動揺するため義歯床下部に食物が入りやすく疼痛や義歯性潰瘍を生じることが多い．皮弁の収縮により審美障害や開口障害が起こる．両側にわたる広範な上顎欠損では顎義歯が不安定になりやすい．そのため顎義歯が装着できるように術前から外科医と補綴科医が協力して検討し，インプラント補綴も視野に入れて外科的再建を行い，患者のQOL向上のためにリハビリテーションプランを作成する必要がある．

〔大木明子〕

■ 文　献
Beumer J Ⅲ, Marunick MT, et al eds：Chapter 3 Rehabilitation of Maxillary Defect. Maxillofacial Rhabilitation, 3rd, pp155-212, Quintessence Pub, 2011.
溝尻源太郎，熊倉勇美編：口腔・中咽頭がんのリハビリテーション―構音障害，摂食・嚥下障害，pp51-58, 123-130, 134-135, 138-154, 171-178, 188-191, 205-209, 224-237. 医歯薬出版．2000.
日本顎顔面補綴学会，日本補綴歯科学会，日本口腔外科学会合同委員会編：顎顔面補綴診療ガイドライン，2009年度版，pp8-2, 2009.
八木正聡，大島朋子他：上顎悪性腫瘍術後の義顎装着症例における口腔常在微生物叢の検討．顎顔面補綴，**29**：51-59, 2006.

（3）下顎欠損の補綴治療
【定義・概念】
　顎顔面補綴が対象とする欠損補綴ならびに補助装置の適用のうち欠損補綴に属し，さらに欠損補綴が対象とする顔面補綴ならびに顎補綴のうち，顎補綴に属す［⇨ 5.2-5(1)　図 5.2.77 を参照］．下顎の骨とその周囲の軟組織に生じた欠損部を顎義歯などにより非観血的に修復し，失われた咀嚼，嚥下，発音などの機能と審美性の回復をはかる治療である．

【原因・病因】
　下顎欠損を生じる病因（原疾患）として，腫瘍，外傷，炎症，嚢胞などの後天性疾患があげられる．これら原疾患に対して切除，再建などを含む外科治療が施行されるが，これにより欠損が後遺する．

【欠損の分類】
　顎補綴治療にかかわる下顎欠損には下顎骨欠損と舌欠損があり，下顎骨欠損は腫瘍，嚢胞，感染症などに対する外科的切除あるいは外傷による顎骨損傷により生じ，舌欠損は腫瘍，特に悪性腫瘍に対する外科的切除により生じる．

　下顎骨欠損は辺縁欠損（辺縁切除），中間欠損（区域切除・連続離断），半側欠損（半側切除）の3つに分類され（図 5.2.84），舌欠損は部分欠損（部分切除），半側欠損（半側切除），亜全欠損（亜全摘），全欠損（全摘）の4つに分類される［⇨ 5.2-5(6)　図 5.2.98 を参照］．

　顎補綴臨床では，下顎欠損は下顎骨欠損，舌欠損，舌欠損を伴った下顎骨欠損の3つに分類される．

【疫学・発生率・統計的事項】
　大山らにより日本顎顔面補綴学会が実施した全国調査によれば，1994年の1年間に全国170診療科で実施された顎顔面補綴2067症例のうち，腫瘍が原疾患で下顎骨もしくは舌を含む周囲軟組織に欠損が生じた下顎欠損症例は415症例（20％）であった．これら腫瘍症例のなかでみると，悪性腫瘍によ

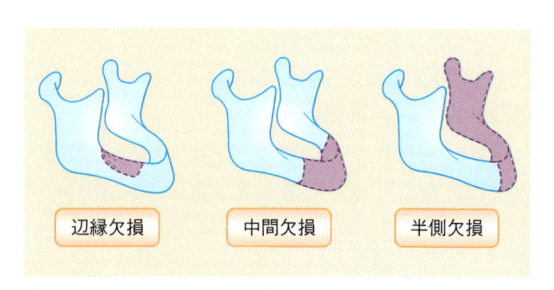

辺縁欠損　　中間欠損　　半側欠損

図 5.2.84　下顎骨欠損の分類

る症例は309症例（75％）で，扁平上皮癌が191症例（46％）と最も多く，良性腫瘍による症例は66症例（16％）で，エナメル上皮腫が45症例（11％）であった．向山らの報告によれば，下顎骨欠損症例287症例のうち，辺縁欠損症例は140症例（49％），中間欠損症例は120症例（42％），半側欠損症例は27症例（9％）であった．

また，坂東による全国調査によれば，顎顔面補綴523症例のうち，下顎欠損症例は110症例（21％）で，これら症例のなかでみると，下顎骨欠損症例82症例（74％），舌欠損症例16症例（15％），舌欠損を伴った下顎骨欠損症例12症例（11％）であった．

【臨床症状】

辺縁欠損症例および骨移植などによる再建術で連続性が保持され下顎に偏位のない中間欠損症例では，一般の補綴治療でみられる程度の障害にとどまることが多い．これに対して，下顎骨に連続性のない中間欠損症例や半側欠損症例では，下顎の運動異常，噛みしめ時の回転，内後方への偏位など特異な現象が生じるため，咬合が著しく不安定となり，顎間関係も不調和で，顔貌に変形がみられるようになる．これらにより，重篤な咀嚼障害，審美障害が惹起される．また，顎骨欠損部は発声・発語障害ならびに食物の貯留による嚥下障害の原因ともなる．

舌欠損症例では，切除による体積減少や術後の瘢痕形成が顕著な場合には残存舌の運動範囲が狭小化する．また，植皮による再建が施行されても植皮にはみずからの可動性がないため運動制限が生じる．これらにより，重篤な発声・発語障害，咀嚼障害，嚥下障害が惹起される（図5.2.85）．

【補綴的対処法・経過】

辺縁欠損症例および再建術により連続性が保持され下顎に偏位のない中間欠損症例では，維持・支持・安定の良好な顎義歯の適用により，一般の義歯

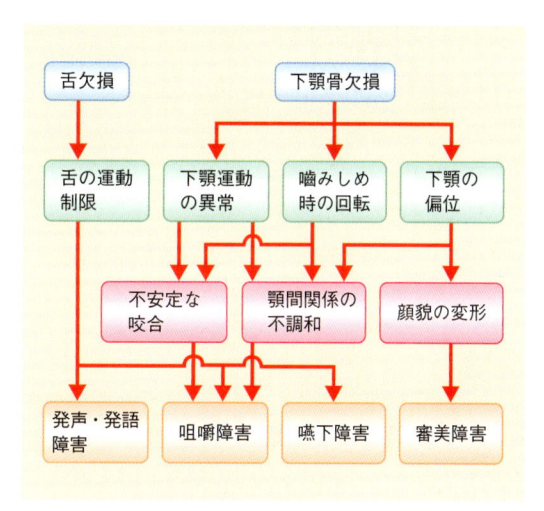

図5.2.85　下顎欠損による機能障害

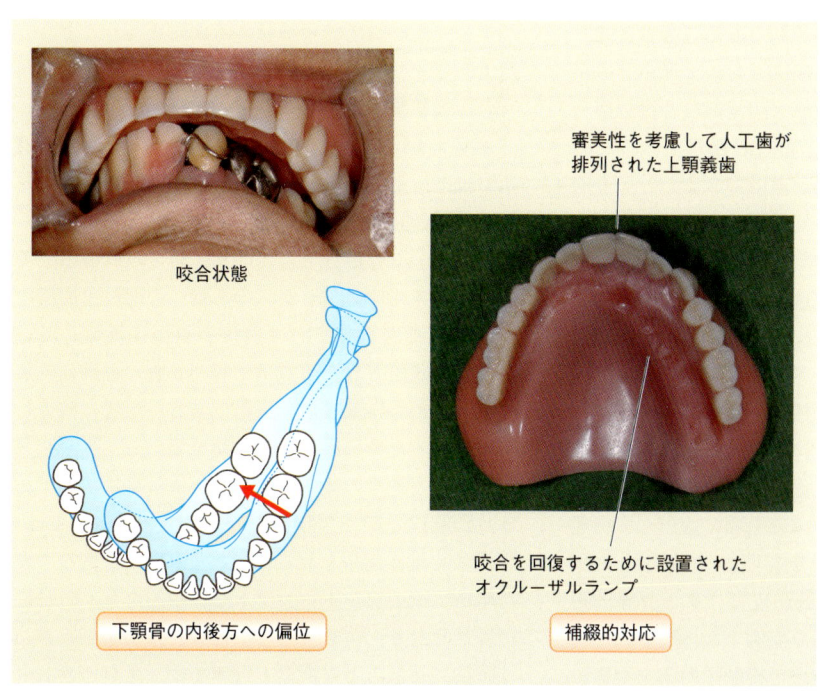

図5.2.86　下顎骨半側欠損症例における下顎の偏位と補綴的対応

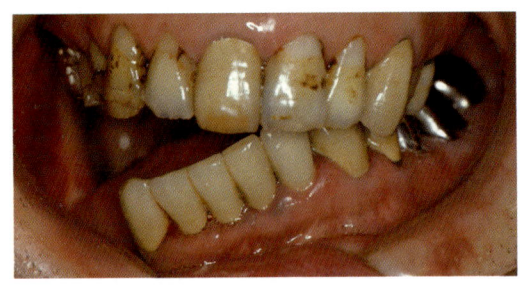

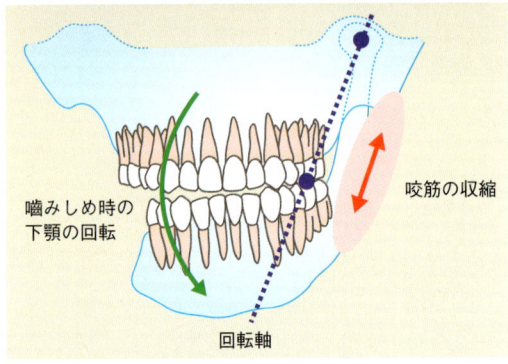

図 5.2.87 下顎骨半側欠損症例における下顎の回転

症例に準じた良好な咀嚼機能の回復が得られ，同時に，発声・発語，嚥下，審美の各障害も良好に回復される．下顎骨に連続性のない中間欠損症例や半側欠損症例で下顎の内後方偏位が後遺した場合には，咬合滑面板や咬合斜面板などの補助装置を適用して偏位の改善をはかることもあるが［⇨5.2-5(7)を参照］，上顎義歯などにオクルーザルランプを設置して咬合を回復するのが通例である（図5.2.86）．しかしながら，偏位がない症例も含めて嚙みしめ時に咬筋の収縮による顎関節部と臼歯部咬合接触部を結ぶ直線を回転軸とする下顎の回転が生じるため（図5.2.87），下顎に顎義歯が適用できるとしても回復できる咀嚼機能はきわめて限局的であり，嚥下機能についても同様である．発声・発語の改善や審美性の回復を目的に顎義歯が適用されることもある．

舌欠損症例では，治療方法に植皮と顎義歯の適用があるが，部分欠損症例で運動制限のない場合には機能障害も軽微であり，顎補綴治療を特に必要としない．運動制限がある場合には，舌欠損相当部の空隙を埋めるための下顎顎義歯と残存舌の運動制限を補償するための舌接触補助床を上顎に適用して機能回復をはかる［⇨5.2-5(6)を参照］．半側以上の欠損症例では，DP皮弁や大胸筋皮弁による外科的再建が適用されるが，こうした症例でも再建された舌には運動制限が後遺するため舌接触補助床を上顎に適用して機能回復をはかる．しかしながら，動きながらさまざまな形態に変化して機能する舌を形態の固定した舌接触補助床で代償することには限界があり，発声・発語機能，咀嚼機能，嚥下機能の回復は限局的である．

〔谷口　尚，乙丸貴史〕

■文　献

坂東永一：顎顔面補綴患者の全国実態調査と診療体系確立のための研究．歯医学誌，10：79-84，1991．

向山　仁，近藤尚知他：下顎欠損症例に対する臨床統計的検討―第1報　過去14年間の外来受診患者の概要．顎顔面補綴，18：1-9，1995．

大山喬史，石橋寛二他：全国顎顔面補綴患者の実態調査とその診断・治療体系確立の検討．顎顔面補綴，18：43-69，1995．

(4) 顔面欠損の補綴治療

【定義・概念・対象症例】

顔面領域の組織欠損は，戦傷，外傷，炎症，腫瘍，奇形などによって生じる．わが国においては，腫瘍，奇形による欠損症例が多い．これらの欠損に対しては，移植による再建または顔面補綴による治療があるが，移植による再建に比べて，顔面補綴は，患者への侵襲が小さいことから，全身状態の悪い患者でも製作することが可能であり，また再製作も可能であることから，成長期の患者にも有用である．移植か顔面補綴のどちらかだけを選択するのではなく，患者の状態に合わせて，まずは顔面補綴を選択し，最終段階で移植による再建を行うことも有用である．

顔面補綴装置を，わが国ではエピテーゼということが多いが，Epitheseは元来ドイツ語であり，英語では，facial prosthesesである．

【補綴的対処法・経過】

エピテーゼの製作では，印象採得，石膏模型上でのワックス形成，ワックスの石膏への埋没，樹脂の重合の過程があり，有床義歯の製作に類似している．有床義歯と異なる点は，周囲皮膚の色調に合致させるための外部着色の工程である．患者に装着して着色するためにかなりの時間を要する．エピテーゼの維持も通常の義歯に比べるとはるかに困難である．口腔内と顔面欠損部が交通している症例では，顎補綴装置と連結させて維持させる場合もある．また組織欠損のアンダーカットを利用したり，眼鏡に付属させたり，エピテーゼの辺縁に接着剤を塗布して維持させることもある．近年では，インプラント

を固定源とする方法も欧米では普及しているが，わが国においては顔面補綴用のインプラントがほとんど認可されていないため，使用にあたっては倫理委員会の承認が必要となる．

インプラントを使用した顔面補綴治療は，1970年代後半にTjellströmがブローネマルクインプラントシステムの顔面インプラントを使用して耳介エピテーゼの治療法を紹介したことに始まり（Tjellström, 1981），鼻・眼窩欠損患者にも応用された．前述のごとく，わが国では，ブローネマルクシステムの顔面インプラントは未承認であり，ストライカー社製のエピテックシステムのみが認可を受けている．エピテックシステムは，ドイツのFarmandが顎骨骨折に使用する骨接合用チタン製プレートをエピテーゼの維持装置として応用できるように開発したものである（Farmand, 1991）．したがって，デンタルインプラントのようなスクリュータイプではなく，骨表面を覆う骨膜下インプラントと類似している（図5.2.88）．

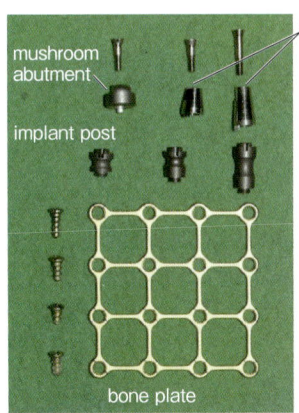

顔面補綴装置の製作に際しては，まず術前に患者の顔面写真を撮影する．組織欠損を生じる前の写真があれば，エピテーゼを製作するうえで参考になる．また患者の頭蓋顎顔面のCTデータから三次元頭蓋顎顔面模型を製作すれば，インプラントの大きさやデザインを決定するのに有用である（図5.2.89）（井原他，1999）．

印象は，あらかじめ欠損部のアンダーカットを濡らしたガーゼでリリーフし，アルジネート印象材で採得する．印象の範囲は，欠損部だけでなく健常側を含む広い範囲の方がよい．ただし，患者が確実に呼吸できることを確認しておかねばならない．鼻孔と口唇を印象の範囲に含む場合は，口腔にチューブを挿入して気道を確保する．アルジネート印象材が硬化する前に濡れたガーゼを印象材の上に敷き

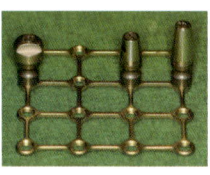

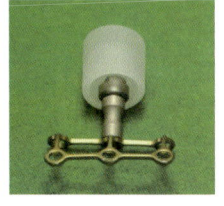

図5.2.88 顔面補綴に使用するエピテックシステムの構成

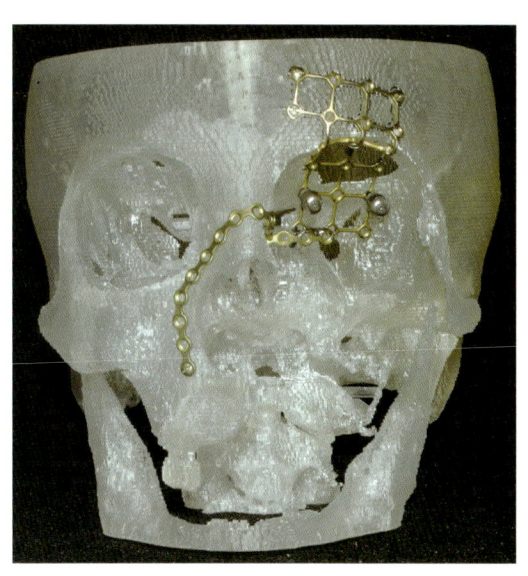

図5.2.89 患者の頭蓋顔面CTデータから作製した三次元模型

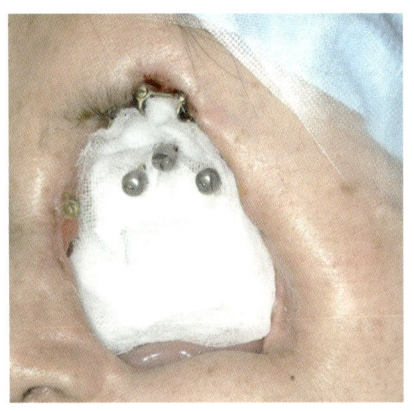

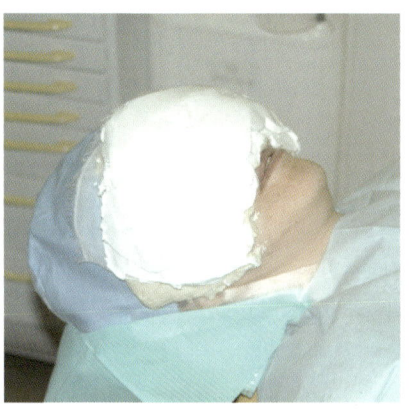

図5.2.90 顔面の印象採得

5.2 歯の欠損と機能障害に対する治療 533

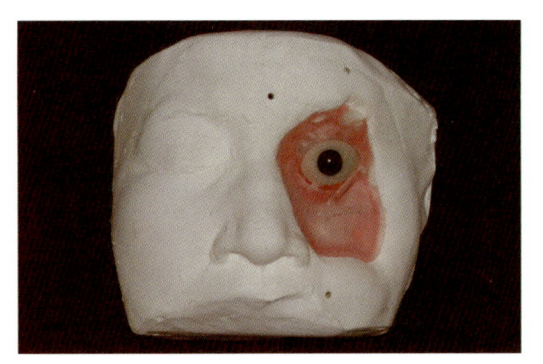

図 5.2.91　義眼の位置決め

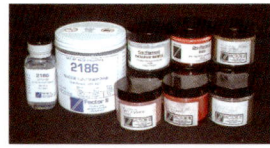

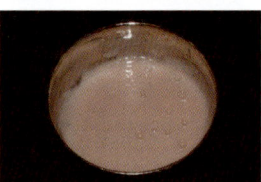

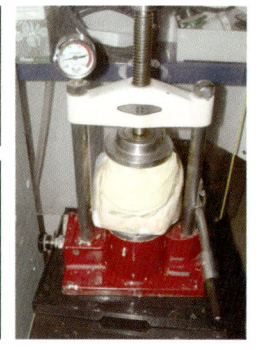

図 5.2.92　着色したシリコーンの重合

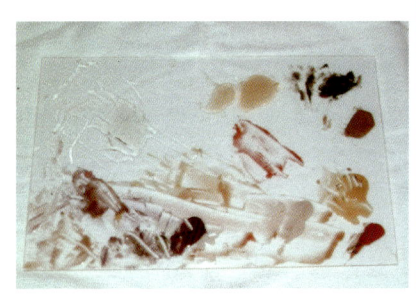

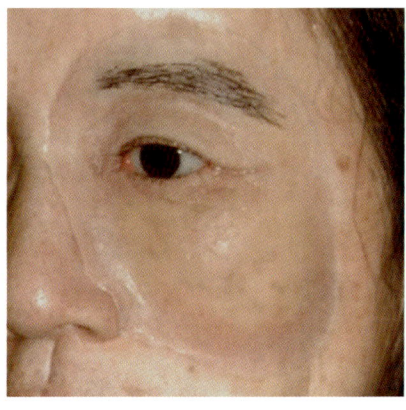

図 5.2.93　外部着色と眉毛をつけて完成したエピテーゼ

こみ，アルジネート硬化後にその上に普通石膏を築盛すると印象材撤去時の変形が防止できる（図 5.2.90）．

　エピテーゼのワックスアップで最も困難なことは欠損側の眼球の位置の決定である．印象採得では健側眼球は閉眼した状態であることが多いため，左右対称になるように義眼の位置を決定することが難しい．患者の顔貌写真を画像処理ソフトに取り込み，健常部のミラーイメージを欠損部に貼りつけた画像を作製し，その画像を最終的なエピテーゼのイメージとして参考にしながら義眼の位置を決めていく（図 5.2.91）．患者へ試適を行った後，石膏に埋没して流ろうし，シリコーンの重合を行う．このときに皮膚色にできるだけ近い色調となるようにシリコーンに色素を混入する（図 5.2.92）．重合したエピテーゼに眉毛を植毛し外部着色を行い完成する（図 5.2.93）．

　エピテーゼの主体であるシリコーンも，わが国においては医療用としての承認を受けていないため，インプラントと同様に倫理委員会の承認を必要とする．また，シリコーンの劣化や変色に伴い，2～3年経過すると再製作が必要であることをあらかじめ患者に理解しておいてもらう必要がある．

〔後藤昌昭〕

■文　献

Farmand M：Ein neues implantat-system fur die befestigung von epithesen（Epitec-System）. Dtsch Z Kiefer Gesichts Chir, **15**（6）：421-427, 1991.

井原功一郎，後藤昌昭他：口腔顎顔面領域の悪性腫瘍症例に Epitec System を使用した顎顔面補綴治療．口腔腫瘍，**11**（2）：113-121, 1999.

Tjellström A, Lindström J, et al：The bone-anchored auricular prosthesis. Laryngoscop, **91**（5）：811-815, 1981.

(5) 口唇口蓋裂患者の補綴治療
【定義・概念】

　顎顔面補綴が対象とする欠損補綴ならびに補助装置の適用のうち欠損補綴に属し，さらに欠損補綴が対象とする顔面補綴ならびに顎補綴のうち，顎補綴に属す［⇨ 5.2-5(1)　図 5.2.77 を参照］．生後より開始されるチームアプローチによる治療のなかで，外科および矯正治療が終了した青年期あるいは成人

期に実施される終末治療であり，外科および矯正治療により構築された歯列・咬合を保持しながら歯の欠損部を主体に，上顎骨，周囲の軟組織の欠損部も含めて補綴装置により非観血的に修復し，咀嚼，嚥下，発音などの機能と審美性の向上をはかる治療である．

【原因・対象症例】

口唇口蓋裂の発生要因には遺伝要因と環境要因があり，裂型として大きく口唇裂，口唇口蓋裂，口蓋裂に分類されるが，終末補綴治療の対象となる症例は唇顎裂，口唇口蓋裂および口蓋裂である．これら原疾患に対して切除，再建などを含む外科治療が施行されるが，これにより欠損が後遺する．

【疫学・発生率・統計的事項】

大山らにより日本顎顔面補綴学会が実施した全国調査によれば，1994年の1年間に全国170診療科で実施された顎顔面補綴2067症例のうち，口唇口蓋裂症例は569症例（28％）であり（大山，1995），坂東による全国調査によれば，顎顔面補綴523症例のうち，口唇口蓋裂症例は83症例（16％）であった（坂東，1991）．

また，大内らの報告によれば，補綴治療を希望して来院した口唇口蓋裂症例444症例の裂型の内訳は，唇顎裂35症例（8％），口唇口蓋裂369症例（83％），口蓋裂40症例（9％）であった（大内，1992）．

【臨床症状】

チームアプローチによる治療が推進され，現在では確立されている口唇口蓋裂医療において，補綴治療を必要とする患者の多くが矯正治療の既往を有し，その既往率は紹介患者で85％，紹介のない直接受診患者で50％であり，全体でも78％と高率である（大内，1992）．こうした背景のもと，従来の患者にみられた，①歯の位置・萌出異常，傾斜，捻転，②著しく狭窄した歯列弓，③歯・歯槽骨の実質欠損を伴った顎裂，④上下歯槽弓・咬合の不調和，⑤鼻腔への穿孔・残孔，⑥瘢痕により緊張した浅い口蓋，⑦短い軟口蓋，⑧上唇の異常な緊張と陥凹などの形態的異常，ならびに，⑨最後臼歯による下顎前方運動・側方運動の誘導，⑩鼻咽腔閉鎖不全などの機能的障害は，その多くが改善もしくは消失しつつある．この結果，最近の終末補綴治療では治療侵

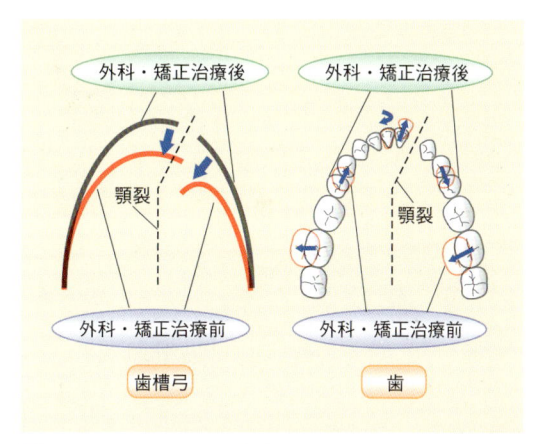

図5.2.94　外科・矯正治療後の歯槽弓および歯の後戻り

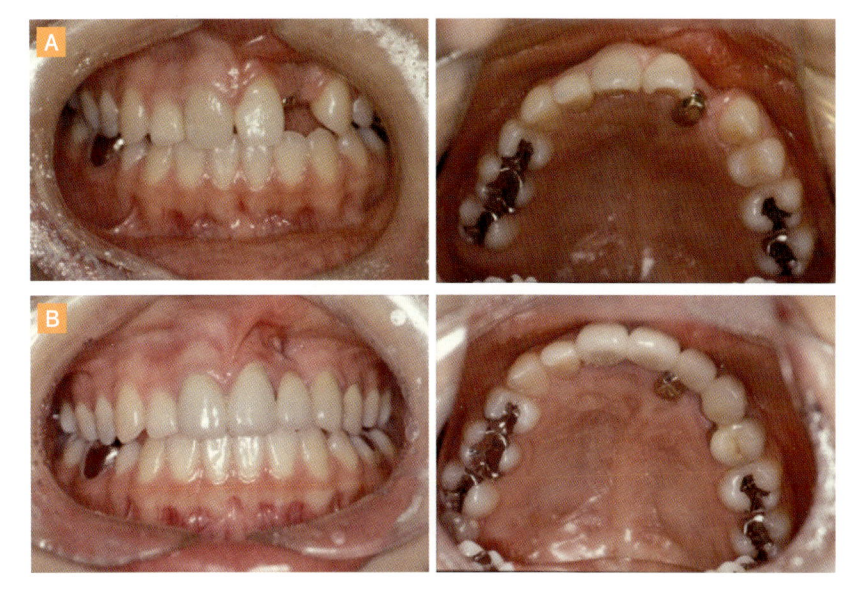

図5.2.95　ブリッジ適用症例
A：初診時，B：補綴治療終了時．

5.2　歯の欠損と機能障害に対する治療

襲が最小限で単純な設計となる固定性ブリッジを適用できる症例が多くなっている．こうした状況は，終末補綴治療が一般症例における歯の欠損に対する補綴治療と類似したものになりつつあることを意味する．しかしながら一方で，矯正治療の既往症例においては，治療後の歯槽弓および歯の後戻り（リラプス）の傾向が特に強いため，終末補綴治療において後戻りを阻止する設計を組み込まれなければならない（図 5.2.94）．この点で，終末補綴治療は一般歯科補綴治療と根本的に異なる．

【補綴的対処法・経過】

終末補綴治療は外科および矯正治療が終了した青年期あるいは成人期に実施され，現在では，ほとんどが前歯部の歯の欠損を対象とした治療となりつつある．一般補綴治療で使用されるものと同等の固定性ブリッジが適用可能であるが，歯槽弓の固定ならびに移動量の大きい顎裂部に隣接した歯の固定など，後戻り阻止の観点から，固定性ブリッジの支台歯は顎裂をはさみ各歯槽弓で2歯を原則とする（図 5.2.95）．顎裂部への骨移植が実施された症例では，支台歯を各歯槽弓で1歯とすることも可能である．また，顎裂部の歯槽骨・顎骨欠損が顕著な場合でも可撤性プランパーをポンティック部に併用することで通常の固定性ブリッジが適用可能である（図

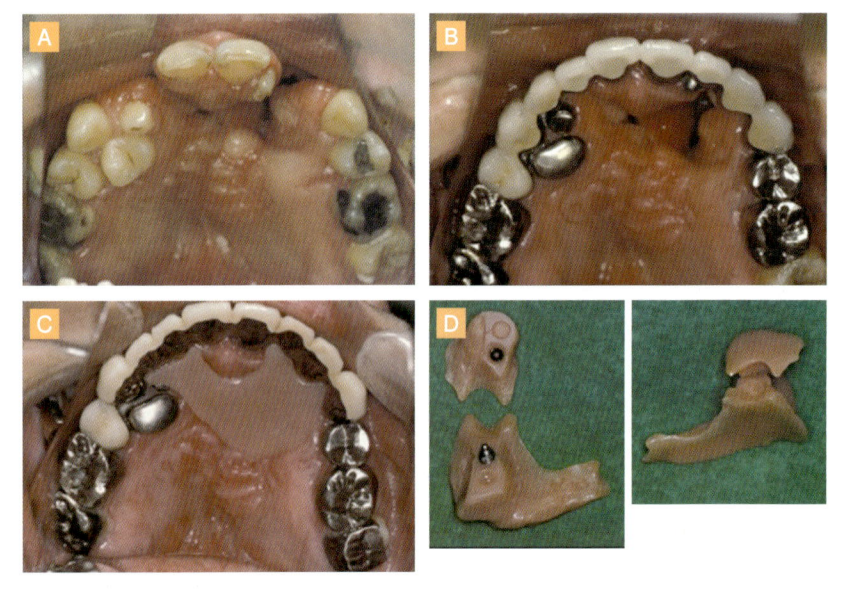

図 5.2.96 プランパーを併用したブリッジ適用症例

A：初診時，B：固定性ブリッジの装着，C：プランパーを装着したところ，D：可撤性プランパー．

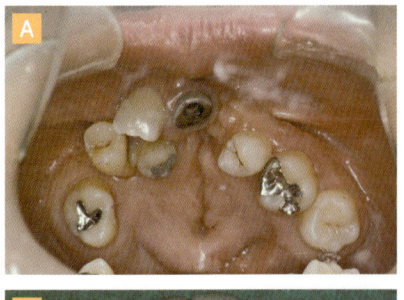

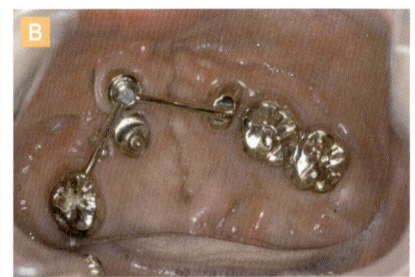

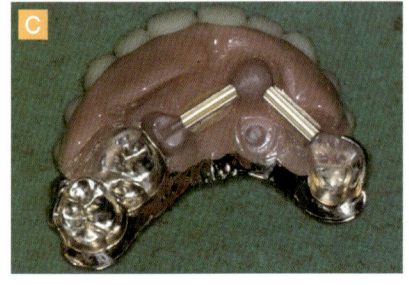

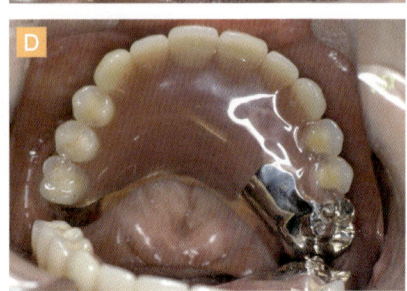

図 5.2.97 骨格性のディスクレパンシーが残存した症例

A：初診時，B：バーアタッチメント装着，C：完成義歯，D：義歯装着．

5.2.96）．固定性ブリッジが適用できない症例，たとえば骨格性のディスクレパンシーが残存した症例では，バーアタッチメントなどで歯槽弓や歯の一次固定をし，さらに可撤性義歯などの適用により二次固定をはかる（図 5.2.97）．

固定性ブリッジ適用症例では，患者自身による口腔衛生管理が簡易化・効率化され，長期にわたる良好な経過を期待できるが，バーアタッチメントなど形態が複雑な維持装置を使用した可撤性義歯適用症例では十分な口腔衛生管理が必須である．

今後，終末補綴治療後の経過の観察から，歯槽弓および歯の後戻り阻止のための必要最小限の固定範囲・方法を明確にしなければならない．最近増加しつつある前歯部での固定性ブリッジ適用症例では，治療侵襲を最小限にすることができるが，補綴治療が関与しない臼歯部の歯の後戻りに対して，事実上対策が講じられていないことになる．この点の早急の検証が必要であるが，当面，終末補綴治療終了後の夜間睡眠中のリテーナーの使用などを考慮する必要があると思われる［⇨ 5.2-5(7)を参照］．

〔谷口　尚，乙丸貴史〕

■ 文　献

坂東永一：顎顔面補綴患者の全国実態調査と診療体系確立のための研究．歯医学誌，10：79-84, 1991.

大内　昇，鈴木るり：当科における口唇裂口蓋裂患者の補綴処置について―第一報　過去10年間の外来受診患者の臨床統計的観察．日口蓋誌，17：114-122, 1992.

大山喬史，石橋寛二他：全国顎顔面補綴患者の実態調査とその診断・治療体系確立の検討．顎顔面補綴，18：43-69, 1995.

(6) 摂食・嚥下障害に対する舌接触補助装置

【定義・概念】

舌接触補助装置（palatal augmentation prosthesis：PAP）は，顎顔面補綴が対象とする補助装置の適用のなかで用いられる補助装置の1つである［⇨ 5.2-5(1)　図 5.2.77 を参照］．舌欠損などで舌運動制限が生じた症例において，舌の口蓋への接触を可能とさせるために必要に応じて口蓋部を肥厚させた形態を有し上顎に装着される補助床である．摂食・嚥下障害あるいは発声・発語障害の回復・改善を目的に適用される．

【原因・病因】

摂食・嚥下障害には器質的原因，機能的原因，心理的原因があるが，舌接触補助装置が適用される症例での主たる病因（原疾患）として舌腫瘍があげられる．舌腫瘍に対して切除，再建などを含む外科治療が施行されるが，これにより舌欠損が生じる（器質的原因）．こうした症例では切除による舌の体積減少や術後の瘢痕形成による舌の運動制限が後遺し，舌と口蓋との適切な接触関係が得られなくなり，摂食・嚥下障害が惹起される．

【舌欠損の分類】

舌欠損は部分欠損（部分切除），半側欠損（半側切除），亜全欠損（亜全摘），全欠損（全摘）の4つに分類される（図 5.2.98）．

【疫学・発生率・統計的事項】

向山らの報告によれば，舌欠損症例113症例のうち，部分欠損症例は60症例（53％），半側欠損症例は36症例（32％），亜全欠損症例は17症例（15％）であった．これらの症例のなかでPAPが適用され

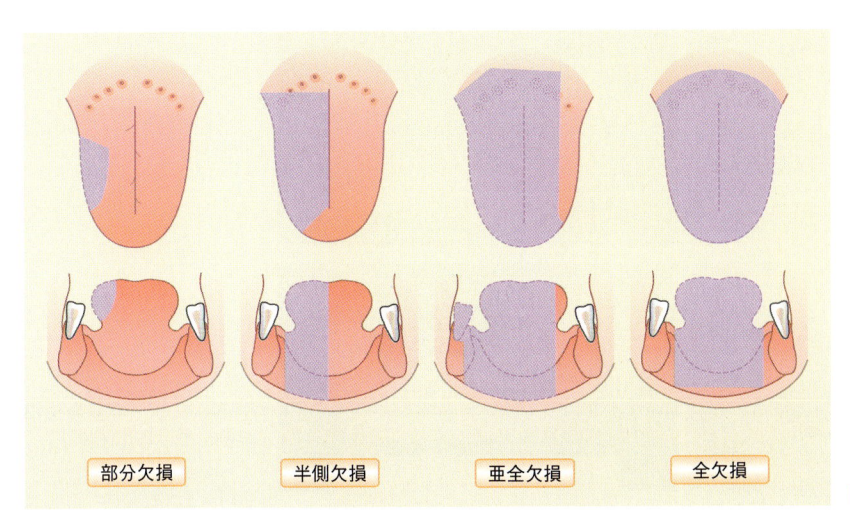

図 5.2.98　舌欠損の分類

た症例（比率）はそれぞれ5症例（8％），9症例（25％），7症例（41％）であり，欠損範囲が大きくなるにつれて適用比率も増加し，部分欠損症例5症例中の2症例を除く19症例が再建症例であった（向山，1995）．

【臨床症状】

嚥下運動は認知期，捕食，準備，口腔期，咽頭期，食道期に分けられるが，切除による舌の体積減少や術後の瘢痕形成による舌の運動制限により残存舌と口蓋との接触が不十分になると，下顎の開閉口運動と連動して円滑に運動することで粉砕された食物を歯列に戻し食塊を形成していく準備期，および，舌を口蓋に押しつけ食塊を咽頭に送り込む口腔期において障害が惹起される．また，舌の運動制限から自浄作用の低下による食物の残渣の口腔内貯留が生じる．

こうした摂食・嚥下障害の程度は，切除範囲，切除術・再建術後の瘢痕形成の程度によるが，動きをもってさまざまな形態に変化し口蓋と接触しながら機能している舌の欠損を形態の固定した舌接触補助床の適用で代償することには限界がある．

【補綴的対処法・経過】

舌接触補助床は，上顎に欠損歯がない場合は口蓋床の形態となり，欠損歯がある場合には上顎義歯の口蓋床部に舌接触補助床の形態を付与したものとなる．どちらも義歯床用レジンを用いて製作する．

口蓋部の形態の形成方法としては，口蓋床もしくは上顎義歯の完成後，口蓋部にワックスや粘膜調整材などの形成用材料を用いて，唾液や飲料水の嚥下などの形成用タスクを行わせ，機能時の残存舌の可動範囲を記録し，形態の決定後，義歯床用レジンや常温重合レジンにて置換し，舌接触補助床を製作する（図5.2.99）．残存舌や再建舌の著しい運動制限を生じた亜全欠損症例や全欠損症例の場合，一度の形成用タスクでは形態を十分に付与することが難しいことがあるため，複数回形成用タスクを行い，形態を決定する．舌接触補助床は発声・発語障害の改善・回復を目的に適用されることもあるが，この場合にはタ行・ラ行・カ行の発音，文章の音読などの形成用タスクを行わせ製作する．摂食・嚥下機能と発声・発語機能で必要とされる舌と口蓋との接触形態は異なり，当然それぞれが必要とする口蓋床形態も異なることになるため，双方の機能障害の改善・回復をはかる場合には互いに干渉・制限し合う結果となることを念頭におく必要がある．

使用経過に伴い残存舌・再建舌の形態が変化し補助床の調整が必要となるが，その方法は基本的に製作時の形成方法と同様である．再建された皮弁のボ

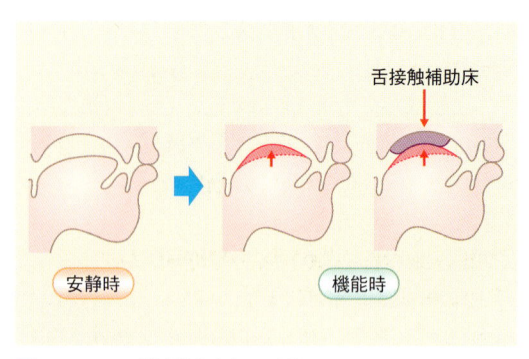

図5.2.99　舌接触補助床の形態

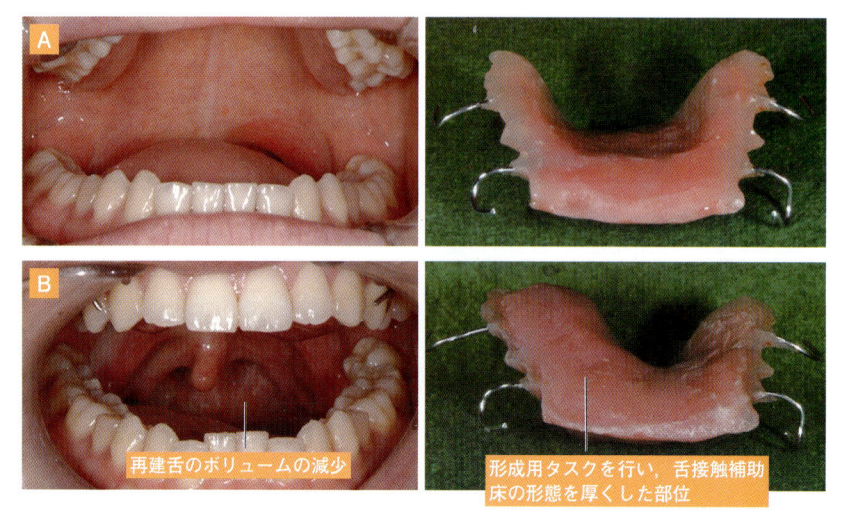

図5.2.100　舌亜全欠損症例における形態修正
A：手術後1カ月経過時，B：手術後2年経過時．

リュームが縮小し，補助床の形態を厚くする必要がある場合，再度形成用タスクを行い義歯床用レジンにて置換する（図5.2.100）．一方，残存舌の可動性の変化や再建された皮弁の変化に伴って補助床を薄くする場合や不要となる場合もある．

摂食・嚥下障害に対する検査方法には，嚥下造影検査（videofluoroscopic examination of swallowing：VF）と嚥下内視鏡検査（videoendoscopic examination of swallowing：VE）などがある．VF検査にて，口腔通過時間，咽頭通過時間，舌と口蓋の接触時間，誤嚥，咽頭内進入の有無，口腔内および咽頭残留物の量などを指標として補助床の形態を検討することが望ましい．しかし，毎回の調整時にVF検査を行うことは避けるべきで，舌圧検査，超音波検査，パラトグラムなどによる舌と口蓋との接触状態の評価を有効に使用することが望ましい．

舌切除による摂食・嚥下障害の場合，おもに準備期の障害となることから，補助床の形態を十分に調整する必要もあるが，咀嚼や食塊形成を容易にさせ，食物の咽頭残留や誤嚥を可及的に生じさせず，誤嚥しても容易に喀出できるように，ゼリーやトロミをつけるなどして食品調整することが望ましい．また，舌による自浄作用の低下により残存歯や補助床，義歯に食物残渣が付着しやすく，口腔内が不衛生となりやすいので，口腔衛生指導を徹底し，誤嚥性肺炎，う蝕や歯周病などによる歯の喪失を防止する必要がある．　　　　　　　〔谷口　尚，乙丸貴史〕

■ 文　献
藤島一郎編：よくわかる嚥下障害，永井書店，2004．
向山　仁，近藤尚知他：下顎欠損症例に対する臨床統計的検討—第2報　過去14年間の補綴治療の概要．顎顔面補綴，**18**：10-17，1995．
大山喬史，谷口　尚編：顎顔面補綴の臨床，医学情報社，2006．

（7）さまざまな補助装置
【定義・概念】
顎顔面補綴が対象とする補助装置の適用のなかで用いられ［⇒5.2-5(1)　図5.2.77を参照］，外科治療，放射線治療，言語治療，歯科補綴治療，歯科矯正治療に際して，それぞれの治療効果を高め，機能回復を促進・保持させる目的で併用されるさまざまな補助装置である．原則として，それぞれの治療において暫間的に適用される．

【原因・病因】
補助装置の適用が必要となる病因（原疾患）として，口蓋裂などの先天性疾患と，腫瘍，外傷，炎症，嚢胞などの後天性疾患があげられる．それら原疾患に対して外科治療，放射線治療，言語治療，歯科補綴治療，歯科矯正治療が施行されるが，それらの治療において適用される．補助装置の適用は骨・歯などの硬組織およびその周囲の軟組織の欠損の有無にかかわらず実施される．

【分　類】
補助装置の適用は欠損補綴と同様に口腔外ならびに口腔内を対象に実施されるが，口腔外適用は外科治療，放射線治療，言語治療において実施され，口腔内適用は外科治療，放射線治療，言語治療，歯科補綴治療，歯科矯正治療において実施される．その他，身体障害者生活支援において実施される（図5.2.101）．

【疫学・発生率・統計的事項】
大山らにより日本顎顔面補綴学会が実施した全国調査によれば，1994年の1年間に全国170診療科で実施された顎顔面補綴2067症例のうち，補助装置の適用症例は，明確な分類は示されていないが，閉鎖床・補助装置などとして437症例（21％）であり，腫瘍症例における放射線治療補助装置ならびに口蓋裂症例における言語治療補助装置であった（大山，1995）．

井上らの報告によれば，放射線治療補助装置適用症例310症例のうち，スペーサー適用症例は251症例（81％），シールド適用症例は17症例（5％），キャリア適用症例は9症例（3％）であり，キャリアとシールドの同時併用症例は33症例（11％）であった（井上，1996）．

【補綴的対処法・経過】
a．外科治療補助装置
ⅰ）ステント

口腔外ステントには，口唇口蓋裂症例や鼻骨折・熱傷など外傷症例での鼻口唇修正術や整復手術において鼻の形態保持・圧迫・保全を目的に適用される鼻孔・鼻用ステントがある．また，エピテーゼ症例でのフェイシャルインプラント植立時に植立方向のガイドを目的に適用されるステントがある．口腔内ステントには，口唇口蓋裂症例での舌弁による顎裂部穿孔の閉鎖術において舌弁の保護，治癒の促進を目的に適用される皮弁用ステントや，出血傾向が著

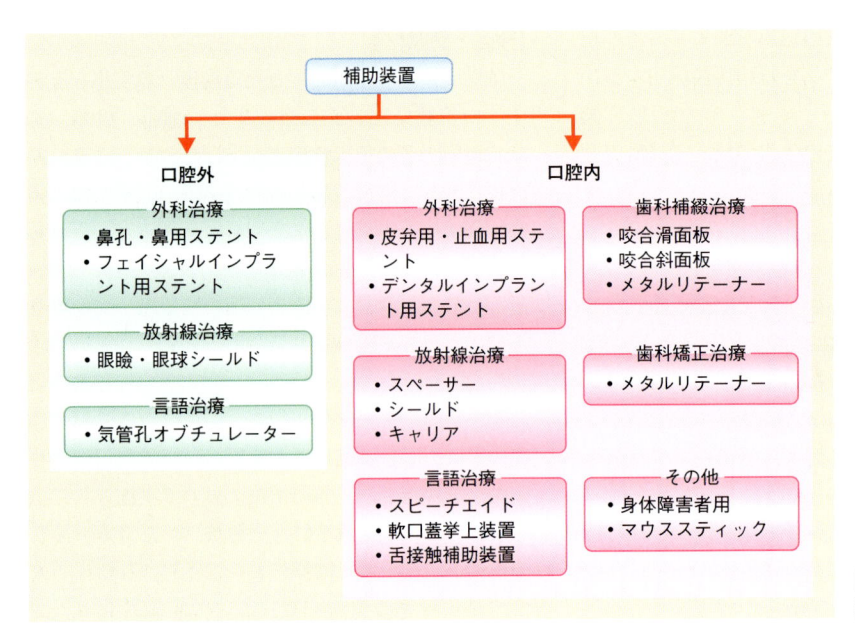

図 5.2.101 補助装置の適用と種類

しい血液疾患症例，抗血液凝固剤服用症例，根治的放射線治療後症例での抜歯において止血剤を保持して止血を容易にし，創部の保護・治癒の促進を目的に適用される止血用ステントがある．また，顎義歯症例でのデンタルインプラント植立時に植立方向のガイドを目的に適用されるステントがある．

ii）顎間固定用スプリント

顎骨骨折や顎変形症などの症例での整復手術や顎骨形成・再建術において顎間固定を目的に口腔内適用されるスプリントで，Gunning splint として知られている．

iii）ダイナミックバイトオープナー

関節突起骨折や顎顔面領域疾患症例での外科手術後の重篤な開口障害に対して開口訓練を目的に適用される訓練装置で，口腔内には上・下顎にそれぞれ固定用スプリント部が設置され，スプリント部には口角部から歯列に沿って後方に延びるワイヤー部が口腔外に設置される．市販されている既製品もある．

b. 放射線治療補助装置

顎顔面領域の悪性腫瘍に対する治療のなかで，顎骨・歯などの硬組織およびその周囲の軟組織の実質欠損を後遺する外科治療に対して，放射線治療は形態および機能保存が可能なことから重要な治療手段の1つである．放射線治療の原則は腫瘍に対しては致死的な線量を照射し，周囲の正常組織に対しては可及的に被曝を防ぐことである．放射線治療補助装置を適用することによって，治療効果を増大させ，さらに，治療後の障害・副作用を軽減させることが可能となる．

i）スペーサー

^{192}Ir 針および ^{226}Ra 針などによる組織内照射や外照射において，腫瘍に隣接あるいは対向する正常組織を線源から一定距離に隔離・保護し，おもに舌，頬粘膜および口唇の悪性腫瘍症例において適用される．

ii）シールド

鉛を封入することで腫瘍に隣接する正常組織を遮蔽し，被曝を軽減させ，おもに口唇や頬粘膜，口腔外でも眼瞼や眼球の悪性腫瘍症例において適用される．キャリアと同時併用されることもある．

iii）キャリア

^{198}Au グレインなどの小線源を保持し固定することで，腫瘍への照射を安定かつ確実にし，おもに組織内照射あるいは外照射が困難な歯肉，口蓋および口底の悪性腫瘍症例において適用される．シールドと同時併用されることもある．

c. 言語治療補助装置

i）スピーチエイド

口蓋裂症例での軟口蓋のボリューム不足による鼻咽腔閉鎖不全に対し，鼻咽腔部に口蓋床などに連結して人工のバルブを挿入し，発声時の開口部を封鎖して鼻咽腔閉鎖をはかる補助装置である．早期の正常言語獲得のため言語治療が実施されるが，これを

補助する目的で幼年期あるいは若年期から適用される．成長や治療の進行に伴い，随時，修正や再製作が必要で，その機能を十分に発揮させるためには，言語聴覚士による訓練，指導，評価が必要である．咽頭弁形成術と併用される場合もあるが，手術により機能回復がはかられた後には撤去される．

ii) 軟口蓋挙上装置（パラタルリフト）

口蓋裂症例での軟口蓋の運動制限による鼻咽腔閉鎖不全に対し，口蓋床などの後縁部を延長して軟口蓋を挙上させ，鼻咽腔の空隙を狭小化させて機能時の軟口蓋の運動を賦活し，鼻咽腔閉鎖をはかる補助装置である．スピーチエイドと同様に適用される．

iii) 気管孔オブチュレーター

気管切開術症例でも術後に永久気管孔が後遺した場合には，呼気の漏出により声門下圧が不足して発声障害が生じるが，気管孔を確実に閉塞しフリーハンドでの会話を可能にさせるため気管孔部（口腔外）に適用されるカスタムメイドの補助装置である．

d. 歯科補綴治療

i) 咬合滑面板

下顎腫瘍切除後の下顎骨に連続性のない中間欠損症例や半側欠損症例での下顎の内後方偏位に対し，咬合時に上顎臼歯頰側面あるいは臼歯部に設置されたガイド板に誘導され，下顎を咬頭嵌合位に導くように下顎臼歯の頰側に付与される偏位防止板である．上顎のガイド板を含めてよぶこともある［⇨5.2-5(3)を参照］．

ii) 咬合斜面板

下顎腫瘍切除後の下顎骨に連続性のない中間欠損症例や半側欠損症例での下顎の内後方偏位に対し，咬合時に下顎を咬頭嵌合位に導くように口蓋床などに付与される偏位防止板である［⇨5.2-5(3)を参照］．

iii) メタルリテーナー

口蓋裂症例での外科および矯正治療が終了した終末補綴治療終了後に補綴治療が関与していない臼歯の後戻りに対し，その阻止をはかるため夜間睡眠中に適用されるリテーナーである［⇨5.2-5(5)を参照］．

e. 歯科矯正治療

歯科補綴治療と同様に，口蓋裂症例での外科および矯正治療終了後に歯槽弓および歯の後戻りに対し，それらの阻止をはかるため夜間睡眠中にメタルリテーナーが適用される．

f. その他

身体障害者生活支援の一環として，コンピュータでのキーボード入力支援用マウススティックの適用などがある．

〔谷口　尚，乙丸貴史〕

■ 文　献

井上貴章，谷口　尚他：放射線治療補助装置に関する臨床統計的研究．顎顔面補綴，**19**：62-69，1996．

大山喬史，石橋寛二他：全国顎顔面補綴患者の実態調査とその診断・治療体系確立の検討．顎顔面補綴，**18**：43-69，1995．

大山喬史，谷口　尚編：顎顔面補綴の臨床，医学情報社，pp69-73，117-144，2006．

5.3 不正咬合の定義と概念

1 正常咬合の定義と概念

矯正歯科治療の必要性は，正常の範囲からその咬合がどの程度離れているかによって判定されてきた．したがって，不正咬合を改善する際には，矯正歯科治療の治療目標モデルとして正常咬合が定義されなければならなかった．

(1) 仮説的正常咬合

Angle (1907) は"Old Glory"頭蓋骨を紹介し，顎を閉じたときに咬頭斜面によって生じる調和のとれた咬頭嵌合関係を矯正歯科治療の目標とすべき理想的な正常咬合として提案した．そのなかで Angle は上顎第一大臼歯は位置的に異常の少ない乳歯列の後方に萌出するので，常に安定した位置にあるという「上顎第一大臼歯の位置不変説」を唱えた．上顎第一大臼歯が永久歯のなかで早期に萌出し歯冠が大きく咬合に重要な役割を果たすことから，上下顎第一大臼歯の前後的位置関係を判定するための基準として上顎第一大臼歯を「咬合の鍵（key to occlusion）」と命名し，上顎第一大臼歯の近心頬側咬頭が下顎第一大臼歯の頬面溝と一致する場合を正常とした．また，左右の上顎臼歯の中央窩および犬歯，切歯の基底結節を通過する滑らかな曲線が下顎の臼歯の頬側咬頭と前歯の切縁を通る線と一致する咬合線（line of occlusion）を発想し（**図 5.3.1**），咬合線の達成によって正常咬合が得られると推察した（Proffit, 2007）．

その後，Hellman (1921) が正常な咬合を示す上下顎 32 歯は総計 138 カ所で接触するとし，さらに臼歯部では 1 歯対 2 歯の咬合関係，咬頭と窩，隆線と歯間鼓形空隙，隆線と溝の接触関係を備えているとした．Friel (1927) も永久歯咬合を観察しその特徴をまとめている（**表 5.3.1**）．最初の正常咬合は，仮説的な理想咬合やこうした解剖学的な形態的観察によって規定された．Johnson (1924) は，Angle のいう正常咬合は仮説的なものであり仮想正常咬合と考えられるとし，典型正常咬合や個性正常咬合，機能正常咬合の概念を定義した．Johnson が個性正常咬合を定義したように，理想的な正常咬合

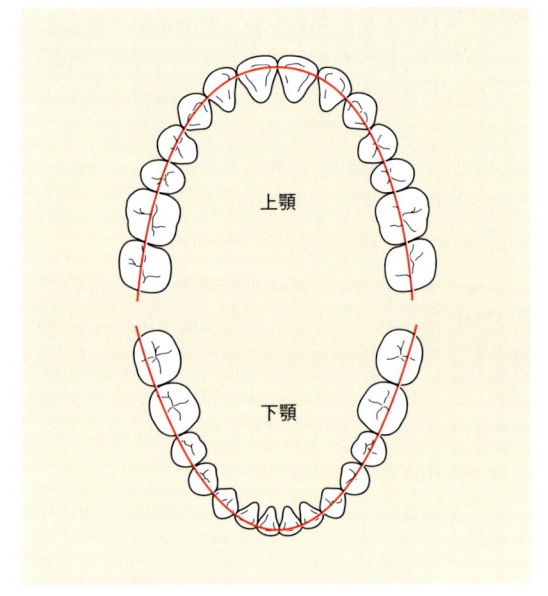

図 5.3.1 咬合線（line of occlusion）
左右の上顎臼歯の中央窩および犬歯，切歯の基底結節を通過する線は，滑らかな曲線を描き，下顎臼歯の頬側咬頭と前歯の切縁を通る線と一致するとする仮説的線．咬合線を達成することで，上下顎歯列の正常咬合が得られると発想した．
(Proffit WR : Contemporary Orthodontics, 4th (Proffit WR, Fields HW, et al eds), Mosby, 2007 を改変)

表 5.3.1 Hellmann (1921), Friel (1927) の説

1. 歯面接触（前歯部）
   上顎中切歯の舌側面は下顎中切歯の唇側面の 1/3～1/4 を被蓋しこれと接触する
2. 咬頭頂と窩との接触
   上顎第一大臼歯の近心舌側咬頭頂は下顎第一大臼歯の中央窩と接触する
3. 隆線と歯間鼓形空隙
   上顎第一大臼歯の頬側咬頭の三角隆線は，下顎第一小臼歯と第二小臼歯の歯間鼓形空隙と接触する
4. 隆線と溝との接触（前歯部）
   上顎第一大臼歯の近心頬側咬頭の三角隆線は，下顎第一大臼歯頬面溝と接触する

モデルをさまざまな骨格形態をもつ個体に矯正歯科治療のゴールとして適用することの妥当性に問題を有していた．

(2) 下顎運動中の動的な正常咬合

咬合は，歯，歯列弓，顎関節，顎骨などの解剖学的形態に加え，歯周組織，筋群，口唇，頬，口蓋，舌，唾液分泌器官など，諸器官の状態や神経系で営まれる動的な開閉口運動や前後・側方運動などを含む総合的な下顎運動を示す（佐藤他, 2008）．正常

表 5.3.2　正常咬合の成立とその保持条件

1. 歯の大きさと形態の調和
2. 歯の正常な咬頭嵌合と隣接面の接触関係
3. 歯周組織の健康
4. 顎骨の正常な形態と発育
5. 顎関節の正常な形態と機能
6. 筋の正常な発育と機能

咬合の成立と保持に影響する因子（**表 5.3.2**）として機能時の咬合接触関係が重視され，咬合器の開発とともに下顎の側方運動時の咬合様式や上下顎前歯の咬合接触面の滑走運動によるアンテリアガイダンス，顎関節や周囲軟組織によって規定されるポステリアガイダンスが検討された．

生理学的立場から正常咬合を定義すれば，咬合に関係するすべての機能が正常に働くことである．しかしさまざまな条件をもつ個体でこれは現実的ではない．正常の概念は機能的に一定の範囲を示すと考えられるので，それぞれの器官や組織が正常に機能する範囲を知らなければならない．正常咬合には，咀嚼系に関与する歯，歯根膜，顎骨，顎関節，筋などの大きさと形，位置，方向などの相互の状態と神経筋系との関係が，常にスムーズで調和的あるいは補償的な関係を示し，いずれの部分の組織破壊をも誘起せず，あらゆる口顎系機能に異常をきたさないことが必要である（山内，1992）．

したがって，正常咬合は，形態的な規定だけではなく機能的な面から，下顎運動に伴う咬合接触ないし接触滑走時に口顎系のどの組織をも害することなく，円滑に適切かつ十分な機能を発揮する一定の範囲の咬合状態として定義されなければならない．

（3）固定式矯正装置と治療目標としての正常咬合

歯を排列する固定式矯正装置の発展の過程においても，矯正歯科治療によって達成すべき上下顎歯の最適な咬合関係を考えることとなり，Andrews（1970）は矯正歯科治療が未経験の正常咬合歯列120組を精選し望ましい咬合が備える特徴を6つのカギとしてまとめ，歯の排列に上・下顎第一大臼歯の咬合関係や前歯や臼歯の唇舌的，頬舌的な歯軸の傾斜度などが互いに関連することを見いだした（**表 5.3.3**）．

表 5.3.3　Andrewsの6つのカギ

1. 上・下顎大臼歯間の関係
   上顎第一大臼歯の近心頬側咬頭は，下顎第一大臼歯の近心頬側咬頭と第二咬頭との間の頬面溝と咬合する．上顎第一大臼歯の遠心頬側咬頭は下顎第二大臼歯の近心頬側咬頭と接触する
2. 歯冠のアンギュレーション
   すべての歯の歯冠の軸は近心に傾斜している
3. 歯冠のインクリネーション
   - 上顎前歯の唇側面の長軸は唇側に傾斜し，下顎前歯でわずかに舌側に傾斜している
   - 上顎後方歯の頬側面の長軸は，舌側に傾いており，犬歯・小臼歯が同じ程度，大臼歯でわずかに舌側に傾斜している
   - 下顎後方歯の頬側面の長軸は，犬歯から大臼歯まで徐々に舌側への傾きを増す
4. ローテーション
   歯の捻転がない
5. 緊密な歯冠接触
   歯間に空隙がなく，歯冠は緊密に接触している
6. Spee彎曲
   咬合平面は平坦もしくはわずかに彎曲している

（4）個別化医療における正常咬合

現代医療における患者中心の医療やインフォームドコンセントの実践によって，患者や患者の家族が治療方針の選択に参加するようになり，歯並びの見え方やスマイル時の魅力を治療目標の設定のうえで重視するようになった．単に緊密な咬合という形態的特徴を目標とするだけでなく，一定の範囲のなかで最大限患者の得るベネフィットを優先させる現実的なカムフラージュ治療が行われるようになった．

したがって，治療目標の意味をもつ現代の正常咬合の概念は，形態的かつ機能的な因子に加えて，生物倫理学的因子，心理社会的因子，文化的因子のより広い観点から正常咬合の質を検討する必要が生じている（Proffit，2007）．

〔氷室利彦〕

■文　献

Proffit WR : Malocclusion and dentofacial deformity in contemporary society. In : Contemporary Orthodontics(Proffit WR, Fields HW, et al eds), 4th, pp3-23, Mosby, 2007.

佐藤貞雄，平下斐雄他：咬合，正常咬合．歯科矯正学，第5版（相馬邦道，飯田順一郎他編），pp59-84，医歯薬出版，2008．

山内和夫：咬合．歯学生のための歯科矯正学（山内和夫，作田　守編），pp81-117，医歯薬出版，1992．

2 不正咬合（咬合異常）の種類と分類

不正咬合（歯科矯正学においては，咬合異常の同義語として不正咬合の用語が用いられている）は，顎顔面，歯，歯周組織などに遺伝的もしくは環境的原因が複雑に関連して発現する．病因学的に不正咬合を分類し定義することが困難であることから，不正咬合は，その発育，形態，機能の正常からの逸脱を形態学的特徴によって分類される．

近年では，不正咬合によってもたらされる患者の不利益や矯正歯科治療によって得られるベネフィット，治療によるリスクについて，説明が求められるようになった．実証的医療に基づいた個別化医療のために，矯正歯科治療の必要度や治療結果を客観的，定性的に評価するさまざまな手法が用いられている．

（1）不正咬合の種類

表 5.3.4 〜 5.3.7 におもな不正咬合の種類を示す．
表 5.3.4 の個々の歯の位置異常は顎顔面の正中や咬合平面に対して個々の歯の位置が正常より離れているかによって判断される（平下，2008）.

（2）不正咬合の分類

a. Angle の分類

Angle（1899）は，上顎第一大臼歯が顔面骨格の一定の位置に萌出するという前提に基づき，上・下顎歯列の前後的関係の評価に用いることができると仮定した．上下顎第一大臼歯の咬合関係によって3つの不正咬合に分類されているが，正常咬合を含め

表 5.3.4　個々の歯の位置異常

1. 転位
   歯が歯列弓の正しい位置からはずれることを転位という
   a. 近心転位（mesioversion）
      正中に近い方向に歯が位置を変えた状態
   b. 遠心転位（distoversion）
      正中から離れる方向に歯が位置を変えた状態
   c. 唇側転位（labioversion）
      歯列弓より前方，あるいは外側に前歯が位置を変えた状態
   d. 頬側転位（buccoversion）
      歯列弓より外側に臼歯が位置を変えた状態
   e. 舌側転位（linguoversion）
      歯列弓の内側に歯が位置を変えた状態
2. 傾斜（axiversion）
   歯の長軸が近心，遠心，唇側，頬側，舌側に傾いた状態
3. 移転（transversion）
   歯の萌出位置が隣同士，あるいはもっと離れて入れ代わっている状態
4. 捻転（torsiversion）
   歯が長軸を中心に回転している状態
5. 低位（infraversion）
   歯の切端あるいは咬頭頂が咬合平面に達していない状態
6. 高位（supraversion）
   歯の切端あるいは咬頭頂が咬合平面をこえている状態

表 5.3.5　数歯にわたる位置異常

1. 正中離開（diastema）
   上顎中切歯間にみられる空隙
2. 対称捻転（winging）
   中切歯が相互に逆方向で捻転している状態
3. 叢生（crowding）
   数歯にわたって歯が傾斜，転位して重なり合っている状態

表 5.3.6　歯列弓形態の異常

1. 狭窄歯列弓（constricted dental arch）
   歯列弓の臼歯間が狭い状態
2. Ｖ字型歯列弓（V-shaped dental arch）
   犬歯部が狭窄し，中切歯が唇側傾斜して「V」字型の歯列弓を示すもの
3. 鞍状歯列弓（saddle shaped dental arch）
   小臼歯の舌側転位によって鞍のような歯列弓形状を示すもの
4. 空隙歯列弓（spaced dental arch）
   多数の歯間に空隙が存在する歯列

表 5.3.7　上下歯列弓関係の異常

1. 近遠心的関係の異常
   a. 上顎近心咬合あるいは下顎遠心咬合
   b. 上顎遠心咬合あるいは下顎近心咬合
2. 垂直的関係の異常
   a. 過蓋咬合（deep overbite）
      咬頭嵌合位において前歯部が正常被蓋より深く咬合しているもの
   b. 開咬（open bite）
      咬頭嵌合位において，数歯にわたって上下顎の歯が接触していない状態
   c. 切端咬合（edge-to-edge bite）
      咬頭嵌合位において，上下顎前歯の切端同士が咬合している状態
3. 水平関係の異常
   咬頭嵌合位における上下顎歯の頬舌的関係の不調和をクロスバイト（交叉咬合）といい，前歯部クロスバイト，臼歯部クロスバイトがある（Mitchell, 2007）
   a. 前歯部クロスバイト（anterior crossbite）
      上顎切歯が下顎歯列弓の舌側に咬合し，マイナスのオーバージェットを呈するものをいう．機能的要因によって前歯部クロスバイトが生じることが多い
   b. 臼歯部クロスバイト（posterior crossbite）
      ・片側性臼歯部クロスバイト（unilateral buccal crossbite；機能的下顎偏位によるものと，機能的要因のないものがある）
      ・両側性臼歯部交叉咬合（bilateral buccal crossbite）
      ・舌側クロスバイト（片側性の舌側クロスバイト（unilateral ligual crossbite）と両側性の舌側クロスバイト（bilateral lingual crossbite，鋏状咬合（scissors bite））がある）

た4つのカテゴリーからなっている（Proffit, 2007）（**表5.3.8**）．下顎第一大臼歯の頰面溝が上顎第一大臼歯の近心頰側咬頭に咬合し，舌側面では下顎大臼歯の中央窩が上顎第一大臼歯の舌側咬頭に咬合するときを正常としている．上下顎第一大臼歯の半咬頭以上の変位を判定の基準にしている．

b. 英国規格協会による切歯関係の分類

上顎中切歯の基底結節と下顎切歯の切縁との関係に基づいた分類である（**表5.3.9**）（Mitchell, 2007）．

現在では，Angleの分類と同様に英国規格協会（British Standards Institution：BSI）の切歯の分類から，不正咬合は以下の4つの分類に定義されつつ

表5.3.8 Angleの分類

分類	図	説明
正常咬合		上・下顎歯列弓が正常な近遠心的関係にあるもの．すなわち下顎第一大臼歯の頰面溝が，上顎第一大臼歯の近心頰側咬頭に咬合し，正しい咬合線を示す
Class I		正常な大臼歯関係であるが，歯の位置異常や捻転，その他の原因で咬合線が適当でない
Class II		上顎大臼歯に対して下顎大臼歯が遠心にあるもの．咬合線については記載なし
Class III		上顎大臼歯に対して下顎大臼歯が近心に位置するもの．咬合線について記載なし

正常咬合を含めた4つのカテゴリーに分類されている．正常咬合とClass I不正咬合は，第一大臼歯の咬合関係は同じであるが，Class I不正咬合では歯の位置異常や捻転などによって咬合線（line of occlusion）が達成されていない．

（Proffit WR：Contemporary Orthodontics, 4th（Proffit WR, Fields HW, et al eds），pp3-23, Mosby, 2007）

表5.3.9 BSIによる切歯関係の分類

Class I	Class II division 1	Class II division 2	Class III
下顎切歯の切端が上顎切歯の基底結節上に咬合する，もしくはその直下に位置するもの	下顎切歯の切端が上顎切歯の基底結節の後方に咬合し，上顎切歯が正常な傾斜もしくは前突しているもの	下顎切歯の切端が上顎切歯の基底結節の後方に咬合し，上顎切歯が後退しているもの	下顎切歯の切端が上顎切歯の基底結節の前方に咬合しているもの

Angleの分類に類似しているが，切歯関係の分類では大臼歯関係を考慮していないので混乱が生じやすい．臨床的には，Angleの分類と関連させて使用されることが多い．

（Mitchell L：An Introduction to Orthodontics, 3rd, pp7-13, 140-145, Oxford University Press, 2007）

ある.

i) Class Ⅰ
骨格性ClassⅠで上・下顎歯列弓の咬合関係は前後的に正常であるが, 歯列内での問題や上・下顎歯列弓の横断的あるいは垂直的不調和を示す不正咬合. 叢生や空隙歯列, 転位歯, 開咬, 狭窄歯列弓, 上・下顎前歯の前突がみられる.

ii) Class Ⅱ division 1
下顎切歯切縁が上顎切歯の基底結節の後方に位置し, 上顎切歯の唇側傾斜あるいは下顎切歯の舌側傾斜によってオーバージェットが大きいもの. 大臼歯関係はClass Ⅱであることが多いが, 下顎大臼歯の近心移動によってClass Ⅰを呈するときがある.

iii) Class Ⅱ division 2
下顎切歯切縁が上顎切歯の基底結節の後方に位置し, 上顎中切歯が舌側傾斜している. 過蓋咬合を呈するがオーバージェットは正常なことが多い. 大臼歯関係はClass Ⅱを呈する.

iv) Class Ⅲ
下顎切歯が上顎切歯唇側膨隆部よりも前方に咬合している不正咬合をいう. マイナスのオーバージェットを示す. 下顎は前方位をとり, Class Ⅲの大臼歯関係を呈することが多い.

c. 矯正歯科治療必要度指標
咬合の機能と健康な歯列の維持に影響を与える咬合の特徴のよし悪しを評価できるようにするとともに, 矯正歯科治療の必要性の評価に際して主観的な影響を少なくする目的で矯正歯科治療必要度指標（index of orthodontic treatment need：IOTN）が考案された. デンタルヘルスコンポーネント（dental health component：DHC；歯の健康に関する事項）およびエステティックコンポーネント（aesthetic component：AC；審美性に関する事項）の2つの観点から階層的な尺度を用いて点数化し, 2つの事項を合わせて矯正歯科治療の必要度が評価される（表5.3.10）. エステティックコンポーネント（AC）

表5.3.10　矯正歯科治療必要度指標（IOTN）のデンタルヘルスコンポーネント（DHC）

Grade 5（very great）	5a	オーバージェット＋9 mm以上
	5h	補綴前矯正歯科治療を必要とする修復治療（1/4顎それぞれに1歯以上）を伴う多数歯欠損
	5i	叢生, 転位歯, 過剰歯, 乳歯の残存, その他の病的原因による歯の萌出障害. 第三大臼歯を除く
	5m	咀嚼障害および発音障害を訴える3.5 mm以上のマイナスのオーバージェット
	5p	口唇口蓋裂による欠損
	5s	乳歯の萌出不全
Grade 4（great）	4a	オーバージェット＋6.1～9 mm
	4b	咀嚼障害もしくは発音障害の訴えのない－3.5 mm以下のオーバージェット
	4c	後退接触位と咬頭嵌合位との差が2 mm以上大きい前歯部もしくは臼歯部クロスバイト
	4d	著しい歯の転位, 4 mm以上大きい
	4e	側方歯部もしくは前歯部の著しい開咬, 4 mm以上大きい
	4f	歯肉や口蓋粘膜に外傷が生じる過蓋咬合
	4h	義歯の必要性を回避する補綴前矯正歯科治療による空隙閉鎖を必要とする比較的少ない多数歯欠損
	4l	機能的咬合接触に起因しない片側性もしくは両側性の後方歯舌側クロスバイト（鋏状咬合）
	4m	咀嚼障害もしくは発音障害の訴えのある1.1～3.5 mmのマイナスのオーバージェット
	4t	隣在歯に対して部分萌出や傾斜, 埋伏を示す歯
	4x	過剰歯
Grade 3（moderate）	3a	口唇閉鎖不全のある3.6～6 mmのオーバージェット
	3b	1.1～3.5 mmのマイナスのオーバージェット
	3c	1.1～2 mmの差を示す前歯部もしくは臼歯部クロスバイト
	3d	2.1～4 mmの歯の転位
	3e	側方歯部もしくは前歯部における2.1～4 mmの開咬
	3f	歯肉の外傷を伴わない過蓋咬合
Grade 2（little）	2a	口唇閉鎖可能なオーバージェット＋3.6～6 mm
	2b	0.1～1 mmのマイナスのオーバージェット
	2c	後退接触位と咬頭嵌合位との差が1 mmまでの前歯部もしくは臼歯部クロスバイト
	2d	1.1～2 mmの歯の転位
	2e	側方歯部もしくは前歯部における1.1～2 mmの開咬
	2f	歯肉に接触なしの3.5 mm以上の過蓋咬合
	2g	半咬頭までの偏位を含み, その他の異常のない正常に近い咬合
Grade 1（none）		1 mm未満の転位を含む軽微な咬合異常

（Mitchell L：An Introduction to Orthodontics, 3rd, p11, Oxford University Press, 2007）

表 5.1.11 デンタルヘルスコンポーネント（DHC）

Grade 1	治療の必要なし
Grade 2	治療ほとんど必要なし
Grade 3	中等度の必要あり
Grade 4	治療が大いに必要
Grade 5	治療が極めて必要

表 5.3.12 エステティックコンポーネント（AC）

score 1 もしくは 2	必要なし
score 3 もしくは 4	軽度
score 5, 6 もしくは 7	中等度/境界
score 8, 9 もしくは 10	要治療

表 5.3.13 ピアアセスメント評価と重みづけ

前歯部叢生（×1）	上下顎前歯（左右側犬歯近心接触点の間）における総得点．接触点の叢生および空隙（0, 1, 2, 3, 4点），埋伏（5点）を記録する．隣接歯の接触点間の最短距離を咬合平面と平行に計測する．変位量が大きい程得点が高くなる
頰側部の咬合（×1）	犬歯から最後方歯までを前後的（0, 1, 2, 3点），垂直的（0, 1点），横断的方向（0, 1, 2, 3, 4点）それぞれの状況を評価し，それぞれの得点を総和する
オーバージェット（×6）	すべての切歯のオーバージェット（0, 1, 2, 3, 4点）またはクロスバイト（0, 1, 2, 3, 4点）を計測し，最も高い得点を選択する．犬歯のクロスバイトはオーバージェットで評価する
オーバーバイト（×2）	上下切歯で最も深いオーバーバイト（0, 1, 2, 3点）またはオープンバイト（0, 1, 2, 3, 4点）を計測し，得点を選択する
正中線（×4）	上下正中線間の距離によって得点（0, 1, 2点）を選択する

（ ）内は重みづけを示し，それぞれの項目の総点数に乗じる．

は，再現性はあるものの主観的評価でありClass Ⅲ不正咬合や開咬での評価が難しい．そのためデンタルヘルスコンポーネント（DHC）を用いて評価することが多い．

i) デンタルヘルスコンポーネント（DHC）（表 5.3.11）

歯の健康に影響を与える不正咬合について，歯の欠損，オーバージェット，クロスバイト，転位の面から最も悪い特徴を記録する．

ii) エステティックコンポーネント（AC）（表 5.3.12）

不正咬合によって患者にもたらされる審美的障害や，社会心理学的影響の可能性について評価するために考えられた．不正咬合の審美的障害の程度を表す10段階の口腔内写真を用いて，患者の歯列の審美的障害について心理社会的見地から評価する．患者は，自身の歯列に最も近い見え方の写真を選択する．

d. ピアアセスメント評価（表 5.3.13）

不正咬合の重症度と治療結果を定性的に評価するピアアセスメント評価（peer assessment rating：PAR）がある．咬合の特徴を表す5つの評価項目の点数を求めた後，重みづけした得点を合計して判断する．治療前の点数は，不正咬合の重症度を示すことになる．当然，治療前の点数が低い場合，点数を減少させるのは難しい．治療前後の点数から不正咬合の改善率が得られる．改善率が70％以上の場合は，治療の質が高かったことを示す．50％以下の場合は全体として治療の質が低く，30％以下の場合不正咬合が改善されなかったことを示す．

〔氷室利彦〕

■ 文 献

平下斐雄：歯・歯列・咬合のとらえ方．歯科矯正学，第5版（相馬邦道，飯田順一郎他編），pp76-81, 医歯薬出版，2008.

Mitchell L：The aetiology and classification of malocclusion, crossbites. In：An Introduction to Orthodontics, 3rd, pp7-13, 140-145, Oxford University Press, 2007.

Proffit WR：Malocclusion and dentofacial deformity in contemporary society. In：Contemporary Orthodontics, 4th（Proffit WR, Fields HW, et al eds), pp3-23, Mosby, 2007.

3 不正咬合の原因

(1) 遺伝と環境

不正咬合の原因には，遺伝的要因と環境的要因が含まれる．遺伝的要因は単因子遺伝と多因子遺伝に大別され，前者においては，単一遺伝子の変異がMendelの法則に従って次世代に受け継がれ，常染色体優性遺伝，常染色体劣性遺伝，X連鎖優性遺伝，X連鎖劣性遺伝のいずれかの形式によって発症する．一方，多因子遺伝は複数の関連遺伝子が相互作用し，さらに環境的要因が複合して発症する．遺伝的要因と環境的要因の寄与する度合は，個々の症例によって異なる．

不正咬合の発症は，多因子遺伝の形式をとることが多く，遺伝的要因または環境的要因のどちらかが

単独で作用することはむしろまれである.

不正咬合の発症への遺伝的要因の関与については，中世ヨーロッパのHabsburg家における，下顎前突症の家族内集積の例がよく知られている.

不正咬合の原因を考えるうえで，遺伝的要因と環境的要因を明確に同定することは困難な場合が多いことから，以下では，出生前の先天的要因と出生後の後天的要因に区別して論じる.

(2) 先天的要因
a. 不正咬合を引き起こす先天性疾患

i) 唇顎口蓋裂（口唇裂・口蓋裂（cleft lip and/or palate），図5.3.2）

日本人においては約500人に1人の割合で発症する．顎顔面領域では最も高頻度にみられる先天異常である．多因子遺伝の形式によって発症する．種々の症候群の一表現型として発症する場合がある．哺乳障害，言語障害，耳鼻科的問題，歯科的問題，心理・社会的問題などを伴う．口唇形成術，口蓋形成術などの外科的な治療，言語療法，歯科矯正治療，補綴治療によって形態的・機能的回復がはかられる．チームアプローチによる治療が必要となる.

【歯科的症状】

骨格性の異常では上顎の劣成長，偽性下顎前突，歯列・歯槽弓の異常では上顎歯列弓・歯槽弓の狭窄（collapse），咬合の異常では交叉咬合（前歯，臼歯），歯の異常では先天欠如歯，過剰歯，形態異常，位置異常，う蝕，軟組織の問題では瘢痕組織.

ii) 鎖骨頭蓋異骨症（cleidocranial dysplasia，図5.3.3）

全身性の膜性骨化の遅延（鎖骨形成不全，頭蓋縫合閉鎖遅延などを含む），歯の発育障害などを特徴とする先天的な骨系統疾患で，常染色体優性遺伝を示す（20〜40％は孤発例）.

発現頻度は100万人に1〜5人であり，性差・人種差はほとんどみられない．原因遺伝子は，runtドメイン遺伝子ファミリーに属する転写調節因子の1つである*Cbfa1*（*Runx2*）であることが明らかにされている.

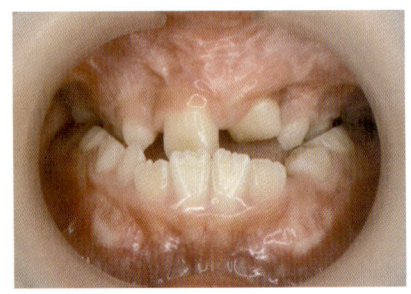

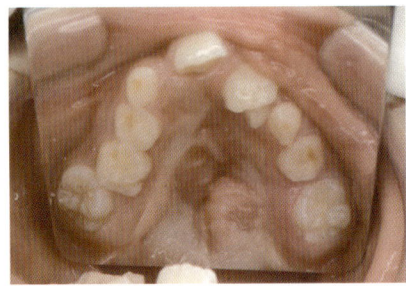

図5.3.2　左側口唇口蓋裂（唇顎口蓋裂）
上顎歯列弓の狭窄および叢生と，前歯から臼歯にかけて反対咬合が認められる．

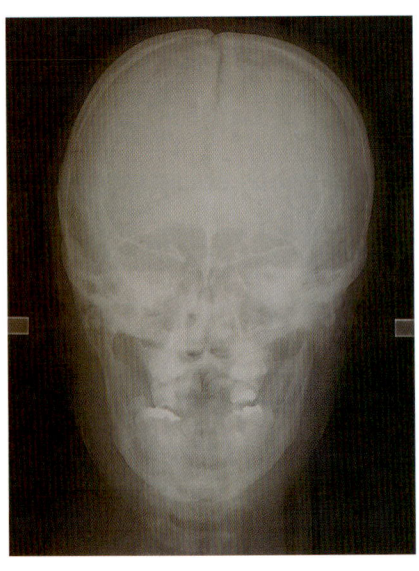

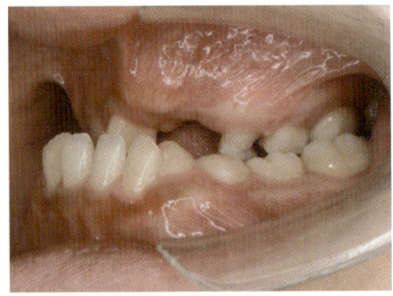

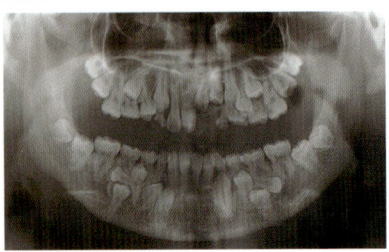

図5.3.3　鎖骨頭蓋異骨症の一例
乳歯の晩期残存，永久歯の萌出遅延（埋伏），過剰歯がみられる．また反対咬合を呈している．

【おもな臨床症状】

鎖骨欠損または低形成，大泉門の開存，短頭，鼻骨・涙骨・上顎骨の低形成，両眼隔離，椎骨の異常（脊椎破裂や側弯），低身長，骨盤骨の異常（腸骨，仙骨，恥骨間の癒合不全），下顎角の開大，関節突起・筋突起の発育不全など．

【歯科的症状】

乳歯の晩期残存，永久歯の萌出遅延，埋伏過剰歯（上顎前歯部，下顎小臼歯部に多い），高口蓋（口蓋正中部に溝，口蓋裂を伴うこともある），歯根の形態異常，細胞性セメント質の欠損，エナメル質形成不全．

iii) Crouzon 症候群（図 5.3.4）

頭蓋縫合部早期癒合症，両眼隔離，眼球突出を主徴とする常染色体優性遺伝性の症候群で，発現頻度は 100 万人に約 16.5 人といわれている．線維芽細胞増殖因子受容体（fibroblast growth factor receptor：*FGFR*）*2*，*FGFR3* の点変異が報告されている．

【おもな臨床症状】

頭蓋縫合の早期癒合，眼球突出，両眼隔離，中顔面部の劣成長など．

【歯科的症状】

高口蓋（Byzantine 様口蓋），上顎歯列弓の狭窄，上顎の後方位に起因する反対咬合がみられ，口蓋裂を伴うこともある．

iv) 第一・第二鰓弓症候群（Goldenhar 症候群を含む，図 5.3.5）

胎生期に出現する第一・第二鰓弓由来器官の形成不全を示す顎顔面の先天異常で，小耳症，下顎形成不全を主徴とする疾患である．約 7 割の患者で片側性に発症し，両側性の場合はそのどちらか一方で症

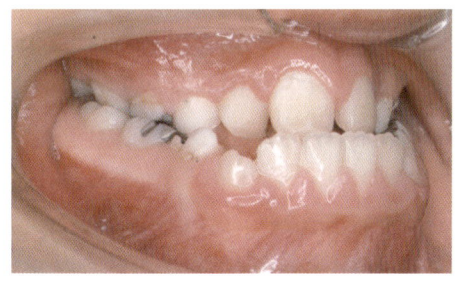

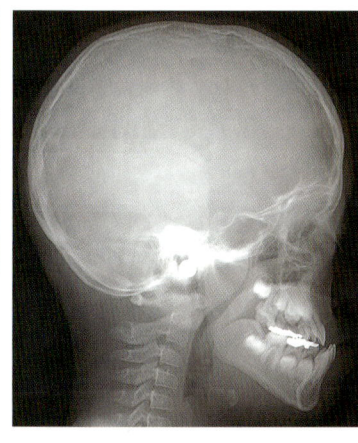

図 5.3.4 Crouzon 症候群の一例

中顔面の劣成長，反対咬合，頭蓋冠の指状圧痕が認められる．

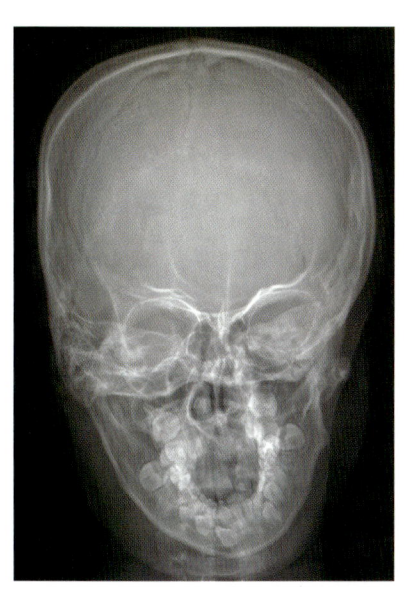

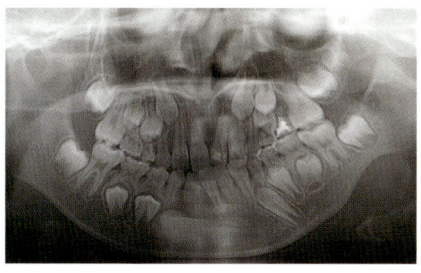

図 5.3.5 顔面半側萎縮症（ヘミフェイシャルマイクロソミア）の一例

片側下顎頭の低形成と顔面の非対称，咬合平面の傾斜が認められる．

状が重度となり，しばしば顔面非対称を生じる．したがって臨床的には顔面半側萎縮症（ヘミフェイシャルマイクロソミア：hemifacial microsoima）ともよばれる．眼球結膜類上皮腫や脊椎の奇形を合併すると，Goldenhar 症候群とよばれるが，症状がより広範囲に発現することがあるため，眼・耳介・脊椎スペクトル（oculoauriculovertebral spectrum：OAV spectrum）との総称を用いることが提唱されている．

【おもな臨床症状】
目の症状では眼球類上皮腫（Goldenhar 症候群），上眼瞼欠損，小眼球，耳の症状では前耳介の副耳と耳瘻孔，小耳，耳介低位，外耳道閉鎖，中耳形成不全，難聴，顔面では半側低形成，筋低形成．

【歯科的症状】
咬合平面の傾斜，大口症，舌の機能・形態異常，口唇裂・口蓋裂，小下顎症，下顎頭形成不全，筋突起形成不全．

v）Beckwith-Wiedemann 症候群（図 5.3.6）
臍帯ヘルニア（exomphalos），巨舌（macroglossia），巨大児（gigantism）を三主徴とする症候群で，これらの頭文字から EMG 症候群とよばれることがある．13700 〜 14300 人に 1 人の頻度で発症するといわれている．85％が孤発例で，家族例では常染色体優性遺伝の様式をとるといわれている．近年では，インプリンティング病の 1 つと考えられている．

【おもな臨床症状】
臍帯ヘルニア，巨舌（呼吸障害，哺乳障害，言語障害を伴う場合がある），巨大児，低血糖，胎児性腫瘍など．

【歯科的症状】
開咬，空隙歯列，下顎前突など．

vi）Pierre Robin 症候群
小下顎症（micrognathia），口蓋裂（cleft palate），舌下垂（glossoptosis）を三主徴とする．生下時にチアノーゼを起こし，気管切開を必要とすることもある．小下顎症は成長の過程で解消されてくるという報告がある（下顎の catch up growth）．発現頻度は 3 万人に 1 人とも報告されている．孤発例が多く，性差はない．

【おもな臨床症状】
小下顎症，口蓋裂，舌下垂．

【歯科的症状】
下顎後退に起因する上顎前突，下顎歯列叢生．

vii）Down 症候群
21 番染色体のトリソミーで，特異顔貌，精神発達遅滞，多発奇形を呈する疾患である．出生頻度は 1000 人に 1 人（0.1％）で，常染色体異常のうちで最も頻度の高い疾患である．

【おもな臨床症状】
精神発達遅滞（IQ は平均 20 〜 50），特異顔貌（眼裂の斜上，内眼角贅皮，上顎発育不全），低身長，筋緊張低下，頸椎の異常，視力低下，難聴，早期老化の傾向．

【歯科的症状】
狭口蓋，巨舌（溝状舌），歯の先天欠如，乳歯残存・永久歯萌出遅延，歯の形態異常（円錐歯，矮小歯，短根歯），咬合異常（反対咬合，交叉咬合，開咬），エナメル質形成不全，う蝕，歯周疾患．

b. 歯の異常
i）歯数の異常
①先天欠如歯（図 5.3.7）：1 〜 数歯が欠損する部分的無歯症から完全無歯症まで，欠損歯数のバリ

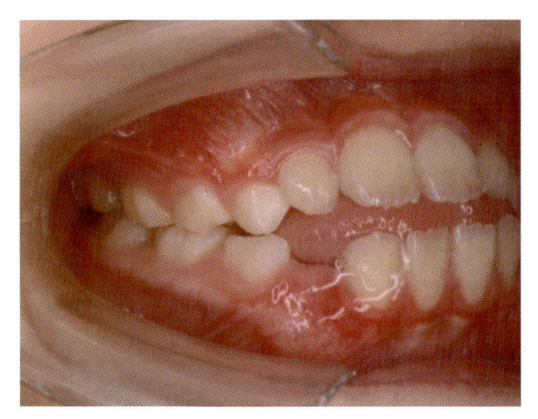

図 5.3.6　Beckwith-Wiedemann 症候群
巨舌症に伴い，開咬，下顎前突がみられる．

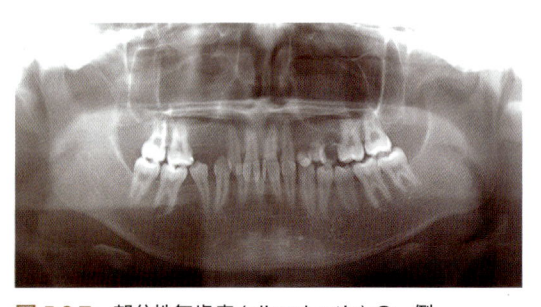

図 5.3.7　部分性無歯症（oligodontia）の一例
上顎両側犬歯および第一・第二小臼歯，下顎右側第二小臼歯の先天欠如がみられる．

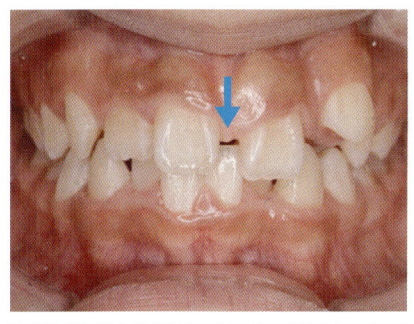

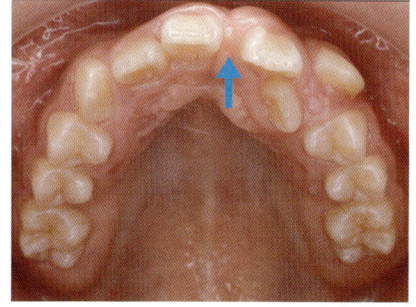

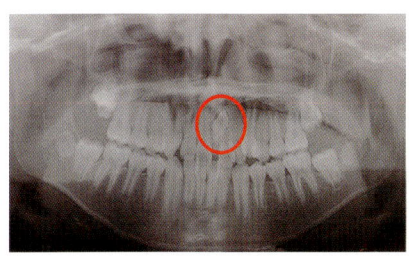

図 5.3.8　上顎正中部にみられた逆生埋伏過剰歯
上顎中切歯歯根間に歯冠を鼻腔方向に向けた埋伏歯が観察される．上顎歯列の正中離開がみられる．

エーションは広い．外胚葉異形成症（ectodermal dysplasia）の一表現系として発症することもある．上顎では側切歯，第二小臼歯，第三大臼歯，下顎では中切歯，側切歯，第二小臼歯，第三大臼歯に好発する．

②過剰歯（図 5.3.8）：上顎正中部，上顎大臼歯部に好発する．上顎正中離開や叢生の原因となる．

ii）歯の形成異常

①矮小歯（図 5.3.9）：上顎側切歯に後発し，栓状歯（peg-shaped tooth）や円錐歯（conical tooth）ともよばれる．トゥースサイズ・レイシオに異常をきたすことがある．

②巨大歯：上顎中切歯，側切歯で多くみられる．叢生や上顎前突の原因となる．またトゥースサイズ・レイシオに異常をきたすことがある．

③癒合歯（図 5.3.10）・癒着歯：癒合歯は，2つの歯胚が形成過程の初期に結合したもので，歯冠歯髄が共通しているのが特徴である．一方，癒着歯は象牙質形成期以降に結合したもので，歯髄は分離している．

④エナメル質形成不全（図 5.3.11）：一歯または多数歯にみられる．歯冠幅径の減少を伴う場合もある．咬耗や磨耗を起こしやすく，う蝕にも罹患しやすい．アメロジェニン遺伝子の異常によって発症することが報告されている．

c. 口腔軟組織の異常

i）舌の異常

巨舌症においては，開咬，空隙歯列，下顎前突症

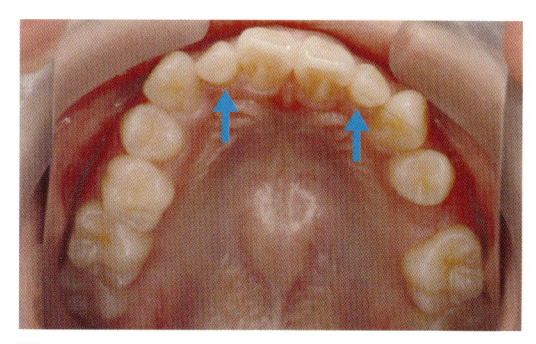

図 5.3.9　矮小歯（栓状歯）の一例
上顎の側切歯に矮小歯（栓状歯）がみられる．歯冠幅径が小さく，トゥースサイズ・レイシオに異常をきたす．

がしばしばみられる．また小舌症（図 5.3.12）や無舌症では，下顎歯列弓の狭小や叢生が観察される．

ii）小帯の異常（図 5.3.13）

上唇小帯が高位付着し，口蓋側歯肉まで強固な結合組織束が達すると，上顎中切歯間に空隙を生じることがある（diastema）．

舌小帯の強直では，舌を挙上して口蓋粘膜に接触させようとすると，舌尖部の動きが制限されてハート形の形態を呈する．このような症例では，低位舌や舌突出癖を誘発し，不正咬合の原因となる可能性がある．

(3) 後天的要因

a. 全身的要因

i）内分泌障害

成長期における成長ホルモンの過剰分泌は巨人症

5.3　不正咬合の定義と概念　　551

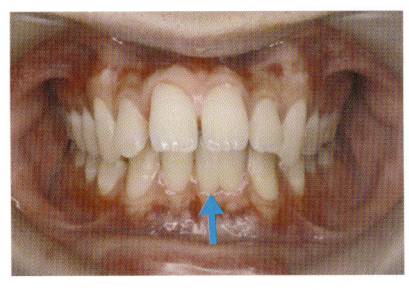

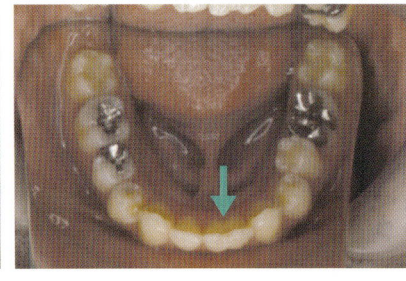

図 5.3.10 癒合歯と先天欠如歯
下顎左側中側切歯の癒合と下顎右側中切歯の先天欠如を認める．トゥースサイズ・レイシオに異常が生じ，咬合の不調和をきたす．先天欠如歯（⎿1，青矢印）癒合歯（⎿12，緑矢印）．

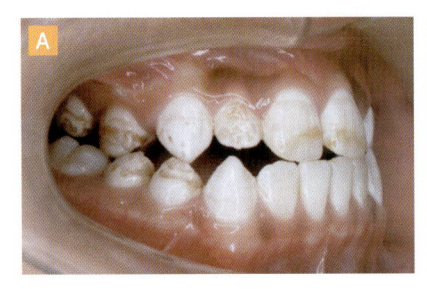

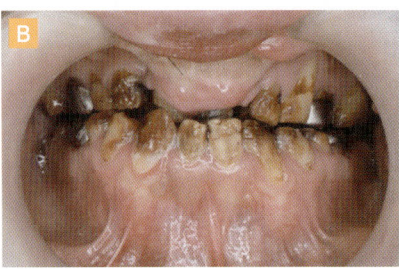

図 5.3.11 エナメル質形成不全
エナメル質形成不全は，一部（A）または全部（B）の歯にみられる場合がある．重度になると歯冠の形態異常により，咬合の異常をきたす．

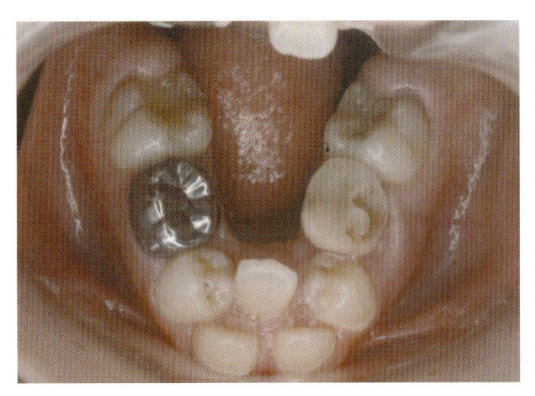

図 5.3.12 小舌症の一例
舌の低形成，下顎歯列弓の著しい狭窄，叢生が認められる．

図 5.3.13 上唇小帯の異常
上唇小帯の高位付着により，上顎歯列に正中離開が生じている．また，上顎乳犬歯の晩期残存と永久犬歯の萌出方向の異常も観察される．

を，また長管骨成長板軟骨が骨化した後に同ホルモンが過剰分泌すると，先端巨大症（acromegaly）が発症する．先端巨大症は，下垂体前葉の成長ホルモン産生細胞の腫瘍によって生じ，臨床症状としては前頭洞の肥大，手足の肥大，声の変化などがみられ，歯科的症状としては舌の肥大や骨格性下顎前突を生じる．また，X線所見においては，トルコ鞍の二重底（double floor）や風船状拡大（ballooning），指趾末節骨の花キャベツ様肥大変形（tufting）が特徴としてあげられる．

一方，成長ホルモンが不足すると小人症が発症し，小下顎症により下顎後退がみられる．

ii）栄養障害

骨格が正常に成長し，機能を維持するためには，カルシウムを適切に摂取して，硬組織に沈着させることが重要である．ビタミンDの欠乏が生じると，硬組織の代謝に異常をきたし，骨を軟化させ，くる病（rickets）になる．この疾患では，全身性の骨の変形や骨折がみられ，歯科的には顎骨の変形，歯周病，エナメル質の形成不全などを引き起こし，不正咬合の原因にもなる．

b．局所的要因

i）歯に関連する要因

①永久歯への交換の異常（乳歯の早期脱落・晩期残存，歯胚の位置異常，萌出方向の異常）：う蝕や外傷により乳歯が早期脱落すると，骨修復によって強固な皮質骨が形成され，永久歯の萌出遅延の原因となる．またそのまま放置すると，隣在歯が傾斜し，対合歯が挺出してくる．一方，乳歯の骨性癒着などにより晩期残存が生じると，永久歯の埋伏や異

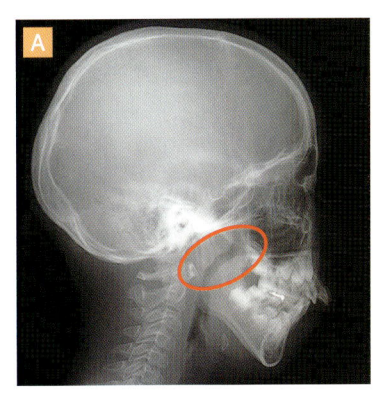

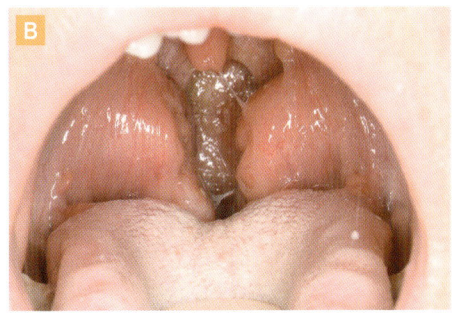

図 5.3.14 アデノイド・口蓋扁桃の肥大
アデノイド（咽頭扁桃）の肥厚（A）や口蓋扁桃の肥大（B）が著しい症例では，口呼吸が顕著となり，上顎歯列弓の狭窄，下顎の時計回りの回転，上顎前突などの特徴がみられるようになる．

所性萌出が起こる．また歯胚が本来と異なる部位で形成されたり，外力などの刺激が加わったりした場合，歯胚の発育や萌出に異常を生じる．その他萌出スペースの不足により，好ましくない方向に歯が萌出する場合がある．

②う蝕，歯周疾患：う蝕によって歯冠が崩壊すると，隣在歯の傾斜・転位，対合歯の挺出などが生じる．また，歯周疾患により歯の動揺が顕著になると，歯の傾斜や転位が生じ，空隙や叢生がみられるようになる．

③不良修復，補綴物：適合不良の修復物や義歯は，歯の傾斜や移動を引き起こし，二次的に不正咬合を誘発する．

ii) 不良習癖

①咬唇癖（lip biting）：下唇を咬む習癖によって，上顎前歯の唇側傾斜や空隙，下顎前歯の舌側傾斜や叢生が生じる．

②吸指癖（finger sucking）：母指やその他の指を吸引する習癖により，開咬，上顎前歯の唇側傾斜，下顎前歯の舌側傾斜，上顎歯列弓の狭窄などを生じる．

③弄舌癖（舌突出癖（tongue thrust））：舌を無意識のうちに上・下顎歯で咬む習癖（咬舌癖（tongue biting））や舌を前方に突出させる習癖（弄舌癖（tongue thrusting））などがある．上・下顎前歯唇側傾斜，開咬，空隙歯列弓の原因となる．

④口呼吸（mouth breathing，図 5.3.14）：アデノイドや口蓋扁桃の肥大によって鼻呼吸が妨げられると，上下口唇を離開し，口輪筋を弛緩させた状態で呼吸するようになる．このような症例では，上顎歯列弓の狭窄，上顎前歯の唇側傾斜，下顎下縁平面角の開大などが生じる．

⑤睡眠態癖（sleeping habit）：睡眠時の好ましく

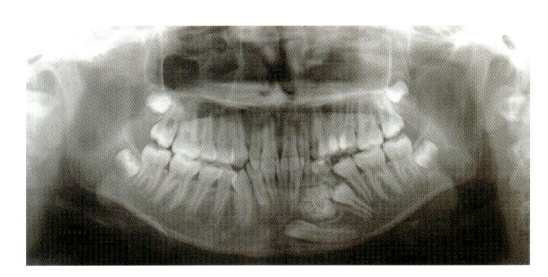

図 5.3.15 歯牙腫
下顎左側乳犬歯，臼歯が晩期残存し，下顎犬歯，小臼歯は埋伏がみられる．

ない習慣的な姿勢が歯列に付加的な外力の刺激を与え，咬合や顎発育に影響を及ぼすことがある．

⑥ブラキシズム：歯ぎしりや食いしばりによって歯に強いストレスが加わり，咬合性外傷を生じる．これにより支持の低下した歯は，傾斜や転位を生じる．

iii) 外 傷

乳歯の外傷による永久歯胚への間接的な影響や永久歯萌出後の直接的な外傷により歯の位置や傾斜に異常をきたす場合がある．また顎骨骨折によっても咬合に異常をきたす場合がある．

iv) 顎関節疾患

顎関節症による下顎頭の変形や吸収により不正咬合をきたす．また，まれに下顎頭肥大が生じて咬合に悪影響を及ぼすことがある．

v) 囊胞，口腔腫瘍

含歯性囊胞が発症すると，歯胚の発育や萌出に遅延や障害を生じる．

また，歯牙腫（図 5.3.15），エナメル上皮腫などや，舌，口唇，頬部に発症するリンパ管腫，血管腫などによって，歯の萌出・位置・傾斜などに異常が生じる場合がある．〔森山啓司〕

4 不正咬合の診断

(1) 検査・分析・分類・診断

a. 形態的検査

i) 顔貌の診査

顔貌は正面からみて，上顔面，下顔面，眼窩，下顎角に非対称性の有無およびその程度を確認する．側貌からは上・下顎の前後的および垂直的位置関係を評価し，上・下口唇の安静時および閉鎖時，微笑時における緊張や突出について，注意深く観察する．異常な嚥下では，口輪筋やオトガイ筋の緊張がみられることにも注意する．

側貌は大きく①凸顔型（convex facial type），②直顔型（straight facial type），③凹顔型（concave facial type）に分類される．

ii) 口腔内の診査

歯肉退縮や下顎前歯歯槽部の厚さ，歯肉溝の深さや口腔衛生状態，上・下顎の唇小帯，頬小帯ならびに舌小帯の付着状態について診察する．また，アデノイドや口蓋扁桃の肥大の有無についても診査する．

①萌出歯数，歯の交換状態
②歯冠形態，咬耗の有無と位置
③歯の植立状態，位置異常，接触点の連続性
④口蓋の形態，舌小帯，口唇小帯，頬小帯の付着状態
⑤歯肉の退縮など歯周組織の状態
⑥上・下顎歯列弓および歯槽基底部の形態と対称性
⑦上・下顎歯列の咬合状態，オーバーバイト，オーバージェット，臼歯関係，犬歯関係
⑧上・下顎前歯の正中，正中口蓋縫合との位置関係

iii) 画像検査

①口内法撮影（デンタルX線）写真：他項に詳細を述べる［⇨3.4-1 を参照］．

②パノラマX線写真：他項に詳細を述べる［⇨3.4-1 を参照］．

③オクルーザルX線写真：埋伏歯，過剰歯の位置や方向の確認，口蓋裂の位置や欠損状態の観察，ならびに正中口蓋縫合の離開状態や化骨程度の確認に用いる．

④手根骨X線写真：成長期における骨成熟度の判定に用いられ，手根骨や中手骨の出現，骨端核の骨化の程度などで判断する．特に母指尺側種子骨は，最大思春期成長の1～2年前に母指の第一関節尺側に出現する小さな骨であり，この骨が出現することから男女ともに最大思春期性成長が始まり，身長や顎骨の発育が活発になる（図5.3.16）．骨格成熟度を評価するTW2法などがある．

⑤頭部X線規格写真（セファログラム）：セファログラムは，1931年Broadbend, Hofrathによって発表されて以来，歯科矯正学領域において広く応用されている．セファログラムは，X線管球，頭部およびフィルムの距離を規格化することで，頭部の定量的評価が可能で，その形態的特徴を把握するための有効な手段である．X線管球から頭部正中矢状平面まで，頭部正中矢状平面からフィルムまでの距離を，150 cm，15 cmと規定してあるものが一般的であり，倍率は1.1倍となる．撮影方向により正面（postero-anterior）と側面（lateral）の2種類に分類される．正面は頭部の正面を後方から前方へ向かって撮影する方法で，顎顔面形態の左右方向および垂直的な特徴を分析できる．側面は頭部の側面から撮影する方法で，症例分析に広く用いられ，顎顔面形態の前後的および垂直的な特徴を分析できる．

⑥顎関節部のX線写真：他項に詳細を述べる［⇨3.4-1 を参照］．

⑦X線CT（X-ray computed tomography）：他項に詳細を述べる［⇨3.4-2 を参照］．

⑧MRI（magnetic resonance imaging）：他項に詳細を述べる［⇨3.4-3 を参照］．

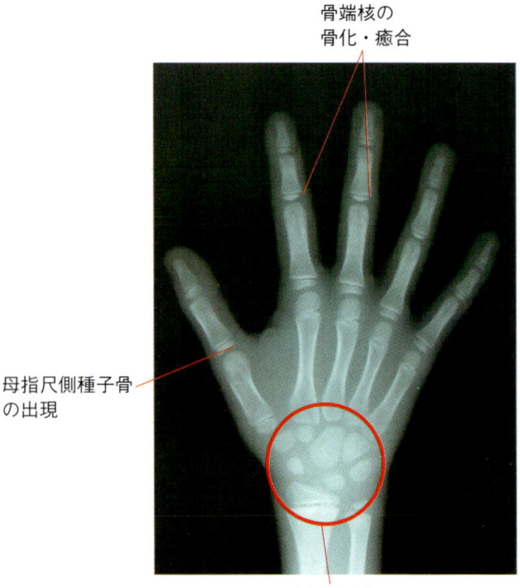

図5.3.16 手根骨X線写真

b. 機能検査 ［⇨3.2-2を参照］

i) 下顎運動路の検査

咀嚼運動における習慣性下顎運動や，顎関節や歯の形態，筋，靭帯や関節囊などによって運動が生理的に制限されるなかで，最大可動域を示す下顎限界運動がある．不正位置にある歯が早期接触することにより，正常な閉口運動が障害される場合や，関節円板や筋の機能障害によって運動路が制限される場合などの特徴を分析できる．

①側面セファログラムによる機能分析：Thompsonは，下顎安静位で撮影したセファログラムと，咬頭嵌合位で撮影したセファログラムとを重ね合わせ，咬合干渉によって下顎が後退する症例と下顎が前進する症例を，それぞれ機能的下顎遠心咬合，機能的下顎近心咬合とした．

②機能的ワックスバイト法による機能分析：Moyersは，早期接触により下顎が機能的に偏位する症例の早期接触の位置を診断する方法として，ビーズワックスを咬合面におき，咬合接触による求心性刺激を一時遮断した後に，咬頭嵌合位に近づけることによって，早期接触の位置を確認するとともに下顎の偏位を探る方法を用いた．

③咬合音（occlusal sound, occlusonic trace）：歯の接触や滑走により発生する咬合音により，早期接触部位の特定や咬合調整前後の接触状態の変化を検査する．

ii) 筋機能検査

咀嚼筋機能の検査には筋電図を用いる．筋電図は運動系の異常を検出する電気生理学的検査法で，末梢性および中枢性の運動神経系の障害や末梢感覚神経の障害を調べるとともに，筋線維束の収縮活性の状況を観察する．また，協調運動の障害や過緊張の有無，個体ごとの生理的活性パターンなどを検査する．

iii) 咀嚼機能検査

咀嚼による食物の粉砕能力，食塊の形成，消化液の分泌などを総合して咀嚼機能という．一般的な検査として，筋電図，咀嚼運動経路，咀嚼回数，左右の咀嚼バランスおよび咀嚼リズムなどがあり，顎運動解析装置により記録される．また，食物を粉砕する咀嚼能率は，試験食品を被検者に咀嚼させて，その大きさ，粒状の変化を比較する方法や，荷重によって発色する物質を用いてエネルギー効率として測定する方法などがある．

iv) 咬合機能検査

嚙みしめ時に発生する咬合力は，閉口筋の活性と咬合状態の力学的安定性に関連する．咀嚼運動はおもに閉口筋群および開口筋群により営まれ，咀嚼筋活動の1つの指標として最大咬合圧を測定する．咬合力センサーを上顎第一大臼歯に接触させた状態から，左右の嚙みしめ運動を行わせる方法などがある．また，咬合接触状態を精査する場合には，センサーシートを口腔内にて嚙みしめ運動を行わせる方法が多く用いられている．

v) 嚥下機能検査

嚥下は，食塊の移動に伴い，口腔相（第一相；随意運動），咽頭相（第二相；不随意運動），食道相（第三相；不随意運動）からなる．舌突出癖などの異常嚥下パターンは，顎骨や歯列の正常な成長や形態の維持を妨げる大きな原因となる．簡便な嚥下機能検査では，水を嚥下させた際の舌や口唇の動き，口腔周囲筋の緊張度，頭位の変化などを検査対象とする．

嚥下時の舌の運動や咽頭部の収縮状態，食塊の移動をより客観的に検査する方法としては，ビデオ嚥下造影検査（videofluorography：VF），超音波断層法，エレクトロパラトグラフ，筋電図法などがある．

vi) 発音機能検査

発音の障害には，呼吸器官や発音器官（声帯）の障害，そして構音器官である口唇，舌，口蓋，咽頭機能，下顎運動，歯・歯列などの障害がある．特に上・下口唇を閉じられないような著しい上顎前突や下顎前突では，両唇音（p,m,b）や摩擦音（s,sh,z）に異常が認められる．また，口蓋裂や咬合異常を伴う先天性異常では，鼻咽腔閉鎖機能不全から開鼻声を生じるなど顕著な構音障害が多く発生する．音声や調音機能の客観的検査法にはソナグラフ，音声スペクトログラム分析，エレクトロパラトグラフ，超音波断層法などがある．

c. 分　析

i) 口腔模型分析

歯冠，歯列弓，歯槽基底の幅径と長径，アーチレングスディスクレパンシーなどを計測する．得られた計測値は，標準偏差図表上にプロットし，標準値と比較する．

①歯冠近遠心幅径：萌出歯の近遠心最大幅径（ノギスで計測）．

②歯列弓：歯列弓幅径（coronal arch width）は左右第一小臼歯頬側咬頭頂間距離（ノギスで計測），歯列弓長径（coronal arch length）は左右第一大臼歯遠心接触点を結ぶ線から中切歯中点までの垂直距離（大坪式模型計測器で計測）．

③歯槽基底弓：歯槽基底弓幅径（basal arch width）は左右第一小臼歯の根尖部に相当する歯肉最深部間の距離（ノギスで計測），歯槽基底弓長径（basal arch length）は左右第一大臼歯遠心接触点から中切歯唇側歯肉最深部の距離（大坪式模型計測器で計測）．

④トゥースサイズ・レイシオ（tooth size ratio）：上・下顎歯冠の近遠心幅径の総和を求め，その比率を算出して，上・下顎歯列の不調和を評価する（Bolton 分析）．

$$\text{オーバーオールレイシオ} = \frac{\text{下顎 12 歯の歯冠幅径の総和（mm）}}{\text{上顎 12 歯の歯冠幅径の総和（mm）}} \times 100 \, (\%)$$

（日本人標準値：91.37 ± 2.10%）

$$\text{アンテリオールレイシオ} = \frac{\text{下顎 6 前歯の歯冠幅径の総和（mm）}}{\text{上顎 6 前歯の歯冠幅径の総和（mm）}} \times 100 \, (\%)$$

（日本人標準値：78.09 ± 2.19%）

⑤アーチレングスディスクレパンシー（arch length discrepancy）：歯の大きさとそれを収容する歯槽基底の大きさに不調和があると歯列に叢生や空隙が生じ，この不調和の程度を表す指標として，アーチレングスディスクレパンシーを用いる．これは歯列弓周長（アベイラブルアーチレングス（available arch length））と第二小臼歯から反対側の第二小臼歯までの歯冠幅径の和（リクワイアードアーチレングス（required arch length））の差の値であり，口腔模型から得られた計算値を算出する．その値がマイナスの場合は叢生状態を，プラスの場合は空隙歯列を表す．

⑥予測模型：予測模型（セットアップモデル）とは，口腔模型の個々の歯を分割・移動し，ワックスにて再排列したものである（図 5.3.17）．診断用予測模型は，治療の最終段階における咬頭嵌合状態をシミュレートし，個々の歯の移動量や方向，固定源

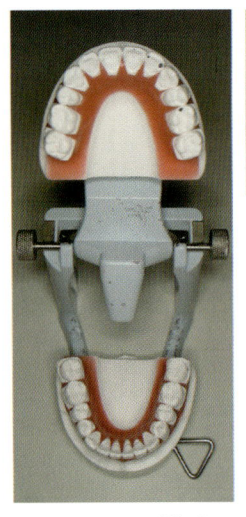

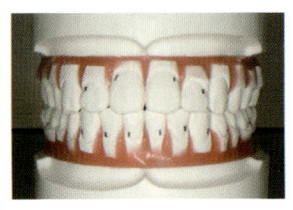

図 5.3.17　予測模型

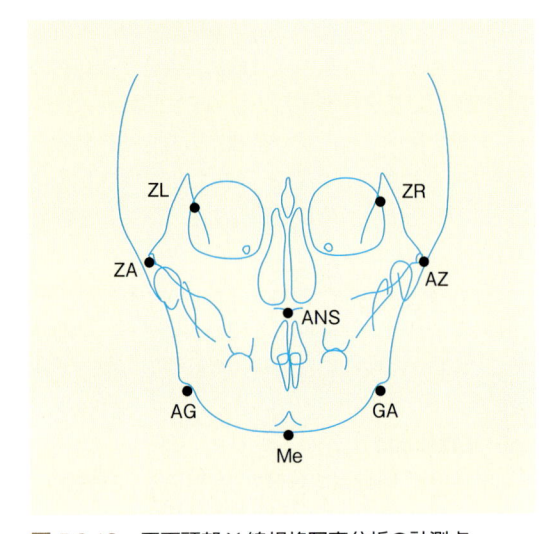

図 5.3.18　正面頭部 X 線規格写真分析の計測点
ZL：左側眼窩縁と前頭頬骨縫合内側の交点，ZR：右側眼窩縁と前頭頬骨縫合内側の交点，ZA：右側頬骨弓の外側中点，AZ：左側頬骨弓の外側中点，ANS：前鼻棘，GA：左側前下顎角隆起の外下縁の点，AG：右側前下顎角隆起の外下縁の点，Me：下顎結合部下縁の点．

の強度，抜歯部位の選択などの検討に用いる．

ii）頭部 X 線規格写真分析

①正面頭部 X 線規格写真分析：下顎骨の側方偏位，下顎骨の左右非対称，上・下顎歯列の正中の偏位，咬合平面の水平的傾斜，歯列弓・歯槽基底弓幅径などの評価を行う．計測点を図 5.3.18 に示す．

②側面頭部 X 線規格写真分析：前後的・垂直的な骨格性の特徴（上顎骨の大きさと位置，下顎骨の大きさと位置，上顎骨と下顎骨の相互的位置関係，下顎骨の形態）および歯性の特徴（上顎中切歯の唇

舌側傾斜，下顎中切歯の唇舌側傾斜，上・下顎中切歯の角度，上顎大臼歯の位置，下顎大臼歯の位置，上・下顎大臼歯の位置関係）などの評価を行う．計測点と計測平面を図5.3.19に示す．

セファログラムを分析するために多くの分析法が発表されており，さまざまな計測項目を用いて，顎顔面頭蓋の形態的特徴が評価されている．Downs法は，1948年，Downsによって発表された最初の分析法で，現在でも広く用いられている．Frankfort平面を分析の基準とし，骨格性分析項目と歯性分析項目の2つに大別して顎顔面の形態的特徴を数量化した．Northwestern法は，Northwestern大学のGraberらによって発表された分析法で，Downs法と並び広く用いられている．ほかにTweed三角をみるTweed法がある（表5.3.14）．

③ポリゴン表：セファロ分析項目の計測値について，標準的な値との比較を行うために，ポリゴン表を作成する．標準値を中心に±1標準偏差の幅の範囲が示され，診断に役立てることができる（図5.3.20）．

④重ね合わせ：SN plane-Sでは，Sを原点としてSN平面で一致させて重ね合わせを行う方法が一般的である．頭蓋を基準として，上顎骨，下顎骨など顎顔面頭蓋の変化を検討することができる．palatal plane-ANSでは，ANSを原点として口蓋平面で一致させて重ね合わせを行う方法が一般的である．上顎大臼歯および中切歯の位置的変化を検討することができる．mandibular plane-Meでは，Meを原点として下顎下縁平面を一致させて重ね合わせを行う方法が一般的である．下顎骨の成長，下顎大臼歯および中切歯の位置的変化を検討することができる．また，特徴的な点を結んで模式図（プロフィログラム）を作成し，標準的なプロフィログラムと重ね合わせて比較することによって診断・治療計画の立案に役立て，患者の治療前後のプロフィログラムを重ね合わせて比較することによって治療効果および顎顔面頭蓋の成長・発育を検討することができる．

⑤軟組織側貌の分析：エステティックライン（E-Line）は，軟組織側貌上の鼻の先端とオトガイ部最突出点を結ぶ直線である．日本人では上唇はほぼE-Line上にあり，下唇は1mm程度前方にある．Holdawayライン（H-Line）は上唇最突出点と軟組織上のオトガイ部最突出点を結ぶ直線である．

d. 分類および診断

診察および形態的ならびに機能的検査により得られた分析結果の総合評価から，矯正歯科治療の目標および治療計画を設定する過程が診断である．

診査および症例分析結果の総合評価

諸診査および症例分析から，主として次の項目について分類・診断する．

①咬合異常の分類：一般的な不正咬合の分類，た

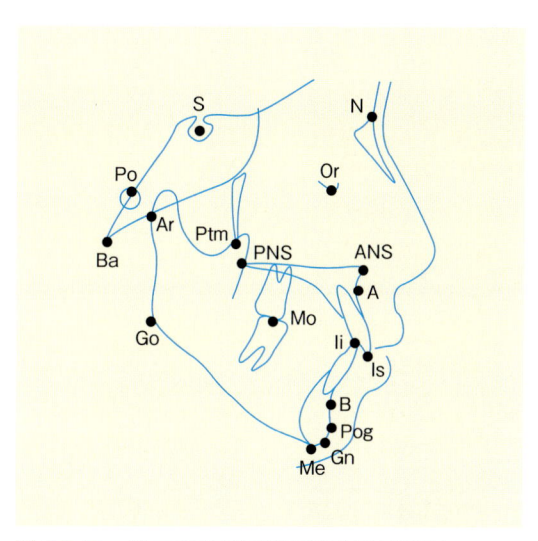

図5.3.19　側面頭部X線規格写真分析の計測点

計測点は次のとおり．ナジオン（nasion：N）：前頭鼻骨縫合部の最前面，セラ（sella：S）：蝶形骨トルコ鞍の壺状陰影像の中心点，オルビターレ（orbitale：Or）：眼窩下縁の最下方点，ポリオン（porion：Po）：外耳道上縁の最上方点，前鼻棘（anterior nasal spine：ANS）：前鼻棘の尖端点，後鼻棘（posterior nasal spine：PNS）：後鼻棘の尖端点，A点（point A：A）：前鼻棘と上顎中切歯間歯槽突起稜との間の上顎骨外形線上の最深点，B点（point B：B）：下顎中切歯間歯槽突起稜とポゴニオンとの間の下顎骨外形線上の最深点，ポゴニオン（pogonion：Pog）：下顎骨オトガイ部の正中断面像の最前方点，翼上顎裂（pterygomaxillary fissure：Ptm）：翼口蓋窩の最下点，グナチオン（gnathion：Gn）：顔面平面と下顎下縁平面とのなす角の2等分線が下顎骨オトガイ部の正中断面像と交わる点，メントン（menton：Me）：下顎骨オトガイ部の正中断面像の最下方点，ゴニオン（gonion：Go）：下顎下縁平面と下顎後縁平面とのなす角の2等分線が下顎角部外形線と交わる点，バジオン（basion：Ba）：大後頭孔の前縁上の最下方点，アーティキュラーレ（articulare：Ar）：頭蓋底下縁の陰影像が下顎枝後縁と交わる点，Mo：上下顎第一大臼歯の咬頭嵌合の中央点，Is：上顎中切歯切縁，Ii：下顎中切歯切縁．

計測平面は次のとおり．SN平面（SN plane）：SとNとを結ぶ直線，Frankfort平面（FH plane）：OrとPoを結ぶ直線，バジオン-ナジオン平面（basion-nasion plane）：BaとNを結ぶ直線，Y軸（Y axis）：SとGnとを結ぶ直線，顔面平面（facial plane）：NとPogとを結ぶ直線，口蓋平面（palatal plane）：ANSとPNSとを結ぶ直線，咬合平面（occlusal plane）：上・下顎中切歯切縁の中点と上・下顎第一大臼歯の咬頭嵌合の中央点とを結ぶ直線，下顎下縁平面（mandibular plane）：Meから下顎下縁へ引いた接線，下顎後縁平面（ramus plane）：Arから下顎枝後縁へ引いた接線．

表 5.3.14 セファログラムの分析法

Downs 法	Northwestern 法	Tweed 法
1. 骨格型（skeletal pattern） ①顔面角（facial angle）：顔面平面とFrankfort平面とのなす角度，オトガイ部の前後的位置を評価する． ②上顎突出度（angle of convexity）：直線NAと直線APogとのなす角度（補角），A点が顔面平面より前方にあるときをプラス，後方にあるときをマイナスとする．オトガイ部に対する上顎歯槽基底部の前後的な位置を評価する． ③A-B平面角（A-B plane angle）：直線ABと顔面平面とのなす角度，上下顎歯槽基底部の前後的位置関係を評価する．顔面平面に対してA点がB点より前方にあるときをマイナス，後方にあるときをプラスとする． ④Frankfort平面に対する下顎下縁平面角（FH plane to mandibular plane angle）：下顎下縁平面とFrankfort平面とのなす角度，上顔面に対する下顎下縁の傾斜度を評価する． ⑤Y軸角（Y axis to FH plane angle）：Y軸とFrankfort平面とのなす角度，オトガイ部の位置・下顎角の成長発育方向を評価する． 2. 咬合型（denture pattern） ①咬合平面角（cant of occlusal plane）：咬合平面とFrankfort平面とのなす角度，咬合平面の傾斜度を評価する． ②上・下顎中切歯歯軸角（interincisal angle）：上・下顎中切歯歯軸が交叉する角度，上顎中切歯歯軸と下顎中切歯歯軸との関係を評価する． ③下顎下縁平面に対する下顎中切歯歯軸角（L1 to mandibular plane angle）：下顎中切歯歯軸と下顎下縁平面とのなす角度，下顎骨体に対する下顎中切歯の傾斜度を評価する． ④咬合平面に対する下顎中切歯歯軸角（L1 to occlusal plane angle）：下顎中切歯歯軸と咬合平面とのなす角度（余角），咬合平面に対する下顎中切歯の傾斜度を評価する． ⑤上顎中切歯突出度（distance U1 to A-P）：上顎中切歯の切縁から直線APogまでの垂直距離（mm），上顎中切歯の突出度を評価する．	1. 骨格型 ①上顎突出度：直線NAと直線APogとのなす角度（補角），A点が顔面平面より前方にあるときをプラス，後方にあるときをマイナスとする． ②SNA角（SNA angle）：SN平面と直線NAとのなす角度，頭蓋部に対する上顎基底部の前後顎歯的位置を評価する． ③SNB角（SNB angle）：SN平面と直線NBとのなす角度，頭蓋部に対する下顎歯槽基底部の前後的位置を評価する． ④ANB角（ANB angle）：直線ANと直線NBとのなす角度，SNA角からSNB角を引いた値で，上下顎歯槽基底部の前後的位置関係を評価する． ⑤SN平面に対する下顎下縁平面角（SN plane to mandibular plane angle）：下顎下縁平面とSN平面とのなす角度，下顎下縁の傾斜度を評価する． 2. 咬合型 ①SN平面に対する上顎中切歯歯軸角（U1 to SN plane angle）：上顎中切歯歯軸とSN平面とのなす角度，頭蓋底に対する上顎中切歯の傾斜度を評価する． ②下顎平面に対する下顎中切歯歯軸角：下顎中切歯歯軸と下顎下縁平面とのなす角度，下顎骨体に対する下顎中切歯の傾斜度を評価する． ③咬合平面に対する下顎中切歯歯軸角：下顎中切歯歯軸と咬合平面とのなす角度（余角），咬合平面に対する下顎中切歯の傾斜度を評価する． ④上・下顎中切歯歯軸が交叉する角度，上顎中切歯歯軸と下顎中切歯歯軸との関係を評価する． ⑤顔面平面に対する上顎中切歯切縁の位置関係（distance U1 to facial plane）：上顎中切歯の切縁から顔面平面までの垂直距離（mm），上顎中切歯の突出度を評価する．	①FMA（Frankfort mandibular angle）：下顎下縁平面とFrankfort平面とのなす角度，上顔面に対する下顎下縁の傾斜度を評価する． ②FMIA（Frankfort mandibular incisor angle）：下顎中切歯歯軸とFrankfort平面とのなす角度，上顔面に対する下顎中切歯の傾斜度を評価する． ③IMPA（Incisor mandibular plane angle）：下顎中切歯歯軸と下顎下縁平面とのなす角度，下顎骨体に対する下顎中切歯の傾斜度を評価する．

とえばアングルの不正咬合分類を述べ，著明な特徴がある場合はそれを記載する．

②顔貌の状態：凸型については，特に上・下顎前突（double protrusion）の判定に注意すること．正貌については対称，非対称をみる．

③顎顔面の骨格型の状態および要因：頭蓋基底に対する上顎および下顎の位置，ならびに上・下顎相互の位置的関係を明らかにする．また，顎の大きさ，形態的特徴があり，それが咬合の異常，不正の要因となっている場合は，それを記載する．

④機能的要因：咬頭干渉，早期接触，または習癖などにより下顎の偏位を診査する．また，口腔周囲筋，舌筋の異常筋圧などを診査する．

⑤歯系の要因：個々の歯の大きさ，形および位置異常，歯数の異常，埋伏歯などのほか，歯槽基底部を含む歯列弓形態について診査する．

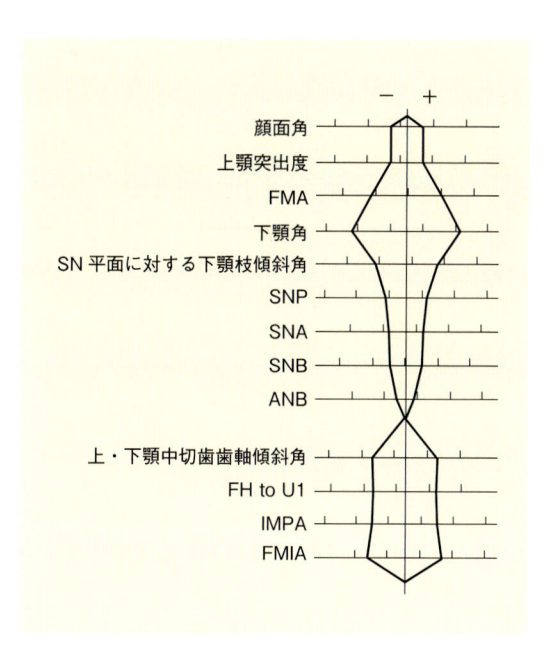

図 5.3.20　ポリゴン図
標準値を中心に±1標準偏差の幅の範囲が示される．

⑥ディスクレパンシー（discrepancy）の分析：顎と歯の大きさの間に不調和があるかどうかについて検討するもので，アーチレングスディスクレパンシーとして算出される．一般に治療方針に結びつけ，抜歯・非抜歯の判定の一部とする場合には下顎歯列のアーチレングスディスクレパンシーが用いられる．

（2）治療目標の確立と治療計画の立案

治療目標は患者の主訴を十分考慮したうえで前述の診査および症例分析結果の総合評価をふまえ確立される．さまざまな角度から原因を探り，その除去および改善を第一目標とし，以下の項目について治療目標を立てる．

a. 顎関係の不正

成長期にある患者では，顎骨の成長をコントロールすることによって上・下顎関係の不正を改善できることがある．そのため顎骨の過成長または前方位に対しては成長抑制，顎骨の劣成長または後方位に対しては成長促進を考える．また，顎骨の形態異常や下顎の偏位がある場合にも対処しなければならない．成人では外科手術の適用を考えなければならない場合がある．ここでは成長期（混合歯列期）の患者の治療目標を述べる．

- 頭蓋底に対する上顎（A点）および下顎（B点）の位置の改善
- ANBの改善

b. 歯列・咬合関係の不正

歯の近遠心関係，垂直関係および水平関係による不正を改善するため次のことを検討する．

- ClassⅠ咬合の確立
- 異常なオーバーバイトおよびオーバージェットの改善
- 交叉咬合の改善
- 異常なSpee弯曲の改善
- 著明な歯の位置異常の矯正など
- 萌出余地の確保と誘導

c. 機能的不正

機能障害がある場合は歯の移動や削合により，また不良習癖がある場合は意識づけや防止装置の使用により除去することが重要である．

d. 治療計画の設定

治療目標が確立されると，それに対する最適な治療開始時期と治療の方法（装置）を決定しなければならない．

i）治療の開始時期

治療開始時期は不正咬合の種類により異なり，その不正咬合がどの時期に治療を開始したら最も効果的かによって決定される．たとえば，顎の成長発育期を利用して治療を行った方がよい症例，また機能的要因をもつ症例は早めの治療時期を選択すべきである．

また，抜歯症例となるか非抜歯症例となるかによっても治療開始時期は異なり，非抜歯症例を望む場合は混合歯列期から開始すると好結果を生むことが多い．

ii）治療方法

①骨格性要因をもつ不正咬合に対する治療法：混合歯列における顎骨の過成長に対する成長抑制には顎外固定装置としてチンキャップやヘッドギアを，劣成長に対する成長促進には上顎前方牽引装置，急速拡大装置，機能的矯正装置や咬合斜面板などが用いられる．永久歯列ではおもにマルチブラケット装置が使用され，成人の過度の顎骨不調和症例では矯正治療だけでなく外科的処置が併用される場合がある．

②機能的要因をもつ不正咬合に対する治療法：機能的要因や不良習癖による不正咬合は，その障害を除去することが必要である．装置としては，歯（歯

5.3　不正咬合の定義と概念　559

槽性)の移動に対してはマルチブラケット装置や唇舌側弧線装置など，下顎性移動に対しては顎間固定装置やFKOなど，習癖に対しては意識づけやタングガード，タングクリブなどが用いられる．さらに舌や口唇の機能低下や機能異常が不正咬合の原因と考えられるときは，筋機能訓練を取り入れることが必要となる．

③歯系要因をもつ不正咬合に対する治療法：歯系要因を解決するための治療法は抜歯を必要とするか否かによって大きく左右される．非抜歯の場合，大臼歯の遠心移動と歯列弓の拡大によって対応する．欠損歯や矮小歯によるディスクレパンシーがある場合は変則的な抜歯や補綴処置によって解決する．抜歯の場合，マルチブラケット装置などが使用される．

iii）予後の推定

矯正治療が成功かどうかは予後に咬合が長期に安定するか否かで判断される．一般に予後不良のものに，骨格性の下顎前突，開咬，口唇口蓋裂，顎変形症などがあり，習癖が改善できない場合は予後不良となる． 〔葛西一貴〕

■ 文 献

後藤滋巳，葛西一貴他編著：混合歯列期の矯正歯科治療，第1版，pp7-29，医歯薬出版，2003．
相馬邦道，飯田順一郎他編著：歯科矯正学，第5版，pp129-156, 165-168，医歯薬出版，2008．

5　矯正歯科治療における抜歯

矯正歯科治療において，乳歯を抜去する目的は後継永久歯の萌出を正しい位置へ誘導することであるが，永久歯を抜去する目的は永久歯を正しく排列し，咬合させることである．このように，乳歯と永久歯とでは，抜去の目的が異なるため，分けて論じることとする．

(1) 乳歯の抜去

永久歯が通常とは異なる位置に萌出してくる場合（異所萌出），乳歯の歯根吸収が適切に行われず，乳歯が自然に脱落しないことが多い．このように，放置しておくと晩期残存して後継永久歯の萌出を阻害すると考えられる乳歯は抜去する必要がある．後継永久歯が半萌出の時点で乳歯を抜去すると，後継永久歯の萌出が，適切な方向へ誘導される．乳歯の抜去が必要となる例を典型的な部位とともに以下に示す．

a. 切歯が舌側転位して萌出する場合

同部乳切歯を抜去する．その後，切歯の萌出を観察する．

b. 犬歯が唇側転位して萌出する場合

同部乳犬歯を抜去する．犬歯は著しく転位して萌出することも多く，その場合は，萌出を誘導するために，牽引する必要がある．

c. 小臼歯が異所萌出する場合

乳臼歯を抜去する．その後，小臼歯が萌出するまでの間，第一大臼歯の近心移動の防止を考慮する．

d. 第二乳臼歯に引っかかって第一大臼歯の萌出が阻害されている場合

第二乳臼歯を抜去する．この場合，第一大臼歯が通常より近心へ転位して萌出する．そこで，第一大臼歯の萌出後，小臼歯の萌出空隙を獲得するために，第一大臼歯の遠心移動が必要となる．

e. 過剰乳歯が永久歯の萌出を妨げる場合

その過剰乳歯を早めに抜去する．

f. 骨性癒着乳歯が存在する場合

同部の顎骨歯槽部の垂直的成長が阻害され骨性癒着乳歯が隣在永久歯より低位になることがあるので，適切な時期に抜去する．

g. う蝕および歯槽膿瘍などのために保存不可能な乳臼歯

抜去するときは，後継永久歯の萌出空隙の確保を考慮しなければならない．

(2) 永久歯の抜去

矯正歯科治療のために永久歯を抜去する例を典型的な部位とともに以下に示す．永久歯の抜去は必要な場合にのみ行い，抜歯を行う場合も患者の同意を得てから行うのはいうまでもない．

a. 重度あるいは中等度の叢生が認められる場合（図5.3.21）

歯が大きい，顎骨が小さいあるいはその両方の理由のために，歯が顎骨内に並びきらない中等度以上の叢生症例で，第一小臼歯を抜去して，その他の永久歯を排列する（抜去の判定基準は後述）．軽度の叢生の場合，第二小臼歯を抜去することもある．

b. 上・下顎切歯が唇側傾斜している場合

上・下顎切歯が唇側傾斜していて，側貌が前突している症例で，第一小臼歯を抜去して，上下顎切歯

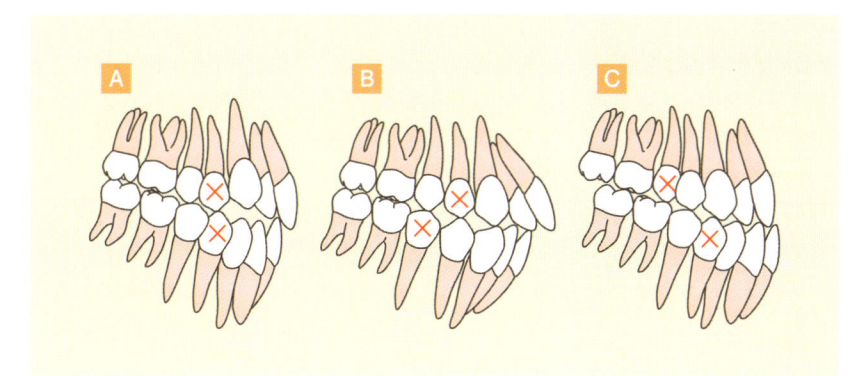

図 5.3.21 抜歯部位の例
A：重度あるいは中等度の叢生が認められ上・下顎第一小臼歯を抜去する場合．B：Ⅱ級臼歯部咬合関係を示し上顎は第一小臼歯を下顎は第二小臼歯を抜去する場合．C：Ⅲ級臼歯部咬合関係を示し上顎は第二小臼歯を下顎は第一小臼歯を抜去する場合．

を後方へ移動することで，調和のとれた側貌を得ることができる．

c. Ⅱ級臼歯部咬合関係あるいはⅢ級臼歯部咬合関係を示す場合

上顎を基準として，下顎が後方に位置する場合をⅡ級，下顎が前方に位置する場合をⅢ級とよぶ．

Ⅱ級またはⅢ級臼歯部咬合関係だけが認められた場合に抜歯する必要のあることは少ない．臼歯部がⅡ級関係を示し，上顎前歯部の叢生，上顎切歯の唇側傾斜，下顎前歯部の叢生が認められる症例で，大臼歯関係の改善，上顎前歯部叢生の改善，上顎切歯の舌側移動，および下顎前歯部叢生の改善のために，上顎は第一小臼歯を，下顎は第二小臼歯を抜去する（図 5.3.21B）．下顎切歯の傾斜度が標準的であり下顎歯列の叢生が軽度な場合，上顎第一小臼歯を抜去して下顎は非抜歯で臼歯部をⅡ級仕上げにすることも多い．Ⅱ級仕上げとは，上顎第一大臼歯の遠心頬側咬頭が下顎第一大臼歯の頬面溝と咬合する状態である．また，臼歯部がⅢ級関係を示し，上顎前歯部の叢生，前歯部の反対咬合，下顎前歯部の叢生が認められる症例で，大臼歯関係の改善，上顎前歯部叢生の改善，前歯部反対咬合の改善，および下顎前歯部叢生の改善のために，上顎は第二小臼歯を，下顎は第一小臼歯を抜去する（図 5.3.21C）．

d. 重度のう蝕や歯周疾患，埋伏，極端な位置異常などのために保存不可能な場合

非抜歯症例では，保存不可能な歯を抜去した後に，補綴前矯正治療を行う．補綴前矯正治療とは，歯科補綴治療が行いやすいように，歯を移動することである．抜歯症例では，保存不可能な歯を抜去して，その空隙を矯正歯科治療に利用することを患者が希望する場合がある．この場合，抜去する歯の部位によっては，矯正学的な歯の移動メカニクスにとって不利になり臼歯の固定（臼歯の近心移動を防止する，アンカレッジ）を強くしなければならないことも多く，場合によっては，治療が妥協的になる場合もあることを説明しなければならない．

（3）永久歯の抜去基準

アーチレングスディスクレパンシーとは，歯列上で片側の第一大臼歯の近心面から他側の第一大臼歯の近心面までの距離（歯列の長さ）を計測し，片側の第二小臼歯から他側の第二小臼歯までの歯冠幅径の和（歯の大きさ）を求めて，歯列の長さから歯の大きさを引いたものである．この値から，歯の排列のために何mm空隙が足りないのかが算出される．叢生が認められる場合，マイナスの値となる．また，ヘッドプレートコレクション（図 5.3.22）として，Frankfort 水平面に対する下顎中切歯の歯軸傾斜角（Frankfort mandibular incisor angle：FMIA）を標準値に近づけるために，下顎中切歯の移動を

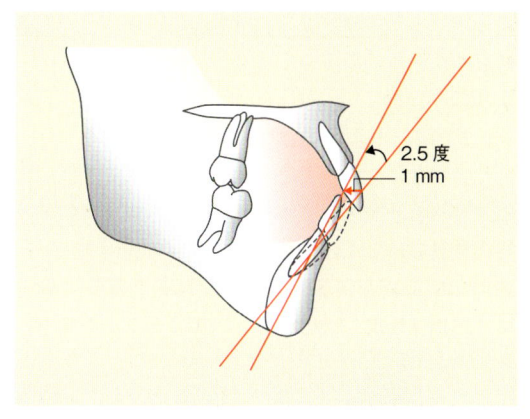

図 5.3.22 ヘッドプレートコレクション
FMIA を日本人の平均値にするために必要なスペース（下顎中切歯の歯軸を 2.5 度舌側へ傾斜させるために必要なスペースを 1 mm と仮定する）．

どれだけ行えばよいかを計算する．下顎中切歯の歯軸を2.5度舌側へ傾斜させるために必要な空隙が1mmであると仮定して，FMIAについて，各症例の値と日本人の平均値（57度）との差を2.5度で割ると，片側で必要となる空隙が何mmであるのかが求められる．両側の値を算出するために，この値を2倍する．下顎中切歯が唇側傾斜していると，マイナスの値となる．このヘッドプレートコレクションに，前述のアーチレングスディスクレパンシーとSpeeの弯曲をマイナスにして加えて，トータルディスクレパンシーを算出する．これによって，叢生量と歯軸傾斜を改善するのに必要な空隙量が数値で表される．この数値の大きさによって，抜歯するかどうかを判断する．何mmで抜歯を行うべきかという判断は難しいが，抜去基準の目安としては−4〜6mm程度である．

また，E-line（軟組織上での鼻尖からオトガイ部への接線）などを用いて口元の前突感を評価し，調和のとれた側貌にするために抜歯が必要かどうかを判定する．

トゥースサイズ・レイシオを用いて，上顎と下顎の歯冠近遠心幅径総和の不調和が認められるかを評価し，どの歯の抜去を選択するのかを判定する．

(4) 永久歯の抜去部位

a. 第一小臼歯

矯正歯科治療において抜歯する部位として選択されることが多い．その理由は，矯正歯科治療では，前歯の叢生あるいは切歯の唇側傾斜を改善することが抜歯の目的となることが多く，犬歯のすぐ後方にある第一小臼歯の空隙を利用することが，その改善に有利だからである．

b. 第二小臼歯

前歯の後方移動量より臼歯の前方移動量を大きくしたい場合に，抜歯部位として選択される．軽度の叢生症例で，叢生を改善して余った空隙を前歯部の後方移動ではなく臼歯部の前方移動に利用する．前述の臼歯部咬合関係がⅡ級またはⅢ級症例の場合に，臼歯部を前方移動する方の顎で第二小臼歯を抜去する．

c. 第二大臼歯

上顎前歯部の叢生が軽度の場合あるいは上顎切歯の唇側傾斜が著しくない場合に，第二大臼歯を抜去して第一大臼歯を遠心へ移動して，第三大臼歯を第二大臼歯のかわりに用いることがある．第三大臼歯の歯冠ならびに歯根の大きさ・形態に異常がなく第二大臼歯のかわりとして十分利用できる必要がある．

d. 第三大臼歯

矯正歯科治療を行わない場合でも，萌出方向や位置が悪く排列するためのスペースがないために抜去することがある．智歯周囲炎で抜歯と診断されることも多く，矯正歯科治療のためだけに抜去が必要である場合は少ない．

e. その他

下顎前歯部の叢生の改善のために下顎切歯1本を抜去して切歯を3本（three incisors）にすることがある．

下顎切歯または上顎側切歯が1本欠如していて叢生が認められ，歯をもう1本抜去する必要がある場合など，歯列の対称性を確保するために他側の同名歯を抜去することがある．

(5) 連続抜去法

歯列の長さと歯の大きさとの間に著しい不調和がある場合に，乳歯の抜去に続いて永久歯を抜去することで，永久歯を排列することがある．顎骨に骨格性の異常が認められない，臼歯関係が標準に近い，歯数や上・下顎切歯の歯軸傾斜が標準的であり，過蓋咬合の認められない混合歯列前期の症例に適用される．まず，永久側切歯の萌出時に乳犬歯を抜去する．次に，第一乳臼歯を抜去する．さらに，永久犬歯の萌出前に第一小臼歯を抜去する．本方法は混合歯列期に認められる叢生状態を緩和して，永久犬歯が自然に正しい位置に萌出するように誘導するが，治療期間が長期にわたり，治療内容について患者へのインフォームドコンセントを得ることが難しいことが多い．

〔北井則行〕

■文　献

Kessel SP：The rationale of maxillary premolar extraction only in Class Ⅱ therapy. Am J Orthod, **49**：276-293, 1963.

Tweed CH：Indications for the extraction of teeth in orthodontic procedure. Am J Orthod, **30**：405-428, 1944.

6 矯正歯科治療の開始時期

(1) 治療開始時期決定にあたって考慮すべき点

乳歯列期や混合歯列前期において，患者の歯列・咬合に何らかの異常が認められた場合には，その問題を速やかに解決すべきか，あるいは永久歯への交換や顎成長の終了を待って治療に着手すべきか，といった臨床的判断に迫られる．早期に問題を解決することによって症状の悪化を食い止めたり，将来起こりうる問題を未然に解決したりできる反面，治療の長期化を招きう蝕や歯肉炎発症のリスクを上昇させる可能性がある．逆に治療開始時期を成長終了まで遅らせることで，治療期間の短縮や患者の心理的または経済的負担の軽減が期待されるが，その一方で，抜歯や外科的手術といったより侵襲性の高い治療法の選択を余儀なくされる場合もある．

矯正歯科治療は，旺盛な顎発育が生じる混合歯列期（まれに乳歯列期）または永久歯列前期から，顎外固定装置や機能的矯正装置などを用いるいわゆるⅠ期治療（phase Ⅰ treatment）と，永久歯の萌出が完了し成長スパートが終了した時点でマルチブラケット装置などを用いて個々の歯の排列を行うⅡ期治療（phase Ⅱ treatment）の大きく2つのステージに分類される．Ⅰ期治療の長期的効果に関しては，機能的矯正装置や顎外固定装置を使用した場合，成長終了後にⅡ期治療のみを行った症例と比較して良好な結果をもたらすという報告もあるが，逆にその効果は限定的であるとする報告もある．個々の患者を取り巻く家庭や社会の環境，成長パターンの差異，治療に対する理解度・協力度といった要因が治療効果を大きく左右すると考えられるため，治療の最も適切な開始時期を見いだすことは実際にはなかなか容易ではない．臨床においては，患者の資料の分析結果に基づいて個々の症例に適した治療方法を検討し，その利点・欠点，さらには治療を行わないときに起こりうる事象について歯科医師が患者（家族）に十分説明を行い，インフォームドコンセント（説明と同意）のもとで治療開始時期が決定されるべきである（図5.3.23）．

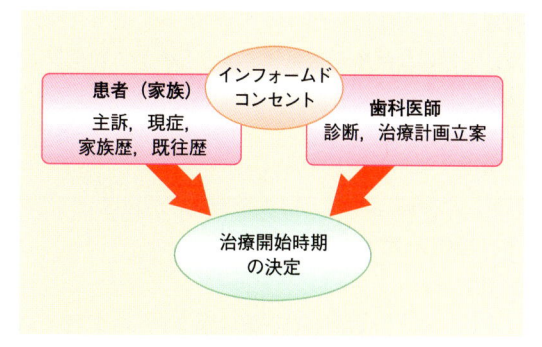

図5.3.23 治療開始時期決定の概念図

(2) 成長発育段階に応じて行われる矯正歯科治療の分類

a. 予防矯正治療
（preventive orthodontic treatment）

予防矯正治療は，良好な咬合を維持したり，不正咬合の悪化を予防したりすることを目的として行われる矯正歯科治療のことをいう．たとえば，乳歯の早期脱落後に保隙装置を用いて永久歯の萌出空隙を確保する治療や，自然脱落しない晩期残存乳歯を抜去し永久歯の萌出空隙を獲得する治療などがこれに該当する．

b. 抑制矯正治療
（interceptive orthodontic treatment）

そのまま放置すれば，時間の経過とともにより悪化する危険性がある問題に対して，症状を軽減したり，またその原因を除去したりすることを目的として行う矯正歯科治療のことを，抑制矯正治療という．母指吸引癖などの悪習癖を是正したり，抜歯や歯冠幅径の調整によって永久歯を好ましい位置に萌出誘導したり，永久歯萌出のためのスペースを獲得・維持したりする治療が含まれる．

抑制矯正治療（Ⅰ期治療）は乳歯列期（歯齢ⅡA）〜混合歯列期（歯齢ⅡC〜ⅢC）に行われ，後の本格矯正治療（第Ⅱ期治療）を容易にすることを目的とする．

c. 本格矯正治療
（comprehensive orthodontic treatment）

本格矯正治療は，個々の歯の位置・傾斜・捻転，歯列形態，咬頭嵌合などの問題に対して，動的治療を行うことにより，現存する症状を取り除き，望ましい咬合状態へと改善する矯正歯科治療のことをいう．治療は混合歯列期または永久歯列期から行われる．矯正歯科以外のほかの診療科と協力しながら，

5.3 不正咬合の定義と概念 563

顎変形症や歯周病などに起因した不正咬合に対して，包括的な治療が行われる場合もある．治療終了後は，後戻りを防止するために保定装置の装着が必要となる．

(3) 各成長発育ステージに応じた矯正歯科的対応 (図5.3.24)

a. 乳歯列期

乳歯列期から矯正歯科治療に着手すべき患者の頻度はそれほど高くないが，不正咬合の原因の除去や，将来の矯正歯科治療を容易にするため顎発育のコントロールを行う場合がある．

i) 生活習慣や習癖に対する指導
- 異常嚥下癖や母指吸引癖などの悪習癖の除去
- 間食指導

ii) う蝕予防・治療
- 口腔清掃指導
- フッ素塗布
- う蝕に対する処置

iii) 予防矯正治療，抑制矯正治療
- 保隙
- 顎発育のコントロール

b. 混合歯列期

乳歯の早期脱落によって永久歯が萌出するための空隙不足が生じる場合，保隙処置を行う．また永久歯への適正な交換を促進するとともに，顎発育の調和をはかり，後の本格矯正の容易化や短縮化をはかることが治療目標となる．

i) 生活習慣や習癖に対する指導
- 異常嚥下癖，母指吸引癖などの悪習癖の除去

ii) う蝕予防・治療
- フッ素塗布，シーラントなど

iii) 抑制矯正治療
- 乳歯脱落後の保隙と永久歯の適正な位置への萌出誘導
- 顎発育の制御や歯列弓幅径の調整による咬合の改善

c. 永久歯列期

個々の歯の移動を行いながら，個性正常咬合の獲得を目指す．近年では，成人になってはじめて矯正歯科治療を開始する症例や，過去に治療を終了もしくは中断した既往があり，二次的治療を希望して矯正歯科を受診する症例も増加してきている．口腔内や全身の健康状態，社会生活面からの通院や使用可能な装置の制限などについても十分に配慮しながら，矯正歯科治療の時期や方法について検討することが重要である．

i) 一般的な不正咬合

マルチブラケット装置などを用いて，個々の歯の移動を行う．抜歯または非抜歯による治療が行われる．動的矯正治療後は，保定装置を用いて良好な咬合の維持・安定化をはかる．

ii) 歯周病を伴う不正咬合

歯周病に伴って生じた歯間空隙や歯軸傾斜の異常を改善し，咬合の安定化と口腔清掃の容易化をはかる．

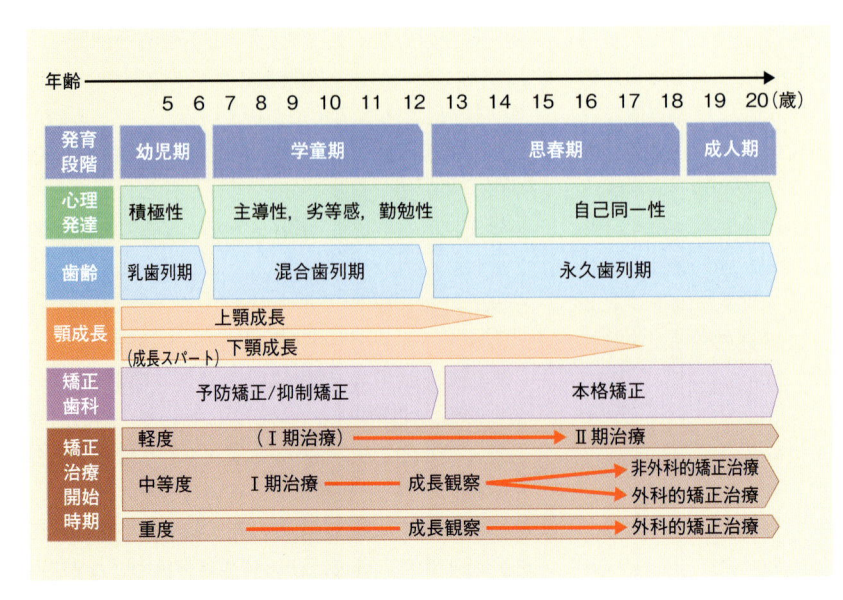

図5.3.24 口腔諸器官・心理の発育段階と難易度に準じた矯正治療スケジュール

iii) 義歯補綴を前提とした矯正歯科治療

支台歯や鉤歯の歯軸傾斜の改善や，インプラント埋入のためのスペース確保を目的として歯の移動を行う．

iv) 外科的矯正治療

口腔外科などとの連携のもとで，顎変形症に対して手術を前提した治療が行われる．術前矯正治療，顎矯正手術，術後矯正治療，保定のステップに従って治療を行う．

(4) 矯正歯科治療の開始時期に影響を与える因子（表5.3.15）

矯正治療は，一般に長期間にわたる通院と，口腔内外への装置の装着を必要とする計画的治療であるため，その開始時期はさまざまな要素によって影響を受ける．以下にそのおもな要因を列挙する．

a. 矯正歯科的問題

治療開始時期の決定は，不正咬合の特徴（骨格性，歯性，機能性，またはそれらの複合）やその程度によって大きく左右される．乳歯列期や混合歯列期に観察される機能性不正咬合の症例に対しては，早期治療を行うことで，Ⅱ期治療を容易にする場合もある．逆に，重度の骨格性不正咬合の症例では，Ⅰ期治療を行うことなく，成長の終了を待って顎矯正手術を前提とした外科的矯正治療を開始することもある．症例の難易度に応じて治療に必要な装置や期間が異なることを，治療開始時期の決定にあたっては十分留意しておく必要がある．

b. 一般歯科的問題

矯正歯科治療を安全かつ円滑に行うためには，治療期間を通じて口腔衛生状態を良好に保つ必要がある．したがって，口腔清掃指導，う蝕処置，歯周治療が十分になされていることが矯正治療を開始するための前提条件となる．もしこれらが達成されない場合は，いかなる矯正装置であっても装着することは好ましくない．また顎関節症状や口腔軟組織の異常に対する治療も原則的に優先されるべきである．

c. 全身的問題

全身の成長発育や精神発達の状態はいうまでもなく，内分泌系疾患，筋・骨格系疾患，耳鼻科的疾患（アレルギー，扁桃腺，アデノイドなど），心血管系疾患，先天性異常などの種々の医科的問題についても考慮すべきである．このような問題を伴う症例においては，関連診療科の主治医らとよく相談しながら，適切な治療の時期と方法を選択していく必要がある．

d. 患者を取り巻く環境の問題

矯正歯科治療は長期間にわたって継続するため，患者を取り巻く周囲の環境が治療開始時期に影響を及ぼすことは少なくない．これには，日常生活に関連した事項（学校生活，課外活動，仕事など），患者のライフステージ（受験，進学，就職，結婚，出産，育児など），患者やその家族の居住地（矯正歯科へのアクセス，転居の可能性など），経済的要因などが含まれる．

e. その他

矯正歯科治療において良好な結果を得るためには，患者（家族）と主治医が良好な信頼関係を築き，治療目標に向かってともに努力していくことが重要である．本人やその家族・保護者の十分な理解と協力が得られなければ，たとえいくら早期に治療を始めても最終目標に到達することが困難になることはいうまでもない．

〔森山啓司〕

表5.3.15 矯正歯科治療の開始時期に影響を与える因子

矯正歯科的問題	・不正咬合の特徴（骨格性，歯性，機能性など） ・治療の難易度
一般歯科的問題	・口腔衛生状態およびう蝕や歯周病の罹患の有無 ・先天性欠如歯，過剰歯，埋伏歯など ・軟組織の問題（舌，歯肉，粘膜，口唇など） ・顎関節症状
全身的問題	・身体成長や精神発達の状態 ・医科的疾患（耳鼻科的疾患，内分泌疾患，骨系統疾患，アレルギー，先天性異常など）
患者を取り巻く環境の問題	・日常生活（学校，課外活動，仕事など） ・ライフステージ（進学，就職，結婚，出産，育児など） ・居住地（通院に要する時間や転居の可能性） ・経済的要因
その他	・本人や家族・保護者の治療への理解度，協力度など

7 矯正歯科治療に伴う生体反応

(1) 歯根膜と歯槽骨の反応

矯正力に対する歯周組織の反応で中心的な役割を担うのは，歯根膜と歯槽骨である．この2つの組織に存在するさまざまな細胞（骨芽細胞，骨細胞，破骨細胞，線維芽細胞など）の反応が統合され，歯の

移動が起きる.

矯正力が歯に加えられると,歯根膜腔が狭くなる圧迫側と,逆に歯根膜腔が拡大する牽引側という2つの領域が歯周組織に生じる.圧迫側では,歯根膜は圧縮され,その領域の歯槽骨は破骨細胞によって吸収される.一方,反対側の牽引側では歯根膜線維は伸展し,骨芽細胞による骨形成が生じる.この圧迫側と牽引側での骨改造によって歯は力の作用方向に移動する.

a. 圧迫側での反応

矯正力が歯に負荷されると,初期反応として圧迫側の歯根膜腔の狭窄と歯根膜の圧縮を生じる.その結果,圧迫側歯根膜内に存在する血管が押しつぶされて,血流の障害を生じる.歯根膜組織が著しく押しつぶされた領域(貧血帯)では,血流が完全に止まり,組織への栄養供給が途絶える.その結果,貧血帯に存在する細胞は死に至り(細胞死),歯根膜線維などの細胞外基質は変性し,いわゆる硝子様変性(hyalinization)とよばれる状態となる(図5.3.25).一方,貧血帯の周囲の圧迫の弱い歯根膜(充血帯)では,血管の圧迫による血流障害が軽度であり,血管壁の透過性の亢進に伴い多数の破骨細胞やマクロファージが出現する.

充血帯では,破骨細胞が歯槽骨表層に出現し,骨吸収が骨面に対し垂直方向に進行する(図5.3.26, 5.3.27).この吸収機転は直接性吸収とよばれる.一方,貧血帯では破骨細胞が変性組織に接する歯槽骨表層に接近できない.変性組織に隣接する歯根膜に存在する破骨細胞は,側面から歯槽骨表層面に対し平行に吸収を行う.この吸収機転は,変性組織直下においてトンネルを掘るように進行することから穿下性吸収あるいは間接性吸収とよばれる(図5.3.26, 5.3.27B).穿下性吸収に伴い,マクロファージや異物巨細胞による変性組織の吸収も進行する.

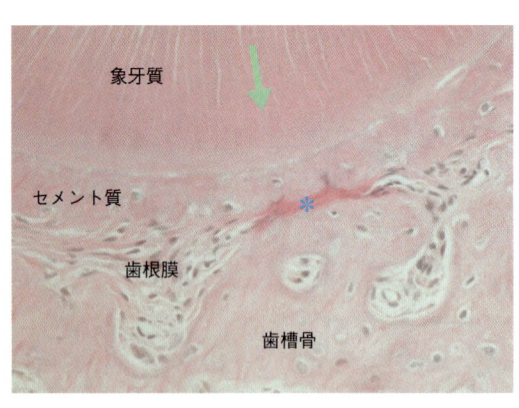

図5.3.25 歯の移動に伴う圧迫側での変化(ラット,ヘマトキシリン・エオジン(hematoxylin eosin:HE)染色)

歯根膜が強く圧迫された部位(貧血帯)では,エオジン好性の硝子様変性組織(*)の出現がみられる.その周囲の歯根膜(充血帯)は狭窄しているが,歯根膜細胞の細胞死はみられない.緑矢印は歯の移動方向を示す.

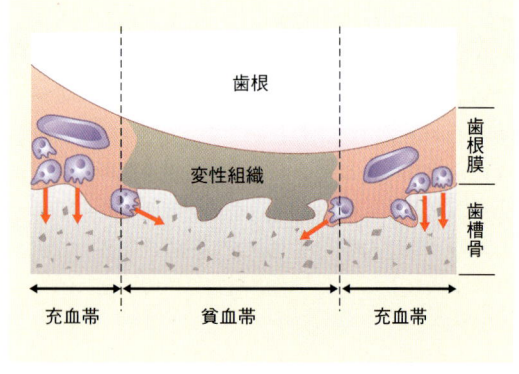

図5.3.26 直接性吸収と穿下性吸収(間接性吸収)

充血帯では骨面に対し垂直方向に吸収が進行する(直接性吸収).貧血帯では,変性組織直下の歯槽骨面に平行にトンネルを掘るように骨吸収が進行する(穿下性吸収).赤矢印は破骨細胞の移動方向を示す.

(溝口 到:改訂版新しい歯科矯正学, pp63-69, 永末書店, 2006より改変)

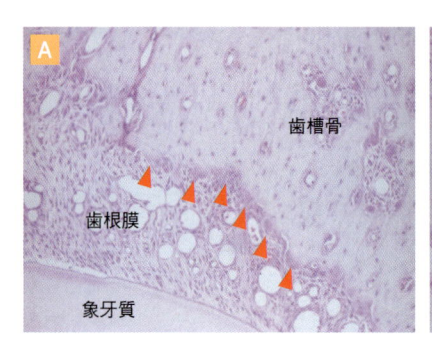

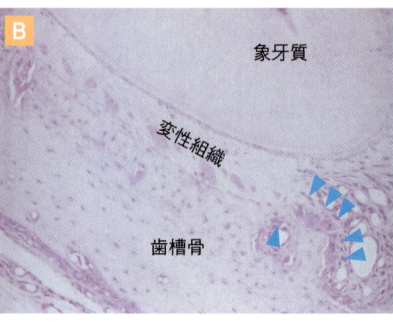

図5.3.27 歯の移動に伴う圧迫側での骨吸収(ラット,HE染色)

A:弱い圧迫領域である貧血帯の歯槽骨表層に配列した破骨細胞(赤矢頭)による直接性吸収がみられる.B:硝子様変性組織の周辺および背面からの破骨細胞(青矢頭)による穿下性吸収がみられる.

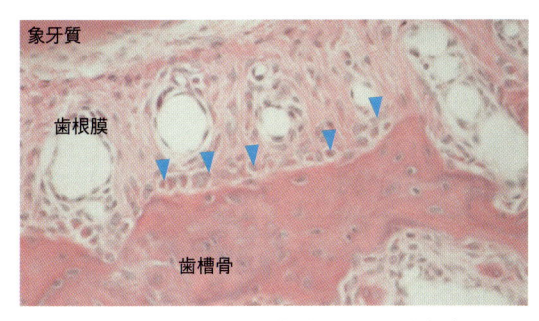

図 5.3.28 歯の移動に伴う牽引側での骨形成（ラット，HE染色）
歯槽骨表層に立方形の骨芽細胞（青矢頭）が配列し，骨基質（類骨）を形成している．

b. 牽引側の反応

　矯正力が負荷されると，牽引側の歯根膜腔が開大し，歯根と歯槽骨を連結する歯根膜線維が伸展された状態となる．牽引された線維に介在する血管では血流の亢進が起こり，歯根膜に存在する線維芽細胞，骨芽細胞，セメント芽細胞の分化・増殖，代謝活性が促進され，新生骨の形成と歯根膜線維の形成・再配列が起きる（図 5.3.28）．

　牽引側の歯槽骨の表層では，基質形成能の高い骨芽細胞の配列がみられる．骨芽細胞は活発な基質形成・分泌によって，石灰化していない骨基質（類骨）を歯槽骨表面に形成する．その後，類骨の石灰化が誘導されると，線維成分を多く含み石灰化度が低い束状骨，さらには石灰化度の高い層板骨へと移行する．

c. 歯肉の反応

　歯の移動に伴い，歯肉線維は牽引あるいは圧縮された状態となるが，線維の再改造・再配列によって線維内に生じていた応力は消失する．矯正力に対する歯肉の反応性は低いため，急激な歯の移動を行った場合には，歯肉の改造が遅れることがある．

(2) 歯の移動様相

　矯正力の負荷に伴う歯の移動は，3つの移動様相に分けられる（図 5.3.29）．

a. 初期移動

　矯正力の負荷による歯根膜の粘弾性変形による比較的急激な歯の移動である．

b. 停　滞

　硝子様変性組織の出現による歯の移動の停滞が起こる．過大な矯正力が作用した場合，広範な硝子様変性組織の出現によって歯の移動の停滞期が長期化

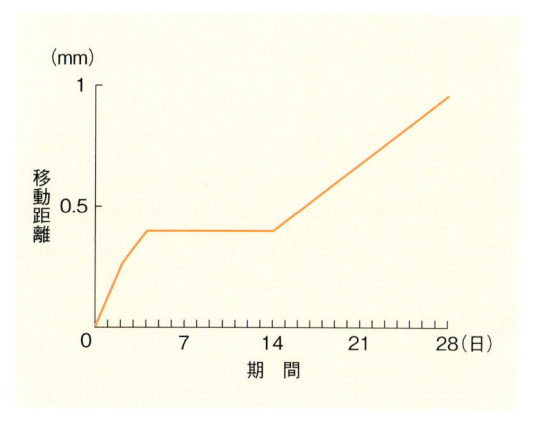

図 5.3.29 矯正力に対する歯の移動様相
歯の移動は，歯根膜の粘弾性変形による初期移動，硝子様変性組織による停滞および骨改造に伴う再移動の3つの段階に分けられる．

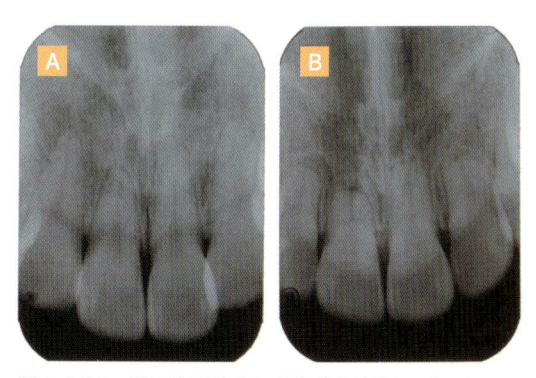

図 5.3.30 矯正歯科治療に伴う歯根吸収のデンタルX線写真
A：治療前．B：治療後．治療後に前歯の重度の歯根吸収が認められる．

し，歯の再移動が遅れる．

c. 再移動

　変性組織が消失後，歯槽骨の骨改造が進行し，歯が再移動する．

(3) 歯根吸収 (root resorption)

　歯の移動に伴い歯根を構成するセメント質や象牙質が破歯細胞によって吸収（歯根吸収）されることがある．この歯根吸収が重度に起きた場合，歯の動揺など臨床上問題を生じる可能性がでてくる（図 5.3.30）．

　歯根吸収の原因に関しては，大きく2つに分けることができる．1つは治療にかかわる因子であり，治療期間，矯正力の大きさ，歯の移動量などがある．もう1つは患者にかかわるものであり，遺伝性素因，年齢，性別，歯種，歯根形態の異常などが含

まれる．

　最近の研究では，インターロイキン-1B（interleukin-1B：IL-1B）という炎症や骨吸収に関連する遺伝子の一塩基多型（single nucleotide polymorphism：SNP）と歯根吸収の関係を解析した結果，ある遺伝子型を有する患者では，歯根吸収を生じる危険性が有意に高まることが明らかにされた． 〔溝口　到〕

■文　献

Al-Qawasmi RA, Hartsfield, et al：Genetic predisposition to external apical root resorption. Am J Orthod Dentofacial Orthop, **123**：242-252, 2003.
溝口　到：矯正力．改訂版新しい歯科矯正学, pp63-69, 永末書店, 2006.
Norton LA, Burstone CJ：The Biology of Tooth Movement, CRC Press, 1986.

8　矯正力と固定

(1) 矯正力（orthodontic force）

　矯正力とは，広義には歯や顎骨の移動を行うために加える荷重をいう．広義の矯正力は，歯の移動を目的とする狭義の矯正力と顎骨の移動や変形を目的とする顎整形力に分けられる．

(2) 矯正力の種類（力の発生）

a. 器械的矯正力

　金属線（ワイヤー，コイルスプリング），エラスティックの弾性力および拡大ネジ（スクリュー）によって発現する力である．

b. 機能的矯正力

　咀嚼筋や口輪筋などの筋肉が発現する力であり，機能的矯正装置，リップバンパー，咬合挙上板，咬合斜面板，あるいは矯正装置を介さない筋機能療法が含まれる．

(3) 矯正力の種類（力の減衰様式）

a. 持続的力（図 5.3.31A）

　力の減衰がゆるやかな状態．金属線（ワイヤー，コイルスプリング），エラスティックの力が含まれる．

b. 断続的力（図 5.3.31B）

　力の減少が急激で，短期間でゼロになる状態．拡大装置に用いられる拡大ネジ（スクリュー）の力が含まれる．

c. 間欠的力（図 5.3.31C）

　一定時間だけ矯正力が発現し，それ以外では矯正力がゼロとなる状態．可撤式装置の力が含まれる．

(4) 矯正力の種類（力の大きさ）

a. 適切な力（optimal force）

　適切な矯正力とは，歯の移動速度が最大であり，かつ歯周組織への為害作用が可及的に小さい歯の移動を生じさせる力をいう．適切な矯正力の条件は，歯の移動様式と歯根形態，歯周組織の状態，治療年齢などの要因によって影響を受けるため，一定に設定することはできない．臨床的には $80 \sim 100 \, g/cm^2$ とされている．

b. 強い力（heavy force）

　硝子様変性組織の広範な出現により，移動速度の低下，疼痛および歯根吸収を生じる．

c. 弱い力（light force）

　移動速度の低下を招く．

(5) 歯の移動様相の種類

a. 傾斜移動

　歯の長軸が傾斜するように移動する．力が局所に集中するため，弱い力で歯の移動が可能である．

b. 歯体移動

　歯の長軸に平行に移動する．力が分散されるため，より強い力が必要となる．

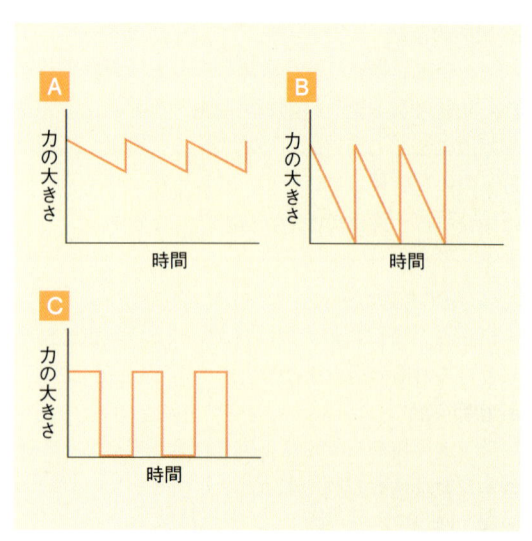

図 5.3.31　力の減衰様式による矯正力の分類
A：持続的力，力の減衰がゆるやかである．B：断続的力，力の減衰が急激である．C：間欠的力，力の大きさが全か無かである．

c. 挺出

歯が歯槽から抜ける方向へ移動させる力．歯根膜全体が牽引側となる．

d. 圧下

歯が歯槽に食い込む方向へ移動する．歯根膜全体が圧迫側となる．

e. 回転

歯の長軸を中心として回る．

f. トルク

傾斜移動の一種である．回転中心が歯冠に存在し，歯根の移動量が大きい．

(6) 差働矯正力（differential force）

適切な矯正力は歯根面積の大きさ，すなわち歯種によって異なる．大臼歯などの歯根が大きい歯では最適な力が大きく，逆に歯根が小さい歯では弱い力で歯は移動する．この適切な矯正力の差を利用して，動かしたくない歯の移動を最小にし，動かしたい歯の移動を有効に行うことが可能となる．

(7) 固定

移動の対象となる歯や顎骨に矯正力を負荷すると，Newton力学の第三法則に従って，矯正力（作用）と等しい大きさの逆方向の力（反作用）が生じる（図5.3.32）．矯正力の反作用に対する抵抗を固定，抵抗となる部位を固定源という．

(8) 固定の種類（部位）

移動させる歯と固定源の位置的関係を基準にして，顎内固定，顎間固定および顎外固定の3つに分類する．

a. 顎内固定

固定源が移動させる歯と同じ歯列内にある．

b. 顎間固定

上・下顎歯列の装置間にエラスティック（顎間ゴム）を使用し，固定源が移動する歯の対顎にある．顎間ゴムには，Ⅱ級ゴム，Ⅲ級ゴム，垂直ゴムおよび交叉ゴムがあり，それぞれ上顎前突，下顎前突，開咬および鋏状咬合の治療に適用される（図5.3.33）．

c. 顎外固定

固定源が口腔外にある．装置としては，ヘッドギア（上顎顎外固定装置），チンキャップおよび上顎前方牽引装置がある．

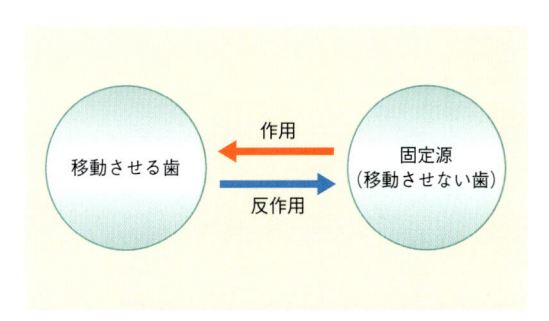

図5.3.32　移動させる歯と固定源との関係
歯の移動のために加えられる力（作用）と等しい大きさで逆の方向の力（反作用）に対して抵抗する部位を固定源という．

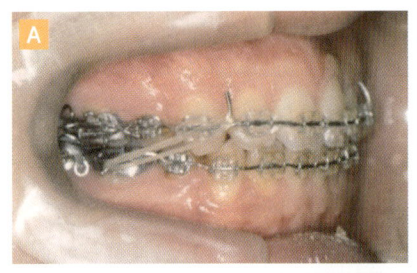

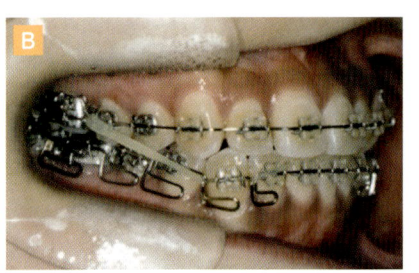

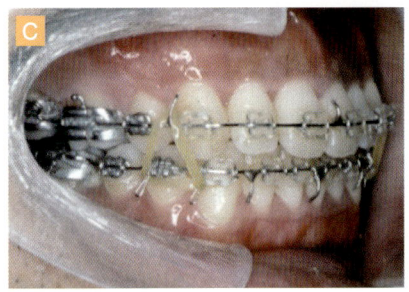

図5.3.33　顎間固定の例
A：上顎前突の治療に用いられるⅡ級ゴム．B：下顎前突の治療に用いられるⅢ級ゴム．C：開咬の治療に用いられる垂直ゴム．

5.3　不正咬合の定義と概念

(9) 固定の種類（抵抗の性質）

a. 単純固定
固定源が傾斜移動する場合をいう．固定の程度は弱い．

b. 不動固定
固定源が歯体移動する場合をいう．固定の程度は強い．

c. 相反固定
移動させたい歯と固定源の歯の両方を移動させる場合をいう．

d. 加強固定
固定源の移動を防ぐため，付加的装置を用いて固定を強化すること．最大の固定が必要な抜歯症例に用い，ヘッドギア，Nance のホールディングアーチ，トランスパラタルアーチ，あるいはリップバンパーなどが用いられる．最近では，チタン製インプラントである歯科矯正用アンカースクリューを固定源として用いることもある（図 5.3.34）．

e. Tweed の準備固定
上顎前突の治療において II 級ゴムによる上顎歯列の遠心移動の前に行う下顎歯列の固定源の強化方法である．下顎側方歯を遠心傾斜させるアーチワイヤーの屈曲（セカンドオーダーベンド）と III 級ゴムを用いて，下顎側方歯の遠心傾斜をはかる．

(10) 固定の種類（抜歯空隙の利用の程度）

抜歯分析によって固定源となる後方臼歯の近心移動量を計算し，固定の程度を判断する．

a. 最小の固定
後方臼歯の近心移動量が抜歯空隙の 1/2 以上許される．

b. 中等度の固定
後方臼歯の近心移動量が抜歯空隙の 1/4 ～ 1/2 まで許される．

c. 最大の固定
後方臼歯の近心移動量が抜歯空隙の 1/4 以上許されない．この場合には，前述した加強固定が必要となる．

〔溝口 到〕

■ 文 献
近藤勝義：インピーダンス・プレチスモグラフィーによる歯根膜循環動態の研究．口病誌，23：20-42，1964．

9 矯正用材料，器具

(1) 矯正用材料（図 5.3.35）

矯正治療に必要な材料を総称して矯正用材料とよぶ．口腔内に使用するものが大半であるため，強固であり，磨耗などが少なく，物理・化学的に安定しており，歯垢の付着が少ないことなどが具備すべき要件である．
①矯正用線材料
②バンドとチューブ，ブラケット
③エラスティック

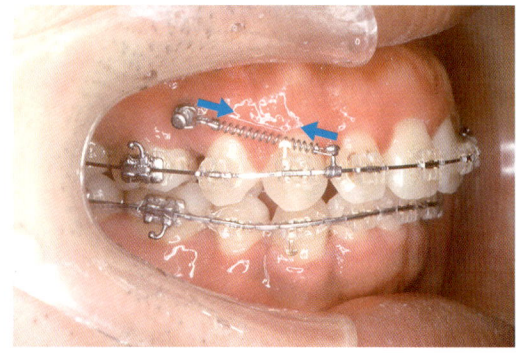

図 5.3.34 歯科矯正用アンカースクリューによる上顎歯列の遠心移動
第一小臼歯抜去後，歯科矯正用アンカースクリューを固定源として上顎歯列の遠心移動をはかっている．青矢印は上顎歯列とアンカースクリューに加わる力を示す．

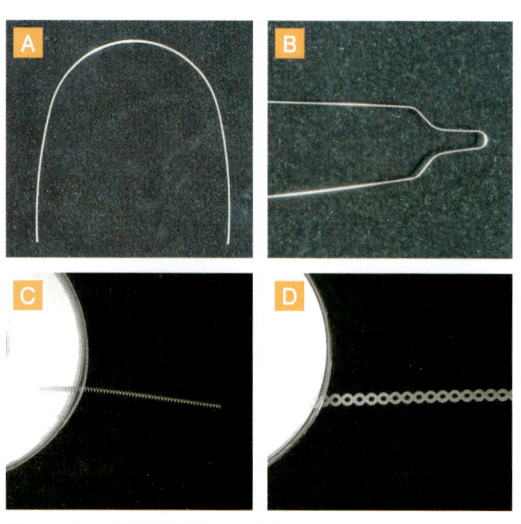

図 5.3.35 矯正用材料の一部
A：アーチワイヤー 0.019 × 0.025 inch ステンレススチールワイヤー，B：結紮線，C：コイルスプリング，D：エラスティック（パワーチェーン）．

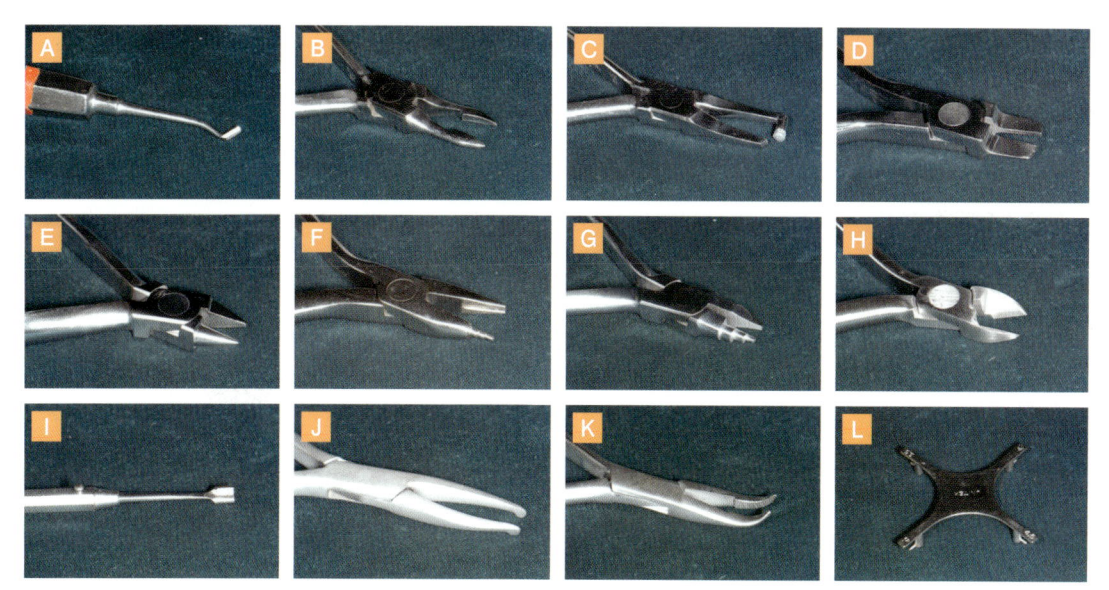

図 5.3.36 矯正用器具の一部
A〜Cはバンド製作調整用器具，D〜Gは線屈曲のためのプライヤー，Hは線切断用プライヤー，I〜Lはその他．
A：追進器，B：カンタリングプライヤー，C：バンド撤去プライヤー，D：アーチベンディングプライヤー，E：バードビークプライヤー，F：ループフォーミングプライヤー，G：Youngのプライヤー，H：ピンリガーチャーカッター，I：リガーチャーハンドインスツルメンツ，J：ホウプライヤー，K：ユーティリティプライヤー，L：Boonのポジショニングゲージ．

④接着剤
⑤床用レジン
⑥その他

　矯正用線材料はアーチワイヤー，コイルスプリング，弾線，結紮線，ブラスワイヤーなどがあり，ステンレススチールやコバルトクロム合金，ニッケルチタン合金などの素材からなる．アーチワイヤー，弾線などでは荷重を加えた際に生じるたわみ（変形）によって内包された弾性エネルギーの解放を矯正力として用いる．金属のアレルギーを有する患者にはアレルゲンを特定しておく必要がある．なお，次項で適宜記すこととする [⇨5.3-10を参照]．

(2) 矯正用器具（図5.3.36）

　歯科矯正治療では，治療に用いる器具のほか，装置の調整，装置の作成などのために多種多様の器具がある．一部を列挙する．

a. バンド製作調整用器具
　バンドフォーミングプライヤー（band forming pliers），追進器（band pusher），カンタリングプライヤー（band contouring pliers），バンド撤去プライヤー（band removing pliers）．

b. 線屈曲のためのプライヤー
　アーチベンディングプライヤー（Tweed arch bending pliers），バードビークプライヤー（bird beak pliers），ループフォーミングプライヤー（Tweed loop forming pliers），Youngのプライヤー（Young's pliers）．

c. 線切断用プライヤー
　ピンリガーチャーカッター（pin and ligature cutter），セーフティエンドカッター（safety end cutter with hold），ワイヤーニッパー（wire nipper）．

d. その他
　リガーチャーハンドインスツルメンツ（ligature hand instrument），ホウプライヤー（How pliers），ユーティリティプライヤー（utility pliers），Boonのポジショニングゲージ（Boon's bracket positioning gauge）など．

〔佐藤嘉晃〕

10　矯正装置

(1) 矯正装置の定義

　不正咬合の予防や治療を目的に，歯，顎骨，筋群に力を作用させるための装置を矯正装置という．矯正力は上・下顎骨の成長のアンバランスを是正することを目的とする顎整形力と，歯の移動を主たる目的とする狭義の矯正力とに分けられるが，不正咬合

の生じた原因を診断のうえ，目的とした治療に適した装置を選択する必要がある．また，矯正装置は一般に使用時間や使用期間が長期にわたることが少なくないため，患者の口腔機能への影響を最小限にすること，および使用により新たな不正咬合を誘発しないことが大変重要である．加えて外見上の問題も考慮する必要がある．

(2) 矯正装置の分類

a. 適用する方法による分類

i) 固定式装置

歯や顎骨に矯正装置を固定するもので，患者自身は取りはずすことができず，術者がこれを行う装置．患者の来院ごとに術者が取りはずして調節を行うため，目的とする矯正力を効率的に発揮させることができるという利点を有する．一方，装置の構造によっては，食物残渣が停滞しやすく口腔清掃に時間がかかるものもあるため，十分な口腔清掃指導を行うことが重要である．舌側弧線装置，一部の拡大装置，マルチブラケット装置などがある．

ii) 可撤式装置

患者も取りはずすことができる装置．必要に応じた着脱が可能であるため，清掃性にすぐれ，患者の生活習慣のなかで必要に応じてはずすことができるという利点を有する．一方，使用時間が短くなると効果的な治療が行えなくなること，はずしているときに破損や紛失の可能性があることなどが想定されるため，十分な使用上の注意を促す必要がある．床矯正装置，機能的矯正装置，顎外固定装置などがある．

b. 抵抗源の部位による分類

i) 顎内固定装置

移動の目的とする歯や顎骨と固定源となる部分とが，上・下顎それぞれ同一の顎内にある装置．

ii) 顎間固定装置

移動の目的とする歯や顎骨と固定源となる部分とが，対顎にある装置．

iii) 顎外固定装置

歯の移動や上・下顎骨の成長のアンバランスを是正することを目的に，固定源となる部分を頭部，頸部，顎部，額部などに求める装置．

c. 矯正力の種類による分離

i) 器械的矯正装置

歯の移動や上・下顎骨の成長のアンバランスを是正することを目的として器械的な力を利用する装置．矯正力の発揮には矯正線，エラスティック，ネジなどが用いられる．

ii) 機能的矯正装置

歯の移動や顎骨の成長に対して口腔周囲筋の機能力を応用する装置．

(3) よく用いられる矯正装置の種類

a. マルチブラケット装置
（multi-brackets appliance, 図 5.3.37）

個性正常咬合を獲得するために，歯にチューブつきのバンドやブラケットをつけ，これに留めたアーチワイヤーやその他の付加装置の発揮する器械力で歯を移動させる固定式矯正装置．マルチブラケット装置を用いた治療はおおまかにエッジワイズ法とBegg法とに分けられるが，ここでは広く普及しているエッジワイズ法に関連した記載を行う．

i) バンドとブラケット

アーチワイヤーなどによって発揮される矯正力はブラケット（臼歯部ではチューブを用いることもある）を通じて歯に伝達される．このブラケットは直接歯に接着，もしくはバンドを介して歯に接着される．個々の歯の最終的な位置を決定するものであるため，歯冠に対するブラケットやバンドの位置づけは大変重要である．ブラケットは歯頸部方向と切縁（咬頭頂）方向の中央付近にアーチワイヤーを挿入する長方形の溝（スロット）を有する．このスロットの大きさは，幅と深さがそれぞれ 0.022×0.028 inch のものと 0.018×0.025 inch のものとが多く用いられる．正常咬合の項で述べたとおり，個性正常咬合を有する場合，歯は歯種に応じて三次元的に特徴的な位置や傾斜を有する［⇨ 5.3-1 を参照］．これらの位置情報のうち術者が歯にブラケットを装着する際に垂直・水平的な位置とアンギュレーションを反映させ，トルクと頰舌的な位置をワイヤーの屈曲で反映することが必要になるタイプのものをスタンダードブラケットという．一方，平均的な三次元情報をあらかじめブラケットが有しており，ブラケットの歯面への位置づけが適切であればワイヤーの屈曲が最小限になるタイプのものをプリアジャステッドブラケットといい，近年はこのようなタイプのブラケットを用いたストレートワイヤー法の治療も多い．また，唇側面に装着するブラケットには金属のほかに，プラスチックやセラミックスからなる

0.0215 × 0.028 inch 程度のレクトアンギュラーワイヤーがある.なお,レクトアンギュラーワイヤーでは歯面に幅の狭いエッジワイズ面を当てることが特徴である.ワイヤーの素材にはステンレススチールやコバルトクロム合金,さらには超弾性部分を利用することで弱い持続的な力を発揮できるニッケルチタン合金などが用いられる.一般に,個々の歯の位置異常が大きい治療の初期段階では弾性に富んだラウンドワイヤーを用い,徐々にサイズの大きなかたいレクトアンギュラーワイヤーに移行する.最終的にスロットの大きさに近いレクトアンギュラーワイヤーのサイズを選択することで,三次元的な目的である歯の移動が可能になる.歯の移動はアーチワイヤーから直接ブラケットを介して歯に伝達したり,エラスティックやスプリングなどを用いてアーチワイヤーをレールに見立ててブラケットのスロットを介して歯を滑らせたりすることで行われる.なお,アーチワイヤーのブラケットへの固定は結紮線などを用いて行うが,近年セルフライゲーションシステムという結紮による摩擦を回避することを目的としたブラケットも用いられるようになってきた.

iii) その他の装置

矯正力を発揮する矯正用エラスティックやコイルスプリングのほか,フックやリンガルボタン,結紮線などがある.

b. 舌側弧線装置
（lingual arch appliance,図 5.3.38）

顎内固定装置で,主線,維持装置,補助弾線といった主要部分が舌側にある.装置の構造が単純で目立ちにくいこと,製作が容易なこと,付加物の付与や設計を多様に変化させうることなどから,治療への応用範囲は広い.このため,歯の傾斜移動や挺出,回転などにより個々の歯の位置異常を改善するのみならず,保隙,保定,顎間固定法の固定源,加強固定などに幅広く用いられる装置である.図 5.3.38 に持続力を発揮する補助弾線を用いた歯の移動様相を示す.

i) 複式弾線

唇側,頬側への傾斜移動.単式弾線に比してより弱い力で持続的な矯正力を付与することが可能である.

ii) 単式弾線

唇側,頬側への傾斜移動.

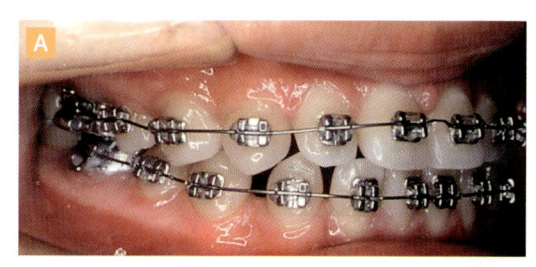

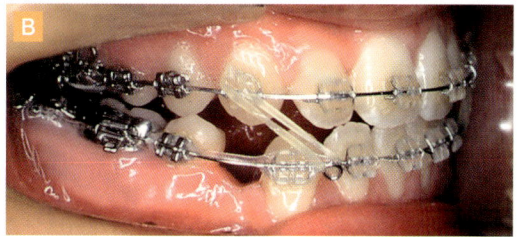

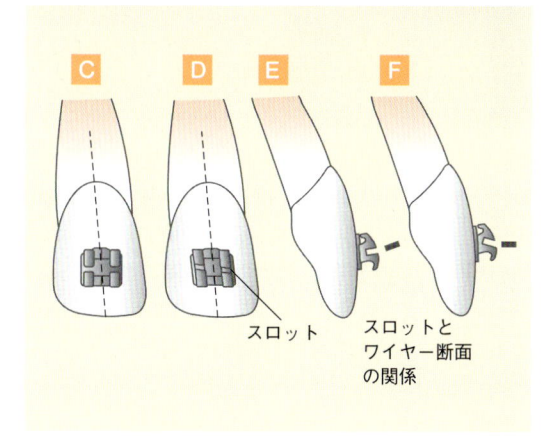

図 5.3.37 マルチブラケット装置
A:スタンダードブラケット(メタル:0.022 × 0.028 inch)とニッケルチタン合金のアーチワイヤー(0.016 inch).B:プリアジャステッドブラケット(前歯部プラスチック:0.018 × 0.025 inch)とステンレススチールのアーチワイヤー(0.016 × 0.022 inch),エラスティック(顎間固定法).C,E:上顎右側中切歯とスタンダードブラケットの模式図,ブラケット接着時に垂直的・水平的な位置のほかにアンギュレーションの付与が必要.その他の三次元的な位置はワイヤーの屈曲にて付与が必要.D,F:上顎右側中切歯とプリアジャステッドブラケットの模式図.ブラケットそのものにアンギュレーション,トルクを含めた三次元的位置の情報が付与されている.

白色または透明なものがある.さらに装置がみえないことを希望する患者には舌側面にブラケットを装着するシステムもある.現在では,患者がさまざまなブラケットのなかから1つを選択することが一般的である.

ii) アーチワイヤー

ブラケットを介して歯に矯正力を発揮させるものをアーチワイヤーといい,0.010 〜 0.020 inch 程度の径を有するラウンドワイヤーや 0.016 × 0.022 〜

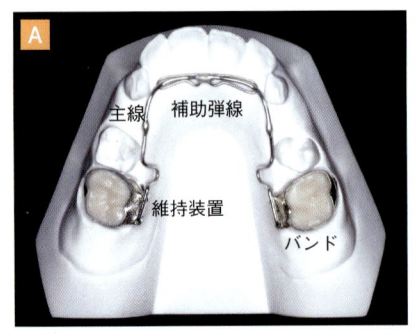

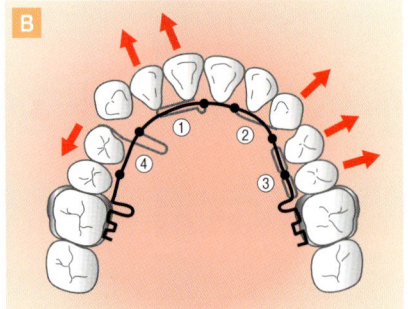

図5.3.38 舌側弧線装置
A：主線，維持装置，前歯を移動させるための補助弾線といった主要部分が舌側にある．B：補助弾線を用いた歯の移動様相の模式図（赤矢印は移動方向を示す），①複式弾線，②単式弾線，③連続弾線，④指様弾線．

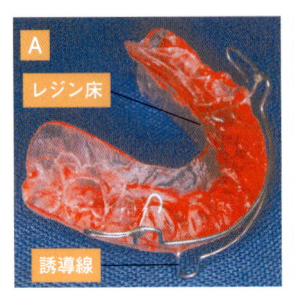

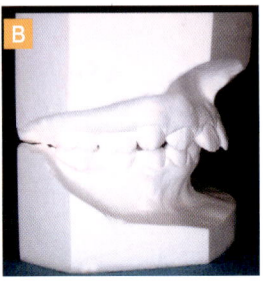

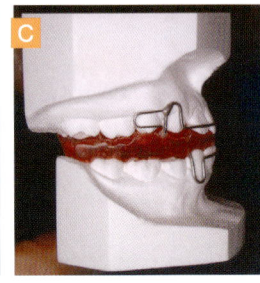

図5.3.39 機能的矯正装置
A：アクチバトール，上・下顎部分が一塊となったレジン床部分と誘導線からなる．B，C：中心咬合位，および構成咬合位でアクチバトールをかませた状態を想定した平行模型．

iii）連続弾線

唇側，頬側への傾斜移動．弾線の両端とも主線とろう着する．

iv）指様弾線

近遠心的傾斜移動．

c. 床矯正装置（orthodontic plate）

可撤式矯正装置で，即時重合型レジンなどを用いた基礎床，太さ0.8〜0.9 mmのワイヤーを用いた唇側線，維持用クラスプ，矯正力を発揮する補助弾線や拡大ネジなどから構成される．個々の歯の位置異常を改善するのみならず，咬合高径の増大を目的とする咬合挙上板，咬合挙上とともに下顎の成長促進を目的とする咬合斜面板，その他，保隙や保定を目的とするものなどがある．

d. 機能的矯正装置
 　（functional appliance，図5.3.39）

口腔の有する機能的環境や口腔周囲筋の機能力を用いて歯の移動や顎骨の成長・発育を誘導する可撤式装置を機能的矯正装置という．装置そのものには矯正力を発揮する部位はない．装置は構成咬合という下顎位で製作される．おもに成長期にある下顎後退を伴う上顎前突や交叉咬合などに適応され，成長・発育への好影響が期待される．構成咬合とは筋肉の機能力を利用できるように設定される下顎位で採得される．下顎の劣成長による上顎前突では下顎を左右の偏位がないように前下方に出し，切端咬合付近から垂直的に約2 mm開口させた状態（構成咬合位）でワックスバイトを用いて記録される．本装置の使用により間欠的な矯正力が発揮される．なお，近年，上顎前突における成長期の第一期治療そのものの有効性を疑問視する論文も多くみられる（Harrison, 2008）．

i）アクチバトール（Aktivator）

上・下顎部分が一塊となったレジン床部分と誘導線からなる装置．類似の装置としてBimlerのアダプター，バイオネーター，Fränkelの装置などがある．

ii）リップバンパー（lip bumper）

口唇の機能圧を矯正力に利用するもので，下顎第一大臼歯のバンドの頬側に溶接した頬面管に0.9 mm線を通した構造となっている．下口唇に対応する部分にバンパーを付与し，下口唇から受ける口唇圧がワイヤーを通して大臼歯に伝わることで大臼歯の遠心移動を行う．可撤式のものと固定式のものを設定できる．

e. 側方拡大装置
 　（expansion appliance，図5.3.40）

おもに狭窄した歯列弓を側方へ拡大する装置で，急速拡大装置と緩徐拡大装置とがある．

i）急速側方拡大装置

歯列の拡大を正中口蓋縫合の離開によって行う固定式装置である．一般的に第一小臼歯と第一大臼

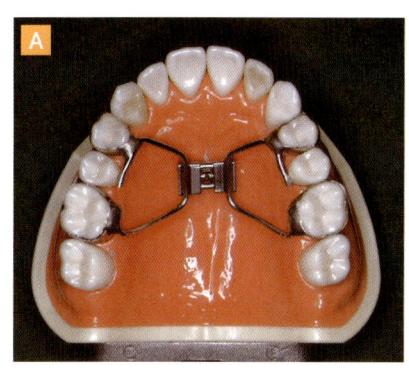

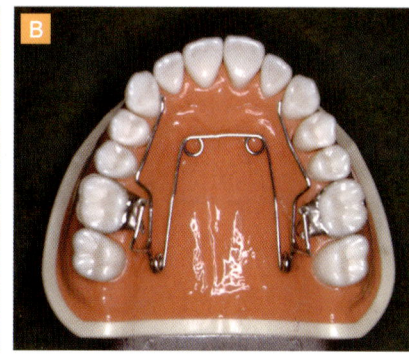

図 5.3.40 拡大装置
A：急速拡大装置，口蓋部に拡大用ネジを有する．B：緩徐拡大装置，クワッドヘリクス．

歯にバンドを装着し，2 mm 程度の太いワイヤーと拡大ネジを付与した装置である．拡大ネジは患者本人が口腔内で1日に1～2回（0.2～0.4 mm 程度）回転させることで側方への拡大力が断続力として歯に伝わる．歯の移動速度よりも拡大量の方が大きいため，歯の受けた矯正力が歯槽部を介して正中口蓋縫合を離開させる．このため，一般に拡大は2～4週間で達成されるが，歯根膜はいわゆる硝子様変性を伴うため注意が必要である．正中口蓋縫合の離開により一時的に中切歯間に空隙を生じるが，骨の添加が生じる2～3カ月程度の間に歯冠は閉鎖してくる．縫合が閉鎖する20歳くらいまでが適応年齢である．なお，積極的な骨の添加（延長）を促すという点で骨延長法（distraction osteogenesis）に近い概念といえる．また，Le Fort I 型骨切り術を併用して口蓋を拡大する surgically-assisted rapid palatal expansion（SARPE）にも術後の拡大に本装置が用いられる．

ii）緩徐拡大装置

歯列の拡大を歯の頬側への傾斜移動によって達成する矯正装置．歯槽骨の改造現象が必要であるため，拡大には比較的時間を要する．矯正床に拡大ネジやスプリングワイヤーを組み込んだ可撤式装置や，0.9 mm 程度の矯正用線にヘリカルループを組み込んだ固定式装置としてのクワッドヘリクスなどがある．

f. 顎外固定装置
（extra oral anchorage，図 5.3.41）

矯正力の固定源となる部分を頭部，頸部，顎部，額部などの口腔外に求める間欠的な矯正力を発揮する可撤式装置．一般に，歯の移動の際に用いる狭義の矯正力よりも強い顎整形力を発揮しうるため，顎の成長の促進や抑制などに用いられる．使用により

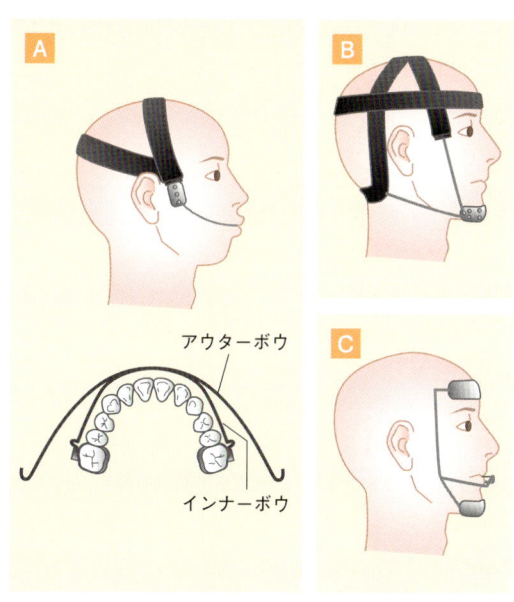

図 5.3.41 顎外固定装置
A：フェイスボウ型ヘッドギア（上方牽引型），上顎大臼歯のバンドにセットしたチューブ（頬面管）にインナーボウを挿入し，アウターボウをヘッドキャップにて牽引．B：オトガイ帽装置，ヘッドキャップを固定源としてチンキャップを後上方へエラスティックを用いて牽引．C：上顎前方牽引装置，前額部とオトガイ部を固定源に用いるフェイスマスクタイプの装置．口腔内には可撤式の床装置や固定式の舌側弧線装置，ホールディングアーチ，拡大装置などを用い，頬側のフックなどからエラスティックで前下方に牽引．

上・下顎骨の骨格的な位置関係のアンバランス改善が期待される．使用時間が長いほど効果が得られる可能性は高いが，装置の性質上学校での使用などには危険が伴うため，睡眠時など自宅での使用が中心となる．

i）ヘッドギア（head gear）

上顎大臼歯の遠心移動に用いるもので，フェイスボウ型ヘッドギアと，犬歯や前歯の遠心移動や圧下に用いられるJフック型ヘッドギアに分類される．

5.3 不正咬合の定義と概念

フェイスボウ型ヘッドギアは上顎大臼歯のバンドにセットされたチューブ（頬面管）にフェイスボウのインナーボウを挿入し，アウターボウをネックストラップもしくはヘッドキャップにて後方あるいは上方へ牽引するものである．牽引方向は頸部から頭頂部まで症例によって使い分けられる．上顎骨の前下方成長の抑制のみならず歯列や大臼歯の遠心移動，咬合挙上，加強固定などにも用いられる汎用性の高い装置である．ただし近年，臼歯や歯列の遠心移動が目的の場合には，患者の協力によらない治療が可能な顎内装置，あるいは歯科矯正用アンカースクリューなどを固定源に用いた装置（Kanomi, 1997）などの使用が，高い効果を得るとされている．

ⅱ）オトガイ帽装置
（チンキャップ（chin cap），チンリトラクター）

成長期の下顎前突症例や骨格性下顎前突症の顎矯正術直後の下顎位の保定に用いる可撤式装置．ヘッドキャップを固定源としてチンキャップを後上方（コンダイラープル），もしくは上方（ハイプル）にエラスティックを用いて牽引する．

ⅲ）上顎前方牽引装置
（maxillary protractive appliance/protractor）

上顎骨の劣成長を伴う骨格性下顎前突症に用いられる可撤式矯正装置．目的が上顎骨の前下方成長促進であるため，成長の比較的早い段階での使用が望まれる．口腔内の装置から上顎を前下方へ牽引するが，固定源に前額部とオトガイ部を用いるフェイスマスクタイプ，またはチンキャップと併用するタイプなどが一般的である．唇顎口蓋裂を伴う下顎前突などでも利用価値は高いとされる．

g. 保定装置

動的矯正治療後の保定期間に用いる保定装置には，可撤式の床装置や舌側面をワイヤーで固定するものなどがある［⇨5.3-12を参照］． 〔佐藤嘉晃〕

■文　献

Harrison JE, O'Brien KD, et al : Orthodontic treatment for prominent upper front teeth in children (Review). The Cochrane collaboration, **4**：1-24, 2008.

Kanomi R : Mini-implant for orthodontic anchorage. J Clin Orthod, **31**(11)：763-767, 1997.

11　不正咬合の治療

矯正治療においては検査，分析の後，不正咬合の状態，原因を診断し治療方針を決定して動的矯正治療に入る．この項においては不正咬合を①上顎前突，②下顎前突，③叢生，④開咬，⑤過蓋咬合，⑥交叉咬合に分け，それぞれの不正咬合に対する矯正治療の概略と考慮すべき点について説明する．

（1）上顎前突

上顎前歯が下顎に対して前突している場合，その原因が骨格的な上・下顎骨の位置の不正にあるのか，歯の傾斜によるものか，またその両方が関与しているのかを正しく判断する必要がある．骨格的な原因がある場合には，成長の有無によって治療法の選択が異なってくる．

a. 骨格性上顎前突

セファロ分析によって，相対的に上顎骨が下顎骨に対して前方に位置していると判断された場合は，年齢および骨格的な位置の不正の程度によって，治療を以下の場合に分けて考える．

ⅰ）顎顔面骨格の成長期である場合

①上顎の過成長が原因である場合：上顎骨の前方への成長を抑制するために上顎顎外固定装置（ヘッドギア）を用いる．下顎下縁平面角が平坦である場合は頸部固定（ネックバンド），急傾斜である場合には頭部固定（ハイプルヘッドギア）を用いる．

②下顎の劣成長が原因である場合：下顎骨の前方への成長を促進するために機能的矯正装置（アクチバトール，バイオネータ，Fränkel装置，咬合斜面板など）を用いる．下顎骨を長時間前方へ位置させておくことによって，下顎頭における下顎骨の成長を促す効果を期待するものである．

①②のいずれの場合においても歯を排列するためにマルチブラケット装置の使用へ移行することが多い．

ⅱ）顎顔面骨格の成長が終了している場合

①上・下顎骨の前後的位置の不正が大きい場合：上・下顎骨の位置の不正を改善するために外科的矯正治療を選択することになる．詳細は顎変形症の項を参考にしていただきたい［⇨5.4を参照］．

②上・下顎骨の前後的位置の不正が軽度な場合：骨格的な上・下顎骨の不正をそのままにして，矯正治療によって歯軸傾斜の改善や歯の位置

を移動することで適切な前歯部，臼歯部の咬合関係を得ることとなる．すなわち，骨格的な不正を歯によって代償する治療方針が必要になる（dental compensation）．その際には，上顎切歯を大きく後退させるために上顎左右側の小臼歯を抜去して空隙を得ることが必要になる場合も生じてくる．

b. 歯性上顎前突

セファロ分析より，上・下顎骨の骨格的な前後的位置に不正が認められない場合には歯槽性の歯の移動で咬合の異常を改善することになるが，混合歯列期と永久歯列期においては重要視する注意点が異なる．

i) 混合歯列期

①習癖の除去：歯の位置，傾斜の異常に対する原因の除去を目的として，口腔周囲における習癖が関与している場合には，習癖の除去を行う．咬唇癖にはリップバンパーを用いる．口唇閉鎖不全がある場合には筋機能療法で口輪筋の訓練を行うこともある．

②大臼歯，切歯の位置の改善：側方歯群の交換を正常に行わせるために，切歯，大臼歯の位置に不正がある場合にはヘッドギア，部分的なマルチブラケット装置などを用いて，混合歯列期に歯の移動を開始することがある．

ii) 永久歯列期

歯の大きさと顎骨の大きさのバランスに大きな不調和があり歯が大きい場合，あるいは上顎の歯列全体が大きく近心に位置していると判断された場合には，上顎左右側第一小臼歯または第二小臼歯を抜去して空隙をつくり，マルチブラケット装置を用いて前突している切歯を舌側に移動する（図 5.3.42）．同時に下顎歯列に叢生がある場合には，下顎の左右側第一小臼歯，または第二小臼歯を抜去して歯を排列し，咬合の改善をはかる．

歯の大きさと顎骨の大きさのバランスに不調和があるものの，その程度が軽度な場合は，側方拡大装置を用いて上顎骨，上顎歯列の幅径を拡大するか，ヘッドギアを用いたり，歯科矯正用アンカースクリューを固定源に用いるなどして大臼歯を遠心へ移動させて必要な空隙を得ることにより，抜歯は適応せずにマルチブラケット装置で歯を再排列する．

（2）下顎前突

上顎前歯より下顎前歯が唇側に位置している下顎前突の場合，その原因が上・下顎骨の前後的位置の不正にあるのか，歯の傾斜，位置の不正にあるのか，またその両方が関与しているのかを正しく判断することが重要である．成長期の患者において上・下顎骨の前後的位置の不正に原因があると判断された場合は，上・下顎骨の成長コントロールが重要となる．

a. 骨格性下顎前突

セファロ分析によって，相対的に下顎骨が上顎骨に対して前方に位置していると判断された場合，治療方針は成長の有無や上・下顎骨の前後的位置不正の程度などにより，以下の場合に分けて考える．

i) 顎顔面骨格の成長期である場合

①上顎の劣成長が原因である場合：セファロ分析から上顎骨の前方成長が劣っていると判断された場合には，上顎前方牽引装置を用いて上顎骨の前方への成長促進をはかる．

②下顎の過成長が原因である場合：下顎骨の過成長があると判断された場合には，チンキャップを用いることが下顎骨の成長抑制に有効とされているが，その有効性に関しては議論のあるところである（相馬他，2008；Proffit et al, 2000）．

ii) 顎顔面骨格の成長が終了している場合

①上・下顎骨の前後的位置の不正が大きい場合：

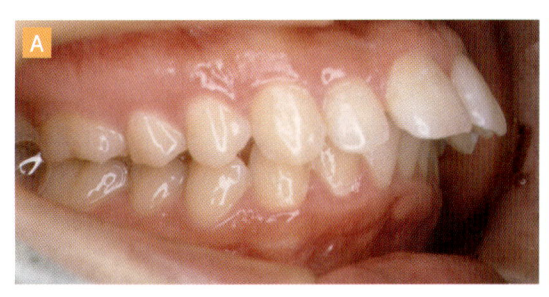

図 5.3.42　成人の上顎前突症例（治療前・治療後）
A：初診時の口腔内．B：矯正治療後の口腔内，上顎第一小臼歯を抜去した空隙を利用して上顎前歯を後退させている．

5.3　不正咬合の定義と概念

上・下顎骨の位置の不正を改善するために外科的矯正治療を選択することになる．詳細は顎変形症の項を参考にしていただきたい［⇨ 5.4 を参照］．

②上・下顎骨の前後的位置の不正がそれほど大きくない場合：成長が終了している場合には，骨格的な上・下顎骨の位置の不正を大きく改善することが困難である．したがって矯正治療によって歯軸の傾斜や歯の位置を調整して適切な前歯部，臼歯部の咬合関係を得ることとなる．その際には，下顎切歯を大きく後退させるために下顎の左右側第一小臼歯，あるいは第二小臼歯を抜去して空隙を得ることが必要になる場合も生じてくる（図 5.3.43）．

b. 歯性下顎前突

セファロ分析によって，上・下顎骨の骨格的な前後的位置に問題がない場合には，歯槽性の歯の移動で前歯部の反対咬合を改善することになるが，混合歯列期と永久歯列期においては重要視する注意点が異なる．

ⅰ）混合歯列期

上顎前歯の舌側傾斜，あるいは下顎前歯の唇側傾斜が原因で反対咬合になっている場合はそのどちらが原因であるかを正しく診断し，その不正を適切な時期に改善する．上顎前歯の唇側移動にはリンガルアーチ，機能的矯正装置などを用い，下顎前歯の舌側移動には部分的なマルチブラケット装置や機能的矯正装置などを用いて改善する．移動する歯の歯根が未完成の場合には歯根の発育を待ってから治療を開始することもあるが，歯の早期接触があり歯の動揺などの咬合性外傷の症状がある場合や，前歯部の反対咬合が下顎骨の過成長を誘導することが考えられる場合には，できるだけ早期に前歯部の被蓋を改善するのが原則である．

ⅱ）永久歯列期

上顎前歯を唇側に移動することで前歯部の反対咬合が改善し，適切な咬合関係を得ることができると判断される場合は，マルチブラケット装置などで目的とする歯の排列を行う．一方，下顎前歯を大きく舌側傾斜する必要がある場合や，歯の大きさと顎骨の大きさに大きな不調和があり，歯が並びきらないような場合には下顎の第一小臼歯あるいは第二小臼歯を抜去して，得られた空隙を利用してマルチブラケット装置を用いて前歯を舌側に移動することもある．

c. 機能性下顎前突

特に混合歯列期において，閉口運動の際に前歯が早期接触し下顎骨を前方に誘導している状態を機能性下顎前突という．この状態を維持し続けると下顎骨の前方への成長を促進し，骨格性の下顎前突へ移行する可能性があると考えられている．この場合には，リンガルアーチ，アクチバトールなどを用いて早期に前歯部の反対咬合を改善し，正しい顎位で咀嚼運動ができるようにする必要がある．

(3) 叢　生

叢生が生じる原因としては，①歯の大きさと上・下顎骨の大きさの間に不調和があり，相対的に歯が大きい場合，②臼歯が何らかの原因で近心に位置している場合，③前歯，臼歯が舌側に位置して，歯列弓が小さくなっている場合，④永久歯歯胚の顎骨内での位置が異常であった場合などがある．なかでも，①の歯の大きさと上・下顎骨の大きさの不調和に原因がある場合には，歯を正しい位置に排列するために，歯の本数を少なくする，すなわち何本か歯を抜去して，顎骨の大きさと歯の大きさとのバランスをとる必要が出てくる．

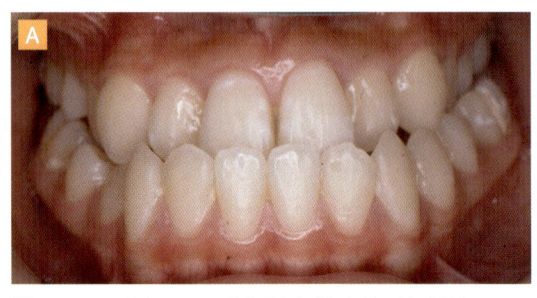

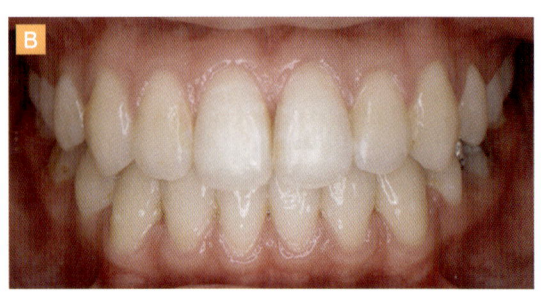

図 5.3.43　成人の下顎前突症例（治療前・治療後）
A：初診時の口腔内．B：矯正治療後の口腔内．下顎第一小臼歯を抜去した空隙を利用して下顎前歯を後退させ，前歯部の反対咬合を改善している．

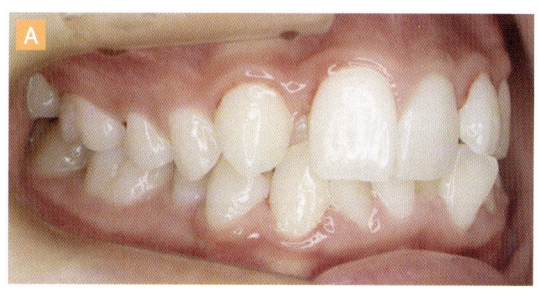

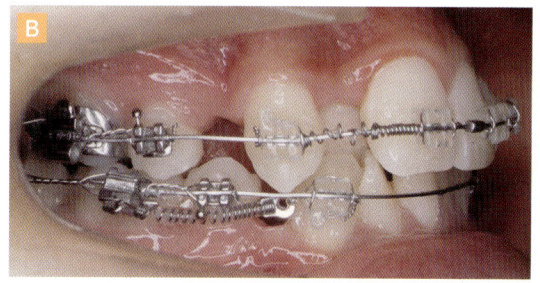

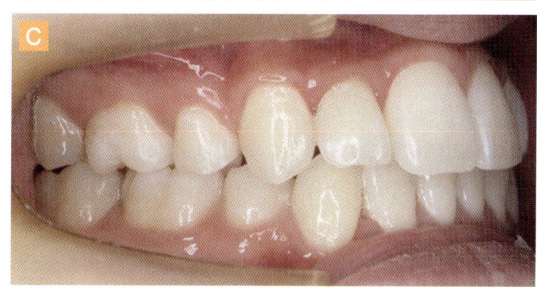

図 5.3.44 叢生の治療
A：初診時の口腔内．B：マルチブラケット装置による治療．C：矯正治療後の口腔内，上・下顎第一小臼歯を抜去した空隙を利用して叢生を改善している．

a. 抜歯を適応する治療

模型分析，セファロ分析などの分析結果を総合し，適切な位置に歯を排列して叢生を解消するために抜歯が必要であると判断された場合には，左右両側の第一小臼歯，または第二小臼歯を抜去することが多い．その場合には歯列の正中を顔面の正中に位置させるために，左右両側の小臼歯を抜去するのが原則である．八重歯（犬歯低位唇側転位）のように，犬歯の位置が異常であったとしても，犬歯は歯根が長く咀嚼運動のガイドとして特に重要な役割を有することから抜歯の対象としないのが原則である．また切歯は審美的な観点からも抜歯の対象としないことが多い（図 5.3.44）．

叢生している前歯部において，不足している空隙の量が大きい場合には，叢生を改善するために犬歯を大きく遠心に移動する必要がある．この場合には第一小臼歯を抜去する．反対に，抜歯が必要ではあるものの不足している空隙の量がそれほど大きくない場合には，抜歯空隙を閉鎖するために大臼歯を近心に移動させる量が大きくなる．この場合には第二小臼歯を抜去する．

抜歯を適応して歯の排列をする場合には，歯根の位置を大きく移動する必要があることから，それが可能なマルチブラケット装置を用いることが多い．

b. 非抜歯による治療

乳歯のう蝕など，何らかの原因で大臼歯が近心に位置していると，それより近心に並ぶ歯に叢生が生じることがある．このような場合には，ヘッドギア，顎間ゴム，リンガルアーチ，マルチブラケット装置や歯科矯正用アンカースクリューを固定源に用いるなどして大臼歯を遠心に移動し，叢生を解消するスペースを得る．歯が大きいことが原因である場合においても，その程度が軽度である際にはこの方法を用いることもある．

叢生の原因が，歯列の幅径が狭いことにあると判断される場合には，歯列弓の側方拡大装置（急速拡大装置，W型拡大装置など）を用いて，歯列弓の左右の幅を拡大することで叢生を解消する空隙を得る．歯の大きさが大きいことが叢生の原因である場合においても，その程度がわずかである際にはこの方法を用いることもある．前歯を唇側へ移動してよいと判断される場合には，リンガルアーチ，マルチブラケット装置などで前歯を唇側へ移動して空隙を得ることもある．歯胚の位置異常が原因である場合は，その歯が歯列に入る空隙があればマルチブラケット装置などで排列すればよいが，空隙がないときにはいずれかの方法で空隙をつくり出す必要がある．

いずれにしても叢生を最も効果的に治療できるのはマルチブラケット装置であると考えられる．

（4）開 咬

開咬の原因としては上・下顎骨の成長に異常がある場合と，口腔周囲の習癖，特に舌突出癖が関与している場合がある（図 5.3.45）．また小児期に母指吸引癖があると開咬が生じる．開咬症例の治療にお

5.3 不正咬合の定義と概念 579

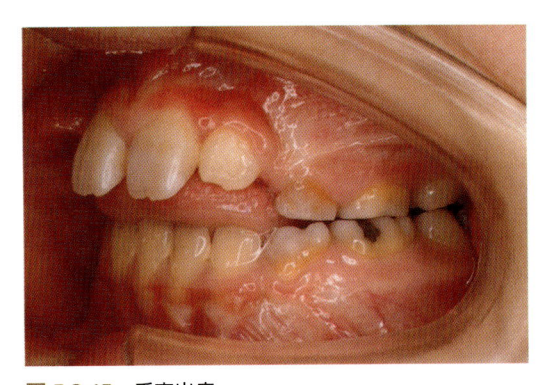

図 5.3.45　舌突出癖
母指吸引癖と舌突出癖による開咬．

いてはこれらの習癖を除去することが重要であり，筋機能療法を同時に行う必要がある．

a. 骨格性開咬

　下顎骨の下方への成長が過大に生じていたり，下顎枝の長さが極端に短いために臼歯部だけが咬合して前歯部が咬合しないような，骨格的形態が原因していると判断された開咬の場合には，上・下顎骨の位置，形態を改善する必要がある．このような場合は外科的矯正治療の適応となる．詳細は顎変形症の項を参照していただきたい［⇨5.4を参照］．

　骨格的な要因があるものの，その不正の程度が軽度な場合には歯を移動させることによって開咬を改善することになる．舌突出癖の除去に対する処置（筋機能療法）を行いつつ，マルチブラケット装置と前歯部の顎間ゴムなどを併用して，開咬している前歯部を挺出させる，あるいは同時に臼歯部を圧下させる矯正力を加えて治療する．

b. 口腔周囲の習癖が強く関与している開咬

i）乳歯列期，混合歯列期における習癖が原因の開咬

　2〜3歳を過ぎても母指吸引癖が継続している場合には，まずその習癖をやめさせる努力が必要である．母指吸引癖がなくなった後にも舌突出癖が残り，開咬状態の改善がみられない場合には，積極的に筋機能療法を適応したり，タングガードなどの装置を用いて習癖除去の処置を行う必要がある．またアレルギーなどによる鼻閉の傾向があることや，咽頭扁桃，口蓋扁桃が肥大して気道が狭いことが原因で口呼吸や舌突出の傾向が生じていることもある．その場合には耳鼻咽喉科の受診を勧める必要がある．このような原因の除去に対する処置で自然に開咬が改善することが期待されるが，一方で，開咬状態の存在が，舌突出癖を維持する原因になっている可能性がある．したがって習癖除去の処置を行うと同時に，マルチブラケット装置と顎間ゴムを併用して，積極的に低位にある歯を挺出させる治療をすることもある．

ii）永久歯列期における習癖が原因の開咬

　成人において開咬を呈している場合には，舌突出癖があることが多く，またその習癖を除去することが小児期よりも困難であることが多い．開咬状態と舌突出癖の存在は，原因と結果が相互に関与し合っていると考えられることから，マルチブラケット装置と顎間ゴムなどを併用して前歯部の挺出と臼歯部の圧下による歯の移動をはかり，開咬を積極的に改善すると同時に，筋機能療法を確実に行うことで対処する（図 5.3.46）．

（5）過蓋咬合

　過蓋咬合を改善するには，前歯を圧下させる方法と，臼歯を挺出させて下顎骨を後下方へ回転させ，オーバーバイトを減少させる方法がある．

　成長期において下顎下縁平面が平坦で過蓋咬合を呈している場合は，成長を利用して治療を行う．頸

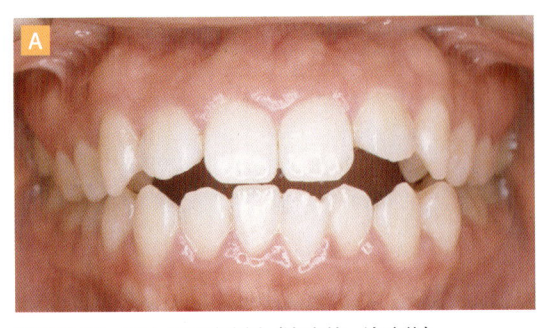

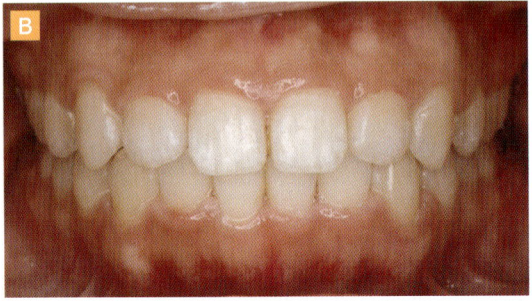

図 5.3.46　成人の開咬症例（治療前・治療後）
A：初診時の口腔内．B：矯正治療後の口腔内．筋機能療法を行うとともに上・下顎前歯の挺出で開咬を改善している．

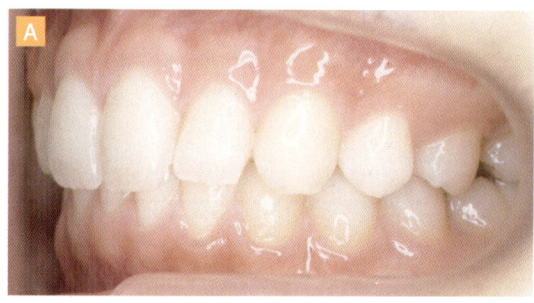

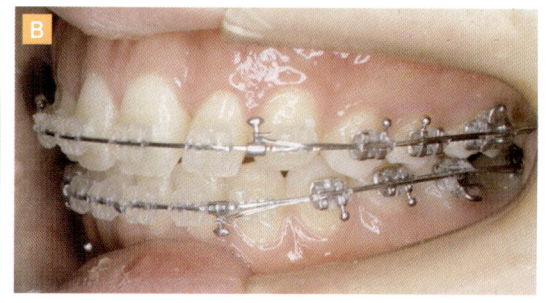

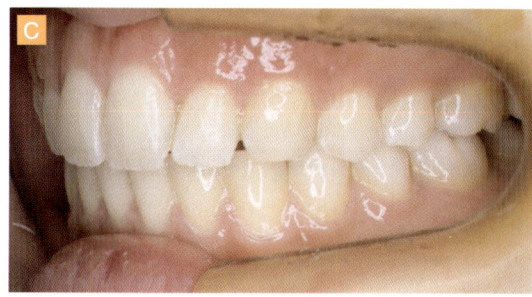

図 5.3.47　過蓋咬合の治療
A：初診時の口腔内．B：マルチブラケット装置による治療．C：矯正治療後の口腔内．マルチブラケット装置により上・下顎前歯を圧下することで過蓋咬合を改善している．

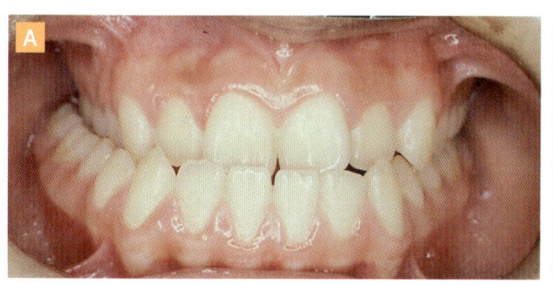

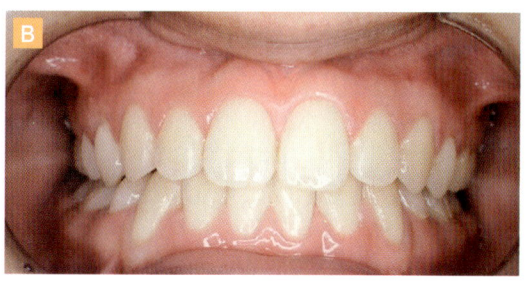

図 5.3.48　交叉咬合症例（治療前・治療後）
A：初診時の口腔内．B：矯正治療後の口腔内．右側臼歯部および前歯部の交叉咬合を上顎歯列弓を側方，前方へ拡大することで改善している．

部固定式のヘッドギアを用いて上顎臼歯の挺出をはかるか，前歯部のみが接触する咬合挙上板を用いて上・下顎臼歯を挺出させることにより下顎を後下方へ回転させてオーバーバイトの減少をはかる．下顎下縁平面が急傾斜を呈している場合には前歯部の圧下を主体とした改善が必要であり，マルチブラケット装置を用いる．

成長の終了した成人においては，セファロ分析や模型分析から，上顎あるいは下顎臼歯を挺出させるか，上顎あるいは下顎前歯を圧下させるか，いずれが適切かを慎重に判断し，おもにマルチブラケット装置を用いて治療する（図 5.3.47）．上顎前歯の積極的な圧下のためにJフック型ヘッドギアを使用したり，歯科矯正用アンカースクリューを固定源として用いることもある．

（6）交叉咬合

成長期において片側の臼歯部が交叉咬合を呈している場合には，下顎骨の成長に左右差を生じ，顔面の左右非対称を助長することがあるため，それを早期に改善する必要がある．その場合，上・下顎歯列の歯列弓幅径に不調和があることが多く，その調和をとるために上顎急速拡大装置などを用いる．成長期において下顎骨の左右非対称がみられる場合には，その後の成長方向を左右対称に誘導するために，アクチバトールなどの機能的矯正装置を用いる．

成長の終了した成人において骨格的な大きな左右の非対称が原因で交叉咬合が生じている場合には外科的矯正治療を選択する必要もある．骨格的な不正の程度が軽度なものであれば，臼歯の頬舌的な歯軸を調整することで交叉咬合を解消することになる

5.3　不正咬合の定義と概念　581

(図5.3.48).　　　　　　　　〔飯田順一郎〕

■文　献
Proffit WR, Fields HW, et al : Contemporary Orthodontics, 3rd, pp271-272, Mosby, 2000.
相馬邦道，飯田順一郎他編著：歯科矯正学，第5版，pp114-115，医歯薬出版，2008.

12　保　定

(1) 定義と概念

　保定（retention）とは，矯正歯科治療によって適正な位置に移動された歯や顎の状態を保持することである．しかし最近では，この静的な意味に加えて，矯正歯科治療後の形態や機能の安定化を積極的に誘導し，将来的な咬合機能の維持をはかろうとする，動的な意味も含めてとらえられている．

　矯正歯科治療前の状態では，歯や歯周組織の均衡がそれなりに保たれているため，歯や顎を新しい位置に移動させることはその均衡を崩すこととなり，再発（relapse，後戻り）を引き起こす．そのため，治療後の後戻りを防止し，安定した咬合機能を得るためには，歯や顎を目的とする位置に止めておくように種々の方法を用いて周囲の環境との適応をはかる必要がある．

　保定中や保定後に後戻りが生じてしまっては，矯正歯科治療が無意味なものになってしまう．したがって，保定は矯正歯科治療の最終段階としてきわめて重要な処置であり，保定が矯正歯科治療の結果の成否を左右するといっても過言ではない．

(2) 保定の種類

a. 自然的保定

　動的矯正治療で得た新しい咬合状態を，口腔内に人工的装置を何ら用いることなく，機能や周囲組織などの生理的な自然の力で保持することを自然的保定という．自然的保定を成功させるには，後戻りを引き起こす原因の除去が必要である．しかし，動的矯正治療の後に，直ちに自然的保定に入ることはまれであり，多くの場合は多少なりとも器械的保定を必要とし，その後に自然的保定へ移行する．以下に，歯列を安定させる条件について述べる．

　i) 咀嚼筋，顔面筋ならびに舌筋などの機能回復による保定

　歯の位置や歯列弓の形態は周囲の筋の均衡によって保たれていることから，咀嚼筋，顔面筋，舌筋などの口腔周囲の筋肉が正常な機能力となり，新たに獲得した咬合を安定させる保定力となる必要がある．したがって，たとえば口呼吸を伴う上顎前突では口唇の筋力が弱いことが多いため，再発の防止として口輪筋の訓練を行う場合がある．また，弄舌癖や咬唇癖などの不良習癖がある場合も，訓練による除去が必要とされる．巨舌症の場合では，外科的処置により舌の縮小をはからないと咬合の安定は得られない．

　ii) 正しい前歯被蓋，咬頭嵌合ならびに隣接面接触などの咬合関係による保定

　適正な前歯被蓋は機能的にも審美的にも重要である．オーバーバイト（overbite）が大きいと，顎の機能的な運動が阻害されるとともに，下顎前歯を舌側へ，上顎前歯を唇側へ傾斜させる方向に咬合力が作用しオーバージェット（overjet）が増大する．

　良好な咬頭嵌合が得られない場合，顎運動時の咬合力は外傷性咬合を生じたり，歯や顎を移動させる力として作用する．そのため，上・下顎の歯冠幅径の不調和や歯冠形態などにより正しい咬頭嵌合を得るのが難しい場合には，隣接面エナメル質の削除（ストリッピング）や，早期接触部位の咬合調整を行って調和をはかることがある．また，抜歯空隙の閉鎖の際には抜歯窩の両側の歯が傾斜した形になりやすく，その場合，これらの歯にかかる咬合力の負担が大きくなる．その結果，捻転や傾斜，抜歯空隙の再発，外傷性咬合，歯周疾患を引き起こす原因となるため，歯根の平行性には配慮が必要である．

　iii) 歯周組織による保定

　歯に矯正力が加わると，歯槽骨の吸収と添加，歯根膜線維などの改造機転が進むことで歯の移動が可能となり，動的矯正治療後に周囲組織との順応が得られると咬合の安定が得られる．しかし歯根膜線維や歯肉線維の改造，再配列，順応には，歯槽骨のそれと比べてかなり長時間を要することが知られており，このことが後戻りにも大きく関与している．特に捻転歯の治療では，歯槽骨の改造量がきわめて少ないために長期の保定が必要であり，保定の補助的手段として，後述のセプトトミーが行われることもある．

b. 器械的保定

　自然的保定によって咬合の安定が得られることが最も望ましいが，動的矯正治療後，直ちに自然的保

定に入れる症例はきわめて少なく，何らかの装置によって治療後の状態を保持しつつ自然的保定が得られるよう誘導する場合が多い．これを器械的保定といい，このために用いられる装置を保定装置という．

c. 永久保定

動的矯正治療後，長期にわたって器械的保定を行っても保定装置除去後にどうしても後戻りを生じ，自然的保定が得られない場合に行うもので，ブリッジや連続インレーなどの補綴物により永久的に保定する．

d. その他の保定

保定の補助手段として，早期治療，セプトトミー，オーバーコレクション，不良習癖の除去や筋機能療法などがあげられる．

i) 早期治療

顎の骨格的異常や，正常な成長発育を阻害する要因がみられるとき，成長発育が旺盛な時期に治療を開始することで顎の成長を正常な方向へ誘導する．しかし，治療期間が長くなるという欠点や，顎の不調和が過度な場合には成長終了後に外科的矯正治療の適応となる場合もあるので注意が必要である．

ii) セプトトミー（septotomy）

特に捻転歯の改善後，周囲の歯槽頂線維を外科的に切断することにより線維の再配列を促進するセプトトミーを併用し，後戻りの防止をはかることがある．

iii) オーバーコレクション（over correction）

動的矯正治療後にある程度の後戻りが生じるという前提の下，過度な治療を行うことをオーバーコレクション（過度の矯正）という．後戻りの結果，安定した咬合を獲得するという考え方である．例として，過蓋咬合や開咬のように顎および歯に垂直的な問題を抱える場合では，後戻りを生じやすいため可能なかぎりオーバーコレクションを行う．

iv) 不良習癖の除去や筋機能療法

弄舌癖，吸指癖，吸唇癖，咬爪癖などの不良習癖は，矯正歯科治療の効果に影響を及ぼすとともに後戻りの原因となるため，保定装置除去前までに完全に排除しておくことが望ましい．また，前述したが，矯正歯科治療後の安定には，歯や顎の硬組織と軟組織との調和が重要であるため，必要に応じて舌位の改善や口腔周囲筋などの機能訓練を併用する．

（3）保定装置（retainer）

a. 保定装置の必要条件

保定装置の必要条件には以下のことがあげられる．

①個々の歯の生理的な運動をできるだけ妨げないもの．
②成長期においては，成長発育を妨げないもの．
③発音，咀嚼，呼吸などの口腔の機能を妨げないもの．
④口腔内を清潔に保てるもの．
⑤できるだけ目立たない，もしくは外観が審美的に醜悪でないもの．
⑥使用，調節ともに簡単であるもの．
⑦製作が簡単で，かつ破損しにくいもの．

b. 保定装置の種類および使用法

i) 可撤式保定装置

患者自身で取りはずしができるため，口腔内や装置の清掃が容易である．しかし患者の協力が得られない場合には，十分な保定効果は得られない．また，装置の紛失や破損を招きやすいという欠点もある．

①保定床装置：Hawleyタイプの保定床装置は最も多く用いられる保定装置であり，犬歯遠心から通る唇側線と口蓋床，クラスプからなる（図5.3.49）．しかし，緊密な咬合を獲得した場合は歯列をこえるワイヤーを通す空隙がないため，唇側線を最後方臼歯遠心から延長したBeggタイプの保定床装置も多く用いられる（図5.3.50）．咬合面を覆わないため，患者のもつ咬合や筋肉に対して自然な環境が得られるが，金属の唇側線がみえるという欠点もある．そ

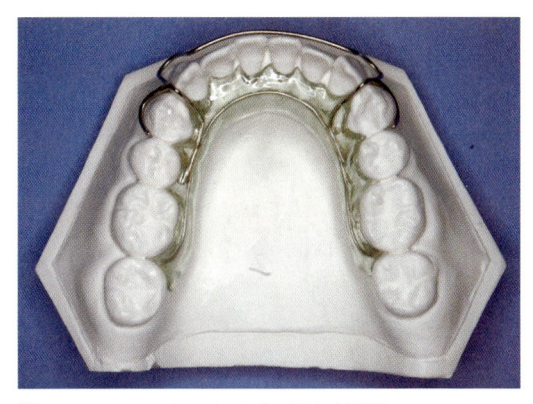

図5.3.49 Hawleyタイプの保定床装置
唇側線と口蓋床，クラスプからなる．唇側線は犬歯遠心部で歯列をこえる．

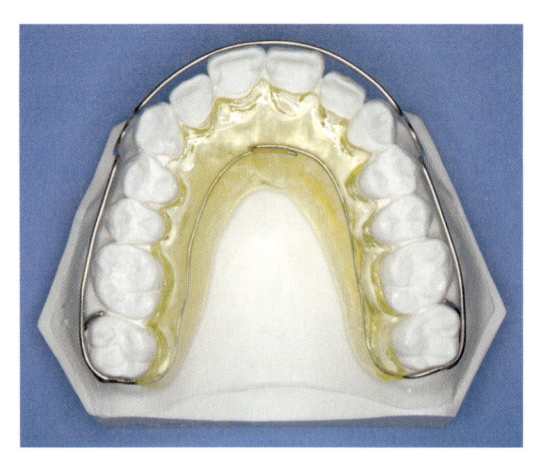

図 5.3.50　Begg タイプの保定床装置
唇側線を最後方臼歯遠心から延長している．最近では，最後方臼歯の単純鉤に唇側線をろう着したタイプがよく用いられている．

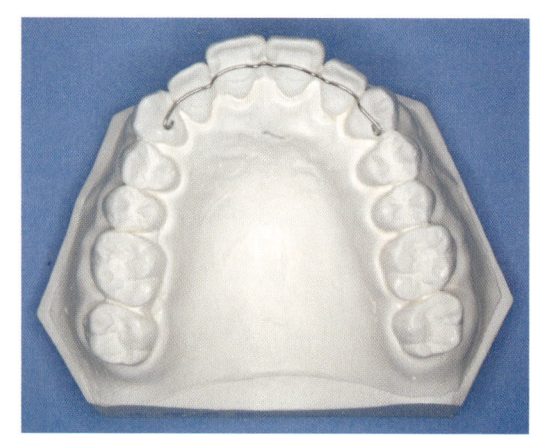

図 5.3.51　固定式保定装置
ワイヤーを歯列の舌側面に合わせて屈曲し，それを 1 本ずつボンディング剤で接着して固定する．

のため，口蓋の一部と咬合面を透明なプラスチックで被覆するタイプの保定装置を用いる場合もある．

②トゥースポジショナー：高弾性樹脂を用いてつくられたバイトブロック様の保定装置で，これを噛むことにより，歯の位置や咬合の安定をはかる．製作時に一部の歯をセットアップしておくことで空隙の閉鎖や歯の小移動が可能となり，このような使い方をする場合はダイナミックポジショナーとよぶ．上・下顎が一体となっているため，顎関係の維持に有利という利点の一方で，日中の使用が難しいという欠点もある．

③その他の可撤式保定装置：アクチバトールを用いて上顎前突や下顎前突の治療を行った後，そのまま保定装置として使用することがある．また，動的治療後に成長による再発のおそれのある場合，オトガイ帽装置や上顎顎外固定装置などを顎関係の維持を目的とした保定装置として使用することもある．

ii）半固定式装置

舌側弧線装置による歯の移動や歯列拡大を行った後，弾線をもたない舌側弧線装置を保定装置として使うことがある．しかしこれは純粋な保定装置ではなく，一時的な使用が望ましい．

iii）固定式保定装置

可撤式保定装置と並んで，一時的あるいは長期に使用される．患者の協力状態にかかわらず保定効果があるという長所をもっているが，口腔清掃の面で注意が必要である．また，装置がはずれた場合に患者が気づきにくいという問題点がある．

①犬歯間固定式保定装置：上・下顎のいずれにも使用されるが，特に下顎前歯部の叢生や捻転の治療を行った場合や，犬歯間幅径が動的矯正治療によって拡大された後の維持のために用いられる．通常，ボンディング剤を用いて犬歯にワイヤーを接着する．

②その他の固定式保定装置：ワイヤーを歯列の舌側面に合わせて屈曲し，それを 1 本ずつボンディング剤で接着することがある（図 5.3.51）．また，捻転や転位歯の保定として，ただ 1 本の歯の保定を行う場合や，萌出余地の確保を行った後の保隙装置として，スパーつきのバンドを使用することもある．

（4）保定期間

保定期間は，患者の年齢，不正咬合の原因や種類，矯正歯科治療の難易度，動的矯正治療期間，用いた装置の種類や治療終了時の咬合状態などの条件がそれぞれ異なるため，一律に定めることはできない．一般的目安としては，動的矯正治療期間と同程度の期間とすることが多いが，必ずしも十分とはかぎらない．また，年齢が高くなるにつれて，長い期間が必要とされる傾向にある．成長期の患者の場合，成長が終了するまで観察が必要であり，成長に伴って上・下顎の顎間関係や歯列弓に変化がみられた場合には適切な処置が必要となる．

永久歯列期に上・下顎歯列全体の治療を行った場合の，床保定装置終了までの一例をあげると，動的矯正治療直後から最低 1 年間は，終日使用を徹底させる．経過が良好であれば夜間のみの使用に変更

し，約6カ月間継続して使用させた後，歯列の安定が十分であるという確信を得たならば徐々に使用時間を短縮して最終的には完全に中止する．いいかえれば，この時期，矯正歯科治療によって適切な位置に排列された歯や顎が，構造的にも新しい環境に順応したことを意味している． 〔大久保和美〕

■ 文　献

葛西一貴，亀田　晃他：歯科矯正学，第4版，pp316-322，医歯薬出版，2005．
Proffit WR：新版プロフィトの現代歯科矯正学，pp601-618，クインテッセンス出版，2009
山内和夫，作田　守：歯学生のための歯科矯正学，pp431-439，医歯薬出版，2004．

13　口腔筋機能療法

(1) 口腔筋機能療法とは

不正咬合はしばしば顎口腔機能の異常を伴い，また，顎口腔機能の異常が不正咬合をもたらしている．すなわち，呼吸や構音，摂食，嚥下，咀嚼などの機能的不調和や自然頭位，顎位などの姿勢位が不正咬合と関係している．そして形態と機能は互いの原因であり結果となりうる．

不正咬合の改善は舌や口唇の機能異常の改善を伴うが，形態の改善のみで舌や口唇の機能的改善を達成するのは困難である．口腔機能の改善を目指し，安定した矯正治療結果を得るためにも，必要に応じた運動・機能療法の実施が有効である．

口腔筋機能療法（oral myofunctional therapy：MFT）とは，吸指癖などの口腔習癖とそれにより生じた開咬に伴う舌の姿勢位の変化やタングスラスト，あるいは口呼吸などにより生じた口唇の弛緩などの舌と口唇の非生理的な姿勢位や運動に対し，機能訓練を通じて改善をはかる運動・機能療法である．

(2) 歴　史

Angleによる不正咬合分類（1899年）に呼吸法が併記されていることからも明らかなように，20世紀初頭より，顎顔面形態や歯列形態と顎口腔機能との関連が注目されていた．具体的な筋訓練法は，1918年にRogersが全身および頭頸部の筋群の不調和が不正咬合の原因となるとして，筋の訓練法と訓練用の器具を発表したことに始まる．この訓練法は後日，筋機能療法（myofunctional therapy）と名づけられた．Rogersはその後の論文で，広範な生活様式にまで訓練の対象を広げている．

1950年代にStraubは嚥下機能の正常化をはかる訓練法の体系化をまとめ発表している．また，BarrettはTweedの患者に対する筋機能訓練を実施し，そのなかで，筋機能療法士育成のプログラムを発表した．現在の口腔筋機能療法の実施プログラムはStraubやBarrettのプログラムを基本とする部分が存在する．1960年代後半にGalinerは筋機能療法についての指導を始め，後に完成したテキストをはじめて出版し，矯正歯科医のみならず小児歯科医，補綴医，歯周病専門医にも啓発を深めた．また，Zickfooseも同時期に本を出版し，Barrett，Hansonらとともに口腔筋機能療法に関する協会を設立している．現在の口腔筋機能療法の概念を確立したのは1970年代に入ってからのBarrett，Garliner，Zickefooseらの言語治療士，筋機能治療士によるところが大きいといえる．

(3) 基本概念と指導法

構音機能や摂食・嚥下などの機能の獲得には習得しやすい時期が存在する．障害因子により機能の学習が阻害されると異常な運動パターンや姿勢が定着する．学習に適した時期をこえると障害因子の除去のみでは機能の自然な回復が困難となる．この場合，異常な運動パターンや姿勢の発現を抑え，正しい運動パターンや姿勢を再学習する作業が必要となる．

正しい嚥下機能を含めた舌の姿勢位および行動型の改善ならびに口腔周囲筋の協調性の改善のために

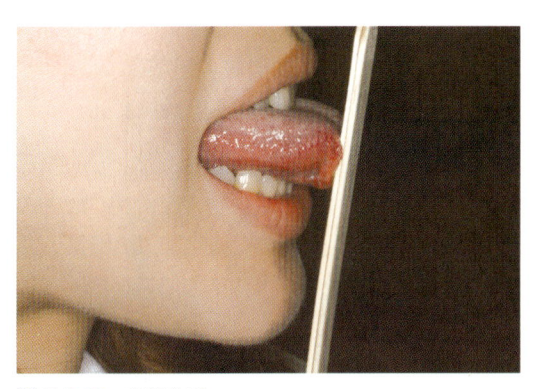

図 5.3.52　舌強化法
スティックに舌尖を押し当て，その姿勢を維持する．舌は曲がってはいけない．

は，筋力強化（舌，口輪筋および咀嚼筋）と正しい嚥下・咀嚼パターンの習得ならびに習慣化のステップを組み合わせて，訓練を行う．詳しくは成書に譲るが，その概要を以下に記す．

①舌筋の強化：舌尖の強化，舌中央部，後部の強化とに分かれる．舌の強化法には，「スティックに舌を押し当て」たり，舌の可動域の確認，運動性の向上には「口角をなめさせ，左右に振る」ことで習得させる（図 5.3.52）．

②咬筋の強化：咬筋，側頭筋を触診しながら嚙ませる（図 5.3.53）．口輪筋の強化の一例としては「ボタンプル」という訓練が用いられる（図 5.3.54）．

③正しい嚥下の習得：まず舌尖の位置として切歯乳頭後部のスポット位の確認を行い，また舌全体を口蓋に位置づけ，咬頭嵌合位で口輪筋と頬筋の収縮を伴わない嚥下法を訓練する．このためにはストローを用いた舌位の確認法が有効である（図 5.3.55）．

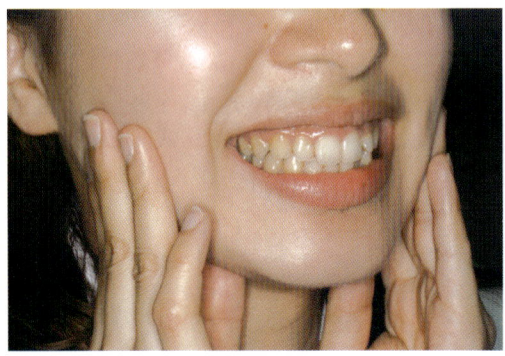

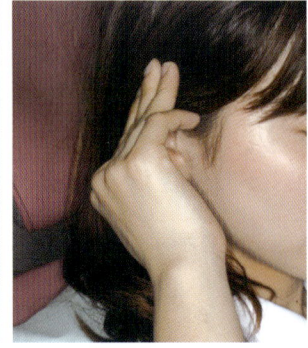

図 5.3.53　咀嚼筋強化法
咀嚼筋（咬筋，側頭筋）を触知しながら嚙みしめをさせる．舌位はスポット位を意識させる．

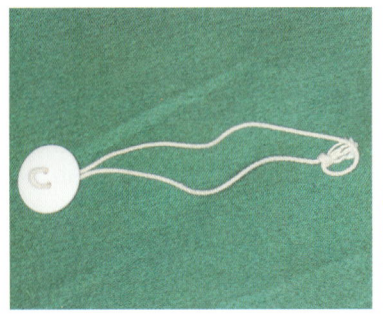

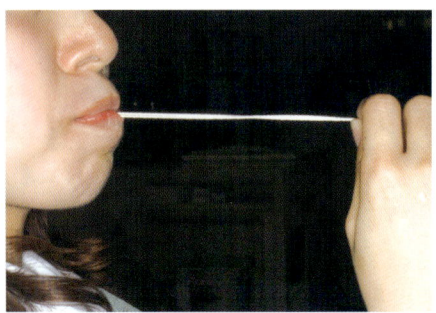

図 5.3.54　ボタンプル
直径 25 mm 程度のボタンを用い，切歯と口唇間におき，手指やおもりで引くことにより，口輪筋の強化を行う．

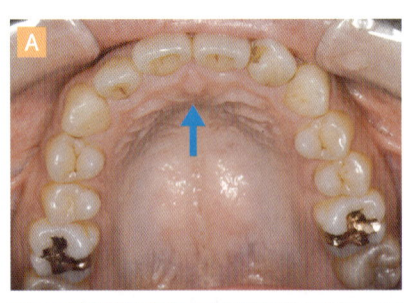

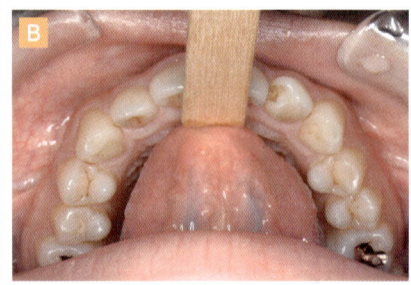

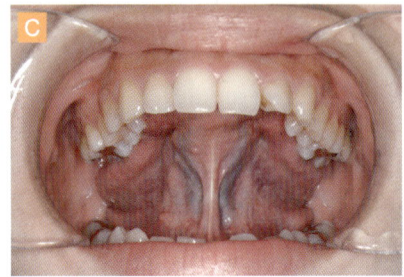

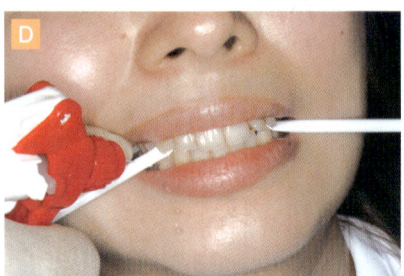

図 5.3.55　舌位の訓練法
A：切歯乳頭の後方部をスポットといい，舌尖部の安静位，嚥下時の舌尖位とする（青矢印）．B：スティックで位置を押さえ，舌尖を位置づける．C：舌尖をスポットにおき，舌全体を口蓋につける．D：ストローを横ぐわえさせ，舌尖をストローと口蓋の間におくとスポット位となる．その位置を維持させ，水を入れ，嚥下させる．

④舌位，口唇位の習慣づけ：訓練を吹き込んだテープなどを用い，就眠時に舌位を誘導することで習慣化する方法を含め，訓練で習得した位置が意識下，無意識化で行われるよう，強化をはかる．

このようなプログラムを順次行い，順調であれば4〜6カ月のスケジュールで完成する．その後，必要に応じフォローアップを行いながら，矯正歯科治療へと進む．

口腔筋機能療法は吸指癖や舌突出癖に対する訓練法として，歯科矯正治療の予後，咬合の安定を高める手段として始められた．さらに，現在では幼児，小児の口腔成育の訓練法として，また高齢者の摂食嚥下訓練法として一部が取り入れられ，その適応が広がっているといえる．　　　　　　　〔末石研二〕

14 不正咬合の予防

(1) 予防の概念

疾病の予防には慢性疾患の経過をモデルとした概念が用いられる．疾病が発現する時点の前に行われる第一次予防，疾病は存在するが，発症（自覚症状発現）前に行われる第二次予防，そして症状が発現してからの第三次予防である．第一次予防では多くの疾患に対する予防としての非特異的予防（例：健康増進）とある特定の疾患（例：肺癌）に対しての特異的予防（例：禁煙指導）とがある．第二次予防としては癌検診や結核検診などの早期発見，早期治療がこれにあたる．発症してからの臨床期に疾病の治療を受け入れた人に対しての再発防止，リハビリテーションによる社会復帰促進などを目的として行う対策を第三次予防という．

(2) 不正咬合の原因

不正咬合の原因が明らかに存在するものとしては，過剰歯や歯の骨性癒着などがあげられるが，多くの場合はいくつかの原因が複合してその症状を起こしていると考えられ，原因が特定できない場合も多い．不正咬合は特定の病原菌による感染症や特定のホルモンの分泌異常による代謝性疾患，あるいは外傷のような単一の病因によるものだけではない．

多くの疾患が発症する際には遺伝子の異常が関与していることが判明している．たとえば，腫瘍は体細胞の分裂過程において遺伝子が変異し発現する．その原因が喫煙のような環境的要因にある場合には遺伝性疾患ではないが，環境因子の感受性は遺伝的な要因をもつと考えられている．一方，遺伝的原因があっても1つの遺伝子異常により発現する（単因子性遺伝）場合と，複数の遺伝子が発現に関与する（多因子性遺伝）場合があることが知られている．

不正咬合は多因子性の遺伝形質に多因子の環境的要因が関与して成立していると考えられ，それらの要因が一定の閾値をこえたときに発症する多因子閾値モデルが当てはまると考えられている．

(3) 不正咬合の予防

不正咬合の予防法には，不正咬合へと進展する特定の原因を除去する予防矯正（特異的一次予防）と，早期に発見して不正咬合の増悪を抑制する抑制矯正（第二次予防）とがある．また，矯正治療後に行われる保定や再発防止策が第三次予防に相当する．

成長期の子どもに正しい姿勢で，適切な食品の摂食・嚥下を指導し，良好な口腔機能の成育をはかることは不正咬合を減少させると思われ，非特異的第一次予防に相当すると考えられるが，不正咬合に対する予防的効果は明らかでない．

以下に歯列の発育段階に応じた予防手法を概説する．

a. 乳歯列期

口腔習癖

母指吸引癖を5歳まで行っていた者では，31％に開咬を，17％に上顎前突を認めたが，3〜5歳の間に消失した群では，上顎前突，開咬ともに3％であり，70％は正常咬合であったという．3歳以降に口腔習癖が改善することで，不正咬合は自然治癒しており，適切な時期に口腔習癖へ介入することは予防的効果があるといえる．

b. 乳歯列期，混合歯列期

i) 歯列の保隙（乳歯う蝕，早期喪失の治療）

乳歯，永久歯を問わず，う蝕による歯質欠損や歯の喪失は不正咬合の原因となる．特に乳歯においては，歯列周長の減少を防ぐために，保隙が重要となる．また，萌出余地が不足した場合にはその空隙を獲得する処置（スペースリゲイナー）が予防的処置となる．

ii) 下顎の機能的偏位の改善

下顎が蝶番運動をして閉口していく際に，歯の早

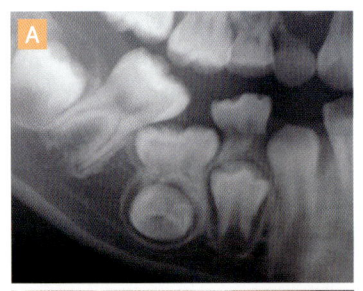

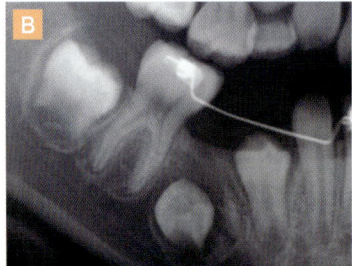

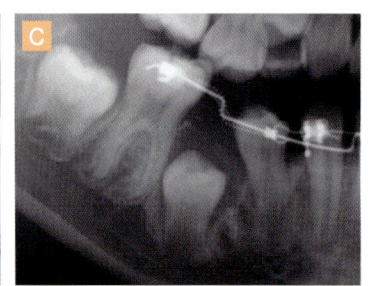

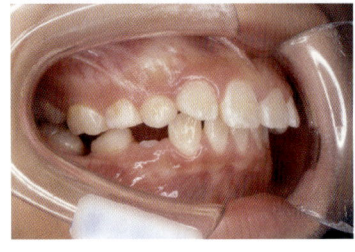

図 5.3.56　永久歯の萌出誘導
A：初診時年齢9歳の女児，臼歯部の咬合異常を主訴に来院．右側第二乳臼歯の骨性癒着と後続永久歯歯胚の位置異常を認める．B：4カ月後，右側第一大臼歯の整直と癒着歯の抜去．C：8カ月後，右側第二小臼歯の萌出方向の改善を認める．

期接触や咬合干渉により下顎位が前方や側方に偏位し，それぞれ反対咬合や交叉咬合となることがある．このような不正は放置すると骨格性の不正咬合へと増悪することが考えられ，早期に治療することが勧められる．多くの場合，矯正装置による歯の移動で改善されるが，乳犬歯の干渉による偏位の改善には乳犬歯の咬合調整も考慮する．

iii）顎関係の前後的異常の改善
（上・下顎関係の異常に対する早期治療）

上・下顎関係に異常がある場合にはその程度にもよるが，乳歯列期後期～永久歯列期前期に改善または増悪の阻止をはかることが望ましい．前歯反対咬合では，被蓋改善が上顎の成長を促す可能性が報告されている．しかしながら成長には個人差があり，この時期の改善が必ずしも永久歯咬合の完成まで維持されるとはかぎらないことを十分に理解する必要がある．

iv）永久歯の萌出誘導，晩期残存乳歯の抜去
（図 5.3.56）

過剰歯や歯牙腫あるいは歯の骨性癒着などの存在は歯の埋伏や異所萌出をもたらすことがある．早期の発見と適切な時期の介入は永久歯の異常萌出を予防し，不正咬合の進展を予防する．また，う蝕などにより乳歯の歯髄が壊死した場合，歯根吸収が遅れ，永久歯の萌出を妨げることがある．さらに後続永久歯の萌出方向異常により乳歯の歯根が吸収せず，晩期残存することがある．乳歯の適切な時期での抜歯は永久歯の萌出誘導となる．

c．永久歯列期

i）歯周疾患や歯の欠損に対する治療と管理

歯周疾患が進行し，歯を支える歯周組織，歯槽骨が吸収すると歯は病的な移動を起こす．垂直的な咬合の支持が失われ，過蓋咬合や下顎歯列の叢生や上顎前歯の唇側移動などが生じる．歯周疾患を予防，管理することは成人における不正咬合の予防となる．

また，歯の欠損とその放置は欠損部位への隣在歯の傾斜や対合歯の移動をもたらし，新たな不正咬合の原因となる．適切な欠損補綴は永久歯列期においても不正咬合の予防となる．

ii）第三大臼歯の萌出管理

第三大臼歯は10代後半～20代にかけて萌出することが多い．その萌出方向の異常は臼歯部の不正咬合を招くことがある．また，智歯周囲炎の発症誘因ともなる．下顎第三大臼歯の萌出が下顎前歯部の叢生をもたらすかについては賛否が分かれているが，近年では否定的な意見が多い．

〔末石研二〕

■文　献

深尾　彰：疾病予防の概念と方法．New 予防医学・公衆衛生学，第2版（岸　玲子，古野純典他編），pp23-26，南江堂，2006．

米津卓郎，町田幸雄：吸指癖が乳歯列咬合におよぼす影響に関する累年的研究．小児歯誌，**36**：93-100，1998．

Proffit WR：保定．新版プロフィトの現代歯科矯正学（高田健治訳），pp601-618，クインテッセンス出版，2004．

15　矯正歯科治療と口腔衛生

矯正歯科治療は，ほかの歯科治療と同様にいくつかのリスクを伴っている．その代表例としては，比較的長期間にわたる口腔内への矯正装置装着が口腔衛生環境の低下をもたらしやすいことによる，う蝕ならびに歯周疾患の発現があげられる．

日本矯正歯科学会，日本小児歯科学会，日本口腔衛生学会と日本歯科医学会は「矯正歯科治療等における口腔衛生管理に関する提言」を 2004 年に発表している（中垣，2004）．そこでは，矯正装置の装着は不潔域の拡大を引き起こしやすいことから注意を要し，口腔衛生状況の診査と記録をとり，保健指導を十分に行い，また口腔衛生管理には術者と患者双方に責任があり，患者への自己責任があることについての説明が必要だとしている．

したがって，矯正歯科治療を開始する際には，矯正治療がもつ口腔衛生上のリスクを説明し，患者の口腔衛生状況を把握し，説明したうえで必要な口腔衛生教育と管理を行う必要がある．

(1) 矯正装置と口腔環境

不正咬合患者は一般に，咀嚼機能の低下や叢生などにより自浄性が低下し，また口腔清掃が困難である．矯正装置の装着は口腔衛生の低下のリスク要因となり，歯垢の停滞と細菌叢の変化を招くことが報告されている．固定式矯正装置では，矯正治療開始後にプラーク量が増加し，細菌数も増加する．ミュータンス連鎖球菌群（Mutans streptococci：MS）と Lactobacilli（LB）の菌数レベルが上昇するという．また矯正治療中に歯面の脱灰（白斑）の増加がある．したがって，矯正治療がエナメル脱灰のリスクとなりうるといえる．歯周組織に関しては，軽度の歯肉炎の存在とそれに伴うアタッチメントロスの増加がある．また，プロービング時の出血（bleeding on probing：BOP），プラーク指数（plaque index：PI）および歯肉炎指数（gingival index：GI）が有意に増加し，さらに歯周病原性菌の増加と重複感染性バクテリアの存在が認められ，矯正患者の口腔衛生手法について特別な注意が必要である．

このように固定式矯正装置の装着は口腔衛生環境にとってリスク要因となり，特に治療前にう蝕や歯周疾患の高リスク者にとっては矯正治療が困難となる場合も存在することから，事前のリスク判定とそれに基づいた予防手段が必要であるといえる．

(2) 口腔衛生・予防指導の原則

う蝕の発生には細菌，基質（食物）そして宿主・歯が必要である．細菌としては MS，なかでも S. mutans と S. sobrinus がほかの菌種よりも高いう蝕原性を示す．また，Lactobacilli（乳酸菌）も象牙質う蝕との関連が示されている．

基質（食物）では，スクロース（ショ糖）の影響が最も強い．これはバイオフィルム形成にかかわる非水溶性グルカンの基質となるからであり，歯面付着性の高い含糖食品が，高いう蝕誘発性をもつ理由である．

宿主・歯では唾液分泌量や緩衝能，自浄性などの唾液因子，小窩裂溝や隣接面などの形態的因子や歯質のう蝕感受性，あるいは保健行動などが関連する．

う蝕の予防法はこれらの因子に作用する複合的な手法を用いて，必要性に応じ実施される．予防法のうち，セルフケアは保健指導と健康教育からなり，ブラッシング法やフッ化物の使用法，食生活指導が含まれる．プロフェッショナルケアとしては，PMTC（professional mechanical tooth cleaning）やフッ化物局所応用，小窩裂溝塡塞法（シーラント）などがある．パブリックヘルスケアとしては 1 歳半，3 歳児健診や学校での定期健康診断，集団的フッ化物洗口などがある（**表 5.3.16**）．

(3) 口腔衛生指導

歯科矯正治療の開始にあたり，口腔衛生に関する教育を患者に行い，動機づけをはかることが必要である．う蝕と歯周病に関して，その原因，発症要因と予防法を説明する．患者のセルフケアとして以下の項目を指導，実施する．矯正装置の装着による口腔細菌の変化やエナメルの脱灰発現は治療前のう蝕リスクで異なる（Kanaya et al, 2007）ことから，指導のプログラムにはその判定を含むことが望ましい．指導は継続的に行い，装置の変更や定期的なう蝕リスクの検査とともに実施するとよい．
①食生活・間食指導
②ブラッシング法
③歯間部（矯正装置周囲）の清掃（フロス，歯間ブラシなど）

④フッ化物配合歯磨剤の使用
⑤フッ化物洗口
⑥定期的（予防的）受診

歯周病については，必要に応じ以下の2点についても言及する．

⑦禁煙
⑧生活習慣病

食生活，間食指導では，数日分の食事内容を調査し，間食の頻度と内容を中心に評価する．スポーツドリンクなどの清涼飲料にも注意する．ブラッシング法については，食後および就寝前に行い，スクラビング法を中心に，固定式矯正装置の周囲とワイヤー下にブラシが到達するように指導する．このためにはフロス，歯間ブラシなどの補助の清掃用具の併用が有効である．また，指導には歯垢染色剤を用いるとよい．フッ化物の使用はう蝕予防に必須であり，フッ化物配合歯磨剤の使用と洗口剤として0.05〜0.1% NaF溶液の毎日の使用が行われる．白斑が生じたエナメル脱灰の予防，治療プログラムとしても有効であるが，その使用状況の定期的な指導が必要とされる．さらに，専門的予防ケアの機会を増やすために，医療連携として，紹介医，かかりつけ歯科医への矯正治療中の定期的受診を勧めることが望ましい．

(4) 口腔衛生管理

矯正治療中のう蝕，歯周疾患の予防のためには，患者自身によるセルフケアとともに，歯科医師，歯科衛生士によるプロフェッショナルケアが重要である．方法としては以下のものがあり，歯科疾患のリスク評価を行い，個々の状況に合わせた継続的なケアが必要である（表5.3.16）．

① PMTC
②フッ化物局所応用
③小窩裂溝填塞法（シーラント）
④殺菌剤，抗生剤の応用

表5.3.16　う蝕および歯周疾患の予防方法の特徴

責任あるいは主体	種類	方法	費用	予防効果 う蝕	予防効果 歯周疾患
対象者（患者）	セルフケア（保健指導および健康教育）	フッ化物配合歯磨剤の利用	低	良好	
		フッ化物洗口（歯科医院での処方）	中	良好	
		ブラッシング	中	有意差なし	良好
		歯間部の清掃（フロッシング，歯間ブラシなど）			良好
		食生活改善（含む間食指導）			不明
		禁煙			良好
		生活習慣病対策（栄養と運動など）			
		定期的（予防的）受診，かかりつけ歯科医院をもつ	高	高	高
専門家（歯科医師，歯科衛生士）	プロフェッショナルケア（予防処置）	PMTC	高	高	良好
		フッ化物局所応用（歯面塗布法，洗口法）			
		小窩裂溝填塞法			—
		殺菌剤・抗生剤の応用			良好
		スケーリング		良好	
市町村，学校など	パブリックヘルスケア	フッ化物洗口法	低	高	
		上水道フロリデーション			
		1歳6カ月健診，3歳児健診			
		学校での定期健康診断・事後措置			
		妊産婦健診			
		一般成人健診			
		歯周疾患検診			

費用および予防効果についてデータがないものは空白で示した．

（松久保隆：口腔衛生学，第1版（松久保隆他監），pp296-297，一世出版，2009）

⑤スケーリング

PMTCは専門家による歯面の付着物を機械的に可及的に除去する手法であり，PTC（professional tooth cleaning）とよぶこともある．これに超音波歯面清掃機による清掃を加えることがう蝕予防ならびに歯周疾患予防処置の前処置として重要である．すなわち，①小窩裂溝，隣接面での初期う蝕診査，②歯，歯肉溝または歯周ポケットのバイオフィルム除去，③小窩裂溝の歯垢除去と塡塞法の前処置，接着力向上，④歯周ポケットの清掃効果と薬剤塗布の前処置などの効果があるという（松久保，2009）．

フッ化物局所応用としては，歯面塗布法とフッ化物バーニッシュ法とがある．歯面塗布法には2％フッ化ナトリウム溶液やリン酸酸性フッ化物溶液を用いる方法などがある．矯正治療中の患者の歯面脱灰に対する効果ではフッ素洗口が推奨されるが，協力が得られない患者に対する方法としてこれらの方法を実施すべきといえる．

小窩裂溝塡塞法（シーラント）にはレジン系とグラスアイオノマー系塡塞剤とがあり，歯面清掃法や酸処理の有無など歯質との接着機構が異なることによる術式の違いがある．フッ素の徐放性はグラスアイオノマー系塡塞剤の特徴だが，レジン系塡塞剤にも付与されたものがある．小窩裂溝の歯垢除去を行い，白濁を認める場合に適応となる．

殺菌剤としては，クロルヘキシジン製剤の応用がある．洗口剤，ジェル，歯磨剤としての応用が検討され，効果があると認められている．しかし，日本では，歯周ポケットの洗浄に用いてショックを引き起こしたことから本製剤の応用は限られたものとなっている．

う蝕予防を中心に矯正治療中の口腔衛生指導・管理について解説した．歯周疾患についてもう蝕管理と同様に，その治療を行い，炎症と病的なポケットの除去を行った後に矯正治療を行わなければならない．プロービングによる歯周状態の診査とスケーリングおよびPMTCを主体とした定期的な歯周組織の管理を歯周病治療医とともに行うことが必要である．そのためにも患者本人と保護者，家族の口腔衛生に対する理解が重要であるといえる．

〔末石研二〕

■ 文　献

中垣晴男：矯正歯科治療等における口腔衛生管理に関する提言（報告）．口腔衛会誌，**54**：162-164，2004．

松久保隆：歯科疾患予防の特徴．口腔衛生学，第1版（松久保隆他監），pp296-297，一世出版，2009．

松久保隆：専門家による機械的歯面清掃と超音波歯面清掃器による清掃．口腔衛生学，第1版（松久保隆他監），pp298-300，一世出版，2009．

5.4 顎変形症

1 顎変形症の定義と概念

(1) 顎変形症の定義

顎変形症（jaw deformity）とは，上顎骨または下顎骨あるいはそれら両者の大きさや形態，位置などの異常，上下顎関係の異常などによって顎顔面の形態的異常と咬合の異常をきたして口腔機能の異常とともに美的不調和ないし顔面醜形を示すものである．dentofacial deformity という用語も用いられる．

胎生期における個体発生の途中に生じた形態的および機能的異常は先天性異常（congenital anomaly）とよばれ，特に器官形成期（妊娠初期の3カ月間）における形成異常によって形態的変化を現し，それがそのまま存続して出生時に異常状態の認められるものを奇形（malformation）という．一方，器官形成期以後および出生後の形態的異常は変形（deformity）とよばれ，この場合には器官発生の過程そのものには本質的に異常がない．しかし顎変形症は一般に広く解釈して，先天的および後天的要因によって起こるすべての型の顎の形態的異常を指す．ただし顎変形症のなかには，それが先天的要因によって起こったものか，後天的要因によって起こったものか不明のものも少なくない．

(2) 顎変形症の概念

顎変形症は発生時期ないし成因，顎顔面形態，咬合関係，歯列弓形態，社会行動的および心理学的な面などから数多くの分類法が報告されているが，すべての異常ないし変化を包括する分類法はいまだ見いだされていない．これらのうち顎顔面および咬合の形態的分類は顔面規格写真，頭部X線規格写真，上・下顎の口腔内石膏模型などを用いて行われるが，最近では三次元的な形態評価のためにCTが応用されている．

顎変形症による障害は，口腔の機能（咀嚼，構音，嚥下）障害，美的不調和ないし美的障害，ならびに精神心理学的障害である．顎変形症に対する治療を外科的矯正治療といい，矯正歯科，口腔外科，ならびに歯科臨床各科のチーム医療が重要である．顎変形症に対して行われる手術を顎矯正手術（orthognathic surgery）という．顎変形症が存在すると口腔機能も健常者のそれに比して低下しているが，外科的矯正治療により形態改善を行うと口腔諸機能は改善し，健常者のそれに近づくことから，顎顔面形態と口腔機能はきわめて密接な関係にある．また顎矯正手術に伴い顎骨周囲軟組織も変化をきたすことから，睡眠時呼吸障害，通鼻障害，および耳管機能障害なども考慮に入れた治療計画を立てる必要がある．さらに本治療を希望する患者の人格特性や顎矯正手術が心理面に及ぼす影響や，変化について知ることは治療の成否にかかわることであり，きわめて重要である．また顎顔面の形成にかかわる遺伝子が次第に明らかにされつつあり，顎変形に関する遺伝子解析も，予防という面から研究が行われており，今後の成果が期待される．　〔齊藤　力〕

2 顎変形症の原因

顎変形症の原因は，①症候群などの先天的要因によるもの，②成長や発育の異常によるもの，③骨折や手術などの後天的要因によるものの三者に大別される．

(1) 先天的要因による顎変形症

先天的要因には，遺伝の要素がはっきりしているものと，胎生期器官形成の途上で何らかの要因が形態の変形をもたらしたものの2通りが考えられる．後者の代表例が口唇裂・口蓋裂などの裂奇形である．しかし，裂奇形が存在しても，必ずしも生下時から上顎後退や下顎前突を随伴しているわけではない．裂奇形の存在そのもの，あるいは口唇，および口蓋の形成手術などの侵襲が，その後の顎の成長発育に影響を及ぼして顎変形が顕著になるものと考えられる．以下に，先天的要因で顎変形症を惹起しうる代表疾患を列記する．

a. 口唇裂・口蓋裂（唇顎口蓋裂）（図5.4.1）

顎変形症の先天的要因のなかで最も頻度が高い．上顎の劣成長に伴う下顎前突を呈することが多い．

b. Treacher Collins 症候群（図5.4.2）

下顎の後退と眼裂斜下，頬骨の形成不全，下眼瞼の一部欠損を特徴とする症候群である．下顎頭の無形成を随伴することもある．常染色体性優性遺伝するが，半数以上は突然変異による．

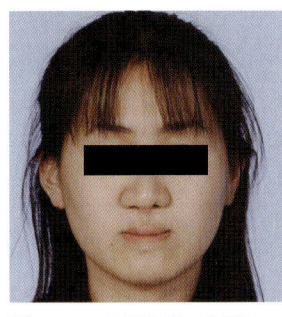

図 5.4.1 両側唇顎口蓋裂
上顎の劣成長に伴う下顎前突が観察される.

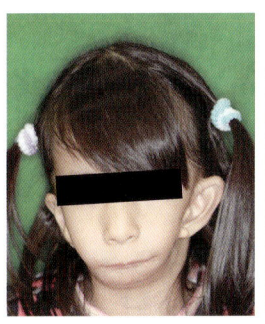

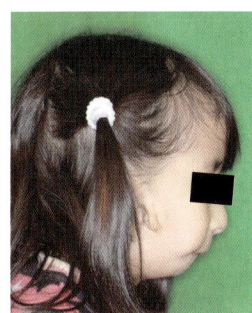

図 5.4.2 Treacher Collins 症候群
著しい下顎の劣成長と右側の耳介の変形が観察される.

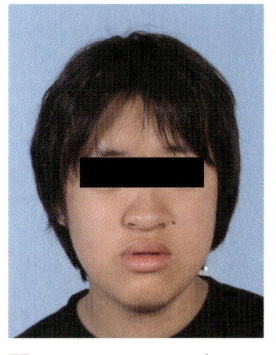

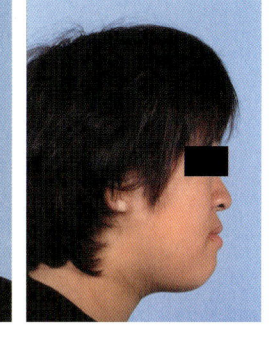

図 5.4.3 Crouzon 病
中顔面の劣成長と，相対的な下顎前突が観察される.

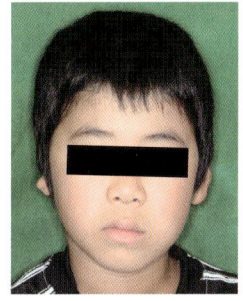

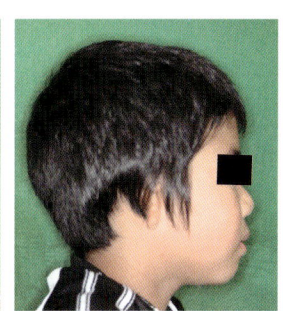

図 5.4.4 第一・第二鰓弓症候群
下顎の非対称と右側の耳介の変形が観察される.

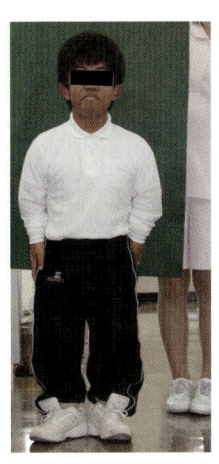

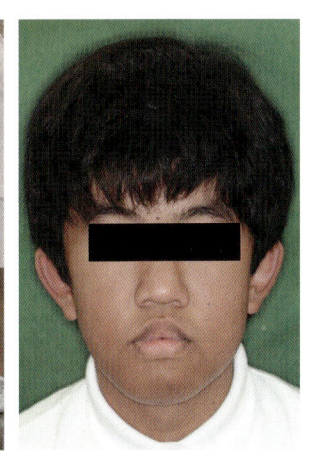

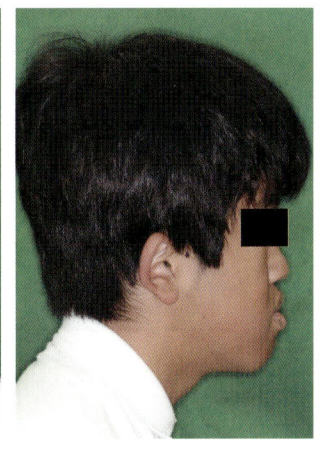

図 5.4.5 軟骨異栄養症
低身長と下顎前突が観察される.

c. Crouzon 病，Apert 症候群（図 5.4.3）

頭蓋冠縫合部の早期癒合に起因する変形症で，頭蓋内圧の亢進による眼球の突出が特徴である．中顔面の発育不全があり下顎前突を呈することが多い．常染色体優性遺伝する．

d. 第一・第二鰓弓症候群（図 5.4.4）

第一・第二鰓弓から発生する組織に障害が起きる疾患．通常片側性のため顔面は非対称になる．遺伝形質は明らかにされていない．

e. 軟骨異栄養症（図 5.4.5）

軟骨無形成症と軟骨低形成症の総称を軟骨異栄養症という．低身長，前頭部の突出，中顔面の陥凹と下顎前突が特徴である．常染色体優性遺伝するが，*FGFR3* の点突然変異によって発症することがわかっている．

f. Beckwith-Wiedemann 症候群（図 5.4.6）

臍帯ヘルニア（exomphalos），巨舌（macroglossia），巨体（giantism）を特徴とする症候群で，EMG 症

5.4 顎変形症　593

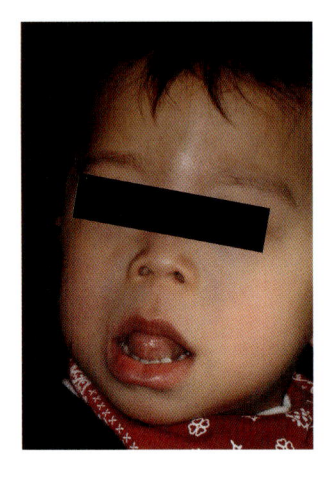

図 5.4.6 Beckwith-Wiedemann 症候群
口内に収まりきれない舌と下顎前突が観察される.

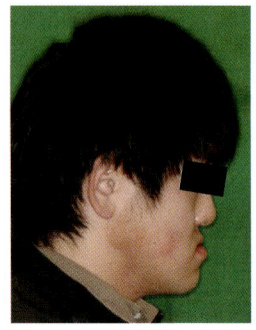

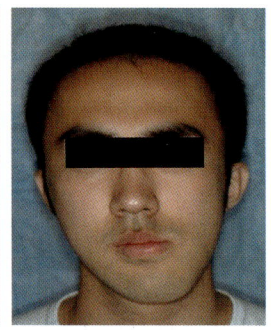

図 5.4.7 下顎前突症（A）と顔面非対称（B）

候群ともよばれる．巨舌により下顎前突を呈する．常染色体優性遺伝とされているが，孤発例が多い．

g. その他

上記以外にも Pierre Robin シークエンス（小下顎症を呈し，口蓋裂を随伴することが多い），鎖骨頭蓋異骨症（常染色体優性遺伝する疾患で，泉門の開存と鎖骨の欠損があり，上顎の劣成長に伴う下顎前突を呈する），Goldenhar 症候群（眼耳脊椎異形成症のことで，顔面の非対称を呈する）などがある．

（2）成長や発育の異常による顎変形症

生下時には不明瞭であったが，成長発育に伴って顎変形が顕著に現れてくるものである．2 通りあり，1 つは素因に基づくもの（一次変形）（図 5.4.7）で，もう 1 つは隣接組織の異常や全身疾患の結果によるもの（二次変形）である．前者について，大山は近親婚が繰り返された Habsburg 家の肖像画を分析し，下顎前突症の人物の絵が多く描かれていることを指摘している（大山，1989）．親子兄弟の顔は通常似ていることからも，顎変形症の発症に成長発育をプログラミングしている遺伝子が関与している可能性は高い．一方後者の二次変形は，顔面神経麻痺や瘢痕拘縮に由来する成長発育の障害，先端巨大症などの成長ホルモンの異常や弄舌・指しゃぶりなどの不良習慣に起因する．

（3）後天的要因による顎変形症

顎骨骨折が変形治癒した場合や，腫瘍・囊胞の増大に伴う変形，またその病変を切除したことによる変形などがこれに相当する．

（4）進行性顔面半側萎縮症（Romberg 病）

萎縮は顔面正中の側方部より発育期に始まり，数年間進行して停止する．原因は頭部外傷，感染，遺伝，局所の栄養に関係する交感神経系の異常（日野他，1993）などが考えられている．

（5）摂食様式の違いと顎変形症について

Liu らは，成長期のラットに，固形飼料を与えた場合と液状飼料を与えた場合とで咀嚼筋の活動と下顎骨の発育パターンを比較し，成長期の摂食様式によって顎発育に違いが生じることを報告している（Liu et al, 1998）．現代人は小下顎症が増加しているといわれるが，成長期に軟食を摂取する機会が多くなったことが原因なのかもしれない．

〔原田　清〕

■ 文　献

日野英忠，青戸和子：頸部交感神経切除法が有効であった進行性顔面半側萎縮症の 1 例．神経治療学，10：65-66, 1993.

Liu ZJ, Ikeda K, et al：Functional properties of jaw bone and tongue muscles in rats fed a liquid diet after being weaned. J Dent Res, 77(2)：366-376, 1998.

大山紀美栄：ハプスブルグ家の肖像（1）．化粧文化，20：84-93, 1989.

3　顎変形症の種類

顎変形症は発生時期ないし成因，顔貌，顎顔面の骨格型，咬合関係，心理学的観点などからこれまでにかなり多くの分類がなされている．顎変形症は症候名で，その治療に際しては顎矯正手術が必要であり，しかもその治療内容には担当医や患者の美的な要素も含まれる．したがって治療計画を立てるには

顎顔面の変形様相を正確に把握することがきわめて重要である．一般に顎変形症の診断には規格化された正面，側面の顔貌写真や頭部 X 線規格写真，トランスファーされた歯列模型，および顎運動や咀嚼筋筋電図の測定結果などが用いられ，また最近では CT 画像，三次元立体モデルなどの資料からも変形の程度が分析され診断に利用されている．ここでは現在広く行われている正面，側面からの各種資料を中心とした分析により顎変形症の種類を列記する．

（1）正面観による水平的（対称性）分析からの顎変形分類

顔面正貌写真では眼，鼻，上唇，下唇，オトガイなどの左右顔面の中点を，また正面頭部 X 線規格写真では篩骨鶏冠，前頭部頭蓋底，左右眼窩あるいは頬骨などの中点を連ねた正中線を基準に，顔面の水平方向における上下左右のずれを確認し，左右の対称性を分析する（図 5.4.8）．

通常，対称性がない場合には非対称症といえるが，対称性に関しての詳細な基準はなく，各施設により判断されているのが現状である．本症には片側の顎骨の発育不全によるものと発育過剰に起因するものがある．通常，先天性異常における本症に関しては対称性の基準となる臓器・組織や骨格の位置異常ないし形態異常を伴っており，非対称性が著明な場合が多い．一方，顔貌写真においては非対称を示すが，頭部 X 線規格写真においては著明な非対称を示さない場合がある．これは咀嚼筋や脂肪などの軟組織の量の非対称が存在する場合で，片側の咬筋肥大症などが代表的である．このように軟組織の減量手術が適応となり，骨切り術が対象とならない場合もある．

a. 上顎非対称

顔面正中に対し上顎の偏位が認められるもので，左右側方向の咬合平面傾斜を伴う．症例としてはまれなものと考えられる．多くは片側性の交叉咬合を伴う．セファロ分析では頭蓋上顔面レベルの基準を示す両側の頬骨前頭縫合部を結んだ ZL-ZR あるいは頬骨弓起始部の中点を結んだ ZA-AZ がほぼ平行であるのに対し，両側上顎骨頬骨突起基部を結んだ JL-JR は咬合平面とともに傾斜する．

b. 下顎非対称

顔面正中に対し下顎オトガイが偏位し，交叉咬合を伴う．下顎頭部の腫瘍や腫瘍類似疾患に起因するものがあり，その病変の拡大が急速なものでは患側の開咬を伴うこともある．発育異常による顎骨の非対称は下顎に起因することが最も多く，Obwegeser は下顎半側低形成（hemimandibular hypoplasia），下顎半側過形成（hemimandibular hyperplasia），下顎半側延長（hemimandibular elongation），下顎半側延長と下顎半側過形成の合併例（hybrid type of hemimandibular elongation and hemimandibular hyperplasia）などに分類して報告している（Obwegeser, 2001）．

c. 上下顎非対称（顔面非対称）

上下顎にわたり変形が認められ，咬合平面の左右傾斜や口裂の傾斜を伴う．多くは片側の顎の過剰発育によるものであるが，ときに発育不全が原因となることがある．ときに顎の発育期に上下顎いずれかの非対称が出現すると相対する顎の発育も影響を受けて，上下顎非対称（顔面非対称）を出現させる可能性が高くなる．またヘミフェイシャルマイクロソミアのような先天性異常例では片側の顎の発育不全に起因する顔面非対称を出現させる．

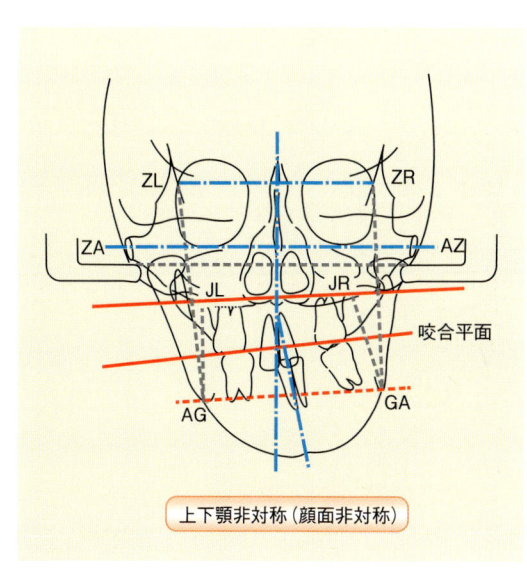

図 5.4.8 顎骨の水平的（対称性）分析
頭蓋上顔面レベルの基準を示す両側の頬骨前頭縫合部を結んだ ZL-ZR と頬骨弓起始部の中点を結んだ ZA-AZ がほぼ平行であるのに対し，両側上顎骨頬骨突起基部を結んだ JL-JR，咬合平面，両側の下顎骨角前切痕を結んだ AG-GA がともに傾斜していることから上下顎非対称（顔面非対称）の存在が分析される．

(2) 側面観による前後的および垂直的分析からの顎変形分類

a. 顎骨の前後的分析からみた顎変形

Angleの分類で示される咬合関係は上・下顎骨の前後的位置関係により左右され，咬合異常が顎骨に起因するものであれば骨格性Ⅱ級ないしⅢ級などと表現すべきであるといわれている．一般に頭蓋に対する上・下顎骨の位置を分析するにはセファログラムが用いられている．顎骨の骨格的計測を行うには頭蓋の基準が必要となり，FH平面やSN平面などがその基準面として多く用いられている．顎骨の前後的位置を確認する分析法についてはかなり多くみ

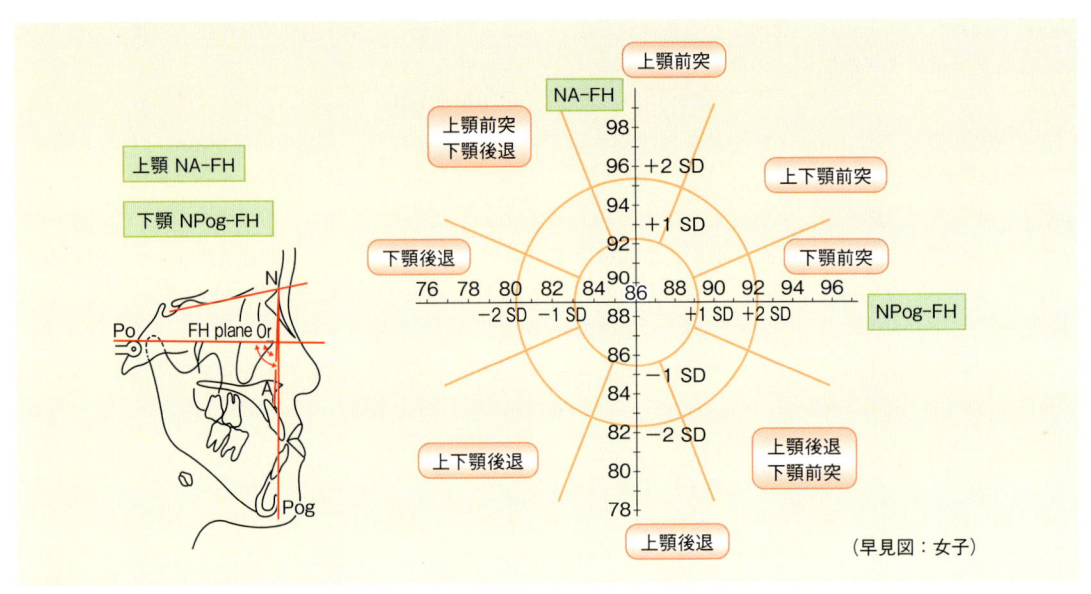

図 5.4.9　突顎性の分類
上顎では NA-FH，下顎では NPog-FH (facial angle) を基準とする．それぞれ正常咬合者における平均値から1 SD以内のもの（正常群），1 SDより大きいもの（前突群）および1 SDより小さいもの（後退群）の3群に分ける．
顎変形症の前後的分析では8型の顎骨骨格型があり，正常を含めると顎骨骨格型は9型となる．

（山本義茂，高橋庄二郎監：顎顔面変形症の外科的矯正治療，第1版，三樹企画出版，1994 より改変）

角度的計測　mandibular plane angle は下顎下縁の接線と Frankfort 平面のなす角，また lower facial height は ANS と Xi と PM のなす角で，短顔では狭小となり，長顔では開大する

距離的計測　前顔面高に対する後顔面高の割合を示す S-Go/Na-Me は大きな値を示し，反時計方向の成長を示す

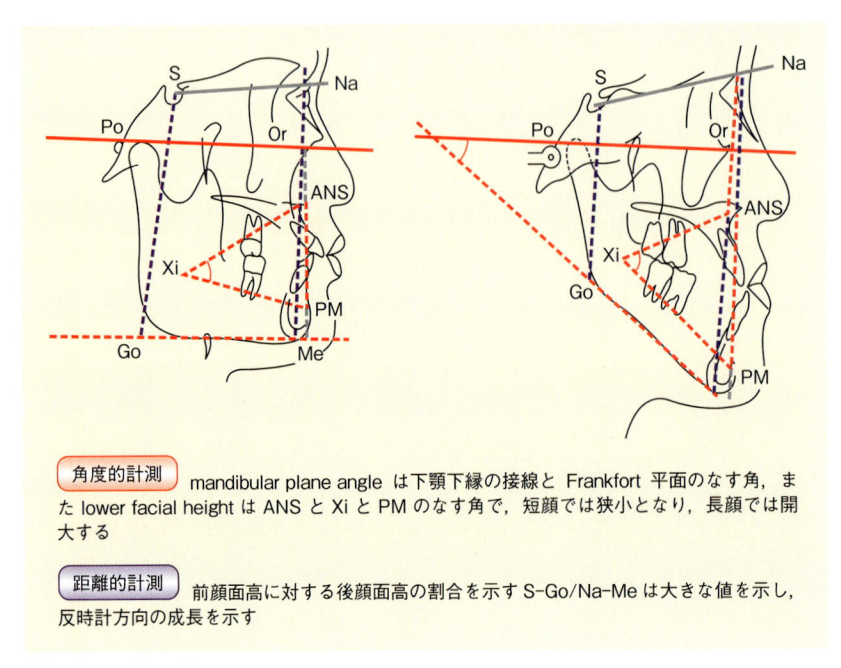

図 5.4.10　顎骨の垂直的分析

られるが，その1つに上顎骨および下顎骨の突顎性を分析する方法がある．側面頭部X線規格写真において，FH平面を基準として上・下顎のそれぞれの前突度を正常群，前突群および後退群の3群に分類するもので，組み合わせると正常を含めて9群に分類される．顎骨の前後的位置から考えられる顎変形は図5.4.9に示すごとくである．

b. 顎骨の垂直的分析からみた顎変形

先天性異常や顎の欠損がなく，調和のとれた顔貌では上・中・下顔面の垂直径はそれぞれほぼ等しいといわれており，正常な顎発育をした場合には顎顔面の前後径と顔面高の比率もバランスがとれている．しかし，ときにこのバランスが崩れ，顎顔面の垂直的（上下方向）発育が水平的（前方）発育に比べ絶対的あるいは相対的に著明となって長顔を呈するものや，逆に短縮し短顔を示す場合がある（図5.4.10）．

i) 短 顔

顎骨の垂直方向（上下方向）への発育バランスが水平方向（前方）に比べ不十分で，オトガイ唇溝が深く，オトガイが突出し，短い顔を呈する．通常，上・下顎骨の反時計まわり発育がみられ，骨格性の

表 5.4.1 顎変形症の種類

分析方向	水平的 (transverse)	前後的 (antero-posterior)	垂直的 (vertical)	
顎形態種類	上顎非対称 下顎非対称 正常 顔面非対称	上顎前突 下顎前突 上下顎前突 上顎前突・下顎後退 上顎後退・下顎前突 上下顎後退 上顎後退 下顎後退	短顔 正常 長顔	
	4 ×	9 ×	3 −	1

3方向のそれぞれから分析した顎形態の種類数を乗じ，すべてが正常なものを除外すると，理論的にはかなり多くの顎変形病名が存在する．

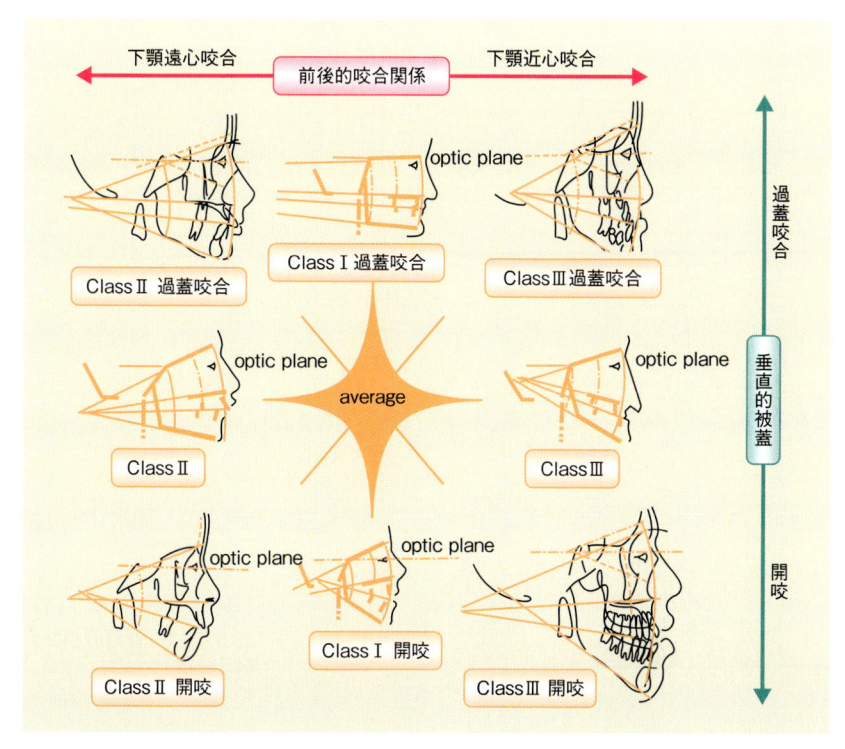

図 5.4.11 Sassouniらの顔面骨格分類

(Sassouni V, et al: Amer J Orthod, **50**: 801-823, 1964より改変)

過蓋咬合を呈することが多い．また，切歯の萌出は正常であるが，臼歯部では不十分なことがあり，骨格性の Class Ⅱ を示すような下顎の前方発育が不十分なものや Class Ⅲ を示し下顎の前方への発育が著明な症例もみられる．一般に短顔におけるセファロ分析の角度的計測では，顔面の高径と前後径の比率を表現する facial axis（顔面軸）や下顎枝と下顎骨体の屈曲の程度を示す mandibular arc（下顎アーク）は正常に発育した者に比べ開大し，骨格性の過蓋咬合の傾向を示す mandibular plane angle（下顎下縁平面角）や前方顔面高の評価に用いる lower facial height（下顔面高）は狭小化する．また距離的計測において，前顔面高に対する後顔面高の割合を示す S-Go/Na-Me は大きな値を示し，反時計方向の成長を示す．

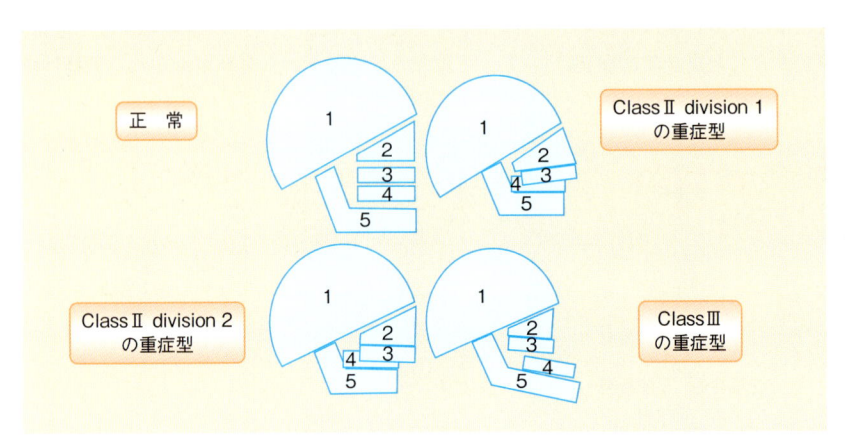

図 5.4.12 Khouw らの Angle 分類における代表的顔面骨格型の模型図
1：頭蓋，2：上顎骨，3：上顎歯列，4：下顎歯列，5：下顎骨．
(Khouw FE, Proffit WR, et al：Oral Surg, **29**：789-798, 1970 より改変)

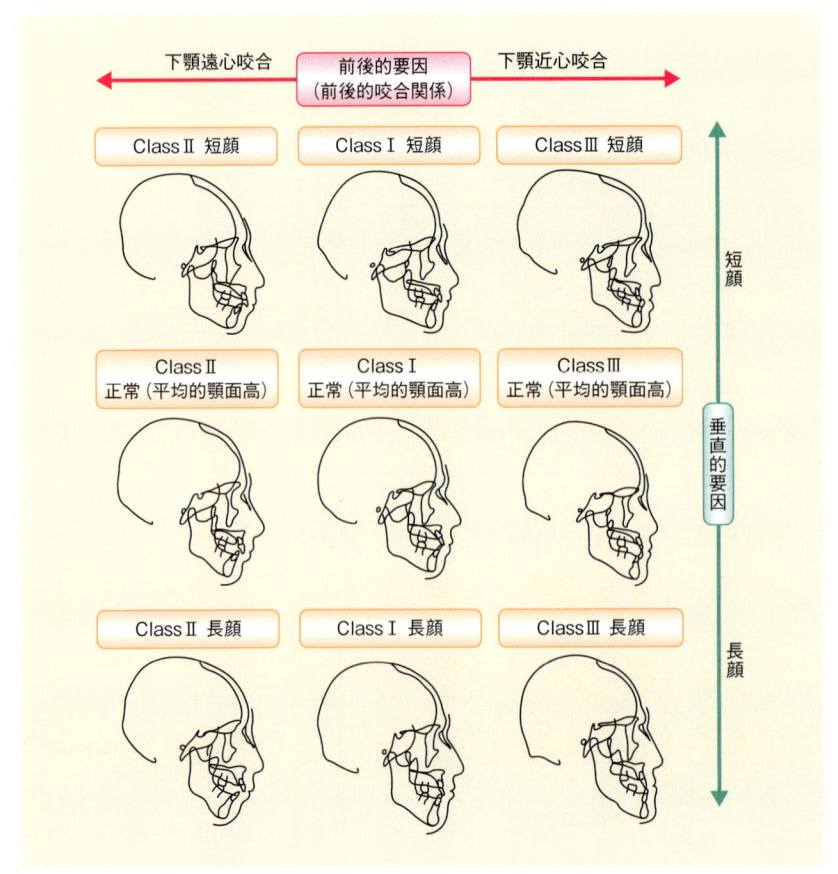

図 5.4.13 菅原の顔面骨格系分類
(菅原準二：日矯歯誌, **40**(1)：32-56, 1981 より改変)

ii) 長　顔

　顎骨の垂直方向への発育バランスが水平方向に比べて著明で，オトガイ唇溝が浅く，なだらかなオトガイを示し，長い顔を呈する．一般に上・下顎骨の時計まわり発育がみられ，骨格性の開咬を呈することが多い．本症のなかでも前・臼歯ともに正常萌出あるいは過萌出を示し，骨格性 Class Ⅲでオトガイ部が前下方に突出し，前歯部開咬を示す症例がある．いわゆるロングフェイス症候群（長顔症）はその代表的なものである．また骨格性 Class Ⅱを示すような症例でも開咬を伴って長顔を示すことが多いが，この場合には下顎骨が時計まわりに後下方に回転し発育する．したがってオトガイ部は後退するとともに後下方に位置する．セファロ分析においては短顔であげた計測値とは反対の傾向を示す．

(3) 顎変形症の種類

　水平的，前後的，垂直的に観察した場合の顎変形症の種類について列記してきたが，顎の変形は三次元的に生じており，変形パターンが水平，前後，垂直的変形のいずれか1つのものから3つ複合したものまでみられることになる．したがって顎変形症の種類をあげるには症例ごとに病名数が異なり，理論的にはかなり多くの顎変形病名が存在する（表5.4.1）．

　しかし，顎の前後的異常が存在する患者では垂直的異常を示すことが多く，互いに関連するため，Sassouniらは側面セファロからアーチ分析を用い，顎変形症患者の代表的な顔面骨格型8型を示した．前後的には Class Ⅰから Class Ⅲまでの咬合状態と，垂直的には骨格性開咬から過蓋咬合までの組み合わせにより分類したものである（図5.4.11）．

　また，Khouw は Angle 分類における代表的骨格性不正咬合の顔面骨格型を示した（図5.4.12）．

　わが国においては菅原が図形分析法を応用して，上下顎骨の前後的位置関係と下顔面高のバランスから Sassouni と同様な分類を行っている（図5.4.13）．

〔髙野伸夫〕

■ 文　献

Khouw FE, Proffit WR, et al：Cephalometric evaluation of patients with dentofacial disharmonies requiring surgical correction. Oral Surg Oral Med Oral Pathol, **29**(6)：789-798, 1970.

Obwegeser HL：Mandibular Growth Anomalies, Springer, 2001.

Sassouni V, et al：Analysis of dentofacial vertical proportions. Amer J Orthod, **50**：801-823, 1964.

菅原準二：下顎骨の形と顔面骨格型との関係について．日矯歯誌，**40**(1)：32-56，1981．

高橋庄二郎：序説．顎変形症治療アトラス，第1版（高橋庄二郎，黒田敬之他編），pp3-16，医歯薬出版，2001．

山本義茂，高橋庄二郎監：顎顔面変形症の外科的矯正治療，第1版，三樹企画出版，1994．

4　顎変形症の治療

(1) 診査・検査・分析・診断

a. 医療面接と診査

　顎変形症患者（外科的矯正治療適応症）における，初診時から保定観察までの治療・管理ステップの概要を図5.4.14に示す．初診で受診する診療科は，おもに矯正歯科，口腔外科あるいは形成外科などである．施設や紹介の有無により多少異なるが，治療・管理体制はおおむね図5.4.14に示す流れに類似していると考えられる．ほかの疾患と同様，まず患者との十分な医療面接を行い，来院動機（主訴）を的確に把握する．医療面接を行うにあたっては，図5.4.15に例として示したアンケート記入表などを参考に進めていく．アンケート項目は診療科

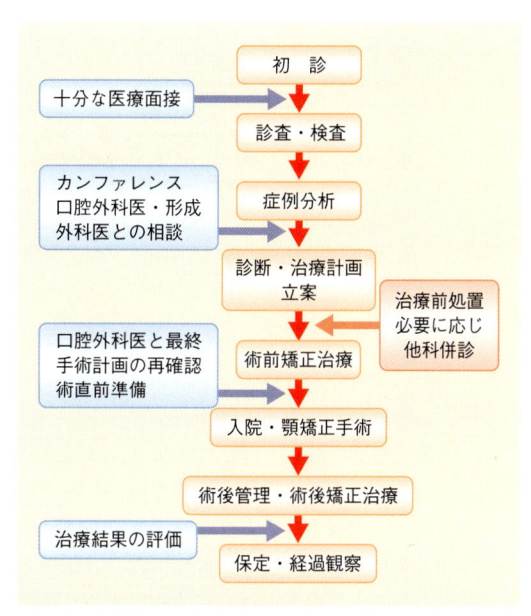

図5.4.14　外科的矯正治療の流れ
十分な医療面接，診査による各種臨床所見の把握，基本的な形態的検査，機能的検査を行った後，分析，診断，治療計画を立案する．

アンケート 記入表

患者番号：＿＿＿＿＿＿

担当医：＿＿＿＿＿＿

このアンケートは，あなたが一番治したい所，気にしているところを正確に知るためのもので，治療方針を決める上でとても大切な資料になります．できるだけ自分の気持ちに合っている項目を選んで下さい．もし，書いてある項目の中に合うものがなければ，その他のところにその内容をわかりやすく，詳しく書いて下さい．

1．あなたが一番治したいところ，気にしているところは？

（ ）の中に○をつけて下さい．2つ以上ある場合，気になる順に1,2,3.....と番号を入れて下さい．

（ ）－（1）歯並び，かみ合わせを治したい．
（ ）－（2）口元，上アゴ、下アゴの顔の感じ，外見が気になる．
（ ）－（3）食物が咬みにくい，咬みきれない．
（ ）－（4）発音が悪い，しゃべりにくい．
（ ）－（5）アゴの関節が痛んだり，音がしたりする．
（ ）－（6）他人から言われた．
（ ）－（7）その他（　　　　　　　　　　　　）

2．（1）に○をつけた人にお聞きします．具体的にどんなところを治したいですか？

下にあげた状態の中から選んで下さい．いくつでも結構です．

<歯並び>　・歯のでこぼこ　・八重歯　・上の歯が出ている
　・出っ歯　・真ん中がずれている　・歯がすいている
<かみ合わせ>　・上下のかみ合わせが反対（受け口）（反対咬合）
　・上下のかみ合わせが開いている（開咬）
　・上下のかみ合わせがずれている（偏位）
<その他>上記に当てはまらない場合は，具体的に書いて下さい．
（　　　　　　　　　　　　　　　　　　　　）

3．（2）に○をつけた人にお聞きします．具体的にどんなところを治したいですか？

（ ）の中に○，または2つ以上ある人は気になる順番に番号を入れ，右側に書いてある気になるところを○で囲むか，具体的にその内容を書いて下さい．

（ ）口元，唇の感じ　・上唇が出ている　・下唇が出ている
　・口元が出ている　・唇が閉じにくい
　・口が曲がっている
　・その他（　　　　　　　　）
（ ）上アゴの感じ　・上アゴが出ている　・歯ぐきが出る
　・その他（　　　　　　　　）
（ ）下アゴの感じ　・下アゴが出ている　・下アゴが曲がっている
　・下アゴの形が悪い　・下アゴが長い
　・下アゴの先が出ている　・下アゴの先が尖っている
（ ）顔の感じ　・顔が曲がっている　・顔がゆがんでいる
　・顔が長い・その他（　　　　　　　　）

図 5.4.15　初診時における患者アンケート記入表および調査表（新潟大学矯正歯科診療室での使用例）

医療面接は，患者が記入した来院動機にかかわるアンケートなどを参考に行う．施設により異なるが，矯正歯科診療室および手術を担当する診療科（口腔外科あるいは形成外科など）ごとにアンケート，調査表などを記入してもらう場合も多い．

や施設により多少異なるが，歯列・咬合にかかわるもの，外見にかかわるもの，咀嚼機能にかかわるもの，発音にかかわるもの，顎関節にかかわるものなどから構成される．特に，顎変形症患者のほとんどは来院動機の1つとして顔貌の改善をあげる傾向にあることから，顔貌のどのような点を気にしているかについて具体的かつ詳細に把握しておく必要がある．また，顎変形症患者では，初診時において顎関節機能障害を有するあるいは既往をもつ場合もある．そのような症例では，顎関節症にかかわる詳細な問診表を利用し，顎関節に関連した事項について十分把握しておくことが望ましい．さらに医療面接では，外科的矯正治療の目的が顔貌の美的調和の獲得，顎関係および咬合関係の改善による個性正常咬合の確立，各種口腔機能の回復または改善，精神心理的障害の排除と社会適応性の向上などを含んでいることを十分説明し，理解を得ておくことが肝要である．

診査は，診査表（図 5.4.16）を用いて担当医がチェアサイドにおいて，視覚，触覚，聴覚などにより患者にみられる各種臨床所見を漏れなく順序立ててとらえる行為である（菅原他，2000）．すなわち，

矯正診査表

患者番号＿＿＿＿＿＿＿＿
氏名＿＿＿＿＿＿＿＿
担当医＿＿＿＿＿＿＿＿
診査日20　年＿＿＿月＿＿＿日

1：正面

垂直的バランス　(1/3:1/3:1/3)　＿＿:＿＿:＿＿:
顔面対称性　(Symmetry, Asymmetry)
鼻　(Symmetry, Asymmetry)
人中　(Symmetry, Asymmetry)
目　(Symmetry, Asymmetry)
耳　(Symmetry, Asymmetry)
上唇
上下唇間　(nl=resting 0-2.5mm)　＿＿mm
上唇上顎前歯　安静時(nl=2-3mm)　＿＿mm
smiling(nl=8-10mm)　＿＿mm
上顎前歯臨床的歯冠長　＿＿mm
歯肉露出(gummy smile)　(Yes,No)
正中線　上顎＿＿mm(Rt,Lt)
下顎＿＿mm(Rt,Lt)
上顎咬合平面-瞳孔平面　＿＿mm(Rt,Lt)が高い
オトガイ　(Symmetry, Asymmetry)

2：側貌

プロファイル　(convex,straight,concave)
鼻の形、大きさ　(良好、高い、低い)
Nasolabial angle　＿＿＿度
オトガイ　(突出、後退、良好)
口唇　(弛緩、緊張、良好)

3：口腔内診査

口腔内衛生状態　(bad,moderate,good)
歯肉炎、歯槽膿漏　＿＿＿＿＿＿
カリエス、喪失歯　＿＿＿＿＿＿
ポケット（4mm以上）、動揺度2以上

C	
mo	
po	
	8 7 6 E 5 D 4 C 3 B 2 A 1　1 A 2 B 3 C 4 D 5 E 6 7 8
po	
mo	
C	

4：機能検査

舌
大きさ、形、圧痛、緊張、運動＿＿＿＿＿＿
安静位　(正常、低位)
嚥下時　(正常、Tongue thrusting)
鼻呼吸、口呼吸　＿＿＿＿＿＿
発音　＿＿＿＿＿＿
最大開咬量　(nl=45-55mm)　＿＿mm
CO-CR Difference（切歯点）
無、有・方向（Ant,Post）,（Sup,Inf）,（Rt,Lt）
早期接触部位　＿＿＿＿＿＿

側方運動の誘導歯　Rt. ＿＿＿　Lt. ＿＿＿

側方運動量　Rt. ＿＿mm Lt. ＿＿mm

開閉運動（下顎切歯路）　習慣咀嚼運動 (Rt,Lt)　反対側咀嚼運動 (Rt,Lt)

筋肉の触診（圧痛、自発痛）
TMJ　Rt.＿＿ Lt. ＿＿
咬筋　Rt.＿＿ Lt. ＿＿
側頭筋　Rt.＿＿ Lt. ＿＿
内側翼突筋　Rt.＿＿ Lt. ＿＿
僧帽筋　Rt.＿＿ Lt. ＿＿
後頭部　Rt.＿＿ Lt. ＿＿
胸鎖乳突筋　Rt.＿＿ Lt. ＿＿
外側翼突筋　Rt.＿＿ Lt. ＿＿

顆頭の動きの協調性、顎関節の痛み、音(ｸﾘｯｸ、ﾎﾟｯﾋﾟﾝｸﾞ)
開閉運動
動きの協調性　(Symmetry, Asymmetry)
開口時（早期、中期、晩期）
閉口時（早期、中期、晩期）
発症時期、期間＿＿＿＿＿＿
前方運動
動きの協調性　(Symmetry, Asymmetry)
往路（早期、中期、晩期）
復路（早期、中期、晩期）
発症時期、期間＿＿＿＿＿＿
側方運動(Rt,Lt)
動きの協調性　(Symmetry, Asymmetry)
往路（早期、中期、晩期）
復路（早期、中期、晩期）
発症時期、期間＿＿＿＿＿＿
他の習癖(Bruxism,Clenching)いつから、どの程度
＿＿＿＿＿＿
顎関節の疼痛テスト　(Rt.,Lt.)

5：家族の歯並び、治療経験
＿＿＿＿＿＿

6：特記事項
＿＿＿＿＿＿
＿＿＿＿＿＿

図 5.4.16　臨床所見記入用の診査表（新潟大学矯正歯科診療室での使用例）

口腔内外にみられる各種臨床所見を漏れなく順序立ててとらえるために診査表を使用．診査結果は，基本検査のみならず追加検査が必要か否かの判断に有用．

正貌・側貌の診査，口腔衛生状態や歯周組織の状態の把握を中心とした口腔内診査，咬合および顎運動にかかわる機能的診査などを行う．

b. 検　査

診査終了後，診断や治療計画の立案に必要な基本的検査内容について説明し，理解と同意が得られたうえで検査を開始する．基本的検査は，形態的検査と機能的検査に大別される．形態的検査は，顔面規格写真・口腔内写真撮影，平行模型または顎態模型の作製，頭部 X 線写真撮影，パノラマ X 線写真撮影，CT 撮影，MRI（顎関節機能障害を認める場合）からなる．一方，機能的検査としては，下顎運動測定および咀嚼筋筋電図測定が必須で，必要に応じ咀嚼能率測定や咬合圧測定などが追加される．

図 5.4.17 に初診時における顔面規格写真および口腔内写真を示す．正貌，側貌ともに一定の条件で撮影されることが必要である．ただし顔面非対称（顎偏位）を伴う症例では，自然頭位での撮影とイヤーロッドを挿入した状態での撮影とで正貌における水平方向の傾斜が異なる場合もあることから，イヤーロッドをはずした状態での撮影も必要である．口唇閉鎖時の写真では，前顔面高の特徴や比

図 5.4.17 初診時における顔面規格写真および口腔内写真

A：基本的顔面写真，B：基本的口腔内写真．
叢生および軽度下顎左方偏位を伴う骨格性下顎前突症例．正貌，側貌ともに一定の条件で撮影されることが必要．口腔内写真は，正面観，側面観，上下咬合面観が基本的組み合わせ．顔面写真と同様，一定条件で撮影．

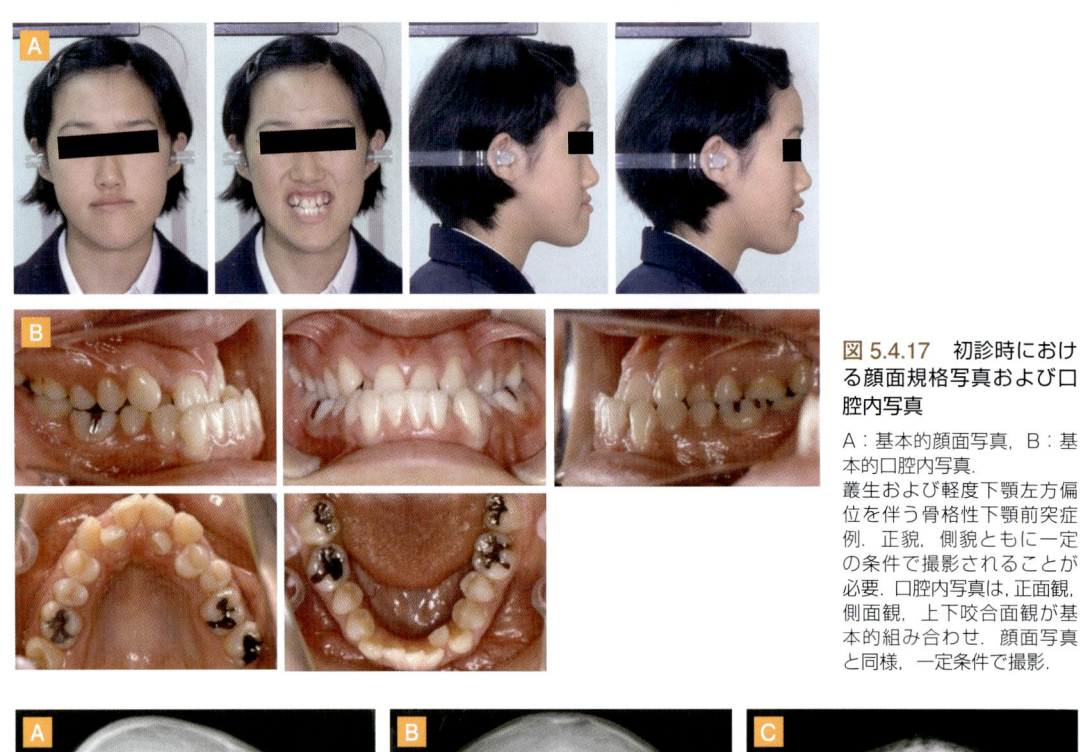

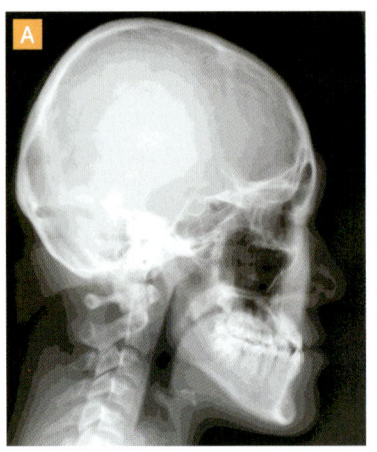

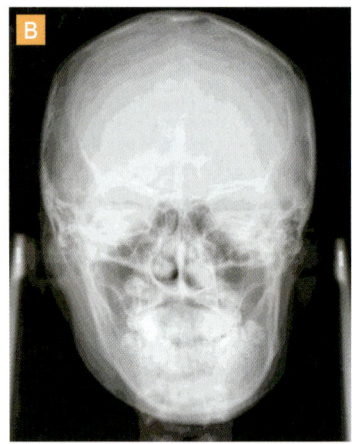

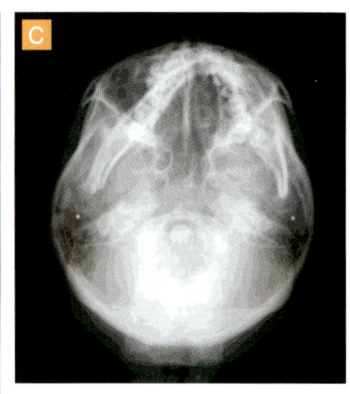

図 5.4.18 初診時における頭部 X 線写真
A：側面セファログラム，B：正面セファログラム，C：オトガイ-頭頂法頭部 X 線写真．
下顎左方偏位を伴う骨格性下顎前突症例の初診時頭部 X 線写真．

率，上・下口唇の突出感，陥凹感あるいはオトガイ部の緊張感を，口唇安静時の写真では，口唇離開度（interlabial gap）の大きさにより口唇周囲軟組織の緊張感，すなわち硬組織と軟組織の不調和の程度を把握する．スマイル時の写真では，ガミースマイルの有無を調べ，必要に応じ 45 度方向からの斜位撮影を追加する場合も多い．一方口腔内写真は，正面観，側面観，上下咬合面観が基本的組み合わせである．動的治療中における口腔内の状態および治療前後での変化を適切に把握するために，一定条件で撮影されることが必要である．

図 5.4.18 は，下顎左方偏位を伴う骨格性下顎前突症例の初診時頭部 X 線写真である．頭部 X 線写真のうち，側面セファログラム（図 5.4.18A）と正面セファログラム（図 5.4.18B）は顎変形症の二次元的分析および診断に欠かすことができない．顔面非対称を伴う顎変形症では，頭蓋に対する上下顎骨のねじれや左右方向のずれ，あるいは下顎骨の構造的非対称の評価にとってオトガイ-頭頂法頭部 X 線写真（図 5.4.18C）が有効で，追加撮影することが

602　5 章　口腔疾患各論

ある．

　図5.4.19は，CT（ヘリカル）三次元再構築画像である．通常顎変形症例では，顎骨形態の三次元的形態把握あるいは血管や神経の走向確認のためにCTが撮影され，それを基に作成されるCT三次元再構築画像は，顎顔面を構成する硬組織の三次元的形態と位置関係，および硬組織に裏打ちされた軟組織の三次元的形態の特徴把握にきわめて有効である．最近では，コーンビームCTを利用して三次元分析を行う施設も多い．三次元再構築画像を用いた評価のための基準線については種々考案されているが，それらの妥当性についてはいまだ研究が進められている段階にある．

　図5.4.20に下顎運動および筋電図測定装置の一例を示す．下顎運動測定では，主として矢状面，水平面，前頭面での開閉口運動時における左右下顎頭の運動様相，運動経路の協調性を調べる（図5.4.20A）．一方，表面筋電図計により咬筋，側頭筋など左右筋群の活動様相を調べ，機能的不調和の有無を把握する（図5.4.20B）．

　また，初診の段階で顎矯正手術の施行が可能か否かを知るために，全身状態についてのスクリーニング，すなわち必要に応じ全身状態の検査（心電図，呼吸器系検査，血液生化学検査など）を行っておく．

c. 分析と診断

　得られた検査資料を基に分析を行う．分析は，矯正治療単独症例の場合とおおむね同様である．すなわち，側面および正面セファログラムを用いた分析，歯列石膏模型の分析，顔面写真分析などであ

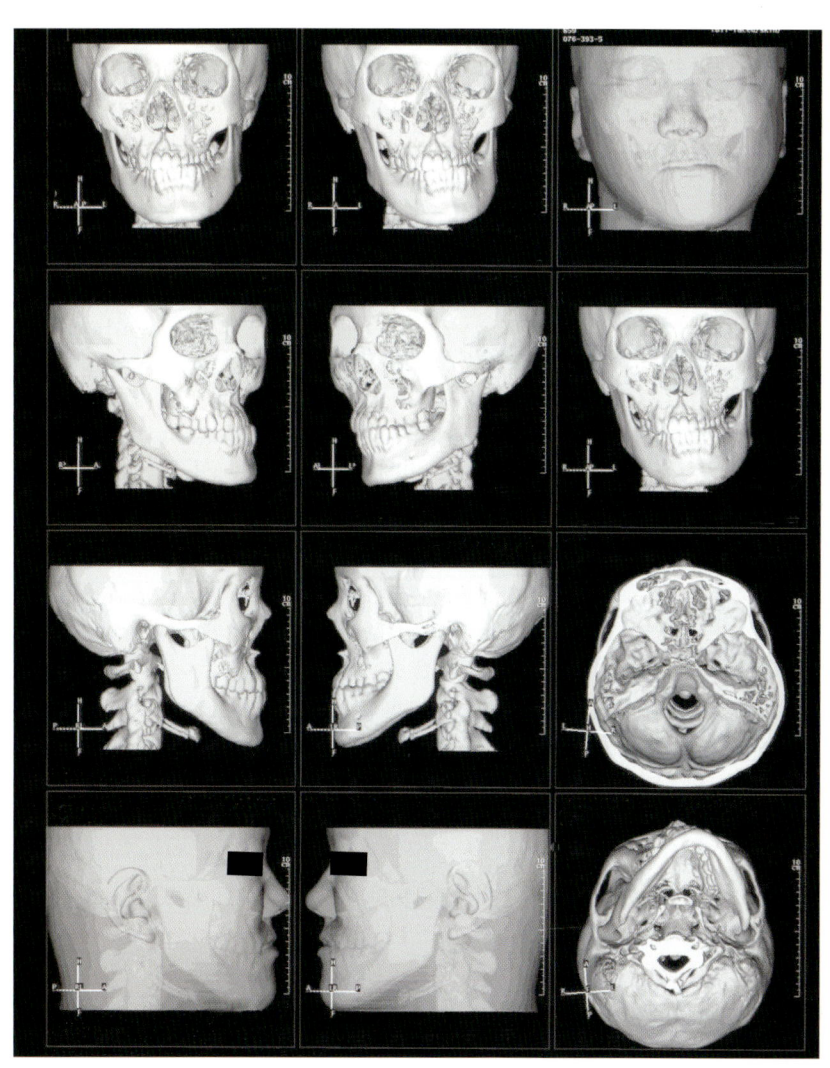

図5.4.19　CT（ヘリカル）三次元再構築画像
CT三次元再構築画像は，顎顔面を構成する硬組織の三次元形態と位置関係，およびそれに裏打ちされた軟組織の三次元的形態の特徴把握にきわめて有効．

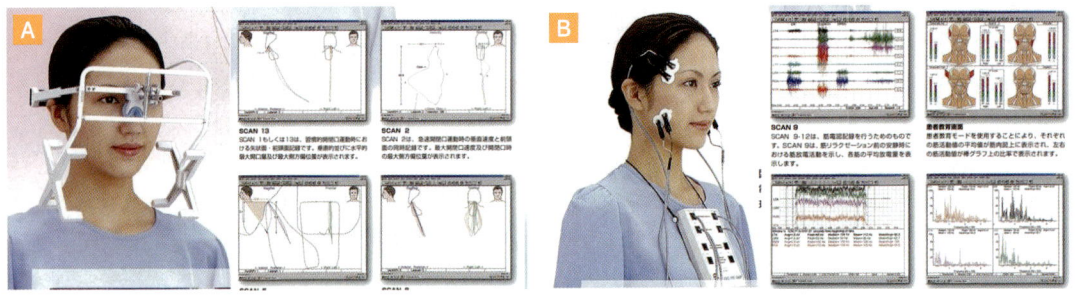

図 5.4.20　下顎運動測定と筋電図測定装置の一例

（K7 エヴァリュエーション EX，モリタ社製）

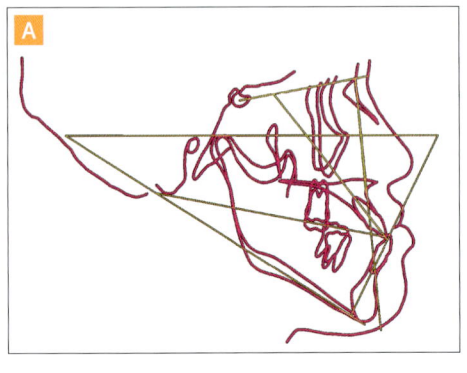

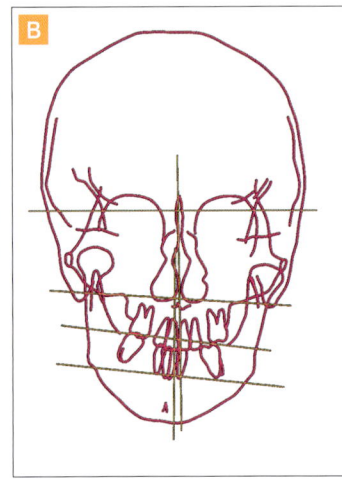

図 5.4.21　側面セファログラム，正面セファログラムのトレース例

A：側面セファログラムのトレースと基準線の一部，B：正面セファログラムのトレースと基準線の一部．
下顎右方偏位を伴う骨格性下顎前突症例の側面および正面セファログラムのトレース，ならびに基準線の一部を示す．

る．

　図 5.4.21 に下顎右方偏位を伴う骨格性下顎前突症例の側面および正面セファログラムのトレースを示す．側面セファログラム上の代表的基準平面には，FH 平面（Downs 法），SN 平面（Northwestern 法），咬合平面（Wits 分析）などがある（図 5.4.21A）．また，軟組織のトレース上に後述する基準点を設定し，側貌軟組織の前後的および垂直的特徴をとらえる．一方，正面セファログラムはおもに正貌の非対称を把握するのに有効である（図 5.4.21B）．頭蓋部の水平基準線としては，左右眼窩内縁と斜線との交点を結んだ線あるいは左右前頭頬骨縫合内側と眼窩との交点などがあり，篩骨鶏冠を通りこれらの線と直交する線を垂直基準線として使用する場合が多い．上顎骨の水平基準線としては左右頬骨歯槽稜と上顎結節との交点を結んだ線，下顎骨の水平基準線としては左右前下顎角切痕（antegonial notch）を結んだ線，また，上下顎歯列傾斜の確認には水平的咬合平面がそれぞれ使用される．

　図 5.4.22 は，側面セファログラムの角度計測結果を記入する成人男女の標準偏差図表（以下，ポリゴン表）である．各症例における側面セファログラムの角度計測値と標準的な値とを比較し，頭蓋に対する上・下顎骨の前後的位置関係や上・下顎間関係の不調和，下顎骨形態の特徴などの骨格型，ならびに切歯の位置や歯軸の特徴などの咬合型について分析する．各項目における標準値からの偏差の程度を参考に，標準偏差と乖離する点を抽出し対象症例の構造的特徴を把握する．

　図 5.4.23 は成人男女の平均的プロフィログラムと外科的矯正治療を適用した症例の初診時プロフィログラムを示している．側面セファログラムのトレース上にある基準点（S，N，Or，ANS，U1，L1，B，Pog，Me，Go，Ar，Mo）を座標系（原点：S，X 軸：FH 平面，Y 軸：S を通る FH 平面の垂線）にプロットし，切歯，臼歯を含む頭蓋顔面領域の形態的特徴を図形としてとらえるものである．平均的プロフィログラムと比較することで，症例の形態的特徴を把握しやすい．また，プロフィログラムでは，Y

604　5 章　口腔疾患各論

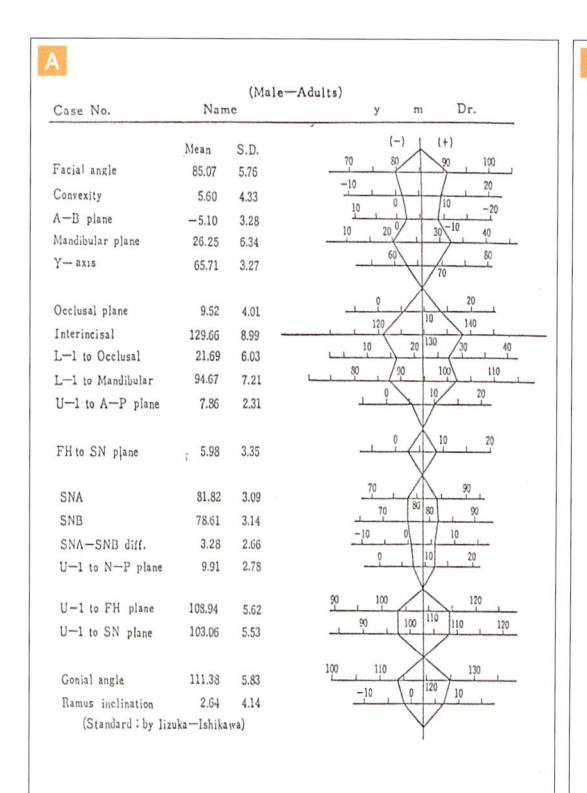

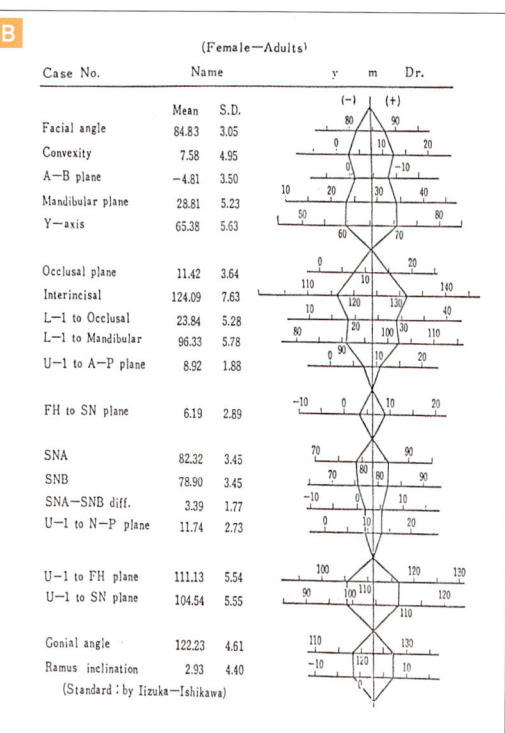

図 5.4.22 成人男女の標準偏差図表（ポリゴン表）
A：成人男性，B：成人女性．
成人男女のポリゴン表を示す．側面セファログラムの角度計測値と標準的な値とを比較し，骨格型および咬合型について分析する．

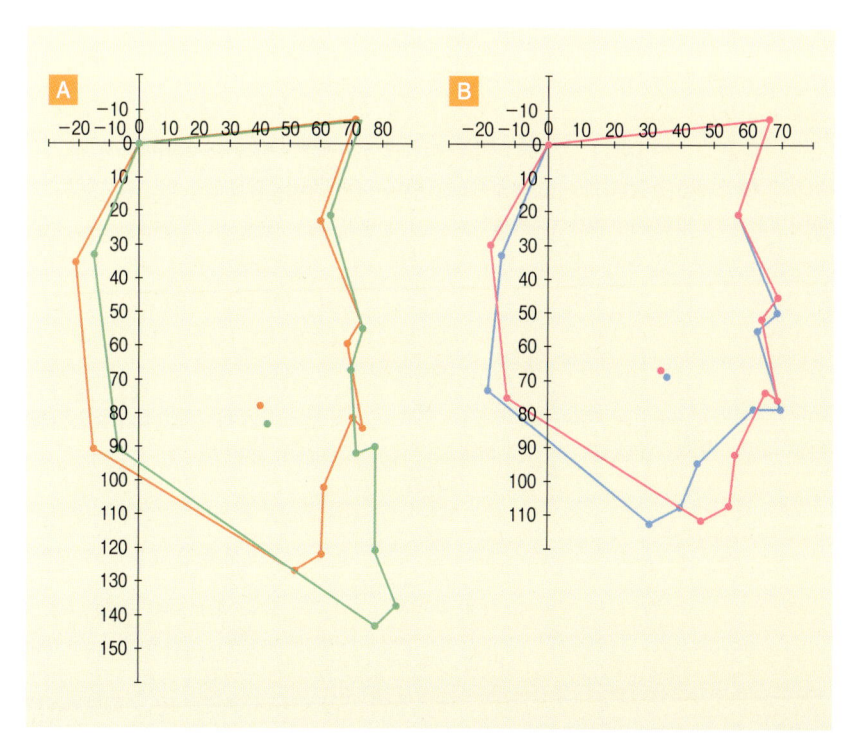

図 5.4.23 成人男女のプロフィログラム

A：成人男性の平均的プロフィログラム（オレンジ）と骨格性下顎前突症例のプロフィログラム（緑色），B：成人女性の平均的プロフィログラム（ピンク）と骨格性上顎前突症例（顕著な下顎後退による）のプロフィログラム（水色）．
成人男女の平均的プロフィログラムと外科的矯正治療適用症例の初診時プロフィログラムを示す．

（齋藤 功：歯科矯正学，第5版（相馬邦道，飯田順一郎他編），pp318-325，医歯薬出版，2008 より改変）

5.4 顎変形症

軸（S点を通りFH平面と直交する線）から計測基準点への距離計測も可能である．図5.4.23Aの症例は，下顎の前下方への過成長による骨格性下顎前突症例で，側面においては顎骨の不調和が下顎骨に限局していたことがわかる．一方，図5.4.23Bの症例は，後方回転を伴った顕著な下顎後退による骨格性上顎前突症例であったことがわかる．

歯列石膏模型分析では，通常の矯正治療と同様，咬合状態の把握，咬合干渉の有無，上・下顎歯列弓のアーチレングスディスクレパンシーの計測，歯列弓幅径および長径の計測，歯軸傾斜の特徴などについて精査する．顎態模型では，顔面頭蓋に対する上・下顎歯列弓の前後的，垂直的位置や水平方向での傾斜やねじれなどを把握する．

図5.4.24は，側貌の形態計測に使用されるおもな計測基準点と計測基準線を示している．これらの基準点（図5.4.24A）を参考に，口唇周囲軟組織の調和あるいは前顔面高の垂直的比率を求める．Eラインは鼻尖点とオトガイ前点とを結んだ線で（図5.4.24B），白人正常咬合者ではEラインに対し下唇点が2mm後方に位置するとされ，日本人正常咬合者では下唇点がEライン上あるいはやや前方に位置するとされる．また，上唇の形態的調和を把握するための方法として，鼻尖点と鼻下点とを結んだ線，および鼻下点と上唇点とを結んだ線とからなる鼻唇角が参考になる．調和がとれているか否かの判断の目安としての鼻唇角は，およそ90度である．

一方，図5.4.24Cに前顔面高の垂直的比率を表す模式図を示す．垂直的に調和がとれている場合，上顔面高（グラベラ-鼻下点間距離）と下顔面高（鼻下点-オトガイ点間距離）との比率はほぼ1：1である．また，顎矯正手術で変化が生じる下顔面高の垂直的比率は，調和がとれている場合，鼻下点-口裂間距離と口裂-オトガイ点間距離との比率がおよそ1：2となる．

図5.4.25に，正貌におけるおもな水平基準線と正中基準線とを示す．正貌における対称性評価のための水平基準線としては，左右外眼角点を結んだ外眼角線，左右内眼角を結んだ内眼角線，左右耳桿を結んだ外耳線，左右鼻翼最外側を結んだ外鼻翼線，左右口角を結んだ口角線ならびに左右顎角部を結んだ顎角線がある（図5.4.25A）．一方正中基準線としては，一般に内眼角線の中点を通り，外眼角線と直交する線を用いる場合が多い．しかしながら，顔面非対称症例ではしばしば左右眼裂の垂直的位置に違いを認めることから，基準線の設定に際しては十分な注意が必要である（図5.4.25B）．

以上の分析を行った後，顎顔面骨格，咬合状態，正貌および側貌軟組織の問題点を抽出，整理して診断することになる．最終診断を行うにあたっては，顎矯正手術を担当する口腔外科医あるいは形成外科医と分析・診断結果を共有し，治療方針を立案する．治療方針は，矯正治療単独での改善策も含めいくつかの選択肢を提示する場合も多い．最終的には，患者の意見および患者への損益に配慮してそれぞれの治療方針を評価し決定する（菅原他，2000）．すなわち，分析結果から判断すると骨格的変形の程度が比較的軽度で，咬合の改善は矯正治療単独で可能と判断される症例でも，対象患者が，たとえば下唇の突出，オトガイ部の突出，正貌非対称に対する

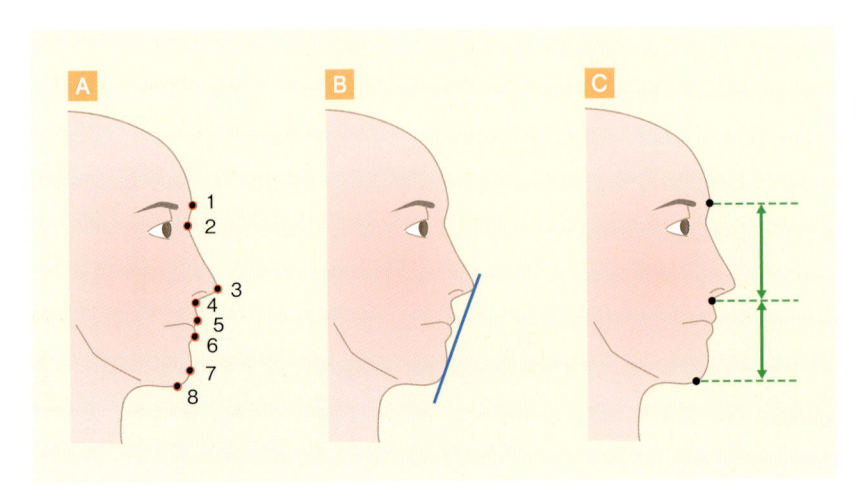

図5.4.24 側貌におけるおもな計測基準点と計測基準線

A：計測基準点（①眉間点（グラベラ），②鼻根点，③鼻尖点，④鼻下点，⑤上唇点，⑥下唇点，⑦オトガイ前点，⑧オトガイ点），B：Eライン，C：前顔面高の垂直的比率．側貌の形態計測に使用されるおもな計測基準点と計測基準線を示す．これらの基準点を参考に，口唇周囲軟組織の調和あるいは前顔面高の垂直的比率を求める．

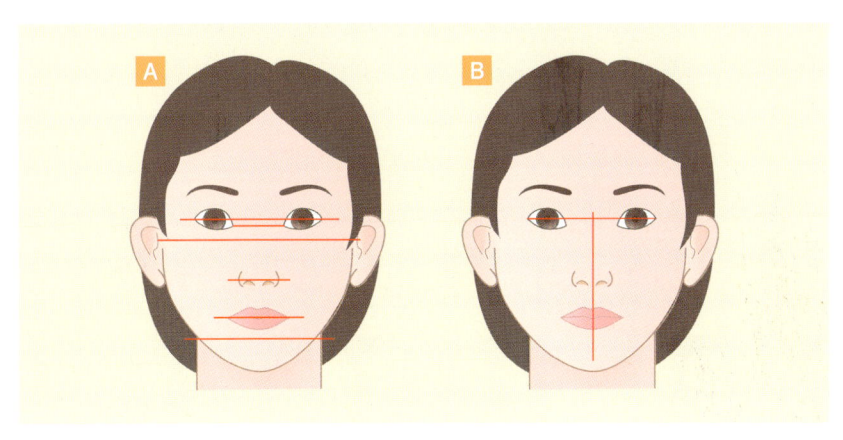

図 5.4.25 正貌におけるおもな水平基準線と正中基準線

A：対称性評価のための水平基準線としては，外眼角線，内眼角線，外耳線，外鼻翼線，口角線ならびに顎角線がある．B：正中基準線としては，一般に内眼角線の中点を通り，外眼角線と直交する線を用いる場合が多い．

改善を強く望んでいれば，外科的矯正治療の適応となりうる場合もある（花田，1992）． 〔齋藤 功〕

■ 文 献

花田晃治：開咬または顔面非対称を伴う下顎前突の外科的矯正治療について．日矯歯誌，**51**：1-24，1992．

齋藤 功：顎変形症の矯正治療．歯科矯正学，第5版（相馬邦道，飯田順一郎他編），pp318-325，医歯薬出版，2008．

菅原準二，川村 仁：顎変形症の診断と治療の進め方．現代外科的矯正治療の理論と実際，初版（三谷英夫監），pp93-110，東京臨床出版，2000．

（2）治療法の決定

治療法の決定とは，診査，検査，分析，診断結果を基に問題点を整理し，外科的矯正治療の目的を可及的十分に達成するために，具体的な治療ゴールを設定することである．

ゴール設定は，主訴，正貌・側貌軟組織所見，正面・側面セファログラムによる顎顔面領域の骨格系，歯系の特徴，前後的・垂直的・水平的咬合状態，上・下顎歯列弓の特徴，側貌軟組織と硬組織との不調和の程度および機能面における問題点を整理して記述することに始まる．続いて，側面セファログラムのトレースを利用し，二次元的治療のシミュレーションである cephalometric prediction を行う（図 5.4.26）．cephalometric prediction の目的は，術前矯正治療における上・下顎切歯の位置づけの予測，顎矯正手術による顎骨移動量の予測および術後に予想される側貌軟組織の評価を行うことである．また，上・下顎切歯の位置づけと並行し，歯列石膏模型を用いてセットアップモデルを作製する．幅径の拡大・縮小の必要性，アーチレングスディスクレパンシーの解消を勘案したうえで，予測した切歯の位置づけが可能かどうかについて判断する．これら一連の操作を繰り返し，適切かつ施行可能な治療ゴールを設定する．以下，STO（surgical treatment objectives）（Wolford et al, 1985）による cephalometric prediction の手順（図 5.4.27）を述べながら，具体例を交え治療法の決定について概説する．

まず，側面セファログラムの分析結果を基に上・下顎中切歯を顎骨内で適正に位置づけ，それに伴う口唇の変化を予測する．切歯の位置づけには，Steiner あるいは Root と Sagehorn によって提唱さ

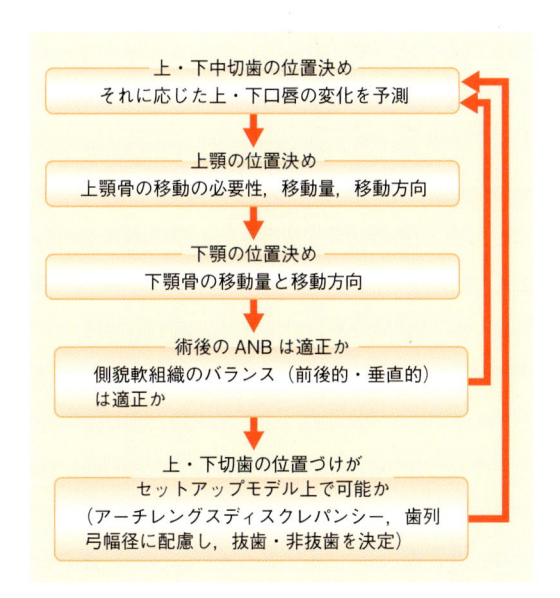

図 5.4.26 STO による cephalometric prediction の手順

顎骨移動後の予測側貌軟組織のバランスが不十分な場合，あるいはセットアップモデル上で予測した切歯の位置づけが不可能な場合には最初のステップに戻り再考する．個々の症例における望ましい治療ゴールにできるだけ近づくよう，この操作を繰り返す．

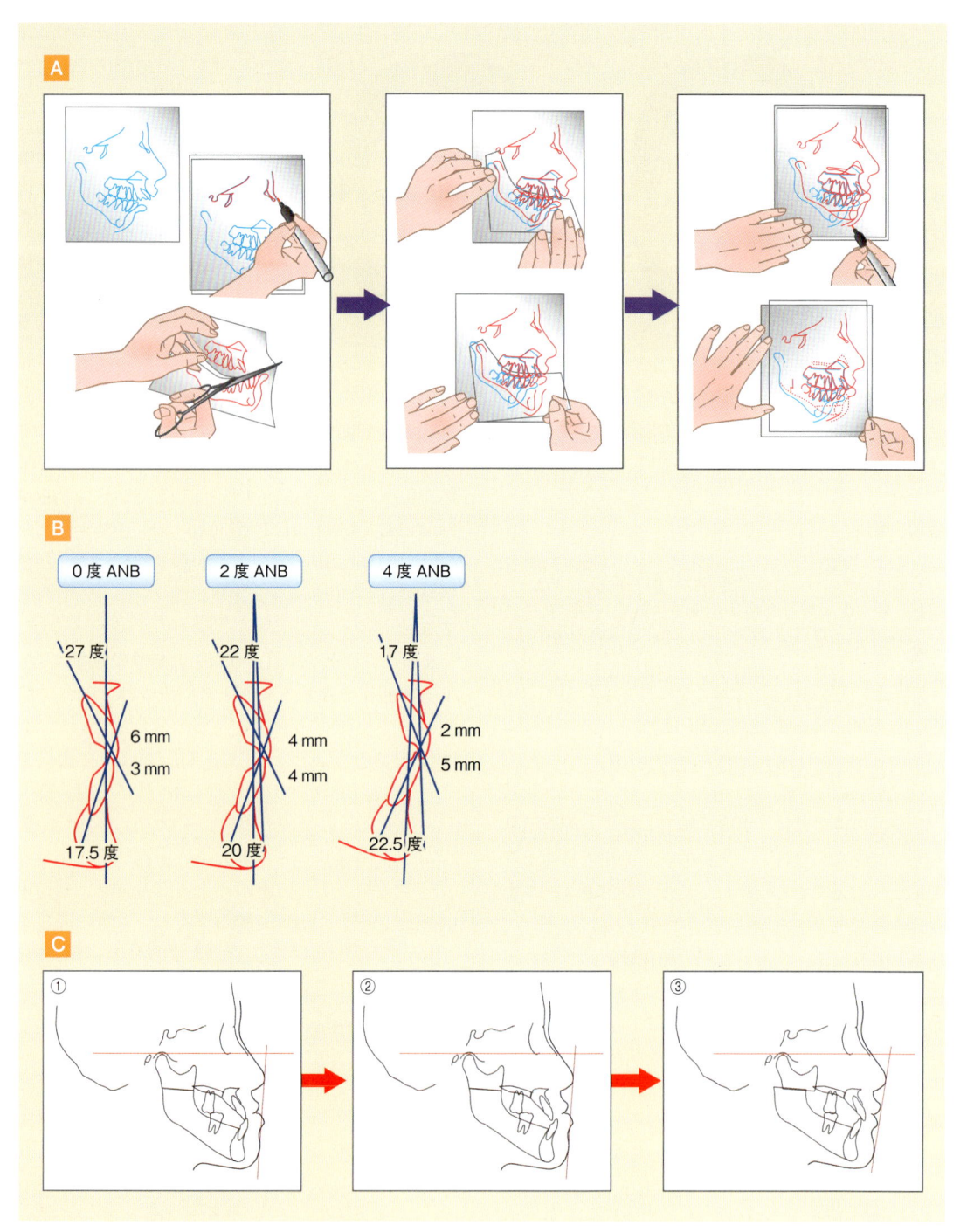

図 5.4.27　cephalometric prediction 作成模式図

A：作成手順模式図．B：上下顎切歯の位置づけ（Steiner 分析）．C：骨格性下顎前突症例における cephalometric prediction の例．①は初診時側面セファログラムのトレース，デンタルコンペンセイション（上顎切歯唇側傾斜および下顎切歯舌側傾斜）を伴う骨格性下顎前突症．②は上・下切歯のディコンペンセイション後の予測トレース，上顎切歯舌側傾斜および下顎切歯唇側傾斜（ディコンペンセイション）をはかることで，オーバージェットマイナスの程度が大きくなる．③は下顎単独後方移動術施行後の予測トレース，下顎の後方移動により，適切なオーバージェットの獲得および E ラインを基準として上・下口唇と周囲軟組織を調和のとれた状態にする．

（A　Sinclair PM, Thomas PM, et al：Contemporary Orthodontics（Proffit WR, Fields HW Jr eds），2nd, pp607-645, Mosby, 2007 より改変／B　Wolford LM, Hilliard FW, et al：Surgical treatment objective（Wolford LM, Hilliard FW, et al eds），pp11-74, Mosby, 1985 より改変）

れたANBとそれに応じた上・下顎中切歯それぞれの歯軸角と切縁の位置づけを参考にする．すなわち，理想的上下顎中切歯歯軸傾斜角（interincisal angle）を136度に設定し，その状態を保ちながら設定した最終的ANBに対応する上・下顎中切歯の歯軸角と切縁の位置（上顎切歯：NAラインを基準，下顎切歯：NBラインを基準）を決定する（図5.4.27B）．この基準値は白人の理想型とされており，日本人を対象とした場合には，上・下顎中切歯いずれについても，NAライン，NBラインに対する歯軸傾斜，切縁の位置はともにやや大きくなる．中切歯の移動に伴う上・下口唇の変化率は，上顎中切歯と上唇で3：1，下顎中切歯と下唇が1：1である（菅原他，2000）．

上・下顎切歯を位置づけた後，上顎，下顎それぞれについて適切と考えられる移動方向，移動量を決定し，移動後のANBおよび側貌軟組織の前後的，垂直的なバランスについて評価する．側貌軟組織の前後的バランスについてはEライン（図5.4.24B）を，垂直的バランスについては上顔面高と下顔面高との比率（図5.4.24C），および下顔面高の比率（図5.4.28B）を参考に評価する．また，上顎骨の垂直的移動量の決定には，stomion-U1（図5.4.28A）を参考にして行う．

下顎後方移動を行った場合，骨移動量に対する軟組織変化の割合は，上唇点で約20％，下唇点，軟組織B点およびオトガイ点でそれぞれ約90％である．これに対し下顎前方移動の場合には，下唇点で約85％，軟組織B点およびオトガイ点で約100％とされている．これに対し，上顎の移動に伴う軟組織の変化様相は，上顎骨の移動方向（前上方，前方，前下方，下方など）に分け，鼻尖点，鼻下点，上唇点について種々報告されているが，その値にはばらつきがある．いずれにしても，上顎の移動，特に前上方への移動に際しては，鼻尖の上方移動に伴う正面観における鼻孔の露出に留意すべきである．

図5.4.27Cに，デンタルコンペンセイションを伴った骨格性下顎前突症（図5.4.27C①）におけるcephalometric predictionの模式図を示す．はじめに，上顎切歯舌側傾斜および下顎切歯唇側傾斜（ディコンペンセイション）をはかる（図5.4.27C②）．次に，適切なオーバージェットを獲得し，Eラインを基準として上・下口唇と周囲軟組織が調和のとれた状態となるよう下顎を後方移動させる（図5.4.27C③）．

一方，切歯の位置づけと並行しセットアップ上で，アーチレングスディスクレパンシー，歯列幅径調整の必要性を確認し，想定した位置づけが可能か否かを判断するとともに，術前矯正治療における抜歯の必要性を検討する．

図5.4.29にセットアップモデル作製例を示す．cephalometric predictionによる前歯の位置づけ，アーチレングスディスクレパンシーおよび相対的顎骨移動量の著しい増大を避けることに配慮し，上顎両側第一小臼歯，下顎両側第二小臼歯を抜去して術前矯正治療を行った．側面セファログラム分析では，上顎骨の後退位は軽度であったが，側貌中顔面部の前後径が小さかったことから，下顎後退量を著しく増大させないよう上顎前方移動術を併用することとした．また，二次的オトガイ形成術を行って前下顔面高の縮小化もはかる方針とした（図5.4.29A）．

上顎は，叢生の改善，臼歯部幅径の縮小および上顎切歯を可及的後方に移動させるために最大固

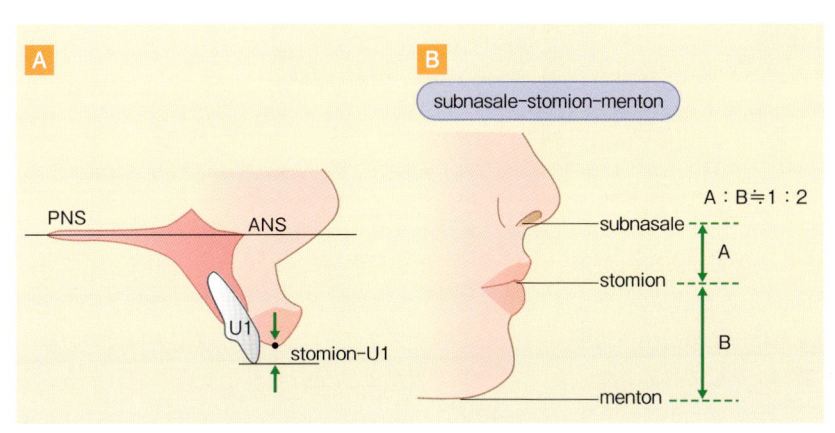

図5.4.28 stomion-U1および下顔面高の比率を表す模式図

A：stomion-U1模式図，B：下顔面高の比率模式図．口唇安静時において調和がとれている場合，stomion-U1が2～3mmである．一方，調和のとれた下顔面高では，subnasale-stomionとstomion-menton（軟組織メントン）との距離の比は約1：2となる．

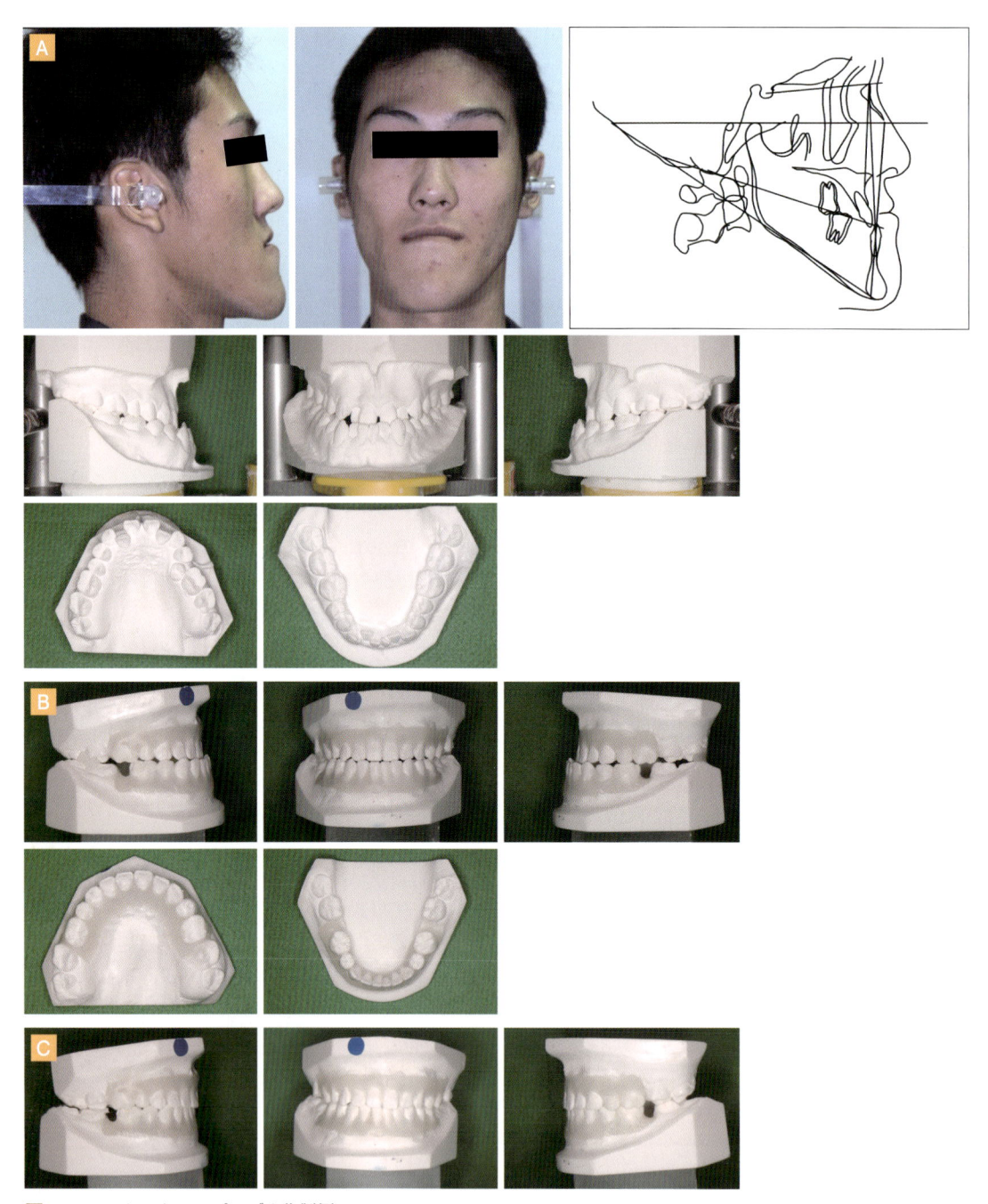

図 5.4.29　セットアップモデル作製例
上・下顎移動術を適用した下顎右方偏位を伴う骨格性下顎前突症例.
A：初診時における顔貌写真, 側面セファログラムのトレースおよび歯列石膏模型. B：術前矯正治療終了時の予測セットアップモデル. C：顎矯正手術終了時の予測セットアップモデル.

定で, 下顎についても, 叢生は軽度であったが下顎結合部（mandibular symphysis）が薄かったことから下顎切歯の唇側傾斜を避けるため抜歯を適用し, 固定は中等度として下顎臼歯を近心移動させることとした（図 5.4.29B）. 下顎のセットアップモデルで, 臼歯は両側とも 3 mm 近心移動させる予定であると判断した. また, 顎矯正手術終了時の予測セットアップモデルにより, 下顎右方偏位のため相対的顎骨移動量は左右で異なることがわかる（図 5.4.29C）.

おおむね以上のようにして治療法を決定していくが，顎骨移動後の予測側貌軟組織のバランスが不十分な場合，あるいはセットアップモデル上で予測した切歯の位置づけが不可能な場合には，最初のステップに戻り再考することになる．すなわち，個々の症例における望ましい治療ゴールにできるだけ近づくようこの操作を繰り返す（図5.4.26）．また，術後の安定性に配慮し，たとえば下顎後退症例で，手術による下顎の反時計方向への回転や前方移動量が大きいと予測された場合には上顎の上方移動を併用することになる．さらに，下顔面高比率やオトガイ部形態のさらなる改善が必要な症例では，オトガイ形成術を併用する．

以上，本項では治療法の決定について，STOを用いたcephalometric predictionの方法を中心に概説した．　　　　　　　　　　　　　〔齋藤　功〕

■ 文　献

Sinclair PM, Thomas PM, et al：Combined surgical and orthodontic treatment. In: Contemporary Orthodontics（Proffit WR, Fields HW Jr eds）, 2nd, pp607-645, Mosby, 2007.

菅原準二，川村　仁：外科的矯正治療における治療ゴールの設定法．現代外科的矯正治療の理論と実際，初版（三谷英夫監），pp127-144，東京臨床出版，2000．

Wolford LM, Hilliard FW, et al：The initial STO. In: Surgical treatment objective（Wolford LM, Hilliard FW, et al eds）, pp11-74, Mosby, 1985.

（3）術前矯正治療

a. 術前矯正治療の概要と目的

術前矯正治療は，外科的矯正治療のなかで顎矯正手術施行前に行う矯正治療を指す．現代において外科的矯正治療を提供するにあたっては不可欠な治療段階で，外科的矯正治療終了後における治療結果の長期的安定，維持にも大きく影響する．

術前矯正治療の目的は，狭義には顎矯正手術直後の顎間固定を緊密な咬頭嵌合位で行えるよう歯を再配列すること，広義にはそれぞれの症例における最終治療ゴールの達成，すなわち安定した咬頭嵌合・咬合機能の獲得および最終的に調和のとれた顔貌を獲得するために，顎矯正手術による確実な顎骨移動が可能になるよう準備することである．

診断と治療方針に基づき，非抜歯による治療が可能と判断された場合には直ちに，抜歯が必要と判断された場合には抜歯を行った後マルチブラケット装置を装着し術前矯正治療を開始する．術前矯正治療では，治療計画全体の把握と，治療方針の立案にあたって作製したセットアップモデルを参照しながら，叢生の除去を主体とした上下顎歯列のアラインメント，調和のとれた歯列弓の獲得，咬合平面の平坦化および上下顎歯列弓幅径の調整を行う．また，治療方針に基づく顎骨あるいは軟組織との位置関係に配慮した上下顎前歯の位置づけ，デンタルコンペンセイションの解消，前歯部あるいは臼歯部のトルクコントロールなども行う．術前矯正治療の最終段階では，装着したアイデアルアーチにフックを付けて顎間固定のために利用することになる．

b. 術前矯正治療の役割

i）調和のとれた歯列弓の獲得と上・下顎歯列弓幅径の調整

顎矯正手術後において安定した咬合状態を獲得するためには，まず上下顎歯列弓それぞれが対称かつ適正な歯列弓形態を有することが必要である．歯列弓形態を乱す主たる要因は，歯の大きさと歯列弓周長との不調和である．歯の大きさ＞歯列弓周長が顕著であれば叢生を，歯の大きさ＜歯列弓周長が顕著であれば空隙歯列弓を呈する．前者の状態が認められる場合，小臼歯抜去により歯列弓を整えるか，歯列弓の拡大により非抜歯で行うかは，アーチレングスディスクレパンシーの程度，上下顎歯列弓幅径修正の可能性，および治療計画に基づいた切歯の前後的位置づけなどを勘案して決定することになる．

図5.4.30は，上下顎移動術を適用した叢生を伴う上下顎偏位症例の初診時および術前矯正治療終了時の口腔内写真である．上顎では右側に偏った叢生と歯列弓非対称が，下顎では前歯部・小臼歯部に軽度の叢生を認めた（図5.4.30A）．上下顎中切歯唇側傾斜および下顎中切歯軽度唇側転位を伴っていたことから，上顎両側第一小臼歯，下顎両側第二小臼歯を抜去して術前矯正治療を行った．術前矯正治療により，上・下顎歯列弓ともに対称かつ適正な歯列弓形態となり，歯槽骨の適正な位置に歯を配列させたことで歯肉退縮など歯周組織変化も生じていないことがわかる（図5.4.30B）．

一方，顎変形症では上下顎骨の前後的，垂直的，水平的顎間関係の著しい不調和に伴い，上下顎歯列弓幅径の不調和をきたしていることが多い．上下顎歯列弓幅径の調和は，顎矯正手術後における咬合の安定化に影響を与える重要な因子の1つである．

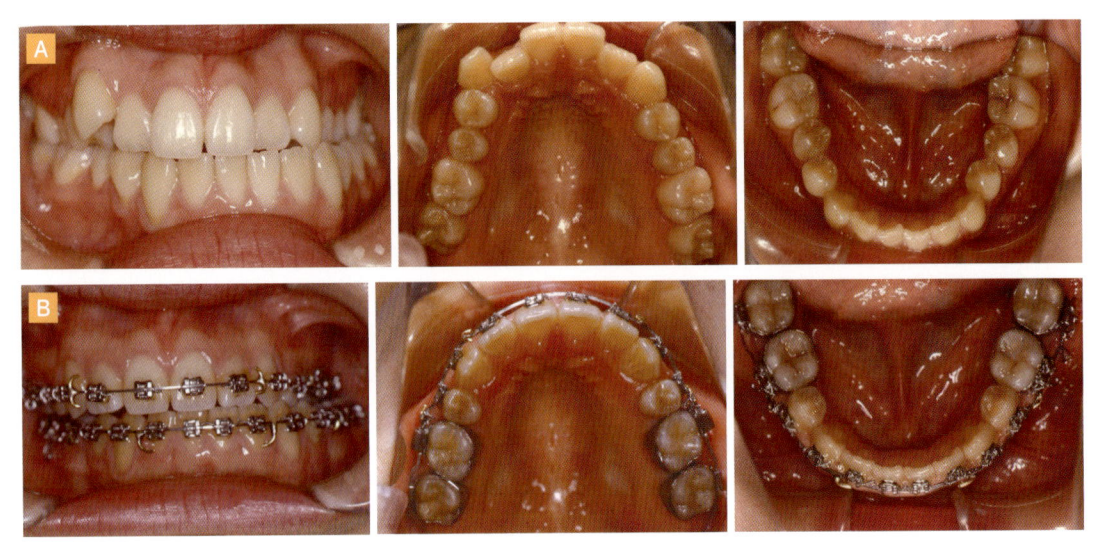

図 5.4.30　術前矯正治療による適正な歯列弓形態の獲得
叢生を伴った上下顎偏位症例（上下顎移動術施行）．術前矯正治療では，アーチレングスディスクレパンシーを解消し調和のとれた歯列弓を獲得させる．本症例では，上顎両側第一小臼歯，下顎両側第二小臼歯を抜去して術前矯正治療を行い，上下顎移動術を施行．
A：初診時口腔内写真，B：術前矯正治療終了時口腔内写真．

　上下顎歯列弓幅径の不調和の特徴は個々の症例で異なるが，一般に，下顎骨の下方への過成長による長顔型（long face）では上顎歯列弓の狭窄が，短顔型（short face）では過大な上顎歯列弓を示すことが多い（菅原他，2000）．また，低位舌，巨舌による下顎歯列弓幅径の増加，頰筋の機能異常による上顎歯列弓の狭窄など，口腔内外の軟組織が原因で上下顎歯列弓形態に不調和をきたすこともある．上下顎歯列弓幅径に不調和を認める場合の対処法としてはおもに3つあげられる．第一に，術前矯正治療開始初期の段階から，歯列弓幅径の拡大・縮小に併せてマルチブラケットに装着するアーチワイヤーの積極的な幅径調整により行う方法，あるいは Hyrax 拡大装置（Hyrax expander），クワッドヘリックス装置などを併用して行う方法である．第二に，顎矯正手術施行時，たとえば上下顎移動術適用症例で2分割あるいは3分割 Le Fort I 型骨切り術で対処する方法である．第三は，第一の方法で記した Hyrax expander 装着時に皮質骨骨切り術（corticotomy）を併用する（花田，1992）あるいは骨延長術を併用して行う上顎急速拡大法（surgically-assisted rapid palatal expansion：SARPE）である（Proffit et al, 2007）．

　ii）咬合平面の平坦化
　治療後に適切かつ緊密な咬頭嵌合を確立させるために上下顎咬合平面の平坦化が必要である．すなわち術前矯正治療では，上下顎歯列にみられる過度の Spee 弯曲あるいは逆 Spee 弯曲を改善させておかなければならない．

　図 5.4.31 は，下顎単独後退術により治療した開咬および下顎右方偏位を伴う骨格性下顎前突症例の術前矯正治療中における口腔内写真である．下顎単独手術で開咬の改善をはかる場合には，術後における安定性の観点から手術による下顎骨の反時計回りの回転（counterclockwise rotation）をできるだけ少なくしなければならない．そのためには，術前矯正治療により咬合平面を平坦化させておくことが不可欠である．本症例では，初診時において上顎咬合平面の Spee 弯曲および下顎咬合平面の逆 Spee 弯曲が認められた（図 5.4.31A）．分析の結果，上下顎切歯部を過度に挺出させることなく上・下顎咬合平面の平坦化が可能と判断し，マルチブラケット装置に装着したアーチワイヤーを利用して通法どおり咬合平面の修正を行った（図 5.4.31B）．しかし，臼歯部の顕著な過萌出を伴った骨格性開咬症例では，アーチワイヤーを用いて咬合平面の平坦化を行った場合，前歯部に著しい挺出が生じ，臨床歯冠長の延長および歯肉退縮を惹起させる危険性が高い．そのような場合には，臼歯部骨切り術を併用して咬合平面の平坦化をはかることになる．

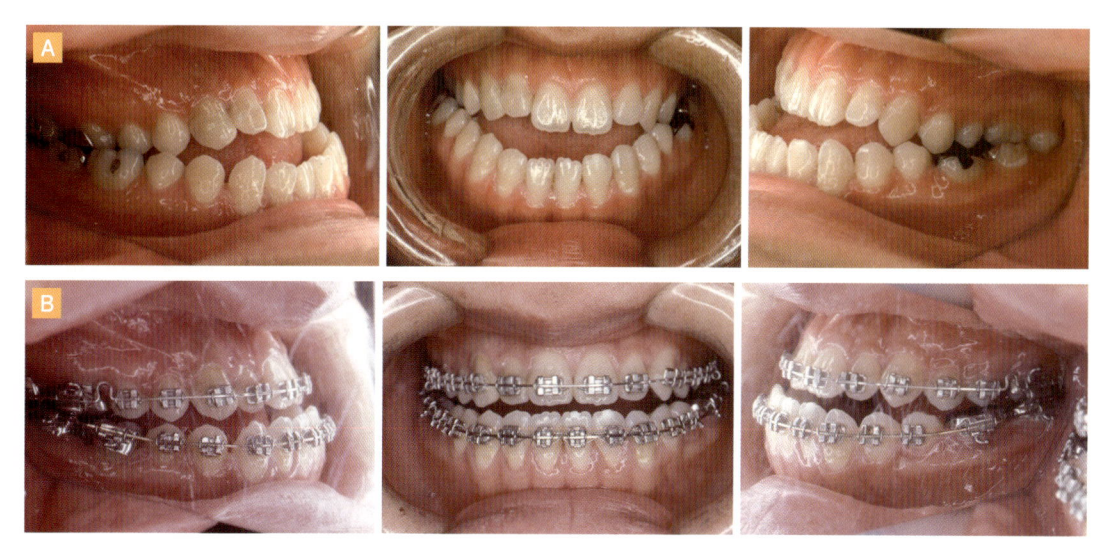

図 5.4.31　術前矯正治療による咬合平面の平坦化
A：初診時口腔内写真．B：術前矯正治療終了時口腔内写真．

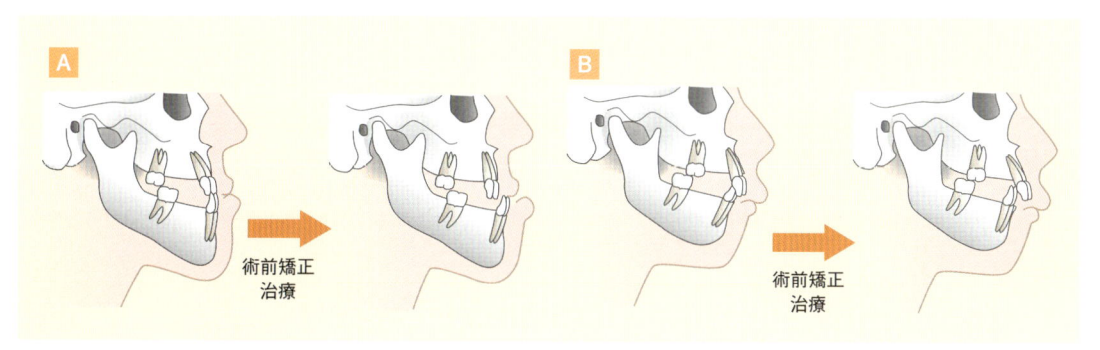

図 5.4.32　骨格性下顎前突症あるいは骨格性上顎前突症（下顎後退症）でみられる上・下顎切歯部のデンタル・コンペンセイションと術前矯正治療によるディコンペンセイション
A：骨格性下顎前突症におけるデンタル・コンペンセイションおよびディコンペンセイション．左は初診時，右は術前矯正治療終了時．B：骨格性上顎前突症（下顎後退症）におけるデンタル・コンペンセイションおよびディコンペンセイション，左は初診時，右は術前矯正治療終了時．

iii）骨格性下顎前突症あるいは骨格性上顎前突症（下顎後退症）でみられる切歯部におけるデンタル・コンペンセイションの解消

　顎変形症では，上下顎間関係の骨格的不調和を補うべく，しばしば歯・歯槽部および歯列弓の代償性の変化が認められる．このような代償性の変化はデンタル・コンペンセイション（dental compensation）と呼ばれている．術前矯正治療では，顎矯正手術において適切かつ十分な顎骨の移動量を確保できるよう，デンタル・コンペンセイションの解消，すなわちデンタル・ディコンペンセイション（dental decompensation）を行う．

　図 5.4.32A，B は，それぞれ骨格性下顎前突症および骨格性上顎前突症（下顎後退症）でみられる上・下顎前歯部のデンタル・コンペンセイションおよびデンタル・ディコンペンセイションの模式図を示している．図 5.4.32A の左に示すように，骨格性下顎前突症にみられるデンタル・コンペンセイションの特徴は，上顎切歯の唇側傾斜，下顎切歯の舌側傾斜であり，これによって顎骨の前後的不調和に比べオーバージェット・マイナスの程度が小さくなっていることが多い．この状態で顎矯正手術を施行した場合には，術後における軟組織側貌の改善を十分達成できる顎骨移動量の確保，特に，下顎を十分後退させることが困難となる．また，術後の咬合状態において，切歯部剪断力の作用方向と切歯歯軸方向とが不適切になり，咀嚼時における切歯部への負担が過剰となる可能性が高い．したがって，骨格性

5.4　顎変形症　　613

下顎前突症に対する術前矯正治療では，デンタル・ディコンペンセイションを行って，上顎切歯を舌側傾斜，下顎切歯を唇側傾斜させ歯軸傾斜の適正化をはかることになる（図5.4.32Aの右）．

一方，図5.4.32Bの左に示すように，骨格性上顎前突症（下顎後退症）では，顎間関係の不調和に伴う過大なオーバージェットを補償するように，歯・歯槽部の代償性の変化である上顎切歯の舌側傾斜，下顎切歯の唇側傾斜を認めることがある．デンタル・コンペンセイションを呈した状態で顎骨の移動を行った場合，下顎の十分な前方移動量を確保することができないため，下顎後退症特有の顔貌であるオトガイ部の後退感が十分に改善されない．したがって，骨格性上顎前突症（下顎後退症）における術前矯正治療では，デンタル・ディコンペンセイションにより上顎切歯の唇側への傾斜，下顎切歯の舌側への傾斜を行って上下顎中切歯歯軸傾斜の適正化をはかる（図5.4.32Bの右）．

デンタル・ディコンペンセイションを行うにあたって抜歯が必要か，あるいは非抜歯で行うかについては個々の症例で異なる．それぞれの治療計画に基づき，調和のとれた顔貌の獲得に配慮した切歯の位置づけ，アーチレングス・ディスクレパンシーの程度，健全な歯周組織の維持などを勘案し決定する．特に，骨格性下顎前突症における下顎切歯のディコンペンセイションでは，下顎結合部（mandibular symphysis）の厚みにも配慮し，安易な唇側傾斜による唇側の歯肉退縮は避けなければならない．

iv）顎偏位症例にみられる臼歯部あるいは前歯部のデンタル・コンペンセイションの解消

骨格性顎偏位症例あるいは顎の偏位を伴う顔面非対称症例でも，上下顎間関係の水平的（左右方向の）不調和を補うように臼歯部や前歯部にデンタル・コンペンセイションがみられることが多い．

図5.4.33は，下顎左方偏位による顎偏位症例の所見を示している．初診時の口腔内写真（図

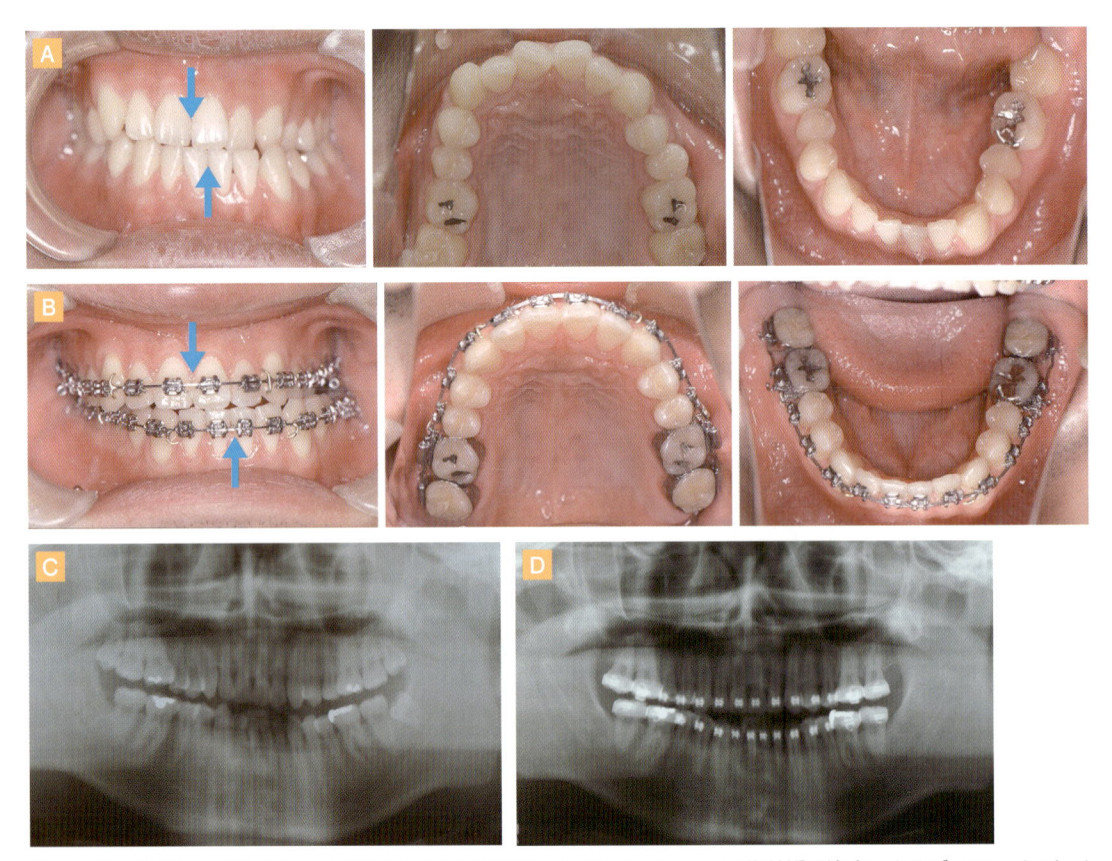

図5.4.33 顎偏位症例にみられる臼歯部および前歯部のコンペンセイションと術前矯正治療によるディコンペンセイション（骨格性下顎左方偏位症例）
A：初診時口腔内写真，B：術前矯正治療終了時口腔内写真，C：初診時パノラマX線写真，D：術前矯正治療終了時パノラマX線写真．

5.4.33A）をみると，上下顎歯列弓形態の非対称が顕著である．すなわち右側では，下顎左方偏位による上下顎歯列弓のオーバージェットを減少させるように，上顎右側臼歯部の口蓋側転位あるいは口蓋側傾斜，下顎右側臼歯部の頬側への傾斜がみられる．これに対し左側では，偏位による交叉咬合を軽減させるように，上顎左側臼歯部の頬側転位あるいは頬側傾斜，下顎左側臼歯部の舌側傾斜が観察される．一方，下顎左方偏位に伴う上下顎歯列正中線の偏位を補償するように，上下顎前歯歯軸の左右方向への傾斜，すなわち，上顎前歯は左側に，下顎前歯は右側に傾斜している（図 5.4.33A，C）．

顎偏位症例に対する術前矯正治療では，顎骨の水平方向への移動量を十分確保して顔貌の非対称が改善できること，また，顎矯正手術施行時における下顎遠位骨片の過度の回転移動による偏位側近位骨片の外側への跳ね上がりを防ぐことなどを目的としてディコンペンセイションを行うことになる．図 5.4.33 に示した症例では，術前矯正治療により，上下顎歯列弓形態の対称化，上下顎臼歯部および前歯部のディコンペンセイションを行っている．その結果，術前矯正治療により，右側臼歯部のオーバージェットの増加，左側臼歯部における交叉咬合の発現，上下顎前歯歯軸の適正化による上下顎歯列正中線のずれの増加が生じ，治療計画に基づく適切な水平方向への顎骨移動量の確保が可能となった（図 5.4.33B，D）．これらのディコンペンセイションは，主としてアーチワイヤー形態の調整やトルクの増減により行うが，必要に応じ交叉ゴムなど顎間ゴムを併用する場合もある．しかしながら，重度の顎偏位あるいは顔面非対称症例において，歯槽部の変形が顕著で術前矯正治療によるディコンペンセイションが不可能な場合には，歯槽部骨切り術などによる対応を検討する（菅原他，2000）．

v）上下顎前歯部骨切り術施行症例への配慮

初診時より切歯部に著しい歯根吸収を認める場合，前歯部の後方移動量がきわめて大きな場合，あるいは上下顎歯槽突起の唇舌的厚みがきわめて薄い場合には，歯根への負担軽減に配慮し上顎前歯部骨切り術（Wassmund 法，Wunderer 法）や下顎前歯部骨切り術（Köle 法）を適用することがある．

前歯部骨切り術適用症例に対する術前矯正治療では，骨切り術により歯・歯槽部を後方傾斜させやすいようできるだけ歯軸の唇側傾斜を保つようにす

る．また，骨切りに伴う隣接歯歯根あるいは歯根膜への侵襲が生じないよう，隣接歯との歯根近接を避け歯根間が分離するよう歯軸傾斜を調整する（図 5.4.34）．

c. 顎矯正手術施行への準備

術前矯正治療が計画どおり進行しているか否かについては，治療中定期的に印象採得を行ってステップ模型を作製し確認していく．術前矯正治療が最終段階を迎え，最終ステップ模型により顎矯正手術後の咬頭嵌合がおおむね良好と予測された時点で，さらに安定した咬頭嵌合となるよう必要に応じ咬合調整を行う．咬合調整後，印象採得を行って作製した石膏模型を用いて，治療計画に従って顎矯正手術施行直後における咬頭嵌合位再現のためのサージカル・スプリントを作製する（図 5.4.35）．サージカル・スプリントは即時重合レジンにより作製する．施設により異なるが，サージカル・スプリントを装着した状態で顎間固定を行うことが多い．顎矯正手術直前におけるすべての準備が整った時点で，上下顎のアーチワイヤーに顎間固定用のサージカル・フックを装着する（図 5.4.36）．

また，上下顎前歯部骨切り術施行症例では，術前矯正治療終了後，前歯部骨切り術に備え，上下顎のアーチワイヤーをそれぞれ 3 つのセクショナルアーチに分割しておく（図 5.4.37）．なお，上下顎前歯部骨切り術施行症例では，通常骨切り術施行後，術中上下顎にアーチワイヤーを再装着するが，骨切り

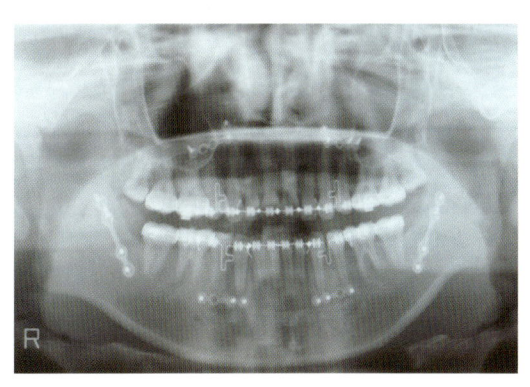

図 5.4.34　前歯部骨切り術施行時の歯軸調整
上・下顎前歯部骨切り術施行直後のパノラマＸ線写真を示す．上顎前歯部骨切り術（Wassmund 法，Wunderer 法）あるいは下顎前歯部骨切り術（Köle 法）では，一般に上・下顎第一小臼歯の抜去スペースを利用して上・下前歯を後退させる．手術による外科的侵襲の防止，および術直後における犬歯と第二小臼歯の歯根近接を避けるため，術前矯正治療では，犬歯を軽度遠心傾斜，第二小臼歯を軽度近心傾斜させておくことが望ましい．

5.4　顎変形症　615

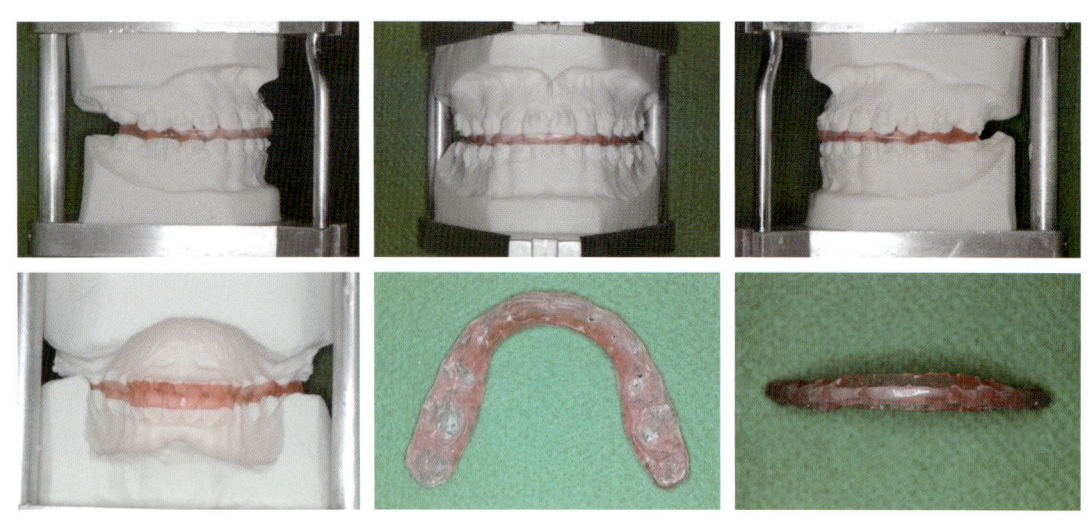

図 5.4.35　サージカルスプリント
顎矯正手術直後における適切な咬頭嵌合位再現のために即時重合レジンを用いてサージカルスプリントを作製する．原則的に顎間固定期間中，サージカルスプリントは装着したままである．

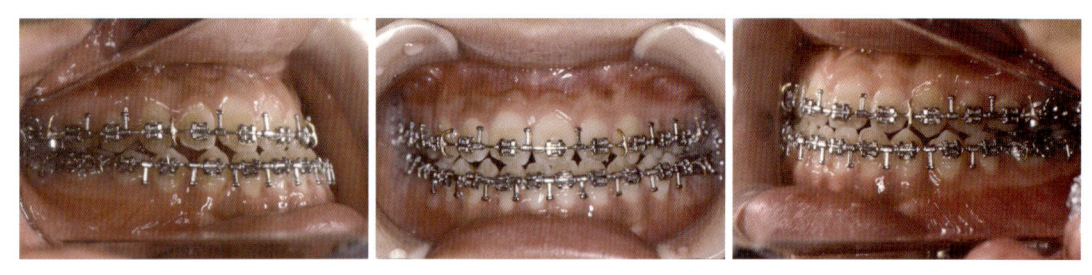

図 5.4.36　顎間固定用フック
顎矯正手術後の顎間固定用に，術前矯正治療中装着した上下顎アイデアルアーチにブラスワイヤー製フックをろう着するか，あるいは口腔内で装着可能なサージカルフックを装着する．

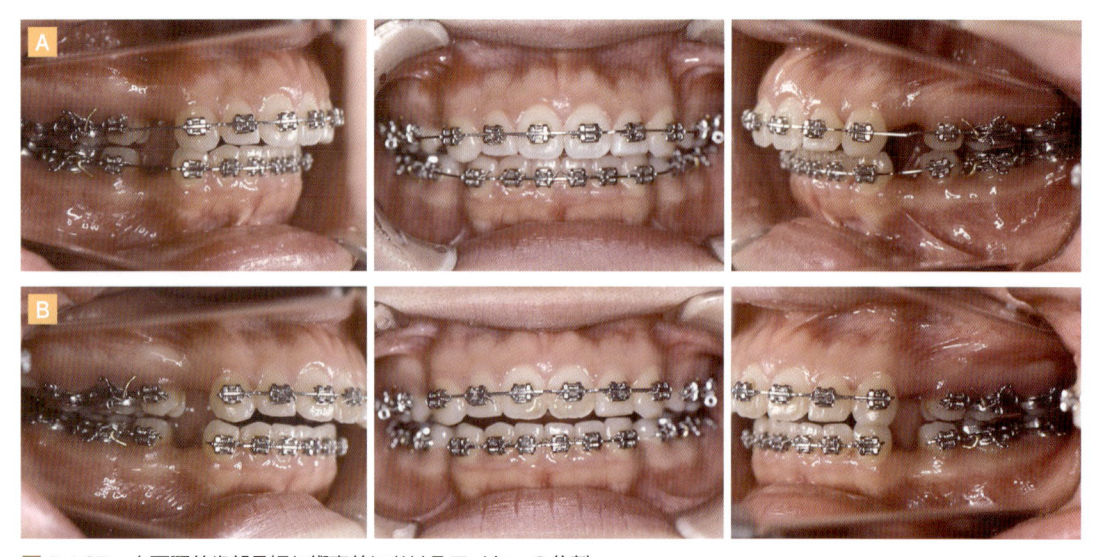

図 5.4.37　上下顎前歯部骨切り術直前におけるワイヤーの分割
上下顎前歯部骨切り術および下顎前方移動術施行症例．上・下顎前歯部骨切り術施行症例では，術前矯正治療終了後，前歯部骨切り術に備え，上下顎のアーチワイヤーをそれぞれ3つのセクショナルアーチ（前歯部と左右臼歯部）に分割しておく．
A：術前矯正治療中の口腔内写真，B：手術施行直前におけるワイヤー分割時口腔内写真．

術直後における前歯部と臼歯部のステップに配慮し，緩衝作用をもつ各種ループを組み込む場合が多い．

以上，外科的矯正治療適用症例における術前矯正治療の意義と役割について概説した．本項の冒頭でも記したとおり，治療計画に基づく適切な顎骨移動量の確保，顎矯正手術後における安定した咬頭嵌合位の獲得など，形態と機能の両面に配慮した最終治療ゴールの達成および術後の長期安定性の確保にとって，術前矯正治療は重要な位置づけにある．

〔齋藤　功〕

■ 文　献

花田晃治：開咬または顔面非対称を伴う下顎前突の外科的矯正治療について．日矯歯誌，**51**：1-24，1992．

Proffit WR, Sarver DM：Combined surgical and orthodontic treatment. In: Contemporary Orthodontics（Proffit WR, Fields HW Jr, et al eds），4th, pp686-718, Mosby, 2007.

菅原準二，梅森美嘉子他：術前矯正治療．現代外科的矯正治療の理論と実際，初版（三谷英夫監），pp154-168，東京臨床出版，2000．

（4）顎矯正手術

顎変形症に対する顎矯正手術は，1849年にHullihenによって開咬を伴う下顎前突症に対して行われた下顎前歯部におけるV字骨切り術が最初とされている．その後，多くの術式が考案・改良されてきたが，現在行われているおもな術式は，下顎骨に対する下顎枝矢状分割法（術），下顎枝垂直骨切り術，下顎骨体切除術，下顎前歯部歯槽骨切り術，オトガイ形成術，上顎骨に対するLe Fort I 型骨切り術，上顎前歯部歯槽骨切り術などである．

近年，顎変形症患者に対する顎矯正手術は社会的に広く認知されるようになり，その需要も拡大している．一方，本手術の術野周囲には血管や神経などの重要な組織が存在し気道も近接していることから，さまざまな偶発症や合併症を生じる可能性がある．この項では，おもな顎矯正手術の基本的な術式と注意すべき合併症について解説する．

a. 麻　酔

顎矯正手術は術中に顎間固定を施行しなければならないため，経鼻挿管下の全身麻酔で行う．経鼻気管内チューブは外圧により屈曲や圧偏して閉塞や狭窄を生じないもの，できるだけ外鼻形態に沿って顔面に密着して顔面形態の観察を妨げないものが望ましい．また術中に頭部を左右に動かしても，外鼻形態に影響しないようにチューブを頭部正中に固定するのが望ましい．なお術中は常に顔面形態を観察する必要があるため，ドレーピングの際は眼裂まで確認できるようにすることが重要である．手術部位には，血管収縮剤含有局所麻酔薬（10〜20万倍アドレナリン含有1%キシロカイン®など）を注入する．十分に奏効した局所麻酔は出血量の減少や全身麻酔薬必要量の減少ばかりでなく，先制鎮痛の効果も期待できる．

b. 下顎枝矢状分割法（術）

下顎枝矢状分割法（術）（SSRO）は，1955年にObwegeserによって報告され，その後もさまざまな改良法が発表されているが，そのコンセプトは下顎枝を矢状分割して筋突起および関節突起を含む外側（近位）骨片と下顎体部を含む内側（遠位）骨片に分離し，中心咬合位（咬頭嵌合位）と中心位の関係を改善させるもので，内側骨片の前後的，上下的ならびに回転移動が可能であることから適応範囲が広い術式である．適応症は，下顎前突症，下顎後退症，小下顎症，下顎非対称，開咬症，変治下顎骨骨折症例などである．

Obwegeserが1955年に報告した術式では，下顎枝内側皮質骨切りを下顎孔上方，外側皮質骨切りを歯槽堤後方で内側皮質骨切りにほぼ平行に設定された．1957年に報告された改良法では，外側皮質骨切りを第二大臼歯部から下顎角部付近へ斜めに設定された．さらに，DalPontが1959年に報告した術式では，外側皮質骨切りを第二大臼歯部から下顎下縁へ垂直に設定された（**図 5.4.38**）．また，Hunsack（1968）やEpker（1975）によって内側皮質骨切りを下顎小舌後方の下顎孔付近にとどめる術式が報告された．それぞれの術式に利点がある．

本法は，口内法手術であるため顔面皮膚に瘢痕を残さず，骨の接触面積が大きいため骨の癒合が早く行われ，後戻りが少ない．また，下顎骨の移動量，移動方向の許容範囲が大きいため適応症が広く，歯を犠牲にしない．しかし術野が深く，狭いため，手技の熟練と安全確実な手術が求められる．本法の適応は広いが，下顎枝が小さく薄い場合は適応が難しいことがあり，下顎骨の移動方向や移動量によって，骨片間の干渉や周囲組織の抵抗により適切な位置へ下顎骨を移動することが困難なことがある．ま

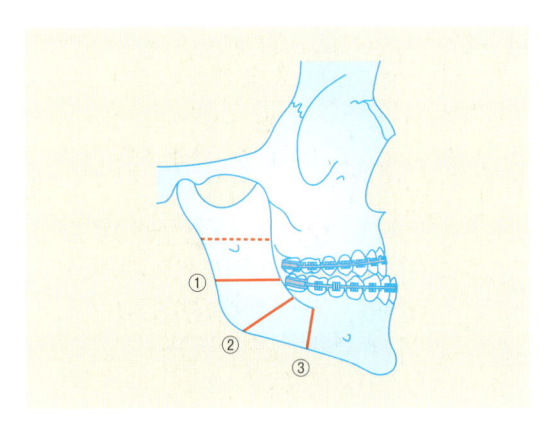

図 5.4.38　下顎枝矢状分割法の骨切り線
① Obwegeser (1955), ② Obwegeser (1957), ③ DalPont (1959).

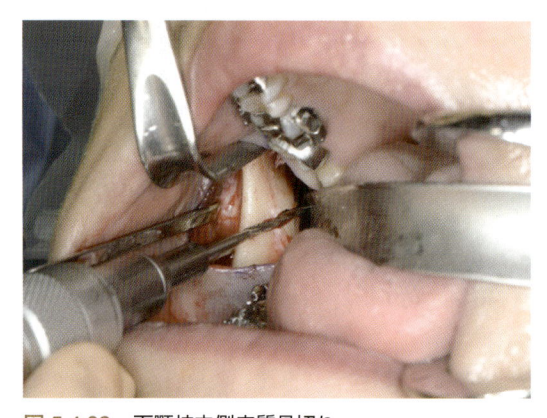

図 5.4.39　下顎枝内側皮質骨切り
下顎孔上方で咬合平面に平行になるように行う.

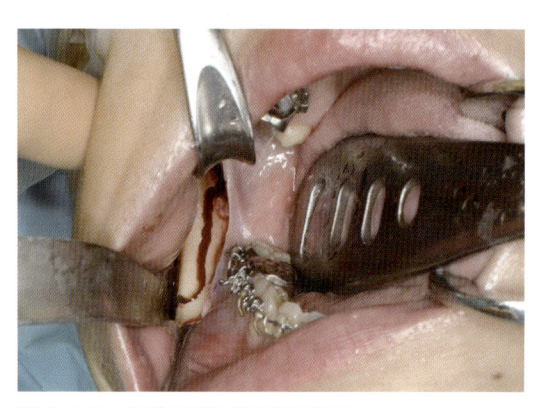

図 5.4.40　内外皮質骨切り線の連結
内外の骨切り線は外斜線のやや内側で連結する.

た，術後に下唇からオトガイ部皮膚の知覚鈍麻をきたすことがある．

手術手順

この項では1957年にObwegeserが報告した術式について解説する．

①切開：粘膜下の下顎枝外斜線を示指で確認し，外斜線から下顎大臼歯部歯肉に粘膜面に垂直に切開を加える．

②骨膜剥離：下顎骨外側は，下顎第二大臼歯遠心部から下顎体外側を下顎角部まで剥離する．下顎枝前縁部を剥離して，ラームス・ハーケンもしくは筋鉤（二双鉤）をかける．下顎枝内側の剥離は，下顎切痕と下顎孔の間を下顎枝後縁まで行い，チャンネル・リトラクタ（channel retractor）を挿入する．この操作で特に注意が必要なことは，静脈性の出血である．内側には翼突静脈叢，後方には下顎後静脈があり，不用意な操作で出血の危険性を生じる．

③下顎枝内側皮質骨切り：下顎枝内側骨切りは，下顎孔上方でチャンネル・リトラクタに沿って咬合平面に平行になるようにリンデマン・バーを用いて行う（図5.4.39）．皮質骨切りは原則として骨髄が出現する深さで行うが，下顎枝が薄く骨髄の存在しない症例では注意が必要である．

④下顎枝外側皮質骨切り：下顎骨角部にチャンネル・リトラクタを挿入し，外側骨切りはリンデマン・バーを用いて第二大臼歯部から下顎角部に行う．

⑤内外皮質骨切り線の連結：内外の骨切り線は外斜線のやや内側でフィッシャー・バーや短いリンデマン・バー，レシプロケイティング・ソーなどを用いて連結する（図5.4.40）．

⑥分割：分割に抵抗する箇所（内側皮質骨切り部など）にマイクロ・オステオトームやスパチュラ・オステオトームを外側皮質骨に沿って打ち込んだ後，分割用オステオトームやセパレーターを分割面に挿入して分割する（図5.4.41）．分割面を観察し，異常骨折や下歯槽血管神経束損傷の有無を確認する（図5.4.42）．

⑦内側骨片の移動と顎間固定：予定の咬合位となるように遠位骨片を移動させて顎間固定を行う．後方移動症例では，近位骨片の前縁部が重なるためバーを用いて削除する．骨片間に干渉する部位がある場合には，近位骨片の内面を削除する．

⑧下顎頭の位置決め：骨片は，下顎頭の位置が関節窩内の前後的内外的にできるだけ適正と思われる位置に固定する必要がある．実際には，近位骨片前縁を多少後上方に押し入れるような位置で骨接合を行う．

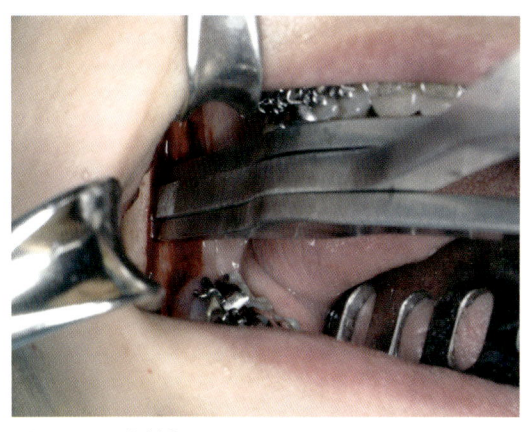

図 5.4.41　分割①
分割用オステオトームやセパレーターを分割面に挿入して分割する.

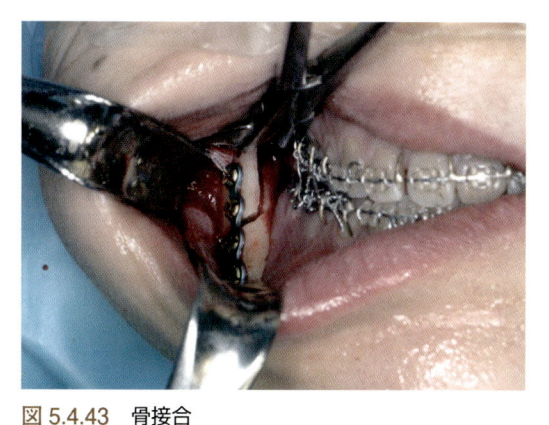

図 5.4.43　骨接合
予定の咬合位となるように内側骨片を移動させて顎間固定を行い,適正な下顎頭の位置で分割骨片を骨把持鉗子で把持して,断端部をプレートとスクリューで接合する.

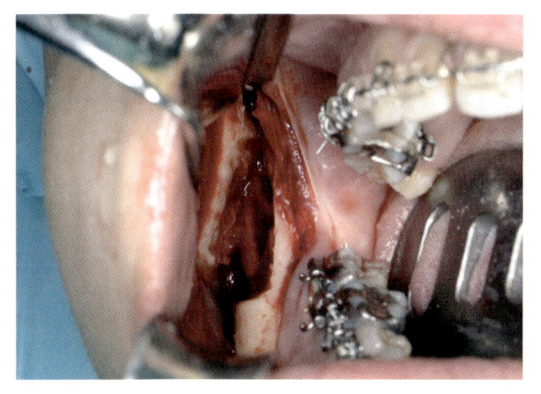

図 5.4.42　分割②
分割面を観察し,異常骨折や下歯槽血管神経束損傷の有無を確認する.

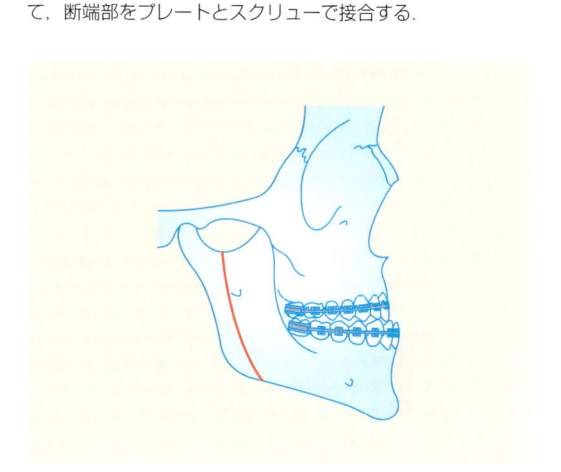

図 5.4.44　下顎枝垂直骨切り術の骨切り線

⑨骨接合：適正な下顎頭の位置で分割骨片を骨把持鉗子で把持し,外側皮質骨にプレートとスクリューで固定する（図 5.4.43）.骨接合には生体親和性の高いチタン製骨接合材が広く用いられている.また,近年では除去の必要がない生体吸収性骨接合材が開発され,本手術にも応用されている.

⑩創の閉鎖：創内を生理食塩水でよく洗浄し,異物や出血がないことを確認し,ペンローズ・ドレーンや持続吸引チューブを挿入して創を縫合する.

c. 下顎枝垂直骨切り術

下顎枝垂直骨切り術（intraoral vertical ramus osteotomy：IVRO）は,下顎枝を下顎孔の後方で下顎切痕から下顎下縁にかけ垂直に骨切りし,関節突起を含む近位骨片と筋突起および下顎体部を含む遠位骨片に分離するもの（図 5.4.44）で,下顎前突症や下顎非対称が適応となる.1975 年に Akin と Walker によって口内法による術式が報告され,比較的簡便であることから広く用いられるようになった.

本法は,下歯槽神経の損傷の危険性が低いことや,骨接合を行わないことから顎関節への負担が少なく,顎関節に症状を有する症例に対しても有用であるなどの利点を有するが,骨片間の接触面積が狭いことから下顎枝矢状分割法に比較すると適応範囲がかぎられる.また,骨接合を行わないことから顎間固定解除後に筋肉の作用で下顎が後方に変位する傾向があるため,術後矯正治療において注意が必要である.

手術手順

①切開：粘膜下の下顎枝外斜線を示指で確認し,外斜線から下顎大臼歯部歯肉に粘膜面に垂直に切開を加える.

②骨膜剝離：骨膜剝離は下顎枝外側面を下顎切痕

5.4　顎変形症

から下顎角部まで行い，下顎切痕部と下顎枝下縁部にバウワー・リトラクタ（Bauer retractor）をかける．

③骨切り：骨切りは下顎切痕部から下顎枝下縁部にかけてオシレーティング・ソー（ossilating saw）を用いて行う．CT画像で下顎枝後縁から下顎孔までの距離を測定しておくと，骨切り部位を設定するうえで有用である．下顎枝外側面の小突起（antilingular prominence）は下顎孔に相当する部位に認められるとされているが，必ずしも信頼できるとはいえない．

④骨片の分離：骨切り完了後に骨片を分離し，後方骨片を外側に牽引する．後方骨片の内面で内側翼突筋と骨膜を剝離する．

⑤内側骨片の移動と顎間固定：予定の咬合位となるように遠位骨片を移動させて顎間固定を行う．両骨片の重なりが十分で，良好な接触が保たれているかを確認する．下顎切痕部で骨片間に干渉を生じることが多く，この場合は骨バーで遠位骨片の骨切り部の外側面と近位骨片の内側面で干渉部を削除する．

⑥創の閉鎖：創内を生理食塩水でよく洗浄し，異物や出血がないことを確認し，ペンローズ・ドレーンや持続吸引チューブを挿入して創を縫合する．

d. 下顎骨体切除術

下顎骨体切除術は，下顎骨臼歯部において下顎骨体の一部を切除して骨体を短縮する方法である．第一小臼歯部で骨切除を行う場合（図 5.4.45A）には骨切り部に下歯槽神経血管束の露出を認めないが，第二小臼歯部で下歯槽神経血管束を露出させずに骨切除を行うには階段状骨切除術（図 5.4.45B）を行う．大臼歯部で骨切除を行う場合（図 5.4.45C）には，骨切り部に下歯槽神経血管束が露出するため，愛護的な手術操作が肝要となる．

臼歯部に保存不可能な歯や欠損歯を有する症例ではよい適応となるが，移動量がかぎられることや骨切り部に隣接する歯ならびに下歯槽神経血管束を損傷する危険性が指摘されていることから，現在ではあまり用いられていない術式である．

手術手順

ここでは，第一大臼歯部における術式を記載する．

①切開と骨膜剝離：下顎最後大臼歯部遠心部から犬歯部歯肉頬移行部に切開を加え，骨膜を剝離して下顎骨頬側骨面を下顎下縁まで広く露出させ，オトガイ孔を確認する．骨切り部の抜歯が必要であれば，抜歯を行う．

②骨切り：骨切除部の頬側皮質骨を歯頸部から下顎下縁部までサジタル・ソー（sagittal saw）を用いて骨切りを行い，骨ノミで分離して頬側皮質骨のみを除去する．次いで，注意深く骨髄組織を除去して，下歯槽神経血管束を遊離させる．この時点では舌側皮質骨は切離せず，下顎骨の連続性を保った状態で反対側も同様の操作を行う．その後，下歯槽神経血管束を損傷しないように剝離子で防御しながら舌側の皮質骨を削除する．反対側の操作に移るときには，隣在する歯をワイヤーで結紮して骨片の可動性を制限し，下歯槽神経血管束の損傷を防ぐ．

③骨片の移動と顎間固定：両側の骨切りが終了したら，予定の咬合位となるように骨片を移動させて顎間固定を行う．両骨片の良好な接触が保たれているかを確認し，骨片間に干渉を生じる場合は骨バーで干渉部を削除する．

④骨接合：骨断端部の外側皮質骨をミニプレート

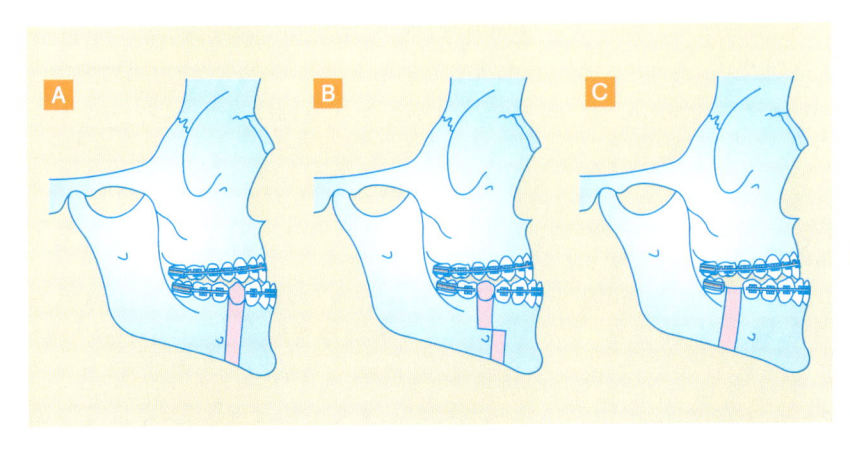

図 5.4.45 下顎骨体切除術の骨切り線
A：第一小臼歯部における垂直骨切除術，B：第二小臼歯部における階段状骨切除術，C：第一大臼歯部における垂直骨切除術．

とスクリューで接合する．

⑤創の閉鎖：創内を生理食塩水でよく洗浄し，異物や出血がないことを確認し，創を縫合する．

e. 下顎前方歯槽骨切り術

下顎前方歯槽骨切り術は，下顎前方歯槽部を水平もしくは垂直方向に移動させる方法（図5.4.46）で，下顎前歯部の唇側傾斜を伴った歯槽性の下顎前突症や前歯部の開咬症が適応となる．また，高度な骨格性下顎前突症においてもほかの術式と組み合わせて施行される．本法は，手術操作が比較的容易であり，顎間固定の必要がなく，術後の後戻りが少ないなどの利点を有するが，移動量がかぎられることや骨切り部に隣接する歯ならびに下歯槽神経血管束を損傷する危険性が指摘されている．

手術手順

ここでは，第一小臼歯部における後方移動の術式を記載する．

①抜歯：両側の第一小臼歯を抜歯する．

②切開と骨膜剥離：両側下顎小臼歯部間の歯肉頬移行部の粘膜面に切開を加え，骨膜を剥離してオトガイ部を露出させ，オトガイ孔を確認する．小臼歯歯槽部は，抜歯窩から歯肉頬移行部までトンネル状に骨膜下で剥離し，舌側歯肉骨膜も剥離しておくが，前方歯槽部への血流維持を考慮して剥離は必要最小限にとどめる．

③骨切り：水平骨切りは，歯根先端相当部から5mm以上下方でサジタル・ソーを用いて行う．オトガイ孔が骨切り部に近接する場合には，下歯槽神経血管束の損傷を避けるためにオトガイ孔周囲の骨を削除して，下歯槽神経血管束を後方に移動させる．縦の歯槽部骨切りは，第一小臼歯歯槽部舌側に骨膜剥離子を挿入して舌側軟組織の損傷を防御したうえで，サジタル・ソーを用いて行う．後方移動量を考慮して第一小臼歯歯槽骨を除去し，両側の骨切りが終了したら前方歯槽部の可動性を確認する．

④骨片の移動と顎間固定：術前に模型上で作製しておいたレジン床を歯列に試適し，骨片間に干渉を生じる場合は骨バーで干渉部を削除する．予定の咬合位に骨片が移動することを確認して，レジン床を介して顎間固定を行う．

⑤骨接合：骨断端部の外側皮質骨をミニプレートとスクリューで接合する．

⑥創の閉鎖：創内を生理食塩水でよく洗浄し，異物や出血がないことを確認し，創を縫合する．

f. オトガイ形成術

オトガイ形成術は，オトガイ部を水平もしくは垂直方向に移動させる方法（図5.4.47）で，下顎前突症や下顎後退症，非対称症例などオトガイの位置や形態に異常のある症例すべてが適応となる．また，移動量や移動方向によって，自家骨や人工骨の移植を行うこともある．

この手術は顎位に問題がないことが前提となるため，ほかの術式と組み合わせて施行されたり，二次的に施行されたりする．

手術手順

①切開と骨膜剥離：両側下顎小臼歯部間の歯肉頬移行部切開もしくは歯肉縁切開を加え，オトガイ部の骨膜を剥離する．このとき，骨片への血行を考慮して下顎下縁と内側の剥離は可及的に少なくする．また，オトガイ神経を確認し，神経を損傷しないように細心の注意を払う．

②骨切り：水平骨切りは，歯根先端相当部から5mm以上下方でレシプロケイティング・ソーなどを用いて行う．このとき，舌側の軟組織を損傷しないように注意する．

③骨片の移動：切離した骨片を設定した位置に移動させ，断端が下顎体と適合するように削合する．

④骨接合：骨接合には貫通スクリューやミニプレートなどが用いられる．われわれは，生体吸収性の貫通ネジを使用している．貫通スクリューを使用する場合には，骨片と下顎骨舌側皮質骨に貫通させることが重要である．

⑤創の閉鎖：創内を生理食塩水でよく洗浄し，異物や出血がないことを確認し，創を縫合する．

g. Le Fort I型骨切り術

Le Fort I型骨切り術は，上顎骨を下鼻道の高さ

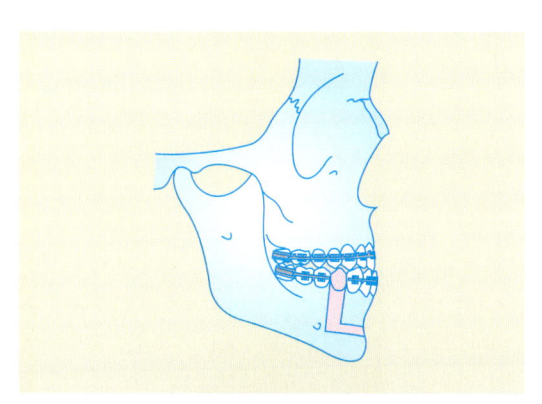

図5.4.46　下顎前方歯槽骨切り術の骨切り線

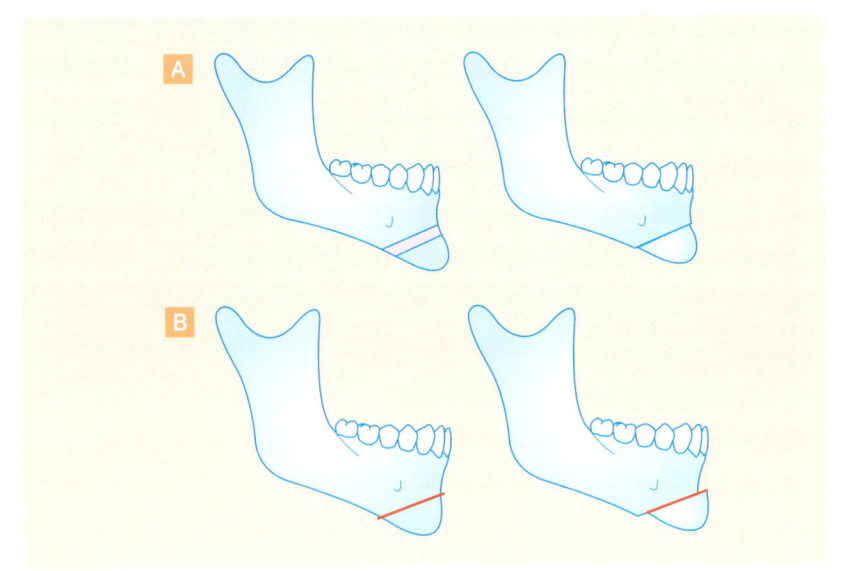

図 5.4.47 オトガイ形成術の骨切り線
A：オトガイ部後方移動，B：オトガイ部前方移動．

で水平に骨切りし，上顎の歯槽突起と骨口蓋全体を上顎骨体および蝶形骨翼状突起より完全に遊離，可動化させ，顔貌および咬合状態の理想的な位置に上顎を移動させる方法である（図 5.4.48）．1935 年に Wassmund が顎矯正手術に応用して以来，多くの人々によって改良が加えられ，Obwegeser, Bell, Epker らによってほぼ確立された手術術式となった．現在ではミニプレートを用いた骨接合法が行われるようになり，著しい上顎骨の変形症例や，大きな移動量を要する症例を除いて骨移植も必要なく，後戻りも少ない手術法として広く用いられるようになった．本法は適応範囲が広く，ほかの術式と併用することにより，種々の顎変形症に対応することができる．適応症は，上顎後退症，顔面非対称，開咬症，長顔を呈する垂直的過成長症例などであり，上顎骨を2分割もしくは3分割して水平方向への移動を行うことにより上顎前突症や上顎歯列弓の狭窄もしくは開大を認める症例も適応となる．

手術手順

①切開と骨膜剥離：粘膜切開は，歯肉頬（唇）移行部より数 mm 口唇側に上顎口腔前庭部に平行でやや口唇側の両側第一小臼歯部遠心間に行い，切開線を中心に骨膜剥離を行う．次に前鼻棘を露出させ，梨状口を明示し，ついで下鼻道骨膜をフリーエル・エレバトリウム（freer periosteal elevator）を用いて上顎骨ならびに鼻中隔軟骨より剥離する．この際に出血の抑制，術後の気道管理のうえでも，鼻腔粘膜を極力破らないように注意する．さらに上顎

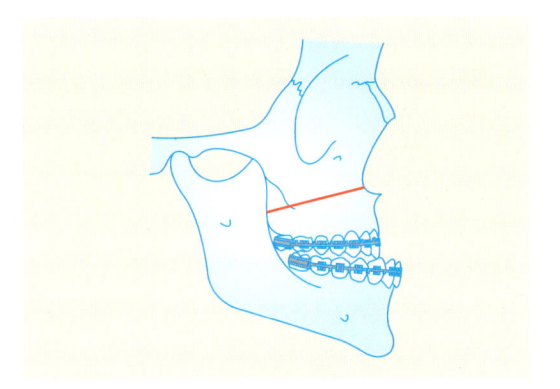

図 5.4.48 Le Fort I 型骨切り術の骨切り線

結節部から翼突上顎縫合部までトンネル状に骨膜剥離を行う．

②骨切り：梨状口側縁部よりエレバトリウムを鼻腔側壁に沿って挿入して鼻腔粘膜および挿管チューブを保護し，さらに翼突上顎縫合部に前方より逆反り鉤（soft tissue retractor curved up）を挿入して頬部軟組織と翼突窩を保護する．頬脂肪体が露出すると視野が狭くなり難渋するので，上顎骨側壁の骨膜を損傷しないように注意する．薄い骨切り用替え刃鋸（reciprocating bone saw）を用いて梨状口側縁から，鼻腔側壁，上顎洞前壁・側壁，頬骨下稜下を経て上顎結節後方部まで水平に骨切りする（図 5.4.49）．さらに，鼻中隔オステオトームで鼻中隔軟骨および骨鼻中隔を切離する．この際，鼻中隔オステオトームは軟骨下方部に挿入し，深くまで挿入し過ぎて気管内挿管チューブや咽頭後壁を損傷しな

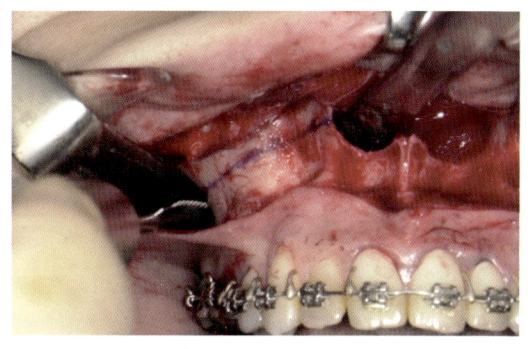

図 5.4.49　水平骨切り
薄い骨切り用替え刃鋸（reciprocating bone saw）を用いて梨状口側縁から，鼻腔側壁，上顎洞前壁・側壁，頬骨下稜下を経て上顎結節後方部まで水平に骨切りする．

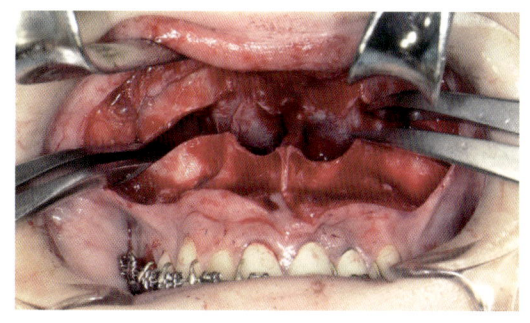

図 5.4.50　セパレーターを用いた down fracture
骨切り部にセパレーターを挿入して押し開き，down fracture させる．

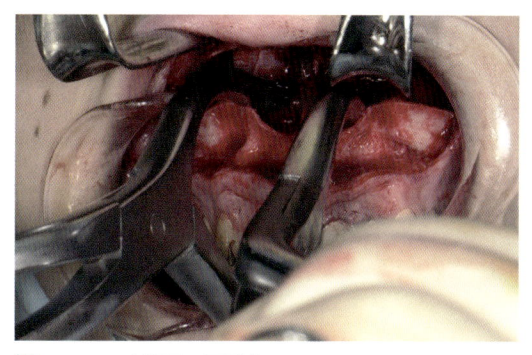

図 5.4.51　上顎骨の可動化
左右側用2本のRowe鉗子で梨状口下底と口蓋粘膜を把持し，これを左右，上下に移動させて完全に遊離可動化する．

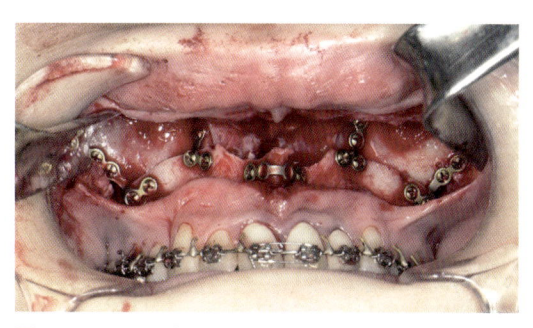

図 5.4.52　骨接合
左右梨状口側縁部と頬骨下稜下において骨接合を行う．上顎骨を分割する場合には，分割骨片間の骨接合を行う．

いように十分注意する．ついで，プテリゴイド・オステオトーム（pterygoid maxillary osteotome）を用いて翼突上顎縫合部の切離を行う．骨ノミの刃先が確実に翼状突起と上顎結節の間に挿入されていることを確認した後，マレットで槌打する．槌打中も刃先が上方の翼口蓋窩方向に逸脱しないように注意する．なお内側を下行口蓋動脈が走行しているので，損傷しないように注意する．

③上顎骨の可動化：骨切りが終わった後に，頭部を保持して上顎歯槽突起部を手指やセパレーターを用いて前下方に押し下げて down fracture させ（図5.4.50），さらに左右側用2本のRowe鉗子（Rowe maxillary disimpaction forceps）で梨状口下底と口蓋粘膜を把持して，これを左右，上下に移動させて完全に遊離可動化する（図5.4.51）．

④上顎骨の移動：上顎骨骨片が術前に想定した移動方向に抵抗なく動くことを確認後，上顎骨の位置決定を行う．術前のモデル・サージェリーにおいて上顎骨骨片を移動させた位置で作製したレジン製スプリントを装着して顎間固定を行い，上顎骨骨片の位置決めを行う．つまり，下顎位を基準に上顎骨を移動させる．なお，上顎歯列弓の狭窄や開大を認める症例では上顎骨を2分割もしくは3分割して歯列弓の側方拡大や内方移動を行う．また，上顎前突症例では小臼歯部でも骨切りを行い，前歯部の後方移動をはかる．上顎骨が予定の位置に移動するように骨切り断端の干渉部を骨バーで削除する．また，骨接合に移る前に十分に止血を確認し，断裂した鼻粘膜などは必要に応じて縫合しておく．

⑤骨接合：左右梨状口側縁部と頬骨下稜下において計4枚のミニプレートによる骨接合を行う．上顎骨を分割する場合には，分割骨片間の骨接合を行う（図5.4.52）．使用する骨接合材は，一般にチタン製のものが用いられているが，近年では生体吸収性のものも用いられている．

⑥骨移植：必要に応じて，犬歯窩および翼状上顎結合部に骨移植を行う．ミニプレートによる骨接合が行われるようになってからは，翼状上顎結合部への骨移植はほとんど施行されなくなった．

⑦創閉鎖：必要に応じて，左右の鼻筋および上

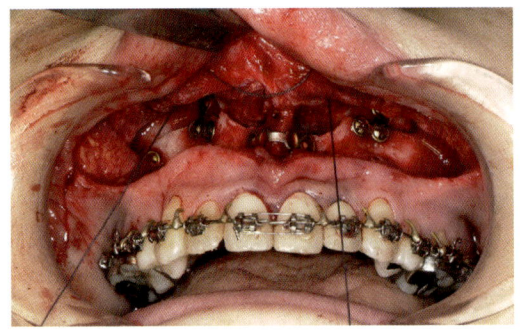

図 5.4.53 alar base cinch suture
左右の鼻筋および上唇鼻翼挙筋に吸収性糸をかけ，前鼻棘に通して縫い寄せ，鼻翼および外鼻孔変形の防止をはかる．

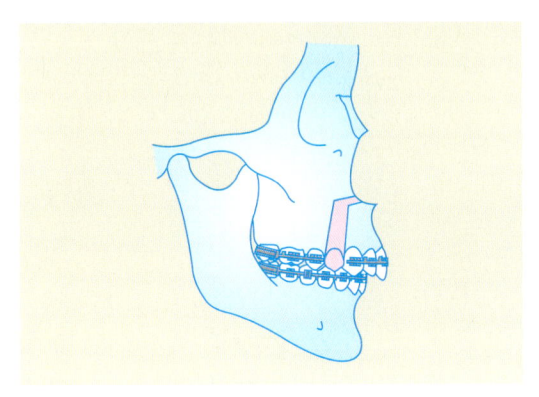

図 5.4.54 上顎前方歯槽骨切り術の骨切り線

唇鼻翼挙筋に吸収性糸をかけ，前鼻棘に通して縫い寄せ，鼻翼および外鼻孔変形の防止をはかる alar base cinch suture を行う（図 5.4.53）．その後，粘膜縫合を行って手術を終了する．通常，持続吸引は必要ない．

h. 上顎前方歯槽骨切り術

上顎前方歯槽骨切り術は，小臼歯を抜歯して唇側歯槽突起基部から梨状口に向かう骨切除を行い，鼻中隔下部の骨切り，口蓋骨の骨切除を行って上顎骨前方歯槽部の後方あるいは上方への移動をはかる手術である（図 5.4.54）．唇側および口蓋側の骨切りに際して骨膜をトンネル状に剥離して行う Wassmund 法と，口蓋粘膜骨膜を横断的に切開剥離する Wunderer 法がある．

臼歯部の咬合高径を変化させる必要のない骨格性上顎前突症が適応となる．また，下顎の手術と組み合わせて施行されることも多い．本法は，直視下に操作を行えるので，通常の操作で出血に困ることは少ないが，前方骨片への血行を十分に温存することができないと，組織の壊死を生じることがあるので注意が必要である．

手術手順

ここでは Wassmund 法による術式を記載する．

①切開と骨膜剥離：両側の第一小臼歯を抜歯する．＃15 メスを用いて両側上顎第二小臼歯部歯肉に歯肉頬移行部まで縦切開を加え，骨切除部位の頬側歯肉骨膜を剥離する．ついで，唇側正中部歯肉に縦切開を加えて粘膜骨膜弁を剥離し，梨状口下縁を露出して小臼歯部の縦切開部までトンネル状に剥離を進める．梨状口下縁から鼻腔底粘膜を剥離し，鼻中隔前方部を鼻中隔オステオトームで離断する．さらに，口蓋正中部に縦切開を加え，小臼歯部からトンネル状に口蓋粘膜骨膜の剥離を行う．粘膜骨膜の剥離は，前方歯槽部への血流維持を考慮して必要最小限にとどめる．

②骨切り：両側上顎第一小臼歯歯槽骨部の切除幅を決めた後，サジタル・ソーを用いて同部の骨切りを行い，切除する．この際には，口蓋側の骨膜下に粘膜剥離子を挿入して粘膜骨膜を損傷しないように注意する．さらに，梨状口側縁部まで頬側骨壁の骨切りを行う．口蓋部は，各種バーを用いて両側歯槽部の骨切除部を連続させるように骨切除を行う．骨切りが終了したら上顎前方部骨片を手圧で前上方に骨折させ，骨片の可動性を確認する．

③骨片の移動と顎間固定：術前に模型上で作製しておいたレジン床を歯列に試適し，骨片間に干渉を生じる場合は骨バーで干渉部を削除する．この際にも，粘膜を損傷しないように十分注意する．予定の咬合位に骨片が移動することを確認して，レジン床を介して顎間固定を行う．

④骨接合：頬側骨断端部の外側皮質骨をミニプレートとスクリューで接合する．さらに，上顎の矯正装置の主線を連続したものに置換するか，骨切り部の隣在歯どうしをワイヤーで結紮して骨片の安定をはかる．

⑤創の閉鎖：創内を生理食塩水でよく洗浄し，異物や出血がないことを確認し，創を縫合する．

i. 術後の処置と管理

i）呼吸状態のモニタリング

術後の出血や腫脹によって気道閉塞が生じ，呼吸不全に陥ることがあるので，術後翌朝までは呼吸状態のモニタリングを必ず行い，緊急時に対応できるような準備をしておく．

ii）顎間固定

顎間固定は，手術翌日に呼吸状態に問題がないことを確認後，必要に応じて行う．通常，咬合と創の安定を考慮して1～2週間程度施行される．0.3mm径のステンレスワイヤーを用いて顎間固定し，固定中は常に金冠バサミを枕元に用意しておく．

iii）腫脹に対する対応

術後の顔面腫脹を防止するために，手術当日から3日間副腎皮質ステロイドホルモン剤の投与を行う．また，顔面腫脹と血腫形成の予防には，術直後よりサージカルガーメントによる創部の圧迫と冷罨法が効果的である．

iv）抗菌薬の投与

術後は，口腔内を清潔に保ち，感染予防のために抗菌薬を経静脈的に数日間投与する．その後，経過をみながら抗菌薬を数日間経口投与する．

v）栄養管理

顎間固定ないし顎間ゴム牽引を行うため，食事は流動食となるが，創の状態などにより必要に応じて経管栄養を行う．顎間固定解除後はしばらく軟食とし，徐々に常食に近づける．しかし骨切りした骨片が確実に癒合するまでの期間，すなわち少なくとも術後約6週間は硬固物の摂取は控えさせる．

j．顎矯正手術におけるおもな合併症

i）大量出血

顎矯正手術において，生命を脅かすような大量の出血をきたすことはまれである．しかし，口内法では手術野が狭いことや解剖学的要因から，完全な止血をすることが難しく，大量の術中出血や術後出血をきたすことがある．大量出血の原因として，下顎骨に対する手術では顔面動静脈や顎動脈，下歯槽動静脈，舌下動静脈，下顎後静脈，翼突静脈叢などの損傷，上顎骨に対する手術では翼突静脈叢や顎動脈，下行口蓋動脈などの損傷がある．

出血を抑え，輸血を回避するためには，①顎矯正手術手技の熟達による，安全確実な手術と手術時間の短縮化，②アドレナリン含有局所麻酔薬の使用や低血圧麻酔の応用，③術前の貯血式自己血の準備などが重要である．もし大出血が生じた場合には，出血点を確実に圧迫して圧迫止血を行う．それでも止まらない動脈性出血の場合には，血管クリップによる止血を行ったり，経皮的に顎動脈や外頸動脈などの結紮が行われる．

ii）知覚異常

術中操作や骨の移動により神経が影響を受け，術後知覚異常が発生することがある．

下顎骨に対する手術では下歯槽神経やオトガイ神経に対する術中の直接的な損傷や過度の伸展，骨片による圧迫や術後の浮腫によって下唇からオトガイ部の知覚鈍麻や麻痺が発生する．下顎枝矢状分割法ではこの症状が比較的高率に出現するが，術後数カ月から1年までの間に多くの症例では回復する．しかし，損傷の程度が大きな症例では，神経症状が残存してしまうことがある．

上顎骨に対する手術では眼窩下神経を過度に牽引したことによる上唇部の知覚異常がまれに出現するが，通常は6カ月以内に回復する．上顎の歯肉の知覚は術直後に一時的に低下するが，これも通常は6カ月以内に回復する．歯髄内に分布する知覚神経は骨切り時に切断されるが，やがて再生して正常知覚に回復する．

知覚異常に対する治療としては，副腎皮質ステロイドホルモン剤やビタミンB_{12}製剤などによる薬物療法，レーザー治療や星状神経節ブロックなどが行われる．

iii）後戻り

後戻りとは，外科的矯正術後に顎骨の移動方向とは逆の方向に戻る現象をいう．後戻りには，骨片の移動量や移動方向，咀嚼筋や周囲軟組織の影響など多くの要因の関与が考えられる．

対策として，術中に骨片に付着する筋肉の剥離を行い，周囲軟組織の緊張をとるとともに，咀嚼筋が新たな環境に十分適応するまで，顎間ゴム牽引を用いながら経過観察を行う．特に，骨片移動量の大きな症例や左右で移動量や移動方向に大きな差がある症例，瘢痕組織により移動が困難な唇口蓋裂患者の上顎骨移動術症例では，後戻りに対する十分な注意が必要である．

iv）顎関節症

顎矯正手術後に術前にあった顎関節症の主症状が改善することがある．しかし，症状が悪化することや新たに症状が生じることもある．

対策としては，術前に顎関節や咀嚼筋の状態を評価し，術前設計，手術操作，術後管理を適切に行う必要がある．また，下顎骨に対する手術では術中に下顎頭を下顎窩の適切な位置に位置づける．特に，近位骨片を無理な力で後上方に押しつけないように

配慮する．さらに，早期に機能訓練を行い，咀嚼筋や口腔周囲軟組織の順応をはかるとともに，下顎頭の形態変化を早期に発見し対処する．

v) progressive condylar resorption (PCR)

下顎後退症に対する下顎骨前方移動術後に生じる現象で，著明な下顎頭の吸収性骨変化に伴う体積の減少と下顎枝垂直径の短縮によって診断される．発生メカニズムについては不明な点も多いが，術後の下顎頭部にかかる負荷の量と負荷に対する骨の許容力が関与しているものと考えられる．危険因子として，若い女性（15〜30歳），high mandibular plane angle，術前の顎関節症状，手術時の大きな下顎骨移動量や反時計回りの回転があげられる．

対策としては，X線写真において下顎頭部の骨が比較的安定した時期に，下顎頭部への負荷を減らすように移動量や移動方向を計画して手術を行う．また，咀嚼筋が新たな環境に十分適応するまで，顎間ゴム牽引を比較的長期に用いながら経過観察を行う．progressive condylar resorption を発症した場合，比較的咬合の変化が少ない症例ではスプリント療法や矯正治療，補綴治療などの保存治療によって対応が可能であるが，咬合や顔貌の後戻り変化が大きい症例では再度顎矯正手術が必要となる．しかし，再手術後にさらに骨吸収が進行した症例も報告されている．

vi) 睡眠呼吸障害

いびきや睡眠時無呼吸症候群などの閉塞型睡眠呼吸障害と顎顔面形態との関連が指摘されている．これまでに，顎矯正手術が睡眠呼吸障害を引き起こす原因になるというエビデンスはないが，下顎骨後退術においては術後に上気道径が狭くなることが明らかとなっており，術後に睡眠時無呼吸症候群を発症したとする症例報告があることから，睡眠呼吸障害に対する注意が必要である．

対策として，術前より睡眠呼吸障害が疑われる場合には，術後に上気道径が狭くならないよう術前設計において配慮するとともに，術後管理を適切に行う．　　　　　　　　　　　　　　　〔小林正治〕

(5) 術後矯正治療

a. 術後矯正治療の概要と目的

術後矯正治療は，顎矯正手術施行後の顎間固定解除後に開始し，マルチブラケット装置を除去して保定を開始するまで行われる矯正治療を指す．現代における外科的矯正治療では，治療計画に従った適切な術前矯正治療，手術直前における必要最小限の咬合調整などにより，顎矯正手術直後でも多くの症例でおおむね良好な咬頭嵌合が確立されるようになった．しかしながら，顎矯正手術後，口腔内外は硬組織，軟組織ともに大きく変化することから，新しい環境下において適切かつ安定した顎位，咬頭嵌合位，咀嚼運動および軟組織の調和を獲得，維持することを目的に術後矯正治療が施行される．術後矯正治療の期間は，症例や施行した顎矯正手術により異なるが，通常6カ月程度である場合が多い．ただし，持続的下顎頭吸収の既往がある下顎後退症では，一般に顎位の安定に時間を要することから術後矯正治療期間は長くなる傾向にある．

b. 術後矯正治療の一般的ステップ

i) 顎間固定の解除

通常，顎間固定は顎矯正手術施行後7〜14日間程度行う．しかし，顎間固定期間は施設間で，あるいは適用した顎矯正手術の種類により多少のばらつきがある．たとえば，チタンミニプレートにより固定を行った SSRO 施行症例では，骨片の位置決めおよび咬頭嵌合位を確認するために短時間だけ顎間固定を行い，その後直ちに顎間ゴム牽引に移行する場合もある（菅原他，2000）．

上下顎のアーチワイヤーを利用して結紮線により顎間固定を行う場合，過剰な力での結紮は一部のブラケットを脱離させる可能性があり注意が必要である．通常，顎間固定により上下顎歯列は挺出傾向を示すことから，顎間固定中にブラケットが脱離した歯は低位になることが多い．顎間固定中ブラケットの脱離を認めた場合には，応急的処置を行うとともに，顎間固定解除後できるだけ早い段階でブラケットを適切な位置に再装着し，再配列させる．術後矯正治療中，弾性の高いアーチワイヤーを装着することはほとんどないが，ブラケットが脱離した歯の再配列を行う場合には，一時的に弾性の高いラウンドワイヤーを装着することになる．

ii) 顎間ゴム牽引の開始

顎間固定除去直後から顎間ゴム牽引を開始する．顎間ゴム牽引は，顎間固定用として手術直前に上下顎のアーチワイヤーに装着したフックを利用して行う．通常，口腔内清掃性の向上，違和感の軽減などのために，顎間ゴム牽引用に使用しないフックは除去する（図 5.4.55B）．顎間ゴム牽引は，ほとんど

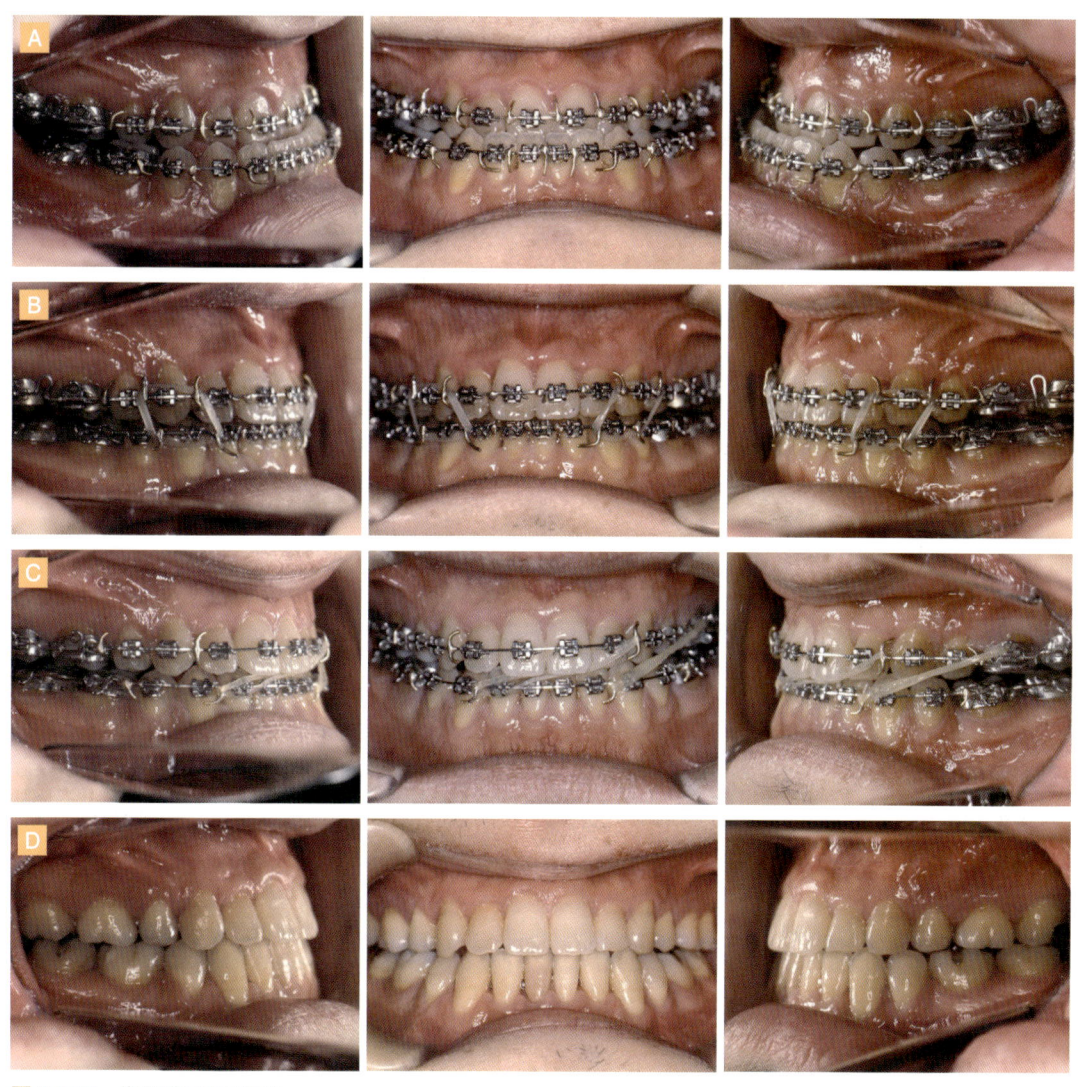

図 5.4.55 術後矯正治療例①
叢生，中顔面の陥凹および下顎右方偏位を伴う骨格性下顎前突症例（上下顎移動術施行）．
A：顎矯正手術施行直前口腔内写真，B：術後矯正治療開始時口腔内写真，C：術後矯正治療中口腔内写真，D：保定開始時口腔内写真．

の症例で術後矯正治療期間中継続して行われる．

使用する顎間ゴムの種類（直径，牽引力の強さ），および装着部位は術後の状態により異なるが，一般に，顎間ゴム牽引開始当初は，1/4" heavy elastics 片側2本（菅原他，2000），あるいは3/16" medium elastics 片側1本などを前歯部垂直ゴムとして使用する場合が多い．その後は，顎矯正手術後の骨片の不適切な方向への移動抑制，顎位および咬頭嵌合位の安定化に配慮しながら，症例に応じて適切な装着部位および牽引力を選択する．

iii）開口訓練および咀嚼指導

顎間固定解除後より開口訓練を開始する．顎矯正手術後の開口訓練を主体とした機能訓練は，jaw rehabilitation ととらえられ（Musich，2005），顎機能の早期回復を期待して行われる．解除直後の最大開口量は1横指前後であるが個人差も大きい．いずれにしても，解除後4週間は痛みを伴わない程度に自発的開口訓練を行うよう指示する．解除後4週間が経過すると，最大開口量は2横指程度になる．引き続き自発的開口訓練を指示するが，来院時には開口量とともに下顎側方運動量の確認も行う．解除

後8週間が経過すると，最大開口量は通常3横指，40 mm程度になるが，十分な開口量が得られない場合には，痛みを誘発しない程度に手指による下顎の強制的開口訓練を指示する．また，施設により，あるいは開口制限が続く場合には，木製開口器やcontinuous passive motion deviceなどの補助的開口訓練器を併用することもあり，目標とする最大開口量は45 mm以上とされている（菅原他，2000）．

さらに，食事中できるだけ左右バランスよく咀嚼するよう指導することも重要である．特に顎偏位を伴った症例では，治療前，偏咀嚼を呈する場合も多く，術後における咬合の安定性の観点からも左右均衡のとれた咀嚼の獲得が望まれる．

外科的矯正治療前後における咀嚼機能の回復には時間を要し，顎矯正手術後における咀嚼訓練の必要性も指摘されている．図5.4.56は，顎変形症患者を対象としATP吸光度法を用いて行った治療に伴う咀嚼能率の変化，および咀嚼訓練の効果を示している（Kobayashi et al, 2001）．顎矯正手術後，咀嚼能率は上昇傾向を示したが，正常咬合者のそれと比較すると70%程度にとどまっていた．そこで，1回約5分間のガム咀嚼を術後6カ月より90日間，朝夕2回，合計180回左右均等に行うように指示し咀嚼能率の変化をみたところ，十分に咀嚼訓練を行った訓練高施行群では，術後1年で正常咬合者の平均値とほぼ同程度にまで回復した．したがって，

術後，顎態的および形態的調和が獲得されても，新しい環境下における機能的適応と向上には時間を要し，咀嚼機能をより向上させるためには術後における咀嚼訓練が有効と考えられる．

iv）咬合の緊密化と安定化の確認

術後矯正治療中に使用するアーチワイヤーは，前述したように，顎間固定解除後しばらくの間は顎間固定時に使用したアーチワイヤーから不要なフックを除去したものをそのまま使用することが多い（菅原他，2000）[⇨5.4-4(5)b.ii)を参照]．しかし，ある程度の開口量が得られるようになった時点で，手術直前に装着したアーチワイヤー（ステンレススチール製などの角形ワイヤー）と同様な要件（幅径調整，トルクへの配慮など）を有し，さらに緊密かつ安定した咬合状態を獲得できるよう，新しい角形アーチワイヤーに交換することも多い．

v）マルチブラケット装置の除去と保定管理

咬合の緊密化，安定した顎位および咬頭嵌合位が確立し，下顎側方運動も制限なく円滑であることを確認した時点でブラケットを除去し保定に移行する．保定は，外科的矯正治療により再構成した口腔内および口腔周囲の形態と機能が生理的状態下で安定するか否かを見きわめるステップである．その考え方や方法は矯正単独治療と同様で，通常，保定装置装着後3カ月程度の間隔で定期観察を行う．しかしながら顎変形症は，矯正単独治療適応症と比較し

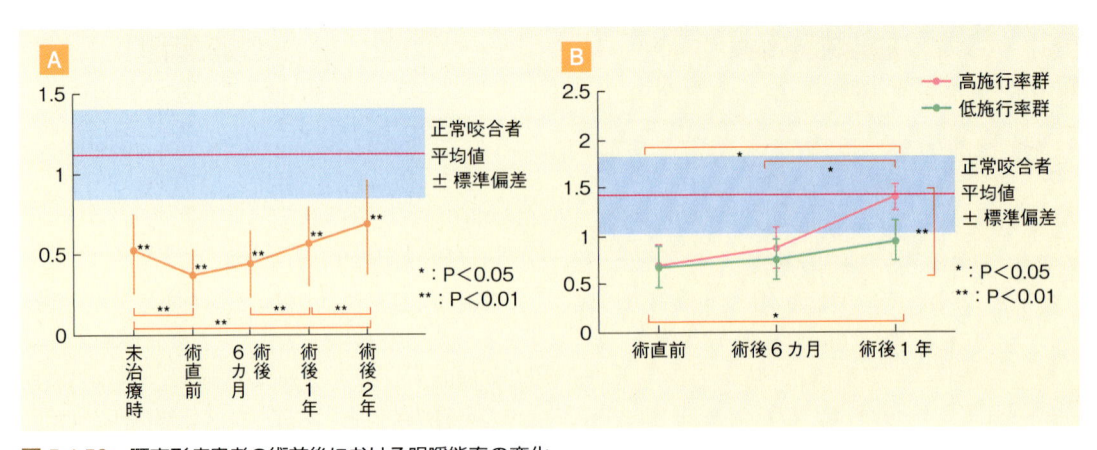

図 5.4.56 顎変形症患者の術前後における咀嚼能率の変化

ATP吸光度法を用いて顎変形症患者の術前後における咀嚼能率の変化を示したグラフ．
A：治療に伴う咀嚼能率の変化（治療開始前から術後2年までの変化），治療前における顎変形症患者（21人）の咀嚼能率は正常咬合者（41人）のそれと比較して半分以下であり，顎矯正手術施行後は上昇傾向を示したが，術後2年が経過しても正常咬合者の約70%程度と有意に低い値を示した．B：術後に咀嚼訓練を施行した患者の手術前後における咀嚼能率の変化，顎変形症患者41人に対し朝晩のガム咀嚼訓練を行った結果，訓練を十分に行った高施行群では，術後1年で咀嚼能率が正常咬合者の平均値と同程度にまで改善したが，低施行群では依然として有意に低い値のままであった．

(Kobayashi T, Honma K, et al：Br J Oral Maxillofac Surg, **39**(4)：260-265, 2001 より改変)

て治療前における顎骨および咬合の不調和が顕著であることから，機能的適応には時間を要すると推察される．したがって，保定装置の脱落の有無ならびに咬合状態の安定化の確認とともに，左右調和のとれた咀嚼運動が実践できているかの把握も重要である．

骨片固定に使用したプレートなどの除去は，患者と相談のうえ，通常，顎矯正手術施行後6カ月以降，1年程度で行うことが多い．術後1年以上経過した段階でも除去可能ではあるが，数年経過後に除去する場合にはプレート周囲が骨で被覆され除去がやや困難となる傾向にある．

c. 術後矯正治療例

 i）叢生，中顔面の陥凹および下顎右方偏位を伴う骨格性下顎前突症例（上下顎移動術施行症例）

初診時年齢21歳7カ月の男性．上顎両側第一小臼歯，下顎両側第二小臼歯を抜去して術前矯正治療を行い（図 5.4.55A），上下顎移動術を施行した．

顎間固定除去直後から顎間ゴム（ボックスタイプの垂直ゴム）を併用しながら術後矯正治療を開始した（図 5.4.55B）．術後矯正治療中，下顎歯列正中線が上顎歯列に対しわずかに右側へ位置する傾向を示したことから，左側Ⅲ級ゴム，前歯部に斜走ゴムを併用して治療を継続した（図 5.4.55C）．緊密な咬頭嵌合が確立し，オーバーコレクションにより上顎に対し下顎の正中線がわずかに左方に位置した時点で保定に移行させた（図 5.4.55D）．

 ii）下顎左方偏位による骨格性顎偏位症例（下顎単独手術施行症例）

初診時年齢18歳9カ月の男性．非抜歯により術前矯正治療を行った後（図 5.4.57A），両側SSRO術を施行した．

顎間固定除去後，遠位骨片および下顎歯列が左方へ偏位する傾向を抑制するために，顎間固定除去直後から前歯部両側垂直ゴムと左側における片側Ⅱ級顎間ゴムとを併用して術後矯正治療を進めた（図 5.4.57B）．安定した咬頭嵌合が得られた時点で術後矯正治療を終了し保定に移行させた（図 5.4.57C）．

 iii）持続性下顎頭吸収の既往を有し，下顎右側側切歯の先天欠如，上顎の叢生および下顎右方偏位を伴う骨格性上顎前突・下顎後退症例（上下顎移動術施行症例）

初診時年齢27歳5カ月の女性．上顎両側第一小臼歯，下顎左側第一小臼歯を抜去して術前矯正治療

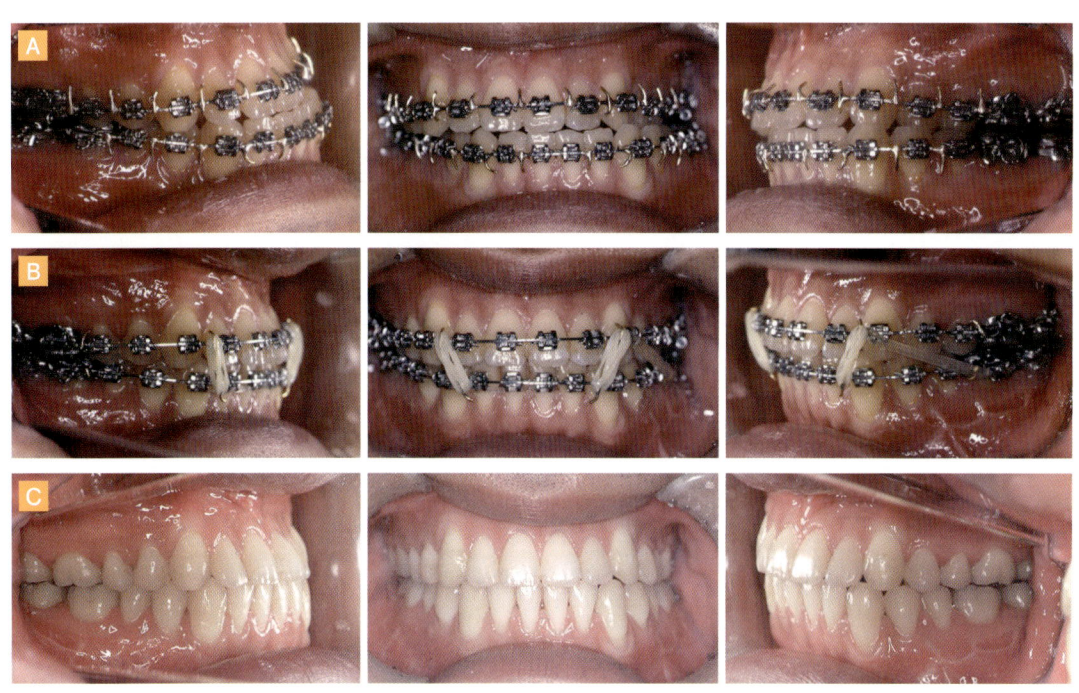

図 5.4.57　術後矯正治療例②
下顎左方偏位による骨格性顎偏位症例（下顎単独手術を施行）．
A：顎矯正手術施行直前口腔内写真，B：術後矯正治療中口腔内写真，C：保定中口腔内写真．

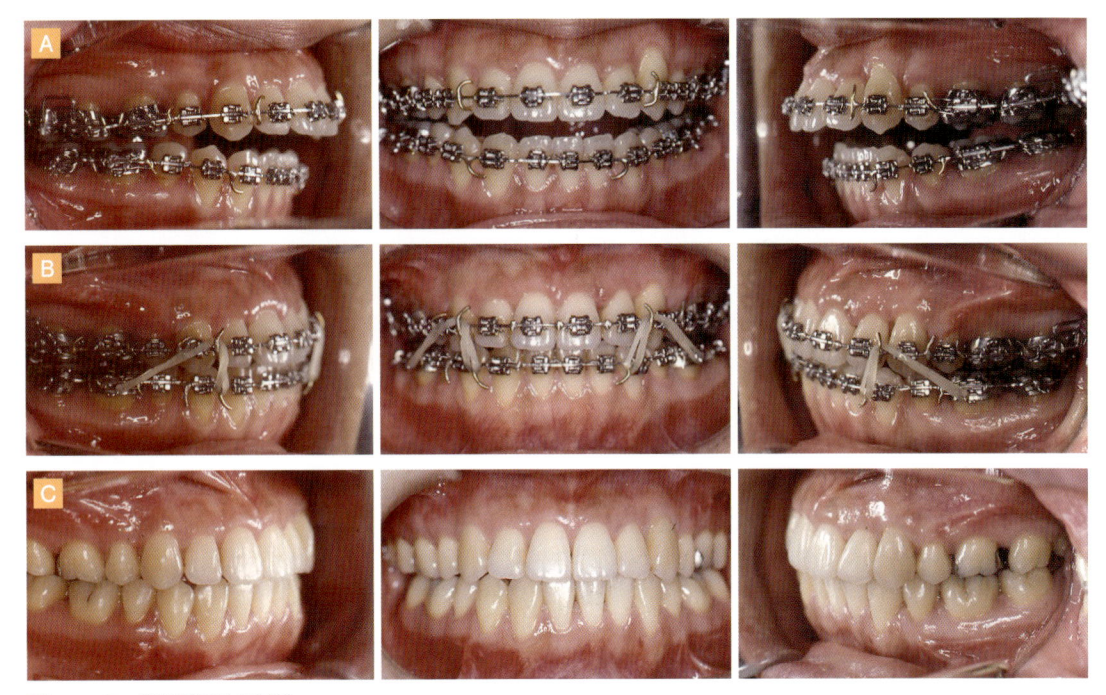

図 5.4.58　術後矯正治療例③
PCRの既往，下顎右側側切歯の先天欠如，上顎の叢生および下顎右方偏位を伴う骨格性上顎前突．
A：顎矯正手術施行直前口腔内写真，B：術後矯正治療開始時口腔内写真，C：保定中口腔内写真．

を行い（図 5.4.58A），上下顎移動術を施行した．

　顎間固定除去直後から，両側Ⅱ級顎間ゴムと前歯部垂直ゴムとを併用して術後矯正治療を進めた（図 5.4.58B）．持続性下顎頭吸収（progressive condylar resorption：PCR）の既往を有していたことから，顎位の安定維持をはかるべく通常より術後矯正治療期間を長めに設定した．安定した咬頭嵌合が得られた時点で術後矯正治療を終了し保定に移行させた（図 5.4.58C）．　　　　〔齋藤　功〕

■ 文　献

Kobayashi T, Honma K, et al：Changes in masticatory function after orthognathic treatment in patients with mandibular prognathism. Br J Oral Maxillofac Surg, **39**(4)：260-265, 2001.

Musich DR：Orthodontic aspects of orthognathic surgery. In: Orthodontics；Current principles & techniques (Graber TM, Vanarsdall RL, et al eds), 4th, pp993-1051, Elsevir Mosby, 2005.

菅原準二，梅森美嘉子他：術前矯正治療．現代外科的矯正治療の理論と実際，初版（三谷英夫監），pp207-217，東京臨床出版，2000.

5.5 歯・口腔・顎・顔面の先天性異常と成長発育異常

1 染色体数の異常

【定義・概念】

体細胞が正常染色体と異なる数の染色体を有する染色体数の異常（numerical aberration）には，倍数性（polyploidy）と異数性（aneuploidy）がある．正常な体細胞の染色体は総数が46本で23対の2倍数（diploid, 2n）であるが，減数分裂後の配偶子の染色体は23本で半数（haploid, n）である．染色体数がちょうど半数の倍になっていて，2倍数より多い場合を倍数性（polyploidy）といい，そうでない場合を異数性（aneuploidy）という．

【原因・病因】

染色体がまるまる1セット多く，染色体数が69である3倍体（triploidy）は，2精子（dispermy）の受精か，卵子や精子の成熟分裂がうまくいかず2倍体配偶子が生じると起こる．染色体核型は69,XXYが多く，69,XXXまたは69,XYYもある．

4倍体（tetraploidy）は半数の4倍（4n）になっていて，接合子の1回目の分裂がうまくいかないために生じる．

異数性は染色体が対合しないか，姉妹染色分体が分裂後期に分離しない（不分離（non-disjunction））と起こる．また後期での染色体の移動の遅れでも起こる．このどちらの場合も染色体が1本多いトリソミー（trisomy）と1本少ないモノソミー（monosomy）の2種の細胞ができる．減数分裂での不分離は第一減数分裂でも第二減数分裂でも起こるが，その原因は不明である．母親の高年齢，母親の甲状腺機能低下，放射線被曝，ウイルス感染や家族性の要因などが考えられている．体細胞分裂での不分離の原因やリスク要因は不明である．

【疫学・発生率・統計的事項】

染色体異常は全受精の約7.5％，全妊娠の約20％に生じるありふれた事象で，そのほとんどは自然流産し，出生頻度は約0.6％である．早期自然流産胎児での染色体異常の頻度は60％であり，3倍体が10％，4倍体が5％，トリソミーが30％，Xモノソミーが10％を占める．

新生児でみられる染色体数の異常は21トリソミー（Down症候群）が1000人に1人，18トリソミーが3000人に1人，13トリソミーが5000人に1人，Klinefelter症候群（47,XXY）が男性1000人に1人，47,XYYが男性1000人に1人，47,XXXが女性1000人に1人，Turner症候群（45,X）が女性1000人に1人である．その他まれな8トリソミーなどは正常細胞とのモザイクである．

【病態生理】

前述したように染色体数の異常をもつ個体は早期に自然淘汰され，出生に至らないことが多い．複数の小奇形・大奇形などの臨床症状の集積と染色体異常との間に相関はあるが，1つひとつの臨床症状は一定の染色体異常に特異的ではない．

【臨床症状】

性染色体異常に比べると常染色体異常は一般的に重度であり，精神発達遅滞，多発奇形，成長障害がみられる．

染色体数の異常は出生後まもなく外表奇形（小奇形），内臓の大奇形などで臨床的に診断できる場合が少なくない．

13トリソミーは全前脳胞症を伴う両眼接近，小眼症，後軸性（小指側）多指症のほか唇裂・口蓋裂が特徴的である．

Down症候群の口腔関連症状としては高口蓋，小顎症があり，発達の遅れや筋緊張低下などから咀嚼や嚥下に問題があるため，離乳食開始時期より食事指導を必要とする幼児が少なくない．う蝕は多くないが，歯周疾患のリスクは高い．

【診 断】

成長障害，精神発達遅滞，多発奇形がある場合，染色体異常を疑い，染色体検査を行うことで確定診断となる．

通常の染色体分析のG分染法で染色体の数的異常が検出できる．正常細胞とのモザイクがある場合，特定の染色体領域のプローブを用いたFISH（fluorescence in situ hybridization）法で検査細胞数を増やすことができる．

【胎児診断】

胎生期から子宮内発育不全が診断できる場合もある．母体血清マーカー検査では3種類あるいは4種類のマーカー（α-フェトプロテイン，ヒト絨毛性ゴナドトロピン（human chorionic gonadotropin：hCG），エストリオール（estriol：E_3），インヒビン-A）を測定し，Down症候群，18トリソミーと開

放性神経管奇形に胎児が罹患している確率を計算する．この検査は十分な遺伝カウンセリングの後，妊娠15週から21週までに検査を受けることとされている．胎児超音波検査では表5.5.1のような異常所見が妊娠中期に観察されるので，妊娠初期から妊婦に告知の希望を確認して検査を進める必要がある．

【鑑別診断】

複雑な染色体の構造異常の診断には染色体G分染法，高精度分染法，FISH法に加え，最近ではCGH（comparative genomic hybridization）アレイ法としてGDアレイ（genome disorder array）検査が2009年末から一般臨床で用いることができるようになった．

【合併症】

染色体異常は大奇形を合併するため，新生児期に消化管の手術（十二指腸狭窄や閉鎖，鎖肛），乳児期に先天性心疾患や口唇口蓋裂の手術，消化管の手術（Hirschsprung病），幼児期に停留精巣の手術などが必要となる．最近では染色体異常の有無で手術適応が左右されることはほとんどないが，易感染性，筋力低下があるため，感染予防や術後の呼吸管理などに留意する．

18トリソミーではDown症候群には少ない腎奇形の合併が予後を悪くしている．

Down症候群は感音性難聴のほか，滲出性中耳炎による伝音性難聴を合併するので，感染予防や中耳炎の完治が大切である．また環軸椎（亜）脱臼は突然死や四肢麻痺の原因となる．

【経過・予後】

Down症候群の平均寿命は50歳をこえているが，白血病（急性リンパ性白血病（acute lymphocytic leukemia：ALL），急性骨髄性白血病（acute myelocytic leukemia：AML））が1～4歳の死亡原因であり，肺炎と並ぶ二大死因である．未治療で寛解する一過性異常骨髄造血（transient abnormal myelopoiesis：TAM）はDown症候群に特徴的である．近年は統合保育，統合教育（通常学級進学）を経て，一般就労や作業所などで福祉就労している

表5.5.1　妊娠中期に観察される胎児超音波異常所見と染色体数の異常

	Down症候群	18トリソミー	13トリソミー	3倍体	Turner症候群
脳室拡大	+	+	+	+	
全前脳胞症			+		
脈絡叢嚢胞		+			
Dandy-Walker complex		+	+		
顔面裂		+	+		
小顎症		+		+	
鼻形成不全	+				
頸部浮腫	+	+	+		
嚢胞性リンパ管腫					+
横隔膜ヘルニア		+	+		
心奇形	+	+	+		+
臍帯ヘルニア		+	+		
十二指腸閉鎖	+				
食道閉鎖	+	+			
腎奇形	+	+	+	+	+
四肢短縮	+			+	+
弯指症					
折り重なり指		+			
多指症			+		
合指症				+	
弯足症		+	+		
子宮内発育不全		+		+	+

（亀井良政：小児内科, **40**(8)：1359-1363, 2008より改変）

成人の社会参加が進んでいる．成人期の早期老化，退行，精神疾患発症などへの対応が課題である．

18トリソミーの30％は1カ月以内に死亡，1年生存は10％のみと生命予後の改善は進んでいない．13トリソミーの生命予後はさらに悪く，1年生存は10％のみで平均余命7～10日，標準型の最高齢は19歳，モザイク型の最高齢は38歳である．生存例はいずれも重度精神発達遅滞である．

【治療・予防・リハビリテーション】

合併症の治療，特に生命予後を左右する大奇形の手術が優先される．平均寿命が延びて思春期を迎えるDown症候群のような染色体異常児に対しては，将来を見据えた予防的取り組みや支援が必要である．肥満予防，う蝕や歯周疾患の予防は精神発達遅滞のある染色体異常児においても可能である．口腔ケアで症状の改善がみられるので，かかりつけ医による定期的治療が望ましい． 〔高野貴子〕

2　口唇口蓋裂

(1) 出生前診断

出生前診断（胎児診断）は出生前の胎児の健康状態（胎児の生死・発育・先天性異常の有無など）を診断するもので，超音波検査のほか羊水検査，胎児血液検査，母体血清マーカー試験などがある．口唇口蓋裂の出生前診断には超音波検査が用いられる．超音波検査はCTやMRIなどと同様に近年著しい進歩をとげている．その結果，産科領域における出生前診断の精度は高くなり，多くの先天性異常が診断されるようになった．しかし，口唇口蓋裂は心臓や脳のような重要臓器疾患に比較し周産期管理に支障をきたす可能性が低いため，顔面の超音波検査は第一義的なものではない．そのため，顔面部に対する超音波検査を行う際にはその目的を明確にし，患者およびその家族の同意を得て行うことが重要である．

口唇口蓋裂は，超音波検査の一環として，偶然見いだされることが多い．家系内に口唇口蓋裂の罹患者がいる場合を除き，口唇口蓋裂の精密検査を主要目的として超音波検査が行われることは少ない．両親が胎児の状態を出生前に知った場合，出生後の治療担当者によるカウンセリングが重要である．カウンセリングは哺乳などの出生直後の問題のほかに，長期的な治療方針や将来予想される変形・機能障害についての説明が行われる．その際，口唇口蓋裂だけでなく，合併する可能性のある疾患も説明する必要がある．両親も出生前に説明を受けることに関してはおおむね賛成しているとされているが，医療者側は精神的配慮のある説明をすることが重要である．（江口，2003）．

近年普及した三次元超音波検査（あるいはリアルタイムに変化の追える四次元超音波検査）は，その表面構築画像により，二次元超音波検査では診断の難しい顔面異常や四肢異常を正確に描出することができるようになった（図5.5.1）．しかし顔面周囲の状況に影響を受けやすいので，三次元超音波検査では，羊水が適度に顔面周囲にある時期に検査を行う，胎動を促して観察しやすい位置に胎児を誘導するなどの工夫が必要になる．三次元画像および三次元超音波診断で得られたデータを基に頭部の矢状断面，冠状断面，横断面を描出すれば，口唇裂の部位（左右），その程度（完全裂か不完全裂か），鼻の変形，顎裂の程度まで知ることができる．しかしながら口蓋裂の診断法は，現在のところまだ確立されていない．口蓋裂の有無は，出生直後の哺乳指導ばかりでなくその後の長期的な治療計画に影響を与える．また，症候群性の症例では口蓋裂を合併していることが多いので，担当医師としては口蓋裂の有無の情報は大変有用であり，今後の超音波診断技術の

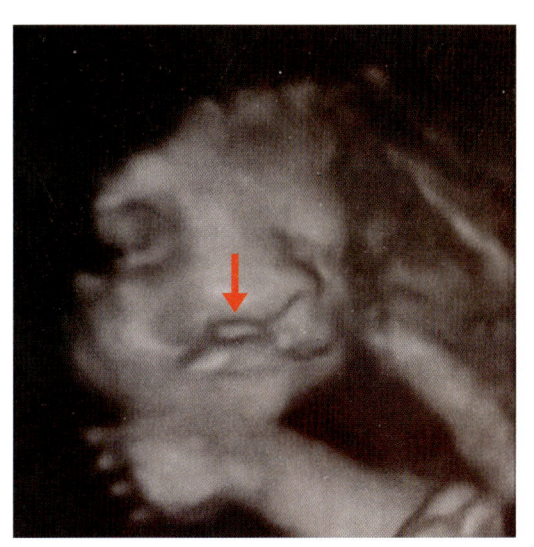

図5.5.1　口唇口蓋裂胎児の三次元超音波画像
矢印は顎裂部．
(Rotten D, Levaillant JM：Ultrasound Obstet Gynecol, 24 (4)：402-411, 2004)

さらなる発展が望まれる. 〔引地尚子〕

■ 文　献

江口智明, 高戸　毅他：出生前に診断された唇裂・口蓋裂症状の検討. 日形成外会誌, 23：360-366, 2003.

(2) 哺乳・術前外鼻矯正

　口唇口蓋裂児の出生直後に直面する大きな問題は哺乳障害である. すべての症例においてこの問題が生じるわけではないが, 生じた際には適切に対応する必要がある. 哺乳を改善する方法には, 口蓋裂用の乳首の使用や, 床装置の使用が広く行われている. 特に床装置は哺乳の状況を改善するばかりでなく, 顎形態・外鼻形態も改善することが可能であり, 初回手術を容易にする利点がある. この項では哺乳および外鼻矯正について述べる.

a. 口唇口蓋裂治療の流れ（図 5.5.2）

　初回の口唇形成術は, 発育が正常で体重増加が順調な場合には, 生後3カ月頃に行われることが多い. また正常言語の獲得のため, 1〜1歳6カ月頃に口蓋形成術を行う. それまでに, 耳鼻咽喉科および言語治療外来を受診し, 今後の治療方針について患児の両親に説明を行うことが必要である.

　口蓋裂術後も鼻咽腔閉鎖機能不全が認められた場合は, 咽頭弁形成術を行う場合がある. 4歳前後に手術が行われる場合が多いが, その施行時期は施設において異なり, またスピーチエイドを用いる場合もある. 口唇の瘢痕や外鼻変形が目立つ場合には, 就学期前に口唇および外鼻の修正術を行う. 片側例では不要の場合もあるが, 両側例では修正術が行われることが多い. 顎裂閉鎖は通常, 永久歯の萌出時期を考慮して, 5〜9歳頃に行う. 混合歯列期以降は, 上顎の劣成長に伴う咬合不全に対して歯列矯正を考慮する. 鼻変形に対しては通常, 成長がほぼ止まる15〜16歳頃に整容的および機能的改善のための鼻修正術を行う. 上・下顎の成長のアンバランスが著しく咬合不全が認められる場合は, 手術を前提とした歯列矯正を行った後に顎矯正手術を行う.

　このように, 口唇口蓋裂の治療は長期にわたり, 各専門家による医療の質を向上させるためのチーム医療が必要である. また, 医療従事者と患者およびその家族との信頼関係が重要になる.

b. 哺　乳

　新生児にとって, 哺乳は生命維持に重要である.

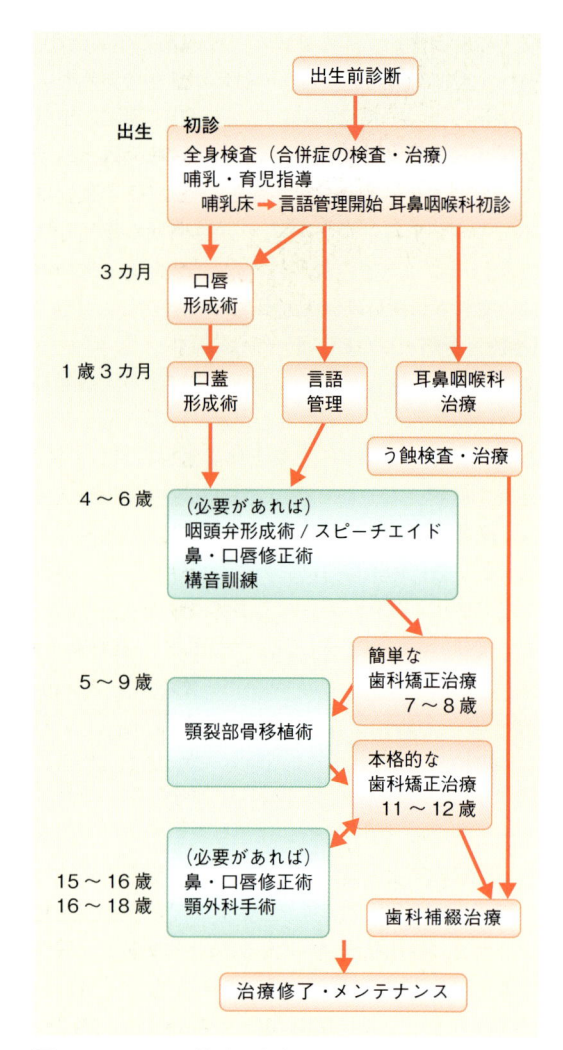

図 5.5.2　口唇口蓋裂の治療の流れ

　通常生後3カ月過ぎには, 自律的に摂取量を調節して哺乳することができるようになる. 哺乳および摂食行動は一般に口腔期, 食道期, 咽頭期の3期に分けられるが, 合併疾患がない場合, 口唇口蓋裂児の哺乳障害は, おもに口腔期における吸啜力と乳首の圧迫力の不足による. 口唇口蓋裂児でも哺乳障害が生じるとはかぎらず, 筋肉や舌を代償的に使用して哺乳できることがある. しかし鼻腔に人工乳首を圧迫させて吸啜させると, 鼻中隔粘膜に潰瘍が生じやすい. また, 成長に応じた摂取ができなくなり, 体重増加率が減少する場合もある. したがって, 長期にわたり注意深い観察を行うことが重要である.

　口唇口蓋裂の裂幅が広いほど哺乳障害が生じやすい. 1回の吸啜行動で摂取できる量が少なくて疲労しやすい場合には, 哺乳負担を軽減することが必要

である．哺乳障害があるか否かの判断は，小児科と連携して，1日哺乳量・1回哺乳量とその所要時間，体重増加量によって行う．

現在，口唇口蓋裂児専用の哺乳用品が市販され広く使用されている．吸啜しやすいように，乳首の形や吸い穴の大きさやその位置に工夫がなされている（図5.5.3A）．また，逆流防止弁をつけて摂取しやすいように工夫したものもある（図5.5.3B）．専用哺乳用品の使用は哺乳量の改善に有効であるが，単独使用では鼻中隔粘膜に潰瘍を生じることもあり，哺乳用の床装置（哺乳床）との併用が望ましい．哺乳床は，哺乳障害の改善にも有効である．哺乳床は上顎義歯のような形をしており，これで口蓋部の裂隙を覆い吸啜効果を増大させることができる．成長に従い床部分の調整を定期的に行う．口唇形成術前の外鼻矯正を行うこともできるので，哺乳床は哺乳改善には最もよい．

口唇口蓋裂児が嚥下障害を伴う合併症をもつ場合などは，受動的な栄養法（経鼻胃管栄養法など）を用いる場合がある．経鼻胃管栄養は栄養確保には有効であるが，長期に使用すると自律的な哺乳の確立が遅れる可能性がある．

c. 術前顎矯正

現在，日本で口唇口蓋裂乳児が使用する床装置は，プレート，（哺乳を目的とした場合は）哺乳床，口蓋床，Hotz床などとよばれている．Hotz床はZürich大学のHotzらが使用した顎矯正用床装置の名称にちなんでいる（Hotz et al, 1976）．床装置は前述したように哺乳改善の効果もあり，日本で口唇・口蓋形成術前に床装置を使用している施設は多い．

初回手術前の顎矯正（術前顎矯正）については古くから報告され，その効果に関しては賛否両論ある．床装置には矯正力を積極的にかけない受動的装置と，積極的に矯正力をかける動的装置の2種類がある．術前顎矯正の利点として，出生時にみられる顎の偏位が矯正されることや舌の進入を妨げ裂隙の縮小化が期待できることなどがあげられるが，その長期的予後を疑問視する意見もある．

非観血的床装置は多くの施設で使用されているが，その一方で，観血的処置を伴う動的装置を応用している施設もある．代表的なLatham装置は，上顎の側方セグメントの拡大，突出した中間顎（premaxilla）の整位に有効である．硬口蓋に床装置をピン固定するため，観血的になる．このような術前の顎矯正を行うことにより，十分に顎裂幅を狭小化し，中間顎を適切な位置に誘導した後に，初回口唇形成術の際に顎裂を閉鎖する歯肉骨膜形成術（gingivoperiosteoplasty：GPP）を行う施設も増えている．初回手術前の顎矯正においては，顎裂部の狭小化ばかりでなく，口唇も適切な位置に誘導をはかることが可能なため，口唇形成術が容易になる．

d. 術前外鼻矯正

出生直後，片側口唇口蓋裂乳児の患側の鼻の形態は，扁平な鼻翼で幅広い．また鼻柱は患側に強く傾斜しており，基部は健側に偏位している．両側口唇口蓋裂児の鼻は，両側の鼻翼は扁平で幅広く，また鼻翼基部間の距離は長い．基部はほぼ正中にあるが，鼻柱の長さは非常に短い．

初回の口唇形成術の際に鼻形成術をどの程度行うかについては，以前から議論がある．形態改善が可能である一方，成長に伴い術後の二次変形が生じやすいため早期手術に反対する意見もある．口唇形成術前に使用する床装置に外鼻矯正機能をもたせた床装置では，NAM（nasoalveolar molding）が代表的である．本装置はGraysonらが報告し（Grayson et al, 1997），わが国でも最近多くの施設で用いられる床装置である（引地他，2001）．NAMを用いて術前に外鼻の形態を非観血的に矯正することにより，手術操作により鼻軟骨を形成せずに良好な鼻形態を獲得することができる（図5.5.4）．

実際には口蓋床を作製し，口蓋床に付与したワイヤーを用いてnasal stentを作製する（図5.5.5）．その先端にはレジンを添加し，ワイヤーの方向を変

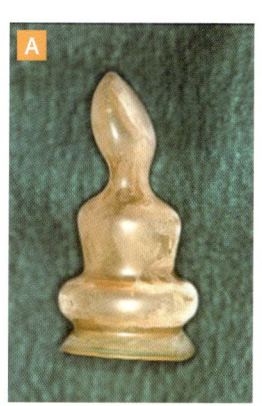

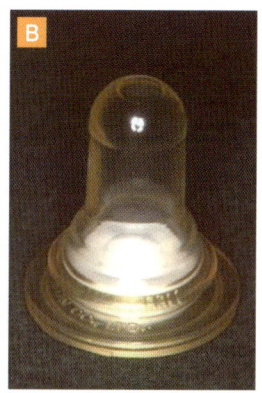

図5.5.3　口唇口蓋裂乳児用乳首
A：乳首の形が工夫されたもの（NUK社製），B：逆流防止弁のついたもの（ピジョン社製，P型）．

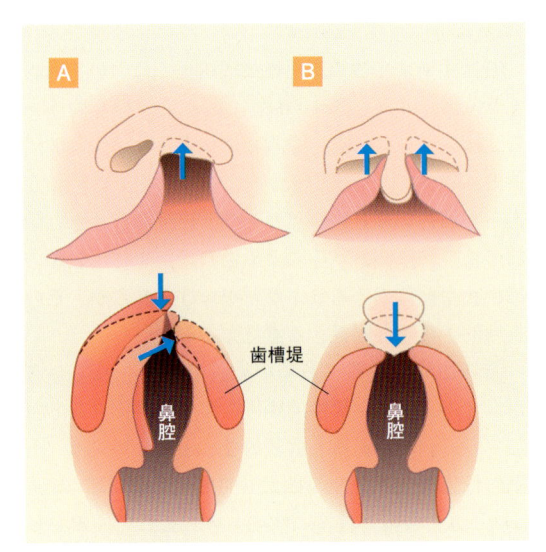

図 5.5.4 口唇口蓋裂の顎・外鼻形態と床装置による矯正
A：片側口唇口蓋裂，B：両側口唇口蓋裂．矢印は誘導方向．

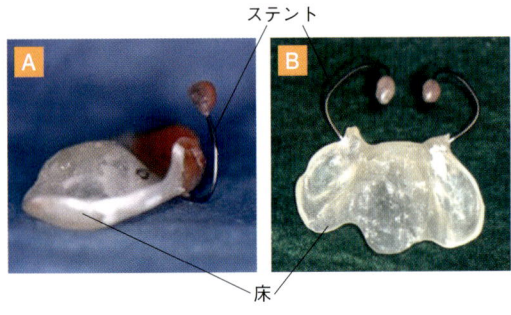

図 5.5.5 口唇口蓋裂の外鼻矯正用床装置（NAM）
A：片側口唇口蓋裂用，B：両側口唇口蓋裂用．

えたり，レジンを添加したりすることにより鼻の形態を整える．これらの装置は口唇形成術まで用いられ，口唇形成術後，施設によっては口蓋形成術までは従来型の口蓋床を用いることもある．

〔引地尚子〕

■ 文 献

Grayson BH, Santiago PE：Presurgical orthopedics for cleft lip and palate. In：Grabb and Smith's Plastic Surgery, 5th (Aston SI, Beasley RW, et al eds), Lippincott-Raven Publishers, 1997.

引地尚子，高戸 毅他：口蓋床を利用した口唇形成術前の非観血的外鼻形成法．日口腔外会誌，**47**(3)：203-205, 2001.

Hotz M, Gonoinski W：Comprehensive care of cleft lip and palate children at Zürich University；a preliminary report. Am J Orthod, **70**(5)：481-504, 1976.

（3）口唇・口蓋形成術

a. 口唇形成術

【概念・目的】

　口唇裂の手術の目的は，口唇裂を閉鎖しバランスのとれた自然な口唇形態を再建するとともに偏位した鼻柱や鼻翼基部の位置の適正化をはかるという整容的な目的と，口輪筋の連続性を再建し，吸啜能力を獲得させ，哺乳運動を改善させるという機能的な目的がある．口唇裂の初回手術は通常生後3カ月頃に行われることが多い．その理由として，3カ月までには体重も5kgをこえ患児の体力がついてくることや，1カ月健診を終えて出生時には診断されなかった合併症もある程度診断されることがあげられる．一方で，出生後比較的早期に手術を行う施設も少数ある（高戸，1999）．また逆に，術前顎矯正を行う目的で6カ月前後に手術を行う施設もある．

【術　式】

　ⅰ）片側口唇裂初回手術

　手術方法に関しては，最も古い直線法，そして四角弁法，三角弁法，いわゆるMillard原法である回転前進皮弁（rotation advancement）法とさまざまな方法が報告されてきた．しかし，現在はこれらの手術方法が改良され，長期結果が安定している方法に淘汰されてきている．

　今日の手術法の原点ともいえる三角弁法（図5.5.6）は，上口唇の解剖学的形態を再現することは可能であるが，術後に鼻翼基部が下垂したり，大きい三角弁により人中部に瘢痕が目立ちやすいのが欠点である．Millard原法である回転前進皮弁法はキューピッド弓（cupid's bow）が上方偏位するのが難点であった．現在わが国においては，Millard法を改良した方法を採用している施設が多い．この方法は，

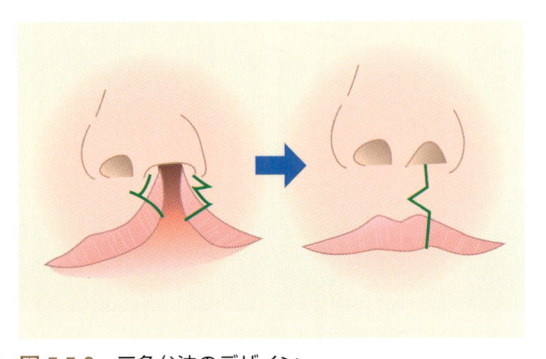

図 5.5.6 三角弁法のデザイン
緑線はデザインを示す．

通常の Millard 原法に加え，赤白唇境界領域直上の白唇部に作成した小三角弁を利用した，いわゆる Millard＋小三角弁法である（図 5.5.7）．この方法は鼻柱基部の皮弁の切開は鼻柱基部正中をこえないように小さく作成し，鼻腔底前方部から鼻翼基部における Z 形成，すなわち C フラップは Millard 法に比べ小さく，口唇縁の三角弁は約 1～1.5 mm 程度とする．こうして鼻翼の引き締めや口唇の外反が作成できるとともに，また白唇部の縫合部は比較的直線となり自然な人中稜の形成が可能となる．また，近年では Fisher 法に準じた方法（図 5.5.8）を応用している施設もある（Fisher, 2005）．

本法は 2005 年に Fisher により報告された方法であり，直線法に小三角弁を加えた方法で，術後の縫合線は人中稜にそった完全な直線になる．

そのほかに，生後 1 カ月の早期に口唇形成と同時に，逆 U 字切開法を用いてアプローチし，大鼻翼軟骨を操作し吊り上げ固定する外鼻形成術を行う方法もある．また，術前顎矯正により，術前に裂幅の狭小化をはかり，口唇裂，顎裂，口蓋裂を一期的に行う口唇口蓋裂同時手術を用いている施設もある．

ii）両側口唇裂初回手術

両側唇裂は中央唇の組織不足のほか，中間顎の前方への突出やねじれがあるのが特徴である．そのため 1 回で両側を行う方法と，2 回に分けて左右それぞれを行う方法とがある．初回手術までの間に，この突出もしくはねじれている中間顎の矯正などの処置を行うことが多くの施設で行われている．基本的には直線法での形成手術が行われるが，そのなかでも代表的な術式を述べる．

Manchester 法は中央唇の側方部分の組織を用いて上唇のボリュームを獲得する方法である．両側側方唇の粘膜は中間顎の粘膜と左右それぞれ縫合し，赤唇先端部の裏側は側方唇どうしで縫合する．中央唇の切開は歯肉と口唇の移行部でとどめる．すなわち，剝離進展するのは赤唇のみとし白唇までは剝離しない．上口唇結節のボリューム獲得は，剝離進展された中央唇の側方粘膜をデヌードして，内方へ折り込むことにより獲得する．しかし，口腔前庭が浅くなりやすく口笛様変形（whistle deformity）を生じやすいので注意が必要である（図 5.5.9）（2008, 佐々木）．

また，Mulliken 法も代表的な方法の 1 つとされ

図 5.5.7　Millard ＋小三角弁法のデザイン
緑線はデザインを示す．

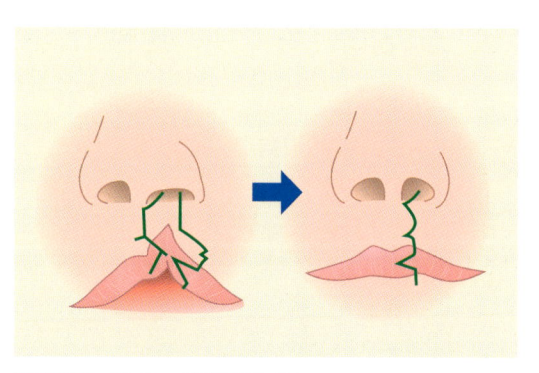

図 5.5.8　Fisher 法のデザイン
（Fisher DM：Plast Reconstr Surg, **116**(1)：61-67, 2005 より改変）

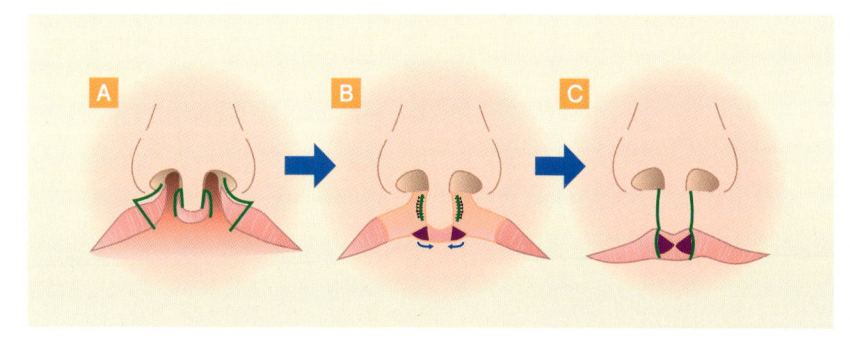

図 5.5.9　Manchester 法のデザイン
A：緑線はデザインを示す．B：切除，翻転した中央唇の側方部（紫の部分を示す）はデヌードして，互いに内方に折り込むことにより，上口唇結節のボリュームを形成する．C：図中の紫の部分は折り込むことにより，ボリューム獲得した上口唇結節を示す．

ている．この方法は中央唇の白唇部を細い中央唇弁として使用し，赤唇部は粘膜側として使用して，口腔前庭を形成する方法である．側方唇の粘膜は中央部で互いに縫合し，これが口唇の裏打ちとなり，上口唇の中央結節はこの側方唇の粘膜を用いて形成する．また，この方法は外鼻修復を同時に行うことを特徴とした方法である．中央唇弁の切開線が鼻孔縁に連続する切開とし，左右の大鼻翼軟骨を剥離し，中央で引き合わせるようにマットレス縫合する方法である（図 5.5.10）．近年では，DeHaan 変法（図 5.5.11）も比較的多く用いられている．この方法は側方唇の口腔粘膜を直接中央で縫合し，中央唇の粘膜は中間顎の口腔前庭を形成するのに利用する．そのため，十分に深い口腔前庭が形成されるのが特徴的な方法である．術式の概略は中央唇を中間顎より剥離して鼻柱基部の方向へ挙上する．生じた中間顎の粘膜欠損部は中央唇より切り離した粘膜で覆う．側方唇は中央部まで進展させ互いに縫合する．白唇部は中央唇部の両端を左右の側方唇とで縫合し上唇の形成を行う．

b. 口蓋形成術
【概念・目的】

口蓋形成術の目的は，口蓋部分における口腔と鼻腔の遮断をし，軟口蓋における口蓋帆挙筋などの分断された筋組織を再建し，正常な鼻咽腔閉鎖機能を獲得できるようにすることである．口蓋形成術は通常 1〜2 歳までに行われることが多い．これは，通常は 2 歳頃より発話するために，それ以前に口蓋を閉鎖して鼻咽腔閉鎖機能を獲得しておくことにより，良好な構音の発達を期待するためである．一方で，早期における硬口蓋の閉鎖は口蓋に瘢痕が残り，それによる上顎の発育に対して抑制的に働くといわれている．そのため，顎発育を考慮した 2 段階法を用いる施設もある．この方法は，後方の軟口蓋のみを 3 カ月時の口唇形成術と同時に閉鎖し，ある程度成長した後に硬口蓋を閉鎖する方法である．

硬口蓋の閉鎖時期に関しては，施設によって大きく異なる．また，逆に，前述のごとく初回手術時に口唇，顎裂，硬口蓋と軟口蓋をすべて閉鎖する方法もある（江口，2005）．

【術　式】

口蓋形成術の術式も多数報告されている．プッシュバック法，von Langenbeck 法，intravelar veloplasty や，顎発育を考慮した粘膜弁法などがあげられる．粘膜弁法としては，Perko 法と上石法などがある．また，近年では Furlow 法を用いる施設が多い．また，1 回目の手術は 3 カ月の口唇形成時期に軟口蓋のみを同時に閉鎖し，2 回目の手術は 4 歳 6

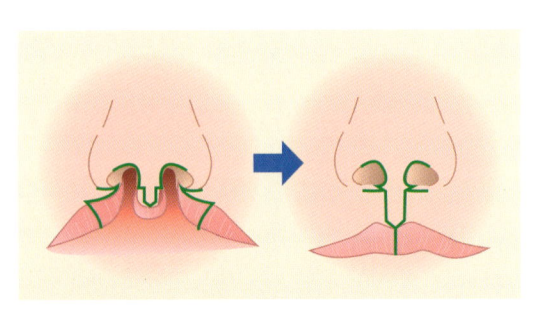

図 5.5.10 Mulliken 法のデザイン
緑線はデザインを示す．鼻孔縁と鼻翼基部を含めて切開し，大鼻翼軟骨に対する操作が可能であり，また，鼻柱基部に三角弁を作成するため，鼻翼基部の形態を調整することが可能である．

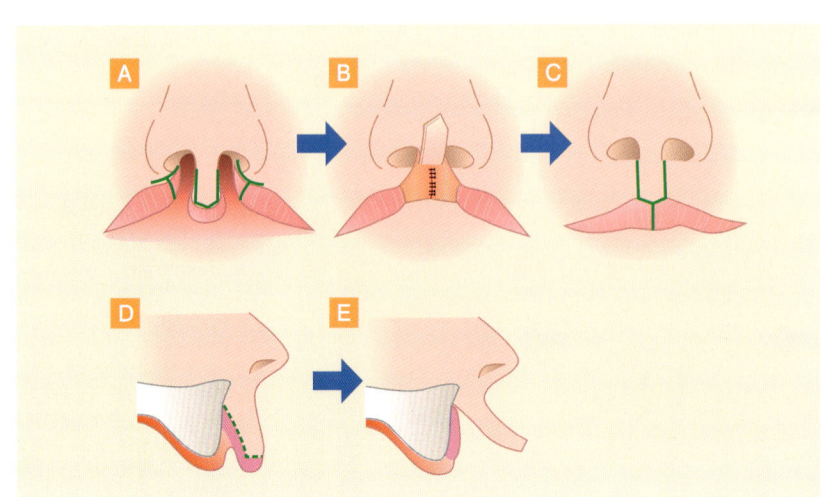

図 5.5.11 DeHaan 変法のデザイン
A：緑線はデザインを示す．B：粘膜側は中央で，左右それぞれの側方唇弁と縫合する．C：縫合後，原法と比較して，キューピッド弓と上唇結節の形成が可能である．D：矢状断からみた図．緑線は切開線．ピンクの部分は中間顎を覆う粘膜．E：中間顎の露出創面は赤唇の粘膜で覆うことにより，深い口腔前庭を形成することが可能である．

カ月〜5歳にかけて硬口蓋の閉鎖を行う2段階法を用いる施設もある．

プッシュバック法では，硬口蓋の歯槽突起内側縁と裂縁に沿って切開し，粘膜骨膜弁を挙上する．筋群および鼻腔側粘膜を剥離して，十分に軟組織を後方移動して筋組織の再建を行う．骨の露出面に対しては人工真皮などにより被覆し，歯科用の歯周包帯で創面の保護を行う（図5.5.12）．

von Langenbeck法は披裂縁を切開し，また，同時に歯槽部から頬粘膜にかけて切開剥離操作を加えることにより，組織の緊張の緩和をはかった方法である（図5.5.13）．

intravelar veloplastyは硬口蓋後端や軟口蓋披裂縁粘膜に停止している筋群の再建を重視した方法である．挙上する粘膜弁には筋組織を含まないため，血流が不安定になりやすいので創の離開に注意する必要がある．

Perko法は，従来の粘膜骨膜弁を粘膜弁で行った方法である．本法は細く長い粘膜弁を特徴としており，手技が難しく，粘膜弁の壊死をきたしやすいのが欠点である（図5.5.14）．

これに対し，上石法は短い粘膜弁を用いた方法であり，術後の軟口蓋側壁の瘢痕拘縮を防止し，断裂した披裂筋の確実な再建を特徴とした方法である（図5.5.15）．Furlow法は裂隙が狭い症例や軟口蓋裂症例に適用されることが多く，軟口蓋に大きなZ

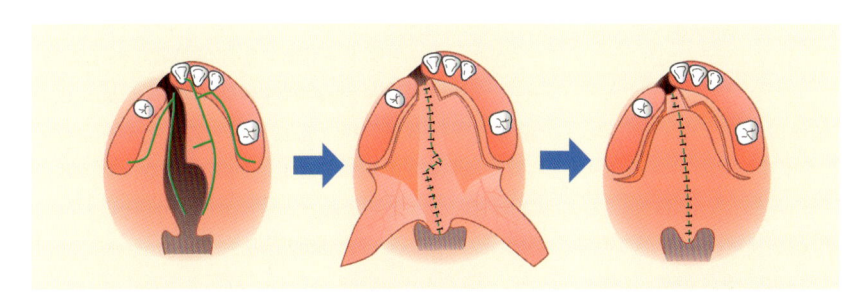

図5.5.12 口蓋形成術（プッシュバック法）のデザイン
鼻腔側粘膜には，Z形成術や横切開を加え，軟口蓋粘膜を後方移動することが可能である．
（江口智明：口唇口蓋裂のチーム医療，第1版（高戸　毅監），金原出版，2005より改変）

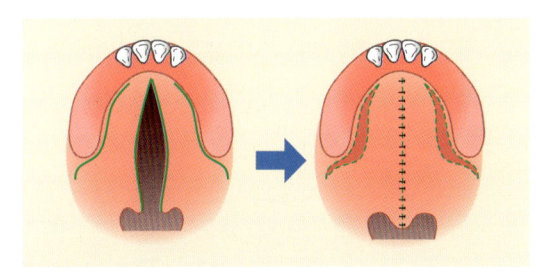

図5.5.13 von Langenbeck法
後方移動するため，歯槽部にraw surfaceが形成される．神経血管束周囲の剥離はブラインド操作になるため，注意を要する．

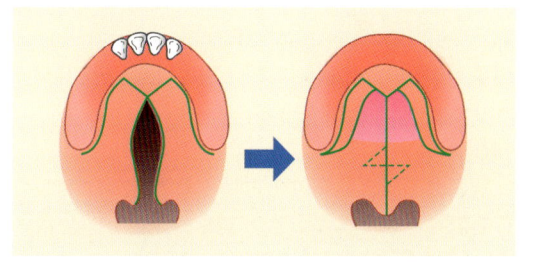

図5.5.14 Perko法（原法）のデザイン
口腔側粘膜は骨膜上で剥離する．すなわち，神経血管束は骨面に残して剥離を行うため，フラップの血流が不安定になりやすい．ピンクの部分は粘膜弁である．

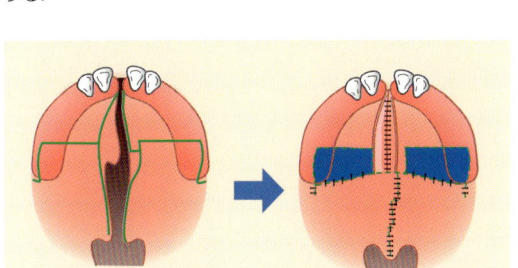

図5.5.15 上石法のデザイン
Perko法を改良し，口蓋粘膜弁を短くし，口蓋への侵襲を少なくした方法である．青い部分は粘膜弁形成後の口蓋側における露出創面を示す．

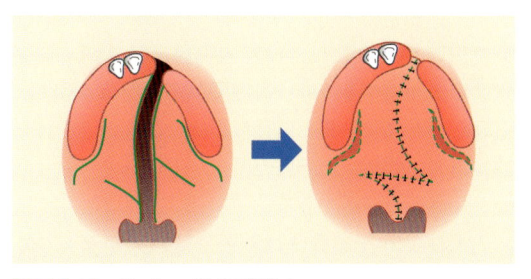

図5.5.16 Furlow法のデザイン
鼻腔側と口腔粘膜側にそれぞれ，2つの大きなZを形成する．このZは，それぞれ向きを反対に形成する必要がある．また，図のように症例によっては，歯槽の内側に減張切開を入れる場合もある．

形成を行うものであり，口蓋側粘膜とは反対に鼻腔側粘膜にもZ形成を行う方法である．現在は，完全口唇口蓋裂症例においても用いられることが増えており，その際，歯槽の内側に減張切開を入れる場合もある（図5.5.16）． 〔西條英人〕

■文献

江口智明：口唇口蓋裂のチーム医療（高戸 毅監），pp25-55，金原出版，2005．

佐々木了，小川明彦他：Manchester法の利点，欠点．形成外科，51(9)：1013-1020，2008．

高戸 毅，江口智明他：われわれの行っている口唇裂治療．Hosp Dent，11：2-15，1999．

Fisher DM：Unilateral cleft lip repair；an anatomical subunit approximation technique. Plast Reconstr Surg，116(1)：61-67，2005

(4) 咽頭弁形成術

【定義・概念】

　口蓋裂の初回手術後の言語獲得が進まない原因の1つとして，鼻咽腔閉鎖機能不全（VPI）がある．VPIとは，口蓋裂の術後で軟口蓋が短いためや，粘膜下口蓋裂のように軟口蓋を動かす筋肉の発達が悪いために軟口蓋が咽頭後壁に完全には届かず，鼻咽腔を十分に閉鎖することができない状態である．鼻咽腔が軟口蓋の挙上と鼻咽腔全体によりしっかりと閉鎖されないと，言葉によっては，正しい発音ができないという問題を生じる．

【適応症】

　咽頭弁形成術はVPIと診断された症例に対して行われる手術である．このVPIの原因としてはいくつかあげられる．口蓋裂患者で口蓋形成術を行ったにもかかわらず，軟口蓋が短かったり，軟口蓋の挙上が不十分なために，鼻咽腔閉鎖が完全に獲得できない場合がある．口蓋形成術の術後6％程度に生じるとの報告がみられる（高戸，1988）．また，先天性VPIの場合には，口腔内視診上は構造上問題がないようにみえても，鼻咽腔閉鎖機能が十分ではない．さらに，粘膜下口蓋裂では軟口蓋の筋群の発達が乏しいため，鼻咽腔の閉鎖が不十分であり，咽頭弁形成術の適応となる．

　先天性VPIや粘膜下口蓋裂では診断が遅くなることが多く，治療を受けないまま就学前や学童期頃になって，話し言葉の異常で発見されることが多い．

【診断方法】

　VPIの評価は，言語聴覚士による主観的評価に加え，客観的な評価を併用することが望ましい．客観的な評価の代表として，ナゾメーター，鼻咽腔造影検査，鼻咽腔ファイバー検査があげられる．鼻咽腔ファイバー検査は，三者のなかでは最も侵襲の高い検査であるが，患者が協力的であれば，鼻咽腔の閉鎖パターンが視覚的に評価できる方法である（近藤，2008）．

　4歳以降になり，開鼻声が改善せず，VPIが上記の検査で確認された場合には，咽頭弁形成の適応になるが，その時期に関しては意見が分かれるところで，4歳以降に行う施設や，数年間スピーチエイドを使用して鼻咽腔閉鎖の回復をはかった後に咽頭弁を適応する施設もある．

【術式】

　咽頭弁形成術の術式には，上茎法（図5.5.17A）と下茎法（図5.5.17B），さらに上茎法を改良した折りたたみ法（図5.5.17C）などが開発されてきた．咽頭弁形成術の最大の問題点は，咽頭弁形成による閉鼻や睡眠時無呼吸，また長期的には咽頭弁自体の術後の萎縮，上顎骨の顎発育障害である．前者は低年齢児に行うと生じやすい傾向にあるが，これはこの年齢ではもともと鼻咽腔の空隙が小さいことや，細い咽頭弁を形成することが困難であることが理由である．後者に関しては，多くの術式において挙上した弁に露出創面が残ることにより，瘢痕性収縮を

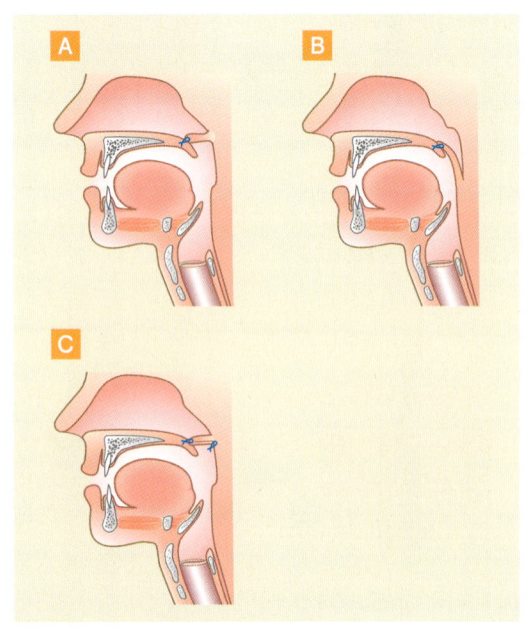

図5.5.17　咽頭弁形成術の術式
A：上茎法の模式図，B：下茎法の模式図，C：折りたたみ法の模式図．

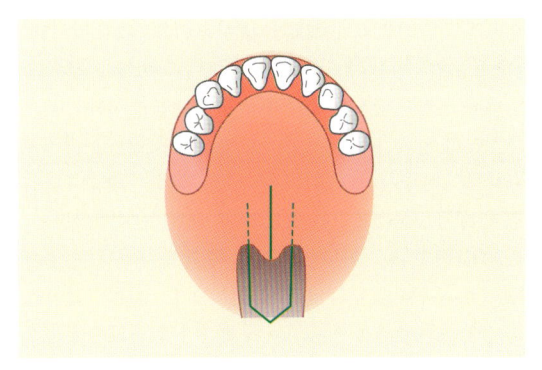

図5.5.18 咽頭弁形成術（上茎法）のデザイン
軟口蓋正中部の切開と，咽頭後壁に約2/3の幅の大きさの弁を設定する．

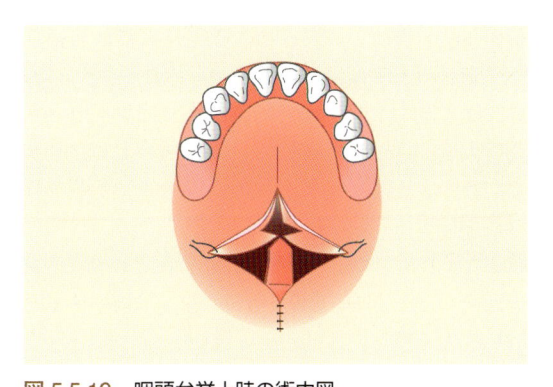

図5.5.19 咽頭弁挙上時の術中図
咽頭弁は椎前筋膜上で剥離，挙上する．また，鼻腔側粘膜には横切開を入れ，咽頭側に延長をはかる．

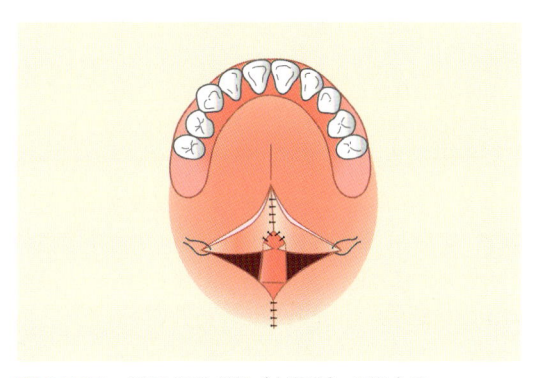

図5.5.20 咽頭弁形成術（上茎法）の縫合時
咽頭弁の先端部は軟口蓋の鼻腔側粘膜に縫着する．口腔側は口蓋垂を再形成して縫合する．

きたして咽頭弁自体が細くなり，VPIが再発する．このように露出創面をなくす方法として，折りたたみ法が開発されている．この方法は弁を折りたたむことにより露出創面を最小限にすることができるため，術後の咽頭弁の萎縮を考慮することなく弁のデザインを作製することができるが，手技が煩雑であり，低年齢では閉鼻を生じやすい傾向にある．

また，unified velopharyngeal flapでは，軟口蓋の鼻腔側粘膜の一部を咽頭弁に縫着させて確実な鼻咽腔閉鎖を獲得する方法であり，咽頭弁を軟口蓋に縫着する過程で両側にできる鼻咽腔隙の大きさを調整することが可能であるが，同法においても低年齢では閉鼻を生じやすい傾向にある（高戸，1994）．

一般的に上茎法が用いられているが，これは形成した咽頭弁が軟口蓋を後上方に牽引するため，発声時の軟口蓋の運動方向が一致するために，動きを規制しないためである．これに対し，下茎法では咽頭弁と軟口蓋の縫合が容易であるが，軟口蓋の動きを規制しやすく確実な鼻咽腔閉鎖が得られない場合があるのが欠点である．

このように咽頭弁のデザインに関しては多くの報告があるが，咽頭弁の幅は通常，術前のファイバー検査を参考にしながら，咽頭後壁全体の幅の約2/3ほどである（図5.5.18）．軟口蓋は正中で切開し，軟口蓋が短い場合には軟口蓋の鼻腔側粘膜に横切開を入れて軟口蓋の延長をはかる．これでも軟口蓋の長さが不十分な場合には，プッシュバック法を併用する場合もある．咽頭弁は咽頭後壁の粘膜を利用するが，椎前筋膜上で剥離挙上する（図5.5.19）．咽頭弁には上咽頭収縮筋を含め，その基部は耳管開口部付近からやや上方とする．採取した咽頭後壁は死腔をつくらないように吸収糸で縫縮する．咽頭弁は軟口蓋に，上記のように新たに作成した空隙に縫着させる（図5.5.20）．

〔西條英人〕

■ 文　献

近藤昭二，野口昌彦：咽頭弁形成術とretropharyngeal augmentation．形成外科，51(12)：1425-1434，2008．

高戸　毅，伊藤　優他：咽頭弁手術後の鼻咽腔閉鎖機能の検討．日形会誌，8：435-443，1988．

高戸　毅，朴　修三他：就学期における咽頭弁手術の術後成績および合併症の検討．日口蓋誌，2：57-65，1994．

(5) 顎裂骨移植術
【定義・概念】

顎裂部骨移植術は，口唇口蓋裂患者の顎裂部に自家骨などを移植することにより，骨の連続性を獲得する方法である．本法は初回の口唇形成・口蓋形成術時に行うprimary bone graftと，口唇口

蓋閉鎖後，顎骨の成長がある程度進んでから行う secondary bone graft に大きく分けられる．さらに，成長終了後に行う場合では，顎裂部にインプラントの埋入を目的とする症例や，上顎前方移動術が必要な症例では上顎骨を一塊で移動する目的で顎裂部骨移植を行うこともある．

また，術前顎矯正処置を行い，それぞれの歯槽堤を近接した位置に顎誘導を行った後，初回手術と同時に歯肉骨膜形成術（gingivoperiosteal plasty）を行い，顎裂の閉鎖をはかる方法もある．この方法は骨欠損部をはさむ2層の粘膜骨膜弁を形成し，得られた骨の空隙に骨膜からの骨形成を期待する方法である．

【目 的】

顎裂部骨移植は，①歯槽骨の連続性を確立すること，②永久歯の歯冠や歯根の形成の場をつくること，③歯科矯正治療により骨移植部へ歯を移動・誘導すること，④鼻口腔瘻の閉鎖，⑤鼻翼基部の形態回復，⑥インプラントやブリッジなどの補綴治療を行うための前処置，⑦上顎骨を一塊として，上顎骨前方移動術を確実に行うための前処置を目的としている．

手術時期に関しては施設により異なるが，①初回手術時に行う primary bone graft，②犬歯萌出前に行う secondary bone graft，③切歯歯根形成前に行う場合，④成長終了後に行う場合に分けられる（近津，2005）．このなかでも，primary bone graft は上顎に対する成長抑制が大きいといわれ，選択している施設は少数であるが，近年，その有用性の報告も再び散見される．この方法は術前顎矯正により，顎裂幅の狭小化をはかった後に口唇口蓋同時形成手術の際に下鼻甲介や口蓋骨を用いて顎裂部を閉鎖する方法である．

【術 式】

顎裂部骨移植術における代表的な方法である secondary bone graft について術式を述べる．

a. ドナー部位の選択

移植材料に関しては人工骨を応用した報告も散見されるが，現在のところ自家骨が主流である．そのなかでも，骨再生能が非常に豊かな腸骨海綿骨細片 (particulate cancellous bone and marrow：PCBM) がドナーとして用いられる．ドナーとして用いられる部位は腸骨やオトガイ部が代表的であり，腸骨からの採取の場合，顎裂幅が通常範囲内で患者の体格が小さくなければ，前腸骨稜からの採取が行われる（図 5.5.21，5.5.22）．一方で，顎裂幅が広い症例や切歯歯根形成前などの手術時期が比較的早期の症例には，患者の体格が小さく，十分な採骨量が得られない場合がある．その場合には，後腸骨稜より骨採取を行う（図 5.5.23，5.5.24）．顎骨の成長が終了した症例ではオトガイ部より骨採取することもある．オトガイ部では皮質骨が中心で，海綿骨量が少なく骨採取量がかぎられるため，ドナー部位として利用するには十分に検討する必要がある．

b. 切開線の設定と剝離

切開線は，頰側の顎裂部裂縁，近心部は1～2歯分の歯肉縁切開，遠心部は3～4歯の歯肉縁切開に加え，歯肉頰移行部方向に縦切開を加え，バックカットを加える（図 5.5.25）．デザインに沿って切開し，健側は前鼻棘，周囲までを剝離・明示し，鼻中隔粘膜を含んだ粘膜骨膜弁を形成する．患側は梨状口下縁を明示するとともに，頰粘膜を含めて十分剝離を行う．

c. 移植床の形成

剝離した健側と患側の粘骨膜弁を二分して翻転す

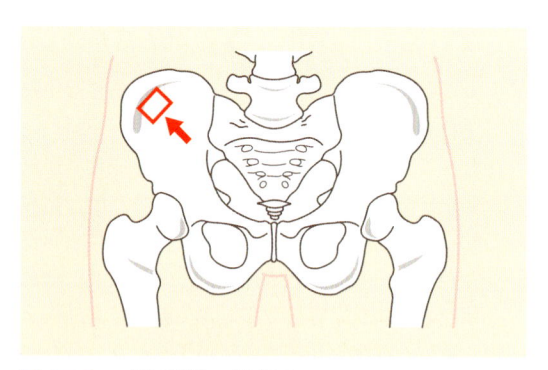

図 5.5.21　採骨部位の模式図
赤矢印は採骨部位を示す．

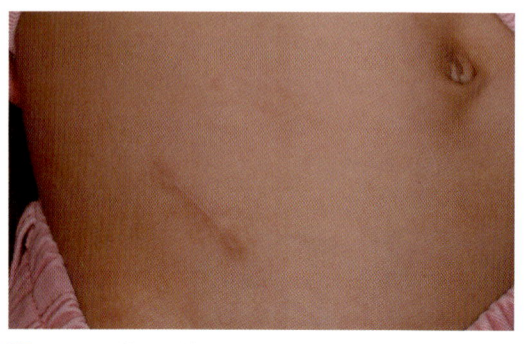

図 5.5.22　前腸骨稜からの採骨後の創部

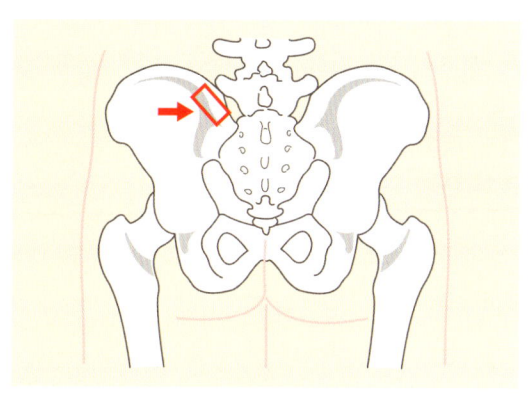

図 5.5.23　採骨部位の模式図
赤矢印は採骨部位を示す.

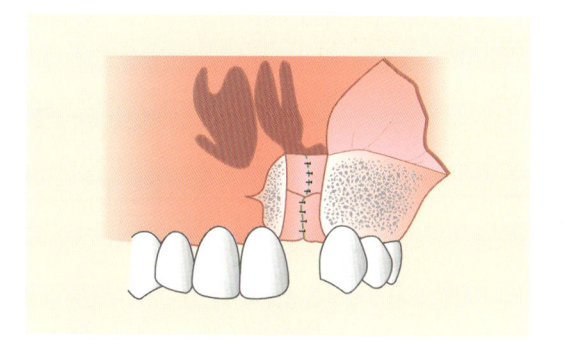

図 5.5.26　移植床形成後の模式図
鼻腔底側と口蓋側粘膜側をそれぞれ縫合し，移植床を形成する.

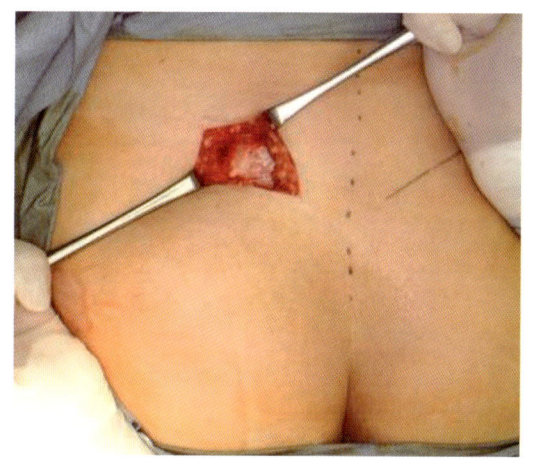

図 5.5.24　後腸骨稜からの骨採取

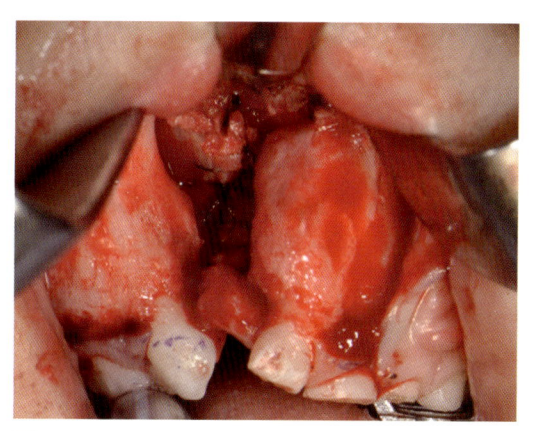

図 5.5.27　移植床形成後の術中写真
吸収糸を用いて移植床を形成する.

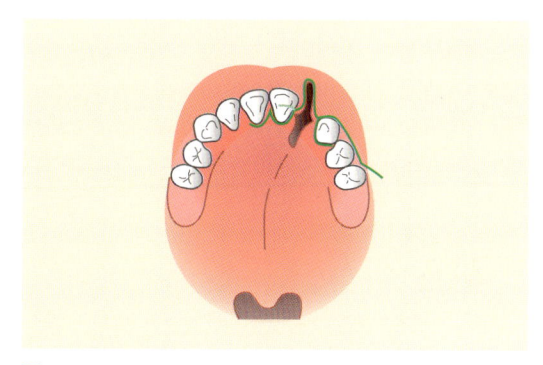

図 5.5.25　顎裂部骨移植術の切開線の模式図
緑線は切開線を示す.

ることにより，口蓋側の移植床と，鼻腔側の移植床の形成を行う．このとき，粘膜を切開する位置は，口蓋側の移植床を形成するのに不足しないように留意する必要がある．4-0 吸収糸で縫合し口蓋側の移植床を終了する．次に鼻腔側の移植床の形成も同様に健側の鼻中隔粘膜に連続した粘骨膜弁と，患側の粘膜とを寄せ合わせて 4-0 吸収糸で形成する．このとき，粘膜の張力が異常に強い場合には，それぞれの粘骨膜弁の剝離範囲を広げて対応する．また，逆に粘骨膜弁が余剰の場合には，適宜トリミングを行い調整することが必要である（図 5.5.26, 5.5.27）．症例によっては，下鼻甲介が肥大しており，鼻腔底の位置が高い位置に形成できない場合には，下鼻甲介を切除し十分なスペースを形成する必要がある（西尾，2005）．それぞれの面の移植床形成後，移植床の底部が緊密に縫合されているか確認を行う．口蓋側の移植床と鼻腔側の移植床の移行部は縫合が困難なこともあり，その場合には，皮質骨を留置するか，コラーゲン膜の貼付を行うのも1つの方法である．本法により，口蓋の前方部に存在する瘻孔であれば，同時に閉鎖することも可能である（今井，2008）．

5.5　歯・口腔・顎・顔面の先天性異常と成長発育異常　　643

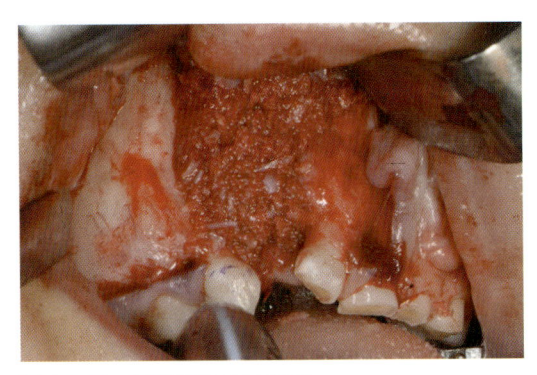

図 5.5.28　骨移植時の術中写真
このように，骨は緊密に移植する．

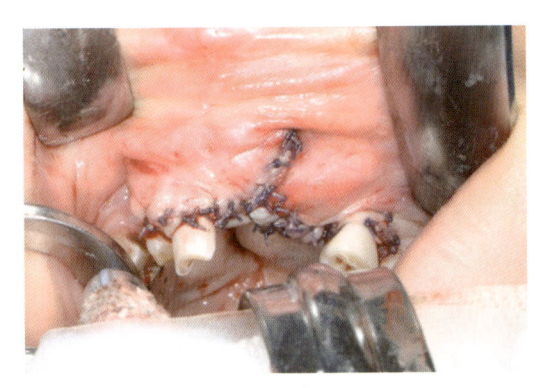

図 5.5.29　縫合後の口腔内写真

d. 骨移植・閉創

　骨は緊密に充填する必要があるため，移植床の最深部より順次充填する（図 5.5.28）．閉創には粘膜の張力に十分注意する必要がある．すなわち，適切な部位に減張切開を加え，粘膜に十分に余裕をもたせることが大切である．また，粘膜の段端は粘膜骨膜弁の段端の処理を行い，粘膜骨膜弁の創面どうしが接合するように縫合する（図 5.5.29）．創部が早期に離開した場合には，移植骨が感染しやすく，異常吸収するおそれがあるため，術後の創管理は十分に注意する必要がある．また，裂が広い症例では可動粘膜を用いて創閉に利用するため，口腔前庭が浅くなることがある．その際には，骨の生着を十分に待ってから，口腔前庭形成が必要となる場合がある．

〔西條英人〕

■ 文　献

今井啓道，幸地省子：二次的顎裂骨移植術の適応と術式．形成外科，51（12）：1397-1406，2008．
近津大地：口唇口蓋裂のチーム医療（高戸　毅監，須佐美隆史編），pp129-135，金原出版，2005．
西尾順太郎：唇裂・口蓋裂の手術．口腔外科学，第2版（宮崎　正監），pp673-675，医歯薬出版，2005．

(6) 言語管理

a. 発達時期別の言語管理

i) 乳児期

　言語発達の評価はもちろんのこと，言語に関する問題点や治療の予定を早期に説明することで，家族の不安の軽減をはかる．哺乳や離乳（摂食）に問題を抱える場合には他職種と連携して哺乳指導や摂食指導を実施する．

ii) 幼児期

　鼻咽腔閉鎖機能の評価，構音の評価，言語発達の評価を行う．初期はおもちゃのラッパを吹かせて呼気鼻漏出を確認したり，会話や絵本を通したやりとりで構音の評価を行うなど，発達段階に合わせた評価を実施する．

　異常構音が出現しても初期は自然治癒する可能性もあり構音訓練適応年齢にも達していないため，保護者指導により適切な言語環境を整えるにとどめる．4歳を過ぎると鼻咽腔閉鎖機能検査および構音検査にひととおり応じることができるようになるため，再手術や補綴的処置，構音訓練の必要性について検討する．

iii) 学童期

　幼児期には鼻咽腔閉鎖機能が良好あるいは軽度不全であった症例でも，アデノイドの消退などにより閉鎖機能不全をきたす場合がある．また，歯科矯正治療（上顎拡大）に伴い硬口蓋の瘻孔が大きくなり開鼻声や鼻雑音が出現することがある．そのため学童期にも鼻咽腔閉鎖機能の評価が必要な症例がある．

iv) 思春期および成人期

　上顎の裂成長に対して上顎前方移動術が行われることにより鼻咽腔閉鎖機能不全を呈することがある．術前後の鼻咽腔閉鎖機能の評価を行うほか，開鼻声出現の可能性についても術前に説明を行う．

b. 口蓋裂のことばの問題

i) 声の問題

　鼻咽腔閉鎖機能不全により母音産生時に鼻腔共鳴が過剰になった状態を開鼻声という．口腔の瘻孔も原因となる場合もある．

　また鼻腔共鳴が過少になった状態を閉鼻声といい，鼻腔狭窄やアデノイドが原因となる．咽頭弁の

表 5.5.2　口蓋裂の構音障害

1. 鼻咽腔閉鎖機能不全に関連のあるもの
   a. 呼気鼻漏出による子音の歪み
   b. 声門破裂音
   c. 咽（喉）頭破裂音
   d. 咽（喉）頭摩擦音
2. 鼻咽腔閉鎖機能不全に関連の少ないもの
   a. 口蓋化構音
   b. 側音化構音
   c. 鼻咽腔構音
   d. 置換，省略

幅が広過ぎたり，スピーチエイドのバルブが大き過ぎても閉鼻声となる．

ⅱ）構音障害

口蓋裂に関連する構音障害には，鼻咽腔閉鎖機能不全に関連のあるものと，鼻咽腔閉鎖機能不全に関連の少ないものとがある（表 5.5.2）．

c. 言語発達

口蓋裂に精神遅滞を合併する率は報告により 5.8％，13％と少なくなく，それらは症候群症例，口蓋裂単独例，粘膜下口蓋裂例に多い．

精神遅滞を合併する症例を除いても，言語表出面が遅れる傾向があるとの報告も多い．始語および 2 語文の獲得時期が遅れるが，3 歳頃までには正常発達をしている児に追いつくとされている．

d. 構音障害の治療

構音障害が明らかとなった場合，通常は発達年齢が 4 歳以降で構音訓練の適応となる．鼻咽腔閉鎖機能不全を認める症例は外科的処置などで良好な鼻咽腔閉鎖機能を獲得してから構音訓練を実施する．

構音訓練は構音点を指示することで正しい音を産生する構音点法が多く用いられている．単音節の産生訓練から単語，短文，音読，会話と段階ごとに系統的な訓練を行う．

訓練期間は誤り音の種類や数により半年〜2 年以上と異なるが，聴覚障害や言語発達遅滞を合併する症例は長期間を有する．　〔髙橋路子〕

■文　献

阿部雅子：口蓋裂の言語治療．口唇口蓋裂のチーム医療（高戸　毅監），pp74-87，金原出版，2005.

阿部雅子：構音障害の治療．構音障害の臨床―基礎知識と実践マニュアル，改訂第 2 版，pp32-41，金原出版，2008.

日本コミュニケーション障害学会口蓋裂言語委員会編：口蓋裂言語検査（言語臨床用）DVD 付，インテルナ出版，2007.

（7）滲出性中耳炎

【定義・概念】

滲出性中耳炎は「鼓膜に穿孔がなく，中耳腔に貯留液をもたらし難聴の原因となるが，耳痛や発熱などの急性炎症症状のない中耳炎」と定義されている．中耳内の貯留液は漿液性のものから膿粘性・膠状のものまでさまざまで，細菌が検出されることもある．発生からの期間で急性期（3 週間以内），亜急性期（3 週〜3 カ月），慢性期（3 カ月以降）に分類される（飯野，2006）．

【原因・病因】

耳管機能障害が主因である．耳管機能障害の要因は，耳管開大筋などの機能不全に伴う耳管の開放障害，感染などに伴う中耳腔・耳管粘膜の肥厚，アデノイド増殖や腫瘍などによる耳管もしくは耳管開口部の機械的な狭搾があげられる．口蓋裂児では耳管自体の形態異常，口蓋帆挙筋や口蓋帆張筋の走行異常・低形成をよくきたす．また，鼻咽腔閉鎖機能不全に伴い耳管開口部付近が汚染され炎症にさらされる機会も多い．それゆえ耳管機能障害を起こしやすく，発生頻度が高いといわれている．

【疫学・発生率・統計学的事項】

滲出性中耳炎は乳幼児期に頻発する．正確な頻度は不明であるが，急性中耳炎に続発するものも多く，これを含めればほぼすべての小児が滲出性中耳炎の既往を有するといっても過言ではない（飯野，2006）．一般には 10 歳を過ぎるとその数は激減するといわれるが，口蓋裂を伴う場合は遷延することが多い．口蓋裂に合併する慢性滲出性中耳炎の率は 30〜40％（中村他，1996）といわれている．

【臨床症状】

成人の場合は耳閉感，難聴など自覚症状を認めるが，乳幼児では無症候性のことが多い．ときに耳をよくいじるなどで親が心配し受診することで発見されたり，聞き返しが多いなど難聴の症状を指摘され発見されることもある．

【診断・検査】

診断は耳鏡で鼓膜を観察することで行う．典型例では鼓膜は光沢を失い内陥する．色調は滲出液の性状により淡黄色，黄褐色，淡赤色，黒褐色などさまざまである．顕微鏡下では鼓膜表面の毛細血管の拡張，気泡や貯留液線が確認できることもあり診断の一助になる（図 5.5.30）．また，普通気密耳鏡を用いると鼓膜の可動性が低下していることがわかる．

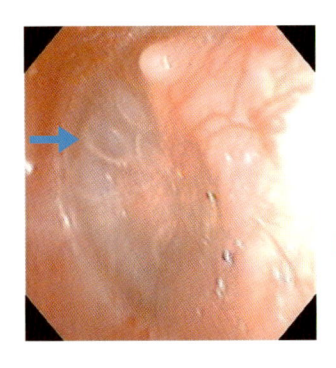

図5.5.30 滲出性中耳炎像の一例
鼓膜の毛細血管の拡張と，気泡が観察される．

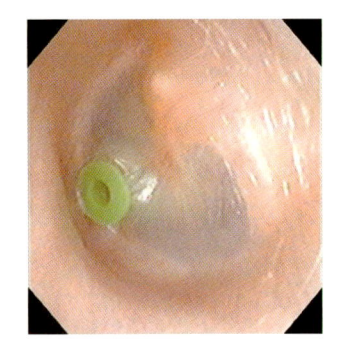

図5.5.31 鼓膜チューブ留置術後
鼓膜の前下象限にチューブが留置されている．滲出液は消失し，鼓膜はほぼ正常化している．

補助的に，ティンパノメトリーを用いることも有効で，C型またはB型を呈する場合は滲出性中耳炎が疑われる．聴力検査では軽度難聴を呈することも多い．

【合併症】

滲出性中耳炎の持続的罹患は側頭骨の気胞化の抑制をきたす．また，鼓膜の内陥から真珠腫性中耳炎，癒着性中耳炎へと移行することもある．難聴の程度が重い場合は将来的に，言語発達障害・学習障害などにつながる可能性も指摘されている．

【経過・予後】

多くの場合3ヵ月以内に自然治癒するが，それ以上持続し慢性期に入ると難治性となる場合があり治療を必要とする．口蓋裂症例の予後は通常に比べて悪いとされ，早期からの治療介入が必要である．

【治療】

a. 保存的治療

アメリカのガイドライン（American Academy of Family Physicians et al, 2004）では，「エビデンスの確立された推奨される薬物治療方法はない」とされている．しかしながら，膿性鼻汁など感染の合併が疑われる場合には抗菌薬の投与，アレルギー性鼻炎の合併がある場合は各種抗アレルギー剤や点鼻薬などの投与を行うなど，個々の病態に即して耳管機能の改善をはかるべきである．カルボシステインやマクロライドの投薬などや消炎をはかる目的から鼻処置などの局所処置がなされることも多い．

b. 外科的治療

保存的治療に抵抗する場合，特に鼓膜の合併症，言語発達遅滞，聴力閾値の上昇などがある症例では鼓膜チューブ留置術の適応となる（図5.5.31）．口蓋裂の症例では口蓋裂の一期的手術と同時に1〜2歳頃施行されることが多い．ただ，留置によって感染・耳漏をきたすこともある．また，長期のチューブ留置は鼓膜穿孔を残すことがあるので適応は慎重に決定する必要がある．口蓋裂症例の場合，口蓋裂の手術自体が長期的に鼻咽腔閉鎖機能の改善を通じて耳管機能の改善，滲出性中耳炎の予後改善に寄与するともいわれている（中村他, 1996）．

〔樫尾明憲〕

■文　献

American Academy of Family Physicians, American Academy of Otolaryngology-Head and Neck Surgery, et al : Otitis media with effusion. Pediatrics, **113**(5) : 1412-1429, 2004.

飯野ゆき子：滲出性中耳炎update —総論. ENTONI, **68**：1-6, 2006.

中村義敬，西澤典子他：口蓋形成術前後における滲出性中耳炎の統計学的観察．耳鼻・頭頸外科, **68**：505-508, 1996.

(8) 矯正歯科治療

a. 口唇口蓋裂患者の咬合の特徴と治療方針

口唇口蓋裂患者の咬合の特徴は，①顎裂により歯槽突起が断裂していること，②裂の閉鎖手術により形成された瘢痕組織が上顎の成長を障害し，上顎の後方位，歯槽骨の狭窄や変形，歯の萌出異常を引き起こすこと，③顎裂部に隣接した歯の欠損，形態異常（矮小歯，形成不全）がしばしばみられることにある．上顎成長障害は口蓋形成術の影響が大きく，反対咬合（受け口），叢生（凸凹）といった不正咬合を呈しやすい．また瘢痕組織は矯正歯科治療による歯の移動を困難にし，治療後の後戻りの原因となる．裂型別にみると，口唇裂（唇顎裂）では不正咬合は軽度で，口唇口蓋裂では著しい反対咬合・叢生を示すことが多い．両側口唇口蓋裂では，上顎正中部分の中間顎（premaxilla）が前方に突出し，上顎前突を示す場合があるが，成長に伴い改善することもある．下顎が小さいことが原因で口蓋裂を発症す

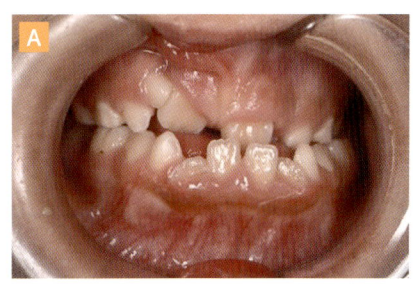

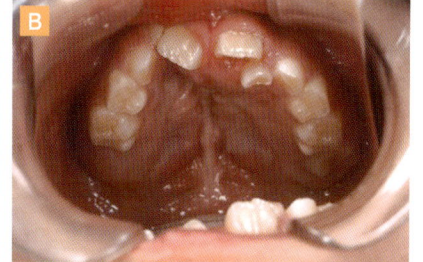

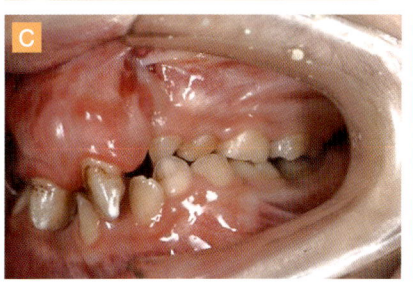

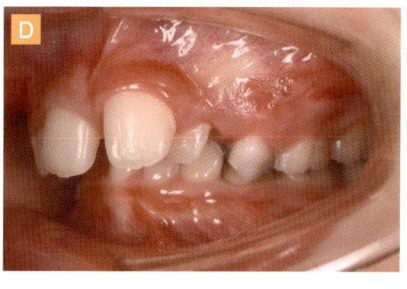

図 5.5.32 口唇口蓋裂でみられる不正咬合
A, B：右側口唇口蓋裂患者の反対咬合と上顎歯列の狭窄．C：両側性口唇口蓋裂でみられる中間顎の突出．D：Robin sequence による口蓋裂症例でみられる上顎前突．

る Robin sequence では上顎前突を示しやすい（図 5.5.32）．

口唇口蓋裂患者では，出生から成人に至るまでの成長発育に合わせ計画的に治療を進める必要がある．従来，反対咬合の治療は，狭窄した上顎歯列を前方・側方に拡大し下顎歯列と調和させ，生じた顎裂部の歯の欠損に対し補綴治療を行うことが主流であった．しかしこの方法は，治療効果が確実であるものの，上顎骨が不安定になること，顎裂部の拡大により骨移植が行いにくくなること，人工物の寿命は予測が難しいことなどの問題を生じる．このため，近年は上顎前方牽引や顎矯正手術により上下顎関係を改善し，顎裂部の拡大をなるべく行わず，可能ならすべて自分の歯で治療を終了するという考えが広まってきた（図 5.5.33）．

b. 各成長段階の治療

口唇・口蓋形成手術前には，変形した鼻・口唇・歯槽の形態を整え手術を容易にする術前顎矯正治療（presurgical orthopedics）が行われる．テープを貼付し口唇形態を整えることや，Hotz 床とよばれる口蓋床を装着し歯槽形態を整えることなどが従来行われてきたが，近年は口蓋床に鼻形態を整えるための突起を付与した NAM や口蓋に装置をピンで固定しネジやゴムを用いてより積極的に顎矯正を行う Latham 装置が用いられるようになってきた．

乳歯期に矯正歯科治療を行うかどうかについては意見が分かれる．推奨する意見は，①骨格に対する治療効果は低年齢ほど大きいこと，②早期治療がそ

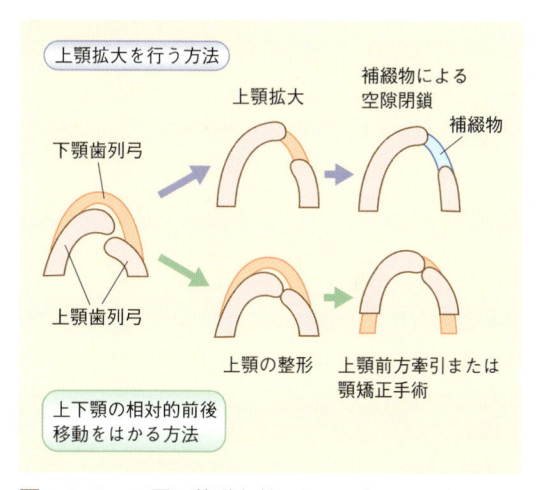

図 5.5.33 口唇口蓋裂患者において上・下顎歯列弓の調和をはかる原理
上顎拡大を行う方法では，顎裂幅が大きくなり，補綴物による閉鎖が必要となる．上・下顎の相対的前後移動をはかる方法では，顎裂部に広い空隙を生じない．
（須佐美隆史，荻原祐二：口唇口蓋裂のチーム医療（高戸 毅監，須佐美隆史，米原啓之編），pp97-127，金原出版，2005 より改変）

の後の顎顔面成長に好影響を及ぼす可能性のあること，③幼児でも社会・心理的な影響の大きい場合があることなどに基づく．一方，慎重な意見は，①早期に治療を始めると治療期間が著しく長くなること，②乳歯列期の治療効果が持続するか疑問で，しばしば永久歯萌出後に類似した治療を再び必要とすることなどに基づく．したがって，乳歯期より治療を始める場合には，その長所・短所を保護者に十分説明する必要がある．この時期には，上顎歯列の拡

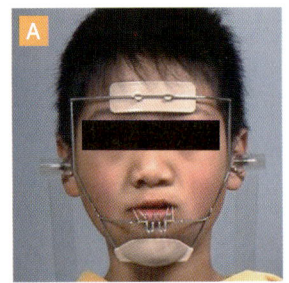

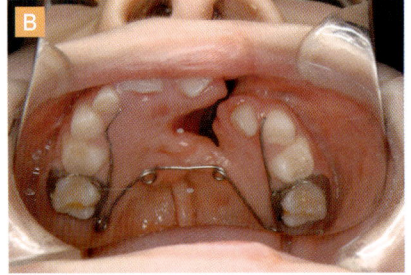

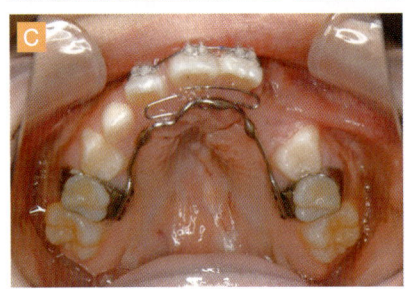

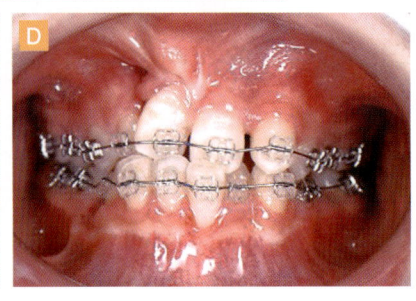

図5.5.34 口唇口蓋裂の歯科矯正治療で用いられる装置

A：フェイシャルマスク，上顎前方牽引をはかる．B：quad-helix型拡大装置，上顎歯列の側方拡大をはかる．C：リンガルアーチと前歯部セクショナルアーチ．おもに混合歯列期に用いられ，上顎前歯を前方移動し排列する．D：マルチブラケット装置，永久歯すべてに装置をつける本格的な治療で，しばしば永久歯の抜歯を必要とする．

大や上顎の成長促進をはかる上顎前方牽引が行われることが多い．

乳歯と永久歯の混在する混合歯列期では，上顎前方牽引，上顎歯列の拡大，前歯部反対咬合の矯正が行われる．この時期には顎裂部骨移植が行われることも多く，手術に際し適正な顎裂幅が得られるよう調整する必要がある．装置はフェイシャルマスク，リンガルアーチ，quad-helix型拡大装置，ネジ式拡大装置などが用いられる．また前歯や骨移植後に顎裂部に萌出した犬歯をセクショナルアーチにより矯正することも行われる（図5.5.34A～C）．

永久歯列期には，すべての歯に装置をつけるマルチブラケット装置を用いた治療が行われる（図5.5.34D）．反対咬合や叢生を治すため，永久歯の抜歯がしばしば必要となるが，口蓋側に転位した上顎小臼歯や矮小側切歯，下顎小臼歯などを抜歯することが多い．上下顎の不調和の大きい症例では，顎骨骨切り術を用いた外科的矯正治療が行われるが，近年は徐々に上顎の前方移動を行う顎骨延長術が広まってきた．矯正歯科治療終了後に歯の欠損のある場合は，ブリッジ，デンタルインプラントなどの処置が必要となる．

〔須佐美隆史〕

■ 文　献

Lidral AC, Vig KWL：Role of orthodontist in the management of patients with cleft lip and/or palate. In：Cleft Lip and Palate；From Origin to Treatment（Wyszynski DF ed），pp381-396, Oxford University Press, 2002.

Long RE, Semb G, et al：Orthodontic treatment of patients with complete cleft of lip, alveolus, and palate；lessons of the past 60 years. Cleft Palate Craniofac J, 37(6)：562-570, 2000.

須佐美隆史，荻原祐二：顎発育と咬合．口唇口蓋裂のチーム医療（高戸　毅監，須佐美隆史，米原啓之編），pp97-127，金原出版，2005.

(9) 外科的矯正手術

【病　態】

乳児期に口唇裂および口蓋裂の一次形成手術を受けた患者の25～30％程度に，外科的矯正手術が必要となる中顔面の成長障害が生じるといわれている．主因は口蓋形成術による瘢痕拘縮であるが，本先天性異常そのものに起因するという見解もある．治療方針の立案法は通常の顎変形症におけるものと基本的に同じである．

【手術法】

多くの症例で上顎骨は後上方に位置するため，手術では前下方への上顎骨の移動が主体となる．現在，口唇口蓋裂症例に対しては側方歯群萌出期に顎裂部骨移植術が施行されることが一般的となっており，顎矯正手術が行われる時期の上顎骨の多くは骨架橋により一塊となっている．このような症例では口腔前庭横切開から始まる通常のLe Fort Ⅰ型骨切り術が適応となる．down fractureも通法のごとく施行できるが，裂側の口蓋骨欠損部分は口蓋粘膜と鼻粘膜が癒着しているため必要に応じてこの癒着部分を切離し，鼻腔底を再形成しなければならない．顎裂部骨移植が施行されていない症例に対す

るLe Fort I型骨切りの術式はPosnickが詳細に報告しているが（Posnick, 1991），粘膜切開に工夫が必要なこと，複数の骨片を正確に位置決めして骨移植をするなど手術手技がやや複雑になる．したがって，顎裂部骨移植術がなされていない症例では，骨切り術前に顎裂部骨移植術を行い上顎を一塊にしてから骨切りを行う方法も有用である．骨切り線は中顔面の陥凹間が強い症例では，high Le Fort Iのstep osteotomyが適応となる（図5.5.35）．この骨切り線は顔貌の改善に有効なことに加え，原法の水平骨切り線と比べて上顎骨の前下方の移動に際し骨片間の隙間が狭いこと，移動量が5 mmをこえる場合は術後の後戻り防止のため骨移植術が適応とされるがこの移植骨の固定が良好にできるなどの利点を有する（図5.5.36）．

【術後管理】
　前方移動を行った口唇口蓋裂患者の上顎骨の後戻りは一般の症例と比較して大きいといわれている．この後戻りは顎間固定解除直後より始まりおよそ術後1年まで続くが，大部分ははじめの6カ月間に生ずる．特に水平方向と比較し，垂直方向の後戻りが顕著に生ずるため，術後は厳格な経過観察が必要であるとともに，術後の後戻りを考えた上顎骨の位置決めが大切である（Barker SB et al, 2009）．

【骨延長】
　術後の後戻りや咬合の安定性を考慮すれば，10 mmをこえる上顎の前方移動が必要な症例では下顎の後退術を併用するかまたは上顎の骨延長を用いるべきである（Kumar A et al, 2006）．骨延長には創外型と創内型があり，前者にはREDシステム（図5.5.37），後者にはチューリッヒシステム（図5.5.38）などがある．両者に厳格な適応症の違いはない．REDシステムは延長量に制限がなく延長方向も調節が容易であるが，頭蓋骨にハローを固定するため患者の身体的負担は大きい．その点，チューリッヒシステムは患者の違和感は少ないものの延長方向の修正が困難で，15 mmをこえる延長ができないことが欠点となる．両者の特徴を十分考慮したうえで適応を決定すべきである．

【術後言語機能】
　上顎骨の前方移動に伴い軟口蓋も前方に移動する．よって口唇口蓋裂患者の上顎骨の前方移動による合併症の1つに鼻咽腔閉鎖機能の障害がある．特に鼻咽腔閉鎖機能が軽度不全やボーダーラインの症例ではこのリスクは高くなるといわれている．よっ

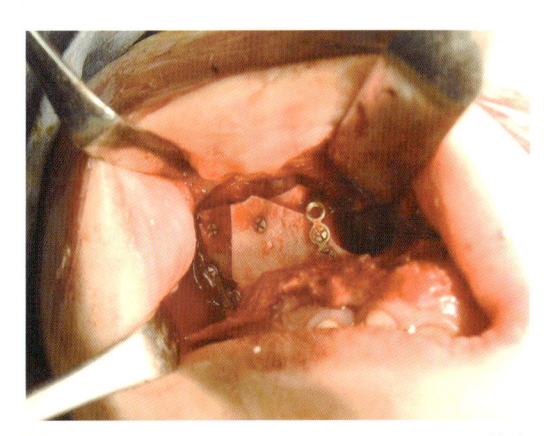

図5.5.36　high Le Fort I step osteotomyの術中写真2

図5.5.35の症例続き．マイクロプレートにより上顎骨を固定後，腸骨より採取した皮質海綿骨ブロックを骨片間に移植しマイクロスクリューにて固定したところ．この写真からわかるように，high Le Fort I step osteotomyでは効果的な骨移植が容易で，移植骨も良好に固定できる．

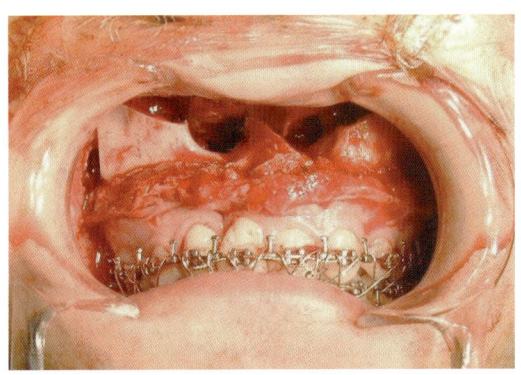

図5.5.35　high Le Fort I step osteotomyの術中写真1

22歳女性，両側口唇口蓋裂に対するhigh Le Fort I型骨切り術．顎裂部腸骨移植がなされているため，上顎骨は一塊となっており通常のdown fractureが可能である．上顎骨前壁を斜め上方に切り上げているため，水平骨切りと比較して上顎骨の前下方移動に際して骨片間の隙間が小さい．

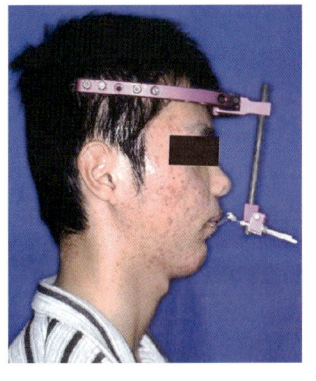

図5.5.37　REDシステムによる上顎骨延長

ハローをチタン製金属ピンにて頭蓋骨に固定し，上顎骨牽引の固定源とする．

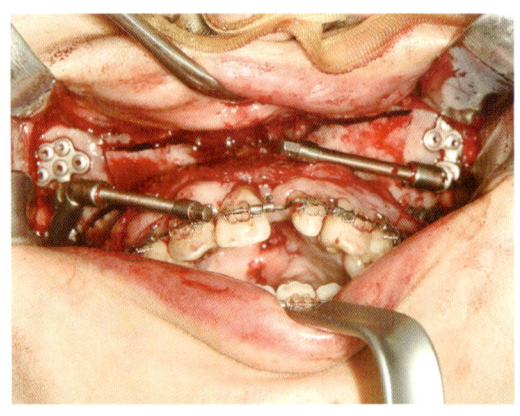

図5.5.38 チューリッヒシステムによる上顎骨延長
high Le Fort I step osteotomy 後骨延長器を装着したところ．本装置は RED システムと比較すると患者の身体的負担は小さい．

てこのような症例に対し上顎骨前方移動を行うにあたっては，術前に患者に十分な説明を行うとともに術前後の言語機能評価はきわめて重要である．術後に鼻咽腔閉鎖機能不全が生じた場合は，徐々に改善する場合が多いとされていることから，術後1年間経過を観察し鼻咽腔閉鎖機能不全が残存する場合は咽頭弁形成術の適応を考慮する． 〔飯野光喜〕

■ 文 献

Barker SB, Menon N：Cleft orthognathic surgery. In： Comprehensive Cleft Care（Losee JE, Kirschner RE eds）, pp929-941, McGraw-Hill Medical, 2009.

Kumar A, Gabby JS, et al：Improved outcomes in cleft patients with sever maxillary deficiency after Le Fort I internal distraction. Plast Reconstr Surg, **117**（5）：1499-1509, 2006.

Posnick JC：Cleft orthognathic surgery, orthognathic surgery in the cleft patient. In：Instructional Courses, Plastic Surgery Education Foundation, Vol. 4（Russel RC ed）, pp129-157, Mosby, 1991.

(10) 唇裂鼻形成術

【病　態】

唇裂の初回手術においては，可能なかぎり鼻変形を生じないように口唇形成が行われ，鼻孔の形成も同時に施行される．また生直後よりリテーナーなどを用いて鼻孔形態を整える工夫もされている．現在広く行われている片側唇裂初回手術である Millard 法や三角弁法，および両側唇裂に対する DeHaan 法や Mulliken 法などでは比較的左右対称の鼻孔を形成しやすく，良好な鼻形態が得られる症例も多い．しかしながら，術後の瘢痕や顎裂に伴う上顎骨の欠損，筋肉の作用などにより，術直後対称であった鼻孔に成長とともに変形を生じることはまれではない．

唇裂のみの症例においては幼少期に鼻形成を必要とすることは少ないが，顎裂や口蓋裂を認める症例では多くの場合変形が生じてくる．変形が軽度で本人や両親の希望がない場合には特に鼻形成術の必要はないが，症例によっては顎裂閉鎖時に同時に鼻形成を施行することもある．変形が著明な症例では，就学期前の5～6歳で鼻形成を施行することもあるが，この場合鼻軟骨に侵襲が加わらないように留意し，鼻翼軟骨への操作は最小限度にとどめる（米原，2001）．

成人の鼻変形に対しては，軟骨移植や骨移植を併用して，積極的に鼻部の土台部分より変形の修正を行うのが有効である．成人例では，変形の再発を防ぎ永続性のある鼻形態矯正のためには，鼻背部や鼻柱部分に強固な支持材料が必要とされる．

【手術法】

a. 成長発育期鼻形成術

成長発育に伴い初回手術で形成された鼻の形状が変化し，鼻形成手術が必要となる場合がある．修正手術を行う時期としては，口唇修正と同様に就学期前に行われる場合が多い．成長発育期には，鼻翼軟骨などに侵襲を加えるとその後の骨軟骨の成長発育が障害される．また軟骨上の皮膚に剥離操作を加えると，将来的に剥離部分が瘢痕のために肥厚してしまう．このため成長発育期における鼻修正は，成長障害や瘢痕形成を助長しないような方法で将来の再修正を妨げないように行う．

成長発育期にみられる鼻変形に，鼻翼基部が外下方へ変位して，このために鼻孔形態が変形している症例がある．この場合には，鼻腔底のZ形成術により鼻翼基部を引き締めるようにする．この修正は口唇修正と同様な方法であり，口唇修正術の一部分として行われることが多い（図5.5.39）．

鼻翼基部の位置は正常であるが，鼻孔の形態が陥凹変形を生じている変形もしばしば認められる．このような変形に対する修正術を成長発育期に行う場合には，成長発育に悪影響を及ぼさないよう軟骨への侵襲を少なくする．修正方法としては，鼻腔内に逆U字状の切開を行い，この切開より軟骨上を剥離して軟骨の変形を矯正する（図5.5.40）．この方法は多くの場合，前述の鼻翼基部の位置修正の手術

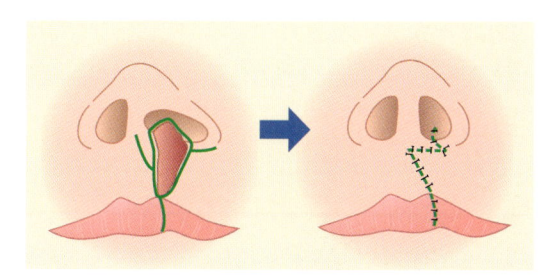

図 5.5.39 Millard 法による口唇鼻形成術

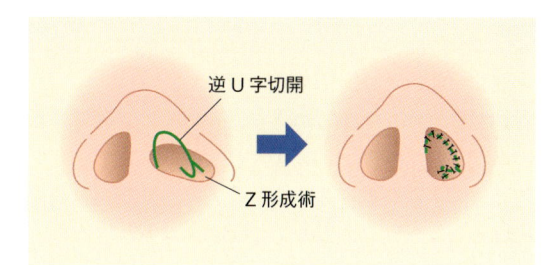

図 5.5.40 逆 U 字切開法による鼻形成術

と同時に行われる．全体のバランスは整っているが，下方へ変位している症例の場合でも，顎裂部への骨移植により多くの場合変形が修正される．鼻孔縁のくびれが変形の主体である場合は逆 U 切開を施行して形成するが，変形が高度な場合は軟骨への侵襲を少なくするため，逆に剝離範囲を広くせずに耳介軟骨を鼻翼部分に移植して，補強することにより修正を行う場合がある．

両側唇裂では就学期前に口唇の瘢痕組織切除を含めた口唇形成術が行われることが多い．このとき鼻修正も行われることが多いが，両側唇裂では通常鼻部の対称性が保たれている場合が多いため，鼻翼部の引き締めなどにより十分な鼻孔形態の改善が得られることが多い．偽の正中裂軽度症例や中間顎・中間唇の発育が著しく低形成な症例などで，鼻柱の著しい低形成を呈する場合には，鼻柱に Y 字状に形成した肋軟骨を移植し鼻柱延長術を行い，これに両側鼻翼軟骨を固定し鼻形態を修正する．

b. 成人に対する鼻形成術

成長終了後の鼻形成術では，鼻翼軟骨の形態の修正，鼻背部の形態の修正および鼻中隔の変形の矯正などが行われる．前述のように成人では成長発育への手術侵襲の影響がないため，幼少期に比べ積極的な手術操作を行うことが可能である．

片側唇裂において成人例においても変形が軽微な場合には成長発育期に行う方法を用いて修正を行う．

変形が強く鼻孔の形態が左右非対称となっている症例では，鼻翼軟骨の形態を左右対称となるように修正する．口唇瘢痕切除や変形修正を行う口唇形成術と同時に鼻形成が行われることが多い．まず口唇瘢痕切除と変形修正を Millard 法などに準じた方法により行い，このとき鼻腔底の幅を健側に合わせるように拡大している鼻腔底を引き締めるようにする．口唇部の修正が終了し鼻腔底の幅が決まった後，変形の残っている鼻翼軟骨の修正を行う．鼻翼軟骨の修正では，鼻柱中央を横断し左右鼻孔縁に達する切開を用いた open method により，軟骨部分を鼻柱から左右鼻翼軟骨まで露出しこの軟骨に修正を行う．鼻柱部分では両側の鼻翼軟骨内側脚を正中部分で縫合し，内側脚部分を可能なかぎり上方まで縫合固定する．また鼻柱部分の固定性が十分でない場合には，左右鼻翼軟骨の間に鼻中隔軟骨や肋軟骨などをはさみ形態を整える場合もある．鼻翼軟骨が下方へ落ち込んでいる変形が生じている症例では，下方へ偏位している鼻翼軟骨を反対側の外側鼻軟骨に固定し，引き上げるようにすることもある．

鼻背部が変形のため低くまた鼻尖部の位置も低い場合や左右の非対称性が著しい場合には，鼻背部から鼻尖部にかけて腸骨または頭蓋骨外板など用いた Cantilever 法の骨移植により鼻梁を形成し，鼻形態や対称性を改善する (Takato et al, 1995)（図 5.5.41）．鼻背部の皮膚を open method により剝離挙上して骨移植のための空隙を形成し骨移植を行う．このとき移植骨が鼻背部の鼻骨骨膜下に挿入され固定性が得られるようにする．

鼻背部の両側が幅広く変形しているような場合で

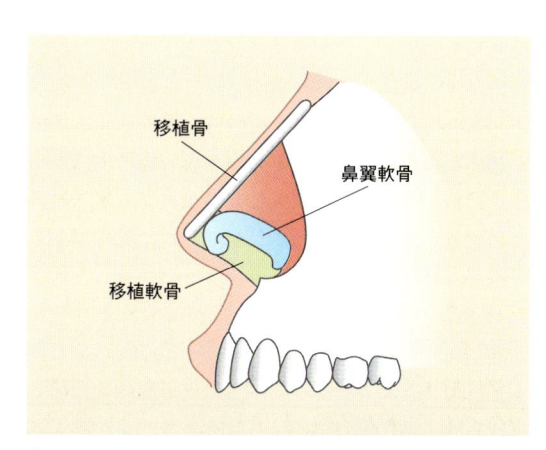

図 5.5.41 Cantilever 法による鼻背部骨移植

5.5 歯・口腔・顎・顔面の先天性異常と成長発育異常

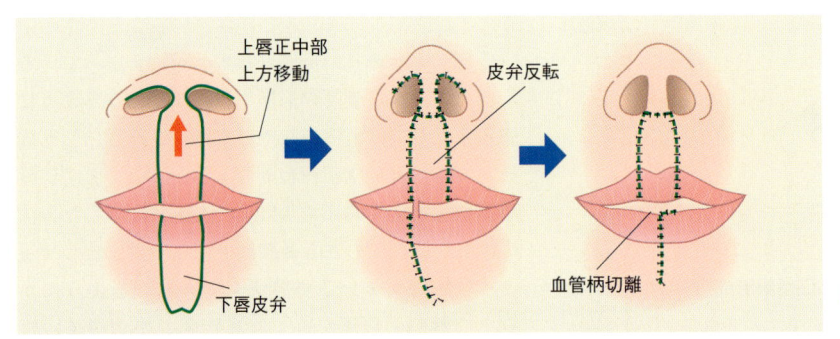

図5.5.42 Abbé皮弁による鼻柱延長術

は，鼻骨正中部分を残し上顎骨から鼻骨両側面をopen methodを用いた切開部から削ることにより，鼻梁の形態を整えることが必要となる症例もある．

唇裂症例では，鼻変形のため鼻中隔軟骨が変形し弯曲している場合も多い．このような症例では，鼻中隔軟骨の上方を8mmほどの幅で残しその下方の軟骨を切除して鼻中隔の弯曲を修正する．この修正により切除された軟骨は鼻柱部分へ移植し，鼻柱の形態改善に用いる．

両側唇裂などで鼻柱の長さが著しく短い症例では人中部分の皮膚を鼻柱部分と連続した状態で皮弁として挙上し，鼻翼軟骨の鼻柱部分を締め込むようにして鼻柱の軟骨を延長させ，挙上した皮弁により被覆する．このとき皮膚を上方へずらしながら縫合し，鼻柱部分は人中部分の皮膚を上方へ移動させることで被覆する．中間唇部分に生じた皮膚欠損には，下口唇からのAbbé皮弁を移植する．移植された有茎皮弁の血管茎は1週間後に切断する（図5.5.42）．

幼少期に鼻形成術を一度受けているが，その後に生じた瘢痕や変形を修正する必要がある症例も多い（米原他，2006）．このような場合にも強固な骨性支持基盤を形成することが重要である．さらに二次変形では多くの場合皮下組織が肥厚しており，この皮下組織の切除により生じた死腔部分を充填する組織が必要となる．この死腔を充填しない場合には，術後再び軟部組織の肥厚が生じ変形が再発する．このため死腔を充填することが重要であり，鼻背部から鼻尖部に移植した骨組織や鼻柱部分へ移植した軟骨組織はこの死腔充填材料として有効である．特にCantilever法による骨移植は，open methodなどにより展開された鼻尖部の肥厚した皮下組織を切除した後に生じる死腔の閉鎖に有効であり，また鼻尖部の位置を理想的な位置へ引き上げる効果もあり，鼻

尖部分が肥厚している変形に対する鼻形成において有効な方法である．このほかに骨移植による骨隆鼻の効果として，隆鼻術により鼻根部分を細くみせることや，軟骨移植と組み合わせて理想的な鼻唇角を形成することが可能となることがあげられる．

成長終了後の鼻形成術は，最終的な修正術として行われる場合が多く，口唇修正，鼻中隔軟骨弯曲矯正，鼻柱部分の軟骨移植，鼻翼軟骨の引き締め，鼻背部への骨移植などの手術が同時に行われる症例が多い．

〔米原啓之〕

■文　献

Takato T, Yonehara Y, et al：Use of cantilever iliac bone grafts for reconstruction of cleft lip associated nasal deformity. J Oral Maxillofac Surg, **53**(7)：757-762, 1995.

米原啓之：幼少期における唇裂鼻形成術．唇裂鼻の治療―臨床像と手術（荻野洋一，西村善彦他編），pp93-104，克誠堂出版，2001.

米原啓之，森　良之他：成人唇裂鼻二次変形に対するReduction Rhinoplasty. 日形成外会誌，**26**(11)：718-725, 2006.

（11）補綴治療
【定義・概念】

チーム医療として実践されている口唇口蓋裂医療における補綴治療は，幼少期に開始される言語治療で使用されるスピーチエイドなどの補助装置の適用，また外科および矯正治療が終了した青年期あるいは成人期に実施される終末治療としての補綴装置の適用を通じて，上顎骨，周囲の軟組織，ならびに歯の欠損部を非観血的に修復し，発声・発語，および咀嚼・嚥下などの機能と審美性の向上をはかる治療である．

【原因・対象症例】

口唇口蓋裂の発生要因には遺伝要因と環境要因があり，裂型として大きく口唇裂，口唇口蓋裂，口蓋

裂に分類されるが，スピーチエイドなどの補助装置適用の対象となる症例はおもに口唇口蓋裂および口蓋裂であり，終末補綴治療での補綴装置適用の対象となる症例はおもに唇顎裂および口唇口蓋裂である．

【疫学・発生率・統計的事項】

大山らにより日本顎顔面補綴学会が実施した全国調査によれば，口唇口蓋裂症例569症例における年齢分布は，9歳以下が199症例（35％）と最も多く，スピーチエイドなどの補助装置適用症例と思われる．ついで20～29歳が166症例（29％），10～19歳が122症例（21％）であり，これらの群のほとんどは終末補綴治療としての補綴装置適用症例と思われるが，成人でのスピーチエイド適用症例が一部含まれていると思われる．一方，坂東による全国調査によれば，口唇口蓋裂症例83症例における年齢分布は，9歳以下が12症例（14％），10～19歳が26症例（31％），20～29歳が27症例（33％）と状況が異なっている．また，大内らの報告によれば，口唇口蓋裂症例444症例における年齢分布は，10歳以下が38症例（9％），11～20歳が250症例（56％），21～30歳が101症例（23％）であり，担当する施設により幼少期での補助装置の適用症例と青年期あるいは成人期での終末治療としての補綴装置の適用症例の比率が異なることがうかがえる．

【臨床症状】

口唇口蓋裂治療は出生直後の母親指導・哺乳指導に始まり，18歳以降の外科および矯正治療が終了した青年期あるいは成人期に実施される終末治療としての補綴治療まで，関連診療科の連係によるチーム医療が続く．この間，口唇形成術，口蓋形成術，言語治療，咽頭弁形成術，歯科矯正治療，骨移植を含む顎矯正治療，口唇・鼻翼修正術，保定などが必要に応じて行われ，成長とともに残存歯による咬合の修正がはかられながら，最終的な咬合構築が終末補綴治療により行われる．2～6歳の幼少期に開始される言語治療において必要に応じてスピーチエイド，パラタルリフト（軟口蓋挙上装置）などの言語治療補助装置の適用がなされるが［⇨5.2-5(7)c.を参照］，乳歯や萌出中の永久歯には補助装置の維持に利用できる部位が乏しく，維持・支持・安定が十分な補助装置を適用することが困難なことが少なくない（図5.5.43）［青年期あるいは成人期での終末補綴治療については⇨5.2-5(5)を参照］．

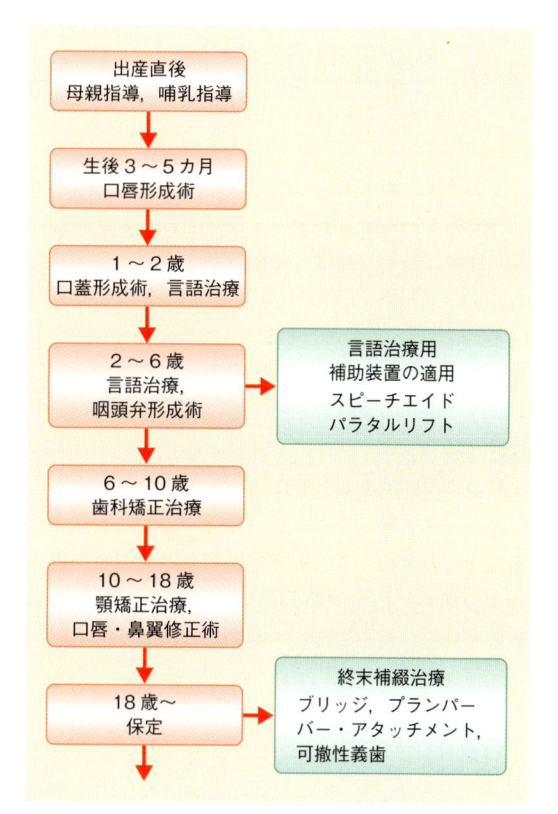

図5.5.43 口唇口蓋裂治療の流れ

【補綴的対処法・経過】

スピーチエイドやパラタルリフトには，発声・発語時や咀嚼・嚥下時に離脱力が作用するため，ボールクラスプやアダムクラスプなどを利用して補助装置に十分な維持・支持・安定を獲得しなければならない．また，その機能を十分に発揮させるためには，言語聴覚士による訓練，指導，評価が必要である．幼少期での補助装置の適用は乳歯列期あるいは混合歯列期での可撤性装置の適用となるため，患児の成長に合わせて頻繁な調整・再製作も必要となる［青年期あるいは成人期での終末補綴治療については⇨5.2-5(5)を参照］． 〔谷口　尚，乙丸貴史〕

■ 文　献

坂東永一：顎顔面補綴患者の全国実態調査と診療体系確立のための研究．歯医学誌，10：79-84，1991．

大内　昇，鈴木るり：当科における口唇裂口蓋裂患者の補綴処置について；第一報　過去10年間の外来受診患者の臨床統計的観察．日口蓋誌，17：114-122，1992．

大山喬史，石橋寛二他：全国顎顔面補綴患者の実態調査とその診断・治療体系確立の検討．顎顔面補綴，18：43-69，1995．

3 顔面裂（巨口症含む）

(1) 顔面裂（facial clefts）

【病 態】

顔面裂は，胎生期における軟部組織，骨組織の形成不全あるいは癒合不全によって生じるとされている．分類については種々の報告がある．そのなかでTessierの分類およびこれを改変したものが広く用いられている（David, 1989）（図5.5.44）．しかし顔面裂は鰓弓症候群などの一症状として現れることもあり，形態の異常は多種多様である．

【診 断】

顔貌の形態的な診断では，裂の位置，走行などのほか，組織欠損の程度や筋の走行の異常にも注意する．閉瞼の障害による視機能障害や口唇閉鎖の障害による構音・摂食の障害についても評価が必要である．骨の欠損や変形についても三次元CTなどによって評価する．

【治 療】

顔面裂では，同じ診断であってもその症状・程度は症例による差が大きいため標準化された術式はない（Salyer et al, 1988）．したがって個々の症例に応じた治療を計画する必要がある．手術治療では，口輪筋や眼輪筋などの括約筋機能および表情筋による自然な顔の動き，そして眼瞼縁や口唇・口角，鼻孔縁など遊離縁の自然な形態，頬やオトガイの対称性，なるべく目立たない自然な瘢痕が求められる．裂の閉鎖には一般にZ形成術，W形成術，局所皮弁のほかtissue expanderによる組織拡張などが行われる．また骨組織の形成不全や裂に対しては，骨移植や骨切り手術なども必要となる．顔面裂の治療では，整容面および機能面のいずれにも十分に配慮して手術時期，術式を決定していくことになる．

図5.5.44 顔面裂のTessier分類
A：骨組織の裂，B：軟部組織の裂．
（David DJ, Moore MH, et al：Cleft Palate J, **26**(3)：163-184, 1989より改変）

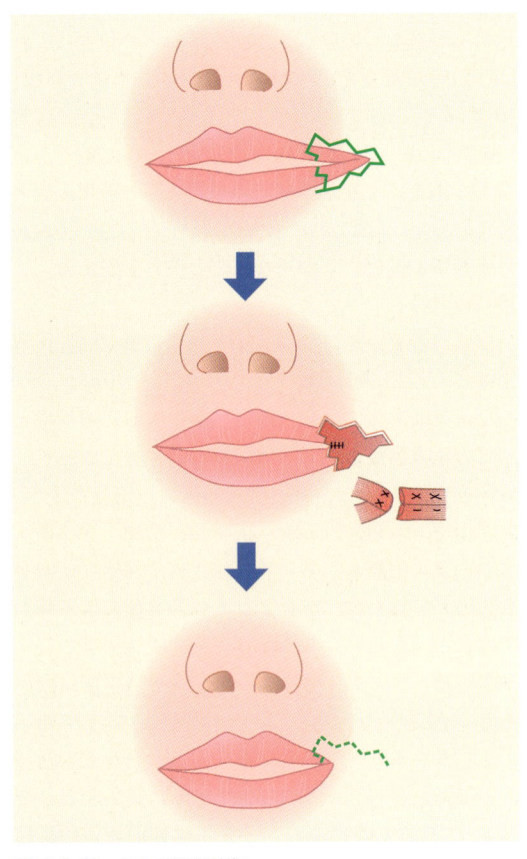

図5.5.45 巨口症の手術
A：皮弁を使用した口角再建，B：口輪筋の再建，C：頬部はW形成術により閉鎖．
（Eguchi T, Asato H, et al：Ann Plast Surg, **47**(6)：629-635, 2001より改変）

(2) 巨口症 (macrostomia)
（顔面横裂，Tessier 分類 #7）

巨口症の手術治療の要点は，口角部の再建，筋層の再建，頰部皮膚の縫合である．口角の再建では，キューピッド弓の頂点から口角までの距離を等しくするか，やや短めに設定すること，小三角弁や矩形皮弁により再建を行うことがポイントである．口輪筋の再建では，上唇の口輪筋を下唇の筋に重ね合わせて縫合することにより自然な口角の再建ができる．頰部皮膚の縫合では，程度の軽い巨口症では直線に縫合するのがよく，そうでない場合には頰部の筋（頰筋，笑筋，上唇挙筋など）の再建も行ったうえで W 形成術とする（図 5.5.45）．鼻唇溝に合わせた Z 形成術は鼻唇溝とのずれが生じることや，二次修正が困難になるため行うべきではない (Eguchi et al, 2001).

〔江口智明〕

■ 文 献

David DJ, Moore MH, et al: Tessier clefts revisited with a third dimension. Cleft Palate J, **26**(3): 163-184, 1989.

Eguchi T, Asato H, et al: Surgical repair for congenital macrostomia; vermilion square flap method. Ann Plast Surg, **47**(6): 629-635, 2001.

Salyer KE, Taylor DP: Facial clefts. In: Plastic Surgery in Infancy and Childhood (Mustard JC, Jackson IT ed), pp61-71, Churchill Livingstone, 1988.

4　鰓弓由来の症候群

【定義・概念】

口腔・顎・顔面の多くの部分は，胎生 4〜5 週に出現する鰓弓（branchial arch）から形成される．6 つの鰓弓のうち重要なのは第一・第二鰓弓で，上顎骨・頰骨・下顎骨などの顔面骨，頰・口唇・耳などの顔面軟組織，顔面の筋肉・神経が形成される．また，耳小骨（キヌタ骨，ツチ骨，アブミ骨）など，聴力に関係する器官も形成される．鰓弓由来の症候群では，内耳・外耳の形成異常，上・下顎の発育不全を示す（図 5.5.46）．おもなものとして，第一・第二鰓弓症候群，Treacher Collins 症候群があげられる．

第一・第二鰓弓症候群（first and second branchial arch syndrome）は小耳症と顎骨形成不全を主徴とする疾患である（図 5.5.47）．3500〜5600 人に 1 人発症するといわれ，口腔・顎・顔面領域の先天性

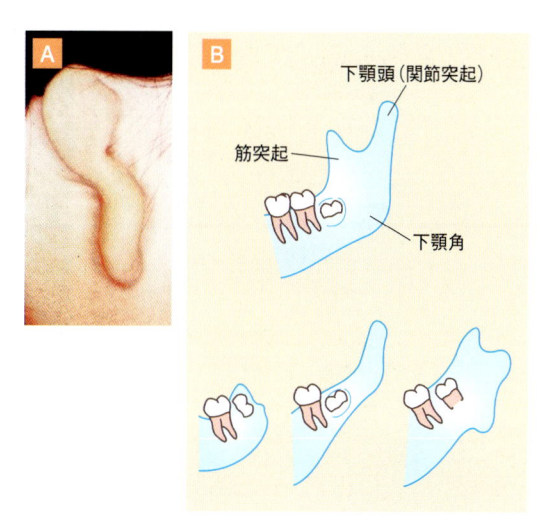

図 5.5.46 鰓弓由来の症候群でみられる小耳症と下顎枝形成不全

A：小耳症．内耳の形成不全を伴うことが多い．B：下顎枝形成不全．上は正常な下顎枝形態，下は鰓弓由来の症候群でみられる種々の程度の下顎枝形成不全．下顎枝全体が欠損するものから軽度変形を示すものまで程度はさまざまである．

（須佐美隆史，高戸 毅：口と歯の事典（高戸 毅，天笠光雄他編），pp204-207，朝倉書店，2008 より改変）

異常としては口唇裂・口蓋裂について多い．約 7 割の症例で症状が片側に発現し，顔面非対称を示すため，臨床的にはヘミフェイシャルマイクロソミア（hemifacial microsomia）とよばれるが，約 3 割の症例では両側に症状が現れる．顎骨形成不全は下顎骨，特に下顎枝部で著明で，完全欠損から軽度変形までさまざまである．顔面筋・皮膚の低形成を伴い，耳介低位，耳介周囲の小突起（ear tag），頸椎異常，横顔裂（巨口症），軟口蓋麻痺，口唇口蓋裂，難聴がみられる．上・下顎変形の様相に応じ，上顎前突（出っ歯），叢生（凸凹），開咬（上下の歯が咬み合わない），交叉咬合（上顎の歯に対し，下顎の歯が横にずれる）といった不正咬合を呈し，片側症例では咬合平面（咬み合わせの面）の患側上方傾斜がみられるが，比較的良好な咬合であることも多い．

眼球結膜類上皮腫，脊椎形成異常を合併するものは Goldenhar 症候群とよばれるが，形成異常は，眼から心臓や脊椎に至るまでの広い範囲に及ぶことがあるため，眼・耳介・脊椎スペクトル（oculo-auriculo-vertebral spectrum）と総称することが提唱されている．原因は不明で，ほとんどの場合散発的に発生するが，家族性にみられることもある．後天性異常である片側性顎関節強直症に伴う顔面非対

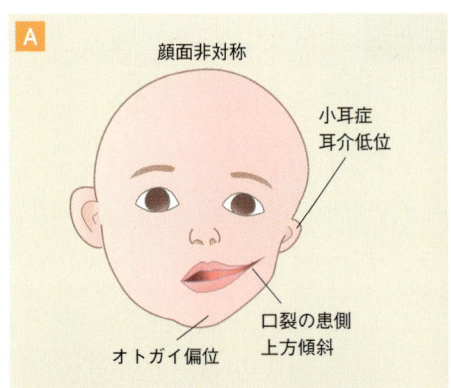

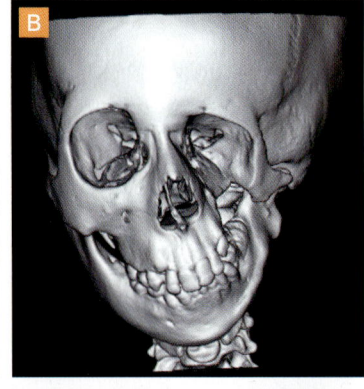

図 5.5.47 第一・第二鰓弓症候群（ヘミフェイシャルマイクロソミア）

A：片側性患者の顔貌の特徴，顔面非対称を示して，左右の眼を結ぶ線に対し口裂が患側で上方に傾斜してオトガイが偏位する．患側の小耳症，耳介低位がみられ，ときに巨口症（横顔裂）を伴う．B：Goldenhar 症候群患者の骨格（三次元CT像），眼窩・頬骨の形成異常を伴う．C，D：片側性患者の咬合．C，Dとも左側が患側（＊）．顎骨変形の症状により，上顎前突，叢生，開咬，交叉咬合などさまざまな不正咬合を示す．下顎前歯正中線は，上顎に対し患側へ偏位する場合（C）と，健側へ偏位する場合（D）がある（青矢印）．

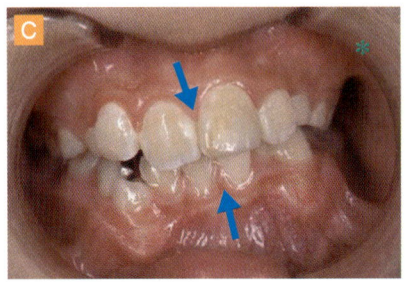

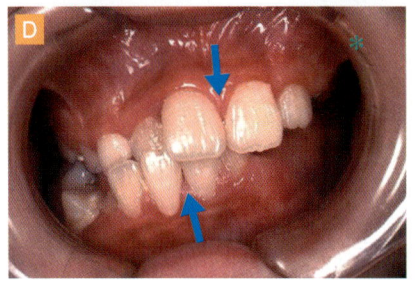

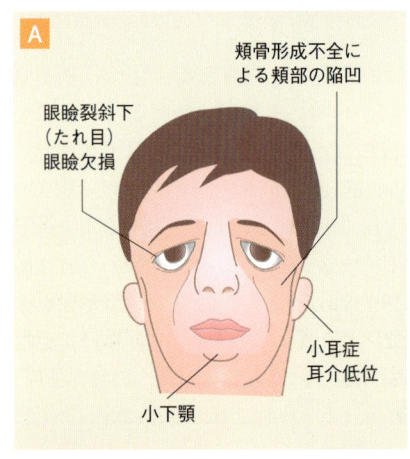

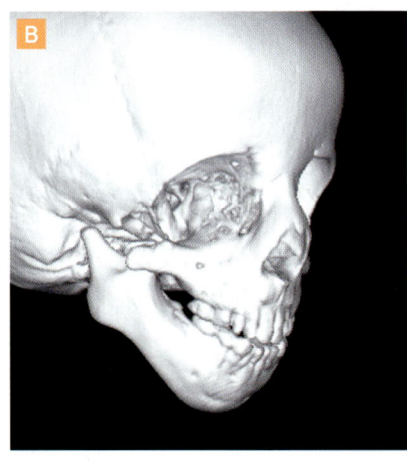

図 5.5.48 Treacher Collins 症候群

A：顔貌の特徴．症状は両側に発現し，眼瞼裂斜下（垂れ目），眼瞼欠損，頬骨形成不全による頬部の陥凹，小下顎により特有の顔貌を示す．B：顎顔面骨格，頬骨・下顎枝の形成不全が特徴的（三次元CT）．C：咬合，小下顎に伴い上顎前突・開咬・叢生を示しやすいが，上顎の低形成を伴うため上・下顎関係は比較的良好なことも多い．

称，成長発育期に顔面半側の骨・軟組織の萎縮性病変を生じ，歯の形成・萌出異常を認める Parry-Romberg 症候群との鑑別が必要である．

Treacher Collins 症候群は，第一・第二鰓弓由来器官の形成異常を示す疾患のうち，症状が左右に発現し，頬骨形成不全が特徴的で，眼瞼裂斜下（垂れ目），下眼瞼欠損，小下顎，小耳症による特有の顔貌を示すものである（**図 5.5.48**）．下顎顔面異骨

656　5章　口腔疾患各論

症（mandibulofacial dysostosis）ともよばれ，しばしば外耳道欠損，伝音性難聴を伴う．第一・第二鰓弓症候群同様，下顎形成不全はおもに下顎枝にみられ，乳児期には小下顎による気道狭窄のため呼吸障害をきたすことがある．咬合は上顎前突，開咬，叢生を呈し，小下顎が原因の口蓋裂（Robin sequence）を伴うことも多い．本疾患の原因は5番染色体（5q32-33.1）上の *TCOF1* 遺伝子の異常で，常染色体優性遺伝を示すが，60%の症例は新生突然変異である．発生頻度は5万人に1人，性差はない．顔面症状が類似し，母指・橈骨の形成不全を伴うものはNager症候群とよばれる．

【治　療】

小耳症に対しては，肋軟骨を用いた耳介形成術が行われ，難聴に対しては外耳道形成術などが行われる．小下顎に伴う顔貌・咬合の異常に対しては，機能的顎矯正装置による顎骨成長誘導が行われることもあるが，その効果は不確実である．このため顎矯正手術を併用した外科的矯正治療が行われることが多く，1回の手術で顎骨を移動する一期的手術のほか，徐々に顎骨を伸ばす顎骨延長術も用いられる．顎骨変形は上顎にも及ぶため，上・下顎移動術，上・下顎延長術が必要となることも多い．しかし，軟組織の異常は手術後も残存することから手術結果は長期的に安定しにくく，低年齢で手術した場合は後戻りを生じやすい．頰部軟組織の低形成に対しては真皮・脂肪移植が，眼窩の位置異常の著しい症例では眼窩骨切り術が行われることがある．Treacher Collins症候群では，呼吸の問題から乳児期に気管切開や顎骨延長術が行われることがある．また，眼瞼裂斜下，頰骨形成不全に対する形成手術が行われる．　　　　　　　　　　〔須佐美隆史〕

■ 文　献

Hennekam RCM, Krantz ID, et al：Branchial arch and oral-acral disorders. In：Gorlin's Syndromes of the Head and Neck, 5th, pp879-942, Oxford University Press, 2010.

梶井　正，黒木良和他：新先天奇形症候群アトラス，pp28-29, 370-371, 南光堂，1998.

須佐美隆史，高戸　毅：鰓弓由来の症候群．口と歯の事典（高戸　毅，天笠光雄他編），pp204-207, 朝倉書店，2008.

5　頭蓋骨縫合早期癒合症を伴う症候群

【定義・概念】

胎生期から生後1年くらいまでは頭蓋骨は頭蓋縫合部で線維性にゆるく結合するのみで，脳の急速な拡大に対応できるようになっている．この頭蓋縫合が早期に癒合するとその部位での頭蓋の拡大が阻害され，脳の拡大成長に伴いほかの癒合していない縫合部で代償的な拡大が生じるため特徴的な頭蓋変形をきたす．これらの疾患を頭蓋骨縫合早期癒合症とよぶ．この頭蓋骨縫合早期癒合症に顔面の低形成あるいは手足の合指（趾）症などを伴うものを症候群性の頭蓋骨縫合早期癒合症（syndromic craniosynostosis）といい，Crouzon症候群，Apert症候群，Pfeiffer症候群などが含まれる．

【原因・病因】

症候群性の頭蓋縫合早期癒合症はいずれも常染色体優性遺伝といわれてきたが，最近では遺伝子レベルでの原因検索が行われるようになった．Crouzon症候群，Apert症候群では *FGFR2* 遺伝子の異常を示すとされる．

【疫学・発生率】

頭蓋骨縫合早期癒合症の発生率は低く，2000～3000出生に1人といわれている．このうち症候群性の発生はさらに低くCrouzon症候群やApert症候群では100万出生に15人程度という報告がある．またわが国では西欧に比べその発生率が低いといわれている．

【主な疾患】

a. Crouzon症候群

Crouzon症候群にみられる頭蓋骨縫合早期癒合は多彩であり，基本的には両側冠状縫合早期癒合を生じるが，矢状縫合や人字縫合に及ぶことも多い．顔面では上顎の低形成，浅い眼窩，これによる眼球突出が特徴的である．知能は正常範囲であることが多い．

b. Apert症候群

Apert症候群は両側冠状縫合早期癒合を認める一方で，前頭縫合から大泉門，矢状縫合前方にかけて広く骨欠損を認めるのが特徴的である．顔面ではCrouzon症候群のような高度な眼球突出はみられないが，短い顔面長，著明な開咬，眼窩離開を伴っていることが多い．四肢の合指（趾）症を認める．多

くの症例で精神発達遅滞を示す．

c. Pfeiffer症候群

頭蓋骨縫合早期癒合症に幅広母指・母趾，皮膚性合指症，強直性肘関節などを合併する．頭蓋骨縫合早期癒合は両側の冠状縫合にみられることが多く，前頭蓋の短い短頭症を呈する．クローバー葉頭蓋を呈することもまれではない．顔面では眼窩離開，眼球突出，斜視，瞼裂の外下方への傾斜（slant palpebral fissure）を認める．上顎の低形成がありClass Ⅲ咬合を呈する．

【画像診断】

単純X線撮影，三次元CT撮影やMRI撮影などが行われる．早期癒合した縫合線は単純X線画像で明らかなことが多いが，確実な診断には三次元CT撮影が有用である（図5.5.49）．MRI検査では脳組織の異常や水頭症の有無などの診断を行う．また顔面骨の低形成の評価には顔面規格X線撮影が必要である．

【治　療】

症候群性の頭蓋骨縫合早期癒合症では頭蓋骨に対する手術と顔面骨に対する手術が必要になる．頭蓋骨の手術の目的は，頭蓋の狭窄を解除することにより頭蓋内圧を下げ脳の発達の障害とならないようにすること，ならびに頭蓋形態の改善である．さらに眼球突出，気道狭窄，顔貌・咬合の異常などに対して顔面骨の手術が必要になる．

〔小室裕造〕

■文　献

Cohen MM, MacLean RE ed：Craniosynostosis-Diagnosis, Evaluation, and Management, 2nd, Oxford University Press, 2000.

McCarthy JG, Epstein FJ, et al：Craniosynostosis. In：Plastic Surgery, vol.4（McCarthy JG ed）, pp3013-3053, WB Saunders, 1990.

6　先端巨大症・軟骨無形成症

(1) 先端巨大症

【定　義】

先端巨大症は，アクロメガリー（acromegaly），末端肥大症ともよばれ，成長ホルモン（growth hormone：GH）の分泌過剰により引き起こされる疾患である．

【原　因】

脳下垂体から発生した下垂体腺腫（良性腫瘍）によりGHが慢性的に過剰分泌されるため，骨，筋，結合組織，内臓の過剰発育をきたす．若年者で発病した場合は，身長の伸びが促進され巨人症となる．一方，成人では，末端部のみに肥大症状が現れる．発症率は100万人に対し4～6人と推察され，性差や人種差はない．

【症　状】

手足の肥大のほか，高血圧，糖尿病，脂質異常症，発汗過多，耐糖能低下，性機能低下，睡眠時無呼吸症候群を認める．顎顔面領域では，額や下顎の突出（図5.5.50），鼻や口唇の肥大を呈し，下顎の過成長による反対咬合，歯間離開，巨大舌を認める．

【診　断】

GHの分泌過剰（ブドウ糖負荷試験），血中インスリン様成長因子Ⅰ（insulin-like growth factorⅠ：IGF-I，ソマトメジンC）量について血液検査を行う．また，CTやMRIで下垂体腺腫の所見を確認する．単純X線写真の所見ではトルコ鞍の拡大や鞍底二重輪郭，前頭洞の突出，外後頭隆起の突出，下顎角の開大と下顎の突出を認め，手指では末節骨の花キャベツ様肥大を呈する（図5.5.51）．

【治　療】

原因となる下垂体腺腫を取り除き，血中GH濃度を正常に戻す．一般には，鼻腔から下垂体に到達す

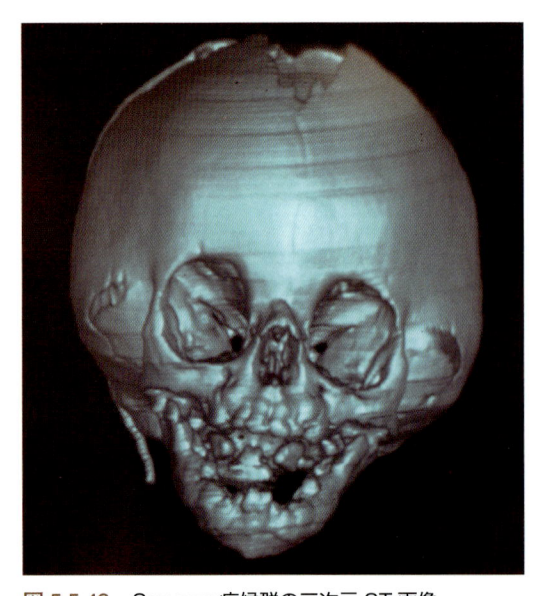

図5.5.49　Crouzon症候群の三次元CT画像
両側の冠状縫合の早期癒合を認める．中顔面の低形成のため眼窩は浅い．

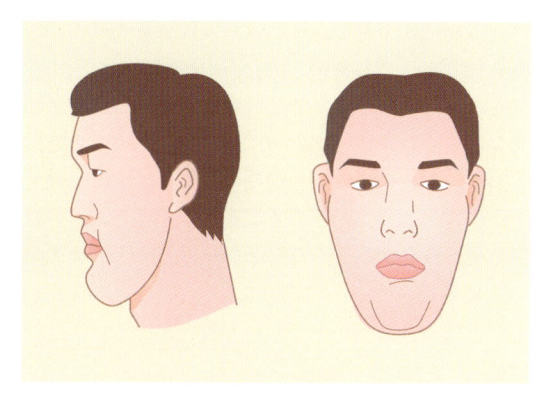

図 5.5.50　先端巨大症患者の顔貌
顔貌は，額や下顎が大きく突出している．

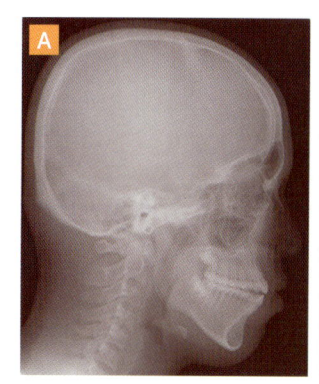

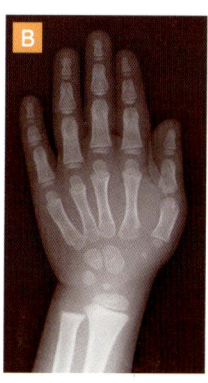

図 5.5.52　頭部および手の単純 X 線写真
A：頭蓋底の短縮と上顎の劣成長がみられる．B：中指と環指の間が開き三尖手を呈する．

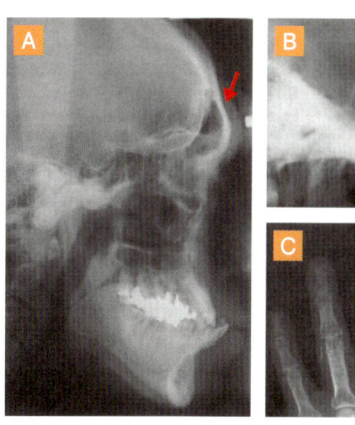

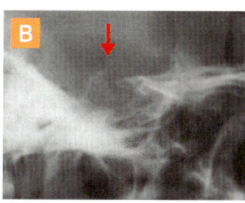

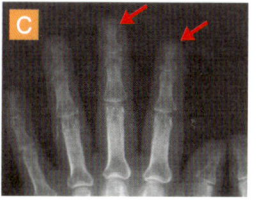

図 5.5.51　頭部および手の単純 X 線写真
A：下顎前突および前頭洞の突出（矢印）がみられる．B：トルコ鞍の二重底（矢印）．C：手指末節骨の花キャベツ様肥大（矢印）．
（高倉百々子，須佐美隆史：口と歯の事典（高戸　毅，天笠光雄他編），p225，朝倉書店，2008）

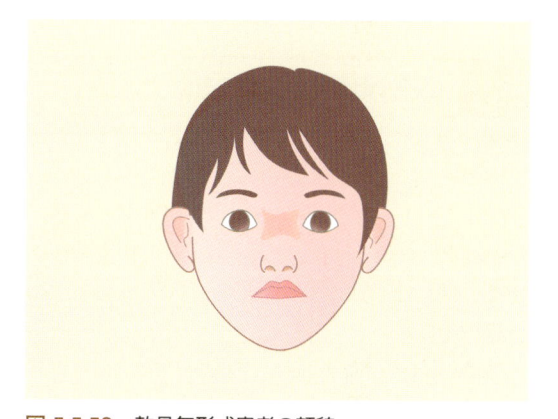

図 5.5.53　軟骨無形成患者の顔貌
顔貌は，前頭部や下顎が突出し，鼻根部は陥凹している．

る経蝶形骨洞到達法を内視鏡下で行うことが多い．また開頭術，薬物療法，放射線治療が選択されることもある．顎顔面骨格の異常および不正咬合については，血中 GH 濃度が正常値にコントロールされ，顎骨に変化がないことを確認してから外科的矯正治療を行う．

(2) 軟骨無形成症
【定　義】
　軟骨無形成症（achondroplasia：ACH）は，軟骨内骨化の障害による短い四肢を特徴とする遺伝性疾患である．
【原　因】
　遺伝子座 4p16.3 に存在する FGFR3 遺伝子の変異による軟骨細胞の増殖抑制が原因とされる．遺伝様式は常染色体優性遺伝，70〜80％は新生突然変異である．発症率は，1/10000〜1/35000 で性差や人種差はない．
【症　状】
　四肢短縮による低身長，手指・足趾は太く短縮，三尖手（中指と環指の間が広がる）を認める（図 5.5.52）．また，腰痛や関節痛，脊柱弯曲，肘・股関節の伸展制限，O 脚，X 脚を認め，骨盤の狭小により出産は帝王切開となることが多い．顎顔面領域では，前頭部の突出，中顔面部の陥凹を呈し（図 5.5.53），大後頭孔の狭窄による水頭症や麻痺などの神経症状，鼻咽腔の狭小により中耳炎，鼻炎を生じる．上顎骨の劣成長による反対咬合と開咬（図 5.5.52A），叢生が特徴である．
【治　療】
　低身長に対する治療として，特に下肢では骨延長術が適応される．学童期には成長ホルモン療法が行

われる場合もある．一方，神経圧迫症状や脊柱の変形には整形外科的治療が行われる．顎顔面骨格の異常および不正咬合については，外科的矯正治療，歯科矯正治療が行われる．現在，本疾患は小児慢性特定疾患に指定され公的補助が受けられる．

〔長濱浩平〕

■ 文　献

Gorlin RJ, Cohen MM Jr：Syndromes of the Head and Neck, 4th, pp197-202, Oxford University Press, 2001.
高倉百々子，須佐美隆史：口と歯の辞典（高戸　毅，天笠光雄他編），pp223-226，朝倉書店，2008．
辻美千子，大山紀美栄：口と歯の辞典（高戸　毅，天笠光雄他編），pp212-214，朝倉書店，2008．

7　鎖骨頭蓋異形成症

【定義・概念】
　鎖骨頭蓋異形成症（cleidocranial dysplasia：CCD）は鎖骨低形成と頭蓋骨縫合骨化遅延を最も特徴的な症状とする遺伝性骨系疾患であり，常染色体優性遺伝形式をとる．

【原因・病因】
　CCD の原因は骨形成のマスター遺伝子である *RUNX2* 遺伝子のヘテロ欠損であり，欠失・挿入・置換などによって *RUNX2* 遺伝子にヘテロ欠損が起こると CCD となる．

【疫学・発生率・統計的事項】
　発生頻度は 100 万人に 1〜5 人程度で性差および人種差はないとされている．

【臨床症状】
　本疾患の最も特徴的な症状は鎖骨低形成と頭蓋骨縫合骨化遅延であり，そのほかには全身骨格における骨化の遅延，低身長，歯牙萌出遅延などが認められる．鎖骨の低形成が著しい症例では，両肩を正面で合わせることが可能である（図 5.5.54）．口腔内のおもな症状は，乳歯の晩期残存と永久歯萌出遅延で，多数の過剰歯を認めることも多く，過剰歯の好発部位は小臼歯部である．その一方で先天性欠如歯を認める場合もある（図 5.5.55）．また，咬合状態としては下顎前突が多いという報告がある．

【病態生理（分子病態）】
　近年の研究によって，CCD の表現形は従来想像されていた以上に多様性に富んでいることが明らかとなっており，軽い歯の異常を伴う程度から全身的な骨粗鬆症を伴うケースまで，その表現形はさまざまである．こうした多様性には，*RUNX2* 遺伝子のどの部位（ドメイン）にどのような異常が起こっているかが関係していると考えられている．特に，転写因子である *RUNX2* 遺伝子の DNA 結合部位である Runt ドメインの異常は表現形の重篤度と相関するようである．たとえば，Runt ドメイン内に異常がない患者では，同部位に異常がある患者よりも低身長の程度が軽いことが報告されており，過剰歯と低身長の間には強い相関があることもわかっている．ミスセンス変異による CCD はこれまでのところ Runt ドメイン内における変異にかぎられているが，欠失や挿入による CCD は *RUNX2* 遺伝子の広い部位において報告されている．このことから，動物種間で高度に保存された領域である Runt ドメインは小さな変異によっても機能に影響を受けやすく，その領域にわずか一塩基の置換が起こっただけでも CCD となる一方で，あまり保存されていない

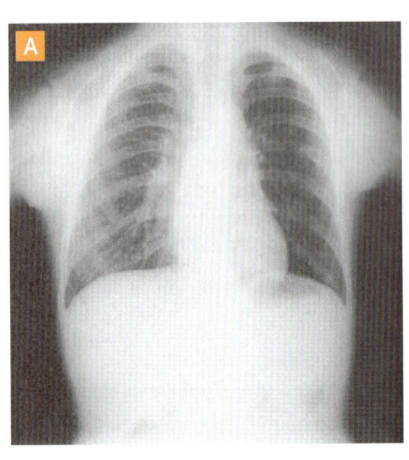

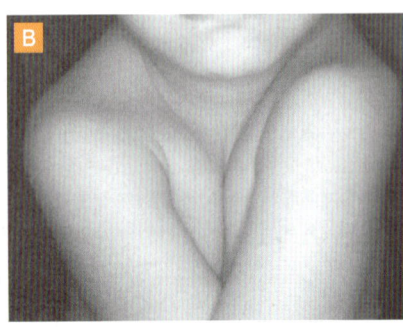

図 5.5.54　鎖骨頭蓋異形成症における鎖骨形成不全

A：胸部X線写真で鎖骨の欠損が確認される．B：鎖骨の低形成が著しい症例では，両肩の近接が可能である．

（辻美千子，大山紀美栄：口と歯の事典（高戸　毅，天笠光雄他編），p214，朝倉書店，2008）

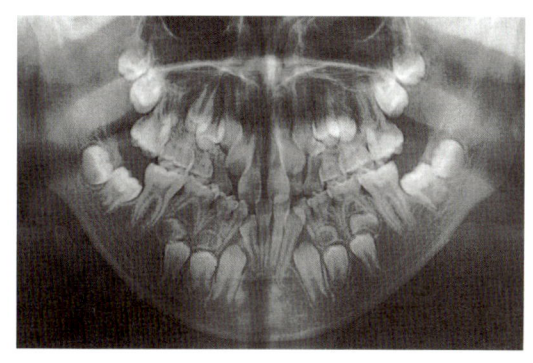

図 5.5.55 永久歯萌出遅延と反対咬合を主訴に来院した症例の 12 歳 4 カ月時のパノラマ X 線像
乳歯の晩期残存 13 本，萌出遅延の永久歯 11 本，過剰歯 11 本を認める．
(辻美千子，大山紀美栄：口と歯の事典（高戸　毅，天笠光雄他編），p215，朝倉書店，2008)

N 末端や C 末端においては，より大きな構造変化を受けるような変異がなければ CCD の表現形を呈さないと考えられている．

【治療・予防・リハビリテーション】
　歯科治療にあたっての禁忌事項などに関しては本疾患全体に該当する明らかなものは報告されていないが，本疾患の背景にある骨代謝異常に配慮した診療が必要であり，通常とは異なる経過が観察された場合は専門医へのコンサルトを行うことが望ましい．永久歯の萌出を妨げる過剰歯が存在する場合は早期に抜歯することもある．

【経過・予後】
　CCD は臨床的にあまり深刻な表現形を呈さないため歯科治療の際に撮影した X 線写真ではじめて指摘されることも少なくない．そのため，本疾患は歯科医が常に念頭においておくべき骨系統疾患の 1 つである． 〔小笠原徹〕

■ 文　献
辻美千子，大山紀美栄：鎖骨頭蓋異形成症．口と歯の事典（高戸　毅，天笠光雄他編），pp214-216，朝倉書店，2008．
Yoshida T, Kanegane H, et al：Functional analysis of RUNX2 mutations in Japanese patients with cleidocranial dysplasia demonstrates novel genotype-phenotype correlations. Am J Hum Genet, **71**（4）：724-738, 2002．

8　血管腫・リンパ管腫

　「血管腫」と称される体表の血管性病変は多種あり，分類法もさまざまである．最近では「血管腫」を，内皮細胞の腫瘍性増殖を認める①血管腫（hemangioma）と，内皮細胞の増殖はなく脈管の形成異常である②脈管奇形（vascular malformation）に分類する Mulliken & Glowacki 分類に基づく分類法が一般化している．①には乳児血管腫（infantile hemangioma：IH），②には毛細血管奇形（capillary malformation：CM），静脈奇形（venous malformation：VM），動静脈奇形（arteriovenous malformation：AVM），リンパ管奇形（lymphatic malformation：LM）と，それらの混合型がある（表 5.5.3）．また，血行動態によって高流量血管奇形（high-flow lesion）と低流量血管奇形（low-flow lesion）に分類される．

(1) IH
【定義・概念】
　イチゴ状血管腫と同義．出生時には認めず，生後 2～3 日から 1 年以内に発症し，急速に増大する増殖期と，その後徐々に自然退縮する消退期がある．

【疫学・発生率】
　1 歳未満の 10～20 人に 1 人．低出生体重児ではより高率．男女比は 1：3．

【病　理】
　毛細血管内皮細胞の腫瘍性増殖がみられる．

【臨床症状・経過】
　増殖期では境界明瞭な表面顆粒状の鮮紅色斑で発症し急速に拡大隆起する（図 5.5.56）．増大は 6 カ月～1 歳でピークに達する．
　消退期では徐々に色調が消失し隆起も扁平になる．3～7 歳で消退傾向は終了し，皮膚のゆるみや瘢痕を残すことがある．

【治　療】
　経過観察し消退を待つ．目，口，鼻，耳の閉塞症状や著しい出血，感染がある場合は積極的に治療する．外科的切除や，ステロイド剤の内服または局注を行う．

表 5.5.3 血管性病変の分類

最近の分類			従来の疾患名
血管性病変	血管腫	乳児血管腫（イチゴ状血管腫）	イチゴ状血管腫
		先天性血管腫　RICH	
		NICH	
		その他　毛細血管拡張性肉芽腫	
		血管内皮腫	
		グロームス腫瘍	
		Kaposi 肉腫	
		血管肉腫　など	
	脈管奇形	CM	単純性血管腫
		VM	海綿状血管腫・静脈性蔓状血管腫
		LM	リンパ管腫・嚢胞性リンパ管腫
		AVM	動脈性蔓状血管腫
		AVF	
		混合型　毛細血管細静脈奇形（CVM）	
		毛細血管リンパ管静脈奇形（CLVM）	
		リンパ管静脈奇形（LVM）　など	

RICH : rapidly involuting congenital hemangioma, NICH : non involuting congenital hemangioma, AVF : arteriovenous fistula（動静脈瘻）.

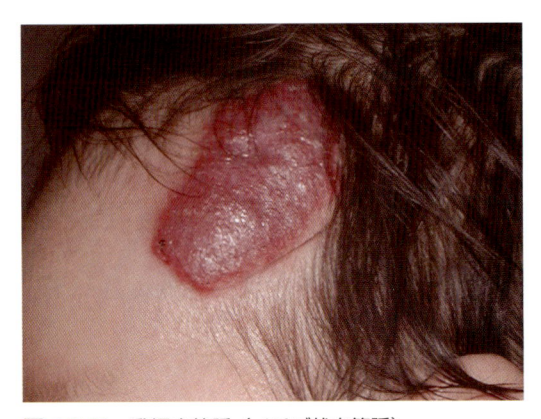

図 5.5.56　乳児血管腫（イチゴ状血管腫）
8 カ月児の頭部血管腫（増殖期）．境界明瞭な表面顆粒状の鮮紅色斑で隆起がみられる．

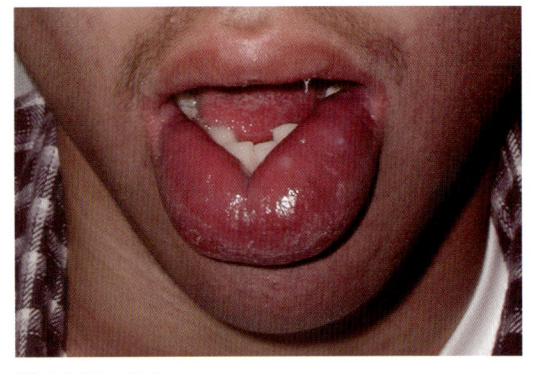

図 5.5.57　CM
下口唇，下顎，頸部の両側性に病変を認める．隆起のない紅斑だが，骨軟部組織の肥大をきたし，口唇は特に腫大が著しい．下顎骨の過形成もあり前歯部開咬を認める．

（2）脈管奇形

a. CM

【定義・概念】

出生時より認め，自然消退はない．単純性血管腫と同義語．

【疫学・発生率】

新生児の 0.3％にみられる．男女差なし．

【病　理】

真皮毛細血管の拡張および増加がみられる．

【臨床症状・経過】

隆起のない赤色斑．通常片側性で正中線をこえないことが多い．顔面では三叉神経の支配領域に一致する．加齢により色調が濃くなり軟部組織が肥厚する（図 5.5.57）．骨の過形成を伴い，顔面では骨切りや矯正など歯科口腔外科的治療を要することがある．

【合併症】

Sturge-Weber 症候群では三叉神経領域の CM と頭蓋内血管奇形，てんかん，発達遅滞，緑内障などを合併する．

【治　療】

色素レーザー照射を行う．切除・植皮など形成外科的治療を行うこともある．

b. LM
【定義・概念】
　リンパ管成分の微小囊胞構造がびまん性に広がり骨軟部組織が肥大するタイプ（microcystic lesion）と，単房性または多房性の境界明瞭な囊胞性病変（macrocystic lesion）とがある．
【疫学・発生率】
　先天性で性差はない．好発部位は頭頸部で，特に頸部に多い．
【臨床症状】
　病変部が腫脹・肥大する（図 5.5.58）．骨過形成を伴い，顎骨変形や四肢の肥大症となる．巨大病変や口腔などの粘膜下病変では透明または暗赤色の小水疱が集簇しリンパ漏や出血をみる．細菌感染から発熱，疼痛，急激な腫脹を生じる．
【検査】
　非造影 MRI の T2 強調脂肪抑制画像で VM 同様に高信号を呈するが，病変内出血による囊胞内鏡面像が鑑別点である．
【治療】
　macrocystic lesion には硬化療法が有効である．microcystic lesion は，硬化療法が無効なことが多く，切除を行う．骨過形成による咬合異常には歯科口腔外科的治療を行う．細菌感染には抗生剤投与を行う．

c. VM
【定義・概念】
　静脈性の血液貯留性病変で，生涯拡大するが，血管内皮細胞の腫瘍性増殖はない．病変内血流の遅い低流量血管奇形．海綿状血管腫，静脈性蔓状血管腫と同義語．
【疫学・発生率】
　散発的であるが，家族性の多発性 VM もある．男女比は 1：2 といわれる．
【病理】
　1 層の血管内皮細胞と平滑筋層からなる静脈類似の大小不同の血管腔が密集する．
【臨床症状】
　皮膚色は正常か，病変の一部が青紫に透見され，皮下の血液貯留腔は用手的に圧搾され圧迫の解除で再び腫脹する（図 5.5.59）．患部の下垂や運動によって腫脹や疼痛を生じる．口腔内病変では，歯列・歯牙萌出の異常や抜歯時の止血困難をきたす．また，舌や咽頭の巨大病変では気道狭窄をきたす．広範で血液貯留量が多い症例では慢性播種性血管内凝固症候群（disseminated intravascular coagulation：DIC）を伴う．
【検査】
　非造影 MRI の T2 強調脂肪抑制画像は，病変が境界明瞭な高信号領域として描出され，診断や解剖学的分布の把握に適する．単純 X 線撮影では病変内の石灰化像（静脈石）がしばしばみられる．
【合併症】
　Klippel-Trenaunay 症候群では四肢の広範な CM や VM を伴った肥大症がみられる．
【経過・予後】
　先天性で経年的に増大する．女性では妊娠中急激に増大する．血小板減少をきたす重症例を除き，予後は良好である．
【治療】
　硬化療法が治療の第一選択である．エタノールやポリドカノール，モノエタノールアミンオレイン酸

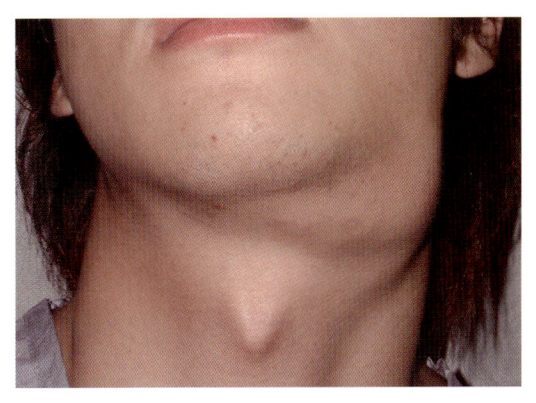

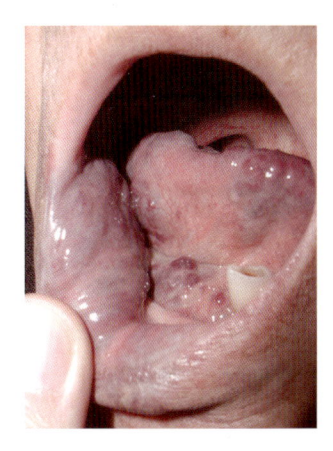

図 5.5.58　LM
顎下部の囊胞性リンパ管奇形（macrocystic lesion）．頸部が好発部位である．仰臥位で特に著しく腫大する．

図 5.5.59　VM
舌および下口唇から口腔底にかけて病変が存在する．歯列，歯牙萌出の異常を認める．

5.5　歯・口腔・顎・顔面の先天性異常と成長発育異常　　663

塩などを経皮的に注入する.

d. AVM
【定義・概念】

　胎生期原始血管叢から動静脈への分化異常で動静脈シャントが遺残することにより，流入動脈と流出静脈の増生，拡張，蛇行を生じる．病変内血流の非常に速い高流量血管奇形．動脈性蔓状血管腫と同義．

【臨床症状】

　拍動性の腫瘤で皮膚温が高い．骨軟部組織は肥大する．皮膚潰瘍を形成し，大量出血することがある（図5.5.60）．四肢近位部の病変では盗血（steel）現象による末梢の萎縮を認める．

【検査】

　カラードプラ超音波検査で血流が著しく速い血管腔が多数みられる．MRIでは血管性無信号像（flow void）がみられる．

【経過・予後】

　Schöbingerの病期分類が用いられる（表5.5.4）．出生時より存在し，乳幼児期には紅斑や皮膚温上昇程度であるが（Ⅰ期），やがて血管の増生による腫大と拍動を認め（Ⅱ期），さらに潰瘍形成して出血する（Ⅲ期）．シャント量が大きいとうっ血性心不全に陥る（Ⅳ期）．

【治療】

　根治的治療は完全切除だが出血のコントロールが困難で，顔面神経麻痺など，術後の機能障害の可能性から不可能なことも多い．また，不完全切除によって急激な増悪をきたす．術中出血を抑える手段として術前に動脈塞栓術が行われる．切除後の組織欠損には遊離皮弁移植が有効である．外科的切除が困難な場合には動脈塞栓術と硬化療法を組み合わせた塞栓硬化療法を行う．塞栓硬化療法により病変内血流の減少，病変の縮小，潰瘍の治癒を得る．栄養動脈の近位での結紮や塞栓は，側副血行路が発達するのみで効果がなく，その後の経動脈的アプローチが困難になるため禁忌である．

〔加地展之〕

■ 文　献
Arneja JS, Gosain AK：Vascular malformations. Plast Reconstr Surg, **121**(4)：195e-206e, 2008.
Beck DO, Gosain AK：The presentation and management of hemangiomas. Plast Reconstr Surg, **123**(6)：181e-191e.9, 2009.
Redondo P：Vascular malformations(Ⅰ)：concept, classification, pathogenesis and clinical features. Actas Dermosifiliogr, **98**(3)：141-158, 2007.

9　巨舌症・小舌症

(1) 巨舌症

　臨床的に舌が明らかに大きい状態を巨舌症という．臨床症状には舌縁部の著明な歯の圧痕，口唇閉鎖不全，言語障害などがある．筋性巨大舌は舌そのものが大きい病態で，下垂体機能亢進症，Down症候群，Beckwith-Wiedermann症候群などの一症状としてみられる．腫瘍性巨大舌はリンパ管腫，血管腫，神経線維腫，脂肪腫などの腫瘍性病変に起因したものである．筋性や腫瘍性巨大舌症が幼少より存在する場合は，歯列不正の原因となる場合がある（図5.5.61）．炎症性巨大舌は，結核，サルコイドーシス，カンジダ性舌炎，Melkersson-Rosenthal症候群などの慢性炎症による巨大舌やアミロイドーシスによるものである．その他としては，血管運動性浮腫，黒色表皮症，増殖性天疱瘡などに起因するものがある．

　筋性肥大で不正咬合の原因になっている場合には舌縮小術が行われる．術式には，楔状切除術

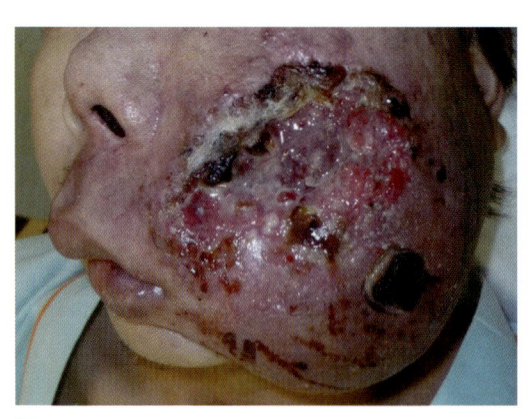

図5.5.60　AVM
頰部に潰瘍形成を伴う巨大な拍動性腫瘤があり，鼻出血や潰瘍出血を繰り返す（Schöbinger Ⅳ期）．患側の外頸動脈だけでなく内頸動脈系や対側からも栄養血管が発達しているため塞栓術も難しく根治切除は不可能．

表5.5.4　Schöbinger 分類

病期	臨床像
Ⅰ	quiescence	皮膚温上昇を伴う紅斑
Ⅱ	expansion	拍動，スリル触知を伴う腫大
Ⅲ	destruction	疼痛，潰瘍形成，出血を伴う
Ⅳ	decompensation	うっ血性心不全の合併

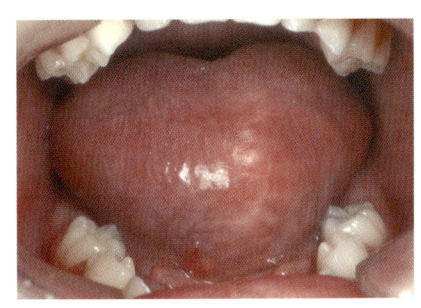

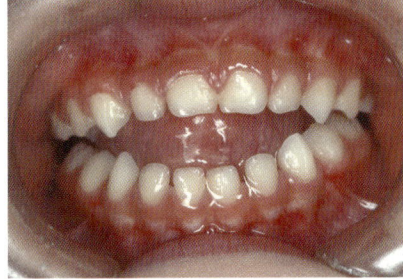

図 5.5.61 Beckwith-Wiedermann症候群（5歳，男性）

口腔容積に対し舌は明らかに大きく，舌側縁に歯の圧痕を認める．上・下歯列は舌により圧排され開咬を呈している．

（東京大学　高戸毅教授のご提供による）

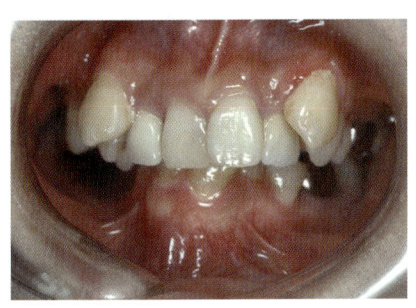

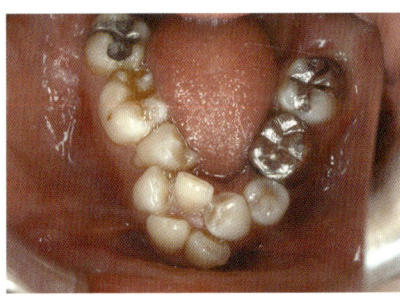

図 5.5.62　小舌症（23歳，女性）

舌は著しく小さく，それに伴い下顎歯列は狭窄してV字型を呈している．

(Mori Y, Susami T, et al：Int J Oral Maxillofac Surg, 38(6)：689-693, 2009)

（Hendrick and Antonio法，Köle法）や楕円形切除術（Pichler法，Egyedi-Obwegeser法）などがある．腫瘍性巨大舌でリンパ管腫，血管腫によるものは手術による全摘出が困難な場合が多い．

(2) 小舌症

小舌症は舌体部を形成する原基の発育障害によって生じる．Moebius症候群や舌指形成不全症候群などの一症状として現れる場合と小舌症単独で起こる場合がある．舌の原基の形成障害によって舌が形成されない無舌症はまれであり，誤嚥のため肺炎を併発し早期に死亡することが多い．小舌症では舌の発育不全により下顎歯列は狭窄し上顎歯列も下顎と咬合するため狭窄しているので，口蓋は深く固有口腔は狭い（図5.5.62）．

小舌症では，咀嚼，嚥下機能には大きな問題はないことが多く発音についても一般的には良好と考えられている．近年では咬合および顎形態の改善を目的とした骨延長術を応用した下顎骨形成術も行われるようになっている．口腔容積が大きくなるため発音機能の悪化が懸念されるが，実際には発音機能は時間とともに術前の状態に回復する傾向が認められている．

〔飯野光喜〕

■文　献

Gorlin RJ, Cohen MM Jr, et al：Syndromes of the head and neck, pp822-829, Oxford University Press, 2001.

Mori Y, Susami T, et al：Unilateral expansion of a narrow mandibular dental arch combined with bimaxillary osteotomies in a patient with hypoglossia. Int J Oral Maxillofac Surg, 38(6)：689-693, 2009.

塩田重利，富田喜内監：最新口腔外科学，p753，医歯薬出版，2000．

10　小帯の異常

口腔内の小帯には，口唇小帯（上唇・下唇小帯），頬小帯および舌小帯がある．小帯の異常は，位置異常，肥厚，過短症あるいは強直症がみられる．

(1) 口唇小帯の異常

【定義・概念】

上唇小帯強直症が多く認められる．上唇小帯の歯槽部への付着は，出生直後は歯槽頂付近にあるが，成長に伴い次第に細くなり上方に移動する．しかし，高位に残存し切歯乳頭部に強く付着している場合には正中離開を引き起こす（図5.5.63）．また，発音障害やブラッシングを困難にすることもある．発生頻度は，1.5歳で27.3％にみられるが35歳頃には5.9％程度になる．

【治　療】

歯槽骨の発育に伴って上唇小帯の付着位置は上方へ移動するため，前歯部に正中離開が存在していたとしても自然に消失することが多く，犬歯が萌出す

5.5　歯・口腔・顎・顔面の先天性異常と成長発育異常　665

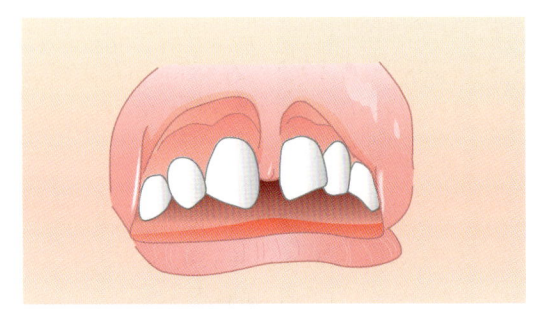

図 5.5.63　上唇小帯の高位付着による正中離開

る時期までは経過観察を行う．しかし，それ以降小帯の高位付着と正中離開が残存する場合には小帯を切除する．正中離開に関しては，必要に応じて矯正歯科治療により歯の空隙閉鎖を行う．一方，下唇小帯の異常はまれで，治療としては歯間部の小帯を切除する．

(2) 頬小帯の異常
【定義・概念】
　頬小帯が，小臼歯部において高位に付着していることがある．上顎より下顎に多く認められ，小臼歯の萌出障害，位置異常，歯間離開，歯周疾患の誘発また義歯装着の障害を引き起こす．

【治　療】
　治療は，頬小帯の切除または伸展術を行う．

(3) 舌小帯の異常
【定義・概念】
　舌小帯は，舌下面と下顎正中部歯槽骨に付着しそれらを連結する．舌小帯が短いことにより舌の運動が制限されるものを舌小帯過短症という（図5.5.64A）．一方，舌が口腔底に癒着しているものを舌強直症という．舌運動障害のほか，構音障害（サ，タ，ラ行など），哺乳障害，咀嚼・嚥下障害をきた

すことがある．舌を前方に突出させると，舌尖部がハート形にくびれる（図5.5.64B）．発生頻度は14歳以下では1％，口唇口蓋裂患者では5.3％にみられる．

【治　療】
　治療は，成長に伴って舌小帯は伸展しやすくなるため経過観察を行うが，障害の著しい場合は小帯の切除，もしくは伸展術を行う．また，舌小帯の著しい異常は不正咬合の原因ともなるため矯正歯科治療を必要とする場合もある．

〔長濱浩平〕

■ 文　献
古郷幹彦：口と歯の辞典，第1版（高戸　毅，天笠光雄編），pp219-221，朝倉書店，2008．
Lauren MS, Randolph S, et al：Prevalence, diagnosis, and treatment of ankyloglossia. Can Fam Physician, **53**：1027-1033, 2007.
山岡　稔：ハンディ口腔外科学，第1版（新藤潤一編），pp58-60，学建書院，1997．

11　進行性顔面半側萎縮症

【定義・概念】
　進行性顔面半側萎縮症（progressive hemifacial atrophy）は，顔面半側の軟部組織が後天的，進行性に萎縮していく疾患で，約5％に骨の萎縮を伴う．1825年にParryが，1846年にRombergが報告をしたことから，Parry-Romberg症候群ともよばれる．

【原因・疫学】
　原因として，頸部交感神経系の異常，脳皮質の異形成，限局性の慢性髄膜脳炎，自己免疫などが考えられているが，明らかな発症メカニズムは解明されていない．発症前の局所的な外傷や感染が頸部交感神経の異常を引き起こし，発症に至ると考えられる例が多い．遺伝的な原因はないとされている．通常

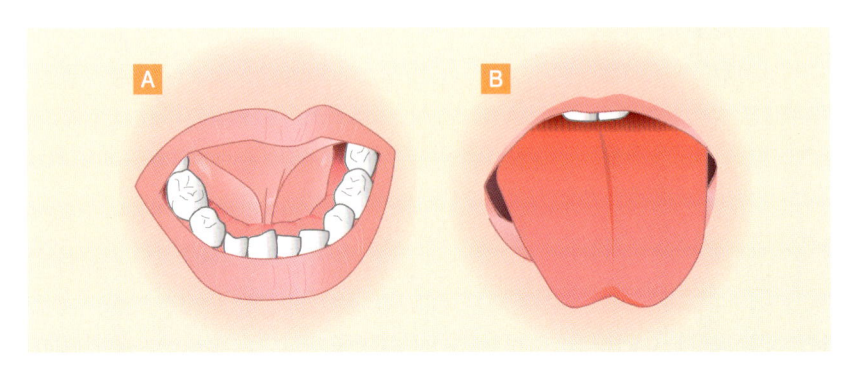

図 5.5.64　舌小帯の短縮（A）と舌突出時にみられる舌尖部の陥凹（B）

10〜20代で発症し，女性の割合が男性の1.5倍で，左右差はない．

【臨床症状】

萎縮は三叉神経の各分枝あるいは複数枝の支配領域に一致してみられることが多い．三叉神経領域の知覚障害や三叉神経痛，毛髪や皮膚の色素沈着，脱色素などが前駆症状としてみられることがある．顔面表情筋や咀嚼筋も菲薄化するが，機能的障害はみられない．また，一般的に知覚は温存される．約42％に剣創状強皮症（en coup de sabre）を伴う．

発症時期と重症度が相関する傾向にあり，骨の発育過程にある10歳以下で発症した場合は，軟部組織の萎縮のみでなく顔面骨の発育障害を伴うことが多い．重症例では顔面正中の偏位，眼球陥凹，咬合不全などの症状を呈することもある．2〜20年の進行期の後，症状が固定することが多い．

【検査成績】

顎顔面領域のCTにより，皮膚，皮下組織の厚さや顔面骨の形態，咬合の状態などを評価することができる．

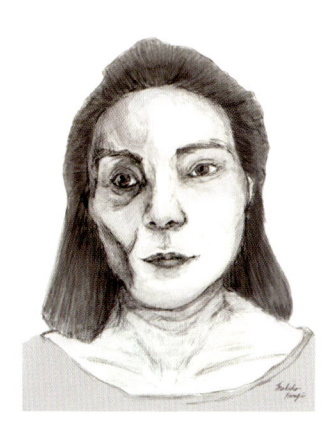

図5.5.65 進行性顔面半側萎縮症
26歳女性．12歳時に本症を発症し，2年間の症状進行の後，症状固定した（作図：原木万紀子）．

【診　断】

放射線照射などの既往や特別な誘因がなく，後天的に顔面半側の皮膚・皮下組織などの萎縮が出現した際には，本症例を疑う（図5.5.65）．

【鑑別診断】

皮膚症状については接触性皮膚炎，線状苔癬など，神経症状については脳腫瘍，頭蓋底腫瘍などとの鑑別を要する．強皮症も同様の症状を示すことがあるが，強皮症では病理組織所見で弾性線維が変性している点が異なる．

【合併症】

てんかん，脳神経症状，認知障害などの症状を合併することがあり，片側の脳実質の石灰化，髄膜の造影増強，脳溝の消失，白質病変，脳室拡大を伴う萎縮，多発性脳動脈瘤などの脳画像所見を伴うこともある．

【治　療】

原因が不明であることから，根治的な治療法は確立されていない．現在は，萎縮した組織の変形や非対称に対する整容的・機能的再建などの対症療法がおもな治療法である．皮膚，皮下組織の軽微な萎縮に対してはコラーゲン，ヒアルロン酸，脂肪の注入，中等度の萎縮に対しては真皮，脂肪，筋膜移植，高度または広範囲の軟部組織の変形に対して血管柄付き遊離組織移植が行われる．顔面骨の変形に対しては，遊離自家骨や人工骨による再建を行う．初期にはステロイド療法や星状神経節ブロックが有効な症例がある．

〔原　尚子，三原　誠〕

■ 文　献

Kodama Y, Miyazawa M, et al：Progressive hemifacial atrophy treated by orthodontic surgery. Oral Science International, **2**(2)：131-135, 2005.

鈴木康俊，朝戸裕貴：顔面片側萎縮症（ロンバーグ病）の概要．日医新報，**4382**：95-96, 2008.

5.6 顎・口腔の感染症

1 細菌感染症 —歯槽骨炎，顎骨骨膜炎・顎骨骨髄炎，口底炎，上顎洞炎

細菌感染症の多くは歯性感染症であり，口腔常在菌に起因することがほとんどである．病変は歯根膜から歯槽骨，顎骨，隣接する組織へと波及していくが（図5.6.1），局所の状態や生体の抵抗力によって慢性炎症と急性炎症を互いに移行する．

治療の基本は抗菌薬による原因療法と生体の抵抗力を高める対症療法である．

(1) 歯槽骨炎（alveolar periostitis）
【病因・病態】

う蝕（根尖性歯周炎）や歯周ポケット（辺縁性歯周炎）からの炎症が拡大して，おもに歯槽部に限局した炎症を歯槽骨炎という．抜歯後感染などによっても起こる．

歯槽部に症状を認めるものの，全身症状は少ない．歯根膜期，骨内期，骨膜下期，粘膜下期に分けられる．歯根膜期には，歯肉は発赤腫脹して圧痛が認められ，原因歯の挺出感や，自発痛および接触痛（咬合痛，打診痛），歯の弛緩動揺がみられる．そして炎症は骨内期から骨膜下期へと進行し，粘膜下期では歯肉膿瘍を形成する（図5.6.2）．慢性経過をたどると内歯瘻を形成する場合もある．

【診断・治療】

臨床症状や経過から診断は比較的容易であるが，X線所見では，歯根膜空隙の拡大や歯槽硬線の消失がみられる．歯槽骨の吸収に関しては，急性歯槽骨炎の初期では，根尖部歯槽骨の吸収像はみられないこともある．

根尖性のものであれば感染根管治療を行い，減圧して排膿路を確保する．保存不能歯で排膿の目的を確実に達成できる場合には早期抜歯を行う．著明な自発痛や接触痛のため根管処置が行えない場合は，薬物療法で消炎後，原因歯の根本的処置を行う．膿瘍が形成された場合には切開して排膿をはかる．適切な抗菌薬の投与のほか，十分な安静と栄養補給を行い，局所的には洗浄と含嗽による口腔の清潔維持に努める．

(2) 顎骨骨膜炎・顎骨骨髄炎（mandibular (maxillary) periostitis・osteomyelitis）

歯槽骨炎などの歯性炎症が顎骨に拡大して顎骨炎となるが，そのなかでおもに骨膜下に拡大した炎症を顎骨骨膜炎とよび，広範囲の骨髄に拡大したものを顎骨骨髄炎とよぶ．

a. 顎骨骨膜炎
【病因・病態】

歯槽骨炎より重篤な症状となり，拍動性の自発痛や原因歯の著明な咬合痛・打診痛が発現する．顔面にも腫脹・発赤や熱感が現れ，所属リンパ節も腫脹し圧痛がみられることが多い．全身的にも，倦怠感や食欲不振，発熱などの症状が発現する．

膿瘍が形成され，排膿することにより症状は改善

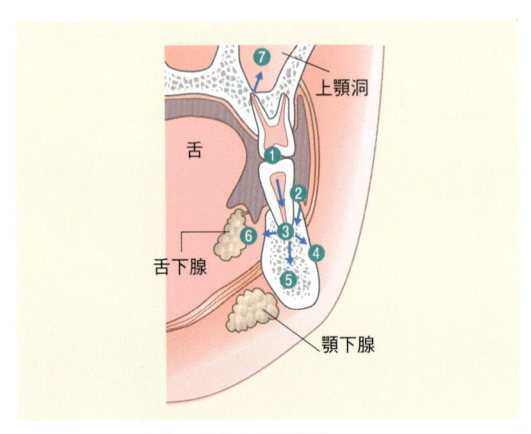

図5.6.1 感染症の発生と進展経路
①う蝕，②辺縁性歯周炎，③歯槽骨炎，④顎骨骨膜炎，⑤顎骨骨髄炎，⑥口底炎，⑦上顎洞炎．

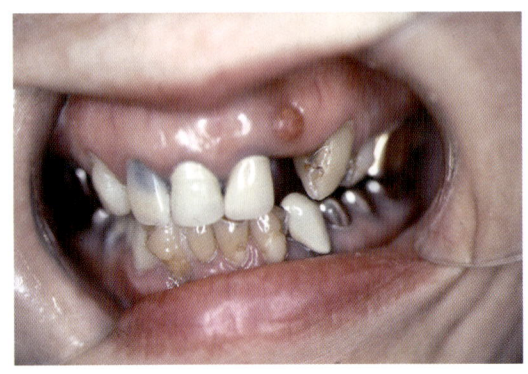

図5.6.2 歯肉膿瘍
上顎前歯部に形成された歯肉膿瘍で，原因歯の感染根管処置が行われた．

する.

【診断・治療】

血液検査所見では,白血球の増加がみられ,核の左方移動を示す.C反応性蛋白は上昇する.

抗菌薬による消炎を積極的に行い,膿瘍が形成され波動が触れれば切開排膿を行う.全身状態の改善に努め,急性症状改善後,原因歯の処置を行う.

b. 顎骨骨髄炎

【病因・病態】

一般的に急性顎骨骨髄炎は経時的変化により,初期,進行期,腐骨形成期,腐骨分離期の四期に分類されているが,抗菌薬や歯科治療の進歩に伴い,最近では典型的な経過をたどるものは減少している.上顎骨は骨髄が少なく顎骨骨髄炎の罹患率が低いため,以下は下顎骨骨髄炎について述べる.

①第一期(初期):原因歯の挺出感や打診痛とともに,拍動性の自発痛が認められる.全身的にも,倦怠感や発熱などの症状が発現する.

②第二期(進行期):急性炎症症状は増悪し腫脹も現れてくる.原因歯の自発痛や打診痛も著明となるが,隣在歯も強い打診痛を示すようになり,これを弓倉症状とよぶ.また炎症が下顎管周囲に進行すると,オトガイ神経分布領域の患側下唇部に知覚鈍麻が出現し,これをVincent症状とよぶ.

③第三期(腐骨形成期):急性炎症症状は鎮静化するが,骨皮質から骨膜下に炎症が波及し,骨膜下膿瘍を形成する.炎症にさらされた骨組織は壊死し,膿瘍は自壊して排膿がみられる.

④第四期(腐骨分離期):慢性期に移行した時期で,急性症状はほぼ消失し,疼痛も軽減する.瘻孔からの排膿が続き,腐骨と周囲の健全な骨との境界に肉芽組織が形成されて腐骨分離が進行する(図5.6.3).

【診断・治療】

初期〜進行期では,顎骨骨膜炎と同様に,血液検査所見では白血球の著しい増加がみられ,核の左方移動を示す.C反応性蛋白も上昇する.

X線所見では,初期には原因歯の歯根膜空隙の拡大や歯槽硬線の消失などの変化しかみられないが,骨髄炎の進行とともに骨吸収や骨硬化像が散在性に発現する.慢性期になると,不透過性の亢進した腐骨の周囲を1層の透過帯が囲む腐骨分離像(骨柩)がみられるようになる.

治療は,急性期には,十分な栄養補給とともに全身的・局所的安静を保ち,抗菌薬および抗炎症薬による消炎を行う.骨髄内減圧により症状が軽減することから,原因歯の抜歯や骨髄内への穿孔により排膿をはかる.膿瘍形成があれば切開排膿を行い,腐骨が形成されれば,細菌増殖の場となることから除去術を行う.また抗菌薬の骨髄移行性を高めるため

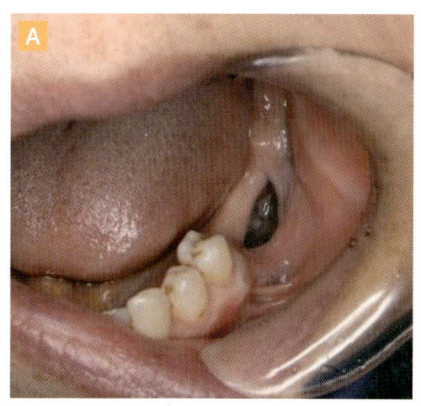

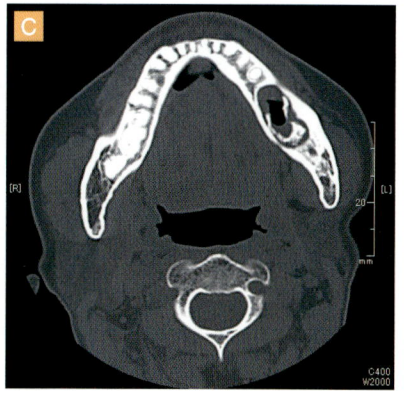

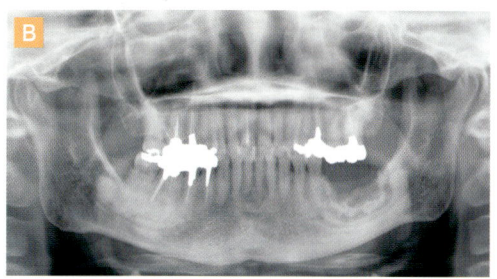

図5.6.3 顎骨骨髄炎
A:口腔内写真,下顎左側第一・第二大臼歯抜歯後,創が閉鎖せず腐骨分離を認めた.B:パノラマX線写真,透過像で囲まれた腐骨を認める.C:CT写真,同様に腐骨分離を認める.

5.6 顎・口腔の感染症　669

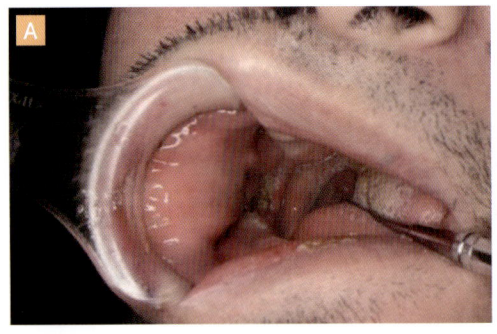

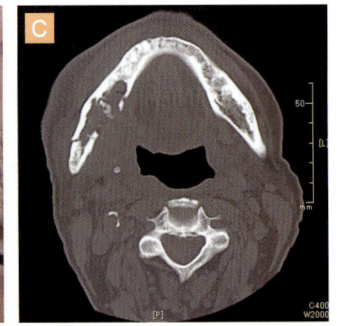

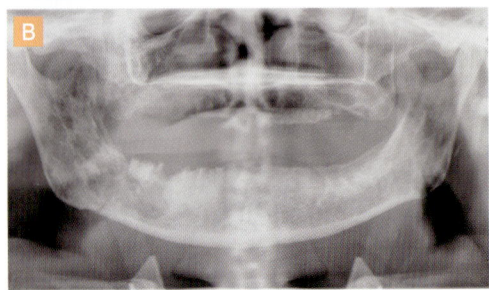

図 5.6.4　放射線性骨髄炎
A：口腔内写真，上咽頭癌による放射線治療後（70 Gy）で，下顎右側臼歯部に腐骨形成を認めた．B：パノラマX線写真，腐骨とともに病的骨折も認める．C：CT写真，同様に腐骨と病的骨折を認める．

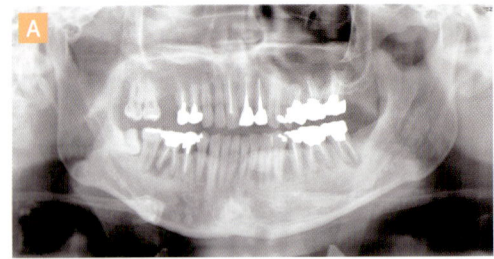

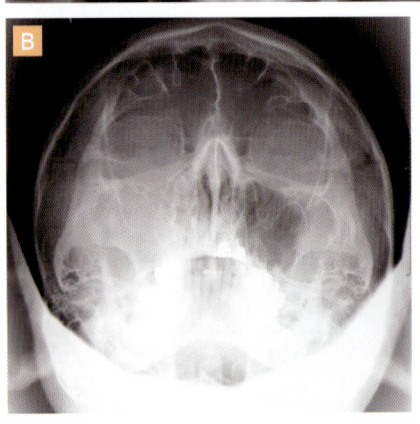

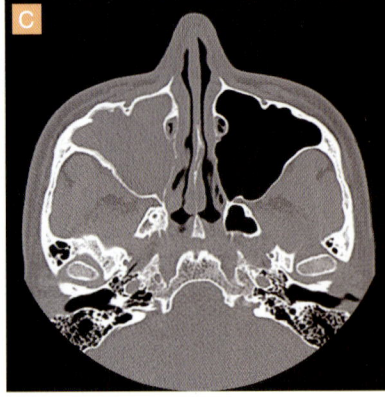

図 5.6.5　上顎洞炎
A：パノラマX線写真，上顎右側第一大臼歯抜歯後に生じた上顎洞炎で，右上顎洞の不透過性亢進が認められる．B：Waters法X線写真，右上顎洞の明瞭な不透過性亢進が認められる．C：CT写真，同様に右上顎洞が粘膜肥厚などにより充満しているのが認められる．

に，硬化した皮質骨を除去したり，高圧酸素療法が行われることもある．

c. 特殊な顎骨骨髄炎

　悪性腫瘍などの治療で顎骨に60〜70 Gy以上の照射を受けると放射線性骨髄炎（図 5.6.4）や骨壊死となる確率が高くなる．また，骨粗鬆症や悪性腫瘍に伴う高カルシウム血症や溶骨性骨転移に対して投与されるBP系薬剤の副作用として，顎骨骨髄炎や骨壊死が発症することが知られている．これらは難治性となることも多いため，治療担当者には十分認識される必要がある．

（3）口底炎（inflammation of oral floor）
【病因・病態】

　下顎の歯性化膿性炎が舌側に波及し，口底部に進展したものを口底炎という．唾石あるいは外傷創か

らの炎症が原因でも起こる．

口底部の腫脹や自発痛が生じ，舌下部が腫脹すると二重舌を呈する．炎症が後方に拡大すると，発音障害や嚥下障害を生じる．ときには呼吸困難を呈することがあり，このようなものをLudwigアンギーナとよんでいる．また炎症が下方に進展すると，頸部蜂巣炎や縦隔炎を起こすこともある．

【治療】

治療は安静のうえ，適切な抗菌薬の投与と，舌下隙や顎下隙など感染している隙のドレナージが必要となる．

(4) 上顎洞炎（maxillary sinusitis）

【病因・病態】

上顎小臼歯・大臼歯の根尖性歯周炎や，抜歯時の上顎洞穿孔，歯根や異物の洞内迷入などにより，炎症が上顎洞内に波及すると上顎洞炎になる．一般に歯性のものは片側性に発症し，腐敗臭が強いとされている．口腔内症状としては原因歯の打診痛，歯肉頬移行部の腫脹や圧痛，口腔外症状としては頬部の腫脹や圧痛，鼻閉・鼻漏，頭重感などがある（図5.6.5）．

【診断・治療】

診断はWaters法などの頭部単純X線写真やCT写真により，洞粘膜の肥厚や膿の貯留による不透過性が亢進することにより容易に診断される．

急性上顎洞炎に対しては，抗菌薬および抗炎症薬による消炎を行う．原因歯がある場合には抜歯や根管治療などの処置を行い，洞内を洗浄する．慢性上顎洞炎で，薬物療法で症状の改善がみられないときは上顎洞根治術（Caldwell-Luc法）が行われる．上顎洞根治術では下鼻道対孔が形成されるが，術後10～20年が経過して対孔が閉じると術後性上顎囊胞を生じることがある． 〔古森孝英〕

■ 文 献

木村博人，榊 宏剛：口腔感染症とその対策．口腔外科ハンドマニュアル'09（日本口腔外科学会編），pp147-161，クインテッセンス出版，2009．

内山健志，須賀賢一郎：顎炎，歯性上顎洞炎．コンサイス口腔外科学（内山健志，大関 悟 他編），pp102-111，学建書院，2007．

2 ウイルス感染症

顎・口腔領域に症状を現すウイルス感染症としては，DNAウイルスである単純ヘルペスウイルスによる急性疱疹性歯肉口内炎，水痘・帯状疱疹ウイルスによる帯状疱疹，Epstein-Barr（EB）ウイルスによる伝染性単核症，またRNAウイルスであるコクサッキーウイルスによるヘルパンギーナと手足口病，パラミキソウイルスによる麻疹，ムンプスウイルスによる流行性耳下腺炎［⇨5.12を参照］，風疹ウイルスなどがある．ここでは，代表的なウイルス感染症である急性疱疹性歯肉口内炎，帯状疱疹，ヘルパンギーナ，手足口病，麻疹について述べる．

(1) 急性疱疹性歯肉口内炎 （acute herpetic gingivostomatitis）

【病因・疫学】

αヘルペスウイルス科に属する単純ヘルペスウイルスⅠ型（herpes simplex virus type 1：HSV-1，あるいはhuman herpesvirus 1：HHV-1）の感染によって幼児に発症する歯肉口内炎（図5.6.6）であり，初感染病変である．初感染者の多くはこのウイルスに不顕性感染をしており，約10%の感染者に症状を現す．ほとんどの人は抗体を獲得しているが，再発感染病変は成人の口唇ヘルペス（herpes labialis）（図5.6.7）として現れ，熱性疾患，紫外線，月経，精神的緊張，機械的刺激などが誘発因子となる．

【病理・病態】

本ウイルスは皮膚，粘膜，角膜，結膜などの上皮に親和性を有し，感染した粘膜に小水疱を生じる．病理組織学的には粘膜上皮の細胞間水腫，上皮内水

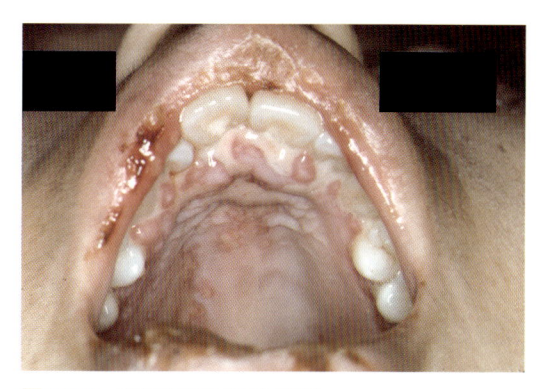

図5.6.6 急性疱疹性歯肉口内炎

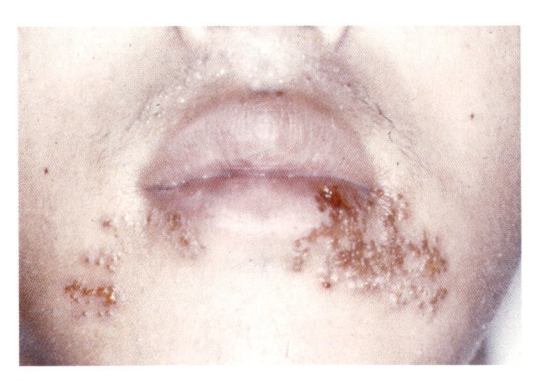

図 5.6.7　口唇ヘルペス

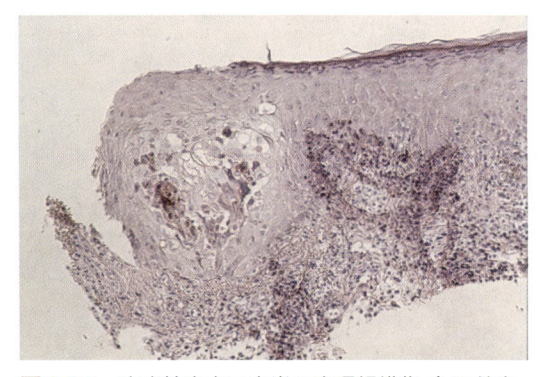

図 5.6.8　疱疹性歯肉口内炎の病理組織像（HE 染色．弱拡大）
上皮内水疱，上皮細胞のバルーン変性，核内封入体がみられる．

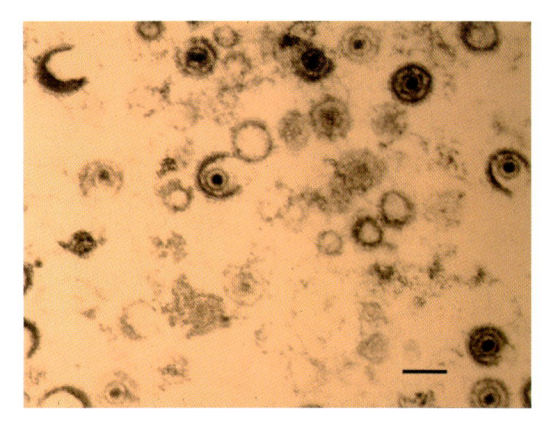

図 5.6.9　水疱内にみられたヘルペスウイルス粒子
（バーは 200 nm を示す）

疱，上皮細胞のバルーン変性，上皮の基底細胞に多核巨細胞や核内封入体（inclusion body）がみられる（図 5.6.8）．電子顕微鏡では直径 120 ～ 200 nm のエンベロープを有する球形のウイルス粒子が観察される（図 5.6.9）．初感染病変が治癒した後，ウイルスは脊髄知覚神経節に潜伏感染するが，上記の誘発因子により再活性化が起こり，再発感染病変である口唇ヘルペスとして粘膜皮膚移行部に現れる．

【臨床症状】
　1 ～ 6 歳程度の幼児が侵される場合が多くアフタ性口内炎の形で現れる．39℃以上の発熱，全身倦怠感，有痛性で易出血性の広範な口内炎，口臭，唾液の分泌亢進，顎下リンパ節の有痛性腫脹がある．この口内炎は，歯肉，舌，口唇を含め，口腔前方部粘膜に症状を呈することが特徴である．臨床経過は，口唇や歯肉などの疼痛，灼熱感，瘙痒感，腫脹で始まり，限局性の小水疱が生じ，それが自潰してびらんを形成する．二次感染により膿疱化することもある．びらんは痂皮を形成して，10 ～ 14 日間で治癒する．また口腔以外では，ヘルペス性角膜炎，中枢神経に及んだ場合は無菌性脳脊髄膜炎，全身皮膚にヘルペス性湿疹や Kaposi 水痘状発疹を生じることがある．

【診　断】
　臨床症状から比較的診断は容易であるが，確定診断のためには血中 HSV 抗体価（補体結合抗体，中和抗体など）の測定が行われる．すなわち，急性期と回復期に採取したペア血清の抗体価が 4 倍以上上昇していれば本ウイルス感染と確定できる．より迅速な診断が必要な場合，小水疱からの HSV の分離，蛍光抗体法や電子顕微鏡でのウイルスの同定，DNA 診断法などが行われる．

【鑑別診断】
　口腔粘膜にアフタ様病変を形成する帯状疱疹やヘルパンギーナ，アフタ性口内炎，尋常性天疱瘡などとの鑑別が必要である．

【治　療】
　安静を保ち，脱水を防ぐために輸液を行う．特に幼児は脱水に弱いため，注意が必要である．また，抗ウイルス薬であるアシクロビル（ゾビラックス®）あるいはバラシクロビル塩酸塩（バルトレックス®）を経口あるいは点滴で 5 ～ 7 日間を目途に投与する．ビダラビン（アラセナ-A®）軟膏を局所塗布することもある．

（2）帯状疱疹（herpes zoster）
【病因・疫学】
　α ヘルペスウイルス科に属する水痘-帯状疱疹ウイルス（varicella-zoster virus：VZV，あるいは human herpesvirus 3：HHV-3）の感染によって成

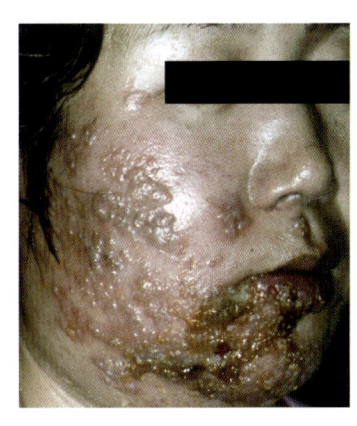

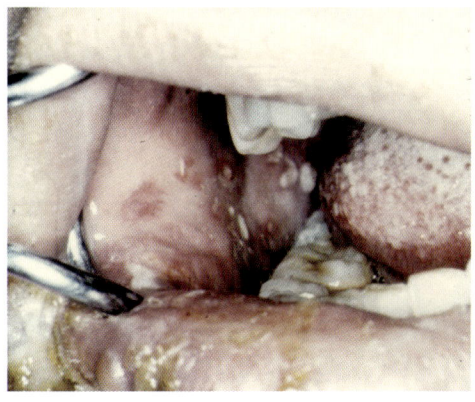

図 5.6.10 帯状疱疹
三叉神経第二・第三枝領域の皮膚や口腔粘膜に水疱やびらんがみられる.

人に発症する水疱性疾患（図 5.6.10）であり，再発感染病変である．初感染病変は幼児期の水痘（図 5.6.11）であるが，感染後高率に三叉神経節に潜伏感染を起こし，外傷，過労，放射線治療，手術などが誘発因子となってウイルスの再活性化が起こり発症する．性差はないが，20代と60代に感染のピークがある．

【病理・病態】
本ウイルスも単純ヘルペスウイルス同様，αヘルペスウイルスに属するので，類似の病態を示す．

【臨床症状】
発症部位に数日間疼痛が続いた後，発熱，神経痛様疼痛を伴い，三叉神経の走行に沿った水疱形成がみられる．水疱は自潰してびらんとなり，痂皮を形成して瘢痕治癒する．三叉神経第二枝，第三枝が侵されると口腔粘膜にも水疱やアフタが形成される．3〜4週間で治癒するが，治癒後にも約10%の患者に帯状疱疹後神経痛（post-herpetic neuralgia）として頑固な三叉神経痛様疼痛が残ることがある．これは神経節の瘢痕化によると考えられているが，特に高齢者（70歳以上）では約50%にみられる．三叉神経のほかに，胸神経や坐骨神経領域にも発症する．

また，帯状疱疹の特殊型としてRamsay Hunt症候群がある．VZV感染により顔面神経の膝神経節が侵され，顔面神経麻痺，顔面および耳部の水疱形成（外耳道，鼓膜などをHunt氏帯という），耳鳴り，難聴，めまい，味覚障害（舌前方2/3）などの症状を現す．

【診　断】
特徴的な臨床症状（片側性で帯状の発疹，神経痛様疼痛）から診断は容易であるが，確定診断のため

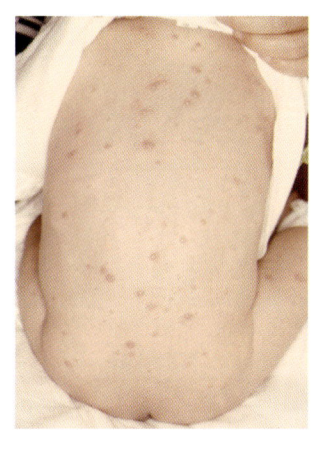

図 5.6.11 帯状疱疹の初感染病変としての水痘

には血中VZV抗体価（補体結合抗体，中和抗体など）の測定が一般的に行われる．

【治　療】
安静を保ち，脱水を防ぐために輸液を行う．抗ウイルス薬であるアシクロビルあるいはバラシクロビル塩酸塩を経口あるいは点滴で投与する．帯状疱疹後神経痛に対しては，カルバマゼピン（テグレトール®）投与や星状神経節ブロック（stellate ganglion block：SGB）が行われる．

(3) ヘルパンギーナ（herpangina）
【病因・疫学】
ピコルナウイルス科に属するコクサッキーウイルス（Coxsackie virus）A群，おもにA4型の感染によって幼児に発症するアフタ性口峡咽頭炎（図 5.6.12）である．

【臨床症状】
おもに1〜4歳の幼児，あるいは10〜20代の若年層に発症し，口腔後方部粘膜や軟口蓋付近など口

5.6　顎・口腔の感染症　673

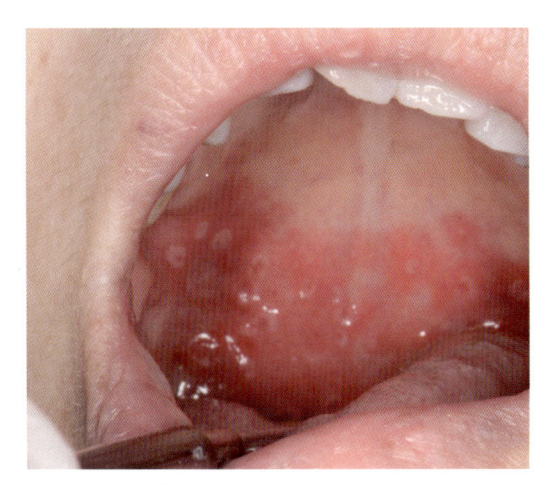

図 5.6.12　ヘルパンギーナ

峡部に小水疱やアフタを生じる．夏季に多く，4～5日の潜伏期間の後，急速な発熱，咽頭痛を伴って発症する．皮膚症状は伴わない．通常，2～3日で解熱し，7日以内に自然治癒する．

【診　断】
　上記の特徴的な臨床症状（口腔後方部粘膜）から比較的診断は容易であるが，確定診断のためには血中のコクサッキーウイルス抗体価（中和抗体）の測定や蛍光抗体法，ポリメラーゼ連鎖反応（polymerase chain reaction：PCR）法が行われる．

【治　療】
　一般的に症状は軽度であるので，特別な治療の必要はない．

（4）手足口病（hand, foot and mouth disease）

【病因・疫学】
　ピコルナウイルス科に属するコクサッキーウイルス（Coxsackie virus）A16型，あるいはエンテロウイルス（Enterovirus）71型の感染によって小児の手足の皮膚と口腔粘膜に発症する伝染性疾患（図5.6.13）である．

【臨床症状】
　おもに1～5歳の小児の手，足の皮膚の発疹や小水疱と口腔粘膜のアフタを生じる．4～5日の潜伏期間の後，発熱を伴って発症する．一般的に軽症で，1週間程度で自然治癒する．

【診　断】
　臨床症状から診断は容易である．検査としてはヘルパンギーナと同様の方法を用いる．

【治　療】
　特別な治療は不要である．

（5）麻疹（measles）

【病因・疫学】
　パラミキソウイルス科に属する麻疹ウイルス（measles virus）の感染によって全身に発疹をきたす伝染性疾患で，飛沫感染により伝播する．

【臨床症状】
　10～12日の潜伏期間の後，39℃以上の二峰性の発熱を示し，1回目の解熱時に両側の頬粘膜の臼歯

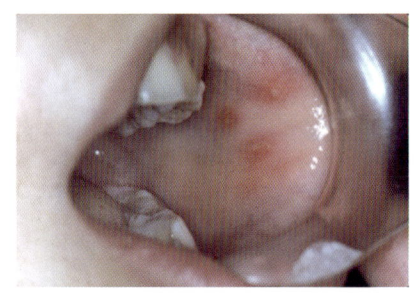

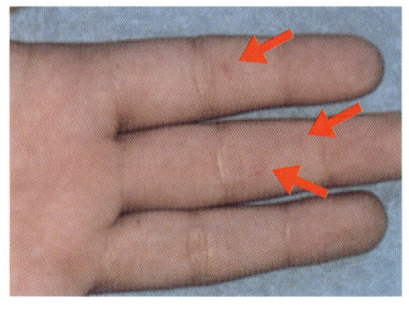

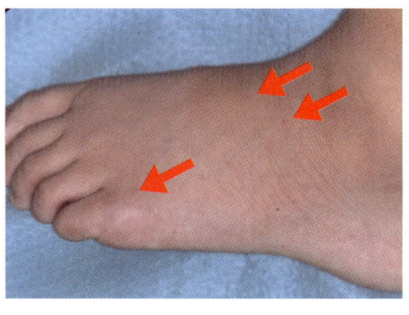

図 5.6.13　手足口病
口腔粘膜や手足の皮膚に小水疱や紅斑がみられる（赤矢印）．

相当部にKoplik斑とよばれる帽針頭大の白色斑が多数出現する．麻疹の臨床診断には欠かせない症状であるが，1～2日で消退する．再度高熱を発し，粟粒大の丘疹あるいは紅斑が耳後部，顔面，口腔周囲，頬部に出現し2～3日のうちに体幹，四肢に広がる．皮膚の発疹は1週間程度で消退する．おもに幼児に発症するが，最近幼児期にワクチン接種を受けていない若年者での発症が問題となっている．

【診　断】

流行期の典型例では臨床症状から診断可能である．ウイルス学的診断法には，蛍光抗体法，ウイルス分離，抗体測定（中和抗体，赤血球凝集抑制抗体，補体結合抗体）がある．

【治　療】

安静を保ち，それぞれの症状に応じた対症療法を行う．重症合併症として，脳炎，気管支肺炎，中耳炎があるので注意を要する．1～2歳台に麻疹ワクチン接種することにより予防できる．〔浦出雅裕〕

3　真菌感染症

真核微生物である真菌のなかでヒトに感染を引き起こす病原真菌による感染症をいう．真菌感染症は，超高齢社会の到来により臓器移植患者，エイズ患者，免疫抑制薬，抗癌薬，ステロイド薬などの投与による免疫不全患者の増加とともに日和見感染として，また，抗菌薬の長期投与による菌交代現象として増加の一途をたどっている．真菌感染症は，感染部位により皮膚粘膜上皮が侵される表在性真菌症，皮膚粘膜上皮下組織から筋肉・骨組織まで侵される深在性皮膚真菌症，深部臓器が侵される深部真菌症の3つに分類されている．口腔は歯，歯肉，舌など解剖学的構造が多様なため細菌や真菌が生息しやすく，さらに義歯表面にカンジダ菌が付着しやすいため，口腔カンジダ症を発症しやすい．これらの口腔カンジダ症を放置すると，食道カンジダ症や誤嚥性肺炎による深部真菌症を発症し生命の危険にさらされることになる．

病原真菌は約50種類が知られているが，わが国で報告のある真菌症は，カンジダ症，アスペルギルス症，クリプトコッカス症，ムコール症などがある．口腔領域で最も頻度が高く重要な真菌感染症は口腔カンジダ症である．

（1）口腔カンジダ症（oral candidiasis）

【病因・疫学】

カンジダ属による真菌感染症で，検出される菌種としては*Candida albicans*が最も多いが，義歯性に関連するカンジダ症では*C.glabrata*が，エイズ患者では*C.dubliniens*が高率に検出されている．

口腔粘膜の本症は古くはモニリア症（moniliasis）と記載され，鵞口瘡（thrush）としても知られている．本症の誘因としては，免疫不全による日和見感染や医原性の菌交代現象のほかに，口腔清掃や義歯清掃の不良，唾液分泌の低下など局所的因子が大きく関与している．

【病態・分類】

口腔カンジダ症は，その病態から偽膜性カンジダ症，紅斑性（萎縮性）カンジダ症，肥厚性カンジダ症に分類される．

①偽膜性カンジダ症（pseudomembranous candidiasis）：口腔粘膜や口角部に白色から乳白色の小斑点状の偽膜が多発性に生じ，容易に剥離できるのが特徴で，剥離した跡に発赤やびらん，潰瘍を認めることが多く，鵞口瘡がこれにあたる（図5.6.14）．ステロイド薬の長期連用や抗癌薬で免疫能の低下した患者や菌交代現象，エイズ患者の口腔病変として最も多くみられる．

②紅斑性（萎縮性）カンジダ症（erythematous (atrophic) candidiasis）：口腔粘膜の有痛性発赤，舌乳頭の萎縮が特徴で疼痛，灼熱感を伴うことが多い．義歯床下の粘膜の発赤として認められることが多く，義歯性口内炎の病態を呈することもあるので注意が必要である（図5.6.15）．

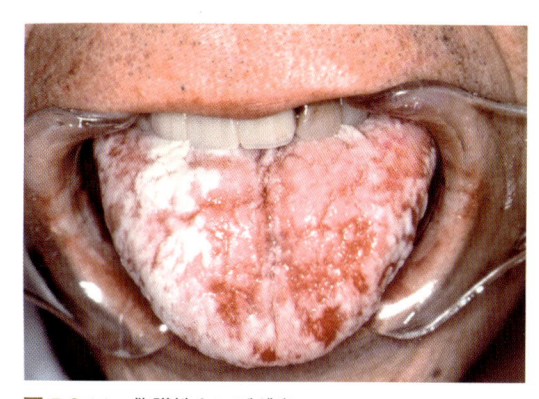

図5.6.14　偽膜性カンジダ症
帯状・斑紋状の白い苔状物が舌表面全体に付着し，容易に剥離できる．

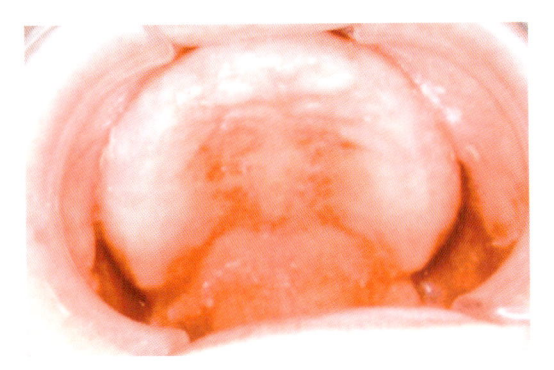

図 5.6.15　紅斑性（萎縮性）カンジダ症
義歯床下粘膜の発赤とびらんが硬口蓋粘膜に認められ灼熱感も伴う．

③肥厚性カンジダ症（hypertrophic candidiasis）：偽膜性カンジダ症が慢性化し粘膜上皮の肥厚が著明となると偽膜の剥離が困難となり肥厚性カンジダ症となる．抗真菌薬で改善されなければ生検が必要である．

【診　断】

カンジダ症の診断には，臨床所見に基づく診断法のほかに顕微鏡検査と培養検査があり，近年，血清診断と遺伝子診断が進歩してきている．顕微鏡検査では，口腔病巣部からミラーや舌圧子を用いて拭い検体を採取してスライドグラスに塗布してPAS染色やGram染色を行うことにより菌糸の有無が確認できる．しかし，菌種の同定は困難で培養検査が必要である．培養検査は口腔粘膜病巣部を綿棒で拭ってカンジダ培地に直接塗布し，36℃にて24時間培養してカンジダ菌種の違いによる集落の色の違いにより菌種を同定する（図 5.6.16）．偽膜性カンジダ症の生検標本を走査型電子顕微鏡で観察すると，口腔粘膜上皮細胞の表面に細長く紐状に伸びた*C.albicans*の菌糸とキノコ状に付着する酵母様細胞が観察される（図 5.6.17, 5.6.18）．

【治　療】

口腔カンジダ症の治療は，抗真菌薬による薬物療法が中心となるが，口腔清掃や義歯の清掃，唾液分泌の改善などを薬物療法とともに行うことが大切である．

口腔カンジダ症は表在性真菌症に属するので，抗真菌薬は局所療法としてカンジダ菌と長時間接触させるような投与法，すなわち含嗽液やゲル状の剤形で口腔内に長時間停滞する薬剤が推奨される．含嗽液として使用できるシロップ薬としては，ポリエ

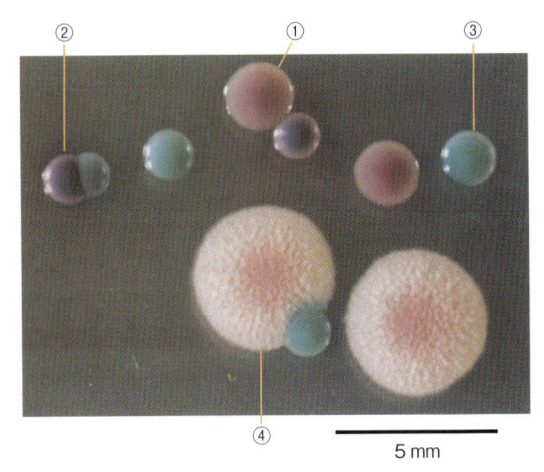

図 5.6.16　CHROMagar Candida 寒天培地の培養所見
① *C.glabrata*：ピンク色，② *C.tropicalis*：青紫色，③ *C.albicans*：緑色，④ *C.krusei*：淡いピンク色．
カンジダ菌種の違いによって集落の色が異なるので菌種の同定が簡単である．

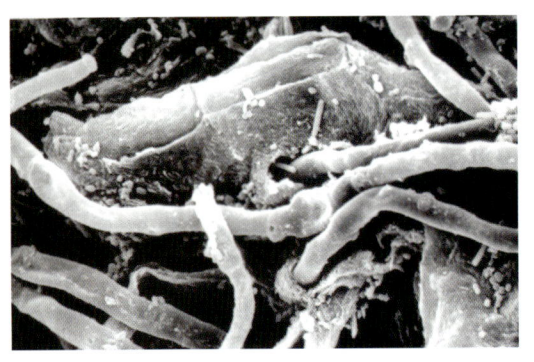

図 5.6.17　偽膜性カンジダ症の走査型電子顕微鏡所見
*C.albicans*の紐状の菌糸が上皮細胞内に侵入しているのが観察される．

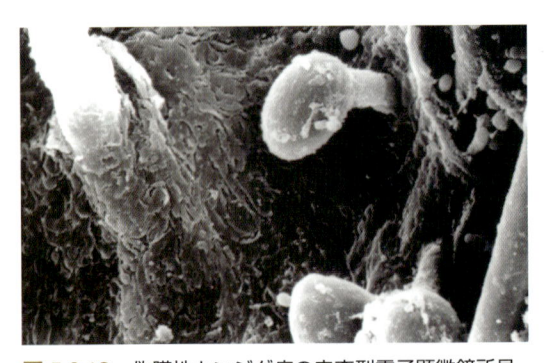

図 5.6.18　偽膜性カンジダ症の走査型電子顕微鏡所見
上皮細胞内に侵入する菌糸とともに球状の酵母様細胞も観察される．

ンマクロライド系抗真菌薬であるアムホテリシンB（amphotericin B：AMPH；ファンギゾン® シロッ

プ，ハリゾン®シロップ）がある．本剤は経口薬であるが腸管から吸収されないので，併用薬に左右されず使い勝手のよい薬剤である．できるだけ長時間口腔内に含むように指導する．ゲル剤（軟膏製剤）としては，アゾール系抗真菌薬であるミコナゾール（miconazole：MCZ；フロリード®ゲル経口用）がある．本剤はゲル状であるため口腔内に長時間，有効濃度をこえた高い濃度で停滞するので高い効果を示す．特に義歯性カンジダ症では義歯床粘膜面に塗布して使用するとより効果的である．しかし，これらの薬剤が奏効しない難治性カンジダ症の場合には，アゾール系抗真菌薬であるカプセル，内用液のイトラコナゾール（itraconazole：ITCZ；イトリゾール®カプセル，内用液）が有用である．特に肥厚性カンジダ症や *C.glabrata* などの *C.albicans* 以外（*non-albicans*）のカンジダ菌に有効である．

口腔カンジダ症に対する抗真菌薬の使用は，原則的に局所的投与であり，偽膜性カンジダ症では2〜3% AMPH 含嗽液を使用し，口角部カンジダ症や肥厚性カンジダ症では MCZ ゲル剤が選択される．

(2) アスペルギルス症（aspergillosis）

Aspergillus 属による真菌感染症で，肺病変が最も頻度が高く，頭頸部領域では，外耳道，鼻腔・副鼻腔，眼窩，脳，咽頭などに認められるが，顎口腔領域ではまれである．口腔領域では，上顎洞に発生した本症の報告例が多く，鼻閉感，鼻出血，血性ないし悪臭鼻漏など上顎洞炎と類似した症状を呈する．X線所見では，片側性陰影を呈し，CTでは塊状の高濃度領域（high density area）が認められる．

発症要因として，全身的ならびに局所因子が考えられ，全身的因子としては，悪性腫瘍，消耗性疾患による抵抗力の減退，菌交代現象などが，局所因子として，洞内の換気不全による上顎洞炎の併発，根充剤などの迷入などが考えられている．本症は臨床的に非破壊型，破壊型，電撃型に分類されており，非破壊型の症例では，手術による病変の除去のみで治癒の転帰をとるが，破壊型や電撃型では，病変の除去に加えて抗真菌薬の全身投与が必須とされている．　　　　　　　　　　　　　　　〔杉原一正〕

■ 文　献

橋本賢二，杉原一正他：副鼻腔アスペルギルス症—症例報告ならびに文献的考察．日口腔科会誌，**27**：202-212，1978.

上川善昭：口腔ケアに必要な口腔カンジダ症の基礎知識—診断・治療と口腔ケアによる口腔カンジダ症の予防．日口腔ケア会誌，**4**：17-23，2010.

上川善昭，金川昭啓：口腔カンジダアトラス．Therapeutic Research，**28**：161-176，2007.

上川善昭，杉原一正他：口腔カンジダ症の基礎と臨床．難病と在宅ケア，**15**：62-66，2009.

菅田辰海，明見能成他：造血器悪性腫瘍患者に発症した侵襲性口腔アスペルギルス症の早期外科治療．日口腔外会誌，**44**：697-699，1998.

4　特異性炎

特定の病原菌により特徴的な組織像を示す肉芽腫を形成する炎症で，放線菌症，カンジダ症，結核，梅毒，Hansen 病（らい病），猫ひっかき病などが含まれる．これらの病原菌は毒性が低いことから，細胞内持続感染を起こし，遅延型アレルギーによって肉芽腫性反応を起こすと考えられている．病原菌は同定されていないがサルコイドーシスも特異性炎に含まれている．ここでは顎放線菌症，結核，梅毒について述べる．

(1) 顎放線菌症（actinomycosis of the jaw）

【病因・疫学】

偏性嫌気性グラム陽性菌である放線菌 *Actinomyces israelli* の感染による炎症で，う歯，歯周組織，扁桃などに常在している放線菌が根尖病巣，智歯周囲炎，抜歯後などに感染を起こして発症したものである．

【病理・病態】

ヘマトキシリンで青染する放線菌塊を含む膿瘍形成とその周囲の肉芽増生を特徴とする．肉芽組織には多数の泡沫細胞が存在し，リンパ球や形質細胞の著明な浸潤がみられる．

【臨床症状】

下顎角部，顎下部，咬筋部に好発する．顎骨周囲炎の症状を呈し，患部皮膚に多発性小膿瘍と板状硬結，強度の開口障害を生じる（図 5.6.19）．自発痛，圧痛は軽度である．小膿瘍からは放線菌塊（Druse）を含む排膿があり（図 5.6.20），瘻孔を形成して周囲に肉芽組織の増生がみられる．顎骨以外の軟部組織に生じる場合もある．

【診　断】

膿汁内の放線菌塊の検出や分離培養により確定診

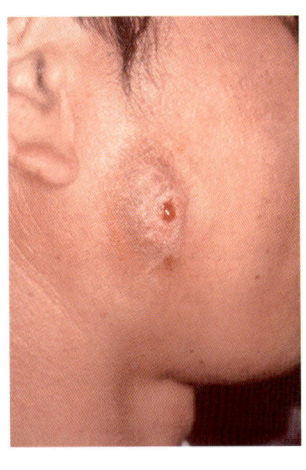

図5.6.19 顎放線菌症
皮膚の瘻孔形成と周囲の板状硬結を認める。

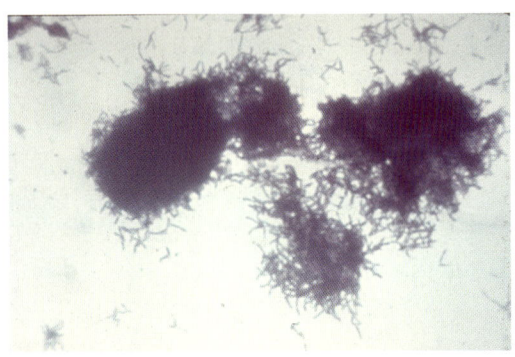

図5.6.20 放線菌塊（ヘマトキシリン染色，中拡大）

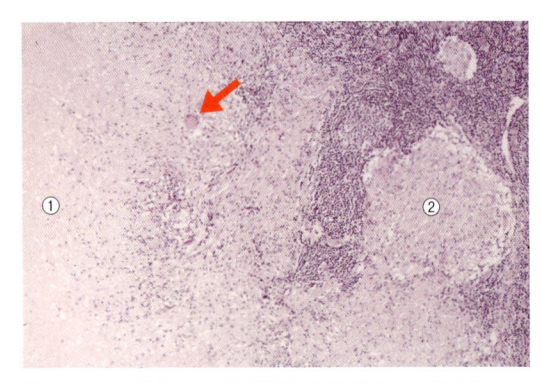

図5.6.21 結核の病理組織像（HE染色，中拡大）
乾酪壊死巣①とその周囲のLanghans型巨細胞（赤矢印）を伴う類上皮細胞②，リンパ球浸潤層を示す。

断される．

【治　療】
　ペニシリン系抗菌薬の大量投与が基本であるが，テトラサイクリンやストレプトマイシンを併用することもある．放線菌が偏性嫌気性菌であるので，膿瘍が形成された場合には，積極的に切開排膿処置を行う．

(2) 結核（tuberculosis）
【病因・疫学】
　結核菌 *Mycobacterium tuberculosis* の感染による疾患で，口腔粘膜に潰瘍を形成する口腔結核と頸部リンパ節腫脹をきたす結核性リンパ節炎がある．口腔初発のものは少なく，多くは初感染病巣である肺結核からの痰あるいは血行性，リンパ行性に感染を生じたものである．

【病理・病態】
　限局性肉芽腫病変で，中心部は乾酪壊死巣，その周囲に Langhans 型巨細胞が散在する類上皮細胞の増生とリンパ球の浸潤層を呈する（図5.6.21）．HE染色により，抗酸菌が赤く染色される．

【臨床症状】
　口腔結核は歯肉，口峡部，舌，口蓋などの粘膜に潰瘍を形成する．結核性潰瘍は辺縁鋸歯状，穿掘性の表在性潰瘍で，潰瘍底は灰白色，易出血性，有痛性である．また，リンパ節に発症したものは結核性リンパ節炎（図5.6.22）とよび，頸部，腋窩，鼠径リンパ節に多くみられる．頸部リンパ節がぐりぐり腫れる状態を「るいれき」とよぶ．陳旧化すると，内部に石灰化がみられる．

【診　断】
　胸部X線写真，病巣部や痰の塗抹検査やPCR検査による結核菌検出，あるいは病理組織学的に確定診断ができる．補助的診断としてツベルクリン反応があるが，BCG接種に影響され，偽陽性となることがあるため注意が必要である．最近ではツベルクリンに代わって，結核菌特異的蛋白質によるTリンパ球からのインターフェロンγ産生を定量するクオンティフェロン TB-2G 検査が用いられる．

【治　療】
　抗結核薬（イソニアジド，リファンピシン，ピラジナミド，ストレプトマイシン硫酸塩）を6カ月間投与する．

(3) 梅毒（syphilis）
【病因・疫学】
　梅毒トレポネーマ（*Treponema pallidum*）の感染による性感染症（sexually transmitted disease：STD）である．胎児期に母体内で感染したものを先天梅毒，それ以外を後天梅毒とよぶ．

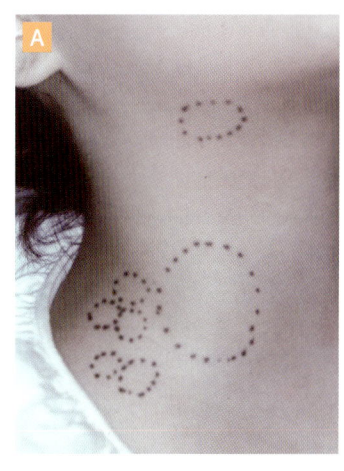

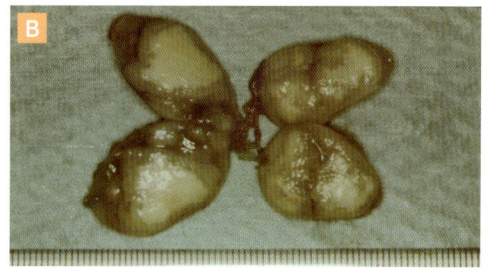

図 5.6.22 結核性頸部リンパ節炎（A）と摘出リンパ節割面（B）
中心部に壊死巣を認める.

【病理・病態】

第一期〜第二期では血管内皮細胞の腫脹や増殖，血管周囲の形質細胞浸潤がみられる．特異性炎としての特徴的な線維芽細胞，リンパ球，形質細胞などからなる肉芽病変が観察されるのは，第三期のゴム腫からである．中心部の乾酪化や類上皮細胞の増生がみられる．

【臨床症状】

a. 先天梅毒

妊娠18週以降に胎盤から血行感染を起こすと，生後数年以内にHochsingerの三徴候（頭蓋の奇形と鞍鼻，口唇周囲皮膚のParrot溝，肘関節部のリンパ節腫大）がみられる．

b. 晩発梅毒

2歳以降に発症する晩発性先天梅毒で，Hutchinsonの三徴候（実質性角膜炎，内耳性難聴，Hutchinson歯）がみられる．

c. 後天梅毒

①第一期（感染後3週間）：感染局所に小豆大〜示指頭大の硬性下疳（hard chancre），鼠径部の無痛性リンパ節腫脹である無痛性横痃（indolent bubo）が現れるが，2〜3週間で自然消退し，その後3カ月間は無症状となる．

②第二期（感染後3カ月〜3年）：梅毒トレポネーマが血行性に全身に広がる．皮膚には紅斑性梅毒疹（バラ疹），口腔粘膜には乳白斑が生じ，感染力は最も強い．

③第三期（感染後3年）：口蓋，舌，口唇にゴム腫が形成されたり，間質性舌炎が生じる．

④第四期（感染後10〜15年）：大動脈炎，脊髄癆，脳梅毒などの症状が現れる．

現在では第三期や第四期に進むことはきわめて少ない．

【診断】

梅毒トレポネーマの検出または梅毒血清反応により確定診断される．第一期〜第二期では病巣部よりパーカーインク法によりらせん菌が検出される．梅毒血清反応では，カルジオリピンを抗原とするガラス板法，凝集法あるいはWassermann反応，梅毒トレポネーマ赤血球凝集法（Treponema pallidum hemagglutination：TPHA），梅毒蛍光抗体吸収法（fluorescent treponemal antibody-absorption：FTA-ABS）を行う．しかし，感染後約4週間は陽性を示さないので注意を要する．

【治療】

ペニシリンが第一選択薬で，第一期では2〜4週間，第二期では4〜8週間，第三期以降では8〜12週間投与する．

〔浦出雅裕〕

5.7 口腔粘膜の疾患

1 非感染性炎症性疾患

(1) 反応性増殖性病変

a. 肉芽腫性口唇炎

【定義・概念】
口唇に生ずる原因不明の腫脹性病変.

【原因・病因】
原因として，病巣感染説，アレルギー説，遺伝的体質，サルコイドーシスの特殊型，細菌感染説，血管運動神経障害説などがあるが，いずれも確定したのではなく定説はない.

【疫学・発生率】
性差はなく，20代に好発.

【病理】
真皮全層が浮腫性で血管周囲性に炎症反応を伴う．さらに，Langhans型巨細胞をみるようになる.

【臨床症状】
上・下口唇，頬部などの突然の腫脹で，数時間～数日持続する．口唇の腫脹は正常の2，3倍に達し，再発を繰り返すうちにかたくなりゴム様になる（図5.7.1）．発熱をみることもあり，所属リンパ節腫脹はおよそ半数にみられる．腫脹の色調は紫赤色～紅赤色で境界明瞭，弾性軟である．前駆症状はなく，腫脹は1週間～10日間程度で消退するが，反復性であり持続性になることが多く，範囲も拡大して対側に波及し大唇症となる.

【診断】
口唇に限局した反復性または持続性腫脹があり，急性炎症症状を欠く所見が重要である．病理組織学的にLanghans型巨細胞などの類上皮細胞性肉芽腫像がみられれば確実である（図5.7.2A，B）.

【鑑別診断】
血管神経性浮腫またはMelkersson-Rosenthal症候群との鑑別が重要である．Melkersson-Rosenthal症候群は症状として顔面の持続的腫脹，反復性末梢性顔面神経麻痺，溝状舌の三徴候を有する疾患である．またMelkersson-Rosenthal症候群では顔面腫脹が全例にみられ，顔面神経麻痺と合併したものが多い．肉芽腫性口唇炎，顔面神経麻痺，溝状舌の三徴候がすべて症状として現れる完全型は1/3程度である．三徴候以外の副症状として，手指の知覚異常，片頭痛，三叉神経痛様症状，顎下リンパ節腫脹などがみられる.

【経過・予後】
病巣感染説に基づき，口腔内の慢性化膿性病巣（根尖病巣，歯周病など）を可及的に除去する．抗生物質の投与．副腎皮質ホルモン剤の内服または局所注射は，効果的ではあるが一時的である.

b. エプーリス

【定義・概念】
エプーリス（epulis）は歯肉腫ともいわれ，歯肉（ulis）の上（ep）という意味を表し，歯肉に生じた限局性腫瘤を総称した臨床名として用いられている［⇨ 5.8-6を参照］.

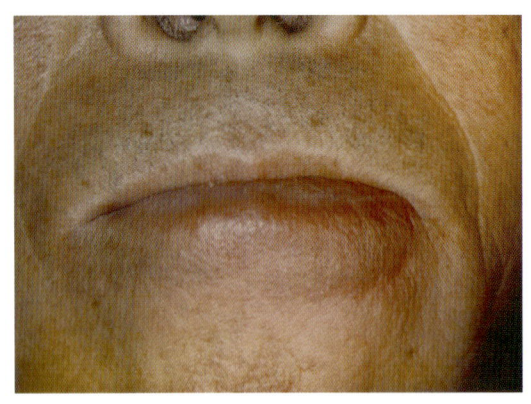

図5.7.1 肉芽腫性口唇炎

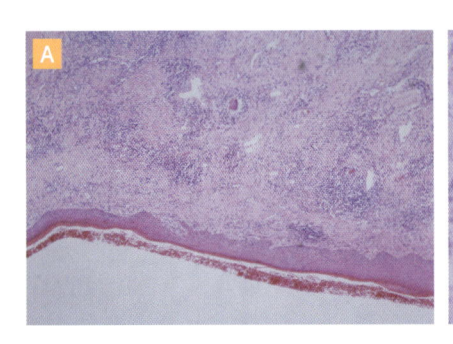

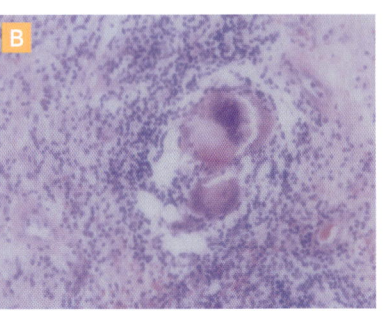

図5.7.2 肉芽腫性口唇炎の病理組織像

【原因・病因】
①不適合な金属冠，充塡物，補綴物などの機械的刺激
②残根や歯石，歯肉炎などの慢性炎症性刺激
③女性ホルモンなど内分泌の異常関与

【疫学・発生率】
　上顎前歯部と下顎臼歯部に好発し，上顎が下顎に比して約1.5倍多い．好発年齢は20〜40代で，女性が男性のほぼ2倍を占める．

【病　理】
　歯肉，歯根膜，歯槽骨骨膜など歯周組織由来の間葉系組織が増殖したもので，一般に真の腫瘍は除外される．

【病態生理】
　有歯部の歯頸部や歯間部の有茎性腫瘤として認められるが（図5.7.3），広基性腫瘤として認められることもある．炎症性エプーリスでは，炎症性肉芽組織の増殖からなる．線維性エプーリスは増殖した肉芽組織の線維化したもので，おもに線維の増殖からなる．血管腫性エプーリスは，毛細血管の増生ないし拡張が著明で，血管腫様の構造を呈するものである．線維腫性あるいは骨形成性エプーリスでは，硬組織形成をみることがある．巨細胞性エプーリスは多数の巨細胞を有することが特徴で，一部類骨組織や線維骨の形成をみることがある．

【臨床症状】
　健康な歯肉とは，明瞭に区分される隆起した腫瘤としてみられる．
　有茎性のものが多いが，広基性のこともある．一般に健常粘膜で覆われ，表面平滑な球状ないし卵円形のものが多いが，なかには結節状や分葉状を示すものがある．かたさおよび色は一定せず，肉芽腫性や血管腫性ではやわらかで赤みを帯び，特に後者では赤みが強く易出血性である．線維性や線維腫性では比較的かたく，さらに骨形成性では含有骨の状態によって硬度が増強する．また淡黄色の色調になる．大きさは一般に大豆ないし母指頭大で，発育は緩慢である．大きくなるにつれて腫瘤基部の骨は圧迫吸収され，歯の動揺や傾斜が起こる．
　また，X線所見でも著明な骨の吸収像が認められることがある．

【診　断】
①炎症性エプーリス（肉芽腫性，線維性，血管腫性（妊娠性を含む），骨形成性の一部）
②腫瘍性エプーリス（線維腫性，骨形成性の一部）
③巨細胞性エプーリス
　これらのほかに先天性がある．診断にあたっては，歯周疾患，歯の骨植の状態，石灰化物などのX線所見を参考にする．

【鑑別診断】
　ほかの炎症性あるいは良性腫瘍が鑑別診断の対象になる．
　最も大切なのは癌腫や肉腫で，その経過時に類似した形態をとるので注意が必要である．

【経過・予後】
　発生基部を取り残したり，原因になる因子を存続させたままにしておくと再発しやすい．妊娠性エプーリスでは分娩後に自然消失することもあるので，観血的処置は分娩後に検討した方がよい．

【治療・予防】
　すべて，外科的に切除する．関連の歯および歯槽骨を含めて，腫瘤を完全に除去する．しかし，歯の骨植がよい場合には腫瘤の除去後に基底部の骨の表面を削除するだけで良好な結果を得られることもある．

c. 義歯性線維腫
【定義・概念】
　口腔粘膜に対する慢性の機械的刺激による炎症性反応性増殖物であり，真の腫瘍性病変ではない．特に義歯の床縁の刺激によってできる腫瘤をいい，刺激性線維腫の1つである．

【原因・病因】
　欠損歯数の多い床義歯を長期間使用していると，次第に義歯床と歯槽堤との不適合が生じ，咀嚼や会話時の義歯の動揺や咬合圧による義歯床の沈下が起き，これが慢性の刺激となる．おもな原因は不適合

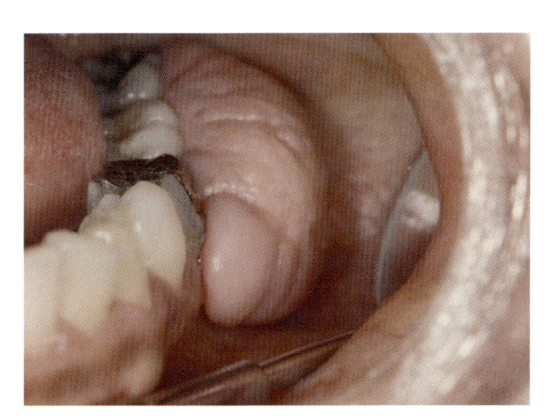

図5.7.3　下顎歯肉に生じたエプーリス

5.7　口腔粘膜の疾患　681

義歯，床縁過長の義歯，床縁の鋭利な形態の義歯などの圧迫による循環障害であるが，義歯床の材質による化学的刺激，カンジダなどの口腔常在菌による刺激の関与も考えられている．

【臨床症状】

正常な粘膜色を呈する比較的弾力性のあるやわらかい腫瘤としてみられる．腫瘤は義歯床の唇頬側床縁に沿って弁状，分葉状，あるいは多裂溝状に隆起しているものが多く，それと歯槽堤の間に床縁がくい込んでいる．ときに義歯床下粘膜に生じることもある．舌側の床縁に生じることは比較的少ない．上・下顎では上顎に多く認められる．疼痛などの自覚症状がないため，本人の気がつかない間に大きくなってしまうことがある．腫瘤は義歯床縁と一致するため腫瘍性病変との鑑別診断に苦慮することはまれである．

【診　断】

生検により確定診断を得る．

【鑑別診断】

鑑別診断を要する疾患として線維腫，乳頭腫，白板症，エプーリス，癌腫などがある．潰瘍の有無が診断のポイントとなる．潰瘍の性状，形態に十分注意し，必要があれば生検を行い，病理組織学的に診断する．

【治療・予防】

義歯床縁の削合のみでは治癒しないことが多いので，腫瘤基部での切除を行う．基部に厚みがある場合には，縫縮すると口腔前庭が浅くなり，義歯の安定に不利な条件となる．切除に際しては組織を必要以上に切除せず，義歯の維持・安定に必要な部分のみにし，また，術後にも粘膜の瘢痕化が生じないように注意する．必要な場合には植皮や粘膜移植も考慮する．再発防止には，原因となった義歯の調整，あるいは新義歯の作製を行う．　〔久保田英朗〕

■文　献

山根源之，草間幹夫編著：最新チェアーサイドで活用する口腔粘膜疾患の診かた，pp116-119, 124-125, 132-133，ヒョーロン・パブリッシャーズ，2007．

(2) 原因不明・難治性の炎症性口腔粘膜疾患

a. 再発性アフタ性潰瘍（図5.7.4）

【定　義】

再発性アフタ性潰瘍（recurrent aphthous ulcer：RAU）は円形ないしは類円形の境界明瞭な，周囲に発赤（紅暈）を伴う潰瘍で，非角化口腔粘膜に生じ，再発を繰り返す．

【病　因】

アレルギー説，ビタミン欠乏説，内分泌異常説，ストレス説，細菌由来の熱ショック蛋白と粘膜成分に交差反応するTリンパ球による傷害説などがいわれてきたが，解明に至っていない．

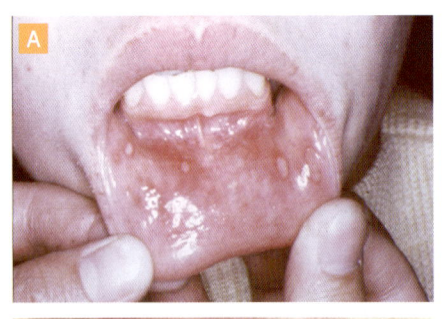

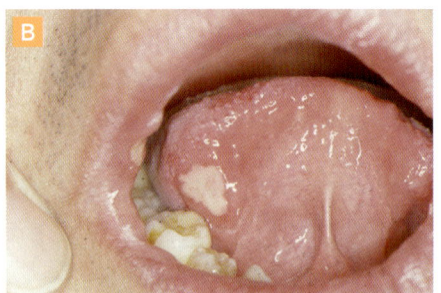

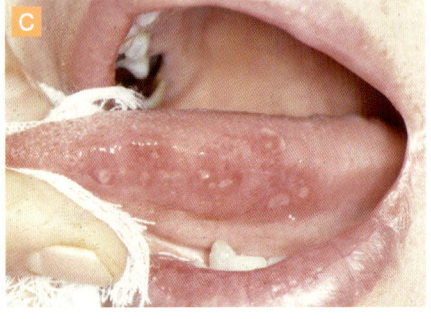

図5.7.4　RAU
A：小アフタ型，B：大アフタ型，C：疱疹状潰瘍型．

【臨床症状】

小アフタ型，大アフタ型，疱疹状潰瘍型の3型に分類される．

①小アフタ型：直径5～6mm以下の潰瘍が1～数個生じ，7～10日間程で瘢痕を残さず治癒する．

②大アフタ型：直径10mm以上の深い潰瘍が1～数個生じる．治癒までの期間が長く，瘢痕を残して治癒する．

③疱疹状潰瘍型：直径2～4mmの小さな潰瘍が多発性に生じ，7～10日程で治癒する．

【治療】

副腎皮質ホルモンの局所塗布が一般的であるが，免疫抑制剤の投与が有効との報告もある．

b. 口腔扁平苔癬（図5.7.5）

【定義】

口腔扁平苔癬（oral lichen planus：OLP）は口腔粘膜に生じる原因不明の難治性慢性炎症性疾患である（Eisen et al, 2005）．0.4～5.3％が悪性化するため，「前癌状態」とされている［⇨5.8-2を参照］．

【病因】

抗原提示細胞ならびにヘルパーT細胞により活性化された細胞傷害性T細胞による粘膜上皮細胞の傷害により生じるという説が有力視されている．

【疫学】

中年以降の女性に好発する．

【病理】

粘膜上皮の角化亢進，基底細胞層の融解変性，上皮直下のTリンパ球を主体とする帯状細胞浸潤を特徴とする．

【臨床症状】

網状型，びらん・潰瘍型，白斑型，紅斑（萎縮）型，丘疹型，水疱型に分類される．

①自覚症状：刺激・接触痛が最も多く，灼熱感や違和感を呈し，症状の増悪・寛解を繰り返す．

②他覚症状：発赤，びらん・潰瘍を伴うレース状・網状の白色病変を呈する．好発部位は頬粘膜，舌，歯肉で，両側性，多発性に生じることが多い．

【鑑別診断】

薬剤あるいは金属による口腔苔癬様反応，全身性エリテマトーデス，円板状エリテマトーデス，移植片対宿主病（graft versus host disease：GVHD），多形滲出性紅斑があげられる．

【治療】

副腎皮質ホルモン，ビタミンAとその類縁化合物であるレチノイド，免疫抑制剤であるシクロスポリンやタクロリムスなどが有効であると報告されている．

c. 天疱瘡（pemphigus, 図5.7.6）

【定義】

皮膚および口腔，鼻腔，咽頭，喉頭，結膜，食道，陰唇などの粘膜に水疱，びらんを形成する比較的まれな難治性の疾患である（Black et al, 2005）．

【病因】

表皮あるいは粘膜細胞の膜表面に存在する細胞接

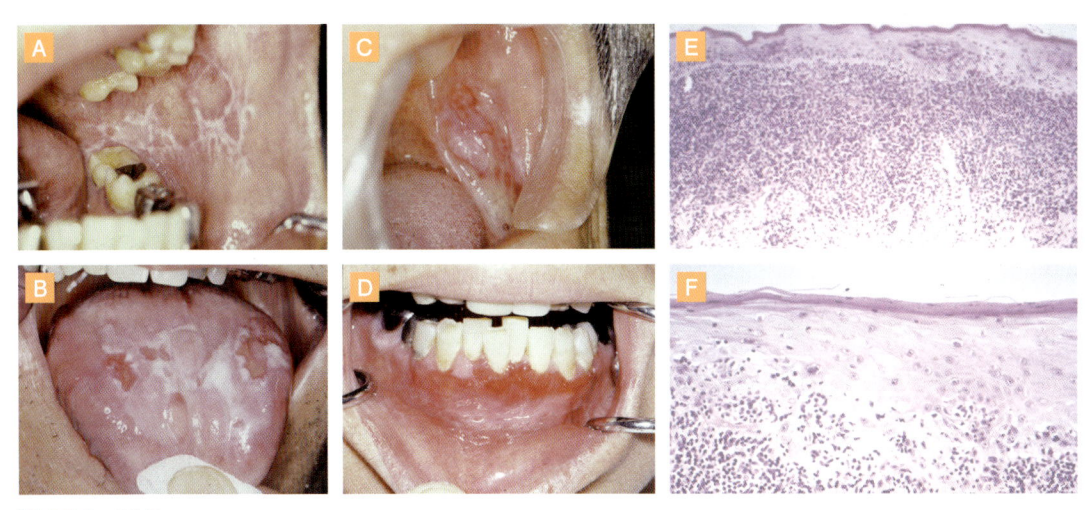

図5.7.5 OLP
A：網状型．B：白斑型．C：びらん・潰瘍型．D：紅斑型．E：病理組織像，上皮下の帯状炎症性細胞浸潤を認める．F：病理組織像，基底細胞層の融解変性を認める．

5.7 口腔粘膜の疾患　683

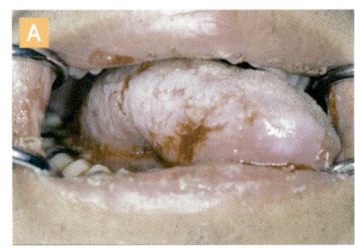

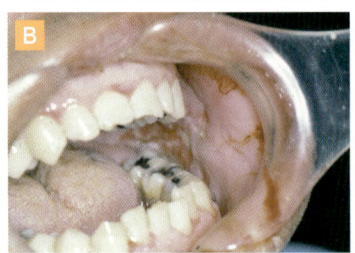

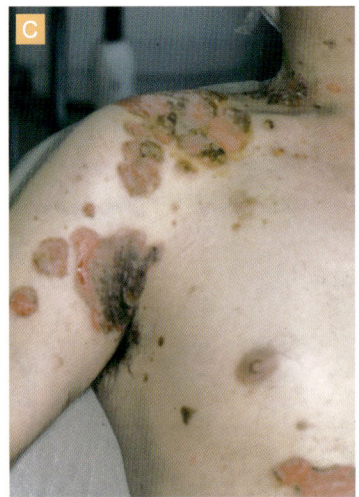

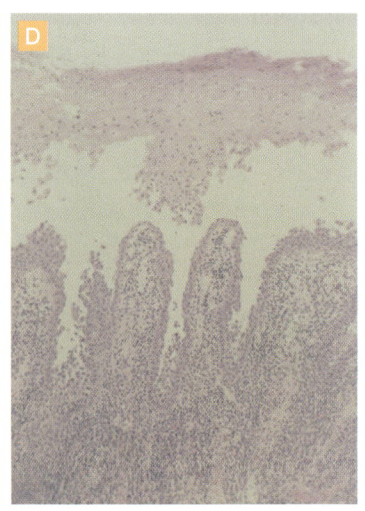

図 5.7.6　尋常性天疱瘡
舌，口唇（A）および頬粘膜（B）にびらん・潰瘍を，皮膚にびらん・痂疲を認める（C）．D：病理組織像では有棘細胞層に水腫が形成されている．

着蛋白デスモグレイン（desmoglein：Dsg）に対する自己抗体（抗表皮細胞膜抗体）が産生され，棘融解性水疱を生じる．尋常性天疱瘡では Dsg 1 および 3（粘膜優位型では Dsg 1 が，粘膜皮膚型では Dsg 1 および 3），落葉状天疱瘡では Dsg 1 に対する自己抗体が産生される．

【疫　学】
わが国では約 3000 〜 4000 人の患者が存在すると推定されており，発病年齢は 45 〜 55 歳が多く，性別はやや女性に多い．

【病　理】
表皮あるいは粘膜上皮の基底細胞層直上に細胞間橋の消失と細胞間水腫，いわゆる棘融解が観察され，水疱が形成される．蛍光抗体法にて基底細胞層から有棘細胞層にかけての細胞膜に免疫グロブリン（immunoglobulin：Ig）G の沈着が観察される．

【臨床症状】
皮膚，粘膜に多発性の水疱が生じ，水疱はすぐに破れてびらんとなる．正常にみえる皮膚や粘膜に機械的圧迫を加えると容易に表皮剥離や水疱を生ずる Nikolsky 現象を認めることもある．

【診　断】
厚生労働省の特定疾患天疱瘡調査研究班による診断基準が用いられ，臨床診断項目，病理組織学的診断項目および免疫組織学的診断項目より判定する．

【亜型分類および特殊な病型】
①亜型分類：尋常性天疱瘡，増殖性天疱瘡，落葉状天疱瘡，紅斑性天疱瘡
②特殊な病型：疱疹状天疱瘡，薬剤誘発性天疱瘡，腫瘍随伴性天疱瘡，IgA 天疱瘡

【治　療】
副腎皮質ホルモンの全身投与が第一選択となる．副腎皮質ホルモンで効果がみられない場合は，免疫抑制薬，血漿交換療法，ガンマグロブリン大量静注療法などが用いられる．

d. 類天疱瘡（pemphigoid，図 5.7.7）
【定　義】
皮膚あるいは粘膜上皮に多発性の水疱を形成する疾患で，水疱は破れて潰瘍となる（Bagan et al, 2005）．

【病　因】
細胞間接着装置の 1 つであるヘミデスモソームを構成する 230 kDa あるいは 180 kDa 類天疱瘡抗原に対する IgG 抗体が形成されることにより生じる．

【疫　学】
高齢者に多く，平均年齢は 60 歳前後で，女性に多い．

【病　理】
表皮あるいは粘膜上皮下に水疱が形成され，その周囲には多形核白血球，リンパ球，好酸球の浸潤が認められる．蛍光抗体染色で，表皮真皮の境界あるいは粘膜上皮基底膜に IgG や補体第三成分（third component of complement：C3）の沈着が認められる．

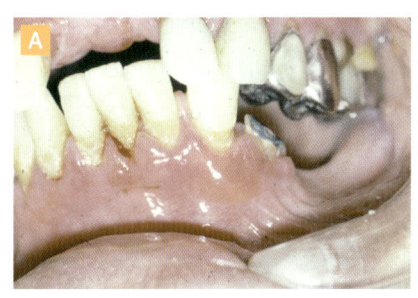

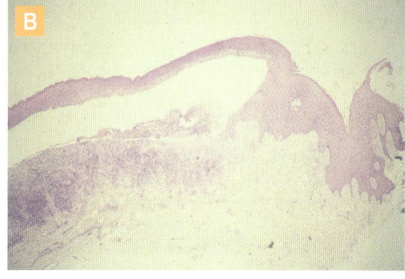

図 5.7.7　粘膜類天疱瘡
A：下顎前歯部歯肉に水疱が認められる．B：病理組織像では上皮直下に水腫が認められるが，基底細胞層は健常である．

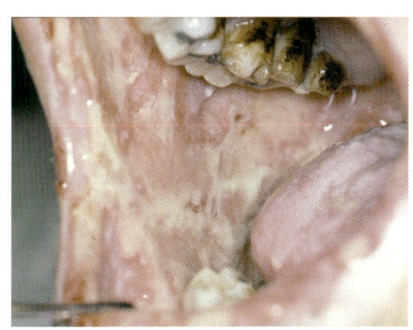

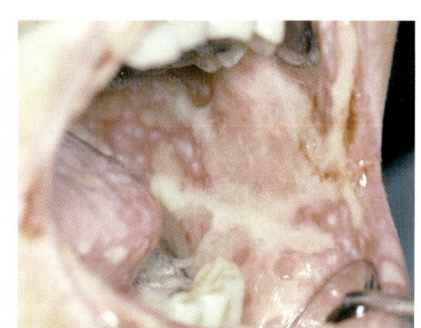

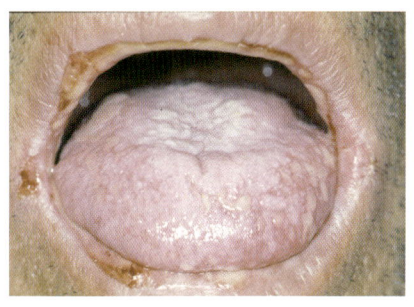

図 5.7.8　多形性滲出性紅斑
口唇，両側頬粘膜および舌に広範なびらんを認める．

【臨床症状】
　口腔粘膜に多発性の水疱を認めるが，水疱はすぐに破れて難治性の潰瘍となる．
【病　型】
　水疱性類天疱瘡と瘢痕性類天疱瘡がある．
【治　療】
　副腎皮質ホルモンの全身投与あるいは局所投与が第一選択となる．

e. 多形性滲出性紅斑
　（erythema exsudativum multiforme，図 5.7.8）
【定　義】
　皮膚および粘膜に紅斑，丘疹，水疱，その他種々の型の発疹を生ずる急性炎症性病変である．中毒性表皮壊死症，Stevens-Johnson 症候群（Stevens-Johnson syndrome：SJS），薬剤性過敏症症候群などがこれに含まれる．
【病　因】
　発症機序は不明である．

【病　理】
　上皮内の水腫および上皮内の水疱，裂隙が生じ，進行すると，上皮は剥離して潰瘍が形成され，偽膜で覆われる．
【臨床症状】
　口唇，口腔粘膜，眼結膜，鼻腔粘膜，外陰部などにびらんが生じ，重症の場合には全身に紅斑，びらんが広がり，発熱，全身倦怠感などを伴う．
【治　療】
　治療としては，副腎皮質ホルモンの全身投与が第一選択となる．

f. 形質細胞症（plasmacytosis）
【定　義】
　口腔粘膜，外陰部などの開口部や皮膚，リンパ節，肺などの臓器における形質細胞の高度浸潤を特徴とする良性の慢性炎症性病変である．
【病　因】
　原因は不明である．

5.7　口腔粘膜の疾患　685

【疫　学】
　発症年齢は，11～70歳と幅広く，やや女性に多い．
【病　理】
　粘膜固有層における幅広く密な形質細胞の浸潤を主体に，上皮層の菲薄化や上皮突起の不規則な伸長がみられる．
【臨床症状】
　口唇では萎縮と乾燥傾向があり，赤みを帯びて粘膜上皮の剝離を伴い，口角では落屑状を呈する．舌では溝の出現を認め，糸状乳頭が消失し，病変が進むと腫脹し鮮紅色を呈する．歯肉においては，発赤と浮腫性腫脹・びらんをきたし，症状の進行に伴い口蓋粘膜や頰粘膜にも拡大する．
【治　療】
　副腎皮質ホルモンの局所塗布あるいは全身投与が第一選択となる．
〔山本哲也〕

■ 文　献
Bagan J, Muzio LL, et al：Mucosal diseases series. Number Ⅲ. Mucous membrane pemphigoid. Oral Dis, 11(4)：197-218, 2005.
Black M, Mignogna MD, et al：Number Ⅱ. Pemphigus vulgaris. Oral Dis, 11(3)：119-130, 2005.
Eisen D, Carrozzo M, et al：Number Ⅴ. Oral lichen planus：clinical features and management. Oral Dis, 11(16)：338-349, 2005.

(3) 舌炎（萎縮性舌炎，地図状舌，溝状舌など）

　萎縮とは，組織・細胞の縮小で体積が減少する状態である．高齢者では口腔粘膜全体が萎縮する傾向にあるが，舌粘膜でより顕著である．萎縮性（紅斑性）カンジダ症，鉄欠乏性貧血，悪性貧血，Sjögren症候群では舌乳頭の萎縮が観察される．これらの疾患を有する患者では口腔乾燥（ドライマウス）を伴い，舌のヒリヒリ感，味覚障害（苦味や味覚低下），会話の障害を訴えることが多く，鑑別には注意を要する．カンジダ培養検査，血液検査（Fe，Cu，Zn，ビタミンB_{12}を含む），唾液分泌検査，味覚検査が必要である．この項では舌に特有の萎縮性病変などの非感染性病変について記載する．

a. 悪性貧血（pernicious anemia）に伴う舌炎（Hunter舌炎）
【定義・概念】
　核酸（DNA）合成に関与するビタミンB_{12}や葉酸の欠乏による核酸合成障害に伴い，骨髄の造血細胞の成熟障害が起こり，無効造血および大球性貧血をきたす疾患群を巨赤芽球性貧血と総称する．そのうち内因子の分泌欠如または低下によるビタミンB_{12}欠乏に起因するものを悪性貧血とよぶ．葉酸欠乏はアルコール性肝障害にみられる．末梢血では，大球性貧血で平均赤血球容積は増大し（平均赤血球容積（mean corpuscular volume：MCV）100 fL以上），白血球数，血小板数低下も伴い（汎血球減少），血清ビタミンB_{12}の低下がみられる．
【原因・病因】
　ビタミンB_{12}は胃液中に存在する内因子とよばれる糖蛋白（glycoprotein：GP）と結合して吸収されるため，ビタミンB_{12}の摂取不足のほかに胃切除，胃粘膜萎縮による内因子の分泌欠如，自己抗体による機序でもビタミンB_{12}欠乏になる．悪性貧血では壁細胞抗体は約90％，内因子抗体は約60％で陽性である．
【症　状】
　全身倦怠，脱力感，顔面蒼白などの一般的貧血の症状に加え，黄疸，食欲不振，知覚異常，白髪を呈することが多く，口腔症状としてHunter舌炎（舌乳頭の萎縮，舌の発赤，灼熱感），味覚異常が発現する（図5.7.9）．
【鑑別診断】
　Hunter舌炎は，自覚症状として舌の灼熱感，接触痛，味覚障害がみられ，他覚的症状として舌背の萎縮，発赤，平滑舌が特徴であるため，カンジダ症，舌痛症，鉄欠乏性貧血との鑑別が重要である．そのため血液検査（血算や血清Fe，Cu，Zn，ビタミンB_{12}を含む），カンジダ培養検査，味覚検査は必須である．問診で胃切除，萎縮性胃炎（*Helicobacter*

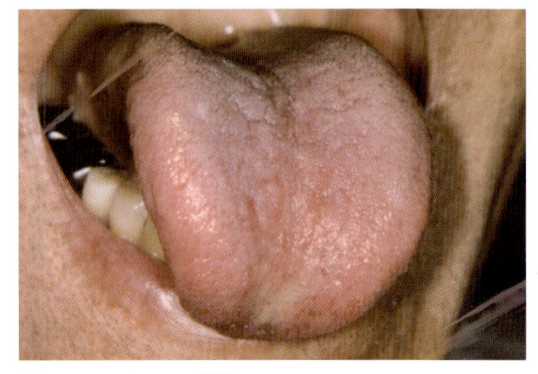

図5.7.9　Hunter舌炎
舌痛と味覚障害を訴え，舌背は舌乳頭の萎縮と発赤とにより平滑舌を呈する．

pylori 感染）の既往が診断のポイントである．ビタミン B_{12} は肝臓で備蓄されるため胃切除から 10 年以上経過後に発症する場合が多い．

【治療】

以前はビタミン B_{12} の筋注が標準治療であったが，最近では経口投与の方が安全で有効な治療法として推奨されている．

b. 鉄欠乏性貧血（iron deficiency anemia）（Plummer-Vinson 症候群）に伴う舌炎

【原因・病因】

鉄欠乏性貧血は，ヘムの構成成分である鉄が生体内で不足し，ヘモグロビン（hemoglobin：Hb）合成が低下した結果起こる貧血で，日常臨床で比較的頻度が高い．代表的な原因として，①慢性出血（消化管出血，月経過多）による鉄の喪失，②鉄の吸収低下（偏食，ダイエット，胃や十二指腸切除），③鉄の需要増大（成長期，妊娠，授乳）などがあげられる．

【症状】

貧血症状以外の本症に特徴的な症状は，鉄含有酵素蛋白の減少による代謝障害に基づくもので，爪，上部消化管および舌に異常がみられる．爪は薄くなり平坦化し，匙状爪（spoon nail）を呈する．口腔症状では口角炎，口内炎，舌炎によって強い灼熱感や刺激痛を伴い，舌乳頭は萎縮し平滑舌を呈する（図 5.7.10）．舌痛以外に味覚障害や氷を好む異常な食習慣（異食症）がみられることもある．食道粘膜の萎縮，狭窄のため，嚥下障害，咽頭部違和感を認めることがある．舌炎，口角炎，嚥下障害の三徴が出現するものは Plummer-Vinson 症候群とよばれている．

【診断】

貧血のタイプが小球性（MCV ＜ 80 fL），低色素性（平均赤血球ヘモグロビン濃度（mean corpuscular hemoglobin concentration：MCHC）＜ 30%）であり，血清フェリチン低下，血清鉄低下，不飽和鉄結合能（unsaturated iron binding capacity：UIBC）上昇がみられる．

【治療】

鉄剤の経口投与 1～2 カ月で血清鉄は正常になるが，半年～1 年の継続投与が必要である．

c. 口腔乾燥症に伴う萎縮性舌炎（atrophic glossitis associated with dry mouth）

【定義・概念】

口腔乾燥症は自覚的，他覚的口腔乾燥症状がある状態を示すが，さまざまな原因により唾液分泌が減少すると，舌乳頭萎縮，口角炎などの特徴的変化が現れる．口腔乾燥症は原因別に，①唾液腺自体の機能障害によるもの，②神経性あるいは薬物性のもの，③全身性あるいは代謝性に分類される．このうち①唾液腺自体の機能障害によるものには，Sjögren 症候群，放射線治療，GVHD，後天性免疫不全症候群（acquired immunodeficiency syndrome：AIDS），悪性リンパ腫（図 5.7.11）などが含まれる．

【症状】

口腔乾燥症患者は口腔粘膜・口唇の乾燥感や疼痛，唾液の粘調感，口腔不快感，味覚異常（酸っぱい，苦い），口臭などを訴えることが多い．ほかにも多発性う蝕，歯周病の増悪，舌乳頭の萎縮による平滑舌，口腔粘膜の発赤，口角びらん，口臭，義歯

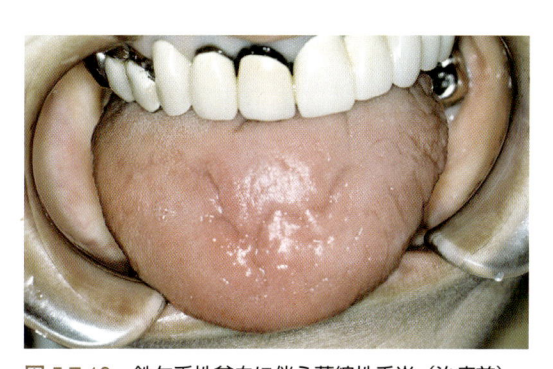

図 5.7.10 鉄欠乏性貧血に伴う萎縮性舌炎（治療前）
舌のヒリヒリ感を訴える．舌乳頭の萎縮と軽度の溝状舌を伴った平滑舌を呈している．血液検査で血清鉄低下 Fe 9 μg/dl（48-154）と低色素性小球性貧血を認めた．

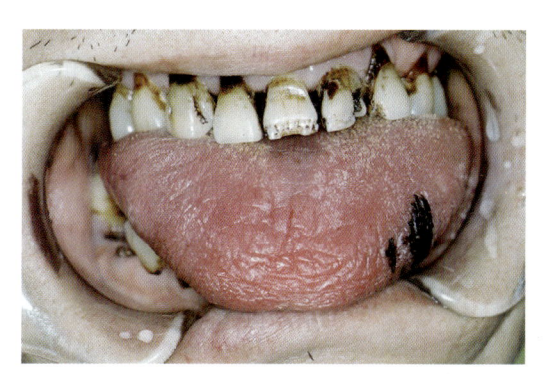

図 5.7.11 口腔乾燥症に伴う萎縮性舌炎（AIDS と悪性リンパ腫合併例）
重度の口腔乾燥症と舌乳頭萎縮のため摂食・嚥下障害，会話障害，味覚障害を訴える．

不適合などを認め，さらに乾燥状態が重度で慢性化すると摂食・嚥下障害，言語障害，口腔カンジダ症などの多彩な臨床症状を呈し，患者のQOLは低下する．

口腔乾燥症や義歯性口内炎で認められる発赤を伴う萎縮性（紅斑性）カンジダ症は最近頻度が高く，ヒリヒリとした舌痛などの自覚症状が強く，診断は困難で難治性である．近年，口腔乾燥症による萎縮性舌炎と臨床的に診断された症例のなかには萎縮性カンジダ症がかなりの割合で含まれていることが明らかになってきた．

【治療】
カンジダ培養陽性の場合は，抗真菌剤による治療を先行する．加齢，放射線照射，Sjögren症候群のように唾液腺の器質的変化がある場合は，安静時，刺激時ともに唾液分泌は低下しているため，対症療法として人工唾液，保湿ケア，唾液分泌促進剤などによる治療を行う．

d. 地図状舌（geographic tongue）
【定義・概念】
舌背の表面に生じる病変で，灰白色の辺縁をもつ円形〜半円形の淡紅色の斑が地図状にみえ，日によって病変の位置や形態が変わるのが特徴である（図5.7.12）．原因不明の角化異常性，落屑性の病変で淡紅色の部分は糸状乳頭が消失している．若い女性と幼児に多く，ストレス，ビタミンB不足，遺伝的素因などの関与が考えられている．

【症状と治療】
通常無症状で治療の必要はない．軽度の刺激痛や味覚異常を訴えるときには，トローチや含嗽剤により対症療法を行う．

e. 溝状舌（fissured tongue）
【定義・概念】
溝状舌は皺状舌ともいわれ，舌背表面に切り込んだような溝がみられる形態異常で，一般にほぼ左右対称性に生じる（図5.7.13）．溝の深さはさまざまで，浅いものから舌の断裂を思わせるほどの深い溝を形成するものもある．原因は不明であるが加齢とともに頻度が上昇する．Melkersson-Rosenthal症候群では肉芽腫性口唇炎，再発性顔面神経麻痺とともに発症する場合や，Down症候群では巨舌症と合併して本症がみられることがあり注意が必要である．

【症状と治療】
自覚症状がなく炎症を伴っていなければ治療の必要はない．溝の深い部分が不潔になって炎症や疼痛を伴う場合はトローチ，含嗽剤，軟膏で対症療法を行う．カンジダ感染を伴う場合は抗真菌剤が有効である．

f. 毛舌（hairy tongue）
【定義・概念】
舌背の中央から後方部を中心に，糸状乳頭が著明に延長し角化が亢進した結果，舌に褐色あるいは黒色の毛が生えた様相を呈する疾患である．特に黒色の場合は黒毛舌とよばれる（図5.7.14）．抗菌薬，ステロイド投与などによる菌交代現象で起こる口腔内細菌叢の変化（黒色，褐色の色素を産生する細菌の増殖）が原因と考えられており，組織学的にも細菌塊の存在が確認されている．またカンジダ菌の関与も指摘されている．喫煙，放射線照射，口腔乾燥，

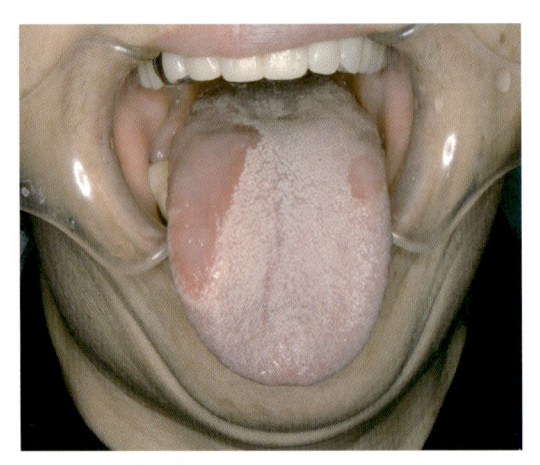

図5.7.12 地図状舌
26歳女性にみられた地図状舌の一例．特に自覚症状はないが日々斑状の形態が変化する．

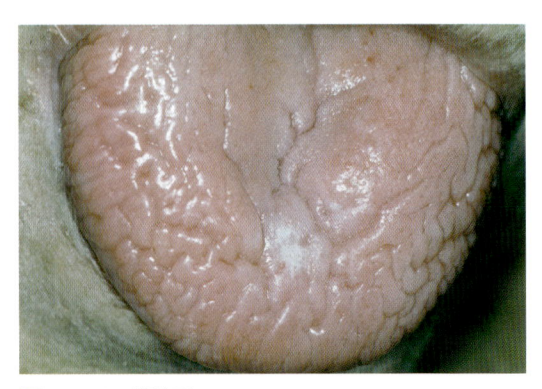

図5.7.13 溝状舌
高齢者女性にみられた溝状舌の一例．舌背にほぼ左右対称に溝がみられ，口腔乾燥とカンジダ感染を伴っていた．

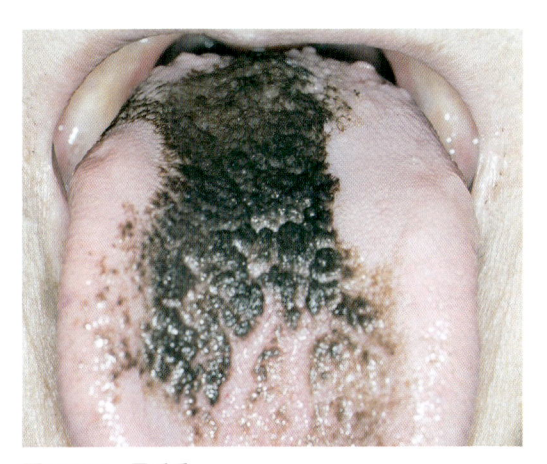

図 5.7.14　黒毛舌
人工透析中の患者にみられた黒毛舌．味覚障害を訴えたが，黒毛舌を除去することによって味覚障害が完治した．

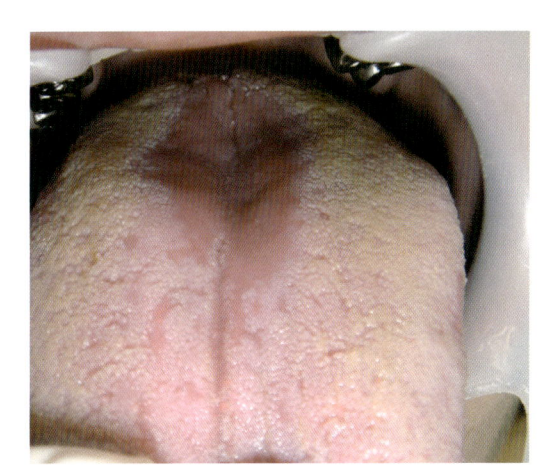

図 5.7.15　正中菱形舌炎の一例
舌背正中の後方部に特徴的な菱形の紅斑萎縮病変がみられる．抗真菌薬の投与により病変は縮小した．

消化器疾患，腎障害，糖尿病なども誘因となる．
【症状と治療】
　口臭，違和感，味覚障害を訴えることがある．カンジダ菌の感染が確認される場合には，抗真菌剤を用いる．長く伸びた毛舌を物理的に切除することも有効である．誘因の除去・改善とともに口腔内の保清を指導することにより味覚障害などの自覚症状も改善される場合が多い．

g. 正中菱形舌炎（median rhomboid glossitis）
【定義・概念】
　舌背後方部で有郭乳頭より前方の正中部にみられる左右対称性の菱形あるいは楕円形の病変である．病変部の舌乳頭は欠損し表面は平滑で光沢があり赤色，深紅色を呈しており，平坦な場合や，結節状，疣状に隆起している場合もある（図 5.7.15）．原因として，以前は胎生期の無対結節の残遺とする形成不全説が一般的であったが，最近ではカンジダ菌の局所感染症とする説が有力である．

【症状・治療】
　自覚症状は少ないが，軽い痛みや違和感を訴えることがあり，トローチ，含嗽剤で症状の軽減をはかる．カンジダ菌陽性の場合は，抗真菌薬の投与で病変が消失したり縮小することも多い．まれではあるが，隆起性病変から扁平上皮癌が発生した報告があるため注意深い経過観察が必要である．

〔北川善政〕

■ 文　献

北川善政，山崎　裕：高齢者に多い口腔粘膜疾患．Geriat Med，47(12)：1625-1631, 2009.
中村誠二：舌炎．口腔内科学（尾崎登喜雄編・監），飛鳥出版室，2008.
山根源之，草間幹夫編：最新チェアサイドで活用する口腔粘膜疾患の診かた．日本歯科評論，増刊号：2007.

(4) 口唇炎・口角炎
a. 接触性口唇炎
【定義・概念】
　原因物質が口唇に接触することによって，アレルギーを起こし口唇炎を生じるものである（図 5.7.16）．

【原因・病因】
　一次刺激による急性型と，接触アレルギーによる慢性型がある．原因物質として，化粧品（口紅，クリーム，香水，整髪料，毛染め），薬剤（ヨード製剤，水銀，外用薬），装飾品（ニッケル，クロム，皮革製品），歯科充塡物やその他（石けん，洗剤，塗料，染料）などがあげられる．

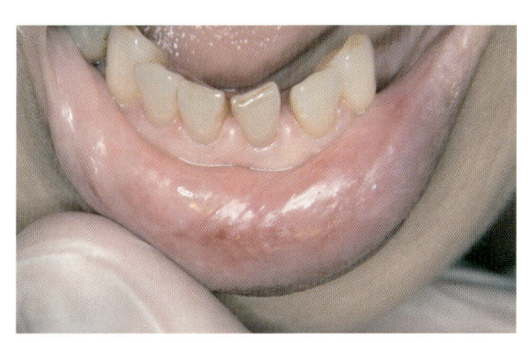

図 5.7.16　接触性口唇炎

5.7　口腔粘膜の疾患

【病態生理】

刺激物質が作用した部位に一致して，紅斑，浮腫，丘疹を生じ，程度によっては水疱，びらん，潰瘍となる．遅延型過敏症による．皮膚に侵入した単純化学物質（ハプテン）は表皮内の蛋白と結合し，抗原提示細胞であるLangerhans細胞に処理され，T細胞を感作する．再度同じハプテンが接触すると感作T細胞が活性化され表皮細胞を傷害する．

【臨床症状】

急性型は，原因物質との接触によって口唇粘膜が発赤，腫脹，びらんを生じ，その後落屑して治癒する．慢性型はアトピー性素因のあるものに生じやすく，自覚症状は比較的軽く，軽度の接触痛と刺激性食品に対する過敏を認める．

【検査成績】

原因物質の同定には疑わしい物質のパッチテストを行う．パッチテスト用に調整した試薬を通常背部に48時間貼付し，反応を観察する．リンパ球幼若化反応試験もあるが，信頼性は低い．

【診 断】

パッチテストの陽性結果により，原因物質が特定できる．

【鑑別診断】

疱疹性歯肉口内炎，口唇ヘルペス，粘膜類天疱瘡などを鑑別診断する．

【経過・予後】

一般に良好であるが，まれにLyell症候群のように重症なアレルギー疾患に移行することもあり注意が必要である．

【治療・予防】

急性型ではまず原因物質を除去し，ステロイド軟膏を塗布する．慢性型では抗ヒスタミン剤の内服，あるいはステロイド剤の短期内服を試みる．

b. 口角炎（口角びらん）

【定義・概念】

口角部の亀裂，びらん，潰瘍，または痂皮を形成する非特異的な炎症性疾患である（図5.7.17A，B）．

【原因・病因】

連鎖球菌やブドウ球菌などの細菌，カンジダなどの真菌を原因とする細菌説やビタミンB_2，ビタミンB_6，ニコチン酸などビタミン欠乏説，唾液の性質や機械的損傷による局所原因説がある．

【疫学・発生率】

全身的および局所的原因によって，口角部に細菌または真菌の生存に好適な条件が与えられたときに発症すると考えられる．全身的原因としては，糖尿病，鉄欠乏性貧血，悪性貧血，リボフラビン欠乏症，抗生物質の長期投与などがあり，局所原因には垂涎の増加，咬合低位による口角部のしわ形成，口角部をなめる習癖，歯科治療時の外傷があげられる．真菌感染が多く，消化器障害や妊娠時にも多く発症する

【臨床症状】

口角部から皮膚に向かって亀裂を形成し，びらんや潰瘍を呈し，周囲に発赤を伴うことが多い．黄褐色の痂皮を形成し，しばしば唾液により浸潤・膨化する．無理に開口すると出血や，疼痛をきたす．

【診 断】

栄養障害，細菌またはウイルス感染，基礎疾患の存在，外因物質，悪習癖などについて問診し，必要であればそれらの検査を行う．

【鑑別診断】

口唇ヘルペス，粘液嚢胞の自潰，口角瘻，接触性皮膚炎．

【経過・予後】

原因の除去，貼薬，口唇・口腔内の保清に努めれば1～2週間で完治する．

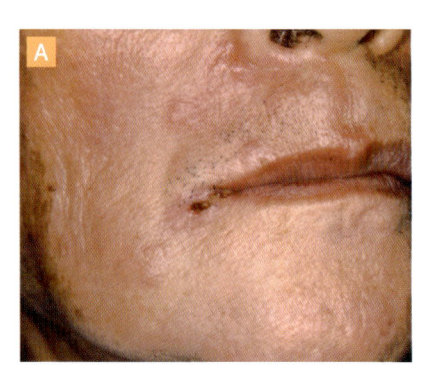

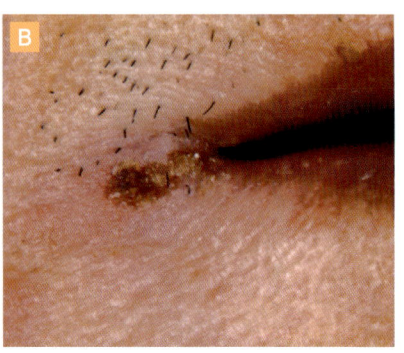

図5.7.17 口角炎（口角びらん）

【治療・予防】

　原因に対する治療が先決であり，疑われる全身疾患がある場合，当該科に診療依頼する．局所的にはホウ酸ワセリン軟膏などが用いられる．細菌性のものには，抗菌薬含有軟膏，真菌症には抗真菌薬が用いられる．口腔含嗽にはポビドンヨード（イソジンガーグル®），ドミフェン臭化物（オラドール®）などを用いる．

〔久保田英朗〕

■文　献

山根源之，草間幹夫編著：最新チェアーサイドで活用する口腔粘膜疾患の診かた，pp58-59，70-71，ヒョーロン・パブリッシャーズ，2007．

(5) 放射線性口内炎
(radiation-induced oral mucositis)

【定義・概念】

　頭頸部癌，特に口腔癌に対する放射線治療によって発症する粘膜炎である．フルオロウラシル（fluorouracil：5-FU）やシスプラチンなどの化学療法，特に造血幹細胞移植の際の強力な化学療法や，放射線療法と化学療法の同時併用療法など癌治療に伴う有害事象としての口内炎も同様に扱われることが多い．口内炎の発症は患者のQOLを著しく低下させて癌治療の休止を招くため，そのコントロールは重要である．

【臨床症状・重症度】

　WHOの粘膜炎重症度の基準を表5.7.1に，アメリカ国立癌研究所（National Cancer Institute：NCI）の有害事象共通毒性基準（第3版）の重症度を表5.7.2に示す．放射線被曝により粘膜の紅斑，偽膜形成，潰瘍を生じ，疼痛が顕著となる（図5.7.18）．さらに重症化すると易出血性となり，経口摂食が不能となる．また，口腔乾燥や味覚の消失を生じる．

【病　因】

　放射線治療開始後7〜10日で発症し，放射線照射終了後2〜4週間で治癒する．放射線およびそれによって生じた活性酸素による基底細胞のDNA損傷とそれに伴う上皮再生能の抑制，さらに粘膜下結合組織中の血管内皮細胞や線維芽細胞の障害が起因となり，口腔内の機械的刺激や細菌感染がそれを悪化させると考えられる．特に細胞内の転写因子nuclear factor κB（NF-κB）が活性化されて産生される炎症性サイトカイン（腫瘍壊死因子（tumor necrosis factor：TNF)-α，IL-6，IL-1β）が潰瘍を増悪させるとの報告がある．

【治　療】

　疼痛管理，消炎，感染防止，上皮再生を目的として治療する．疼痛管理としてはリドカインを混ぜた含嗽薬の使用が効果的で，消炎目的に副腎皮質ステロイドの噴霧薬を塗布する．欧米では鎮痛のためにオピオイドが用いられることもある．予防

表5.7.1　WHO Oral Toxicity Score

Grade	症状
0	症状なし
1	紅斑，疼痛あり（sore mouth）
2	潰瘍出現，疼痛はあるが固形物の摂食可能
3	潰瘍あり，流動食のみ摂食可能
4	経口摂食不能

表5.7.2　NCI Common Terminology Criteria（CTC）for Adverse Events（ver.3）

Grade	症状
1	粘膜の紅斑
2	パッチ状の潰瘍形成または偽膜形成
3	融合性の潰瘍形成または偽膜形成，小さい創傷からの出血
4	組織潰瘍，多量の自然出血，生命を脅かす病態
5	死亡

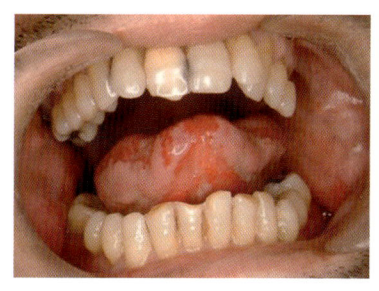

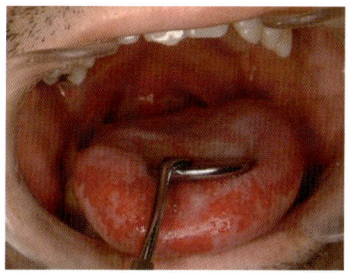

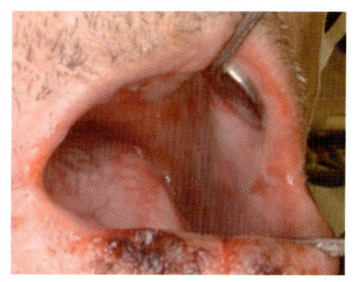

図5.7.18　放射線性口内炎
WHOスコア Grade 3 および NCI-CTC Grade 3 と評価された．

5.7　口腔粘膜の疾患

としては氷による冷却や粘膜被覆剤の使用がある．アメリカでは上皮再生のために角化細胞増殖因子 (keratinocyte growth factor 1：KGF1；palifermin) が用いられ，予防にも有効との報告がある．重症化を防ぐためにも照射前の口腔ケアは特に大切である．

〔池邉哲郎〕

■ 文　献

National Cancer Institute Common Terminology Criteria for Adverse Events. Version 3.0, December 12, 2003.
Sonis ST：The pathobiology of mucositis. Nat Rev Cancer, 4(4)：277-284, 2004.
World Health Organization：Handbook for reporting results of cancer treatment, pp15-22, World Health Organization, 1979.

2　口腔粘膜に症状を現す血液疾患・出血性素因

(1) 概　要

血液疾患は，赤血球の異常，白血球の異常，出血性素因に大別され，多彩な症状を呈するが，ときに口腔内に初発症状あるいは主症状を呈することがある．このような場合，口腔内症状が局所のみの問題であるのか，血液疾患の部分症状として現れているのか，的確な判断が重要となる．また，血液疾患患者の歯科治療，口腔内処置，あるいは止血処置の機会もあることより，口腔を専門とする医師，歯科医師には血液疾患に関する知識が不可欠である．

(2) 赤血球の異常

a. 貧　血

i) 鉄欠乏性貧血（iron deficiency anemia）

鉄は赤血球蛋白の主要部分を占めるHbの必須成分であるが，これが欠乏すると赤血球の産生が低下し，小球性低色素性貧血をきたす．臨床症状は，一般的な貧血症状のほか，口腔症状として舌炎（赤平舌），嚥下障害，匙状爪などの症状（Plummer-Vinson症候群）がみられる［⇨5.7-1(3)を参照］．

ii) 再生不良性貧血（aplastic anemia）

造血幹細胞が障害され，赤血球のみならず白血球，血小板もともに減少する疾患である．造血幹細胞自体の異常，免疫機能の異常あるいはその両者の混在に基づくものと考えられている．一般的な貧血症状とともに，血小板減少による出血傾向を呈し（皮膚の点状出血），口腔症状としては歯肉出血や口腔粘膜の潰瘍がみられる．

iii) 溶血性貧血（hemolytic anemia）

造血能は正常だが，赤血球自体の異常または外因的要因により赤血球が破壊することにより生じる貧血である．脾腫，黄疸，ヘモグロビン尿，こま音（静脈雑音）が特徴的な症状で，口腔内では歯肉出血と潰瘍形成がみられる．

iv) 巨赤芽球性貧血（megaloblastic anemia）

赤芽球の核酸合成障害により正常とは異なった形態をした巨赤芽球が骨髄中に出現する貧血（大球性正色素性貧血）で，ビタミンB_{12}あるいは葉酸の欠乏により生じる．そのうちビタミンB_{12}欠乏に基づくものを悪性貧血といい，ビタミンの吸収に必要な胃壁細胞からの内因子分泌の欠如（自己抗体免疫疾患）や，胃の切除手術によりビタミンB_{12}が吸収されないためと考えられている．一般的貧血症状に加え，神経症状が認められ，口腔粘膜では舌乳頭の萎縮を伴った舌炎（Hunter舌炎），舌の灼熱感，味覚障害がみられる［⇨5.7-1(3)を参照］．

b. 赤血球増加症（erythrocytosis）／多血症

多血症は赤血球の絶対的増加を示し（赤血球数 600万/mm^3，Hb濃度 18 g/dl，ヘマトクリット値 55% 以上），頭痛，高血圧，血栓症，脾腫などがみられるが，口腔症状は唇が赤くなる以外は少ない．

(3) 白血球の異常

a. 顆粒球減少症（leucopenia）

末梢血中の顆粒球が減少した状態をいい，無顆粒球症（500/μl 以下）も含まれる．好中球減少症と同意語的に用いられてきた．顆粒球の減少は，顆粒球生産の低下（再生不良性貧血，骨髄異形成症候群，癌の骨髄転移，薬剤）や消費・破壊の亢進（感染症，脾臓機能の亢進，薬剤，自己抗体）により引き起こされ，易感染症となる．倦怠感，発熱がみられ筋痛，腹痛，関節痛などを伴い，咽頭痛，口腔粘膜の発赤，潰瘍，歯肉出血がみられる．しばしば敗血症を起こし，予後不良となる．

b. 白血病（leukemia）

白血病は，多能性造血幹細胞が増殖と分化に関連する遺伝子の変異により骨髄のなかで腫瘍化し，増殖する疾患である．腫瘍細胞の分化が途中で停止し，幼若な芽球が増殖した病態（芽球30%以上）が急性白血病で，分化・成熟が保たれ芽球から成熟

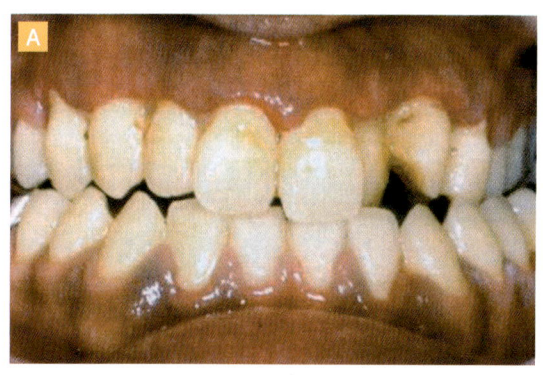

図 5.7.19　白血病による歯肉の腫脹（A）と潰瘍（B）

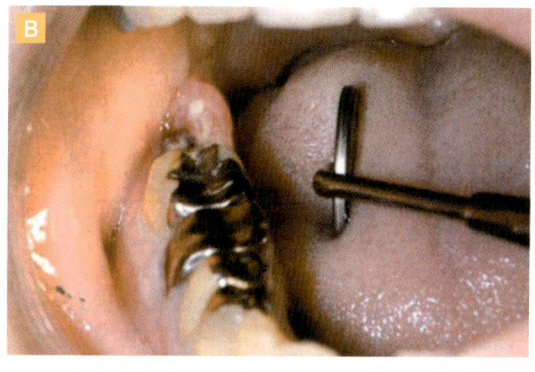

顆粒球までが増殖した病態が慢性白血病である．急性白血病では，骨髄穿刺塗抹標本の免疫組織化学染色によりペルオキシダーゼ陽性率3％以上を急性骨髄性白血病（acute myelocytic leukemia：AML），3％未満を急性リンパ性白血病（acute lymphocytic leukemia：ALL）と分類している（FAB分類）．なお，WHOは2000年に新分類を提唱し，AMLで芽球が20％以上のものを急性白血病，20％未満のものを骨髄異形成性症候群と分類し，またALLは，まず白血病細胞の起源によりT細胞性とB細胞性とに分け，さらに骨髄中の芽球が25％以上を占めるものを急性白血病とし，それ未満のものは悪性リンパ腫と分類した．

造血障害により生じる貧血，出血傾向，発熱（感染）と白血病細胞の臓器浸潤による臓器障害（リンパ節腫大，肝腫，脾腫，骨浸潤など）がみられる．口腔症状は歯肉の腫脹・潰瘍・出血（図5.7.19），口腔や咽頭粘膜の出血・潰瘍，咽頭痛などで，これらが初発症状となることがある．

c. 悪性リンパ腫（malignant lymphoma）

リンパ組織の腫瘤形成性腫瘍の総称で，多くはリンパ節に原発するが（節内性），リンパ節以外の臓器組織からも発生し（節外性），Hodgkin病と非Hodgkin病に大別される．リンパ腫に特徴的な一般臨床検査はないが，LDHの確認や腫瘍マーカーとして可溶性インターロイキン-2受容体（sIL2-R）が有用とされている．しかし，必ずしも確実とはいえず，診断には生検による病理診断が基本となる．

i) Hodgkin病（Hodgkin lymphoma）

わが国の悪性リンパ腫の10％を占め，特異的なReed-Sternberg細胞が出現する．その大部分がBリンパ球由来で，リンパ節の無痛性腫脹で初発す

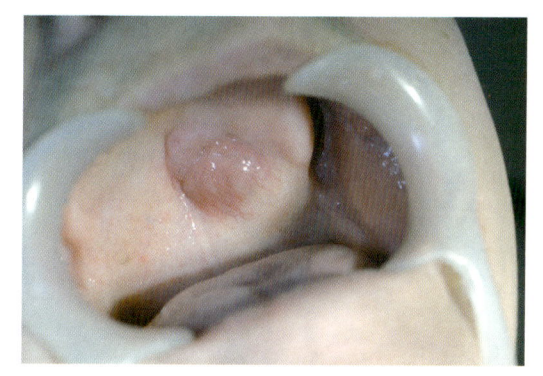

図 5.7.20　口蓋に発生した節外性悪性リンパ腫

る．頸部に生じることが多く，ついで鎖骨上窩，鼠径部，腋窩リンパ節などにみられる．

ii) 非Hodgkinリンパ腫（non-Hodgkin lymphoma）

Hodgkin病以外の悪性リンパ腫の総称で，その細胞由来によりT細胞系，B細胞系，NK細胞系に分類されるが，日本人の場合，B細胞性が70〜80％を占める．また，増殖様式により濾胞性とびまん性（小細胞型，中細胞型，リンパ芽球型，Burkitt型）に分類されている．頸部，腋窩，鼠径部に好発するが，鼻腔，皮膚，消化管，脾などの節外性にも初発する．口腔領域では節外性リンパ腫が占める割合が高く，歯肉，顎骨に多くみられる（図5.7.20）が，特徴的な症状はなく，生検による確定診断が必要となる．詳細は明らかでないが，成人T細胞リンパ腫（白血病）とヒトTリンパ球性ウイルスⅠ型（human T-cell leukemia virus Ⅰ：HTLV-I），Burkittリンパ腫とEBウイルスの関連が知られている．

5.7　口腔粘膜の疾患

(4) 出血性素因

出血性素因とは，止血機構に障害をきたし，異常に出血しやすく，一度出血すると止血しにくい状態をいう．その原因と発生機序により，以下のように分類される．

a. 血管因子の異常

i) アレルギー性紫斑病
　　　（Schönlein-Henoch紫斑病）

いずれの年齢層にもみられるが，小児に好発する血小板減少を伴わないアレルギー性血管炎で，原因不明なもの，感染（β溶連菌）あるいは薬剤が原因になるものがある．特徴的紫斑（やや隆起した点状出血），関節症状，消化管症状を三主徴とし，口腔粘膜に症状が生じることは少ない．小児ではしばしばQuincke浮腫を伴う．

ii) 遺伝性出血性毛細血管拡張症（Osler病）

粘膜や皮膚の毛細血管拡張を主症状とする血管形成異常症で，常染色体優性遺伝形式をとるまれな疾患である．10歳頃までに口腔や鼻粘膜の毛細血管拡張がみられ，鼻出血を初発症状とする．また皮膚，粘膜に点状，丘状，網目状の毛細血管拡張がみられ（図5.7.21），同部からの反復性出血，消化管出血，尿路出血，ならびに抜歯後出血などがみられる．

iii) 壊血病

ビタミンC欠乏により，コラーゲンの生成や骨芽細胞の増殖が阻害され，さらに進行すると，血管などの損傷が起こり出血傾向を生じる疾患である．歯肉出血，紫斑が特徴的症状で，全身倦怠，食欲不振がみられる．乳幼児の場合，骨膜下出血（特に大腿骨下半部）のための疼痛・腫脹を特徴とし，メルレル-バロー（morbus Möller-Barlow）とよばれ，骨組織の形成不全，歯の発生障害を伴う．

iv) その他

単純性紫斑病，老人性紫斑病，Ehlers-Danlos症候群などがある．

b. 血小板因子の異常

i) 数の異常

①特発性血小板減少性紫斑病（idiopathic thrombocytopenic purpura：ITP）：基礎疾患，遺伝的要因ならびに外的要因（薬剤，放射線）もなく，血小板のみが減少するものでWerlhof病ともよばれる．急性型と慢性型があり，急性型は小児の頻度が高く，ウイルス感染が先行することが多い．原因は不明であるが，自己免疫機序のかかわりが考えられている．皮膚・粘膜の紫斑，点状出血斑，血尿，下血などのほか，口腔領域では粘膜の血腫，歯肉出血，抜歯後出血がみられる（図5.7.22）．

②続発性血小板減少性紫斑病（secondary throm-

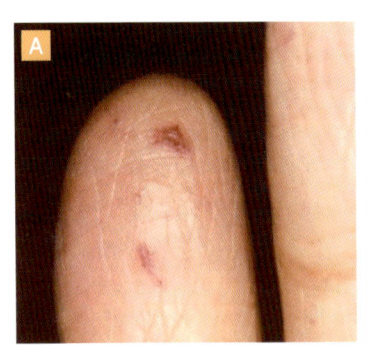

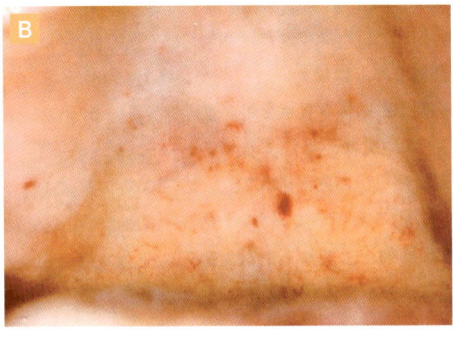

図5.7.21　Osler病
A：皮膚の点状出血毛細血管拡張．B：口蓋粘膜の点状，網目状毛細血管拡張．

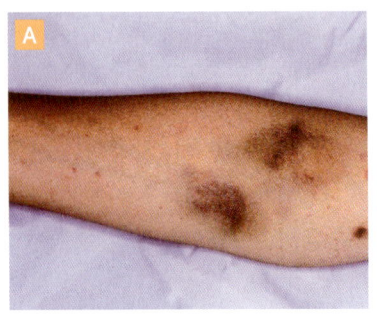

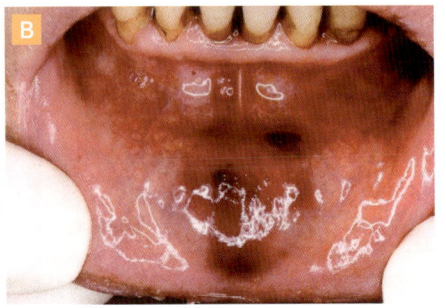

図5.7.22　特発性血小板減少性紫斑症
A：皮膚の紫斑，点状出血斑．
B：口腔粘膜の血腫．

bocytopenic purpura)：疾患（再生不良性貧血，悪性腫瘍）に続発する場合や薬剤（抗腫瘍剤，抗菌薬，鎮痛薬，降圧剤）により生じる血小板減少症で，特発性と同様の症状がみられる．

ii) 機能の異常

①血小板無力症（thrombasthenia, Glanzmann thrombasthenia）：血小板膜のGP Ⅱb/Ⅲa複合体の量的・質的異常に起因する血小板凝集能の障害による先天性出血性疾患で，常染色体劣性遺伝形式をとり，男女両性に発現する．出血症状は生後比較的早期に現れ，その程度は個人差がある．皮下および粘膜下出血，鼻出血のほか，口腔粘膜の点状出血，歯肉出血がみられる．

②二次的血小板機能異常症：先天性心疾患，尿毒症，肝障害などでみられる．

③薬物障害：アスピリン大量投与など．

c. 凝固因子の異常

i) 血友病A，血友病B
（hemophilia A, hemophilia B）

X連鎖劣性遺伝性の先天性凝固障害症で，反復性出血を特徴とする．凝固第Ⅷ因子活性が低下する血友病Aと，第Ⅸ因子活性が低下する血友病Bの2病型に分かれる．両者ともX染色体上の遺伝子異常により伴性劣性遺伝し，母親を介して男児に発症する．血友病患者の娘は保因者となるが，通常，出血傾向は認められない．症状は皮下出血，口腔内出血（粘膜下血腫・出血）が認められ，深部出血では関節内，筋肉内の反復出血が特徴的で，抜歯後，外科手術後出血などから発症に気がつくこともある．

ii) von Willebrand病

血中 von Willebrand 因子（vWF）の先天性（常染色体性遺伝）の量的または質的異常により出血傾向を呈する疾患で，血友病様疾患としては最も多い．出血症状は軽いが，紫斑や鼻出血，歯肉出血，口腔粘膜の斑状出血（図5.7.23），消化管出血など，皮膚・粘膜出血を反復する．

iii) 播種性血管内血液凝固症候群（disseminated intravascular coagulation syndrome：DIC）

何らかの機転により凝固能が亢進し，血管内で播種性に微小血栓がつくられると，血漿中に存在する凝固因子や血小板を大量に消費する一方，生じた血栓を取り除くために線溶現象が亢進する（二次線溶）．すなわち凝固能亢進と出血傾向（口腔，消化管，鼻腔）が並存する特異な病態で，これらを総称してDICという．本症候群は必ず，悪性腫瘍，重症感染症など何らかの基礎疾患を有している．

iv) ビタミンK欠乏症（vitamine K deficiency）

ビタミンK欠乏により，肝臓で行われているプロトロンビン，第Ⅶ，第Ⅸ，第Ⅹ凝固因子の生成が障害され，出血傾向を起こす．歯肉出血，口腔粘膜の紫斑がみられる．

v) 無フィブリノゲン血症（afibrinogenemia）

先天的に血液中のフィブリノゲンが欠乏する常染色体劣性遺伝疾患である．新生児期から出血傾向を示し，消化管出血，鼻出血，粘膜下出血，歯肉出血がみられる．

d. 線維素溶解能の亢進

線維素溶解性紫斑病（fibrinolytic purpura）

プラスミン活性が高くなり，線溶が亢進して出血傾向を示す．皮膚，粘膜の出血斑，消化管出血，口腔粘膜の出血，抜歯後出血がみられる．

(5) 血液疾患・出血傾向に関する検査項目

血液疾患が疑われる，もしくは出血傾向がある患者の診察では，病歴，家族歴，薬剤服用の有無・種類などについて十分に問診することが重要である．これらをしっかり把握することにより，原因をある程度特定することができ，今後の施行するべき検査が選択しやすくなる．まず，血液・造血器疾患に関するスクリーニング検査（血液一般検査や尿検査）を行い，次に出血傾向の原因を確かめるための検査と，確定診断のための確認検査を実施する．一般的には，血小板減少症の患者が多いので，まず血小板減少の有無をスクリーニング検査で確認し，血小板数が正常であれば，血小板の機能や凝固因子などの検査を実施する．

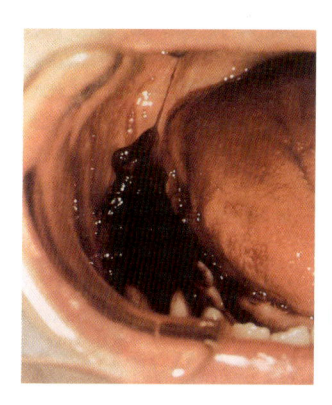

図5.7.23
von Willebrand病
口腔粘膜の出血．

5.7 口腔粘膜の疾患

出血傾向に関する検査項目（基準値）
　i）血管系
①出血時間（1～5分）
②毛細血管抵抗試験（Rumpel Leede法；4個以下陰性）
　ii）血小板系
①出血時間（1～5分）
②血小板数（13～35万/μl）
③血小板粘着能（Salzman法；25～60％，Hellem法；60～95％）
④血小板凝集能
　iii）凝固系
①プロトロンビン時間（prothrombin time：PT；10.0～13.0秒）
② PT-INR（0.8～1.20）
③活性化部分トロンボプラスチン時間（activated partial thromboplastin time：APTT；24.0～40.0秒）

　これらの検査によって，患者の病態が把握でき，止血のための対応が可能になる．ただし，血液疾患・出血性疾患の診断には血液学の専門知識が必要であり，全身性・持続性の点状出血，紫斑などの出血傾向，発熱，貧血，白血球数異常を伴う出血傾向，スクリーニング検査での血小板減少症などが認められた場合，専門医との連携が重要となる．

〔今井　裕〕

3　薬物に関連する口腔粘膜の疾患

　薬物による口腔粘膜疾患はさまざまな薬剤の副作用として発現するもので，薬物の開発・使用により今後さらに多種多様になる可能性がある．
　現在知られているおもなものは①薬疹，②薬剤性歯肉増殖症，③ニコチン性口内炎，④アレルギー性口唇炎，⑤黒毛舌・舌苔，⑥色素沈着，⑦SJS，⑧薬剤性過敏症症候群（drug-induced hypersensitivity syndrome：DIHS），⑨薬剤性口腔乾燥症である．

(1) 薬　疹
【定義・概念】
　薬物の投与によって薬物そのものや関連する物質が原因となって起こる皮膚や粘膜の反応をいう．

【原　因】
　解熱鎮痛消炎剤（ピリン系など），抗菌薬，睡眠薬，抗痙攣薬，精神神経用薬，下剤などによって固定疹ができる．
【病態生理】
　アレルギー性のものと中毒性のものがある．アレルギー性のものは用量に非依存性であり，中毒性のものは用量に依存する．アレルギー性はⅠ型，Ⅲ型，Ⅳ型として知られるが，中毒性のものは薬剤の副作用症状として知られることが多い．
【臨床症状】
　軽度なものとして，薬剤により同じ部位に発疹を繰り返す固定疹が口唇にできやすいことは知られている．ときに水疱性である．重症なものは後に記載する．
【治　療】
　治療法として重要なことは直ちに原因の特定と原因となった薬剤の使用を中止することである．

(2) 薬剤性歯肉増殖症
【定義・概念】
　薬剤性歯肉増殖症は薬剤の連用によって起こる歯肉増殖である．
【原　因】
　原因薬剤として知られるものは抗痙攣薬フェニトイン，降圧薬としてのカルシウム拮抗薬ニフェジピン，免疫抑制薬シクロスポリンなどである．
【病態生理】
　歯肉が線維性に過形成することによって発症する．
【臨床症状】
　多数の歯の辺縁歯肉が線維性に増殖する（図5.7.24）．歯を見かけ上，埋没させてしまうこともある．隣接する歯肉に連続して発現しやすい．炎症が強く発現しなければ無痛である．
【治　療】
　歯周ポケットの清掃と外科的な歯肉切除によって対応する．高血圧の場合は降圧薬の種類を変更することによって予防する．

(3) ニコチン性口内炎
【定義・概念】
　ニコチンが原因で起こる口内炎である．ヘビースモーカーにみられる．

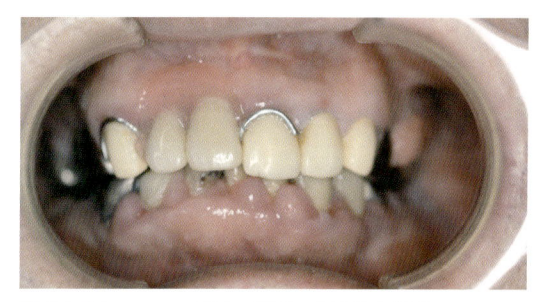

図 5.7.24　ニフェジピン服用による歯肉増殖
薬剤の変更により消失した.

【原　因】
　強度の喫煙によって粘膜の同じ場所に頻回にタバコの刺激が加えられることにより発症する.

【臨床症状】
　口蓋正中に発症しやすいが，タバコの煙に沿って初期には粘膜に赤い斑点ができる．類円形の潰瘍が中央部に出現し，周辺は発赤した状態となり，やがて灰白色化し，肥厚化する．

【治　療】
　治療としては禁煙を指導する．

(4) アレルギー性口唇炎
　アレルギー性口唇炎とは広義にはアレルギーによって起こる口唇炎すべてを含むが，薬物によるものでは前述した固定疹のほかに中毒型表皮剝離，接触性口唇炎がある．詳細は口唇炎・口角炎の項で前述［⇨5.7-1(4)を参照］．

(5) 黒毛舌・舌苔
　抗菌薬の使用により舌中央部が黒くなったり白くなったりする．詳細は舌炎の項で前述［⇨5.7-1(3)を参照］．

(6) 色素沈着
【概　念】
　頬粘膜，口唇粘膜，歯肉，舌背などに薬物により褐色から黒色の色素沈着がみられることがある．

【原因・臨床症状】
　抗腫瘍薬によって起こることがある．5-FUは全身に色素沈着がみられることがある．ドキソルビシン塩酸塩，ブレオマイシン，マイトマイシン，アクチノマイシンDなどは局所的に色素沈着をきたすことがある．

(7) スティーブンス・ジョンソン症候群（Stevens-Johnson syndrome：SJS）
【定義・概念】
　「皮膚粘膜眼症候群」ともいわれ，多形滲出性紅斑の重症型とされる皮膚・粘膜の過敏症候群である．

【原　因】
　ウイルスや悪性腫瘍が原因の場合もあるが，薬物の副作用としても出現する．

【病態生理】
　発症は活性化された細胞障害性Tリンパ球の表皮細胞攻撃の結果と考えられている．病理所見としては真皮上層の浮腫や表皮への細胞浸潤，表皮細胞の個細胞壊死と，satellite cell necrosis（好酸性壊死に陥った表皮細胞にリンパ球が接着する）がみられる．さらに重症化により表皮真皮間に水疱を形成し表皮が脱落する．

【臨床症状】
　高熱，倦怠感，咽頭痛がみられ，全身の粘膜，特に口腔・眼・陰部に発疹が出現する．早期には発熱，頭痛，咳，躯体の疼痛がみられ，2週間以内に皮膚・粘膜症状が出現する．眼の充血や視力障害，口腔や陰部の粘膜病変が特徴的といえる．

【臨床検査】
　CRPの上昇，白血球数の上昇あるいは白血球数の減少を含む骨髄障害，肝機能障害，腎機能障害を認めることがある．血尿・血便が認められることもある．

【治　療】
　薬物投与後に高熱を伴う発疹などを認めたときは，原因薬剤を直ちに中止することが重要である．ステロイドなどの投与，あるいは血漿交換療法，ビタミン類の投与，二次感染予防の目的で抗菌薬投与が行われ，抗菌薬あるいはステロイド製剤の外用薬の塗布も有効である．

【発症頻度】
　人口100万人あたりで年間1～6人程度発生しており，死亡率は約6～10%といわれるので注意を要する．

(8) 薬剤性過敏症症候群（drug-induced hypersensitivity syndrome：DIHS）
【定義・概念】
　重症の薬疹であり，高熱（38℃以上）を伴って，

5.7　口腔粘膜の疾患

全身に赤い斑点がみられる．全身のリンパ節の腫脹，肝機能障害などもみられる．

【原因】

原因となる薬物は比較的かぎられており，抗てんかん薬，痛風治療薬，サルファ剤，総合感冒薬のような市販の医薬品でもみられることがある（カルバマゼピン，フェニトイン，フェノバルビタール，ゾニサミド（抗てんかん薬），アロプリノール（痛風治療薬），サラゾスルファピリジン（サルファ剤），ジアフェニルスルホン（抗Hansen病薬・皮膚疾患治療薬），メキシレチン塩酸塩（不整脈治療薬），ミノサイクリン塩酸塩（抗菌薬）など）．

【病態生理】

薬物などにより生じた免疫・アレルギー反応をきっかけとして，薬疹と感染症が複合して発症すると考えられている．アレルギー反応と免疫グロブリンの減少などの免疫異常などにより，ヒトヘルペスウイルス6（HHV-6）の再活性化が誘導される．HHV-6の再活性化が発熱，肝機能障害，中枢神経障害などを引き起こすと考えられている．

【臨床症状】

薬剤投与後，2～6週以内に紅斑がみられ，38℃以上の高熱とともに咽頭痛，全身倦怠感，食欲不振などの感冒様症が発現する．全身のリンパ節腫脹や肝機能障害などを合併するようになる．

【臨床検査】

白血球の上昇（早期には白血球の減少），好酸球の増加，異型リンパ球の出現，肝機能障害，腎機能障害，CRPの上昇を認める．早期には免疫グロブリン（IgG，IgM，IgA）の減少があり，発症後約3～4週間でHHV-6 IgG抗体価の上昇を認める．

【発症頻度】

0.01～0.1％といわれる．

【治療】

原因薬物の投与中止と対症療法を行う．中止後も軽快するまでに1カ月を要することもある．

（9）薬剤性口腔乾燥症

【定義・概念】

ある種の薬物ではその作用により唾液分泌低下を招く．

【原因】

利尿薬など体液の減少を促進させる薬物や抗うつ薬，降圧薬，抗コリン薬など抗分泌作用と関連する薬物では，唾液分泌を抑制する．

筋の機能の低下や筋弛緩を促す薬物も，咀嚼筋の活動を低下させ唾液腺に対する刺激を減少させることで，唾液分泌を低下させる．

【臨床症状】

唾液分泌の低下に伴い，口渇や口唇の乾燥感を訴える．

【治療】

原因と思われる薬剤の中止や変更が可能ならば行う．最近では保湿剤や人工唾液が開発されているので用いるのも有効である．唾液分泌刺激薬や口腔周囲の機械的刺激によるリハビリテーションを行うこともある．向精神薬の使用は副作用として乾燥感をさらに悪化することがあるので注意を要する．

〔古郷幹彦〕

4 色素沈着

皮膚，粘膜に，生体内には生理的に存在しない色素，あるいは生理的に存在しても異常な部位や異常な量の色素が現れるものをいう．

口腔粘膜の色素沈着には，内因性の生体色素のメラニンあるいはHb由来のヘモジデリン，ビリルビンなどの色素沈着と，細菌，食品，薬剤，タバコ，重金属などの外因性（外来性）色素沈着とがある．

（1）メラニン由来の色素沈着

メラニン色素は上皮基底層のメラニン生成細胞（メラノサイト）から産生される色素で，生成細胞の数，メラニン顆粒とメラニンの黒色の強さで着色の程度が決定される．色調は褐色・黒色あるいは暗青色を呈する．沈着は歯肉，口蓋に多く，通常生理的なものが多く認められるが，全身性疾患の一部分症状や腫瘍性病変として生じることもある．全身性の疾患にはAddison病，Peutz-Jeghers症候群，von Recklinghausen病，McCune-Albright症候群，腫瘍性の病変には色素性母斑，悪性黒色腫，黒色表皮腫などがある．

a. 生理的メラニン色素斑（黒色性斑）

【定義・概念】

病的意義のないメラニン色素斑，色素沈着をいう．

【臨床症状】

口腔領域では前歯部の歯肉に多く，口蓋，口唇，

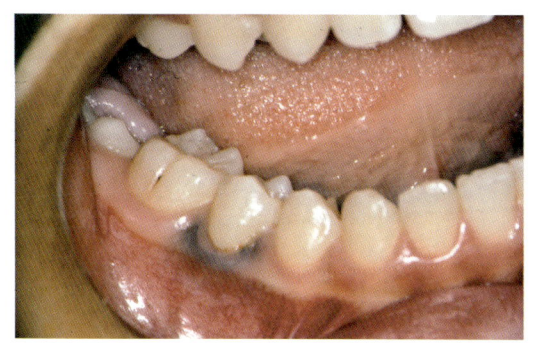

図 5.7.25 生理的メラニン色素斑（⑤歯肉）

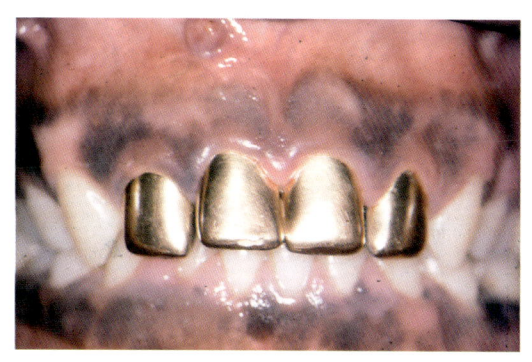

図 5.7.26 Addison 病

頰粘膜などの粘膜にもみられる（図 5.7.25）. 日本人の発生頻度は約 5％で性差はないとされている. 帯状の斑として認められ, 加齢に伴い出現頻度が高くなり, 中年以降の高齢者に多くみられる. また色素沈着の程度は放射線照射, 炎症後, 妊娠, 甲状腺機能亢進などの場合には著しくなる.

【治 療】
美的障害の訴えが強い場合にのみ, 切除などの処置を行う.

b. Addison 病
【概 念】
副腎皮質原発の病変による慢性の副腎皮質機能低下症で, アルドステロン, コルチゾールおよび副腎アンドロゲンすべての欠乏を認める.

【病因・原因】
自己免疫機序, 結核などの慢性感染症により両側副腎皮質の 90％以上の組織破壊, もしくは機能失調により発症する. 色素沈着の機序は, 副腎皮質ホルモンの分泌低下の結果, 下垂体前葉・中葉からの副腎皮質刺激ホルモン（adrenocorticotropic hormone：ACTH）やメラニン細胞刺激ホルモン（melanocyte stimulating hormone：MSH）の分泌が亢進し, メラノサイトを刺激してメラノソームの産生が増加するとされている.

【症 状】
全身倦怠感, 食欲不振, 体重減少, 皮膚・粘膜色素沈着, 低血糖, 低血圧などの症状が出現する. 口腔粘膜の色素沈着は歯肉, 頰粘膜, 舌辺縁に好発し, 口唇ではびまん性に沈着し, 歯肉では不整形斑紋状ないし斑点状を呈し（図 5.7.26）, 舌縁では数個の斑状の色素斑として認められる.

【診 断】
臨床症状と内分泌検査で ACTH 濃度の高値と副腎皮質ホルモンの低下, および ACTH 負荷試験による血中コルチゾール低反応を証明することで行う.

【治 療】
原因疾患の処置と, 副腎皮質ホルモンの補充を行う. 口腔の色素沈着は原疾患の治療で好転するので, 特に処置は要しない.

c. Peutz-Jeghers 症候群
【概 念】
皮膚粘膜の色素沈着と過誤腫性の消化管ポリポーシスとを認める常染色体優性遺伝性疾患である.

【病 因】
常染色体優性遺伝性疾患であるが, 散発性にも生じる. 原因遺伝子の 1 つである 19 番染色体（19p13.3）に存在する *STK11*（*LKB1*）遺伝子の変異により発症する. *STK11*（*LKB1*）遺伝子はセリン／スレオニンキナーゼをコードし, 一種の癌抑制遺伝子と考えられている.

【症 状】
色素沈着は出生時〜幼児期に口腔粘膜, 口唇, 鼻, 肛門などの人体開口部や指趾に茶褐色ないし黒褐色の色素斑として認められる. ポリープは色素沈着より遅れて発生し, 食道を除く全消化管に散在性にみられ, 特に空腸に多い. 腸重積を起こしやすく, 腹痛, 下痢, 血便などが認められる. 消化管癌を生じる危険があり注意を要する.

【治 療】
口腔病変の治療は必要ないが, 審美面から切除, 脱色することがある. 消化管のポリープは経過観察を行い, 必要があれば切除する.

d. von Recklinghausen 病
【概 念】
多発性神経線維腫, 皮膚のカフェ・オ・レ斑（ミ

5.7 口腔粘膜の疾患

ルクコーヒー色～濃褐色の均一色調の斑），骨病変，中枢神経症状を認める常染色体優性遺伝性疾患である．神経線維腫症 I 型（neurofibromatosis type 1：NF1）ともよばれる．

【病　因】
常染色体優遺伝性の疾患であるが，半数以上は孤立性である．*NF-1*（17q11.2）遺伝子の変異により遺伝子産物である癌抑制機能を有するニューロフィブロミン（neurofibromin）が障害され，神経堤細胞由来の細胞増生が生じると考えられている．浸透率はほぼ100%である．

【症　状】
カフェ・オ・レ斑を初発症状として5歳以下にみられるが，顔面には少なく，おもに体幹に発生する．神経線維腫は口腔では，無痛性のやわらかい腫瘤として舌，頬粘膜，口唇粘膜などに単発または多発性に形成される．舌や口唇に生じると，巨舌症や巨唇症を呈する．

【治　療】
多発した神経線維腫に対する根治的な治療は難しいが，機能的ないし審美的障害のある腫瘍は切除する．まれに悪性化することもある．

e. McCune-Albright 症候群
【概　念】
多発性の線維性骨異形成症，皮膚のメラニン色素斑（カフェ・オ・レ斑），性的早熟の三徴候からなる疾患である（図 5.7.27）．女性に多く，甲状腺機能亢進症，Cushing 症候群，下垂体性巨人症などの多彩な内分泌異常の合併が報告されている．

【病　因】
20番染色体のq13.2に存在するG蛋白αサブユニットをコードする*GNAS1*遺伝子の変異により発症する．

【症　状】
顔面や頭蓋の変形，非対称，股関節病変による跛行・四肢の弯曲などがみられる．上下顎骨に発生する場合，片側性ないし両側性に骨膨隆や歯牙の位置異常・欠如をきたし，不正咬合やときに病的骨折が起こる．X線像で膨隆部はスリガラス様陰影を呈し，罹患部の歯槽硬線は消失する．皮膚のカフェ・オ・レ斑は頸部，背部，殿部にみられるが，口唇や頬粘膜に認められることもある．性的早熟としては月経の早期開始，乳房の発達，恥毛が早く生えてくることなどがみられる．

【治　療】
機能や形態に問題がある場合には外科的に一部削除する．

f. 色素性母斑
【概　念】
神経堤由来と考えられるメラノサイトの先天的な腫瘍性の形成異常（過誤腫）で，このときのメラノサイトを母斑細胞とよんでいる．

【症　状】
皮膚に生じ，口腔病変はまれであるが硬口蓋，頬粘膜，歯肉口唇などにみられる．類円形の淡褐色～黒褐色の境界明瞭な色素斑あるいは結節を呈し，大きさはさまざまである．組織学的には母斑細胞の存在する部位によって，境界部（接合）母斑，複合母斑，真皮内母斑に分類される．口腔粘膜に発症するものは真皮内母斑が多い．境界部母斑は悪性黒色腫に移行することがあり，悪性黒色腫との鑑別が重要である．

【治　療】
悪性化を考慮して切除を行い，病理組織検査を実施する．

g. 悪性黒色腫
【概　念】
メラニン産生細胞に由来する悪性腫瘍で，皮膚の代表的腫瘍であり粘膜，眼球，脳，消化器などにも発生する（図 5.7.28）．悪性腫瘍の項で後述する［⇨ 5.8-3(10)を参照］．

（2）Hb 由来の色素沈着
Hb由来のものには，黄疸にみられる胆色素（ビリルビン）があり，黄色・褐色を呈する．口腔では頬粘膜や硬口蓋などに著明に認められる．また種々

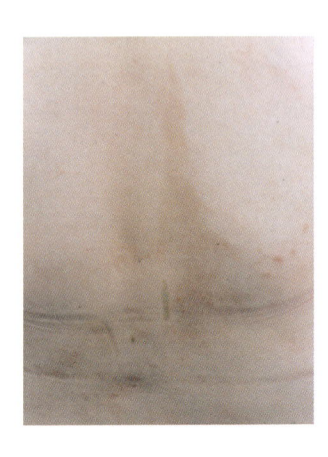

図 5.7.27 McCune-Albright 症候群（皮膚のカフェ・オ・レ斑）

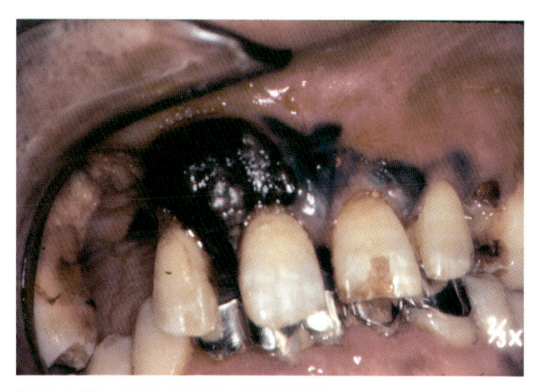

図 5.7.28　悪性黒色腫（前歯部歯肉）

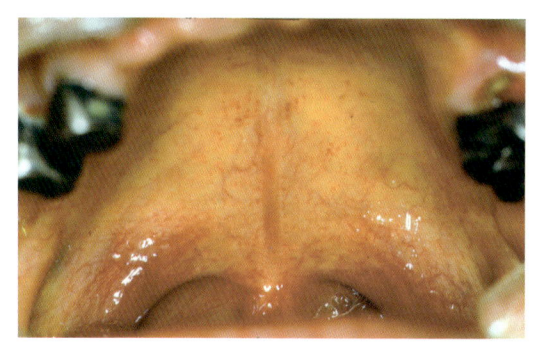

図 5.7.29　ミカンの過剰摂取による口腔粘膜の着色

の出血性疾患の出血の後に青灰色・黒褐色のヘモジデリンの沈着が出現する．

（3）外因性の色素沈着

　重金属による色素沈着は治療法や労働環境の改善によりまれな疾患となっている．重金属の着色は歯肉辺縁にみられ，慢性の水銀中毒の場合には青紫色の着色，慢性の鉛中毒では線状の淡青色，灰色の着色などが出現する．現在口腔内で認められるのは，外傷による異物の迷入や充填物・補綴物の除去時の金属片の飛沫あるいは金属の溶出などによるもので，歯肉周囲粘膜に青色の着色としてみられる．歯科用金属による着色は限局していることが多いので，審美的に問題があれば切除する．抗マラリア薬では硬口蓋に青黒色調を示す．植物性色素の沈着はミカン，ニンジン，カボチャなどの多量摂取によるカロチン血症により，口蓋粘膜の黄色調としてみられる（図 5.7.29）．このほか特殊な異常着色として，毛舌の場合に糸状乳頭が長くなり，食物残渣，微生物などにより舌背が褐色ないし黒色を呈する〔⇨ 5.7-1（3）を参照〕．抗菌薬の長期運用などでみられる．

〔有末　眞〕

5　アレルギー・自己免疫性疾患

（1）口腔接触性アレルギー（oral contact allergy）

【概念・定義】

　歯科治療で使用される歯科材料や添加物・溶剤などがアレルゲンとなって遅延型過敏症が惹起され口腔粘膜に症状が出現するアレルギー性病変．すでにアレルゲンに感作されている個体で，歯科治療などにより，再度口腔粘膜経由でアレルゲンが侵入したことで生ずる T 細胞介在性の遅延型アレルギー（Ⅳ型アレルギー）である．歯科用金属アレルギーがその典型［⇨ 6.13 を参照］で，歯科用金属の他，歯科用レジンおよび関連化学物質，ゴム手袋に含まれるラテックスや添加物などがアレルゲンとなる．

【臨床症状】

　粘膜びらん・発赤・腫脹，疼痛・ヒリヒリ感，口腔灼熱感，舌炎，口内炎，血管性浮腫，口腔周囲湿疹，扁平苔癬様変化，白板症，口唇炎（腫脹・発疹），肉芽腫性口唇炎．

【確定診断】

　できるだけ多種の歯科アレルゲンシリーズを用いたパッチテストでアレルゲンを同定する．陽性反応が出れば，実際の修復補綴物などの成分を調べアレルゲンの存在を確認する．

【鑑別診断】

　即時型過敏症，扁平苔癬，白板症，口内炎．

【治　療】

　アレルゲン物質の除去によって症状は軽減する．口腔外におけるアレルゲンの存在にも注意する必要がある．

（2）口腔アレルギー症候群（oral allergy syndrome：OAS）

【概念・定義】

　1987 年イギリスの Amlot らにより口腔症状を初発とする食物アレルギーとして OAS が報告され，1988 年 Ortolani によって花粉症患者が果実や野菜を食べることにより OAS が誘発されたことが報告され，認知されるようになった．食物摂取後に口腔内刺激感および咽喉頭閉塞感などの口腔咽頭粘膜症状が現れる食物アレルギーの亜型で，口腔粘膜マスト細胞などに結合している特異的 IgE に抗原が結合し，架橋されたことによる局所即時型アレルギー

5.7　口腔粘膜の疾患　701

応答（Ⅰ型アレルギー）である．広義では，ソバやピーナッツなどに対する食物アレルギーの口腔前駆症状（クラス1食物アレルギー）で，狭義では，感作抗原と誘発抗原が異なるアレルゲンの交差抗原性によって生じる即時型過敏症（クラス2食物アレルギー）である．花粉抗原やラテックス抗原が経気道的あるいは経皮的に侵入感作後，交差抗原性のある食物を摂取することで口腔症状が現れる場合をいう．

【アレルゲン】
　①クラス1食物アレルギー：魚介類，卵白，小麦，ソバ，ナッツなど．
　②クラス2食物アレルギー（交差抗原型）：果物・野菜などが主．花粉食物アレルギー症候群における交差抗原の例はシラカバ→リンゴ・モモ・サクランボ（バラ科），ナッツ類．スギ・ヒノキ→トマト，ブタクサ→メロン，スイカ．ラテックス果実症候群における交差抗原の例はラテックス→バナナ，アボカド，クリ，キウイ．

【臨床症状】
　原因食物摂取後，15分以内にそれが直接触れた口腔，口唇，咽頭部粘膜に刺激感，不快感，瘙痒感，ヒリヒリ感，イガイガ感，突っ張り感などが出現する．多くは，しばらくして消失するが，血管浮腫，水疱，血疱などを併発することもある．また，ときにはじんま疹などの皮膚症状，消化器症状，花粉症様症状，喘息様症状，さらにはアナフィラキシー症状を伴うこともある．初期には，症状が口腔内に限局していても，反復摂取により全身症状が出現する．

【確定診断】
　皮膚プリック試験（skin prick test：SPT）および放射性アレルゲン吸着試験（radioallergosorbent test：RAST）によるアレルゲン特異的IgE抗体の検出による．それでも診断できない場合は誘発試験を行う．

【鑑別診断】
　遅延型過敏症（接触性アレルギー）．反復抗原曝露によりT細胞応答性の遅延型反応が同時に合併していることもあるので要注意．

【治療・予防】
　アレルゲン除去食，加熱・調理ずみの食物摂取（効果はアレルゲンにより異なる），花粉やラテックスなどのアレルゲン曝露を極力防ぐ，抗アレルギー薬，ストレスによる悪化もみられるので生活指導およびアレルギーに対する患者教育も重要である．重篤な場合は，脱感作・減感作療法を行う．

(3) 血管神経浮腫（angioneurotic edema：AE，Quincke浮腫）

【概念・定義】
　1882年ドイツのQuinckeにより報告された急性限局性の皮膚あるいは粘膜下に生じる血管神経浮腫．血管運動神経の局所的興奮によって血管透過性が亢進し，組織間隙に滲出液がたまるために起こると考えられてきたが，現在では否定的である．一過性浮腫では，薬剤（非ステロイド系抗炎症薬（nonsteroidal antiinflammatory drugs：NSAIDs），降圧剤（アンジオテンシン変換酵素（angiotencin converting enzyme：ACE）阻害薬），ペニシリン，経口避妊薬など）や食物によって誘発性されるアレルギーが関与，慢性例では，後天性に補体第1成分（C1）の抑制因子C1インヒビター（C1 inhibitor：C1INH）が低下する自己免疫疾患や血清病などによる免疫異常がその背景に存在することがわかってきている．後天性血管浮腫とは別に，常染色体優勢遺伝による遺伝性血管神経浮腫（hereditary angioneurotic edema：HAE）がまれに存在する．C1INHの先天欠損または機能不全が原因で生じる．喉頭浮腫を呈する場合は，気道閉塞で致命的となるので要注意である．歯科治療，特に抜歯により浮腫発作が誘発される場合がある．

【発症】
　女性に多く，年齢は10～30代，眼瞼・口唇などの顔面領域に多発する．咽頭・喉頭の閉塞感，息苦しさ・嗄声がみられる．

【臨床症状】
　突発的に数cm大の局所浮腫が皮膚や粘膜に生じ，数時間～数日続いた後，自然消失する．発生部位は，口唇，頬部，眼瞼，舌などの顔面部が多い．通常は紅斑や瘙痒は伴わないが，浮腫部位により圧痛，熱感，しびれ感などの症状があることもある．反復性の場合もある．薬剤性の場合は，じんま疹と合併することもある．

【診断】
　原因薬剤やアレルゲンの検索を行う．AEでは，受診時にはすでに症状は緩和されていることが多いので，問診から判断する．HAEでは，反復性浮腫

の既往が幼少期からみられる．血液検査により血清補体価C4, C2, CH50 の低下およびC1INH 値の低下を確認する．

【鑑別診断】
薬剤性アナフィラキシー，肉芽腫性口唇炎，粘液囊胞，皮下気腫．

【経過・予後】
通常，1〜3日後に自然に消失する．ACE 阻害薬による薬剤誘発性の場合は，喉頭浮腫をきたし重症例が多いので注意を要する．

【治療】
原因の疑われる薬剤などを中止する．抗ヒスタミン薬，ステロイド投与．C1INH 低下例ではC1 阻害薬投与．

(4) 口腔 GVHD（oral GVHD）

【概念・定義】
造血器腫瘍や骨髄不全症の治療のために同種造血幹細胞移植を受けた患者に生じるGVHD の病変を口腔領域に呈したもの．ドナー由来のT細胞が宿主アロ抗原に対して応答し，宿主組織細胞を攻撃するために生じる．口腔症状は慢性GVHD の約80%にみられ診断のよい指標となる．

【臨床症状】
口腔所見は，紅斑，偽膜性潰瘍などの口内炎，過角化性の扁平苔癬様変化，唾液腺破壊による口腔乾燥症，粘膜萎縮を特徴とする．部位は，頬・舌・口蓋粘膜，歯肉など．

【確定診断】
口腔粘膜および口唇腺生検で病理診断する．

【治療】
治療としては，免疫抑制剤が全身的に投与されるが，口腔症状に対しては，ステロイドや免疫抑制剤の局所塗布や経口摂取障害に対するケアが主となる．含嗽剤や湿潤剤の使用，適切な口腔管理によりQOL の向上に努める．

(5) Behçet 病（Behçet disease）

【概念・定義】
口腔粘膜のアフタ性潰瘍，外陰部潰瘍，皮膚症状，眼のブドウ膜炎の4つの症状を主症状とし，急性炎症性発作を反復する．

【発症】
アジア・地中海沿岸諸国に多くみられ，シルクロード病ともいわれる．発病年齢は20〜40歳．性差はないが，男性の方が重症化しやすい．ヒト白血球抗原（human leukocyte antigen：HLA）-B51 保有者の罹患相対危険率（7.9倍）が高い．

【病因】
不明．遺伝的素因に微生物感染が関与する自己炎症疾患ではないかと推察されている．

【臨床症状】
①口腔粘膜の再発性アフタ性潰瘍：境界明瞭な浅い有痛性潰瘍．Behçet 病にほぼ必発で初発症状のことが多い．個々の潰瘍は10日以内に瘢痕を残さずに治癒するが，再発を繰り返すのが特徴的．
②皮膚症状：下腿に好発する結節性紅斑，皮下の血栓性静脈炎，顔面・頸部・背部の毛囊炎様皮疹または痤瘡様皮疹．
③眼症状：ブドウ膜炎，両側性に侵される．再発性前房蓄膿性虹彩炎は特徴的．
④外陰部潰瘍：有痛性の境界明瞭なアフタ性潰瘍．

【検査】
赤沈値の亢進，CRP 上昇，白血球数増加，補体価上昇，HLA-B51．

【鑑別診断】
口唇ヘルペス，口内炎．

【経過・予後】
眼症状や血管型，神経型などの特殊病型がない場合は，慢性的に繰り返し症状が出現するものの一般に予後は悪くない．

【治療】
治療の対象となる病態の重症度と後遺症の可能性により治療の優先度に配慮する．口腔症状に対しては，ステロイド局所塗布．口腔清掃指導，口腔ケア（う蝕，歯肉炎治療）を行う． 〔東みゆき〕

■ 文 献

Amlot O, Kemeny PM, et al：Oral allergy syndrome；symptoms of IgE mediated hypersensitivity to foods. Clin Allergy, **17**(11)：33-42, 1987.

Kondo Y, Urisu A：Oral allergy syndrome. Allergol Int, **58**(4)：485-491, 2009.

Torgerson RR, Davis MD, et al：Contact allergy in oral disease. J Am Acad Dermatol, **57**(2)：315-321, 2007.

5.8 顎・口腔の腫瘍

1 良性腫瘍

(1) 上皮性腫瘍 (epithelial tumors)

a. 乳頭腫 (papilloma)

皮膚や粘膜上皮から発生する表面が乳頭状に細かく突出した腫瘍で，良性の上皮性腫瘍である．ウイルス性の尋常性疣贅との区別は困難である．

【臨床所見】

各年齢層で発症し，年齢とともに発生頻度は高くなる．性差は不明．口腔では，舌と口蓋に好発し，歯肉，口唇や頬粘膜などにも認められる．有茎性あるいは広基性の乳頭状の孤立性の腫瘤としてみられ，その多くは直径 10 mm 以下である（図 5.8.1）．

【病理組織所見】

重層扁平上皮が乳頭状あるいは樹枝状に増殖し，それに伴い間質が増生する．表層は真性過角化あるいは錯過角化し，有棘細胞層の肥厚と基底細胞層での核分裂像がみられるが，細胞の異型性は少ない（図 5.8.2）．

【治療・予後】

外科切除が行われ，予後は良好である．

b. 乳頭状過形成 (papillary hyperplasia)

上皮の炎症性増殖による多発性の乳頭状隆起で，不潔あるいは不適合義歯床下の粘膜に形成されることが多い．口蓋粘膜では，口蓋乳頭腫症（palatal papillomatosis）とよばれる．

【臨床所見】

乳頭腫に比べ発生頻度が高く，中年以降の頬粘膜，口唇，硬口蓋に好発する．初期には，白い半透明な扁平に隆起した斑を形成し，徐々に不規則な乳頭状あるいはカリフラワー状に増殖する．義歯床下では，赤色で疣状の小突起状病変になることが多い．

【病理組織所見】

乳頭腫に類似した所見を示すが，上皮下に線維性組織の増生と炎症細胞浸潤を認めることが多い．

【治療・予後】

外科的切除を行うとともに，原因の除去を行う．一般に予後は良好である．

c. 角化棘細胞腫 (keratoacanthoma)

扁平上皮の腫瘤状増殖をきたす病変で，特に顔面，ときに頭部や四肢の露出部に発生する．

【臨床所見】

中年以降の男性に多くみられ，上唇近くの皮膚から口唇にみられることが多い．弾性硬の丘疹を初発症状とし，数週間で急速に発育し中央部が陥凹した腫瘤となる．直径約 1 cm 程度で発育が止まり，数カ月〜数年で退縮し自然消滅する．

【病理組織所見】

厚い角化層を伴う上皮の肥厚増殖，上皮下での著明な炎症細胞浸潤がみられ，病巣辺縁部では，正常上皮下に侵入するように上皮が増殖する．細胞の異型性は明らかではない．

【治療・予後】

従来，良性または偽癌性病変と考えられてきたが，最近では本疾患の本質は扁平上皮癌で，自然治癒能あるいは自然消退能をもつものと考えられている．縮小・消退傾向がなければ外科的切除が必要である．

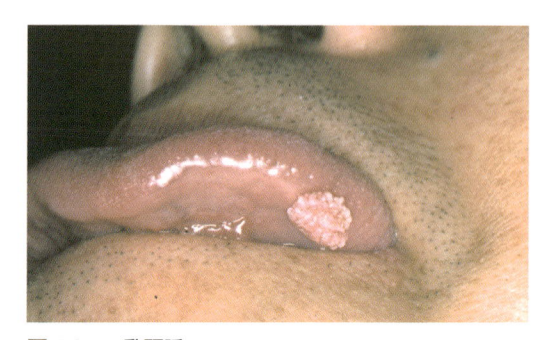

〔岡本哲治〕

図 5.8.1 乳頭腫
舌側縁部に，白色で乳頭状の広基性病変を認める．

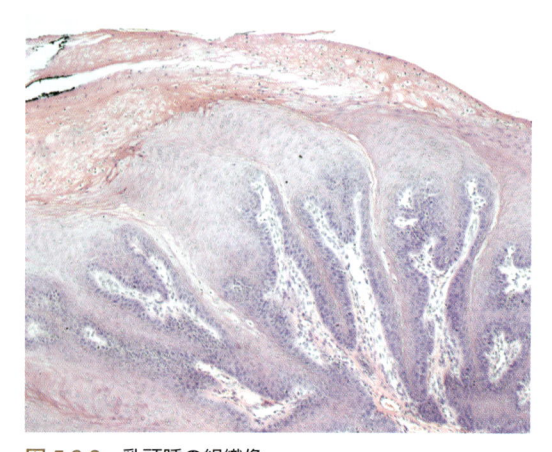

図 5.8.2 乳頭腫の組織像
角化が著しく亢進した上皮の肥厚がみられる．

(2) 非上皮性腫瘍 (non-epithelial tumors)

a. 線維腫

i) いわゆる線維腫 (so-called fibroma)

線維芽細胞と膠原（コラーゲン）線維からなる限局性の線維性組織の腫瘍性増殖で，厳密な意味で真の腫瘍であることはまれである．大部分は，歯牙や義歯などによる慢性刺激や炎症に起因する反応性の過形成病変であり，刺激性線維腫 (irritation fibroma) ともよばれる．歯肉の線維性エプーリスもこれに該当する．細胞成分の豊富な軟性線維腫 (soft fibroma) と線維性成分に富む硬性線維腫 (hard fibroma) に区別される．

【臨床所見】

女性に多く，好発年齢は中年以降である．口腔粘膜のどこにでも発生するが，機械的刺激の受けやすい舌の先端や側縁部，頰粘膜に好発する．通常，境界明瞭な半球形の小豆大〜大豆大の腫瘤としてみられることが多い（図 5.8.3）．表面粘膜は平滑で，びらん，潰瘍や出血を伴うことはまれである．まれに，顎骨内にも発生することがある．

【病理組織所見】

周囲組織との境界明瞭な，線維芽細胞と膠原線維の不規則な増生からなる重層扁平上皮で被覆された隆起病変である．びまん性の炎症細胞浸潤を伴うことがある（図 5.8.4）．

【治療・予後】

適切な切除で再発しない．

ii) 歯肉線維腫症 (gingival fibromatosis)

歯肉に膠原線維が増生する遺伝性疾患で，遺伝性歯肉過形成症や特発性歯肉増殖症などの別称がある．

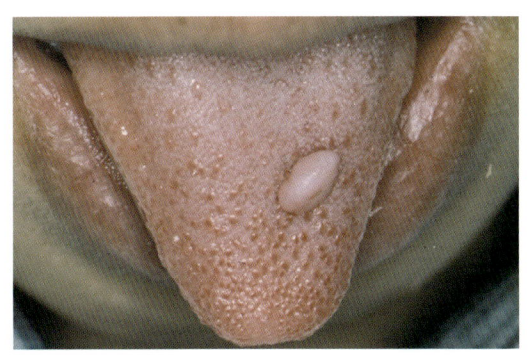

【臨床所見】

歯槽部歯肉の肥大が特発性に生じる疾患で，7〜9歳頃の永久歯萌出期に発症することが多く，上・下顎全体の歯肉にみられる．歯肉肥大が著明になると歯冠を覆い隠すようになる．多毛症，精神発達遅滞やてんかんなどの全身症状を伴うことがある（図 5.8.5）．

【病理組織所見】

肥厚上皮下に膠原線維が密に，かつ不規則に増殖する．細胞成分や血管に乏しく，部分的に線維の硝子化が認められる．

【治療・予後】

歯肉切除術が行われる．

b. 疣贅型黄色腫 (verruciform xanthoma)

多量の脂質を含む泡沫細胞が集簇した皮膚や粘膜の病変で，脂質異常症に随伴するもの，脂質代謝に関係なく組織球増殖症に由来するものがある．臨床

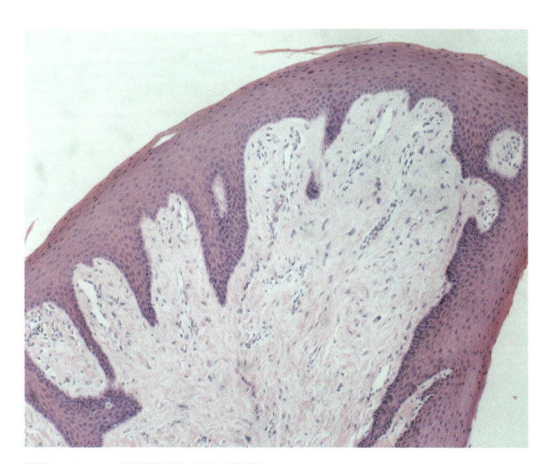

図 5.8.4 線維腫の組織像
肥厚した重層扁平上皮の下部に，線維芽細胞および膠原線維の増生と，びまん性の炎症細胞浸潤がみられる．

図 5.8.3 線維腫
舌背部に，表面が平滑な弾性硬のポリープ状の腫瘤を認める．

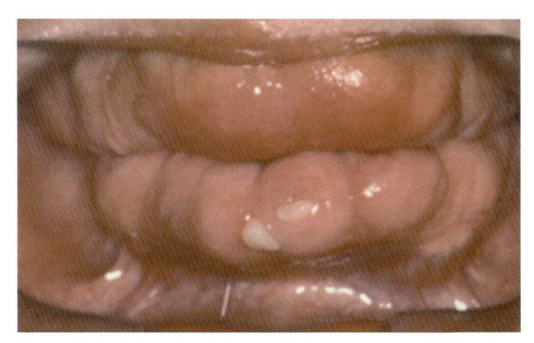

図 5.8.5 歯肉線維腫症
多毛症を伴う歯肉線維腫症の口腔内写真で，上・下顎の著明な歯肉肥大のため歯冠は覆い隠されている．

的には結節型，発疹型および扁平型に分類され，発生部位により腱黄色腫，眼瞼黄色腫などに分類される．口腔領域では疣贅型黄色腫が多く，脂質代謝異常を伴わない，局所刺激による反応性病変と考えられている．

【臨床所見】
正常色あるいは赤色・白色の乳頭状の口腔粘膜の隆起として認められる（図5.8.6）．

【病理組織所見】
真皮層や粘膜固有層の乳頭層に，多量の脂質を含んだ泡沫細胞（黄色腫細胞）が多数みられ，種々の割合で線維芽細胞が混在する（図5.8.7）．

【治療・予後】
切除を行う．再発はなく，予後は良好である．

c. 粘液腫（myxoma）

粘液組織は，星形細胞と微細な細網線維からなり，その間をムコ多糖類に富む物質が存在する組織で，胎児の臍帯を形成する（Wharton's jelly）．通常，成人に生じることはまれで，遺残胎児組織からの発生説や，線維性腫瘍の細胞間基質に多量の粘液が出現したものという説がある．

【臨床所見】
顎骨，特に下顎臼歯部に好発し，骨膨隆や歯牙の位置異常・欠如が認められ，線維腫などの歯原性腫瘍が粘液変性をきたしたものと考えられている．多房性のX線透過像を示す．

軟組織での発生はまれであるが，頰部，口腔底や口蓋にみられ，弾性軟の発育緩慢な腫瘤を形成する．腫瘍は充実性で，半透明で粘性のある光沢な割面を示す．

【病理組織所見】
小型円形，紡錘形あるいは星形の細胞と，細網線維中にヒアルロン酸などのムコ多糖類を含む粘液状基質が存在する（図5.8.8）．粘液型脂肪肉腫との鑑別が必要となることがある．粘液型脂肪肉腫に比べ，細胞成分に乏しく，細胞異型性や出血・壊死が認められない．粘液状基質内の血管に乏しいことも粘液腫の特徴である．

【治療・予後】
軟組織のものは摘出術が行われる．発育は緩慢であるが，周囲に浸潤増殖を示すことがある．顎骨中心性では骨梁間に侵入増殖することが多く，顎骨の部分切除が必要である．歯原性のものは，やや再発傾向が高いとされている．

d. 脂肪腫（lipoma）

分化した脂肪細胞からなる非上皮性腫瘍で，最も

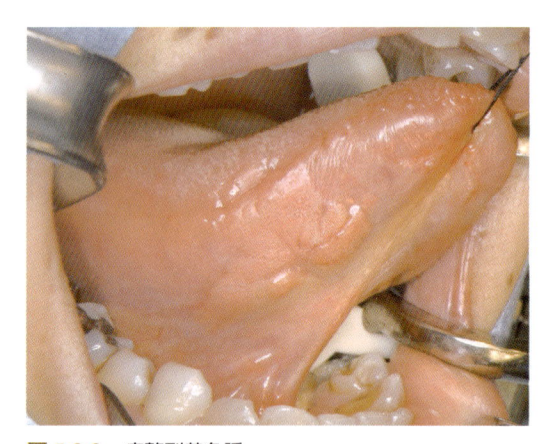

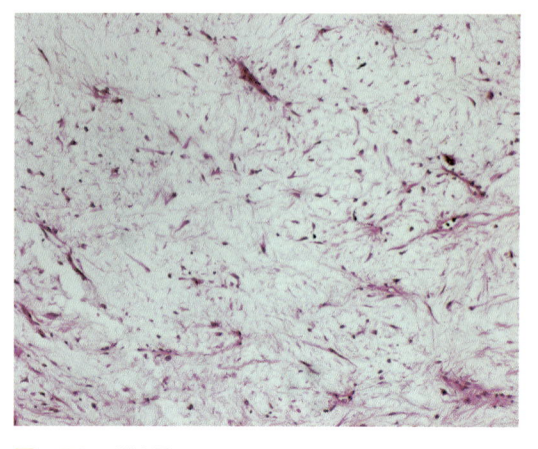

図5.8.6　疣贅型黄色腫
舌下面に，粗造で広基性の乳頭状隆起を認める．

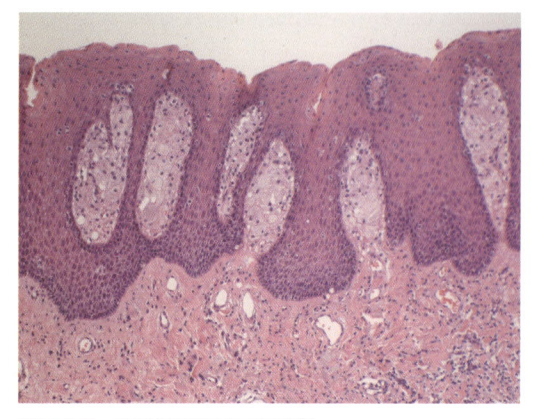

図5.8.7　疣贅型黄色腫の組織像
細胞質の明るい泡沫細胞の密な増殖がみられる．

図5.8.8　粘液腫
濃縮した核をもった星形あるいは紡錘形の細胞がまばらに増殖している．

多い良性腫瘍の1つである.

【臨床所見】
皮膚あるいは粘膜下に,無痛性の弾性軟の腫脹をきたす(図5.8.9).表層皮膚や粘膜は正常であるが,上皮直下に存在する場合,黄白色を呈することがある.口腔領域では,頰粘膜や口腔底に発生することが多い.

【病理組織所見】
腫瘍は黄白色充実性で,線維性被膜によって被包されている.成熟脂肪細胞で構成され,小葉構造の不規則性以外,正常脂肪組織との区別はつかない(図5.8.10).被膜をもたず筋線維間を浸潤性に増殖するものを,筋肉内脂肪腫(intramuscular lipoma)または浸潤性脂肪腫(infiltrating lipoma)として区別するが,良性腫瘍である.

【治療・予後】
腫瘍摘出が行われ,通常は線維性被膜によって被覆されているために再発はない.筋肉内脂肪腫の場合は,横紋筋の筋線維に沿って浸潤性に増殖するため,広範な切除・摘出術が必要になることがある.

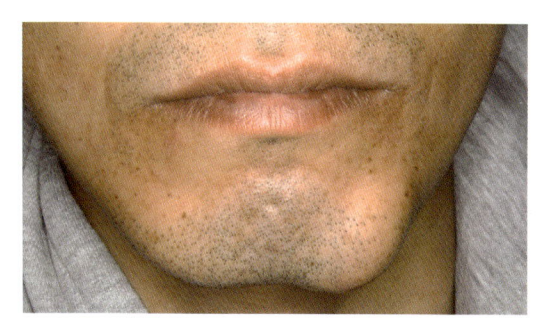

図5.8.9 脂肪腫
左側頰部に,弾性軟の腫脹を認める.

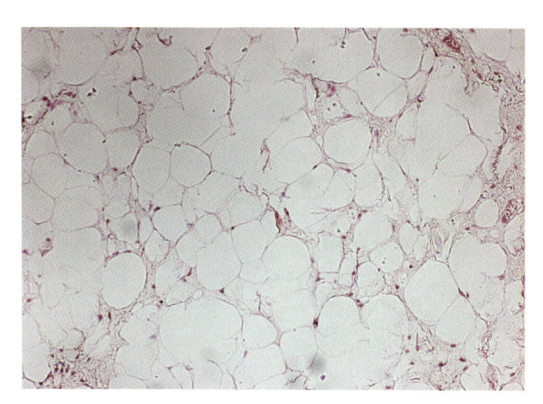

図5.8.10 脂肪腫の割面と組織像
腫瘍は被膜に包まれ,黄白色の充実性である(左).成熟した脂肪組織の増生がみられる(右).

e. 神経鞘腫 (neurilemoma, schwannoma)

末梢神経のSchwann鞘から発生する良性腫瘍で,Schwann細胞と膠原線維性基質から構成されている.境界明瞭で被膜を有する孤立性の腫瘤を形成するが,ときには嚢胞状になることがある.

【臨床所見】
四肢,躯幹,頭頸部の軟部の比較的深部に好発する.口腔領域では舌に最も多くみられる.限局性の弾性硬の類球形腫瘤を形成することが多い.分葉状を呈することもあり,まれに嚢胞状になることがある.大きさは,直径1〜2cmであることが多いが,ときには鶏卵大になることもある.

【病理組織所見】
Antoni A型とAntoni B型の2つに大別される.A型では,規則正しく配列した紡錘形細胞が密に増殖するため,核が柵状配列(palisading)を示し,これは観兵式様配列ともよばれる.細胞は直走あるいは蛇行し,渦巻き状構造を示す.小さい腫瘍ではA型のみの組織型を示すことが多い.B型では,A型のような特徴的な構造をとらず,腫瘍細胞はまばらに,不規則に分布し,しばしば出血,粘液変性や嚢胞状構造がみられる.A型およびB型が同一腫瘍内で種々の割合で混在することが多いが,いずれかの組織型が大部分を占めることがある(図5.8.11).神経軸索は通常,腫瘍内にみられず,被膜部の神経管が付着したところに観察される.

【治療・予後】
被膜を有しているため,容易に摘出され,再発は少ない.

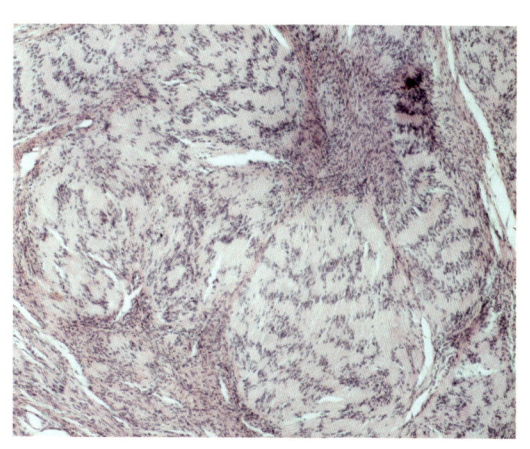

図5.8.11 神経鞘腫の組織像
右の部分では,核が特有の柵状構造を示すAntoni A型の組織像がみられ,左の部分はAntoni B型を示す.

5.8 顎・口腔の腫瘍　707

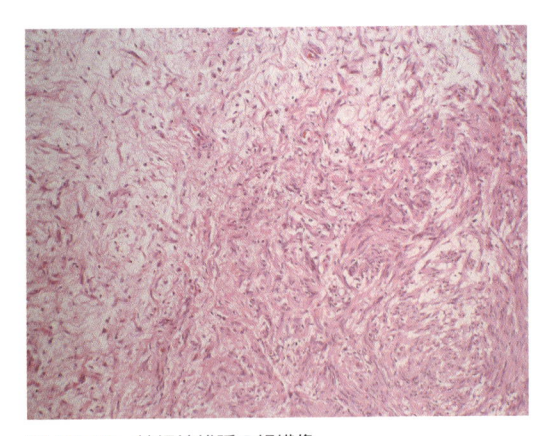

図5.8.12 神経線維腫の組織像
波状に蛇行した核や細胞質を有する細胞の増殖がみられる.

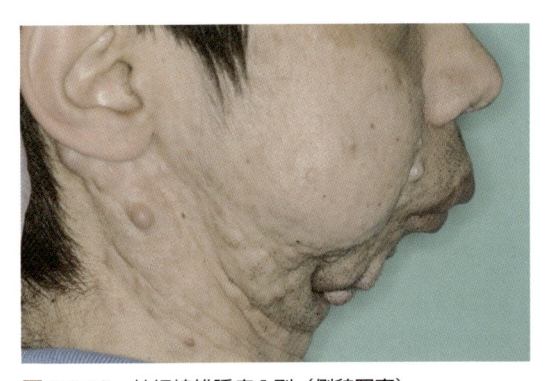

図5.8.13 神経線維腫症I型（側貌写真）
顔面および頸部皮膚に多発性皮膚腫瘍（神経線維腫）を認める.

f. 神経線維腫（neurofibroma）

Schwann細胞と線維芽細胞によって構成される，末梢神経から生じる良性腫瘍である.

【臨床所見】

身体各部の皮膚や皮下の浅部に生じ，神経との関連は不明なことが多い．口腔領域での発生はまれであるが，舌によくみられ，無痛性で限局したゴム様の弾性硬の腫瘤で，通常，被膜をもたない.

【病理組織所見】

Schwann細胞と線維芽細胞で構成され，細胞間に膠原線維とムコ多糖を含む粘液様物質が存在する（図5.8.12）．神経鞘腫とは異なり，間質に多数のマスト細胞がみられる．核の柵状配列，Verocay体および血管壁の硝子様肥厚がみられないことも，神経鞘腫との相違点である.

【治療・予後】

外科切除が行われる．再発はなく，予後は良好である.

g. 神経線維腫症I型（neurofibromatosis type 1）（von Recklinghausen病）

神経線維腫症はI型とII型に大別され，それぞれneurofibromin遺伝子とmerlin遺伝子の変異によって発症すると考えられている．I型は，皮膚腫瘍や色素斑などの皮膚症状が著明で，多発性神経線維腫あるいはvon Recklinghausen病ともよばれる．II型では両側聴神経腫瘍が多くみられ，皮膚病変は少ない．ともに常染色体優性遺伝性疾患である．本項ではI型について述べる.

【臨床所見】

非常にまれな疾患で，若年から中高年に生じ，性差はない．全身の皮膚あるいは皮下に多発性神経線維腫が発症する（図5.8.13）．時間とともに増大し，大きな蔓状の腫瘤となることがある．口腔領域での発生頻度は低い．他の症状としては，骨格異常，皮膚のカフェ・オ・レ斑および中枢神経腫瘍を伴う.

【病理組織所見】

通常の神経線維腫と同じである.

【治療・予後】

根治的治療法はない．審美障害や機能障害がある場合，外科的切除が行われるが，再発しやすく，神経線維肉腫に悪性転化することがある.

h. 切断神経腫（amputation neuroma）

外傷や外科手術によって末梢神経が切断された後に発生する神経線維の腫瘤状の過剰再生で，外傷性神経腫（traumatic neuroma）ともよばれ，真の腫瘍ではない．義歯による刺激で発症することもある．組織学的には，増生した神経線維束と瘢痕組織から構成される.

i. 顆粒細胞腫（granular cell tumor）

非常にまれな良性腫瘍で，神経鞘由来の好酸性顆粒を含む大型細胞からなる.

【臨床所見】

口腔領域では，舌に好発し，成人女性にやや多くみられる．粘膜の膨隆として発症し，次第に弾性硬のポリープ状となる.

【病理組織所見】

好酸性の顆粒を含んだ多角あるいは円形の大型細胞の密な増殖からなる．核は小さく濃縮核状である（図5.8.14）.

【治療・予後】

外科的切除が行われ，予後は良好であるが再発することがある.

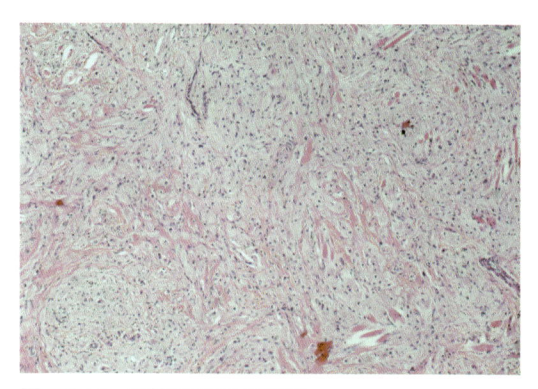

図 5.8.14 顆粒細胞腫の組織像
細胞質に好酸性の顆粒を含んだ多角あるいは円形の大型細胞が密に増殖している.

j. 横紋筋腫（rhabdomyoma）

成人型，胎児型と性器型に分類され，心臓以外での発症はきわめてまれである.

i）成人型横紋筋腫（adult rhabdomyoma）

【臨床症状】

咽頭，喉頭，舌下部に好発し，弾性硬の境界明瞭な腫瘤として認められる.

【病理組織学所見】

グリコーゲン空胞を伴う大型の多角形細胞からなる. 核は偏在し，細胞質は好酸性，微細顆粒状で，ときに横紋がみられることがある.

【治療・予後】

摘出によって治癒するが，再発率が30％との報告もある.

ii）胎児型横紋筋腫（fetal rhabdomyoma）

きわめてまれな腫瘍で，3歳以下の男児に生じることが多い. 頭頸部，特に耳後部に多くみられる. 腫瘍周辺には未分化な骨格筋細胞が，中心部には未分化間葉細胞がみられる.

iii）性器型横紋筋腫（genital rhabdomyoma）

中年女性の腟や外陰部にポリープ状の腫瘍としてみられるきわめてまれな腫瘍である. 上皮下に明瞭な横紋を有する成熟した横紋筋から構成されている.

k. 平滑筋腫（leiomyoma）

平滑筋細胞様の紡錘形細胞の充実性増殖からなる腫瘍で，子宮，胃や膀胱などの平滑筋からなる臓器や，血管壁平滑筋に由来する良性腫瘍である. 口腔領域での発生はまれである. 血管壁平滑筋に由来するものを，血管平滑筋腫（angioleiomyoma）といい，口腔領域のものはこれに該当する.

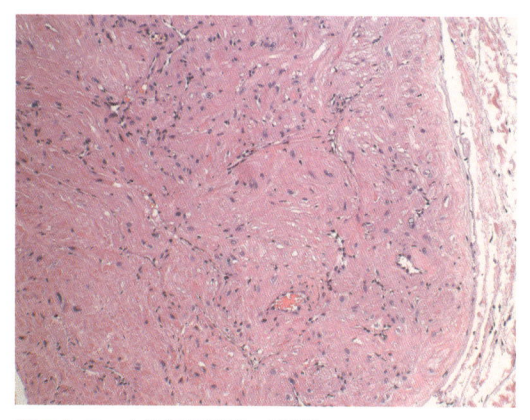

図 5.8.15 血管平滑筋腫の組織像
平滑筋細胞の束状増殖を認める. 細網線維が個々の細胞を取り囲むように細胞間に存在する.

【臨床所見】

口腔領域では舌や口蓋に好発し，境界明瞭な弾性硬の結節としてみられ，きわめて緩徐に増大する.

【病理組織所見】

紡錘形平滑筋細胞が束状に増殖し，細胞質内には縦走する筋原線維がみられ，平滑筋アクチン陽性を示す（図 5.8.15）.

【治療・予後】

容易に摘出され，予後は良好である.

l. 軟骨腫（chondroma）

成熟硝子軟骨組織よりなる良性腫瘍で，軟骨内骨化する骨に発生する. 骨中心性に生じる内軟骨腫（enchondroma）と，骨膜から生じて骨皮質上に隆起性の腫瘍を形成する周辺性軟骨腫（periferal chondroma, 骨膜性軟骨腫（periosteal chondroma））に大別される.

【臨床症状】

好発部位は手足の短管骨幹部で，口腔領域での発生頻度は低い. 上顎では前歯部，臼歯部や口蓋，下顎では骨体部のほか筋突起や関節突起など，軟骨内骨化によって形成される部位に発症する. 内軟骨腫は，10～40歳に好発し，通常，無症状に経過する. 周辺性軟骨腫は，10代に多く，好発部位は上腕骨で，口腔領域での発生はまれである.

【病理組織所見】

境界明瞭な腫瘍で，割面は青白色や黄色を示し，軟骨膜に類似した被膜で覆われている. 腫瘍実質は硝子軟骨で構成され，紡錘形・星芒形細胞が散在する.

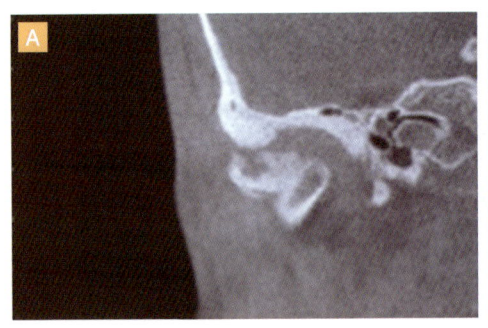

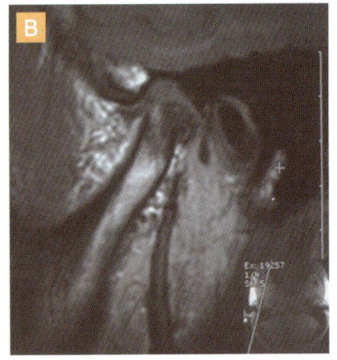

図 5.8.16　骨軟骨腫
A：CT 前額断所見では右側下顎頭頂部から外方にかけて広基性の腫瘤が認められた．B：MRI（T1 強調）写真では，右側下顎頭頂部に低信号の病変が認められた．関節円盤は正常位であった．

【治療・予後】
外科的切除が行われ，再発は少なく予後は良好である．

m. 骨軟骨腫（osteochondroma）

最も頻度の高い良性の骨腫瘍で，表面に軟骨帽（cartilage cap）を有する骨性隆起病変として認められる．軟骨内骨化を示すすべての骨に発生する可能性があるが，大腿骨，脛骨，上腕骨などの長幹骨幹端のほか，腸骨や肩甲骨に好発する．口腔領域では，下顎骨関節突起に好発する．

【臨床症状】
上顎では前歯部や上顎結節にみられ，下顎では筋突起や関節突起に多くみられる．骨性硬腫瘤として認められ（図 5.8.16），関節部に生じた場合，顔面の非対称，顎運動異常や不正咬合を引き起こす．

【病理組織所見】
腫瘍表面に軟骨帽とよばれる軟骨組織がみられ，深部では軟骨内骨化を伴い骨組織に移行する（図 5.8.17）．

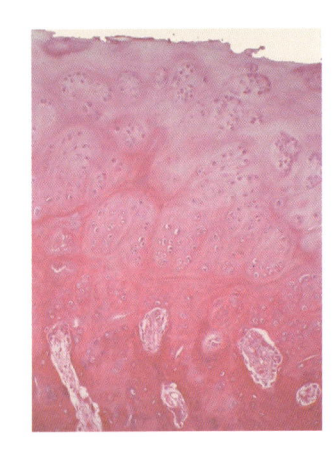

図 5.8.17　骨軟骨腫の組織所見
厚い軟骨層の下部に骨組織がみられ，腫瘍基部の髄腔は既存骨の髄腔と連続している．

【治療・予後】
外科的切除によって治療される．

n. 骨腫（osteoma）

成熟骨組織からなる良性腫瘍で，ほとんどが頭蓋骨および顎骨に生じる．顎骨では，大部分が発育異常や反応性の骨増生病変で，真性の腫瘍であることはまれである．成熟した層板状骨梁から構成される．

【臨床所見】
30～50 歳に多い．顎骨内部に発生する中心性骨腫と，外骨膜性の周辺性骨腫がある．前頭洞に好発し，篩骨洞と蝶形骨洞がこれに続く．上顎骨や下顎骨での発生頻度は低い．まれに舌に発生することがある．緩慢に増大するが，通常，無症状に経過する．中心性骨腫では，境界明瞭な X 線不透過像が骨内部にみられ，周辺性骨腫の場合，骨表面に観察される．

【病理組織所見】
骨髄腔が乏しく緻密骨よりなる緻密骨腫と，脂肪髄や線維髄を有した成熟骨梁からなる海綿様骨腫に大別される．

【治療・予後】
無症状の場合，経過観察を行うが，機能障害がみられる場合，外科的に切除される．

o. 外骨症（exostosis）

過剰発育で生じる骨膨隆で，真の腫瘍ではない．代表的なものは口蓋隆起と下顎隆起で，青少年期以降に出現することが多い．

【臨床所見】
口蓋隆起の本体は，口蓋骨正中縫合部の限局性の骨増殖で，正常粘膜で覆われた骨膨隆として認められる．下顎隆起は下顎骨の臼歯部舌側にみられる骨隆起で，小臼歯部にみられることが多く，しばしば左右対称性に生じる（図 5.8.18）．

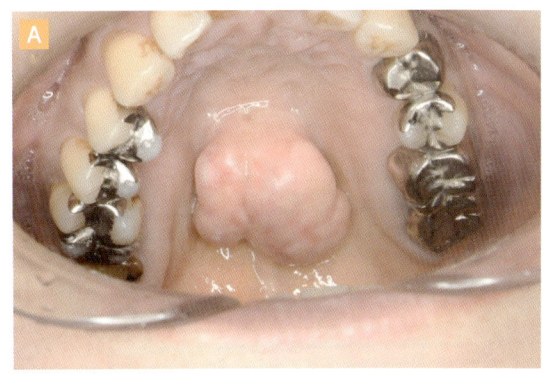

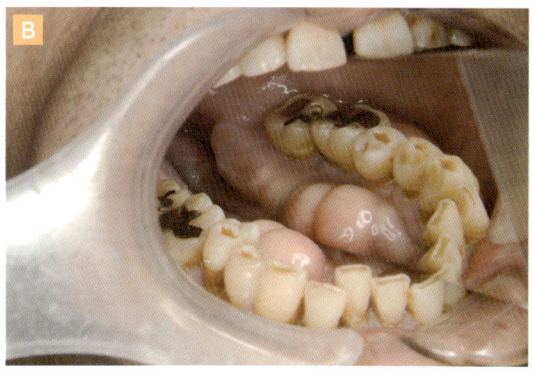

図 5.8.18　口蓋隆起と下顎隆起
A：口蓋隆起，硬口蓋正中部に骨隆起を認める．B：下顎隆起，下顎小臼歯部舌側に半球形の骨隆起を認める．

【治療・予後】
　通常，治療の必要はないが，機能障害がある場合，切除を行う．

p. 骨芽細胞腫（osteoblastoma）
　類骨と骨芽細胞の増生より構成されるまれな腫瘍で，発生頻度は骨腫瘍全体の1%以下である．

【臨床所見】
　30歳以下の若年者に多くみられ，脊椎と下腿に好発する．口腔領域ではきわめてまれで，顎骨臼歯部での報告例がある．顎骨内に発生するほかの良性腫瘍と同様，骨膨隆症状を示すことが多い．通常，直径1 cm以上のX線透過像として認められ，内部には斑状の不透過物がみられる．病変周囲には骨硬化像は認められない．

【病理組織所見】
　類円形の細胞あるいは骨芽細胞様細胞が増生したなかに，梁状の類骨組織がみられる（図5.8.19）．

q. 線維性骨異形成症（fibrous dysplasia of bone）
　線維性骨異形成症は，正常骨組織が，幼弱な骨梁を伴う線維性組織に置換される疾患で，骨発育異常の一種と考えられている．単一骨に発生する単骨性線維性骨異形成症（monostotic fibrous dysplasia）と，複数骨に発生する多骨性線維性骨異形成症（polyostotic fibrous dysplasia）に分類される．

【臨床症状】
　幼少時から思春期にかけて発症することが多く，緩徐な無痛性の骨膨隆や変形を主症状とし，ときには病的骨折の原因になることもある．四肢の骨，肋骨，肩甲骨，鎖骨のほか，顔面骨や頭蓋骨にも比較的高頻度に発生する．顎骨では，上・下顎骨単独，あるいは同時にみられることもある．顎骨で

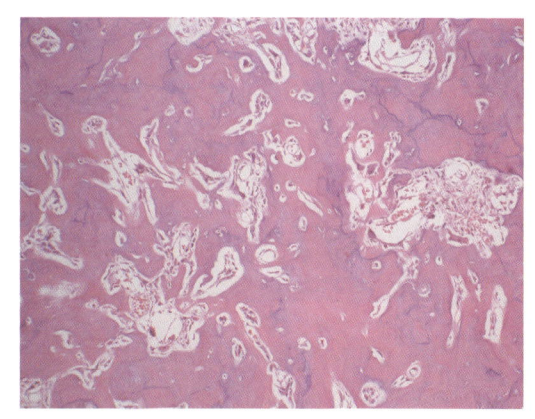

図 5.8.19　骨芽細胞腫の組織像
不規則に形成された骨や類骨の周囲で，骨芽細胞の増生がみられる．

は，骨膨隆の増大に伴い顔貌の変形，歯牙の萌出異常や傾斜を引き起こす（図5.8.20）．上顎洞が病変に置換された場合，鼻閉，視神経障害をきたすことがある．病変は骨発育の停止する思春期以降に，活動を停止することが多い．発症初期には単房性あるいは多房性のX線透過像として認められ，進行に伴い，境界不明瞭なスリガラス様所見（ground glass appearance）を示すようになる（図5.8.21）．

【病理組織所見】
　骨髄組織は，細胞成分に富む線維性組織によって置換され，その内部にはさまざまな形状を示す梁状の線維骨や層板骨の形成がみられる（図5.8.22）．

【治療・予後】
　顎変形や咬合不全などの機能障害がみられる場合，外科的切除による減量術を行うが，骨格の成長終了後に行われることが多い．

5.8　顎・口腔の腫瘍　　711

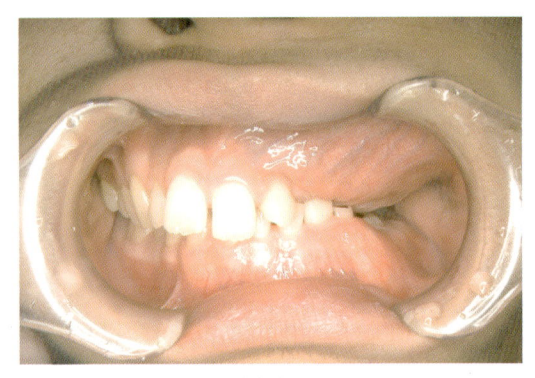

図 5.8.20　線維性骨異形成症
左側上顎および下顎臼歯部の著明な骨膨隆がみられる.

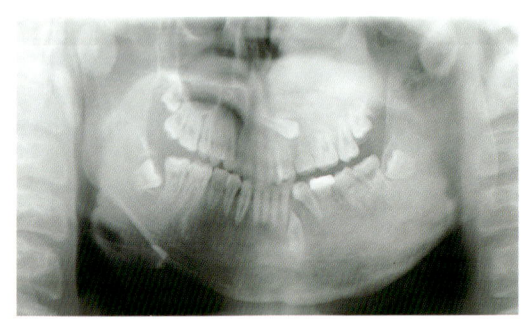

図 5.8.21　線維性骨異形成症のパノラマX線写真所見
左側上顎骨および下顎骨に，境界不明瞭なスリガラス様所見がみられる.

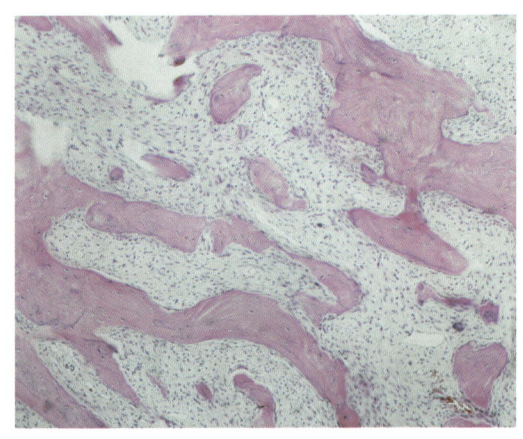

図 5.8.22　線維性骨異形成症の組織像
線維芽細胞の増殖を背景に，不整な骨梁（woven bone）がみられる.

r. 骨巨細胞腫（giant cell tumor of bone）

多核巨細胞の出現を特徴とする骨内に発生する病変で，真性腫瘍と考えられている．大腿骨遠位，脛骨近位や橈骨遠位などの長幹骨の骨端部に好発するが，骨盤骨，頭蓋骨や顎骨に発生することもある．巨細胞の由来は，骨髄間葉細胞由来の単核細胞の融合によって形成される破骨細胞性巨細胞と考えられている．

【臨床所見】
顎骨では，下顎正中部や小臼歯部に発生することが多く，20〜40代の若年成人に好発し，明らかな性差はない．顎骨の膨隆を主症状とし，増大に伴い，自発痛がみられることがある．肉眼的には血管に富む灰赤色で，大きな腫瘍では割面に壊死，出血や囊胞様構造が認められることがある．境界明瞭な多房性のX線透過像として認められる．

【病理組織所見】
卵円形の核と好酸性の細胞質を有する単核細胞と血管に富んだ線維性間質からなり，そのなかに多数の多核巨細胞が均一に分布している．

【治療・予後】
骨破壊性に浸潤増殖するため，顎骨切除が必要である．ときには皮質骨を破り軟組織に進展することもあり，しばしば再発する．まれに肺転移がみられ，benign metastasizing giant cell tumor とよばれることがある．良性腫瘍の範疇に分類されているが，潜在的に悪性の可能性も指摘されている．

s. 巨細胞肉芽腫（giant cell granuloma）

多核巨細胞と破骨細胞を含む肉芽組織の増生からなり，巨細胞修復性肉芽腫（giant cell reparative granuloma）ともよばれる．顎骨内部に発生するものは中心性巨細胞肉芽腫（central giant cell granuloma），顎骨周辺軟組織では周辺性巨細胞肉芽腫（peripheral giant cell granuloma）とよばれる．

【臨床所見】
20〜30代の下顎前歯部に発生することが多く，女性にやや好発する傾向がある．骨破壊性に増殖し顎骨を膨隆させるが，皮質骨を破壊することはまれで，歯牙の位置異常や動揺・脱落がみられることがある．境界明瞭な多房性X線透過像を示すことが多い（図 5.8.23）．

【病理組織所見】
線維芽細胞や紡錘形細胞の増生からなり，そのなかに多核巨細胞が混在する．巨細胞腫と異なり，巨細胞数が少なく分布が不規則であり，しばしば出血巣を伴う（図 5.8.24）．

【治療・予後】
搔爬あるいは切除が行われる．再発することは少なく，予後は良好である．

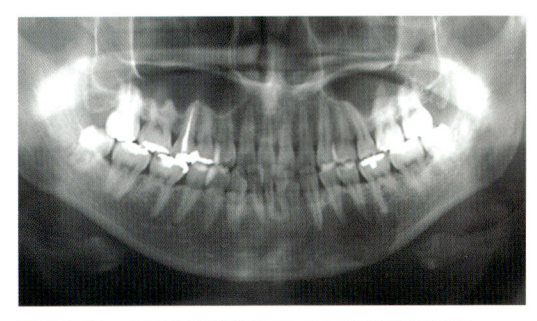

図 5.8.23 巨細胞肉芽腫のパノラマＸ線写真所見
左側下顎骨体部に境界明瞭な骨吸収像を認める．

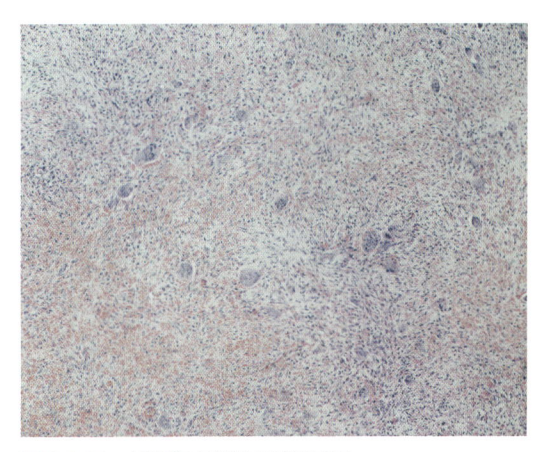

図 5.8.24 巨細胞肉芽腫の組織所見
線維芽細胞様細胞や紡錘形細胞が密に増生し，そのなかに多核巨細胞が散在している．一部に出血巣が認められる．

t. 褐色腫瘍（brown tumor）

副甲状腺機能亢進症の随伴症状の1つとしてみられる腫瘍である．

【臨床症状】

副甲状腺ホルモンの過剰分泌で，破骨細胞が活性化され，骨吸収と破壊が促進されることで発生する．境界明瞭なＸ線透過像としてみられる．

【病理組織所見】

褐色のやわらかい腫瘍で，巨細胞性肉芽腫とほとんど同一の組織像を示すが，血管に富み，出血・ヘモジデリンの沈着のほか，細胞成分の多い間質からなる．

【治療・予後】

外科的摘出を行う．副甲状腺の摘出により，消退することがある．

u. Langerhans 細胞組織球症（Langerhans cell histiocytosis）

かつては histiocytosis X とよばれていたが，腫瘍細胞が Langerhans 細胞に特有の Birbeck 顆粒をもつことから，表皮 Langerhans 細胞に由来する反応性増殖と考えられており，現在では Langerhans 細胞組織球症とよばれている．臨床的には，Letterer-Siwe 病，Hand-Schüller-Christian 病と好酸球性肉芽腫（eosinophilic granuloma）に分類される．

【臨床所見】

Letterer-Siwe 病は Langerhans 系細胞（Letterer 細胞）が急性に増殖する疾患で，主として乳幼児に発生する．発熱，貧血，血小板や白血球減少，肝臓や脾臓の肥大，リンパ節腫脹のほか，下着装着部位に出血性の皮疹がみられる．感染症で死に至ることがあり，予後は不良である．

Hand-Schüller-Christian 病は Langerhans 細胞が全身性に増生する疾患で，骨破壊，尿崩症と眼球突出を三大症状とする．Letterer-Siwe 病に比べ，高年齢層に発症する．病変は主として頭蓋骨にみられるが，他部の骨や臓器にも病巣の発生が及ぶ．

好酸球性肉芽腫は骨と軟組織に発生するが，多くは骨に孤立性あるいは多発性に生じる．好発年齢は小児期である．骨に生じた場合，疼痛を伴い，ときに病的骨折をきたすことがある．

【病理組織所見】

いずれの病変も，電子顕微鏡的には Birbeck 顆粒をもち，S-100 蛋白や CD1a 発現陽性の Langerhans 細胞の増生がみられる．好酸球性肉芽腫は，Langerhans 細胞に加え，病巣内に多数の組織球が出現するほか，好酸球が浸潤する肉芽腫を形成する（図 5.8.25）．

【治療・予後】

Letterer-Siwe 病には有効な治療法はなく，副腎

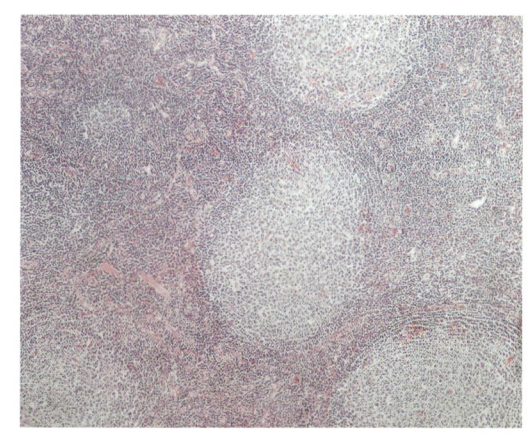

図 5.8.25 好酸球性肉芽腫の組織像
組織球の増殖による肉芽腫と，好酸球の浸潤が認められる．

皮質ホルモンや抗腫瘍薬の投与が行われるが，感染症で数週間〜数カ月で死に至り，予後は不良である．

Hand-Schüller-Christian病に対しては，放射線治療，副腎皮質ホルモンや抗腫瘍薬の投与が行われる．Letterer-Siwe病に比べ慢性的に経過するが，発症後3年以内の死亡率は20％である．

好酸球性肉芽腫の単骨性のものは自然治癒するものがあるが，通常，外科的に掻爬されることが多い．多発性好酸球性肉芽腫に対しては放射線治療や副腎皮質ホルモン投与が行われる．予後は比較的良好である．　　　　　　　　　　　　　〔岡本哲治〕

■文献

石川梧朗監：口腔病理学Ⅱ，第2版，永末書店，pp531-600，1982．

向井　清，真鍋俊明他編：外科病理学Ⅰ，第4版，文光堂，pp67-79，115-146，2006．

向井　清，真鍋俊明他編：外科病理学Ⅱ，第4版，文光堂，pp1451-1483，1511-1579，2006．

竹内　宏，草間　薫編：最新病理学・口腔病理学，第1版，医歯薬出版，pp230-239，303-376，2007．

(3) 良性歯原性腫瘍（odontogenic tumors）

【概念】

良性歯原性腫瘍は歯を形成する組織に由来する腫瘍で，おもに顎骨内部から生じる．まれに周辺性（歯肉や歯槽部粘膜）に発生することもある．歯の発生過程における歯原性上皮と歯原性間葉組織の組織構造や形成組織を模倣することから，組織像だけでなくその臨床像も多様である．WHO分類（2005）では，良性歯原性腫瘍をこれまでと同じように上皮と間葉組織の相互誘導に基づき，①歯原性上皮からなり成熟した線維性間質を伴い，歯原性外胚葉性間葉組織を伴わないもの（上皮性歯原性腫瘍），②歯原性上皮と歯原性外胚葉性間葉とからなり硬組織形成を伴う，あるいは伴わないもの（混合性歯原性腫瘍），③間葉性あるいは歯原性外胚葉性間葉からなり歯原性上皮を伴う，あるいは伴わないもの（間葉性歯原性腫瘍）の3グループに大別している（表5.8.1）．

【発現頻度】

歯原性腫瘍のなかで発現頻度が高いものは，エナメル上皮腫，角化囊胞性歯原性腫瘍，歯牙腫で，全体の3/4を占める（表5.8.1）．

【性差・年齢】

歯原性腫瘍全体では，性差はほとんどみられない．年齢別頻度では20代までにほぼ半数が発現し，10代に最も多く，ついで20代で，年代ごとに数は少なくなる．

【発生部位】

発生部位に左右差はみられないが，下顎に多く，

表 5.8.1　歯原性腫瘍疾患別発生頻度（抜粋）

良性腫瘍	症例数 5151	100％
歯原性上皮からなり成熟した線維性間質を伴い，歯原性外胚葉性間葉組織を伴わないもの		
エナメル上皮腫	1460	28.3
扁平歯原性腫瘍	9	0.17
石灰化上皮性歯原性腫瘍	21	0.41
腺腫様歯原性腫瘍	42	0.82
角化囊胞性歯原性腫瘍	1258	24.4
歯原性上皮と歯原性外胚葉性間葉とからなり硬組織形成を伴う，あるいは伴わないもの		
エナメル上皮線維腫	45	0.87
エナメル上皮線維象牙質腫	4	0.08
エナメル上皮線維歯牙腫	24	0.47
歯牙腫	1079	20.9
歯牙エナメル上皮腫	7	0.14
石灰化囊胞性歯原性腫瘍	76	1.48
象牙質形成性幻影細胞腫	5	0.10
間葉性あるいは歯原性外胚葉性間葉からなり歯原性上皮を伴う，あるいは伴わないもの		
歯原性線維腫	88	1.71
歯原性粘液腫／粘液線維腫	97	1.88
セメント芽細胞腫	115	2.23

（柴原孝彦，森田章介他：口腔腫瘍学会誌，**20**：245-254，2008より改変）

上顎のほぼ 3.0 倍である．下顎では臼歯部を中心に発生するものが多く，上顎は前歯部に多い．

【臨床所見】

歯原性腫瘍は発育が緩慢で無痛性に増大することから，顎の腫脹・膨隆が出現してから気づくことが多い．主訴は腫脹が最も多く，ついで疼痛である．その他，違和感，しびれなどの知覚異常，歯の位置や数の異常などがある．また，歯科治療中に X 線検査で偶然発見されることも少なくない．特に歯牙腫やセメント芽細胞腫などの石灰化を伴うものに多い．大きさは，大半が 30 mm 以下であるが，エナメル上皮腫などは 100 mm をこえるものもある．

【診　断】

本腫瘍は充実性，あるいは囊胞状を呈するもの，石灰化物を伴うものなど病態は多様で，囊胞やその他の腫瘍，腫瘍類似疾患との鑑別が必要である．臨床所見および画像検査などから一次診断をして，試験切除あるいは摘出した標本の病理組織学的所見を基に診断を確定する．CT，MRI などの画像検査は，顎骨内の腫瘍の形態，性状（囊胞性，充実性，石灰化物の有無）ならびに腫瘍周囲の骨，歯および神経・血管束との状態を詳細に把握するのに有用である．

【治療・経過】

腫瘍周囲の被膜が明瞭なものは，摘出術が治療の基本となる．しかし，なかには被膜が不明瞭で腫瘍周囲の顎骨内へ浸潤増殖するものがある．例をあげると，エナメル上皮腫，角化囊胞性歯原性腫瘍，石灰化上皮性歯原性腫（Pindborg 腫瘍）および歯原性粘液腫などがある．これらの腫瘍は，単なる摘出だけではしばしば再発がみられる．そこで顎骨形態を保存しかつ根治性を上げるために，摘出に加えて補助的な処置として掻爬・削除，凍結外科，反復処置法などが行われる．また，根治的外科治療としては腫瘍周囲の健常骨組織を境界として辺縁切除術，区域切除術および半側切除術などの顎切除が行われる．

a. 上皮性歯原性腫瘍

　i）エナメル上皮腫（ameloblastoma）

エナメル上皮腫は腫瘍実質が歯胚の上皮成分，特にエナメル器に類似し，しばしば大小の囊胞を形成することを特徴とする．

好発年齢は 10 〜 20 代で，全体の 41％ を占める．性別は男女比 1.5：1 で男性に多い．部位は上下顎比 1：9 で下顎に圧倒的に多く，おもに下顎臼歯部から下顎枝に好発する．上顎は比較的年長者（40 歳以上）に多く，ほぼ半数が前歯部を含んでいる．一般的に顎骨内に発生するが，まれに顎骨外の軟部組織に認められることがあり，これを骨外性/周辺型エナメル上皮腫（ameloblastoma, extraosseous/peripheral type）とよんでいる．

①臨床所見：発育はゆるやかで，経過は長い．顎の無痛性の腫脹・膨隆を主訴とすることが多い．X 線検査で偶然発見される機会も増えてきている．腫瘍の大きさは来院までの経過によりさまざまで，100 mm こえる大きなものもあるが，大半は 50 mm 以下である．比較的境界が明瞭な骨膨隆として触れる．囊胞形成を伴うものでは，腫瘍が増大し皮質骨が薄くなると羊皮紙音を呈し，さらに骨が吸収されて腫瘍が骨膜下に及ぶと波動を触れるようになる．囊胞の内溶液は一般に黄色のやや粘稠な液体である．

②X 線所見：通常は単房性ないし多房性の X 線骨透過像としてみられるが，ときに蜂巣状（泡沫状，しゃぼん泡状）を呈する（図 5.8.26，5.8.27）．また，部分的に蜂巣状を呈することもある．多房性や蜂巣状を呈するものは濾胞型エナメル上皮腫に，一方単房性を呈するものは叢状型エナメル上皮腫に多い．腫瘍と顎骨の境界は明らかで，X 線不透過辺縁（骨硬化縁）がみられる．エナメル上皮腫の 30 〜 50％ に埋伏歯がみられ，下顎では第二大臼歯，第三大臼歯が多い．また，腫瘍に含まれる歯の 60％ 以上に歯根吸収がみられる．

③病理組織学的所見：WHO 分類（2005）は，エナメル上皮腫を充実性/多囊胞型と単囊胞型，その他，類腺型，骨外型/周辺型に分けている．さらに，充実性/多囊胞型の組織型を増殖様式から濾胞型と叢状型に大別している．濾胞型と叢状型などの組織型は各型の間で移行があり，同一の腫瘍においても部位により組織像は多少異なる．わが国では濾胞型エナメル上皮腫がエナメル上皮腫の 60％ を占める．濾胞型の 80％ に周囲の骨梁間へ浸潤する像がみられる．一方，叢状型エナメル上皮腫の周囲組織への浸潤は少なく，20％ 以下である（図 5.8.28）．

④治療法：エナメル上皮腫の治療には，本腫瘍の局所浸潤性を考慮し根治性に重点をおいた顎骨切除と，良性腫瘍としての性状と顎骨の形態や機能の温存を重視した顎骨保存療法がある（表 5.8.2）．顎骨

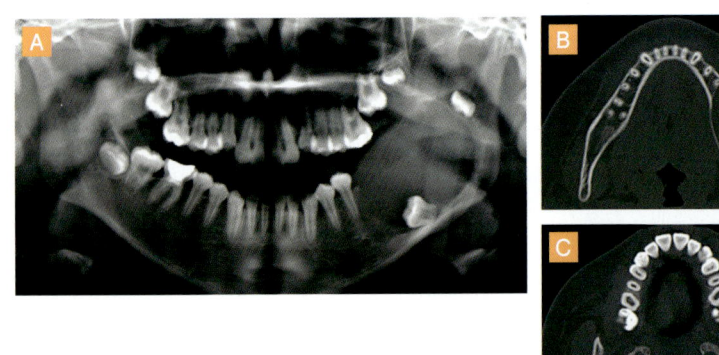

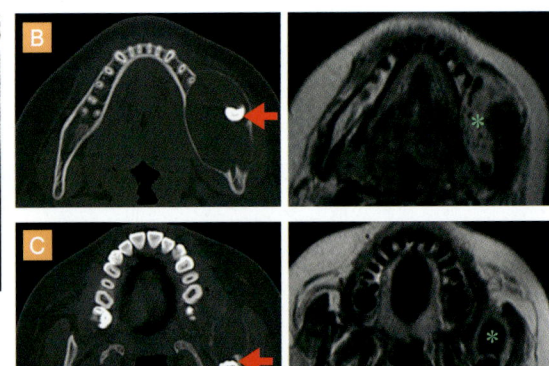

図 5.8.26 エナメル上皮腫（10 歳女児，充実性 / 多囊胞型，叢状型）
A：オルソパントモ X 線像．B 左，C 左：CT 像．B 右，C 右：MRI，造影 T1 強調画像．A，B 左，C 左：下顎左側第二小臼歯部から下顎枝に及ぶ骨硬化帯を伴う境界が明瞭な単房性 X 線透過像を認める．下顎骨透過像の辺縁に埋伏した下顎左側第二大臼歯および第三大臼歯を認める（赤矢印）．B 右：＊の高信号域（充実性腫瘍）に多数の低信号域が散在（小囊胞）．C 右：＊の類円形低信号域（囊胞）周囲に 1 層の高信号域を認める．

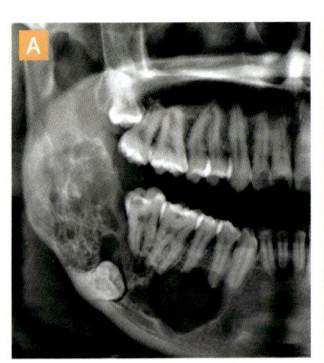

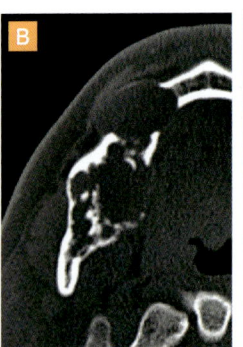

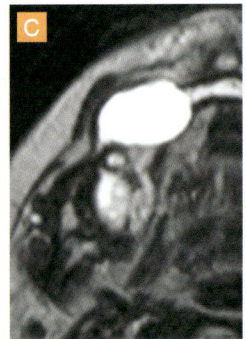

図 5.8.27 エナメル上皮腫（36 歳男性，多房性・蜂巣状混合，濾胞型）
A：パノラマ X 線像，B：CT 横断像，C：MRI，T2 強調画像．A，B：下顎右側第一小臼歯部から下顎枝に及ぶ多房性 X 線透過像を認め，下顎枝部は蜂巣状，臼歯部は多房性を呈している．C：下顎右側臼歯部に液体の内容物を示唆する類円形の高信号域を認める．

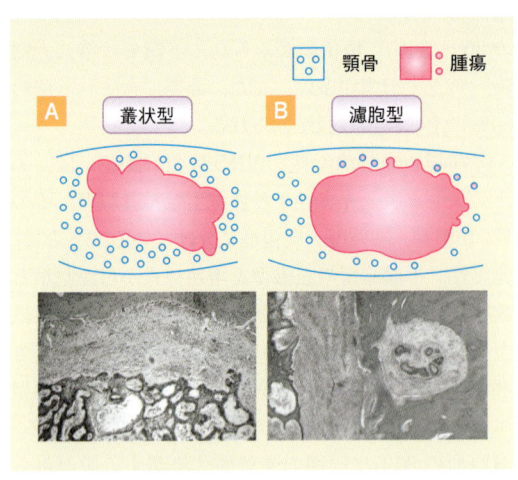

図 5.8.28 腫瘍の組織型と増殖様式の模式図（上段）と各組織型の組織像（下段）
A：叢状型，腫瘍の顎骨への浸潤はみられない．B：濾胞型，骨髄腔内に腫瘍蜂巣を認める．

表 5.8.2 歯原性腫瘍の外科的治療法

顎骨保存的治療法	1. 開窓・後続手術：囊胞性腫瘍の腫瘍腔を口腔内に開放し，減圧をはかり，腫瘍の縮小および顎骨形態の回復をはかる．最終的に摘出・骨削除や辺縁切除などの二次手術を行う 2. 摘出（単純摘出）：腫瘍を摘出後，周囲骨に対する処置を行わない 3. 摘出・補助療法 　a．摘出・骨削除（搔爬）：腫瘍摘出後に周囲骨を鋭匙や骨バーなどで 1 層削除する 　b．摘出・凍結，電気焼灼または化学焼灼：腫瘍摘出後に周囲骨を凍結，電気焼灼，または化学焼灼する 4. 反復処置法：腫瘍を摘出した後，2〜3 カ月ごとに骨創面を被覆する瘢痕組織と新生骨の一部を除去する
根治的治療法	1. 顎骨切除術：下顎では辺縁切除，区域切除，半側切除などがある．上顎では部分切除，上顎骨半側切除などがある

切除には，辺縁切除術および区域切除術，半側切除術がある．治療後の再発率は，一般的に根治的な顎骨切除では低く，顎骨保存療法では高いとされている．しかし，区域切除術あるは半側切除術が適応されると，顎骨再建術を行っても顔貌変形や口腔機能の低下は避けられない．このため，顎骨を保存

し，かつ根治性を高めるために種々の治療法が開発されている．顎骨保存療法では，単なる摘出では再発の危険性が高いことから，摘出後に腫瘍周囲の骨面を掻爬または骨削除する方法や，凍結外科などの補助的方法がとられている．その他，腫瘍摘出後の顎骨内に形成された瘢痕組織と新生骨を繰り返し除去し，根治性を高める反復処置法（dredging method）がある（図 5.8.29，5.8.30，表 5.8.3）．顎骨保存療法 80 例における摘出と反復処置法を比較した結果では，再発率は摘出 67％，反復処置法 16％で，反復処置法がすぐれている．また，再発は濾胞型に多い．症例の約 70％は術後 5 年以内に再発を認めているが，10 年近くを経過してから再発する例もあり，長期の経過観察が必要である．なお，きわめてまれであるが，良性と同様の組織像を呈するにもかかわらず転移をきたす転移性（悪性）エナメル上皮腫，および既存のエナメル上皮腫からエナメル上皮癌が発生する二次性悪性エナメル上皮腫があるので，エナメル上皮腫の病態を十分に把握

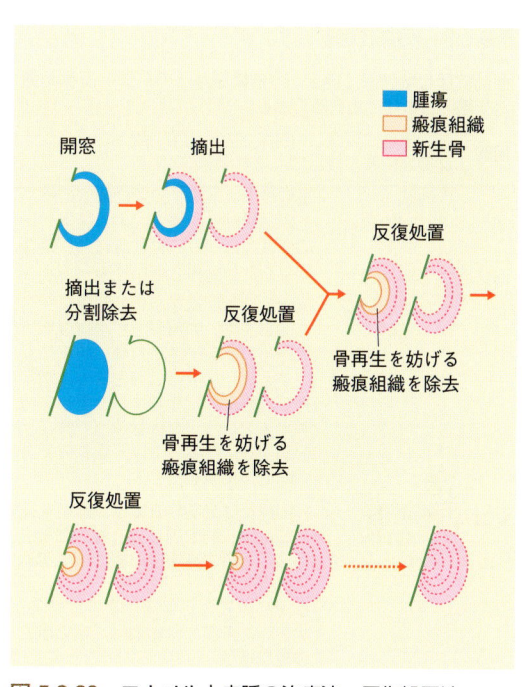

図 5.8.29 エナメル上皮腫の治療法─反復処置法
（河村正昭：歯科ジャーナル，37(5)：853-859，1993 より改変）

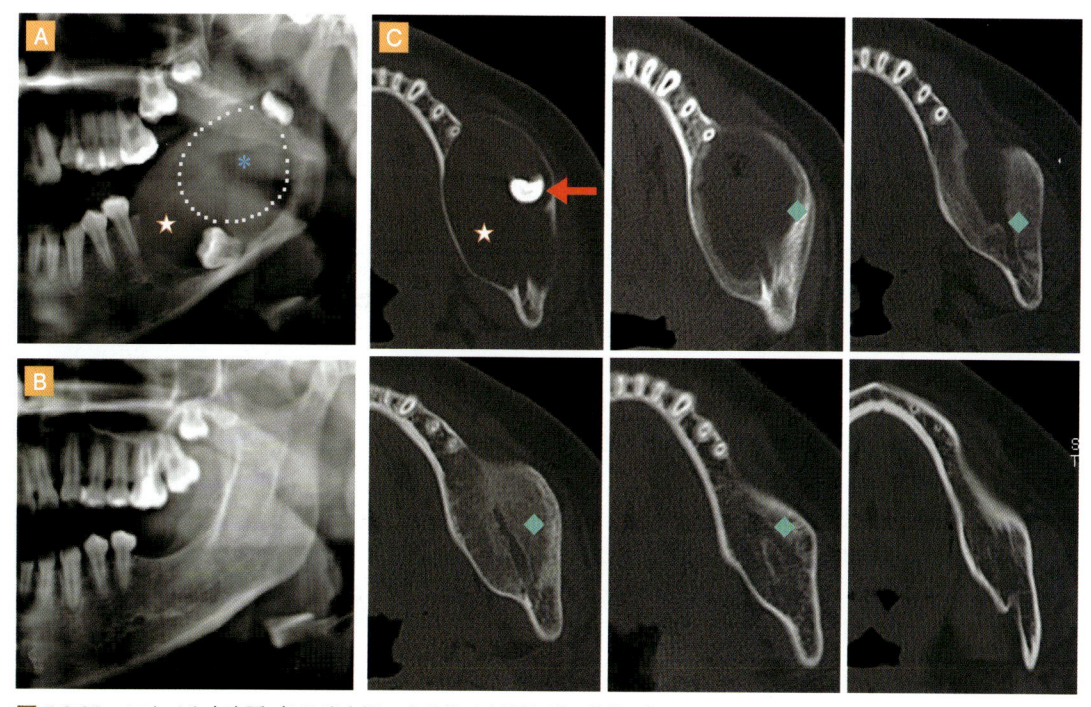

図 5.8.30 エナメル上皮腫（10 歳女児，充実性/多囊胞型，叢状型）と反復処置法
A，B：パノラマ X 線像，C：CT 像．☆：充実性腫瘍，＊：囊胞性腫瘍，◆：新生骨．
A：初診．下顎左側第二小臼歯部から下顎枝に及ぶ骨硬化帯を伴う境界が明瞭な単房性 X 線透過像を認め，下顎骨透過像の辺縁に埋伏した下顎左側第二大臼歯および第三大臼歯を認める．B：3 年経過後（反復処置終了後 1 年），顎骨形態の修復と改善を認め，異常陰影は認められない．C 上段左：初診 CT．C 上段中：開窓 3 カ月後摘出．C 上段右：反復処置（摘出 4 カ月後）．C 下段左：反復処置（摘出 7 カ月後）．C 下段中：反復処置終了（摘出 14 カ月後）．C 下段右：反復処置終了後 1 年．

5.8 顎・口腔の腫瘍　717

表 5.8.3 反復処置法

症例に即した開窓，摘出，分割除去などの処置と反復処置とを組み合わせた治療法である．

目的	①骨再生を促進し，速やかな形態修復をはかる ②腫瘍の取り残しによる再発を防ぐ	
処置	①開窓 （deflation）	囊胞性エナメル上皮腫の囊胞の縮小と周囲骨組織の再生による顎骨外形の修復をはかり，骨性支持力が確保されてから腫瘍を摘出する
	②摘出または分割除去	周囲の健常組織を含めて腫瘍を完全に除去する．腫瘍形態が複雑な充実性あるいは多房性で，単一空洞に開放することが困難な場合には，増殖様式（組織型）を考慮し，腫瘍の分割除去を行う．有囊骨体部で蜂巣状の病巣を含む場合には，顎骨の部分切除を併用する
	③反復処置 （dredging）	摘出または分割除去により腫瘍を除去した後，開放創とし，骨創面を被覆して骨新生を妨げる瘢痕組織を適切な時期（2〜3カ月間隔）に繰り返し除去して骨再生を促進する．除去した瘢痕・骨組織は，組織学的検査を行う
	④追加検診	腫瘍除去後，6カ月までは1カ月間隔，2年までは3カ月間隔，2年以上は6カ月間隔で，きめ細かい定期観察が必要である．もし追跡検診に関する患者の了承が得られない場合には，反復処置法は適用しない

して治療法を選択する必要がある．

ii) 扁平歯原性腫瘍
（squamous odontogenic tumor）

実質がよく分化した扁平細胞と成熟した間質からなるまれな腫瘍で，多少とも局所侵襲性の性格を有する．

おもに40〜50代にみられ，性差はない．WHO分類（2005）では，発症年齢は平均38.7歳で男性に多い．

歯槽部の生活永久歯根間で歯根膜の部位に生じる．症状としては歯の動揺，局所の痛み，歯肉と骨の膨隆などがみられる．多くは隣接歯根間に単房性あるいは三角形のX線透過像を示す．

治療は，腫瘍内にある歯を含めて摘出する．再発はまれである．

iii) 石灰化上皮性歯原性腫瘍（calcifying epithelial odontogenic tumor）（Pindborg腫瘍）

実質内にアミロイド様物質の形成とその石灰化をきたすまれな腫瘍である．

10〜50代の広い年齢層にみられる．下顎では臼歯部に好発し，上顎は前歯部に多い．わが国では上・下顎に差はみられないが，WHO分類（2005）では下顎が上顎のほぼ2倍である．まれに周辺性に発生する．

X線所見は境界明瞭な単房性または多房性のX線透過像で，内部に不規則あるいは雲状の石灰化像を認める．埋伏歯を伴うものが半数以上にみられ，第三大臼歯が多い．

本腫瘍は局所侵襲性を有し，顎骨内へ浸潤増殖することから，治療は摘出と腫瘍周囲の骨削除を行う，あるいは顎切除をする．

iv) 腺腫様歯原性腫瘍
（adenomatoid odontogenic tumor）

歯原性上皮による偽管状構造の形成を特徴とする腫瘍である．

好発年齢は10代が大半を占め，ついで20代である．好発部位は上顎前歯部で，次は下顎前歯部・小臼歯部である．まれに周辺性に発生する．

X線所見では境界明瞭な単房性のX線透過像を呈し，しばしば埋伏歯を伴う．埋伏歯は犬歯，特に上顎犬歯が多い．このX線透過像内の埋伏歯の歯冠周囲に細かな砂粒状を呈する不規則な石灰化像がみられる（図 5.8.31）．

治療は摘出術である．再発はきわめてまれである．

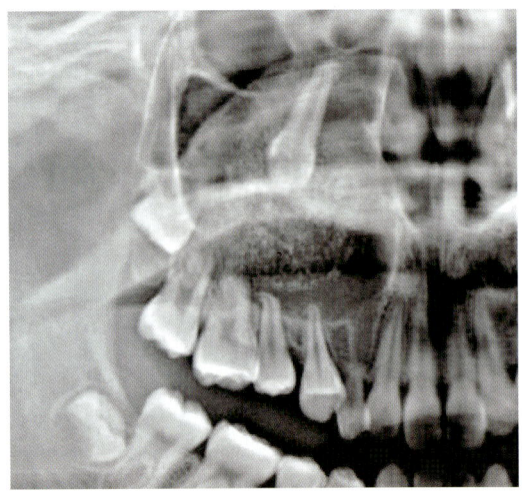

図 5.8.31 腺腫様歯原性腫瘍（13歳女児）
上顎右側犬歯から大臼歯部に境界明瞭な類円形のX線透過像が認められる．病変には埋伏した犬歯が歯冠から根尖まで含まれ，歯冠周囲には砂をばらまいたような細かい石灰化物が散在している．

v) 角化囊胞性歯原性腫瘍
　　（keratocystic odontogenic tumor）

単房性あるいは多房性の囊胞を形成し，その内腔を被覆する上皮層は顕著な錯角化を示す均一な厚さの重層扁平上皮からなり，侵襲性活性が高く浸潤性の性格を有している．以前は囊胞として扱われていたが，WHO 分類（2005）で腫瘍に分類された．

好発年齢は 10～30 代で，男性にやや多い．下顎骨に 2/3 以上が発生し，約半数が顎角を中心に大臼歯部から下顎枝部に生じる．多くは単発性であるが，多発することもある．基底細胞母斑症候群の部分症として本腫瘍が多発する［⇨ 2.4-6(1) a. i)①を参照］．

X 線所見では単房性あるいは多房性の境界明瞭な骨透過像を示し（図 5.8.32），埋伏歯を伴うものが 27％にみられる．単房性が 85％と多くを占める．腫瘍に接する歯根には歯根吸収もみられる．囊胞の内容物は特徴があり，白色粥状，おから状，あるいはピーナッツバター状の角化物を含んでいる．

顎囊胞と同様な摘出だけではしばしば再発（15～58％）をきたす．その原因としては，囊胞壁が薄く摘出に際し残存しやすい，しばしば娘囊胞が存在する，腫瘍上皮細胞の増殖能が高く侵襲性の性格を有していることなどがあげられる．特に娘囊胞を伴うものや多発性のものは，再発しやすい．したがって治療には摘出・削除，反復処置法，顎骨切除などが適応される．

b. 混合性歯原性腫瘍

i) エナメル上皮線維腫（ameloblastic fibroma）

歯原性上皮と間葉系組織の両者の増殖からなる腫瘍で，歯牙硬組織の形成は伴わない．

大半が 20 代以下で，10 代に多い．上下顎比は 1：2 で下顎に多い．下顎大臼歯部に好発し，小臼歯から下顎枝にわたる範囲に多い．

X 線所見は境界明瞭な単房性または多房性の透過像を呈する（図 5.8.33A）．まれに周辺性に発生する．

治療は摘出術を行う．単なる摘出や掻爬だけでは再発がみられることがあるので，腫瘍周囲の骨を削除するか，エナメル上皮腫に準じた顎骨保存的治療を適用する．まれに悪性化するものもある．

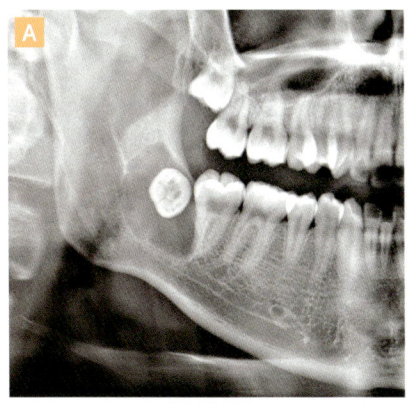

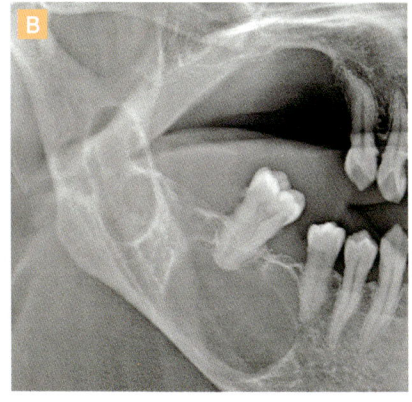

図 5.8.32　角化囊胞性歯原性腫瘍のパノラマ X 線像

A：18 歳男児，右下顎枝に境界明瞭な単房性の X 線透過像が認められ，X 線透過像内に埋伏下顎右側第三大臼歯の歯冠が含まれる．B：54 歳女性，下顎右側大臼歯から右下顎枝にかけ境界明瞭な多房性の X 線透過像が認められる．

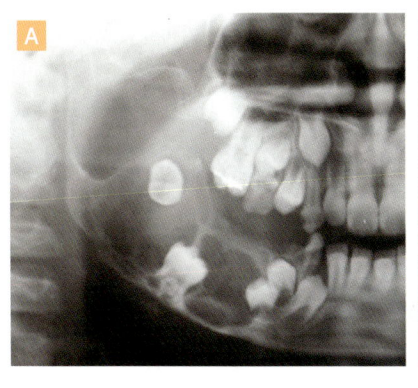

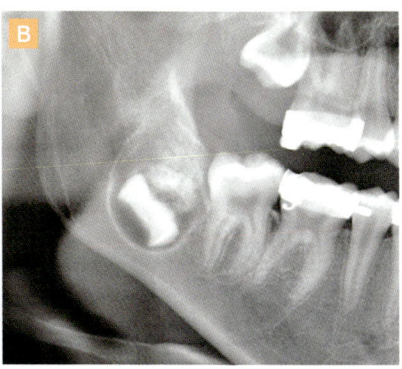

図 5.8.33　混合性歯原性腫瘍のパノラマ X 線像

A：エナメル上皮線維腫（8 歳男児），下顎右側第一小臼歯から下顎枝に及ぶ境界明瞭な多房性 X 線透過像，第一・第二大臼歯の埋伏を認める．B：エナメル上皮線維歯牙腫（13 歳女児），下顎右側第三大臼歯部に境界明瞭な X 線透過像が認められ，その内部は不定形の石灰像で占められている．

5.8　顎・口腔の腫瘍

ⅱ) エナメル上皮線維象牙質腫（ameloblastic fibrodentinoma）（エナメル上皮線維歯牙腫（ameloblastic fibro-odontoma））

エナメル上皮線維腫に似たきわめてまれな腫瘍で，象牙質の形成が認められるものをエナメル上皮線維象牙質腫，さらにエナメル質の形成を伴うものをエナメル上皮線維歯牙腫としている．一般に，両者は発育時期の異なる同じ腫瘍と考えられている．

おもに15歳以下に発生し，好発部は下顎臼歯部である．境界明瞭な単房または多房性のＸ線透過像のなかに，さまざまな形をした石灰化像がみられる（図5.8.33B）．埋伏歯を含むことが多い．不透過像は歯牙腫に類似していることもある．

治療は摘出術である．

ⅲ) 歯牙エナメル上皮腫（odontoameloblastoma）

エナメル上皮腫と歯牙腫の混合した腫瘍できわめてまれである．

ほとんどが20代以下で，下顎小臼歯部から下顎枝に好発する．WHO（2005）分類では30代以下に多いとしている．

局所的に浸潤性がみられるので，治療はエナメル上皮腫に準じて行う．

ⅳ) 石灰化嚢胞性歯原性腫瘍（calcifying cystic odontogenic tumor）（象牙質形成性幻影細胞腫（dentinogenic ghostcell tumor））

以前は石灰化歯原性嚢胞とよばれていたものが，2005年WHO分類で嚢胞状形態を示す石灰化嚢胞性歯原性腫瘍と充実性に増殖する象牙質形成性幻影細胞腫に分けられた．

①石灰化嚢胞性歯原性腫瘍：約半数が20代以下である．上顎は前歯部に好発し，下顎は臼歯部に多い．WHO（2005）分類では，発症年齢は5〜92歳と広く，性差はなく，上・下顎とも前歯部に多い．顎骨外にもみられる．Ｘ線所見では境界明瞭な類円形の単房性透過像を示し，その辺縁に石灰化を示す不定形の不透過像がみられ，隣接する歯根の吸収，歯の位置異常をきたす．また，1/3に埋伏歯を伴っている（図5.8.34A）．治療は摘出術である．

②象牙質形成性幻影細胞腫：きわめてまれな腫瘍である．WHO（2005）分類では，20〜90代まで広くみられ，男性に多い．上・下顎に差はなく，前歯部から小臼歯部にみられる．Ｘ線所見では境界明瞭な単房性の骨透過像を示す．石灰化の程度によりＸ線不透過像は異なる．ほとんどのものは単房性で半数に埋伏歯を伴う．隣接歯根の吸収もよくみられる．本腫瘍は周囲組織への浸潤性が強いので，特にＸ線学的に境界が不明瞭なものは腫瘍周囲の健康な骨を含め切除する．

ⅴ) 歯牙腫（odontoma）

歯の硬組織を形成する過誤腫様腫瘍で，小歯牙様構造物の集合からなる集合型（compound type）と象牙質およびエナメル質を主体とする歯牙様硬組織の複雑な塊状構造物からなる複雑型（complex type）との2つに大別される．集合型が複雑型より多いが，両者が複合したものも少なくない．

おもに10代に好発するが，20代にも多い．好発部位は，集合型は上顎前歯部，次に下顎の前歯・小臼歯部である．一方複雑型は，下顎臼歯部と上顎前

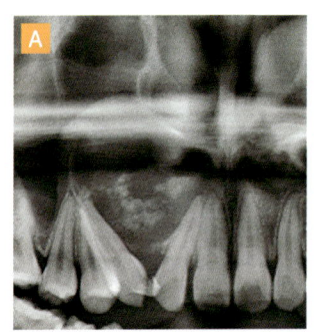

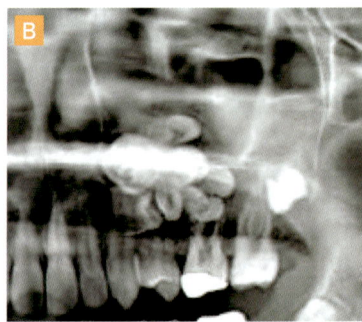

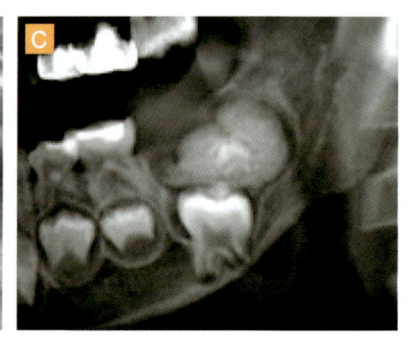

図 5.8.34　混合性歯原性腫瘍のパノラマＸ線像
Ａ：石灰化嚢胞性歯原性腫瘍（17歳男児），上顎右側前歯部に境界明瞭な単胞性の嚢胞様透過像を呈し，辺縁部に不規則な石灰化物がみられる．側切歯と犬歯は離開し，その歯根間に小さな石灰化物が散在している．Ｂ：集合性歯牙腫（18歳男児），上顎左側犬歯から第二大臼歯の範囲に，埋伏した第二小臼歯と大小多数の歯牙様Ｘ線不透過像が集合体として認められる．Ｃ：複雑性歯牙腫（9歳女児），埋伏下顎左側第一大臼歯の歯冠上に境界明瞭で周囲をＸ線透過域に囲まれた内部不均一な類円形のＸ線不透過像がみられる．

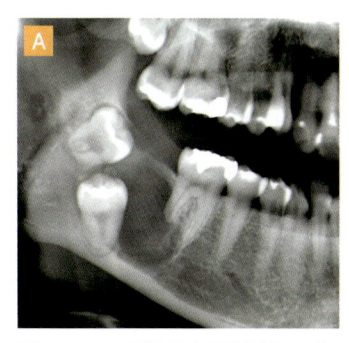

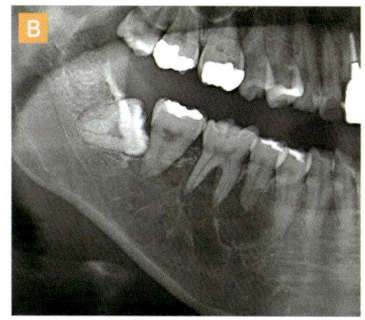

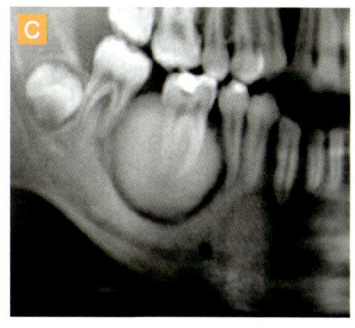

図 5.8.35　間葉性歯原性腫瘍のパノラマX線像
A：歯原性線維腫（21歳女性），下顎右側第一大臼歯から第三大臼歯部に境界明瞭なX線透過像が認められ，第一大臼歯遠心歯根に吸収像がみられ，埋伏第二大臼歯は下顎下縁近くに位置し，歯の一部は透過像内に含まれる．B：歯原性粘液線維腫（26歳女性），下顎右側第一小臼歯から第三大臼歯部に至る不規則な辺縁を有する比較的境界明瞭な多房性X線透過像が認められる．C：セメント芽細胞腫（14歳男児），下顎右側第一大臼歯歯根を中心に類円形の境界明瞭なX線不透過像がみられ，周囲は1層のX線透過帯により囲まれており，不透過像の内部は不均一で，辺縁はやや不規則である．

歯部が好発部位である．埋伏歯は50％の症例に認められ，複数歯の埋伏もまれでない．歯牙腫は歯槽骨内で埋伏歯の歯冠部に発生することが多い．

X線検査により偶然発見されることが多い．集合型は前歯部の埋伏歯を含む小型歯牙様硬組織の集合体としてみられ（図 5.8.34B），複雑型は未萌出歯の歯冠近くに塊状の石灰化物として認められる（図 5.8.34C）．歯牙腫の大きさは30 mm以下のものが多く，巨大なものはまれである．

治療は摘出術である．

c. 間葉性歯原性腫瘍

i) 歯原性線維腫（odontogenic fibroma）

歯小嚢あるいは歯根膜に由来するまれな線維腫である．顎骨中心性と周辺性のものがある．

おもに10～30代にみられ10代に好発する．男女比は1：2である．上下顎比は1：2で，下顎臼歯部に好発する．上顎では前歯部から小臼歯部に好発する．X線所見では，境界明瞭な単房性，あるいは多房性のX線透過像としてみられ，石灰化物を伴うこともある（図 5.8.35A）．

治療は摘出術である．

ii) 歯原性粘液腫／粘液線維腫（odontogenic myxoma/myxofibroma）

粘液腫様の構造を有する比較的まれな腫瘍である．膠原線維が比較的多いものを粘液線維腫という．

おもに10～40代にみられ，性差はない．下顎骨に多く，臼歯部に好発する．腫瘍は充実性であるが，粘液様のぬるぬるしたゼリー状を示す．X線所見は，多房性骨透過像の内部に細い樹枝状の不透過像を示す骨質が存在し，弧線状辺縁や蜂巣状を呈する比較的特有な像である（図 5.8.35B）．

腫瘍は骨梁間に侵入増殖する傾向があるので，掻爬や摘出だけでは再発しやすい．腫瘍周囲の骨を削除するか，顎骨切除を行う．

iii) セメント芽細胞腫（cementoblastoma）

セメント質様硬組織形成を特徴とする腫瘍で，歯根に連続したセメント質の塊状増殖からなる．

おもに30～60代にみられ，特に40代に好発し，男女比は1：3で女性に多い．上下顎比は1：7で下顎に多く，おもに下顎大臼歯，特に第一大臼歯の歯根周囲に好発する（三村，1998）．一方，WHO分類（2005）では，平均年齢20代に多く，性差はないとしている．

発育は緩慢であるが，顎骨の膨隆をきたし，ときに疼痛を伴うことがある．X線検査で偶然発見されることも少なくない．腫瘍は歯根に連続する類円形の比較的不均一な不透過像としてみられ，その周囲は1層の透過像（非石灰化線）で囲まれている（図 5.8.35C）．大きさは30 mm以下が多いが，まれに100 mmをこえるものもある．

通常，原因歯と腫瘍を一緒に摘出する．摘出が不十分だと再発もみられる．　　〔井上農夫男〕

■ 文　献

Barnes L, Eveson JW, et al eds：World Health Organization Classification of Tumours. Pathology and Genetics of Tumours of the Head and Neck, International Agency for Research on Cancer, 2005.

三村　保：日本における歯原性腫瘍の発生状況に関する疫学的研究（課題番号07307034）．平成7年度～平成

9年度の科学研究費補助金研究成果報告書（基盤研究B（1））, 1998.
柴原孝彦, 森田章介他：2005年新WHO国際分類による歯原性腫瘍の発生状況に関する疫学的研究. 口腔腫瘍学会誌, **20**：245-254, 2008.

2　前癌病変

(1) 疾患の概念

　前癌病変とは，将来癌に進展する可能性を有する病変のことで，WHOでは口腔扁平上皮癌の前癌病変として白板症（leukoplakia），紅板症（erythroplakia），その混在型をあげている．口腔扁平苔癬（oral lichen planus：OLP）については口腔扁平苔癬様病変（oral lichenoid lesion：OLL）との臨床病理学的診断基準が確立されておらず，エビデンスが十分でない．OLP, OLLともに悪性転化の危険があると考えるべきである．口腔前癌病変は肥厚することが多いが，萎縮性変化を示すこともある．白板症の大部分は異形成を示さず，過形成に分類される．紅板症や混在型白板症では異形成の頻度が高くなる．大部分の白板症は悪性変化を示さず，一般に自然退縮は期待できない．正確に前癌状態か否かを判断するためには，病理組織学的検査が必須である．

a. 白板症（leukoplakia）

　WHOの診断基準では口腔粘膜に生じた摩擦によって除去できない白色の板状あるいは斑状の病変で，ほかのいかなる診断可能な疾患にも分類できないものと定義されている．白色を呈する病変には上皮分化異常，微生物感染，炎症性疾患がある．微生物感染には真菌感染によるカンジダ症，パピローマウィルス感染による乳頭腫，炎症性疾患には扁平苔癬，剝離性歯肉炎，尋常性天疱瘡，類天疱瘡などを含む．これらに該当しないものは上皮分化異常となるが，そのなかでも腫瘍性病変（癌，乳頭腫など）ではないものが最終的に白板症となる．臨床的には均一型（homogenous type）と不均一型（non-homogenous type）に分けられ，均一型には平坦型，波状型，皺状型，軽石状型があり，不均一型は疣贅型，結節型，潰瘍型，紅斑型に分類される．癌化率は均一型が3%，不均一型が20%とする報告もあり，後者の方が悪性化しやすいので，注意が必要である（図5.8.36）．

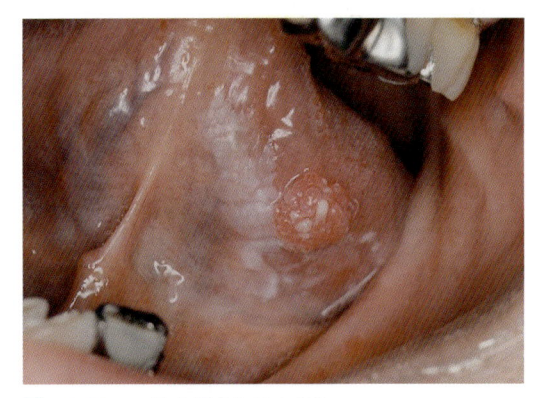

図5.8.36　口腔白板症からの癌化
舌縁部から舌下面に不均一型白板症を認めていたが，経過観察中に癌化した．

b. 紅板症（erythroplakia）

　紅板症は1911年に初めてQueyratにより陰茎亀頭の発症例として報告された．WHOでは臨床的にも病理組織学的にもほかの疾患に分類されない紅斑と定義されており，口腔粘膜に生じる鮮紅色を呈する紅斑病変である．肉眼的には紅斑はビロード状を呈する．境界明瞭で表面は平滑であるが，なかには一部表面粗造や潰瘍を伴う場合もある．まれな病変であるが，白板症よりも癌化傾向が強い．刺激痛を伴う場合が多く，初発症状として重要である．外傷性紅斑，びらん性口内炎，義歯性口内炎，血管腫などと鑑別を要する．病理組織像は上皮の萎縮あるいはびらんを呈し，種々の程度の上皮異形成を示すことが多い．治療は，癌化率が高いことから切除が望ましい．

(2) 遺伝子異常による多段階発癌

　前癌病変の診断は病理診断に基づくため，病理医の主観によるところが大きい．したがって，より正確な診断を得るためには分子生物学的手法などを応用した客観的な判定基準が望まれる．癌は一般的に細胞内の複数の癌遺伝子および癌抑制遺伝子の異常が多段階に生じ，蓄積することにより発症する．口腔癌も例外ではなく，遺伝子異常に伴う多段階発癌モデルが示されている（Lippman et al, 2005, 図5.8.37）．

　多くの口腔粘膜前癌病変は遺伝子変化の蓄積により多段階発癌（multi-step carcinogenesis）過程としてみられる．細胞内の遺伝子変化には，遺伝子の変異・欠失，増幅やエピジェネティックな変化が

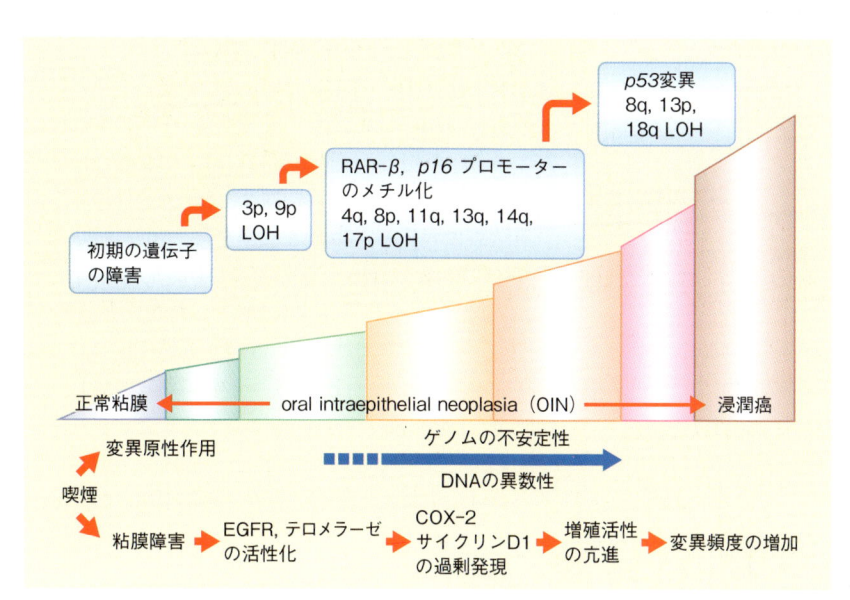

図 5.8.37 口腔癌の多段階発癌モデル

多くの口腔癌は青色で示す正常粘膜から赤色で示す浸潤癌に至るまでの間に多段階的に複数の遺伝子発現異常をきたしていく.

(Lippman SM, Sudbo J, et al : J Clin Oncol, **23**(2) : 346-356, 2005 より改変)

あり，癌抑制遺伝子系では染色体 3p14 での fragile histidine triad（FHIT）のヘテロ接合性欠損（loss of heterozygosity：LOH），9p21 の p16 プロモーターのメチル化や LOH，17p の p53 の不活化・欠失や変異，癌遺伝子系では 11q13 のサイクリン D1 の遺伝子増幅，過剰発現，テロメラーゼ関連酵素 teromerase reverse transcriptase（TERT）の発現亢進などがある．喫煙は *p53* に影響を与える可能性が報告されている．*p53* の異常は前癌状態でのゲノム不安定性に関連し，癌化への遺伝子変化を促進する．シクロオキシゲナーゼ（cyclooxygenase：COX）-2 やリン酸化上皮増殖因子受容体（epidermal growth factor receptor：EGFR）（pEGFR）の過剰発現も癌化に深く関与している．

細胞核の形態異常，クロマチンの濃染，染色体数の異常を核 DNA 量を定量することにより，癌化を予測する試みがある．異数性（aneuploidy）の DNA 含有細胞を有する上皮異形成の 84％，紅板症の 92％ が 5 年以内に癌化することが明らかにされている．このことは白板症および紅板症の癌化の予測として異数性 DNA すなわち異常な DNA 量の検出がきわめて有用であることを示している（浜川, 2008）.

(3) 病理分類

WHO では上皮異形成の診断基準に上皮構造（architecture）と細胞形態（cytology）の異常を用いている．過形成では棘細胞層や基底細胞層の細胞

表 5.8.4 口腔粘膜前癌変化における WHO 分類と SIN 分類の対比（WHO, 2005）

WHO 分類	SIN 分類
上皮過形成	
軽度異形成	SIN 1
中等度異形成	SIN 2
高度異形成	SIN 3
上皮内癌	SIN 3

数が増加するが，細胞異型は伴わない．異型上皮では上皮組織構造の乱れに細胞異型を伴う．この変化が上皮細胞層の基底側 1/3 に限局している場合は軽度上皮異型，2/3 に限局している場合は中等度上皮異型，2/3 以上の範囲にみられる場合は高度上皮異型とするが，上皮組織構造と細胞の変化には多様性があり，正確な診断基準は存在しない．また，WHO 分類による CIS 以外にも扁平上皮癌へ進展する口腔粘膜の Tis 癌が存在する．つまり，重層扁平上皮としての成熟・分化を示しつつ腫瘍化する扁平上皮内腫瘍がある．そこで WHO 分類とは異なる，扁平上皮内腫瘍（squamous intraepithelial neoplasia：SIN）分類が検討されてきた．SIN 分類は上部呼吸消化器系腫瘍での分類として提唱された（Crissman et al, 1989）．2005 年の WHO 分類と SIN 分類の関係を**表 5.8.4** に示す．SIN は部位が口腔（oral mucosa）であれば OIN，喉頭（larynx）であれば LIN，肛門（anal canal）であれば AIN と表記される．

〔浜川裕之〕

■ 文 献

Crissman JD, Zarbo RJ: Dysplasia, in situ carcinoma, and progression to invasive squamous cell carcinoma of the upper aerodigestive tract. Am J Surg Pathol, **13**(suppl 1)：5-16, 1989.

浜川裕之：前癌病変．口腔内科学，第1版（尾崎登喜雄編），p341-345，飛鳥出版室，2008.

Lippman SM, Sudbo J, et al: Oral cancer prevention and the evolution of molecular-targeted drug development. J Clin Oncol, **23**(2)：346-356, 2005.

3　口腔がん

(1) 口腔がんの特徴

【定　義】

正確には，口腔領域に発生する悪性腫瘍を口腔がんといい，そのうち口腔粘膜から生じるものを口腔粘膜癌というが，後者を単に口腔癌ということも多い．国際対癌連合（Union for International Cancer Contol：UICC）のTNM分類では，頬粘膜，上顎歯槽・歯肉，下顎歯槽・歯肉，硬口蓋，可動部舌および口底に分けられている．同分類では口唇の癌は口腔癌とは別に扱われているが，わが国では口唇癌の頻度が低いこともあり，口腔癌として扱われることも少なくない（有吉他，2006）．

【頻　度】

口腔癌の発生頻度は著明な人種差ないし地域差がみられ，インドの一部では全がんのなかで最も高頻度で，30～40％を占めるという．わが国では口腔癌は全がんの1～2％で，頭頸部癌の30～40％を占める．ただし，わが国も高齢化に伴って，口腔癌の発生頻度は年次的に増加している．

男女比は1.5～2.0：1で，男性に多い．特に口底癌は男性に圧倒的に多く，女性の10倍とする報告もある．ただし，近年女性における口腔癌の増加が認められ，性差は減少している．年齢的には中・高齢者層に好発し，60代をピークに，70代・50代に多く，50歳以降で全体の80～90％を占めている（有吉他，2006）．原発部位別では歯肉癌や頬粘膜癌が60～70代と高齢者層に好発するのに比べ，舌癌や口底癌では50～60代とやや若い層に好発し，舌癌では20～30代のものも少なからず認められる．

部位別にみると，舌癌が50～60％と最も多く，ついで，下顎歯肉癌，口底癌，頬粘膜癌の順である（表5.8.5）．

【組織型】

口腔は消化管の一部を構成し，被覆粘膜は重層扁平上皮からなる．それゆえ，これらの粘膜を発生母地とする口腔癌では扁平上皮癌が圧倒的に多く，全口腔癌の90％以上を占めている（表5.8.5）．しかもその大部分は中等度ないし高分化型扁平上皮癌で，隣接する上咽頭や中咽頭ではしばしば低分化型扁平上皮癌や未分化癌がみられるのに比べ，明らかに異なっている．頻度は低いが，口蓋や口底，頬粘膜では，腺様嚢胞癌など，粘膜下の小唾液腺に由来する腺癌がみられる．このほか，まれに悪性リンパ腫や悪性黒色腫が発生し，前者は歯肉歯槽部に，後者は硬口蓋や上顎歯肉部に好発する．また，下顎骨や上顎骨に骨肉腫などの肉腫を生じることがあり，顎骨中心性に扁平上皮癌などを生じることもある．

表5.8.5　口腔がんの部位別・組織型別頻度

組織型	舌	口底	頬粘膜	下顎歯肉	上顎歯肉	硬口蓋	口唇	合計
扁平上皮癌	667	111	97	112	63	17	15	1082 (93.0%)
唾液腺癌	4	8	9	4	3	9	−	37 (3.2%)
その他の癌腫	17	1	2	3	10	−	2	35 (3.0%)
悪性黒色腫	−	−	−	2	2	1	−	5 (0.4%)
肉腫・その他	−	−	−	2	1	2	−	5 (0.4%)
合計	688 (59.1%)	120 (10.3%)	108 (9.3%)	123 (10.6%)	79 (6.8%)	29 (2.3%)	17 (1.5%)	1164

登録総数3499例，口腔癌1164例（33.3％，組織型不明2例を除く）．

（日本頭頸部癌学会による登録（2001～2002年）より改変）

【病因・誘因】

　口腔癌の危険因子として，喫煙，飲酒，慢性の機械的刺激，食事などの化学的刺激，炎症，ウイルス感染，加齢などがあげられている（口腔癌診療ガイドライン2009年度版）．このうち，喫煙は口腔癌の病因として最も注目されている重要な因子で，タバコの煙に含まれる化学物質中に発癌イニシエーターおよび発癌プロモーターが存在することが明らかとなっている．ビンロウジの実を噛むなどの特殊なタバコ習慣のある人種や国および地域で高率に口腔癌が発生し，紙巻きタバコに関しても，喫煙者は非喫煙者に比べて口腔癌発生の危険性が約6倍高いと報告されている．

　タバコ習慣についで重要な因子は飲酒，特にウイスキーの飲酒で，毎日飲む人は飲酒習慣のない人に比べて，口腔癌発生の危険性が数倍高いとされている．アルコール自体には発癌性はなく，代謝産物であるアセトアルデヒドに発癌性があると報告されている．さらに喫煙と飲酒が口腔癌発生に関して相乗的に作用するという報告も多い．

　最近では，発癌物質の活性化や解毒にかかわる酵素において，遺伝子多型が認められていることから，喫煙や飲酒による発癌リスクは個人間で異なると考えられている．

　機械的刺激については，刺激を最も受けやすい舌側縁部に舌癌が好発すること，また発癌剤塗布による発癌実験において機械的刺激の併用が発癌を明らかに促進することなどから，発癌に重要な役割を果しているものと考えられている．しかし他方で，機械的刺激に起因する褥瘡性潰瘍や反応性増殖性病変の多くが，刺激源の除去により容易に軽快し，あるいは悪性化せずに長期間そのままの状態にとどまっていることから，これらの刺激が発癌にどの程度の役割を果たしているかはなお明らかではない．いずれにせよ，機械的刺激は口腔癌に対して二次的に作用し，腫瘍の増殖・進行を促すことから，腫瘍に隣接して存在する刺激源は速やかに取り除くことが大切である．

　炎症については，炎症性細胞の放出する炎症性サイトカインが宿主細胞のDNA損傷に働くほか，細胞増殖因子としての作用により腫瘍の増大や浸潤に関与することなどから，慢性の歯肉炎が発癌にかかわっている可能性が指摘されている．

　ウイルス感染に関しては，ヒトパピローマウイルスの関与を示唆する報告が多い．

【臨床症状】

　口腔癌は一般に自覚症状に乏しく，ある程度進行するまでは自覚されないことが多い．比較的早期から自覚される症状は，無痛性あるいは軽度の違和感を伴う腫脹ないし腫瘤である．疼痛は通常かなり進行した段階まで自覚されないことが多い．主訴のなかでは疼痛の占める割合が高いが，これは初診時すでにある程度進行したものが多いためである．

　歯肉癌では歯の動揺や義歯不適合を訴えることがある．下顎歯肉癌や頬粘膜癌が咀嚼筋隙・咀嚼筋へ浸潤すると開口障害をきたし，進行した舌癌や口底癌においては，舌筋や舌骨上筋内に浸潤した腫瘍により舌の運動が制限され，咀嚼障害や嚥下障害をきたす．また，潰瘍を形成したものでは出血や悪臭を伴うことが多く，知覚神経に浸潤したものでは支配領域の知覚低下を訴える．

【臨床所見】

　口腔癌の肉眼所見はさまざまで，発生部位や組織型・分化度，病期などによって異なる．扁平上皮癌で，最も早期にみられる変化は粘膜の紅斑性ないし白斑性変化である．病変の進行に伴い口腔癌はさまざまな発育形態を示す．基本的には，口腔粘膜表層に限局した表在性腫瘍と外方への増大を主とする外向性腫瘍，深部に浸潤性に発育する内向性腫瘍とに大別される．ある程度進行したものでは，腫瘍周囲に硬結を触知する．腫瘍の表層は肉芽状，乳頭状，潰瘍状，びらん状，白斑状あるいはそれらが混在した像を呈する．腫瘍の発育形式と増殖・浸潤傾向との間には高い関連性が認められる．すなわち表在性の腫瘍は粘膜表層に沿って広く拡大する傾向を示し，他方内向性腫瘍は深部に向かって浸潤性に増殖する傾向が強い．

　舌下腺や口蓋腺由来の腺癌は，当初は正常な口腔粘膜に被覆された限局性，可動性の腫瘤として触知され，ときに良性腫瘍との鑑別が困難である．しかし癌が進行すると，腺の被膜をこえて周囲組織に浸潤し，潰瘍形成や周囲組織との癒着を呈するようになる．唾液腺由来の腺癌は扁平上皮癌に比べて神経血管束に沿って進展・拡大する傾向が強く，このため神経痛様疼痛を伴うことがあり，また血行性転移の頻度も高い．

【転　移】

　口腔はリンパ路が豊富で，所属リンパ節への転移

を起こしやすい．なかでも舌癌や口底癌，頬粘膜癌など，動きの激しい部位に生じたものでは，早期からリンパ節転移を認めることが多く，同部位の扁平上皮癌では，およそ1/3以上の症例で初診時すでにリンパ節転移が認められる．

リンパ節転移部位としては顎下リンパ節やオトガイ下リンパ節，上内頸静脈リンパ節，中内頸静脈リンパ節が多く，下内頸静脈リンパ節や副神経リンパ節への転移は少ない．リンパ節転移は通常原発腫瘍と同側に生じるが，口腔正中部ではリンパ路が交叉しているため，正中付近に生じた口底癌や口唇癌，下顎歯肉癌，口蓋癌あるいは進展した舌癌などでは，反対側への転移もみられる．

扁平上皮癌が遠隔転移をきたす頻度は低く，原発腫瘍や頸部転移巣を制御できない場合でも，遠隔転移は比較的末期まで認められないことが多い．転移臓器としては肺が最も多く，ついで肝，骨に多い．一方，唾液腺由来の腺癌では，遠隔転移を起こす頻度は比較的高く，特に腺様嚢胞癌など悪性度の高いものでは早期から認められることがある．

【重複癌】

口腔癌患者の約15％に重複癌がみられる．重複癌の多くは上部消化管癌または肺癌で，その理由として，口腔と上部消化管は同一の発癌環境にあるというfield cancerizationの概念や発癌における喫煙や飲酒の関与があげられている．近年，口腔癌治療成績の向上や食生活などにおける多種の発癌物質への曝露などから，重複癌は増加しつつある．

〔戸塚靖則〕

■文献

有吉靖則，島原政司他：2002年度日本口腔外科学会指定研修機関を受診した顎口腔領域の悪性腫瘍に関する疫学的研究．日口外誌，52：401-410，2006．

日本口腔腫瘍学会口腔癌治療ガイドライン作成ワーキンググループ，日本口腔外科学会口腔癌診療ガイドライン策定委員会合同委員会編：科学的根拠に基づく口腔癌診療ガイドライン2009年度版，pp15-16，金原出版，2009．

Report of Head and Neck Cancer Registry of Japan Clinical Statistics of Registered Patients, 2001. 頭頸部癌，31（suppl）：16-36，2005．

Report of Head and Neck Cancer Registry of Japan Clinical Statistics of Registered Patients, 2002. 頭頸部癌，32（suppl）：15-34，2006．

(2) 舌 癌

【概 念】

舌癌とは，有郭乳頭より前の舌背面と舌縁，舌下面に発生する悪性腫瘍である．そして，その大部分は扁平上皮癌である．

舌癌は口腔腫瘍のなかでは一番発生頻度が高く，口腔癌の約60％を占めている．好発年齢は50～60代であるが，ほかの口腔癌と比べて20～40代での発生頻度も高い．好発部位は舌縁部，舌下面部で，舌背部や舌尖部での発生は少ない．

臨床像は初期には有痛性の小潰瘍，びらんあるいは易出血性で表面顆粒状の小腫瘤を形成する．進行すると硬結を伴う潰瘍・腫瘤が増大し，痛みの増加や病変部からの出血，さらに舌の運動障害を生じる．口底部や舌根部などの周囲組織に進展すると構音障害や咀嚼障害，嚥下障害を起こす．口底部に進展してくると頸部リンパ節への転移頻度が高くなる．

舌癌では頸部リンパ節への一次転移頻度は30～40％で他部位のものよりも高い．そして，転移レベルが進行するほど，転移個数が増えるほど，周囲組織との癒着が認められるほど，頸部再発や遠隔臓器への転移などの頻度が高くなる．それゆえ，頸部リンパ節転移は予後を決定する重要な因子となっている．遠隔臓器への転移頻度は頸部リンパ節への転移に比べると低い．

また，舌癌は進行度によって，Tis癌，初期癌（T1，T2），進行癌（T3，T4）に分けられる．Tis癌は浅い陥凹あるいは肥厚を伴う赤色病変，白色病変および両者の混在病変で，紅板症や白板症に似た臨床像を呈する（図5.8.38A）．初期癌（T1，T2）は隣接組織への浸潤のない，大きさが4cm以下の癌である．舌癌では，early T2の用語を最大径が2cmをこえ3cm以下の腫瘍に，late T2（もしくはadvanced T2）の用語を最大径が3cmをこえ4cm以下の腫瘍に用いることがある．治療法を選択するときなどに考慮される．進行癌（T3，T4）は，原発腫瘍の大きさが4cmをこえるかあるいは外舌筋を含む舌の隣接軟組織，咀嚼筋間隙，下顎骨，頸部皮膚など，舌から遠い組織に浸潤した癌である．治療にあたって，周囲組織への進展状態は予後にかかわる重要な因子である．それゆえ，各種画像診断での慎重な評価が必要である．

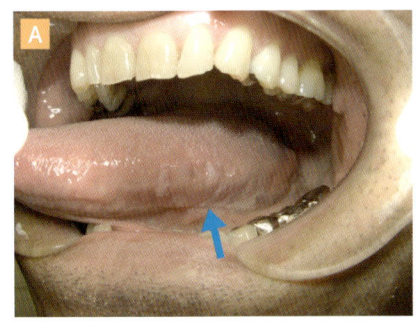

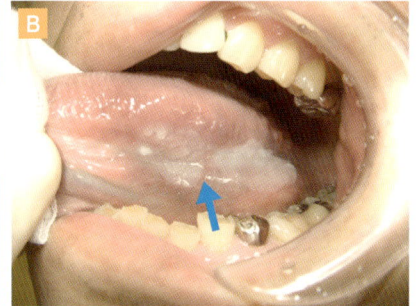

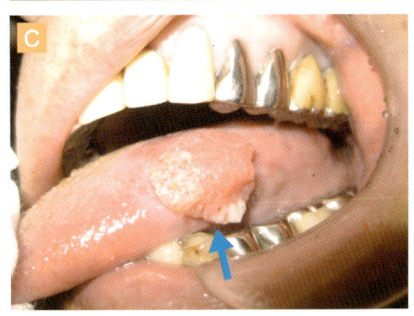

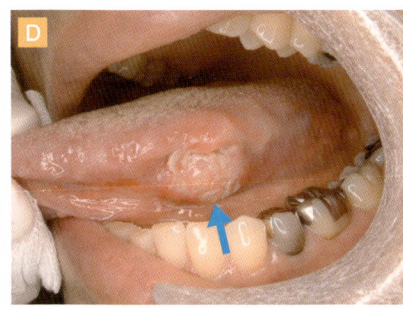

図 5.8.38 Tis 癌と臨床発育様式
A：Tis 癌，白板症に類似した病変を呈している．B：表在型，表在性の白色病変像を呈している．C：外向型，乳頭状の発育像を呈している．D：内向型，外方への発育は軽度で深部に硬結を認める．

【診 断】

原発巣の診査にあたっては，発生部位，発育様式，腫瘍の厚さ（深部への浸潤程度），周囲組織進展程度などについて注意深く診察することが重要である．

a. 視診，触診による舌癌の臨床発育様式

日本口腔腫瘍学会では，臨床病態の診断をより簡便で，客観性があるものとする目的で，表在型，外向型，内向型の3型に分類する発育様式分類を推奨している．

①表在型：表在性の発育を主とし，厚さが5 mm以下のもの（図5.8.38B）．

②外向型：外向性の発育を主とするもの（図5.8.38C）．

③内向型：深部への発育を主とするもの（図5.8.38D）．

日本口腔腫瘍学会が行った舌癌 T1, T2 症例の多施設共同研究の結果では，この臨床発育様式での各型別発生頻度は内向型46.8%，表在型27.6%，外向型25.6%で，舌癌では内向性の発育が多くみられる．

臨床発育様式分類と原発巣再発については，内向型20.0%，表在型12.4%，外向型8.8%で，内向型は表在型・外向型に比べて原発巣再発頻度が高く，統計学的有意差が認められている．しかし，進行舌癌においては，臨床発育様式分類の有用性は認められていない．

臨床発育様式と頸部リンパ節転移については，一次転移頻度は内向型24.9%，外向型12.6%，表在型4.9%で，内向型は外向型，表在型に比べて頸部リンパ節への転移頻度が高く，統計学的にも有意差が認められている．

臨床発育様式と遠隔転移については，内向型5.5%，外向型2.0%，表在型1.0%で，内向型は外向型・表在型に比べて遠隔転移頻度が高く，統計学的に有意差が認められている．

臨床発育様式と5年累積生存率については，内向型76.7%，外向型90.1%，表在型92.8%ほどとされ，内向型は外向型・表在型に比べて5年累積生存率が低く，統計学的に有意差が認められる．

b. 舌癌の深達度

舌癌では，原発巣の厚さ（深部への浸潤程度）が4～5 mm以上では頸部リンパ節への転移傾向が強くなるとの報告がある．また，原発巣の厚さが0～3 mm未満では原発巣再発は0%，3～9 mmでは7%，9 mm以上では24%であったとの報告もある．それゆえ，深達度は頸部リンパ節転移や局所再発などの腫瘍の病態を知るうえで重要な所見である．深達度の診査には臨床所見による評価に加えて超音波検査（ultrasonography：US）が有効であるが，CT画像やMRIなどで総合的に審査することが望ましい．

i）ヨード生体染色検査

舌癌の周囲粘膜には前癌病変が認められることが多く、切除範囲の決定に迷うことがある。その場合にヨード生体染色をすることで粘膜上皮の上皮異形成部分を不染域として周囲健全組織から区別することができる。また、早期浸潤癌や反応性異型上皮も同様な不染域として周囲健常組織と区別することができ臨床診断に有用である（図5.8.39）。

ii）画像診断

CT、MRI、US、フルオロデオキシグルコース（fluorodexy glucose：FDG）-PET、センチネルリンパ節検査などが行われる。舌癌の画像診断では舌内および周囲組織への進展を評価する必要があり、CT、MRI、USがおもに用いられる。

① CT画像：腫瘍は舌の筋肉間の脂肪組織の欠落として描出される。造影により腫瘍の範囲が明瞭化される（図5.8.40B）。

② MRI：組織分解能がすぐれており、脂肪抑制T2強調画像、脂肪抑制造影T1強調画像では腫瘍は高信号を示し、周囲軟組織への進展範囲が明瞭となる（図5.8.40C）。特に冠状断撮影が腫瘍の側方、下方への広がりの判定に有効である（図5.8.40D）。

③ US：腫瘍は舌の脂肪組織の欠落領域として低エコーに描出される。舌筋群の変化と画像上の厚み（深達度）の検査に有用であり、舌内進展の程度を判定できる。

④ FDG-PET検査：原発巣やその再発巣、転移リンパ節さらに遠隔臓器の転移巣の判定に有用であ

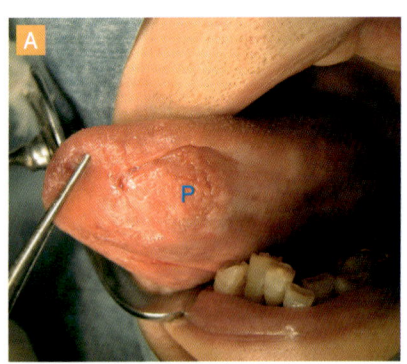

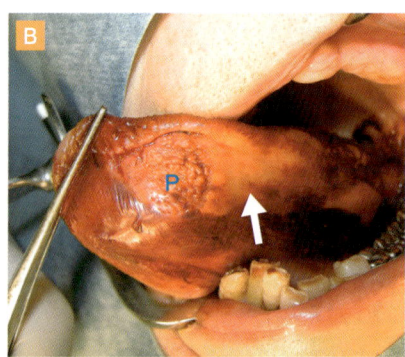

図5.8.39 ヨード生体染色検査
A：未染色の状態、腫瘍部（P）の周囲に粘膜病変を認める。
B：染色後、粘膜病変部（白矢印）はヨード染色に染まらない。

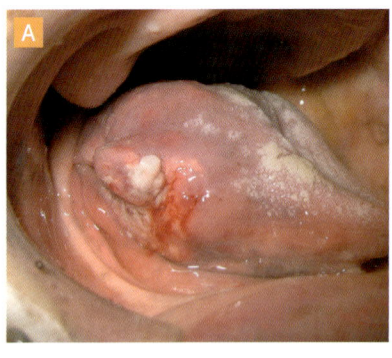

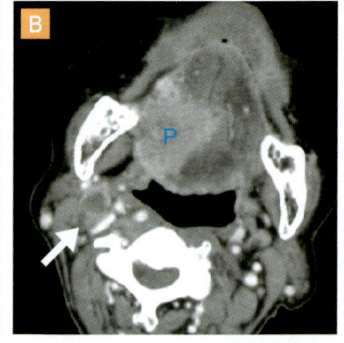

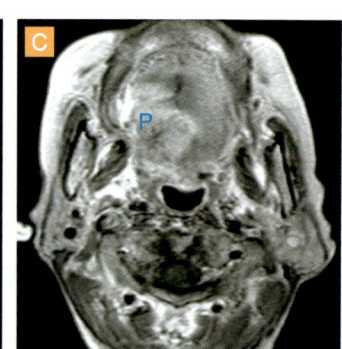

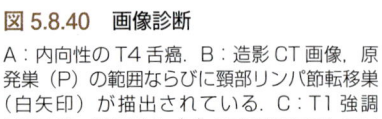

図5.8.40 画像診断
A：内向性のT4舌癌。B：造影CT画像、原発巣（P）の範囲ならびに頸部リンパ節転移巣（白矢印）が描出されている。C：T1強調MR画像、腫瘍部分（P）は高信号を呈している。D：MR画像、冠状断撮影で腫瘍（P）の側方、下方への広がりが判定できる。さらに頸部リンパ節転移巣（白矢印）も認められる。E：FDG-PET像、原発巣（P）と転移リンパ節（白矢印）が描出されている。

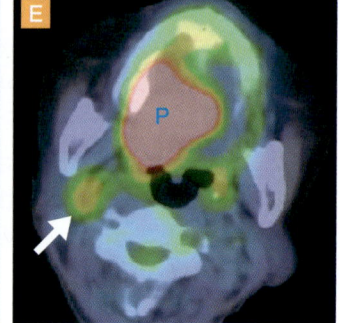

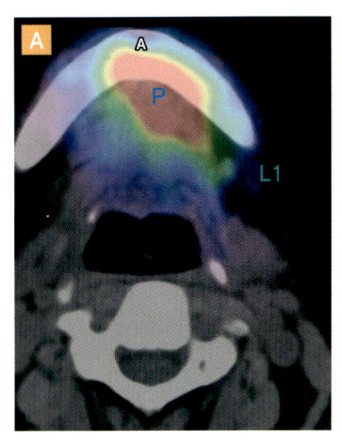

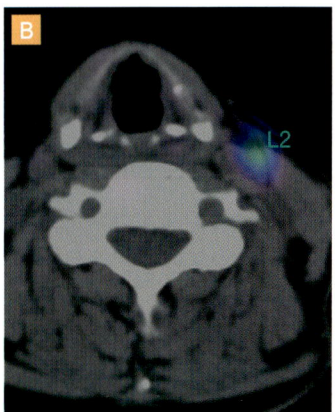

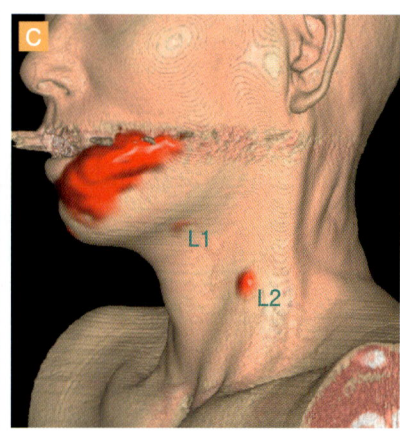

図 5.8.41　センチネルリンパ節検査
A：CT画像との重ね合わせで舌癌の原発巣（P）と顎下部のセンチネルリンパ節（L1）が明示されている．B：CT画像との重ね合わせで中頸部のセンチネルリンパ節（L2）が明示されている．C：三次元画像上でセンチネルリンパ節の存在部を確認できる（L1：顎下部のセンチネルリンパ節，L2：中頸部のセンチネルリンパ節）．

る．最近はCT像と重ね合わせた画像構築も行われるようになり，転移巣を正確に特定できるようになっている（図5.8.40E）．

⑤センチネルリンパ節検査：潜在的リンパ節転移の予測に有用である．センチネルリンパ節の転移の有無を調べることで頸部転移の可能性を予測することが可能となり，不必要な予防的頸部郭清術を回避することができる．最近はCT画像，三次元CT画像と重ね合わせた画像構築も行われるようになり，リンパ節の位置を正確に特定できるようになっている（図5.8.41）．

c. 組織学的悪性度評価

組織学的悪性度評価法は舌癌の予後や治療法選択の指標となる．いくつかの分類があるが，そのなかで腫瘍宿主境界部の浸潤様式に注目した山本-小浜による浸潤様式分類（Y-K分類）は，舌癌のリンパ節転移や予後との相関性が認められ，腫瘍の病態判定に有効である．特にY-K4C型，Y-K4D型は転移，再発頻度が高く予後は不良である．

【治療法】

舌癌の治療にあたっては，原発巣の治療と同時に頸部リンパ節転移巣に対する治療が重要である．原発巣に対する根治療法としては外科的切除が原則であるが，根治性と術後の機能の温存を考慮して，放射線治療や化学療法が併用されることもある．治療法の選択にあたっては，術前に腫瘍の進展範囲ならびに頸部リンパ節転移状況を正確に把握することが求められる．前述の画像診断や病理組織所見などの結果を総合的に検討し，治療法を決定する必要がある．

〔篠原正徳〕

■ 文　献

日本口腔腫瘍学会口腔癌治療ガイドライン作成ワーキンググループ，日本口腔外科学会口腔癌診療ガイドライン策定委員会合同委員会編：口腔癌診療ガイドライン—舌癌．口腔腫瘍，**19**：139-161，2007．

日本口腔腫瘍学会口腔癌治療ガイドライン作成ワーキンググループ，日本口腔外科学会口腔癌診療ガイドライン策定委員会合同委員会編：科学的根拠に基づく口腔癌診療ガイドライン2009年度版，金原出版，2009．

日本口腔腫瘍学会編：口腔癌取扱い規約，第1版，金原出版，2010．

（3）口底癌

【概　念】

口底は，下顎骨と舌との間の馬蹄形の狭い領域で，下方は舌下腺および顎舌骨筋をはじめとする舌骨上筋群により，前・側方は下顎歯槽部舌側面ならびに舌下面，舌扁桃により境される．このような口底の解剖学的特徴のため，口底癌は容易に隣接組織へ進展する．組織学的には大部分が扁平上皮癌であるが，口底の小唾液腺または舌下腺を発生母組織とする唾液腺癌がみられる．

【発現頻度と誘因】

口底癌の発現頻度は全口腔癌の10％程度といわれている．男女別の発現頻度では男性に多く，男女比は4：1といわれているが，最近では女性の増加傾向がみられる．好発年齢は50〜60代である．

口腔癌の誘因としては，過度の喫煙と飲酒が危険

因子としてあげられる．なかでも口底癌では，このような嗜好品の愛好者が多いといわれている．

【臨床病態】

早期の口底癌は，疼痛や違和感をほとんど訴えず，無症状であり，自身では見えにくい位置のため，早期の段階で自覚することは少ない．このためかなり進行し，深い潰瘍ができ，周囲に浸潤して腫瘤を形成して硬結を触れるようになってから受診することが多い．このような場合には，口底腫瘤形成，違和感および会話時の疼痛を自覚する．また，舌へ進展すると舌運動を障害して構音障害ならびに摂食嚥下障害をきたすことがある．

口底癌の占拠部位は，正中型（図5.8.42）と側方型（図5.8.43）に分類される．占拠部位別発現頻度は，正中型が約70%と多くを占める．原発巣の占拠部位によって，癌の進展様式が異なる．口底癌は深部組織へ進展すると，舌下腺，内舌筋，オトガイ舌筋，オトガイ舌骨筋ならびに顎舌骨筋へと進展していく．深部組織への進展様式は，①舌下腺を主たる浸潤経路とするもの，②内舌筋とオトガイ舌筋の隙を経路とするもの，③内舌筋に直接浸潤するものに大別される（Steinhart, 1993）．正中型は側方型に比較して，内舌筋およびオトガイ舌筋への進展例が多くみられる．一方，口底癌の顎骨浸潤は比較的少ない．腫瘍が下顎の舌側に進展し，舌側の皮質骨を直接浸潤して顎骨内へ進展していくことはきわめてまれである．多くは舌側歯肉，骨膜を経路として拡大し，歯槽頂部から顎骨内へと浸潤していく．

頸部リンパ節への一次転移率は約30〜40%であり，後発リンパ節転移を含めると約50〜60%に及ぶ．頸部リンパ節転移部位は，正中型は顎下リンパ節に多く，側方型では上内深頸リンパ節に多くみられる（出雲，2008）．

【診　断】

早期の口底癌は，白斑を伴う肉芽様の表在性腫瘤，白斑と紅斑が混在した表面細顆粒状の病変あるいは紅斑性病変として認められることが多い．また上皮異形成を伴い，表在性に広範囲に広がっている病変がある．このような病変では，子細な肉眼観察が肝要となる．周囲健常粘膜との区別のためにヨード生体染色が活用されることがあり，上皮性異形成は不染域として観察される．また，最近では早期病巣の発見に狭帯域光観察（narrow band image：NBI）が用いられることもある．

進行例では，療法選択，手術術式の選択ならびに術後の機能障害の程度あるいは予後の推測のうえから，深部組織での広がりの把握が重要となる．特に，外舌筋および内舌筋への進展の程度は，術後の舌運動障害の程度と関連する．治療前の所見で，舌運動障害があるか否かや舌運動時の疼痛の有無などの自覚所見は，触診所見と併せて深部進展の術前診断上，重要な情報となる．原発巣の画像診断としては，CTならびにMRIが有用である．

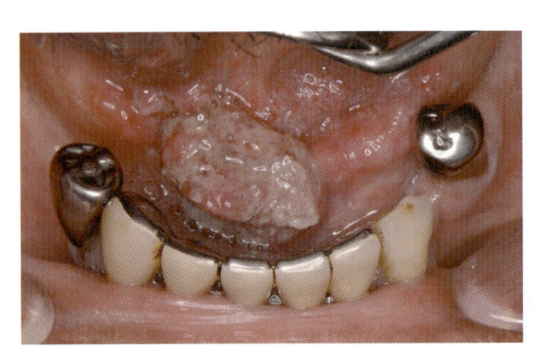

図5.8.42　正中型の口底癌

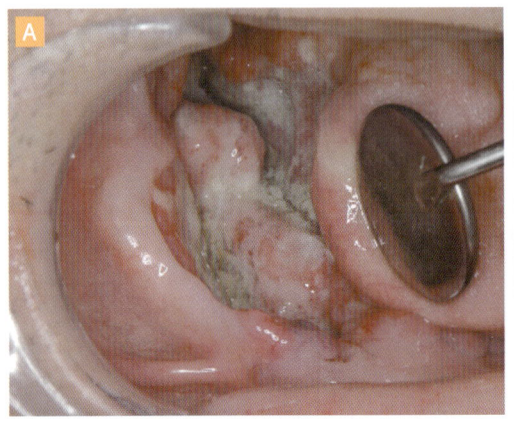

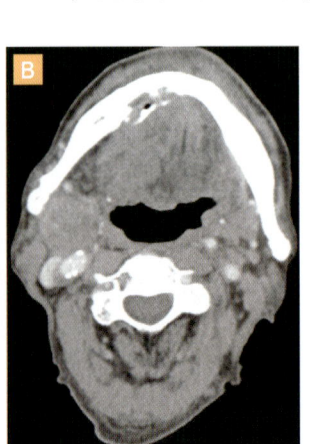

図5.8.43　側方型の口底癌
A：下顎歯肉への進展がみられる．B：同症例のCT像，口底癌の広がりによりオトガイ舌骨筋の変位がみられ，また下顎骨浸潤を認める．

【治　療】

　病期Ⅰ，Ⅱ，表在性で下顎歯肉への進展がみられない症例では，密封小線源治療によって良好な成績が得られる．また進行例に対しては，化学放射線療法を根治療法として適用し，器官・機能の温存がはかられることがある．しかし口底粘膜は放射線に対する耐容線量が低く，放射線性潰瘍や下顎骨骨髄炎を晩発することが多いなどの理由から，外科療法が選択されることが多い．外科療法による腫瘍の根治切除後の硬・軟組織欠損は，各種の有茎，遊離皮弁によって再建される．　　　　　　　　〔野口　誠〕

(4) 上顎歯肉癌

【疫学・発生率】

　上顎歯肉癌は，歯肉および歯槽粘膜に発生する癌を指し，有歯顎歯肉より無歯顎の歯槽粘膜に発生するものが多い．上顎歯肉癌は下顎歯肉癌に比べて頻度が低く，わが国の報告でも，また欧米の報告でも下顎と上顎の比は2〜4：1である．性別では男女差があまりない．発現年齢は50歳以上が大部分を占め，ほかの口腔癌と同様に高年齢者に多いことが知られている．発生部位としては前歯部歯肉には少なく，好発部位は臼歯部の歯肉であり，特に大臼歯部歯肉に好発する（清水他，1989）．「口腔癌取扱い指針」ワーキング・グループの統計でも，臼歯部が82％，前歯部が12％，前歯部から臼歯部に広がる症例が6％であった（日本口腔腫瘍学会学術委員会「口腔癌取扱い指針」ワーキング・グループ，2009）．

【原因・病因】

　発生原因は不明であるが，慢性的な機械的刺激，喫煙，飲酒，不潔な口腔状態，不良補綴物，食物などの影響が考えられ，口腔癌の一般的な原因と共通するものが多いと思われる．

【臨床症状】

　臨床発育様式に関しては，「口腔癌取扱い指針」ワーキング・グループの統計によると，表在性（表在性の発育を主として，粘膜下層までのもの）が32％，外向性（外向性の発育を主として，骨吸収が骨表面にとどまるもの）が41％，内向性（内向性の骨内への発育を主とするもの）は27％であった（日本口腔腫瘍学会学術委員会「口腔癌取扱い指針」ワーキング・グループ，2009）．また，上顎骨は下顎骨に比べ骨密度が低く，多孔質であるため浸潤性破壊をきたしやすく，進展すると比較的容易に上顎洞に浸潤する．特に有歯顎では，歯槽骨に沿った浸潤を示す．一般に外向性は膨隆が著しく，乳頭状，カリフラワー状の比較的局所限局性の発育を示し，内向性はびらん潰瘍形成を主症状とする（図5.8.44, 5.8.45）．早期の癌では歯肉の発赤，腫脹，白斑，あるいは小顆粒状を呈することが多いが，自覚症状はほとんどみられない．進行に伴い，潰瘍や歯肉の膨隆，歯の動揺などが生じ，さらに進行すると歯の脱落，上顎洞や皮膚への浸潤が生じ，疼痛や出血を認めるようになる．これらの症状が義歯不適合によるものであると誤認されることも多い．

　リンパ節転移は，下顎歯肉癌やその他の亜部位に発生する口腔癌に比べ頻度は低く，「口腔癌取扱い指針」ワーキング・グループの統計によると29％の転移率であった（日本口腔腫瘍学会学術委員会「口腔癌取扱い指針」ワーキング・グループ，2009）．しかし内向性のものでは42％と，表在性や外向性のものと比べ明らかに高い転移率を示した．

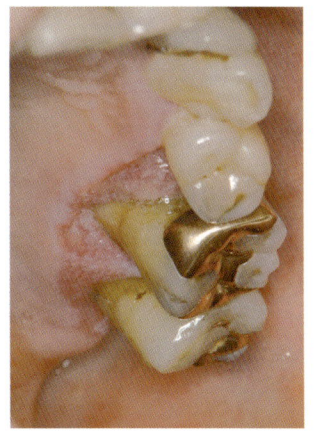

図 5.8.44　左側上顎歯肉癌（扁平上皮癌）
カリフラワー状の病変が上顎歯肉に存在する．

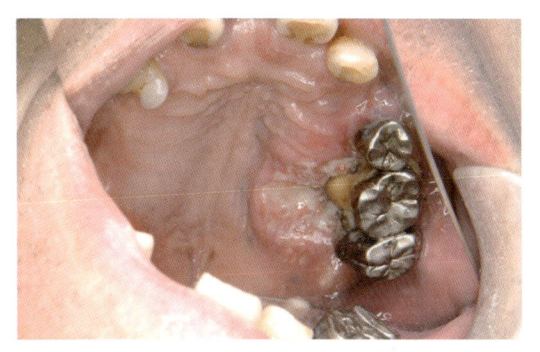

図 5.8.45　右側上顎歯肉癌（扁平上皮癌）ミラー像
潰瘍を伴うカリフラワー状の病変が上顎歯肉に存在する．

【診　断】
　前述したように，内向型の潰瘍を形成する癌では，比較的早期より歯槽骨，顎骨に浸潤し，X線画像上でも破壊性の骨吸収像がみられるので，その診断にあたっては口内法X線撮影，パノラマX線撮影，Waters X線撮影，CT撮影など各種X線学的検索が必須である．特に有歯顎の場合には，歯周疾患における垂直性あるいは水平性骨吸収と癌の浸潤による骨破壊像を鑑別する必要がある．
　病理組織学には，扁平上皮癌が90〜95％を占め，高分化型ないしは中分化型扁平上皮癌であるが，T細胞・NK細胞由来の悪性リンパ腫や唾液腺癌も少数みられる．診断は，ほかの亜部位の口腔癌と同様に生検による病理組織学的診断により行われる（清水他，1989）．

【病期分類】
　病期分類は，臨床所見とX線所見よりUICCのTNM分類による臨床診断を行う．UICCの基準では，口腔癌において皮質骨をこえた顎骨，外舌筋，上顎洞，皮膚への浸潤をT4aと定義しているが，口腔癌取扱い規約では，上顎洞および鼻腔への浸潤，あるいは頬筋および口輪筋をこえる浸潤と定義し，T4bは咀嚼筋隙への浸潤もしくは翼状突起への浸潤と定義しているので注意が必要である．

【治　療】
　治療としては，外科療法，放射線療法，化学療法のそれぞれ単独もしくは二者，三者の併用療法が癌の発生部位と進展範囲によって行われる．早期例では外科療法が主体となるが，進展例では，形態と機能の温存をはかるうえで，外科療法単独ではなく，放射線療法や超選択的動注法などの化学療法を併用した集学的治療が選択されることが多い．外科療法では，T1，T2の早期癌で外向性病変では，骨膜を含めた歯肉切除が行われる場合もあるが，多くは上顎部分切除術や上顎亜全摘術が選択される．進展例で上顎洞内に大きく進展したような例では，上顎洞癌に準じた上顎全摘術や拡大上顎全摘術が適応される（清水他，1989）．解剖学的に複雑な構造をしているため，画像診断による顎骨への浸潤，鼻腔，上顎洞，翼口蓋窩などの周囲組織への進展を正確に把握し，適切な切除範囲を設定することが重要である．
　また，腺系の癌腫は放射線治療や化学療法に感受性が低いこともあって，外科療法が第一選択の療法とされる．

〔新谷　悟〕

■文　献
日本口腔腫瘍学会学術委員会「口腔癌取扱い指針」ワーキング・グループ：上顎歯肉癌・硬口蓋癌取扱い指針，口腔腫瘍，21(2)：71-121，2009．
清水正嗣，小浜源郁編：上顎歯肉癌（歯槽粘膜・口蓋粘膜を含む）の診断と治療．口腔癌（診断と治療），pp232-243，デンタルダイヤモンド社，1989．

(5) 下顎歯肉癌

【発生頻度，好発部位】
　口腔癌のなかでは舌癌についで多く，10％前後を占める．無歯顎部に生じることが多く，部位別では臼歯部に発生することが多い．男女比は1.5〜2.0：1で，男性に好発する．年齢的には中・高齢者層に多く，60代をピークに，50歳以降で全体の90％近くを占めている．
　組織型では，扁平上皮癌が圧倒的に多く90％前後を占め，しかもその大部分は中等度ないし高分化型扁平上皮癌である．その他，頻度的には少ないが悪性黒色腫や悪性リンパ腫を生じることがあり，また転移性腫瘍や白血病に伴う病変がみられることもある．

【臨床症状，臨床所見】
　一般的に自覚症状に乏しく，ある程度進行するまで自覚されないことが多い．歯の動揺が初発症状となることがあり，また抜歯後治癒不全や義歯不適合により偶然発見されることもある．このほか，歯槽部の腫脹や潰瘍形成，接触痛を訴えることもある．臼歯部・臼後部の歯肉癌が咀嚼筋隙・咀嚼筋へ浸潤すると開口障害を生じ，顎骨に深く浸潤した場合は患側のオトガイ部の知覚低下（numb chin症状）をきたす．
　肉眼的所見は，発育形態では表在型を示すものが最も多く，以下外向型，内向型の順である．腫瘍の表層は肉芽状，乳頭状，潰瘍状，びらん状，白斑状あるいはそれらが混在した像を呈する（図5.8.46A，5.8.47A）．下部がかたい骨組織のため，周囲の硬結は触れにくい．歯との関係では，有歯顎部では乳頭状ないし潰瘍状・肉芽状の腫瘤を示すことが多く，他方，無歯顎部ではびらん，乳頭状ないし肉芽状の外向性腫瘤，周囲隆起を伴う浅い潰瘍，あるいは全体に不整な腫瘤と潰瘍の混在を呈する．

【浸潤様式】
　歯肉はきわめて薄く，また粘膜下組織を欠くこ

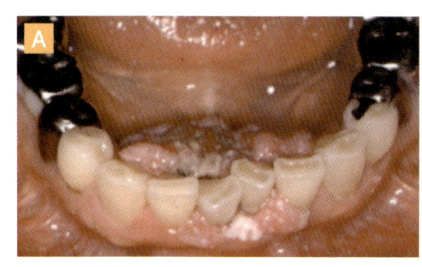

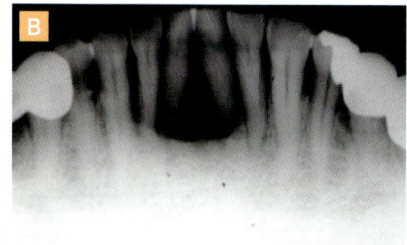

図 5.8.46　下顎歯肉癌（扁平上皮癌）
A：下顎前歯部に表面乳頭状，広基性の腫瘤を認める．B：スタータスX線画像で，腫瘤に一致した部位（両側犬歯間）に境界明瞭な平滑状の骨吸収像がみられる（平滑型骨吸収）．

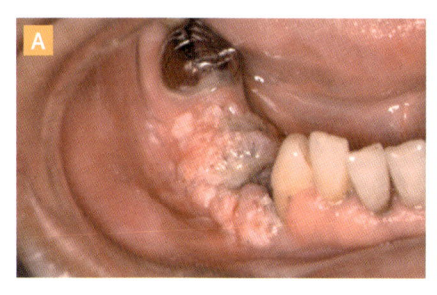

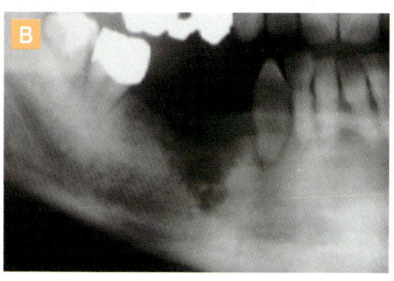

図 5.8.47　下顎歯肉癌（扁平上皮癌）
A：下顎右側犬歯部から第一大臼歯部に表面肉芽状，一部に潰瘍を伴う腫瘤を認める．B：オルソパントモグラフィで同部に辺縁不整な虫食い状の骨吸収像がみられる（虫食い型骨吸収）．骨吸収は下顎管に及び，また犬歯の歯根膜腔に拡大が認められ，同部への腫瘍の浸潤が疑われる．

とから，同部に生じた腫瘍は比較的早期に歯槽骨や下顎骨に浸潤する．下顎歯肉扁平上皮癌による下顎骨浸潤には，病理組織学的に2つの様式，すなわち，癌の浸潤に先行して骨吸収がみられる膨張型（expansive type）と，骨吸収に先行して癌が浸潤する浸潤型（invasive type）が認められる（Totsuka et al, 1991；出雲他，2007）．前者では癌組織と骨組織との間にある程度の幅の線維性結合組織が介在し，境界は明瞭である（図 5.8.48）．一方，後者では，癌組織は骨組織を破壊して骨髄腔内に浸潤し，境界は不明瞭である（図 5.8.49）．X線学的骨吸収像にも，癌の浸潤様式を反映して，骨吸収縁が明瞭・平滑な平滑型（pressure type，図 5.8.46B）と，骨吸収縁が不明瞭・不整で，虫食い状透過像を呈する虫食い型（moth-eaten type，図 5.8.47B）の2つの様式が認められる．この病理組織学的浸潤様式とX線学的骨吸収像には一定の相関があり，虫食い型骨吸収像を示す場合は，画像上の骨吸収範囲をこえて癌組織が浸潤している可能性が高いことから，切除範囲の設定に際して留意する必要がある（Totsuka et al, 1991）．なお，臨床においてはいずれの吸収型か判断が困難なこともあり，診断・分類に際して中間型を設けることもある．

【転　移】
　初診時にリンパ節転移を認めるものは約30%で，舌癌や口底癌に比べるとやや少ないが，上顎歯肉癌よりは高頻度である．転移部位としては，顎下リンパ節やオトガイ下リンパ節が多く，前歯部に生じた

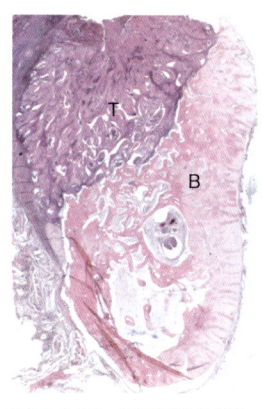

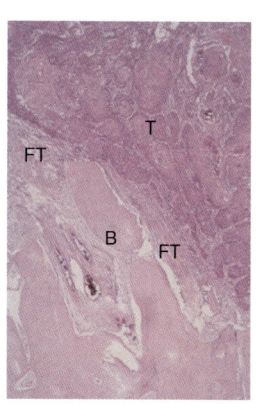

図 5.8.48　膨張型骨浸潤
癌組織（T）と骨組織（B）の間に線維性組織（FT）が介在し，境界は明瞭である．骨髄腔内への浸潤はない．

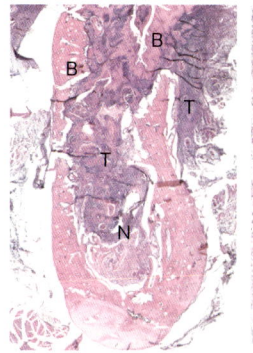

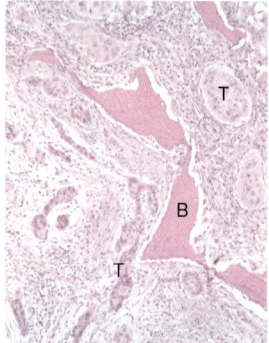

図 5.8.49　浸潤型骨浸潤
癌組織（T）は骨（B）を破壊して骨髄腔内に浸潤している（N：下歯槽神経）．

ものではしばしば反対側ないし両側のリンパ節に転移する．

【治療・予後】
　早期例では外科療法が主体となり，進展例では治療成績向上の目的で，放射線療法や化学療法が併用される．骨吸収像が平滑型で，吸収範囲が下顎管に達していない場合は，下顎骨下縁を保存する下顎辺縁切除の適応となる．他方，骨吸収像が浸潤型，あるいは下顎管をこえた吸収がみられる場合は，下顎骨の離断切除が必要で，腫瘍占拠部位の前後に安全域を設定し，下顎区域切除，下顎半側切除ないし下顎亜全摘出のいずれかを行う．下顎骨欠損部は，血管柄付き腓骨や金属プレートなどを用いて即時再建されることが多い．再建手術の進歩により拡大手術が可能となり，局所制御率が向上し，5年生存率は60〜85％と報告されている．

【参考：下顎骨中心性癌】
　下顎歯肉癌に比べて頻度は少ないが，下顎骨内部から扁平上皮癌あるいはごくまれに粘表皮癌が発生することがあり，下顎骨中心性癌として分類されている．歯原性上皮の残遺や囊胞上皮などから生じると考えられている．初期には口腔粘膜は正常で，下顎骨の無痛性膨隆やオトガイ部の知覚低下などがみられる．腫瘍の増大により歯肉歯槽粘膜が破壊されると，潰瘍型あるいは肉芽状腫瘤型病変を呈し，下顎歯肉癌との鑑別が困難となる．一般に，下顎歯肉癌に比べて骨の吸収・破壊が著しい．治療は外科療法が主体で，下顎区域切除などにより腫瘍を摘出した後，即時再建を行う．　　　　　〔戸塚靖則〕

■文　献
出雲俊之，大関　悟他：下顎歯肉癌取扱い指針．口腔腫瘍，**19**：37-124，2007．
Totsuka Y, Usui Y, et al：Mandibular involvement by squamous cell carcinoma of the lower alveolus；analysis and comparative study of histologic and radiologic features. Head Neck, **13**(1)：40-50, 1991.

(6) 頰粘膜癌
【概　念】
　頰粘膜癌とは，固有の頰粘膜以外に赤唇を除く上下の口唇粘膜面，臼後部の粘膜および上下の歯肉頰移行部に発生する癌腫をいう．頰粘膜癌は発生部位の解剖学的位置関係によって，いろいろな方向に浸潤する場合がある．進行例では，術後に顔貌の醜形や開口障害などの機能障害をきたしやすく，治療成績も一般に不良である．
　組織型も比較的多様で，慢性の粘膜病変との鑑別が重要である点でも特徴ある部位であるといえる．

【発現頻度・誘因】
　頰粘膜癌のわが国における発現頻度は，全口腔癌の約10％である．インドや西南アジアにおいてはきわめて高く，全口腔癌の約50％を占める．
　病因としては，欧米では嗅ぎタバコや嚙みタバコの影響が考えられている．インドにおいては，ビンロウジュに石灰を加えて嚙む嗜好（嚙みタバコ）が重要な危険因子となっており，頰粘膜癌の大多数が左側に発生する．これは，左側の頰溝に前述の嚙みタバコを含んでおく習慣によると考えられている．
　一方で扁平苔癬からの頰粘膜癌の発生例が報告されている．扁平苔癬に異数倍体（aneuploidy）を示す細胞集団がみられ，癌化の潜在性が示唆されている（Yarom, 2009）．

【臨床病態】
　頰粘膜癌は，口角から後方へ臼後三角に至る咬合線上に発生することが多い．大多数は頰粘膜面に生じるが，後方1/3への発生例が最も多く，前方1/3が最も少ないとされている（Batsakis, 2003）．わが国の報告例では，咬筋前縁部を境とした場合，前方型（図5.8.50）と後方型（図5.8.51）の発生例の比は2：1とされている（出雲，2008）．
　肉眼的には表在性の硬結を生じて膨隆しているもの，疣贅性のもの，初期から潰瘍を形成して深部に浸潤するものに大別される．周囲に白板症あるいは類似の白色病変を伴う場合も少なくなく，頰粘膜癌は白板症から生じた例が他部位の口腔癌よりも多いとする報告もある．
　腫瘍は増殖・進展するにつれて，深部の筋層あるいは歯槽部，特に下顎の粘膜に波及し，顎骨の吸収破壊をきたすことがある．頰粘膜のうち前方に生じた症例は，頰筋などの表情筋を経て皮膚へと進展する（図5.8.52）．後方に生じた症例では，咀嚼筋隙に進展しやすい．
　リンパ節転移は顎下リンパ節ないし上内頸静脈リンパ節，まれに顔面リンパ節，耳下腺リンパ節に転移を生じる．頰粘膜癌全体では約50％前後の転移率を示す．発生部位では前方に比較して後方型の方が転移率が高く，上内頸静脈リンパ節への転移頻度が高くなる．

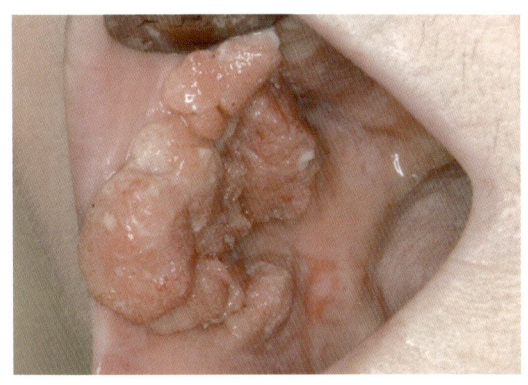

図 5.8.50　前方型の頰粘膜癌

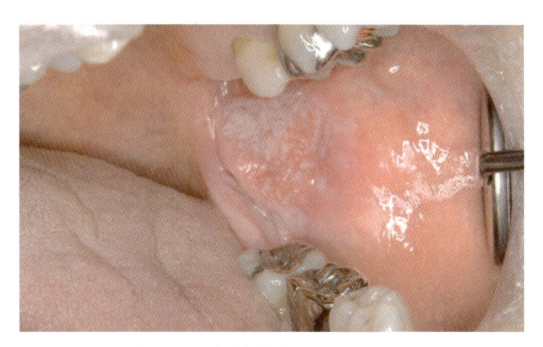

図 5.8.51　後方型の頰粘膜癌

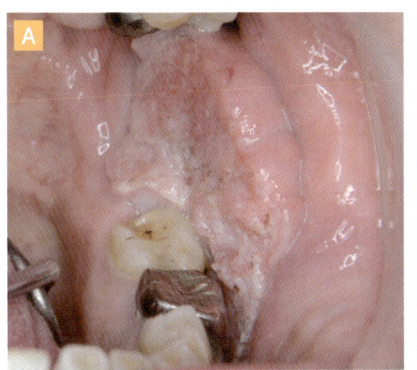

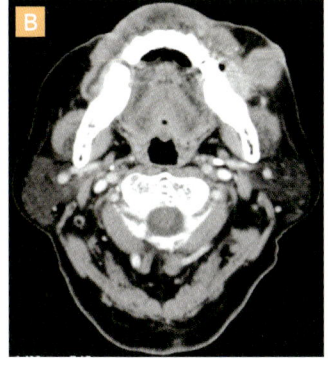

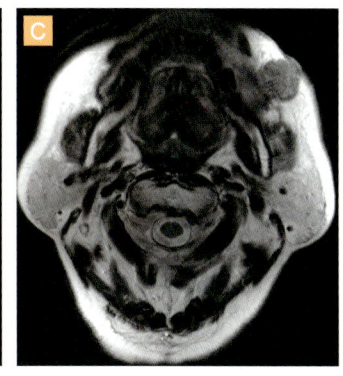

図 5.8.52　進行頰粘膜癌
Aの症例のCT（B）とMRI（C）画像．表情筋および皮膚への浸潤が観察される．

【診断】

診断は視診，触診から比較的容易とされるが，良性・悪性の峻別すらときに困難である．視診，触診のみならず，各種画像診断を加えて原発腫瘍の広がりを診断する．CTやMRIが用いられる．

確定診断は病理組織所見に基づいて行われる．生検組織の病理組織所見からは，癌の確定とともに，悪性度診断を行う．

【治療】

頸部リンパ節転移のない早期の頰粘膜癌は，外科療法や放射線療法が適用される．放射線療法としては，密封小線源が有効とされている．近年では，小線源治療に替わって強度変調放射線治療（intensity-modulated radiation therapy：IMRT）を用いる施設も見られる．

進展例に対しては複合療法が適用される．頰粘膜癌の切除によって，顔貌の醜形や開口障害などの機能障害をきたしやすいことから，化学放射線療法による器官温存療法が適用されることがある．原発部欠損が大きな場合は，中間層植皮や各種皮弁による再建手術が必要となる．

咀嚼筋に及び瘢痕を形成すると，開口障害をきたすので，術後早期から開口訓練によるリハビリテーションが必要になる．

外科療法後の病因特異的5年累積生存率は70％以上である．　　　　　　　　　　　　　　〔野口　誠〕

（7）硬口蓋癌

【疫学・発生率・臨床症状】

硬口蓋とは，口蓋の水平部分垂直部分との境界線と正中部および軟口蓋との境界で囲まれた部分を指す．

硬口蓋癌の発生頻度は口腔癌の約3％と比較的まれであり，口底癌および頰粘膜癌より少ない．年齢や性差などはほかの口腔癌とだいたい同様な傾向を示す．大臼歯部では口蓋腺に由来する腺系の腫瘍が扁平上皮癌よりも多くみられる．また臼歯部口蓋には悪性リンパ腫の発生もまれではない．発現部位

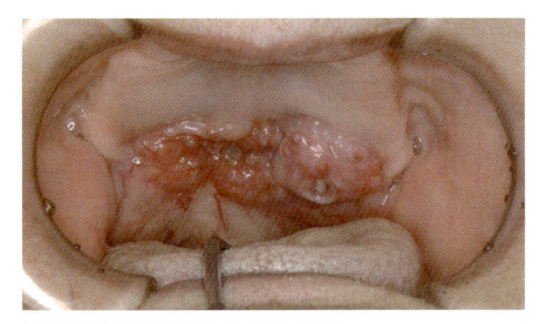

図 5.8.53　硬口蓋癌（扁平上皮癌）
潰瘍を伴う隆起性の病変が存在する．

は，一般に硬口蓋の歯肉であるが，発育したものでは正中線をこえる．

　肉眼的には，外向性の腫瘤型を示すものや潰瘍形成するものも多く（図 5.8.53），一般に扁平上皮癌は潰瘍を形成し，腺系の癌腫では被覆粘膜に著変を認めないものがみられる．

【診　断】
　診断はほかの口腔癌と同様に生検による病理組織学的診断によってなされるが，腺系の腫瘍では穿刺細胞診で診断する場合もある．扁平上皮癌では分化度の高い，高分化あるいは中分化度の癌が大部分である．

【転　移】
　進展症例では歯肉，軟口蓋に波及するとともに，口蓋骨に浸潤して骨破壊をきたすことがある．後方に位置するものでは頸部リンパ節転移をきたしやすく複雑なリンパ経路を経て外側咽頭後リンパ節（Rouviere リンパ節）や，対側の転移をきたすこともある．このことから，硬口蓋癌は後方に位置するものではより予後不良であり，上顎洞や鼻腔に進展したものではさらに予後が悪い．

【病期分類・治療法】
　病期分類は上顎歯肉癌と同様であり，治療法も進展範囲に応じて上顎歯肉癌の治療法が適応される．
　口蓋は悪性リンパ腫（malignant lymphoma：ML）の発生頻度が高い部位でもあり，注意を要する．ML はリンパ節あるいはリンパ細網系組織に由来するリンパ球の腫瘍性増殖性疾患であり，Hodgkin 病と非 Hodgkin 病に大別される．ML の治療に関しては，非連続性に進展し，血行性に播種をきたしやすいことから，化学療法が主体である．口蓋の病変に関して外科的切除は，おもに診断のためか，非常に小さい病変の切除の際に行われる（図 5.8.54）．

〔新谷　悟〕

(8) 悪性リンパ腫
　　　（malignant lymphoma：ML）

【概念・頻度】
　悪性リンパ腫は，リンパ節あるいはリンパ細網系組織に由来するリンパ球の腫瘍性増殖性疾患で，病理組織学的および生物学的特性から Hodgkin リンパ腫と非 Hodgkin リンパ腫に分類される．頭頸部領域の悪性リンパ腫は大部分が非 Hodgkin リンパ腫である．発生頻度には人種差や地域差がみられる．白人に多く，わが国での罹患率は欧米の半分以下である．またわが国では，欧米に比べて Hodgkin リンパ腫の割合が明らかに少なく，その一方で成人 T 細胞白血病／リンパ腫の頻度が高い．
　わが国では 40 歳以上の中・高年層の男性に多い

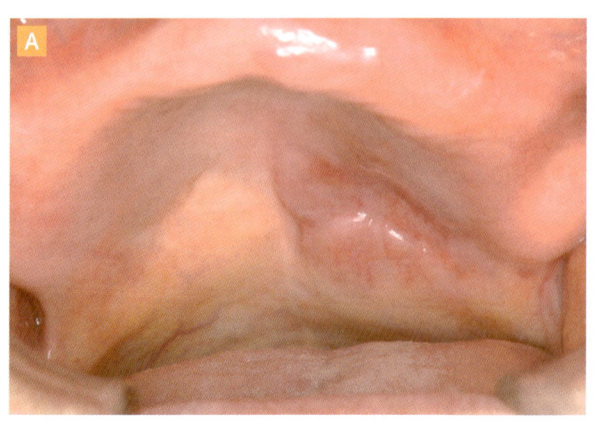

図 5.8.54　左側口蓋の悪性リンパ腫
A：非 Hodgkin リンパ腫，B：MRI 画像．

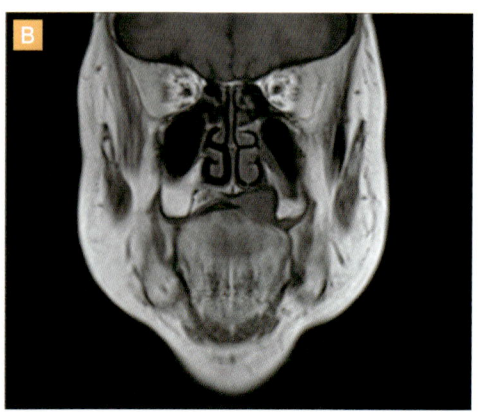

とされているが，上皮性腫瘍とは異なり，小児など若年者層にもしばしば認められる．なお，悪性リンパ腫の種類により好発年齢や性差は異なる．頭頸部領域は悪性リンパ腫の好発部位で，頭頸部領域の悪性腫瘍としては扁平上皮癌についで多く，主に頸部リンパ節やWaldeyer輪に発生する．その他，節外性に，鼻腔や副鼻腔，口腔，眼窩などに発生することがあり，口腔では上・下顎歯肉や顎骨に多い．

a. Hodgkinリンパ腫

Hodgkinリンパ腫は，単核のHodgkin細胞と多核のReed-Sternberg巨細胞の出現を特徴とするBリンパ球由来のリンパ系腫瘍で，病因としてEpstein-Barrウイルスの関与が推測されている．

頭頸部領域では，頸部リンパ節に初発することがあるが，きわめてまれである．Hodgkinリンパ腫では，病変は初発リンパ節から隣接するリンパ節へと連続性に進展する．

b. 非Hodgkinリンパ腫

非Hodgkinリンパ腫には，Hodgkinリンパ腫を除いたさまざまな起源や分化段階のリンパ系細胞からなる腫瘍がすべて含まれるため，その組織像は多様である．本疾患の分類は，免疫学や分子生物学の進歩に伴って変更されてきており，現在では，腫瘍細胞の免疫学的表現からB細胞リンパ腫とT細胞・NK細胞リンパ腫とに大別し，さらに多くの亜型に分ける分類が用いられている．病因として，免疫不全や自己免疫疾患のかかわりが示唆されている．

非Hodgkinリンパ腫はしばしば多中心性に発生し，非連続性の進展様式をとる．頸部リンパ節に生じたものでは，1個から複数のリンパ節の腫大を呈する．腫大したリンパ節は炎症所見に乏しく，かたさは一様ではないが，軟～弾性軟を呈するものが多い．側頸三角に分布することも多く，副神経リンパ節に連なって触れる場合などは本疾患を疑うよいきっかけとなる．歯肉歯槽や下顎骨，上顎骨，上顎洞など，節外性に生じた場合の臨床所見は多様で，歯肉歯槽部の腫脹や腫瘤，潰瘍形成，歯の動揺，疼痛，鼻閉，顎下リンパ節や頸部リンパ節の腫脹などを呈する（図5.8.55）．顎骨に生じたものでは，画像所見で，顎骨の膨隆と骨周囲への透過性浸潤が認められる（図5.8.56）．

【治療法】

a. Hodgkinリンパ腫

放射線感受性が高く，病変が限局性の場合は，通常，放射線療法が単独で実施される．病変が大きい場合，あるいは原因不明の38℃以上の発熱，体重の減少，夜間盗汗がみられる場合には，化学療法が併用される．進行例に対しては，Hodgkinリンパ腫の国際予後スコアに基づいて，多剤併用化学療法が実施される（若松他，2007）．

b. 非Hodgkinリンパ腫

治療法は，組織型や病期，発生部位により異なる（小口，2004；中川他，2007）．非Hodgkinリンパ腫は多中心性に発生し，非連続性に進展することから，臨床病期Ⅰのごく一部を除いては，化学療法による全身的な治療が主体となる．原発腫瘍が限局性の場合は，CHOP療法（シクロフォスファミド，ドキソルビシン塩酸塩，ビンクリスチン硫酸塩，プレドニゾロン）実施後に，放射線照射が併用されることも多い．一方，進行例については，局所への根

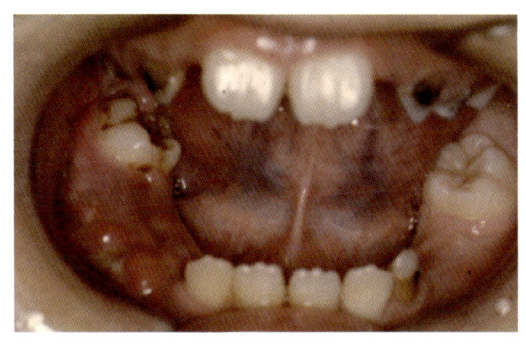

図5.8.55　小児の下顎骨に生じた非Hodgkinリンパ腫
下顎右側犬歯相当部から第二大臼歯相当部の歯肉歯槽部と下顎骨体部に腫脹が認められる．

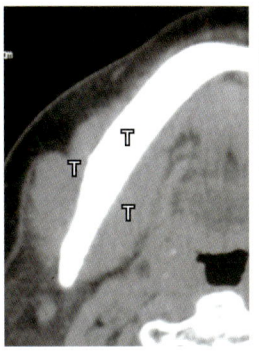

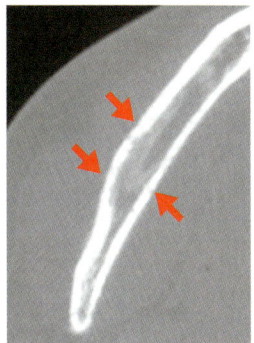

図5.8.56　図5.8.55のCT像
骨髄から下顎骨周囲にかけて腫瘍性病変（T）が認められる．骨膨隆は明らかではなく，皮質骨に複数の点状欠損（赤矢印）がみられることより，骨髄から骨外側への腫瘍の滲み出しが疑われる．

5.8　顎・口腔の腫瘍

治目的の放射線照射は行わず，CHOPによる大量化学療法実施後に，自家骨髄や末梢血造血幹細胞を移植する造血幹細胞併用大量化学療法が用いられる．びまん性大細胞型B細胞リンパ腫はCHOP療法のみでは効果が不十分なことから，CHOP療法にCD20モノクローナル抗体であるリツキシマブを加えた免疫化学療法（R-CHOP療法）が用いられる．また，濾胞性リンパ腫など放射線感受性が高く，かつ腫瘍が限局性の場合は，放射線療法が単独で行われることもある．

【予　後】

a. Hodgkinリンパ腫

予後は比較的良好で，早期例の10年生存率は約80％，進行例でも5年生存率は60〜80％である．

b. 非Hodgkinリンパ腫

早期例での予後は比較的良好で，80％以上の5年生存率が得られている．進行例についても，リツキシマブ導入により予後は著明に改善してきたが，いまだ完治しないものも少なくない． 〔戸塚靖則〕

■ 文　献

小口正彦：頭頸部領域の悪性リンパ腫の治療―総論ならびに放射線療法．頭頸部癌，30：347-351, 2004.

中川靖章, 鈴木憲史：非ホジキンリンパ腫の治療．日臨，65（増刊号1）：521-528, 2007.

若松信一, 田村和夫：ホジキンリンパ腫の治療．日臨，65（増刊号1）：529-533, 2007.

(9) 肉　腫

【概念・頻度・臨床症状】

肉腫は，非上皮性細胞に由来する悪性腫瘍で，生物学的性格は上皮性細胞に由来する癌腫とは若干異なっている．顎口腔領域での発生はきわめて少なく，悪性リンパ腫を除くと，顎口腔領域の全悪性腫瘍の1％以下にすぎない（有吉他，2006）．癌腫と異なり，あらゆる年齢層に発生し，若年者にもみられるが，顎口腔領域にかぎれば40〜50代の中・高年者に多い．性別では男性にやや多い程度で，著しい性差はないとされている．発生部位は顎骨部が主で，顎骨内部から中心性に生じるものと顎骨周囲の軟組織から発生するものがある．上顎に多くみられ，上・下顎とも臼歯部に好発する．舌や頬などの軟組織に生じることはまれである．

肉腫の組織型は多様であるが，顎口腔領域では，線維肉腫や悪性線維性組織球腫，横紋筋肉腫，平滑筋肉腫，血管肉腫（悪性血管周皮腫），骨肉腫，軟骨肉腫などがみられる．頻度は，頭頸部全体では横紋筋肉腫や線維肉腫が多いとされているが，顎口腔領域にかぎれば骨肉腫が最も多く，以下，悪性線維性組織球腫，横紋筋肉腫の順である（Yamaguchi et al, 2004；Gorsky et al, 1998）．

臨床症状は組織型やサブタイプ，発生部位などにより異なる．一般に，無痛性の腫脹を初発症状とするものが多く，発育につれて周囲組織を浸潤破壊しながら増大し，腫瘤性病変を生じるようになる．特徴的な症状を欠くことから，初期には，他覚症状についてみると炎症性病変と誤認しやすい．血行性転移を示すことが多く，肺や骨，肝，脳に転移する．またリンパ行性に所属リンパ節にも転移する．

a. 骨肉腫（osteosarcoma）

類骨・骨組織を形成する骨由来の悪性腫瘍で，骨原発の悪性腫瘍のなかでは多発性骨髄腫についで多く，大腿骨や脛骨，上腕骨に好発し，まれに顎骨に生じる．下顎骨，特に臼歯部に好発するが，上顎骨にもみられる．多くは顎骨中心性に発生するが，顎骨周辺性に骨膜から生じることもあり，傍骨性骨肉腫あるいは骨膜性骨肉腫とよばれる．男性にやや多く，好発年齢は20〜40代と，四肢骨のものに比べてやや高齢である．

有痛性ないし無痛性の腫脹がおもな症状で，知覚異常や鼻出血・鼻閉，歯の動揺や萌出異常を伴うこともある．腫脹部は骨様ないし軟骨様で，初期には被覆粘膜は正常であるが，腫瘍の増大により口腔粘膜は破壊され，肉芽様腫瘤を呈するようになる（図5.8.57A）．さらに腫瘍が壊死し，易出血性を呈することもある．X線所見では，一般に，不規則で境界不明瞭な骨破壊像（骨融解性）がみられ（図5.8.57B, C），石灰化の亢進や骨形成のみられる病巣では不透過像（骨硬化性）が混在する．骨融解性の強いものは発育が早く，骨形成量が多く硬化性変化の強いものは増殖が遅い．顎骨病変では，初期から歯根膜腔の拡大がみられる．増大につれて骨皮質は膨隆し，やがて穿孔や破壊を生じる．骨表面から放射状の骨新生像（sun-ray effect, sunburst）を呈する症例もある．また血清アルカリホスファターゼの上昇が認められる．

b. 悪性線維性組織球腫
（malignant fibrous histiocytoma：MFH）

線維芽細胞と組織球への分化がみられる細胞が混

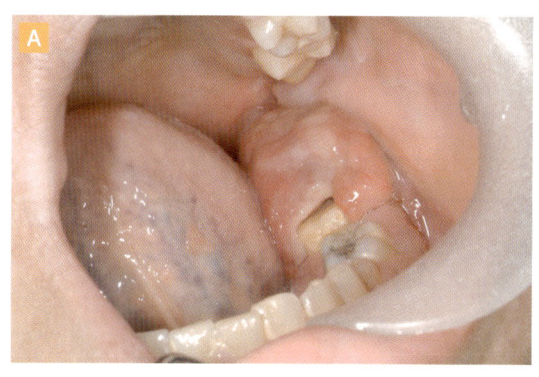

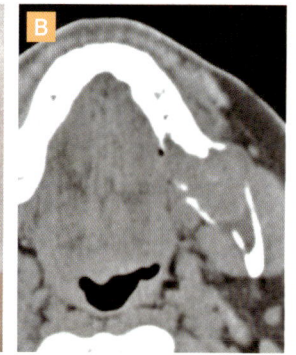

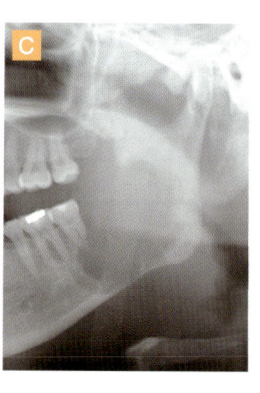

図 5.8.57　下顎骨に生じた骨肉腫
A：左側大臼歯部から臼後部にかけて，肉芽様の腫瘤性病変が認められる．B，C：画像，同部の下顎骨は膨隆し，頰舌側皮質に著しい骨破壊が認められる．

在する悪性腫瘍で，増殖性が著しい．組織学的特徴から多形型（通常型），粘液型，巨細胞型，炎症型，血管腫様型に分類される．四肢や殿部，後腹膜に好発し，頭頸部では上顎洞や篩骨洞，鼻腔に多い．顎口腔領域での発生はまれで，頰部や口腔底，顎骨，顎下腺部などからの発生例が報告されている．50歳以降の高齢者に多く，男性にやや多い．腫瘍は，母指頭大から鶏卵大以上で分葉状ないし多結節状を呈し，周囲組織の破壊が著しい．しばしば肺や骨に転移するが，リンパ節への転移は比較的少ない．

c. 横紋筋肉腫（rhabdomyosarcoma）

種々の程度の分化を示す横紋筋芽細胞の不規則な増殖からなる悪性腫瘍で，その発育形態によって好発年齢や好発部位，生物学的悪性度などが異なる．組織学的には胎児型，胞巣型，多形型に分けられ，前二者は乳幼児や若年者に多く，後者は中・高年者に多い．また男性にやや多い．頭頸部や泌尿器，後腹膜に好発し，頭頸部では眼窩，鼻咽頭に多い．顎口腔領域では舌，頰，軟口蓋などにみられ，組織型では胎児型が最も多く，ついで胞巣型が多い．粘膜部に生じたものは，弾性軟ないし硬，境界明瞭なポリープ状腫瘤を呈する．鼻咽頭・鼻腔に生じたものはブドウの房状を示す．進展例では周囲組織の破壊が著しく，またしばしば肺・骨・肝への遠隔転移，あるいはリンパ節への転移がみられる．

【治療法・予後】

発生それ自体が少なく，また組織型が多様でサブタイプも多いことなどから，いまだ確立された治療法はないが，原発腫瘍が局所に限局している場合は，外科的治療が行われる．進展例に対して，近年，手術や放射線療法に加えて化学療法がさかんに試みられ，その有効性が報告されているが，評価はいまだ定まっていない．

予後は，組織型やサブタイプ，発生部位，進行度，治療法などにより異なる．腫瘍が原発部位に限局している場合は比較的良好であるが，ある程度進展したものでは，遠隔転移を伴っていることが多く，一般に予後不良である．年齢的には，20歳未満の若年者の予後は，中・高齢者に比べて比較的良好とされている．

a. 骨肉腫

周囲健常組織を含めた広範切除が主体であるが，術前ないし術後に放射線照射やメトトレキサート大量療法が行われることもある．しばしば局所再発がみられ，また血行性に肺や脳への転移もみられる．四肢に生じたものに比べて予後は比較的良好で，5年生存率は約40%である．

傍骨性骨肉腫は外向性に増殖し，発育は緩慢で，通常の骨肉腫より予後良好であるが，再発を繰り返す症例もある．

b. 悪性線維性組織球腫

治療は外科的切除が主体であるが，メトトレキサートやシスプラチンなどによる化学療法の併用も試みられている．

5年生存率は30%前後である．組織型により臨床病理像が異なり，粘液型は発育が緩慢で，予後も比較的良好である．

c. 横紋筋肉腫

治療は外科的切除が主体であるが，最近では多剤併用化学療法も併用されている．

予後は年齢や組織型によって異なり，乳幼児や若年者では比較的良好であるが，中・高年者では5年

生存率10％前後と，きわめて不良である．

〔戸塚靖則〕

■ 文 献

有吉靖則，島原政司他：2002年度日本口腔外科学会指定研修機関を受診した顎口腔領域の悪性腫瘍に関する疫学的研究．日口外誌，**52**：401-410, 2006.

Gorsky M, Epstein JB : Head and neck and intra-oral soft tissue sarcomas. Oral Oncology, **34**(4): 292-296, 1998.

Yamaguchi S, Nagasawa H, et al : Sarcomas of the oral and maxillofacial regions ; a review of 32 cases in 25 years. Clin Oral Invest, **8**(2): 52-55, 2004.

(10) 悪性黒色腫（malignant melanoma）
【概念・頻度】

　悪性黒色腫はメラノサイトに由来する腫瘍で，皮膚のほか，粘膜，脳・脊髄，眼，消化器などに発生する．人種的な頻度差があり，白人は有色人種に比べて約10倍多い．性差は明らかではなく，40歳以上の中高年に多い．口腔領域では，硬口蓋と上顎歯肉に多く，その他，下顎歯肉や頰粘膜，口唇にも生じる．ただし頻度は低く，口腔がん全体の1％以下である．皮膚原発に比べてある程度進展したものが多い（梅田他，1990）．

【臨床症状・所見】

　症状に乏しく，歯磨きや歯科治療の際に偶然気づかれることも少なくない．初期には，周囲粘膜よりやや盛り上がった，あるいは腫瘤状の黒色ないし黒褐色の病変を呈する．腫瘤性病変周囲に，色素苔とよばれる色素が滲み出たような黒褐色の病変や淡い褐色の色素斑を伴うことが多く，非連続性に複数の病変をみることもある（図5.8.58）．腫瘤状病変では，表面に潰瘍を形成し，出血をみることもある．腫瘍の増大に伴い，骨吸収を生じる．易転移性で，早期にリンパ行性ないし血行性に全身に転移をきたす．生検などの機械的刺激は腫瘍細胞の播種を助長することから，臨床的に本腫瘍が明らかな場合には，生検は行わず，周囲健常組織を含めて広範囲に切除することが望ましいとするものもいる．まれに，黒色を呈さない無色素性悪性黒色腫もみられる．

【治療・予後】

　治療の主体は十分な手術安全域を設定した外科的切除であるが，DTIC（ダカルバジン），ACNU（ニムスチン塩酸塩），VCR（ビンクリスチン硫酸塩）3剤併用によるDAV療法，ならびに抗悪性腫瘍溶連菌製剤（OK-432）やインターフェロンなどを用いた免疫療法を併用することが多い．

　予後はきわめて不良で，口腔粘膜原発の悪性黒色腫の5年生存率は，従来20％以下とされていた．しかし近年，DAV療法や免疫療法の併用により，治療成績は向上している（梅田他，1990）．

〔戸塚靖則〕

■ 文 献

梅田正博，寺延　治他：口腔粘膜原発性黒色腫の治療法と予後―自験例12症例と報告例96症例の検討．日癌治，**25**：2499-2510, 1990.

(11) 口腔転移性癌
【定 義】

　転移性癌とは，原発腫瘍が他臓器に転移し，病巣を形成したものをいう．したがって，原発腫瘍の存在を確認し，かつ重複癌や多中心性癌でないことを確認しなければならないが，必ずしも原発腫瘍を発見できるわけではなく，また顎口腔領域では，転移性癌が疑われる病変の組織型が扁平上皮癌の場合は，重複癌との鑑別が難しい．

【頻 度】

　口腔転移性癌はまれで，顎口腔領域の悪性腫瘍の2％前後を占めるにすぎない．年齢では，癌年齢といわれる50～60代に多いが，20歳以下の若年層にも少なからず認められる．男女比では，男性に数倍好発する．

【原発腫瘍の臓器・組織型】

　口腔転移性癌の原発臓器として，欧米では乳房，肺，胃，子宮，前立腺，甲状腺の頻度が高いと報

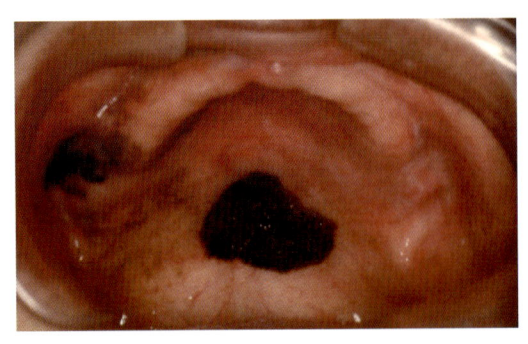

図5.8.58　悪性黒色腫
口蓋と右側上顎歯槽部にやや盛り上がった黒色病変が認められる．周囲粘膜には，色素苔や色素斑も認められる．

（戸塚靖則：言語聴覚士のための基礎知識　臨床歯科医学・口腔外科学（夏目長門編），医学書院，2006）

告されているが，わが国では肺が最も高く，以下，肝，胃，食道，直腸，甲状腺，前立腺，腎，精巣などである（末藤他，2000；片岡他，2003）．組織型では腺癌が最も多く，全体の約半数を占め，その他，扁平上皮癌，肝細胞癌などがみられる．肉腫の転移もみられるが，まれである．

【転移・臨床症状・所見】

口腔転移性癌の転移部位は，軟組織と顎骨ほぼ同数で，顎骨では下顎骨に多く，なかでも骨体部に好発する．軟組織では歯肉に多い．

臨床症状・所見は転移部位ならびに組織型により多彩である．下顎骨体部に転移したものでは潰瘍や壊死を伴わない腫脹を呈することが多く，また腫脹に先行してオトガイ神経領域の知覚低下を認めることがある．歯肉転移例では，表面が健常色ないしやや赤みがかった限局性腫瘤や肉芽腫様腫瘤，肉腫様腫瘤（図5.8.59）を形成し，エプーリスとの鑑別が困難なこともある．このほか，疼痛や歯の動揺などを訴えるものもある．画像所見に特徴的なものはなく，炎症，囊胞，骨髄炎などと誤診されることも少なくない．論理的に説明のつきにくい画像所見や検査所見が得られた場合は常に鑑別診断に本病変を加えることが大切である．

【診 断】

口腔転移性癌は，頻度が少なく，しかも特徴的な症状や所見に乏しいことから，すでに原発腫瘍の存在が判明している場合を除き，臨床診断は困難である．顎口腔領域の転移性癌の約20％では，口腔腫瘍の出現が初発症状となり，その後の精査で原発腫瘍が見つかっている．

診断にあたって大切なことは，転移性癌の可能性を常に念頭において診察することである．転移性癌が疑われる場合は，CT検査あるいはPET検査を行い，原発腫瘍を検索する．同時に，生検を行って腫瘍であるか否かを確認し，腫瘍の場合は組織型を診断し，原発腫瘍を特定するための判断材料とする．

【治療・予後】

口腔転移性癌においては通常，原発腫瘍に加えて顎口腔領域以外にも多数の転移腫瘍を伴っている．このため，主科として治療する場合でも延命やQOLの改善を目的としたものにならざるをえず，生命予後は不良である．

〔戸塚靖則〕

■ 文 献

片岡 聡，柴田昌美他：口腔転移性悪性腫瘍17例の臨床的検討．日口外誌，49：566-569，2003．
末藤祐一，楠川仁悟他：顎口腔領域への転移性癌の臨床統計的検討．頭頸部腫瘍，26：110-115，2000．

4　口腔癌の治療法

(1) 口腔癌の治療法概論

口腔癌治療の特性は，部位が比較的体表であることから，観察・発見・進展度の判定に必ずしも特殊な装置を要せず，疑いのある病変の微細な変化を検出できることに加えて，口腔が高度で複雑な機能を発揮する部位であるうえに，「顔面」というヒトを表象する部位であるところから，治療後の障害の程度やQOLの確保が治療の選択に強く影響するという点にある．

a. 治療選択に影響する要素

口腔癌は病理組織学的にみると大半が口腔粘膜上皮から発生する扁平上皮癌であるが，口底や上顎，頰では小唾液腺由来の腺癌，腺様囊胞癌，粘表皮癌などもみられる．より大きな範囲を含む「口腔癌」としてみると，悪性リンパ腫や他癌からの転移がみられることもまれではない．これらに対する治療法は，その原発癌の治療，経過，および予後の見通しに大きく左右される．

ごく初期の口腔癌は，粘膜の小さな潰瘍や変色域として検出された病変のなかに見つかることが多い．これらの初期病変は，経過観察中に色調の変化を伴ったりびらんや潰瘍，浮腫や硬結を伴ったりするなかで見つけられるので，折々の細胞診を交えて注意深く臨床所見をとらえることが肝要である．難

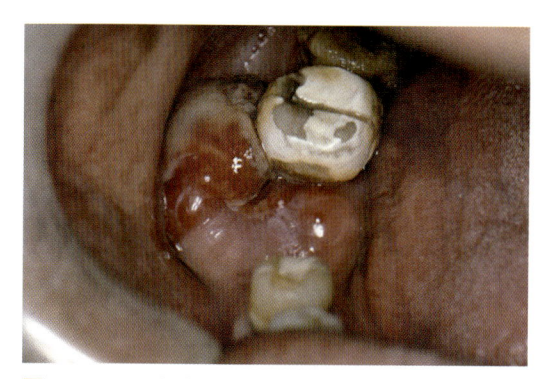

図5.8.59　胃癌（腺癌）の歯肉転移病変
下顎右側臼歯歯槽部に，一部に壊死を伴う肉腫様腫瘤が認められる．

治性の，確立した潰瘍をみた場合は癌の除外診断のためにも，慢性潰瘍の治療のためにも，2週間程度の経過観察後の潰瘍切除術をためらう理由はない．

口腔癌は，全体としておおむね8割程度の治癒率を得られる「治りやすい癌」に属すとされているものの，治療の結果は原発巣の臨床型と大きさおよび所属の頸部リンパ節の転移の様相とで大幅に異なることを念頭において，治療法を選択しなければならない．

すでに述べたように，口腔は多様な機能を担ううえに，顔面の形態に対しても大きな要素であるために，患者にとってもその周辺の人々にとっても，治療の結果としての変形や機能障害はきわめて認知しやすい．したがって，治療によって予測される後遺障害の程度によっては患者の社会的生命に大きな影響を及ぼすことがある．この観点からは，口腔癌においては治療法の選択に患者の意思がより強く反映されることも特徴にあげてよい．

b. 治療法

腫瘍は，創傷や炎症とともに外科医学の黎明期からの主要な対象であり続けてきた．当初から切除手術によって，病巣を取り除き，病魔から逃れる試みが繰り返され，一定の成果をあげてきた．癌は，その発生当初は局所にとどまる特性があることをねらって，局所的に強力な治療手段を集中させること（つまり手術あるいは放射線療法）により，一定の効果をあげてきたものといえる．

麻酔法と周術期管理の発達はより大きな侵襲による腫瘍の完全切除を可能にし，再建外科の発達が形態の回復を通じて術後機能障害を緩和することにより，より大きな切除を行ったうえでの生存を可能にし，手術療法の後押しをしてきた．

一方で抗生物質の発見を大きな契機とする薬物療法の成功は，すべての疾患分野において術後障害とリスクを必然的に伴う外科切除手術を避けたいとの大きな期待を呼び起こした．治療が奏効しなければ確実に死に至る疾患である癌においてもこの期待は同様で，できることなら，まったく障害なく癌だけを根絶させる治療法が求められるようになることは自然の流れではある．しかし，現在急速に開発されている多様な手法を組み合わせた複合治療を推進するに際しては，その効果をこれまでの治療成績に照らして，常に適応と治療法の再評価を行いつつ進めていく必要がある．

現在最もよく用いられる治療法をおおまかにまとめると，①手術療法，②組織内照射や強度変調放射線治療（intensity-modulated radiation therapy：IMRT）あるいは粒子線治療などの高度に選択的な空間線量分布をもつ放射線療法，③化学療法があげられる．よく用いられる治療法である「切除手術療法」という究極の局所療法はもとより，その他の治療法も，より局所をターゲットとした専門性の高い，高度な熟練・匙加減が必要な治療法であることをあらためて指摘しておきたい．

これまで基準となってきた切除手術療法では，原発巣切除の成否が最も重要であることはあらためて述べるまでもない．原発性切除の成否は腫瘍組織，腫瘍細胞の完全な除去にかかっている．ごく少数の悪性腫瘍細胞は組織内にあって不活化した状態でとどまりうるとの考え方（tumor dormancy）もある一方で，遊離した腫瘍細胞塊も他部位に移動して移植され増殖しうるとの説もある（腫瘍播種）．これらの歴史的考え方は，より再発を少なくしうる切除として「piecemeal切除」でなく，「*en bloc*切除」（cut-throughをしない）が望ましいとする概念や，腫瘍の進展様式を考慮に入れて，腫瘍細胞が存在しうる範囲をすべて含んで切除する（安全域を含んだ切除）という考え方を生んできた．もちろんこれらの（再発に対して）より安全で確信のもてる術式を望む姿勢が，切除範囲の拡大という方向への強い推進力になるのは自然である．

c. 手術適応

このように，手術適応の決定に際しては，手術のみで疾病の根絶を目指す「根治手術」や，ほかの補助療法を組み合わせて根治を目指すもの（例：上顎洞癌の減量手術）のほかに，原疾患によって引き起こされた二次的な病態の改善あるいは急性変化からの脱却を目指して行われる「症状改善療法」としての手術もある（姑息療法，例：気管切開術，胃瘻造設術など）．これらの手術目的とは別に，手術という，個別化の極限ともいえる医療ではその目的とともに，その手術での目標達成度という面も考えてみる必要がある．根治切除を目指したが，結果として治癒切除であったのか，あるいは部分切除，姑息治療に終わったのかなどの評価も必ずなされなければならない．

これらが多重に絡み合い，手術療法そのものの評価をきわめて複雑なものにしているという面がある

が,手術療法は他の追随を許さないきわめて強力な局所療法であるという点には異論はないだろう.

一方で,治療に伴って生ずる,急性あるいは晩発の組織欠損による機能障害,形態異常の修復補填法の進歩もきわめて大きい.このうち再建外科的な手法では,口腔・顔面の近くから作製された「局所皮弁」に始まり,DP皮弁を嚆矢として,大胸筋皮弁などの再建皮弁の理論が急速に発展した結果,今日では,骨・脂肪・皮膚・上皮・筋など必要な欠損組織を自由に組み合わせて再建材料とし,微小血管吻合術を行うことにより種々の組織の組み合わせの遊離移植が可能になっている.口腔の再建によく選択される再建組織として前腕皮弁,腹直筋皮弁,大腿外側皮弁,腸骨片,肩甲骨皮弁,腓骨皮弁などがある.

口腔癌を含めた頭頸部悪性腫瘍の転移の多くはリンパ行性に発生する.頭頸部のリンパ流はおもに頸静脈リンパ節系を経由し,頸部リンパ本幹あるいは胸管を経過して頸静脈角から静脈系へ還流する.このリンパ流の解剖学的特徴から,頭頸部のリンパ節転移に対しては頸部郭清術という外科的切除がきわめて有効で,この点において癌の治癒を得るうえでのリンパ節転移の意義が他の癌とはずいぶん異なるといっていい.この頸部郭清術については以下の項で述べられるように,適応の決定にもさまざまな要件があり,術式そのものにもさまざまなバリエーションがある.

前述のように,原発巣に対してのさまざまな治療法の組み合わせがあるうえに,頸部リンパ節転移に対する手術の要否,再建手術の選択があり,さらには顎顔面補綴法などを含めた従来からの機能補填法による効果,癌そのものの治療成功率,機能障害の程度など考慮しなければならない要素はきわめて多岐にわたる.癌そのものの多様性も考え合わせれば,手術療法自身の組み合わせは無限であるといっていいうえに,おのおのの要素が各術者の経験と力量に大きく依存することから,手術療法の内容の選択に関して必ずしも高いコンセンサスが得られているとはいいがたい.

d. その他の治療法と複合治療

放射線治療においては,旧来からのX線もしくはγ線の外部照射に組織内照射を組み合わせて十分な病巣線量を確保したり,コンピュータ制御により照射幅と方向を細かく制御することにより照射線量を病巣に集中するIMRTや放射線細胞生物学との知見に基づいての分割照射や,癌の細胞周期との同期,さらにはα線やその他の重粒子線などの異なった線質の放射線を用いることで,よりよい空間分布・時間分布により,より高い放射線治療効果を期待できるようになってきている.近年では,特に従来の治療法では良好な予後を望みえなかった組織型の腫瘍や進行癌に対して良好な治療成績が相いでいる.またこのような組織型の腫瘍や進行癌に対しては次に述べる化学療法との併用療法もよい成績をあげている.

化学療法のうち,経静脈的あるいは経口的な全身的な化学療法は,早期から転移が想定される腫瘍や全身化してしまった悪性腫瘍に対しての適応が第一と考えられるが,十分な治療用量を与えるには,抗腫瘍化学療法に対する深い理解と,全身状態の評価力が求められる.一方で,手術療法の前に切除をより安全にする目的で行われたり(術前併用療法),「転移予防」の考え方がとられることも多い.さらに最近では,選択的動脈内投与により持続的あるいは間欠的に腫瘍内薬物濃度を高め,治療効果を向上させる方法がおおいに広まり,好成績が報告されている.選択的動脈内投与による抗癌化学療法などをさまざまに組み合わせた複合治療が試みられ,一定の評価が得られるようになってきた.そこで,これらの有効な治療法を組み合わせて,相乗効果が得られる治療法(の組み合わせ)が追求されているのが現状といえる.

しかしながらこのような治療のバリアントを選択することによって治癒率が低下する結果には,けっしてなってはならない.エビデンスをもって,明確な意図をもって治療のバリアントを選択することが,癌を扱う者の基本的な姿勢であらねばならない.

ほかにも,腫瘍免疫療法や温熱療法など多種の治療法が報告されているが,そのなかにあって,癌医療の均てん化が求められ,治療の標準化が求められているのである.手術を含めた治療法にEBMを求めることは容易ではないものの,せめて施設ごとに最も有効な医療資源を組み合わせて,安定した治療法を組み立て,成績を公表していくことで,口腔癌の治療法を発展させることに貢献しなければならない.

〔下郷和雄〕

(2) 集学的治療

a. 定義，概念

現在のがん治療は外科療法（手術），放射線療法，化学療法（癌の薬物療法）を中心に，免疫療法（免疫細胞療法），ハイパーサーミア（がんの温熱療法）などが行われている．外科療法や放射線療法などが単独で選択される場合もあるが，がんの進行度，種類などに応じて単独の治療法のみでは満足な治療成績が望めないような場合に，複数の治療法を組み合わせてよりよい結果を目指した治療を行うことがあり，この治療法を集学的治療（multidisciplinary treatment）という（図 5.8.60）．口腔癌の場合，他部位の癌に比べ手術後の機能障害（嚥下障害，咀嚼障害，言語障害）が多く，また審美障害というほかの部位の癌と大きく異なる障害が残存するため，患者のおかれている社会的背景や患者のライフスタイル，意思なども加味して治療法が選択される．集学的治療は口腔癌治療の主科となる歯科・口腔外科や耳鼻咽喉科（頭頸部外科）が中心となり，ほかの専門領域の科の医師（歯科医師），薬剤師，看護師，歯科衛生士，言語聴覚士などが多くの方面から協力しながら治療を行う（図 5.8.61）ことから集学的といわれるが，複数の治療法を用いることからみると多様的治療（multimodal treatment）でもある．

b. おもな集学的治療

i）手術と化学療法の併用療法

腫瘍拡大切除や頸部郭清術は局所制御を向上させても遠隔転移再発制御は向上せず，予後を改善するに至らないことがある．この全身微小転移を制御するため，化学療法と手術の併用が行われるようになった．手術と組み合わせる化学療法は手術の前あるいは後に行われる治療法に分かれる［使用される抗悪性腫瘍薬は⇨ 4.9 を参照］．

①術前化学療法（neo-adjuvant chemotherapy）：術前化学療法は，手術による組織の線維化や血管系が破壊されていないため術後に化学療法を行うより薬剤の浸透性がよい，全身状態が良好なため化学療法による副作用出現が少ない，切除不能進行癌をダウンステージして切除を可能にする，などの利点がある．一方欠点として，強力な化学療法が術後の合併症を増加させることがある，化学療法に反応がない症例では腫瘍の増悪を招きうる，などがあげられる．

②術後補助化学療法（adjuvant chemotherapy）：術後補助化学療法は原発巣が手術により切除された後に依然残存すると予想される全身の微小転移を絶滅させ，その後の再発を防止することを目的とする．

ii）手術と放射線療法の併用療法

腫瘍が放射線に十分な感受性をもつ場合，外科療法の欠点を補いうる治療となる．手術と放射線療法の順序と時期により，術前照射，術中照射，術後照射に分けられる．放射線療法は一定の治療期間を要し，照射野に大きな影響を及ぼすため，その利害得失については，前述の化学療法の併用の際と同様の考慮が必要である．

①術前照射：腫瘍を縮小させて腫瘍周囲組織への微小浸潤を制御することによって切除範囲を小さくし局所再発を防いだり，腫瘍細胞の増殖，転移活性を弱めて手術操作による転移を防止する．

②術中照射：重要臓器への直接浸潤で切除不能あるいは不完全切除に終わったときにその部位に直視

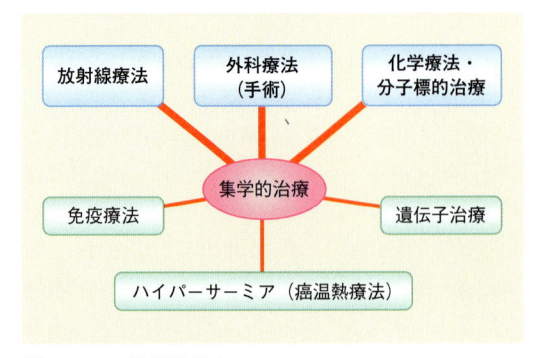

図 5.8.60　集学的治療
複数の治療法を組み合わせてよりよい治療を行うことをいう．

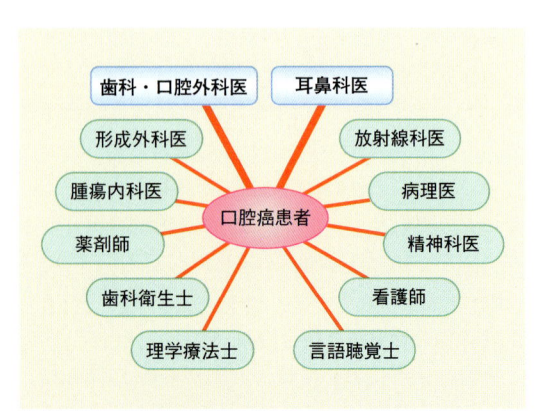

図 5.8.61　口腔癌の集学的治療
各専門家が協力し合い，それぞれの専門性を発揮しながら診療にあたる．

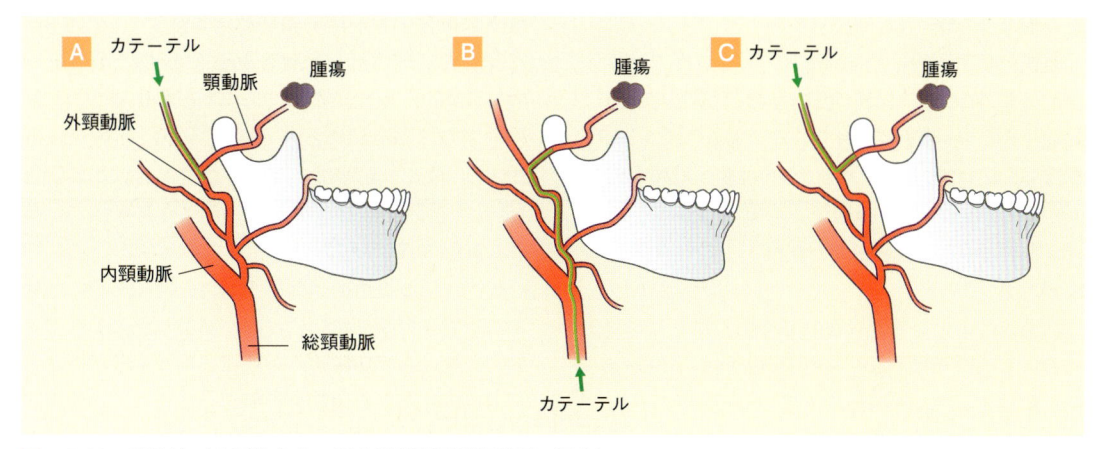

図 5.8.62 動注法（上顎歯肉癌で腫瘍栄養動脈が顎動脈の場合）
A：従来法（浅側頭動脈よりカテーテルを外頸動脈に挿入），B：超選択的動注法（大腿動脈よりカテーテルが総頸動脈を通り顎動脈に挿入：Seldinger法），C：超選択的動注法（浅側頭動脈より弯曲カテーテルが外頸動脈を通り顎動脈に挿入）．

下で電子線を照射する方法で，腫瘍病巣のみに大線量の照射が可能である．口腔癌での適応は少ない．

③術後照射：手術後に照射する方法で，口腔癌では原発巣の局所再発の可能性が高いときや，頸部郭清術後にリンパ節転移の被膜外浸潤などの態様に従って行うことが多い．

iii）放射線療法と化学療法の併用療法

放射線療法と化学療法の併用目的は，放射線療法の時点では確認できない微小転移巣に対して化学療法の抗腫瘍効果を期待するとともに，細胞動態，細胞周期を変化させたりして放射線療法の効果を高める相加効果，相乗効果を期待するものである．放射線療法と化学療法を併用するタイミングにより逐次的（sequential）化学放射線療法，同時（concurrent）化学放射線療法，交替性（交互性：alternating）化学放射線療法がある．逐次的化学療法より同時化学放射線療法の方が有害事象は強いが有効性が高いため，現在では同時併用が中心である［詳細は⇒4.10を参照］．また従来より抗悪性腫瘍薬を経動脈的に投与する動注化学療法（図5.8.62A）と放射線療法との併用療法があるが，近年，より根治を目指した超選択的動注化学療法と放射線療法との併用療法が行われている．超選択的動注法とは，腫瘍栄養動脈に直接カテーテルを挿入して腫瘍内に高濃度の抗悪性腫瘍薬を注入する方法であり，大腿動脈より順行性にカテーテルを挿入する方法（Seldinger法，図5.8.62B），浅側頭動脈など，より末梢の動脈からカテーテルを逆行性に挿入する方法（図5.8.62C）などがある．

iv）その他

①免疫療法（免疫細胞療法）：癌患者自身の免疫担当細胞を採取し，体外にて培養・活性化を行い抗原感作などの処理を行った後に患者に再投与する治療法である．活性化リンパ球移入療法や樹状細胞療法などがあり，すでに先進医療として実施されている．

②ハイパーサーミア（がん温熱療法）：癌細胞は43℃になると急激に死滅し，また細胞周期からみると放射線治療が効きにくいS期において温熱療法は抗腫瘍効果が高く，放射線療法との併用効果が認められる．口腔癌では，頸部リンパ節転移に対して放射線療法，化学療法との併用療法が行われている．

③分子標的薬：最近わが国においてもようやく分子標的薬（セツキシマブ）が頭頸部癌に対して保険適用となり，放射線療法や抗癌薬との併用療法が口腔癌に対しても期待されている． 〔藤内　祝〕

■**文　献**

日本臨床腫瘍学会監：入門腫瘍内科学，篠原出版新社，2009.
日本臨床腫瘍学会編：新臨床腫瘍学，南江堂，2008.

（3）頸部郭清術

口腔癌の治療では，頸部リンパ節転移の制御は予後を左右する重要な因子の1つであり，頸部リンパ節転移症例の5年生存率は非転移症例に比べて半減するとされている．頸部リンパ節転移に対する治療は外科的手術，すなわち頸部郭清術が行われる．

a. 所属リンパ節

頸部のリンパ節はlevel Iからlevel VIまでの6区分に分類されているが，口腔癌の所属リンパ節はlevel Iからlevel Vとされている（図5.8.63）．口腔癌はlevel Iの顎下リンパ節やlevel IIへ転移することが多く，level IVやlevel Vへの転移は少ない．また対側のlevel Iやlevel IIへ転移することもある．

b. 概念

口腔癌はその原発巣において癌細胞がリンパ管内に侵入し，頸部に至るリンパ管網を経由してリンパ節に転移する．リンパ節に到達した癌細胞はリンパ節内にとどまっているが，やがてリンパ節外に浸潤する（節外浸潤）．またこの間，リンパ管内にも癌細胞を認めることもある．

頸部郭清術の基本はこれらの癌細胞を完全に除去することを目的として，胸鎖乳突筋，内頸静脈，副神経などの非リンパ組織とともに頸部のリンパ節やリンパ管網を含む脂肪結合組織を一塊として切除するものである．その原型は1906年Crileにより報告され，以後1951年Martinの報告により頭頸部癌の頸部リンパ節転移に対する治療法として広く行われるようになった．その後，その目的のためには必ずしも胸鎖乳突筋，内頸静脈，副神経の切除を必要としないことが明らかになり，これら非リンパ組織を保存する根治的頸部郭清術変法（図5.8.64，保存的頸部郭清術）が行われるとともに（O'Brien et al, 1987），原発巣の部位により転移するリンパ節に一定の傾向を認めることが明らかになり（Shah, 1990），郭清する範囲を縮小した選択的頸部郭清術（部分的頸部郭清術）が行われるようになっている（Robbins et al, 1991）．

基本となる根治的頸部郭清術は，深頸筋膜の浅層と深層および頸動脈鞘にリンパ組織を包み込んだ状態で一塊として切除する手術で，除去する脂肪結合組織は広頸筋と斜角筋群の間で，上方は下顎骨下縁と乳様突起，下方は鎖骨，前方は胸骨舌骨筋外側縁，後方は僧帽筋前縁までにある．このなかで，総頸動脈，内頸動脈，外頸動脈，迷走神経，舌下神経，横隔神経は保存される．

頸部郭清術は原発巣から頸部に至る全リンパ節・組織を切除する目的から，基本的には原発巣と頸部郭清組織は連続性を保って切除される．特に，下顎骨の連続性は保持しつつ，その内側で原発巣と頸部郭清組織を連続した状態で切除するものをpull-through手術という．しかし，上顎歯肉癌などでは解剖学的に原発巣切除とは分割した頸部郭清術となる．

図 5.8.63　頸部リンパ節のlevel分類（level VIは省略）

level I：オトガイ下リンパ節（level IA），顎下リンパ節（level IB）．level II：上内頸静脈リンパ節（level IIA：副神経より尾側，level IIB：副神経より頭側）．level III：中内頸静脈リンパ節．level IV：下内頸静脈リンパ節．level V：副神経リンパ節（level VA），頸横リンパ節，鎖骨上窩リンパ節（level VB），level VI：喉頭前リンパ節，気管前・傍リンパ節，甲状腺傍リンパ節．

（日本口腔腫瘍学会口腔癌治療ガイドライン作成ワーキンググループ，日本口腔外科学会口腔癌診療ガイドライン策定委員会合同委員会編：科学的根拠に基づく口腔癌診療ガイドライン2009年度版，金原出版，2009）

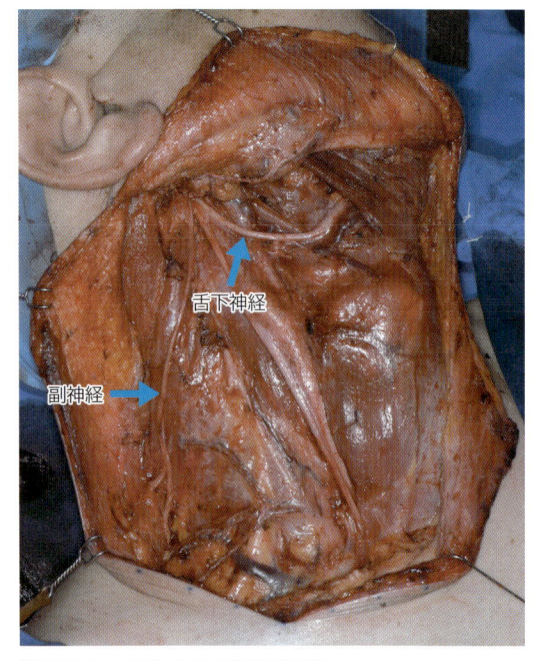

図 5.8.64　根治的頸部郭清術変法

副神経を温存したI型の根治的頸部郭清変法（MRND I）．本例では，顎二腹筋と茎突舌骨筋が切除されている．

c. 分　類

頸部郭清術は，郭清する範囲と保存する内頸静脈，胸鎖乳突筋，副神経の非リンパ組織により分類されている（**表 5.8.6**）．根治的頸部郭清術とその変法は level Ⅰ～Ⅴを郭清するもので，これに対して level Ⅰ～Ⅲを郭清する肩甲舌骨筋上頸部郭清術のように部分的に郭清するものを選択的頸部郭清術といい，根治的頸部郭清に含まれないリンパ節や非リンパ組織をも切除するものを拡大頸部郭清術という．

また，臨床的に転移を認める場合（cN1～3）に行う頸部郭清術を治療的頸部郭清術といい，明らかな転移は認めないが（cN0）潜在性転移（微小転移）が疑われる場合などに行う頸部郭清術を予防的頸部郭清術という．

最近，原発巣と頸部リンパ節転移に対して化学放射線療法が行われることが多くなりつつあるが，化学放射線療法後に頸部リンパ節転移の治療効果にかかわらず行う頸部郭清術を計画的頸部郭清術という．

d. 適　応

リンパ節転移の有無，転移の部位・数・大きさ，節外浸潤の有無・程度により，保存する非リンパ組織の選択や頸部郭清術の範囲，すなわち術式が決定される．

cN0 症例に対する予防的頸部郭清術は，潜在性転移が疑われる場合，原発巣切除や原発巣切除後の再建手術のために手術野が頸部に及ぶ場合，ならびに治療後に適切な経過観察が行えない場合に行われる．その術式としては肩甲舌骨筋上頸部郭清術が選択されることが多い．

cN1～3 症例に対する治療的頸部郭清術では，根治的頸部郭清術が基本となるが，保存する非リンパ組織と癒着を認めない症例など転移の状況に応じて根治的頸部郭清術変法が行われる．なお，level ⅠBの cN1 症例では肩甲舌骨筋上頸部郭清術が選択されることもある．

e. 後遺症

頸部郭清術後には，頸部の知覚障害，絞扼感，頸部痛が生じる．また，内頸静脈の切除により一時的に顔面浮腫や喉頭浮腫，頭蓋内圧の上昇が生じる．胸鎖乳突筋の切除により頸部の変形や，副神経の切除により上肢の挙上障害が後遺する．

f. 頸部郭清術の補助療法

節外浸潤例や多発性リンパ節転移例では，頸部郭清術後に頸部再発や遠隔転移をきたすことが多いことから，頸部郭清術後に放射線治療や化学放射線療法が行われる．また，遠隔転移を予防するために補助化学療法が行われることもある． 〔小村　健〕

表 5.8.6 頸部郭清術の分類

1. 根治的頸部郭清術（radical neck dissection：RND）
   level Ⅰ～Ⅴのリンパ節・組織を胸鎖乳突筋，内頸静脈，副神経を含めて郭清する．
2. 根治的頸部郭清術変法（modified radical neck dissection：MRND）
   level Ⅰ～Ⅴのリンパ節・組織を郭清するが，胸鎖乳突筋，内頸静脈，副神経のいずれか 1 つは温存する．保存的頸部郭清術（conservative neck dissection）とも表現される．さらに，副神経を保存するものをⅠ型（MRND Ⅰ），内頸静脈，副神経を保存するものをⅡ型（MRND Ⅱ），そして胸鎖乳突筋，内頸静脈，副神経を保存するものをⅢ型（MRND Ⅲ）と細分してよぶことがあり，また，Ⅲ型を機能的頸部郭清術（functional neck dissection）とよぶこともある．
3. 選択的（部分的）頸部郭清術（selective neck dissection）
   頸部リンパ節 level を 1 つあるいはそれ以上を選択的に郭清する．郭清範囲により下記のような術式がある．胸鎖乳突筋，内頸静脈，副神経は保存する．
   a. 肩甲舌骨筋上頸部郭清術（supraomohyoid neck dissection：SOHND）
      level Ⅰ～Ⅲのリンパ節・組織を郭清する．
   b. 拡大肩甲舌骨筋上頸部郭清術（extended supraomohyoid neck dissection：extended SOHND）
      level Ⅰ～Ⅳのリンパ節・組織を郭清する．
   c. 外側頸部郭清術（lateral neck dissection：LND）
      level Ⅱ～Ⅳのリンパ節・組織を郭清する．
   d. 後外側頸部郭清術（posterolateral neck dissection：PLND）
      level Ⅱ～Ⅴのリンパ節・組織を郭清する．
   e. 前頸部郭清術（central neck dissection：CND）
      level Ⅵのリンパ節・組織を郭清する．
   f. その他
      口腔癌では以下のような術式も行われる．
      ・舌骨上頸部郭清術（suprahyoid neck dissection：SHND）
        level Ⅰ，Ⅱのリンパ節・組織を郭清する．
      ・顎下部郭清術（submandibular neck dissection：SMND）
        level ⅠB のリンパ節・組織を郭清する．
4. 拡大頸部郭清術（extended radical neck dissection：extended RND）
   根治的頸部郭清術に加えて，気管前・傍リンパ節，咽後リンパ節，縦隔リンパ節などのリンパ節や頸動脈，迷走神経，舌下神経などの非リンパ組織を切除する．

■ 文　献

O'Brien CJ, Urist MM, et al：Modified radical neck dissection. Terminology, technique, and indication. Am J Surg, **153**(3)：310-316, 1987.

Robbins KT, Medina JE, et al：Standardizing neck dissection terminology. Official report of the Academy's Committee for Head and Neck Surgery and Oncology. Arch Otolaryngol Head Neck Surg, **117**(6)：601-605, 1991.

Shah JP：Patterns of cervical lymph node metastasis from squamous cell carcinomas of the upper aerodigestive tract. Am J Surg, **160**(4)：405-409, 1990.

5　隣接領域の癌

(1) 上顎洞癌

【定　義】

上顎部に発生する癌腫をまとめて上顎癌とよび，上顎洞，上顎歯肉，硬口蓋の各粘膜に原発する癌腫および中心性癌が含まれる．しかし，上顎洞癌は鼻腔および副鼻腔癌に，上顎歯肉癌や硬口蓋癌は口腔癌に属するため，これらを上顎癌と一括してよぶことは適切ではない．

ここでは隣接領域の癌として上顎洞癌について述べる．WHOの腫瘍疾患国際分類（ICD-O）のコードは上顎洞（C31.0）で，TNM分類ではN，M分類は口腔癌と同じであるが，T分類が口腔癌とは異なっている（表 5.8.7）．

【病　因】

わが国では慢性副鼻腔炎による炎症刺激の繰り返しが上顎洞癌発生の原因とされてきたが，最近の慢性副鼻腔炎の著しい減少により上顎洞癌も減少してきた．その他パピローマウイルスの発癌への関与もいわれている．

【発生率】

鼻腔および副鼻腔癌のなかでは上顎洞癌がほとんど（75～90%）を占める．しかし，最近は上述したように慢性副鼻腔炎の激減により，上顎洞癌も減少傾向にある．

男女比は3：2で男性にやや多く，好発年齢は50～60歳でほかの頭頸部癌と比べて，やや若い年齢に発生する（宮原，2004）．

【病　理】

扁平上皮癌が90%を占める．その他に腺系癌，未分化癌などがみられる．

【臨床症状】

自覚症状として，鼻閉，鼻漏，鼻出血などの鼻症状がみられることが多いが，上顎洞は骨に囲まれているため症状が現れにくく，癌が骨を破壊浸潤してはじめて症状が現れるため，初診時すでに進展している症例が多い．腫瘍が前および外方に進展すれば頬部や頬骨弓下部が腫脹し，顔面皮膚の知覚鈍麻や麻痺を生じる．洞底から下方に進展すれば，歯痛，歯の動揺，歯槽部や口蓋，歯肉頬溝部の腫脹をきたし，義歯の不適合を生じる．やがて口腔粘膜を破壊し，口腔内に腫瘍が現れる（図 5.8.65A, B）．このような症例は口腔外科を受診する場合が多い．腫瘍が上方に進展すれば眼窩内に浸潤し，眼球突出や複視を生じる．内方の鼻腔側に進展すれば鼻道が閉塞され種々の鼻症状や鼻涙管の圧迫による流涙がみら

表 5.8.7　上顎洞癌のT分類

【T：原発腫瘍】	
TX	：原発腫瘍の評価が不可能
T0	：原発腫瘍を認めない
Tis	：上皮内癌
T1	：上顎洞粘膜に限局する腫瘍，骨吸収または骨破壊を認めない
T2	：骨吸収または骨破壊のある腫瘍，硬口蓋および/または中鼻道に進展する腫瘍を含むが，上顎洞後壁および翼状突起に進展する腫瘍を除く
T3	：上顎洞後壁の骨，皮下組織，眼窩底または眼窩内側壁，翼突窩，篩骨洞のいずれかに浸潤する腫瘍
T4a	：眼窩内容前部，頬部皮膚，翼状突起，側頭下窩，篩板，蝶形骨洞，前頭洞のいずれかに浸潤する腫瘍
T4b	：眼窩尖端，硬膜，脳，中頭蓋窩，三叉神経第二枝以外の脳神経，上咽頭，斜台のいずれかに浸潤する腫瘍

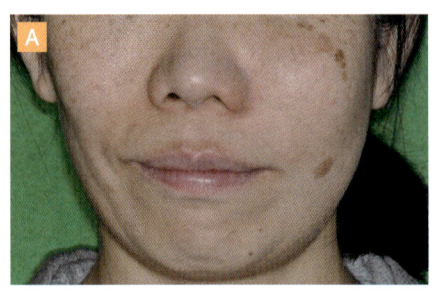

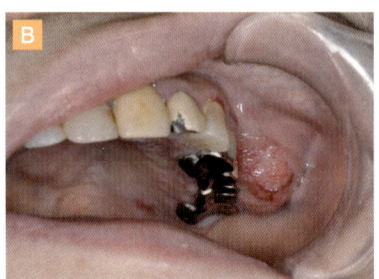

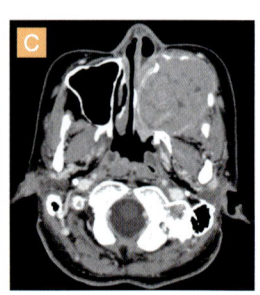

図 5.8.65　上顎洞癌
A：腫瘍が前方に進展し頬部の腫脹，上唇の知覚鈍麻がみられる．B：歯槽部から歯肉頬溝部の腫脹がみられ口腔内に肉芽様腫瘤がみられる．C：CT像．

れる．後方へ進展すると上顎洞後壁や翼状突起を破壊し，翼突筋に進展して開口障害を生じる（浦出, 2010）．

【診　断】
生検による病理組織検査で診断が確定する．口腔内に腫瘍が現れていない場合は犬歯窩より開洞して，生検する．

腫瘍の進展部位を診断するためには画像検査が必須で，パノラマX線，Waters法X線写真で上顎歯槽突起や上顎洞，上顎骨，頬骨の破壊を確認する．上顎骨の破壊や周囲組織の進展状況の確認にはCTやMRIが有用である（図5.8.65C）．

【転　移】
頸部リンパ節転移の頻度は15％程度で比較的低い．上内頸静脈リンパ節への転移が多い．

【治　療】
かつては上顎を広範囲に切除する手術療法が主体であったが，機能や形態を極力温存するために放射線療法，（動注）化学療法，手術療法を組み合わせた集学的治療（三者併用療法）が標準的な治療となっている．一般に外照射40～60Gyにフルオロウラシル（5-FU）またはシスプラチンの動注を併用する．手術は開洞により，洞内の腫瘍と壊死組織の掻爬除去による減量手術を行う．広範囲進展症例や化学放射線療法が無効な症例，腫瘍の残存が多く再発の可能性が高い症例には，腫瘍の進展範囲に応じて，上顎部分切除術（部切），上顎骨全摘出術（亜全摘），上顎全摘出術（全摘），拡大上顎全摘出術が行われる．

【経過・予後】
進展度や進展方向によって治療成績が異なる．上顎洞上部に発生し，後方へ進展したものは予後不良である．これまでの手術や放射線の単独治療での成績は不良であったが，三者併用療法により治療成績が飛躍的に向上した．5年累積生存率は40～70％である．最近の超選択的動注化学療法でさらに治療成績の向上が期待される．

■ 文　献

宮原　裕：上顎洞癌．頭頸部腫瘍入門（宮原　裕編），pp198-217，東京医学社，2004．
浦出雅裕：上顎洞癌．口腔外科学，第3版（白砂兼光，古郷幹彦編），pp260-261，医歯薬出版，2010．

（2）口唇癌

【定　義】
口唇癌は3つの解剖学的亜部位に分類され，ICD-Oのコードは，(1)上唇（赤唇部）(C00.0)，(2)下唇（赤唇部）(C00.1)，(3)唇交連(C00.6)となっており，皮膚癌に属する．口唇の粘膜面は頬粘膜の亜部位となり，口腔癌（頬粘膜癌）に属する．口唇癌のTNM分類は口腔癌と一括して分類されている．

【病　因】
欧米では口唇癌の頻度は高く，有色人種より白人に多いことから，メラニン色素の含有量と日光（紫外線）への曝露などの人種的および地域的な発生要因が考えられている．また，口腔癌と同様に喫煙や歯・義歯による慢性の機械的刺激も誘因の1つにあげられる．

【発生率】
欧米では口腔癌の20～30％を占めるが，わが国では1～2％で口腔領域の癌のなかでは最も低い．下唇が80～90％とほとんどを占め，50歳以上の男性に好発する．

【病　理】
組織型は高分化型扁平上皮癌がほとんどであるが，基底細胞癌は口唇部の皮膚にはまれではない．

【臨床症状】
表面乳頭状や肉芽様の類円形の腫瘍を形成し，びらんや潰瘍，痂皮の形成を伴うことが多い．下部組織に浸潤をきたし，腫瘍周囲に硬結を触れる（図5.8.66）．発育は一般に緩慢である．

【診　断】
上記症状の腫瘍あるいは潰瘍性病変がみられ，そ

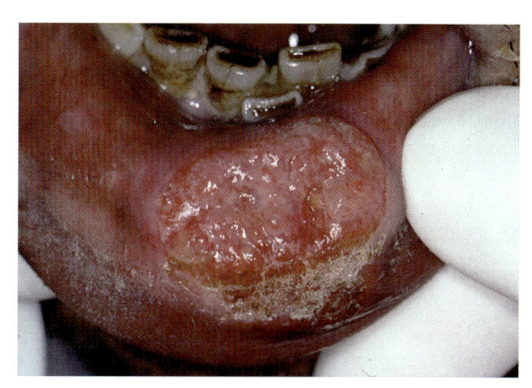

図5.8.66　下唇癌
肉芽様の類円形の腫瘍を形成し，潰瘍や痂皮の形成を伴う．腫瘍周囲に硬結を触れる．

の周囲の硬結（筋層への浸潤）が診断の決め手となる．消炎処置や副腎皮質ステロイド軟膏の塗布で2週間経っても症状が改善しない場合は癌を疑う．細胞診や生検による病理組織検査で診断が確定する．

【転　移】

ほかの口腔癌に比べてリンパ節転移の頻度は低い．通常同側の顎下，オトガイ下リンパ節に転移をきたすが，下唇の正中部では両側の顎下リンパ節に転移を生じる．遠隔転移はまれである．

【治　療】

T1，T2の比較的小さな腫瘍には局所皮弁の使用を考慮した外科的切除や小線源治療が行われる．小線源治療法には針状線源（^{192}Ir，^{137}Cs）や粒状線源（^{198}Au）などによる組織内照射や，口唇をはさみ込んだモールド照射などがある．T3，T4の進展例には術前の化学放射線療法を含め，再建外科を併用した根治切除が行われる．

外科切除後の欠損幅が口裂の1/3までで両側の口角が温存される場合は一次縫縮が可能である．欠損幅が1/3～3/4の場合にはBernard法やFries法による口唇形成術，それ以上の欠損にはfan flap法が選択される（大河内，2008）．局所皮弁で対応できない広範囲の欠損に対しては遊離皮弁による再建が必要となる．口唇の再建においては整容面のみならず運動や知覚などの機能的再建が重要であり，局所皮弁が第一に考慮される．

【経過・予後】

口唇・口腔癌のなかでは治療成績は最もよいとされている．その理由として，①角化傾向の強い高分化型扁平上皮癌が多く悪性度が低いこと，②顔面に発生するため早期発見・早期治療が可能であること，③深部への進展がなく手術や放射線治療が容易で確実に行えること，などがあげられる．

5年生存率は欧米では90％以上の報告が多い．わが国では大田らの一次症例80％，二次症例67％の報告がある（大田他，1994）．

■ 文　献

大河内真之，上田和毅他：当院における口唇悪性腫瘍切除後の再建方針．形成外科，**51**：635-661，2008．

大田洋二郎，海老原敏他：口唇癌の治療成績．頭頸部腫瘍，**20**：67-71，1994．

(3) 軟口蓋癌

【定　義】

軟口蓋癌は中咽頭癌に属し，WHOの腫瘍疾患国際分類（ICD-O）のコードは，4.（i）軟口蓋下面（C05.1），（ii）口蓋垂（C05.2）となっている．TNM分類はT4a，4b以外は口腔癌とほぼ同じ．

【病　因】

中咽頭癌は喫煙と飲酒が最も大きな誘因とされており，特に軟口蓋癌（上壁癌）は男性のヘビースモーカーに多いのが特徴である．最近ではヒト乳頭腫ウイルスも発生の一因として注目されている．

このような発癌のリスクファクターが口腔，咽頭，食道，胃の上部消化器や肺など，多領域にわたって作用することにより，中咽頭癌には20～30％の高率で食道癌や胃癌，肺癌との重複癌がみられる．

【発生率】

中咽頭癌の罹患率は10万人に0.2～0.3人で，中咽頭癌のなかでは側壁（口蓋扁桃，口蓋弓，舌扁桃溝）癌が過半数を占め，ついで前壁（舌根）癌，上壁（軟口蓋）癌と続き，後壁癌が最も少ない．喫煙や飲酒が誘因である関係で50～70代の男性に多い．

【病　理】

扁平上皮癌が90％以上を占めるが，軟口蓋の小唾液腺由来の腺系癌（粘表皮癌，腺様囊胞癌）が5～10％にみられる．

【臨床症状】

軟口蓋は口を開けると直視できるので，早期に発見されることが多い．早期癌では嚥下時の違和感や異物感，摂食時の接触痛などの自覚症状を生じる．腫瘍は潰瘍型腫瘤を呈し，潰瘍周囲の堤防様隆起や硬結がみられる（図5.8.67A）．腺系癌は粘膜下腫瘤を生じ，大きくなると粘膜表面に潰瘍を形成する．進展すると扁桃や口蓋弓方向へ浸潤して舌に達し，嚥下・構音障害や出血，呼吸困難をきたす．

【診　断】

上記症状の腫瘤あるいは潰瘍性病変がみられ，その周囲の硬結（筋層への浸潤）が診断の決め手となる．生検による病理組織検査で診断が確定する．癌の診断が確定したら，TNM分類による進展度の診断を行う必要がある．深部への進展の評価にはCT，MRIが有用である．頸部リンパ節に対してはCT，MRI，超音波検査にて転移の有無を判定する．遠隔転移の検索には胸部X線撮影と，必要に応じてCTやPETを行う．また，食道癌との重複癌が

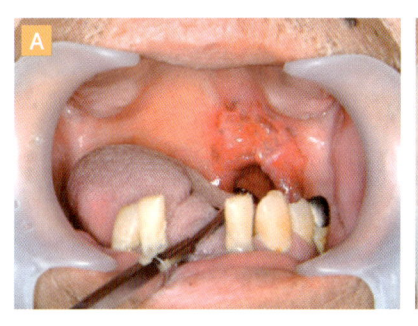

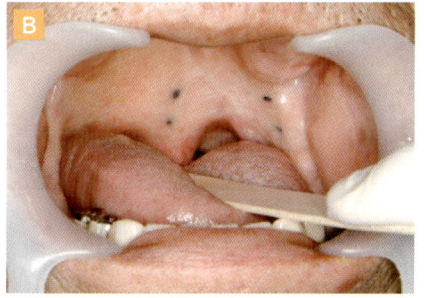

図 5.8.67　軟口蓋癌
A：87歳男性，T2N0M0，治療前．B：超選択的動注化学放射線療法にて完全寛解が得られた．放射線 72 Gy ＋ カルボプラチン（CBDCA）300 mg 動注，ティーエスワン® 80 mg/日 × 40 日 内服．3 年 6 カ月現在再発はみられない．

多いことから，上部消化管内視鏡検査も行う必要がある．

【転　移】
高率にリンパ節転移し，両側性転移もまれではない．

【治　療】
転移のない小さな病変（T1，early T2）では経口的に切除が容易であるが，軟口蓋は小さな欠損でも嚥下障害や構音障害をきたすので，何らかの機能再建が必要となる．扁平上皮癌は放射線感受性が高いので，QOL の観点から，白金製剤を中心とした化学放射線併用療法が行われている．最近では栄養血管に選択的に抗悪性腫瘍薬を投与する超選択的動注化学放射線療法が行われるようになり（図5.8.67B），70 〜 80％の高い制御率が得られている．

一方，T3，T4 の進展例では術前治療として超選択的動注化学放射線療法を行い，拡大根治切除が選択される．この場合，血管吻合による遊離（筋）皮弁を用いた再建を行うことにより，確実な根治切除とより少ない機能障害が期待されるようになった．

頸部リンパ節転移のある症例では，原発巣の切除と同時に根治的頸部郭清術かその変法が行われる．

【経過・予後】
中咽頭扁平上皮癌の 5 年生存率は，Ⅰ・Ⅱ期では 70 〜 90％程度，Ⅲ期で 50 〜 60％，Ⅳ期で 40％弱であるが（丹生，2009），亜部位により治療成績は異なる．軟口蓋癌のみの治療成績の報告はみられないが，ほかの亜部位と比較して予後は良好とされている．

〔大関　悟〕

■ 文　献
宮原　裕：中咽頭癌．頭頸部腫瘍入門（宮原裕編），pp103-113，東京医学社，2004．
丹生健一：中咽頭癌．口腔咽頭の臨床，第 2 版（日本口腔・咽頭科学会編），pp184-185，医学書院，2009．

6　腫瘍類似疾患

腫瘍類似疾患とは，本来の腫瘍と異なる特性をもち，口腔粘膜や顎骨に発生する増殖性病変である．歯肉に発生するエプーリス，顎骨に発生する線維性骨異形成症などがある．

（1）エプーリス（epulis）
【定義・概念】
歯肉，歯槽骨骨膜，歯根膜などの歯槽突起部に発生した良性の限局性腫瘤である［⇨ 5.7-1 を参照］．
【原因・病因】
歯石，歯頸部う蝕，残根の鋭縁や不良な補綴物・充填物などの機械的刺激，慢性炎症，内分泌に関連して起こる．多くは炎症性または反応性に増殖したもので，真の腫瘍であることは少ない．歯肉結合組織や歯根膜，骨膜に対する，不適合補綴物あるいは歯石や残根による慢性外傷性刺激，口腔衛生不良による慢性炎症性刺激などがその成因とされている．妊娠性エプーリスでは局所的刺激因子のほかに妊娠の際の全身的な内分泌因子によって生じる．
【疫学・発生率・統計的事項】
好発部位は歯間乳頭部で上顎前歯部である．好発年齢は 20 〜 30 代で性差は男女比が 1：2.2 である．
【病　理】
病理組織学的分類は表 5.8.8 を参照．
【臨床症状】
①無痛性で緩徐に発育し，隣接歯の傾斜，変位，離開，動揺を伴うことがある．
②有茎性または広基性の腫瘤を形成し，平面は平滑ないし不整である．潰瘍の形成は少ない．
③硬度，色調は組織構造により異なり，肉芽腫性エプーリスや血管腫性エプーリスでは赤く弾性軟で，線維腫性エプーリス（図 5.8.68），骨形成性エプーリスでは灰白色に近く弾性硬である．

表 5.8.8 エプーリスの病理組織学的分類

炎症性エプーリス	①肉芽腫性エプーリス：炎症性細胞浸潤が著明な肉芽組織からなる
	②線維性エプーリス：線維組織の増殖が著明である
	③末梢血管拡張性エプーリス：末梢血管の拡張を認める
	④骨形成性エプーリス：線維性組織のなかに硬組織の形成が認められる
	⑤セメント質形成性エプーリス：セメント質の形成を認める
腫瘍性エプーリス	①線維腫性エプーリス：線維腫性組織の増殖からなる
	②血管腫性エプーリス：毛細血管の増殖，拡張が著明である
	③骨腫性エプーリス：多数の骨芽細胞を認める
	④セメント質腫性エプーリス：セメント質腫を形成する
その他のエプーリス	①巨細胞性エプーリス：肉芽組織のなかに多数の巨細胞を有する
	②妊娠性エプーリス：妊婦にみられる
	③先天性エプーリス：新生児および乳児にみられる

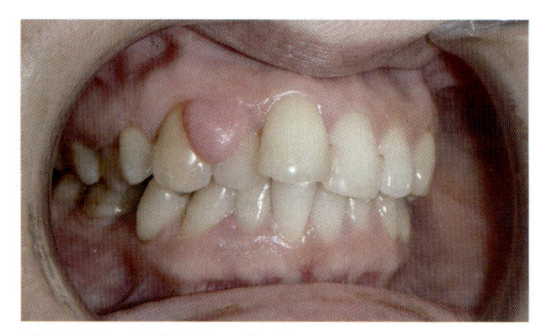

図 5.8.68 線維腫性エプーリス

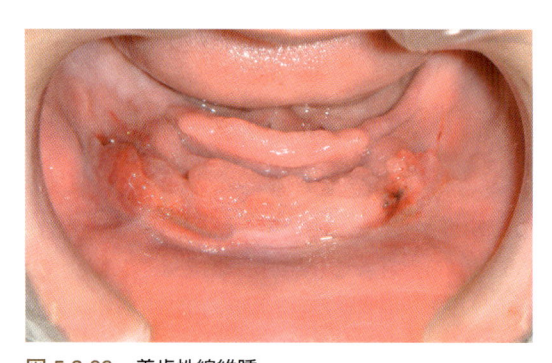

図 5.8.69 義歯性線維腫
下顎前歯部の義歯床縁に沿う柵状の増殖物を診断．

④X線所見では歯槽骨の吸収像を認めることがあり，骨形成性エプーリスでは腫瘍内部に石灰化の程度に応じたX線不透過像が認められる．

【診　断】
定型的な臨床症状からエプーリスの診断は容易である．X線検査は必ず行う．

【鑑別診断】
歯肉に発生する間葉系良性腫瘍，ときには癌腫や肉腫，あるいは悪性腫瘍の歯肉転移との鑑別を要する．最終的に病理組織学的検査が参考になる．

【経過・予後】
完全に摘出すれば予後は良好である．茎部または当該歯根膜の残存，隣接歯の保存をした場合には再発することがある．妊娠性エプーリスでは，分娩後に縮小することがあるので，局所の洗浄を続けて経過観察する．

【治　療】
発生母地（場合により歯根膜）を含めて切除する．必要があれば発生源と考えられる歯の抜去も行う．

(2) 義歯性線維腫
【定義・概念】
義歯床縁，ときに床下粘膜に発生し，不適合な義歯の慢性外傷性刺激により生じる反応性の線維性結合組織の増殖性変化をいう．真の線維腫とは異なる．床縁，床下の粘膜に生じた線維性増殖物で弁状または分葉状の腫瘤である（図 5.8.69）．

【原因・病因】
不適合な義歯，クラスプなどの慢性の機械的刺激，義歯床の圧迫による循環障害，補綴物の材質による化学的刺激，そしてカンジダなどの口腔常在菌による刺激の関与がある．

【疫学・発生率・統計的事項】
好発部位は上・下顎の前歯部から小臼歯部にかけての歯肉口唇移行部で，好発年齢は義歯の装着年齢である中年以降，高齢者である．

【病　理】
表面を覆う重層扁平上皮は軽度に肥厚し，上皮下には著明に増殖した線維性結合組織がみられる．結合組織中には硝子化した膠原線維と散在する毛細血管がみられる．

【臨床症状】
①一般的に自覚症状に乏しい．ときに外的刺激により潰瘍を形成すると痛みを伴う．
②分葉状，裂溝状，弁状などを呈する．境界明瞭な限局性の腫瘤を形成する．
③表面は健常粘膜で被覆され，硬度は比較的かた

く，弾力性がある．
④義歯の床下または床縁に一致してみられる．

【診　断】
定型的な臨床症状から診断は容易である．

【鑑別診断】
線維腫などの間葉系良性腫瘍との鑑別を要する．潰瘍を伴う場合は，癌腫も念頭におく．

【合併症】
切除範囲により知覚神経の障害を併発する．特にオトガイ孔付近は注意を要する．

【治　療】
外科的切除を行う．腫瘤を周囲組織から把持して切除する．多くの場合，骨膜上で切除が可能である．新義歯を作製して再発しないよう経過観察する．

(3) 線維性骨異形成症

【定義・概念】
成因不明の非腫瘍性骨病変で，骨組織が化生骨を含む線維様組織に置きかわる病変である（図5.8.70A）．骨形成性間葉組織の発育異常，または異栄養症と考えられる．

【原因・病因】
詳細な原因は不明であるが，遺伝子変異（GNAS 1（guanine nucleotide binding protein, α-stimulating activity polypeptide 1））を指摘する報告もある．1つの骨に限局するもの，複数の骨に多発するもの，皮膚の色素沈着（カフェ・オ・レ斑），女性の性的早熟（乳腺肥大，性器出血など）を伴い多骨性に発生するもの（Albright症候群）とがある．

【疫学・発生率・統計的事項】
20歳未満の若年者，特に女性に多い．10歳以前に診断されることが多い．

上顎では臼歯部から上顎結節，頬骨突起にかけて，下顎では骨体部に生じる．

【病　理】
骨髄の部分に線維性結合組織の増殖がある．細胞成分に富んだ線維性結合組織内に骨細胞を含んだ無層性の不規則な骨梁，局所的に未分化な骨芽細胞が形成される．

【臨床症状】
①自発痛，圧痛などの自覚症状はない．
②骨性の膨隆は境界不明瞭，硬度は骨様を示す．
③表面は健常粘膜で被覆されている．
④顎骨の無痛性膨隆や顔面の変形，上顎洞の圧迫，鼻閉，眼球突出を生じることもある．

【診　断】
特徴的な臨床症状を確認する．X線所見で境界が不明瞭なスリガラス様の定型的な不透過像が認められる（図5.8.70B）．ほかの骨系病変の鑑別に病理組織検査（生検）が有用である．

【鑑別診断】
セメント質骨形成性線維腫，セメント質骨異形成症，ケルビズム，化骨性線維腫，良性骨芽細胞腫，骨肉腫との鑑別を要する．

【経過・予後】
良好であるが，まれに悪性化して肉腫を生じることがある．成人期前の症例は再燃しやすい．若年者のときは，根治的切除は避け，成長による停止あるいは縮小を待つ．

【治　療】
成人では，顎骨切除手術を行う．骨欠損部が大きければ，骨移植を行う．若年者の場合，姑息的な減量手術にとどめ，成長とともに縮小するのを待つ．成長の終了を待ってから広範囲な骨切除手術を行う．しかし若年者ほど再増殖をきたしやすいといわれている．骨肉腫などへの悪性化をきたす場合もあるので注意を要する．

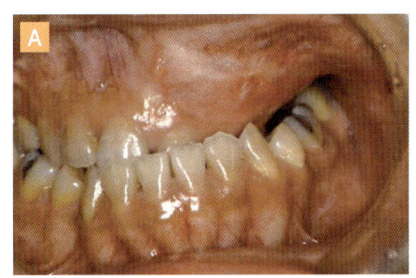

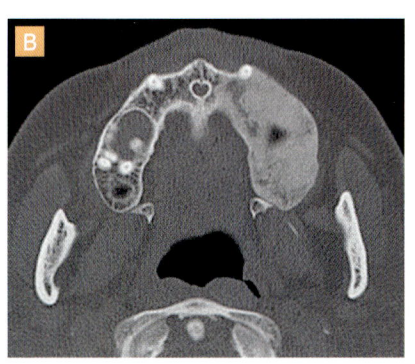

図5.8.70 上顎左側臼歯部の線維性骨異形成症（18歳女性）

(4) Langerhans 細胞組織球症

【定義・概念】

Langerhans 細胞の浸潤・増殖を共通の組織学的特徴とする疾患で，腫瘍細胞が Langerhans 細胞に特有の Birbek 顆粒をもつことから，表皮の Langerhans 細胞に由来する反応性増殖と考えられる．以前は hisiocytosis X とよばれていたが，現在では Langerhans 細胞組織球症（Langerhans cell histiocytosis：LCH）とよばれている（図 5.8.71）．

臨床的には，好酸球性肉芽腫（症）（eosinophilic granuloma），Hand-Schüller-Christian 病（HSC），Letterer-Siwe 病の 3 疾患に分類される．

【原因・病因】

3 疾患とも原因は不明．好酸球性肉芽腫（症），HSC は Langerhans 細胞が増加する炎症性疾患であり，病変の自然消退がある．一方，Letterer-Siwe 病は Langerhans 細胞が広範に浸潤する先天性腫瘍の可能性が高く，死に至ることがある．

【疫学・発生率・統計的事項】

3 疾患ともまれな疾患である．

好酸球性肉芽腫（症）の好発年齢は 5～16 歳の小児期である．

HSC は発症時期の多くは小児期（10 歳以下）といわれているが，少数（20 歳以上の成人発症は 12％弱）ながら全年齢層（50 歳以上まで）に認められている．男女比は 2：1 と，男性に多く認められる．

Letterer-Siwe 病は 1 歳未満で発症することがほとんどで，小児期まで生存しうる患者はまれである．男女比はほぼ同数といわれている．

【病　理】

好酸球性肉芽腫は何らかの原因によって Langerhans 細胞が増加して，肉芽腫が形成される，一種の免疫反応である．Langerhans 細胞は，マクロファージ由来と考えられている．

HSC は Langerhans 細胞が全身性に増生する疾患で，初期には骨好酸球性肉芽腫の像を呈するが，後に好酸球は減少して，細胞質内に脂肪滴を含む泡沫細胞に富む肉芽腫となり，まれに巨細胞を認める．

Letterer-Siwe 病は，核膜に深いひだ状の切れ込みのある，特徴的な核を有する大型の Langerhans 系細胞（Letterer 細胞）の増殖からなる．乳幼児にみられる Langerhans 細胞の腫瘍性増殖による先天性疾患であり，胎生期に芽生えた腫瘍細胞が生後増殖を始め，全身に広がる．

【臨床症状】

好酸球性肉芽腫（症）は，骨と軟組織に発生するが，多くは骨に孤立性あるいは多発性に生じる．骨に生じた場合，疼痛を伴い，ときに病的骨折をきたすことがある．

HSC は，頭蓋骨の欠損・眼球の突出・尿崩症（薄い尿が大量に出る）が三大症状．しかし，これらの症状が認められるのは全体の 30％ 程度である．骨の欠損は，骨での肉芽腫形成による．頭蓋骨に欠損が起こることがほとんど（90％以上）だが，大腿骨，骨盤にも発症する．脳内の下垂体周辺に病変（肉芽腫）が浸潤すると，尿崩症になる．皮膚に病変が及ぶと，黄色腫（黄色く皮膚が盛り上がる）が生じる．肺に病変が及ぶと，咳・痰・息苦しさなどの呼吸器症状が認められる．

Letterer-Siwe 病は，全身の臓器がほとんど侵襲される疾患で，傷害された臓器の症状が出現する．肝臓や脾臓が腫れることによる腹部の膨満，全身のリンパ節腫脹，息切れ，皮膚湿疹，歯の脱落，発熱，全身衰弱などの種々の症状が出現して，栄養不良，感染などにより乳幼児期までにほぼ死亡する．

【診　断】

X 線所見，臨床所見から診断する．確定診断は病

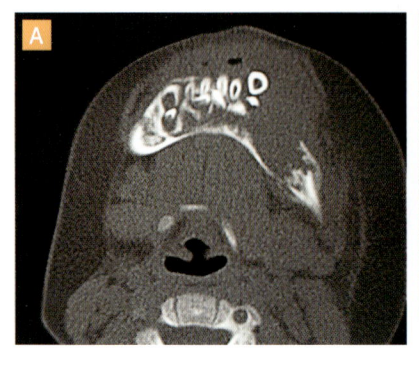

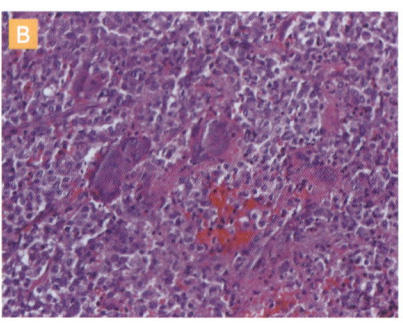

図 5.8.71 下顎正中部，Langerhans 細胞組織球症（1 歳 6 カ月男児）

CT で広範囲な骨破壊像を認める．HE 強拡像で好酸性の類円形細胞の増殖，多核巨細胞は免染で S100 蛋白陰性，CD68 陽性，CD1a 陽性．

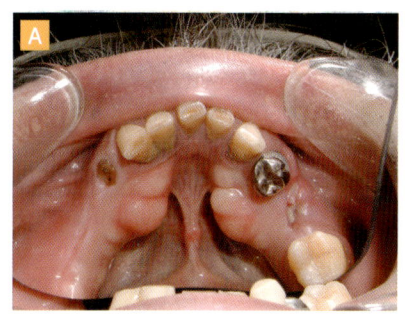

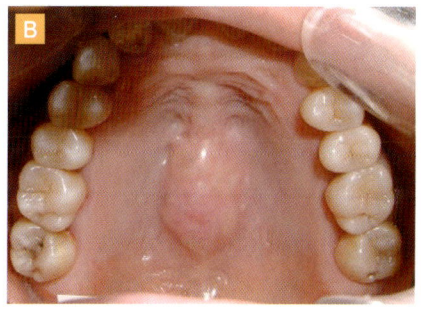

図 5.8.72 口蓋隆起（A）と下顎隆起（B）
被覆粘膜は健常で骨様硬の膨隆を触知する.

理組織検査を行う.

【鑑別診断】

X線所見上，慢性辺縁性歯周炎や囊胞性疾患，あるいは悪性腫瘍．骨髄腫，転移癌．

【経過・予後】

好酸球性肉芽腫症は頭蓋骨などに広範囲に発現しなければ，予後は比較的良好である．

HSC は基本的には慢性進行性の疾患である．早期の死亡は，急激に経過する場合（症状が急激に悪化する）に認められ，発症後3年以内が多い．成人に発症した場合は，長い経過をもつ例が多い．

Letterer-Siwe 病は，進行性で数年以内に死亡する場合が多い．

【治療】

好酸球性肉芽腫は原則として，成長の終了を待って顔貌変形修正のため減量手術を行う．若年者ほど再増殖をきたしやすい．骨肉腫などへの悪性化もある．骨好酸性肉芽腫の単骨性のものは，自然治癒するものがある．通常，外科的に搔爬されることが多い．多発性のものでは，放射線値用や副腎皮質ホルモン投与が行われる．予後は比較的良好．

HSC には，副腎皮質ホルモン治療が肉芽腫の改善に有効と考えられている．副腎皮質ホルモンに対する反応が悪い場合には，免疫抑制剤による治療適応がある．

Letterer-Siwe 病は反応性炎症ではなく，腫瘍の性格に近いので，現時点では，特に有効な治療法はない．副腎皮質ホルモンや抗腫瘍薬の投与が行われることもある．感染症では数週間〜数カ月で死に至り，予後は不良である．

(5) 骨増生

【定義・概念】

成熟した骨の反応性増殖ないしは発育異常である．骨（骨髄内）の内部に発生するものを内骨症，骨表面から外方に突出するものを外骨症あるいは骨隆起とよぶ．外骨症の代表的なものに口蓋隆起（図 5.8.72A），下顎隆起（図 5.8.72B）がある．

【原因・病因】

咬合負荷などの環境的要因と遺伝的要因の両者が関与すると考えられている．

【病理】

緻密な層板骨の増殖からなる．骨髄は一般にはみられない．

【臨床症状】

内骨症はほとんどは無症状である．

外骨症は自発痛，圧痛などの自覚症状はないが，半球状の骨の隆起をみる．表面は健常粘膜で被覆されている．

下顎隆起は，下顎小臼歯部舌側付近に一般に左右対称性に，ときに複数の腫瘤を認める．食物や義歯などにより外傷を生ずると潰瘍を形成し，有痛性で難治性のこともある．

口蓋隆起は，口蓋正中部に存在し，ときに多結節性である．

【診断】

定型的な臨床所見から診断は容易．X線所見は必須である．顎骨腫瘍，骨系腫瘍との鑑別を要する．

【治療】

障害がない場合は放置するが，義歯装着の障害になる場合，あるいは違和感が強い場合や潰瘍形成がある場合には外科的に切除する．再発はない．

内骨症では切除することは少ない． 〔柴原孝彦〕

■ 文献

野間弘康，瀬戸皖一他：標準口腔外科学，第3版，pp245-246, 医学書院，2004．

下野正基，野間弘康他：口腔外科・病理診断アトラス（石川達也監），pp264-289, 医歯薬出版，1992．

5.9 顎・口腔の囊胞

1 顎骨に発生する囊胞

　囊胞（cyst）は一般的に，上皮で裏層された内溶液を有する袋と定義され，各種サイトカインや成長因子による上皮の増殖と血液供給不足に伴う上皮塊中心部の壊死産物が浸透圧を高めることにより増大すると考えられている［病因と病態・分類の詳細は⇨ 2.4-6 を参照］．この項での分類は WHO 分類（1992，2005）に準拠し，旧来の石灰化歯原性囊胞，歯原性角化囊胞は良性腫瘍とし除外した．なお，かつて用いられていた胎生期の顔面，口腔形成諸突起の融合部残存上皮由来とされる顔裂性囊胞（fissure cyst）は，多くの学説で現在では否定されている．

　身体他部に比較して顎口腔領域での頻度は非常に高く，なかでも骨部に発生する例が多い．発育は緩慢・圧迫性で，周囲骨との境界は明瞭である．感染を伴わない場合は，画像診断法の進歩で歯科治療時に偶然に早期発見される例が多く，予後は良好であるが，裏層上皮がまれに悪性化することもある．

　臨床的には発生部位と試験穿刺による内溶液の有無とその性状，画像所見で診断し，確定診断は病理組織学的所見を加味して総合的に行う．陳旧例の内溶液にはコレステリン結晶が頻繁に観察される．

　治療の原則は囊胞の摘出で，創腔が小さい場合は単純閉鎖する．大きい場合は症例に応じて，自家骨髄海綿骨（particulate cancellous bone and marrow：PCBM；多くは腸骨稜から）あるいは人工骨ハイドロキシアパタイトを塡入後閉鎖，または開放創とする．まれに進展例では下顎骨区域切除と再建術が行われることもある．小児では顎と歯の発育を考慮し保存的治療が優先される．

(1) 歯原性囊胞（odontogenic cyst）
　　　―歯を形成する細胞に関連する囊胞

a. 歯根囊胞（radicular cyst，図 5.9.1）

　歯根尖部に形成される囊胞で，口腔の囊胞においては最も頻度が高く上顎の前歯部に多い．原因歯のほとんどはう蝕や外傷により失活（歯髄壊死）しているのが特徴で，ほかの顎囊胞との鑑別点となる．根管治療不良例に多い．乳歯ではきわめて少ない．治療は原因歯を可及的に保存する歯根端切除と囊胞摘出が第一選択となる．歯根側面に形成されることもある．

b. 残留囊胞（residual cyst，図 5.9.2）

　歯根囊胞の原因歯のみが抜去され顎骨内に残留した囊胞である．多くは無症状で，画像診査で偶然発見される例が多い．

c. 含歯性囊胞（dentigerous cyst，図 5.9.3）

　埋伏歯冠周囲を含む囊胞で歯根囊胞についで頻度が高い．下顎では第三大臼歯，小臼歯部，上顎で

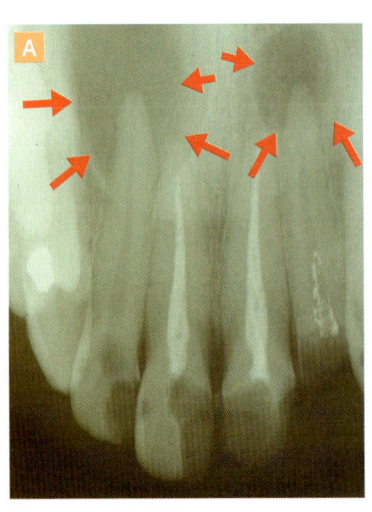

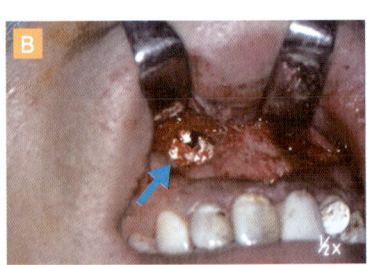

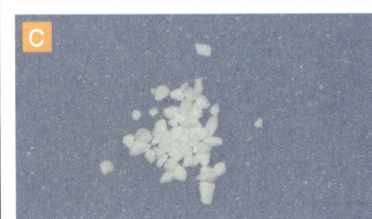

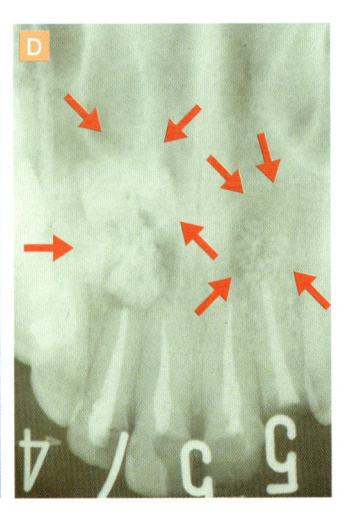

図 5.9.1　歯根囊胞
26 歳，男性．ハイドロキシアパタイトブロックおよび顆粒塡入例．
A：上顎側切歯根尖部の境界明瞭な X 線透過像（赤矢印）．B：ハイドロキシアパタイトブロック塡入中（青矢印）．C：ハイドロキシアパタイト顆粒．D：術後 X 線像（術後 25 年経過したが創部は安定している）．

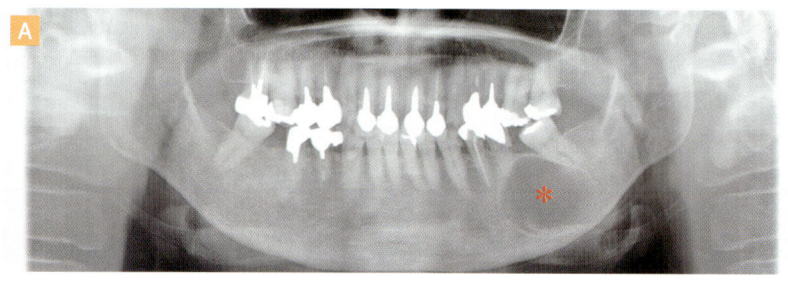

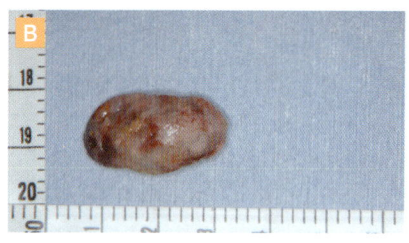

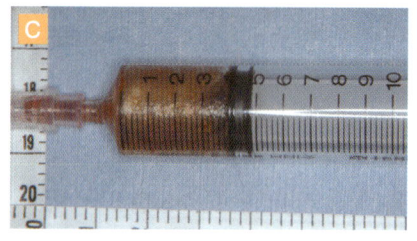

図 5.9.2 残留嚢胞
61 歳,女性.左側下顎第一大臼歯を 20 年前に抜歯.
A:オルソパントモ像(＊).
B:摘出物.C:コレステリン結晶を含む内溶液.

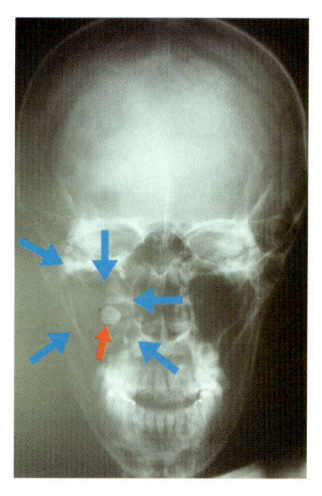

図 5.9.3 含歯性嚢胞
30 歳,男性.頭部後前(posterior-anterior)X 線像.埋伏智歯(赤矢印)を伴う嚢胞(青矢印)が右側上顎洞を占拠している.

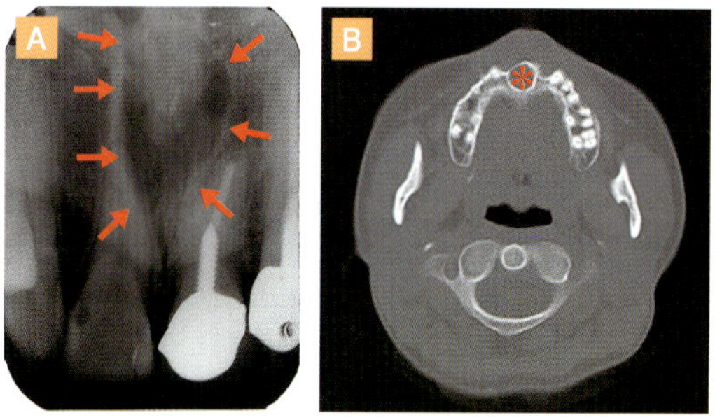

図 5.9.4 切歯管嚢胞
37 歳,女性.
A:咬合 X 線像(赤矢印),B:CT 水平断像(＊).

は第三大臼歯,犬歯部に多く,やや男性に多い.内溶液は感染がなければ黄色透明である.歯根嚢胞に比べ,大きくなって発見される例が多い.治療は原因歯とともに摘出が原則であるが,小児では開窓後原因歯の誘導萌出をはかることが多い.

含歯性嚢胞と類似した所見を示す嚢胞として萌出嚢胞(eruption cyst)がある.萌出中の乳歯,ときに永久歯の歯冠周囲を含む比較的まれな嚢胞で,下顎前歯歯槽部に好発し紫色の膨隆として出現する.治療は開窓術あるいは経過観察となる.

d. 原始性嚢胞(primordial cyst)

歯牙硬組織形成前に形成された嚢胞で埋伏歯を伴わず,若年男性の下顎第三大臼歯部から上行枝部に多い.画像所見は境界明瞭な単房性あるいは多房性像を示す.1992 年の WHO 分類では歯原性角化嚢胞(odontogenic keratocyst)と同義語とされていたが,2005 年の WHO 分類では歯原性角化嚢胞は角化嚢胞性歯原性腫瘍(keratocystic odontogenic tumour)として良性腫瘍に分類されている.本腫瘍の多発例は PTCH1(patched 1)遺伝子の関与がある基底細胞母斑症候群(basal cell nevus syndrome)の部分症として注意が必要となる.

e. 側方性歯周嚢胞(lateral periodontal cyst)

上下顎犬歯,小臼歯生活歯根間にみられる嚢胞で,頻度はまれである.裏装上皮の由来は歯堤の残存上皮と考えられている.

(2) 非歯原性嚢胞(non-odontogenic cyst)—歯を形成する細胞に関連しない嚢胞

a. 切歯管嚢胞(incisive canal cyst,図 5.9.4)

切歯管内の胎生期遺残上皮由来の嚢胞で,30〜50 代の男性に多い.画像所見では上顎中切歯間に境界明瞭な卵円形〜ハート型の透過像を示す.

5.9 顎・口腔の嚢胞　757

b. 術後性上顎（頬部）嚢胞（postoperative maxillary (buccal) cyst, 図 5.9.5）

上顎洞炎（蓄膿症）の術後十数年～数十年後に生ずる嚢胞で洞粘膜上皮の残存によると考えられている。わが国では比較的よくみられるが，欧米では少ない。頬部や歯肉頬移行部の腫脹や波動を呈し内溶液は感染がなければ茶褐色である。壮年期の男性に多く，画像所見では上顎洞下部に単房性ないし多房性の透過像として描出される。治療は嚢胞の摘出と準上顎洞根治術。

c. 上顎洞内粘液嚢胞（mucous cyst of the maxillary sinus（sinus mucocele）, 図 5.9.6）

洞粘膜内の腺の閉塞により形成される粘液嚢胞。内溶液は粘液状，洞底を下方としたドーム状の嚢胞像を示す。治療は経過観察。

(3) 偽嚢胞（pseudo cyst）
―臨床（画像）所見で嚢胞状であるが上皮や内容液を認めないもの

a. 単純性骨嚢胞（simple bone cyst）

外傷性骨嚢胞（traumatic bone cyst），出血性骨嚢胞（hemorrhagic bone cyst），孤在性骨嚢胞（solitary bone cyst），突発性骨嚢胞（idiopathic bone cavity）ともよばれ，外傷による血腫の器質化障害により発生すると考えられているが，外傷の既往がない例もある。内溶液はほとんどなく，空洞状で内壁は上皮のない薄い線維性組織で構成される。若年者の下顎の臼歯部に多く，性差はない。画像検査で偶然発見されることが多く，比較的境界明瞭な透過像を示す。治療は壁面の掻爬後閉鎖または開放。

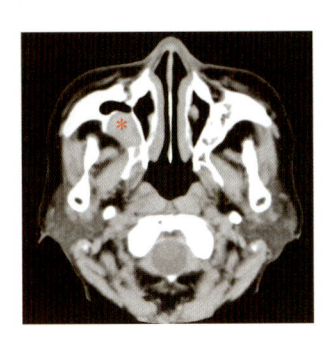

図 5.9.5 術後性上顎嚢胞
80歳，女性．CT水平断像（＊）．55年前に右側上顎洞根治術を受けている．

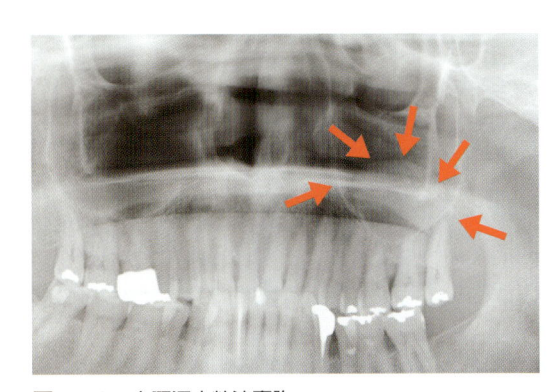

図 5.9.6 上顎洞内粘液嚢胞
68歳，男性．オルソパントモ像（赤矢印）．

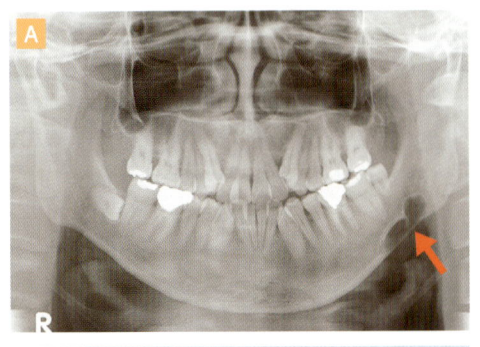

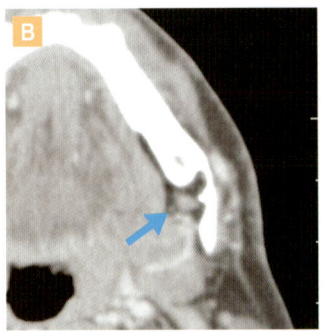

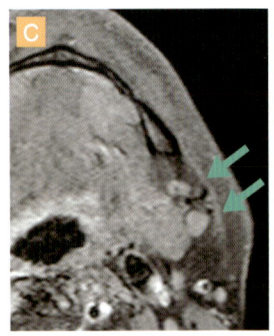

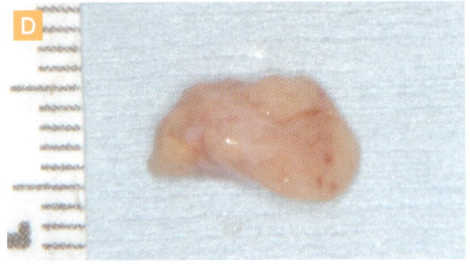

図 5.9.7 静止性骨空洞
A：オルソパントモ像（赤矢印）．B：造影CT像（青矢印）．C：造影MRI像．T1強調で顎下腺と同様の信号像（緑矢印）を示す．D：摘出物で顎下腺の一部．

b. 脈瘤性骨囊胞 (aneurismal bone cyst)

まれな病変で顎骨内の動静脈瘤による骨の吸収によって形成されると考えられている。血液を満たす多房性の骨梁形成を伴う線維性組織で構成される。若年者の下顎体後方に多く、画像では境界明瞭な胞巣状あるいは石けん泡状の透過像を示し、隣接歯牙を偏位させる。治療は術中出血に留意し摘出ないし搔爬。

c. 静止性骨空洞 (static bone cavity, 図 5.9.7)

下顎大臼歯部後下方（まれに小臼歯部下方）にみられる骨の陥凹欠損で、画像所見で境界明瞭な囊胞様透過像を示す。欠損部の多くには唾液腺が存在するが、脂肪、リンパ、筋、線維性組織のこともある。中高年の男性に多い。腫瘍や他囊胞との鑑別が明確であれば経過観察となる。 〔田川俊郎〕

■ 文 献

Barnes L, Eveson J, et al eds : World Health Organization Classification of Tumours ; Pathology and Genetics Head and Neck Tumours, pp283-327, IARC Press, 2005.

Kramer IRH, Pindborg JJ, et al : World Health Organization International Histological Classification of Tumours ; Histological Typing of Odontogenic Tumours, pp1-42, Springer-Verlag, 1992.

2 軟組織に発生する囊胞

1992 年に WHO より囊胞の新分類が提唱され、軟組織囊胞については、①粘液囊胞（粘液瘤、ガマ腫）、②類皮囊胞および類表皮囊胞、③鰓囊胞（リンパ上皮性囊胞）、④甲状舌管囊胞に分けられた。この項では唾液腺由来の粘液囊胞は別に譲り、②〜④について述べる。また、歯肉囊胞と鼻歯槽囊胞は、その由来から顎骨囊胞の項に記載されていることが多いが実際には軟組織部に発生することが多いため、⑤歯肉囊胞、⑥鼻歯槽囊胞として本項で述べる。

囊胞自体の定義は顎骨内に発生する場合と同様である。

囊胞はそれ自体で痛みを感じることはない。放置することにより徐々に増大、周囲組織を圧迫し、また易感染性となる。さらに、発生部位によっては、腫大することで審美的障害（非対称、腫脹、腫瘤（舌突出などの機能時に明白化することもある）など）や機能障害（言語障害、嚥下障害、いびきなどの呼吸障害など）を伴うため治療の対象となる。なお、経過中に感染した場合には、自壊して顎下部、頸部の皮膚に瘻孔を形成することになる。

軟組織部の囊胞は鏡でみたり、手で触れることができることから、ある程度の大きさの場合は患者が自覚していることが多い。超音波診断、CT、MRI

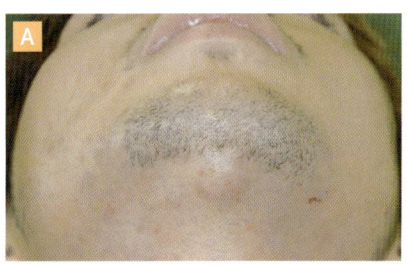

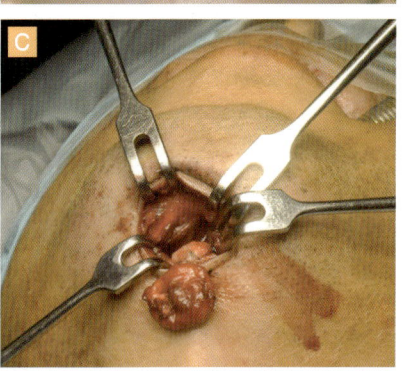

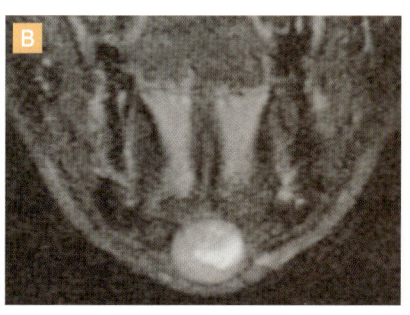

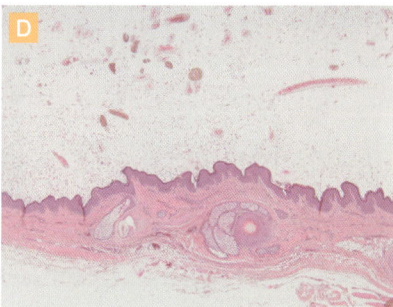

図 5.9.8 類皮囊胞
A：オトガイ下部に境界明瞭な半球状の腫脹がみられる。B：類皮囊胞 T2 強調 MRI. 皮膚直下に内部不均一で境界明瞭な類円形の高信号域として認められる。C：術中所見。口底筋正中部を貫く形で索状物が口腔側に伸びていた。D：病理組織像。囊胞壁は正角化を示す重層扁平上皮で、汗腺、皮脂腺、毛包などの皮膚付属器官を有する（HE 染色）。

5.9 顎・口腔の囊胞

などの軟組織を評価する画像診断を用いることにより，ほとんどの症例で術前診断が可能である．

(1) 類皮嚢胞（図5.9.8）・類表皮嚢胞

胎生期の外胚葉の迷入によって生じるとされる先天性，あるいは外傷により迷入した上皮組織由来の嚢胞で，口底またはオトガイ下の正中部が好発部位である．10代以降の若者において無痛性の腫瘤として発見される．

嚢胞壁は線維性結合組織の被膜と角化性重層扁平上皮からなり，構成成分から毛根などの皮膚付属器官を含む類皮嚢胞，表皮成分のみを含む類表皮嚢胞，ならびに3胚葉成分すべてを含む奇形腫（teranoma）とに分類される．

内容物はおから状で，穿刺をしても内容液を吸引することはできない．病理組織学的には剥離上皮や脂肪，コレステリン結晶などがみられる．

治療の原則は嚢胞の摘出である．腫瘍の存在部位により口底部粘膜切開かオトガイ下・顎下部の皮膚切開を選択する．完全に除去されれば再発はない．

(2) 鰓嚢胞（図5.9.9）
　　（鰓裂嚢胞，リンパ上皮性嚢胞，側頸嚢胞）

胎生期の鰓裂上皮に由来する先天性嚢胞で，20歳以下の若年者に自覚または発見されることが多い．第一鰓裂では耳下腺や外耳道周囲にみられるが，多くは第二鰓裂由来で側頸部（胸鎖乳突筋前縁）に好発する．

嚢胞壁は，重層扁平上皮あるいは円柱上皮で，その直下にリンパ組織の増成を伴い，コレステリン結晶を含む乳白色の内容物が特徴的である．

臨床症状はほとんどないが，深在性の鰓嚢胞は呼吸困難や嗄声を生じることがある．

治療法は摘出手術であり，完全に除去されれば再発はない．幼小児に生じた場合は，穿刺吸引により一時的に縮小をはかり，ある程度成長した後に摘出することもある．

(3) 甲状舌管嚢胞（正中頸嚢胞）（図5.9.10）

甲状腺は胎生2～3週に舌盲孔となる部位に甲状腺原基として発生した後，甲状舌管により舌盲孔とつながったまま頸部正中を下降し，胎生7～8週に定位置に達する．甲状舌管はこの段階で内腔を失い実質化し，上皮は退化消失することになる．本嚢胞は，この胎生期の甲状舌管上皮が退化する過程で遺残した上皮が嚢胞化して発生するとされる先天性嚢胞である．したがって，発生部位は舌盲孔と甲状腺峡部に及ぶ正中部のあらゆる部位に発生する可能性があるが，舌骨付近にみられることが多い．また，1～2割では正中でなく偏在することもある．

発生頻度は低く，10歳以下の若年者に好発する．嚢胞壁を構成する上皮は部位によって異なり，口

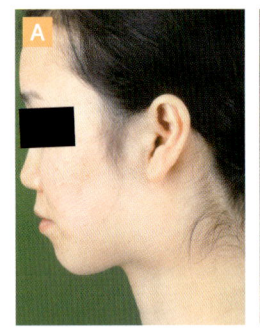

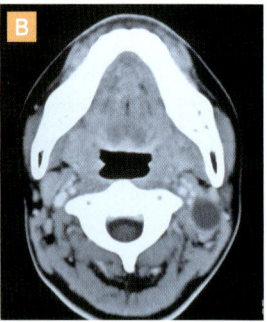

図5.9.9　鰓嚢胞
36歳，女性．
A：左側上頸部に半球状，弾性軟の腫瘤を認める．B：CT画像で腫瘤に一致した部位に嚢胞様陰影を認める．
（北海道大学口腔外科提供）

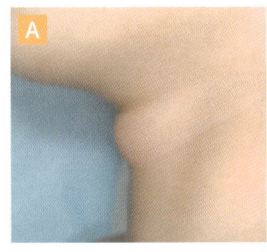

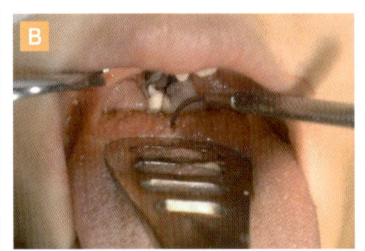

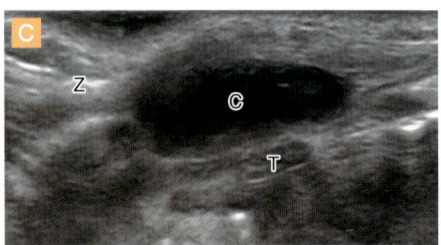

5.9.10　甲状舌管嚢胞
5歳，女性．
A：頸部正中に球状，弾性軟の腫瘤を認める．B：舌盲孔は開存しておりゾンデが挿入される．C：超音波検査画像（矢状断）で舌骨（Z）や甲状軟骨（T）の外側の皮下組織中に嚢胞様陰影（C）を認める．
（北海道大学口腔外科提供）

腔に近いものでは扁平上皮，下部に位置するものでは絨毛円柱上皮のことが多い．また甲状腺組織や粘液腺，リンパ組織を含んでいることも多い．特に異所性甲状腺が1～3割程度にみられ，確定診断の根拠となる．また，表皮の一部が舌骨体部を覆っていたり，囊胞と舌骨が癒着していることがあり，その場合は嚥下・咀嚼困難や開口障害などの臨床症状を呈する．

治療法は摘出手術である．ただし，根治的な治療を行わないで囊胞のみの単純摘出術では再発率が高いため，特に舌骨との関係が明らかな場合には，囊胞と舌骨体部を一塊として剝離後，舌骨体部より舌盲孔に続く瘻管を周囲組織とともに舌骨体中央部を含めて切除する Sistrunk 法が推奨されている．

まれに被覆上皮により癌化（腺癌，扁平上皮癌）するとの報告がある．

(4) 歯肉囊胞

発症年齢によって幼児と成人の2つの歯肉囊胞に分けられる．新生児や幼児の歯肉囊胞には，歯堤の残遺が歯槽頂部に結節として現れる歯堤囊胞，縫合融合に関連した残遺上皮が正中口蓋縫線上にケラチンを含んだ囊胞として現れる Epstein 真珠，口蓋腺由来で軟・硬口蓋に散在性にケラチンの塊として現れる Bohn 結節などがある．これらは総じて dental lamina cyst ともよばれ，臨在歯の萌出などで自然消失することが多い．残存した場合には感染することもあり注意が必要である．成人の歯肉囊胞は，永久歯の遊離歯肉，付着歯肉，歯間乳頭などに生じる小囊胞で，由来上皮は異所性腺組織，増殖した上皮脚の変性，エナメル器や歯根膜上皮島の遺残，外傷性着床などである．30～40代，下顎犬歯部に多いとされ，粘液囊胞に似た境界明瞭な無痛性腫瘤が典型例である．

病理組織学的には内容液を形成した真の囊胞で，ときに角化傾向も示すため側方性歯周囊胞との鑑別が大切である．

処置は摘出手術である．

(5) 鼻歯槽囊胞

鼻翼部と口唇粘膜の間の軟組織に発生する囊胞で骨内には侵入しない．鼻唇囊胞または Klestadt 囊胞，さらには鼻孔内に膨隆することがあるため鼻前庭囊胞などとよばれることもある．

成因に定説はなく，顔裂性囊胞説，鼻涙管由来貯留囊胞説，胎生器官残存説などがあげられている．

臨床症状は鼻翼部の腫脹，鼻唇溝の消失，また鼻腔底が隆起していわゆる Gerber 隆起が現れ，軟組織中に出現することから，造影 X 線検査により囊胞の大きさ，形，位置を観察することができる．内溶液は淡黄色のやや粘稠性の液体で，感染を伴うと種々の色調となる．

病理組織学的には多列円柱上皮，立方上皮，扁平上皮が混在していることが多い．発生部位からほかの囊胞との鑑別は比較的容易である．

処置は摘出手術である． 〔髙木律男〕

5.10 口腔・顎・顔面の外傷

1 顔面皮膚，口腔粘膜の外傷

(1) 全身状態の把握

顔面外傷の患者をみる際は，まず全身状態の評価が不可欠である．顔面には，鼻腔や口腔といった上気道が存在し，また顔面外傷には常に頭蓋内損傷の可能性が潜んでいる．顔面は血行がよく出血量が多くなりやすいこと，腫脹をきたしやすく変形が強調されることから，顔面外傷においては顔面表層の損傷に気をとられがちであるが，実は一刻を争うような病態は少なく，まずは神経学的所見，呼吸状態などの全身状態を確実に評価することが大切である．全身状態に問題があるときはその治療を優先し，全身状態が安定したところで顔面局所の処置を行う．

(2) 初期対応の手順

a. 処置の準備と消毒

i) 消毒前にすること

特に口腔内の診察・処置を行う際は，たとえ出血がなくても，感染予防の観点からゴム手袋を着用する．顔面骨骨折も見逃してはならず，骨折が疑われるときはX線，CTなどで評価を行う．局所麻酔により知覚や表情筋の麻痺が起こるため，外傷の部位から顔面神経や三叉神経の損傷が疑われる場合は，局所麻酔を使用する前に，顔面の知覚や顔面神経麻痺についての診察を行っておく．創が有毛部にある際，以前は剃毛を行うことが多かったが，患者の心理的負担を避けるため，また有毛部と無毛部の境界や毛流に配慮した縫合を行うため，極力剃毛は行わない．頭髪が邪魔になるようであれば，ゴムやテープでとめておく．

ii) 創の消毒

アルコールを含む消毒液は創の疼痛が強く，ポビドンヨードは着色作用により創内や皮膚の状態の観察が難しくなるため，組織刺激性の少なく無色透明な消毒液を選択する（クロルヘキシジングルコン酸塩など）．消毒薬を用いて創の周囲を広く消毒する．創内の消毒については諸説あるが，消毒薬による組織傷害を避けるため，創内の消毒は最小限にとどめ，創内の感染予防は洗浄によって行う．また，消毒液による角膜損傷を避けるため，眼瞼の消毒を行う際は眼裂内に消毒薬が流れ込まないよう注意する．

b. 局所麻酔

口唇損傷の場合，アドレナリン添加の局所麻酔を注射すると，赤唇が退色し赤唇縁がわからなくなるため，局所麻酔の前にマーキングを行う．ボールペンやマジックによるマーキングは，続く洗浄などの処置により消えてしまうことがあるため，赤唇縁直上に局所麻酔を刺入してこれをマーキングとするなど，消えないマーキングの工夫が必要である．

局所麻酔薬によるアナフィラキシーショックの既往の有無も必ず確認する．「歯医者さんで痛み止めの注射をしたことがありますか」という質問で確認をとれることが多い．顔面や口腔内は血流が多く出血しやすい部位であるため，10万倍アドレナリン添加キシロカイン®（キシロカイン®注射液 アドレナリン（1：100000）含有）を用いて局所麻酔とともに止血を行う．血圧の高い患者ではアドレナリンの入っていないキシロカイン®も考慮する．できるだけ疼痛の少ない局所麻酔を行うには，細い注射針（25G以上）を選択し，創内で汚染の少ないところからゆっくりと針を皮下に刺入して，ゆっくりと注入を行うとよい．創内からの刺入については，汚染を組織内に押し込む可能性から異論もあるところであるが，顔面は血流が多いためこれによる感染が問題となることは少ないと思われる．

また，麻酔範囲を広げる際は，すでに麻酔されている部位から刺入し，ゆっくりと麻酔薬の注入を行うと，疼痛を最小限におさえることができる．特に小児の顔面外傷においては，麻酔の段階で疼痛を与えることでその後の処置が困難となることもあるので，麻酔時の疼痛軽減に配慮することが大切である．麻酔薬の極量は1％キシロカイン®でおおよそ1 ml/kgである．創が大きく，極量をこえそうな場合は，生理食塩水で倍に希釈して用いることもある．また，眼窩上神経，眼窩下神経，オトガイ神経に対するブロックを用いれば，局所麻酔薬の使用量を軽減できる．

c. 洗浄，異物除去，デブリードマン，止血

i) 洗浄，異物除去

局所麻酔による無痛状態が得られたら，水道水，微温湯，生理食塩水などとガーゼや綿球，歯ブラシを用いて洗浄を行う．洗浄を行いながら，異物の混

入や大きな出血点の有無を直視下に確認する．また，創の深さや皮下の広がりも確認する．創内に大きな異物が混入している際は，微細な鑷子などを用いて除去する．組織に細かい砂利などが付着している際は，これを残しておくと感染の原因となったり，外傷性刺青となったりするため，十分量の生理食塩水で洗い流しながらガーゼや歯ブラシで徹底的にこすり取る．歯ブラシによる組織損傷を避けるため，ガーゼを用いて強い力で2～3回創部を拭うことが非常に有用である．圧迫により止血されていたところがこの手技により再出血をきたすこともあるが，続く止血操作で対応可能であるため，躊躇せずに洗浄ブラッシングを行うべきである．

　　ii) デブリードマン

汚染組織や壊死組織を切除し新鮮化するのがデブリードマンであるが，顔面や口腔内は血流が豊富であるため，長く皮弁状になった組織も生着することが多い．切除後の組織欠損による瘢痕や変形は後の修正を困難にすることがあるので，明らかな壊死や極端な汚染がないかぎり，積極的なデブリードマンは行わない．ただし，頰部，前額部などの比較的皮膚に余裕のある部位では，挫滅の強い創縁は変形を生じない範囲でデブリードマンを行うこともある．

　　iii) 止　血

止血にはバイポーラーが有用であるが，太い血管からの出血がある場合は結紮を行う．止血操作の際は，顔面神経や耳下腺管，顎下腺管などの走行を念頭におき，これらを不用意に損傷しないよう注意が必要である．盲目的な止血操作は行わず，必ず直視化に重要臓器がないことを確認しながら止血を行う．

(3) 顔面皮膚

一般的に創傷処置のゴールデンタイムは8時間とされることが多いが，顔面は血流が豊富であるため，受傷後24時間程度までであれば，創感染の可能性と創感染が起こった場合に開創処置が必要となることを患者に説明したうえで縫合処置を行うことが可能である．顔面外傷では一次縫合が基本であるが，動物咬創など感染の可能性が高い場合にはいったん開放創とするか，疎に縫合することもある．顔面には眼瞼，口唇などの遊離縁が多く，腫脹もきたしやすいことから，一見創部に組織欠損があるように思われることもあるが，注意深くパズルのように創縁どうしを合わせていくことで，組織欠損がないことが判明することが多い．四肢・体幹では真皮縫合で創を盛り上げるように縫合することが多いが，頭頸部では盛り上げて縫合された創は平坦化しないことが多いため，はじめから平坦になるように縫合を行う（図5.10.1，5.10.2）．

創が真皮内程度に浅く緊張も強くない場合は，Nexcare™ステリストリップ™などのテープで創縁を寄せるだけにとどめることも可能であるが，テープ下の創部の観察ができないため，感染の可能性がある創には不適切である．患者が小児であったり，暴れて縫合処置に危険を感じたりする際には，Nexcare™ステリストリップ™を使用した方がきれいに治癒することもある．深い創の場合，創内に死腔ができないよう吸収性のモノフィラメント糸（4-0 PDS®など）で皮下縫合を行った後，非吸収性のモノフィラメント（5-0ナイロンなど）で皮膚を縫合する．創部にかかる緊張を緩和するため真皮縫合が有用であるが，手技が煩雑であるため，慣れない操作による組織の挫滅の可能性がある場合は，組織の挫滅による瘢痕の醜形を避けるため，真皮縫合は行わない方が無難である．

大きな欠損を伴う創の場合，無理に一次縫合を行うと，ドッグイヤーなどの変形をきたすことがあるため，いったん人工真皮，創傷被覆材などを貼付し，後日修正を行った方が最終的にきれいな外見になる．

縫合処置後は，ガーゼと伸縮性のあるテープで圧迫を行い，血腫形成を予防する．また，患部の腫脹，疼痛増強を防ぐため，受傷日は入浴，運動，飲酒など顔面の血流が増加するような行為は避けるよう指導する．抜糸は5日後に行い，抜糸後も3M™マイクロポア™などのテープで創部を固定する．これは単にテープによる物理的な安静効果を狙ったものであり，毎日交換する必要はなく，傷がやわらかくなるまでの間，剝がれたら貼り直すようにすればよい．創部が日光に当たると色素沈着をきたしやすいため，半年間は日焼けをしないよう，患者に指導する．3M™マイクロポア®などのテープによる被覆や，日焼け止めクリームの塗布が有用である．

各　論

　　i) 眉　毛

直下に眼窩上縁があるため，損傷を受けやすい部位である．眉毛上縁，下縁を正確に合わせて縫合す

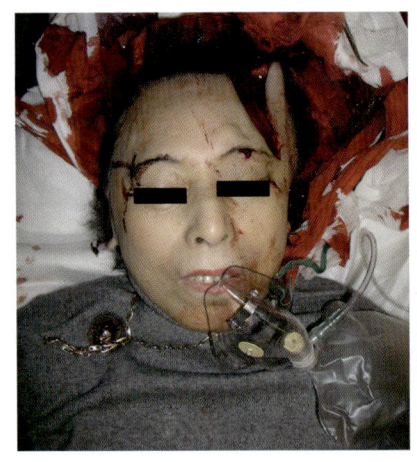

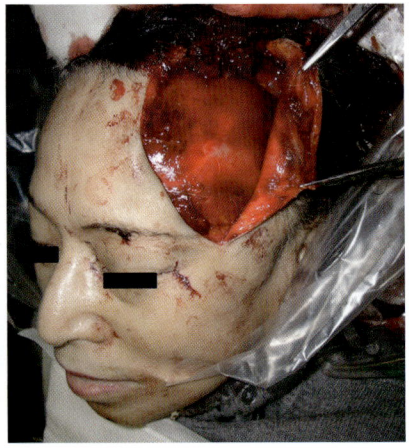

図 5.10.1　前額部挫創（受傷時）

64歳女性．自宅にて転倒し，左側頭部10～15cm程度の裂創受傷．同日，救急外来に救急搬送された．

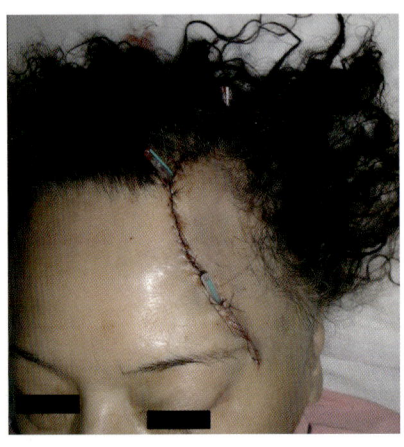

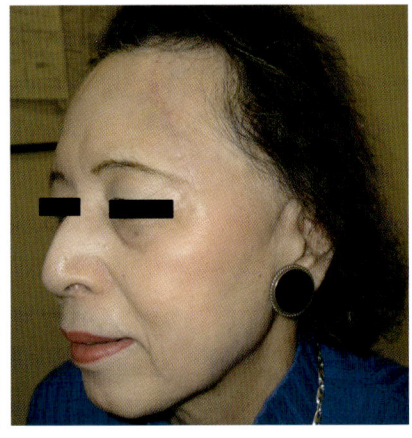

図 5.10.2　前額部挫創（縫合後および受傷半年後）

局所麻酔下に5-0 pds®，6-0ナイロン糸を使用して閉創．創部には血腫形成予防のため2本のペンローズドレーンを留置．術後6カ月目，創部は良好に治癒．

る必要があるため，剃毛は行わない．毛包を損傷しないよう，眉毛の間を注意深く縫合する．

ii）眼瞼

眼瞼は，顔面のなかでも特に出血の多い部位であり，縫合後の創内出血は腫脹や後の醜形の原因となるため，バイポーラーを用いて念入りに止血を行い，繰り返し確認を行う．創が眼瞼縁に及んでいる場合は，マイボーム腺の開口部である眼瞼灰白線をランドマークにして縫合を行う．眼瞼挙筋の断裂があれば，吸収性の撚り糸（5-0バイクリル®など）で縫合する．断裂が瞼板に近ければ，直接瞼板上端に縫合する．内眼角靱帯，外眼角靱帯，涙小管損傷の有無も慎重に確認する．可能であれば修復を行うが，特に涙小管は顕微鏡による操作が必要となるため，専門科にコンサルトすることが望ましい．基本的に真皮縫合は行わないが，創が深い場合はポイントのみ皮下縫合を行う．眼球損傷の可能性がある場合は，眼科へのコンサルトが必要である．

iii）外鼻

外鼻の全層に及ぶ創では，後の変形や鼻腔狭窄をきたす可能性がある．軟骨，鼻腔粘膜，皮膚を正確に合わせて層々縫合を行うことが必要である．また，処置時に鼻腔への血液流入を防ぐためガーゼや綿球をつめることがあるが，残存によるトラブルを防ぐために確実にカウントする．

iv）頬部

顔面神経，耳下腺管の損傷が問題となる．いずれも顕微鏡を用いた操作が必要であり，専門科へのコンサルトが望ましい．創縁から顔面神経，耳下腺管が認められた場合は，マーキングのみ行っておくとよい．

v）耳介

突出した形態のため損傷を受けやすく，その複雑な形状のため治癒後に変形をきたしやすい．血流があることを確認しながら，耳介軟骨，皮膚を可及的に復元するように縫合を行う．組織欠損がある場合

はひとまず縫縮しておき，形成外科へのコンサルトを行う．後日，局所皮弁，肋軟骨移植，耳介軟骨移植などを行うこととなる．耳介血腫に対しては，血腫の穿刺吸引後，耳介前面・後面にボルスター固定を行う．

vi）口唇

口唇の縫合に際しては，赤唇縁がずれないように縫合する．また，赤唇部分にも皮膚性上皮と口唇粘膜の境界が存在するので，この境界もずれないようにする必要がある．創が深い場合は，口輪筋を縫合し，ついで皮膚を縫合する．口唇部の外傷では，皮膚面だけでなく歯牙により口腔粘膜側も損傷していることが多いため，必ず口腔側も診察を行う．創が貫通している場合は，皮膚面のみ縫合し，口腔粘膜側は開放創とする．創が口角に及ぶ場合は特に変形の可能性が高いため，入念に形態の再現を行う．

(4) 口腔粘膜

舌・口腔外傷は，血流が豊富なため創傷が治癒しやすい半面，特に舌では比較的浅い創であっても大量出血や腫脹をきたしやすい．また，口腔はやわらかな粘膜で覆われており，粘膜下は疎な組織からなるため，強い外力や熱，酸・アルカリにより容易に損傷を受け出血する．常在菌などによる創感染から口腔底蜂巣炎に至ることもあるため，注意が必要である．口腔外傷においては，頰部では耳下腺管（Stenon管）とその開口部，口腔底では顎下腺管（Warton管）とその開口部の確認・保存が重要であり，これらを縫縮してしまうと耳下腺，顎下腺の有痛性腫脹や粘膜下への唾液瘻をきたすことがある．組織の挫滅が強く，唾液腺管の同定が困難な場合は，創部の縫合は疎に行う方がよい．

舌や口腔内の創は，吸収性の撚り糸（バイクリル®など）を用いて縫合すると，周辺粘膜への刺激が少なく，場合によっては抜糸も不要となる．口腔内の止血された小さな創では，縫合をしなくてもよい．小児では上下唇小帯の断裂をきたすことも多いが，これもほとんどの場合自然に止血するため，縫合処置は不要である．深い創では，表面のみを縫合すると，生じた死腔に血腫を形成し，感染源となるため，死腔をつくらないよう，皮下縫合を行うか，大きく深く縫合を行う．

口腔外傷はすべて汚染創であるため，予防的に抗菌薬を投与し，感染予防を十分行う．処置後は，自宅でのうがいを励行する．口唇は5～7日目で抜糸可能であるが，口腔内の創は食事や構音のため安静を保ちにくいので，2週間以降に抜糸を行う．

〔三原　誠〕

■文　献

平林慎一，山岡尚世：顔面軟部組織損傷．形成外科，**51**（増刊号）：S53-S57，2008．

鈴木賢二：耳鼻咽喉科の外傷に強くなる―舌・口腔外傷．JOHNS，**25**(9)：1353-1356，2009．

矢野浩規，平野明喜：創傷治療―プライマリケアで対処できる多種多様な"キズ"とその最新知見―顔面創傷（外傷）．治療，**91**(2)：277-282，2009．

2　歯の外傷

歯の外傷とは，外力が作用して歯およびその支持組織に損傷が生じたもので，転倒やスポーツ，交通事故，殴打などによって起こる．また全身麻酔挿管時の喉頭鏡による偶発症としてもまれに生じる．

歯の外傷には破折と脱臼があり，単独で発生することもあるが，顎骨骨折に合併することもある．一般的に，乳歯では歯の破折よりも脱臼が，逆に永久歯では脱臼よりも破折が多いとされている．受傷しやすい部位としては，下顎歯よりも上顎歯で，特に上顎中切歯に起こりやすい．

歯の外傷は事故という予測のつかない面もあるが，スポーツ外傷や障害者転倒による外傷歯防止対策として，マウスピースあるいはマウスガードなどとよばれる軟性レジンで作製された装置があり使用されている．

ここでは2008年に発表され2012年に改訂された日本外傷歯学会の「歯の外傷治療のガイドライン」に準じて概説する．

(1) 歯の破折

a. 歯冠破折

i) 不完全破折

実質欠損を伴わないエナメル質の不完全な破折で，亀裂ともいう．エナメル質表面にひび状の破折線がみられ，特に透過光の下で明瞭に観察される．デンタルX線写真では異常は認められない．症状としては冷水痛が生じることがある．

ii) 露髄を伴わない歯冠破折

実質欠損を伴うが，欠損が歯髄まで到達せず，露髄していない歯冠破折で，エナメル質に限局したも

のと，エナメル質と象牙質に及ぶ破折がある．歯の形態が変化し，歯冠構造の喪失が認められ，X線写真では欠損部と歯髄腔との間に硬組織の介在が確認できる．治療としては，破折片を接着するか，レジンなどの修復材料を用いて形態を回復する（図5.10.3）．

 iii）露髄を伴う歯冠破折

実質欠損が歯髄まで到達した歯冠破折で，破折面にピンク色の歯髄の一部が確認できることが多い．露髄の大きさや患歯の歯根完成度により，覆髄や抜髄などの歯髄処置が必要になる（図5.10.4）．

b. 歯根破折

 i）歯根破折

セメント質と象牙質，歯髄を含む歯根の破折で，歯冠部に損傷のないもの．打診痛を伴い，歯の挺出や動揺がみられることが多い．X線写真で破折線を認めるが，角度によっては破折線を認めず診断が困難となる．根尖部付近の破折では歯髄の生活力が保たれることが多いが，歯頸部付近の破折では歯髄感染が起こりやすい．

歯根破折部が解剖的歯頸線に近い浅部破折の場合は，外科的挺出，矯正的挺出あるいは意図的再植術を行った後に補綴処置を行うのがよいこともある．深部歯根破折の場合も，歯冠側破折片を正しい位置に整復し，隣在歯を固定源として2〜3カ月堅固に固定する．固定を行いながら歯髄の治癒を待つが，歯髄壊死が認められたら歯髄処置を行う．

 ii）歯冠・歯根破折

破折線が歯冠から解剖的歯頸線を含み，歯根に達している破折をいう．エナメル質，象牙質，セメント質を含む破折であり，歯髄まで達している場合と達していない場合がある．破折片が動揺している場合は疼痛が強い．歯肉縁下深部に及ぶ場合は歯の保存が困難になる．

（2）歯の脱臼（図5.10.5）

a. 震盪

異常な動揺や歯の転位を伴わない，歯の支持組織への外傷で，歯根膜の断裂はないが，内出血はある

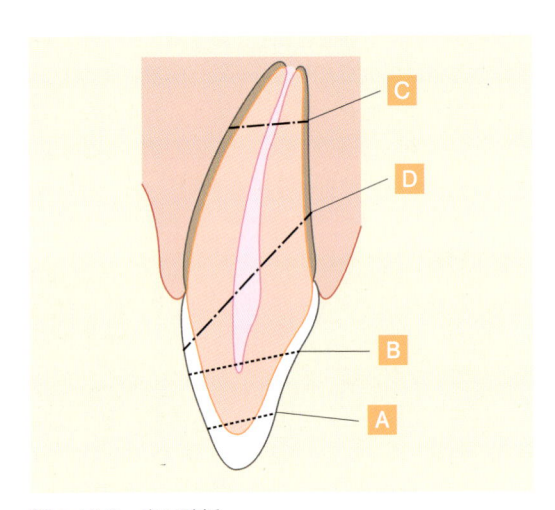

図5.10.3　歯の破折
A：露髄を伴わない歯冠破折，B：露髄を伴う歯冠破折，C：歯根破折，D：歯冠・歯根破折．

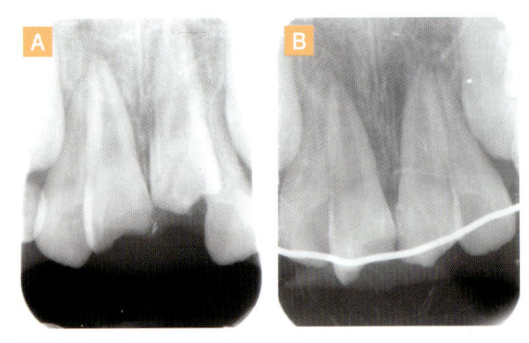

図5.10.4　歯冠破折および陥入
A：上顎両側中切歯の歯冠破折および陥入を認める．B：整復固定後のX線写真．

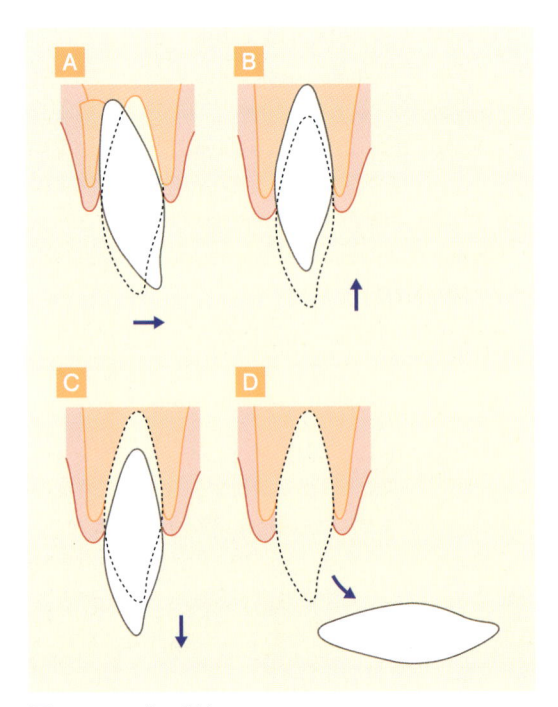

図5.10.5　歯の脱臼
A：側方脱臼，B：陥入，C：挺出，D：完全脱臼（脱落）．

ことが多い.打診への反応はあるが,X線写真では異常は認められない.根尖孔付近で歯の栄養血管が断裂した場合には,歯髄壊死が起こって歯は変色し,根管治療が必要となる.

b. 亜脱臼

歯の転位はないが,明らかな動揺を伴う歯周組織への外傷で,歯根膜の一部に断裂がある.動揺は生理的範囲をこえ,歯肉溝からの出血を伴う場合もあるが,X線写真では異常は認められない.咀嚼時に疼痛がある場合には10～14日間の固定が必要となる.震盪と同様に,根尖孔付近で歯の栄養血管が断裂した場合には,歯髄壊死が起こり根管治療が必要となる.

c. 側方脱臼(図5.10.6)

歯の歯軸方向以外への転位をいう.X線写真では歯根と歯槽間の歯根膜空隙の拡大を認める.歯を正しい位置に整復し,10～14日間固定する.受傷時の歯根の形成段階が予後を決定する重要な要素になり,歯髄壊死の徴候が現れたら根管治療を行う.

d. 陥入(図5.10.4)

歯の根尖方向への転位で,臨床的には歯が短くなったようにみえる.X線写真では歯は根尖側に移動し,歯根膜の連続性が失われたようにみえる.永久歯では徒手あるいは抜歯鉗子などで正しい位置に整復後,骨の治癒をはかるため6週間固定するが,根完成歯では歯髄が壊死して歯根吸収を起こす頻度が高い.乳歯では再萌出してくることが多いので,感染に注意しながら歯髄の治癒力を期待して経過観察を行う.ただし,後継永久歯への影響がある場合は抜歯が適応となる.

e. 挺 出

歯の切縁方向への転位で,臨床的には歯が伸びたようにみえる.X線写真では歯が歯槽から部分的に離れたようになり,根尖部では歯根膜腔の幅が拡大する.正しい位置に整復し,10～14日間固定する.根未完成歯は歯髄の生活力が高く,根完成歯より予後はよい.

f. 完全脱臼(脱落,図5.10.7)

歯槽からの歯の完全な脱離で,歯が歯槽内に存在しないものをいう.脱落歯を元の位置に戻し(再植)10～14日間固定するが,歯根の癒着を抑制し,歯根膜や歯槽骨の再生を促すためには,早期に生理的な状態に戻すのがよいとされている.したがって固定法も,顎骨骨折や歯槽骨骨折がないかぎり柔

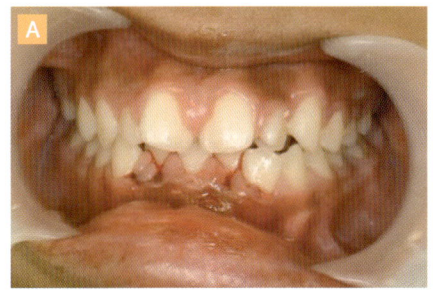

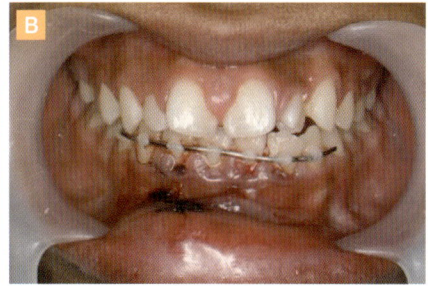

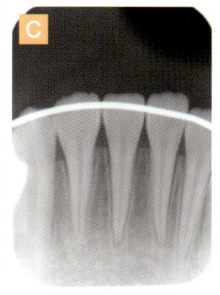

図5.10.6 側方脱臼
A:野球のボールにより受傷.下顎両側中切歯および左下側切歯の側方脱臼を認める.B:整復後,ワイヤーおよび接着性レジンで固定がなされた.C:整復後のX線写真.

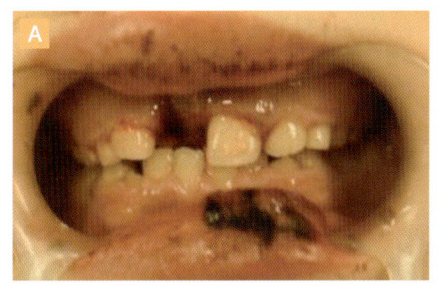

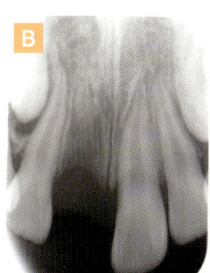

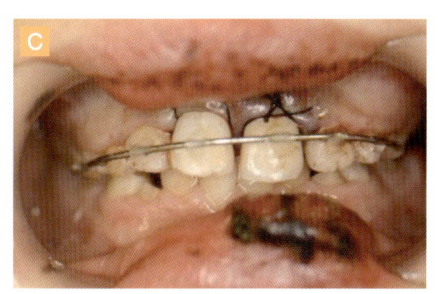

図5.10.7 完全脱臼(脱落)
A:交通事故にて右上第一中切歯の完全脱臼と左上第一中切歯の亜脱臼を受傷.B:X線写真で右上第一中切歯の欠損を認める.左上第一中切歯には異常所見はない.C:整復後,ワイヤーおよび接着性レジンで固定がなされた.

軟な固定法がよい．まず脱臼歯を歯槽窩へ軽く挿入し，歯肉と歯頸部を密接に適合させるための縫合を行う．その後，弾力性ワイヤーと接着性レジンを用いて固定する．乳歯の脱落では，再植により後続永久歯に損傷を与える危険性がある場合は禁忌となる．実際に乳歯で再植の適応となる場合は少なく，乳犬歯萌出以前で，乳前歯の早期喪失により歯列周長の減少が生じる可能性が考えられる場合のみ適応となる．根完成歯は歯髄の生存が期待できないので，再植後10日以後に根管治療を行うが，根未完成歯では歯髄の生活力が回復することもある．予後は，受傷時の歯根形成段階，歯根膜の損傷程度，脱落歯が歯槽外におかれていた条件と時間などが重要な要素となる．

再植歯の予後に最も影響を及ぼすのが，歯根膜の生死や有無である．歯根膜は乾燥に弱く，乾燥状態で30分以上放置されるとそのほとんどが壊死に至る．脱落歯の理想的な保存法は，牛乳や専用の保存液に可及的速やかに浸漬させることである．牛乳では24時間，専用の保存液では24〜48時間，歯根膜細胞を生存させることができる．これらはpHおよび浸透圧が生理的であるのがその理由で，水道水は浸透圧が低いため歯根膜細胞は急速に細胞融解を起こすといわれている．

歯根膜をもたない歯や歯根膜が死滅した歯が再植された場合は，骨性癒着（アンキローシス）の原因となり歯根吸収（置換型吸収）を引き起こす．また，脱臼歯の歯髄壊死を放置することによっても歯根吸収（炎症性吸収）が生じる．このように，再植した脱臼歯は歯根吸収が進めばやがて脱落の運命をたどるが，逆に適切な処置により歯根吸収をコントロールすることができれば，長期間機能し本来の歯の寿命をまっとうすることができる．　〔古森孝英〕

■ 文　献

古森孝英：歯の外傷．口と歯の事典（高戸　毅，天笠光雄他編），pp146-149，朝倉書店，2008.
日本外傷歯学会：歯の外傷治療のガイドライン．日外傷歯誌，**8**：116-120，2012.

3　顎顔面骨の外傷

この項では，すでに総論において概説されている頭蓋顔面骨の特性に簡単に触れたうえで，顎顔面骨折の特徴・診断・治療の全体にわたる留意点を記述し，続いて臨床上多く診察する下顎骨折，頬骨上顎骨折，中顔面骨折，汎顔面骨折のそれぞれの病態，診断，治療について述べる．

(1) 顎顔面骨折の特性と留意点

a. 顎顔面骨構造の特性

顎顔面骨の機能の特徴は，下顎では運動機構（摂食，咀嚼，嚥下，構音など）が第一とされる一方で，上顎の役割は鼻，眼球といった機能を発揮する構造を支持することである．同時に顔面の整容的な観点もきわめて重要で，できるだけ受傷前の顔面幅，顔面高，顔面突出度を再建することも治療のゴールの1つと考えなければならない．

b. 血流の特性

頭蓋部，上顎部，顔面部の骨は豊富な血液供給に支えられて感染の可能性は低い．この血流は受傷時の多量の出血の元になるし，激しい内出血に続く軟組織の浮腫，ひいては気道閉塞の原因となることはすでに記載した．さらに，良好な血流は早期の骨改造機転を引き起こし，逆に整復固定術の好適な期間を短縮する要因となる．

顎顔面骨は下顎を除いては四肢と異なり体重を支える程の負荷はかからず，形態を維持するための静的な機能圧に耐えることが求められるのみといえるが，逆に咬合という骨同士の細密な対向関係や顔面の対称性が求められるという点からは，より正確な整復固定が要求されることに注目しておきたい．

c. 骨解剖の特徴

以下に顎顔面骨折において大切な骨解剖の特徴について記載する．

i) 下顎骨

下顎骨は四肢の長管骨の構造に類似する強固な骨であり，ほかの顔面骨とは一線を画している．そのため，比較的単純な骨折にあっては解剖学的に厳密な整復と一期的な固定が可能な反面，複雑な骨折においては機能的な治療戦略が最も大切になる部位でもある．

ii) 中顔面部

中顔面部では咬合力を中心とした機能力を分散負担する構造以外の骨は全般的に薄くて小さく，外傷によって粉砕されやすい．そのため，整復の指標にも固定源にも利用しにくい．このような中顔面部にあって，鼻根部から眼窩上部（frontal bar）から頭蓋冠にかけて（上顔面部）と頬骨上顎部は，きわめ

て頑強な骨構造をもつ．この頑丈な骨の枠組み構造は上方では頭蓋底全体を介して脳頭蓋に連接し，下方では特定の骨の枠組み部を残しては薄く軽量な骨構造を介して歯槽突起に連接する．その間で眼球，呼吸器系を保持する枠組みを形成している．応力負担部位で骨質の多い部分は buttress（バットレス）とよばれている．中顔面での整復固定ではこのバットレスを指標とした正確な整復や固定を行うことで，咀嚼力を頭蓋顔面系へ分散させる．この中顔面での整復固定では，眼球などの重要機能臓器の位置の確保，顔面の形態確保が肝要である．

(2) 顎顔面骨折の診断の前に
出血と気道のコントロール

顎顔面骨折においては具体的な局所の骨折診断にかかる前に全身的な評価が大切であることは総論の項で述べた．中顔面骨折はいうまでもなく，下顎骨折単独であっても初期治療においては，気道管理，出血部位の検索，頸椎・神経損傷などの合併症といった外傷に対する全身的な管理が必要である．大口蓋動脈や上顎動脈からの出血は生命を脅かすため，当面の止血を目指した鼻腔パック（Bellocq タンポン）が必要となる．中顔面上顎骨折に対する手術は，可及的早期に行うべきである．手術が7日以上遅れると，骨片の埋入・吸収や軟組織の拘縮により，偏位した上顎骨や骨片の整復は困難となる．口腔衛生管理は全治療期間において必要である．

上・下顎骨折の併存では，後の手術までをも視点に入れると多くの場合，気管切開が必要となる．下顎骨折単独であってもオトガイ部を前方に保持できないような骨折では舌根沈下を起こし気道閉塞を起こす．また両側下顎頸骨折においても強い下顎後退の結果，気道狭窄を起こすことにも留意する必要がある．

(3) 顎顔面骨折の診断

最初の診断は詳細な視診と触診である．はじめの一瞥で大きな外表の損傷はないか，顔面の非対称はないか，顔面および口腔を含めたすべての開口部の内・外出血はないか，顔面頸部の腫脹はないかを判断する．

ついで，顔面の外側を触診していく．触り残すことがなければどんな手順でもよいが，一定の手順を踏むように習慣づけることがよい．たとえば，両示指と中指をそろえて耳前部顎関節外表におき，眼窩上縁から頬骨前頭縫合部を触れ，胸骨体を触れてから，オトガイから下顎角に向かって母指を滑らせ，圧痛を検出する．顎を開閉させて顎運動の異常と痛みを検出する．さらに下顎角を両側から圧迫しての痛みを検出した後，最後に頬骨をタップして介達痛がないことを確認するなどの手順である．

ついで X 線画像診断に移るが，歯槽歯牙の外傷の診断には依然として口内法 X 線写真が必須で，総覧的に下顎と歯列を観察するにはパノラマ X 線撮影が有用である．

座位をとることができない状態の患者，あるいはより重症の顎顔面外傷患者では，CT による画像診断が最も有用である．最近ではコンヴェンショナルな X 線撮影の診断上の意義が少ないとして，一定以上の重症例では一般 X 線撮影を省略する施設も増えてきている．最近のコーンビーム CT では階調が若干省略されることと撮影範囲が限定されることから，不要な部位への被曝が減少できるとして好まれている面もある．これらのデジタルデータはフォーマット変換して各種のソフトウェアにデータを渡し，三次元 CT 画像を構築したり，手術検討用模型を作製したり，手術ナビゲーションシステムと連動させるうえでもきわめて有用な情報である．三次元 CT 構築画像は直感的に容易に，顔面の表在的な骨折部を認知できる大きな利点があるが，顔面深部の骨折の診断には断面像での詳細な評価が必要なこと，随伴する軟部組織の損傷の評価にはウィンドウを変えて観察する必要があること，骨折によるわずかな段差や変位は画像構築の際に平準化されて画像上に表れないこともあることに留意せねばならない．

画像診断によっても診断が確定しない所見の1つに水性鼻漏の確定診断がある．一定以上の汎顔面骨折，顔面中央部骨折例では水様の鼻漏が継続し，鼻汁であるか髄液漏であるかの判別に窮することがある．通常，漏出液の糖の測定（髄液なら低値）やβ-2 トランスフェリン値が参考になる．

骨折の部位別の特徴的な症状・診断については後述［⇨ 5.10-3(4)を参照］．

(4) 顎顔面骨折の分類
a. 顎顔面骨折の分類法

骨折の分類は，骨折の部位，骨折線の状態と，骨

5.10 口腔・顎・顔面の外傷　　769

折と創との関係，変位の有無，骨折片間の可動性の有無によって分類される．これらの観点を分けて記載しておくことが必要である．このなかには互いに排他的な要素を含むものもあるので混乱しないよう注意がいる．

b. 骨折部位別の分類

　i）下顎骨骨折

　下顎骨は顎顔面骨のなかにあって咀嚼などの運動機能が最も目立つ部位で，形態的にみても下顔面の形態をつくることや，咽頭頸部内蔵腔に枠組みを与えるという点からは，静的な形態も十分考慮に入れなければならない部位である．

　下顎部の骨折部位は，大まかに下顎正中・傍正中部（左右犬歯間），下顎体部，下顎角・下顎枝部，下顎頭・関節突起部と歯槽突起部に分けられる．骨折線自身の走行，数，状態は千差万別であるので，図示したうえで分類しておくことがよい（**図5.10.8**）．

　ii）関節突起骨折

　この部の骨折のより詳細な分類として，関節包内骨折，下顎頸部骨折，関節突起基底部骨折に分けるほか，下顎頭の変位・転位によっても分類される．この部位では手術的に到達すべき範囲に議論があり，治療にあたっては，関節機能の温存回復が十分考慮されねばならない（**図5.10.9**）．

　iii）頰骨骨折

　頰骨は，顔面外側枠（outer facial frame）の主要要素で，一般的には隣接した上顎骨の一部を含めて頰骨複合体骨折としてとらえられる．内上面は眼窩を構成し，眼球機能への影響も多い．

　骨折片の変位は，外力の強さ・方向と咬筋の作用による．頰骨弓では単独骨折もみられる．

　頰骨骨折の分類には骨折片の変位の評価に基づく分類，外力の性状による分類などが用いられてい

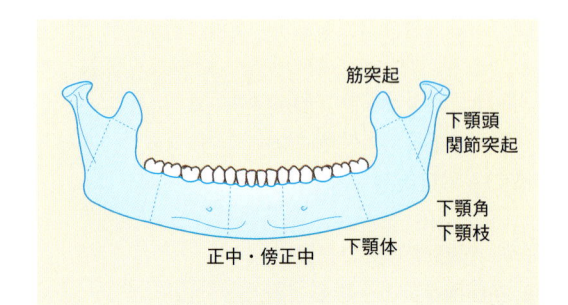

図 5.10.8　下顎部の骨折部位

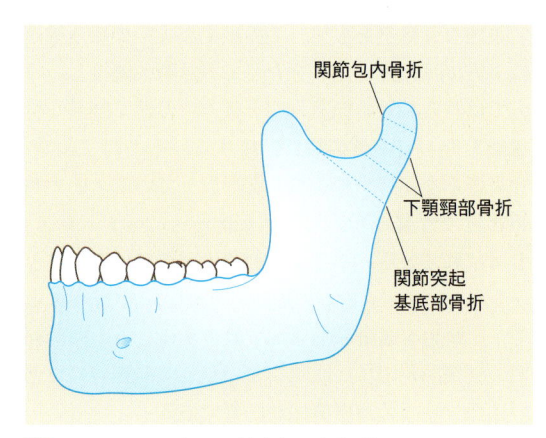

図 5.10.9　下顎部の関節突起骨折部位

表 5.10.1　Le Fort による骨折の分類

- 中顔面の水平的骨折
  - 歯槽骨折
  - Le Fort I 型：上顎骨の歯牙支持部の喪失を伴う低位水平骨折
  - Le Fort II 型：三角形もしくはピラミッド様の中顔面骨折
  - Le Fort III 型：頭蓋骨と顔面骨を分断する高位水平骨折
- 中顔面の垂直（矢状）骨折
  - 正中口蓋骨折
  - 側方口蓋（上顎隆起）骨折

る．前者の代表的な分類として，Night and North の分類がある．

　iv）中顔面骨折（Le Fort（LF）型骨折）

　中顔面は上顎骨，口蓋骨，蝶形骨の翼状突起内外側からなる．中顔面は脳頭蓋から頭蓋底と歯槽突起から咬合機能面を連結することで，顔面の前後径および頭蓋底の形態を形づくり，筋および靱帯の付着部位となる．

　1901 年，Le Fort により上顎骨，頰骨，鼻骨，涙骨，前頭骨，側頭骨，口蓋骨，蝶形骨を含めて包括的に分類された Le Fort I，II，III 型骨折（LF-I，II，III）が長く使われているが，実際は単純に各型に分けられる骨折は少ない（**表5.10.1**）．

　この分類に歯槽骨折を加えて水平の骨折とまとめ，矢状的骨折などを加えた分類が提唱されている（Manson, 1986）．

c. 骨折線の状態による分類

　骨折線が単純で，接合させると骨片が一致し，圧力を負担できると思われるものを単純骨折といい，骨折線が複雑で骨折線が交叉したり，介在骨片が存在したり，細片に粉砕されていたりするものを複雑

骨折という．単純骨折と複雑骨折では整復固定術の治療の難度はまったく異なる．この分類は特に下顎骨折での治療方針の決定に際して重要な判断点となる．

d. 骨折と創との関係による分類

骨の外傷が組織外と連続しているか否かで，開放骨折と閉鎖骨折とに分ける．顔面骨ではその豊かな血流を背景とした高い感染抵抗性のおかげで，この分類はあまり大きな意味をもたないようになってはきたが，骨折部への到達経路を考えるうえでは依然として考慮しなければならない要素である．

(5) 骨折の治療の実際

今日では，全身的な多発外傷患者に対する急性期治療に顎顔面外傷治療が大きな役割を果たしている．特に成人急性呼吸不全症候群や外傷による多臓器不全（multiple organ failure：MOF）を減少させてきた背景には，脳神経外科医を含め，顎顔面領域の専門医との密接な協力関係がある．顎顔面外科の大きな進歩は，①アプローチ法，②プレートとスクリューによる内固定，③チタンなどの高品質材料の発達，④CTやMRIなどの最新画像技術などによるところが大きい．

a. 顎顔面骨折治療の概論

顎顔面骨の機能と構造は多様であるので，部位により治療法の適応はさまざまではあるが，整復固定の基本は内固定である．

保存的治療か手術療法かの決定は，骨折パターン，患者の状態と施設の状況による．最も簡単な保存法は顎間固定であり，単純骨折に対しては依然としてよい適応がある．

内固定の絶対的適応は，高齢，精神疾患を有する患者などの非協力患者や，治療と治療後のセルフケアに対して理解の乏しい患者である．入院期間の短縮や早期社会復帰のような経済的な要因は二次的なものである．手術による内固定の（絶対）適応としては，①上・下顎骨の多発骨折もしくは粉砕骨折，②汎発性顔面骨折，③骨欠損を伴う骨折，④広範囲にわたる複雑骨折，⑤変位を伴う中顔面骨折，⑥無歯顎の萎縮性下顎骨骨折，⑦下顎骨の汚染骨折があげられる．

治療には，状況に応じて救急専門医やその他の各科との連携が必要か否かを迅速に判断しつつ，口腔顎顔面の動的な機能と器官の支持構造を十分に理解したうえで，その後の顎顔面部の治療手順を組み立てる．

顔面構成骨を強度の点からみると，下顎骨が最も強靭な骨であり，その系統発生からみて武器として，また食物摂取の中心的器官として発達してきたことからも容易に理解される．

一方で上顎骨を中心とする中顔面骨は，構造上外骨格に類似するといっていい程多くの含気腔および内蔵腔を含み，鼻骨鼻根部，咬合力を頭蓋へ向けて分散し負担する場所，顔面筋・咀嚼筋の付着部位，および外界への開口周辺を除いてはきわめて菲薄な構造をとっている．顎顔面の機能圧を分散し負担できる骨質量を有する構造であるバットレスは，整復の指標としても固定の部位としてもきわめて重要である（図 5.10.10）．

中顔面の骨が上記のような特徴を有しているのは，骨の実質量を減少させることで頭部全体を軽くし，脳の発達の下支えをしたと進化論的には考えら

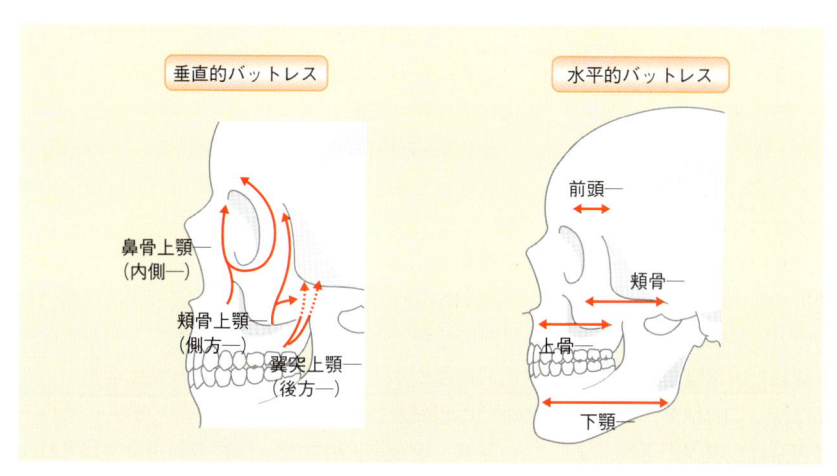

図 5.10.10 顔面骨バットレス（buttress）

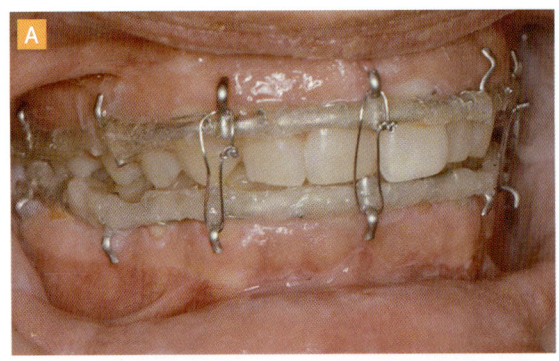

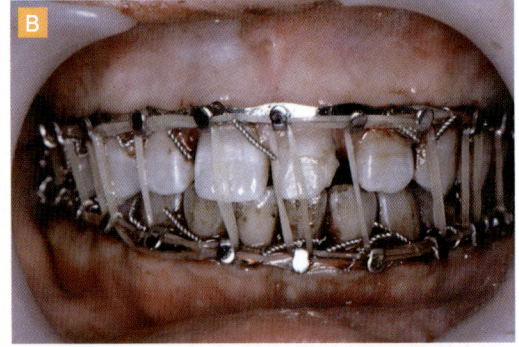

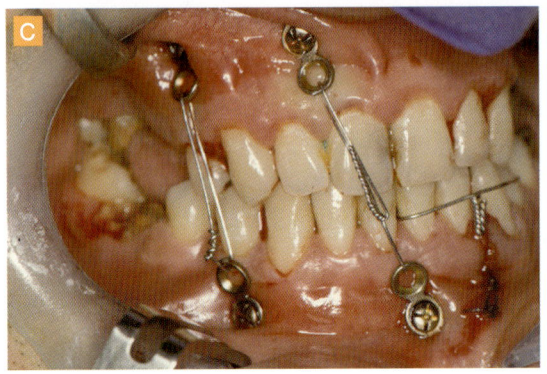

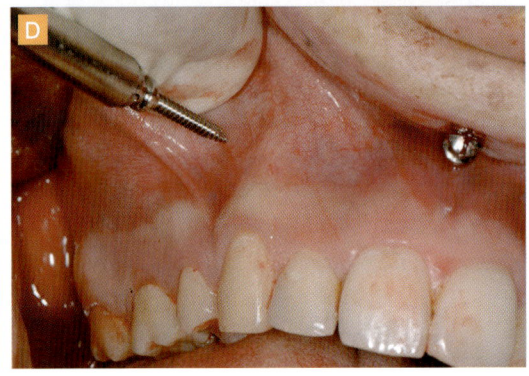

図 5.10.11　顎間固定法
A：線副子＋固定，B：線副子＋ゴム牽引，C：直接骨固定，D：顎間固定ネジ．

れている．また，いったん強力な外力を受けた場合には，頭蓋冠が破壊される強度より弱い強度で中顔面が破壊されることで衝撃力を緩衝し脳を保護する構造（クラッシャブル構造）であると理解されている．この中顔面を構成する菲薄な骨の機能は内蔵腔，器官を入れる腔所を隔てておくことと考えられるため，すべての場所に強度をもった骨接合が求められるわけではない．

b. 顎顔面骨折の局所治療に際して特に注意すべきことがら

i）気道確保

術中の気道確保は，鼻柱に経鼻気管内挿管チューブを縫いつける方法が容易である．この方法により術野を十分確保し，顎間固定が容易になる．しかし，頭蓋底骨折併例では重度の腫脹や鼻粘膜の損傷により，経鼻チューブの設置自身が困難となることがある．激しい中顔面骨折でも，気管チューブを大臼歯の後方に26Gワイヤーなどで固定することができれば，受傷前の咬合関係の再構築の可能性もある．上・下顎骨折の併存では，気管切開が必要となる．内視鏡を用いた気管切開は侵襲が小さい．ま た気管チューブのオトガイ下あるいは顎下への設置は，チューブが咬合の妨げとならないので有用である．

ii）非観血的整復と咬合と顎間固定（図 5.10.11）

顎間固定は咬合を回復するための顎骨の整復位の獲得（非観血的整復）と維持のために行われる．最近では，上・下顎の歯槽骨の連続性に損傷がない場合には，顎骨に直接ネジあるいはフックを設置し，顎同士を引き寄せることも汎用されるようになったが，若干の歯牙移動を期待して咬合を再獲得するという点においては，従来からの副子を用いた顎内固定はすぐれた方法である．

また顎内固定は張力域（tension zone）の張力負担装置としても用いられるが歯牙歯槽骨関節（歯根膜）を介した固定であるので固定力が強くないことに留意しておく．

咬合の回復は，下顎骨骨折のみならず，中顔面骨骨折の治療においてもきわめて重要で，中顔面の垂直的高径と水平的突出度の回復の指標となる．上顎歯列弓が保全されている場合，患者の訴え，受傷前の写真，咬合小面の状態，既存の義歯など参考にな

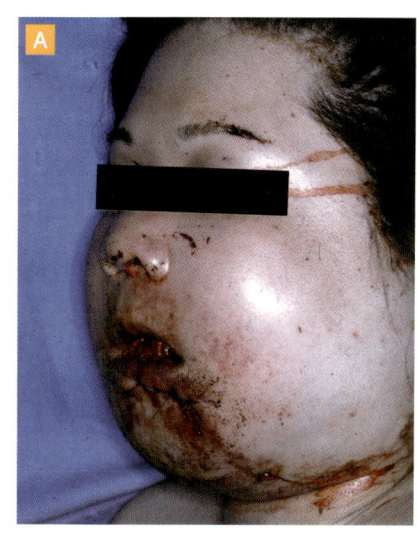

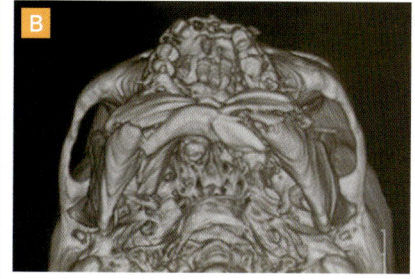

図 5.10.12　上下顎骨折
A：眼鼻口から出血，B：下顎骨オトガイ部の強い後方変位．

る全情報を使ってより適切な咬合位を決定する．手術のときの全身麻酔下で採得したアルジネート印象により想定される再建歯列上で作製したアクリル製スプリントは，術中の正常な咬合位を回復させるのに有効な手段となる．解剖学的に正確に整復された（あるいは無傷の）上顎あるいは下顎の歯列弓があれば，対向する顎の再建の情報として有用で，正確な中・下顔面の幅径の指標ともなる．矢状口蓋骨折や歯槽骨骨折があれば，受傷前の咬合状態を回復させることはさらに困難となる．

iii) 整復

手術が遅れると上顎骨は通常後方位で幅広くなったまま変形治癒し，整復するには骨切りが必要となる．早期に手術できる場合でも，内固定プレートを使用するときに上顎骨を一定の位置に保持するのに力が必要な場合は，術後の後方への後戻りが生じる可能性があることを考慮し，下顎骨に対して相対的に中顔面を前方へやや過度に引き出すことが重要である．

非粉砕骨折を含めて，すべての中顔面骨折治療での顎間固定は術後の咬合不正や前歯部開咬を防ぐうえで有用である．下顎骨折や頬骨骨折に対する手術の遅れは，単純骨折においてすら整復の正確さの低下につながり，より強固な内固定を要するという結果につながる．

解剖学的整復のためにも機能的整復のためにも顎間固定は必須で，これにより後方バットレスの高径を決定しうる．特に，下顎骨骨折を伴う場合や無歯顎症例では解剖学的な咬合の回復は困難であり，術者の主観的な判断が適切な咬合位を決定するうえで必要となる．患者の義歯もしくはGunning副子が咬合高径を維持し顔面の垂直的高径を是正するうえで有用なことがある．いずれも利用不可能な場合は，バットレスを解剖学的に構築後，わずかな咬合偏位に対しては，後で義歯を調整あるいは新製する．手術が遅れても，顎間固定のみで防ぎうる変形も多い．

咬合が正確であれば，中顔面の垂直的高径と水平的突出度の回復の鍵は内・外側のバットレスの解剖学的な構築といえる．4つの前方バットレスがすべて破綻することはまれで，十分な大きさの骨片内に残ったバットレスを最初にプレート固定した後，これを基準にほかのバットレスの高径を構築し，骨移植による補強も視点に入れて進める．

また，複雑骨折の整復の段階では，ワイヤーによる一時的な骨片の保持も助けになる場合がある．

iv) 骨の固定

顎骨骨折にプレートによる内固定を行うことで，長期間の顎間固定が不必要となり，口腔の保清，経口摂取による栄養の改善，気道の確保，感染の可能性の減少などの効果が得られ，入院期間の短縮につながる．さらに，内固定を前提とすることにより骨片の整復がより正確になるため，移植骨の吸収が少なく，機能的に早期回復が望める（Gruss et al, 1992；Schilli et al, 1981）．

プレートによる内固定を行う場合，骨折部の安定性はプレートそのものの剛性と骨片間の噛み込み量による．骨片間の小さな隙間や，骨治癒に影響を及

ぼす程の隙間は，骨の形態に影響を及ぼすような歪みを生じ，骨の治癒が障害される．この問題は下顎では重大な結果につながることがまれでないが，上顎部では癒合不全などの臨床上の問題はほとんど起きない．

また一般的に内固定を行う際のネジ山と骨との力学的結合についての理解と骨の生物学的反応を理解することが大切である．ネジにはさまざまな形態があり，ドリルの使い方，ネジのねじ込み方などにより骨との接合力は大きく影響されるので，十分な考察をしておく必要がある．

特に，下顎骨に対する場合と中顔面の菲薄な皮質骨に対する場合は，まったく異なるといえる程の注意が必要である．上顎部ではネジが十分に接合強度を発揮しうるバットレスでの整復固定をいかに行うかがすべてであるといっていい．現在使用される材質のネジではその一部が上顎洞などの腔内へ突出しても，繰り返し外力がかからないかぎり安全であり固定力も維持できる．

v) 骨片固定用インプラントについて

「インプラント」は一般に体内人工補綴物を指し，人工関節や，固定用金属製板（プレート）あるいは吸収性固定用板（吸収性プレート）およびネジ（螺子，スクリュー）はもとより，形態修正用の組織内埋入「プロテーゼ」をも指す．

骨折治療においては別に記載する場合以外はほぼプレートあるいはスクリューを意味する．

vi) スクリューとその使用法について

スクリューはそのネジ山により回転力を直線移動に変えプレートを骨に圧接することで作用を発揮するか，骨に単に手がかりを与えるために用いられる．前者の使い方をラグスクリュー法といい，一般的な木ネジの使い方と同じでスクリューヘッドとネジ螺旋の間での圧縮力が固定の源である．後者の使い方をポジションスクリュー法といい，骨片の固定はネジ螺旋と骨そのものの噛み合いのみによる．ロッキングプレートはこの応用である．

vii) 骨移植

顎顔面骨のバットレスでの骨欠損または粉砕骨折の再建に，腸骨，肋骨，頭蓋骨などからの骨移植が用いられてきた（Gruss et al, 1986；Manson et al, 1985）．架橋的に用いる即時骨移植に対してはプレート固定が必要であるが，骨の厚み欠損の補填としての骨移植へのプレートの適応は，その位置によ

る（Gruss et al, 1992）．

上顎の場合でもバットレスにおいて5 mm 以上の隙間があれば，骨移植が適応とされている．

採骨部位は必要とする骨の性質と量および術野の利便性を考えて選択する．

viii) その他の要件

患者の局所的，全身的な状態が標準的でないことは，治療法の選択に影響する．考慮すべき要件としては，合併する軟組織の損傷，顔面骨折全体としての重症度，固定力を負担する受傷骨の骨質の良否，顎の萎縮などの形態の異常，あるいは異常に強力な筋力あるいは機能力，合併疾患と治療に対するコンプライアンスなどがあげられる．いずれも主治医の経験あるいは先人の経験に基づいてより強固な固定法を選択するか，あるいはいっそ保存療法とするかを選択する．局所的に問題となる要件を以下にあげておく．

①骨折線上の歯：key and key way として圧迫力の一部を負担できるか否かと盲嚢などを介しての感染のリスクを考慮し，抜去の適否を判断する．近年では抜歯操作により骨折線への汚染の導入が話題になっている．

②小児：発育により顎顔面骨の位置形態は大幅に変化していくので，手術の適応は成人とはまったく異なる．また，永久歯胚が顎骨内を埋め尽くすように存在するので，固定用金属板と螺子の選択も，ほぼモノコーティカルに限られることも考慮する．

③癒合不全・陳旧性骨折：不要な骨片間介在組織・仮骨を除去し，十分な再固定を行う．場合によっては種々の骨切り術を必要とする．

④無歯顎骨折：無歯顎では，上顎では単に4つのバットレスを，下顎では萎縮顎である場合が多いことから，損傷部の整復の後 load bearing の様式で固定することが多い．無歯顎では上下顎骨の対向関係を三次元的に正確に復元することは容易でない．その際既存の義歯はよい参考になる．解剖学的整復に努めたあと，咬合の獲得は義歯によるという選択肢がある．

⑤歯槽突起骨折：歯槽突起骨折のみの場合は，骨片を整復した後，26 G のワイヤーやアーチバーでとりまとめて顎骨に堅固に固定する．場合によりミニプレートあるいはマイクロプレートシステムを使用する．歯根の損傷を避けるよう，スクリューは短いものを使用する．骨片の安定性は整復固定により

改善するが，明らかに残存不可能な場合は，抜歯や骨片除去を行う．固定は4週間行い，この間は軟食とし，定期的な口腔衛生管理を行う．

⑥骨膜縫合：現代の顔面骨折整復の治療計画では，軟組織を剝離しすべての骨折線をみて正確に整復固定することを重要視している．この切開創を閉じる際には復位した頭蓋顔面骨への筋や軟組織の付着を復位することで軟部組織の下垂を防ぐ．特にLF型骨折のⅡ，Ⅲや顔面多発骨折のように，整復固定の段階で広範囲な軟組織の剝離を要するものの場合に重要である．これは一般的には，骨膜を縫合し元の位置に縫着することで達成される．骨膜を縫着する部位は，頬骨前頭縫合部，眼窩下縁部，内外眼角部，側頭筋膜の切開部，歯肉頬側溝，オトガイ部，下顎角部，下顎の切開部の筋層などである．骨膜切開縁に糸で印をつけておくとよい．

⑦軟組織損傷：骨折に接した軟組織損傷は骨折の直視と直接到達を容易にする．手術経路として使った軟組織の損傷部は骨膜を閉じた後，筋層，結合織層，皮膚の順で層ごとに縫合する．顔面には正常にみられるひだや粘膜皮膚境界があり，閉創の際の参考になる．縫合の直前には再度洗浄し，明らかな壊死部を除いて綿密に縫合する．深部に達する欠損あるいは汚染が想定される場合はドレーンの使用をためらうべきでない．

⑧リハビリテーション（特に開口訓練）：顎間固定術などを行った後は，開口障害を防ぐため，開口訓練を行うことが望ましい．関節突起骨折では，開口訓練と咬合誘導を適切に組み合わせることが重要である．顎関節強直症は受傷後6カ月以内での発生が圧倒的に多いとされており，この間は特に十分な開口訓練が必要である．

c. 治療の基本

気道確保が第一である．特に術中の気道確保経路は，咬合状態の確認や顎間固定の操作の点から，気管切開あるいは経顎下部挿管法または手術の進行に伴っての挿管経路の変更が必要となる．経鼻挿管，歯牙欠損部位からの経口挿管なども考慮する．ついで大切なことは，受傷後1週間以内の，可及的早急に手術を行うことである．全身的に異常所見がなければ，可及的に早く治療法と陣容を整えて手術に着手する．

中顔面骨折に伴う軟組織の鈍的損傷と拘縮が，後の顔面変形に大きな影響を与え，眼球陥没，内側眼瞼靱帯の位置異常，眼瞼の小裂溝，丸い眼角，頬部軟組織の下垂などを引き起こす．また，受傷後7～14日経過した顔面骨骨折に対する整復操作は，すでに外傷に対して適応し始めた周囲組織を再び侵襲することと解される（Manson, 1998）．

骨折部位とその程度を確認し整復した後，組織内固定を行う．上顎骨骨折では骨折線の全容を一時に明視下におけないという条件のなかで，解剖学的復位と顔面外側枠，顔面高，顔面突出度を再建するには，垂直的バットレスおよび水平的バットレスにおける解剖学的再整復と固定が治療の目標となる．

中顔面骨折のアプローチ法では，眼窩アプローチ，経結膜および上眼瞼アプローチ，口腔前庭アプローチ，経開放創アプローチ，片側眉毛切開や鼻背切開などがある．顔面骨の完全な露出（degloving）により骨の正確な整復を目指す冠状切開は，特に顔面中央部と頬骨弓の正確な整復・再建のためには必須である．

LF-Ⅰの手術では口腔前庭切開から大骨片を整復し，咬合のある場合は咬合位を再現し，すべての骨折線を明示したうえで頬骨上顎バットレス，鼻骨上顎バットレスの再建を行う．具体的には，顎間固定後に小骨片を可及的に整復し，場合により固定する．上・下顎，上顎骨-頬骨-眼窩の正常な位置関係を回復するため，顔面高，前方突出度，顔面幅径および咬合を回復する．その際バットレスにおいて5 mm以上の骨欠損があれば欠損への骨移植を考慮する．これに加えてLF-Ⅱでは眼窩下縁切開，鼻根部切開にて骨折部を展開する．鼻根部でNOE様の骨折である場合やLF-Ⅲでは，良好な視野を得るためには頭皮冠状切開がよい．

顔面多発骨折の固定には，垂直的バットレスには中顔面用ミニプレートシステムが用いられる．頬骨前頭縫合部での頭蓋冠との連結，頬骨弓の固定も同様である．鼻骨稜には同様のものか，より薄いミニプレートも選択される．

上顎骨矢状骨折は経口蓋経路と口腔前庭切開で整復し，プレート固定あるいは顎内固定を行う．

口蓋骨折はミニプレートなどで直接固定し，歯槽突起骨折は，小骨片を整復した後，ワイヤーやアーチバーでとりまとめて顎骨にミニプレートあるいはマイクロプレートで堅固に固定する．スクリューを使うときには歯根の損傷に留意する．どうしても整復できない場合は感染源となるのを避けるため，抜

歯や歯槽骨片を除去する．上顎骨骨折，顔面多発骨折における術後の顎間固定は，中顔面の垂直的高径と水平的突出度の回復のうえで有用である．期間は固定法の強度と安定度により異なるが，まずは1～2週間の顎間固定により整復位を維持するよう努める．咬合の確保のために術後3週間程度の顎間固定が，さらには術後4週間程度の顎内固定が必要で，それ以後も咬合偏位に対する経過観察が望ましい．口蓋のプレートは通常除去が必要になる．

d. 部位別治療法の概略

保存的治療もしくは手術療法の決定は，骨折パターン，患者の状態と施設の状況による．最も簡単な保存療法は顎間固定であり，単純骨折に対しては依然としてよい適応がある．

内固定の絶対的適応は，高齢，精神疾患を有する患者などの非協力患者や，治療に対して理解力に乏しい患者である．入院期間の短縮や早期社会復帰のような経済的な要因は二次的なものである．①上・下顎骨の多発骨折もしくは粉砕骨折，②汎発性顔面骨骨折，③骨欠損を伴う骨折，④広範囲にわたる複雑骨折，⑤変位を伴う中顔面骨折，⑥無歯顎の萎縮性下顎骨骨折，⑦下顎骨の汚染骨折はほぼ絶対的に手術による内固定の適応と考えるのがよい．

i）下顎骨骨折

下顎では機能の回復が第一である．骨折線での変位もずれ動きもなく，感染がなく，そのおそれもない場合は軟食を指示する経過観察（careful neglect）も選択しうるが，できるだけ早い社会生活への復帰，機能負荷を目指すには，骨折を直接みての正確な整復と確実な内固定が重要と考えられるようになっている．正確な整復を行う際の注意点の1つとして「リンガルギャップ」とよばれる事象に注意が必要である．手術操作は下顎骨を外側からみて行われるが，頬側皮質骨表面では精密な整復が得られたとみえるときにも舌側の皮質骨でみると離開が残ることを指す．この事象は前方の正中・傍正中部骨折の際に特に起こりやすく，その結果下顎骨の幅径が広くなり，臼歯部の咬合が十分ではなくなる．これを補正しようとする操作は下顎の側方の骨片を舌側に回転して歯列を傾け，舌側および口蓋側咬頭の位置不正を起こして開咬を呈する結果になりやすい．

内固定では，骨折線の数と部位，歯の有無・状態を含めた咬合の状態，骨質と形態を勘案し，下顎骨の応力分布を考えて固定材を選択し設置部位を決定することで，早期の骨折一次治癒を目指しうる．必要な固定強度に応じて，ワイヤー，プレート，スクリューの材質，サイズなどが選択されるが，それとともにスクリューの使用法や選択（ラグスクリュー法，ポジションスクリュー法，バイコーティカル固定，モノコーティカル固定，ロッキングスクリューなど）も重要な要素である．

骨折部位への到達法についても同時に勘案せねばならない．下顎骨体部，角部では多くの場合口腔内からのアプローチが可能であるが，より精密な整復固定を求める場合には治療後の瘢痕形成や神経障害に留意したうえで経皮的な到達法も選択される．また，特に下顎角部より後方ではトロッカーや内視鏡補助を用いた経頬法（transbuccal approach）も有用な方法である．

骨折の整復位は骨整復鉗子を用いて骨を把持し，骨折部を圧迫把持して解剖学的整復を獲得した後，その位置で固定する．この方法が可能な場合は骨自身が幾ばくかの圧縮力を負担できる場合であるから，固定用プレートは牽引力に抗することが第一目的となるので「ミニプレート」などがよく選択される．負荷負担を骨に求めることができないような粉砕・複雑骨折や，骨が病的ではないにせよ標準状態から逸脱している場合では，内固定板に負荷・負担を期待することになるので，「再建用」などの名称でよばれるものを用いる．下顎の単純骨折ではラグスクリュー法による固定ができれば，最も効果的で解剖学的な整復固定が実施できる．

ii）関節突起骨折

全体的にみて，下顎骨のなかで最も骨の実質量が少なく，固定のためのアプローチにも制限が多い部位である．治療上，顎運動と咀嚼機能の維持が最も重要な課題である．手術に際しても骨折への到達法が容易ではない．口腔からのアプローチでは内視鏡補助が重要であるし，顔面頸部からの到達法では新たな創がつくられること以外に経路上に現れる顔面神経の損傷に特に注意がいる．この部位の骨折では，受傷直後からの治療の開始，積極的なリハビリテーション（開口訓練）が必須である．

また，顎顔面の他部位に合併する骨折の様相により治療法の選択は大きく影響を受ける．

iii）頬骨骨折

頬骨は，顔面外側枠の主要要素で，中顔面の整容

に大きく影響する．また，眼窩の下外側壁・縁を構成し眼球の保持，眼球運動に深く関連する．一般的には隣接骨を含めた頬骨複合体骨折として理解される．骨折片の変位あるいは粉砕度は，外力の強さ・方向と咬筋の作用による．中顔面多発骨折，LF型骨折とは密接に関連することが多く，頬骨複合体単独の骨折がここに分類される．頬骨弓では単独骨折もみられる．

可動性がなく，変位が少ない頬骨骨折の多くは保存的に経過観察に委ねられる．変位量が少ない場合の整復には大きな単鋭鉤や挺子での整復を行うこともある．変位が大きかったり可動性がある頬骨骨折では観血的整復術がよい．骨折部位への到達には，口腔前庭切開と，睫毛下切開，経結膜切開，眉毛外側切開，頬骨弓再建を要する変位の大きい場合などでは頭皮冠状切開も併用される．整復位を確認して内固定を行うことが大切である．整復状態は通常，頬骨上顎バットレス，眼窩下縁・下壁3カ所で確認し，これらの部位の2カ所あるいは3カ所と頬骨前頭縫合部，頬骨弓で内固定することが多い．

頬骨弓骨折では，上方から側頭筋膜下を経過したアプローチあるいは，下方から上顎の口腔前庭切開からのアプローチでの整復のみにとどめることもある．

iv）中顔面骨折（上顎骨および多発骨折を含めた顔面中央部骨折）

中顔面骨折には古典的な分類であるLF型骨折を中心に，最近さまざまに括られる眼窩壁骨折，NOE骨折（naso-orbito-ethmoidal fracture）などの顔面中央部骨折，および顔面多発骨折が含まれる．上顎・中顔面では構造の支持，整容的な要素を含めた形態の回復が要点となる．

v）鼻骨骨折

外鼻の重要な支持組織であり，鼻骨骨折は外鼻形態の変形として現れる．鼻中隔の構成骨や上顎骨前頭突起など周辺支持組織の損傷の有無に注意を払う．処置に関しては耳鼻科など関連諸科との連携が望ましい．

vi）眼窩壁単独骨折

その多くは，眼窩底，眼窩内側壁の吹き抜け骨折として理解される．発症機序としては，眼窩内圧上昇によるとすることに対する矛盾点もあり，眼窩の

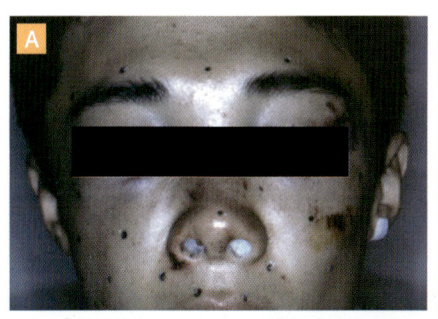

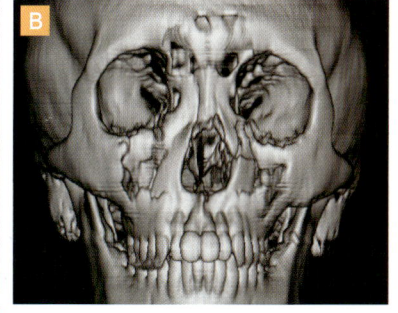

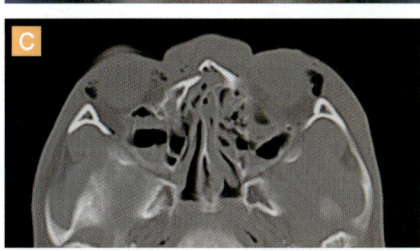

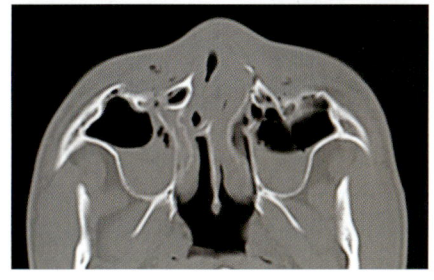

図5.10.13　NOE骨折

圧迫骨折による骨座屈説が有力である．多くは眼窩底，眼窩内側壁に生じる．眼窩底吹き抜け骨折では，骨折部の形態から抜き打ち型，線状型，トラップドア型などに分けられる．眼球の運動障害による複視が代表的な症状であり，眼窩内容の逸脱による眼球陥凹（enophthalmos）をきたす場合もある．Hess赤緑試験，シノプトなど眼科的検索が必須である．治療については受傷後数週間たっても複視が残存する骨折に対して手術を行うとする意見と，症状，骨折様態に応じて早期に手術をするとする意見がある．アプローチ法として，睫毛下切開，結膜切開，眼窩下縁切開などが用いられるが，近年では経鼻的な内視鏡手術も行われている．

vii）NOE骨折（図5.10.13）

Gruss（1985），Paskert（1988）らによって，鼻，眼窩および篩骨の集合領域にかかわる骨折はNOE骨折（鼻眼窩篩骨骨折）と定義づけられた．この部位で最も重要な硬性組織は上顎骨前頭突起で内側眼瞼靱帯が付着し，この中央フラグメントの変位，粉砕の程度によって3つの典型的なパターンに分けられている（表5.10.2，Markowitz et al, 1991）．

中顔面中心部の損傷がある場合，必ずNOE骨折を疑い，中央フラグメントの可動性と粉砕，また鼻中隔支持消失の有無を診査しつつ，CT所見を参考にして，手術療法を可及的速やかに施行しなければならない．

合併損傷として鼻涙管損傷（閉塞をきたすような鼻涙管損傷は，NOE骨折の10％に満たないとされる），前頭洞損傷，頭蓋底損傷などがあげられるが，いずれも各領域専門医との十分な協議が必要である．良好な術野による正確な解剖学的整復と骨片固定を必要とする．アプローチ法は頭皮冠状切開，下眼瞼切開を組み合わせる．骨折が内側眼瞼靱帯付着面に及んでいるⅢ型以外では，靱帯を骨から剥離してはならない．

viii）上顎骨折および顔面多発骨折（図5.10.14）

分類の項で述べたごとく，LF型骨折と取りまとめて述べる．LF型骨折では顔面の浮腫・腫脹と相反して，骨格としては中顔面の陥没，顔面幅の拡大，顔面高径の延長を示す．特にLF-Ⅱ，Ⅲでは眼瞼腫脹と内出血が著しく，複視，眼球位置異常を併発することが多い．視力障害を認める場合は視束管骨折の合併もありうるし，髄液鼻漏もまれではない．内眼角隔離や涙道損傷による流涙はNOE骨折を伴うLF-Ⅱ，Ⅲを示すことが多い．上顎の浮動性・咬合不全は，程度の差はあれLF型骨折全型で認められ，鼻粘膜損傷と骨折による大量出血が一般

表5.10.2　NOE骨折の分類

Ⅰ型	骨折は内側眼瞼靱帯を含む単骨片（中央フラグメント）で，完全または不全骨折（前頭骨内角状突起部位での若木骨折）で，一側性か両側性
Ⅱ型	中央フラグメントがある程度粉砕されているが，内側眼瞼靱帯は，固定しうる大きい骨片に付着し，粉砕はその外部で生じているもの
Ⅲ型	粉砕が内側眼瞼靱帯付着面に及んでいるもの

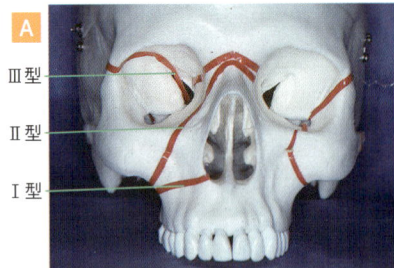

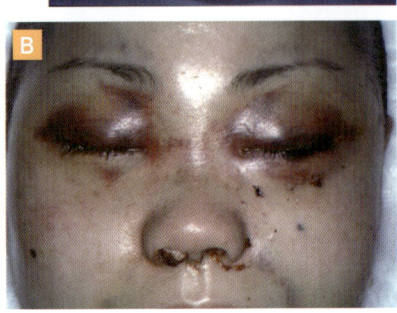

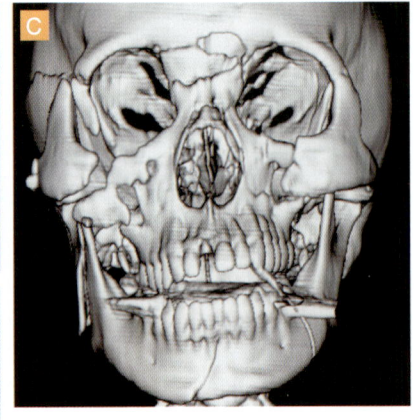

図5.10.14　中顔面の骨折
A：Le Fort Ⅰ，Ⅱ，Ⅲ型骨折線，B：顔面多発骨折の顔貌（パンダ様顔貌，アライグマ様顔貌），C：顔面多発骨折の3D CT所見．

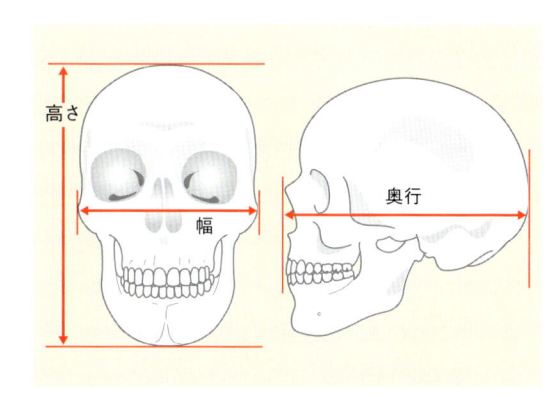

図 5.10.15　顔面の幅，高さ，奥行

的である．

　顔面多発骨折では，多くの場合上顎中顔面と下顎に骨折を生ずる．この場合「顔面多発骨折（panfacial fracture）」とは，一般には，「中顔面の広汎な骨折（2つ以上の部位に及ぶもの）」とされているが，わが国の医療保険上の解釈では「顔面骨の3骨以上にまたがる骨折」とされている．治療には，状況に応じて口腔外科医，形成外科医，脳神経外科医，耳鼻咽喉科医，眼科医といった各専門医の適切な連携が必要である．

　顔面多発骨折の治療では，手術の順序だてについて過去には「中から外へ」「上から下へ」「下から上へ」などの考え方が提唱されて，それぞれに活発な論議があったが，損傷のない部分を基準にして正確な解剖学的整復を積み上げていくような治療計画が大切で，損傷されていない脳頭蓋を基準として，顔面の幅と高さを再建することで顔面の前方部全体を再構成する「外から中へ」方式が推奨されている．その他の比較的単純な骨折での治療方式選択の幅は広い（図5.10.15）．

　中顔面の支持は，咀嚼力を頭蓋全体に分散させる構造である一連のバットレスによる．垂直的バットレスは中顔面骨折の治療で，最も重要である．解剖学的な整復が得られたなら，その位置で（内）固定することによって早期に機能に復帰させることができ，後遺障害を最少にできる．　　　　〔下郷和雄〕

■文　献

Ellis Ⅲ E, Zide MF：Surgical Approaches to the Facial Skeleton, Lippincott Williams & Wilkins, 1995.

Prein J ed：Manual of Internal Fixation in the Cranio-Facial Skeleton；Techniques Recommended by the Ao/ASIF Maxillofacial Group, Springer, 1998.

高戸毅 監，米原啓之，須佐美隆史編：顎口腔外傷のチーム医療，金原出版，2005.

5.11 顎関節疾患

1 顎関節症

(1) 顎関節症とは
a. 概念・定義

顎関節症とは顎関節や咀嚼筋の疼痛,関節(雑)音,開口障害ないし顎運動異常を主要症候とする疾患群の総括的診断名であり,その病態には咀嚼筋痛障害,顎関節痛障害,顎関節円板障害,変形性関節症が含まれている.本症は包括的診断名のため,その下位分類として咀嚼筋痛障害(Ⅰ型),顎関節痛障害(Ⅱ型),顎関節円板障害(Ⅲ型)および変形性顎関節症(Ⅳ型)があり,さらに顎関節円板障害は関節円板の復位を伴う復位性と復位を伴わない非復位性に分類されている.図5.11.1は関節円板の位置が正常なものと位置異常の模式図を示す.図5.11.2は関節円板の位置異常の2種を示す.また,図5.11.3に正常な顎関節の模型図を示す.

i) 咀嚼筋痛障害

咀嚼筋痛障害(Ⅰ型)は部位を確認しうる咀嚼筋などの顎運動時痛を示すものとされ,画像診断で骨変形や円板障害が確認されたものは除外する.狭義の咀嚼筋(咬筋,側頭筋,外側翼突筋,内側翼突筋)以外に胸鎖乳突筋や顎二腹筋も含める.なお,外側翼突筋の触診は不可能である.筋圧痛には1.8 kg/cm^{2}程度の圧が適切である.

ii) 顎関節痛障害

顎関節痛障害(Ⅱ型)(関節包・靱帯障害)は顎運動時に顎関節痛を訴え,触診で顎関節部の圧痛を同定できるもので,咀嚼筋などの症状,および画像診断での骨変形や円板障害が確認されたものは除外する.自覚されていない夜間クレンチングや日中クレンチング(歯列接触癖(tooth contacting habit:TCH)も含む)などが要因に含まれるが,外傷が明確な場合は外傷性顎関節炎と診断する.

iii) 顎関節円板障害

顎関節円板障害(Ⅲ型)は関節円板の位置異常(前方転位)が最も多く,復位性は開閉口に伴う関節(雑)音(レシプロカルクリッキング)あるいは下顎頭のひっかかり感を特徴とし,MR画像による閉口時関節円板の位置異常と開口時の復位の確認で

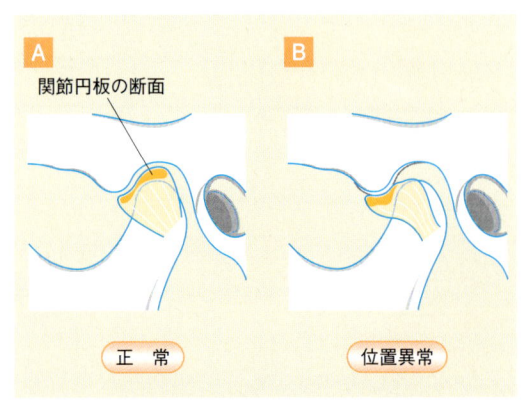

図5.11.1 関節円板の正常(A)と位置異常(B)の模式図
Bでは関節円板が下顎頭の前方に転位している.
(木野孔司,杉崎正志他:顎関節症はこわくない,p8, 14, 砂書房, 2001 より改変)

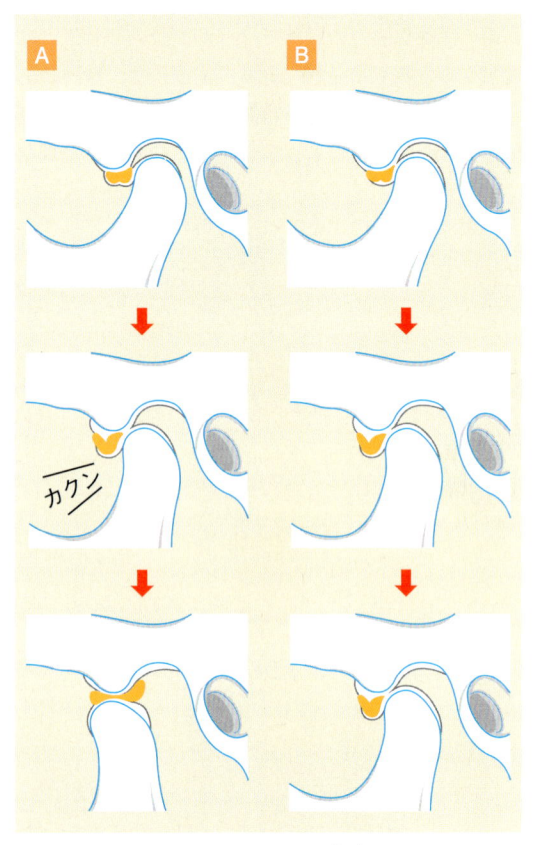

図5.11.2 関節円板の位置異常の模式図
A:復位性関節円板転位,B:非復位性関節円板転位.
Aでは開口に伴い関節円板が下顎頭上に復位している.Bでは開口に伴っても関節円板の復位がみられない.
(木野孔司,杉崎正志他:顎関節症はこわくない,p15, 砂書房, 2001 より改変)

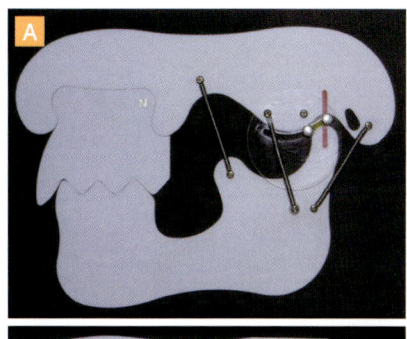

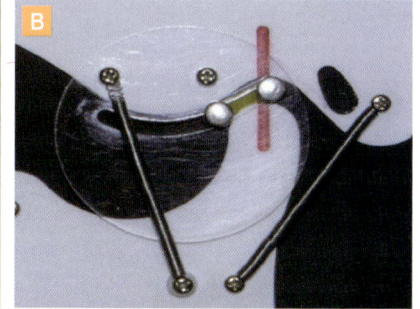

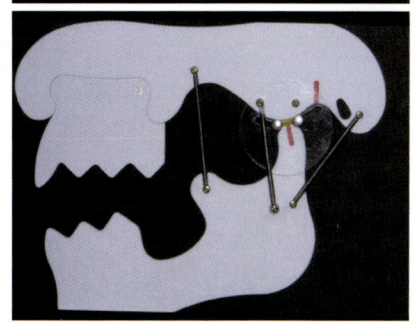

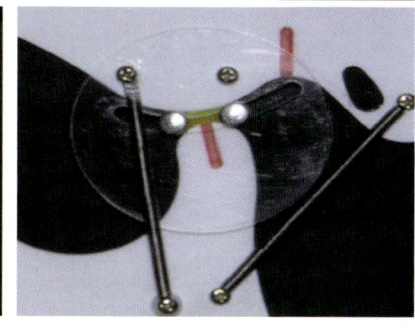

図 5.11.3　正常な顎関節の模型図

Aの拡大図がB．上段は閉口位，下段は開口位を示す．関節円板（黄色）は開口位においても下顎頭上に位置している．

確定される．関節（雑）音の場合は，開口時に転位した関節円板が下顎頭に復位するとき，および閉口時に関節円板が転位するときに生じる．しかし，関節（雑）音のみの場合は治療の対象にならない．非復位性は通常，開閉口時のクリックの突然の消失あるいは開閉口時クリックの既往に引き続き，開口障害および開口時あるいは噛みしめ時痛を呈し，通常は患側下顎頭の前方運動障害を伴う．確定診断にはMR画像による恒常的な関節円板の位置異常の確認が必要である．画像上では転位した関節円板が開口により復位することなく，下顎頭の前方に位置している．なお，円板の位置異常には上記の前方転位以外に側方転位や後方転位もある．

　　iv）変形性顎関節症

　変形性顎関節症（Ⅳ型）は顎関節痛，開口障害あるいは関節（雑）音の少なくともいずれかを呈し，画像所見では骨辺縁の局所的不透過性増生，骨皮質の断裂を伴う吸収性骨変化および吸収性変化を伴う下顎頭の縮小化を診断基準にしている．これは非復位性が進行したもの以外に，外傷や感染後の変性でも生じる．なお，リウマチや全身性関節炎の場合はこの範疇に含めず，原疾患名をつける．

b. 原因・誘因

　本症の原因は不明である．過去においては咬合が原因とされた時期もあるが，現在までその根拠は明らかにされていないことから，要因の1つにすぎないと考えられている．本症はヒトにおいてのみ確認されていることから，進化にみられる下顎窩の大きさ（頭蓋の大きさに相関する）と下顎頭の大きさ（咀嚼力に相関する）のアンバランスも要因になる．本症の増悪・持続因子には多くの要因があげられているが，いまだ明確ではない．そのため，本症の原因・誘因は多因子説が採択され，いくつかの因子が重複することで発症，増悪・持続すると考えられている．そのなかでも日中クレンチングと夜間クレンチングは代表的な要因の1つとして考えられており，日中クレンチングへの対応で，症状改善が得られるとの報告がみられる．その他，日常での食事，パソコン，料理，家事，考えごと，車の運転などでのtooth contacting habit（TCH），睡眠の問題（睡眠不足，睡眠の質，うつぶせ寝，不適切な枕），ストレスへの対処など日常生活での問題が本症の増悪・持続因子として取り上げられてきている．また，この多因子のなかには心理学的要因も存在し，不安，うつ状態などが症状を増悪させていることが示されており，医療提供者には広い知識が求められている．

c. 疫　学

　わが国における本症の疫学調査はいまだ完全ではない．過去に行われた本症の疫学調査の多くは，スクリーニングのための質問票あるいは診査項目がそれぞれの研究者によって異なっていたことから，有

表 5.11.1　本症のスクリーニング質問票

1. 口を大きく開いたとき，示指から環指を並べた3本指を縦にして入りますか？
（1. すっと入る　2. ほぼ問題ない　3. どちらともいえない　4. やや困難　5. まったく入らない）
2. 口を大きく開け閉めしたとき，顎の痛みがありますか？
（1. まったくない　2. たまにある　3. どちらともいえない　4. しばしばある　5. いつもある）
3. 口を大きく開いたとき，まっすぐに開きますか？
（1. いつもまっすぐ　2. たまに曲がる　3. どちらともいえない　4. しばしば曲がる　5. いつも曲がる）
4. 干し肉，するめ，タコなどかたいものを食べると顎や顔が痛みますか？
（1. 痛まない　2. たまに痛む　3. どちらともいえない　4. しばしば痛む　5. いつも痛む）

（合計値が8.5以上を顎関節症とする）

病率は明らかではない．特に関節（雑）音の有無をスクリーニングに含める是非が問われ，スクリーニングに関節（雑）音の自覚を含めると，スクリーニングの信頼性が低下することが示されている（杉崎他，2007）．本症のスクリーニングでその信頼性と妥当性検証が完了した質問票を表 5.11.1 に示す．さらにこのスクリーニングに存在する「口を大きく開け閉めしたとき，顎の痛みはありますか？」の2値評価（はい，いいえ）は，1問でのスクリーニング検査では最も高い信頼性が得られた質問である．スクリーニング質問調査にこの1問を用いた現在までの疫学研究結果では，厚生労働省歯科疾患実態調査（歯科疾患実態調査報告解析検討委員会，2007）によれば3〜5％が，東京都内就労者では20％程度が治療を必要とする顎関節症患者の有病率とされている（杉崎他，2008）．　　　　　〔杉﨑正志〕

■文　献

歯科疾患実態調査報告解析検討委員会編：解説　平成17年度歯科疾患実態調査，pp124-145，口腔保健協会，2007.
杉崎正志，来間恵里他：顎関節症スクリーニングに用いる質問項目の選択と妥当性検定．日顎誌，**19**(2)：177-184，2007.
杉崎正志，高野直久他：東京都内就労者における質問票による顎関節症有病率調査．日顎誌，**20**(2)：127-133，2008.

(2) 顎関節症の画像所見，診断

診　断

顎関節症の診断は，顎関節症と類似した症状を呈する疾患を除外診断することから始まる．医療面接，視診，触診を行い，顎関節症と類似の疾患を除外したならば，顎関節症の症型分類の手順で鑑別診

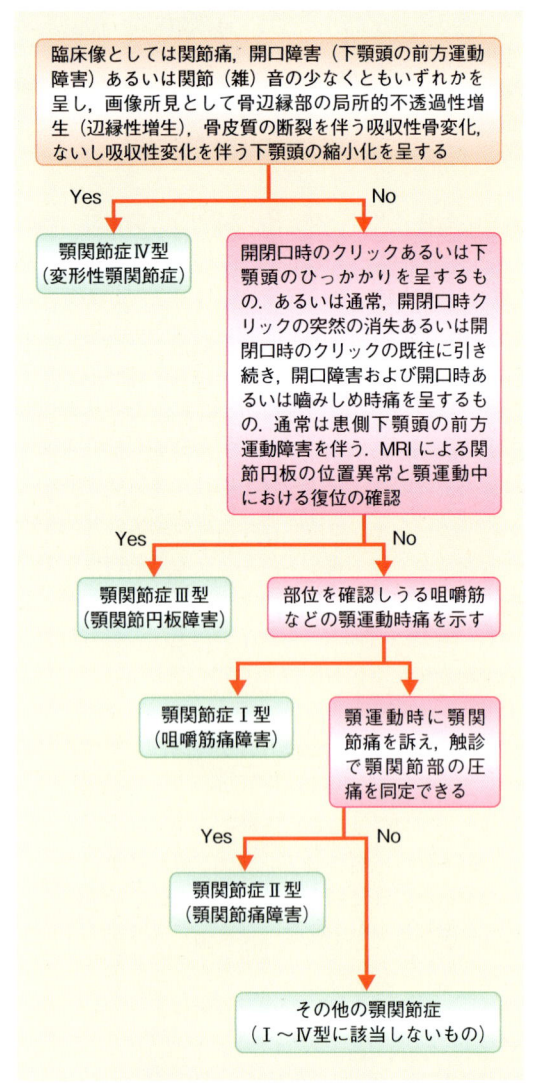

図 5.11.4　顎関節症の症型分類の手順および診断基準
（日本顎関節学会：顎関節診療に伴うガイドライン，口腔保健協会，2001（名称に関しては一部改変））

断する（図 5.11.4）.

　画像所見から診断できる顎関節症はⅣ型とⅢ型である．Ⅳ型とⅢ型が否定できれば，症状に基づいてⅠ型とⅡ型を診断する．

　Ⅳ型は，顎関節痛，開口障害，関節音（クレピタス）を症状とするが，特徴であるクレピタス音は，病態が進行しないと発現しないので，Ⅲ型との鑑別は臨床所見のみからでは精度が低い．そこで，X線像によって変形性顎関節症を疑う所見を検出することになる．わが国ではパノラマ X 線撮影装置が広く普及しており，かつ側斜位経頭蓋撮影よりも下顎頭の骨変化の検出能が高いのでパノラマ X 線撮影を画像検査の第一段階に位置づけている．基本的な X 線像の解釈（図 5.11.5）に基づいて，変形性顎関節症に特徴的な所見を抽出する（図 5.11.6）．ここでいう変形性顎関節症とは，おもにⅢ型（顎関節円板障害）に続発する二次性変形性顎関節症である．

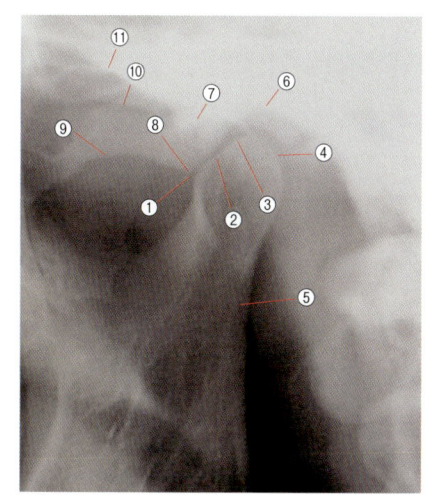

図 5.11.5　顎関節に病的変化のないパノラマ X 線像
①下顎頭外側極ならびに前隆起，②外側部〜中央部の下顎頭関節面，③下顎頭頂部，④内側部の下顎頭関節面，⑤下顎頸，⑥下顎窩，⑦関節隆起，⑧関節結節，⑨頬骨弓下縁，⑩頬骨弓上縁，⑪中頭蓋底．

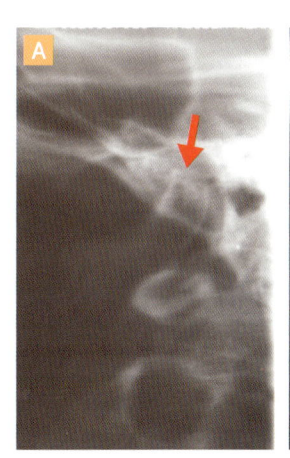

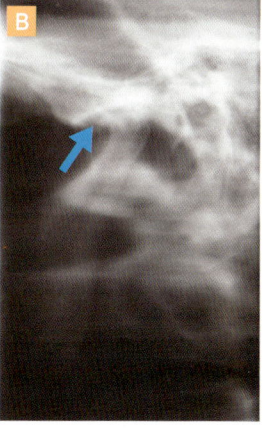

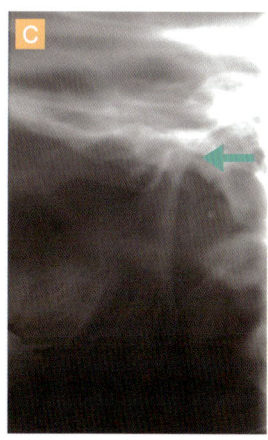

図 5.11.6　顎関節症Ⅳ型（変形性顎関節症のパノラマ 3 分割顎関節像，咬合位）

A：下顎頭関節面における骨皮質の断裂を伴う吸収性骨変化（erosion, 赤矢印）．B：下顎頭の骨辺縁部の局所的不透過性増生（osteophyte, 青矢印）．C：吸収性変化を伴う下顎頭の縮小化（deformity, atrophy, 緑矢印）．

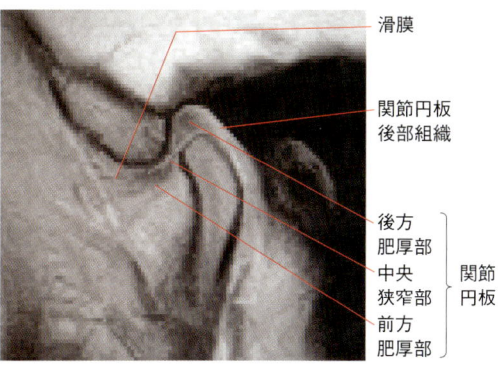

図 5.11.7　顎関節部の正常 MRI（咬合位）
下顎頭長軸に垂直な修正矢状断 MRI（T2* 像）の顎関節部の拡大．関節円板の位置は正常で，形態も biconcave といわれる正常形態である．下顎頭，関節隆起，下顎窩に骨変化はない．

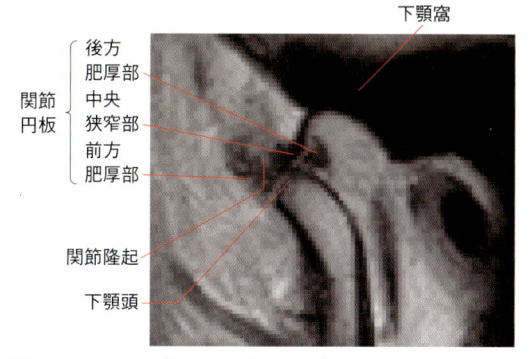

図 5.11.8　顎関節部の正常 MRI（開口位）
図 5.11.9 と同一関節の T1 強調像．関節円板を，関節隆起と下顎頭との間に認める．下顎頭は関節円板中央狭窄部の下方に位置し，関節円板後方肥厚部は下顎頭の後方に位置する．下顎頭は関節隆起前斜面に位置するのが正常であるが，本例では下顎頭の移動が不足している．

5.11　顎関節疾患

図 5.11.9 顎関節症Ⅲ型（Ⅲa 関節円板障害で復位を伴う関節円板前方転位（復位性関節円板前方転位）例の顎関節部 MRI）

A：咬合位，下顎頭関節面よりも前方に関節円板が位置している．これを前方転位という．B：開口位，関節円板中央狭窄部下方に下顎頭が位置し，下顎頭は関節隆起をこえて関節隆起前斜面に相対して位置している．咬合位では，関節円板前方転位が存在するが，開口位は正常に復する状態である．この病態では，骨変化を認める症例はまれである．典型的な臨床所見は，関節音（クリック）である．

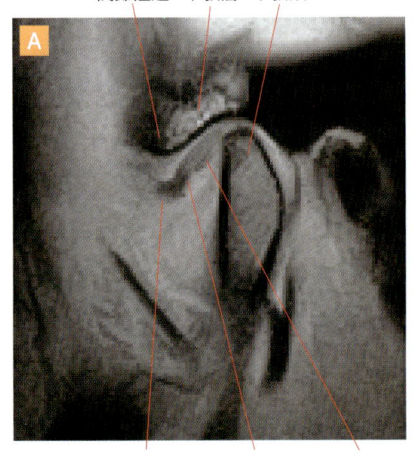

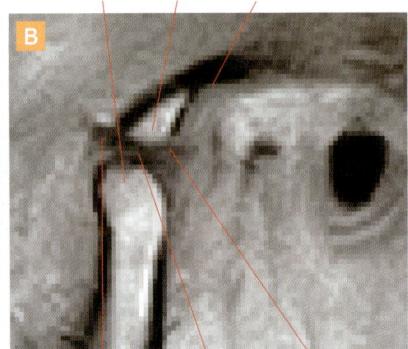

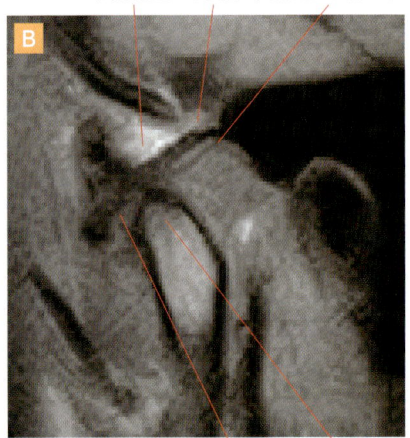

図A ラベル：関節隆起　下顎窩　下顎頭　関節円板後部組織／外側翼突筋腱　前方肥厚部　中央狭窄部　後方肥厚部（関節円板）

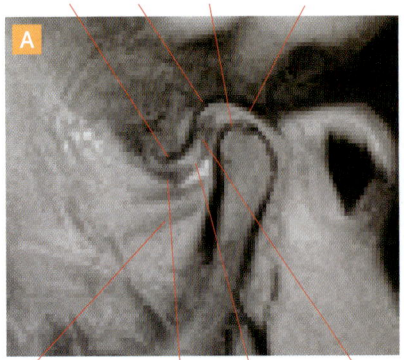

図B ラベル：下顎頭　関節隆起　下顎窩／前方肥厚部　中央狭窄部　後方肥厚部（関節円板）

図 5.11.10 顎関節症Ⅲ型（Ⅲb；関節円板障害で復位を伴わない関節円板前方転位（非復位性関節円板前方転位）例の顎関節部 MRI）

A：咬合位，下顎頭関節面よりも前方に関節円板が位置している．B：開口位，関節円板は下顎頭の前方に位置している．開口で正常に復しないという意味で，「復位を伴わない」と記述する．
本例では，下顎頭，下顎窩ならびに関節隆起に骨変化を認めない．典型的な臨床所見は，関節音（クリック）に続発する開口制限（前歯切端間距離 40 mm 未満）である．

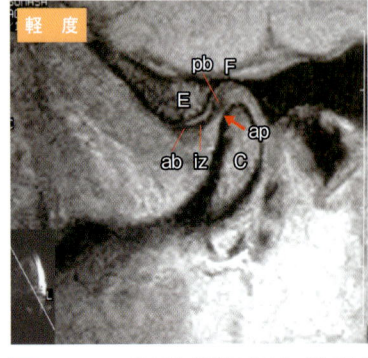

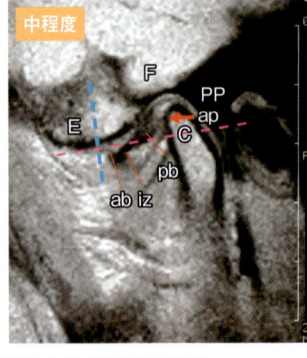

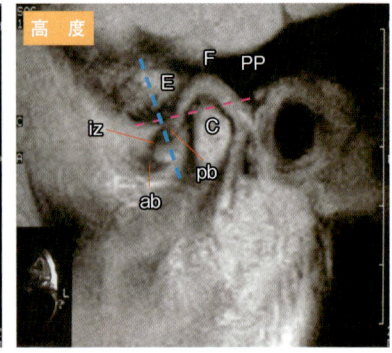

図A ラベル：関節隆起　下顎窩　下顎頭／前方肥厚部　中央狭窄部　後方肥厚部（関節円板）

図B ラベル：関節隆起　下顎窩　関節円板後部組織／関節円板　下顎頭

図 5.11.11　修正矢状断 MRI における関節円板転位程度の評価

咬合位での関節円板後方肥厚部と中央狭窄部の位置から著者らは関節円板転位程度を3段階に分類する．
関節円板軽度前方転位：関節円板中央狭窄部（iz）は下顎頭関節面前端（ap）より前方に位置しているが関節円板後方肥厚部（pb）は矢印をこえていない．関節円板中程度前方転位：関節円板後方肥厚部（pb）が下顎頭関節面前端（ap）よりも前方に位置しているが，関節隆起（E）の直下までは転位していない．関節隆起直下は関節後突起（PP）最下点から関節隆起へ接線（- - -）を引き，関節隆起の接点を通る垂線（- - -）を基準にする．関節円板高度前方転位：関節円板後方肥厚部（pb）が，関節隆起直下（- - -）に及んでいる．
E：関節隆起，F：下顎窩，C：下顎頭，関節円板（ab：前方肥厚部，iz：中央狭窄部，pb：後方肥厚部），PP：関節後突起．

(五十嵐千浪，小林　馨他：日顎関節会誌，**10**(1)：13-22, 1998 より改変)

顎関節円板障害に関連しない一次性変形性顎関節症はまれで原因も明らかではない．変形性顎関節症は，下顎頭ならびに関節隆起・下顎窩の線維被覆の破壊によるものであるが，X線像では線維被覆は描出できないので変形性顎関節症を確定できない．またX線像では，変形性顎関節症とリモデリングとの正確な鑑別もできない．このような理由から，骨変化を検出した際の臨床的対応は慎重に行うべきであり，経過を追跡することは必須である．骨の変化を経時的にとらえるには，少なくとも3カ月以上の経過が必要であり，6カ月後の方が望ましいかもしれない．なお，パノラマX線検査，側斜位経頭蓋X線撮影のいずれも，関節隆起・下顎窩の骨変化の検出能は低い．

顎関節症Ⅲ型（顎関節円板障害）は図5.11.4に示すような臨床所見から診断するが，その正診率は60〜80%である．このためⅢ型の診断の確定には，MRIまたは顎関節腔造影X線検査が必要である．顎関節腔造影X線検査は穿刺が必要な侵襲を伴う検査なので，第一選択はMRIになる［MRIの禁忌については⇨3.4-3を参照］．MRIは，顎関節円板障害の確定に必要な関節円板の位置情報を明確にもたらすだけでなく，顎関節周囲組織についても多くの情報を得ることができる．このため診察とX線検査では検出できなかった顎関節症と類似した症状を呈する疾患を検出することがある．MRIは骨構造（関節隆起・下顎窩，下顎頭）と軟組織（関節円板など）を明瞭に描出し（図5.11.7, 5.11.8），復位を伴う関節円板前方転位（図5.11.9），復位を伴わない関節円板前方転位（図5.11.10），関節円板側方転位，関節円板後方転位を正確に診断することができる．関節円板の転位程度（図5.11.11）は，臨床症状との関連があり，たとえば関節円板転位が高度になるとクリック音の発現頻度が高くなる．顎関節の慢性炎症に関与するとされている関節腔内貯留液がT2強調像で描出できる（図5.11.12）．顎関節痛との関連は統計学的に認められてはいるが，それ以外の要因も存在する．

MRI検査の際には，下顎頭の長軸に垂直な修正

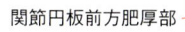

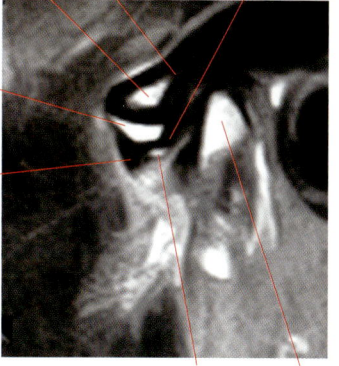

図5.11.12　関節腔内貯留液を認める顎関節部MRI
T2強調像で，上関節腔または下関節腔の形態に一致した高信号像を貯留液，滑液，滲出液と表現する．顎関節痛との関連が報告されている．顎関節症だけでなく，関節炎，腫瘍などでも生じる所見である．特に関節円板転位のない例において貯留液を認めた場合には，顎関節症以外の疾患と考えるべきである．

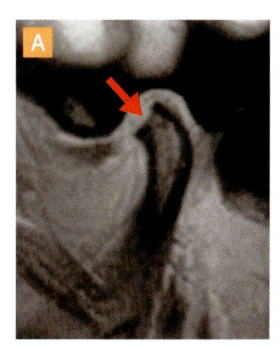

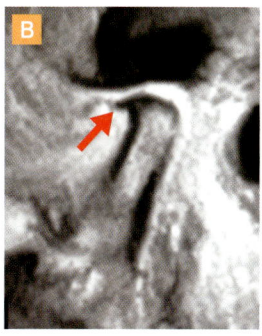

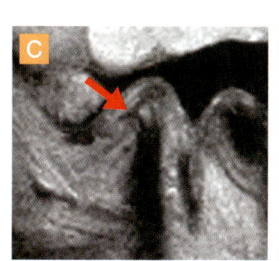

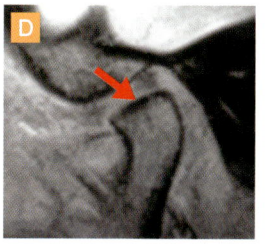

図5.11.13　下顎頭ならびに関節隆起・下顎窩の骨変化のMRI
A：下顎頭に骨皮質の断裂を伴う吸収性骨変化を認める．下顎頭関節面の皮質骨の断裂であり，骨びらん，吸収性骨変化（erosion）とよばれる．関節隆起・下顎窩には骨変化はない．B：下顎頭に骨辺縁部の局所的骨増生を認める．骨棘，不透過性増生（osteophyte）とよばれる．関節隆起・下顎窩は浅く平坦化し表面がやや不整である．C：吸収性変化を伴う下顎頭の縮小化を認める．縮小化，deformity，atrophyなどとよばれる．関節隆起・下顎窩は正常なS字形を呈していない．以上は変形性顎関節症を疑う所見であるが，画像上では変形性顎関節症とリモデリングとは厳密には区別できない．これらは，復位を伴わない関節円板前方転位に続発して二次的に骨変形が生じた二次性変形性顎関節症を疑うものである．D：下顎頭関節面の平坦化を認める．平坦化，flatteningとよばれ，本症例のように関節円板前方転位がなくても生じる．リモデリングと考えられる症例が多い．

矢状断画像を撮像することが重要で，撮像方向によっては誤診を生じることがある．

MRIは，変形性顎関節症の検出にも有効である（図5.11.13）．特にパノラマX線撮影や側斜位経頭蓋X線撮影では描出されにくい関節隆起・下顎窩の骨変化の検出にすぐれている．さらに，骨髄信号の変化というX線検査では得られない情報も明らかになるが，臨床的意義についての縦断的研究がまだ不足している．

顎関節腔造影X線検査はMRIが禁忌の患者において，関節円板障害を診断するための選択肢である．二重造影CT検査を用いれば，関節腔内癒着ならびに関節円板および後部組織の穿孔を検出するだけでなく，その形態と位置をも明らかにすることができる．また，MRI検査と臨床所見からの診断に基づいた加療が奏効しない場合にその原因を診断するためにも用いる．　〔小林　馨〕

■文　献

五十嵐千浪，小林　馨他：関節音を有する復位を伴わない円板前方転位のMR画像所見．日顎関節会誌，**10**（1）：13-22，1998．

日本顎関節学会：顎関節診療に関するガイドライン，口腔保健協会，2001．

（3）顎関節症の保存的治療

a．薬物療法

顎関節症に対して最も多く使われる薬剤は鎮痛薬である．現在，医療保険ではすべての医薬品を通じて鎮痛薬のアンフェナクナトリウム水和物（フェナゾックス®）とインドメタシン（インテバン®）のみ顎関節症に保険適用があり，それ以外の薬剤は適用をもっていない．しかしこれまで顎関節症に対して表5.11.2に示すような鎮痛薬が使用されてきた．すべてNSAIDsである．顎関節症の疼痛は開口や咀嚼動作に伴って出現する機能時痛が特徴であり，炎症や外傷におけるような自発痛は，発症のごく初期にしか発現しない．したがって，外傷への受傷時あるいは頭痛や歯痛に際して用いられるような頓用での使用はあまり意味がなく，毎食後などの分服使用が必要である．なお保険適用が認められているフェナゾックス®を用いたガイドライン作成のための基盤調査では，本薬剤使用に弱い推奨が得られており，また投与期間は7日とされた（杉崎他，2010）．

表5.11.2　顎関節症に用いられる鎮痛薬

薬剤名	製品名	用量用法
メフェナム酸	ポンタールカプセル 250 mg	1回1カプセル 1日3回 毎食後
イブプロフェン	ブルフェン錠 200 mg	1回1錠 1日3回 毎食後
ロキソプロフェンナトリウム水和物	ロキソニン錠 60 mg	1回1錠 1日3回 毎食後
ジクロフェナクナトリウム	ボルタレン錠 25 mg	1回1錠 1日3回 毎食後
○アンフェナクナトリウム水和物	フェナゾックスカプセル 50 mg	1回1カプセル 1日3回 毎食後
○インドメタシン	インテバンカプセル 25 mg	1回1カプセル 1日3回 毎食後
エトドラク	ハイペン錠 200 mg	1回1錠 1日2回 朝昼食後

○印は保険適用あり．

　鎮痛薬以外の薬剤として，筋弛緩薬に関してはこれまでもいくつかの薬剤での報告はあるが，著者も参加したトルペリゾン塩酸塩を用いた無作為化臨床試験においては，プラセボとの有意差は認められなかった．この結果からは顎関節症の筋痛に対する中枢性筋弛緩薬の効果は否定的といわざるをえない．この筋弛緩薬使用という治療コンセプトは，以前顎関節症の病態として提唱された「筋スパズム」の解消を目的に使用されるようになったものだが，この「スパズム」という病態が顎関節症では発現がほとんどないことが明確になってきたことからも，筋弛緩薬の使用による疼痛改善効果は期待できないと考えられる．顎関節症に対する精神的な緊張や不安が症状悪化へのリスク要因になっている場合があることから，そのようなときは抗不安薬が使用されることがある．また抗不安薬は精神的緊張を緩和することで，筋弛緩薬にかわるリラックス効果を期待して投与される場合もある．使用される抗不安薬のほとんどがベンゾジアゼピン系であることから，薬物依存や離脱症状の発現に注意し，漫然と長期投与をすることは避けるべきであろう．

　顎関節症患者のなかには長期間にわたって疼痛から解放されずに苦しんでいる症例がある．このような場合，鎮痛薬投与は一時的な効果しか得られな

い．あるいは鎮痛薬では疼痛を制御できない場合もある．そのような慢性疼痛状態に対して，中枢からの疼痛抑制系の賦活効果を期待して抗うつ薬が用いられることがある．一般的には現在医科領域において慢性疼痛に対する適応が認められたアミトリプチリン塩酸塩を用いる．この場合，常用量より少量からの投与量で開始し，徐々に増量して効果発現を見いだすことが必要である．顎関節症に随伴して咬合違和感が時折みられる．「どこで噛んだらいいかわからない」「噛むところが安定しない」などの訴えで歯科医を転々とし，ドクターショッピングを繰り返す．長い経過のなかですでに顎関節症としての症状は消えており，咬合違和感のみが残っている場合もある．このような症例に対して，患者の要請に従って咬合調整を行う歯科医が多いが，その対応が症状の永続化を招いている．咬合を改変することは避けるべきであり，身体症状としての感覚や疼痛過敏化改善を目的として抗うつ薬を使用すべきある．

関節内への注射薬剤としては診断と洗浄を目的として局所麻酔薬であるリドカイン（1%）と生理食塩液が使用される．また復位を伴わない関節円板前方転位発現初期に，麻酔と関節腔の伸展性を増加させて徒手操作による関節円板復位を容易にすることを目的とする，パンピングマニピュレーション時にリドカインが使用される場合もある．

退行性変化を示す顎関節症に対して，軟骨保護と除痛を目的としてヒアルロン酸ナトリウム溶液の注入がなされる場合がある（表5.11.3）．四肢の非感染性関節炎においてはステロイド注射がなされるが，顎関節症においては四肢関節におけるような重篤な急性炎症を示すことはほとんどなく，現在，顎関節症に副腎皮質ステロイド薬の注射がなされることはない．

b. 理学療法

理学療法は疼痛の緩和，血流改善，筋弛緩などの効果を目的として昔から行われてきた．

i) 安静指導

顎関節症発症初期の急性期には安静指導が必要である．この時期にはあくびなどの大開口を制限すべきであり，制限にはオトガイ下に握りこぶしを当てて下顎の動きを制限するようにし，咀嚼筋を使って意識的に筋収縮することでの開口制限は避けるようにさせる．この方法は疲労している咀嚼筋使用を避ける知恵である．またしばらくは大きな食品と硬固物の食事を制限する．多少改善してからも急速な顎運動は制限し，また吹奏楽器や歌唱などは禁止する．しかしある程度発症から時間が経過し，自発痛が消失して機能時痛のみになってきたなら，極端な安静指導は不要であり，むしろある程度は積極的に開口や咀嚼動作といった日常動作を行わせるべきである．できるだけ大きく開口させ，硬固物咀嚼も禁止する必要はない．開口や咀嚼動作によって疼痛が増悪する，あるいは疲労感が増大してきたなら，そこでその動作をやめれば問題はなく，日常動作をす

表 5.11.3　顎関節症に用いられるその他の薬剤

分類	薬剤名	製品名	用量
抗不安薬	エチゾラム	デパス錠 0.5 mg	1回1錠　1日3回　朝昼食後就眠前
	メダゼパム	レスミット錠 5 mg	1回2錠　1日3回　朝昼食後就眠前
	ロフラゼプ酸エチル	メイラックス錠 1 mg	1回1錠　1日2回　朝食後就眠前
抗うつ薬	スルピリド	ドグマチール錠 50 mg	1回1〜2錠　1日3回　150〜300 mg/日　朝昼食後就眠前
	アミトリプチリン塩酸塩	トリプタノール錠 10 mg, 25 mg	1日3回　30〜150 mg/日　朝昼食後就眠前
	フルボキサミンマレイン酸塩	デプロメール錠 25 mg, 50 mg	1日3回　50〜150 mg/日　朝昼食後就眠前
注射薬剤	リドカイン（エピレナミン非含有）	1% キシロカイン	1〜2 ml にて関節パンピング後に回収
	ヒアルロン酸ナトリウム	アルツアンプル 25 mg	25 mg/1回/日　5日

すべて保険適用なし．

べて禁止する必要はない.

ii) 罨法

罨法としては, 自発痛があり開口が強く制限される急性期に行う冷罨法と, ある程度症状が落ち着いた慢性期に行う温罨法とがある.

冷罨法は氷やアイスノン®などを用い, 痛みが和らいだならゆっくりと開口し顎関節を動かすとともに筋を伸展させる. 1回の冷却時間は10分までとし, 冷やし過ぎによる血流阻害に注意せねばならない. 顎関節症では炎症の徴候を示すことはまれであり, 自発痛を示す場合でも数日で機能時痛のみに変化する. したがって冷罨法が適応になる期間は短く, 自発痛が消失したなら多くは温罨法が適応になる.

温罨法として最も簡単な方法は電子レンジで作成した蒸しタオルによる温めであろう. この場合は5分程温めた後に冷罨法の場合と同様に, ゆっくりと顎関節を動かし筋を伸展させる. この時期は上記した安静療法で述べたように積極的に下顎を運動させるべきである.

iii) 理学機器を用いた療法

顎関節症への血流改善による疼痛と機能の改善を目的として, これまで多種多様な機器が用いられている. しかしこれらによる療法はあくまで一時的な対症療法であり, 原因療法ではない. その効果に対する評価も確立しているわけではない. これまで表5.11.4に示したような機器が用いられている.

iv) 訓練療法

顎関節症に対する関節の可動化訓練や咀嚼筋に対する筋伸展訓練は昔から行われてきたが, その方法に関しては各治療施設でまちまちであり, また目標とする治療ゴールについても統一されたものがあるわけではない. 多くは患者の生活支障の解消が目安となっていることから, 開口量についても独自に目標設定がなされている. 表5.11.5は著者の属する施設での方法と目標を示す. われわれはこれら訓練をリハビリテーショントレーニングと位置づけており, 機能の回復を目的とし, 必ずしも転位円板の復位を目指すといった, 解剖学的な回復を目指してはいない. 整形外科領域において, 骨折や捻挫の回復期に実施されるリハビリテーショントレーニングは, 概して痛みを伴うものである. しかしリハビリテーションで痛みを伴うトレーニングを実施することで, 生活では痛みは軽減し支障が減少するのであ

表5.11.4 顎関節症に使用される理学機器

○ ● 咀嚼筋電気刺激装置 (Myomonitor®)
● 経皮的電気神経刺激装置 (transcutaneous electrical nerve stimulation : TENS)
● 近赤外線レーザー照射装置
● 超音波照射装置
● 鍼治療 (通電刺激装置)

○印は保険適用あり.

表5.11.5 顎関節症に行われるリハビリテーション訓練

名称	目的	方法
関節可動化訓練	下顎頭の前方滑走の回復	手指ないし開口器を用いて強制開口させ, 下顎頭の前方滑走を促す
筋伸展訓練	咀嚼筋の伸展性の回復	手指ないし開口器を用いて強制開口させ, 咀嚼筋を伸展させる
筋負荷訓練	咀嚼筋の易疲労性の解消	咀嚼筋に対する等尺性収縮負荷をかけ, 筋の耐久性を強化する
ガム咀嚼訓練	咬合時痛の改善	ガム咀嚼により関節円板後部に意識的な負荷をかけることで咬合時痛を改善させる

る. 顎関節症に対するリハビリテーショントレーニングも同じ考えで行っており, 患者にとっては痛みを伴うが, これを実施することで早期に機能回復ができる.

v) マニピュレーション

本来は復位を伴わない関節円板前方転位発生初期に, 復位可能にすることを目的として考案された治療手技であったが, その後, たとえ復位可能な状態に戻しても, 再度復位できなくなる例が多発することが判明したことから, 現在, たとえ復位なしになってから短時間の症例であっても本法実施は慎重になっている. これは復位なし転位発現の原因が明確でないところで復位可能にしても, その状態が安定する保障がないためである. それにかわり, 関節腔内の狭小化や癒着の存在によって, 患者自身による関節可動化訓練で開口量増加が得られない症例に対して, 関節鏡による鏡視下剥離授動術を実施する前に試行する治療法として, 局所麻酔薬によるパンピングの後に, 術者が患者下顎を把持して強制開口を行う形でのマニピュレーションの実施例が増えている.

c. 行動療法

顎関節症が多因子疾患であるという認識が定着して久しいが, 歴史的に1940年代から行われていた

表 5.11.6 TCH是正のための行動療法

第1段階	みずからが自分に不利な行動（自傷行動）をとっているという認知 接触していると筋活動が持続することを認識させる
第2段階	具体的な変容行動の実施．5分以上とどまるところに目につくように張り紙をする．張り紙には「歯を離して力を抜く」といった文言を書く．張り紙に気づいたら下顎の力を抜くように指導する
第3段階	変容行動の強化．歯が接触していると筋が疲労してくることに気づくようになる．最終的には歯が接触していると無意識に離すようになる

咬合要因に対するものを別にすると，いくつもある多因子のそれぞれに対する対処法に関しては，いまだに試行錯誤を繰り返しているといわざるをえない．特に保存療法として第一の対象候補とすべき，生活における各種寄与因子に対する対応方法は，個々の治療者に委ねられているのが現状である．生活上での寄与因子の多くは習慣や癖，またはパターン化した精神反応とそれに賦活されて起こる不利な行動要因である．したがって，これらに対しては習癖や習慣の是正，思考パターンの改善など，行動療法ないしは認知行動療法によるアプローチが有効である．これら寄与因子のなかでわれわれが最も注目しているのが tooth contacting habit（TCH）であり，この習癖に対する行動療法の実施方法の概要を表5.11.6に示す．これは疼痛をもって来院した顎関節症患者の半数以上が保有している習癖であり，非機能時に上下歯を接触させていることで顎関節や顎筋への過剰負荷を招き，これが顎関節症発症の最大病因になっているとわれわれは考えている（木野，2008）．したがってこの習癖を是正することが原因治療になり，また多くの患者では顎関節症の再発予防にもつながる．　　　　　　〔木野孔司〕

■ 文　献

木野孔司：顎関節症の増悪因子としての歯列接触癖．日歯医会誌，**60**：1112-1119，2008．

杉崎正志，覚道健治他：顎関節の痛みに対する消炎鎮痛薬効果判定基準に関する感度検証．日歯医会誌，**29**：47-51，2010．

（4）スプリント療法

スプリント療法は，顎関節症に対する保存的療法として広く用いられている治療法である．スプリント（splint）とは整形外科など医科領域においても用いられる orthopedic appliance, orthotic，日本語での副子と同義であり，からだの可動部分を固定し機能回復，向上をはかる装置と定義される．顎関節症治療に用いられるスプリントは，多様な形態のものが考案され臨床応用されている．スプリントのほかに，バイトプレート（bite plate），バイトプレーン（bite plane），ナイトガード（night guard），咬合床副子などとも称される．

a. スプリントの形態と作用機序

一般的には上顎歯列，下顎歯列いずれかを被覆し上・下顎歯列間に介在する形態であり，患者が任意に取りはずし可能な可撤性の装置である．材質は特殊な用途では金属が用いられることもあるが，アクリルレジンなどの樹脂により製作されることが多い．

スプリントを装着することにより上・下顎のいずれかの歯列が固定されるとともに，スプリント装着顎の対顎歯列はスプリントと咬合することとなる．さらに閉口時の上・下顎の位置関係（下顎位）が，患者の歯列によって規定された下顎位からスプリントによって規定された下顎位へと位置づけられる．これらのことからスプリントの効果としてはスプリント上に付与した適切な咬合接触，側方および前方ガイドにより早期接触などの咬合異常を除外すること，咬合関係を変化させ咬合力を再分配すること，これらにより咬耗と歯の動揺を防止すること，動作やバイオメカニクスの変容により咀嚼筋痛や機能障害を改善すること，また顎関節内での関節窩と下顎頭，関節円板との構造的関係を保護・安定させる，あるいは変化させることなどが期待されてきた．実際に疼痛症状の減少，嚙みしめやブラキシズムの減少など，顎関節症の諸症状の消失や緩和に効果があることが多く報告されている．しかし，その作用機序については十分に理解されているわけではない．

b. スプリントの副作用

スプリント療法は，可撤性の装置を用いて行われるため，歯や口腔組織に何らの侵襲を加えることもなく，一般には可逆的で安全な治療法であるものと理解されている．しかし誤った使用によって惹起される合併症も少なからず存在する．スプリントで被覆された歯質のう蝕，歯肉炎，歯周炎，口臭，発音障害，咬合の変化，装置への心理的な依存傾向などである．長期にわたるスプリントの使用によって，歯列のみならず顎関節を含めた機能的・形態学的な

非可逆性の変化が生じることがある．特に歯列の一部のみを被覆する形態のスプリントでは，スプリントに被覆されていない歯あるいはスプリントに咬合接触していない対合歯の挺出，移動，それに伴う下顎位の変化が生じることがあり，重篤な合併症として注意が必要である．

c. スプリントの種類

これまで多くの種類のスプリントが考案されてきたが，現時点で最も広く用いられているのは，スタビリゼーションスプリントである．また作用機序として特徴的なものに前方整位型スプリントがある．

i）スタビリゼーションスプリント

スタビリゼーションスプリント（stabilization splint）はフラットプレーン（flat plane），筋リラクゼーションスプリント（relaxation splint）とも称され，上・下顎いずれかの全歯列を被覆する（図5.11.14）．スプリントの咬合面は可及的に平坦とし，閉口位にて対合歯列の臼歯機能咬頭（上顎臼歯であれば舌側咬頭，下顎では頬側咬頭）ならびに前歯の切縁がスプリント咬合面に両側性に均等に咬合接触するように調整しなければならない．また下顎の前方および側方運動時には，対合臼歯部がスプリントから離開するように，スプリントの犬歯部，あるいは前歯部を含めてアンテリアガイダンスを付与する．閉口時のスプリント上に付与する水平的な下顎位については種々の表現により記載されているが，基本的には咀嚼筋や顎関節などに無理のない機能的な下顎位とし，タッピング運動を利用して習慣性開閉口路上に付与される．垂直的にはスプリントの強度を保ち偏心位での咬合干渉を回避できる下顎位とする．

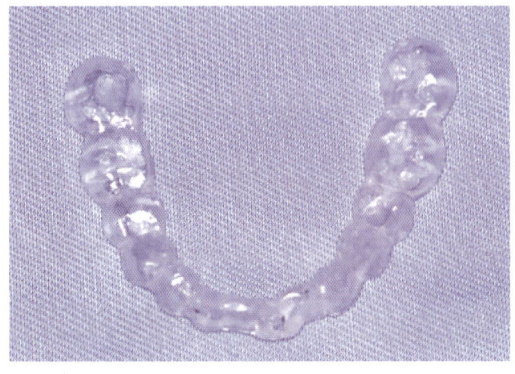

スプリントの咬合は顎関節や筋の疼痛，炎症，浮腫あるいは筋活動の変化による上・下顎の位置関係の変化にあわせて適切な間隔で調整，監視する．スプリントは夜間のみの使用とすることが多い．これは先に述べたような非可逆的な変化などを避けるためである．しかし急性の症状のある際などには期間を決めて1日中，使用させることもある．

スタビリゼーションスプリントの有効性に関しては数多くの報告があり，特に疼痛の緩和には有益であることが示されている．しかし報告によりスプリントのデザイン，製作方法，調整方法は必ずしも統一されてはおらず，またEBM（evidence based medicine，根拠に基づく医療）を裏づける質の高い臨床研究による検証も不十分である．そのため治療術式の基準化ならびに今後のさらなる研究が求められている（Al-Ani, 2004）

ii）前方整位型スプリント

前方整位型スプリント（anterior repositioning splint（appliance））は，前方転位した関節円板の整位がはかられる位置まで下顎を前方に誘導し，咬合位を付与したスプリントである．適応症は復位性関節円板前方転位症例である．スプリント装着により関節円板の整位をはかるとともに下顎頭による後部結合組織への圧迫を解除し関節痛を軽減することが目的である．前方位スプリント（anterior positioning splint）と称する場合には円板整位を目的とせず後部組織への負荷軽減のみを目的とする．関節円板の整位をはかった際には臼歯部の開咬という非可逆的な咬合の変化を惹起し，この下顎位を保持するための臼歯部の広範な修復処置を必要とする．また円板整位後の長期にわたる成功，ならびにその必要性については疑問視されており，使用頻度は減っている（Schmitter, 2005）．

〔佐々木啓一〕

図5.11.14　スタビリゼーションスプリント
下顎に装着するタイプであり，加熱重合レジンにより製作された．

■文　献

Al-Ani MZ, Davies SJ, et al：Stabilisation splint therapy for temporomandibular pain dysfunction syndrome. Cochrane Database Syst Rev, **2004**（1）：CD002778, 2004.

福島俊士，小川　匠：スプリント治療．顎関節症（日本顎関節学会編），pp136-142，永末書店，2003．

Schmitter M, Zahran M, et al：Conservative therapy in patients with anterior disc displacement without reduction using 2 common splints；a randomized clinical trial. J Oral Maxillofac Surg, **63**（9）：1295-1303, 2005.

(5) 顎関節症の外科的治療

顎関節症は self-limiting（限定的）な疾患であり，その原因・誘因は多岐にわたることなどから，治療にあたっては，可逆的で，患者への侵襲や負担が少ない治療法を優先する．外科的治療の適応となるのは，スプリント療法などの保存療法が奏効せず，かつ顎関節部に外科的処置の適応となる病変が存在する症例である．この場合も，関節腔洗浄療法など，侵襲の少ない治療法を優先する．

a. パンピング法およびパンピングマニピュレーション法

パンピング法は，生理食塩水ないし局所麻酔液 2～4 mℓ を上関節腔内に繰り返し注入・吸引することにより，その水圧で関節腔内の軽度の癒着を剝離するとともに，関節腔内の陰圧状態を改善して vacuum effect（陰圧効果）を解除し，関節円板の復位をはかる治療法である．マニピュレーション法が無効であった急性クローズドロック症例に対して，単独で，あるいはマニピュレーション法と併せて実施する．

太さ 21～23 G の注射針と滑りのよいガラス製注射筒を用いる．刺入点は下顎窩外側最深部の 2～3 mm 下方で，針先を上方および前方に 10～30 度傾けて，深さ 20～30 mm 程刺入すると，上関節腔に達する．顔面神経を損傷しないよう注意する．復位が得られた場合，再発予防の目的で数週間スプリントを装着することがある．クローズドロック期間が長いものでは再発することが多く，ロック期間が短かく，かつ保存療法が奏効しない症例が本治療法の適応となる．

復位不能に陥った関節円板を復位させることは，顎関節の構造・機能からみて理にかなったものである．ただし，臨床的にロックの解除が得られた場合でも，画像検査で調べると，関節円板は復位していないことが多い．

b. 顎関節上関節腔洗浄療法

本治療法は，顎運動障害の改善および顎関節痛の軽減を目的に，局所麻酔下で 18～21 G の比較的太い注射針を上関節腔に 2 本穿刺し，一方の注射針から生理食塩水ないし乳酸リンゲル液 200～500 mℓ を注入し，もう一方の注射針から排液させることにより，上関節腔内を洗浄する治療法である（Nitzan et al, 1991）．通常，点滴の自然落下圧力で洗浄液を注入するが，癒着の剝離や上関節腔拡大を目的に，注射筒を用いて加圧注入することもある（図 5.11.15，5.11.16）．

作用機序として，軽度の癒着の剝離，関節腔内の炎症性サイトカインの除去，関節包の伸展などが考えられている．下顎頭可動域の増加を目的に，処置中に強制開口訓練やマニピュレーションを併用することがあり，ヒアルロン酸ナトリウムの薬効を期待して，抜針前に注入することもある．

顎関節痛や顎運動障害の改善に有効で，一般にスプリント治療などの保存療法が奏効しない症例に対して実施されるが，関節腔内の癒着など，病変の主体が顎関節部にあることが明らかな場合には，治療の早い段階で試みられることもある．

c. 顎関節鏡視下手術

関節鏡視下に関節腔内病変に対して外科的処置を行う治療法で，治療の目的は，顎関節痛軽減と下顎

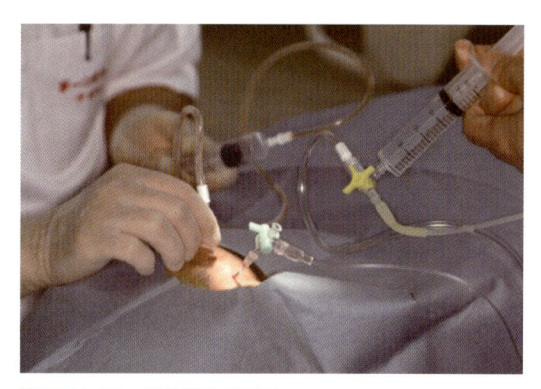

図 5.11.15　関節腔洗浄療法
上関節腔に刺入した注射針から生理食塩水を注入し，もう 1 本の注射針から排液させる．

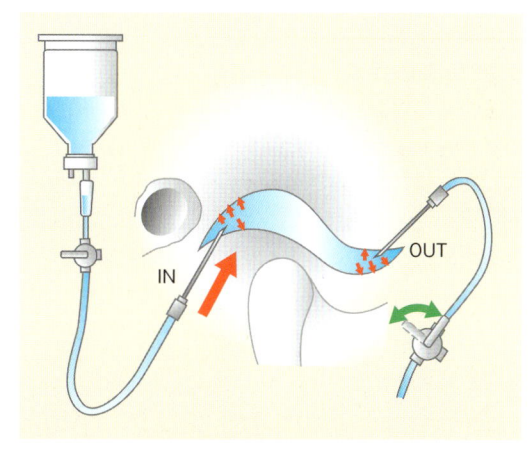

図 5.11.16　関節腔洗浄療法の原理
上関節腔内に多量の洗浄液を注入・灌流させ，老廃物などを排出させるとともに，微細な癒着を剝離する．

頭可動域増加による顎機能の改善ならびに日常生活動作の改善であり，関節円板の復位を目標としたものではない．

手術は，通常，全身麻酔下で行われる．上関節腔内に2～3本の外套管を穿刺し，関節鏡と手術器具とを別々の外套管から刺入して行う方法と，単一穿刺のみで行う方法がある．後者の場合は，1本の外套管で鏡視と盲目的剝離とを交互に行うか，微細径の関節鏡と手術器具とが挿入可能な複数のチャンネルの組み込まれた手術用関節鏡を用いる．

術式は，プローブや電気メス，鉗子を用いて，関節腔内の癒着性病変を鏡視下に切離・除去し，多量の洗浄液により関節腔内浮遊物とともに洗い流し，さらにマニピュレーションを行って顎関節の授動をはかる鏡視下関節剝離授動術（lysis and lavage technique）を行うことが多い（村上他，1998）．退行性病変が明らかな場合は，マイクロシェーバーや骨バーを用いて病的な滑膜組織の除去，変性軟骨組織の削除，下顎頭や関節結節の形態修正などを行う．なお，円板の変形が軽度な症例に対して，鏡視下での円板後部結合組織の新鮮創面形成と縫縮とにより，円板の復位をはかる鏡視下円板縫着・固定術を行うことがあり，習慣性脱臼の治療に用いることもある［⇒5.11-3を参照］．

本治療法は，鏡視下で癒着を確認し，確実に切離・除去しうることから，顎関節痛や顎運動障害の改善効果が高く，関節腔洗浄療法が奏効しない難治性症例に対してもすぐれた治療効果が期待できる．さらに，関節円板の断裂など退行性変化が明らかな症例でも，本治療法により症状の改善が得られることが多い．

d．顎関節開放手術

皮膚切開により顎関節腔を開放し，直視下に外科的処置を行う治療法で，全身麻酔下で行われる．以前には，保存療法が奏効しない症例を中心に顎関節症に対して広く用いられていた（Merrill，1986）．しかし，顔面神経麻痺を生じる危険性があることなどから，関節鏡視下手術が普及した現在では，その適応は関節鏡視下手術が奏効しない変形性顎関節症などにかぎられる．

術式は，上・下関節腔を開放後，直視下に癒着を剝離し，鉗子や骨バーを用いて線維性組織の除去や骨隆起の削除，下顎頭・関節結節の形態修正を行う．関節円板はできるだけ保存することが望ましい

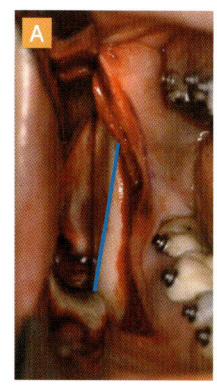

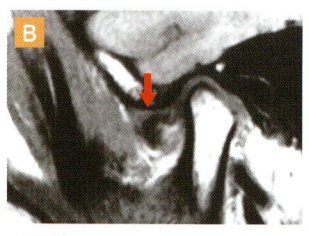

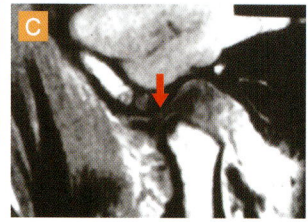

図 5.11.17　下顎枝切離術
A：下顎枝を切離すると，外側翼突筋の作用により下顎頭が前方に移動し，下顎頭と関節円板との関係が改善される．B：切離前，C：切離後（青線：切離線，赤矢印：関節円板）．

が，高度な変形や断裂がある場合は切除し，骨性癒着防止の目的で暫間的にシリコンプレートを留置する．術後1週頃から開口訓練を開始し，数カ月間継続して下顎頭の可動性を確保する．

e．下顎頸・下顎枝切離術

下顎頸あるいは下顎枝を切離すると，下顎頭は外側翼突筋の作用によって前内方に移動する．その結果，関節円板前方転位例において，下顎頭と関節円板とはほぼ正常に近い位置関係をとるようになり，顎運動制限は著明に改善する．

術式は，下顎枝前縁に沿って口腔粘膜をS字状に切開して下顎枝を露出し，下顎切痕から下顎角にかけて下顎枝の垂直骨切りを行う（図5.11.17）．骨片間の固定は行わず，術後2～3週間，顎間固定を行う．本治療法は，口腔内からのアプローチであるため，耳前部の瘢痕形成や顔面神経を麻痺させる危険性がない．関節円板の変形が軽度な関節円板前方転位例などに用いられる．　　　〔戸塚靖則〕

■文　献

Merrill RG：Historical perspectives and comparisons of TMJ surgery for internal disk derangement and arthropathy. Cranio, **4**(1)：74-85, 1986.

村上賢一郎，松本優典他：顎関節内障に対する関節鏡視下剝離・授動手術の経験．日口腔外会誌，**34**(6)：1140-1147, 1998.

Nitzan DW, Dolwick MF, et al：Temporomandibular joint arthrocentesis；a simplified treatment for severe, limited mouth opening. J Oral Maxillofac Surg, **49**(11)：1163-1167, 1991.

2 顎関節症との鑑別が必要な疾患

(1) 側頭筋咬筋腱・腱膜の問題と筋突起過長症

a. 咀嚼筋腱・腱膜過形成症

【定義・概念】

咀嚼筋，特に側頭筋および咬筋の腱・腱膜の過形成により，筋の伸展障害が発現し，高度な開口制限が認められる疾患である．

【原因・病因】

直接的な原因は定かでない．筋突起過長症や咬筋肥大症では，片側症例も認められるが，本疾患は両側性に発症し，家族歴で必ずしも親や兄弟に発症せず，10代前半に自覚する症例もみられることから，多因子遺伝疾患の可能性が考えられている．また，口蓋隆起，下顎隆起などの骨隆起やブラキシズムの習癖も報告されており，後天的要因の関与も考えられている．

【病理】

口腔内アプローチによる手術時に剖出された咬筋前縁部の肥厚した腱・腱膜の切除標本では，変化の少ない緻密結合組織と咬筋筋束内に浸潤する脂肪組織が認められる．また腱に軽度の石灰化変性を伴う症例もある．病理組織学的にも腱・腱膜の過形成が支持されている．

【臨床症状】

ⅰ）自覚症状

10代後半〜20代前半で開口制限を自覚する場合が多いが，機能障害として認識されづらく，歯科治療時に歯科医によって障害として指摘される場合も多い．

ⅱ）他覚症状

緩徐に進行した硬性開口制限と最大開口時に咬筋前縁に触知するかたく突っ張る索状構造物（図5.11.18）の存在，および顎関節疾患が合併しなければ，下顎左右側方運動および前方運動に制限が認められないことが多くの症例にみられる．さらに，肥大した咬筋と骨格的に下顎角部の張り（square-shaped mandible，図5.11.19），および口蓋隆起，下顎隆起の存在が認められる．

【検査成績】

ⅰ）パノラマX線所見

後下方への骨添加による下顎角部の過形成が特徴である（図5.11.20）．

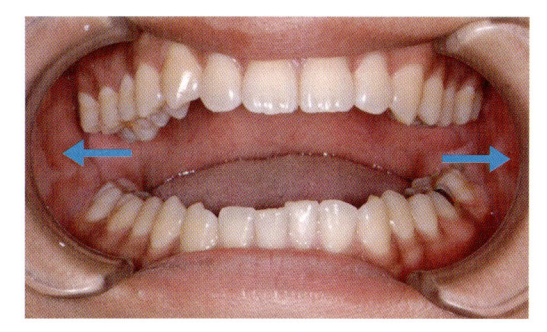

図 5.11.18 咬筋前縁部の索状構造物

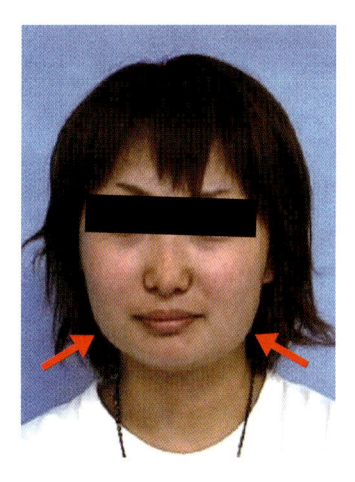

図 5.11.19 square-shaped mandible

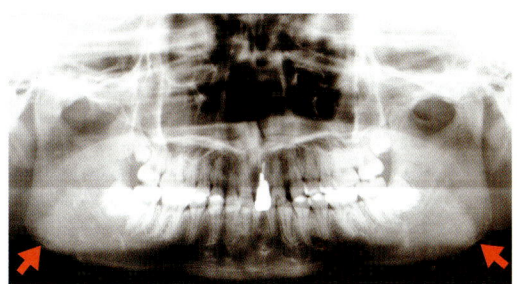

図 5.11.20 下顎角部の後下方への骨添加

ⅱ）セファロ所見

セファロ分析結果では下顎角（gonial angle, 107度 ± 8.6），FMA角（Frankfort mandibular angle, 14.5度 ± 7.9），咬合平面角（cant of occlusal plane, 4.9度 ± 2.6），およびY軸角（Y-axis to FH plane angle, 57.9度 ± 3.0）であり，いずれもわが国の成人標準値より有意に低値となり，顔面角（facial angle, 90.9度 ± 2.9），はわが国の成人の標準値より有意に高値となる．

ⅲ）MRI所見

①顎関節部のMRI像：通常，関節円板障害あるいは顎関節疾患を認めるような所見は認められな

5.11 顎関節疾患　793

い．まれに非復位性関節円板前方転位の共存症例が認められ，さらに開口時に関節円板の前方移動が認められる症例も存在する．

②咬筋部の水平断MRI像：咬筋前縁付近の腱・腱膜が肥厚し，辺縁部の無信号構造から木の根状に筋内に陥入した像が認められる（図5.11.21）．

【鑑別診断】

顎関節症（Ⅲb型，Ⅳ型）を合併することも報告されており，この場合咀嚼筋腱・腱膜過形成症を確定することは困難である．臨床的に下顎左右側方運動および前方運動に制限が認められないことと顎関節造影CT像あるいは造影X線像で円板癒着が否定できれば，確定する．また，硬性開口制限を呈するほかの顎関節疾患である，顎関節強直症，歯性感染症の咀嚼筋波及，悪性腫瘍の咀嚼筋浸潤，筋突起過長症，破傷風，自己免疫疾患（強直性脊椎炎など）などとの鑑別を行い排除的診断により確定する．

【治療・リハビリテーション】

全身麻酔下に口内アプローチによる咬筋腱膜切除術＋筋突起切除術が最も多く施行されている．下顎角過形成の骨格形態改善のため下顎角形成術を併用する場合もある．

術後は積極的な開口訓練が必要である．また，術後1〜2カ月は一過性に咬合圧の低下が認められるが，術後6カ月で回復する（図5.11.22）．

b. 筋突起過長症

【定義・概念】

肥大および伸長した筋突起が開口時に頬骨弓基部内面に干渉して衝突性開口障害を発現する疾患で片側性と両側性とがある．筋突起過形成症ともいう．開口障害の約5％を占める．

【原因・病因】

幼少期に発現した線維性顎関節強直症の反応性増殖として下顎前切痕の深化とともに発現する場合や，顎関節に異常を認めずに小児期から徐々に片側性もしくは両側性に筋突起が肥大および伸長する場合もあり，原因は確定していない．

【臨床症状】

ⅰ）自覚症状

10〜20代で自覚し，無痛性で，性別では男性に多いとされている．

ⅱ）他覚症状

筋突起が開口時に頬骨弓基部内面に干渉して衝突性開口障害を発現するため，強制開口時にも著しい硬性開口障害を呈する．高度に進行すると，下顎の左右側方運動および前突運動が著しく制限される．

【検査成績】

ⅰ）パノラマX線所見

筋突起の伸長と下顎前切痕の深化が認められる．

ⅱ）CT所見

閉口位の三次元CT像で，筋突起の肥大と伸長が認められ，開口位の三次元CT像で筋突起が頬骨弓基部内面に干渉しているのが認められる（図5.11.23）．

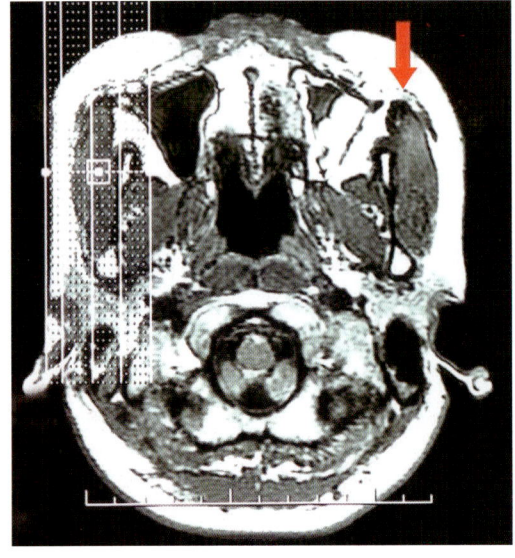

図5.11.21　咬筋前縁部における腱の肥厚

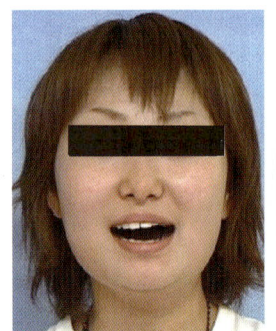

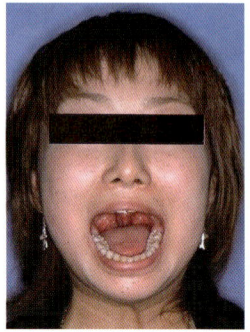

図5.11.22　術前最大開口時顔貌（左），術後最大開口時顔貌（右）

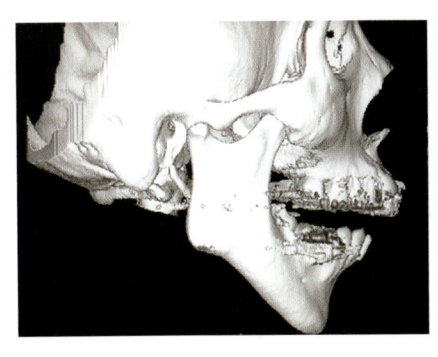

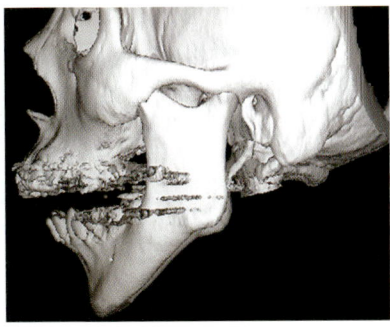

図 5.11.23　術前三次元CT像（開口時）
筋突起が頬骨弓基部内面に干渉している.

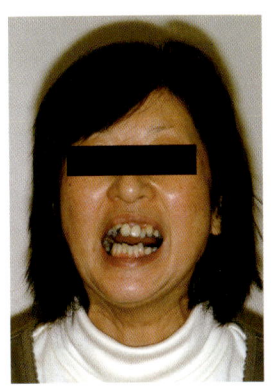

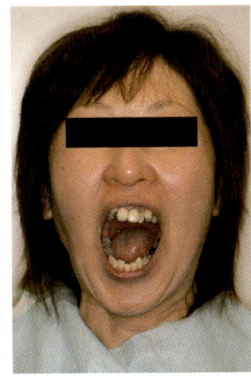

図 5.11.24　術前最大開口時顔貌（左），術後最大開口時顔貌（右）

【鑑別診断】
　顎関節症（Ⅲb型，Ⅳ型）を合併することも報告されており，顎関節MRI像と開口位のCT像が必須である．開口位のCT像により確定する．

【治療・リハビリテーション】
　全身麻酔下に口内アプローチに筋突起切除術が最も多く施行されている．術後は積極的な開口訓練が必要である（図 5.11.24）．　　〔覚道健治〕

■ 文　献
覚道健治，依田哲也他：開口障害の新しい概念—咀嚼筋腱・腱膜過形成症の病態と治療．日顎誌，**21**(1)：28-54, 2009.
Kubo H, Kakudo K, et al：Cephalometric characteristics in patients with hyperplasia of the tendon and aponeurosis of masticatory muscles who have square mandibles. J Osaka Dent Univ, **44**(1)：77-81, 2010.
Yoda T, Sato T, et al: Long-term results of surgical therapy for masticatory muscle tendon-aponeurosis hyperplasia accompanied by limited mouth opening. Int J Oral Maxillofac Surg, **38**(11)：1143-1147, 2009.

（2）顎関節腫瘍・腫瘍類似疾患

a. 顎関節腫瘍・腫瘍類似疾患の概要

　顎関節に原発する腫瘍は，良性腫瘍には骨軟骨腫，骨腫，軟骨腫，骨芽細胞腫，血管腫，線維腫，形質細胞性骨髄腫などが，悪性腫瘍には骨肉腫，軟骨肉腫などがある（Warner, 2000）．さらに，その他の悪性腫瘍に転移性腫瘍がある．
　また，顎関節に発生する腫瘍類似疾患も，滑膜軟骨腫症（図 5.11.25, 5.11.26），滑膜骨軟骨腫症，Langerhans細胞組織球症，線維性骨異形成症などがある（Warner, 2000）．

【疫学・発生率】
　顎関節腫瘍ないし腫瘍類似疾患に共通することとして，いずれもきわめてまれであるため，疫学・発生率は明らかではない．

【原因・病因】
　原因は不明であり，進展するまで無症状で経過することが多く，症状が発現しても他覚所見として耳前部腫脹および開口障害ないし開口時下顎偏位を呈するのみで，特異的な徴候は示さない．なお，疼痛については疾患により発現頻度が異なる．

【診　断】
　検査法としてはMRI，CTなどの画像検査法が有効であるが，確定診断は病理組織学的診断に委ねられる．
　鑑別診断を要する顎関節疾患として，顎関節症，退行性顎関節病変，慢性顎関節炎，下顎頭過形成，顎関節腫瘍，顎関節腫瘍類似疾患などが，その他の顎関節疾患以外の疾患としては耳下腺原発腫瘍，頭蓋内腫瘍，歯原性囊胞ないし腫瘍，痛風，偽痛風などの結晶沈着障害などがあげられる
　以上の特徴から，いずれも確定診断ならびに治療に至るまでに長時間を要しており，迅速な診断が求められている．

5.11　顎関節疾患

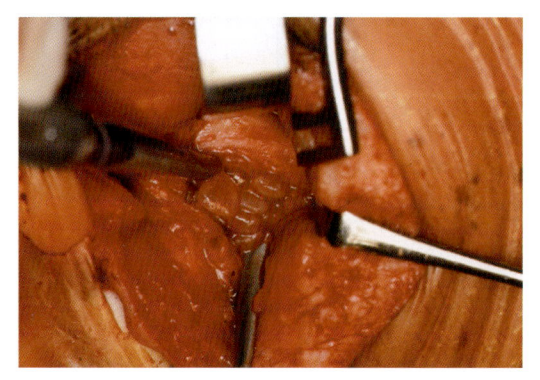

図 5.11.25　滑膜軟骨腫症患者の手術時写真
右側顎関節に対して耳前切開にて上関節腔を開放した直後を示す．上関節腔に充満していた化生軟骨塊が外側に溢出してきている．

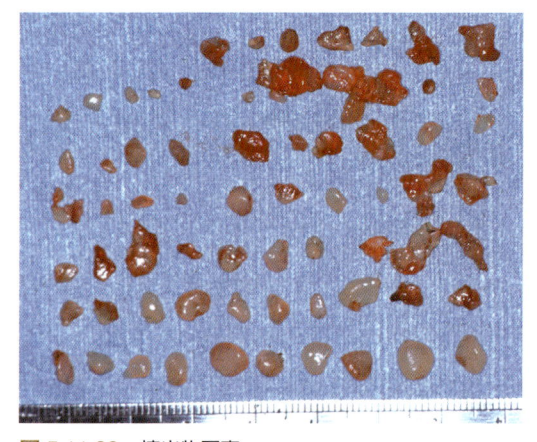

図 5.11.26　摘出物写真
70 個以上の化生軟骨塊が上関節腔から摘出された．個々の化生軟骨塊の表面は 1 層の滑膜組織で被覆されていた．

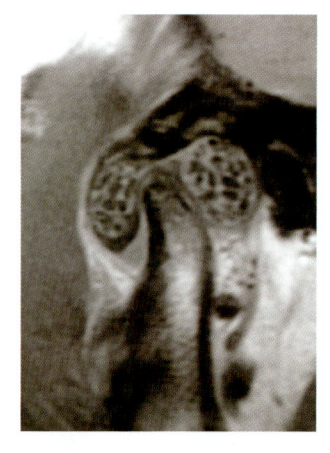

図 5.11.27　右側顎関節部矢状断 proton 強調 MR 画像
前方転位した関節円板の上方に著しく拡大した上関節腔の前方部および後方部が認められ，その部分には種々の大きさ低信号像が充満している．
（北京医科大学口腔医学院馬緒臣教授の提供による）

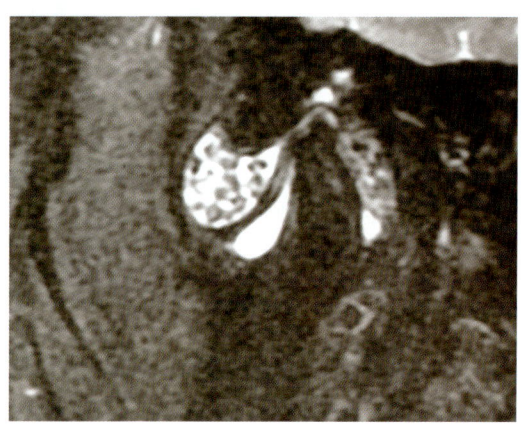

図 5.11.28　右側顎関節部矢状断 T2 強調 MR 画像
低信号の関節円板の上下には高信号の joint effusion 像が認められ，上関節腔の joint effusion 像の中に信号強度の比較的低い類円形塊状物が多数散在する．
（北京医科大学口腔医学院馬緒臣教授の提供による）

【治　療】

　顎関節腫瘍ないし腫瘍類似疾患の治療法は切除が一般的である．しかし，悪性腫瘍における局所再発率，転位率，5 年生存率は不明である．

b．滑膜軟骨腫症（図 5.11.25～5.11.28）

【定義・概念】

　何らかの原因により滑膜内で軟骨化生が生じ，軟骨塊を形成する現象が多発した状態をいう．初期には化生軟骨塊は滑膜内にとどまっているが，進行に伴い軟骨塊は滑膜表面から関節腔内に遊離・放出され，ついにはすべての軟骨塊が関節腔内で遊離体となる．それら軟骨遊離体の数は数十個から百数十個に及ぶことがある．なお，顎関節にて進行すると顔面非対称も伴うことがある（Guarda-Nardini, 2010）．

【疫学・発生率】

　103 報告の 155 例についてまとめた結果，年齢は平均 46.3 歳（範囲 12～81 歳），一般に片側性で，左右差はなく，2.5：1 の比で女性に多い．診断までに要した期間はおおむね 2 年間（範囲 1～15 年）以上で，自覚症状として耳前部の痛みを呈することが最も多い．

【経過・予後】

　再発例の報告は 1 例のみで，悪性転化の報告はない．
〔柴田考典〕

■ 文　献

Guarda-Nardini L, Piccotti F, et al：Synovial chondromatosis of the temporomandibular joint；a case description with systematic literature review. Int J Oral Maxillofac Surg, **39**(8)：745-755, 2010.

Warner BF, Luna MA, et al: Temporo mandibular joint

neoplasms and pseudo tumors. Adv Anat Pathol, **7** (6)：365-381, 2000.

(3) その他の顎関節, 咀嚼筋, 周囲組織臓器疾患

a. 先天異常および発育異常

顎関節の成長発育障害は, 下顎骨関節突起, 特に下顎頭に形態異常が顕著に現れる. 先天異常には下顎骨関節突起欠損, 先天性二重下顎頭, また発育障害には下顎骨関節突起形成不全や下顎骨関節突起肥大がある.

【臨床症状】

おもな症状は顔面変形, 咬合異常および機能障害で, 疼痛を伴うことは少ない.

【治療】

痛みが発現したら, 原因疾患に対応した治療を行う. 形態異常は原因を早期に発見し, 顎の成長発育を考慮して適切な時期に適切な治療法を選択する.

b. 炎症性疾患

i) 化膿性顎関節炎

細菌性感染症で, 顎関節腔穿刺などの外傷による感染, あるいは顎関節の隣接組織・器官から化膿性炎が波及したものが多い. まれに血行性感染もある. おもな原因菌はブドウ球菌, レンサ球菌である.

【臨床症状】

顎関節部に発赤, 腫脹, 発熱, 疼痛がみられ, 顎運動は著しく制限される. 炎症が軽快しても, 後に顎関節強直［⇨5.11-4 を参照］に進展することがある. 病変が進行すると, X 線像は関節の輪郭の消失, 粗糙化, および変形を示す.

【治療】

原因菌に有効な抗菌薬で感染を制御する.

ii) 多発性関節炎

種々のリウマチ性疾患によって生じる関節炎と構造変化を多発性関節炎という. 疾患には関節リウマチのほか, 若年性リウマチ（Still 病）, 全身性エリテマトーデスや強皮症, 乾癬性関節炎, 強直性脊椎炎など病因が異なる多くの疾患が含まれる. これらのなかでは関節リウマチが最も多い. 関節リウマチにおける顎関節の罹患率は約 75％である.

【臨床症状】

顎関節も他部位の関節と同様に両側性に滑膜炎として発生し, 自発痛, 圧痛, 顎運動時疼痛, 開口障害, 関節雑音などが起こる. 病態が進行すると, X 線像は関節骨面に骨びらん, 陥凹などの骨変化を示す. また, 造影 MRI では強く造影されるパンヌスを認める. 下顎頭が短縮すると下顎が後退し開咬を生じる.

【治療】

薬物療法や理学療法などを行う. 原疾患の進行が安定化するまでは, 咬合治療などの不可逆的な治療は避けるべきである.

iii) 結晶沈着症

①痛風：尿酸塩の針状結晶が沈着し発症する関節炎である. おもに手指, 足指にみられ, 激しい疼痛と腫脹を起こす. 顎関節の発現はまれである. 中高年男性に多く, 家族性に発症しやすい.

【臨床症状】

顎関節部の腫脹, 疼痛, および開口障害が生じる.

【治療】

高尿酸血症の是正をはかる.

②偽痛風：各種の結晶沈着性の関節疾患は偽痛風とよばれ, そのうちの 1 つはピロリン酸カルシウムによる病態で, 膝, 手首などの関節に好発し, 顎関節はまれである. 男性に多く, 発症頻度は年齢とともに高くなり高齢者に多い.

【臨床症状】

無症候性のものが多いが, 痛風に類似した関節炎症状を示すものもある. 顎関節ではしばしば偽痛風結節を認める.

【治療】

結晶と病変の摘出手術を行う.

iv) 色素性絨毛結節性滑膜炎

原因不明の炎症疾患とされ, 滑膜の絨毛性, 結節性増殖とヘモジデリンの沈着を特徴とする. 20～50 代に好発する. 股関節, 膝関節に多く, 顎関節はきわめてまれである.

【臨床症状】

顎関節の腫脹や咀嚼時痛などで, 高頻度に骨破壊をきたす.

【治療】

摘出術が原則である.

c. 咀嚼筋障害

筋障害には咀嚼筋群などに限局する局所性の筋炎と, 全身の筋に及ぶ多発性筋炎, 皮膚筋炎, 全身性エリテマトーデスおよび線維筋痛症などがある. こ

こでは局所性の筋障害を取りあげる．

i) 筋炎
外傷または感染など局所的原因によって生じる炎症である．

【臨床症状】
症状は持続性の筋痛，腫脹，圧痛，下顎の運動障害である．経過によって，筋線維性拘縮，骨化性筋炎へ移行することがある．

【治療】
損傷した筋の安静を保ち，感染症ははじめに抗菌薬療法を行う．

ii) 骨化性筋炎
骨化性筋炎は骨格筋に化骨をみる疾患で，外傷性と進行性がある．外傷性は損傷を受けた軟組織内に骨形成をみる．まれに咀嚼筋にもみられる．進行性は全身の筋膜，腱膜などに異所性骨化が起こる．

【治療】
外傷性の腫瘤は摘出する． 〔井上農夫男〕

■文献
Baragona PM, Bertrand PM, et al : Diagnostic classification of TMDs. In : Orofacial Pain ; Guidelines for Assessment, Diagnosis, and Management（de Leeuw R ed），pp142-152, Quintessence, 2008.

石橋克礼：顎関節疾患―鑑別診断と症例ファイル，pp23-33, 72-84, Tuulee, 2009.

日本顎関節学会：顎関節症診療に関するガイドライン，pp27-28, 口腔保健協会, 2001.

3　顎関節脱臼

【定義・概念】
過剰な関節運動の結果，骨性構造が関節の可動範囲を逸脱し，復位できず偏位状態で固定することをいう．顎関節では下顎頭の過剰な前方滑走運動によって関節隆起をこえて前方に逸脱し復位できず，開口状態で固定した状態をいう．いわゆる「顎がはずれた」状態である．

【原因・病因】
原因としては，過度の開口たとえばあくび，歯科治療や口峡咽頭部の処置，または骨折などを伴う急激な外力が顎関節に加わった場合などがある．生理的な開口によって発生する場合がある．

下顎頭・関節円板複合体が急激な前方滑走運動を行うことで，側頭骨関節隆起頂部をこえ，同前斜面部の前方へと移動し，復位不能となり，結果として閉口障害を生じる．その際に関節包ならびに外側靱帯の弛緩が生じ，習慣性脱臼へと移行する場合がある．

脱臼を生じやすい解剖学的な特徴をもつ場合，すなわち側頭骨関節隆起が高く関節面の角度が急峻な場合や，関節包ならびに外側靱帯の弛緩などにおいて発生しやすいことが指摘されている．不随意運動などの錐体外路症状がある場合にも，顎関節脱臼が発生しやすく，脳血管障害，Parkinson症候群，およびフェノチアジン系薬剤などの向精神薬の服用などがその背景となる．

【臨床症状】
顎関節脱臼のほとんどは下顎頭が側頭骨関節隆起をこえて前方に逸脱した前方脱臼であり，側方脱臼や後方脱臼は関節突起骨折時の下顎頭骨片の脱臼転位が生じないかぎり発生することはまれである．前方脱臼の多くは両側性に発生し，耳前部皮膚の陥凹，下顎の前下方突出による長貌，閉口不能による流涎などがみられる．片側性の場合は下顎の健側偏位がみられる．顎関節脱臼で自己整復できないものを完全脱臼という．脱臼が発生して間もないものを新鮮脱臼とよぶ．完全脱臼で整復が速やかに行われず放置されると，陳旧性脱臼に移行し，整復はさらに困難となる．自己整復可能なものは不完全脱臼（亜脱臼）という．頻繁に脱臼を繰り返す状態を習慣性脱臼という．

【診断】
理学的診断

最も明確な理学的所見は閉口障害である．両側性新鮮顎関節脱臼では下顎を半開口以上閉じることができず，口唇閉鎖が不可能となり，流涎を示すこともある．全体的に長貌となる．脱臼した顎関節部には，自発痛が現れる場合もある．また耳前部の皮膚に陥凹が現れ，下顎頭の転位を触知することができ，これらの臨床症状により診断は可能である．しかしながら，陳旧性顎関節脱臼では，咬合不能の状態ではあっても閉口が可能となり，あたかも下顎前突症のような状態を呈する．相当長期にわたる脱臼の患者では，ある程度咬合ができる場合もある．また無歯顎患者では上下歯列の咬合という目安がなくなるため，上下顎の相対的位置関係のみでは，脱臼の有無の判断はできない．いずれの場合においても画像診断による下顎頭の位置の確認が必要となる．片側性脱臼では，下顎の健側偏位が明らかとなり，

咬合不全も交叉咬合を呈するが，片側性脱臼の発生頻度は低い．

【治療】

顎関節では新鮮脱臼と陳旧性脱臼で治療法が異なり，習慣性脱臼の治療法は整復後の維持に重きが置かれる．治療法には非観血的（保存的）整復術と手術による観血的整復術とがある．

a. 新鮮脱臼の治療

新鮮脱臼では非観血的整復術が適応され，徒手的整復術が行われる．徒手的整復術には，Hippocrates 法と Borchers 法がある．

ⅰ）Hippocrates 法

患者を座位とし，術者は患者の前方に立ち，両手母指をそれぞれ患者の両下顎大臼歯におき，その他の指で，患者の左右下顎角部，下顎下縁部をそれぞれ把持し，下顎大臼歯部を下方へ圧下，同時に下顎下縁を前方手前に回転させ，下顎頭を引き下げる．その後，下顎全体を後上方へ押し込み，前方に脱臼した下顎頭を下顎窩内へと誘導する．

ⅱ）Borchers 法

患者を座位とし，術者は患者の後方に立ち，両手母指をそれぞれ患者の両下顎大臼歯におき，その他の指で，患者の左右下顎下縁部をそれぞれ把持し，下顎大臼歯部を下方へ圧下，同時に下顎下縁を前方に回転させ，下顎頭を引き下げる．その後，下顎全体を後上方へ引き込み，前方に脱臼した下顎頭を下顎窩内へと誘導する．

これら徒手的整復術が完了したならば，弾性包帯またはヘッドバンドによる下顎の保定，またはチンキャップなどによる下顎の制動を行い，下顎頭の滑走運動をしばらく制限する．脱臼整復後の関節では再発が生じやすいことから，これら保定処置は重要となる．

b. 習慣性脱臼の治療

習慣性脱臼では，脱臼の再発防止に治療の主眼がおかれる．非観血的整復の後，再発防止策としてスプリント療法による咀嚼筋緊張の緩和，顎間ゴム牽引による運動制限などを行う．効果が得られない場合，観血的治療法を適応することがある．

下顎頭の滑走運動域を制限することを目的とした関節制動手術には，顎関節の上関節腔内で関節円板後部組織を瘢痕化する手術がある．関節円板後部組織に物理的損傷，すなわち切創や電気メスやレーザーによる凝固を施し，瘢痕形成を促進し下顎頭・関節円板複合体の前方滑走を制限する．この術式はおもに関節鏡視下手術として行われる．

骨構造に対する制動手術としては，頬骨弓下方移動術がある．これは関節隆起を一部含む頬骨弓を骨切りし，下方へ屈折させることで下顎頭の滑走移動を制動する．Buckley-Terry 法は関節隆起部に屈曲したミニプレートを設置し物理的障壁をつくり，下顎頭の滑走を制動する術式で，術後成績は良好とされるが，プレートの破折や二次的な除去を要する場合のあることが欠点とされている．

側頭骨に何らかの物理的障壁を形成し脱臼を抑止する手術とは異なり，脱臼した下顎頭・関節円板複合体が下顎窩へ円滑に復位できるように関節隆起自体を除去する手術がある．すなわち関節隆起切除術で，これは関節隆起を削除または切除することで下顎頭の下顎窩への復位を容易にする．

軟組織に対する手術としては側頭腱膜短縮術，関節包縫縮術などがあり，簡便な方法としては，口腔内の顎間皺襞部に瘢痕形成して開口制限をはかる Hermann 法などがある．

c. 陳旧性脱臼の治療

陳旧性脱臼では多くの場合，保存的（非観血的）治療は無効である．外科的治療としては，開放顎関節形成術を準用し外科的に関節を開放し，脱臼した下顎頭・関節円板複合体を整復する．顎関節脱臼を整復せずに放置すると上関節腔内は線維性癒着または線維組織の増生が生じ，下顎頭・関節円板複合体の下顎窩内への復位は困難となる．程度に応じて増生した線維組織の除去，または関節円板の切除，さらには骨軟骨構造への形成手術が必要となる場合がある．

〔近藤壽郎〕

4 顎関節強直症

【定義】

顎関節を中心に器質的変化をきたし，下顎運動が著しく抑制された状態である．関節腔が線維性組織で癒着した場合は線維性強直症であり，線維組織が骨に完全に置換された場合は骨性強直症となる．多くの場合，その中間的な状態である．

【原因・病因】

先天性と後天性に大別される．先天性顎関節強直症はきわめてまれである．後天性の原因としては中耳炎や外耳炎，下顎枝骨髄炎，外傷，血行感染があ

げられるが，医療の発達したわが国では炎症や外傷に起因する顎関節強直症の発症率は低下している．高齢者では重度変形性顎関節症の進展例として線維性強直症になる場合がある．また，関節リウマチ，血友病，膠原病により全身的に関節強直症を起こすこともある．

【病理】

正常な関節軟骨面が侵され，その部分から骨が増生する．通常は側頭骨側と下顎頭側の両側から骨が増生し，互いの表面は入り乱れている．ときに関節空隙に孤立性に骨増殖を認め，次第に側頭骨側と下顎頭側に癒着する場合もある（Miyamoto, 1999）．

【臨床症状】

a. 自覚症状

重度運動障害に起因した開口障害による摂食障害，発音障害，審美障害を起こす．咀嚼運動が障害されるため，食事は軟食にかぎられる．骨性強直症では流動食のみとなる．開口不能になるために口腔内は不潔になり，う歯や歯肉炎を継発し，それらに起因する疼痛を有する．

b. 他覚症状

線維性癒着ではまだ多少の開口は可能であるが（図 5.11.29），骨性癒着になるとほとんど開口できない（図 5.11.30）．幼少時期に発症する場合には下顎の発育不全をきたし下顎正中は患側に偏位し，下顎非対称となる．また，その程度がひどいと上顎形態にも影響を及ぼす．両側顎関節が強直症となると小顎症を起こし鳥貌（bird face）を呈し，下顎前歯の唇側傾斜や著明な過蓋咬合などの不正咬合を引き起こす．開口不能になるために口腔清掃ができず，口臭がひどくなる．

【診断と検査】

画像診断により病変程度および範囲を検査する．通常，下顎頭は変形し，線維性癒着では顎関節腔が線維組織で満たされる状態から下顎頭や関節窩の骨が表面凹凸に増生し関節隙が狭くなる場合まである（図 5.11.31）．骨性癒着では関節隙が消失する．さらに重症例では骨増生は関節の周囲や頭蓋底にも及ぶ．この場合には手術前に血管造影を行い，増生骨周囲に血管が圧迫されていないかを調べておく．長期経過例では筋突起が肥大し，周囲骨に癒着している場合もあるので授動術前に検査をしておく必要がある．

【鑑別診断】

重度変形性顎関節症やリウマチ性顎関節症が鑑別すべき疾患としてあげられる．

【合併症】

上下顎変形症．

【治療・予後・リハビリテーション】

癒着部を切除する外科的療法（顎関節授動術）が行われる．ギャップを作成する部位で高位手術と低

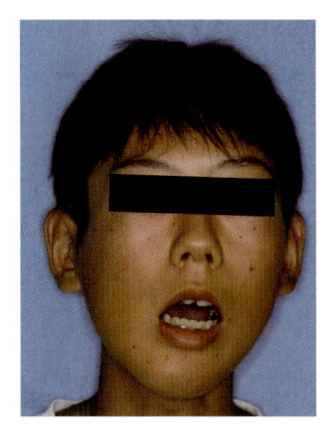

図 5.11.29 骨折に由来する線維性顎関節強直症（症例 1）
最大開口域は 13 mm.

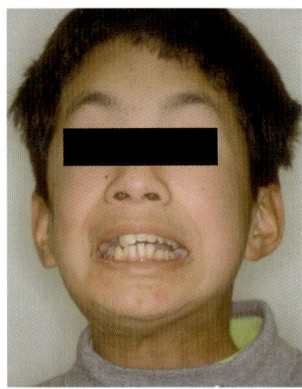

図 5.11.30 骨性顎関節強直症（症例 2）
ほとんど開口できない．

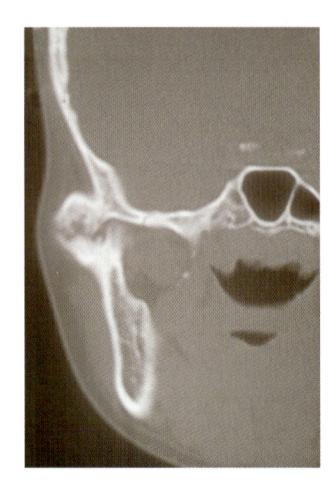

図 5.11.31 症例 1 の CT 像
下顎頭と関節窩より骨増生を認める．

位手術に分けられる（図5.11.32）．骨が頭蓋底へ増生している場合には低位手術が選択される．高位手術ではAl-Kayat切開（Al-Kayat, 1979）（図5.11.33）が，低位手術ではRisdon切開が用いられる．側頭骨側と下顎断端間には10〜15 mmのギャップを作成する必要がある（図5.11.34, 5.11.35）．ギャップには側頭筋または筋膜，脂肪移植，耳介軟骨などの中間挿入物をいれた方が再癒着を防止できる（Shimizu, 2006）．シリコン板は最近では用いられない．授動術で十分な開口域が得られない場合には筋突起切除術を行う．切除範囲が大きい場合や下顎の成長を期待したい場合には肋軟骨で再建するが（図5.11.36），軟骨の成長は予測が困難である．

図5.11.32 切除部による授動術の種類

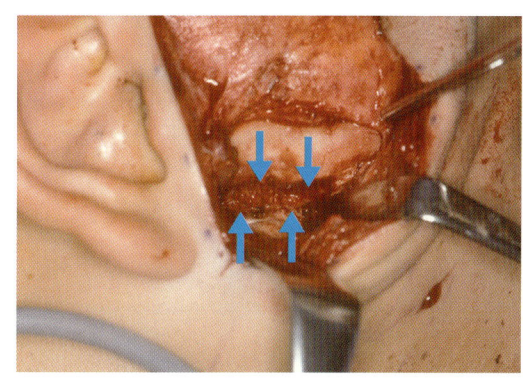

図5.11.35 骨癒着部の切離（症例1）
青矢印は切離断端を示す．

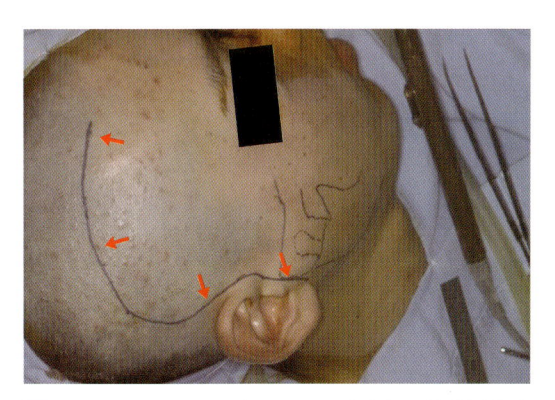

図5.11.33 Al-Kayat切開による皮膚切開線（症例1）
赤矢印で示している部分が皮膚切開線．

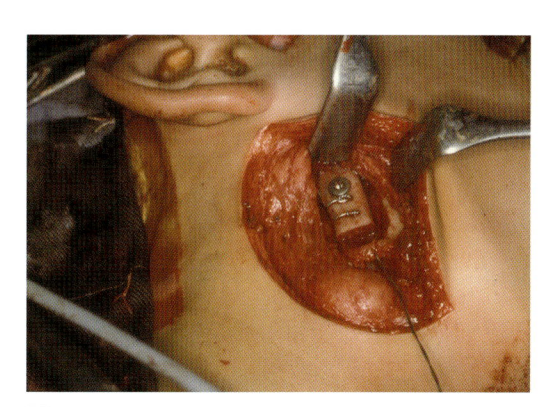

図5.11.36 Risdon切開を用いた下位授動術による肋軟骨移植（症例2）

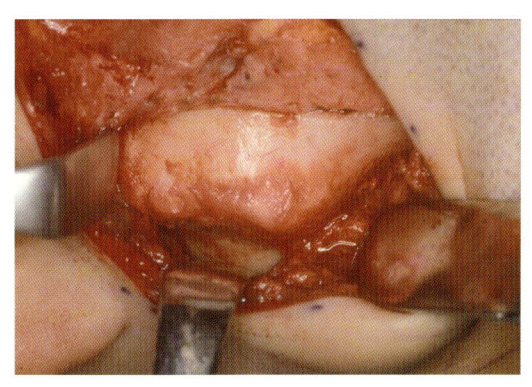

図5.11.34 骨癒着部（症例1）

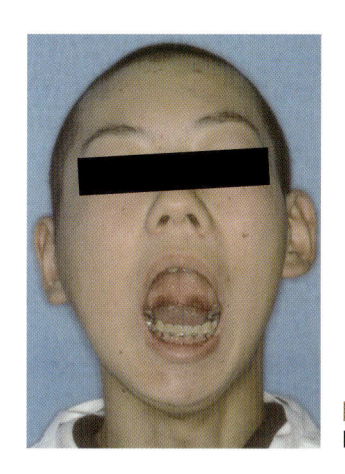

図5.11.37 術後開口状態（症例1）

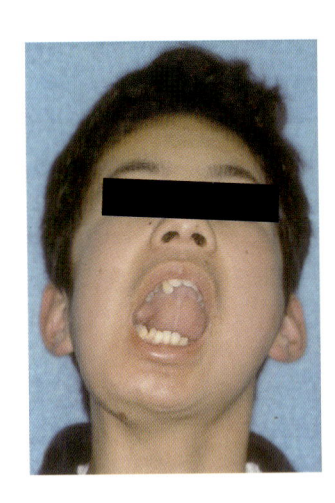

図5.11.38　術後開口状態（症例2）

術後の開口練習はきわめて重要である（図5.11.37, 5.11.38）．術直後には開口域の増大が得られても，積極的に開口練習を行わないと開口域の減少や再発を招く．

治療に人工関節が用いられることもあるが，わが国ではまだ一般的でない．　〔栗田賢一〕

■ 文　献

Al-Kayat A, Bramley P：A modified pre-auricular approach to the temporomandibular joint and malar arch. Br J Oral Surg, **17**(2)：91-103, 1979.

Miyamoto H, Kurita K, et al：Ankylosis of the temporomandibular joint；literature review, case report and sheep model. Aichi-Gakuin Dental Science, **12**：53-64, 1999.

Shimizu M, Kurita K, et al：The role of muscle grafts in temporomandibular joint ankylosis；short-term experimental study in sheep. Int J Oral Maxillofac Surg, **35**(9)：842-849, 2006.

5.12 唾液腺疾患

1 唾液腺疾患の病態生理と診断法

(1) 発育異常

唾液腺の構造については1章で述べた[⇨1.5-1を参照]．先天性の耳下腺や顎下腺の両側性あるいは片側性形成不全や，先天性導管閉塞や導管欠如などの報告は，きわめてまれである．

舌下腺管の閉塞例では，ガマ腫を認める．Stensen管では副導管をもつことがあり，このため先天性唾液瘻を生じることもある．導管の拡張としては，耳下腺管に憩室をもつことがある．

異所性唾液腺

i) 副唾液腺

唾液腺組織が本来の腺体から離れて存在し，排泄管を有し，分泌機能を営むものをいう．耳下腺の約20％に，主腺から約6mm前方に0.5〜3cm大の副耳下腺が認められる[⇨1.5-1 図1.5.1を参照]．

ii) 迷入唾液腺

排泄管の欠如した異所性唾液腺をいう．迷入唾液腺として最も多くみられるのはリンパ節内腺である．特に耳下腺リンパ節に，さらに，顎下リンパ節，浅頸リンパ節，深頸リンパ節（胸鎖乳突筋前縁部）に迷入唾液腺がみられる．これらのリンパ節迷入唾液腺は，主として腺房細胞や終末導管細胞など正常細胞からなるが，発生期の未分化な細胞やオンコサイト化生，または腺腫様過形成，さらに囊胞形成をみることもある．腫瘍や囊胞の発生に異所性唾液腺が関与することもある．

iii) 静止囊胞

唾液腺組織が下顎骨体や下顎枝内面に迷入することがよく知られている．これは，位置異常というより舌下腺や顎下腺の発育に伴う骨内圧迫，陥没であると考えられている．よくみられる部位は，Stafneによって報告された下歯槽管の下部，下顎角の舌側面部であり，同部に明瞭な骨欠損がみられる．このような症例は男性に多く，骨欠損部の半数以上に唾液腺組織が存在する．また，顎舌骨線の前上方部にも骨欠損がみられることがあり，舌下腺との連続性が指摘されている．このような骨欠損は成人に高い確率でみられるのに対し，小児ではみられないことから，顎骨の皮質骨を吸収しながら唾液腺が徐々に発育した結果であると考えられている．

(2) 唾液分泌の病態生理

唾液腺は口腔内に唾液を分泌する臓器である．唾液腺の機能と唾液の成分，役割については前に述べた[⇨1.5を参照]．

唾液はアミラーゼを含み，食物の消化，咀嚼，嚥下を容易にし，味覚を起こさせる．その他，歯および口腔粘膜の保護作用，殺菌作用，緩衝または希釈作用，洗浄作用，内分泌作用，尿素や過剰摂取物質の排泄作用，体温調節作用などがある．また，リゾチーム，ラクトフェリン，IgAなどの働きにより抗菌作用もある．1日の唾液量は1〜1.5lで，唾液量減少により上記の作用が減弱し，う蝕，歯周病，粘膜炎に罹患しやすくなり，口腔機能は損なわれる．唾液は体液の1つで，血漿中の水・電解質バランス同様，飲水や食事に影響を受ける．ほかにも栄養状態，免疫抑制，悪性腫瘍，糖尿病などによる代謝性疾患，脱水状態（水分摂取・排泄バランス，電解質バランス）によって唾液分泌量や唾液成分は変化する．また，唾液分泌が自律神経支配を受けていることは1章で述べた[⇨1.5-1を参照]．食事などの分泌刺激によって唾液分泌量は増加し（反射唾液），精神的緊張によって唾液分泌は抑制される．表5.12.1に唾液分泌に影響を与える薬剤を示した．抗うつ薬，抗精神病薬や降圧薬は唾液分泌を抑制する．唾液分泌量が著明に減少した場合，口腔乾燥を感じ，その症状を口腔乾燥症とよぶ．

唾液分泌過多には，Parkinson病などのような分泌中枢または高位神経経路に障害のある場合や水銀や鉛中毒などがある．不適合な補綴物や口腔内炎症など分泌刺激をきたす因子が口腔内に存在すると唾液分泌量は増加する．

今まで，唾液腺自体に異常のない二次的，あるいは症候性の口腔乾燥症あるいは唾液分泌過多症について述べてきた．これらの唾液分泌異常を唾液腺自身に病変のあるものと区別することが重要である．

(3) 唾液腺疾患の病態生理

唾液腺の異常には炎症，腫瘍，囊胞などがあるが，唾液腺疾患の頻度の高い疾患の1つは唾石症である．唾液腺導管内に結石（唾石）が形成される疾患で，導管の閉塞によって唾仙痛とともに唾液腺腫

表 5.12.1　唾液分泌に影響を与える薬剤

腺分泌抑制	腺分泌過多
● 抗コリン薬 　アトロピン硫酸塩水和物, 　スコポラミン臭化水素酸塩 　水和物 ● 抗ヒスタミン薬 　ジフェンヒドラミン塩酸塩 　（レスタミン®） ● 抗精神病薬 　フェノチアジン系のクロル 　プロマジン ● 抗うつ薬 　イミノベンジル誘導体のイ 　ミプラミン塩酸塩（トフラ 　ニール®）	● 麻酔薬 　ケタミン塩酸塩 ● 水銀, 鉛などの金属系薬物 ● 副交感神経刺激薬 　ピロカルピン塩酸塩

唾液腺は交感神経と副交感神経の双方から支配を受け，またヒスタミン受容体を有していることから，唾液分泌に異常をきたすものは精神科領域で使用される薬剤が多い．精神科領域の薬剤はおもに，①抗精神病薬，②抗うつ薬，③抗不安薬の3つに分けられる．①，②の大部分の薬剤が抗コリン作用，抗ヒスタミン作用を有しており，近年では抗コリン作用を欠く薬の開発がさかんである．抗不安薬の唾液分泌の異常は少ない．

脹をきたす．

　炎症は最も頻度の高いもので，その原因には細菌感染，唾石などの異物，放射線照射，ウイルス感染，自己免疫疾患などがある．

　唾液分泌が異常に低下すると，口腔細菌が排泄管から上行性に感染する．これが，化膿性唾液腺炎の発病機序である．化膿性唾液腺炎の誘因となる唾液分泌障害に，唾石などの排泄管異物，外傷，唾液腺自体の機能低下などの局所原因と，前述の代謝性疾患，特に手術後の脱水症，また，唾液分泌を抑制する薬物投与などがある．全身的要因によって生ずる急性唾液腺炎はおもに耳下腺に多く，唾石など排泄管の閉塞に起因するものは顎下腺に多い．起因菌は口腔常在菌である．唾液腺の炎症が持続性あるいは反復性に起こるなど慢性の経過をとるものを慢性唾液腺炎という．特異な経過を示す慢性唾液腺炎には，小児の再発性耳下腺炎と別名Küttner腫瘍とよばれる慢性硬化性顎下腺炎がある．後者は長い経過をとる慢性炎症のため，顎下腺が無痛性に腫脹し，腺内が線維化することにより硬化して，腫瘍のような様相を呈する疾患をいう．

　強い炎症後，唾液腺細胞が破壊され，唾液分泌障害，口腔乾燥症を示すものに放射線照射があげられる．頭頸部癌のため放射線治療を行った後遺症として現れるものである．特に，漿液細胞は粘液細胞より放射線による影響を受けやすく，耳下腺の障害が著しい．50 Gy以下の照射であれば60〜70％の回復が期待できるが65 Gy以上の照射では回復は望めない．

　難治性の口腔乾燥症にSjögren症候群がある．これは口腔，眼の乾燥を主徴とし，唾液腺や涙腺などの外分泌腺が特異的に侵される自己免疫疾患の一種である．

　Sjögren症候群の組織学的所見に類似した腺実質の広範な萎縮，破壊，間質の著明なリンパ球浸潤や筋上皮島の形成を特徴とする組織像を呈するものに良性リンパ上皮性病変（benign lymphoepithelial lesion）が知られている．本疾患の本態については不明で，その概念についても論議がなされている．涙腺と唾液腺が無痛性に対称性の腫脹を示す原因不明の疾患として報告されたMikulicz病と同一疾患であると考えられている．

　唾液腺炎を生じるウイルスには，コクサッキーウイルスAやB，エコーウイルス，EBウイルス，パラインフルエンザウイルス1型や3型，サイトメガロウイルスなどがある．最もよくみられる感染症は，ムンプスウイルスによる流行性耳下腺炎である．またAIDSに関連して，囊胞状リンパ組織過形成が唾液腺，特に耳下腺でみられる．

　唾液腺の囊胞は全唾液腺疾患の約6％であり，そのほとんど（約75％あるいはそれ以上）は小唾液腺にみられる粘液囊胞（mucocele）である．その他，唾液腺管囊胞，リンパ上皮性囊胞，多囊胞性疾患がある．

　唾液腺には，管腫，神経系腫瘍，リンパ腫などの非上皮性腫瘍も発生する．広義の唾液腺腫瘍には上記のものを含めるが，一般的に唾液腺腫瘍とは唾液腺上皮性腫瘍を意味する．

(4) 唾液腺疾患の診断法

a. 腫脹（腫瘤）の観察

i) 疼痛の有無

　疼痛を伴う唾液腺腫脹は，急性唾液腺炎，唾石症などに通常みられる症状である．食物摂取などの唾液分泌刺激によって生じる著明な疼痛（唾仙痛）のある場合は，導管閉塞を疑う．ヨウ素，鉛などの薬物中毒の場合は，両側性で有痛性腫脹を生じる．

　また，悪性腫瘍の浸潤によって，圧迫性の鈍痛，神経痛様疼痛，神経麻痺などの症状が出現する．

一般的に，腫瘍，嚢胞，慢性唾液腺炎，栄養失調などは無痛性腫脹をきたす．

ii）腫脹の性状

腫脹の観察は，左右の腺を対称的に視診と触診によって行う．まず腫脹の範囲，被覆皮膚および粘膜の性状変化をよくみておき，次に触診によって腫脹の表面の性状，硬度，可動性か固着性か，圧痛の有無，実質性か嚢胞性か，拍動の有無などについて観察する．特に，腫脹が腺自体のものかあるいは隣接するリンパ節，血管などの異常によるものかをよく精査する．

不連続性の数個の腫瘤を触れるときはリンパ節の疾患を疑い，圧迫によって一過性に退縮するものは管腫あるいは嚢胞を疑う．

なお，顎下腺，舌下腺や Wharton 管の観察には両手で（双手診），耳下腺，頬，口唇腺の観察には2本の指で（双指診），口腔内外からはさみ込むように触診すれば腫脹の性状を検査できる．

b．唾液分泌状態の観察

唾液分泌状態は，それぞれの導管開口部で観察する．導管閉塞など分泌障害が疑われるときは味覚刺激を与えるか，腺を圧迫するなど唾液排泄を試みる．正常唾液は透明でさらさらしているが，炎症のある腺では混濁した粘稠な唾液であり，膿汁を含むこともまれでない．導管唾石の多くは触診で発見できる．導管の精査には，涙管ブジーを用いる．

唾液分泌機能検査として，ガムテスト，Saxon テスト，無刺激唾液分泌測定（吐唾法）や唾液腺シンチグラフィが一般に用いられている．なお，唾液採取にはカテーテル法，吸引カップ法，Schneyer 法などがある．

c．画像検査

画像検査は，3章で詳しく述べられている［⇨ 3.4 を参照］．検査の原理などは3章に譲り，この項では唾液腺疾患の画像診断にポイントを絞り解説する．

i）X 線診断

腺体部および導管唾石の発見に，単純 X 線診断を用いる．この場合，唾石と顎骨とが重ならないように撮影方向に注意する．

ii）唾液腺造影法（sialography）

導管から造影剤を注入して唾液腺を造影する方法をいう．この方法は導管の閉塞部位，唾液腺炎症の有無，腺実質の障害程度を評価するために有用である．

耳下腺導管へのカニューレの挿入は，頬部を指ではさみ前外方に引きながら行う．このようにすれば，カニューレは容易に咬筋をまわって主腺まで達する．顎下腺管は耳下腺管に比べて細く，ひだをもつ．そのため，涙管ブジーで導管を拡大する必要がある．舌を挙上させて挿入し，カニューレが挿入されれば，それを開口部に傷をつけないように付近の軟組織に絹糸で固定する．イメージ・アンプリファイアの蛍光像をテレビカメラに連結し，唾液腺の位置・方向を定め，まず単純撮影を行う．次に約 0.5 ml のウログラフィン®を注入し，導管内に漏れなく入ったことを確かめて約 1.5 ml を追加すると，腺房部まで明瞭に写し出される．写真撮影は，前後方向と側面との両者で行う．

iii）RI 検査

唾液腺疾患の診断には，^{67}Ga と ^{99m}Tc シンチグラフィが用いられる．

① ^{67}Ga シンチグラフィ：^{67}Ga は悪性腫瘍に親和性があり，悪性の鑑別，転移巣の発見に最適である．しかし ^{67}Ga は正常組織（肝臓，脾臓，骨など）にも炎症があれば取り込まれる．

② ^{99m}Tc シンチグラフィ（唾液腺シンチグラフィ）：取り込みは静脈注入後約2～3分から始まり，顎下腺で15～20分，耳下腺は20～30分で最高に達する．その RI は，導管から口腔へ排出される．この集積と排泄の様相は，唾液腺機能をよく表現し，唾液腺機能検査としても用いられる．シンチグラムの異常所見は，^{99m}Tc の集積減少，集積増加，実質欠損，腺の変位，刺激後の ^{99m}Tc の腺での残留として現れる．炎症部には ^{99m}Tc のびまん性の集積像が観察される．一方，悪性腫瘍ではその取り込みが著明に減弱し，欠損像を示す．しかし，Warthin 腫瘍とオンコサイトーマ（oncocytoma）では，特異的に ^{99m}Tc の著明な集積がみられる．

iv）PET

PET は唾液腺癌においても原発腫瘍や転移腫瘍の検索に用いられるようになった．

v）CT

CT は，腫瘍などの病巣の外形，内・外側翼突筋，咬筋などの筋組織，内頸動静脈などの脈管が明確にとらえられるので，病巣の確実な位置，拡大範囲，周囲組織との関係を検査するための重要な手段である．耳下腺腫瘍の部位診断は，下顎枝と茎状突起が

目安となる.

vi) MRI

　MRIとは核磁気共鳴現象を利用して生体内部の情報を画像化する方法である．MRIは腫瘍の検出率が高く，位置の把握にも有効であるが，腫瘍の鑑別診断は超音波検査より劣る．良性腫瘍では形態は整で，境界は鮮明，辺縁は規則的で平滑であり，悪性腫瘍は形態不整，境界が不鮮明，不規則整である．一般に，良性，悪性ともにT1強調で低信号を示す．T2強調で高信号を示すのは良性か低悪性の腫瘍で，高悪性の腫瘍は低信号あるいは低信号と高信号の混在したものとなる．

vii) 超音波診断

　超音波エコーによる軟部組織の腫瘍の検出はほぼ100％であり，軟部組織の種々の疾患に用いられる．唾液腺腫瘍の鑑別診断のために最も有効な手段であるが，位置情報を得るには不向きである．腫瘍エコーサインとして，良性のものは形態整で，境界鮮明，辺縁滑らかで規則的（周辺高エコー帯が全周にわたり一定の幅でみられる），内部エコーは弱く繊細，後部エコーは強く，外側陰影はほとんどみられない．また，種類により特徴的な超音波像を呈する．これに対し，悪性のものは形態不整，境界が不鮮明，辺縁不整であり，内部エコーは強く粗雑，不均一，後部エコーは減弱，消失している．

d. 試験切除と針生検

　確定診断は最終的には組織診断によるので，小唾液腺腫瘍などの組織採取が可能な場合は術前生検により確定診断を行う．大唾液腺疾患の診断は前述のごとく臨床症状と画像所見をもとに行われるが必要に応じて針生検を用いることがある．一般に21Gの細い針を使用した穿刺吸引細胞診（fine-needle aspiration：FNA）が行われ，良性・悪性の鑑別の精度が比較的高いとの報告がある．これに対して，多彩な組織像を示す唾液腺腫瘍の組織型判定における細胞診の精度は決して高くないとの反論もある．いずれにせよ，針穿刺による細胞診は生検（biopsy）の1つであり，腫瘍細胞散布の危険性があることを理解しておく必要がある．しかし上記の危険性よりも術前のより正確な診断を重視するならば，細い針による細胞診よりも大きな針を用いて診断に十分な組織を採取する方法をとるのも一案である．

〔白砂兼光〕

2　囊胞

　粘液囊胞は唾液腺が原因となって形成される囊胞で，口腔軟組織に発生する囊胞としては最も頻度が高い．粘液囊胞のうち，下唇粘膜や舌下面の小唾液腺から生じるものは粘液瘤，口腔底部の舌下腺から生じるものはガマ腫とよばれる．成因別では，唾液腺の導管が破綻して唾液が溢出し，線維性結合組織がこれを取り囲むようにして形成された溢出性囊胞が大部分を占めており，導管の拡大により生じた停滞性囊胞は少ない．停滞性では囊胞の内面が円柱形あるいは立方形の上皮によって裏装されている．ほとんどの場合原因の特定はできないが，機械的な導管の損傷あるいは閉塞によるとされている．

(1) 粘液瘤 (mucocele)

【定　義】

　粘液瘤は口腔粘膜の小唾液腺から発生する粘液囊胞で，一般に小さく，下唇に発生するものが多い．舌尖の下面に存在するBlandin-Nühn腺から生じた粘液瘤は，Blandin-Nühn囊胞とよばれる．

【頻　度】

　年齢では20代以下に多く，明らかな性差はない．小児でも多くみられる．

【病　理】

　囊胞壁は薄い線維性肉芽組織で通常上皮の裏装はない（図5.12.1）．囊胞腔内には粘液が充満し，粘液を貪食したマクロファージが存在している．

【症　状】

　帯青色で半球形の小隆起物としてみられる（図5.12.2）．疼痛症状はなく，腫大と縮小を繰り返す

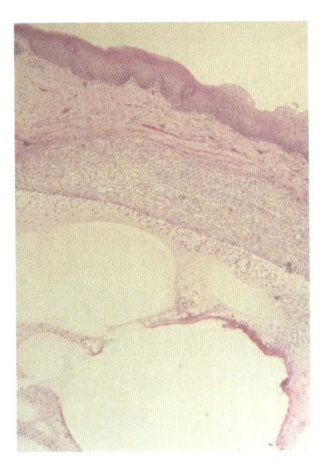

図5.12.1　粘液瘤の病理組織像
上皮下に粘液の溢出による囊胞腔があり，裏装上皮は認めない．

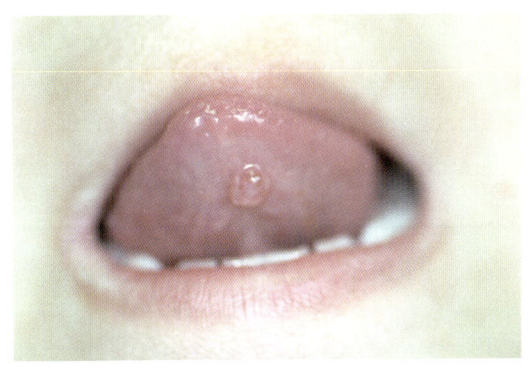

図 5.12.2　Blandin-Nühn 囊胞
舌尖下面に半球形の腫脹を認める.

と次第に表面の角化が亢進して白色を呈することが多い. 舌下面では慢性の刺激で肉芽様になることもある.

【治　療】
　口唇粘膜の小さな粘液瘤は,周囲組織を含めて切除する. より大きい場合には摘出するが,いずれの場合も,囊胞の原因となった底部にある小唾液腺を摘出することが重要である.

(2) ガマ腫（ranula）

【定　義】
　ガマ腫は舌下腺と関連して口腔底に発生する粘液囊胞で,隆起した大きな腫脹をきたし,ガマの喉頭囊に似るためこのようによばれる. 発生部位によって,口腔底に限局する単純ガマ腫（simple ranula）と顎舌骨筋の間あるいは後縁を回って顎下部,頸部に拡大した陥入ガマ腫（plunging ranula）に分けられる. これらは,それぞれ口腔ガマ腫（oral ranula）,頸部ガマ腫（cervical ranula）ともよばれる. また,舌下型,顎下型,舌下・顎下型とする分類もある.

【成　因】
　唾液の溢出部は周囲の線維症で閉塞されるが,舌下腺ではこれに抵抗する自律的な分泌が行われるため粘液囊胞が形成される. 顎下腺では食事などの刺激が加えられたときにのみ反応して分泌が起こるため,ガマ腫の発生はないとされている（Davison et al, 1998）.

【頻　度】
　ガマ腫は10～20代の若年者で,女性に多いとされている.

【症　状】
　単純ガマ腫で表在性のものは帯青色を呈するが,深部に存在すると色調の変化はみられない. 通常,口腔底の片側に生じ,大きくなると舌を挙上して反対側まで拡大する. 弾性軟で波動を触知する. 陥入ガマ腫では顎下部に表面の皮膚は正常なびまん性腫脹をきたし,比較的やわらかい腫瘤を触知する. 口腔内に症状がない場合,顎下腺,舌下腺管からの唾液の流出も正常である.

【診断・鑑別診断】
　診断には,CT,MRIが有用で,舌下腺あるいは陥入舌下腺と囊胞との関連性を明らかにする. 試験穿刺では,粘液を吸引し,アミラーゼを検出する. 病変によっては口腔から頸部にまで及ぶため,類皮囊胞,類表皮囊胞,血管腫,側頸囊胞,囊胞形成を伴う大唾液腺腫瘍,炎症による膿瘍形成との鑑別が重要である.

【治　療】
　単純ガマ腫では通常開窓術を行う. これは粘膜と囊胞壁を切除して辺縁を縫合し,囊胞相当部にガーゼあるいはPenroseドレーンを挿入して固定し上皮化を待つ方法で,侵襲が少なく局所麻酔下の治療法として多用される. ガーゼを開窓部に挿入することで成功率が55％から82％に上昇したと報告されている（Harrison, 2010）. 開窓術を行っても再発を繰り返す場合には舌下腺を摘出する. 舌下腺摘出時には,顎下腺管,舌神経,舌下神経,舌下動静脈を損傷しないよう注意する必要がある.

　舌下腺の構造は,小舌下腺と大舌下腺に分けられる. 小舌下腺は8～30個の腺の集合体で,その導管は舌下ひだに開き,大舌下腺の導管は顎下腺管と同様に舌下小丘に開く. 単純ガマ腫は小舌下腺の一部分から生じており（図5.12.3）,舌下腺全体を摘出する必要はないとする治療法が報告されている（McGurk et al, 2008）. まず,3～5日前に無麻酔で穿刺して内容液を減じて囊胞を縮小させておき,囊胞の周囲組織から鈍的に剝離して囊胞と連続する部分の小舌下腺を切除するもので,再発も少ないとされている. 舌下腺全体の摘出よりも侵襲の少ない方法といえる. 陥入ガマ腫の治療では舌下腺全体の摘出が一般的である. ガマ腫病変のみを摘出する場合の成功率は38％で,舌下腺摘出の成功率は90％以上とされている.

　ガマ腫に対する治療で舌下腺を摘出しない方法

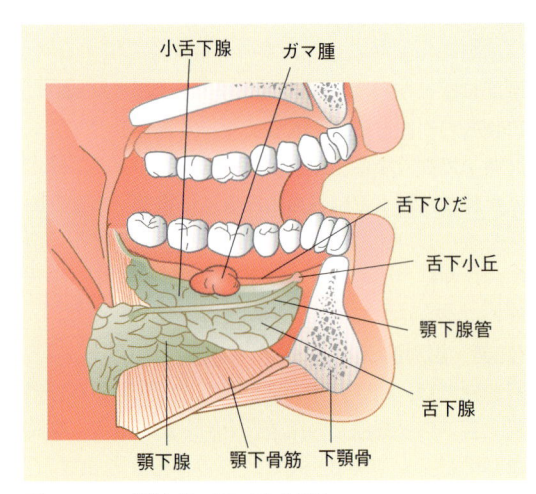

図 5.12.3　単純ガマ腫の形成部位
小舌下腺の導管は舌下ひだに開き，その直下にガマ腫が形成される．顎下腺管は舌下腺の内側を走行して舌下小丘に開く．

として，起炎性の硬化剤である溶連菌製剤ピシバニール®（OK-432）をガマ腫の囊胞腔内に投与する方法もある．成功率は単純ガマ腫（口腔ガマ腫）で73％，陥入ガマ腫で59％とされている．

〔由良義明〕

■文　献

Davison MJ, Morton RP, et al：Plunging ranula；clinical observations. Head Neck, **20**(1)：63-68, 1998.

Harrison JD：Modern management and pathophysiology of ranula；literature review. Head Neck, **32**(10)：1310-1320, 2010.

McGurk M, Eyeson J, et al：Conservative treatment of oral ranula by excision with minimal excision of the sublingual gland；histological support for a traumatic etiology. J Oral Maxillofac Surg, **66**(10)：2050-2057, 2008.

3　唾石症（sialolithiasis）

【概　念】
　唾液腺導管内または腺体内に石灰化物が生じる疾患である．

【原　因】
　導管炎など何らかの原因で唾液流量が低下すると導管内に入り込んだ細菌や沈渣物が核となって石灰化が生じると考えられている．喫煙が危険因子だとの報告もある．

【疫　学】
　唾液腺のなかでは顎下腺の発生頻度が圧倒的に高く（80〜90％），ついで耳下腺，舌下腺，小唾液腺にも報告がある．顎下腺の場合，Wharton管が顎舌骨筋を迂回する際に弯曲しているため唾液のうっ滞が生じやすく，唾石形成の好発部位となる．唾石の無機成分はおもに炭酸カルシウムやリン酸カルシウムである．サイズは3〜5mmが多い．性差はなく，40〜60代に多い．

【分　類】
　唾液腺別の分類（顎下腺唾石症，耳下腺唾石症）と唾石の位置による分類（導管内唾石，腺体内唾石）がある．

【臨床症状】
　唾仙痛と唾腫（唾液腺部の腫脹）である．顎下腺唾石の場合，顎下部に刺すような鋭い疼痛（唾仙痛）や顎下部の腫脹が発症する．症状が食事時に一過性に発生することが大きな特徴で，食間には症状が軽減する．また，唾液の排出口（顎下腺では舌下小丘）からの唾液流出が低下し，導管炎が生じると唾石に近い口底粘膜に腫脹，発赤，圧痛がみられ，しばしば口底炎が併発する．顎下腺体に上行性感染が生じると（化膿性顎下腺炎），顎下部に自発痛を伴う腫脹と発赤，舌下小丘部からの排膿がみられる．触診所見は重要である．導管内唾石の場合，一方の指で顎下部を押し上げ，もう一方の指で口底粘膜を触診すると（双手診），指先に硬固物を触れる．

【検　査】
　画像検査は必須である．顎下腺唾石の場合，咬合法とパノラマでX線不透過像を精査する．唾石は1個とはかぎらないため咬合法のみでは腺体内唾石を見落とすことがある（図5.12.4）．腺体内唾石が疑われた場合はCTが必要である．導管内に内視鏡を挿入して調べる方法も報告されている（サイアロエンドスコピー（sialoendoscopy））．

【鑑別診断】
　下顎周辺に石灰化を伴う疾患として血管腫の静脈石や結核性リンパ節炎がある．

【合併症】
　唾液流量が低下するため上行性感染によって化膿性唾液腺炎が発症しやすい．

【治　療】
　唾石摘出術を行う（図5.12.5）．顎下腺唾石の場合，導管内唾石（顎舌骨筋上に位置する）は口底粘膜からアプローチする．Wharton管と交差する舌神経を識別することが重要であり，舌神経の損傷に

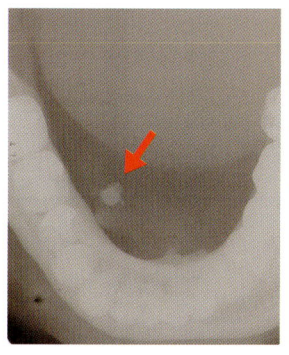

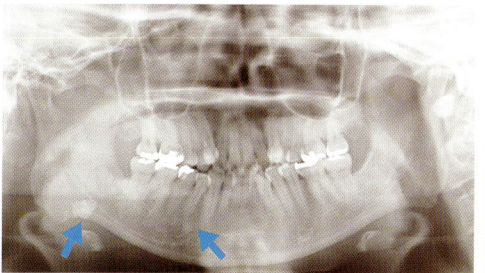

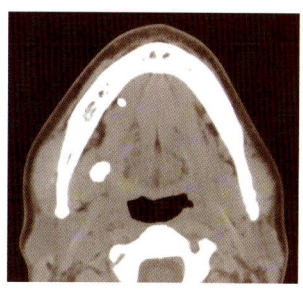

図 5.12.4　唾石の画像診断
導管内唾石の診断には咬合法が有用である（赤矢印）．しかし，唾石は 1 カ所とはかぎらない．パノラマ X 線（青矢印）や CT で腺体内唾石を発見できる．

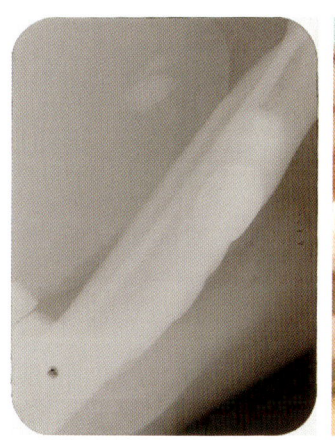

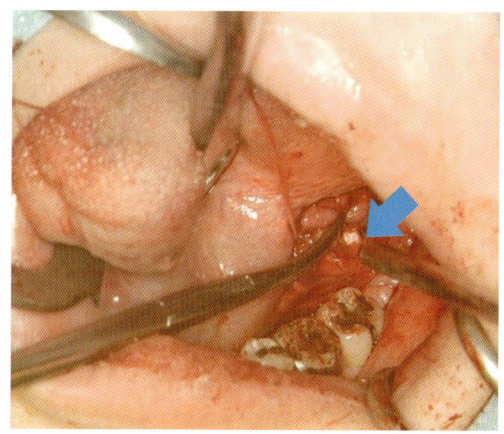

図 5.12.5　咬合法画像所見と口腔内からの唾石摘出術（青矢印）

注意する．双指診で唾石を触知できなければ位置の特定が困難で摘出に難渋する．腺体内唾石は顎下腺摘出術の適応となる．その際には顔面神経下顎縁枝と舌神経の損傷に注意する．近年，導管内唾石では内視鏡による摘出や電磁衝撃波によって粉砕する方法（リソトリプシー（lithotripsy））も報告されている．また，口底炎を併発した際に自然排出されることもある．

【経　過】
　再発することがある．　　　　　　　〔池邉哲郎〕

■ 文　献
Combes J, Karavidas K, et al：Intraoral removal of proximal submandibular stones；an alternative to sialadenectomy? Int J Oral Maxillifac Surg, **38**：813-816, 2009.

Marchal F：Sialolithiasis management. Arch Otolaryngol Head Neck Surg, **129**：951-956, 2003.

4　唾液腺炎（sialoadenitis）

【概　念】
　唾液腺に炎症が生じ，おもに腫脹や疼痛が発症した病態で，好発部位は耳下腺と顎下腺である．細菌感染，ウイルス感染，異物，自己免疫疾患，放射線照射によって生じる．

【原因・分類】
（1）急性唾液腺炎
　唾液腺への細菌感染（化膿性唾液腺炎）が一般的な原因だが，感染所見なしに腫脹してくることもあり，アレルギー性あるいは単純性唾液腺炎と診断される．化膿性唾液腺炎では，唾液腺導管内の唾石や異物，あるいは脱水症などによる唾液流出量の低下による上行性細菌感染が原因と考えられている．

（2）慢性唾液腺炎
a. 小児の反復性耳下腺炎
　原因不明であるが（自己免疫疾患との疑いもあ

5.12　唾液腺疾患　809

る），成人になると自然消退する．3〜4歳の男子に多く，片側性または両側性に突然腫脹する．

b. 特異性炎

結核，梅毒，放線菌症が原因となる．放線菌の場合，周囲組織から唾液腺に波及することがある．

c. 慢性硬化性顎下腺炎（Küttner 腫瘍）

原因不明である．唾石などによる唾液の排出障害によって腺組織が萎縮した結果と考えられるが，近年，IgG4 関連疾患との関連性が疑われている．

なお，唾液腺体内の炎症と導管炎を区別することもあるが，臨床的な鑑別は困難である．慢性耳下腺炎に併発する導管炎は，末端導管拡張症とよばれることがある．

【臨床症状】

唾液腺部の腫脹が重要である．耳下腺や顎下腺が限局性に腫脹するため唾液腺の解剖学的位置を把握しておかなければならない．ウイルス性唾液腺炎やアレルギー性唾液腺炎ではしばしば両側の唾液腺が腫脹する．すなわち両側性の唾液腺炎は全身性の原因を示唆する．また，腫脹に伴って同部位に疼痛や違和感が生じる．飲食時に症状が強くなることもあるが，唾石症ほどではなく，腫脹は食間にも持続する．化膿性唾液腺炎では，被覆皮膚の発赤や圧痛があり，導管開口部（舌下小丘部や耳下腺乳頭部）から排膿がみられる（図 5.12.6）．アレルギー性唾液腺炎では開口部から糸状のフィブリンが流出し，かゆみを伴うことがある．また，疼痛がなく単に耳下腺が急に腫脹し経時的に自然消退することもある（単純性唾液腺炎）．慢性硬化性顎下腺炎（Küttner 腫瘍）はおもに片側性に生じ弾性硬の腫瘤として触知されるが，無痛性で症状はほとんどない．

【検査】

画像検査では唾液腺造影法にかわって MRI が多用されつつある．MRI サイアログラフィ（sialography）にて，導管の拡張，狭窄および数珠状などの形態変化，腺体の T2 強調や点状陰影が特徴である（図 5.12.7）．血液検査では，化膿性炎の場合に好中球数や CRP の上昇がみられる．血清アミラーゼ値が上昇することもある．

【鑑別】

唾液腺の腫脹は，Sjögren 症候群や Mikulicz 病でも生じるので口腔乾燥や涙腺の腫脹を調べ，全身疾

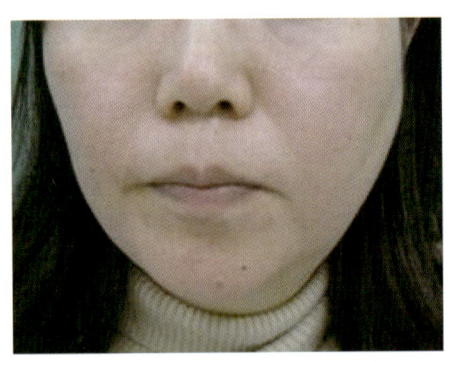

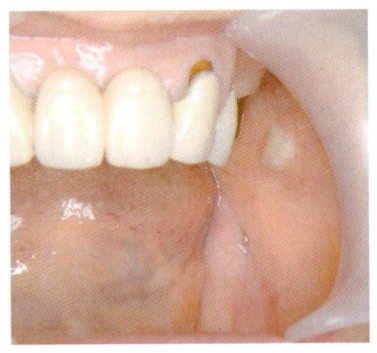

図 5.12.6 左側化膿性耳下腺炎
耳下腺乳頭部からの排膿がみられる．

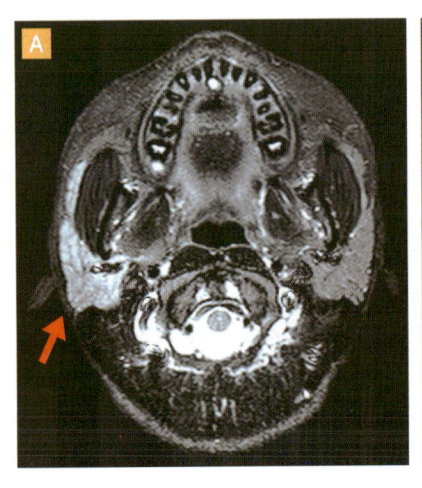

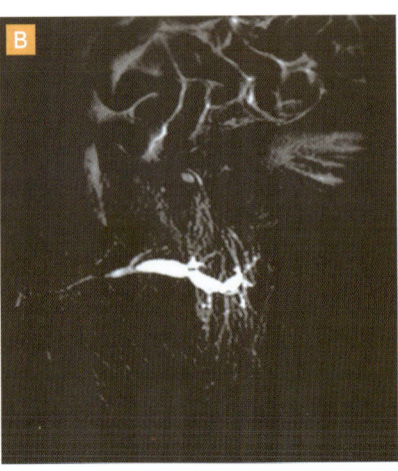

図 5.12.7 耳下腺炎のMRI 像
A：STIR 像．右側耳下腺が強調され，右側耳下腺炎の所見である．B：MRI サイアログラフィ．耳下腺導管の著しい拡張と狭窄がみられ，導管炎の所見である．

患との関連性を常に考慮する必要がある．

【治療】
　化膿性唾液腺炎の場合は，抗菌薬の投与と安静および水分摂取を指導する．アレルギー性や単純性で疼痛がない場合は，唾液腺をマッサージして唾液の流出を促すことがある．小児の反復性耳下腺炎では二次的感染の予防に抗菌薬を投与することもあるが，経過観察することが多い．ただし，流行性耳下腺炎と鑑別しなければならない．慢性硬化性顎下腺炎では，多形腺腫との鑑別が困難な場合は顎下腺摘出術を行い，確定診断をつける必要がある．

〔池邉哲郎〕

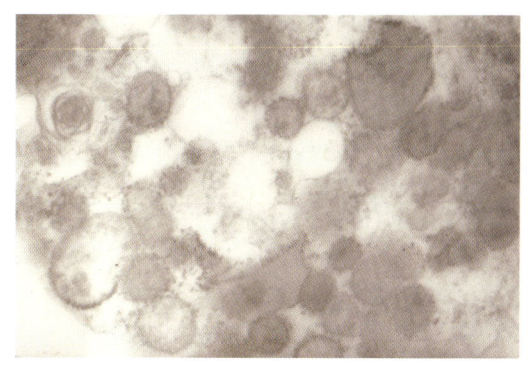

図 5.12.8　ムンプスウイルス粒子
感染サル腎細胞の透過型電子顕微鏡像．80〜200 nm で多形性を示すウイルス粒子がみられる．

5　ウイルス性疾患

　唾液腺炎を引き起こすウイルスは，ムンプスウイルス（mumps virus）である．パラインフルエンザウイルス 3 型，コクサッキーウイルスでも両側性に耳下腺腫脹をきたすとされているが，報告は少ない．唾液腺病変との関連がよく知られているのが，サイトメガロウイルス，EB ウイルスで，HIVによる AIDS や骨髄移植に伴う免疫抑制状態で感染が顕性化する．ヒトヘルペスウイルス 7（human herpesvirus 7：HHV-7）も唾液中に排泄される．

(1) 流行性耳下腺炎

【定義】
　流行性耳下腺炎（ムンプス）はムンプスウイルスによる急性のウイルス感染症で，おたふくかぜともよばれる．

【原因・病因】
　ムンプスウイルスはパラミクソウイルス科に属する RNA ウイルスで，脂質二重膜で囲まれ，大きさは 150〜350 nm で，形や大きさに多形性がみられる（図 5.12.8）．ムンプスウイルスは経気道的に感染し，粘膜上皮で増殖した後に頸部リンパ節に運ばれる．ここでさらに増殖した後，ウイルス血症を起こして全身に散布される．標的となる臓器は唾液腺，精巣，膵臓，髄膜などで，卵巣，乳腺，涙腺も侵される．唾液へのウイルスの排出は発症の 5〜6 日前から始まり発症後 4〜5 日まで続く．不顕性感染が 30〜40 %とされている．

【頻度】
　抗体保有者は 4〜5 歳から急に増加し，15 歳までに 90 %に達する．

【症状】
　潜伏期間は 2〜3 週間で，発熱，疲労感，筋肉痛，食欲不振の前駆症状の後，耳下腺炎が出現する．一般に腫脹は両側性であるが，片側のこともあり，遅れて対側が腫脹することもある．顎下腺，舌下腺が侵されることもあるが単独で発症することはない．耳下腺導管開口部は発赤し腫脹する．しばしば耳痛を訴える．広範囲でみられる合併症はウイルス血症によるもので，中枢神経系では髄膜脳脊髄炎（無菌性髄膜炎），精巣炎と精巣上体炎，卵巣炎，膵炎，感音性難聴などである．

【検査成績】
　末梢血液白血球数は正常かわずかに上昇．アミラーゼは 90 %で上昇する．免疫学的には，抗体を赤血球凝集抑制反応，中和反応で測定する．抗体価は発症後 2〜4 週でピークとなる．急性期と回復期のペア血清で抗体価の上昇を確認して血清学的診断を下す．急性期血清のみが採取可能な場合でも，酵素免疫測定法で IgM 抗体を検出できれば，有力な診断根拠となる．ウイルス分離は，唾液，尿，髄液などの検体を培養細胞に接種することにより行う．円形化や巨細胞形成が指標となる（図 5.12.9）．

【診断・鑑別診断】
　急性炎症性の臨床症状があるときは，診断は比較的容易である．耳下腺腫瘍，唾石症，化膿性耳下腺炎，Sjögren 症候群，サルコイドーシス，HIV 感染，糖尿病，尿毒症による耳下腺腫脹との鑑別が必要である．

【治療】
　治療は安静と対症療法．消炎鎮痛薬投与．予防に

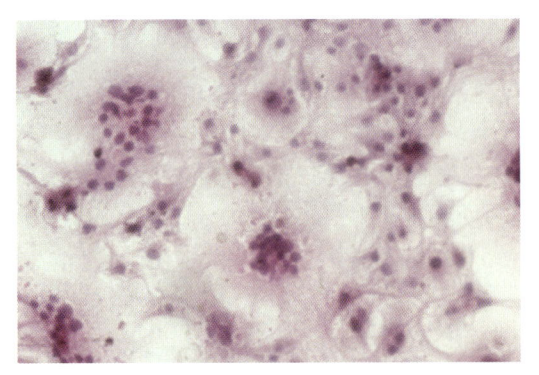

図 5.12.9　ムンプスウイルスによる細胞変性効果
ウイルスの融合性蛋白質の発現によって多核巨細胞が形成される．

は任意接種の弱毒化生ワクチンを接種する．

(2) 先天性巨細胞封入体病（症）
【定　義】
　先天性巨細胞封入体病（症）は先天性サイトメガロウイルス感染によって多臓器病変をきたす疾患で，唾液腺でも核内封入体をもつ巨細胞が形成される．AIDS などの免疫抑制状態で起こる唾液腺炎はサイトメガロウイルスの再活性化によるものである．

【原因・病因】
　ウイルスは直径 120 〜 200 nm の DNA ウイルスで，ヘルペスウイルス科の β ヘルペスウイルス亜科に分類される．ウイルス感染は子宮内，産道，水平感染によって起こる．経胎盤的に感染が起こった先天性巨細胞封入体病（症）では，出生時から中枢神経系障害，肝脾腫，紫斑などの症状を呈し，病理学的特徴として各種臓器に巨細胞封入体を認める．健常成人の初感染では伝染性単核球症を誘発する．ウイルスは CD34$^+$/CD33$^+$，CD14$^+$，CD15$^+$ の表面マーカーをもつ骨髄球系前駆細胞や CD14$^+$ 単核球系細胞に潜伏感染するとされている（Kondo et al, 1994）．

【症　状】
　健常者では，通常明らかな口腔領域の病変をみることはないが，AIDS や臓器移植による免疫抑制状態では，非定形の慢性的な口腔粘膜潰瘍や唾液腺炎をきたす．唾液腺は腫脹し，局所的に機能不全となり，口腔乾燥が起こる（Greenberg et al, 1997）．唾液腺実質へのリンパ球の浸潤によって唾液腺は腫脹する．また，耳下腺の穿刺吸引細胞診ではサイトメガロウイルス感染に特徴的な核内封入体をもつ上皮細胞が検出されている（Santiago et al, 2000）．同種骨髄幹細胞移植後は唾液，血液，ほかの分泌液に高い頻度でウイルスが排泄される．唾液への排出は，移植前の 7.2％から移植後 100 日では 45.2％に上昇すると報告されている．

【検査成績】
　ヒト由来の線維芽細胞を用いて，尿，咽頭，血液，唾液などからウイルス分離・同定を行う．蛍光抗体法でウイルス抗原を検出する．抗体検査で初感染を診断するためには，急性期と回復期のペア血清を用いて補体結合反応，酵素免疫測定法などを行い，4 倍以上の有意な上昇を確認する．

【診　断】
　AIDS や移植による免疫抑制状態下の唾液腺腫脹，口腔乾燥が唾液腺炎の指標となる．唾液腺の症状だけで診断することは困難であり，Sjögren 症候群など自己免疫疾患，唾液腺腫瘍との鑑別診断が必要である．

【治　療】
　AIDS 患者や骨髄移植患者における致死的な肺炎，失明率の高い網膜炎症が治療対象となる．治療薬として，ガンシクロビル，ホスカルネットナトリウム水和物などがあり，ウイルス DNA への取込みや DNA ポリメラーゼ活性の阻害により薬効を示す．

(3) その他のウイルス性疾患
　HHV-7 は健常者の CD4$^+$ リンパ球から分離されたウイルスで，ヘルペスウイルス科の β ヘルペスウイルス亜科に分類される．乳児期に HHV-6 よりも遅れて初感染し，一部は突発性発疹として発症する．このウイルスは単核球細胞に潜伏感染するとされる．また，唾液腺で持続感染しており，健常者の唾液からも高い頻度でウイルスが分離できる．個体間の感染は主として唾液を介して起こるとされている．

〔由良義明〕

■文　献
Greenberg MS, Glick M, et al：Relationship of cytomegalovirus to salivary gland dysfunction in HIV-infected patients. Oral Surg Oral Med Oral Pathol Oral Radiol Endod, **83**(3)：334-339, 1997.
Kondo K, Kaneshima H, et al：Human cytomegalovirus latent infection of granulocyte-macrophage

progenitors. Proc Natl Acad Sci USA, **91**(25)：11879-11883, 1994.

Santiago K, Rivera A, et al：Fine-needle aspiration of cytomegalovirus sialadenitis in a patient with acquired immunodeficiency syndrome；pitfalls of diff-quik staining. Diagn Cytopathol, **22**(2)：101-103, 2000.

6 唾液腺腫瘍

唾液腺には血液リンパ球系腫瘍や血管腫やリンパ管腫などの非上皮性腫瘍も発生することがある（広義の唾液腺腫瘍）が，唾液腺腫瘍とは一般的には唾液腺上皮由来の腫瘍を意味する．腫瘍は大唾液腺や小唾液腺から発生する．きわめてまれに異所性唾液腺や顎中心性に発生することもある．なお，国際対癌連合（Union for International Cancer Control：UICC）のTNM分類やWHO腫瘍分類での取り扱いをみると，大唾液腺に発生したものを唾液腺腫瘍として扱い，小唾液腺など他部位からの腫瘍は当該局所の腫瘍として取り扱われている．

部位別発生頻度は耳下腺，小唾液腺，顎下腺，舌下腺の順で高い．良性・悪性別の頻度では，54〜79％が良性腫瘍，21〜46％が悪性腫瘍である．

(1) 腫瘍発生

唾液腺腫瘍の発現率は比較的少なく，10万人あたり0.4〜13.5例，悪性では0.4〜2.6例に生じると報告されている．性差についてはWarthin腫瘍以外では女性に好発するという報告が多い．地域，人種的にはマレーシアのある種の民族に多い．また，イヌイットにリンパ上皮癌が高頻度に発生することが知られている．

大唾液腺での好発部位をみると，耳下腺に最も多く（64〜80％），顎下腺（7〜11％）へと続き，舌下腺はまれである（1％以下）．小唾液腺は耳下腺についでよく発生する部位で，その大多数が口蓋に発生する．まれに顎中心性に発生することもある．悪性腫瘍の割合をみると，耳下腺腫瘍の15〜32％が，顎下腺腫瘍の41〜45％が，舌下腺では70〜90％が悪性である．

a. 発生原因

唾液腺腫瘍の発生原因に関する情報は少ない．ウイルスとの関連性では北極圏（イヌイット）でのリンパ上皮癌頻発におけるEpstein-Barrウイルスの関与，多形腺腫におけるSV40シークエンスの存在が示唆されている．

放射線については広島，長崎の原子・爆弾被爆者に唾液腺腫瘍，特に粘表皮癌とWarthin腫瘍の発生率が高いことが指摘されている．また，頭頸部腫瘍患者に対する放射線治療や歯科X線が唾液腺腫瘍発生の危険因子であると報告されている．

b. 遺伝子変異

多形腺腫では高頻度に染色体異常がみられ，特にt（3；8）（p21；q12）は本腫瘍に高頻度にみられる転座である．8q12の異常から明らかにされた遺伝子 pleomorphic adenoma gene（PLAG1），12q14-15の再構成から見いだされた high mobility group protein（HMGA2）の異常が報告されている．粘表皮癌とWarthin腫瘍における11q21と19p13の転座や多形腺腫由来癌と腺様嚢胞癌における6p, 8q, 12qなどの変異が指摘されている．

c. 腫瘍の組織由来

2章に譲る［⇨ 2.4-4 を参照］．

(2) 唾液腺腫瘍の特徴

唾液腺腫瘍の特徴を簡単にまとめると，①発育が緩慢で経過が長い，②多種多様な組織型，組織像を示す，③全体的に半悪性腫瘍の性格をもち，④悪性度に応じて再発・転移率が高くなる，⑤概して放射線や化学療法に抵抗性を示す，の5項目をあげることができる．

a. 多種多様な組織型，組織像

唾液腺は主導管，線条部，介在部の各導管細胞，漿液あるいは粘液を分泌する腺房細胞と終末部を取り囲んでいる筋上皮細胞によって構成されている．そこから生ずる腫瘍も，多種の細胞を含み，多様な分化を示す細胞からなる複雑な組織構築を示す．このため組織型は多種に及び，各腫瘍の命名・分類に関して幾多の変遷を経てきた．WHO分類（2005年の改訂）ではまれな腫瘍をも1つの独立した疾患としてあげ，良性は10腫瘍型，悪性は24腫瘍型が記載されている（表5.12.2）．命名については細胞名，組織名あるいは組織構成パターンが名称のもとになっている．良性のものは○○腺腫，悪性のものは○○癌と命名されるが，分類の変遷により，腺腫から癌へ移行したものもある．腫瘍名は正常唾液腺の類似性に由来するものが多い．

唾液腺腫瘍の構造の多様性，すなわち単相性や二相性，腫瘍性筋上皮細胞の多分化能，細胞分化診断

表 5.12.2　唾液腺腫瘍の組織学的分類（WHO, 2005年）

1. 良性上皮性腫瘍 (benign epithelial tumours)
   a. 多形腺腫 (pleomorphic adenoma)
   b. 筋上皮腫 (myoepithelioma)
   c. 基底細胞腺腫 (basal cell adenoma)
   d. Warthin 腫瘍 (Warthin tumour)
   e. オンコサイトーマ (oncocytoma)
   f. 細管状腺腫 (canalicular adenoma)
   g. 脂腺腺腫 (sebaceous adenoma)
   h. リンパ腺腫 (lymphadenomas)—脂腺型と非脂腺型 (sebaceous and nonsebaceous)
   i. 導管乳頭腫 (ductal papillomas)
      逆性導管乳頭腫 (inverted ductal papilloma)
      導管内乳頭腫 (intraductal papilloma)
      乳頭状唾液腺腫 (sialadenoma papilliferum)
   j. 囊胞腺腫 (cystadenoma)
2. 悪性上皮性腫瘍 (malignant epithelial tumours)
   a. 腺房細胞癌 (acinic cell carcinoma)
   b. 粘表皮癌 (mucoepidermoid carcinoma)
   c. 腺様囊胞癌 (adenoid cystic carcinoma)
   d. 多型低悪性度腺癌 (polymorphous low-grade adenocarcinoma)
   e. 上皮・筋上皮癌 (epithelial-myoepithelial carcinoma)
   f. 明細胞癌 NOS (clear cell carcinoma NOS)
   g. 基底細胞腺癌 (basal cell adenocarcinoma)
   h. 脂腺癌 (sebaceous carcinoma)
   i. 脂腺リンパ腺癌 (sebaceous lymphadenocarcinoma)
   j. 囊胞腺癌 (cystadenocarcinoma)
   k. 低悪性度篩状囊胞腺癌 (low-grade cribriform cystadenocarcinoma)
   l. 粘液性腺癌 (mucinous adenocarcinoma)
   m. オンコサイト癌 (oncocytic carcinoma)
   n. 唾液腺導管癌 (salivary duct carcinoma)
   o. 腺癌 NOS (adenocarcinoma NOS)
   p. 筋上皮癌 (myoepithelial carcinoma)
   q. 多形腺腫由来癌 (carcinoma ex pleomorphic adenoma)
   r. 癌肉腫 (carcinosarcoma)
   s. 転移性多形腺腫 (metastasizing pleomorphic adenoma)
   t. 扁平上皮癌 (squamous cell carcinoma)
   u. 小細胞癌 (small cell carcinoma)
   v. 大細胞癌 (large cell carcinoma)
   w. リンパ上皮癌 (lymphoepithelial carcinoma)
   x. 唾液腺芽腫 (sialoblastoma)
3. 軟部腫瘍 (soft tissue tumours)
4. 血液リンパ球系腫瘍 (haematolymphoid tumours)
5. 二次性腫瘍 (secondary tumours)

マーカー（免疫組織学的診断）についてはほかに譲る［⇨2.4-4を参照］．また，腫瘍細胞は種々の細胞外基質を産生し，より複雑な組織像を示す腫瘍である．

b. 予後，経過

多種の腫瘍が存在するなか，唾液腺腫瘍は概して半悪性腫瘍ととらえることができる．すなわち，良性腫瘍でも再発の可能性がある一方で，悪性腫瘍でも経過の長いものが多い．厳密には，個々の腫瘍はそれぞれの組織型に応じた特性をもつので，治療に際しては個々の腫瘍の浸潤特性などを熟知する必要がある．

唾液腺腫瘍の発育は良性・悪性を問わず概して緩慢である．緩慢な発育は原発巣のみならず，転移巣においても増殖は穏やかであることが多い．そのため，短期の観察では多くの腫瘍が良好な経過をたどっているようにみえる．腺様囊胞癌がかつて円柱腫とよばれていたように，現在悪性に分類されているいくつかの腫瘍は良性の名称が与えられていた．たとえば腺房細胞癌や粘表皮癌においても，1972年のWHO分類では半悪性腫瘍として粘表皮腫と腺房細胞腫の名称が使われていた．しかし長期の観察の結果，それらの腫瘍が再発や転移など悪性腫瘍としての性質を示すため，現在では，これらの腫瘍に癌腫の名称が与えられている．

良性，悪性の相違点は増殖速度でなく，周囲組織への浸潤能による．良性腫瘍に分類された多形腺腫，筋上皮腫，基底細胞腺腫などは被膜によって覆われているのに対して，腺房細胞癌や粘表皮癌などは肉眼的に限局した腫瘤にみえたとしても被膜は存在しないことが多い．治療を行うに際しては各種組織型による被膜の存在や浸潤様式を理解しておく必要がある．多形腺腫が術後再発をきたすことがあり，その原因が不完全な被膜や被膜内浸潤であることがよく知られている．また，多形腺腫を長期間生体内に放置すると悪性化の危険性があることも知られている．多形腺腫の一部が癌腫になった場合を多形腺腫内癌腫あるいは多形腺腫由来癌とよび，間葉組織も悪性化している場合を癌肉腫とよぶ．またきわめてまれであるが，良性所見を示す腫瘍が，術後血行性転移あるいはリンパ節転移をすることがある．これを転移性多形腺腫とよぶ．

このように，良性腫瘍も再発や転移の危険性をもつ一方，一部の悪性腫瘍を除き，悪性腫瘍でも長い経過をとる症例が多いのが唾液腺腫瘍の特徴である．

（3）病理分類

唾液腺腫瘍の個々の命名，分類に関して，WHOでは1972年に第1版が，1991年に第2版が発刊され，2005年には再度改訂されてPathology and Genetics of Head and Neck Tumoursのなかの1つの章として発行された（**表5.12.2**）．まれな腫瘍を

も独立した腫瘍として取り上げ，その腫瘍種は改訂が行われるごとに増加している．多様な分化や組織構築を特徴としている唾液腺腫瘍を明確に分類することは現在，困難である．亜型分類に関して統一した見解を得るためには，個々の腫瘍の生物学的特性，腫瘍マーカー，癌遺伝子，腫瘍発生機構など，種々の解析結果を待たなければならない．

(4) 唾液腺腫瘍の診断法

a. 臨床所見

診断は問診，現症の把握から始まる．唾液腺腫瘍のおもな臨床症状は腫脹あるいは腫瘤であるので，腫脹の経過について詳細に聞く．経過がきわめて短く，発赤などの炎症所見を伴うものは炎症疾患が疑われる．経過の長かったものが急に増大し，浸潤性の増殖を示唆する臨床所見は多形腺腫が癌化した場合などにみられるので，注意すべきである．唾液腺腫脹をきたすほかの疾患（悪性リンパ腫，血管腫やリンパ管腫などの非上皮性腫瘍，腫瘍類似疾患，表5.12.3）やまた唾液腺腫瘍の良性・悪性の鑑別が診断の重要なポイントとなる．良性腫瘍は被包された類球形の結節として触知されるのに対して，悪性腫瘍は不整で，浸潤性に増殖し，皮膚や粘膜，その他の周囲組織と癒着することが多い．小唾液腺原発の良性腫瘍は半類球形，ドーム状を示し，境界明瞭であるのに対して，悪性のものは低い丘状に周囲へ拡大し，境界も不明瞭である（図5.12.10）．疼痛，神経麻痺，潰瘍形成がある場合は悪性腫瘍を疑う．唾液腺腫脹の観察は，左右の腺を対称的に視診と触診によって行う．腫脹の表面の性状，硬度，可動性か固着性か，圧痛の有無，実質性か囊胞性か，拍動の有無などについて観察する．特に，腫脹が腺自体のものかあるいは隣接するリンパ節，血管などの異常によるものかをよく精査する．不連続性の数個の腫瘤を触れるときはリンパ節の疾患を疑い，圧迫によって一過性に退縮するものは管腫あるいは囊胞を疑う．

各種組織型のそれぞれの好発年齢，性差，好発部位なども診断の一助になる．たとえば，口蓋腫瘍が片側性に硬軟移行部にみられる場合は唾液腺腫瘍と診断してほぼ間違いない．中高年，男性の耳下腺下極に比較的やわらかい腫瘤を触れた場合，特にそれが両側性の場合，Warthin腫瘍と診断できる．舌下腺腫瘍の場合，それが限局した腫瘤にみえたとしても，その80%以上は悪性である．

b. 画像診断

腫瘍の経過や現症に加えて唾液腺造影，超音波，^{99m}Tcシンチグラフィ，^{67}Gaシンチグラフィ，CT，MRIなどによって，術前に良性か悪性か，あるいはほかの疾患かの鑑別診断を十分に行う．画像検査の原理は3.4で，唾液腺の画像診断は前に述べた〔⇨5.12-1を参照〕．

c. 病理組織学検査

試験切除と針生検については前述した〔⇨5.12-1を参照〕．

(5) 個々の唾液腺腫瘍

唾液腺腫瘍には多種の組織型があり，発生頻度や好発部位は組織型によって異なる．臨床上，重要な点は個々の腫瘍の悪性度（良性，低悪性，高悪性）の理解である．この項では発生頻度の高い腫瘍を中

表5.12.3　唾液腺腫瘍と鑑別すべきその他の唾液腺疾患

1. 唾液腺囊胞
2. 慢性硬化性顎下腺炎（Küttner腫瘍）
3. 良性リンパ上皮性病変（Mikulicz病）
4. Heerfordt症候群
5. 唾液腺症
6. オンコサイト症
7. 壊死性唾液腺化生（唾液腺梗塞）

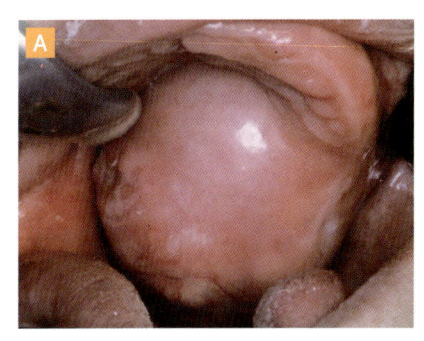

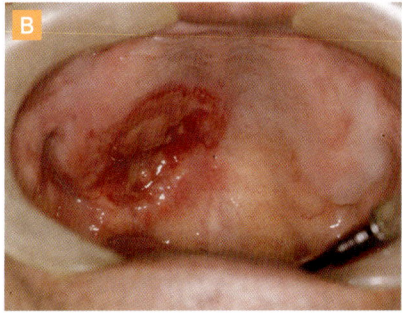

図5.12.10　口蓋腫瘍（良性と悪性の典型例）
A：良性腫瘍（多形腺腫），大きな腫瘍であるが境界明瞭で正常粘膜に覆われている．B：悪性腫瘍（腺様囊胞癌），多形腺腫に類似した良性腫瘍の様相を示すものもあるが，本例は高度悪性症例であり，潰瘍を伴うびまん性腫脹を示す．

心に解説し，発生頻度の低い腫瘍は悪性度と好発部位別に整理し，簡単に述べる．

a. 良性腫瘍

i) 多形腺腫 (pleomorphic adenoma)

多形腺腫は，唾液腺腫瘍のなかで最も頻度の高いもので，全唾液腺腫瘍の約60％を占める．好発部位は耳下腺で，多形腺腫の60％以上を占め，ついで小唾液腺で，顎下腺は10％程度である．舌下腺の多形腫瘍はきわめてまれである．小唾液腺での好発部位は口蓋で70％以上を占め，その他，口唇，頬，舌などに発生する．

多形腺腫は発育の遅い，弾性硬の球状，結節状の腫瘤として触知され，その表面は通常平滑であるが，分葉状を呈することもある．周囲組織に対して圧迫性増殖を示すので，外的刺激のないかぎり皮膚，粘膜が潰瘍を形成することはない（図5.12.10A）．

組織学的に，多形腺腫は上皮性成分と間葉性成分からなるが，上皮・間葉成分はともに多形であり，きわめて多様な組織像を示す．腫瘍は被膜に覆われているが，症例によっては不完全で一部欠如しているものや被膜内に腫瘍浸潤をみることもある．上皮細胞は主として2層の腺管状増殖あるいは充実性増殖を示し，両増殖像にはしばしば移行形がみられる（図5.12.11）．間質の構造も多彩で，硝子様，線維性，粘液腫様，軟骨様組織などが複雑に混在している．

ii) Warthin 腫瘍 (Warthin tumour)

リンパ組織と乳頭状に増殖した囊胞状の腺腔構造を呈する腺上皮からなる腫瘍で，多形腺腫についで頻度の高い良性腫瘍である（唾液腺腫瘍の2～15％）．大多数は耳下腺，特に浅葉の下極部に発生する．ときに多発することもあり，約7～10％は両側性に生じる．好発年齢は40～70歳で，50代がほとんどである．性別は3～5：1で男性に多い．腫瘍は発育緩徐で境界明瞭な腫脹としてみられ，表面平滑，弾性軟で，ときに波動を認める．唾液腺 ^{99m}Tc シンチグラムが診断に有用であることはすでに述べた．腫瘍割面像は粘液を含む小腔と灰白色の充実性部分からなる．組織学的にリンパ組織のなかに上皮が囊胞腔を形成しながら乳頭状の増殖を示す（図5.12.12）．上皮は通常，高円柱細胞と基底部の多角形細胞との2層からなり，細胞は好酸性で細顆粒状の細胞質をもつ．電顕で観察すると，多数の異常なミトコンドリアを有するオンコサイトに類似した形態を示す．本腫瘍は良性の病変で，再発はまれである．

iii) 基底細胞腺腫 (basal cell adenoma)

基底細胞様細胞の均一な増殖からなる良性腫瘍で，かつて単型腺腫といわれたものの大多数がこの腫瘍である．明らかな被膜をもつ限局した腫瘍で，約70％以上は耳下腺に，その他は上口唇，頬粘膜，口蓋などに好発する．

iv) まれな良性腫瘍でおもに耳下腺と小唾液腺に発生するもの

①筋上皮腫 (myoepithelioma)：腫瘍性筋上皮細胞からなる単型腺腫をいう．発生頻度は全唾液腺腫瘍の1％以下で，耳下腺や口蓋に好発する．筋上皮腫は多形腺腫の一亜型との解釈もあるが，多形腺腫との明らかな違いは，導管上皮への分化がみられ

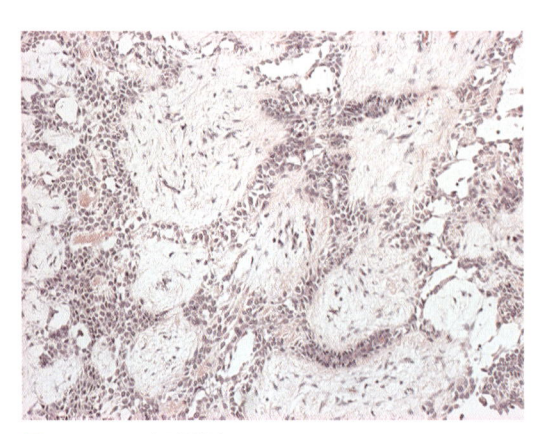

図5.12.11 多形腺腫
索状網目様配列をなす上皮細胞とそれを囲む筋上皮様細胞の増殖からなる．

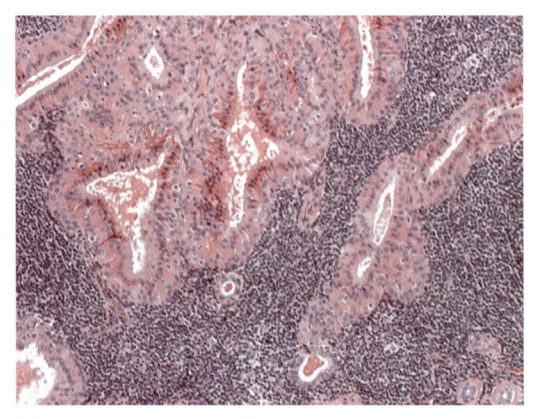

図5.12.12 Warthin 腫瘍
腫瘍は乳頭状，囊胞状を呈する2層の上皮細胞とリンパ組織からなる．

ず，腫瘍はもっぱら筋上皮様細胞，すなわち腫瘍実質は紡錘形細胞，形質細胞様細胞（ヒアリン細胞），類上皮様細胞，明細胞，あるいはこれらの混合からなることである．なお，多形腺腫にみられる粘液腫様あるいは軟骨腫様部分はみられない．

②囊胞腺腫（cystadenoma）：腺様に増殖する上皮が多数の大きな囊胞を形成する良性腫瘍で，囊胞腔内に乳頭状の増殖を示すものは従来から乳頭状囊胞腺腫（papillary cystadenoma）とよばれていた．その典型像は，オンコサイト様の高円柱細胞を多角形細胞が囊胞腔を囲む，すなわちWarthin腫瘍にきわめて類似した上皮組織構造をとる．過ヨウ素酸Schiff染色（periodic acid-Schiff stain：PAS）やムチカルミン陽性の粘液産生を特徴とし，大きな囊胞を形成するものは粘液性囊胞腺腫（mucinous cystadenoma）ともよばれる．

v）まれな良性腫瘍でおもに耳下腺に発生するもの

①オンコサイトーマ（oncocytoma）：好酸性の顆粒を有する大型の細胞（オンコサイト）の増殖からなる腫瘍をいう．本腫瘍の多くは高齢女性の耳下腺に発生するが，その頻度は低く，耳下腺腫瘍の1％以下である．両側性あるいは多発性に生じることもある．

②脂腺腺腫（sebaceous adenoma）：脂腺細胞様細胞の増殖からなる，きわめてまれな腫瘍である．

③リンパ腺腫（lymphadenomas）—脂腺型と非脂腺型（sebaceous and nonsebaceous）：リンパ組織と上皮細胞巣からなるきわめてまれな腫瘍である．

vi）まれな良性腫瘍でおもに小唾液腺に発生するもの

①細管状腺腫（canalicular adenoma）：円柱上皮がビーズ様の索状や管状構造を示す腫瘍で，多くは50歳以上の上口唇腺に生じる．基底細胞腺腫に類似しているが間質がいくぶん線維性で血管に富んでいる点で，梁状型の基底細胞腺腫と鑑別される．

②導管乳頭腫（ductal papilloma）：唾液腺導管上皮が扁平上皮乳頭腫に類似した特異な構造をとる腫瘍は導管乳頭腫とよばれる．これに含まれる腫瘍に①逆性導管乳頭腫（inverted ductal papilloma），②導管内乳頭腫（intraductal papilloma），③乳頭状唾液腺腫（sialadenoma papilliferum）がある．

b．悪性腫瘍

i）粘表皮癌（mucoepidermoid carcinoma）

本腫瘍は全唾液腺腫瘍の10％以上を占め，悪性腫瘍のなかで最も頻度の高いものの1つである．粘液産生細胞，類上皮細胞および中間型細胞の存在を特徴とする腫瘍である．好発年齢は30～40代で，性差は少ない．耳下腺に最も多く，次に小唾液腺，特に口蓋に好発する．まれに顎中心性に生じることもある．

本腫瘍は分化度と悪性度がよく相関している．WHO分類（2005年）では高分化型（低悪性度），中分化型（中悪性度）と低分化型（高悪性度）に分類している．その判定は組織学的所見を点数化するもので，20％以上領域の囊胞形成（2点），神経浸潤（2点），壊死（3点），10倍視野における5個以上の核分裂像（3点），退形成（4点）とし，0～4点を低悪性度，5～6点を中悪性度，7～14点を高悪性度としている．概して，高分化型（低悪性度）は，粘液産生細胞が主体で，明らかな囊胞を形成し，内腔には粘液を含有している（図5.12.13A）．中分化型（中悪性度）では高分化型に比較して囊胞が小さく，中間型細胞や類上皮細胞が多くなる．低分化型（高悪性度）では囊胞形成がまれで，中間型細胞と類上皮細胞の充実性増殖が著明となり（図5.12.13B），細胞異型性，核多形性，核分裂像，細胞浸潤が強くなり，出血や壊死像もみられるようになる．臨床的には，発育の比較的緩徐な無痛性腫瘤として認められる．低悪性型では限局性の腫瘍を呈するが，悪性度に応じて周囲組織との境界が不明瞭となり，発育は速くなり，被覆粘膜に潰瘍，骨の破

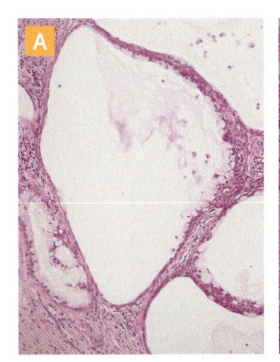

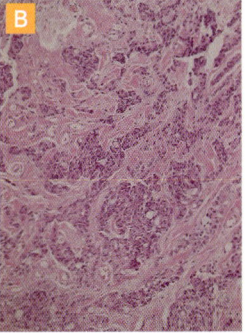

図5.12.13 粘表皮癌
A：高分化例．粘液産生細胞や中間細胞が大きな囊胞を含む胞巣構造を呈している．B：低分化例．扁平上皮細胞や中間細胞が索状の胞巣構造を呈し，囊胞形成はみられない．

壊的吸収像を認めることもある．

予後は腫瘍の悪性度（分化度），発生部位，進展度によって異なる．5年生存率は高悪性型で約70%であり，低悪性型では90%以上である．

ii）腺様嚢胞癌（adenoid cystic carcinoma）

唾液腺悪性腫瘍のなかで最も頻度の高いものの1つで，旺盛な細胞外基質産生能と強い浸潤能をもつ基底細胞様腫瘍である．小唾液腺腫瘍のなかでは多形腺腫についで頻度の高いもので，小唾液腺腫瘍の約25%を占める．口蓋がその半数を占め，その他に口底，頬粘膜，舌に発生する．大唾液腺では耳下腺と顎下腺とが約同数で，その割合では，顎下腺腫瘍の15〜20%，耳下腺腫瘍の4%以下の頻度となる．好発年齢は40〜70歳で，やや女性に多い．本腫瘍は緩徐な発育を示し，肉眼的に多形腺腫に類似した限局性の腫瘤にみえることもある．しかし，疼痛や麻痺などの神経症状を示すことも少なくなく，顕微鏡下観察では，神経，血管，結合組織など周囲組織への浸潤像を示す．一方，骨破壊は扁平上皮癌と比較して軽度である．病理組織学的に，本腫瘍は上皮細胞が多数の小腔（偽嚢胞）を含む篩状の胞巣形成（cribriform type）を示すのを特徴とするが，腺管構造（tubular type）あるいは充実性の胞巣（solid type）を形成する部分もみられる（図5.12.14）．腺管腔内は，多形腺腫にみられるものに類似した粘液性あるいはヒアリン様の物質を含む．一方，偽嚢胞内や間質部には腫瘍細胞が産生した基底膜様構造が認められる．

本腫瘍の経過は長いものが多いが，予後はきわめて不良である．術後の局所再発ならびに遠隔転移はしばしばである．転移は肺，骨など血行性のものが多く，リンパ節への転移は扁平上皮癌に比べて少ない．5年生存率は50%以上を示すのに対して，15年あるいは20年では0〜20%となる．

iii）多形腺腫由来癌
（carcinoma ex pleomorphic adenoma）

多形腺腫の悪性型に3つのカテゴリーがあることは前に述べた．そのなかで明らかな癌腫を認めるものは多形性腺腫由来癌とよばれる．その頻度は全唾液腺腫瘍の3.6%，唾液腺悪性腫瘍の12%，多形腺腫の6.3%である．臨床所見は多形腺腫のそれと異なり，その増殖が速やかで，浸潤性増殖を示す．3カ月以上の長い経過の腫瘍が速やかな増殖に変化し，疼痛，麻痺などの神経症状や，周囲組織との癒着がみられるようになる．しかし，長い経過を示さず，初発から悪性であると思われるような短い経過の症例もよくみられる．病理組織学的に癌腫を示す部分は通常，腺癌あるいは未分化癌であり，進行に伴って腺腫部は癌腫に置換される．もし病理組織学的に多形腺腫を示したにもかかわらず，臨床所見で悪性を疑うときは，腫瘍全体についての詳細な組織学的検索が必要である．核の多形やハイパーク

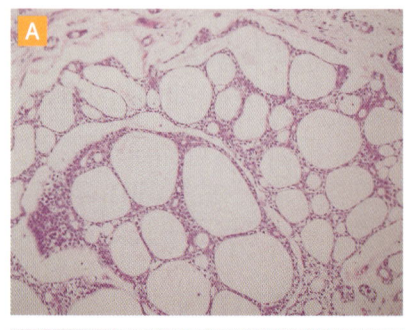

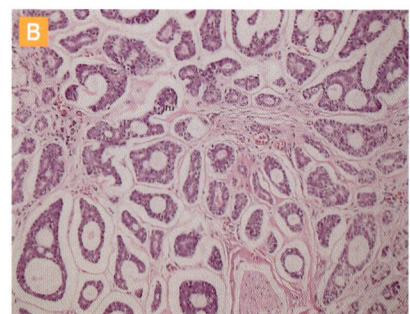

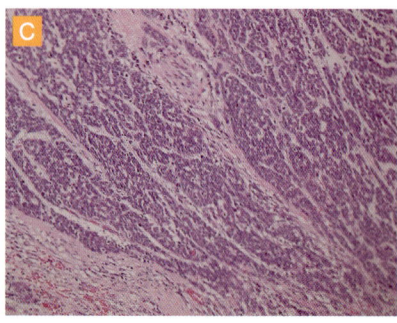

図5.12.14 腺様嚢胞癌
A：小嚢胞を含む篩状型，B：腺管状型，C：充実型．

ロマチン，細胞異型，周囲組織への浸潤は悪性の特徴的所見である．特に，浸潤は予後を決定する最も重要な所見である．WHO 分類では多形腺腫由来癌を非浸潤性 (non-invasive) のもの，被膜外へ 1.5 mm 以内の浸潤を示す微小浸潤のものと被膜から 1.5 mm 以上周囲組織へ浸潤したものの 3 つに分類している．

予後は非浸潤性や微小浸潤のものでは良好であるが，浸潤性のものは不良で，その 5 年生存率は 25〜65％である．特に耳下腺原発のものは不良で，小唾液腺原発のものは比較的良好である．

iv) 腺房細胞癌 (acinic cell carcinoma)

漿液腺房細胞に類似した細胞からなる低悪性腫瘍である．唾液腺悪性腫瘍の約 7％を占め，80％以上が耳下腺に，17％が小唾液腺に発生し，顎下腺はわずか 4％である．

肉眼的に腫瘍は単一または多発性の結節からなり，被膜はあることもないこともある．

組織学的に主として腺房細胞の増殖からなる（図 5.12.15）が，介在部細胞，空胞化細胞，明細胞，非特異性の腺房細胞も認められる．間質に乏しく，腫瘍細胞は充実性，小囊胞性，乳頭状濾胞性の胞巣を形成する．局所再発率は 8〜36％，所属リンパ節転移が 5〜16％，遠隔転移が 3〜13％である．生存率は 5 年で 76〜89％，15〜20 年で約 55％に減少する．

v) その他の低悪性腺癌

①多型低悪性度腺癌 (polymorphous low-grade adenocarcinoma)：もっぱら小唾液腺に発生する多様な組織パターンを示す低悪性腺癌の一型である．

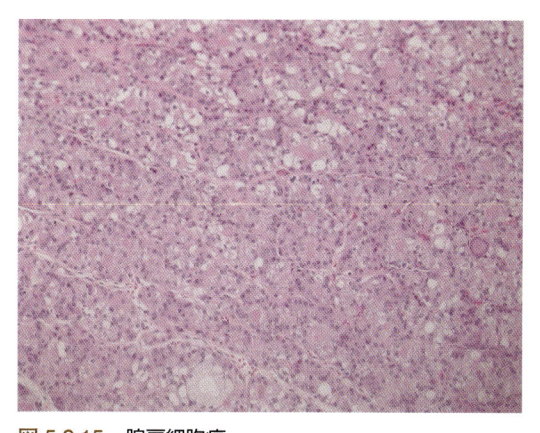

図 5.2.15　腺房細胞癌
核は基底側に偏位し，細胞質は比較的大きく，顆粒を含む．

欧米では発生頻度が高いが，わが国ではまれである．半数以上は口蓋に，その他，口唇，頬などの小唾液腺に発生する．肉眼的には粘膜に覆われた類円形の限局性腫瘍であるが，組織学的には被膜はなく，神経や筋，脂肪，骨などへ浸潤する．腫瘍は立方形から円柱形の均一な細胞からなり，核分裂像はまれである．組織構造は多形で充実性，腺管状，梁状，篩状，囊胞状構造をとる．

②上皮・筋上皮癌 (epithelial-myoepithelial carcinoma)：内層を構成する介在部導管上皮類似の立方形細胞と外層の筋上皮様細胞との，2 種類の細胞からなる低悪性腫瘍である．外層は卵形の大型の明細胞で，グリコーゲン顆粒や細線維を保有している．頻度は低く，そのほとんど（約 75％）が耳下腺に発生し，顎下腺，小唾液腺にもみられる．好発年齢は，60〜70 代である．臨床的には限局したやや分葉状，充実性腫瘍として触知される．割面では腫瘍は辺縁不規則で，多結節性の増殖を示す．病理組織学的な特徴は，上記のごとく 2 種の細胞が介在部導管様の腺管構造をとることであるが，2 層構造が不明で，明細胞が有意に増殖し，胞巣を形成する場合も多い．なお，免疫染色では導管細胞はケラチン陽性で，時折，明細胞はジアスターゼ消化性の PAS 陽性顆粒をもち，ビメンチン，グリア原線維性酸性蛋白（glial fibrillary acidic protein：GFAP），S100 蛋白に陽性である．これらの細胞の核分裂像はまれであるが，浸潤性増殖を示す神経，血管への侵襲もまれでない．間質は密で，ヒアリン，基底膜物質を豊富に含む．

術後再発はしばしばで，多発性に再発することもまれでない．また，術後の転移にも注意を払う必要がある．

③明細胞癌 NOS (clear cell carcinoma NOS)：淡明細胞の均一な増殖からなる低悪性腫瘍である．まれな腫瘍であるが中年以降の小唾液腺に好発する．腫瘍細胞は PAS 陽性のグリコーゲンを含む細胞質を有する以外特徴的なものはなく，筋上皮マーカー，粘液染色は陰性である．腫瘍間質は種々の程度に硝子化している．

④基底細胞腺癌 (basal cell adenocarcinoma)：基底細胞腺癌は基底細胞腺腫の低悪性型と考えられている腫瘍で，個々の細胞および組織構築は基底細胞腺腫にきわめてよく類似している．基底細胞腺腫では腫瘍は被膜を有し，限局性に増殖するのに対し

て，基底細胞腺癌は被膜をもたず，びまん性に増殖する．唾液腺悪性腫瘍の約2％で，90％が耳下腺に，ほかは顎下腺にみられる．

⑤脂腺癌（sebaceous carcinoma）と脂腺リンパ腺癌（sebaceous lymphadenocarcinoma）：脂腺細胞からなるきわめてまれな癌腫であり，脂腺癌と脂腺リンパ腺癌の2種のタイプがある．いずれも，もっぱら耳下腺に発生する．

⑥嚢胞腺癌（cystadenocarcinoma）：ほかの腫瘍の特性を欠き，嚢胞形成を特徴とする悪性腫瘍と定義された腫瘍である．嚢胞腺腫の悪性型とみなされる腫瘍であるが，その悪性度は低い．その典型例では嚢胞腔内への乳頭状増殖を特徴とし，乳頭状嚢胞腺癌（papillary cystadenocarcinoma）として報告されていた．嚢胞腺腫との鑑別は，細胞異型，核の多形性や分裂像，局所浸潤様式によって行われる．

vi) その他の高悪性腺癌

①唾液腺導管癌（salivary duct carcinoma）：組織学的に乳腺の ductal carcinoma（腺管癌）に類似していることから名づけられた，きわめて悪性度の高い腫瘍である．ほとんどが50歳以上に発生し，性別では5：2で男性に多い．おもに大唾液腺，特に耳下腺（約85％）に発生し，小唾液腺由来の症例はきわめてまれである．臨床所見では，増殖の速いびまん性腫瘤を示し，多くの症例で疼痛が，耳下腺腫瘍では神経麻痺がみられる．腫瘍の割面は黄白色を呈し，病理組織学的には内方に増殖する導管細胞が充実性，乳頭状，篩状の腫瘍胞巣を示すが，嚢胞状を呈するものが多い．篩状構造はときに独特な Roman-bridge 様（ローマの橋のような形の意味）を示し，中心に壊死形成（comedo-necrosis）を伴う．腫瘍細胞はエオジン好性の細胞質をもち，大型の立方あるいは多角形の細胞で，管腔側のものはアポクリン様の外観を呈する．一方，ムチカルミンやアルシアンブルー染色は陰性である．核は多形で，分裂像もしばしばみられる．被膜はなく，著明な浸潤増殖を示す．予後はきわめて不良で，局所再発，リンパ節，肺，骨などへの転移はしばしばである．

②腺癌 NOS（adenocarcinoma NOS）：他腫瘍型の特徴的な組織像を欠く腺癌である．

③筋上皮癌（myoepithelial carcinoma）：筋上皮様細胞からなる腫瘍で，高い増殖能を示す，悪性度の高いものである．細胞は紡錘形のものから形質細胞様のものまで多彩で，核分裂像が著明であり，腫瘍増殖は浸潤性，破壊的である．

④扁平上皮癌（squamous cell carcinoma）：唾液腺の扁平上皮癌は大唾液腺原発扁平上皮癌を意味し，他臓器から唾液腺に転移した扁平上皮癌はこの分類から除かれる．唾液腺の扁平上皮癌の80％は耳下腺に原発し，ほかは顎下腺にみられる．

vii) その他の悪性腫瘍できわめてまれなもの

①粘液性腺癌（mucinous adenocarcinoma）：結合組織で囲まれた嚢胞腔内に多量のムチンと上皮細胞巣からなる，きわめてまれで，悪性度の高い腫瘍である．通常，口蓋や舌下腺に発生する．

②オンコサイト癌（oncocytic carcinoma）：オンコサイトからなる悪性腫瘍で，おもに高齢者の耳下腺に発生する．術後再発，リンパ節転移や遠隔転移の頻度はきわめて高い．

③未分化癌：未分化癌として①小細胞癌（small cell carcinoma），②大細胞癌（large cell carcinoma），③リンパ上皮癌（lymphoepithelial carcinoma）があるが，いずれもきわめてまれな腫瘍である．

c. 広義の唾液腺腫瘍

i) 軟部腫瘍（soft tissue tumours）

唾液腺には血管腫が生ずることがあるが，その頻度は唾液腺腫瘍の約0.4％で，その部位はもっぱら耳下腺である．新生児，乳幼児のびまん性耳下腺腫脹として認められる．

ii) 血液リンパ球系腫瘍（haematolymphoid tumours）

唾液腺の悪性リンパ腫はまれで，唾液腺腫瘍の約2％，節外性リンパ腫の約5％である．そのほとんどはB細胞リンパ腫で，なかでも粘膜関連リンパ組織（mucosa-associated lymphoid tissue：MALT）型リンパ腫が最も多い．その他，濾胞性リンパ腫（follicular lymphoma）やびまん性大細胞性B細胞リンパ腫（diffuse large B-cell lymphoma）もみられる．また，Sjögren症候群に随伴してリンパ腫を生ずることもよく知られている．

iii) 二次性腫瘍（secondary tumours）

他臓器から唾液腺への転移腫瘍で，組織学的には扁平上皮癌，メラノーマが多く，その転移部位は大多数が耳下腺である．

〔白砂兼光〕

■ 文　献

Barners L, Eveson JW, et al eds：World Health Organization of Tumours；Pathology and Genetics of the Head and Neck Tumours, pp209-281, IARC press, 2005.
Seifert G, Sobin LH, Thackray AC：Histological Typing of Salivary Gland Tumours, Springer-Verlag, 1991.
白砂兼光：唾液腺疾患．口腔外科学，第3版（白砂兼光，古郷幹彦編），pp377-427，医歯薬出版，2010．

7　Sjögren症候群

【定義・概念】

Sjögren症候群は，1933年にスウェーデンの眼科医Henrik Sjögrenが乾燥性角結膜炎として発表した論文にちなんでその名前がつけられた症候群で，唾液腺や涙腺などの外分泌腺が特異的に障害を受ける自己免疫疾患である．口腔や眼などの乾燥を主徴とし，ドライマウス（口腔乾燥症）の原因の代表的なものでもある．また，自己抗体産生や多彩な全身性病変を発症する全身性自己免疫疾患としての特徴を併せもち，一部の患者では悪性リンパ腫などが発症するためにリンパ増殖性病変とも考えられている．

【疫学・発生率】

1994年の厚生労働省研究班の調査では，日本における本症候群の年間受診患者数は17000人であると報告されており，ほかの疾患に合併する率から概算すると，日本における有病率は0.03％程度で，約50万〜100万人の患者がいると推定されている．このように，本症候群はけっしてまれではない疾患といえる．男女比は約1：15と圧倒的に女性に多く，50代の更年期前後の女性に好発するという特徴がある．

【原因・病因】

本症候群をはじめとして自己免疫疾患の原因や発症機序はまだ解明されていないが，遺伝や環境といった複数の因子が関与していると考えられている．

遺伝因子としては，本症候群の発症と主要組織適合抗原との間に強い相関がみられている．また，多くの自己免疫疾患と同様にほとんどの患者が女性であるために，X染色体上の遺伝子や性ホルモン，さらに最近では母親の体内に胎児由来のリンパ球が生存するマイクロキメリズムが本症候群の発症にかかわっている可能性が報告されている．

環境因子としては，HTLV-IとEBウイルスの感染が本症候群を引き起こすのではないかと注目されている．HTLV-Iは成人T細胞白血病の原因ウイルスとして発見されたものであるが，慢性進行性脊髄症（HTLV-I associated myelopathy：HAM）をはじめとする自己免疫疾患に類似している種々の疾患の発症も惹起する．本症候群もその1つで，HTLV-Iに対する抗体陽性者は陰性者の3.1倍罹患しやすいことが報告されている．一方，EBウイルスはほとんどの成人の唾液腺細胞などに感染していることから，EBウイルスに対する免疫監視機構の破綻によるウイルスの再活性化が起こり，ウイルスに対する過剰な免疫応答や自己抗原に対するT細胞の活性化が惹起されるのではないかと推察されている．さらに，唾液腺中のB細胞に感染し，自己抗体の産生，高ガンマグロブリン血症，さらには悪性リンパ腫の発症にも関与する可能性も指摘されている．これらのほかにも，C型肝炎ウイルスやサイトメガロウイルスなどの感染も本症候群の発症との関連が報告されている．

いずれにしても，本症候群では免疫調節機能の異常により自己免疫反応が十分に抑制できず，外分泌腺に共通の何らかの自己抗原を認識するT細胞が外分泌腺に浸潤し，障害を引き起こすと考えられている．進展すると，一部の外分泌腺にはB細胞の集積もみられるようになり，自己抗体の産生や悪性リンパ腫の発症につながり，リンパ増殖性病変としての性格を示すようになると推察されている．

以上のような本症候群の病因論に加えて，病態形成の機序に関する多くの免疫学的研究が行われているが，外分泌腺内の導管周囲に浸潤して発症に関与していると考えられているのはCD4$^+$T細胞である．このCD4$^+$T細胞は，IL-2，インターフェロン（interferon：IFN）-γ，IL-10，TNFといったサイトカインを産生するヘルパーTタイプ1（helper T cell type 1：Th1）細胞，IL-4やIL-5といったサイトカインを産生するTh2細胞，Th1細胞とTh2細胞の両方のサイトカインを産生する未分化なTh0に分類することができるが，発症初期および病態の維持にはTh0あるいはTh1細胞が重要な役割を演じ，病態が進展する一部の症例ではさらにTh2細胞の浸潤が加わることがわかっている．このTh2細胞が産生するサイトカインはB細胞の浸潤，増殖，抗体産生を誘導し，前述のEBウイルス

の感染も加わって悪性化への進展を促す可能性が指摘されている．

一方，これらのサイトカイン刺激やウイルスなどの環境因子により，外分泌腺の導管上皮細胞はヒト白血球型抗原（human leukocyte antigen：HLA）クラスⅡ抗原，接着分子，共刺激分子，Fas抗原などを異常発現し，IL-1やIL-6などのサイトカインやケモカインを産生する．導管上皮細胞はT細胞から産生されるサイトカインやFas-FasL系を介したアポトーシスにより障害されるが，このようにみずからもT細胞を誘導・活性化して病態の形成や維持にかかわっていると考えられている．さらに前述のTh2細胞の誘導に関しても，発現する共刺激分子やケモカインの変化が重要な役割を果たし，病態の進展にかかわっているのではないかと推察されている．

外分泌腺に浸潤するこれらT細胞は，T細胞受容体（T cell receptor：TCR）を介して，外分泌腺の導管上皮細胞上に異常発現したHLAクラスⅡ抗原と自己抗原との複合体を認識してサイトカインを産生する．いまだに自己抗原を同定するに至っていないが，本症候群に類似の病態を示すモデルマウスを用いた研究により，分子量120 kDのα-ホドリンが抗体産生およびT細胞の増殖を誘導し，発症を惹起する自己抗原であることが示された．この120 kDのα-ホドリンは正常の240 kDのα-ホドリンがアポトーシスにより断片化されたもので，エストロゲンの欠乏によりその断片化が生じることもわかってきた．このα-ホドリンに対する自己抗体は本症候群患者においても検出されており，本症候群の発症にかかわる自己抗原ではないかと注目されている．

最近，唾液腺組織の破壊だけでなく，唾液分泌に対する機能的な抑制機構が存在することも明らかになってきた．その１つが唾液腺細胞に発現されているムスカリンM_3受容体に対する自己抗体の存在である．通常，唾液腺はこの受容体を介して副交感刺激を受けているが，自己抗体により唾液分泌が抑制されているかもしれない．また，細胞内への水輸送にかかわるアクアポリンの発現異常も報告されており，このような唾液腺の機能抑制に関する知見も注目すべきである．

【臨床症状】

ほかの原因によるドライマウスと基本的には同様の口腔乾燥症状がみられるが，本症候群が進展するとかなり重篤な口腔乾燥症状がみられるようになる．本症候群でよくみられる症状を表5.12.4に示すが，唾液腺以外の外分泌腺の障害による乾燥症状を含め，多彩な全身症状を伴うことが多い．また，表5.12.5には，本症候群でみられる病変の一覧を示す．

a. 口腔乾燥症状

自・他覚的口腔乾燥症状が軽度である場合はほかの原因によるドライマウスと違いはない［⇨5.12-9を参照］．しかしながら，重篤な場合には，口腔粘膜（特に舌）の疼痛や味覚異常などを訴え，舌乳頭の萎縮による平滑舌や溝状舌，口角びらん，口腔粘膜の発赤などが著明にみられる．さらに，逆行性感染などが原因となって，耳下腺や顎下腺の腫脹や疼痛を繰り返し生じることがあるのもほかの原因によるドライマウスにはない特徴である．

b. 眼乾燥症状

涙腺の障害に伴う眼の乾燥症状は，自覚症状としては眼の乾燥感，涙が出ない，異物感，かゆい，痛い，疲れやすい，眩しい，眼脂（目やに）が多い，かすむなどがあり，他覚的には角結膜上皮の障害や充血などがある．

c. その他の外分泌腺障害による乾燥症状

その他の外分泌腺の障害も起こり，汗腺の障害による皮膚の乾燥や腟分泌腺の障害による性交時不快感などもよくみられる．さらに気道粘膜，胃，膵などの外分泌腺の障害に伴って，気管支炎，萎縮性胃炎，慢性膵炎などの症状がみられることもある．

表5.12.4 Sjögren症候群でみられる症状

1. 乾燥症状
    a. 口腔乾燥症状
        - 自覚的なもの：口渇，飲水切望感，乾いた食物を嚥下しにくい，味覚異常，口腔内の疼痛，再発性の唾液腺腫脹など
        - 他覚的なもの：う蝕の多発，口腔粘膜や舌乳頭の萎縮，口角炎など
    b. 眼乾燥症状
        - 自覚的なもの：眼の乾燥感，異物感，疲労感，眼脂など
        - 他覚的なもの：角結膜上皮の障害と角結膜炎など
    c. その他の乾燥症状
       咳，消化不良，鼻の乾燥や出血，腟の乾燥（性交時不快感），皮膚の乾燥，脱毛
2. 乾燥症状以外の全身症状
   関節痛，筋肉痛，リンパ節腫脹，頻尿，疲労感，気分の変化，皮疹，紫斑，Reynaud症状，頭痛

表 5.12.5 Sjögren 症候群でみられる病変

臓器	病変
1．唾液腺	唾液腺炎，リンパ上皮性病変
2．涙腺	涙腺炎，リンパ上皮性病変
3．その他の外分泌腺	
a．気道粘膜の分泌腺	乾燥性気管支炎
b．胃・腸の分泌腺	萎縮性胃炎
c．膵の分泌腺	慢性膵炎
d．腟口の分泌腺	乾燥性腟炎
e．汗腺	皮膚乾燥症
4．外分泌腺以外の臓器	
a．関節	関節炎
b．筋肉	筋炎
c．リンパ網内系	リンパ節腫脹，偽リンパ腫，悪性リンパ腫，マクログロブリン血症
d．血液系	貧血，白血球減少症，血小板減少症，単クローン性高ガンマグロブリン血症
e．腎	間質性腎炎，腎尿細管性アシドーシス
f．肺	間質性肺炎，胸膜炎
g．甲状腺	慢性甲状腺炎
h．神経系	中枢神経障害（疲労感，頭痛，気分の変化など），末梢神経障害（手足のしびれなど）
i．皮膚	環状紅斑，Raynaud 症状，光線過敏症，高ガンマグロブリン血症性紫斑病
j．肝	原発性胆汁性肝硬変，自己免疫性肝炎

d. 全身の多臓器の症状

全身の多臓器にも多彩な症状を示すことがあるが，倦怠感，関節痛，頭痛，集中力の低下，Raynaud 症状などがおもなものである．自己抗体産生も高頻度にみられ，進展例では高ガンマグロブリン血症，悪性リンパ腫といった血液異常を示すこ

表 5.12.6 日本における Sjögren 症候群診断基準（1999 年改訂）

1. 生検病理組織検査で次のいずれかの陽性所見を認めること
   a. 口唇腺組織で 4 mm² あたり 1 focus（導管周囲に 50 個以上のリンパ球浸潤）以上
   b. 涙腺組織で 4 mm² あたり 1 focus（導管周囲に 50 個以上のリンパ球浸潤）以上
2. 口腔検査で次のいずれかの陽性所見を認めること
   a. 唾液腺造影で Stage I（直径 1 mm 未満の小点状陰影）以上の異常所見
   b. 唾液分泌量低下（ガム試験にて 10 分間で 10 ml 以下または Saxon 試験にて 2 分間で 2 g 以下）があり，かつ唾液腺シンチグラフィにて機能低下の所見
3. 眼科検査で次のいずれかの陽性所見を認めること
   a. Schirmer 試験で 5 分間に 5 mm 以下で，かつローズベンガル試験（van Bijsterveld スコア）で 3 以上
   b. Schirmer 試験で 5 分間に 5 mm 以下で，かつ蛍光色素試験で陽性
4. 血清検査で次のいずれかの陽性所見を認めること
   a. 抗 Ro/SS-A 抗体陽性
   b. 抗 La/SS-B 抗体陽性

〈診断基準〉
4 項目のうち，いずれか 2 項目以上を満たせば Sjögren 症候群と診断する

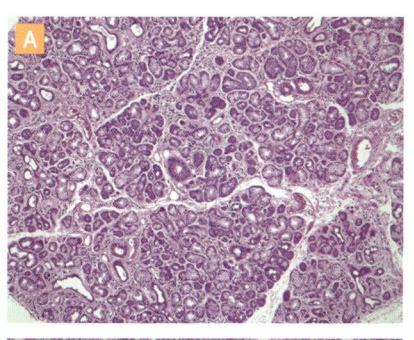

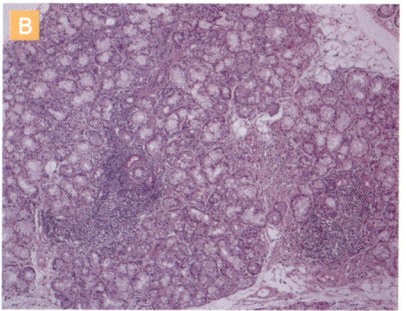

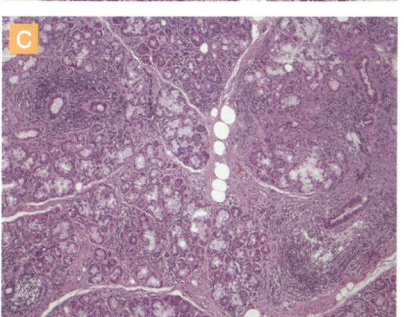

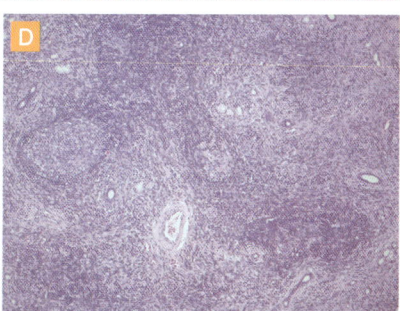

図 5.12.16 Sjögren 症候群における口唇腺組織
病理組織学的特徴としては，導管周囲のリンパ球の浸潤，腺房の萎縮や消失，導管上皮細胞の増殖などによる導管の狭窄などがある．石川・小守の分類に準じた代表的な組織像を示す．A：（±）ではごく少数のリンパ球が小葉内に散在性にみられる．B：（＋）では小葉内導管周囲にリンパ球の小集簇（50〜100 個の集まり）が小葉内の 1〜2 カ所にみられる．C：（＋＋）では小葉内導管周囲性に多数のリンパ球浸潤あるいは腺組織内へのびまん性のリンパ球浸潤がみられるが，その範囲は小葉の半分以下にとどまっている．D：（＋＋＋）では小葉内腺組織の半分以上が消失し，リンパ球で置換されている．

5.12 唾液腺疾患

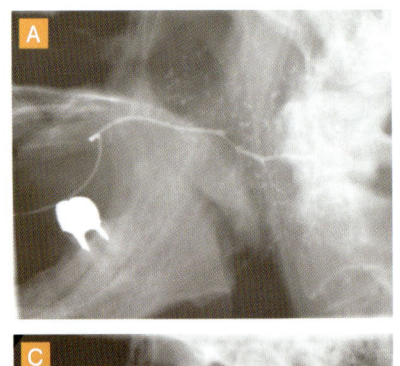

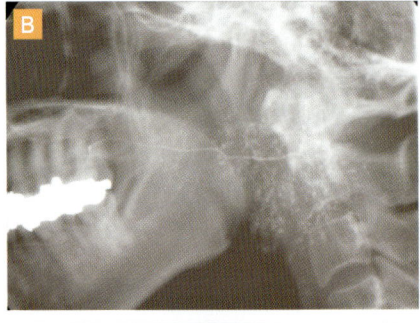

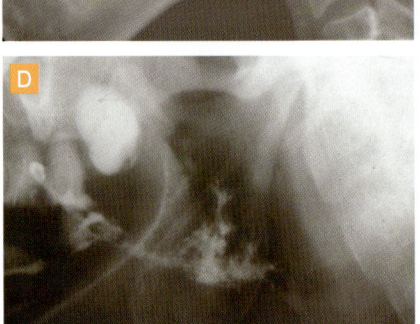

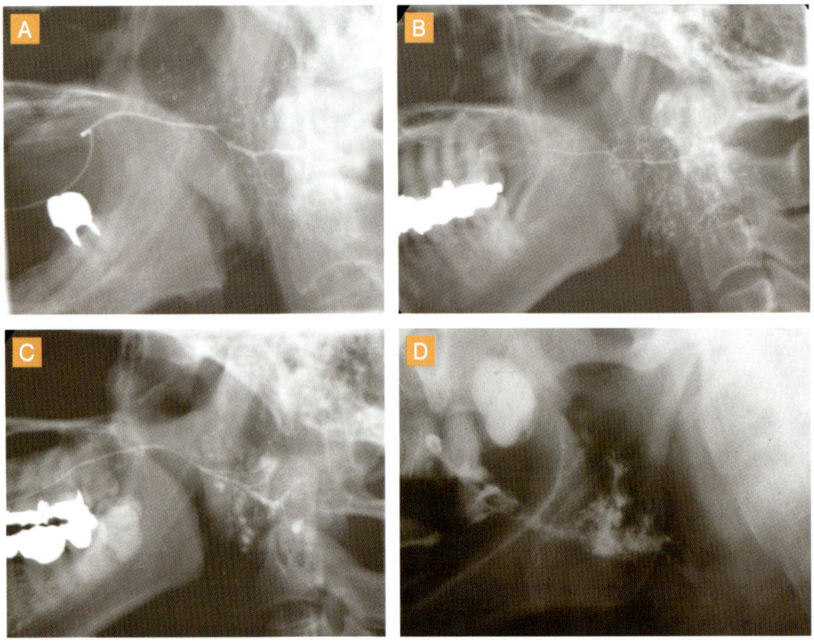

図 5.12.17　Sjögren 症候群における唾液腺造影

Rubin & Holt の分類に準じた代表的な唾液腺造影像を示す．A：Stage Ⅰでは直径 1 mm 以下の点状陰影がみられる．B：Stage Ⅱ では直径 1〜2 mm の顆粒状陰影がびまん性にみられ，末梢導管陰影はみられない．C：Stage Ⅲ では陰影の囊胞状拡張がみられ，大きさも不ぞろいで顆粒の数の減少がみられる．D：Stage Ⅳ では不規則な形の漏洩と貯留を伴う破壊像がみられ，小葉の半分以下にとどまっている．

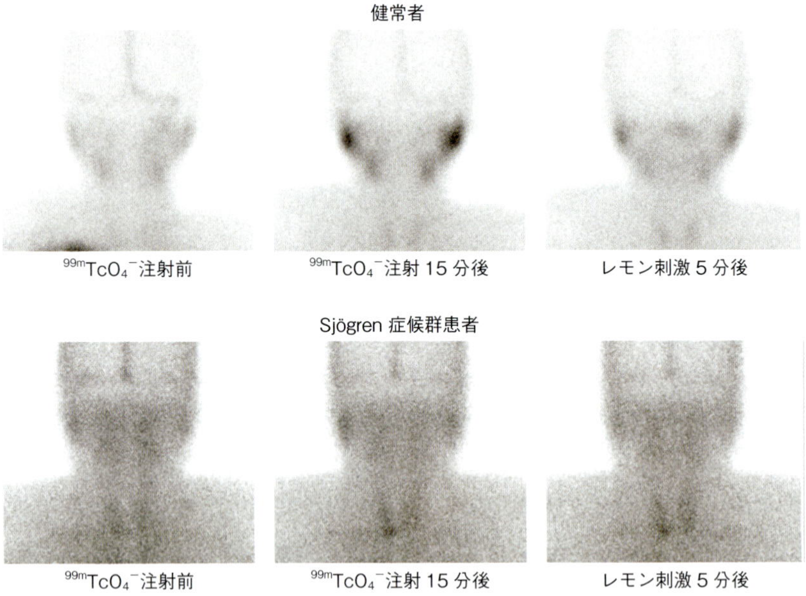

図 5.12.18　Sjögren 症候群における唾液腺シンチグラフィ

健常者と Sjögren 症候群患者における代表的な唾液腺シンチグラフィ像を示す．健常者に $^{99m}TcO_4^-$ を静脈内注射すると，両側の耳下腺と顎下腺に $^{99m}TcO_4^-$ は集積し，その後のレモン刺激により集積した $^{99m}TcO_4^-$ は唾液とともに排泄される．一方，Sjögren 症候群患者の場合には，耳下腺と顎下腺への $^{99m}TcO_4^-$ の集積は著しく低下し，レモンで刺激による変化もほとんどみられない．

とがあるので注意が必要である．

【診　断】

　本症候群の診断は，原則として**表 5.12.6** に示しているわが国の診断基準に照らし合わせて行うが，ほかの原因による口腔乾燥症と鑑別するためにも重要である．そのためには口腔，眼，血清の検査が必要である．口腔に関しては，唾液分泌量測定（ガム試験あるいは Saxon 試験），口唇腺生検，唾液腺造影，唾液腺シンチグラフィなどを行うが，特に口唇腺生検（**図 5.12.16**），唾液腺造影（**図 5.12.17**），唾液腺シンチグラフィ（**図 5.12.18**）では本症候群に特徴的な異常所見がみられる．眼に関しては，涙液量測定（Schirmer 試験），ローズベンガル試験あるいは蛍光色素試験を行い，血清学的には，免疫グロブリン量や抗 Ro/SS-A 抗体や抗 La/SS-B 抗体といった自己抗体の有無を検査する．以上の検査結果をわが国の診断基準に照らし合わせ，本症候群かどうかを診断する．

【鑑別診断】

鑑別診断として重要なのは，ほかの原因によるドライマウスとの鑑別である．ドライマウスを的確に治療するためには原因の同定，つまり分類を的確に行うことがきわめて重要であり，原因が同定できなければ，有効な治療あるいは対応を選択し実施することは困難である．

また，耳下腺腫脹を繰り返す難治性の場合には，Mikulicz病（良性リンパ上皮性病変）や悪性リンパ腫の可能性もあるので，それらとの鑑別も必要である．

【合併症】

本症候群は，関節リウマチ，全身性エリテマトーデス（systemic lupus erythematosus：SLE），強皮症，混合性結合組織病，多発性筋炎／皮膚筋炎などとともに膠原病に分類されており，ほかの膠原病を合併している場合を続発性（二次性）Sjögren症候群とよぶ．本症候群の患者の40％前後はほかの膠原病を合併しており，関節リウマチが12％，SLEが7％，強皮症が5％程度の頻度で合併する．さらに，橋本甲状腺炎や原発性胆汁性肝硬変などのほかの自己免疫疾患を合併することもある．これに対し，ほかの膠原病を伴わない場合は原発性（一次性）Sjögren症候群とよぶ．

また，ほかの原因によるドライマウスと同様に，舌炎，口角炎，再発性口内アフタなどがよくみられる．口腔カンジダ症がみられることも多く，舌炎や口角炎の発症にはカンジダが関与していると考えられている．

【経過・予後】

本症候群に対する根治的な治療法は，残念ながら現在のところはない．治療の際の基本的態度としては，ほとんどの患者は病気が極端には悪化しないことを説明し，病気と共存してじっくり付き合っていく心構えをしてもらうことが必要である．そのうえで，口腔や眼の乾燥症状を軽快・緩和させる対症療法を必要に応じて行い，QOLの向上につくすことが大切である．重篤な合併症がないかぎり，積極的な治療としては乾燥症状に対する対症療法のみで十分である．乾燥症状が軽度で対症療法が必要でない場合でも，経過観察を定期的に行い，乾燥症状，唾液や涙液分泌量，血清学的異常などについて経時的に調べる必要がある．これによって，病気がどの程度進行しているかの判断が可能になる．また，常に

表 5.12.7　Sjögren症候群に対する一般的対症療法

1. 乾燥症状に対して
   a. 口腔乾燥の治療：人工唾液，内服薬（利胆剤，植物アルカロイド，唾液腺ホルモン，去痰剤，漢方薬，副腎皮質ステロイド剤など），口腔用軟膏・トローチ剤，筋機能療法，モイスチャープレート
   b. 眼乾燥の治療：人工涙液，点眼薬，モイスチャーエイド（保護用眼鏡），涙点閉鎖
2. おもな臓器病変に対して
   a. Raynaud症状：ビタミンE，Ca拮抗剤，プロスタグランジンE_1製剤，抗血小板剤，冠動脈拡張剤
   b. 関節痛：NSAIDs
   c. 高ガンマグロブリン血症やいわゆる偽リンパ腫：副腎皮質ステロイド剤，免疫抑制剤
   d. 間質性肺炎，筋炎，自己免疫性肝障害：副腎皮質ステロイド剤，免疫抑制剤
   e. 腎尿細管性アシドーシス：K製剤，副腎皮質ステロイド剤，免疫抑制剤
   f. 慢性甲状腺炎：ホルモン補充療法

腺外症状やほかの膠原病の併発，悪性リンパ腫を含めたリンパ増殖性病変の合併に注意を払い，歯科医，眼科医，内科医などが十分な連携をとることが必要である．

【治療・予防】

本症候群に対する一般的な対症療法を表 5.12.7 に示す．口腔乾燥とそれに伴う合併症に対する治療は，基本的にはほかの原因によるドライマウスとほぼ同様である［⇒ 5.12-9を参照］．しかし，本症候群では症状が重篤であることが多いので，より積極的な治療が必要である．

本症候群で口腔の乾燥症状が強くみられる場合には，唾液分泌促進剤であるセビメリン塩酸塩水和物あるいはピロカルピン塩酸塩の内服投与が適応となる．これらは本症候群に保険適用があり，最も有効な内服薬である．これらのいずれもムスカリン性アセチルコリン作動薬であり，唾液腺や涙腺に存在するムスカリン性アセチルコリン受容体に結合して分泌機能を促進する．副作用として発汗，嘔気，腹痛などがあるが，慎重に投与すれば8割程度の患者で症状の改善が確認できると報告されている．きわめて有効性が高い薬剤である．ただし，禁忌症として虚血性心疾患，気管支喘息，慢性閉塞性肺疾患，消化管あるいは膀胱頸部の閉塞，てんかん，パーキンソニズムあるいはParkinson病，虹彩炎があるので注意を要する．

耳下腺の腫脹や疼痛を繰り返している場合には，それらを予防するためにも，より積極的にセビメリン塩酸塩水和物あるいはピロカルピン塩酸塩の内服

投与を行うべきである．さらに，日常的に耳下腺マッサージや舌と顔面の運動による筋機能療法を行うことも指導するとよい．耳下腺腫脹が生じた場合の多くは抗菌薬の投与で消退するが，難治性の場合には耳下腺開孔部からの洗浄が有効で，ステロイドも用いることもある．しかし，Mikulicz病（IgG4関連涙腺・唾液腺炎），さらには悪性リンパ腫の可能性もあるので，症状の改善がみられない場合には注意が必要である． 〔中村誠司〕

■ 文 献

中村誠司：口腔乾燥症．口腔内科学（尾崎登喜雄編），pp403-407，飛鳥出版室，2008．

斎藤一郎，篠原正徳他編：ドライマウスの臨床，医歯薬出版，2007．

住田孝之，江口勝美監，日本シェーグレン症候群研究会編：シェーグレン症候群の診断と治療マニュアル，診断と治療社，2009．

8 Mikulicz病（IgG4関連涙腺・唾液腺炎）

【定義・概念】

1892年にJohann Mikuliczが両側の涙腺，耳下腺，顎下腺が無痛性に腫脹した症例を報告したのが最初で，それ以降は類似の腺腫大を伴った疾患はMikulicz病とよばれていたが，現在では全身諸臓器に発症するIgG4関連疾患の1つと見なされており，IgG4関連涙腺・唾液腺炎とよばれるようになった．最初の報告から現在までの経緯は以下のとおりである．

1892年の最初の報告以降はMikulicz病とよばれていたが，さまざまな類似疾患があるために混乱を招くことになり，1952年にSchafferとJacobsonが原因不明のものをMikulicz病，白血病，悪性リンパ腫，結核，梅毒，サルコイドーシスなどによるものをMikulicz症候群とすることを提唱した．さらに，1952年にGodwinはMikulicz病をその特異な組織像から良性リンパ上皮性病変（benign lymphoepithelial lesion）とよぶことを提唱し，その後はMikulicz病と良性リンパ上皮性病変とは同義語として用いられるようになった．疾患概念としては，Sjögren症候群との類似性に関して古くから注目されており，1953年にMorganがMikulicz病はSjögren症候群の亜型と結論づけたために，その後は特に欧米では重篤なSjögren症候群でみられる型として理解されていた．

その一方で，日本ではMikulicz病はSjögren症候群とは異なるという報告が続き，2002年に山本らがMikulicz病は高IgG4血症を示すことを報告し，現在ではMikulicz病はSjögren症候群とは異なる疾患単位であるとの認識が定着した．さらに，自己免疫性膵炎，硬化性胆管炎，間質性腎炎，後腹膜線維症などの高IgG4血症を示す類似疾患が全身諸臓器にあることがわかり，これらをまとめてIgG4関連疾患とする概念が登場し，2004年に日本シェーグレン症候群研究会で検討部会が立ち上げられ，症例の収集と調査が始められた．2009年には厚生労働省科学研究補助金難治性疾患克服研究事業で2つの研究班が立ち上げられ，2012年にはその2つの研究班が1つにまとめられて，病態解明ならびに疾患概念確立のための調査や研究が行われている．現在では，この疾患概念のもとに，Mikulicz病をIgG4関連の1つとしてIgG4関連涙腺・唾液腺炎とよぶことが提唱されており，国際的にも認知されている．

【疫学・発生率】

比較的まれな疾患で発生率は明確にはされていない．Sjögren症候群と比較すると発症年齢は若干高く，性差についても，Sjögren症候群が圧倒的に女性に多いのに対し，約1：1～2と性差がないかあるいは男性に多いようである．

【原因・病因】

原因はまったく不明で，自己抗体が検出されないために自己免疫疾患だという確証もなく，アレルギー性疾患の可能性も指摘されている．

唾液腺に浸潤しているIgG4陽性形質細胞ならびに血清中のIgG4が多クローン性であることから，形質細胞による抗体産生がIgG4にクラススイッチするような唾液腺内の環境が病態形成に重要な役割を果しているのではないかと推察される．その環境因子の1つとして注目されているのが唾液腺内のサイトカイン産生で，共存するとIgG4へのクラススイッチが誘導されると報告されているヘルパーTタイプ2（Th2）細胞が産生するIL-4と制御性T細胞（Treg）が産生するIL-10の両者が唾液腺局所で産生されていることがわかっている．一方，Sjögren症候群の唾液腺内で恒常的に産生され，病態形成ならびに維持に重要であるヘルパーTタイ

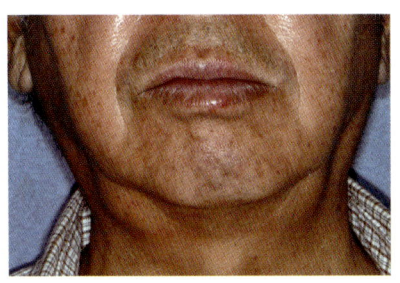

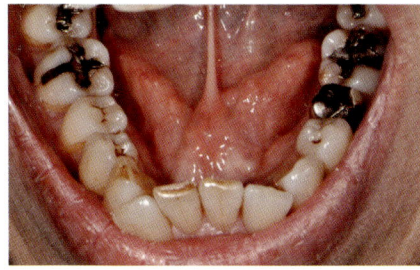

図 5.12.19 Mikulicz病でみられる唾液腺腫脹

両側顎下腺ならびに舌下腺に左右対称性の腫脹がみられる．

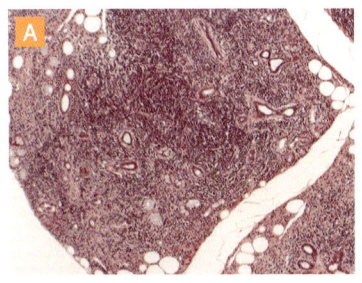

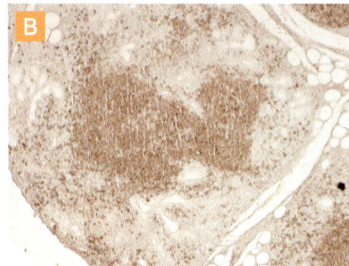

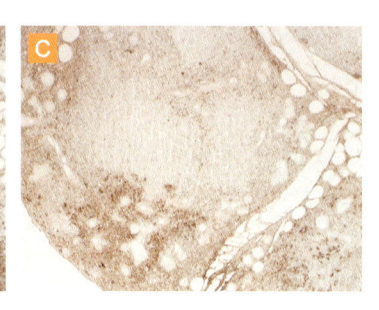

図 5.12.20 Mikulicz病の唾液腺組織

胚中心が発達した多数のリンパ濾胞の形成を伴い，腺房の萎縮や消失がみられるのが病理組織学的特徴である．A：HE染色，B，C：免疫染色（陽性細胞は茶色に染色）．胚中心にはCD20陽性の形質細胞がみられ（B），その周囲や間質にはIgG4陽性の形質細胞がみられる（C）．

プ1（Th1）細胞によるIL-2やIFN-γなどの産生は亢進しておらず，これらの点からもSjögren症候群とは異なる疾患であることが示唆されている．

【臨床症状】

両側の涙腺および大唾液腺の持続的腫脹（図5.12.19）が特徴であり，定義でもある．通常は涙腺または大唾液腺のどちらかが先行して腫脹し，1～2年以内にそろうことが多い．腫脹した腺は弾性硬で，圧痛はなく無痛性の腫瘤として触知できる．眼と口腔の乾燥症状は一般に軽微である．

【診　断】

従来は，両側の涙腺および大唾液腺の持続的腫脹があれば臨床的にMikulicz病としており，病理組織学的に胚中心が発達した多数のリンパ濾胞の形成を伴って腺房の萎縮や消失，小葉内導管の拡張，上皮の増殖による筋上皮島の形成などの特徴を示せば確定診断としていた（図5.12.20）．

2008年には，日本シェーグレン症候群研究会が表5.12.8 に示す IgG4 関連 Mikulicz 病の診断基準を示し，その後に厚生労働省科学研究補助金難治性疾患克服研究事業の研究班が IgG4 関連疾患包括診断基準 2011 を作成した．IgG4 関連の自己免疫性膵炎，硬化性胆管炎，腎病変についても診断基準があるため，現時点では包括診断基準と各臓器の診断基準とが併存する形となっている．そのため，現在のところ推奨される診断手順は，まず IgG4 関連疾患包括診断基準 2011 に照らし合わせ，基準をすべて満たせば確診とする（それ以外は疑診，準確診，他疾患のいずれかに診断）．そして，疑診あるいは準確診の場合でも，IgG4 関連 Mikulicz 病の診断基準を満たせば確診とするというものである．一方，高IgG4 血症あるいは腺組織への IgG4 陽性形質細胞浸潤を伴わない Mikulicz 病が存在する可能性もあるため，そのような症例の有無にも注意を払う必要があり，今後も診断基準ならびに手順に関しての慎重かつ詳細な検討が必要であろう．

Sjögren症候群の検査所見と比較すると，涙液や唾液分泌量の減少は軽度で，高IgG血症がみられるものの抗SS-A/SS-B抗体や抗核抗体といった自

表 5.12.8　IgG4 関連 Mikulicz 病の診断基準（日本シェーグレン症候群研究会, 2008年）

1. 涙腺および唾液腺，少なくとも2ペア以上の持続性（3カ月以上）で対称性の腫脹を認める
2. 血清学的に高IgG4血症（135 mg/dl 以上）を認める
3. 涙腺あるいは唾液腺組織に著明なIgG4陽性形質細胞浸潤（強拡大5視野でIgG4陽性/IgG陽性細胞が50%以上）を認める

〈診断基準〉
以上の3項目のうち，1と2または1と3を満たすものをIgG4関連Mikulicz病とする

5.12　唾液腺疾患

己抗体はほとんど陰性であり，唾液腺造影では点状あるいは顆粒状陰影はみられずに末梢導管の不規則な拡張および一部分枝の消失などがみられるといった相違点がある．

【鑑別診断】

Sjögren症候群との鑑別はもとより，サルコイドーシス，Castleman病，Wegener肉芽腫症，悪性リンパ腫，癌を鑑別する必要がある．

さらに，慢性炎症に起因して片側あるいは両側性の顎下腺腫脹をきたすものとして慢性硬化性顎下腺炎（Küttner腫瘍）があるが，両側性の場合はIgG4関連疾患であることが多く，その場合はMikulicz病の亜型あるいは部分症と考えてよいであろう．

【合併症】

自己免疫性膵炎，硬化性胆管炎，間質性腎炎，後腹膜および縦隔線維症，間質性肺炎，前立腺炎，甲状腺炎，下垂体炎などが合併することがある．いずれの疾患も，高IgG4血症とともに組織中もIgG4陽性形質細胞浸潤を認めることから，これらはIgG4関連疾患に含まれている．そのため，Mikulicz病と診断されれば，これらの疾患を含めた全身精査は不可欠である．

【経過・予後】

ステロイドが著効するものの，ステロイドを中止すると数カ月～数年後に再発することがある．そのため，現時点では長期的予後については不明である．

【治療・予防】

治療はステロイド投与が基本になる．投与開始の数日後には腫脹は消退しはじめ，唾液や涙液の分泌量も1～2週間で回復する．ただし，前述のようにステロイドを中止すると再発することがあるので，慎重な経過観察が必要である． 〔中村誠司〕

■ 文 献

川 茂幸，川野充弘編：IgG4関連疾患への誘い― IgG4研究会モノグラフ，前田書店，2010．

厚生労働省難治性疾患克服研究事業：IgG4関連疾患包括診断基準2011．日内会誌，**101**(3)：795-804，2012．

住田孝之，江口勝美監，日本シェーグレン症候群研究会編：シェーグレン症候群の診断と治療マニュアル，診断と治療社，2009．

9 ドライマウス（口腔乾燥症）

【定義・概念】

ドライマウスとは，本来は唾液の減少によって生じる口腔乾燥症状を表す「症状名」であったが，最近では慣用的に種々の疾患を含んだ広義の「疾患名」として用いられている．ドライマウスは古くから知られていたが，それ自体は生死にかかわる重篤なものではないと判断されていたことや，その診断や治療が困難であったことなどから，積極的に取り上げられることはほとんどなかった．しかしながら最近は，眼が乾燥するドライアイと同様に，ドライマウスに対する社会的な関心が高まっている．その関心が高まった理由はいろいろとあるが，口腔に対する意識の向上，社会的ストレスの増加，使用中薬剤の増加，社会の高齢化，咀嚼習慣の変化，さらには診断や治療法の進歩などがかかわっているようである．ドライマウスは従来から口腔乾燥症状とよばれていたが，ドライアイという疾患名が一般的になったこともあり，最近ではドライマウスとよばれることが多くなってきている．

【疫学・発生率】

ドライマウスに罹患している潜在患者数は，欧米で報告された疫学調査から算出すると，日本国内で約800万～3000万人と推定される．ただし，自覚症状があっても病気とは思わずに病院を受診していない，あるいはどの診療科を受診すべきかわからない患者が大勢いると思われる．

【原因・病因，分類】

ドライマウスはさまざまな原因によって生じ，原因別に分類すると，①唾液腺自体の機能障害によるもの，②神経性あるいは薬物性のもの，③全身性疾患あるいは代謝性のものの3つに大別できる（表5.12.9）．なお，臨床的に問題となるのは慢性的ないしは持続的な場合である．

唾液腺自体の機能障害によるものとしては，Sjögren症候群が代表的であるが，放射線治療や加齢性変化による唾液腺障害も臨床的には重要である．また，造血幹細胞移植後のGVHD，サルコイドーシス，AIDS，悪性リンパ腫に伴って生じることや，唾液腺炎，唾石症，唾液腺腫瘍，さらにはそのための唾液腺摘出に伴って生じることもある．

神経性あるいは薬物性のものとしては，抑うつ，ストレスなどの精神状態や抗不安薬，抗うつ剤，降

表 5.12.9 口腔乾燥症（ドライマウス）の分類

1. 唾液腺自体の機能障害によるもの
   a. Sjögren 症候群
   b. 放射線性口腔乾燥症
   c. 加齢性口腔乾燥症
   d. GVHD
   e. サルコイドーシス
   f. AIDS
   g. 悪性リンパ腫
   h. 特発性口腔乾燥症
2. 神経性あるいは薬物性のもの
   a. 神経性口腔乾燥症
   b. 薬物性口腔乾燥症
3. 全身性疾患あるいは代謝性のもの
   a. 全身代謝性口腔乾燥症
   b. 蒸発性口腔乾燥症

注）心因性の場合は歯科心身症と診断し，口腔乾燥症には含めないこととする．
ここでは2008年に示された日本口腔粘膜学会の口腔乾燥症（ドライマウス）の分類案による診断名のみが示されているが，この分類案では診断名がその定義あるいは根拠とともに示されている．

圧剤などの薬剤によるものが多く，中枢性および顔面神経上唾液核などの唾液分泌にかかわる神経系の抑制（おもに副交感神経の抑制あるいは遮断）が原因とされており，ドライマウスの原因で最も多いとされている．

全身性疾患あるいは代謝性のものとしては，脱水などによる全身的な水分欠乏，糖尿病，腎障害，貧血などの全身性疾患がおもな原因であるが，口呼吸，過呼吸，開口，摂食・嚥下障害などに伴う局所的な水分蒸発によるものも含まれる．

なお，口腔乾燥の訴えがあるものの，唾液の減少も他覚的な口腔乾燥症状もみられない心因性の場合が少なくない．その場合は歯科心身症の1つと判断される．

【臨床症状】

唾液には，口腔の保湿，潤滑，浄化，歯や粘膜の保護といった物理的作用，食物の消化，味覚（溶解あるいは溶媒作用），緩衝（酸やアルカリの中和や温度の緩和）といった化学的作用，抗菌あるいは抗ウイルス（リゾチーム，ラクトフェリン，抗体などの作用），排泄，創傷治癒促進（ホルモンなどの作用）といった生物学的作用などがある．そのため，唾液が減少すればさまざまな病態を引き起こすことになる．

臨床症状はドライマウスの原因が異なっても大差なく共通してみられる．自覚症状としては，口渇，飲水切望感，唾液の粘稠感，口腔粘膜や口唇の乾燥感や疼痛，味覚異常，ビスケットやせんべいなどの乾いた食物を嚥下しにくいなどがある．他覚症状としては，う蝕の多発（図5.12.21），歯周病の増悪，歯や義歯の汚染，舌乳頭の萎縮による平滑舌や溝状舌（図5.12.22），口腔粘膜の発赤，口角びらん，口臭などがみられる．口腔粘膜や口角部の症状の発現にはカンジダがかかわっており，口腔カンジダ症の1つの型（慢性紅斑性あるいは萎縮性）と考えられている．

Sjögren 症候群の場合は症状がきわめて重篤であることがあり，逆行性感染などが原因となって，耳下腺や顎下腺の腫脹や疼痛を繰り返し生じることがあるのが特徴である．

軽度のドライマウスの場合には，舌乳頭が萎縮して舌背部平滑になるのではなく，逆に苔が生えたような舌苔が増えることがあり，さらに毛が生えたような毛舌を呈することもある．舌苔や毛舌は細菌が付着しやすく，口腔内の不潔や口臭などの原因にもなる．

また，ドライマウスに起因して，摂食嚥下障害，誤嚥性肺炎などの感染症，上部消化器障害などが生じることも知られているので注意が必要である．

【診断】

口腔乾燥の訴えがある，あるいは症状がみられる患者に対する診断の流れを図5.12.23に示す．前述のように種々の原因が考えられるので，既往歴や使用中薬剤を含めた慎重な問診が必要である．必要に応じてほかの身体症状を調べたり，血液検査を行ったり，医科に対診したりする．口腔に関しては，前述の症状に注意して診察すればよい．そのうえで唾液分泌量の測定を行うが，その方法としては刺激時

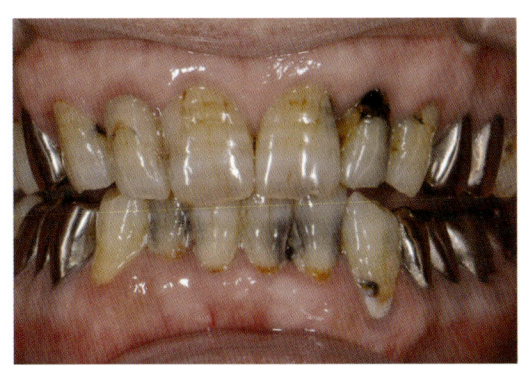

図 5.12.21 ドライマウスでみられるう蝕
Sjögren 症候群の患者で，多発性う蝕がみられる．これはドライマウス自体によるだけではなく，ドライマウスのために飴などの嗜好品を頻繁に摂取することに起因する．

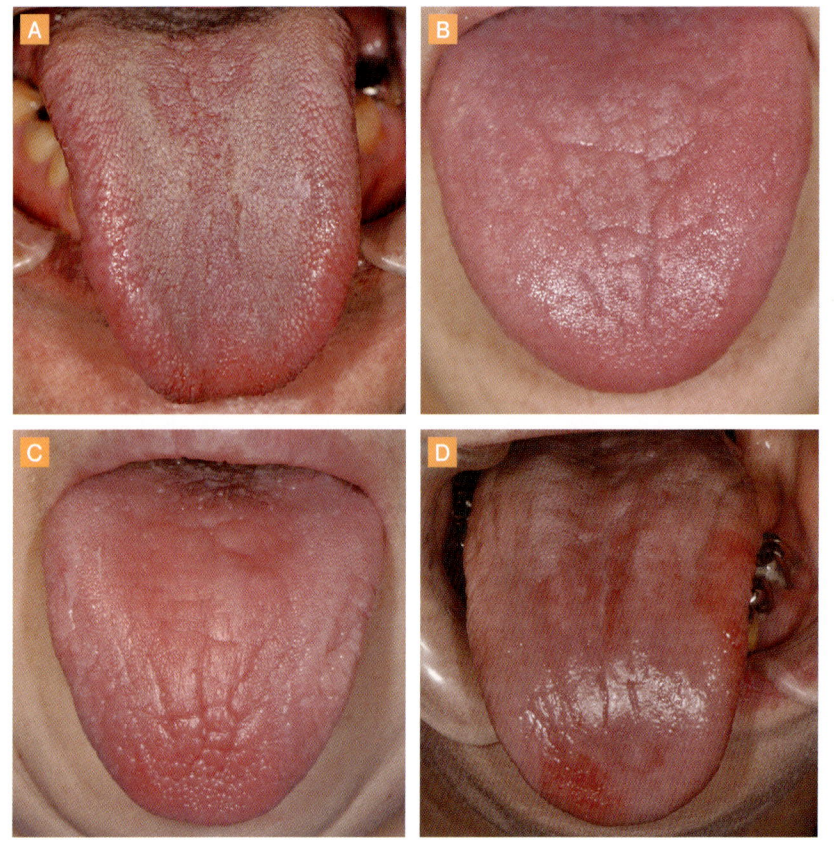

図 5.12.22 ドライマウスでみられる舌

A：軽度の神経性・薬物性ドライマウスの患者で，舌背部は乾燥し，舌背中央部には発赤がみられる．B：中等度のSjögren症候群の患者で，舌乳頭は軽度に萎縮し，舌背中央部の表面はやや平滑になっている．C：重度のSjögren症候群の患者で，舌乳頭は著明に萎縮し，舌背中央部の表面は平滑となり，一部に溝を形成している．D：鉄欠乏性貧血による全身代謝性ドライマウスの患者で，舌乳頭は著明に萎縮し，舌背部の表面は平滑となり，一部に発赤を伴っている．

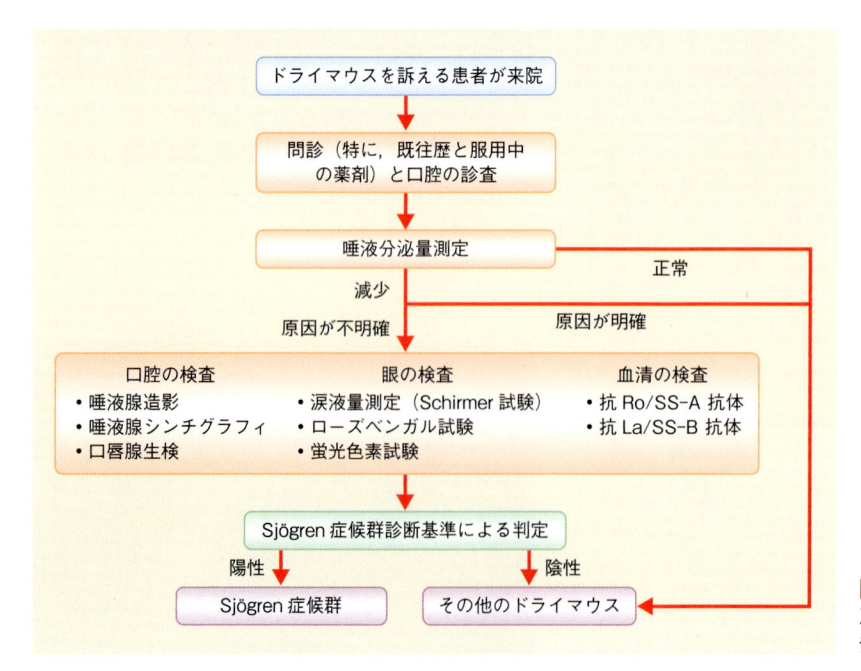

図 5.12.23 ドライマウスの診断の流れ（フローチャート）

唾液を測定するガム試験あるいはSaxon試験，安静時唾液を測定する吐唾法が一般的である．いずれの検査も簡便かつ容易に行うことができるので，複数の検査を積極的に行い，少なくとも刺激時と安静時唾液の両方を測定すべきである．

唾液腺自体の機能障害によるものの場合は，唾液

腺の器質的変化を伴うために刺激時も安静時も唾液分泌は低下し，いずれの測定方法を用いても唾液分泌量の減少がみられる．また，臨床症状としても多くの自覚症状と他覚症状がみられる．

神経性あるいは薬物性のものの場合は，副交感神経の抑制あるいは遮断によるものと考えられ，唾液腺の器質的変化はみられないので十分な刺激があれば唾液は分泌される．そのため，刺激時よりも安静時の唾液分泌低下が著明にみられるという特徴があり，安静時のさまざまな自覚症状があるにもかかわらず，摂食時の訴えは少ないことが多い．

全身性疾患あるいは代謝性のものの場合は，刺激時も安静時も唾液分泌は低下する．ただし，口呼吸，過呼吸，開口，摂食・嚥下障害などに伴う局所的な水分蒸発による場合には，いずれの測定方法によっても唾液分泌量の減少はみられない．

明確な原因が見つからずにSjögren症候群が疑われる，あるいは否定できない場合には，わが国のSjögren症候群診断基準（1999年改訂）に準じて口腔，眼，血清の検査を行い，検査結果を診断基準に照らし合わせて鑑別診断をすることが必要になる［⇨5.12-7を参照］．

【鑑別診断】

鑑別診断としてまずはじめに重要なのは，唾液の減少によって生じるドライマウスなのか，あるいは唾液の減少によらない心因性なのかを鑑別することである．そしてドライマウスである場合は，原因の同定，つまり分類を的確に行うことがきわめて重要である．原因が同定できなければ，有効な治療あるいは対応を選択し実施することは困難である．

【合併症】

ドライマウスに起因する合併症として，舌炎，口角炎，再発性アフタなどがよくみられる．また，口腔カンジダ症がみられることも多く，舌炎や口角炎の発症にはカンジダが関与していると考えられている．

Sjögren症候群の場合はほかの膠原病を合併することが多いので注意が必要である［⇨5.12-7を参照］．

【経過・予後】

ドライマウスの原因が明らかで，その治療が可能な場合には（たとえば糖尿病，貧血など），その原因疾患に対する治療を行えばドライマウスは改善あるいは治癒する．しかし，Sjögren症候群のようにその治療が不可能あるいは容易ではない場合には（たとえば放射線照射，加齢性変化など），口腔の乾燥症状に対する対症療法に終始せざるをえない．ただし，適切な治療や指導を行えば，少なくとも舌炎，口角炎，再発性アフタなどのドライマウスに起因する合併症を治し，予防することが可能である．

【治療・予防】

ドライマウスの原因が明らかで，その治療が可能な場合には，その原因疾患に対する治療を積極的に行うことが必要である．一方，Sjögren症候群のようにその治療が不可能あるいは容易ではない場合には，口腔の乾燥症状に対する対症療法が必要になる．患者のQOLの向上や合併症の予防のためには，積極的に以下のような指導や治療を行うべきで，治療に用いるおもな薬剤を表5.12.10に示す．

a. 日常生活および口腔衛生指導

基本的な日常生活についての指導は治療の一環として欠かせない．唾液分泌を促進するような食品（梅干し，レモン，酢の物など）を積極的に摂るように，逆に香辛料などの刺激性のものや口腔粘膜に付着しやすい食品は避けるように勧める．口腔内の環境の向上も積極的にはかるべきで，厳密な歯科治療と併せて十分な口腔衛生指導を行うべきである．

b. ドライマウス自体に対する治療

内服薬ではセビメリン塩酸塩水和物とピロカルピン塩酸塩が唾液分泌を促進する最も有効なものであるが，セビメリン塩酸塩水和物はSjögren症候群のみに，ピロカルピン塩酸塩は放射線治療に伴うドライマウスとSjögren症候群にしか保険適用がない［⇨5.12-7を参照］．

その他，植物アルカロイド，唾液腺ホルモン，去痰剤であるブロムヘキシン塩酸塩，アンブロキソール塩酸塩，L-エチルシステイン塩酸塩，カルボシステイン，L-メチルシステイン塩酸塩などが用いられているが，いずれも即効性はなく，著しい効果が期待できるものではない．漢方薬は適応さえ合えば期待できる場合がある．

唾液の補充に用いるスプレー式のエアゾール製人工唾液は，少量で口腔内を持続的に湿潤させ，口腔粘膜や舌乳頭の萎縮を予防するのに有効である．その他，ゲルやスプレーなどの湿潤剤，ガム，タブレットなどもあるので，積極的に用いるとよい．

c. ドライマウスに起因する合併症に対する治療

口腔内全体の疼痛や灼熱感の訴えがある場合や口内炎を生じている場合には含嗽剤が有効で，口腔環

表 5.12.10　ドライマウスとそれに伴う合併症に対する治療薬

内服薬	
ムスカリン性アセチルコリンアゴニスト 　セビメリン塩酸塩（サリグレン, エボザック 30 mg） 　ピロカルピン塩酸塩（サラジェン 5 mg）	3カプセル/日　分3 3錠/日　分3
植物アルカロイド 　セファランチン（セファランチン末）	5～10 mg/日　分3
唾液腺ホルモン 　唾液腺ホルモン（パロチン 10 mg）	6錠/日　分3
去痰剤, 気道粘膜調整剤, 粘液溶解剤 　アンブロキソール塩酸塩（ムコソルバン 15 mg） 　ブロムヘキシン塩酸塩（ビソルボン 4 mg）	6錠/日　分3 6錠/日　分3
漢方薬 　人参養栄湯 　麦門冬湯 　小柴胡湯 　白虎加人参湯	7.5～9 g/日　分3 9 g/日　分3 6～7.5 g/日　分3 9 g/日　分3
副腎皮質ステロイド剤 　プレドニゾロン（プレドニン 5mg）	1～2錠/日　分1～2
人工唾液	
人工唾液（サリベート 50 g）	
含嗽あるいは洗口剤	
アズレンスルホン酸ナトリウム水和物・炭酸水素ナトリウム（含嗽用ハチアズレ顆粒 2 g など） ポビドンヨード（イソジンガーグル 7% など） アムホテリシンB（ファンギゾンシロップ） イトラコナゾール（イトリゾール内用液 1%） その他（マウスウォッシュ, オーラルウェットなど）	
口腔用軟膏・トローチ剤・ゲル・ガムなど	
トリアムシノロンアセトニド（ケナログ軟膏 0.1%, アフタッチ貼付錠 0.025 mg など） デキサメタゾン（アフタゾロン軟膏 0.1%, デキサルチン軟膏 0.1% など） クロルヘキシジン塩酸塩（ダントローチ・ヒビテン 5 mg） ドミフェン臭化物（オラドール口中錠 0.5 mg） フラジオマイシン硫酸塩・グラミシジンS塩酸塩（複合トローチ 2.5 mg・1 mg） ミコナゾール（フロリードゲル経口用 2%） その他（オーラルバランス, ウェットケア, アクアマウス, オーラルモイスト, バイオティーンガム, デンタルケアタブレットなど）	

（　）内は商品名を示す．

境の向上のためにも意義がある．アズレンスルホン酸ナトリウム水和物・炭酸水素ナトリウム，ドミフェン臭化物などの非刺激性のものが用いられるが，ポビドンヨードは刺激成分が菲薄化した粘膜面に残留するので好ましくない．局所的な口内炎に対しては，ステロイド含有の軟膏あるいは貼付錠や各種トローチが用いられているが，これらを長期投与する場合には口腔カンジダ症や毛舌を誘発することがあるので注意を要する．

　口腔カンジダ症が生じている場合には，抗真菌剤であるアムホテリシンBのシロップ，ミコナゾールのゲル経口用，イトラコナゾールの内用液が有効である．舌炎や口角炎に対してはステロイド含有の軟膏を用いることもあるが，前述のように，舌炎や口角炎の発症にはカンジダが関与すると考えられているので，抗真菌剤の方が適応である．特に，口角炎に対してはミコナゾールの軟膏が使用しやすく，有効性も高い．

〔中村誠司〕

■ 文　献

安細敏弘, 柿木保明編：今日からはじめる！　口腔乾燥症の治療―この主訴にこのアプローチ, 医歯薬出版, 2008.

中村誠司：口腔乾燥症. 口腔内科学（尾崎登喜雄編），pp403-407, 飛鳥出版室, 2008.

斎藤一郎, 篠原正徳他編：ドライマウスの臨床, 医歯薬出版, 2007.

10　その他の唾液腺疾患

(1) 唾液腺症（sialadenosis）

　唾液腺症は，代謝障害，分泌障害によって両側の唾液腺が無痛性に腫脹を繰り返しながら緩徐に増大する，非炎症性の唾液腺実質疾患であり，特に耳下腺に発生する．

　病理組織学的には，腺房細胞の肥大と腺房肥大による導管系細胞の軽度の圧迫所見と萎縮が特徴的であり，炎症所見はみられない．腺房細胞の核は基底側へ偏位する．細胞質はPAS陽性の成熟した酵素顆粒に富むもの，空胞化し蜂の巣状になったもの，あるいは両者の混合したものがあるといわれている．電子顕微鏡的には，筋上皮細胞の萎縮や自律神経系細胞の変性がみられるという．

　発症に関してさまざまな原因が考えられており，内分泌異常，栄養障害，薬物の副作用などがあげられている．特に，唾液腺と膵臓との間に，内分泌あるいは外分泌を介する相互作用が示唆されている．たとえば糖尿病や慢性膵炎，膵臓の囊胞性線維症（cystic fibrosis）に伴って，唾液腺が腫大することがある．

　また，性ホルモンに関しては，卵巣摘出後，妊娠や閉経時などホルモンの変調に伴って本症が出現することも少なくない．さらに，先端巨大症，尿崩症，甲状腺機能低下症，Cushing症候群などの下垂体疾患，肥満などでも本症が発症する．

　食物物資不足の地域や戦時中の飢餓状態，栄養不足によって，唾液腺肥大を生じることが古くから指摘されている．慢性肝疾患，消化器疾患などで特に蛋白やビタミンの欠乏をきたしたとき，本症が発症しやすい．さらに薬物との関連では，イソプロテレノール，フェニルブタゾン，ヨード製剤などの長期服用によるものが報告されている．

　治療としては，原因疾患の除去に努める．

(2) オンコサイト症（oncocytosis）

　オンコサイト症は，好酸球顆粒を有する大型の細胞（オンコサイト）によって腺房や導管細胞が置換される非腫瘍性病変をいう．多く（約85％）は耳下腺に生じ，性差はない．びまん性に出現するものは高齢者に多く，過齢による上皮化生と考えられている．

一般に症状はないが，時折，びまん性腫脹として発見されることもある．多結節性を示すオンコサイト症は，腺様過形成の一種と考えられている．

(3) 壊死性唾液腺化生（necrotizing sialometaplasia）（唾液腺梗塞（salivary gland infarction））

　壊死性唾液腺化生は，Abramsによって提唱された唾液腺の虚血性変化に起因すると考えられる疾患である．唾液腺梗塞ともいわれる．

　本疾患は，前立腺などの他臓器に起こる梗塞性疾患に類似している．疾患の大多数は口蓋に生じるが，唾液腺の分布する種々の部位からも発生する．

　病理組織学的には，唾液腺導管の扁平上皮化生塊の増生，変性壊死した脂肪細胞，周囲の炎症性の細胞浸潤がみられる．梗塞部の周囲の血管は，狭窄や血栓形成，ときには消失している場合もある．

　確定診断は病理組織学的検査以外にないが，この場合，扁平上皮癌や粘表皮癌などの悪性腫瘍との鑑別を要する．

　臨床症状は，腫瘤や潰瘍形成である．疼痛を伴うこともある本疾患は悪性腫瘍と誤診され，過剰に切除される症例が多いが，元来良性の疾患であり，治療を加えなくとも自然に治癒するといわれている．

(4) Heerfordt症候群

　1909年デンマークの眼科医Heerfordtによりはじめて記載されたもので，ブドウ膜炎，耳下腺腫脹，顔面神経麻痺，発熱を主徴候とする疾患であり，ブドウ膜耳下腺炎（uveoparotitis）ともよばれている．本症の病態は，サルコイドーシスと考えられている．

　病理組織学的には，唾液腺の内外のリンパ節に多数の類上皮細胞性結節がみられ，この結節は乾酪化しないのが特徴である．

(5) Fray症候群

　耳下腺手術の術後合併症としてみられる．耳介側頭神経と顔面神経との吻合枝（分泌神経）が再生し，耳前部皮膚に迷入するため，味覚刺激により耳前部に発赤，熱感，発汗が生じると考えられている．症状は術後数カ月～数年間持続する．

〔白砂兼光〕

5.13 神経性疾患

　神経疾患による顎・顔面・舌の感覚運動障害を診るうえでは，この部位における脳神経支配の概略を理解しておくとわかりやすい．触覚・痛覚などの体性感覚は口腔内を含めてほとんどが三叉神経支配であるが，耳介・外耳道の一部は顔面神経支配であり「Ramsay Hunt の領域」とよばれる．味覚は舌前半 2/3 が顔面神経（中間神経）支配，後部 1/3 が舌咽神経支配である．顔面の運動（表情筋）はすべて顔面神経支配であるが，咀嚼筋（咬筋，側頭筋，内側および外側翼突筋の 4 つ）は三叉神経運動核支配，舌の運動は舌下神経支配である．

1 顎・顔面・舌の感覚障害

(1) 三叉神経痛

【定義・概念】
　一側顔面の三叉神経領域に発作性・反復性の電撃痛を生じる神経痛である．発作は数秒～数十秒持続し，いったん消失する．特発性と症候性に分類される．従来明らかな原因疾患が見つからない場合に特発性と称されてきたが，神経血管減圧術の有効例が多く存在することから，脳幹（橋）への三叉神経根の入口部における血管による圧迫が有力な原因と考えられつつある．

【病態生理】
　慢性の血管（動脈）による拍動性圧迫が三叉神経の興奮性・被刺激性を亢進させることが推定されている．責任血管は上小脳動脈，前下小脳動脈であることが多い．

【臨床症状】
　中高年の女性に多く，有病率は 10 万人あたり 3～6 人とされている．発作性の電撃痛であり，三叉神経の第一枝領域に起こることは少なく，第二・第三枝に多い．歯磨き，洗顔，食事などが発作の誘因となることが多く，日常生活動作の障害度は大きい．痛みの表現は患者によってさまざまであるが，電気が走る，刃物で切られたよう，深く刺されたよう，引き裂かれたようなど，痛みが極度に強い点では共通している．三叉神経が皮下に出る部分に Valleix 圧痛点があり，ここを押すと痛みが誘発される．発作間欠期には神経症状は認められない．

【検査所見】
　脳 MRI・MR 血管撮影（magnetic resonance angiography：MRA）により三叉神経根における上小脳動脈，前下小脳動脈による圧迫を示す所見が得られることがある．

【診　断】
　誘発因子によって惹起される三叉神経の単一枝領域の電撃痛という典型的な臨床症状から診断される．

【鑑別診断】
　脳腫瘍，脳血管障害，多発性硬化症，延髄空洞症などによる症候性の三叉神経障害が鑑別となる．これらの場合には痛みは単一枝に限局せず，持続性であることが多い．スライス幅を狭く設定した（2 mm）脳幹部 MRI が鑑別となる疾患の検索に有用であるが，三叉神経脊髄路核はその名のとおり上位頸髄まで存在するので，その部位までを含んで撮像する必要がある．

【合併症】
　特発性あるいは血管圧迫による場合には，三叉神経痛以外の症状は伴わないが，発作時に疼痛のために顔をしかめる疼痛性チックが認められる．腫瘍，血管障害の場合には疼痛・感覚障害以外の脳幹症状（回転性めまい，複視，難聴など）を伴う．

【治　療】
　薬物療法の有効性は比較的高く第一選択となる．プラセボ対照試験で有効性が確立されているカルバマゼピン（200～600 mg，分 2～3）が最も頻用されている．第二選択として現在保険適用外ではあるがガバペンチン（600～1800 mg，分 3）が用いられる．内科的療法が不十分な場合には，外科的治療として経皮的高周波電気凝固術，血管減圧開頭術を考慮する．一般に若年で基礎疾患のない場合には血管減圧術，高齢で合併症がある場合には電気凝固術が推奨される．ガンマナイフは即効性はないが非侵襲的治療として注目されている．

(2) 舌咽神経痛

【定義・概念】
　舌咽・迷走神経の支配領域である口蓋，扁桃，咽頭，舌，耳介などに発作性の激痛を生じる疾患である．

【原　因】

三叉神経痛と同様に，特発性と考えられる症例で神経血管減圧術の有効性が示唆されており，血管による舌咽・迷走神経の刺激が推定されている．責任血管は椎骨動脈，後下小脳動脈が多い．

【臨床症状】

口腔の機械的刺激，嚥下・咀嚼，あくび，咳，くしゃみなどで誘発される舌根，扁桃，咽頭の発作性激痛である．徐脈や血圧低下を伴うことがあり，迷走神経反射によると考えられている．頻度は三叉神経痛の約1％と非常にまれである．

【診　断】

典型的な誘発因子，電撃痛，痛みの部位により臨床的に診断される．

【鑑別診断】

小脳橋角部腫瘍，咽頭腫瘍などが鑑別となり，脳MRIが有用である．

【治　療】

三叉神経痛に準じて，カルバマゼピンによる薬物療法から開始し，効果が不十分な場合には神経ブロックや神経血管減圧術を考慮する．

(3) その他の神経疾患による顔面感覚障害

顎あるいは顔面下部の感覚障害をきたす神経疾患のうち代表的なものをあげる．

a. 延髄外側症候群

延髄外側を侵す脳梗塞である．高齢者に動脈硬化の血管イベントとして起こることが多いが，若年者に椎骨動脈の動脈解離や線維筋異形成を基盤に閉塞が生じる場合がある．主要症候は延髄外側に位置する構造に応じて，回転性めまい（前庭神経外側核），運動失調（下小脳脚），病変側顔面・対側身体の温痛覚障害（三叉神経脊髄路核・脊髄視床路），Horner症候群（眼交感神経下行路），球麻痺（舌咽・迷走神経核あるいは髄内根）である．三叉神経脊髄路核障害により激しい顔面痛を生じることがあり，顔面痛が急性に生じる場合に延髄外側症候群を考慮する必要がある．責任血管は後下小脳動脈と考えられてきたが，椎骨動脈の閉塞であることが多い．CTの時代には病変の確認は困難であったが，MRI，MRAにより梗塞性病変と責任血管を同定できる．動脈硬化に基づく血栓症の場合には抗血小板剤による再発予防治療が主体となる．

b. 多発性硬化症

多発性硬化症は中枢神経髄鞘を標的とする自己免疫性脱髄疾患である．15～50歳に発症することが多く，男女比は1：3と女性に多い．大脳，脳幹，小脳，脊髄，および視神経（中枢性髄鞘を有するため）に脱髄病変の再発を繰り返す．病変が三叉神経の髄内根に及んだ際に顔面痛を生じることがある．顔面痛を生じた場合にすでに多発性硬化症の診断はなされていることも多いが，顔面痛初発の場合には脳MRIが診断に有用である．その時点で大脳半球，脳幹，小脳に多発性病変が認められれば多発性硬化症と診断できる．

多発性硬化症の急性再燃に対しては短期の副腎皮質ステロイド大量療法が行われる．再発予防に対してはインターフェロン-βが用いられる．

c. 延髄空洞症

延髄空洞症は脊髄空洞症に伴う中心管の拡大が延髄に及ぶものであり，多くはChiari奇形による髄液交通障害による．延髄空洞症ではしばしば顔面痛をきたすとされているが，欧米に比べてわが国では延髄空洞症は少ない．顔面の感覚障害は延髄および上位頸髄において三叉神経脊髄路核が障害されることによる．MRIのT1強調画像，矢状断が空洞の検出に有用である．治療としてはChiari奇形に対する大後頭孔の除圧手術が行われる．

d. 頬しびれ症候群（numb cheek syndrome），オトガイしびれ症候群（numb chin syndrome）

三叉神経第2枝の近傍にある上顎洞炎，上顎洞腫瘍により頬部に疼痛，感覚鈍麻をきたすものを頬しびれ症候群と称する．同様に第3枝の走行に沿った下顎骨の炎症，外傷，腫瘍などによりオトガイの感覚障害を呈するものをオトガイしびれ症候群とよぶ．ともに三叉神経の分枝が障害される単ニューロパチーである．近年は悪性腫瘍の転移による報告が多い．

e. 特発性感覚性ニューロパチー

四肢のしびれとともに口周囲のしびれを呈する．四肢のしびれは後根神経節の感覚ニューロンに対する自己免疫性機序によるとされている．口周囲のしびれは同様に三叉神経節ニューロンの病変によると推定されている．約半数にSjögren症候群の合併が認められる．運動神経は障害されないため感覚神経選択的な特徴的症状により診断される．一般に免疫治療に抵抗性であるが，進行は緩徐である．亜急性

増悪時には免疫グロブリンの大量静注が行われることが多い.

f. 傍腫瘍性感覚性ニューロパチー

肺小細胞癌に伴うものが最も多い. 上記の特発性感覚性ニューロパチーと同様に後根神経節, 三叉神経節の感覚ニューロンが障害されるが, 傍腫瘍性感覚性ニューロパチーは亜急性に進行し, 発症から数カ月以内に感覚性運動失調のために歩行不能となることが多い. 感覚ニューロンと腫瘍組織に共通抗原が存在し, 腫瘍免疫の交叉により神経組織が障害されると考えられている. 神経症状が腫瘍の発見に先行することが多く, 肺小細胞癌の早期発見につながることがある点において臨床的に重要である. 癌に対する切除手術, 化学療法, 放射線療法により神経症状の進行が止まることがある.

g. 舌痛

両側性の舌または口腔の疼痛を呈するものを舌痛と総称する. 原因としてはペラグラ (ニコチン酸欠乏), ビタミン B_1 欠乏による舌炎を考える必要がある. 悪性貧血 (ビタミン B_{12} 欠乏) ではいわゆる Hunter 舌炎 (舌乳頭の発赤, 萎縮, 表面平滑化, ときに潰瘍) を呈し, 強い舌痛を訴えることがある. ビタミン定量, 血算により診断する.

2 顎・顔面・舌の運動障害

(1) 顔面麻痺

a. 特発性顔面神経麻痺 (Bell 麻痺)

【定義・概念】

Bell 麻痺は特発性の末梢性顔面神経麻痺を指し, 英国の解剖学者 Sir Charles Bell (1774〜1842) の名前をとって命名された. 発病率は人口10万あたり年間20〜30名で, 一側顔面神経麻痺の60〜75%を占める. 性差はなく, すべての年齢層で発症するが40代にピークをもち10歳以下は少ない.

【原因】

従来 Bell 麻痺の原因は, 循環障害, 免疫異常, 糖尿病, ウイルス感染などが考えられていた. 近年の報告からは Bell 麻痺の多くは HSV-1 の再活性化に関連して発症すると考えられている.

【病理】

HSV-1 感染による顔面神経障害の病理像は, 動物モデル実験に基づいて, 神経浮腫と炎症細胞浸潤, そして脱髄が主体であり, 一部軸索変性が混在すると考えられる.

【臨床症状】

Bell 麻痺は末梢性顔面神経麻痺であり, 中枢性顔面神経麻痺と以下の点で鑑別される. 末梢性では半側顔面全域で麻痺が明らかであるが, 中枢性では下部顔面の麻痺に比べて上部の麻痺は軽度である. 額のしわ寄せが最もよくわかり, 中枢性の麻痺では眼と口には麻痺が明らかなのに額のしわは左右差がなく鑑別が可能である. 軽度の麻痺の場合には閉眼させると眼瞼が閉じ切らずに角膜がみえる (図 5.13.1). その他の症状として, 麻痺側の聴覚が過敏となり音が大きく聞こえる. これはアブミ骨筋麻痺により鼓膜の緊張が増すためである. 中間神経の麻痺により麻痺側の涙腺, 唾液腺の分泌低下と舌前2/3の味覚障害を起こす. Bell 麻痺の約半数に顔面神経支配領域である耳介後部の痛みを伴う.

【検査所見】

顔面神経伝導検査は, 耳介下部で顔面神経を電気刺激し, 顔面筋から表面電極で誘発電位を記録する. 刺激部位は病変のある顔面神経管より遠位であるため, Waller 変性がなければ正常の筋誘発電位が導出され, Waller 変性が起こると誘発電位が導出されなくなる. すなわち Waller 変性の有無を判断することにより, 回復の予測が可能となる.

【鑑別診断】

末梢性顔面神経麻痺の原因疾患は, ウイルス感染症のほかに顔面神経の走行部に発生する腫瘍, 外傷, 糖尿病, サルコイドーシス, Sjögren 症候群, Guillain-Barré 症候群, Lyme 病 (ボレリア感染症), アミロイドーシスなどがある. そのうち Guillain-Barré 症候群, Lyme 病, アミロイドーシスは両側性の麻痺であることが多い. 注意すべきなのは, 脳幹の髄内病変でも顔面神経核または核下性の障害により末梢性顔面神経麻痺を起こすことが

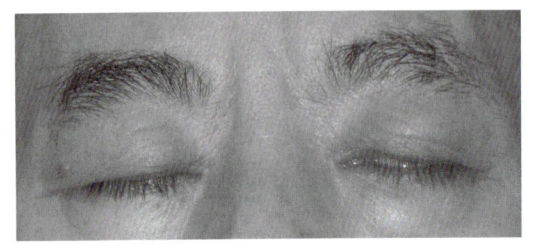

図 5.13.1 Bell 麻痺
閉眼を命じると麻痺側 (左) の眼瞼が閉じきらないために, 角膜がみえる.

あり原因としては多発性硬化症が多い．HSV-1 以外のウイルス感染では，VZV（Ramsay Hunt 症候群），EB ウイルス，サイトメガロウイルス，HIV などが知られている．

【経過・予後】

電気生理学的検査で顔面神経の Waller 変性所見がみられない例では 90％が完全回復する．予後不良となる要因は，Waller 変性所見のほかに高齢，高血圧，味覚障害，耳以外の痛み，顔面筋の完全麻痺などがあげられる．

【治　療】

軽症例の自然経過回復は良好であるため治療は要さないが，わが国ではビタミン B_{12} の投与がよく行われる．エビデンスは確立されていないが，重度麻痺例では副腎皮質ステロイド，抗ウイルス剤の投与が推奨される．

b. 膝神経節帯状疱疹（Ramsay Hunt 症候群）

【定義・概念】

顔面神経の構成成分である中間神経の膝神経節の帯状疱疹ウイルス感染による顔面神経麻痺である．顔面神経麻痺をきたす疾患のなかで Bell 麻痺についで頻度が高い．通常四肢・体幹の帯状疱疹では感覚症状のみで運動麻痺はみられないが，膝神経節帯状疱疹では顔面神経管内で二次的に運動線維が障害されるために，顔面神経麻痺をきたす．

【臨床症状】

特徴的な臨床症状は耳介後部，外耳道に疱疹が認められることであり，これはこれらの領域の皮膚が顔面神経支配であるためである（Ramsay Hunt の領域）．舌の前 2/3 に疱疹が認められることがある．

【診　断】

Ramsay Hunt の領域に疱疹を伴う顔面神経麻痺であり，疱疹を確認すれば診断は容易である．

【治　療】

一般に Bell 麻痺より回復は不良であるとされており，早期に抗ウイルス剤を投与する必要がある．

c. 顔面神経を侵す末梢神経・筋疾患

Bell 麻痺，Ramsay Hunt 症候群以外にも種々の末梢神経・筋疾患により顔面神経麻痺が生じる．代表的なものを表 5.13.1 に示す．

（2）舌の運動麻痺・球麻痺

【定義・概念】

咽頭，喉頭，嚥下筋は迷走・舌咽神経支配，舌は舌下神経支配であり，これらの神経核は延髄（球）に存在するため，構音・嚥下障害は球麻痺とよばれる．核上性麻痺（偽性球麻痺）と核・核下性麻痺（球麻痺）に分類される．

【原　因】

偽性球麻痺は大脳皮質運動野から脳幹神経核に至る皮質球路が両側性に障害される場合に生じ，原因は多発性脳梗塞が最も多い．球麻痺は多発性ニューロパチー，重症筋無力症，筋萎縮性側索硬化症などにより生じる．舌萎縮を伴う場合には核・核下性麻痺を意味し，筋萎縮性側索硬化症，球脊髄性筋萎縮症などの運動ニューロン疾患によることが多い（図 5.13.2）．片側の舌萎縮がみられる場合には舌下神経麻痺を考える．

（3）顎，顔面，舌の不随意運動

a. 口舌ジスキネジア

【定義・概念】

口周囲（顔面下部，舌，咀嚼筋）に生じる反復性

表 5.13.1　顔面神経麻痺の代表的原因疾患

1. 中枢神経疾患
    a．脳血管障害
    b．脳腫瘍
2. 末梢神経疾患
    a．Guillain-Barré 症候群
    b．サルコイドーシス
    c．耳下腺腫瘍
    d．外傷
3. 神経筋接合部疾患
    a．重症筋無力症
4. 筋疾患
    a．筋ジストロフィー
    b．先天性ミオパチー
    c．ミトコンドリアミオパチー

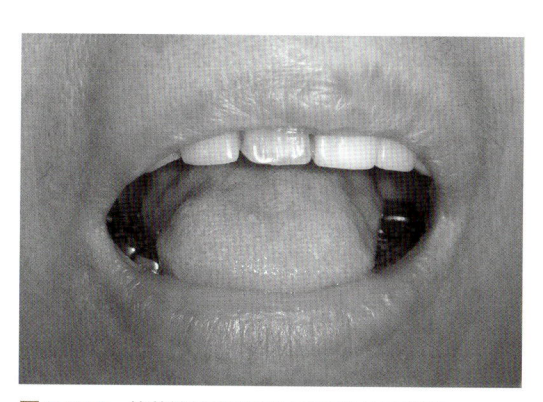

図 5.13.2　筋萎縮性側索硬化症における舌萎縮
挺舌は不可能であり舌の辺縁に萎縮が認められる．

5.13 神経性疾患　837

の常道的な不随意運動である．ジスキネジアとは特定の性質をもった単一の不随意運動ではなく，その運動要素には舞踏運動やアテトーゼ，さらには形容しがたい異様な動きであることもある．

【原因】
　原因は，①特発性，②薬剤性，③無歯性（歯がないこと）・歯科治療に伴うもの，④神経疾患に伴う症候性に大別される．高齢者では特発性と無歯性あるいは義歯装着・歯科治療に伴うものが多い．薬物性の原因としては，向精神薬，抗うつ薬，抗ヒスタミン薬，抗Parkinson薬，降圧薬があげられるが，圧倒的に向精神薬によることが多い．服薬開始直後から出現することもあるが，多くは長期服用中に出現することが多く，遅発性ジスキネジアとよばれる．症候性に口舌ジスキネジアをきたす神経疾患としては，脳梗塞（特に基底核部に生じる多発性脳梗塞），頭部外傷後，Huntington舞踏病，老人性舞踏運動，有棘赤血球舞踏病などがあげられる．

【病態生理】
　向精神薬によるものが多いために，大脳基底核におけるドパミン系の機能異常が想定されているが，明らかにされていない．抗ドパミン作用をもつ向精神薬でもドパミン投与自体でも起こることから，基底核部におけるドパミン受容体の感受性の変化が推定されている．

【臨床症状】
　口をモグモグさせる，唇を突き出す，舌を捻転する，顎の開閉などのさまざまな動きが認められる．舌は口のなかで前後左右に不規則に動き，ときには舌尖が頬を内側から圧迫する様がみられる．これらの異常運動は発語，咀嚼，大きな随意的開口で中断され，睡眠中は消失する．
　本症はその外見に比して患者が自覚していない，あるいは自覚していても食事や会話にあまり支障を感じていないことが多い．

【検査所見】
　特異的な検査所見はない．症候性に口舌ジスキネジアをきたす神経疾患（脳梗塞，Huntington舞踏病，有棘赤血球舞踏病）ではそれに応じた異常所見が認められる．

【診断】
　口周囲だけに起こる常同的不随意運動はまず口舌ジスキネジアと考えてよい．薬剤性，無歯性は病歴・服薬歴と症状から原因診断される．

【治療】
　臨床症状に記載したように，自覚がない場合や食事，会話にあまり支障がない場合には治療の適応にはならない．薬物性の場合には原因薬剤の減量～中止が原則であるが，原疾患（統合失調症，Parkinson病）の治療と相反するため，安易に減量することはできない．原疾患の担当医と相談して薬剤調整を行うことになる．無歯症や歯科治療に伴うジスキネジアの場合には歯科医と相談する．
　特発性ジスキネジアにおいて患者が薬物治療による症状軽減を希望する場合には，原則としてチアプリド塩酸塩を少量から開始して症状をみながら増量する．必要に応じてスルピリド，クロナゼパムを追加する．

b. 片側顔面攣縮

【定義・概念】
　顔面痙攣とは，顔面神経の被刺激性亢進により，顔面神経支配筋群が発作性，反復性かつ不随意に収縮する疾患と定義される．多くの場合，片側性であるので片側顔面痙攣あるいは片側顔面攣縮とよばれている．日本神経学会用語集では後者が記載されているので，本書においてはこれを採用する．中年の女性に多く，有病率は10万人あたり約10人でありしばしば遭遇する疾患である．

【原因・病態生理】
　脳幹（橋下部）から顔面神経が出た直後（root exit zone）の部位における動脈による圧迫が原因とされる．責任動脈は前下小脳動脈が多いが，後下小脳動脈，椎骨動脈のこともある．血管圧迫による物理的刺激がキンドリング様効果を介して，顔面神経核ニューロンの興奮性を増大させるとの説が有力である．

【臨床症状】
　片側の眼の周囲，特に下眼瞼部筋から筋のピクピクした収縮がはじまり，次第に頬部筋，口輪筋，広頸筋など一側顔面神経支配筋全体の攣縮が同期して生じるようになる（図5.13.3）．顔面筋の随意運動，疲労や精神的緊張などで出現頻度は増加することが多く，仰臥位やアルコール摂取で軽減する傾向がある．

【診断】
　下眼瞼から始まり徐々に下部顔面筋に及ぶ片側顔面筋の同期性攣縮は特徴的であり，視診のみで診断できることが多い．脳幹部MRI・MRAにより顔面

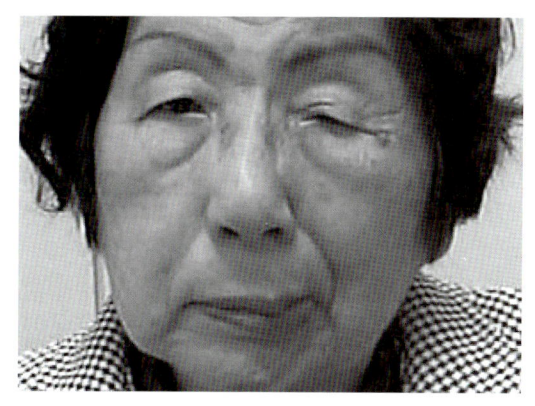

図 5.13.3　片側顔面攣縮
左眼輪筋の不随意な収縮による閉眼，左口輪筋収縮による口角の偏位がみられる．

神経の動脈による圧迫，電気生理学的な顔面神経核興奮性増大の所見が確認できれば診断はほぼ確実である．

【鑑別診断】

片側顔面痙攣のほとんどは血管による圧迫に由来するが，少数例はそれ以外の原因で生じる．そのなかでは末梢性顔面神経麻痺後に生じる例が多い．末梢性顔面神経麻痺後などによる二次性片側顔面痙攣は，初期から上部と下部の顔面筋で同時にみられることが多いと報告されている．その他の原因としては脳動脈瘤，動静脈奇形，小脳橋角部腫瘍，乳突炎，Chiari I 型奇形，耳下腺腫瘍，頭蓋陥入症，Paget 病，多発性硬化症などによっても生じるので，MRI・MRA などの神経放射線学的検査が必要である．

【合併症】

顔面神経の長期血管圧迫により，顔面神経損傷は起こりうるため，軽度の顔面筋麻痺を呈することがある．

【経過・予後】

病態から考えて自然経過での軽快は望めないために下記の A 型ボツリヌス毒素注射，手術的減圧が行われる．

【治　療】

ボツリヌス毒素は神経筋伝達を阻害することにより，不随意収縮をきたしている筋の麻痺を誘発する治療である．手術のリスクがある場合，手術を希望しない場合には A 型ボツリヌス毒素局所注射の適応になる．通常劇的な効果があり，不随意運動はほとんど消失する．しかし注射量が多いと麻痺による閉瞼困難などが生じることがある．この治療法の問題点は 3〜6 カ月で神経再支配が起こり症状が徐々に戻るために繰り返し投与が必要になること，まったくの対症療法であり血管圧迫の病態には影響しないことがあげられる．

若年発症で症状が職業などに差し支える場合には，神経血管減圧術が考慮される．

c. 眼瞼痙攣（Meige 症候群）

【定義・概念】

Meige 症候群は両側性の眼輪筋の不随意な収縮による眼瞼痙攣と，口周囲〜下顎のジストニアを主徴とする，成人発症のジストニアである．

【原　因】

機能的局所性ジストニアに分類されており，脳内ドパミン系の機能異常との説があるが現時点で原因は不明である．

【臨床症状】

多くの場合に初期症状は，瞬目の増加とまぶしさを訴える．次第に眼瞼痙攣が明らかとなり，高度の場合には開眼が困難となり，日常生活に大きな支障をきたす．しばしば顔面下部にも広がり，顔面全体のしかめ顔となる共収縮となる．会話，緊張，明所で増強する．額に手を触れると軽減するなどの感覚トリックが認められる．

【検査所見】

特異的検査はない．脳 MRI は正常所見を示す．

【診　断】

特異的なしかめ顔に至る症状から病歴と視診から診断は比較的容易である．

【治　療】

軽症例ではトリヘキシフェニジル，スルピリド，ハロペリドールなどによる薬物療法が行われる．中等症以上の症状がある場合には，片側顔面攣縮と同様に A 型ボツリヌス毒素局所注射が用いられる．症状は両側性であるため，両側性の収縮筋に注射を行う．やはり片側顔面攣縮と同様に 3〜6 カ月ごとの繰り返し投与が必要になることが多い．

d. 軟口蓋ミオクローヌス

【定義・概念】

軟口蓋の律動性収縮が 2〜3 Hz で起こる特殊な口腔内の不随意運動である．運動そのものは振戦の性質を有するが，1800 年代からミオクローヌスと記載されてきたため，この呼称が定着している．

5.13　神経性疾患　839

【原　因】
　小脳歯状核〜赤核〜延髄下オリーブ核に至る小脳遠心系の下行路障害によって生じる．原因としては脳血管障害，腫瘍が多い．小脳歯状核〜赤核〜視床の小脳遠心系の上行路障害では企図振戦が生じる．

【病　理】
　小脳歯状核〜赤核〜延髄下オリーブ核に至る小脳遠心系の下行路のいずれかの部位に病変があり，下オリーブ核に仮性肥大がみられることが特徴である．

【病　態】
　脳血管障害により起こる場合には，急性期にはみられず，発症から数カ月たって出現することから，何らかの中枢性代償性機序が関与することが推定されている．

【臨床症状】
　軟口蓋の律動性収縮であり，睡眠中にも消失しない．軟口蓋のみならず舌根，喉頭，眼球，あるいは上肢，横隔膜にも広がることがあり，これらは律動性骨格筋ミオクローヌスと称される．　〔桑原　聡〕

■文　献

Alberton DL, Zed PJ：Bell's palsy；a review of treatment using antiviral agents. Ann Pharmacother, **40**(10)：1838-1842, 2006.

平山恵造：舌の症候．神経症候学, pp727-738, 文光堂, 2006.

Soares-Weiser K, Rathbone J：Neuroleptic reduction and/or cessation and neuroleptics as specific treatments for tardive dyskinesia. Cochrane Database Syst Rev, **25**(1)：CD000459, 2006.

6章

口腔領域における治療の展開

6.1 小児の歯科治療

1 小児歯科診療の概要

　小児歯科は，蔓延する小児のう蝕に対処することを目的として設立され，1978年には医療法の改正により「小児歯科」の標榜科名が誕生した．当初は，う蝕の予防と治療に専念していたが，現在では小児に発生するあらゆる口腔疾病を対象にするようになった．依然として主たる口腔疾患はう蝕であり，食生活の乱れや口腔清掃不良によって生じる．必然的に小児歯科診療には食生活指導や口腔衛生指導が含まれている．すなわち，小児歯科診療においては単に口腔疾患の予防や治療にとどまらず，包括的な対応が求められている．

(1) 乳歯う蝕の実態

　近年，乳歯う蝕は減少傾向にあるものの，2011年に実施された歯科疾患実態調査から1つの傾向が伺える．すなわち，う蝕有病者率は2歳（7.5％）から3歳（25％）にかけて急増し，さらに4歳児（34.8％）から5歳（50％）に顕著な増加が認められる（図6.1.1）．2歳から3歳にかけての急増は，保育環境と深くかかわっていると考えられる．特に1歳6カ月健診と3歳児健診の谷間に位置する年齢であり，口腔保健指導が十分に機能しないことが急増の一因と考えられる．また，4歳から5歳にかけての増加は，生活習慣の乱れと乳臼歯隣接面う蝕の増加が一因と考えられる．乳歯う蝕は減少ならびに軽症化しているが，地域や保育環境により罹患状況が大きく異なることの事実をふまえ，う蝕予防のための効果的な保健指導を確立することが肝要である．

(2) 乳歯う蝕の特徴

　乳歯う蝕の臨床的特徴として，同時に多数の歯および歯面がう蝕に罹患すること，う蝕が発症してからの進行速度が速く歯髄炎を起こしやすいこと，口腔衛生環境が保護者に依存していることがあげられる．乳歯のう蝕治療では，これらの臨床的特徴を念頭におく必要がある．

(3) 永久歯う蝕の実態

　2011年の歯科疾患実態調査によると，永久歯萌出が始まる7歳ではう蝕有病者率が8.9％であったものが，9歳で24.4％，11歳で31.6％，14歳までに50％以上が罹患し依然として高い有病者率を示しているが（表6.1.1），1999年および2005年の歯科疾患実態調査結果に比較し，大きく減少しているのも事実である．さらに，2012年度の学校保健統計調査によれば12歳児（中学1年生）のう蝕本数が，喪失歯と処置歯を含めて平均1.10本となり，過去最低になったとの報告がある．すなわち，う蝕罹患者率としては高値を示すものの，う蝕の減少と軽症化は，乳歯う蝕の疫学調査と同様といえる．

(4) 永久歯う蝕の特徴

　幼若永久歯は，萌出途上あるいは萌出直後にう蝕が発症しやすく，その理由としては，歯質が未成熟なため耐酸性が低く侵襲を受けやすいこと，萌出直後の永久歯の裂溝は複雑で深く石灰化が不十分であ

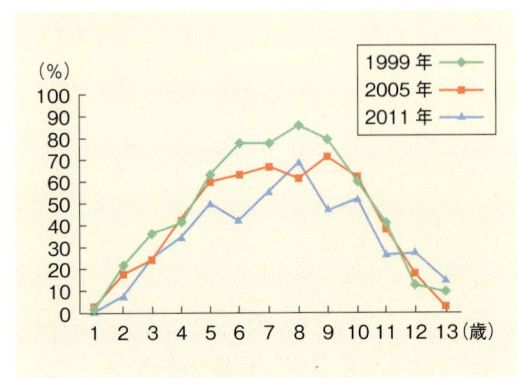

図6.1.1　う蝕有病者率の推移（乳歯）
(2011年厚生労働省歯科疾患実態調査)

表6.1.1　う蝕有病者率の年次推移（永久歯）　　単位(%)

	1999年	2005年	2011年
6歳	8.8	9.8	—
7歳	20.7	12.7	8.9
8歳	42.4	17.0	11.5
9歳	50.0	27.9	24.4
10歳	63.9	45.8	29.2
11歳	57.5	55.3	31.6
12歳	70.3	51.2	32.4
13歳	72.3	70.7	39.3
14歳	84.9	71.0	52.6

(2011年厚生労働省歯科疾患実態調査)

ることがあげられる．特に注意すべきは第一大臼歯のう蝕である．萌出途上の第一大臼歯は口腔内の最後方に位置し，歯冠高径が低いため萌出に気づかないことがある．さらに，萌出中被覆していた歯肉弁が退縮する過程で不潔域となりやすいことも一因とされている．

(5) う蝕の二極化とその背景

乳歯および永久歯う蝕ともに減少ならびに軽症化に向かっていることは間違いないが，一方，多数のう蝕を有している小児がいることも問題になっている．その背景には，社会の構造変化に伴う保育環境の変化があげられる．特に母子あるいは父子家庭の増加，保育に関する情報量の違いや口腔保健活動への取り組みに関する地域格差が一因と考えられている．また，近年う蝕発症に対する遺伝要因の関与が注目され，う蝕に対する感受性や抵抗性を制御する遺伝要因の存在が明らかになってきた．

(6) 口腔疾病構造の変化

口腔保健に対する保護者の意識の高まりとともに，今後もう蝕は減少傾向にあると推察されるが，一方で生活習慣の乱れに起因する歯周疾患や酸蝕症の増加が問題となってきている．低年齢における歯肉炎は増齢的に増加傾向にあり，すでに5〜9歳では35.5%が罹患し，中学生では45%以上となり成人型歯周炎の予備軍となっている．事実，15〜19歳を境に歯肉炎は減少し，歯周炎は急激な増加を示す（図6.1.2）．また，1990年頃からう蝕に代わって酸蝕（erosion）が新たな問題として取り上げられるようになった．近年，乳幼児や若年者においては，罹患率が増加傾向にあり，清涼飲料水摂取の増加が要因の1つといわれている．問題は，乳歯や幼若永久歯ではエナメル質，象牙質ともに厚さが薄いことから酸蝕の進行が成人に比べて速いことや，幼児期に確立された食習慣は成人期においてその改善が難しいことにある．

(7) 小児の臨床的対応

日常臨床においては，診療前の待合室や診療室内での不安や恐怖などさまざまな情緒変化がみられることを理解したうえで，小児に対してやさしく愛情をもった診療を心がけることが肝要である．適切な対応は，小児歯科診療の重要な部分を占めており，

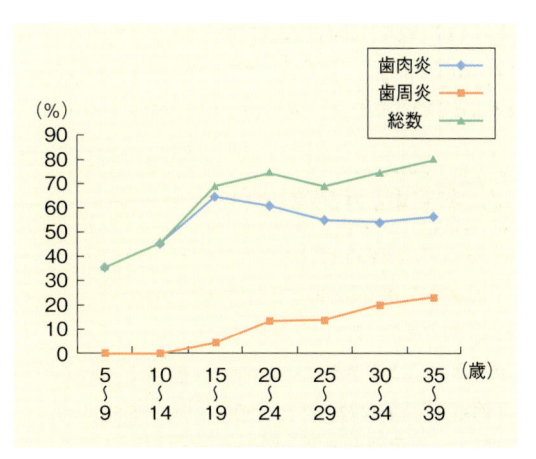

図6.1.2　永久歯における歯肉の所見の有無
code 1および2を歯肉炎，code 3および4を歯周炎として評価した．　　　　　　（2005年歯科疾患実態調査より改変）

行動変容（みずから目標達成に向けて行動を変えていくこと）の成否が，予防ならびに治療の予後に大きく影響することが知られている．また，小児歯科は成人歯科とは異なり，患児，歯科医師，保護者の三者の相互関係（小児歯科三角）で成り立っており，患児と歯科医師の良好な関係を確立することはもちろんのこと，保護者との信頼関係を築くことも忘れてはならない．

〔朝田芳信〕

2　う蝕治療

(1) 概　念

う蝕感受性や歯質の性状の違いは，う蝕要因と深くかかわりをもち，特に乳歯および幼若永久歯は，成熟歯に比べう蝕感受性が高い．乳歯，永久歯ともに無機質の組成には大きな違いは認められないが，乳歯歯質の有機質含有量は永久歯歯質よりやや多く，歯質の耐酸性が低い．さらに，乳歯のエナメル質は永久歯と比べ薄いことから，乳歯う蝕は進行が速く，広範囲に移行する臨床的特徴がある（表6.1.2）．そのため，う蝕治療においては，検査，診断，治療計画において細心の注意を払う必要がある．

一方，修復処置よりも再石灰化療法やう蝕の進行抑制療法，また歯質保存的な修復法に代表される，ミニマルインターベンション（minimal intervention：MI；必要最小限の侵襲）の概念に基づくう蝕への対応が，歯髄保護に有効で歯の喪失予防につながることは明らかである．FDI ガイドラ

表 6.1.2 乳歯う蝕の臨床的特徴

1. 罹患率が高い
　（同時に多数歯および多歯面にう蝕がみられる）
2. 進行が非常に速い
　（エナメル質から象牙質への進行が速く，歯髄感染を惹起しやすい）
3. 環境要因の影響を受けやすい
　（保護者の育児姿勢による影響）
4. う蝕発生に独特の年齢的変動がある
　（上顎乳中切歯や下顎第一・第二乳臼歯では萌出後1年以内にう蝕の新生がみられる）

インの内容からもわかるように，削って詰めるという治療よりも，再石灰化と予防管理を優先させ，修復処置の際には歯質保存的な接着修復を優先すべきである．

(2) 検　査

当然のことながら，検査に先立ち診察を行い，医療面接のなかで主訴，現病歴，現症（視診，打診，触診）を確認し，診断のための重要な情報を得る必要がある．

a. 歯髄電気診断

歯冠部に当てた電極からパルス状の通電を行い歯髄の生死を判定する方法である．しかし，低年齢児では反応に対する意思表示が明確でなく，再現性が乏しく信頼性を欠くことが多い．最近では，レーザードプラ計を用いて歯髄の血流の有無を測定する方法も開発されている．

b. 電気抵抗値

う窩と口腔粘膜間の電気抵抗値を測定することで，露髄の有無を判定する方法である．健康象牙質の存在（$18.0 \pm 2.0\,k\Omega$ 以上），仮性露髄（$16.0 \pm 2.0\,k\Omega$），露髄（$12.0 \pm 1.5\,k\Omega$ 以下）で判定される．

c. X線写真検査

X線写真検査では，あくまでう蝕の進行度を中心に情報を収集するものであり，歯髄の病態を判定することはできない．X線写真からは，う蝕病巣と歯髄腔との距離，歯髄腔の形態，歯根吸収状態，後継永久歯の形成状態，根尖周囲や根分岐部の病変の有無を読み取ることができる．特に小児では咬翼法X線写真撮影が多用されるが，その理由として，1枚の写真撮影で，上・下顎隣接面のう蝕の有無および修復物の適合状態を把握することができ，小児の負担を軽減することになるためである．

上記の診察，検査から得られた情報を総合して，う蝕の程度あるいは歯髄疾患の診断を行う．

(3) う蝕治療の実際

う蝕の軽症化に伴い，小児のう蝕治療はコンポジットレジンやグラスアイオノマーセメントによる歯冠修復が主流になっている．

a. 歯冠修復処置

i) 乳歯の歯冠修復

①目的：乳歯の歯冠修復の目的には，咀嚼機能の回復，う蝕進行の抑制，乳歯歯髄の保護，健全な歯列・咬合の育成，発音機能の回復，審美性の回復があげられる．

②種類と適応：成形修復（可塑性の充填材料を窩洞内に填塞し硬化させる方法）には，コンポジットレジン，グラスアイオノマーセメントがある．その他にインレー修復，既製の乳歯用金属冠やレジン前装冠などがある．

③窩洞・支台歯形成時の留意点：小児の歯冠修復では，無痛的にしかも施術を迅速に行う必要があるため，乳歯と永久歯との組織学的，解剖学的相違点を十分に理解しておく必要がある．

ii) 幼若永久歯の歯冠修復

①目的：幼若永久歯の歯冠修復の目的は，乳歯のそれと基本的には同一である．幼若永久歯の歯冠修復はまずう蝕予防を念頭におき，やむなくう蝕が発生した場合には歯髄の保護を最優先に考えて処置を行う．さらに，咬合が発育に伴って変化しているため最終修復は避け，永久歯の萌出完了後，咬合が安定するまで暫間的に修復することが望ましい．

②種類と適応：前歯部では，審美性を考慮に入れた修復を行う必要があり，修復材料としてコンポジットレジンやグラスアイオノマーセメントが用いられる．また，臼歯部では，う蝕程度や範囲により，光重合型フッ素徐放性レジンシーラント，コンポジットレジン，グラスアイオノマーセメント，インレー修復，既製金属冠を用いる．

③窩洞・支台歯形成時の留意点：幼若永久歯の修復・補綴には，表 6.1.3 に示すような修復上の留意点がある．

b. 小児の歯内療法

歯髄疾患は，その病因としてう蝕に続発してみられる場合がほとんどであるが，近年のう蝕の減少および軽症化により，明らかに歯髄処置を必要とする症例は減少している．しかし，一方では，外傷などう蝕以外の病因により歯髄処置を必要とする症例が増加傾向にある．適切な歯髄処置を選択するには，

表 6.1.3 幼若永久歯の修復上の留意点

1. 石灰化が十分でなく，う蝕に対する抵抗性が低い
2. 萌出途上のため歯肉が安定せず，歯頸線が変化しやすい
3. 咬耗や磨耗が起きていないため，小窩裂溝が深く，複雑である
4. 二次象牙質があまり形成されていないため，歯髄が相対的に大きく，切削時に歯髄刺激を誘発しやすい
5. 象牙質が菲薄なため，窩洞形成中に露髄しやすい
6. 小臼歯では中心結節が存在し，破折による歯髄感染を起こすことがある
7. 対合歯が萌出しておらず，咬合関係が確立していない

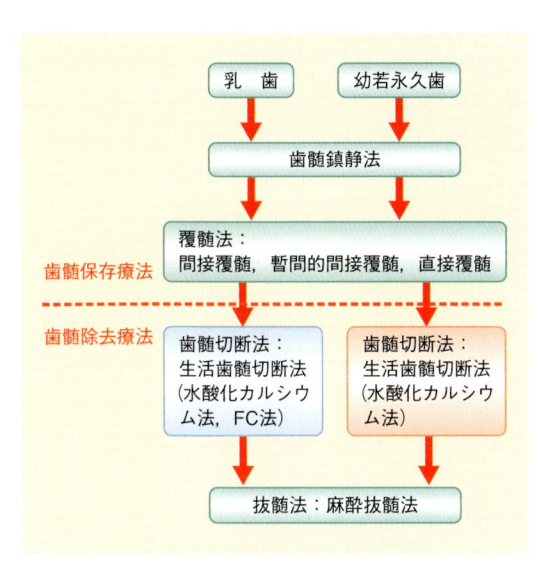

図 6.1.3 乳歯および幼若永久歯の歯髄処置
矢印の方向は処置の程度（軽度から重度へ）を示している．FC法はホルモクレゾールを使用する方法である．

小児に特有な臨床症状（自覚症状，他覚症状ともに不明瞭，患歯の部位の錯誤，症状に対する表現能力の不足）をふまえたうえで，いかに的確に歯髄処置を行えるかがポイントになる．そこで，乳歯の歯髄処置においては2つの基本的な考え方がある．第一にできるだけ歯髄を保存することを念頭におき，乳歯の生理的な歯根吸収を円滑に進め，永久歯との正常な交換を促すことである．第二に小児における歯髄診断が成人と大きく異なることから，処置の予後を考え一段進んだ処置法を選択することである．乳歯および幼若永久歯における歯髄処置には，図6.1.3に示すような種類がある．特に乳歯の歯髄処置では，一段進んだ処置法の1つとして歯髄切断法が臨床的に用いられることが多く，また，幼若永久歯の歯髄処置では，暫間的間接覆髄による歯髄保存療法が多く用いられている．　　　　　　　〔朝田芳信〕

3 歯周治療

歯周疾患はこれまでは成人期以降に発症するものとして小児期の疾患として注目されてはいなかった．しかしながら，今日では小児期にみられる歯肉炎の増加を見過ごすことはできなくなっている（図6.1.2）．すなわち，成人型歯周炎は突然発症するのではなく，小児期の慢性的な歯肉炎が引き金となることがわかってきた．さらに，成人における歯周疾患は生活習慣病の1つとされ，糖尿病，心疾患などとの関連性が明らかになっていることからも，小児期における歯周疾患の予防，治療は大変重要となる．

おもな歯周疾患と治療方針
a. 歯肉炎
i) 単純性（不潔性）歯肉炎
口腔清掃不良がおもな原因であり，食物残渣や歯垢の停滞が認められ，歯肉辺縁や歯間乳頭部に限局した炎症を伴い，歯肉は発赤腫脹し，容易に出血する．ブラッシングによる口腔清掃を行うことで比較的早期に治癒する．

ii) 萌出性歯肉炎
萌出中の歯冠周囲（仮性ポケットの形成）の食物残渣や歯垢の停滞がおもな原因であり，多くは一過性に経過する．急性の場合には，歯冠周囲炎になることがある．一般に自覚症状はなく，歯の萌出完了に伴い炎症は改善し治癒する．

iii) 増殖性歯肉炎
薬物の副作用によるものが主な原因である．抗てんかん薬（フェニトイン系），免疫抑制薬（シクロスポリン），Ca拮抗薬（ニフェジピン）の長期服用により起こる．臨床的には歯肉の炎症とともに肥厚や増殖を示す．歯肉の増殖が重症の場合は歯肉切除を行うこともあるが，ブラッシングによる口腔清掃を徹底的に行うことで，予防，治療が可能である．

iv) 思春期性歯肉炎
小学生高学年～中学生にみられる歯肉炎である．思春期の性ホルモン分泌の変化との関連が指摘されているが，原因は不明である．口腔清掃状態が良好な小児にも発症するのが特徴で，臨床的には歯間乳頭の肥大，辺縁歯肉の腫脹などを主症状とする．ブラッシングによる口腔清掃を行うことで改善する．

v) 外傷性歯肉炎

不正咬合や外傷性咬合によって引き起こされる歯肉炎である．混合歯列期の小児によく発現する．歯肉の腫脹や発赤を主症状とするが，重症の場合は，歯の動揺と歯肉の退縮がみられる．咬合状態を改善することで症状は消退する．

b. 歯周炎

小児期における歯周疾患のほとんどは歯肉炎であるが，まれに骨吸収を伴う侵襲性歯周炎がみられる．

i) 侵襲性歯周炎

①若年性歯周炎：原因は不明であるが，宿主側の因子としての好中球走化能の低下や *Aggregatibacter actinomycetemcomitans* の家族内伝播が報告されている．中学生や高校生で発症し，男女比は1：3で女子に多い．臨床症状としては，プラークは少なく，歯石の沈着もなく炎症症状も明確ではないにもかかわらず，歯槽骨の進行性の破壊吸収を示し，歯の動揺を生じる．出現部位は限局型で，前歯部と第一大臼歯を中心とした大臼歯部に生じやすいため，慢性歯周炎や全身疾患の徴候としての歯周炎とは鑑別診断が容易である．口腔清掃状態を良好に保ちつつ，限局型の歯の動揺に対しては固定などの対症療法を行う．

②前思春期性歯周炎：好中球減少症などの全身的な基礎疾患に随伴することが知られているが，きわめてまれな疾患である．若年性歯周炎のなかで，特に乳歯列に発生したものを前思春期性歯周炎と分類してきたが，1999年以降は全身疾患の徴候としての歯周炎の分類のなかの血液疾患に関連する歯周炎として分類されている．臨床的には，慢性歯肉炎から急速に歯槽骨の吸収が進行し，5歳頃に乳歯の喪失がみられる．乳歯を保存するための治療法は確立されておらず，現状では乳歯の早期喪失に伴う隣在歯への影響を最小限にするための保隙装置の装着が必要となる．

ii) 全身疾患に伴う歯周炎

糖尿病：若年者に発症する糖尿病は1型糖尿病が多く，免疫力の低下により，一般的に易感染性を示すことから歯周疾患も進行しやすい．また，口腔内の乾燥もその症状を増悪させる． 〔朝田芳信〕

4 咬合誘導

咬合誘導の目的とは，各個体の歯列・咬合の正常な成長の阻害となる因子を予測し，これらを早期に取り除くことにより，顎顔面口腔領域の調和を保ちつつ，健全な歯列・咬合，咀嚼機能，審美性および発音機能などの保持・育成をはかることである．具体的には，早期喪失した歯のスペースを維持（保隙）することで健全な歯列・咬合の獲得を目的とした受動的（静的）咬合誘導と，将来の健全な永久歯列を獲得するために，乳歯列および混合歯列期の歯列・咬合をより有利なものに変化させようとする能動的（動的）咬合誘導とに大別される．

治療方針

a. 受動的咬合誘導

乳歯の早期喪失に伴う隣在歯の傾斜や移動による後継永久歯の萌出スペース不足，乳歯の早期喪失による咀嚼や発音などの機能障害，乳歯の早期喪失による対合歯の挺出や永久歯の早期喪失に伴う永久歯の咬合異常などが予想される場合に保隙装置を装着する．

適応症と保隙装置の選択

①片側性第一乳臼歯中間1歯欠損：乳歯列期では，クラウン（バンド）ループを装着する．第一大臼歯の萌出が完了した時点で，クラウンループを継続使用するか，第一大臼歯を固定源とするリンガルアーチ（上・下顎に適応）あるいはNanceのホールディングアーチ（上顎に適応）に装置を変更するかは，歯と歯列の発育状態により決定する．

②片側性第二乳臼歯遊離端1歯欠損：乳歯列期では，ディスタルシューを装着する．その後，第一大臼歯の萌出時点でクラウン（バンド）ループに装置を変更する．さらに，第一大臼歯の萌出完了時には，クラウンループを継続使用するか第一大臼歯を固定源とする装置へ変更するかを決定する．

③片側あるいは両側性第一・第二乳臼歯の欠損：第一大臼歯の萌出するまでは，可撤保隙装置を装着する．第一大臼歯の萌出が完了した時点で，可撤保隙装置を継続使用するか，第一大臼歯を固定源とする装置へ変更するかは，歯と歯列の発育状態により決定する．

④乳前歯喪失：永久歯萌出開始期まで可撤保隙装置を装着する．

⑤永久歯の早期喪失：最終補綴処置は，顎の成長が止まる時期まで待つべきであり，それまでの期間は可撤あるいは固定保隙装置を装着する．

b. 能動的咬合誘導

後継永久歯萌出のための空隙がすでに失われている場合や不正咬合が存在する場合に，歯列・咬合の分析ならびにX線写真検査から診断し，咬合誘導装置の選択および治療を行う．

適応症と治療法

①乳歯列期の咬合異常：交叉咬合，反対咬合，開咬などが適応症となり，その原因が歯性か骨格性かによって，治療方針が大きく異なる．交叉咬合の治療法としては，機能的早期接触部位の咬合調整，床装置による歯の移動，歯列弓の拡大などがある．歯性の反対咬合に対する治療法は，前歯部の咬合調整，床装置による被蓋の改善などがある．骨格性の反対咬合では，下顎の過成長に対してはチンキャップ，上顎の劣成長に対しては上顎前方牽引装置を用いる．歯性の開咬では，原因の多くが口腔習癖に起因するため，口腔習癖除去を目的とした装置を用いる．

②永久歯萌出余地不足症例：う蝕や早期喪失による空隙の短縮，第一大臼歯の異所萌出，埋伏歯が適応症となり，スペースリゲイニングを含む歯の移動を行う必要がある．空隙の短縮や第一大臼歯の異所萌出の治療法として，スペースリゲーナーあるいは弾線つきリンガルアーチを用いた歯の移動を行う．

③混合歯列期の咬合異常：正中離開，交叉咬合，叢生，開咬，反対咬合などが適応症であり，交叉咬合，開咬，反対咬合は，乳歯列期における対応と同様である．正中離開の原因は，さまざまであり，特に上唇小帯の肥厚や位置異常，正中部に過剰歯が存在する場合には小手術を行う必要があるため注意を要する．正中離開の治療法は，床装置やリンガルアーチに補助弾線を付与したものを用いる．叢生ではその程度により歯列の拡大，連続抜去法などを選択する．

〔朝田芳信〕

5 歯科保健指導

(1) 小児歯科保健の実際

従来型の小児期の歯科保健活動は，おもにう蝕，歯周疾患など疾病・異常の早期発見に努め，これらの疾患の早期治療と予防を目的とした二次予防が中心であった．しかし今日では，口腔領域を含め子どもの健康課題は多様化しており，従来の二次予防では適切な対応が難しくなってきている．すなわち，健康課題が個人の生活習慣と深くかかわることから，一次予防，すなわち子どもが健康上の問題をみずから気づき，行動を起こし実践することができるセルフケアを目標とした支援あるいは保健教育が求められている．

a. 乳幼児歯科保健

現在実施されている乳幼児の歯科保健活動は1歳6か月児歯科健康診査（厚生労働省児童家庭局長通知），3歳児歯科健康診査（母子保健法）である．乳幼児期の歯科保健の中心は近年減少傾向にあるとはいえ，やはり幼児期前半に多発するう蝕の予防にある．この時期は直接育児に携わる保護者にとっては歯科保健のモチベーションをもちやすい時期でもある．その際，個別の指導では現状の指導内容にとどまることなく，将来の予測をも含めた指導が重要となる．

b. 学校歯科保健

学校保健は，児童・生徒に対する健康診断はいうもでもなく「健（すこ）やか」で「康（やす）らか」な学校生活を送るためのものであり，学校という教育の場で，健康教育を通して他律的行動から自律的行動へと推し進める活動でもある．

(2) 今後の歯科保健指導のあり方

従来型のう蝕や歯周疾患の予防から口腔領域全体にかかわる疾病に対する予防が今後ますます求められていくと考えられる．特に育児に直結する母乳の卒乳時期の指導では，単に歯科的観点に限らず，母と子の心のケアなど幅広い視点が求められる．離乳食への移行など食べる機能の問題，おしゃぶりや口腔習癖と歯列不正との問題，歯・口の外傷の増加など育児不安は増大する傾向にある．そこで，育児支援型の乳幼児健診を実践するために，表6.1.4に示すような対応が不可欠といえる．4歳児の9割弱，

表6.1.4 育児支援型乳幼児健診の実現に向けた課題

1. 公的健診システムの拡充（1歳児，2歳児健診の導入）
2. 保育所・幼稚園児に対する口腔健診および保健教育の充実
3. 母子関係に大きな影響を及ぼす妊産婦および育児中の母親に対する保健サービスの拡充
4. 関連専門職種との連携と共通認識の構築

5歳児の9割強が，保育所・幼稚園に通っているといわれている．すなわち，乳幼児の大部分は，1日の大半をこの2つの施設で過ごすことになる．したがって，保育所・幼稚園における保健管理，保健教育が十分に行われることが子どもの健全な発育にとって重要である．また，妊産婦や育児中の母親に対する保健サービスの充実は，母子関係に大きく影響する．すなわち，子どもの健康のためには，まず母親が健康であることが不可欠である．

(3) 歯列不正に対する最近の動向と歯科保健指導

歯列・咬合の健全な発育において，歯の萌出時期と顎の成長との調和が重要といわれているが，最近の傾向として，永久歯の萌出順序が上顎では第一大臼歯が中切歯より早く萌出するのに対して，下顎では中切歯が第一大臼歯より早く萌出するようになった．歯科疾患実態調査（2005）によれば，叢生は下顎にかぎって増加傾向にあり，下顎骨の成長タイミングと中切歯の萌出に不調和が生じている可能性が考えられる．さらに，不正咬合のなかで上顎前突の増加傾向が顕著であり，乳幼児期の摂食・嚥下機能の未成熟に伴う低位舌が原因とも考えられている．

〔朝田芳信〕

■ 文　献

赤坂守人，西野瑞穂他：小児歯科学，第3版，pp108-114，医歯薬出版，2008．
前田隆秀，朝田芳信他：小児の口腔科学，第2版，pp60-81，学建書院，2009．

6　外傷歯の治療

小児の歯の外傷は，乳前歯と幼若永久前歯に多い．乳前歯の外傷は生後1～2歳，幼若永久前歯は歯根未完成の7～8歳の学童期に好発する．治療では，いずれの抜歯も，歯の欠損によって生ずるスペースを確保するよう留意する．特に乳歯の欠損は後継永久歯の萌出が障害されやすい．

(1) 歯冠および歯根破折

a. 歯冠破折

乳前歯より幼若永久前歯に多い．歯根形成が進行し，骨植堅固な幼若永久歯ほど頻度が高い．

i) エナメル質のみの破折

破折が軽度な場合は，破折辺縁部を削合研磨して形態を修正する．大きい破折片はコンポジットレジンで歯冠を修復する．

ii) 象牙質に及ぶ破折

歯髄の鎮静と保護のため，水酸化カルシウムで覆髄し経過観察後，大きい欠損にはピンを利用し，レジン充填やレジンジャケット冠で歯冠を修復する．

iii) 歯髄に達する破折

受傷後間もなく，露髄がわずかで歯髄汚染がない場合は，水酸化カルシウムで直接覆髄，あるいは生活歯髄切断を行う．受傷後時間が経過し歯髄汚染が危惧される場合は，露髄面をわずか（2mm程度）に除去した後，生活歯髄切断法を行う．露髄が大きく一部が壊死している場合は，抜髄し根管治療を行うが，特に歯根未完成歯では根尖部組織の歯根形成能を賦活して根尖が閉鎖するよう apexification（歯根形成促進法）を行う．

b. 歯根破折

歯根破折は乳歯，永久歯ともに歯根中央部～根尖側1/3に好発し，歯頸側1/3は比較的少ない．ただし，近年のX線診査精度の向上から，乳歯および幼若永久歯の歯根破折の頻度は従来の報告より高い傾向がある．事実，最近の研究では歯冠から歯根に及ぶ破折例は歯根単独破折例より多い．

治療の原則は，変位した歯冠を含む破折片を整復し歯根破折片に密着させ数カ月間固定する．多くの場合，歯根破折は脱臼より歯髄の生存率が高いので，安易に抜歯せず破折歯の固定と保存を心がける．

i) 歯頸側1/3の破折

破折が歯槽骨内から歯冠に及んでいることが多い．動揺が著しいので固定が必要である．歯冠を含む破折片の固定が可能なら，隣接歯とコンポジットレジンで接着し長期間固定し，できるだけ抜歯を避ける．IADT（国際外傷歯学会）ガイドライン（2012年）では4カ月以内を推奨している．永久歯で固定が不可能なら歯冠を含めて除去し，残った歯根の状態に応じて矯正あるいは外科的に挺出させたり，生活歯髄切断などの歯髄処置後，歯冠を修復する．

ii) 歯根中央部の破折

動揺はあるが変位が少ない場合は破折部を密着させて整復固定するが，歯髄壊死の頻度が高く，歯内

療法が必要となる．

iii）根尖側 1/3 の破折

破折歯に変位と動揺がない場合は固定の必要はない．乳歯の根尖側破折片は次第に吸収され，後継永久歯の萌出を障害しない．変位がある場合は，破折片を旧位に復して密着させ，コンポジットレジンで隣接歯と接着し固定する．歯冠側破折片の歯髄が壊死しても，根尖側歯髄は生活していることが多いので，小児期には抜歯を避け，歯冠側歯髄のみ歯内療法を行う．

(2) 歯の動揺および位置異常

乳前歯では歯の破折よりも発生頻度が高い．基本的に震盪以外は整復固定して経過を観察する．

a. 震盪と動揺（亜脱臼）

いずれも歯の位置異常はない．震盪は打診痛があるので経過観察し，動揺し咬合痛があれば咬合調整し固定する．

b. 脱臼（不完全脱臼）

i）挺出，転位（唇舌的転位，近遠心的転位）

外傷歯が歯槽より垂直方向に動き歯根部が露出する状態を挺出，外傷歯の歯冠が歯槽の頬舌方向あるいは近遠心方向に位置を転ずる状態を転位という．

受傷後間もない挺出歯や転位歯は，指で静かに押し込んで整復固定する．受傷後時間が経過して整復不可能な場合，幼若永久歯は約1週間の固定後矯正処置を行う．

ii）陥　入

上顎前歯部に多く，歯槽骨骨折を伴うことがある．陥入後の歯髄壊死，歯根吸収，骨性癒着などの頻度が高い．処置は陥入の程度，受傷後の経過時間，歯根の形成程度によって選択する．乳歯の陥入が 1/3 程度で感染がない場合は，3〜6 カ月間に再萌出する例が多い．1/3 以上の陥入でも歯根未完成の低年齢児は経過観察するが，後継永久歯胚の損傷が疑われる場合は陥入歯の整復固定や抜歯が選択される．受傷後間もない根完成歯は整復固定するか，固定約1週間後矯正的に挺出を試みる．

c. 脱落（完全脱臼）

歯槽から完全に脱落した乳歯や幼若永久歯には再植を試みる．患児や保護者が脱落歯を直ちに歯槽窩に戻したり，脱落歯が幼若永久前歯で，X線写真で根尖孔が 1 mm 以上開大し，しかも1時間以内に再植された保存状態のよい場合の生着率は高い．脱落歯を保存できる時間は，ラップフィルム内で1時間以内，牛乳中で 6〜12 時間，歯の保存液（ティースキーパーネオ® ネオ製薬工業株式会社，デントサプライ［KOHJIN］® オリエンタル酵母工業株式会社）中で 1〜2 日以内は良好な状態が保てる．唾液や生理食塩水の保存能は低く，ほかに保存法がない場合の手段にかぎられる．

〔千葉博茂〕

7 先天性異常のある患者への対応

(1) 先天性異常の定義

先天性異常を簡単に定義すると，出生時に認められた形態的または機能的な異常である．そのうち形態異常としては先天性奇形（染色体異常を含む）であり，機能異常には先天性代謝異常がある．

(2) 分　類

一般的には遺伝要因によるもの，環境要因によるものおよび両者の相互作用によるものに大別できる（表 6.1.5）．また Smith は形態異常をその発生機序から奇形（malformation），変形（deformation），破壊（disruption），異形成（dysplasia）に分類している（Jones, 2006）．奇形とは形態発生そのものの異常によって起こった形態的な異常で，先天性心疾患などの通常奇形や，染色体異常など多くの奇形症候群である（図 6.1.4）．変形とは正常に発達した臓器が何らかの外力によって変形したもので，長期間続いた羊水過少により押しつぶされた内反足や小下顎症や下顎後退などである（図 6.1.5）．破壊とは正常に形成された臓器が破壊されたために生じる形態異常で，羊膜索症候群がこれにあたる．これは妊娠早期に羊膜破裂によって，胎児に四肢，顔面，腹壁などに生じる非対称性，機械的な欠損である（図 6.1.6）．異形成とは，組織中の細胞の発育異常で，外胚葉異形成症，鎖骨頭蓋骨，異形成症などである．一般に骨系統疾患が該当する（図 6.1.7）．

(3) 発生頻度，要因

国際科学委員会（United Nations Scientific Committee on the effects of atomic radiation：UNSCEAR）の報告によれば，100 人の出生に対して，常染色体優性および X 連鎖性遺伝病 1.0 人，劣性遺伝病 0.1 人，染色体異常 0.4 人，先天性奇形および多因子遺伝病 9.0 人，計 10.5 人とされ（黒木，

表 6.1.5　先天性異常の成因別分類

成因	代表的な疾患
1. 遺伝要因による単一遺伝子性 　（Mendel 遺伝病） 　　常染色体性優性遺伝病 　　X 連鎖遺伝病 　　常染色体性劣性遺伝病 　染色体異常 　　常染色体異常 　　性染色体異常	骨形成不全症，Apert 症候群 Hunter 症候群，Duchenne 型筋ジストロフィー フェニルケトン尿症など多くの先天性代謝異常 Down 症候群，5p−症候群 Turner 症候群，Kleinfelter 症候群
2. 環境要因による 　　放射線 　　ウイルス 　　科学物質 　　その他	一部の小頭症 先天性風疹症候群 サリドマイド 子宮内異常
3. 多因子性	無脳症，二分脊椎，神経管閉鎖不全，先天性心臓病，多指， 口唇裂・口蓋裂など多くの先天性奇形

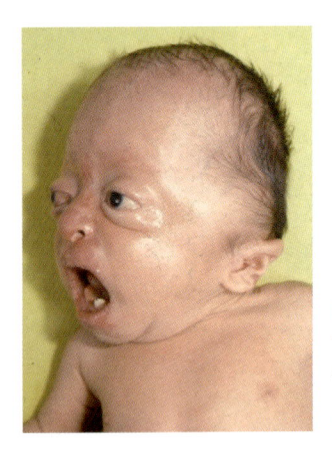

図 6.1.4　奇形（loverleaf skull 症候群）
形態発生そのものの異常によって起こった形態的な異常．

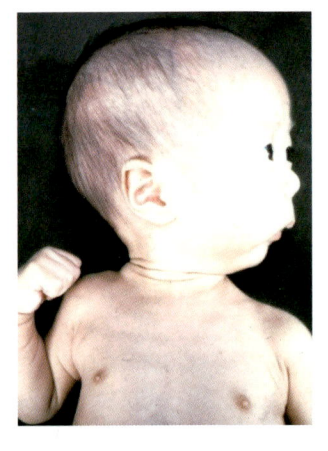

図 6.1.5　変形（Robin sequence）
正常に発達した臓器が何らかの外力によって変形したもの．長期間羊水過少によって押しつぶされた小下顎症．

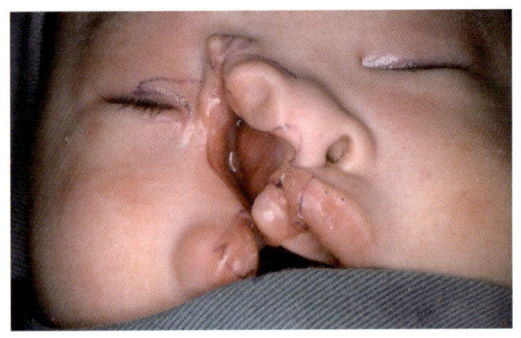

図 6.1.6　破壊（羊膜索症候群）
正常に形成された臓器が破壊されたために生じる形態異常．妊娠早期に羊膜破裂し，顔面に羊膜が張りついてその部分が破壊された症例．

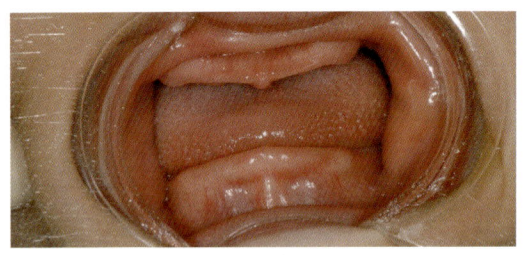

図 6.1.7　異形成（外胚葉異形成症）
先天性無歯症．組織中の細胞の形成異常による．

2001），ヒトの自然発生先天性異常の頻度はきわめて高いことがわかる．

a. 単一遺伝子病の原因

単一遺伝子病の原因は遺伝子突然変異である．遺伝子突然変異を誘発する要因としては，放射線，種々の物理的・化学的・生物学的要因がある．ただし放射線以外の変異源のリスクはほとんど解明されていない．父年齢が高くなると生殖細胞の遺伝子突然変異が増え，その結果として常染色体優性遺伝病のリスクが高くなる．また近親婚では劣性変異遺伝子のホモ接合の機会が増えるので，劣性遺伝病のリスクが高まり，離島など閉ざされた環境では，劣性遺伝病の発生率が高い．

b. 染色体異常の原因

染色体の数の異常，特にトリソミーなど異数性の

原因は，主として配偶子形成過程における染色体の不分離であるが，不分離の発生は母年齢の上昇と強く相関している．たとえばDown症候群の平均発生率は1000出産に1例だが，母年齢が35～40歳では100出産に1例，40～45歳では50出産に1例，45～50歳では20出産に1例と上昇する．この事実は数的異常が母年齢依存性であることを示している．ちなみに母年齢が20歳前後では2300出産に1例である．ただしこの年齢でもDown症候群が発生する原因は遅延受精が原因とされており，やはり染色体の不分離が発生するからである．染色体の構造異常は染色体切断がその基本である．したがって放射線，ウイルス，化学物質など染色体切断を起こす要因への曝露が原因となる．一般に染色体切断が生じてもすぐにもとどおりに修復されるが，精子に生じた切断は修復されにくいので，染色体の構造異常は父親由来であることが多い．

c. 多因子遺伝疾患の原因

複数の遺伝子が作用して疾病や異常の発生に関与しているが1つひとつはそれほど決定的ではないのを多因子遺伝疾患という．同時に環境要因との相互作用で発生が規定されるのが多因子遺伝疾患の特徴である．多くの単奇形がこの群に属しており，発生頻度が高いところから通常奇形ともいわれる．ただし現在は多因子遺伝疾患として分類されていた疾患のなかで，これら通常奇形の発生に関与している遺伝子のうち，強い影響力をもつ遺伝子が次々と発見されている．一方罹患率に影響を及ぼしている環境要因も明らかにされつつあり，妊娠中の喫煙が多指症などの多因子性疾患の頻度を上昇させることなどが次々に報告されている．さらにこれらを予防する方向にも進んでおり，たとえば妊娠初期（妊娠する4週間前～妊娠12週まで）に400 mg/日の葉酸摂取を行うと，無脳症，脊椎破裂などの神経管閉鎖不全の発生を50～70％予防できると報告されている．

(4) 歯科治療

前述のごとく多くの先天性異常が存在し，それぞれ疾患ごとに対応は異なる．また必ずしもその疾患の全容が解明されているわけではなく，さらに同じ疾患であってもその症状は軽重種々である．たとえばビタミンD抵抗性くる病（低リン血症性）では象牙質の低形成から乳歯萌出後咬耗により露髄し，う蝕もないのに次々と歯肉膿瘍を形成する症例（永久歯にも同様な症状が出現する）と象牙質の形成障害が軽度で一生を通じて健全な状態を保つ症例がある．前者では早期に歯髄の保護を目的に処置が必要であり，後者では経過観察で対応できる．また早期に歯が自然脱落する疾患でもCoffin-Lowry症候群と低アルカリホスファターゼ症では原因も対応も異なる．各種症候群の口腔症状については文献を参考されたい．本項では代表的なDown症候群の歯科的対応について述べる．

a. Down症候群の歯科治療（池田他，2006）

染色体異常症候群のなかで頻度の高いDown症候群は歯科臨床でも遭遇する機会は多い．そこでDown症候群の口腔の特徴を以下に述べる．

i) う蝕

う蝕罹患率は低いとの報告が多い．その要因として永久歯の萌出遅延（約1年遅れる）と歯の先天性欠如が多い（標準型Down症候群の約70％）ことが知られている．また最近の研究では，Down症候群のS.mutansの遺伝子型が異なることが原因と報告されている．

ii) 唾液

Down症候群では唾液の分泌量の低下が認められる．Down症候群でみられる流涎は唾液分泌量の増大によるのではなく，開口や突出した巨舌，顎顔面の低緊張によるものである．Down症候群にみられる全唾液量の減少は口腔乾燥の原因となり，口腔内の自浄作用や免疫機構の低下により，う蝕や歯周疾患を引き起こす．さらに唾液量の減少は食塊形成を困難にし，嚥下障害の原因ともなる．

iii) 歯周疾患

Down症候群の歯周疾患は早期に罹患し，急速に進行し，重症化することが知られている．Down症候群の口腔管理上最も大きな問題である．歯周疾患のリスクファクターは環境要因，局所要因，宿主要因，遺伝的要因に分けられる．局所要因として，Down症候群児の手の不器用さ，本人および保護者の協力が得られないことによる口腔衛生不良，不正咬合，外傷性咬合，低緊張による口唇閉鎖不全と舌突出，口呼吸や唾液分泌減少などがあげられる．これらにブラキシズム，指しゃぶりなどの悪習癖が加わり，さらに歯周疾患が助長される．これらの局所要因に加えて，21番染色体のトリソミーに起因した宿主・遺伝的要因が重要であると考えられている．Down症候群の歯周疾患メカニズムに関しては，

①歯周病原性細菌の歯周組織やその構成細胞への早期侵入・定着・増殖，②宿主の防御機構の低下による免疫力の低下，③歯周組織の破壊の亢進と修復力の低下である．これらの基礎的な知見を背景に3カ月ごとに定期的評価を行い，抗菌薬による洗口，スケーリング，ルートプレーニングを必要に応じて行う．歯周外科についても，Down症候群では好中球の走化性，貪食能，活性酸素産生能などの機能低下を認めるが，外科処置には影響なく，3mm以上深いポケットが存在する場合は歯周外科処置が勧められる．

iv）不正咬合

Down症候群の2/3がいわゆる反対咬合（逆被蓋）である．これはおもに上顎の低形成が出世時から認められ，それに伴って上顎前歯部の叢生，臼歯部の交叉咬合も認められる．さらに舌突出や口唇閉鎖不全による前歯部開咬も認められる．Down症候群の歯科矯正治療は，歯槽骨の状態，歯の形成期，歯の形態，舌や口腔の状態，不正咬合の程度，成長発育の状態，患者の協力度などが影響する．特に歯周疾患の易罹患性から固定式装置の使用は慎重でなければならない．患者のコンプライアンスがよいからといってマルチブラケットによる治療後，歯周疾患が進行し総義歯に至ったという報告もある．Down症候群では患者の精神的負担を軽減し，口腔清掃を行いやすくし，歯周疾患の予防を目的とした必要最小限の介入にとどめるべきである．

v）歯科治療時の行動管理（調節）

Down症候群は穏やかで温和な性格であり，歯科治療時の行動管理上問題となることは少なく，比較的協力的である．なかには重度の精神遅滞，自閉傾向を認め，治療に協力が得られないなどの場合は，前投薬，亜酸化窒素（笑気）吸入鎮静法，静脈内鎮静法，全身麻酔法などの薬理学的方法を併用することも必要である．また頸部の環軸椎不安定性がある場合は，頭や首を前屈させる動作や姿勢で亜脱臼，脱臼を招くおそれがあり，十分注意を要する．水平診療時の安頭台，枕の位置，頭部固定などが重要である．さらにDown症候群は多彩な疾患を合併しており，基礎疾患の正確な情報を確認する必要があり，特に先天性心疾患の頻度が高く，抗菌薬の予防投与など配慮が必要である．

このようにDown症候群は多くの問題点を有しており，今後Down症候群に特化した治療や予防のガイドラインが早急に必要である． 〔池田正一〕

■文　献

池田正一，黒木良和監，日本障害者歯科学会編：口から診える症候群・病気，口腔保健境協会，2012.

池田正一，小松知子：Down症候群患者の歯科医療．障歯誌，**27**(2)：105-113，2006.

Jones Kl：Typs of Problems in Morphogenesis. Smith's Recognizable Patterns of Human Malformation, pp1-6, Elsevier Saunders, 2006.

黒木良和：先天異常の定義・分類と疫学．別冊日本臨牀領域別症候群シリーズ　先天異常症候群辞典，pp845-850，日本臨牀社，2001.

6.2　高齢者および基礎疾患を有する患者の歯科治療

1　高齢社会における歯科患者

（1）口腔機能の維持と向上のための歯科治療

高齢者の健康の維持と向上をはかり，生活の質を維持するために口腔が果たす役割は大きい．口腔は消化器の入り口で，食物や水分を摂取し，それらを咀嚼し嚥下して食道から胃へ送り込む．摂食・嚥下機能を通して生命維持の基本となる栄養とのかかわりは重大である．口腔に炎症や腫瘍などの疾患がなく，十分な唾液で湿潤した口腔環境でこそ必要な口腔機能が発揮されるので，歯科治療で口腔機能を回復し，良好な状態に維持することが重要である．また口腔機能は，脳機能や関係する筋群との協調運動も大事である．口腔は呼吸器にも大きな影響を与え，口腔機能の低下は誤嚥性肺炎の原因になる．さらに口腔周囲の外観や動きは豊かな表情をつくり出し社会への窓口となる．構音機能は意思伝達に欠かせず，会話はコミュニケーションをスムーズにする．

高齢者にとって，毎日の生活で食材や食形態にかかわらずいろいろなものを摂食し，それを咀嚼して嚥下できることは，家族や友人達との楽しい食事を可能にし，生き甲斐の1つになる．高齢になっても歯を失わず咬合を維持すること，また歯を喪失したとしても義歯や歯科インプラント治療で咬合を回復させることは，咀嚼だけでなく姿勢を正しく保持し，身体機能を高めて集中力をつけるなど，心身のバランスコントロールに直接影響する（図6.2.1）.

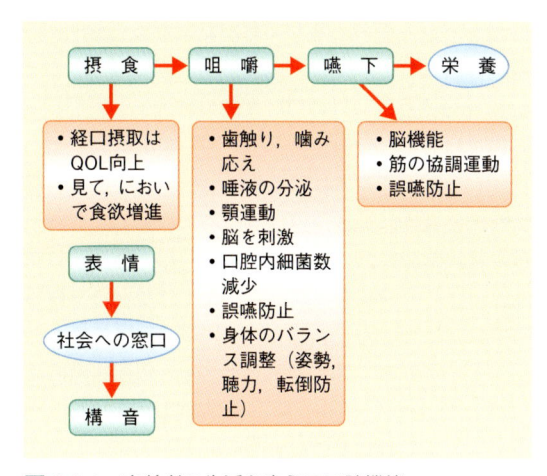

図 6.2.1 高齢者の生活を支える口腔機能

高齢者は定期的な歯科の管理を受けて口腔機能の維持をはからなければいけない．

(2) 現在の高齢歯科患者

65歳以上の人口が21％をこえ，わが国は超高齢社会に入っている．1989年に厚生省（現厚生労働省）と日本歯科医師会によって80歳になっても自分の歯を20本残そうという「8020運動」が提唱された．「8020運動」運動が始まったときは，80歳（75〜84歳）で20歯を残している人はわずか5〜6％といわれていた．しかし2005年の歯科疾患実態調査によると，8020達成者は24.1％にのぼり，2011年には38.3％をこえた（2011年歯科疾患実態調査，2013年6月10日厚生労働省ホームページ）．

かつては高齢歯科患者に対しては，歯のない人への対応が主であったが，現在は歯を健全に残すための方策が考えられ実践されている．さらに摂食・嚥下機能の評価と機能向上のためのメニュー作成から実地訓練まで，高齢者に対する歯科医療の幅が広がっている．

(3) 高齢社会における歯科治療の問題点

高齢社会の歯科医療現場において，以前にはみられなかったさまざまな問題が発生している．それらの解決のためには歯科単独では対応が難しく，医科をはじめ関連する多くの業種との連携が必要になっている．

a. 高齢者の口腔内の状態

前述のように8020運動が予想以上の成果を上げ，高齢者は多数の歯を有するようになり，さらに国民の健康に関する関心が高まった．歯と口腔についても例外ではない．乳児のときから親による口腔清拭が徹底され，歯が萌出するとブラッシングがふつうに行われている．2012年度の学校保健統計調査によれば12歳（中学1年生）の永久歯のう蝕（喪失歯，処置歯を含む）の数は，1.10歯と過去最低となった（2013年度学校保健統計調査速報，文部科学省ホームページ）．

中高年者も歯の喪失原因である歯周疾患に対し，積極的な予防と管理に取り組む人が増加している．しかし，せっかく高齢者の口腔内に多数の歯が残っていても，その多くは歯周疾患になっている．このことは高齢者歯科医療をより複雑にし，より高度の対応が求められている．

b. 高齢者歯科治療の危険性

歯科治療は歯の切削，歯髄の除去，歯周外科，抜歯などほとんどが外科治療なので，心身に程度の差はあるが何らかの侵襲が加えられる．しかし，これまでの高齢者歯科治療は歯のない人への対応で侵襲の低い義歯作製が中心であったため，患者の心身への配慮はほとんど考えなくてよかった．現在は大きく変わり，多くの歯が残っている高齢歯科患者に対しては，抜髄や歯冠形成，歯周外科そして抜歯など一般的な歯科治療が行われる．その際は局所麻酔の使用や長時間の開口，切削音，振動，出血など患者に精神的肉体的なストレスを与える．また医学の進歩と国民皆保険のわが国では，高水準の医療がほとんどの人に提供され，これまで死に至っていた病気に罹患しても，医学的にある程度管理された状態で日常生活を送れる人が多くなった．すなわち，重大疾患を有した状態で日常生活を送っている患者が増加している．高血圧症や狭心症，心筋梗塞などの循環器疾患，脳出血や脳梗塞後の後遺症を有した患者，そして糖尿病や肝疾患，人工透析患者など種々の医学的な問題を抱えた患者が多い．当然そのような患者の歯科受診が増加するので，高齢者歯科治療の危険度は，以前よりも極端に高くなった．

ワルファリンなど抗血栓療法患者は急増しているが，それらの患者の歯科治療も多い．以前から抜歯などの手術においてワルファリンを休薬するか継続するかの議論が続いていた．2010年日本有病者歯科医療学会，日本口腔外科学会，日本老年歯科医学会の3学会共同編集の「科学的根拠に基づく抗血栓療法患者の抜歯に関するガイドライン2010年版

6.2 高齢者および基礎疾患を有する患者の歯科治療

（学術社）」が出版された．これによればワルファリンを抜歯時に中断した場合，約1％の患者において重篤な血栓・塞栓症が発症し，そのほとんどが死亡している．国際標準比（Internatinal Normalized Ratio：PT-INR）値が3.0以下であればワルファリン継続下に抜歯が可能であるとしているが，埋伏歯や粘膜骨膜弁を形成し骨削除を行うような難抜歯に関してはエビデンスの高い論文が少ないので慎重に対応するように勧告している．最近は高齢者の抜歯も動揺歯や，残根のような単純な抜歯だけではない．深部に埋伏していた第三大臼歯などが歯槽骨の吸収により歯の一部を口腔内に露出させ，抜歯適応症となる症例も増えている．また歯科インプラント治療の対象年齢がどんどん高齢化しているので，抗血栓療法患者に対して十分な注意が必要である．

ビスホスホネート（bisphosphonate：BP）薬剤と顎骨壊死・骨髄炎も最近話題になっている［⇨1.6-8を参照］．BP薬剤は，悪性腫瘍に伴う高カルシウム血症や多発性骨髄腫による骨病変，乳がん，前立腺がんなどの溶骨性骨転移に対する治療に使用され，また骨粗鬆症に対して臨床的有用性の高い薬剤の1つで，骨痛や病的骨折の治療や予防に広く使用されている．高齢者は骨粗鬆症発症頻度が高く，BP薬剤使用症例が増加している．しかし，アメリカでBP薬剤使用中の患者に抜歯などの観血処置を行った後に顎骨壊死・骨髄炎が発症したことが報告され（Marx, 2003），わが国でも報告が相ついだ．最初は注射薬のみで発症するといわれていたが，症例が増加した経口投与患者においても発生していることから，2010年6月に厚生労働省は，BP薬剤の添付文書で「顎骨壊死・顎骨骨髄炎」に関する記載を以下のように改訂した．「BP薬剤の投与にあたっては，患者に対し適切な歯科検査を受け，必要に応じて抜歯等の顎骨に対する侵襲的な歯科処置を投与前に済ませるよう指示するとともに，本剤投与中は，歯科において口腔内管理を定期的に受けるとともに，抜歯等の顎骨に対する侵襲的な歯科処置はできる限り避けるよう指示すること．また，口腔内を清潔に保つことや歯科受診時に本剤の使用を歯科医師に告知するなど，患者に十分な説明を行い，異常が認められた場合には，直ちに歯科・口腔外科に受診するよう注意すること」．実際に高齢者はBP薬剤を投与されている場合が多いので，高齢歯科患者治療の際には投薬の有無を確認し，もし投与されている場合は処方医師と十分相談しなければいけない．

c. 歯と歯周疾患以外の口腔疾患の増加

歯科患者は，う蝕か歯周疾患そして歯の欠損というのが一般的なイメージであった．高齢者は多数歯を有するようになっただけでなく，加齢とともにう蝕と歯周疾患以外の口腔粘膜疾患や口腔乾燥症，口腔（歯科）心身症などが目立つようになった．口腔粘膜には口腔がんをはじめ種々の口腔粘膜疾患が発現する．これまで歯科診療所では歯と歯周組織の歯科病名がほとんどであり，口腔粘膜疾患は「口内炎」として括られていたようである．実際に口腔粘膜疾患のほとんどは炎症性疾患で自然治癒も多く，患者を含め周囲の関心が低かった．しかし，高齢者の口腔がん症例は急増しており，早期発見早期治療が重要となっている．義歯の下に隠されていたもの，痛みがないからと放置したため進展症例になってから受診したものも多い．最近では各地の歯科医師会を中心に市民を対象とした口腔がん，口腔粘膜疾患に対する検診事業が活発になり，行政も一緒になり啓発活動を行っている．さらに歯科診療所の外来患者に対して口腔検診サービスを同時に行うことで，市民の口腔疾患や口腔保健への関心を高めている．医科でも口腔疾患への関心が高くなり，医科からの紹介患者も増加している．

口腔乾燥症や舌痛症などは唾液分泌量の減少があったり，舌粘膜に炎症がみられたり，高齢者に多い鉄欠乏性貧血（Plummer-Vinson症候群）による平滑舌など明確な原因があれば治療により治癒するが，口腔（歯科）心身症の症状の場合は対応が変わる．このように歯科と医科の連携がとれれば，口腔症状で悩む患者にとっては朗報であろう．

d. 外来通院不可能な歯科患者の増加

これまでの歯科治療はほとんどが外来診療であり，歯科診療所へ受診可能な患者のみ対応してきた．しかし，現在は1人で外来通院ができず，付き添いがいなければ歯科診療所まで来られないため歯科訪問診療を希望するか，入院下での歯科治療を望む患者が増加している．これに対して，歯科治療は重装備の診療機器が必要であり，最小限の機器しか持ち込めない歯科訪問診療や在宅歯科診療の診療内容はかなり制限される．また，前述のように歯科治療時に危険が伴う高齢患者に対しては，設備が不十分な状況下での歯科治療は問題がある．それでは入

院下の歯科治療は可能であろうか．歯学部附属病院や総合病院の歯科・口腔外科では対応しているが，全国規模では病院歯科が少ないこともあり，まだまだ対応しきれていない［⇨6.2-4を参照］．

（4）終末期医療における歯科

高齢患者が終末期を迎えて医学的には看取りの時期になっても，歯科治療の要望は患者の死の直前まである．延命には影響しないかもしれないが，食べること，話すこと，表情を見せることなどに歯科は必要である．歯科治療が根治的なものでなく，姑息的であっても終末期患者の希望に応えなくてはいけない．

高齢者歯科治療においては高齢者の立場に立って理解に努め，患者とのよい関係を患者家族とともにつくる努力が必要である．　　　　　〔山根源之〕

■文　献

Marx RE：Pamidronate（Aredia）and zoledronate（Zometa）induced avascular necrosis of the jaws；a growing epidemic. J Oral Maxillofac Surg. 61(9)：1115-1157, 2003.

日本有病者歯科医療学会，日本口腔外科学会，日本老年歯科医学会編：科学的根拠に基づく抗血栓療法患者の抜歯に関するガイドライン，2010年版，学術社，2010．

2　診査・診断・治療計画

老年人口が増加するということは，有病者が増加するともいえる．これまでの歯科診療は構成割合が低かった基礎疾患を有する患者に対する考慮は，特殊な事例として扱っていたかもしれない．高齢者の80％以上が何らかの全身疾患をもっているといわれる今日では，中年期以降の歯科患者層のなかの歯科疾患以外の病気を有した者の割合が約30％と考えても無理はない．

一方で全身疾患やその後遺症，骨折などの理由で在宅療養を余儀なくされている，いわゆる「通院困難者」も多く存在する．また，総合病院などに長期入院している高齢者もかなりの数に上る．外来診療だけを中心に発展してきた歯科医療は，在宅診療や在院診療が求められる時代になった．

医科においては，入院診療というアイテムを利用することで，高齢者医療の比率を上げているといわれている．歯科においては，病棟をもたない環境下で，しかも入院に該当する病名をもたないため，手もとに入院させての効率のよい治療を提供できない状況にある．そこで，歯科においては，「訪問診療」という診療形態が求めれることになる．

脳血管疾患の後遺症でもある「摂食・嚥下機能障害」もかなりの患者数を数えるようになった．口腔領域の専門家である歯科医師なくしては，摂食・嚥下リハビリテーションは有効な成果をあげられないと考えられる．咽頭へ送り込む「食塊」は，口腔内における咬合と咀嚼がなければ形成されない．もちろん食事形態をさまざまに工夫することでも対応されている．しかし，舌や頬の動きのコントロール，咬合の修正や再構築，口腔内の健康維持・向上・保持は歯科医療なしでは，十分に経口摂取の効果をあげることはできない．

高齢者の歯科診療を考えるとき，大きく分けて3つの分野に分けて考えるのが妥当である．すなわち，①全身状態の把握と対応，②通院困難者への対応，③摂食・嚥下機能とその障害ならびにリハビリテーション，の3分野である．

①～③については，それぞれ後段にその項目があるので，本項では，外来診療における高齢患者に対する基本的な流れについて記述する（図6.2.2）．

（1）医療面接による診療情報の収集

第一に医療面接による患者本人からの聞き取りを十分に行うべきである．患者からの情報で何もないとしても，最低限血圧は計測すべきである．ほとんどの高齢者が高血圧の症状をもっているため，自覚や通院経験がなくとも必要な検査といえる．

（2）口腔内診査と検査

口腔内診査の手法は，通院可能な患者の場合，若年者のそれとまったく変わることはない．しかしながら，「全身疾患があるかもしれない」「服薬のなかに注意すべきものが含まれているかもしれない」を考慮すると，医療情報を分析するまでは，観血的な検査は控えるべきである．一般歯科治療のなかで観血検査は「歯周ポケット検査」だけかもしれない．感染性の病気に罹患している場合はもちろんであるが，抗血栓薬（抗凝固薬や抗血小板薬）を常時服用している場合は控えた方がよい．出血が長く続くのは，それだけ出血部からの感染を意味する．高齢になると，免疫能が下がっているので，特に注意が必

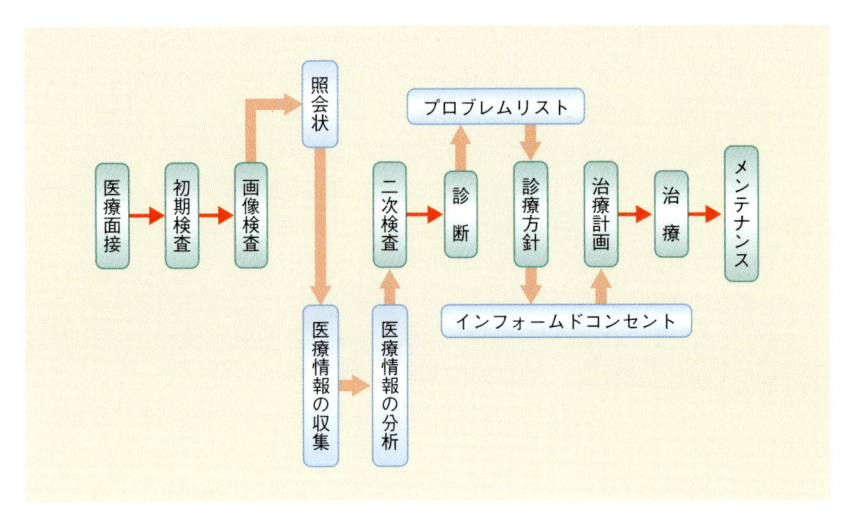

図 6.2.2　診療の流れ

要である．この段階では，視診を中心とした診査やX線検査などにとどめるべきである．

(3) 照会状（診療情報の提供を求める）

全身疾患で医師にかかっている患者では，診療情報の収集を目的とした「照会状」を医師宛に発行する．「照会状」に書く基本的な内容は，①歯科受診時の主訴，②予想される歯科治療，③患者からすでに聞き及んでいる医療情報，④提供してほしい診療情報の具体的な項目（病状，検査結果，処方薬など），である．郵送が基本とされているが，患者の意識の確立と確実な情報提供のためには，患者自身にもたせるのも良好な手段である．

(4) 医療情報の分析

病状（＝重症度）はどの程度なのか，異常な検査値から読み取れることは何か，処方されている薬の詳細な分析などはプロブレムリスト（診療方針）を作成するうえで，欠くことのできない事柄である．

(5) 二次的な検査

より慎重な歯科治療，いいかえると歯科治療による内科的症状の悪化（偶発症状）を招かないためには，医療情報を分析した後で観血的な検査（歯周ポケット検査など）をすべきである．

(6) 診　断

患者の主訴に対する病名をつけるという「診断」的行為は，高齢者特有のものがあるわけではない．あえていうならば，加齢による影響，生活環境による影響，患者の身体的条件による影響などを考慮に入れた診療方針に影響があると考えられる．

(7) プロブレムリストの作成

高齢患者の場合は，歯科的な問題点以外に，歯科治療を行ううえで考慮に入れるべき条件が多く存在する．医療情報から得られた「医学的条件」，すなわち「全身疾患の状態を考慮した条件」「服用薬剤による条件」などである．それに加え，受診環境に関する条件として，介助者や通院方法などの「通院条件に関しての条件」，在宅などでの診療の場として「訪問診療に関する条件」などが存在する．それらの歯科的問題点を克服するための対応策に重ねて，診療方針を立案すること，すなわちプロブレムリストの作成が求められる．

(8) 患者への説明と同意（インフォームドコンセント）

プロブレムリストに基づいて，患者や家族あるいは介助者に対して丁寧な説明が必要となる．疾患を治す目的だけではなく，患者の生活面をも考慮に入れた診療方針は，高齢者医療では欠かせない事柄であることを十分に理解してもらう必要がある．

(9) 治療計画

同意の得られたプロブレムリストを基に，患者の状況に合わせて治療の順番をつける．最も優先されるのは，病的な部分はもちろんであるが，患者の生活上のニーズにあったものを優先すべきである．

〔森戸光彦〕

3 全身疾患を有する患者の歯科治療

歯科治療を安全に行うために問題となる基礎疾患は，そのほとんどが内科的疾患であり，日常歯科診療で遭遇する機会が多い順に，循環器疾患，脳血管疾患，呼吸器疾患，代謝性疾患，肝疾患，腎疾患などがあげられる．特に高齢者では何らかの基礎疾患を有していることが多く，簡単な歯科処置でも予期せぬ結果を招く危険性があり要注意である．以下に各種基礎疾患の問題点とその対応について述べる．

(1) 循環器疾患の問題点とその対応

歯科治療で問題となる有病者のうち30〜60%が循環器疾患を有するといわれている．おもに血圧異常，狭心症や心筋梗塞，心不全などの虚血性心疾患，動脈硬化などによる循環器系の問題がある．特に心不全では通常の歯科処置中でも突然死を招く可能性があり，厳重注意である（表6.2.1）．

a. 血圧異常，高血圧症患者の注意点

歯科治療の切削音，振動，においなどに対する精神心理面での緊張などから容易に血圧変動が起こる．また，口腔粘膜への直接刺激，痛みなどが急激な血圧上昇を招くことがある．

歯科治療上の対応策として，総論的には，患者の医学的管理的状況を確認したうえで，慎重な治療計画を立案実施することが大切であるが，そのうえで初診時より，患者と良好な関係を築くよう配慮し，歯科治療に対する漫然とした不安感，恐怖感を排除することが必要である．歯科治療では以下のことに注意する．

i) 患者の体位を一定にし極端に頭を低くしないよう心がける

現在の歯科診療では水平位診療がほとんどであるが，高齢者では背中が曲っているため仰臥位で水平になれない人，姿勢を一定に保てない人，頸部を伸展し頭を後屈しにくい人，身体的条件などから診療台の稼働部に合わない人など，水平位診療に馴染めない場合が多い．

また，水平位では歯科治療器具や水などを誤嚥しやすいので要注意である．

ii) 処置は短時間，低侵襲で行う

特に高齢者では1時間以上の処置はかなりの負担となる．長時間になるときはモニターを設置しての医学的管理は必須であり，そのうえで循環動態や精神的な安静など全身状態を確認することに努める．

単純なことであるが排尿を我慢していないか確認することも安静を保つうえで重要である．

iii) 周術期（周処置期）管理の徹底

治療前後にバイタルサインを観察し，その記録を残しておく．全身状態の把握には，血圧，体温，心電計，SpO_2，心拍/脈拍数などの測定がある．ほかにも以下の点に気をつける．

①PRP（pressure rate product）：最高血圧と脈拍数の積をいう．心筋の酸素消費量と相関する．PRPが術前より相対的に増加した場合は危険であり，治療を休止もしくは中止する．高齢者では血圧と脈拍数の持続的測定は必須である．

②除痛に努める：局所麻酔では表面麻酔を用いて刺入点の除痛に努める．深部への刺入と薬液の注射はゆっくりと行う．冷刺激も疼痛の原因となるので，麻酔液（カートリッジ）を直前に温めておくとよい．

③局所麻酔量の上限に注意する：2%キシロカイン®（1/80000アドレナリン添加リドカイン塩酸塩）の場合は，1回の治療では2本までが適当である．フェリプレシン（オクタプレッシン）添加の麻酔液もあるが，麻酔効果が期待できず，除痛が中途半端になる可能性がある．

④止血を確実に行う：観血処置後は創部の縫合を行い，必要に応じて電気焼灼や局所止血薬を使用する．

⑤血圧が急激に変動した場合：急激な血圧低下は緊急性があるが，上昇した場合はあわてて下げる必要はない．代表的な降圧法にはアダラート®（ニフェジピン，Ca拮抗薬）を経口投与する方法が推奨されている．10〜30分程度で効果が発現する．

静脈内麻酔，各種鎮静法の応用も考慮するとよい．

表6.2.1 歯科診療中の狭心症発作時の対応

1. 冠状動脈拡張作用薬の投与する（通常1〜2分で改善が期待できる）
   a. ニトログリセリン®舌下錠（0.3 mg），ニトロペン®錠を投与
   b. ニトロールスプレー®，ミオコールスプレー®を噴霧（注意：血圧が下降するので立位では行わない）
2. 無効なら5分おきに3回まで投与可能
3. ニトログリセリン錠を投与しても胸痛が30分以上持続する場合は急性心筋梗塞の可能性があり，危険な状態と判断して専門医へ移送する

b. 狭心症，不整脈患者の注意点

狭心症は，急激な運動や精神的興奮により発作が誘発される．簡単な歯科治療でも発症する可能性が高い．

症状は，前胸部の漫然とした絞扼感，圧迫感，胸痛などに代表され，通常，4～5分間の安静で改善される．患者が本疾患の疼痛を歯痛と認識することもあり，口腔内におもな原因がない場合，鑑別診断に注意しなければならない．

i) 安全に歯科治療を行う目安

最近の1カ月間で狭心症発作がないか確認し，発作があっても，月に1～2回程度の軽い発作であれば，通常の歯科治療は可能と考えられている．処置の約2時間前から，硝酸イソソルビド（フランドールテープ®など）を貼付し，可及的に短時間，低侵襲ですませるように配慮する．もし治療中に発作を起こした場合は，ニトログリセリン舌下錠（患者がもっていることを確認すること）の投与などを行ったうえで早急に専門医へ搬送する．狭心症発作時の対応を表6.2.1に示す．

c. 心筋梗塞患者の注意点

急性心筋梗塞発作から6カ月以上経過し，現在，狭心症の発作などがなければ歯科処置は可能とされているが，あくまでも目安であり絶対安全とはいえない．陳旧性心筋梗塞の既往に，狭心症，不整脈，心不全などが合併していれば，再度梗塞を起こす可能性が高く，いったん再発すればきわめて致死率が高い．歯科治療中，動悸がある，脈が欠滞するなどの徴候があれば，治療を中止する．

判断材料として，①心房細動があれば心不全を伴う可能性がある．②脈の欠滞があるならば心室性期外収縮を起こしている可能性があり，心室細動（1分間に5回以上では危険）に移行しやすいことなどから，速やかに処置を中止すべきである．胸部X線所見で心陰影が拡大していること（心胸郭比（cardiothoracic ratio：CTR）が60％以上）も目安となる．

(2) 脳血管障害（脳卒中）について

脳血管障害には，一過性脳虚血発作や，くも膜下出血，脳出血，脳梗塞など重篤なものがある．いずれも高齢者になれば発症頻度が高くなる．

一般的に用いられる脳卒中とは脳血管障害の急性疾患の総称である．現在，日本人の死因の第3位だが，要介護患者および高齢者のなかで，本疾患の後遺症をもつ患者は40％を占め，患者のQOLを大きく低下させる最大の原因となっている．高血圧，糖尿病，脂質異常症などの生活習慣病および喫煙が深くかかわっている．

歯科治療の機会は本疾患の急性期ではほとんどなく，後遺症を有した慢性期での対応が多い．歯科治療により，再発させないよう十分注意しなければいけない．

a. 脳梗塞患者の注意点

脳梗塞の原因となる塞栓は心臓内で剝離した血栓である．この血栓塞栓は，細菌性心内膜炎，リウマチ性心臓弁膜症，心房細動などにより形成されやすい．

発症は急激で，数秒～1分以内にすべての症状が発現する．意識があり，死に至らないことが一般的であるが，過去に脳梗塞の既往がある場合は再発しやすいので要注意である．また心内膜炎の既往がある場合は，歯科治療中・後に心内膜炎を増悪させ，結果として脳梗塞や，さまざまな障害を引き起こす可能性がきわめて高い．

感染性心内膜炎は，細菌感染により心内膜炎から，弁尖の穿孔，腱索の断裂をきたして急性心不全に至り，緊急に人工弁置換を余儀なくされることがある．簡単な歯科処置だけでなく，歯磨きだけで発症したという報告もあり，歯科医師は，本疾患の基礎知識と予防法や正しい抗菌薬の投与法（表6.2.2）などについて熟知しておく必要がある．

表6.2.2 感染性心内膜炎予防のための処方例

対象			抗菌薬（商品名）	投与方法
経口可能（処置1時間前に経口投与）				
70歳未満	50kg	以上	アモキシシリン（サワシリン®）	2.0 g
		未満		1.5 g
70歳以上	50kg	以上	アモキシシリン（サワシリン®）	1.5 g
		未満		1.0 g
ペニシリンアレルギー			クラリスロマイシン（クラリス®）	400 mg
経口不可能（処置30分前に点滴投与）				
ペニシリンアレルギー		なし	アンピシリン（ビクシリン®）	2.0 g
		あり	クリンダマイシン（ダラシン®）	600 mg

（2008年度日本循環器学会感染性心内膜炎の予防と治療に関するガイドラインより改変）

b. くも膜下出血患者の注意点

脳硬膜の内側にあるくも膜とその下腔内に動脈瘤などの破裂により出血をきたしたものである．

症状は，突発性の激しい頭痛，嘔気，嘔吐などがあり，一時的に意識を失うこともある．臨床診断の要点として，①項部硬直（髄膜刺激症状の最も重要な所見で，仰臥位で頭部を前屈させたとき頸部の抵抗があり，下顎が前胸部につかない現象），②Kernig徴候（髄膜刺激症状の一部で，仰臥位で一側の股関節を直角に曲げた状態で膝を押さえながら下肢を被動的に伸展していくと抵抗があり，十分に伸展しない現象），③眼底検査で網膜前出血を認める，などが随伴する．

歯科治療では，動脈瘤の既往に留意し，低侵襲，無痛下に行うが望ましい．しかし，動脈瘤の存在はあらかじめ画像診断を受けていなければわからず根本的な対応の方法はない．

c. 脳出血患者の注意点

脳出血は脳実質内に出血が起こり，血腫を形成するもので，脳動脈瘤，動静脈奇形，血管腫などが原因である．突発性のめまい，頭痛，嘔気，嘔吐などがあり，起立歩行が不能となる．高齢者に発症しやすく，言語中枢に損傷が残ると失語症となる．脳血管障害の死亡者の60%を占める．

歯科治療では，抗血栓療法の有無を必ず確認しておかなくてはならない．

d. 抗血栓療法患者の注意点

抗血栓療法は抗血小板，抗凝固，血栓溶解の3療法に分かれる．

抗血小板薬には，①アスピリン（バイアスピリン®；血小板凝集を促進させるトロンボキサンA_2を合成阻害する），②チクロピジン塩酸塩（パナルジン®；血小板凝集を抑制するプロスタサイクリンの分泌を促進する），抗凝固薬には，①ワルファリンカリウム（ワーファリン®；ビタミンKの作用を阻害し，ビタミンK依存性凝固因子＝第Ⅱ・第Ⅶ・第Ⅸ・第Ⅹ因子を抑制する），②ヘパリンナトリウム（ヘパリンナトリウム®；アンチトロンビンⅢにより各種セリンプロテアーゼを不活性化し，トロンビンによる凝固能を不活性化する），血栓溶解薬には，①組織型プラスミノーゲン活性化因子（tissue-type plasminogen activator：t-PA）剤，②ウロキナーゼがある．両剤ともプラスミノーゲンをプラスミンに変換し，フィブリン塊を溶解する働きをもつ．

このワルファリンを使用している場合の指標は，①トロンボテスト（thrombo test：TT），プロトロンビン時間（prothrombin time：PT），②PT-INR（国際標準指数；患者血漿のPT（秒）÷健常血漿のPT（秒））がある．TTは凝固が抑制された状態では感度が低下するため，安定した出血性素因の評価は行えない欠点がある．またPT値は，試薬により力価が異なり，施設により表示方法も統一されていない．

そこで現在ではPT-INRを使用するように推奨されている．PT-INRが2.0～3.0で安定している場合は適切な局所止血処置を行えば，ワルファリンを維持量，持続投与しても止血可能であることが知られている．止血が十分可能であるにもかかわらず，いたずらに休薬して，心筋梗塞，脳梗塞を誘発する危険性を増加させるのは得策とはいえない[⇨6.2-1(3)を参照]．

(3) 呼吸器疾患について

気管支喘息患者の注意点

喘息発作は，局所麻酔薬や歯科用薬剤で誘発されることがあり，いったん発作が起こると，死に至ることもある．特に高齢者では呼吸器機能が低下している場合が多いので危険である．

歯科治療では，まず，喘息発作の既往，頻度，直近の状況，投薬内容などを含めた医学的管理状況などを詳細に把握する．判明している誘発薬剤はもとより，同種同系薬剤の使用にも十分注意する．

歯科治療に関連するものでは，アスピリン，非ステロイド系抗炎症薬（ボルタレン®，ナイキサン®など）などがあり，歯の切削片，水，長時間吸引などによる呼吸苦で引き起こす可能性もある．なお，患者の診療体位なども関連する．喘息の治療薬としてステロイド薬が選択されている場合，その使用量と期間などを確認しておく．ステロイド薬の長期投与により，創傷治癒の遅延や易感染性となっている可能性がある．ステロイド含有吸入薬で軟口蓋部に口腔ガンジタ症が頻発することもあるので注意が必要である．

(4) 代謝性疾患について

代謝性疾患のうち最も問題となるのは糖尿病である．

表 6.2.3 糖尿病患者に対して安全に歯科治療を行うための指標

1. グリコヘモグロビン（HbA1c, 糖化ヘモグロビン）
   - 過去3カ月間の血糖コントロール状態を反映している
   - 6%以下で正常，8%以下でコントロール良好である
2. 血糖値，尿糖値
   - 直前の状態を示している
   - 血糖値は200 mg/dl，尿糖は1＋以下が観血的処置の目安となる
3. フルクトサミン
   - 血中糖化蛋白の割合で，過去約2週間の平均血糖値を表す
   - 280 μmol/l 以下が観血的処置の目安となる

糖尿病の食事療法と服薬指導に留意し，歯科治療による低血糖性ショックを回避する．もし，昏睡様症状に遭遇したら，糖質50 gの飲用，もしくはブドウ糖溶液を静注し，速やかに二次医療機関に転送する．
感染制御の観点から，術前から抗菌薬を通常量で，（当日朝食後より服用開始）投薬をしておくとよい．

糖尿病患者の注意点

高齢者の糖尿病患者ではコントロール不良例が多い．糖尿病は全身的には糖の代謝異常，局所的には微小血管障害があり，創傷治癒が悪く，易感染性である．

特に管理不良の糖尿病患者では，骨を削除する手術，歯科インプラントなどは禁忌である．歯科治療を安全に行うための指標を**表 6.2.3**に示す．

(5) 肝疾患について

肝疾患患者の注意点

ウイルス性肝炎，肝硬変，薬物性肝障害，肝腫瘍（肝癌）などが問題となる．歯科治療開始には，以下のことを行う．

i) 肝機能障害の状態を確認する

慢性肝疾患では，血液凝固因子の産生能が低下していることがある．これは，肝門脈圧の亢進から脾機能が亢進することで，血小板が減少し，出血傾向が出現すると考えられている．特に肝硬変の末期では要注意である．

ii) 使用薬剤による肝臓への影響を検討する

薬剤の多くが肝で代謝され，腎で排泄されることから，局所麻酔薬，歯科用薬・抗菌薬・鎮痛薬の使用には十分留意する．

iii) 感染防護に努める

ウイルス性肝炎の場合，医療従事者の感染防護もとより，感染を拡大しないことが原則となる．

(6) 腎疾患について

腎疾患患者の注意点

腎臓は，老廃物や有害物質を除去，排泄している．これに加え，細胞外液との血液浸透圧や電解質およびpHの調節を行っている．また骨代謝に影響するビタミンDの活性化に深く関連している．高齢者では腎機能に問題のある患者が多く，特に腎（人工）透析患者では特別な配慮が必となる．観血処置は透析の翌日に行うことが原則で，その際，ヘパリンが使用されていることに注意する．安全に観血処置を行う指標にPT-INRがある．

今後，歯科医師には適切な医学的素養を身につけ，医療連携を確立していくことが大切である．

〔外木守雄〕

4 在宅歯科医療

(1) 概要（背景）

在宅歯科医療は訪問による歯科医療サービスの提供である．その需要は近年高まっており，単に通院困難な患者に対する訪問による歯科医療サービスという枠組みをこえて，患者のニーズに合致したケアやリハビリテーションの提供が加わることで新しい展開をみせている．

超高齢社会に突入した昨今の状況はもとより，高齢者の増加が今後30年にわたり継続するという推計は在宅歯科医療推進の大きな原動力になっている．今後さらに高齢者が増加することは歯科にも種々のインパクトを与え，通院困難者の増加や終の住処の変容（もしくは死の変容）は歯科医療サービスに変化と対応を求めている．

a. 通院困難者の増加

介護保険制度におけるサービス受給者は2012年12月で460万人をこえている．また，病院などに入院している患者数は140万人をこえる．歯科診療所に通院している患者数は120万人程度と考えられているので，いいかえれば，歯科診療所への通院が困難な患者は通院患者数と同程度の規模にあり，その数は増加するということである．

在宅歯科医療の対象患者の特徴として重要なのは，歯科治療やケアの中断に関してである．在宅寝たきり者を対象とした調査（菅他，2002）では42.9％に歯科治療の中断経験があり，平均中断期間

6.7年, 最長21年にも及ぶ例が報告されている. むろん, 疾病構造の変化に伴う療養の長期化が通院困難者の増加とともに歯科的ニーズに強い影響を与えている.

b. 死亡者数の増加

高齢者の増加は, すなわち死亡者数の増加を意味する. 推計では2040年には年間166万人の死亡者が予想されている. これはわが国がかつて経験したことのない事態である.「大量死」もしくは「多死」の時代とも称される由縁である.

c. 死を迎える場所と終の住処

死亡者の増加で問題になるのが, その「場」である. わが国における死亡者の8割が病院で死を迎えるが, 今後の高齢者の急増に病床数は追いつかない. つまり, 死を迎える場所として病院以外の選択肢, すなわち居宅と施設の役割は重要になる. 在宅医療は, これらの社会的背景に後押しされる形で展開してきている. 歯科医療サービスもこれらの潮流に影響を大きく受けることが予測される.

(2) 経緯と現状

a. 在宅医療

わが国は急増する高齢者に対する医療施策として1980年代半ばから積極的に在宅医療を推進してきた. 1990年前半には居宅を「医療提供の場」と位置づけた. これは病院および診療所以外で医療行為が行われることを認めた画期的な方針転換であった. これ以降, 在宅医療は「地域」「家庭」そして「(日常)生活」といったキーワードを軸に展開してきている. 在宅医療は「外来」「入院」につぐ「第三の医療」として超高齢社会になくてはならないシステムとなった.

i) 定義と内容

在宅医療は「患者ができるだけ長く自宅で過ごせるように医師が行う医学的管理(診断と治療含む)とそれに付随する医療提供者の専門的ケア」と定義されている. さらに付帯事項として「疾病の治癒を唯一の目標とはしない」の一項が定義されている. この一行の意味は重く, 患者を看取る医療・介護のスタッフの心の支柱ともなっている. すなわち, 在宅医療では患者の回復だけを目標にした医療の多くは失敗し, かかわったスタッフはその重圧に耐えつづけることができなくなる. 患者の死は医療の敗北ではなく, 看取りも医療の一部であることの再認識

表6.2.4 往診と訪問診療の違い

往診(緊急訪問)	依頼時のみの訪問 外来診療の延長線上にある
訪問診療(計画訪問)	長期的な医療計画のもとに実施 外来・入院とは異なる診療体系

(舩木良真, 大島伸一: 新老年学, 第3版(折茂 肇編集顧問), p1543, 東京大学出版会, 2010)

が在宅医療の意味の1つである. 在宅医療には, 看護や介護が中心の在宅医療, 患者みずから医療技術を用いる在宅医療, そして在宅末期医療の3分類がある.

ii) 往診(緊急訪問)と訪問診療(計画訪問)

医科では10年程前から往診と訪問診療を別のものとして考えてきた. 現行の制度も別の診療形態としている(表6.2.4). 歯科においてはこの概念の導入が遅れているが, 今後必要になる考え方である.

b. 歯科医療

歯科はこれまで「外来診療」を中心に発展してきた. 歯科診療所に患者が受診する形態が歯科の基本であり, これに二次・三次医療機関の「入院」が歯科診療の提供方法であった. しかし, 通院困難な患者の増加に対応するために, 第三の歯科医療としての「在宅歯科医療」が加わり, 歯科医療サービスの3本柱(3つの選択肢)が構築されつつある.

医療システム論では在宅歯科医療は往診と歯科訪問診療とに分類できる. これまでも往診は外来診療の延長として実施されており今後も実施されていくが, 歯科訪問診療は今後導入発展が求められる新しい分野である.

(3) 在宅歯科医療

在宅歯科医療は超高齢社会に求められる歯科医療サービスの1つである.(要介護)高齢者の増加, 病院入院期間の短縮(病床の確保), 在宅医療の普及による在宅療養患者の増加などが社会的要因である. それに加え, 生活の環境でこそ意味をもつケアやリハビリテーションが求められるようになってきたことが後押しをしている.

在宅歯科医療を考えるとき, 対象者とニーズ, ステージへの対応が重要になる.

a. 対象者

在宅歯科医療の対象は, ①通院が困難, ②セルフケア困難, ③「食」の困難, が主たる対象である. 通院条件を含め, 一律の条件で決まるものではな

く，個々の条件を加味して決定する．

b. ステージへの対応

在宅歯科医療を考えるとき，病院や診療所の単位で患者をとらえるよりも，視点を「地域」に移して「地域の患者」として考えることが重要である．ライフステージへの対応という視点から，地域のなかで一生活者であった住人が年を重ね，もしくは病気をし，急性期，回復期，維持期，ターミナル期と動的にステージを移ると考える．結果的に歯科的ニーズも動的に変化する（図6.2.3）．

c. 変化するニーズ（3分野）

在宅歯科医療における患者のニーズは外来診療におけるニーズと異なる．そのニーズは歯科診療，ケア，リハビリテーションの3つに分類することができる．在宅歯科医療に求められているのは，この3種類のニーズがステージ（病期）や居所に合わせて適切な比率で提供されることである．

また，実際の診療の方針を立案する際には，目標達成期間設定を行うとよい．一例として，在宅歯科医療における3つのニーズの目標設定を短期・中期・長期に分類したツールを紹介する（表6.2.5）．

なぜこのようなツールが必要になるかというと，在宅歯科医療は患者の生活環境のなかで構築するために介入するポイントや頻度が他の診療形態とは異なるからである．また患者は多職種によりサポートされているために多職種連携も意識しないと診療が成立しないという在宅歯科医療独自の問題が存在するためである．たとえば，義歯の問題1つを考えても，歯の欠損に対し単に義歯を製作する，だけでは不足である．製作以前に，必要度や製作の可否を患者本人だけでなく介護の環境も加味して決定しなければならない．装着後は着脱や清掃，管理を依頼する必要もあり（ケア領域），さらに義歯使用方法や機能向上に合わせた食形態の変更や介助方法の検討などが欠かせない（リハビリテーション領域）．

この表6.2.5は在宅歯科医療における診療方針の立案に使用する目的で設計されたツールであるが，多職種連携の用途にも応用できる．連携のポイントを明確にすることで連携が円滑になる．

i）歯科治療

①外来診療：搬送により，患者を外来にて拝見する方法である．訪問診療には適さない処置，たとえば衛生的な診療環境が構築できない場合の抜歯や抜髄などの処置や，訪問先では行うことができないパノラマX線検査などの診査・検査は搬送手段を利用して診療所や病院で行うことがある．いわば在宅歯科医療の後方支援手法の1つと考える．依頼時のみ実施される診療は，医療システム論では「往診」に分類されている．義歯の修理やう蝕処置などは往診で対応される場合も多い．

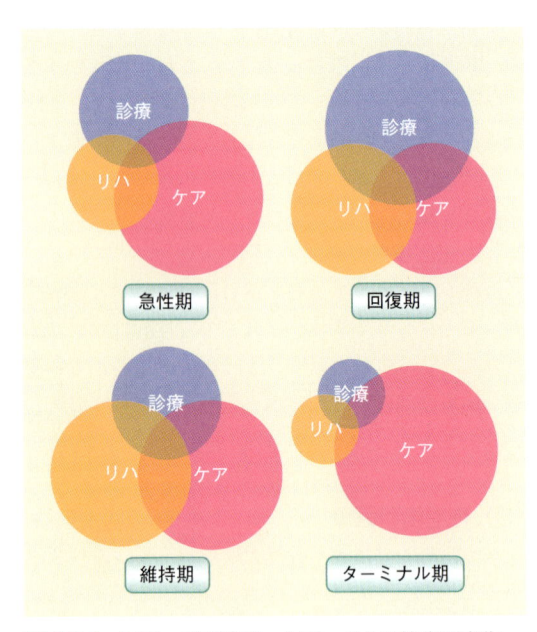

図6.2.3 ステージ別診療・ケア・リハの比率の変化

表6.2.5 在宅歯科医療の診療方針

	診療	ケア	リハビリテーション
短期目標	急性症状の緩和 歯周初期治療 義歯修理・調整	口腔衛生の確保 口腔環境の改善 セルフケアの確立	口腔機能・嚥下機能評価 食事形態・食事姿勢調整 食事介助方法の検討
中期目標	咬合回復 咀嚼機能回復 義歯製作	口腔環境の維持 ケア用品・方法検討 ケア介入レベル検討	摂食・嚥下訓練（機能向上） 代償的介入方法検討 食事環境の確立
長期目標	咬合維持管理 咀嚼機能維持 義歯管理	口腔衛生の維持 口腔環境の維持 看取りのケア	経口摂取維持 口腔機能維持 窒息・誤嚥性肺炎の予防

②入院:多数歯抜歯や全身管理を必要とする処置は入院による加療が選択される.過疎地域での長距離訪問や寒冷地における訪問困難など,地理的社会的な条件から入院診療が選択される場合もある.総合病院における病院歯科の存在は,後方支援機能としてその地域の在宅歯科医療の質を左右するほど重要である.

③訪問診療:多くの通院困難者に適した診療形態である.通院が困難なためにこちらから訪問するという一面もあるが,生活環境での診療・ケア・リハビリテーションの提供が効果的であると考える場合も多い.すなわち,生活の場でこそケア,リハビリテーションはその目的も内容も生活者としての患者のニーズに合致するという考えがある.「往診」との違いは,長期的な医療計画に従って実施される点である.実際に在宅歯科医療では長期対応が求められることが多い.往診ではなく,訪問診療による長期的な医療計画の立案が診療の質を高める.問題としては,診療環境の構築があげられる.「生活の場」における診療になるので,清浄度区分(表6.2.6)としては「一般区域」に属する衛生レベル環境での診療となる.診療環境の構築では,特に衛生面での配慮が必要になる.診療用器材の準備,運搬,滅菌などの管理も問題となる.

ⅱ)ケア

要介護者のケアにかかわるニーズは,セルフケアが困難であることにより,介入によるケアが求められる点にある.日常的なブラッシングや義歯の着脱,清掃,保管などに介入が求められる.要介護高齢者において,自立している機能が残存している場合には介入ポイントと介入程度を熟慮する必要がある.ケア介入はケアの自立度に応じて介入の程度(レベル)を考慮する.個々の口腔内外の状況や残存機能をできるだけ活かした個別のプラン立案が望ましい.

ⅲ)リハビリテーション

近年,注目され発展している分野である.特に摂食・嚥下障害への対応において展開が著しい.その理由として,高齢者の窒息事故や低栄養の問題に加え,誤嚥性肺炎の問題が表面化したことがある.また「食」にかかわる問題の多くがリハビリテーションとして対応が可能になったこと,そして,最大の理由が摂食・嚥下リハビリテーションという学問の発達が共通言語を普及させ,多職種連携のなかで実施する総合的なリハビリテーションが有効であることが認知されてきたことがあげられる.

d.地域連携

在宅歯科医療を成功させるためには地域の医療・看護・介護のサービスとの連携が大切である.各ステージ間における連携は,途切れのない医療・ケア・リハビリテーションの提供に欠かせない.問題点を多く指摘されていたのが病院からの退院後に地域に患者が戻る段階でのサービスの中断である.各地域において「地域連携パス」や「脳卒中連携パス」などが発案され対応が進んでいる.

〔菅　武雄〕

■文献

舩木良真,大島伸一:在宅医療.新老年学,第3版(折茂　肇編集顧問),pp1537-1551,東京大学出版会,2010.

佐藤　智他:在宅医療.新老年学,第2版(折茂　肇編集顧問),p1256,東京大学出版会,1999.

菅　武雄,森戸光彦他:歯科からみた居宅療養管理指導—介護と医療の接点として.ケアマネジメント学,**2**:84-92,2002.

菅　武雄:在宅歯科医療まるごとガイド,永末書店,2013.

表6.2.6　病院内清浄度区分

清浄度	ゾーン名称	場所・室名
Ⅰ	高度清潔区域	クリーンルーム
Ⅱ	清潔区域A	手術室・低体重児室
Ⅲ	清潔区域B	ＩＣＵ,外来手術室
Ⅳ	準清潔域	外来・病室
Ⅴ	一般区域	待合室・食堂・医局
Ⅵ	汚染拡散防止区域	微生物検査室・汚物処理室
Ⅶ	汚染区域	トイレ・洗濯仕分け室

5　介護保険と歯科の関係

(1) 介護保険制度の現状と問題

20世紀後半のわが国では,急速な高齢化の進行,そして認知症や寝たきり高齢者の急増,核家族化や生活基盤の変化による家族介護力の低下などから,高齢者を取り巻く環境が変化し,介護を家族の問題としてとらえられなくなった.そのため10年前の2000年に,介護を社会で支える新たな制度として介護保険制度が施行された.要介護高齢者と家族の自立支援,介護サービスを利用者が選択,民間事

業者の参入によるサービス提供の効率化，そして社会保険方式と1割の自己負担は，この制度の骨子となっている．

介護保険制度が浸透するにつれ，また新たな問題点も指摘されている．特に，高齢者数と要介護認定者数の増加などにより，介護保険に必要な資源や資金は膨れ上がり，今後の介護保険事業遂行に支障をきたすおそれが出てきた．そのため，これらの問題点を解消する方策の1つとして，2006年から予防重視型の介護システムに移行している．介護保険の現状における問題点を含めて概要について以下に述べる．

a. 高齢者数と要介護認定者数の増加

総務省によれば，2009年の65歳以上の人口は2898万人であり，2015年には第一次ベビーブーム世代が65歳以上となるため3000万人をこえ，2025年には3500万人に達すると予測している．認知症高齢者数予測は，現在の150万人から2015年には250万人としている．第一号被保険者（65歳以上の者）数の増加とともに，介護保険制度の周知により要介護（要支援）認定者数ならびに受給者数も増加している．国保連が報じている介護給付の状況によれば，介護保険施行当時，2000年4月の第一号被保険者数は2156万人で要介護認定者数は218万人であったが，2009年4月には，第一号被保険者数は31％増の2814万人であり，要介護認定者数は119％増の477万人であった．介護度区分では，要介護度4と5は25％程減少しているのに対し，要支援と要介護度1が140％増であった．軽度の人たちの介護が重度化することは，介護保険財政や必要な人材に大きな影響を与えるため，介護予防が重要課題と位置づけられている．また，要介護認定者数の増加は介護サービス受給者数にも影響しており，施行当時が149万人であったのに対し，2009年4月には156％増の382万人であった．サービスの利用で特に顕著な増加を示しているのは居宅サービスで，97万人から276万人と激増している．介護サービス受給者数の増加により，介護保険の総費用も増加しており，制度発足当時の約4兆円から約8兆円に膨れ上がり，発足当時月2911円だった一号保険料は，現状では4160円となっている．

2005年の歯科疾患実態調査によれば，80歳で20本の歯を保っている8020達成者は21％（平均残存歯数10歯）であり，これらの数値は調査ごとに増加している．歯を保っている要介護高齢者の増加は，要求される歯科関連介護の質の変化と量の増加を物語っている．

b. 生活状況の変化

国立社会保障・人口問題研究所の報告によれば，2015年には世帯主が65歳以上の世帯は一般世帯の1/3以上の1800万世帯となり，そのうちで2/3は高齢夫婦のみか高齢者単独世代と予測されている．今後特に高齢者1人暮らし世帯の増加が見込まれており，2030年には約4割が単独世帯と予測されている．これらの高齢者世帯は，特に首都圏をはじめとする都市部での増加が見込まれており，高齢期における住居確保が大きな課題となっている．

c. 介護予防重視型システム

国民生活基礎調査資料によれば，要介護の原因疾患の50％は，加齢による衰弱や骨折などの廃用症候群関連と認知症であり，特に軽度の介護が必要な場合にその傾向が強い．そのため，廃用症候群や認知症が原因となる介護の重度化を予防する対策の重要性が高まり，介護保険は2006年から介護予防重視型システムへの変更が行われた．この予防重視型システムでは，介護予防ケアマネージメントを行う地域包括支援センターを新たに設置し，介護認定非該当者で要支援・要介護状態になるおそれがある者に対して地域支援事業（介護予防特定高齢者施策）を，要支援者に対しては介護保険から予防給付を行い介護の重度化を防ぐものとした（要介護者は従来と同じく介護給付を行う）．介護予防事業が順調に遂行されている自治体では，介護認定率が全国平均に比較して低いなどの効果が現れている．

（2）介護保険と歯科医療とのかかわり

消化器の入り口である口腔は，ヒトの営みで必要不可欠な食事摂取や嚥下を演じる重要な臓器であることから，これらの機能障害を引き起こすような口腔疾患の治療や予防を受け持つ歯科医療の必要性は大きい．また，近年第三の受療形態として注目されている在宅医療（在宅歯科医療）は，対象患者が介護保険を利用していることが多いため，医療職である歯科医師は，利用者や家族，主治医，介護提供者などとの情報交換が必要であり，歯科関連の情報も提供しやすい環境にある．介護保険と歯科医療の関連について述べたい．

a. 認定調査票の歯科関連事項

介護の必要性とその度合いを決定するために用いられる認定調査票には，歯科関連項目もいくつか設定してある．基本調査の「嚥下について」「食事摂取」，そして「清潔　ア．口腔清掃（はみがきなど）」であり，「嚥下」と「食事摂取」については，特記事項で必要な事項を記載するようになっている．主治医意見書では，他科受診の有無の欄に「歯科」があり，また，「4. 介護に関する意見」では「医学的管理の必要性：訪問歯科診療，訪問歯科衛生指導」が，「介護サービスにおける医学的観点からの留意事項」には「嚥下について」と「摂食について」が組み込まれている．ただしこれらは，歯科医療の観点からよりも介護の必要性を左右する生活の観点からの調査や意見であるために，直接歯科医療者がかかわる事項ではない．

b. 認定審査委員

歯科医師は，経口による栄養摂取が及ぼす健康への影響を最も知りうる立場にある医療の学識経験者として，介護認定審査委員会委員に選出される．多職種が構成員としている介護認定審査会のなかでも歯科医師は，要介護度区分による利益の導入がなく中立性が保てる医療職のため，非常に重要なメンバーと考える．

c. 介護保険における歯科関連サービスの提供状況

介護保険の非該当者で介護予防事業の対象者に対する一般高齢者施策や特定高齢者施策では，口腔機能向上に関するプログラムがあり，担当者として歯科衛生士があげられている．しかし，これらのプログラムへの歯科医師の関与はない．

介護保険該当者には，口腔機能向上，口腔機能維持管理，居宅療養管理指導が歯科関連項目としてあげられる．通所サービスとして行う口腔機能向上と施設サービスの口腔機能維持管理は，口腔機能が低下している者またはそのおそれのある者に対して行う介護サービスである．居宅療養管理指導は，通院困難な要介護認定者への居宅サービスである．

口腔機能向上のサービス内容は，要介護認定者に対する口腔ケアや摂食・嚥下訓練であり，要支援者に対しては予防給付，要介護者に対しては介護給付となる．担当者は歯科衛生士のほか看護師や言語聴覚士であり，通所介護では主治歯科医の意見をふまえつつ実施，通所リハビリテーションでは歯科医師の指示を受けて実施，となっている．ケアマネージメントは予防給付では地域包括支援センターが，介護給付では指定居宅介護支援事業所が行う．

口腔維持管理は昨年新設され，要介護者に対する施設サービスである．歯科医師または歯科医師の指示を受けた歯科衛生士が，施設の介護職員に対して月1回以上行う口腔ケアの技術的助言および指導のうえで，施設入所者に対して口腔ケアマネージメント計画が作成されていることが必要であり，ケアマネージメントは計画担当の介護支援専門員が行う．

居宅療養管理指導は，居宅を訪問して心身の状況やおかれている環境などを把握して療養上の管理と指導を行うことにより，療養生活の質の向上を目的としている．訪問して行う計画的な歯科医学管理に基づき，居宅介護支援事業者などに対して介護支援計画策定に必要な情報提供と，要介護者や家族に対する介護サービス利用と口腔衛生に関する留意事項の助言が主たる内容で，歯科医師または歯科医師の指示を受けた歯科衛生士が行う．

歯科医療者がかかわる介護保険関連事項の利用状況は低調であることから，2009年度から介護報酬上の対応として，保険算定条件の緩和や単位数の増加が行われており，栄養マネージメント加算，経口移行加算，経口維持加算，特定診療費（言語聴覚療法，摂食機能療法）で，施設基準の項目に「歯科医師，歯科衛生士の配置が望ましい」などの文章が追加され，歯科医療者の関与が明確化された．

〔羽村　章〕

6.3　障害を有する患者の歯科治療

1　障害者歯科の包括的診療

障害（障がい，障碍）者歯科は，先天的か否かにかかわらず身体的な機能，知的な機能あるいは情緒や行動の面で障害を伴っているために，何らかの特別な配慮や支援を必要とする人（スペシャルニーズのある人ともよぶ，図6.3.1）を対象として，歯科保健指導と歯科治療を行い，併せてそれらの歯科疾患の特質や原因の究明と治療法の開発を行う領域である．

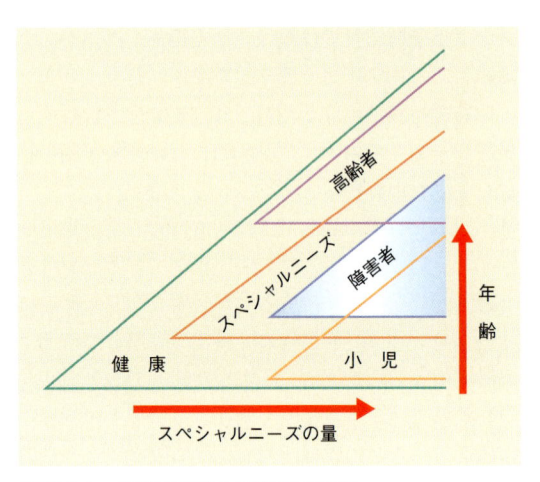

図 6.3.1　患者の特性と歯科での対応

歯科保健や治療を計画，実施するときは，対象となる個人や集団の年齢，病気や障害，生活機能の面からそのスペシャルニーズに合わせて対応すること（スペシャルケア）が大切である．

（森崎市治郎：スペシャルニーズデンティストリー障害者歯科，第1版（日本障害者歯科学会編），pp2-10，医歯薬出版，2009）

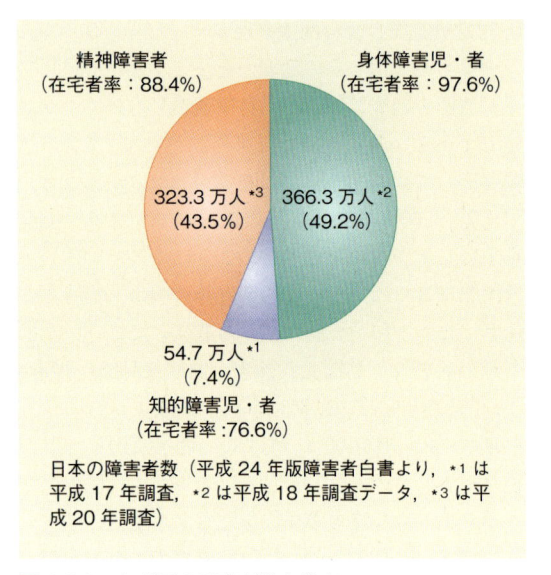

図 6.3.2　わが国の障害者数と比率

少子化と高齢化社会の進行によって，高齢者の身体障害および成人／高齢者の精神障害（認知症を含む）が増加している．歯科保健の面，歯科処置の面と行動調整の面でそれぞれスペシャルニーズは異なる．

（内閣府：平成24年版障害者白書，pp19-25，2012）

(1) 障害者歯科の治療範囲

障害者基本法では，障害は身体障害，知的障害と精神障害の3つに大別されているが（図6.3.2），この領域のすべての人に歯科的に特有の問題があり，特別な対応を要するわけではない．障害者歯科は次に示すような障害のある人を対象に，年齢や歯科治療技術の専門分野をこえて全般的，包括的な診療を行っている．

a. 身体障害

身体障害者には身体障害の程度等級表に基づいて身体障害者手帳が公布される．身体障害者のすべてが障害者歯科での対応を必要としているのではなく，一般的に障害者歯科の対象になるのは生活の全介助を要するような重度の肢体不自由を中心として，重複障害があったり知的障害を伴っていたりする場合である．その代表的な障害としては，脳性麻痺，筋ジストロフィー，脊髄損傷などであるが，近年の高齢者人口の増加に伴って脳血管障害などによる後遺症としての麻痺性障害や慢性疾患のある高齢者（frail elderlyともよばれる）や認知症の人も著しく増加してきている．

b. 知的障害

障害者歯科の対象では知的障害があるため，通常の歯科保健指導や歯科治療を行うことが困難な精神遅滞児・者が最も大きな割合を占めている．一般に知的障害の程度は知能指数（intelligence quotient：IQ）で示されるが，精神機能が平均よりも低く（IQ 70以下），それが18歳までに現れて適応行動の障害を伴っているものを精神遅滞という．これには特定の原因が見あたらないもの（多因子性あるいは生理的精神遅滞）と，染色体異常のような原因により生じるもの（症候性あるいは病理的精神遅滞）がある．

c. 精神障害

精神障害には，統合失調症，躁うつ病（気分（感情）障害），神経症，てんかんや認知症などがある．これらには歯科的にも特有の問題を伴うことがあり，また歯科保健指導や治療を行うときの対応についても，特別な配慮を必要とすることがある．精神障害者への歯科的対応としては，精神症状の急性期と安定期とで分けて考える必要がある．

近年の高齢者人口の著しい増加に伴って増えてきている認知症の歯科保健，治療も老年歯科とともに障害者歯科の対象となっている．

d. 発達障害

2005年に施行された発達障害者支援法では，「発達障害とは，自閉症，アスペルガー症候群，その他の広汎性発達障害，学習障害，注意欠陥多動性障

害，その他これに類する脳機能障害であって，その症状が通常低年齢において発現するもの」とされている．少子化が顕著な国においては，発達障害のある子どもの教育と社会生活への適応の問題が増大してきている．経済や文化の発達した国では発達障害に増加傾向がみられ，社会的な問題として障害者歯科にとっても対応すべき新たな領域になっている（図 6.3.3）．

(2) 先天性の障害，後天性の障害と老化に伴う障害

障害の種類と口腔症状，歯科疾患の特徴について，概略を表 6.3.1 に示す．

障害があるために自立の困難な人を対象に行う障害者歯科では，歯や口腔だけを治療するという観点で歯科保健指導と処置を行うのではなく，家族や周囲の人も含めて，生活の介助と健康増進のために介入するという姿勢が必要であり，これが障害者歯科における包括的診療ということである．

そのうち障害者歯科領域で特徴的な包括的診療について，簡単に述べる．

a. 先天性の障害

i) 遺伝性疾患

歯科的に重要な遺伝性疾患としては，筋ジストロフィー（図 6.3.4），血友病や骨形成不全症，Lesch-Nyhan 症候群，低リン血漿性くる病，鎖骨頭蓋異骨症などがある．

ii) 常染色体異常

歯科的にも特有の症状を呈する常染色体異常には，Down 症候群（21 トリソミーなど）や猫なき（5p−）症候群，性染色体異常には Turner（XO）症候群や Klinefelter（XXY）症候群などがある．特に Down 症候群の発生率は 1/700～1/1000 人と口唇口蓋裂についで高く，また親の年齢が上がるとともに高くなるので，今後はさらに増加が予想される．

iii) 脳性麻痺

脳性麻痺は仮死分娩や低酸素脳症など周産期障害の後遺症として発生し，さまざまな歯科的症状を伴うが，近年の周産期医療の進歩によって減少してきた．しかし一方では，胎児と新生児の死亡率の低下に伴って重症心身障害児の相対的な増加がもたらされ，歯科保健と歯科治療の面では包括的対応が重要になっている．

b. 後天性の障害

i) 脊髄損傷

最も代表的な後天性の身体障害である脊髄損傷は，交通事故や労働災害に関連して生じることが多い．脊髄損傷のある人には歯科的にもさまざまな病態が伴うため，包括的な治療と対応が必要である．

ii) 疾病後遺症

疾病には急性期を脱しても後に心身に障害を残すことがある．今日の超高齢社会では脳血管障害（cerebrovascular accident：CVA）の後遺症である身体障害と精神障害が最も多い．また小児や青壮年でも疾病後遺症が発生することもあり，特に重症の障害者に対しては包括的な歯科保健管理と治療が求められる．

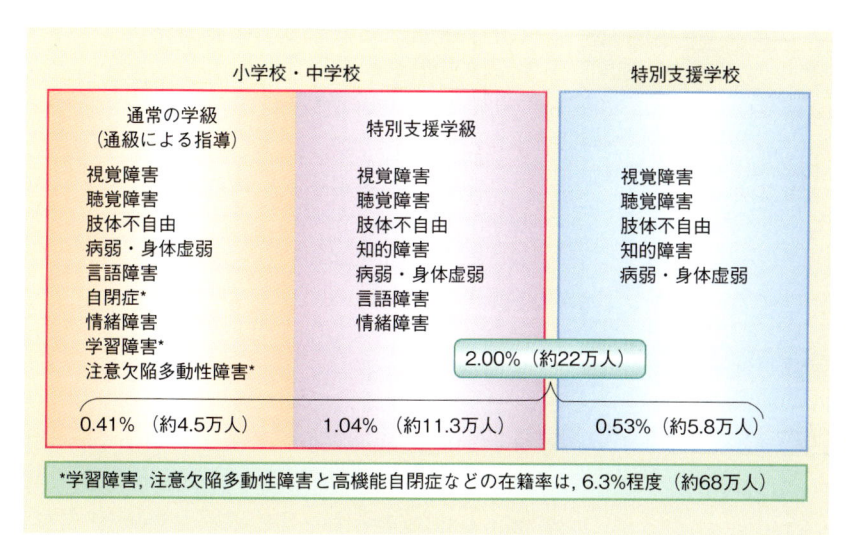

図 6.3.3　発達障害の小児と特別支援教育

文部科学省の調査で，通常学級にも 6.3%の児童には学習障害，注意欠如（欠陥）・多動性障害あるいは高機能自閉症などの発達障害のあることが明らかになった．そのため従来の障害児対象の特殊教育に加えて発達障害児を含めて教育体系を改組し，特別支援教育が行われるようになっている．数値は 2002 年の文部科学省調査で，学級担任を含む複数教員の判断に基づくものであり，医師の診断によるものではない．

（内閣府：平成 20 年版障害者白書，pp40-47，2008）

小学校・中学校		特別支援学校
通常の学級（通級による指導）	特別支援学級	
視覚障害 聴覚障害 肢体不自由 病弱・身体虚弱 言語障害 自閉症* 情緒障害 学習障害* 注意欠陥多動性障害*	視覚障害 聴覚障害 肢体不自由 知的障害 病弱・身体虚弱 言語障害 情緒障害	視覚障害 聴覚障害 肢体不自由 知的障害 病弱・身体虚弱
0.41%（約4.5万人）	1.04%（約11.3万人）	0.53%（約5.8万人）

2.00%（約22万人）

*学習障害，注意欠陥多動性障害と高機能自閉症などの在籍率は，6.3%程度（約68万人）

表 6.3.1　障害別のう蝕と歯列，歯周疾患の特徴

障害	う蝕	歯列・歯周疾患	その他
肢体不自由	一般にう蝕が多発 エナメル質形成不全が多い 歯頸部う蝕，歯根部う蝕が多い 嚥下障害によるう蝕と酸蝕症 う蝕治療の困難性（未処置歯が多い）	上顎前突，開咬，歯列の非対称 下顎前歯の舌側傾斜（筋緊張） 空隙歯列，歯根露出 歯肉炎，歯周炎 歯肉肥大（増殖）	食物の口内滞留，流涎 摂食・咀嚼・嚥下障害 歯の早期喪失，咬耗，磨耗， 口腔，歯の外傷（破折，脱臼） てんかんに伴う症状
精神遅滞	一般にう蝕と未処置歯が多い 治療の困難さ，口腔衛生の理解力不足 ホームケアの不徹底 食行動の問題 （偏食，過食，拒食，異食，反芻など）	不潔性歯肉炎が多い 思春期以降に歯周炎が多発・重症化 上顎前突，開咬，空隙歯列 （口唇，舌の低緊張） 口腔習癖，口腔自傷	口腔感覚の異常（過敏性） 噛まずに丸呑み（窒息） 食物の口内滞留，流涎 てんかんに伴う症状 食行動の異常
自閉性障害	食行動の異常とう蝕 （偏食，過食，拒食，異食，反芻など） 食品，飲料へのこだわりとう蝕 治療の困難さ 口腔衛生の理解力不足 ホームケア不徹底	口腔習癖に伴う歯列の変化 こだわり行動と口腔自傷 （口腔清掃の不徹底，過剰な刷掃） 歯科治療への不適応 歯肉肥大（増殖）	てんかんに伴う症状 口腔の過敏性（触覚防衛） 歯科恐怖症 口腔衛生観念の欠如
てんかん	特異的問題はない，破折とう蝕 （歯垢清掃不良・困難が多い）	歯肉炎，歯周炎 歯列不正（上顎前突，過蓋咬合，空 隙歯列，開咬，萌出遅延，鋏状咬合）	歯の外傷（亀裂，破折，脱臼，歯 髄壊死） 歯槽骨，顎骨，軟組織の外傷 症候性の歯の脆弱性
視覚障害・聴覚障害	特異的な問題はない	特異的な問題はない	症候性の歯の脆弱性
口腔形成不全（先天性）口腔形態異常（後天性）	一般にう蝕が多発 （患側に集中の傾向） エナメル質形成不全 治療の困難さ	予防・治療の困難性 歯列不正，咬合の異常（上顎前突， 下顎前突，開咬，萌出障害，鋏状咬合）	装置（補綴，矯正）に関連したう蝕 栄養法とう蝕
内部障害	制限食・特殊栄養の歯質とう蝕への影響 服用薬と唾液分泌との関係 エナメル質形成不全とう蝕感受性	免疫機能の低下・易感染性 （歯肉炎，歯周炎の多発・重症化） 歯科治療の中断，放置	出血と感染（水平，垂直）のリスク 全身反応（ハイリスク） 口腔乾燥と歯頸部，根面う蝕
重症障害	歯と歯周組織の脆弱性 口腔の易感染性とう蝕の重症化 非定型的なう蝕の症状	栄養方法の問題，摂食・嚥下障害 （経口，経管，経腸，静脈内栄養など） てんかんに伴う症状	歯科保健管理が直に反映 う蝕発見の困難さと処置の遅れ， 重症化 エナメル質形成不全，歯肉退縮
高齢障害者	隣接面う蝕，鉤部う蝕，歯根う蝕 （甘味嗜好，間食摂取回数，睡眠時間） 服用薬物（口腔乾燥） 残根，歯髄変性・壊死	歯周炎，免疫機能の低下（炎症，腫瘍） 無歯顎，孤立歯，少数歯，挺出歯， 咬合関係喪失，義歯不適合，過蓋咬合 舌苔，舌炎，てんかんに伴う問題	咬耗，歯肉退縮，多剤服用， 摂食・嚥下障害，口腔カンジダ症 視・聴覚障害，認知症，老々介護 寝たきり高齢者（終末期医療）

（森崎市治郎：デンタルハイジーン別冊　ライフステージからみた齲蝕のエコロジー，pp124-132，1996 より改変）

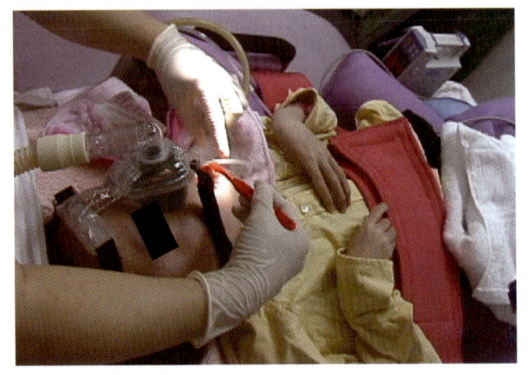

図 6.3.4　先天性筋ジストロフィーで呼吸機能が進行性に低下し，経鼻的持続陽圧呼吸療法（CPAP）を行っている人の歯磨き
口腔清掃は「息をする」ことにさえ重度障害のある人のQOLを保障することにも重要な意味がある．

(3) 障害児・者の包括的歯科治療

a. 成育口腔保健

　一般に障害のある小児や成人の歯科治療は困難であるため，障害者本人にとってはもちろん，家族・介助者はもとより歯科医療者にとっても歯の切削や修復，歯内療法，抜歯や矯正，補綴処置などを行わなくてもすめばそれにこしたことはない．そのために早期介入（early intervention）は必要であるが，それは侵襲的介入ではなく保護的介入（supportive intervention）であり，特に重症心身障害児・者では心身への負担軽減をはかり，専門的治療と介入のニーズを最少化させる方向で対応することが肝要である．すなわち，口腔と歯の機能の成長と発達を障害する因子を除いていくことで，できるだけ自然に

育つような環境づくりをすることが障害者歯科における成育歯科保健といえる．これはそれぞれの障害に特有でまた，1人ひとりの障害者に固有のニーズ（individualized special needs）に対して専門的な知識と技術をもっての歯科的対応を行うことである．障害者や家族，介助者からの要望や求め（demands）に応じているだけでは対症療法であって，根本的な解決には至らず，医療と福祉の社会的資源を有効活用していることにはならない．

b. 包括的歯科診療

障害者の歯科治療においても，歯科疾患の診断が障害のない人の場合と異なることはない．しかし，自覚症状が適切に表現できなかったり，また X 線検査などが行いにくいため，患者のしぐさ，表情や

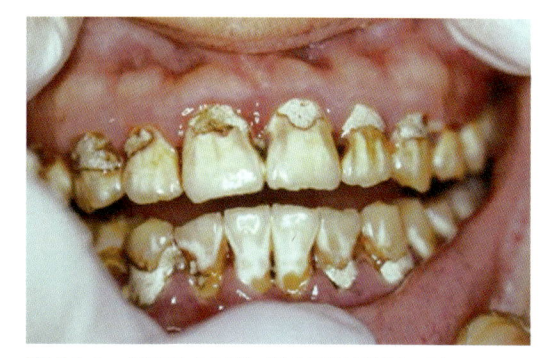

図 6.3.5　多発重症う蝕に対する暫間処置の例

知的障害，自閉症，摂食障害（拒食症や過食・嘔吐，反芻），胃食道逆流症（GERD）や摂食・嚥下障害の人では，全顎にわたって多発性重症う蝕を生じることがある．このような場合には歯科用セメントによる全顎的な暫間修復を行い，口腔清掃はもとより他科，多職種との連携で食事や生活指導など包括的な取り組みが必要である．

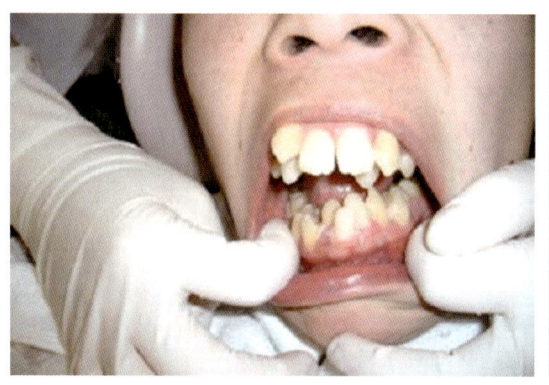

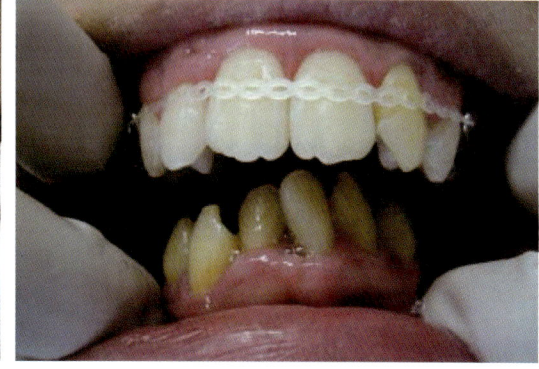

図 6.3.6　障害者歯科における限局的矯正歯科治療の例

重症障害児（3p−症候群）で上・下顎歯列の著明な叢生による口腔機能障害を解消するため，前歯部の抜歯と簡単な装置を用いた．通常の診断や治療法が適用できない障害者に対しては，萌出障害や口腔機能障害の解消を目的として，専門医に照会のうえで代替，包括的療法を選択することもある．

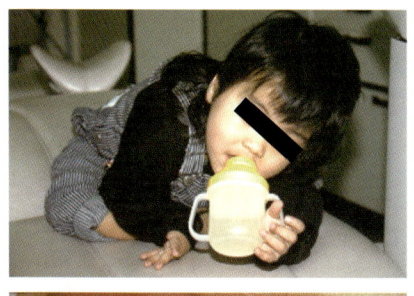

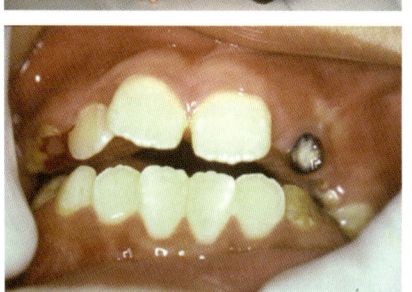

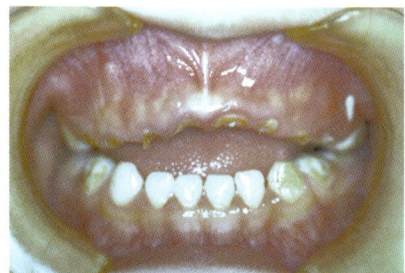

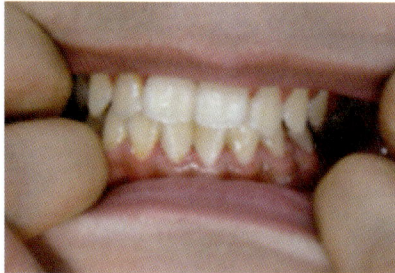

図 6.3.7　重症障害児の乳歯う蝕と歯科管理後の永久歯列

全盲で精神遅滞に加えて先天性播種性血管内凝固症候群（DIC），先天性血小板減少性紫斑病，脳梗塞，ウイルス性肝炎のある小児．砂糖を含む飲料を頻回摂取していたために，多数歯に重症のう蝕を発生していた．治療への協力性が低く，病状が不安定で易出血性であり，さらに血液感染リスクも高いため，修復と抜歯を含む積極的治療ではなく，う蝕の進行抑制処置と歯科保健指導で対応し，う蝕のない永久歯列に導いた．

6.3　障害を有する患者の歯科治療

家族・介助者からの情報を基に診断しなければならないことが多い．さらに処置に関しては教科書的でオーソドックスな方法が適用できず，修正，変更を要すること（modified comprehensive treatment plan）もある．

これには，次のような例が考えられる．
①暫間的修復処置（図 6.3.5）
②限局的歯列矯正（図 6.3.6）
③重症児の乳歯処置（図 6.3.7）

〔森崎市治郎〕

■ 文 献

森崎市治郎：序論．スペシャルニーズデンティストリー障害者歯科，第 1 版（日本障害者歯科学会編），pp2-10，医歯薬出版，2009．

森崎市治郎：障害者の齲蝕の特徴，デンタルハイジーン別冊 ライフステージからみた齲蝕のエコロジー（高江洲義矩編），pp124-132，1996．

内閣府：障がいのある子どもの教育・育成に伴う施策．平成 20 年版障害者白書，pp40-47，2008．

2　障害者歯科の行動管理と治療

歯科保健や治療の面でスペシャルニーズのある人を対象とする障害者歯科では，その対応における考え方と技法は小児歯科と共通するところが多い．それに加えて知的障害，視覚／聴覚障害，肢体不自由などの身体障害や難病，さらには精神障害のある人に専門家がチームを組んで対応する点が特徴といえる．スペシャルニーズのある人に意識下で行う口腔清掃と歯科治療のときの対応について述べる．

(1) 行動調整（行動管理）とは

低年齢児や障害児・者では，泣き叫んだり，暴れたりして口腔清掃や歯科治療の行えないことがある．成人でも歯科恐怖症（dental phobia）の人がある．このようなとき図 6.3.8 に示すような方法を応用して歯科治療が行われる．これらの対応法をまとめて「行動調整」（behavior management）とよぶ．患者の「行動管理」「取り扱い」や「行動調節」ということもある．

障害者の歯科診療では，さまざまな技法が用いられる．全身麻酔下の治療でも精神鎮静法のときでも，人手や道具を用いる体動コントロール法でも，すべての行動調整法において心理学的アプローチがベースになる（図 6.3.8）．これは歯科医師や歯科衛

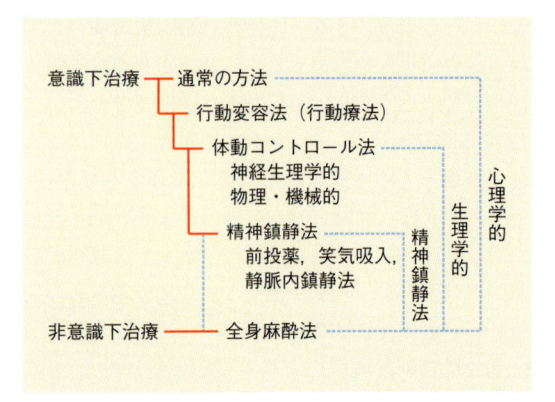

図 6.3.8　障害者歯科における行動調整（行動管理）法
障害の種類や重症度，本人や保護・介助者の希望，診療室の設備や人員，地域や社会でのコンセンサスなど，さまざまな条件を考慮し，適切な行動調整法のもとで歯科診療を行う．

生士が患者の「心」に働きかけて恐怖をなくし，診療に適応した行動を導くこと（behavior guidance）である．

(2) 不適応行動の原因

歯科治療ができない患者の不適応行動には，2 つのタイプがある．低年齢児や知的障害者では，知能や情緒，社会性の発達が未熟で「理解力」が足りず，適応行動のとれないことがある（条件欠如型）．一般的に 4 歳児以下の発達レベルでは，安定して通常の歯科治療を行うことは難しいことが多い．一方，年齢相応の「理解力」はあるにもかかわらず，痛い歯科治療や怖い場面を経験したために適応行動がとれなくなっていることもある（条件反応過剰型）．前者に対しては，できるだけ恐怖や痛みを与えず信頼関係（ラポール）を形成して，適応行動を学習させる（適応行動の形成と強化）．後者には，恐怖を取り除く「消去」と適応行動の「再学習」が必要である．小児期に適切な学習ができていないと，対応の困難な成人患者になってしまう．

(3) 障害者歯科の治療で行われる行動調整（行動管理）法

障害者歯科で行う行動調整法には，心理学的方法（行動変容法），神経生理・物理学的方法と薬理学的方法がある（図 6.3.8）．行動変容は不適応行動を適応行動に変えることである．それには古典的条件づけ（レスポンデント条件づけ）や道具的条件づけ（オペラント条件づけ）など，表 6.3.2 に示すよう

表 6.3.2 障害者歯科で応用できる行動変容の技法

レスポンデント技法	刺激統制法	不安,恐怖の生じにくい環境を設定する
	系統的脱感作法（特に現実脱感作法）	実際に器具や処置に触れて慣れさせる
	フラッディング法	強制的に体験させて学習させる
オペラント技法	強化技法	正の強化子（好子）を与えて学習させる 負の強化子（嫌子）を除去して学習させる
	消去技法	正の強化子を除去する 負の強化子を与える
その他の技法	モデリング法	実際の診療場面に立ち会って学習させる（直接モデリング） 診療場面の絵,写真やビデオで学習させる（間接モデリング）
	遊戯療法	ロールプレイ（患者や歯科医などのごっこで学習）
	視覚的構造化	ティーチ法（TEACCH）：時間,空間の構造化 応用行動分析法（ABA）などもある

な行動科学（behavior science）の技法がある．前者は環境や刺激に反射的に生じる反応であり，後者は学習によって自発的に生じる行動である．

a. 刺激統制法

患者に不安や恐怖を生じさせないように診療室内外の設計，機械器具，スタッフの服装や態度などを工夫し，設定することを刺激統制法という．聴覚過敏な自閉症児は，子どもの泣き声で不安定になりやすいので，低年齢児とは診療時間を変えたり，別室で行うなどの工夫が必要である．

b. 脱感作法

系統的脱感作法は，恐怖症の人が不安階層表を用いて，恐い場面の想起（イメージ）と緊張緩和（リラクゼーション）とを繰り返し行って，恐怖反応を解消する精神療法であり，これと似た方法が歯科治療に恐怖のある人にも応用される．

　i）現実脱感作法

子どもや知的障害者に歯科用エンジンやタービンに触れさせたり，空回ししながら恐怖感や過敏反応が消えるように脱感作する方法である．現実脱感作法（または暴露法（exposure））ともよばれ，歯科診療でも応用範囲が広く行動変容の基本的な技法になっている．

①tell-show-do：脱感作法を行うとき「これから何をどうするか」について，「説明し（tell），見せて（show），行う（do）」こと（TSD）が重要である．知的障害者では抽象的な理解が困難なため，実際の器具や機械を示して理解，学習をさせることが行動調整の基本になる．

②ボイスコントロールとボディ・ランゲージ：声の大きさ，高低，速さ，抑揚，褒めや叱り口調を使いわけて，話し手の意思や感情を相手に確実に伝える技法である．ボイスコントロールを応用して「褒め上手，叱り上手」になること，また表情やジェスチャーなどのボディ・ランゲージを用いるのも有効である．

c. フラッディング法

適応行動の学習が遅々として進まないとき，強制的に体験させて，想像からくる恐怖を取り除く方法をフラッディングという．一時的にレストレーナーや人手で抑制して「歯科治療」を経験させると，想像上の恐怖が消えて適応行動がとれるようになることがある．恐怖刺激の洪水（flood）に投入されることになぞらえて，フラッディング法とよぶ．

d. オペラント強化技法

オペラント条件づけの原理を応用し，好ましい行動がとれるように学習することを，オペラント強化という．「強化」には正の強化と負の強化がある（小笠原，2009）．

　i）正の強化

好ましい行動に対して，正の強化子（好子）を与える方法である．上手に歯科治療ができたら，ご褒美をあげたり，褒めたり（正の強化子）する．この方法は応用範囲が広く，害もないので歯科診療で行う行動変容技法の基本である．常にやさしく接すること（tender loving care：TLC）を忘れてはなら

ない．

ⅱ) 負の強化

好ましい適応行動に対して，負の強化子（嫌子）を取り除く方法である．診療室で応用できることは少ない．

e. オペラント消去技法

好ましくない行動をなくすことを「消去」という．興奮して泣き暴れているとき，何も刺激（人や物）のない小部屋に短時間（15分以内）入れたり，周りから人が離れて干渉せず，興奮が収まるのを待つ方法をタイムアウトという．

一方，嫌悪療法はよくない行動をなくすために，叱ったり（負の強化子）する方法である．この方法は即効性で，何がよくない行動であるかがわかりやすく，周囲への波及効果を示すなどの特徴がある．しかし信頼関係を損ねたり，興奮，号泣やパニックなどを誘発する危険性がある．知的障害者や低年齢児に嫌悪療法を用いるのは危険であり，虐待ともなりかねない．

泣きわめく子どもに対し小児歯科領域ではハンドオーバーマウス（hand-over-mouth：HOM）法が行動管理法として用いられていた．しかしHOMには呼吸も止めたり，恐怖心を植えつけたり，体罰にもなる危険性を伴う．近年欧米では行動調整法としてのHOMには否定的であり，低年齢児や知的障害者には応用すべきでない．

f. モデリング法とロールプレイ法

モデリングとは他人の行動（実演）をみせて，適応行動がとれるように模倣学習させる認知行動療法のことである．実際の歯科治療を行う前に，正しく理解して行動できるように導くための方法であり，直接モデリングと間接モデリングがある．モデリングでは目的行動をいくつかのステップに分けて行い，「よい学習」ができたらつなぎ合わせて，一連の行動となるよう強化する．

遊戯療法はロールプレイやプレイセラピーとして，ごっこ遊びの形で歯科治療を模擬体験させ，学習させるために行う．歯科診療を親しみやすく受け容れやすくする学習法（familialization）である．

g. ティーチ（TEACCH）法

歯科診療の手順がよく理解できない患者に対して，近年ティーチ法が効果を上げている．TEACCH（Treatment and Education of Autistic and Related Communication Handicapped Children）とは，アメリカのノースカロライナ州で「自閉症ならびにコミュニケーションに障害のある人を対象に開発された治療と教育のプログラム」である．自閉症をはじめコミュニケーションや学習に障害のある人が理解できるように，場所，予定と作業量などを構造化してみてわかるように明示（視覚的支援）することが本法の基本である．

①物理的構造化（環境）：特定の行動は一定の場所で行うように決めて，その場所を明示する．

②スケジュールの構造化（予定）：行動の予定や手順を文字，図や写真で時系列に並べて明示する．

③ワークシステム（作業や行動の量）：いつまで，どれだけ行うのか，いつ終るのかを明示する．

ティーチ法の障害者歯科での応用としては，自閉症の人に写真や絵カードなど具体的ツール（ジグ）を用いて，歯科診療の場所，手順や時間をわかりやすく示すことである（図6.3.9）．

h. その他

オペラント条件づけ理論を応用して，視覚的支援も用いながら適応行動を導く応用行動療法（applied behavior analysis：ABA）がある．また言葉の理解が難しいとき，サインやシンボルを補助的言語としてコミュニケーションをはかるMakaton法などもある．

(4) 体動のコントロール法

脳性麻痺の不随意運動や原始反射，低年齢や知的障害児で暴れる場合など，安全で確実な歯科治療を行うには体動のコントロール（森崎，2000）が大切である．これには次のようなものがある．

a. 生理学的コントロール

からだを「楽」な状態にすることである．行動は生理的条件に影響されるので，急性や慢性の症状，呼吸，発熱，疲労，睡眠，口渇や空腹や便意など生理的な状態を知って対応しなければならない．

b. 神経学的コントロール

姿勢や運動に障害のある患者では，治療椅子の上で仰臥位にすると不安定で，緊張が強くなったり苦痛になることがある．障害の種類や重症度，年齢や本人／保護者の希望に合わせて，姿勢（体位）を工夫する．

脳性麻痺では，非対称性緊張性頸反射や緊張性迷路反射などの原始反射や不随意運動が生じやすいが，頭頸部を前屈し，上・下肢を屈曲させ，深く腰

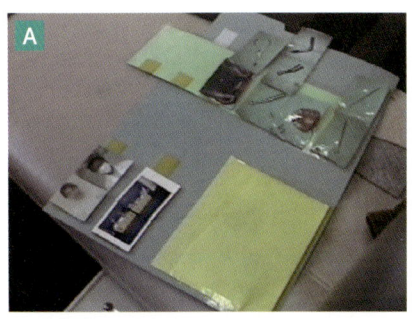

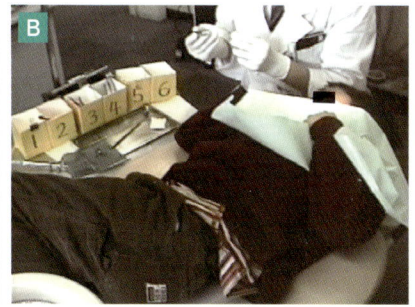

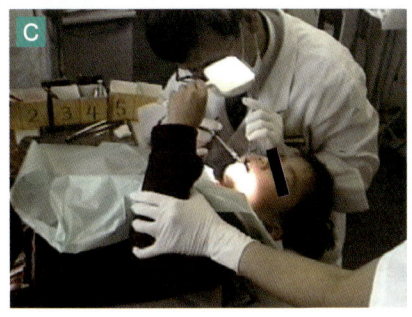

図 6.3.9　ティーチ法に慣れている小児の視覚的構造化を応用した歯科診療
行動と言葉によるコミュニケーションに障害のある自閉症児に母親が作成したジグ（A）と，小箱に入れて並べた治療器具（B）で口腔診査，口腔清掃と予防処置に慣れさせてから，小箱の器具を入れ替えて注射麻酔と修復治療（C）まで行えるようになった．

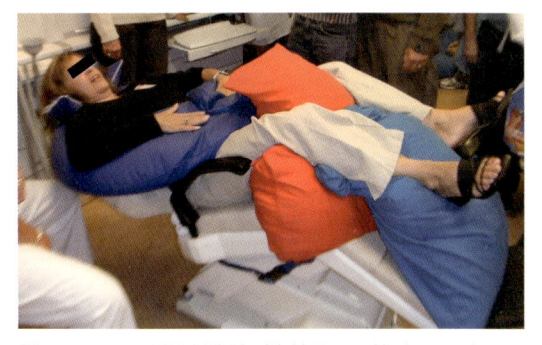

図 6.3.10　反射抑制姿勢（姿勢緊張調整パターン）
歯科治療椅子の上でさまざまな形や大きさのクッションを用いて，脳性麻痺など原始反射や不随意運動のある患者にとっても楽な反射抑制姿勢のデモンストレーションを行っているところ．

かけさせ，殿部を安定させて反射抑制姿勢にすると不随意運動や反射を少なくできる（姿勢緊張調整パターン，図 6.3.10）．仰臥位では首が不安定で，過開口や呼吸困難，誤飲・誤嚥も起こしやすいので側臥位や座位の方がよい．車いすのまま治療できる工夫や装置も有効である．

c. 物理的コントロール

保護者や介助者が患者のからだを押さえたり，バスタオルや抑制帯，レストレーナーをからだに巻いて，四肢や体幹の動きを抑制する方法がある．物理的コントロール法は診療室で適用基準を設け，また事前にスタッフ間，患者・保護者とよく話し合ってから用いなければならない．学習能力のある子ども

で適切に用いると，身体固定に慣れることもある．しかしノーマライゼーションの観点からも，行動変容療法や精神鎮静法，全身麻酔法などを応用して必要な処置を行い，できるだけ物理的抑制法からの脱却をはかるべきである．

特に多人数で押さえ付ける強制治療では，患者の恐怖は増大し，歯科治療への理解や信頼は得られがたい．適応行動の学習が進まないばかりでなく，呼吸不全（窒息や嘔吐，誤嚥）やショックなど重大な事故や傷害を生じかねない．そのため物理的体動コントロールに際しては，病院や地域歯科医師会などでガイドラインを作成し，十分なインフォームドコンセントと透明性のもとで行わなければならない．

〔森崎市治郎〕

■ 文　献

森崎市治郎：困難性の克服．障害者の歯科医療，第1版（酒井信明，植松　宏編），pp34-42，医学情報社，2000．

Morisaki I, Ochiai TT, et al：Behavior guidance in dentistry for patients with autism spectrum disorder using a structured visual guide. J Disabil Oral Health, **9**：136-140, 2008.

小笠原正：行動療法．スペシャルニーズデンティストリー障害者歯科，第1版（日本障害者歯科学会編），pp238-245，医歯薬出版，2009．

3　チームアプローチ

歯科医療の対象となる障害者は小児から高齢者まで幅広い年齢層からなる．また，障害の原因も精神遅滞，Down 症候群，自閉症，認知症などの知的障害，脳性麻痺，脳血管障害，Parkinson 病などの身体障害，統合失調症，うつ病などの精神障害に分類されるさまざまな疾患が含まれる．加えて，Down 症候群における先天性心疾患など，疾患に特有の種々の合併症も存在する．歯科医療を通じてこれらの患者の QOL を向上させるためには，歯科医療は単に全身状態に配慮した歯科疾患の治療にとどまらず，口腔ケアによる口腔環境の改善と摂食・嚥下リハビリテーション，摂食機能の修得と改善および誤嚥性肺炎の予防など，多方面からのアプローチが必要となる．したがって，治療担当歯科医師と歯科衛生士だけのチーム診療ではなく，全身管理担当歯科医師，歯科技工士，医師，看護師，言語聴覚士，作業療法士，理学療法士，メディカルソーシャルワーカーなど，多方面の職種が集学的なチームの一員として歯科医療に参加する必要がある．

これらのうち，訪問歯科診療を含む高齢者の歯科治療・口腔ケアや摂食・嚥下リハビリテーションについては他項で記述されるので，ここでは障害者の歯科治療のための全身管理法としての全身麻酔の意義および問題点についてまとめる．

障害者の歯科治療における全身麻酔は，患者の体動が完全に抑制され，同時に気道確保が確実に行えるため，多数歯をまとめて完成度の高い治療を行うことができる（表 6.3.3）．全身麻酔下歯科治療の適応を表 6.3.4 にまとめる（一戸，2009）．

揮発性麻酔薬のセボフルランや静脈麻酔薬のプロポフォールは導入・覚醒が速やかである．障害者は時として入院によって興奮，発熱，嘔吐などの症状を呈することがあることから，治療当日の朝に来院し，全身麻酔での治療後は回復を確認して当日のうちに帰宅する日帰り全身麻酔（外来全身麻酔）が多くの施設で行われている．日帰り全身麻酔では，障害の内容によっては全身麻酔前の経口摂取制限が難しいことがあり，注意が必要である．

現在では，歯科治療の完成度をより高めるため，治療内容と進行状況から，全身麻酔を計画的に複数回実施することも行われている．全身麻酔下歯科治療の実施後には，定期的な口腔健診によって歯科疾患の再発を防ぎ，健全な口腔の状態を維持することが重要である．

全身麻酔下歯科治療は，的確な全身状態評価による麻酔計画と，これに基づく合理的な治療計画およびその後の定期口腔健診の計画がすべて適切になされてはじめて成功する，最も身近なチームアプローチである．　　　　　　　　　　　〔一戸達也〕

表 6.3.3　全身麻酔下歯科治療の利点・欠点

利点	1. 多数歯の処置をまとめて行える 2. 治療の完成度が高い 3. 治療中の患者本人の理解・協力が不要である 4. 体動抑制に伴う心的外傷を残しにくい
欠点	1. 全身麻酔のための設備と人材が必要である 2. 術前の検査や経口摂取制限などが必要である 3. 入院が必要となることがある

表 6.3.4　全身麻酔下歯科治療の適応症

1. 多数歯の処置を短期間のうちに行いたい場合
2. 治療の質を維持するために全身麻酔が有利な場合
3. 緊急の処置が必要でトレーニングのための時間的余裕がない場合
4. 治療時間が長いことが予想される場合
5. 患者の精神的・身体的理由から全身麻酔が有利と考えられる場合

■文　献

一戸達也：全身麻酔．スペシャルニーズデンティストリー障害者歯科，第 1 版（日本障害者歯科学会編），pp249-251，医歯薬出版，2009．

4　痛みのコントロール

知的障害者は，行動の自己抑制ができないことが多く，疼痛に対して過剰に反応する傾向にある．また，痛みの記憶が誤った学習となって，治療に対する不適応行動につながりやすい．したがって，適切な歯科治療を施すためには，処置中，処置後も含めた痛みのコントロールがきわめて重要である．障害を有する患者の歯科治療における痛みのコントロールには，局所麻酔法のほか，全身に作用する麻酔薬などの薬物を応用した行動調整法，処置後鎮痛のための薬物療法がある．

(1) 局所麻酔法

痛みを伴う処置に対しては，必ず局所麻酔を施し，無痛状態にして臨むべきである．注射を回避するため，局所麻酔を施行しないで歯牙を切削するこ

とは，適切な治療行為ではない．前述したように，歯牙の切削で痛みが発現すると，その後の不適応行動につながる可能性がある．ただし，局所麻酔や注射針に強い恐怖心をもち，過剰に反応する者もいる．可能なかぎり痛くない局所麻酔を行い，確実に奏効させることが重要である．

局所麻酔時の痛みを軽減するためには，以下の点が重要である．
① 表面麻酔薬を投与後3分以上おく．
② よく切れる針を使用する（何度も刺入操作をすると，先端が捲れて，切れが悪くなるので注意を要する）．
③ できるだけ細い針を使用する（現在，市販されている歯科用浸潤麻酔針は，どれも適切な細さになっている）．
④ 刺入点は，上・下顎とも，粘膜がやわらかく，麻酔薬液が浸透しやすい歯肉頬粘膜移行部付近とする．
⑤ 針は，粘膜を十分に伸展させてから，刺入する．
⑥ 刺入時および針の刺入後，微量の麻酔薬液を緩徐に注出しつつ，投与する．
⑦ 電動注射器を使用する（手動ではきわめて困難な低圧による緩徐な注入が可能である）．

麻酔を確実に奏効させるには，以下のように行う．
① 注射後，十分に時間をおいてから処置を開始する（特に緻密骨の厚い下顎臼歯部では，浸透に時間を要するので5分以上待機すべきである）．
② 可能なかぎり十分な量を投与する（ただし，状況の理解が困難な知的障害者の短時間の処置での過剰投与は，処置後口唇咬傷の可能性があるので，効果時間の短い歯科用局所麻酔薬メピバカイン塩酸塩の使用を考慮する．また，アドレナリンの使用に制限がある患者も同様である）．
③ 歯髄への確実な奏効には，歯根膜麻酔を応用する．
④ 広範囲の奏効に伝達麻酔は有効であるが，突然動く可能性がある知的障害者への応用は回避すべきである．

（2）全身に作用する薬物（麻酔薬や精神緩和薬）を応用した行動調整法

局所麻酔の施行に十分な協力が得られない，または円滑に行えない場合，全身に作用する麻酔薬などの薬物を応用して，痛みのコントロールとともに行動調整を行うことが必要になる．精神鎮静法は，直接痛みを制御するわけではないが，局所麻酔施行に伴う不安や恐怖心を取り除き，適切な局所麻酔施行のために補助的に働く．また，知的な障害がないアテトーゼ型脳性麻痺患者に対しても，著しい不随意運動を抑制し，良好な行動調整を行うことができる．

精神鎮静法は，使用薬剤の投与経路によって，吸入鎮静法と静脈内鎮静法に分類されている．鎮静状態にすることにより不穏・興奮状態になる可能性がある知的障害者に対しては，完全に意識を消失させる静脈麻酔法や全身麻酔法の応用を必要とする．図6.3.11は，ある麻酔薬の投与量（血中濃度）を徐々に増加していき，すなわち麻酔深度が増加していく際の生理機能の変化と行動調整法の関係を示す．まず，麻酔深度の増加によって，意識レベル，筋緊張が低下していくとともに鎮静レベルが上昇する．精神鎮静法は，その症例ごとに適切な鎮静状態を得られるように，薬物の投与量すなわち麻酔深度を調節する．さらに麻酔深度が増加すると，循環，呼吸，嚥下機能の抑制が始まる．そして，意識が消失すると，もはや精神鎮静法ではなく，静脈麻酔法となる．さらに麻酔深度が増加すると，循環，呼吸，嚥下機能，さらには咳反射でさえ抑制されるため，確実な気道確保を必要とし，気管挿管下の全身麻酔法になる．

a．精神鎮静法

吸入鎮静法は，亜酸化窒素（笑気）ガス（10〜

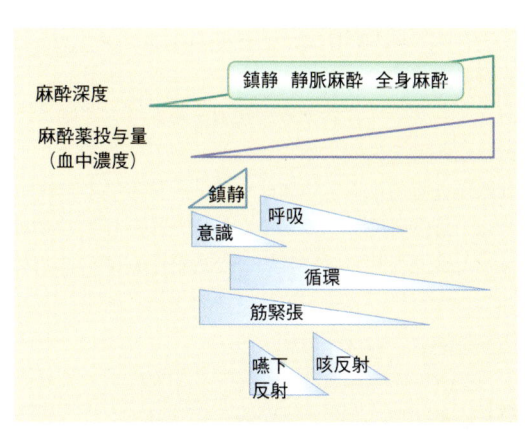

図6.3.11　麻酔深度と生理機能の変化
ある麻酔薬の投与量が増加（麻酔深度の増加）していく際の各生理機能の変化と行動調整法（精神鎮静法，静脈麻酔，全身麻酔）の関係を示す．

30％）と酸素が用いられる．静脈内鎮静法と比較して，手技が簡便で覚醒が迅速であるが，効果に確実性がなく，室内が汚染されるという欠点がある．鼻マスクを確実に密着させることが重要である．静脈内鎮静法は，精神緩和薬（ジアゼパムやフルニトラゼパムなど）や静脈麻酔薬（ミダゾラムやプロポフォールなど）を静脈内に投与して，鎮静状態にする方法である．患者を観察しつつ薬物を投与し，適正な鎮静状態を得る．投与量の目安は，ジアゼパム $0.2～0.3\,\mathrm{mg/kg}$，フルニトラゼパム $0.015\,\mathrm{mg/kg}$，ミダゾラム $0.04～0.075\,\mathrm{mg/kg}$，プロポフォール $2～4\,\mathrm{mg/kg}$/時である．静脈内鎮静法は，意識は残っているが，使用薬剤の健忘効果によって，ほとんどの患者で処置中の記憶がない．施行中は，必ずモニターで呼吸・循環動態を監視し，施行後は，運動機能と意識の十分な回復を確認しなければならない．

b. 静脈麻酔，全身麻酔

静脈麻酔は，静脈麻酔薬を静脈内に投与して，意識が消失した状態にする方法である．投与量の目安は，ミダゾラム $0.07～0.1\,\mathrm{mg/kg}$，プロポフォール $5～8\,\mathrm{mg/kg}$/時である．痛みのコントロールとして，ケタミン塩酸塩 $10～20\,\mathrm{mg}$ を併用する方法もある．嚥下反射と咳反射を残しつつ入眠させなければならないこと，確実な気道確保が必要なことなど高度な技術を必要とするため，短時間の処置への応用に限定し，患者管理は熟練者が施行すべきでる．長時間に及ぶ場合や深い麻酔深度が必要な場合は，気管内チューブを気管に挿入（気管挿管）して気道を確保する全身麻酔の方が安全である．静脈麻酔薬（ミダゾラム，プロポフォール，ケタミン塩酸塩）と揮発性麻酔薬（セボフルラン，イソフルラン，ハロタン）をいずれか一方を使用するか導入と維持に分けて両者を併用する．さらに，レミフェンタニル塩酸塩などの麻薬性鎮痛薬や笑気を併用する方法もある．揮発性麻酔薬は，中枢神経に作用して，疼痛を感じさせなくする．熟練者が施行すれば，完全な痛みのコントロールが可能である．

知的障害者の歯科治療に対する全身麻酔は，日帰り全身麻酔が主流であり，覚醒も回復も早いプロポフォールとセボフルランが適している．また，短時間作用性のレミフェンタニル塩酸塩の併用も適している．

静脈麻酔も全身麻酔も，施行前 $6～8$ 時間前からの絶食と $2～4$ 時間前から絶飲を徹底する．施行中は，必ずモニターで呼吸・循環動態，体温を監視し，施行後は，発熱がないこと，嘔気・嘔吐がないこと，運動機能，呼吸，循環，そして意識の十分な回復を確認しなければならない．

(3) 処置後鎮痛のための薬物療法

薬物服用の意義を理解できない，痛みをみずから訴えることが困難な障害者に対しては，服用の仕方，服用の時間など工夫が必要である．行動調整のため，処置中に意識を消失させている場合は，処置中から静脈内投与や直腸内投与で先どり鎮痛を施す．処置後の鎮痛薬として，錠剤の服用が困難な場合は，水剤，散剤，シロップ剤，顆粒などを応用する．また，服用してもらうことが重要なので，他の食料に混合して使用するなど飲みやすくすることも重要である．

〔福田謙一〕

6.4 口腔ケア

1 口腔ケアの基礎

(1) 口腔ケアとは

現在，保健・医療・福祉の分野に携わる専門家のなかで口腔ケアという用語を知らない人はいないといってよい．また「誤嚥性肺炎の予防には口腔ケアが大切である」「口腔ケアは生活の質を維持・向上させる」という認識を多くの専門家がもっている．この意味で口腔ケアは保健・医療・福祉の分野における共通の用語といえよう．しかしながら，「口腔ケアとは何か」という問いかけに対する回答は難しくもある．口腔ケアと同義，あるいは近い言葉がいくつか存在する．「口腔介護」「オーラルケア（oral care）」「マウスケア（mouth care）」「オーラルヘルスケア（oral health care）」である．いずれもセルフケアができなくなった場合の口腔衛生を扱う，全身疾患と口腔の関連を考える，口腔の機能低下を改善するなどの意味で共通している．現在，「口腔ケア」に対する取り組み方は職種によって，多少異なるのは否めない．しかし，どの職種も高い優先順位をもって口腔ケアの必要性を認めている．一般的

に口腔ケアは狭義には口腔清掃を意味し，広義には顎口腔系に関するケアをすべて含むといえる．そこで顎口腔系の専門職として「口腔ケア」について現状をふまえて簡潔に述べるならば，「口腔内のバイオフィルムを徹底して取り除く専門的口腔清掃と指導および口腔機能の低下を予防し，回復をはかる口腔機能リハビリテーション」であるといい表すことができる．

(2) 口腔の特殊性と口腔細菌

口腔は食物を摂取する働きだけでなく，発音や呼吸という大切な役割を担っている．また人間として質の高い生活を送るうえでも，非常に重要な器官である．

口腔は，温度，湿度，栄養などあらゆる点において，微生物が繁殖しやすい条件がそろっていることから，呼吸器感染症をはじめ全身の疾患の発症と密接に関連している．それゆえ口腔保健上，口腔細菌のコントロールはきわめて重要である．口腔内の細菌は生活行動や生理的作用によって大きく日内変動する．長期臥床の入院患者や要介護者にとって，家族，看護・介護職員による口腔ケアがおろそかになれば，歯垢に加え，痰が舌と口蓋にこびりつき，細菌数が最大に達する．口腔と咽頭は当然のことながらつながっている．口腔が不衛生になれば，咽頭部にも細菌の増殖が起こる．まして，義歯が衛生的に管理されていなければ，義歯の装置や義歯床が細菌の温床となってしまう．

(3) 咽頭細菌と口腔ケア

特別養護老人ホームで，寝たきり度と咽頭細菌数，発熱日数と咽頭細菌数の関係について調べた結果，自立度が低く介護が必要な人ほど，咽頭細菌数が有意に高いことがわかった．また特別養護老人ホームにおいて，入所者を2群に分け，5カ月間にわたり口腔ケア介入群と対照群を比較したところ，咽頭細菌数は対照群ではほとんど変動がなかったのに対し，口腔ケア群では有意に減少し，5カ月目にはケア開始前の約1/10となった．

一方，機械的清掃による口腔ケアと非機械的（化学的）清掃の効果について比較したところ，含嗽薬による化学（薬物）的な口腔ケアだけでは，咽頭部の細菌数の減少効果はかぎられ，機械的な口腔ケアを主体とした口腔ケアが効果的であることが示唆さ

れた（Ishikawa et al, 2008）．

(4) 高齢者の健康を脅かす誤嚥性肺炎

肺炎は日本における死因の第4位である．肺炎の発症率は加齢とともに増加し，肺炎で死亡する人の大部分は65歳以上の高齢者であり，年々増加傾向にある．また，肺炎のために入院を余儀なくされ，長期の安静臥床を続ける間に廃用症候群が進行し，さまざまな合併症を引き起こし，結果的に要介護状態となる危険性もはらんでいる．すなわち，肺炎は高齢者の罹病率や死亡率を上昇させ，医療費や介護費用を増大させる大きな要因である．肺炎を発症した高齢者の多くは，食事のときにむせ込んだり，食べ物が喉につかえたりするという症状がなくとも，夜間睡眠中に唾液が下気道や肺に不顕的に誤嚥していることがわかっている．肺炎になると，栄養や免疫機能がさらに低下し，繰り返す不顕性誤嚥のために肺炎が反復・重症化し，ついには死に至ることもまれではない．

(5) 口腔の刺激による嚥下・咳反射の改善

通常，唾液は無意識のうちに嚥下され，誤嚥することはまれである．ヒトの生体は本来，誤嚥を防ぐメカニズムが備わっているためで，この誤嚥を防ぐ主要な仕組みは2つある．

先に述べたように1つは，食べ物を飲み込むときに働く嚥下反射，もう1つは気管・気管支内に入り込もうとする異物を押し出す喀出に関連する咳嗽反射である．

最近，この2つの反射改善に口腔ケア（口腔清掃）の有効性が示された．すなわち，口腔清掃を中心とした口腔ケアは，感染源対策としての細菌の除去ばかりでなく，嚥下反射，咳反射に関与する物質であるサブスタンスPの分泌を増加させ，両反射を活性化する感染経路対策としても有効であることが明らかになった．

(6) 継続した口腔ケアと誤嚥性肺炎予防

全国11カ所の特別養護老人ホーム入所者を対象として，施設ごとに，入所者を介護者による毎日の口腔清掃に加え，週に1回，歯科衛生士による専門的・機械的な口腔清掃を行う群と新たな介入を行わないこれまでどおりの対照群とに無作為に分け，2年間の発熱日数，肺炎による入院，死亡者数を比

表 6.4.1 口腔ケア群と対照群の発熱発生者数，肺炎発症者数，肺炎による死亡者数

	口腔ケア群	対照群
発熱発生者数（%）	27（15）	54（29）[*2]
肺炎発症者数（%）	21（11）	34（19）[*1]
肺炎による死亡者数（%）	14（7）	30（16）[*2]

2年間ののべ7日以上の発熱発生者ならびに肺炎による入院，死亡者数は，口腔ケア群で有意に少なくなっていた．
[*1]：$p < 0.05$，[*2]：$p < 0.01$

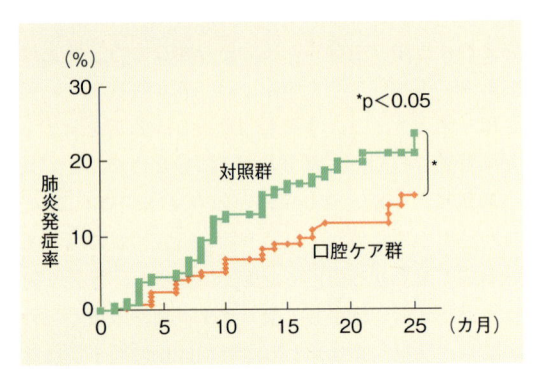

図 6.4.1 期間中の肺炎発症率
期間が長くなるにつれ，口腔ケア群と対照群の発症率の差が大きくなっていた．

較した（表 6.4.1）．その結果，期間中に7日以上の発熱を生じた者は，口腔ケア群27人（15%），対照群54人（29%）と対照群で有意に多かった（$p<0.01$）．同様に肺炎を引き起こした者は，口腔ケア群21人（11%），対照群34人（19%）であり，対照群の方が有意に多く発症していた（$p<0.05$）（Yoneyama et al, 1999）（図 6.4.1）．特に，肺炎による死亡者数をみると，口腔ケア群では14人（7%）であったのに対し，対照群では30人（16%）と有意に多く（$p<0.01$），また発症した肺炎はより重度であった（図 6.4.1）．

近年，誤嚥性肺炎だけでなく，季節性のインフルエンザにも専門的口腔ケアが効果的であるという報告が出された．継続した口腔ケアは，高齢者の呼吸器感染症の予防にきわめて重要である．

（7）要介護高齢者における口腔機能の向上が栄養改善に与える影響

口腔機能が低下し，粥などの調整食を食べている高齢者は唾液の分泌も少なく，舌上にカンジダが多く存在するが，口腔機能の改善は口腔細菌叢の正常化に寄与すると考えられる．近年，口腔清掃と口腔機能リハビリテーションにより，有意に血清アルブミン，高密度リポ蛋白（high-density lipoprotein：HDL）コレステロール，ヘモグロビンが上昇することが報告された．さらに口腔機能を高め，義歯の使用能力を高めることが栄養改善にも重要であることがわかってきた（菊谷他，2004）．

（8）多職種との連携のもとでの口腔ケアはプライマリケアの中心をなす

医療・福祉の現場で口腔ケアの最前線にいるのは，看護師と介護職である．このような日常的口腔ケア（一般的口腔ケア）に対して，歯科医師の指導のもと，より専門的立場から，口腔内の細菌性バイオフィルムを徹底的に取り除き，口腔機能の向上をはかるのが歯科衛生士である．また歯科治療へとつなげるという役割も担う．このように歯科の専門職が行う口腔ケアは専門的口腔ケアとして注目されている．また最近の介入研究により，口腔ケアによって，認知機能の低下が有意に抑制されるという報告が出されている．もし歯科医師が内科医と密に連絡し合い，看護・介護職に加え，歯科衛生士を在宅医療などの連携の輪に入れることができたら，プライマリケアの質は確実に高まると考えられる．

口（口腔）は，人体のなかで呼吸器の始点として，また消化器の始点として位置している．しかし，ヒトにとって口腔は生きるための器官にとどまらず，食事を味わう，会話を楽しむなど，さまざまな機能を備えた，幸せを創造する器官である．たとえ，疾患や障害をもち，みずから十分な口腔ケアができなくなったとしても，この口を守るために，そして生命や尊厳を守るために，口腔に対する手当を怠ってはいけない．口腔の健康と機能を最後まで守り抜くことは歯科の専門職に課せられた重大な任務である．
〔米山武義〕

■文 献

Ishikawa A, Yoneyama T, et al：Professional oral health care reduces the number of oropharynqeal bacteria. J Dent Res, **87**：594-598, 2008.

菊谷 武，西脇恵子他：介護老人福祉施設における利用者の口腔機能が栄養改善に与える影響．日老医誌，**41**：396-401, 2004.

Yoneyama T, Yoshida M, et al：Oral care and pneumonia, Lancet, **354**（9177）：515, 1999.

2 口腔ケアに必要な基礎知識

(1) 適切な全身状態の評価

口腔清掃，口腔ケアを行うにあたっては，口腔の知識だけではなく，医科的視点からみた口腔や全身状態の評価，全身と口腔状態を評価する観察力，判断力，実際の臨床技術をもつことが必要である．口腔ケアの最中に全身状態の悪化，誤嚥や口腔出血などを生じる可能性があり，術中・術後の合併症を予防するために，術者が責任をもって患者の全身状態を事前に把握する必要がある．

配慮すべき全身疾患は，糖尿病，脳卒中，高血圧，虚血性心疾患，心不全，腎臓病（人工透析），肝臓病，血液疾患，自己免疫疾患，認知症など多種多様である．これらの全身疾患は，口腔ケアを行ううえで治療方針に影響を及ぼす可能性があるので，必ず事前に評価しその疾患に対する治療内容を把握することが求められる．

カルテなどで術前に確認すべき全身状態の情報を以下に記載する．
① 全身疾患の現病歴と既往歴
② 意識レベル
③ バイタルサイン
④ B型肝炎，C型肝炎，メチシリン耐性黄色ブドウ球菌（methicillin-resistant *Staphylococcus aureus*：MRSA）などの感染症
⑤ 出血傾向（抗凝固薬，抗血小板薬服用を含む）
⑥ 認知機能
⑦ ADL（特に座位が可能か）
⑧ 栄養状態
⑨ QOL

以上の情報から口腔ケアが可能と判断されたら，患者のもとへ行き，可能な範囲で問診を行い，視診，触診などの診査を行う．現症としてバイタルサインのチェックを含む全身状態を最終的に把握し，全身状態に合った口腔ケアの手技を検討する．

(2) 局所状態の評価

口腔は全身状態と密接に関連しており，全身疾患の一症状として口腔内に諸症状が出現することがあり，反対に口腔の諸問題が全身に影響を与えたりすることもある．そのため，歯や歯周組織のみならず，口腔軟組織の状態，唾液分泌，舌運動機能，味覚などにも注意を払う必要がある．

以下の点に注意して口腔の評価を系統的に行う．
① 歯および歯肉の状態
② 義歯使用の有無・状態
③ 口腔粘膜の状態（口腔乾燥症，口内炎，易出血性，粘膜病変の有無など）
④ 舌病変
⑤ 開口障害，顎関節脱臼
⑥ 廃用症候群の有無
⑦ 味覚障害，口臭
⑧ うがい機能，嚥下機能，構音機能

(3) 有病者・要介護者の口腔の問題

a. 口腔の複雑さ

う蝕や歯周病に罹患すると，歯牙喪失，歯肉退縮などが生じ，口腔の状態は複雑に変化して，口腔清掃は困難となる．健常者に比べて，要介護者や有病者では特にその影響が顕著である．口腔外にとりはずせる義歯と異なり，複雑な形態を有する口腔内に固定された歯牙が存在すること自体が，病原微生物の主たるリザーバー（温床）となる可能性を有しており，有歯顎患者はより徹底した口腔ケアが必要である．加齢による身体・精神機能の低下は個人差が大きく，健常者が普段何気なく行っているブラッシングも，歯垢を残さずに行うことは困難であり，複雑に変化した口腔の清掃を効率的に行う方法や器具の使用法に習熟する必要がある．

b. バイオフィルム

口腔内は，常に37℃前後に保たれ，唾液（水分）があり，定期的に栄養分を含む食物が通過するので，細菌培地と同じ条件で細菌が繁殖しやすい環境である．加齢とともに唾液の分泌量が減り，自浄作用が低下することに加えて，う蝕や歯周病の治療，口腔ケア，義歯の洗浄が十分に行われなければ，さらに口腔細菌が増殖しやすくなる．口腔衛生状態の悪化した高齢者の口腔内では，口腔内全体で数千億個の細菌が存在し，唾液1mlの総生菌数は1億個以上といわれている．歯垢は，歯面や義歯表面に付着した食物残渣および細菌とその代謝産物がかかわって形成されるバイオフィルムであり，歯周病やう蝕の直接的な危険因子であると同時に，誤嚥性肺炎や感染性心内膜炎の原因菌のリザーバー（温床）となる可能性が高い．口腔細菌叢と誤嚥性肺炎の原因となる咽頭細菌叢との一致率はきわめて高く，口腔細菌叢が咽頭細菌叢へ強い影響をもつことが示唆

されている (Sumi et al, 2003). 歯面などに付着しバイオフィルムを形成した口腔細菌は，免疫応答や抗菌薬に抵抗性をもつうえに，機械的清掃を行わないかぎり除去することができない．加えて，歯面や義歯表面のバイオフィルムに誤嚥性肺炎の起因菌が含まれていると報告されている．これらの細菌を含んだ唾液の下気道への吸引が誤嚥性肺炎の発症につながり，口腔と咽頭に存在する細菌が誤嚥性肺炎の発症に深く関与している．

c. うがいの問題

うがいは歯口清掃で歯面や粘膜面より遊離させた微生物群を口腔外に吐き出す重要な行動であるにもかかわらず，高齢者や入院患者ではうがいが自発的にできない場合が多い．うがいができなければ，歯面や粘膜面から遊離させた歯垢を口腔外に排出できずに再付着させてしまう．うがい機能は，口腔ケア時に口腔内細菌を吐き出す重要な機能であるとともに，誤嚥予防に基本的にかかわる重要な機能である．一般に行われている口腔ケアでは，うがいができない高齢者や入院患者に適切な口腔ケアを提供することが難しいと考えられ，この問題を解決するために注水，吸引つきの口腔ケア支援機器の開発が試みられている．

(4) 歯科医師が行う専門的口腔ケアの目的とその内容

専門的口腔ケアの目的は，①口腔局所感染予防，②口腔機能の回復・向上，③全身の健康の維持，増進および社会性の回復である．術者は専門的口腔ケアの目的と内容を十分理解し口腔ケアを行うという認識をもって，口腔ケアを提供する必要がある．

これを細かくみてみると，以下のようになる．

a. 口腔局所感染予防

①口腔ケアにより，う蝕，歯周病などの歯牙関連疾患の予防を行う．さらに，歯石除去やPMTC（professional mechanical tooth cleaning, "専門家による機器を使った歯面清掃"）を行う．
②口内炎，口腔カンジダ症，口腔内潰瘍などの口腔粘膜疾患の適切な予防を行う．必要に応じて主治医と連携をとり，診断・処置を依頼する．
③看護師や介護職は義歯の管理に精通していない．そこで歯科医師が義歯の清掃・管理方法の指導，義歯の調整を行う．
④一部の病院や施設では口臭が問題となっている．舌苔の管理や舌の清掃を通して口臭予防を行う．

b. 口腔機能の回復・向上

①脳への刺激を加え，廃用症候群の予防や口腔機能の向上をもたらす，口腔体操の指導や口唇・舌・頰・咽頭のマッサージを実施し，咬合・咀嚼・嚥下運動を円滑にする．
②粘膜の保湿は正常な咀嚼嚥下機能の発現に不可欠である．口腔乾燥を予防し，唾液分泌を促進して自浄作用を引き出すとともに，保湿剤などの適切な応用で口腔粘膜の正常な働きを促す．
③発音，構音に関係する口唇，舌，軟口蓋の運動訓練やリハビリテーションを行う．
④舌や口蓋の適切な清掃で味覚減退の予防を行う．

c. 全身の健康の維持，増進および社会性の回復

①口腔ケアによる口腔細菌数の減少，咳嗽反射・嚥下反射の賦活による誤嚥の予防により，誤嚥性肺炎など全身感染症の予防を行う．
②口腔ケアを通して咬合・咀嚼・嚥下運動を円滑にすることで，経口摂取を可能とし，結果として脱水や低栄養を予防する．
③口腔ケアを通して咬合・咀嚼・嚥下運動を円滑にし，年間数千人に及ぶ高齢者の窒息による死亡事故の予防を行う．
④発声をスムーズにして，コミュニケーション・社会性を回復させる．

(5) 種々の口腔ケア用品

口腔ケア用品は，要介護者や高齢者用に開発されている種々の製品のなかから選択でき，身近に購入できるようになった．口腔ケアに対する関心は高まりつつあるものの，口腔ケア用品については不適切なものを使用していることがしばしばみられる．短時間で有効な口腔ケアの実施のためには，適切な口腔ケア用品や方法の選択が必要である（角，2009）．以下に，各種口腔ケア用品を列挙しその選択や使用方法について簡便に記載した．

a. 口腔粘膜清掃用具

ⅰ) スポンジブラシ

スポンジブラシは，方向性を気にすることなく楽に使えて，粘膜を傷つける危険性が低いので患者の口腔粘膜の清掃によく用いられる．しかし，食物残渣の除去などの清掃効果はあるものの，歯面の歯垢の除去効果は少なく，歯垢を除去するには歯ブラシの使用が必須である．

ii）口腔粘膜用ブラシ

口腔ケアスポンジのほかに粘膜の清掃用品として口腔粘膜用ブラシがある．口腔粘膜用ブラシは，先端部に歯牙用のブラシより毛先がやわらかい毛が植毛されており，先端部は幅が広く，ケア目的部位に応じてさまざまな角度に曲げられるため，清掃時，粘膜面にフィットさせることができるものも多い．

iii）舌ブラシ

入院患者では，舌苔を認めることが多く，口腔乾燥や舌の運動が減少している場合によくみられる．舌苔は微生物のリザーバー（温床）と考えられており，口臭のおもな原因にもなっている．口臭の除去のためにも舌苔を取り除くことが大切であり，安価で簡単に行える専用の舌ブラシも市販されている．

b. 歯の清掃用品

i）歯ブラシ，電動歯ブラシ

歯垢はバイオフィルムとして歯面や義歯面に強力に付着し，うがいや洗浄では除去できないため，歯ブラシで機械的に除去する必要がある．電動歯ブラシは手用歯ブラシよりも高価ではあるが，適切に使用すれば短時間でかつ効果的なブラッシング効果が得られる．特に，他人の歯を清掃するという行為は介護技術のなかでもかなり難しいので，自動的に動く電動歯ブラシの利用は患者の口腔ケアには有効である．

ii）歯間清掃器具

歯間ブラシ，デンタルフロスなどの補助的清掃器具は，歯ブラシのみでは除去できない歯間部の歯垢および食渣を除去する目的で用いられる．特に歯間ブラシは乳頭歯肉が退縮した高齢者では有効である．

c. 義歯清掃用具

義歯は口腔微生物の温床となりやすいため，義歯の清掃は，残存歯牙や口腔粘膜の清掃とならび，口腔ケアを行ううえで重要である．

i）義歯用ブラシ

義歯の清掃に関しては，食後直ちに義歯を機械的に清掃することが大切である．義歯の機械的清掃用に開発された義歯用ブラシは，多くの種類が市販されている．

ii）義歯洗浄剤

義歯洗浄剤には多くの種類が市販され，おもに次亜塩素酸系，過酸化物系，酵素系に分類され，それぞれの用途によって選択する．機械的清掃を行わずに義歯洗浄剤に浸すだけでは，頑固なバイオフィルムには薬剤の効果が乏しく，完全な洗浄効果は得られない．義歯専用のブラシで機械的清掃をする必要がある．

d. 口腔ケア補助用品

i）開口器，開口保持器

開口保持器には各種バイトブロックが市販されている．材質にはさまざまなものがあるが，一般的にプラスチック製や硬質ウレタン製のものが多く，一時的な開口が可能であるものの持続的な開口状態が保てない症例に用いる．いったん開口させ，開口位置を維持するために上下残存歯の咬合面に嚙ませて使用する．

ii）口唇・口角の排除用品

口唇・口角の排除により，広い術野が確保されケアを行う部位の確認が容易になるのみならず，口腔ケア用品の挿入や操作が的確に行える．

iii）吸い飲み，注水器，ガーグルベースン

患者の口をすすぐための用品として，注水器や，吐き出した水をためるためのうがい用ガーグルベースンが便利である．嚥下可能な患者にはコップや吸い飲みなどを使用し，できない場合には水量の調節が可能な霧吹きを応用したり，手で圧力をかけることで注水できる容器などを用いる．

iv）吸引装置

一般の病棟のベッドサイドの気管吸引用の吸引器は吸引力が弱く，口腔ケアに使用するには少し危険である．口腔ケア専用の吸引器は，吸引力が歯科用チェアの吸引器と同程度あり，清掃性もよい．

e. 口腔ケア用の薬剤など

i）うがい薬

口腔粘膜の洗口消毒薬としては，ポビドンヨード，ベンザルコニウム塩化物，アクリノール，アズレンスルホン酸ナトリウム水和物などが用いられる．ポビドンヨード（イソジンガーグル®など）は，ウイルスやMRSAを含む広範囲の微生物に有効であり，誤嚥性肺炎の危険性がある場合などに使用するが，菌交代現象が生じる可能性も指摘され，必要と判断されたときのみ使用する．

ii）保湿剤

口腔保湿剤には液体，ジェル，スプレーの3タイプが市販されている． 〔角　保徳〕

■ 文　献

Sumi Y, Kagami H, et al：High correlation between the bacterial species in denture plaque and pharyngeal microflora. Gerodontology, **20**(2)：84-87, 2003.

角　保徳：要介護高齢者に役立つ口腔ケア用品．日歯医師会誌，**62**：409-420，2009．

3　疾患・症状に対応した口腔ケア

(1) がん治療と口腔ケア

a. がん治療に伴う口腔合併症

がん臨床では，がん患者に苦痛を少なく治療を完遂することが求められる時代を迎えている．口腔ケアは，がん治療に伴う口腔合併症の予防，軽減を目的に行われ，がん支持療法に必須のケアと認知されつつある．

がん治療の口腔ケアは，口腔合併症の症状や病態が治療方法によって異なることから，手術，放射線，がん化学療法，そしてがん緩和医療の4つに分類される．

b. がん化学療法による口腔合併症

口腔合併症は，標準的ながん化学療法の40％，造血幹細胞移植治療の80％に発症すると試算されている．

i) 口腔粘膜炎の発症と経過

がん化学療法による口腔合併症で最も頻度が高く重大なものは口腔粘膜炎である．

抗がん薬投与開始後10〜12日で潰瘍を伴う口腔粘膜炎が発症する．口腔粘膜炎発症後1週間〜10日ほどで基底細胞が再生して上皮化が進み，口腔粘膜炎は治癒する（Sonis, 2004）．

ii) 口腔粘膜炎の管理

残念ながら口腔粘膜炎に根治的な治療はない．対症療法を確実に行い症状緩和に努める．

具体的には，口腔衛生状態の維持，口腔内保湿そして疼痛コントロールの3つを，医療者側が患者に啓発，教育して治療中のコンプライアンスを維持するように努める．

c. 放射線療法による口腔合併症

口腔がんや咽頭がんなど頭頸部領域のがんに対する放射線治療で口腔が照射野に含まれる場合，ほぼ100％口腔合併症が発症する．

放射線治療による口腔合併症は，がん化学療法による合併症と比較すると，重症でかつ長期間継続する．また治療開始して早期に起こる急性障害と，治療終了後6カ月〜1年以降に発症する晩発性障害に分類される（**表6.4.2**）．

i) 口腔乾燥症

口腔乾燥症は，放射線治療に伴う最も重篤な症状の1つである．放射線により唾液腺組織が線維化，脂肪変性，腺房萎縮を起こし，唾液分泌量が著しく

表6.4.2　がん治療に伴う口腔合併症

	がん化学療法		放射線治療（口腔が照射野に含まれる）		がん周術期		緩和ケア
治療方法	大量化学療法（造血幹細胞移植含む）	一般的ながん化学療法（口腔粘膜炎の発症頻度の高い治療）	放射線単独	化学放射線療法	頭頸部がん・食道がん	一般的な外科手術	がん終末期医療
治療対象	血液，骨軟部腫瘍，泌尿器がんなど	大量化学療法以外のすべてのがん	早期舌がん，頭頸部がん（姑息治療）	進行頭頸部がん	頭頸部がん再建手術，食道がん手術	頭頸・食道がんを除く，すべてのがん	すべてのがん終末期患者（週単位の予後）
おもな口腔合併症	〈直接的影響〉 ・口腔粘膜炎 ・味覚障害 ・口腔乾燥 ・神経障害 〈間接的影響〉 ・歯性感染症 ・真菌・ウイルス感染症 ・歯肉出血 ・GVHD（移植片対宿主病）	〈直接的影響〉 ・口腔粘膜炎 ・味覚障害 ・歯性感染症 ・神経障害 〈間接的影響〉 ・歯性感染症 ・真菌・ウイルス感染症（ビスホスホネート薬による顎骨壊死，骨髄炎）	〈急性〉 ・口腔粘膜炎 ・味覚障害 〈晩発性〉 ・口腔乾燥 ・放射線性う蝕 ・顎骨壊死・骨髄炎 ・開口障害	〈急性〉 ・口腔粘膜炎 ・味覚障害 〈晩発性〉 ・口腔乾燥 ・放射線性う蝕 ・顎骨壊死・骨髄炎 ・開口障害 ・嚥下障害 〈その他〉 ・真菌感染症	創部感染 術後肺炎	術後肺炎	口腔不衛生 口臭 口腔乾燥 真菌感染 誤嚥性肺炎 義歯不適合 味覚障害

減少することが原因である．症状は，口腔乾燥感，口腔内違和感が強く，放射線性う蝕や咀嚼嚥下困難を伴うことが多い．

ii）口腔乾燥症の管理

根治的な方法はない．いくつかの対症療法を試して，最も患者に有効な方法を継続して行うようにする．唾液分泌を促すピロカルピン塩酸塩の服用，水や洗口液による含嗽，口腔保湿剤の使用などを行う．腫瘍に放射線を集中して，周囲の正常組織への照射を減らす強度変調放射線療法が開発され，唾液腺障害を軽減，回避する治療が可能になった．

d．がん手術と口腔ケア

術前の歯石除去やブラッシングにより口腔内を清潔に保つと，その創部感染や肺炎のリスクを軽減できることが報告された（大田，2005）．頭頸部再建手術では創部感染と肺炎のリスクを軽減，食道がんでは肺炎のリスクを軽減できると考えられる．

e．がん緩和医療と口腔ケア

がん終末期は，易感染性宿主の状態になるため，さまざまな口腔合併症が発症する（表6.4.2）．特に経口摂取ができなくなり，口腔乾燥が強くなると，口腔内が汚染する．口腔ケアにより，口臭，口腔乾燥の症状を軽減することができるので，口腔ケアは患者の尊厳を保つ重要なケアと位置づけられている．

〔大田洋二郎〕

■文　献

大田洋二郎：口腔ケアは頭頸部進行癌における再建手術の術後合併症率を減少させる．歯界展望，**106**(4)：766-772，2005．

Sonis ST：A biological approach to mucositis. J Support Oncol, **2**(1)：21-36, 2004.

Twycross R：トワイクロス先生のがん患者の症状マネジメント（武田文和訳），pp77-92，医学書院，2003．

（2）気管挿管患者の口腔ケア

a．気管挿管中の口腔の状態

人工呼吸器装着中で気管挿管されている患者は意識障害や鎮静，麻痺などによる運動機能の低下，脳の障害に伴う嚥下・咳反射の消失，さらに禁飲食や高度のストレスによる低栄養，易感染状態にあることが多い．また開口状態となることが多く，口腔内は乾燥する．さらに脳機能の低下と禁食により，唾液の分泌が減少し，これにより口腔内の自浄作用は低下する．さらに気管チューブ，バイトブロック，固定テープなど障害物があるため口腔ケアを行うことが困難で，口腔内細菌の増殖，易損傷状態，抗菌薬やステロイドの使用による菌交代現象と，それに伴う真菌や院内感染菌の定着，増殖といったさまざまな問題が生じていることが多い．

また，嚥下・咳反射の障害，気道内の分泌能の低下，食道入口部の弛緩，胃管チューブの存在，蠕動運動の低下による胃食道逆流などの問題が生じてくる．さらに挿管チューブにより，喉頭蓋や声帯の運動が障害され，気道が開放状態となるため，口腔・咽頭の分泌物や逆流した胃内容物が気管に侵入しやすい状態にある．

b．人工呼吸器関連性肺炎

院内感染のうち肺炎が占める割合は約15％で，ICUおよびCCUといった重症患者の管理を行う現場では，それぞれ27％，24％と高い割合であるとの報告がある．また病院関連細菌性肺炎を引き起こす最大の危険因子は気管挿管といわれている．人工呼吸器関連性肺炎（ventilator associated pneumonia：VAP）は人工呼吸器装着後，48時間以降に生じた肺炎であり，この発症率は5～67％で，死亡率は24～76％と高値であるといわれている．したがってVAPの予防は呼吸管理を行ううえで重要な問題となっている（岸本，2002）．

急性期医療の現場で口腔ケアは肺炎など感染の予防対策に位置づけられ，多くの施設でマニュアルが作成され，クリニカルパスに導入されている．

VAPの感染経路のうちカフ上部の分泌物の気管へのたれ込み（silent aspiration）では，まず口腔・咽頭で細菌の定着・増殖が起こり，これがバイオフィルムを形成する．特に歯や気管チューブの外壁にはバイオフィルムが形成されやすく，これに唾液や血液などが接触し細菌が混入する．これら多量の細菌を含む唾液や血液が，開放状態にある気道内に侵入し，挿管チューブのカフ上に貯留して，カフと気管壁との隙間から気管腔内へ漏出し，末梢気道へ流れ込み，生体が対処できない量の病原性細菌が播種されて，VAPが発症するといわれている．

このようなことから，アメリカ疾病管理予防センター（Centers for Disease Control and Prevention：CDC）の医療関連肺炎予防のためのガイドライン2003では口腔衛生の包括的プログラムの構築と実施を勧告しているが，VAP予防のため具体的な口腔ケアの方法については提示されていない（密田，2005）．

c. 気管挿管患者に対する口腔ケアの実際

　口腔内の消毒液はイソジン®がよく使用されているが, 粘膜刺激性, 口腔乾燥, 口腔内常在菌叢への影響などの問題が指摘されている. よって1〜10%と状況に合わせて, できるかぎり希釈して使用する. 視野の確保・口唇の保護のために口角鉤とプラスチック製の硬性の吸引管を準備する. 軟性の吸引チューブでは, 舌や頬粘膜を圧排できず, 咽頭にたまった汚物や唾液を吸引することが困難な場合が多い. また清拭には清掃効率が高く粘膜を障害しにくいディスポーザブルの粘膜ブラシを用いることが望ましい.

　次にステップごとに気管挿管患者の口腔ケアについて解説する.

i) 体位・カフ圧の調整

　まず体位の調整を行う. 気管挿管されている患者は誤嚥のリスクが高く, 医学的な禁忌がなければ, 上体は30〜45度挙上しておく（密田, 2005）. 体位の調整後, カフ圧計を用いてカフ圧を確認する. カフ圧は通常と変える必要はないが, 口腔ケア時にカフ上に貯留した洗浄液や分泌物などがカフ下へ漏洩する可能性がある場合は若干カフ圧を上げる. しかし気管粘膜の毛細血管の血圧は35〜45 mmHg程度であり, これをこえることはカフ圧迫部の毛細血管の血流障害を招き, カフ圧迫部と周囲組織の壊死を引き起こすことから, 最小限にとどめ, ケア終了後直ちにもとに戻す. カフ圧を確認ないし調整した後, カフ上の貯留物の吸引が可能な気管チューブであればこれを行う.

ii) 挿管チューブの固定位置の確認

　ICUでの口腔ケアは通常2〜6時間おきに行われているが, 1日1回程度, 気管チューブの固定位置を変更する時以外は, 気管チューブの固定をしたまま行われる. このため十分なケアが行えない部分が生じる. よって気管チューブの固定位置を変更するときに合わせて, 口腔ケアを行うことは効率的である. このとき, 気管チューブを固定するテープや器具は除去されるため, ケアを行ううえでの障害は少なくなるが, 気管チューブの誤抜去や反対に深く挿入され, 片肺の換気になってしまわないように注意しなければならない. そのため, ケア開始前に気管チューブの固定位置を確認するとともに, ケア中・ケア後も適宜確認する必要がある. 反対に気管チューブの固定を除去しないで口腔ケアを行うときには, 上顎に固定し, 開口可能な状態で行うことが望ましい. しかし, 口角で固定されている場合などでは, 開口が制限され気管チューブやバイトブロックなどで視野が確保できず, また採光も遮られることから, 粘膜の損傷や除去した汚物の咽頭への落下に十分に気をつけなければならない.

iii) 口腔周囲の清拭

　口腔周囲に付着した細菌, 特に薬剤耐性菌を含む院内感染菌を口腔内に持ち込むことを予防するため, 1%イソジン®液や口腔湿潤剤などを湿らせたガーゼで, 口唇周囲および鼻孔を清拭する（密田, 2005）. 鼻腔の清拭を行うのは, 鼻汁や血液などで鼻孔が閉鎖した場合, 副鼻腔炎を生じ, 多量の鼻汁が咽頭に流入することで, VAPのリスクになるからである. CDCガイドラインにおいても, 長期の経鼻挿管はVAPのリスクを増大させるとしている.

iv) 視野の確保

　口唇を湿潤させ, 視野と安全確保のため口角鉤を装着する. 必要であれば開口器を装着する.

v) 汚染物, 洗浄液の咽頭へのたれ込みの防止

　口狭部から咽頭部に気管チューブを巻くようにガーゼなどを挿入し, 口狭部を閉鎖する. これは, ブラッシングによる飛沫や除去した汚物が咽頭に落下するのを防ぐことと, 唾液や洗浄液が多量に咽頭に流入するのを防ぐためである.

vi) 歯, 粘膜の清拭

　1%イソジン®液や口腔湿潤剤などを浸した歯ブラシでブラッシングし, 粘膜ブラシで頬粘膜, 口蓋粘膜, 舌, チューブを清拭する. 強固な付着物がある場合は, 2倍に希釈したオキシドールで愛護的に除去する. 適宜硬性の吸引管にて吸引を行う.

vii) 洗　浄

　現在多くの施設で粘膜の清拭を行った後, 口腔内の洗浄とカフ上に貯留した分泌物を希釈・除去する目的で, カフ上吸引と口腔内の吸引を行いながら, 200 ml程度の水で口腔内の洗浄を行っている. しかし, 口腔内に水を注入することで, 嚥下反射が生じ, これによる嚥下圧がカフ上の分泌物や洗浄液をカフ下に押し込む可能性もあることから, 注意が必要である.

viii) チューブの固定, カフ圧の調整

　最後に口腔粘膜や口唇に保湿剤を適量塗布し, 気管チューブを固定, 体位とカフ圧を調整する. その後カフ上, 口腔内, またカフ上吸引を行ってから,

気管内の吸引を行う．これは，口腔内吸引や気管内吸引による刺激により，嚥下反射が生じる可能性があるからである．ただし，カフ上吸引ではカフ上の分泌物を完全に吸引できないことから，十分な注意が必要である．

〔渡邊 裕〕

■ 文 献

岸本裕充：肺炎・VAPを予防する口腔ケア，pp60-66，照林社，2002．
密田年宏監訳：医療関連肺炎予防のためのCDCガイドライン，2003年版，国際医学出版，2005．
渡邊　裕，山根源之他：気管挿管患者の口腔ケア．老年歯科医学，20：362-369，2006．

(3) 認知症患者の口腔ケア

認知症は，脳が全般的に萎縮していくことが原因となるAlzheimer病や脳梗塞，脳出血などにより脳機能が障害される脳血管性認知症，さらにこの2つが複合したものなどの変性疾患によることが多い．現在はこの2つの疾患が初老期認知症の主原因であり，その比率も1対1に近いと考えられている．他の原因疾患としては，45～65歳の初老期に起きるPick病やびまん性Lewy小体病などがある．

認知症が一般的な「もの忘れ」と異なる点は，体験全体を忘れる大きな記憶障害である．進行性の疾患で判断力の低下を伴う，認知障害がある，などがあげられる．また認知症が進行すると，多くは記憶欠落範囲が広がり，いわば過去が徐々に消失していくために常時，大きな不安感をもつことになる．これに認知障害と判断力低下が加わることにより，拒否動作やパニックなどの問題行動を起こしやすくなる．

これらを歯科臨床現場での一場面に当てはめて考えてみよう．たとえば認知症高齢者に対して「この歯ブラシでお口のなかをきれいにしますよ」と声をかけて，口腔ケアを実施しようとして，大声と強い拒否動作がみられたとする．この状況は，前述のように大きな不安感をもって「何かされる」と感じて怯えている患者本人にとっては，「歯ブラシ」という理解できない棒状のものを無理矢理口のなかに入れられて痛いことをされると感じ，大声をあげて拒否している状況と考えられるであろう．このようなケースでは，たとえば「今，お口のなかが痛くならないようにバイキンをとるから，お口のなかを触るけど少しだけ我慢してね」と声をかけるなど，何を認知して，何を認知していないのかを表情やしぐさで判断し，理解できる言葉を探りながら話しかけ，必要なことをできるだけ認知してもらう努力をすることが不可欠である（藤本，2003）．さらに，すぐに口腔内に直接器具を挿入することは避けて，手，腕，肩，頬，唇というように遠位から徐々に触れる（脱感作），最初は刺激の少ないスポンジブラシなどを使用するなどの配慮をすることが，スムーズなケアへの第一歩となるであろう．認知症という疾患を理解し，さらに患者の認知症進行や判断力低下の程度，通常どのような拒否動作をすることが多いか，などを考慮し対応することが重要である．

またこのような方法では対応しきれない強い拒否動作がみられる場合には，次のような患者も術者もともに安全な抑制法や手技を学ぶことが必要となる．

a. 手の抑制法

手を安全に抑制することが基本である．手首をつかんで抑制すると腕全体の抑制に強い力が必要となり，また指が自由に動くのでつかむ，引っかく，つねるなどの拒否動作が可能となってしまう（図6.4.2）．場合によっては強い力で抑制することとなり患者の手首にあざが残ってしまったり，術者の腕や手に傷を負ってしまうなど大きな問題となることもある．このような状況を避けるためには，互いの手のひらを合わせて握手をすると比較的容易に安全な手の抑制が可能となる（図6.4.3，6.4.4）．

b. 口腔内への器具の入れ方

前述したようにたとえば歯ブラシなどの器具を安易に口腔内に挿入すると，拒否動作としてからだや顔を急に動かした際に，器具が粘膜に強く当たるた

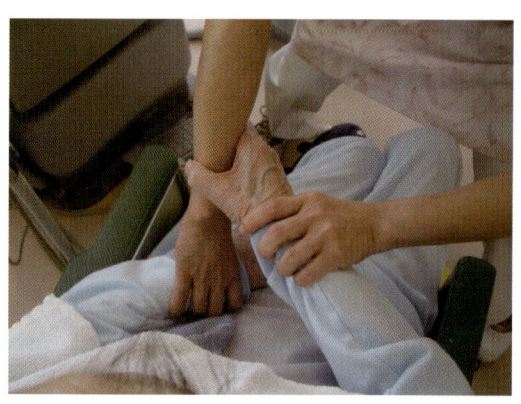

図6.4.2 手首をつかむとうまく抑制ができないことが多い

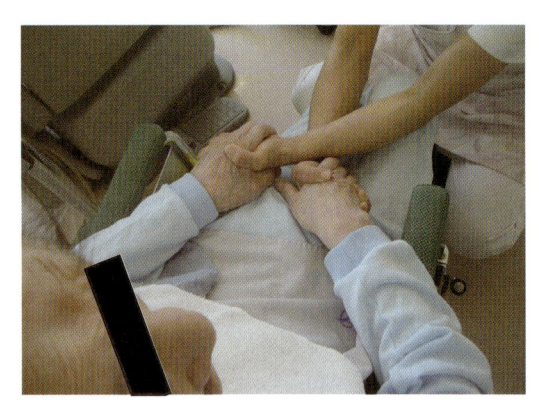

図 6.4.3　握手による手の抑制の例①

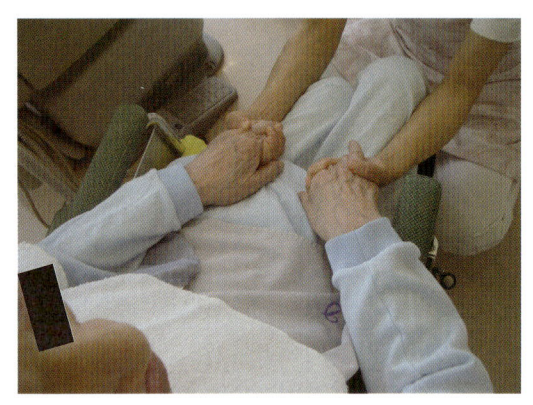

図 6.4.4　握手による手の抑制の例②

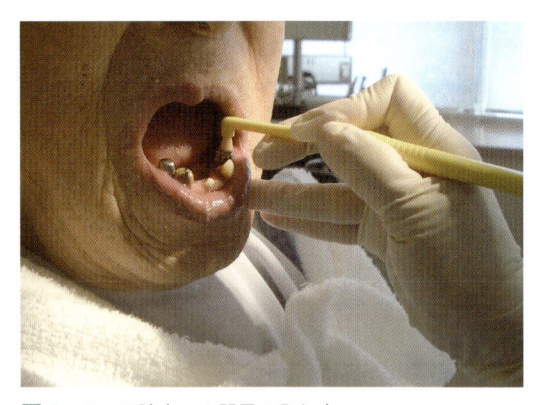

図 6.4.5　口腔内への器具の入れ方
器具をもつ手の指を対象側の顎骨などにしっかりと支持させることにより，頭部が動いたり開閉口運動をしたとしても，器具と口腔との位置関係が変化しない．

粘膜に強く当たることを防止できる（藤本，2003）．
〔藤本篤士〕

（4）開口障害を有する患者の口腔ケア

要介護高齢者の臨床現場でよくみられる開口障害としては以下の4つがある．
① 中枢神経障害や神経系疾患などにより随意的開口が難しくなる神経性開口障害
② 口腔機能低下を放置するなどして廃用性機能低下が進行したことによる筋性開口障害
③ 認知障害による強い拒否反応としての開口障害
④ 1〜3のいくつかが複合している開口障害

開口を維持するための方法としては，臨床的には上下顎間に開口状態を保持するための装置や器具を用いることが多い．その際に注意しなくてはいけないことは，長時間強制的に開口させないことで，長時間の強制的な開口は，患者本人に苦痛を強いるばかりではなく，誤嚥のリスクも増大し，さらには顎関節が障害される可能性もある．健常者は安静時に23.5±11.5回/時つまり2〜3分に1回の割合で嚥下運動を行っている．開口状態を長時間維持することはこれらの生理的な嚥下運動を阻害し，さらに口腔刺激により安静時唾液分泌量（0.3 ml/分）よりも増えていると考えられる唾液の嚥下を開口状態で強いること，またこのような器具を使用しなければならない患者の多くは嚥下機能の低下や障害がみられることも多いことなどにより，誤嚥リスクが増大すると考えられる．患者の状態を確認しながら，少なくとも2〜3分に1回程度は開口保持状態を解放し，同時に口腔内の唾液を頻回に吸引するなどの配慮が必要である．

a. 開口補助器具

開口維持が難しい場合には，臼後三角後縁のやや内側のKポイントとよばれる部分を刺激したり，頭部を後屈させるなどして開口を促したり，口を開けるタイミングを見はからい開口補助器具を上下顎間に挿入して，開口状態を維持する．

金属製の開口器は健全な歯が上・下顎に十分にある場合には使用できるが，開口障害を呈するような要介護高齢者の場合には，う蝕や歯周病が進行していたり，欠損歯数が多く，使用できないケースも多い．このような場合には，硬質スポンジ（ポリウレタン製，図 6.4.6）やシリコーン製のチューブ（図 6.4.7，6.4.8）など，歯や粘膜を傷害するリスクが

め強い痛みを感じ，さらに強い拒否動作につながることも多い．このような状況を避けるためには器具をもつ手の薬指や小指などを患者の頬や下顎などにしっかりと支持する．これにより患者が顔やからだを急に動かしても手がその動きに連動し，器具と口腔の位置関係が変化しないため（図 6.4.5），器具が

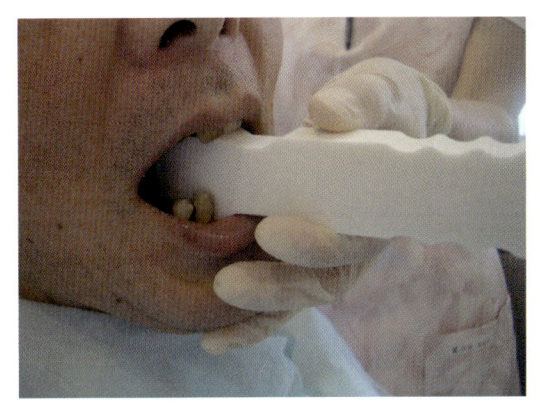

図 6.4.6 硬質スポンジ（ポリウレタン製）でできている開口パッド（オーラルバイト・スリム®）
粘膜にも負担が少ない． （斉藤工業）

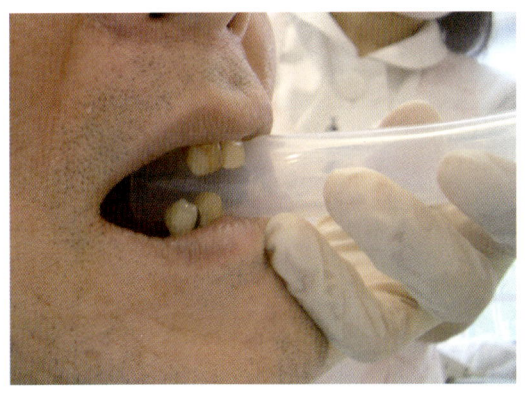

図 6.4.7 シリコーンチューブ製のエラックバイトチューブ®
症例に応じてそのまま口腔内に挿入したり，2つに折って使用する． （ライオン歯科材株式会社）

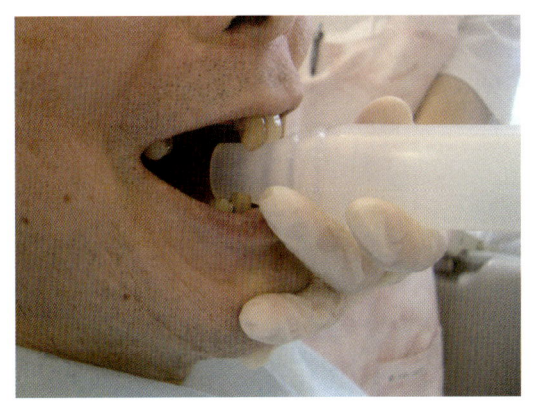

図 6.4.8 シリコーンチューブ製のロックチューブ®
段差があるので徐々に開口量を上げることができ，またアンダーカットがあるため自然脱離しづらい．
（株式会社デントケア）

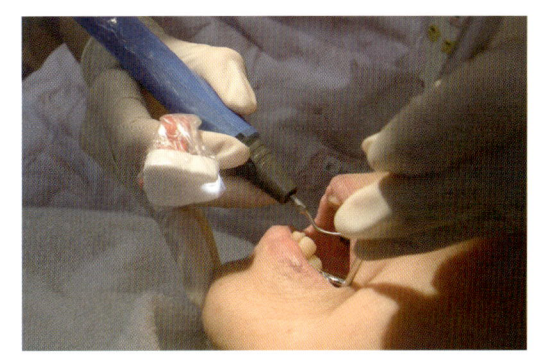

図 6.4.9 プレスタライト®
指につけて使用できるので使いやすく小回りがきく．
（アグサジャパン株式会社）

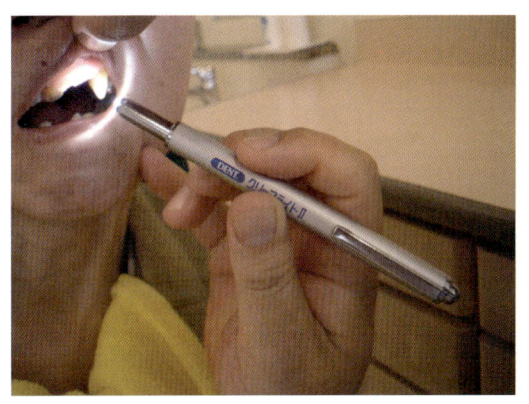

図 6.4.10 DENT.クリップライトⅡ®
LEDの強い光で，全体が細く，全長が150 mmと長いので，必要であれば口腔の奥の方まで照明できる．
（ライオン歯科材株式会社）

少ない開口補助器具を使用するとよい．

b. 口腔内の照明

開口補助器具を使用しても十分な開口量が得られず，口腔内の照明も十分でない場合も多い．歯や粘膜の状態をしっかりと視診するためにも，照明器具は重要である（図6.4.9，6.4.10）．市販の懐中電灯も光量が多く照射範囲が広く使いやすいが，赤色光であると薄黄色の剝離上皮や歯垢などの口腔内付着物がみえづらくなってしまうので，白色光に近い照明を使用するとよい． 〔藤本篤士〕

■ 文 献

藤本篤士：痴呆性高齢者への口腔ケア．老年歯科医学，**18**(1)：40-43，2003．

藤本篤士，武井典子他編著：5疾病の口腔ケア．第11版，医歯薬出版，2013．

(5) 摂食・嚥下障害のある患者の口腔ケア

医学的に「食べる行為と機能」を摂食・嚥下ととらえ，それを先行期（認知期），準備期（咀嚼期），口腔期（嚥下第一相），咽頭期（嚥下第二相），食道期（嚥下第三相）の5つの時期に区分する［⇨1.4-5(2)を参照］．摂食・嚥下障害に対する口腔ケアは，口腔清掃のみならず，摂食機能訓練による機能回復といった視点からの対応も必要である．口腔清掃と摂食機能訓練が両輪をなすことにより，気道感染，誤嚥性肺炎あるいは窒息といった直接生命にかかわる諸問題の予防に貢献することができる．本項では摂食機能訓練は他項に譲り，摂食・嚥下の5つの時期の病態に照合しながら，口腔清掃についての考え方と手法について述べる．

a. 先行期（認知期）障害

食物を口腔に取り込む前段階の「食事行為」を問題にする．たとえば片麻痺で利き手による食具の扱いが困難になったり，また認知障害で食物への反応がなく開口しなかったり，あるいはたえまなく食物を口に運んで頬張ってしまったりといったことが起きる．

歯ブラシ使用のための利き手交換の訓練は，書字や食具の操作を獲得する際の方法に準じて，本人の歯磨き行為に術者が手添え介助をし，カウントしながら縦磨きや横磨きのリズムを構築していく．認知症の患者のなかには，口腔清掃介助の際に開口しなかったり，拒否をしたりすることがあるが，まずは本人と術者（介助者）の間に馴染みの関係を築くことが重要で，それに十分な時間を費やすことが必要である．その後，口唇，歯肉，歯間歯肉乳頭部（図6.4.11），あるいは臼後三角のやや後方（K-point）（才藤，1998）などに触れると開口が誘発され，口腔清掃開始の手がかりになる．

b. 準備期（咀嚼期）障害

食塊形成が不良のために口腔内を観察すると，最初に目につくのが，歯垢や歯石よりも歯の表面に付着している食物残渣であったり（図6.4.12），口蓋や舌背部にそのままの形で付着している米飯などの食物であったりする．また片麻痺のように左右差がある場合は，麻痺側に食物残渣が付着しやすくなる（植田，1999）．

そこで，歯表面，舌，口蓋，およびそれら麻痺側に着眼点をもち，歯ブラシにより食物残渣の除去をはかる．歯磨き行為が自立している場合は，それら

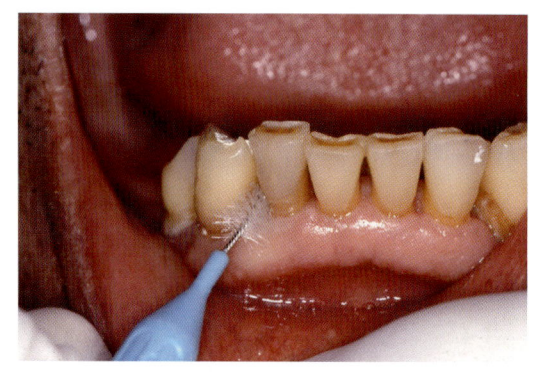

図6.4.11　認知障害に対する開口誘導法
開口誘導法は，患者により違いがあるが，写真は歯間ブラシを歯肉乳頭部に触れることにより開口する場合である．

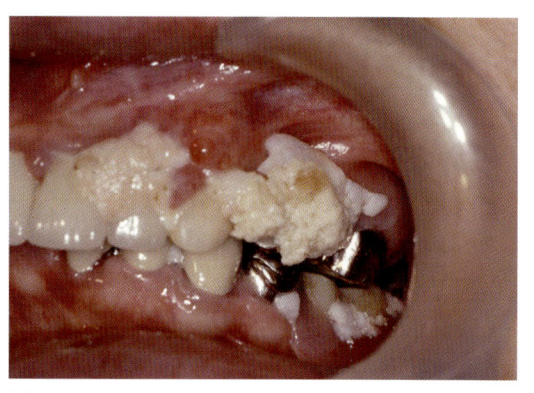

図6.4.12　準備期障害における脳卒中片麻痺患者の典型的口腔内所見
咀嚼不良により食塊形成がなされず，麻痺側の歯表面に食物残渣が付着している状態．

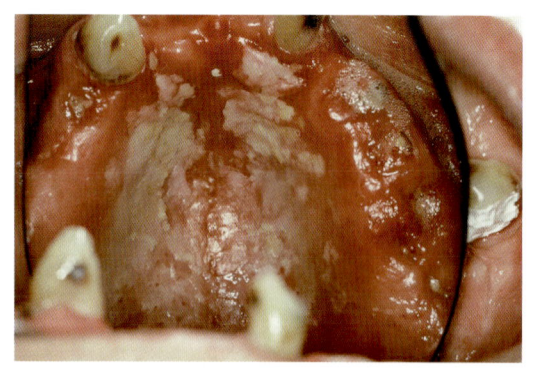

図6.4.13　咽頭期障害（胃瘻管理）の口腔内所見
経口摂取や会話がなく，自浄作用が働かないために新生交代されない上皮が，口蓋に付着している状態．

の部位に歯ブラシを当てるよう本人に注意を促す．介助を必要とする場合は，水を入れたコップを用意し，歯ブラシで拭った食物残渣を水で洗い落としながら口腔清掃を続ける．義歯装着者の場合は，毎食

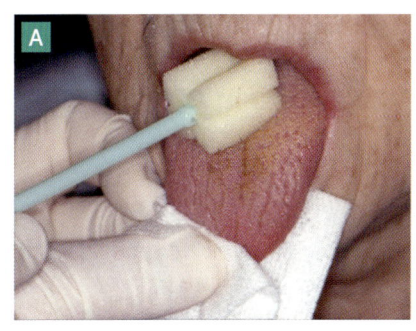

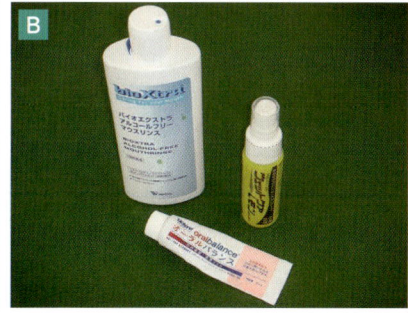

図 6.4.14 保湿剤とスポンジブラシ
A：スポンジブラシに保湿剤を塗布して粘膜清掃を行う．
B：上はスプレー状，液状，下はゼリー状の保湿剤．

後に義歯をはずして清掃することが望ましい．含嗽は歯垢と歯石の除去にはならないが，食物残渣の除去は可能なので，介助者が時間的に毎食後の歯ブラシによる清掃ができない場合，食後の含嗽を徹底するだけでも，少なからず誤嚥性肺炎の予防となる．

c. 口腔期（嚥下第一相）障害

嚥下反射が遅延している状況なので，口腔内の舌下部や口腔前庭などに食塊（食物を咀嚼し唾液と混合され嚥下可能となった塊）が停滞していたり，咽頭後壁，舌根部，口蓋弓といった嚥下反射誘発部位に泡状の唾液が付着していたりする．

食塊と唾液除去のための口腔清掃は，指にガーゼを巻いてふき取るのもよいが，スポンジブラシが，口腔の奥や舌下部などの細かい部位に到達しやすく有効である．その際には，食塊を拭ったスポンジブラシをペーパータオルでふき取り，コップの中の水で洗い絞ってから，また清掃をするといったことを繰り返しながら行う．

d. 咽頭期（嚥下第二相）障害

咽頭期障害の場合は，口腔ケアの最中に分泌される唾液や痰の咽頭部の残留（pooling），喉頭侵入（penetration），あるいは誤嚥（aspiration）を予防する配慮が必要である．

ベッド上臥位での口腔清掃を余儀なくされ麻痺側と非麻痺側がある場合には，非麻痺側を下，麻痺側を上にした側臥位で口腔清掃をすると誤嚥予防がはかれる．すなわち，唾液は非麻痺側の梨状窩に流れやすくなるために誤嚥のリスクが低くなる．また胃瘻管理で経口摂取の機会がほとんどないような場合には，口腔内自浄作用が働きにくいので，口腔乾燥や粘膜上皮の残渣（図 6.4.13）が目立つようになり，口腔内微生物の異常繁殖を助長してしまう．粘膜用ブラシなどの清掃器具に保湿剤をつけ，口蓋や舌に塗布しながら上皮残渣の除去を行う（図 6.4.14）．口腔清掃中も吸引器は常備していることが望ましいが，設置されていない場合はガーゼやスポンジブラシで分泌物をふき取りながら清掃を行う．

e. 食道期（嚥下第三相）障害

無動や筋強直のある Parkinson 病のような場合は，食道の蠕動運動も不活発なために，しばしば胃食道逆流を生じやすく，そのため逆流性誤嚥による肺炎を発症することがある．口腔内を観察すると，食道や胃の内容物の逆流のために歯のエナメル質が溶けて崩壊している場合がある．

逆流予防のために，食中・食後はなるべく座位に近い状態を保つことを心がける．逆流の瞬間はとらえづらいが，歯の崩壊に加えて口臭が強いようであれば逆流の疑いをもち，そのときだけでも口腔清掃に特別な時間を費やすべきである．

口腔清掃はそれ自体が口腔内諸器官に対する感覚や運動応答を誘発し，唾液分泌や粘膜の血行を促進させることにより，摂食・嚥下機能回復のための一役を担っている．今日，摂食・嚥下の5つの時期に応じた機能回復のための訓練法は確立されているが，口腔清掃はいずれの障害時期にも共通した訓練法の1つであると解釈できる．口腔ケアは，施した瞬間から口腔に潤いと色合いが帯び，ひいては患者の心身に反映される所作であると思える．

〔植田耕一郎〕

■ 文 献

才藤栄一，向井美恵監：摂食・嚥下リハビリテーション，第2版，p190，医歯薬出版，1998．
植田耕一郎：脳卒中患者の口腔ケア，医歯薬出版，1999．

6.5 リハビリテーション

1 摂食・嚥下リハビリテーション

(1) 摂食・嚥下障害の診断・評価

摂食・嚥下リハビリテーションを効率的に行うためには摂食・嚥下障害を的確に診断する必要がある．摂食・嚥下障害の発症時期と経過は原疾患によってさまざまであり，障害の部位，程度や頻度，障害を起こしやすい食品や姿勢なども個々の症例により異なり，摂食・嚥下障害の病態を正確に評価するためには原疾患の理解とともにいくつかの検査法を組み合わせて複数回の評価を行うことが必要である．本項ではおもな嚥下機能検査法について述べる．

a. 機器を必要としない検査法

i) 医療面接（問診）

医療面接は患者の状況を把握し，嚥下障害の発症時期，原因，部位およびその程度を推定し，対応法を決定するためにきわめて重要である（**表 6.5.1**）．特に高齢者においては意識レベルを把握することが必要で，摂食・嚥下リハビリテーションの対象としてはジャパン・コーマ・スケール（Japan Coma Scale：JCS）で10（Ⅱ-1；ふつうの呼びかけで開眼する）以上の意識レベルが求められる．発達障害に伴う小児の嚥下障害については原疾患を把握するとともに現在までの発達の経過，食環境，食内容の既往についての情報を詳細に収集する必要がある．

原疾患について正確な情報を得ることはきわめて重要で，たとえば進行性の疾患では摂食・嚥下リハビリテーションの治療目標を機能の回復ではなく，現状機能の維持とする場合もある．

医療面接から得られる患者の自覚症状からは障害の部位を推定することができる（**表 6.5.2**）．症例によっても異なるが，一般に嚥下口腔期の障害では固形物が，嚥下咽頭期の障害では液体が嚥下障害を起こしやすいとされ，嚥下しやすい食物や姿勢からは障害の部位が推定されると同時に障害に対する患者の適応能力を把握することができる．

体重の増減も必ず聴取するべき事項で，体重の減少が著しい場合には疲労を伴う機能訓練の実施は慎重に行い，栄養摂取法を含め適切な栄養指導を行う．また肺炎の既往がある場合はいわゆる不顕性誤嚥も含め誤嚥（気管内侵入）の可能性が強く疑われる．

ii) 視診および触診

視診および触診は嚥下に関与する各器官の形態，運動，感覚を評価するために行う（**表 6.5.3**）．高齢者においては既往がなくても脳血管障害や変性疾患が潜在する場合が多いため，嚥下に関与する第Ⅴ・第Ⅶ・第Ⅸ・第Ⅹ・第Ⅻ脳神経の支配領域の運動，

表 6.5.1 医療面接における評価項目

1. 意識レベル（JCS）
2. 嚥下障害の発症の状況と経過
3. 原疾患の経過
4. 嚥下時の自覚症状
5. 摂食状況
   摂食している食物の種類
   摂取量と所要時間
   嚥下しやすい体位・姿勢
6. 体重（現在の体重と増減）
7. 肺炎の既往

表 6.5.2 自覚症状と推定される障害との関係

症状	推定される障害
唾液，食塊の口腔内残留	舌による送り込み運動の障害，頰部の弛緩
嚥下動作開始前の咽頭部への流れ込み	舌による食塊保持動作の低下，咽頭期嚥下の惹起不全
咽頭部の停滞感，通過障害	舌による送り込み運動の障害，咽頭収縮の減弱，輪状咽頭筋弛緩不全，喉頭挙上障害，腫瘍性病変，頸椎骨棘など
鼻腔内逆流	鼻咽腔閉鎖不全，食道入口部の開大不全による咽頭部の貯留
流涎	口唇閉鎖不全，口腔知覚不全

表 6.5.3 視診および触診による診断項目

1. 嚥下関与器官の形態
2. 口唇と頰部：柔軟性と閉鎖能および知覚異常と流涎の有無
3. 舌：運動能および知覚異常と攣縮の有無
4. 下顎運動の異常の有無
5. 発声時の呼気鼻漏出の有無
6. 軟口蓋の偏位，運動不全と知覚麻痺，反射の有無
7. 咽頭部：知覚と咽頭反射，絞扼反射（嘔気反射・催吐反射）の有無
8. 下顎張反射の有無
9. 唾液分泌
10. 口腔衛生状態
11. 頸部，体幹の可動性
12. 褥瘡，るいそうの有無

[発達障害児の場合]
1. 発達の程度
2. 原始反射の消失の有無，過敏と拒否の有無

感覚の診断は慎重に行う．障害が軽度の場合や回復期あるいは進行期では出現する症状が固定されていないことが多く，繰り返し精査することが望ましい．発達障害児の嚥下障害については視診により患児の発達の程度を注意深く観察することが重要である．また触診により原始反射の消失の有無，過敏や拒否の有無について判定することは必須である．

iii) 声，呼吸音の聴取

湿性嗄声，湿性の呼吸音が聴取される場合は貯留，喉頭侵入，誤嚥などが強く疑われる．後述する頸部聴診によりさらに詳細な情報が得られる．

iv) 栄養アセスメント（(4) 栄養管理参照）

摂食・嚥下障害患者のQOLを向上させるには栄養と水分の必要量を摂取させることは不可欠である．摂食・嚥下リハビリテーションを開始する前に栄養アセスメントを必ず行い，患者とその家族に現在の栄養状態と栄養必要量（あるいは摂取目標量）について十分説明する必要がある．

v) 喉頭挙上度検査

喉頭挙上運動は一連の嚥下機能に関連する運動のなかでもきわめて重要な運動の1つで，空嚥下（唾液を嚥下する）時の喉頭挙上量，挙上力を判定する．喉頭挙上量は健常者の場合，1.5～2 cm 程度で，1 cm 以下は異常とみなす．喉頭挙上力は甲状軟骨の動きを手指で触知して判定する．

vi) 反復唾液嚥下テスト（repetitive saliva swallowing test：RSST）

本検査は患者に空嚥下を反復させ，嚥下反射の随意的な惹起能力を評価するスクリーニング法である．口腔乾燥のある場合は口腔を湿潤させてから空嚥下を行わせる．高齢者では30秒間に3回以上の反復が正常の目安となり，2回以下の高齢者では嚥下造影（videofluoroscopic examination of swallowing：VF）検査で嚥下障害の所見を示すことが多いことが明らかとされている（小口他，2000）．

vii) 氷砕片飲み込み検査（ice chip swallow test）

氷砕片飲み込み検査は重度の嚥下障害患者の嚥下機能を評価するために行う．本検査では氷砕片を嚥下させ，嚥下咽頭期の誘発，むせ，貯留の有無を評価する．氷砕片は冷刺激による嚥下咽頭期の誘発が期待でき，また患者は食塊の位置を容易に自覚することができるため，機能評価に加え直接的嚥下訓練の導入食としても適する．

viii) 改訂水飲み検査（modified water swallow test：MWST）

3 ml の冷水を口底部に入れて嚥下させ，嚥下反射誘発の有無，むせ，呼吸の変化を評価し，嚥下障害の程度を判定する（表6.5.4）．評点が4点以上のときは最大2施行繰り返し（合計3施行）最も低い点を評点とする．

xi) フードテスト（food test：FT）

本検査はプリン 4 g，粥 4 g，液体 3 ml のそれぞれを口腔内に入れて嚥下させ嚥下反射誘発の有無，むせ，呼吸の変化を評価し，嚥下障害の程度を判定する（表6.5.5）．評点が4点以上のときは前項のMWSTと同様に判定する．なお，液体 3 ml を用いる場合は前項のMWSTと同義である．

x) 2段階簡易嚥下誘発試験（simple two-step swallowing provocation test：S-SPT）

患者を仰臥位にして，鼻から小児用経鼻細管（5 Fr）を中咽頭まで挿入し，最初に蒸留水 0.4 ml を注入して3秒間観察する．嚥下動作が行われない場合は 2 ml の蒸留水を注入し，3秒以内に嚥下動作が行われない場合には誤嚥性肺炎発症のリスクが高いと判定する．誤嚥性肺炎は睡眠中の微量誤嚥が大きく関与すると考えられ，発症リスクを本検査により推定できるとされるが，口腔咽頭部の汚染がみられる患者では本検査を行う前に清掃処置を十分行い，検査後は必要に応じ吸引処置を行うのが望ま

表6.5.4 MWSTの判定基準

評点	症状
1点	嚥下なし，むせるまたは呼吸切迫を伴う
2点	嚥下あり，呼吸切迫を伴う（silent aspirationの疑い）
3点	嚥下あり，呼吸良好，むせまたは湿性嗄声を伴う
4点	嚥下あり，呼吸良好，むせない
5点	4点の症状に加え，空嚥下が30秒以内に2回可能

表6.5.5 FTの判定基準

評点	症状
1点	嚥下なし，むせるまたは呼吸切迫を伴う
2点	嚥下あり，呼吸切迫を伴う（silent aspirationの疑い）
3点	嚥下あり，呼吸良好，むせまたは湿性嗄声や中等度の口腔内残留を伴う
4点	嚥下あり，呼吸良好，むせない．口腔内残留ほぼなし
5点	4点の症状に加え，空嚥下が30秒以内に2回可能

しい．

xi）咳テスト

気道の防御反応である咳反射の有無を検査する方法でクエン酸を用いる方法と酒石酸を用いる方法とがある．なお本検査は喘息の既往のある患者には禁忌である．1％濃度のクエン酸生理食塩水溶液を使用する場合はネブライザーより水溶液を噴霧し，鼻閉した患者に口から呼吸させ1分間で咳が5回出現にて咳ありと判定する方法が従来行われていたが，現在では30秒以内に1回咳が出現した時点で咳ありと判定する方法が推奨されている（Sato et al, 2012）．

xii）頸部聴診法

頸部聴診法は食塊を嚥下する際に咽頭部で生じる嚥下音ならびに嚥下前後の呼吸音を頸部より聴診し，嚥下音の性状や長さおよび呼吸音の性状や発生するタイミングを聴取して嚥下障害を判定する方法である（平野他，2001）（表 6.5.6, 6.5.7）．本検査は非侵襲的に誤嚥や下咽頭部の貯留を判定するスクリーニング法としてベッドサイドでもきわめて簡便に行えるため，摂食・嚥下障害を扱う医療現場で広く用いられている．後述するように VF 検査，嚥下内視鏡（videoendoscopic examination of swallowing：VE）検査時に嚥下時産生音を検出し，記録することにより，聴診による判定のリファレンス情報を得ることができる．

b. 機器を用いて行う検査法

i）VF 検査

VF 検査では嚥下に関連する器官の形態と動態ならびに造影検査食の流れおよび貯留状態を観察し，障害の部位を判定し，貯留，喉頭侵入（造影検査食が声帯より上の喉頭内に侵入），誤嚥（造影検査食が声帯より下に流入）などの病態の定性的評価を行う（日本摂食・嚥下リハビリテーション学会医療検討委員会，2011）．通常，側面像（図 6.5.1）で撮像するが，左右差を検討する場合には正面像で撮像する．VF 検査においては嚥下障害の診断に加え，後述する代償法や嚥下訓練法の効果を判定する．また誤嚥や貯留が認められた場合には透視下で排出能を確認する必要がある．さらに検査中に姿勢調節法や嚥下法の効果をモニターで患者に提示することにより VF 検査をバイオフィードバック法としても利用できる．

VF 検査はゴールドスタンダードな検査法として普及しているが，検査結果をその後のリハビリテーションに反映するためには検査中の患者の状態を正確に再現することが不可欠である．検査中の摂食動作をビデオ録画しておくと，検査後のリハビリテーションや摂食介助時に，姿勢を含め検査時の状況を正確に再現することが可能となる．また VF 検査中に嚥下時産生音を検出し，造影画像とともに記録すると，摂食・嚥下リハビリテーション時に行う頸部聴診のリファレンス情報として利用することができる．

ii）VE 検査

経鼻的に挿入した軟性内視鏡（ファイバースコープ）を用いて鼻咽腔・下咽頭・喉頭を観察し，鼻咽腔・下咽頭・喉頭の器質的異常の有無，鼻咽腔の閉鎖機能，声門閉鎖機能，食塊の咀嚼状態と流れ，食塊・唾液の貯留や誤嚥の有無などを検査する方法で

表 6.5.6　頸部聴診による嚥下音の判定基準

長い嚥下音や弱い嚥下音，繰り返しの嚥下音	舌による送り込みの障害，咽頭収縮の減弱，喉頭挙上障害，食道入口部の弛緩障害
泡立ち音（bubbling sound），むせに伴う喀出音	誤嚥
嚥下音の合間の呼吸音	呼吸・嚥下パターンの失調，誤嚥，喉頭侵入の可能性

表 6.5.7　頸部聴診による呼吸音（呼気音）の判定基準

湿性音(wet sound)，含嗽音（gargling sound）あるいは液体の振動音	咽頭部の貯留，喉頭侵入，あるいは誤嚥
むせに伴う喀出音，喘鳴様呼吸音	誤嚥

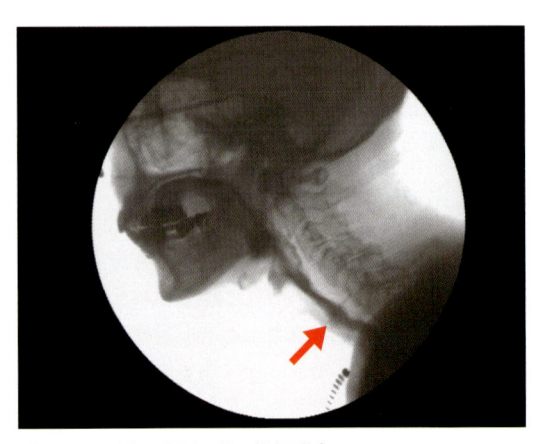

図 6.5.1　嚥下造影画像（側面像）
造影検査食（赤矢印）が食道内に流入．

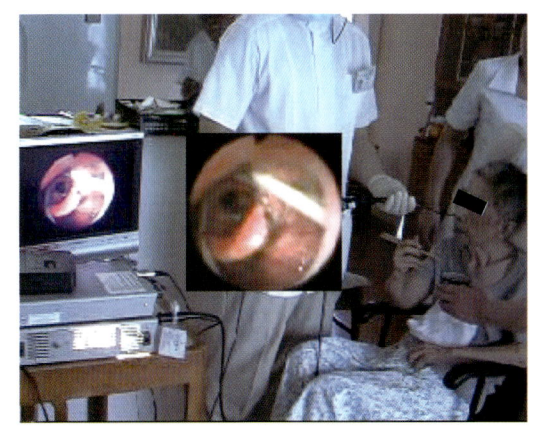

図6.5.2 嚥下内視鏡検査
訪問診療で嚥下機能を評価（中央画像は合成）．

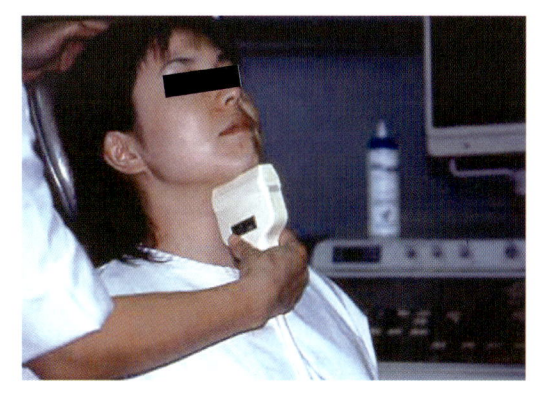

図6.5.3 超音波検査による嚥下口腔期の観察

ある．VE検査は嚥下障害を直視できる画像診断法として近年，訪問診療などでも広く用いられている（図6.5.2）．VF検査と同様に貯留，喉頭侵入，誤嚥などの嚥下障害の診断に加え，代償法（姿勢調節法の適用，検査食の選択，ひと口量の変更など）や嚥下機能賦活法（嚥下法の適用など）の効果を判定する補助的診断法である．VE検査は放射線被曝がないこと，造影剤が不要であること，機動性にすぐれること（ベッドサイドでの診断が可能）などの利点があるが嚥下時には周囲組織が内視鏡先端部に接近し，画像が真っ白になり嚥下の瞬間には観察ができない（ホワイトアウト），内視鏡挿入に伴う違和感があるなどの欠点がある．VF検査と同様に，検査結果をその後のリハビリテーションに正確に反映するために検査中の摂食動作をビデオ録画するとよい．

iii）超音波検査

超音波診断装置により舌・舌骨・食塊の動態を非侵襲的に描出し，嚥下口腔期の異常の有無を判定する．通常はBモードが用いられる（図6.5.3）．

iv）嚥下前・後X線撮影法（pre-and post-swallowing X-P examination：SwXP）

透視装置を用いずに一般のX線撮影法で誤嚥を評価する方法である．まず垂直座位側面で口腔・咽頭・喉頭がすべて含まれる範囲を単純X線撮影で撮像し，次に50％w/v程度の硫酸バリウム液4 mlを患者に飲んでもらい嚥下時のむせの有無を観察し，嚥下後直ちにX線撮影を行う．X線写真上で口腔・下咽頭部の貯留，喉頭侵入，誤嚥を評価する．

v）パルスオキシメトリー

食事中あるいは検査食の摂食中に動脈血酸素飽和度をモニターする．安静時と比べ，1分間あたり3％以上の低下が持続する場合は誤嚥の可能性を疑うとされていたが現在では否定的な意見が多い．

vi）嚥下圧検査

嚥下関与筋の活動による内圧の変化を検出する検査法で小型体内圧変換器を用いた方法がおもに行われている．咽頭期嚥下の重要な機構である輪状咽頭筋の弛緩は本検査でのみ定量評価することができる．

vii）筋電図検査

嚥下関与筋の活動電位を検出し，筋活動のタイミングを判定する．表面筋電計を用いたバイオフィードバック法が摂食・嚥下リハビリテーションに用いられることがある．

viii）シンチグラフィ

ラジオアイソトープを添加した液体あるいは固型物を嚥下させ，シンチグラムを経時的に撮影する方法である．本検査法は食塊の移送状態や誤嚥の程度を定量的に解析できる唯一の検査法である．

〔髙橋浩二〕

■ 文　献

平野　薫，髙橋浩二他：嚥下障害判定のための頸部聴診法の診断精度の検討．口外誌，**47**(2)：93-100，2001．

日本摂食・嚥下リハビリテーション学会医療検討委員会：嚥下造影の検査法（詳細版）日本摂食・嚥下リハビリテーション学会医療検討委員会2011版案．日摂食嚥下リハ会誌，**15**(1)：76-95，2011．

小口和代，才藤栄一他：機能的嚥下障害スクリーニングテスト「反復唾液嚥下テスト」（the Repetitive Saliva Swallowing Test：RSST）の検討（1）正常値の検討．リハ医学，**37**(6)：375-382，2000．

Sato M, Tohara H, et al : Simplified cough test for screening silent aspiration. Arch Phys Med Rehavil, **93** : 1982-1986, 2012.

(2) 誤嚥性肺炎の予防とその対処法
a. 誤嚥性肺炎の予防に関する現状

わが国における肺炎による死亡者数は12万4652人でわが国の死因の第3位となっている（2011）．またその死亡者の90%は65歳以上の高齢者である．また，要介護高齢者の直接死因の半数は感染症であり，そのうち肺炎は30%を占めているとの報告もある．つまり超高齢社会にある日本において，高齢者の肺炎対策は最重要課題となっている．

医学教育の基礎を築いたOslerは100年前すでに「肺炎は老人の友」との言葉を残している．一方めざましい医療環境の整備や抗菌薬の発達により小児の肺炎での死亡率は激減しているが，高齢者の肺炎による死亡率は30年前と変わっていない．この原因は若年者の肺炎が細菌など外因性であるのに対して高齢者の肺炎は不顕性誤嚥や免疫能の低下など内因性であるためと思われる．つまり抗菌薬で一時治癒しても内因が改善していなければ，すぐまた肺炎に罹患し，これを繰り返すことにより，徐々に高齢者の体力を奪い，難治性となり最終的には死につながるからである．

そのようななか，高齢者の肺炎の発生機序が解明され新たな対策が試みられてきている．高齢者の肺炎を抗菌薬で治療する際にアンジオテンシン変換酵素（angiotensin converting enzyme：ACE）阻害薬，ドパミン製剤，半夏厚朴湯などを併用することにより肺炎による死亡率とメチシリン耐性黄色ブドウ球菌（methicillin-resistant *Staphylococcus aureus*：MRSA）出現の頻度を半分以下に抑制し，抗菌薬の使用量，入院日数，医療費を半分～2/3に減少させることができるとの報告がなされている．一方65歳以上の約半数に何らかの脳血管障害があるとの報告がある．特に症状を呈していない，いわゆる不顕性脳梗塞がある65歳以上の人では，2年間で20～30%も肺炎が発生することが証明されている．つまり高齢者の肺炎は死亡する直前の疾患ではなく，65歳以上の約10～15%に生じる可能性があることを示している．

一方大脳基底核領域の梗塞により，この部位にある黒質線条体からのドパミンの産生を減少させ，これによるドパミンの欠乏が結果としてサブスタンスPの合成の低下につながり，舌咽神経や迷走神経知覚枝におけるサブスタンスPの減少となり，誤嚥の防御反射を低下させるとの報告がある．要介護高齢者の基礎疾患として脳血管障害が60%を占めることからも，肺炎の重要なリスクファクターとして脳血管障害によるサブスタンスPの減少を考慮すべきと考えられている．

そこでサブスタンスPの合成ないし放出を促進，ないしその分解を阻害することで，誤嚥性肺炎を予防するという試みが行われている．サブスタンスPの放出促進作用を有するカプサイシンの投与で嚥下反射が改善することが報告されている．またACE阻害薬によるサブスタンスPの分解を阻害する作用によって上気道にサブスタンスPの集積が起こり，咳反射が亢進し，誤嚥性肺炎の既往を有する高齢者がACE阻害薬を服用することで嚥下反射が改善するとの報告がなされている．また，脳梗塞の既往を有する高血圧症の高齢者を対象にACE阻害薬を投与されている群と他の降圧薬（Ca拮抗薬やβ遮断薬）を投与されている群の2群に分けて2年間の追跡調査を行ったところ，前者の肺炎発症が7%（9人/127人中）であったのに対し，後者では18%（56人/313人中）であったことから，ACE阻害薬の投与によって肺炎発症が1/3に減少したとの報告もある．

その他にもサブスタンスPの合成を促進するドパミン作動薬であるアマンタジン塩酸塩が肺炎の発症を1/5に減少させるという報告や，脳梗塞そのものを予防する目的で脳梗塞の既往を有する患者に抗凝固薬または抗血小板薬を投与すると，脳梗塞の発症を減少させるだけでなく，肺炎の発症も1/5に減少したという報告もなされている．

また高齢者の肺炎が難治性となる原因の1つに細菌に対する細胞性免疫の低下もあげられる．日本の高齢者のほとんどはツベルクリン反応陽性であるが，陰性の高齢者は細胞性免疫が低下しているといえる．BCGワクチンを注射してツベルクリン反応が陽転して細胞性免疫が向上した場合には肺炎の発症を抑制できるとの報告もある．

さらに，市中肺炎の起因菌として肺炎球菌はその30%を占めているとされており，肺炎球菌ワクチンは高齢者の市中肺炎の予防に効果を発揮しているが，このワクチンは要介護高齢者の誤嚥性肺炎予防にも効果があることが報告されている．すなわち肺

炎球菌ワクチンは肺炎球菌にとどまらず，細胞性免疫も全体として高めることで，高齢者の誤嚥性肺炎を予防していると考えられている．同様の報告がインフルエンザワクチンにおいても報告されている．

このほか，食後は胃食道の逆流現象が生じやすいことから，寝たきりの高齢者でも食後2時間座位または右側臥位に保つことにより肺炎の発生率を減らすことができるという報告もあり，看護・介護の現場では誤嚥性肺炎の予防に実践されてきている．

以上のように高齢者の肺炎の対策は単に肺という臓器にとどまらず，全身の対策でもあり，近年これらの evidence-based medicine（EBM）により肺炎対策が進歩してきている．

b. 脳卒中地域連携クリニカルパスのなかでの誤嚥性肺炎への対処法

脳血管疾患発症後6カ月において重大な嚥下障害が後遺する頻度は10％以下との報告もあるが，急性期においては30〜40％に嚥下障害が生じるといわれている．また，経口摂取不可能な重度の障害は後遺しなくても，前述のようにドパミンの欠乏に伴う嚥下・咳反射の低下や，摂食・嚥下機能にかかわる感覚・運動機能の低下は生じることから，誤嚥性肺炎や窒息には十分な注意が必要となる．つまり脳血管疾患発症後は，発症前と同じ食事を摂取することが可能であっても誤嚥のリスクは少なからず存在し，これらを生じた場合は日常生活への復帰が遅れるだけでなく，状態を急速に悪化させてしまう可能性もある．よって脳血管疾患発症後療養を行う急性期，回復期，維持期のいずれにおいても誤嚥への対策は重要となる．前述の薬物療法だけでは誤嚥を完全になくすことは困難であることから，口腔や咽頭の細菌を減少させ，また誤嚥を防止するために，口腔機能への働きかけが必要となる．つまり脳血管疾患発症後の誤嚥性肺炎を防ぐには，摂食・嚥下機能の精密検査と適切な対応，そして口腔清掃で口腔・咽頭の細菌を減少させるといった口腔管理が重要である．

また，最近では脳血管疾患に関して急性期病院から回復期病院，在宅へと一貫した治療と日常生活に復帰するためのサポートが行えるよう，情報伝達のツールとして脳卒中地域連携クリニカルパスが各地域で開始され効果を上げている．

回復期病院は急性期を脱してもまだ医学的・心理的サポートが必要な時期の患者に対し，回復を促す環境をつくり，多くの医療専門職がチームを組んで集中的なリハビリテーションを提供し，心身ともに回復した状態で自宅や社会復帰をサポートする医療機関である．摂食・嚥下障害に対しても言語聴覚士を中心に集中的なリハビリテーションが行われ，経口摂取が可能となることが多い．しかし咀嚼や食塊の移送といった機能の評価と治療には補綴治療を中心に歯科の関与は必須であり，今後回復期病院に歯科が積極的に関与し，そのまま維持期すなわち在宅へと継続的に関与していくことが望まれる．

また，回復期病院の位置づけは急性期と維持期の橋渡し的存在であることから，維持期における介護保険サービスとのシームレスな連携の構築も重要となってきている．特に維持期においては，誤嚥性肺炎の予防を目的とした口腔機能向上サービスや，経口維持加算，口腔機能維持管理加算といった介護保険制度があり，急性期から回復期，維持期までシームレスな口腔管理を行う基盤は整っている．よって今後，医療と介護の連携をいかにうまくマネージメントするかが，脳血管疾患患者の誤嚥性肺炎の予防を考える場合，重要となってくるものと思われる．

高齢者の口腔機能の低下は，栄養管理や誤嚥性肺炎の予防の観点からも重要な課題である．この意味で急性期から回復期・維持期に至る適切な口腔機能障害に対するアプローチが継続的に実施されることが大切となる．このため，どの期においても医科・歯科の連携システムを早急に構築する必要がある．このなかで歯科に期待される役割については，食生活機能の再建と安定化および栄養改善が目標となる．そのためには，①顎口腔領域の廃用症候群の改善，②摂食・嚥下訓練を含む口腔管理による機能維持・向上，そして③種々の機能障害の改善の程度に応じた食生活の回復をはかっていくことになる．

口腔管理は，誤嚥性肺炎などの感染予防や摂食・嚥下機能障害に対し，経口摂取へつなげるための大切な役割を担っており，時間の経過とともに変化する患者のニーズに対応したアプローチを心がけることが肝要である．

また本人・家族をはじめ主治医，看護師，介護職，理学療法士，作業療法士，言語聴覚士など他職種に口腔管理に対する理解を得ることも重要となる．さらに入院してから退院，在宅に至るまでの一貫した口腔管理システムを確立させ，患者のQOLを維持することが不可欠となる．

さらに歯ブラシの改良や自助具の検討，利き手交換によるブラッシング指導などの環境面・機能面を整備し，社会復帰支援を行い状況に応じた口腔管理の方法を指導し習慣化することで，自立を促し，みずから誤嚥性肺炎を予防しQOLの向上を目指すことをサポートするという視点が重要である．

摂食・嚥下リハビリテーションにおいては，患者の状態はさまざまであることから，多くの職種がかかわるチームアプローチをマネージメントすることが重要である．また患者の症状や全身状態を観察し，さまざまな情報をチームで共有し連携しながら訓練を進めていく必要がある．

最後に今後歯科は誤嚥性肺炎予防といった見地から，継続的に一生涯，口腔管理を行っていく環境を構築するとともに，その重要性を本人，家族，多職種に対して伝達し，理解を得ていく必要がある．

〔渡邊　裕〕

■ 文　献

密田年宏監訳：医療関連肺炎予防のためのCDCガイドライン，2003年版，国際医学出版，2005.
Nakagawa T, et al：High incidence of pneumonia in elderly patients with basal ganglia infarction. Arch Intern Med, 157：321-324, 1997.
日本リハビリテーション医学会診療ガイドライン委員会，リハビリテーション連携パス策定委員会編：脳卒中リハビリテーション連携パス—基本と実践のポイント，医学書院，2007.

(3) 摂食・嚥下リハビリテーション

摂食・嚥下機能の評価や，言語訓練と重複する部分は他項に譲り［⇨6.5.1(1)を参照］，ここではリハビリテーションに必要な概念や摂食・嚥下に特化した訓練などを紹介する．

a. 摂食・嚥下リハビリテーションに必要な概念

摂食・嚥下リハビリテーションを知るには，はじめに「障害には階層性がある」という考え方を知っておく必要がある．20世紀半ばから後半にかけて，先進国での寿命の延長，それに伴う障害を残す疾患の増加，そして障害者の人権尊重の機運が相まって，1980年にWHOは，国連機関としてはじめて障害に対する概念をモデル化して表現した．この障害構造モデルは「障害」すなわち「疾病が生活および人生に及ぼす影響」の構造をとらえるために，「疾病」の分類だけでは不十分であるとして障害に対する分類を行ったものである．つまり従来のような「疾病の分類」である病因→病理→発現という医学的モデルは，慢性疾患や後遺症を伴う疾患に当てはめることができず，「障害」への対応を困難にさせるのである．そこで，国際障害分類（International Classification of Impairments, Disabilities and Handicaps：ICIDH）が制定された（World Health Organization, 1980）．このモデルは「障害」を機能・形態障害（impairment），能力低下（disability），社会的不利（handicap）の3つのレベルに分けてとらえるものである．機能・形態障害は臓器レベルの障害，能力低下は機能・形態障害の結果として生じる個人レベルの障害，そして社会的不利は能力低下の結果として生じる社会・環境レベルの障害を示している．障害の構造を階層性で表し，モデル化した点においてICIDHの功績は大きいが，障害を客観的にとらえており主観的な側面が考慮されていない，プラスの側面や環境因子を取り入れていないなどといういくつかの欠点が指摘された．

そこでWHOは，1990年から専門家や障害当事者も参加した改定作業を開始し，2001年の第54回WHO総会において，国際生活機能分類（International Classification of Functioning, Disability and Health：ICF）が新たに承認された（World Health Organization, 2001）（図6.5.4）．ICFにおいても「障害」を階層性で表現していることに変わりはないが，よりプラスの側面を重視するため機能・形態障害は「心身機能・構造」，能力障害は「活動」，社

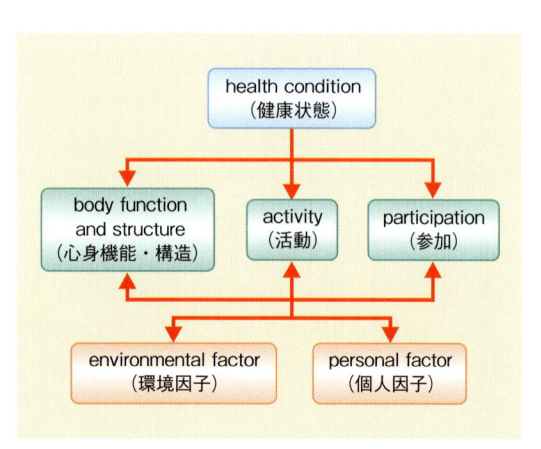

図6.5.4　ICF

ICFは機能障害と社会的不利に関する分類である．
(World Health Organization：International Classification of Functioning, Disability and Health, WHO, 2001)

会的不利は「参加」と用語が変更になり，これらが障害された状態をそれぞれ「機能・構造障害」「活動制限」「参加制約」とした．さらに生活機能と障害に影響する背景因子として「環境因子」と「個人因子」を取り上げた．たとえば摂食・嚥下障害にこの生活機能分類を当てはめて考えると，脳梗塞という疾患に起因して嚥下反射が遅延するという「機能障害」が起こり，それと介助力不足という「環境因子」が作用しふつうの食事が食べられないという「活動制限」を引き起こす例があげられる．さらにふつうの食事ができないこととむせながら食べることをみられたくないという「個人因子」が相互作用し，外食できないという「参加制約」が起こる．

このような例に対する相互依存性を生かすアプローチは，嚥下反射が速くなるように訓練することによって，ふつうの食事が食べられないという「活動制限」へ対応するというものである．しかし，そのような状態にあるすべての患者の嚥下反射が速くなるようになるわけではなく，「機能障害」へのアプローチに限界を認める場合がある．その場合，嚥下反射が遅いなりに食べやすい食物や食べ方を考えることで，「機能障害」が改善されなくても，「活動制限」にアプローチすることはできる．このように障害を階層で考えて，それぞれに対応するという考え方が重要である．

また，このような障害をもつ患者に対応する場合にはチームアプローチが必要となるが，チームの形態には multi-disciplinary, inter-disciplinary, そして trans-disciplinary の3つの形態があるとされる．そのうち摂食・嚥下障害に対応する際に最も実際的な考え方であるとされているのは，trans-disciplinary team approach という役割変動型のチームアプローチである（才藤，2001）．multi または inter-disciplinary team はいずれも複数の医療者がチームを形成して患者にかかわり合うものであるが，それらは総合病院の各科のように，医療者の個々の役割が決まっていて，それぞれの専門的医療を提供するチームである．両者の違いは，前者が個々の医療者間に機能的連絡が少ないのに対して，後者では機能的連絡が存在する点にある．機能的連絡とは，相互に情報提供するのみでなく，相互の情報を共有して活用できる，いわば顔のみえる連携のことである．それに対して trans-disciplinary team では，医療者の役割は状況に応じて変動する点が特徴である（図 6.5.5）．

在宅療養中の患者の場合，総合病院の入院患者とは異なり図 6.5.5B の例のように，言語聴覚士，作業療法士，理学療法士および管理栄養士が患者にかかわっていない状況がありうる．そのような状況下では，専門的に対応可能なほかの職種を探す，または育てて枠を埋める，あるいは歯科医師が言語聴覚士や栄養士的な役割を担当しなければならない場合がある．このような役割変動型のアプローチを trans-disciplinary team approach という．かぎられた職種で摂食・嚥下障害患者に対応すべき現状下では，互いにできることを探しながら，現実的に手分けする柔軟なチームアプローチによる協働が対応の成功を左右する．

b. 摂食・嚥下機能が低下した患者への対応

ICF の概念のなかの「活動制限」に着目して，摂食・嚥下障害が疑われる患者へのアプローチをここで紹介する．摂食・嚥下障害患者には実際に機能が著しく低下している患者ももちろんいるが，誤嚥な

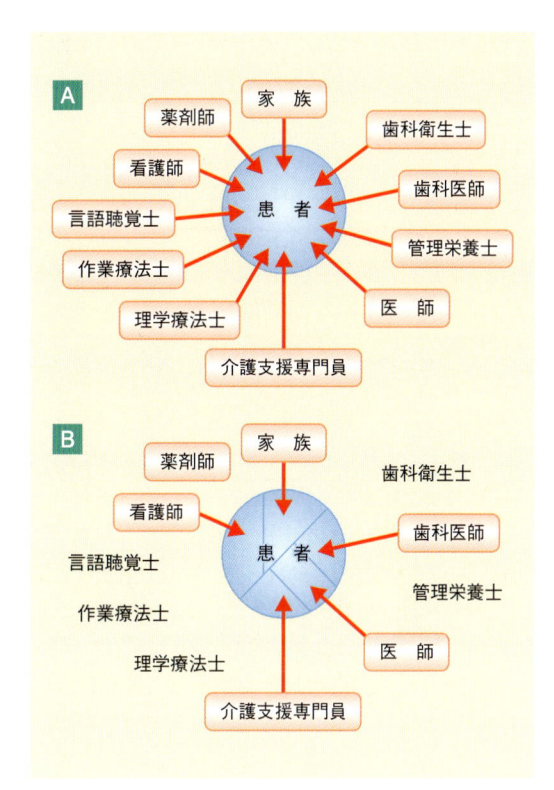

図 6.5.5 チームアプローチの例
摂食・嚥下障害に対応する際には役割変動型である trans-disciplinary team approach を行うのが実際的である．
A：multi- or inter-disciplinary team．B：transdisciplinary team，線で囲まれた者のみが存在する場合の例．

どの症状のおもな原因として，食べるときの条件が悪い，食べるときの条件が患者の状態に合っていないことがあげられる場合も多い．

まず食べている姿勢に着目する．表 6.5.8 に示すような一般的に食べづらいとされる姿勢で食べている場合，姿勢を補正して摂食させて，摂食・嚥下障害を疑われる症状が改善するかどうかを観察する．姿勢を観察したら，実際に食べている食材と症状の関連を観察する．具体的には特定の食べ物でむせる，特定の食べ物を噛めない・飲み込めないことがあるかをみる．表 6.5.9 左に示した内容の食物が摂食・嚥下しづらいものとされており，これらのものでむせやすいもしくは食べづらいと訴えがある場合は，表 6.5.9 右に示すような調整を加えるようにする．ただし，患者が食べづらいものを無理に工夫して食べ続ける必要があるかどうかも考慮し，そのような食物を避けることも考える必要がある．さらに，食べ方や食べさせ方を観察する．表 6.5.10 に示すような食べ方を行っている場合には，調整を行って症状の変化を観察する．具体的には，食事に集中できる環境を整えるためにテレビなどを消して注意を促すことや食事介助によりひと口量や摂取ペースを調整することなどである．また患者によってはひと口に入れる量が少なすぎると飲み込めない場合もあるが，一般的にはひと口の量は増やすよりも減らした方が安全である．

c. 摂食・嚥下訓練（戸原，2007）

摂食・嚥下機能障害への訓練的なアプローチを以下に紹介する．手法はさまざまであるためおもなものの紹介にとどめる．

嚥下訓練には大きく分けて間接訓練と直接訓練がある．間接訓練とは食物を使わない訓練を，直接訓練は食物を使う訓練を指す．直接訓練は経口摂取を行っていない，もしくは部分的に経口摂取を行っている患者に対し，安全な食物や食べ方を規定したうえで，経口摂取を行う訓練を指す．

間接訓練は，経口摂取をしている患者もしていない患者も対象となる．特徴としては手技が比較

表 6.5.8　食べ方の調節（姿勢）

よくない姿勢
- ひどい円背
- いすからずり下がっている
- 体幹が安定していない
- 足底が接地していない
- 顎を上げて飲む
- テーブルが高すぎる・低すぎる

→ 補正する
もしくは避ける

姿勢が崩れた状態でむせながら食べているような場合には，まず常識の範囲で姿勢を整えて食べさせてみるようにする．

表 6.5.9　食べ方の調整（食べ物）

- どんな食物がむせやすいか注意する
- どんな食物を食べづらそうにしているか注意する
- かたいもの → やわらかくする
- パサパサするもの → あんかけ
- 刻むとバラバラになるもの → あんかけ
- べたつきが強いもの → 流れのよいものと交互
- 液体 → トロミ

特定の食物でむせるような場合には，そのような食物に工夫をするか，そのような食物は避けるようにする．

表 6.5.10　食べ方の調整（食べ方・食べさせ方）

食事を認識しない	→ 声かけなどで認識を促す
食事に集中しない	→ テレビを消す，静かな環境にするなど
食べるペースが早すぎる	→ ペースを調整する
飲み込んでいないのに口に入れる	→ ペースを調整する
ひと口量が多すぎる	→ ひと口量を減らす

食べ方や食べさせ方に問題がある場合には，それらを調整する．ひと口の量が少ないと飲み込んでくれない場合もあるが，一般的には口に入れる量はあまり多くない方が安全である．

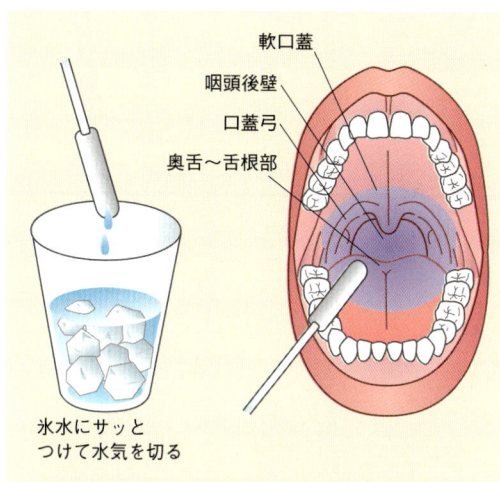

図 6.5.6　thermal stimulation

- 綿棒を氷水につけて，軟口蓋や咽頭部を軽く 2, 3 回刺激後，すぐに嚥下させる
- 咽頭反射のない人は前口蓋弓や咽頭後壁を軽くマッサージしたり，数秒間触れているとよい

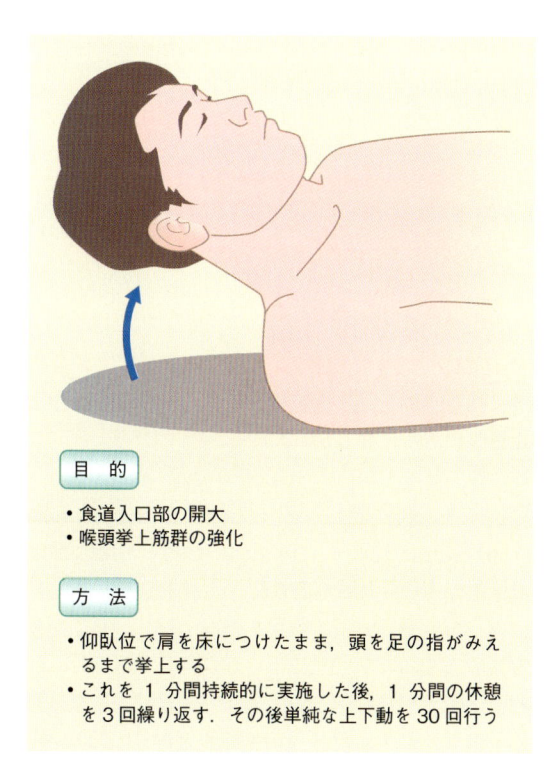

図 6.5.7　Shaker exercise

目的
- 食道入口部の開大
- 喉頭挙上筋群の強化

方法
- 仰臥位で肩を床につけたまま，頭を足の指がみえるまで挙上する
- これを 1 分間持続的に実施した後，1 分間の休憩を 3 回繰り返す．その後単純な上下動を 30 回行う

的容易で，誤嚥などのリスクはない．その一方で効果の現われ方がゆるやかであるので，訓練の継続に工夫が必要となる．代表的なものには thermal stimulation や頭部挙上訓練がある．

thermal stimulation はアイスマッサージともよばれる訓練で，冷たい刺激と圧力の刺激を軟口蓋や咽頭弓に加えることで嚥下反射を起こしやすくするものである（図 6.5.6）．一般的に誤嚥のリスクが高い患者に対して行うが，間接訓練としてばかりでなく食事前に覚醒を促す目的で実施したり，食事中に動きが止まってしまったときに嚥下を誘発する目的でも用いられる．頭部挙上訓練は考案者の名前より Shaker exercise（シャキアエクササイズ，頭部挙上訓練）ともよばれる（図 6.5.7）．喉頭挙上筋群を鍛えることにより食道入口部の開きを改善するのが目的となる．飲み込む力が低下している患者やのどに食物が残る患者などが対象となる．ただし原法では負荷が非常に高いため，実際には回数を減らす，完全な臥位ではなくギャッジを上げた状態で行うなど負荷を下げて行うことが多い．間接訓練全般にいえることであるが，訓練を継続するために，定期的に機能評価し患者自身もしくは介助者のモチベーションを上げることにも配慮が必要である．

〔戸原　玄〕

■ 文　献

才藤栄一：リハビリテーション医学・医療総論．日摂食・嚥下リハ会誌，5(2)：3-10, 2001.

戸原　玄：摂食・嚥下訓練．訪問歯科診療ではじめる摂食・嚥下障害のアプローチ，第 1 版（植松　宏監），pp78-94, 医歯薬出版，2007.

World Health Organization：International Classification of Impairments, Disabilities and Handicaps, WHO, 1980.

World Health Organization: International Classification of Functioning, Disability and Health, WHO, 2001.

(4) 栄養管理

a. 栄養管理の重要性

ヒトが生命を維持し日常の生活を営むためには，生存するために必要な蛋白質と活動するために必要なエネルギーを生涯にわたって食事を介して摂取することが求められる．本来ヒトは，口を使って食べる，つまり経口栄養にてこれらを摂取する．健康な者にとって，これらの必要な蛋白質やエネルギーを口から摂ることに何ら支障はなく，日常生活に活用している．しかし，ひとたび口から食べることが困難になったとき，これらすべてを口から摂ることがきわめて困難になる．

高齢者は，摂食機能の低下，消化吸収機能の低下，ADL の低下による消費エネルギーの減少，便秘による腹部膨満感からくる空腹感の欠如などさま

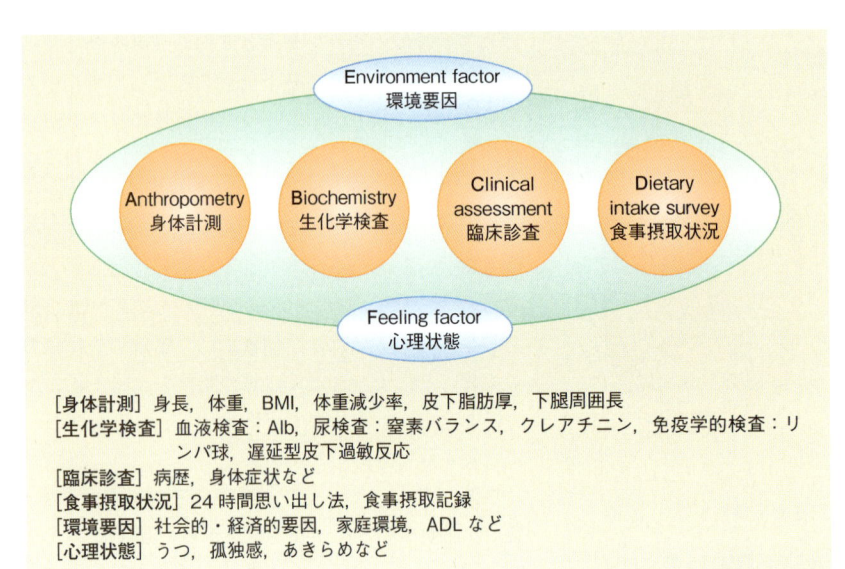

図 6.5.8 栄養アセスメントの方法の ABCDEF

[身体計測] 身長，体重，BMI，体重減少率，皮下脂肪厚，下腿周囲長
[生化学検査] 血液検査：Alb，尿検査：窒素バランス，クレアチニン，免疫学的検査：リンパ球，遅延型皮下過敏反応
[臨床診査] 病歴，身体症状など
[食事摂取状況] 24時間思い出し法，食事摂取記録
[環境要因] 社会的・経済的要因，家庭環境，ADL など
[心理状態] うつ，孤独感，あきらめなど

ざまな原因によって容易に低栄養になりうる．杉山らによると，要介護高齢者や高齢入院患者の3～4割にエネルギー・蛋白質の低栄養状態（protein-energy malnutrition：PEM，血清アルブミン 3.5 g/dl 未満）を示す者が存在することが報告されている．在宅医療においてこの PEM の早期発見と予防は重要である．摂食・嚥下リハビリテーションを担当する歯科医療者にとってこの役割は大きい．

i) 低栄養の問題点

低栄養状態の者が入院した場合には，現疾患の治癒不全や合併症の誘発などから入院日数が延長し，合併症を誘発し，死亡率も高いことが知られている．一方では，医療費増加の原因となることも知られている．また，栄養状態をみる簡便な指標の1つである体格指数（body mass index：BMI）では，高齢者に多い肺炎に陥った場合，BMI の低下に伴って死亡率が高くなるとされている．

ii) 栄養アセスメントの重要性

①栄養状態の把握：低栄養状態に陥るのを防ぐ，あるいは早期に発見するには，栄養アセスメントを行って栄養状態を評価することが必要である．歯科医療においてはできるかぎり簡便，非侵襲的なうえに正確であることが望ましい．高齢者の栄養状態においては，その経済状況や介護力など環境因子に多大な影響を受ける．さらには，老人性のうつによる食思不振や認知症による食行動の変化など心理的因子によっても大きな影響を受ける．それゆえ，栄養アセスメントには，身体計測，生化学検査，臨床診査，食事摂取状況調査などの方法に加えて，栄養状態に強く影響を与える環境要因や心理状態を診査する必要がある（図 6.5.8）．

栄養アセスメントの一般的なものに，血清アルブミン値（albumin：Alb），総リンパ球数（total lymphocyte count：TLC），コレステロール値，BMI，体重減少率が用いられる（表 6.5.11）．歯科医療において簡便で用いやすいのは体重を基本とした，BMI や体重減少率であろう．BMI はいわば身長で補正した静的な栄養状態の指標といえるし，体重減少率は，ある一定期間に生じた体重の増減をとらえており，動的な指標といえる．現時点で栄養状態が低下傾向にあるのか改善しつつあるのか知るには非常に有用である．

②脱水の把握：水分の摂取が不足すると高齢者の場合，容易に脱水を生じる．また，摂食・嚥下障害患者にとって，水は最も飲み込みにくい食品の1つである．よって，これらの患者は容易に脱水を生じ

表 6.5.11 一般的な低栄養の指標

	低栄養の指標
体重減少	1カ月に5%以上，6カ月に10%以上
BMI（体重(kg)/身長(m)²）	18.5 未満
Alb	3.5g/dl 未満
コレステロール値	160mg/dl 未満
TLC	800 未満：高度の低栄養 800～1200 未満：中等度の低栄養 1200～2000：軽度の低栄養

表 6.5.12 必要エネルギー量，必要蛋白質量，必要水分量の推定方法

必要エネルギー量	必要エネルギー量（kcal/日）＝基礎代謝量（BEE）×活動係数×ストレス係数 ・Harris-Benedict 式 　男性：BEE＝66.5＋13.75×体重（kg）＋5.0×身長（cm）－6.78×年齢（歳） 　女性：BEE＝665.1＋9.56×体重（kg）＋1.85×身長（cm）－4.68×年齢（歳） 　活動係数：寝たきり＝1.2，歩行＝1.3 　ストレス係数：軽度感染症＝1.2，中等度感染症＝1.5 簡易法 必要エネルギー量＝体重×25～30
蛋白質必要量	正常成人（日常生活）　　　　体重×0.8 g/日 内科的疾患（発熱，外傷なし）体重×1.1 g/日 外科的疾患（合併症なし）　　体重×1.1～1.6 g/日 異化亢進患者　　　　　　　　体重×1.6～4.2 g/日
水分必要量	簡易必要水分計算式（ml）＝35×体重（kg） 　　　　　　　　　　　　＝1 ml×摂取熱量（kcal） 　　　　　　　　　　　　＝1500 ml×体表面積（m²）

る．脱水の指標として，口腔乾燥は重要な所見となる．手掌や腋下などの湿潤度も重要な所見である．尿量や尿の色などを参考にしてもよい．

iii）栄養必要量の把握（表 6.5.12）

必要なエネルギー量は，身長，体重と活動量や疾患などのストレスを考慮し，必要栄養量を推定する．一般に，基礎代謝量を Harris-Benedict 式を用い計算し，そこに活動係数，ストレス係数を乗じて算出する．また，簡易法として，体重（kg）あたり 25～30 kcal 必要と考えると使いやすい．

蛋白質は，人体の構成成分であり，生命活動維持に必須の栄養素である．蛋白質が不足すると，筋蛋白質の崩壊につながり生命の危機にさらされる．疾病の状態や異化代謝亢進などを加味しながら必要量を検討し，栄養評価により調整する．水分は，人体の構成成分の 60％を占めており，体内水分の 10％が喪失すると機能障害が出現し，20％が失われると生命維持が困難となる．摂取水分量と排泄量をチェックしながら，脱水などに注意する．

b. 歯科医師が行う栄養管理

栄養の必要量を把握したうえ，経口摂取量を推定し（連続した 3 日間の平均摂取量の算出），栄養処方を考慮する．現在の体重を維持するためにはどの程度のエネルギー量が必要なのか判断することになるが，現在の体重が極端に少ない場合には，標準体重（身長（m）×身長（m）×22（日本肥満学会は BMI＝22 を標準体重としている））を参考にする．体重 1 kg 増減あたり約 7000 kcal のエネルギー不足が生じているといわれている．1 カ月あたり 1 kg の体重減少がみられた場合には，その間に 7000 kcal の不足があったと推測する．

歯科の関与が特に必要な場面としては，口腔機能（咀嚼機能や嚥下機能）と現在食べている食形態とのミスマッチによる経口摂取量の低下がみられる場合である．特に在宅療養中の患者の場合などでは，患者や家族の強い想いから，常食など形のある食形態にこだわる傾向にある．その結果，食事時間が極端に延長し，結果として多くの残食をしている場面にしばしば遭遇する．咀嚼障害が運動障害による者である場合，義歯作成といった従来のかかわりだけでは解決しない．咀嚼機能に合わせた食形態の提案による栄養管理が必須である．

c. 在宅療養患者の栄養管理の基礎知識

i）栄養管理方法の選択

経口摂取が可能な場合には経口摂取が第一優先となる．経口摂取が不可能か不十分な場合で消化管機能が保たれている場合には経腸栄養法（enteral nutrition：EN），消化管機能にも問題がある場合には経静脈栄養法（parenteral nutrition：PN）が適応される．EN には管を鼻から入れる経鼻経管栄養法（食道，胃，十二指腸，小腸）と，外科的な処置によって直接消化官に入れる経瘻孔法（食道，胃，小腸）があり，PN には投与期間が 2 週間以内の末梢静脈栄養法（peripheral PN）と，2 週間以上のときの中心静脈栄養法（total PN）がある．

EN は吸収過程がより生理的であり低コスト，在宅管理が可能であるが，下痢などの腹部症状が発現したり，チューブの不快感がある．一方，PN は効果の発現が早く消化液の分泌刺激がないが，経路は非生理的で腸管の萎縮を招き，重篤な合併症がありうる．さらに高コストであり，在宅での管理がしにくい．

ii) NST (nutrition support team, 栄養サポートチーム)

　低栄養状態を改善し，合併症の発症を抑え，入院日数や医療費の低減を目指す．栄養管理に関する専門知識・技術をもった医師，看護師，栄養士，薬剤師などが中心となったチームをNSTといい，1970年代にアメリカのシカゴで誕生した．当時，アメリカでは中心静脈栄養などの高カロリー輸液療法が普及し，手術前後や重症患者に多くの福音をもたらした．一方，カテーテル合併症などの合併症も多発したことから，栄養管理の重要性が叫ばれ，多くの実践から，栄養管理による経済効果が認められた．その後，多職種による栄養管理を目的として，多くの施設でNSTが稼働しており，現在では，静脈栄養管理のみならず，より生理的で安全かつ経済的な経管栄養などの経腸栄養や経口栄養をも含めた栄養療法全体を支援するチームとなっている．近年，日本でも多くの病院でNSTが設置され活動が開始されている．

　一方，この活動が病院だけにとどまっていては，退院時に決められた栄養管理計画が退院後に適切に実行されない場面も生じることになり，予備力の少ない高齢者にとって，再び栄養状態の悪化を招くことにもなる．そこで，NSTは地域にも広がりをみせ，地域の医師会や福祉施設，訪問看護ステーションなどとネットワークを組み，シームレスな栄養サポートを目的に地域一体型のNSTが名乗りを上げている．

〔菊谷　武〕

■ 文　献

菊谷　武，吉田光由他：栄養ケア・マネジメントにおける歯科の役割．日歯医学会誌，**26**：36-41，2007．
日本外科代謝栄養学会，日本静脈経腸栄養学会主催：NST医師教育セミナー，講義録．
日本病態栄養学会編：認定NSTガイドブック，メジカルビュー，2004．

(5) 補助装置

　リハビリテーション医療において，麻痺に対しては機能回復のための「訓練」が行われる．しかし，機能回復に限界がある場合には，残存能力を賦活させたり，装具を利用したりして「代償」による方法がとられる．歩行が困難であれば下肢装具や車いすを利用し，利き手が実用手とならない場合は利き手交換という具合である．同様の考え方で，摂食・嚥下に直接かかわる舌や軟口蓋の形態あるいは機能障害に対して，その代償をはかるべく義歯型の補助具が使用されることがある．本項では，代表的な摂食・嚥下機能回復のための義歯型補助具である舌接触補助床（palatal augmentation plate：PAP）と，軟口蓋挙上装置（palatal lift prosthesis：PLP）について紹介する．

a. 舌接触補助床（PAP）

　口腔がん術後などによる舌や上顎口蓋部の実質欠損，あるいは脳卒中後舌下神経麻痺による舌の運動障害などがある場合に，食物がそのままの形で舌背部に残ったり，口蓋部に付着した状態になっていたりする（図6.5.9）．このように咀嚼や嚥下時に舌と口蓋との接触が不十分な場合，舌の機能の代償をはかるためにPAPを適用する．

　i) 作製手順
①義歯の型採り（印象採得）の手法に準じて口蓋床を作製する．
②口腔内で可塑性を示す歯科用材料（ワックス，ティッシュコンディショナーなど）を口蓋床の床部分に盛りつけて，口腔内に装着する．
③患者には，唾液を嚥下する動作，あるいは舌を口蓋に押しつける動作をするよう指示する．
④口蓋床をはずして，先ほど盛りつけた材料の舌が接触した跡のついていない部分に，再度同様の材料を盛りつけて口腔内に装着する．
⑤何度か②〜④を繰り返し，舌が口蓋部分に接触するように材料を盛りつけながら完成形に導く（図6.5.10）．
⑥ワックスを使用した場合には，歯科技工所にて最終材質（歯科用レジン）に置換して完成とする．

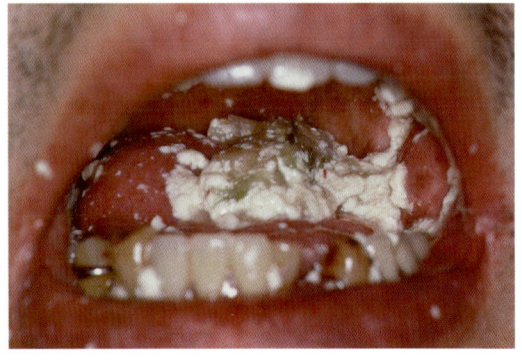

図6.5.9　舌運動障害の口腔内所見
舌が口蓋に接触しないために食塊形成ができず，食物が口蓋に付着した状態になっている．

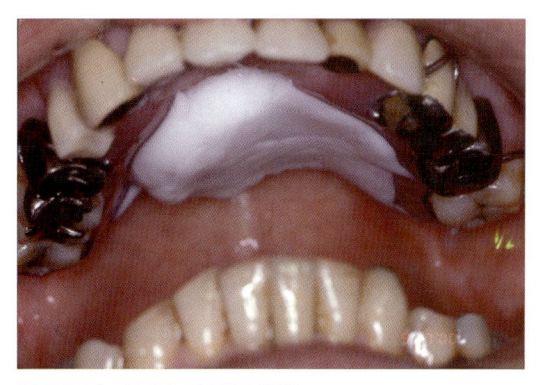

図 6.5.10　PAP の口腔内装着
ティッシュコンディショナー（歯科用材料）を用いて作製された PAP．

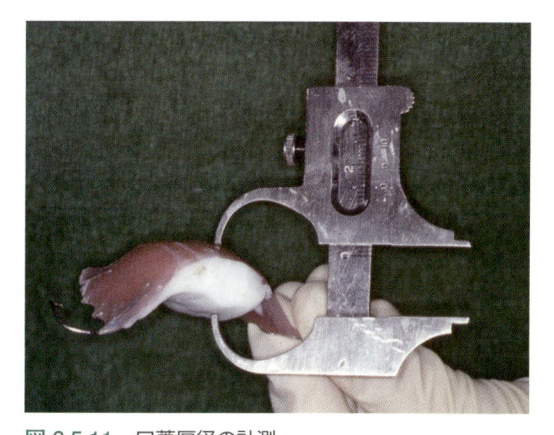

図 6.5.11　口蓋厚径の計測
口蓋部は定期的に調整しなくてはならないが，その厚径が舌機能状態の評価になる．

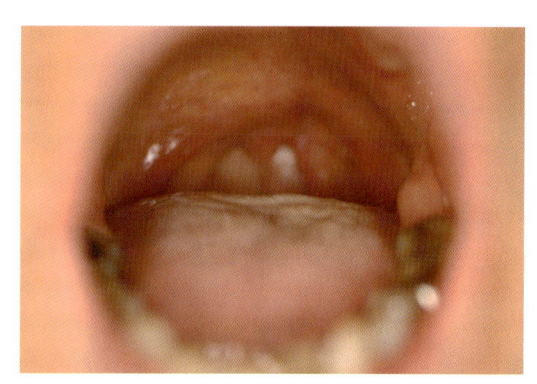

図 6.5.12　軟口蓋挙上不全
片側のみ軟口蓋が挙上している（カーテン徴候）．

ii）経過と舌接触補助床を用いた評価

摂食・嚥下機能の評価には，FT，RSST などのスクリーニング検査法や，VF 検査，VE 検査などの装置診断法が確立されているが，それらの手法については別項に譲り，ここでは PAP を用いた評価法について述べる．

PAP の装着は，口蓋部分の厚径を補償することにより，舌が口蓋と接しやすくなるため，結果的に舌の動きを誘導していることにもなる．舌がどの程度機能回復したかを評価するために，口蓋部分に粉末状あるいはペースト状の歯科用印記材（印象材の粉末，プレッシャー・インジケーター・ペースト（P.I.P®）など）を塗布し，作製したときと同様に，唾液嚥下や舌で口蓋を圧する動作を指示する．以前と比較して，舌の圧痕が以前と比較してどの程度つくかを評価し，強く圧痕がついているようであれば，その部分は削合して厚径を減ずる．計測するにあたり，あらかじめ基準点を設定しておけば，定期的に厚径を測定することにより（**図 6.5.11**），舌の機能が評価できる．

iii）摂食・嚥下機能について

咀嚼や嚥下における口腔から咽頭にかけての様相は食物によって異なり一様ではない．

したがって，食材によっては PAP の装着がかえって摂食・嚥下機能を阻害してしまうこともある．いきなり PAP を完成形にするのではなく，診療回数をかけて徐々に目的とする口蓋の外形を形成していくのもよいであろう．定期的な観察により，口腔内の食物残留状況，食事時間の変化，食事メニューの種類，食事意欲など，実際の食生活においての本質的な部分を見逃してはならない．試行錯誤の取り組みは必要であり，摂食・嚥下機能の評価と PAP の調整は繰り返していく必要がある．

b. 軟口蓋挙上装置（PLP）

頭部外傷，脳卒中，神経-筋疾患などにより感覚低下を伴った軟口蓋挙上不全（**図 6.5.12**）嚥下反射遅延（**図 6.5.13**）に対して PLP が適用される．症状としては，おもに鼻咽腔閉鎖不全を伴う開鼻声（鼻漏れ声），また嚥下時に水分の鼻腔への逆流などがある．このような場合に，PLP は口蓋部の床を後方に延長し軟口蓋の挙上をはかるものであり，口蓋床部，連結部および軟口蓋挙上部から構成される．

i）作製手順

① 義歯の型採り（印象採得）の手法に準じて口蓋床を作製する．
② 口蓋床を口腔内に装着し，直接口腔内で歯科用材料（即時重合レジン）を用いて，後方への連結部

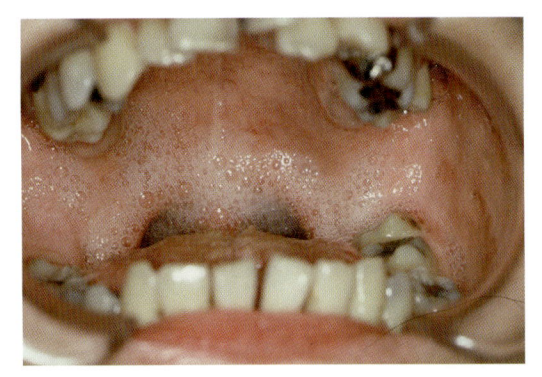

図 6.5.13　嚥下反射遅延
感覚低下の嚥下反射誘発部位（舌根部，口蓋弓，咽頭後壁）に泡状の唾液が付着している．

分を作製する．さらに軟口蓋の挙上すべき部位に材料を足して，軟口蓋挙上部を形成する．あらかじめ口蓋床の作成と同時に金属製の歯科材料で連結部を作製しておくのもよい．
③口腔内での一連の作業は，歯科用材料が硬化するまでの時間であり制約されているので（2分以内），口腔外に取り出してから連結部と挙上部の外形を修正する．
④不足部分には，歯科用材料を盛りつけて再び口腔内に装着し，軟口蓋の挙上量を漸次増して，軟口蓋が咽頭後壁に接する位置を目指して挙上部の外形を形成してく．
⑤装着後経過を追うなかで，挙上部に相当する軟口蓋粘膜に傷（義歯性潰瘍）がみられたら，挙上過多になっているので挙上部を削合し挙上量を減じる．あるいは，挙上量を増すことで構音の明瞭度が上がるようであれば，潰瘍を形成せず，患者に違和感を生じさせない程度にさらに材料を挙上部に添加して挙上量を増す（図 6.5.14）．

ii) 経過と軟口蓋挙上装置を用いた評価

PLPを装着したと同時に「パ」が「マ」に，「アー」が「ハー」になってしまうような開鼻声は，ある程度解消される．構音の明瞭度の評価は診療を継続するにあたり欠かしてはならない．

数カ月単位で経過を追うと，場合によっては挙上部に違和感をもつようになったり，PLPの装着時間が短縮せざるをえないようになったりする．これは，軟口蓋の感覚賦活を示したとも解釈され，その場合は挙上部を削合することにより挙上量を減じ，外形を縮小するといった調整が必要になる．PLPの挙上部の外形は調整を繰り返すことにより変わるものであり，それが軟口蓋の感覚や運動機能の評価にもなる．

PAP使用の際も同様であるが，構音および摂食・嚥下機能全般にわたって，言語聴覚士との連携が可能であれば，彼らの立場からの専門的な評価も得ておきたい．

iii) 摂食・嚥下機能について

PLPの装着は発声時に支障はないが，嚥下時には軟口蓋に連動する反射弓の運動制御として働いてしまうために，PLPを装着した状態での食事摂取は困難な場合が多い．しかし，前述した軟口蓋の感覚賦活に伴い，嚥下反射惹起の時間が短縮することによって食事時間が短縮されたり，鼻腔への逆流が減少したりといったことが起きてくる．軟口蓋の運動に顕著な変化がみられなくても，感覚の賦活が生じることにより，咀嚼・嚥下時の口腔諸器官の協調性が向上し，結果的に摂食・嚥下機能に好影響を及ぼす．

装着後6カ月経過すると，感覚閾値に変化が現れるといった報告もあり（浜村他，1978），数カ月〜数年単位の定期的なかかわりが求められる．

義歯型補助具は，摂食・嚥下障害に対する一手法であり，まずは摂食・嚥下リハビリテーションとし

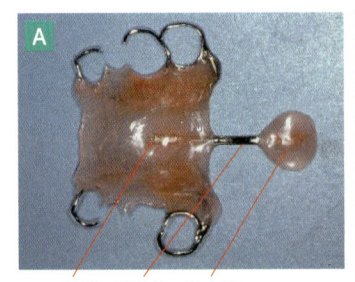

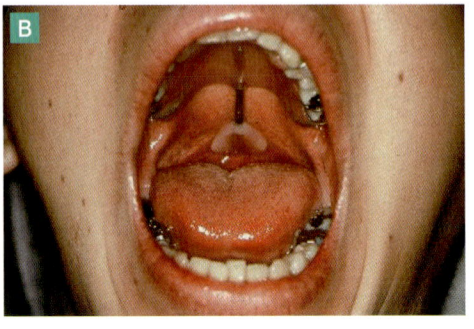

図 6.5.14　完成したPLP（A）と，PLPの口腔内装着状態（B）
PLPは口蓋部，連結部，挙上部から構成される．挙上部の挙上具合や外形は定期的に調整する．

口蓋部　連結部　挙上部

ての理念，診断，手法についての概略は知る必要がある．PAPとPLPの適用患者はかぎられるが，摂食機能療法そのものが普及途上にある今日，これら義歯型補助具適用の患者は少なからず潜在化していると考えられ，歯科医療従事者には今後積極的に摂食・嚥下障害克服に貢献できるものと期待される．

〔植田耕一郎〕

■ 文　献

浜村康司，西尾順太郎他：Palatal Lift Prosthesis による鼻咽腔運動の賦活化について．日口外誌，24(2)：253-260, 1978.

平成20年度厚生労働科学研究費補助金長寿科学総合研究事業「摂食・嚥下機能改善のための補助具に関する総合的な研究―義歯型補助具使用における実態調査（研究代表者 植田耕一郎）」2009.

平成21年度厚生労働科学研究費補助金長寿科学総合研究事業「摂食・嚥下機能改善のための補助具に関する総合的な研究―補助具による介入群とコントロール群の比較検証（研究代表者 植田耕一郎）」2010.

2　口腔・中咽頭がんのリハビリテーション

(1) 口腔・中咽頭がんの術後機能障害の特徴

　口腔・中咽頭がんの治療後には手術侵襲の大きさ，放射線・化学療法の有無により顔貌の変形などの審美面の障害に摂食・嚥下機能や構音の障害がさまざまな程度に加わる．

　口腔外科では，通常前方2/3可動部舌，上・下歯肉，口底，頰粘膜などのがんを取り扱う．ただし，頰粘膜や舌根部に浸潤した腫瘍を切除する際に，安全域設定のため中咽頭が切除範囲に含まれるケースは少なくない．中咽頭がんは，通常放射線治療が適応となるため，口腔外科では中咽頭だけに手術侵襲を加えることは少ない．

　口腔がんの摂食・嚥下障害は準備期・口腔期の障害が中心となる．舌がんではさらに嚥下圧の低下などの障害が加わる．中咽頭が切除範囲に含まれた場合には，鼻咽腔閉鎖不全や嚥下圧の低下が増強されることになる．また，口腔期の障害が嚥下反射の円滑な惹起を妨げている場合もあり，両側の頸部郭清術や頸部の放射線治療を伴う場合には，舌骨上筋群の切除，術創の瘢痕，組織の線維化などにより咽頭期の障害も出現する．

　口腔・中咽頭がん患者の術後の摂食・嚥下障害の重症度は切除された組織量により決まる．つまり，術前の腫瘍の進展範囲から術後の摂食・嚥下障害の重症度を予測できる．このことは脳血管障害や神経筋疾患などを基礎疾患とする摂食・嚥下障害との大きな違いである．

(2) 口腔がんの摂食・嚥下機能の経過

　術後1, 3, 6, 12カ月に定期的VF検査を行った口腔がん症例（術前照射40 Gy，片側もしくは両側の頸部郭清術施行，血管柄付き遊離皮弁で再建）の検討から以下のことが明らかになっている（Tei et al, 2007）．VF検査では患者の嚥下効率（Logemann et al, 1990）は全体でみると術後に大きく低下し，術後12カ月の時点でもほとんど回復しない（図6.5.15）．患者ごとの嚥下効率の回復をみると，術

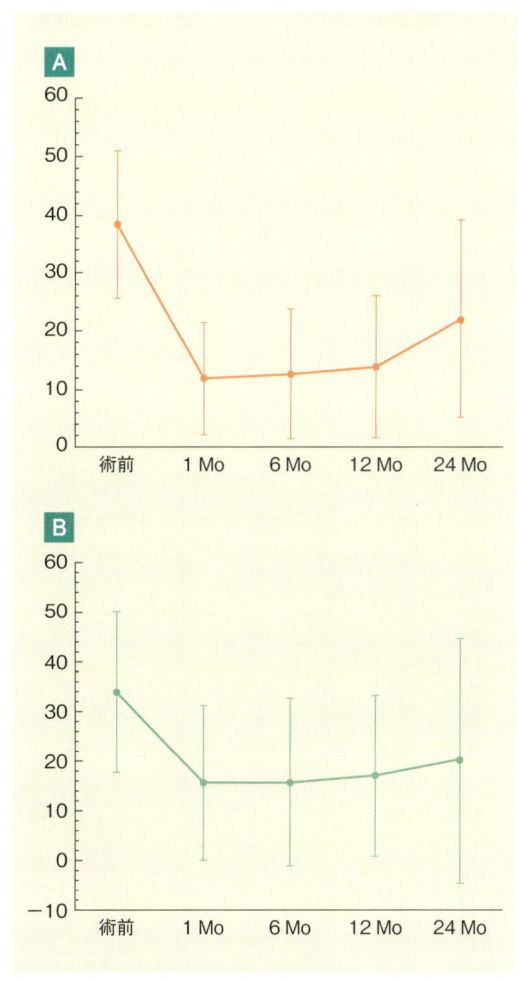

図6.5.15　嚥下効率の経時的変動

A：液体嚥下時，術後1カ月，6カ月，12カ月の嚥下効率は術前と比較して有意に低下している．B：ペースト嚥下時，液体嚥下時と同様に術後の嚥下効率は低下している．

術後2カ月 　　　　　　　　術後7カ月 　　　　　　　　術後14カ月

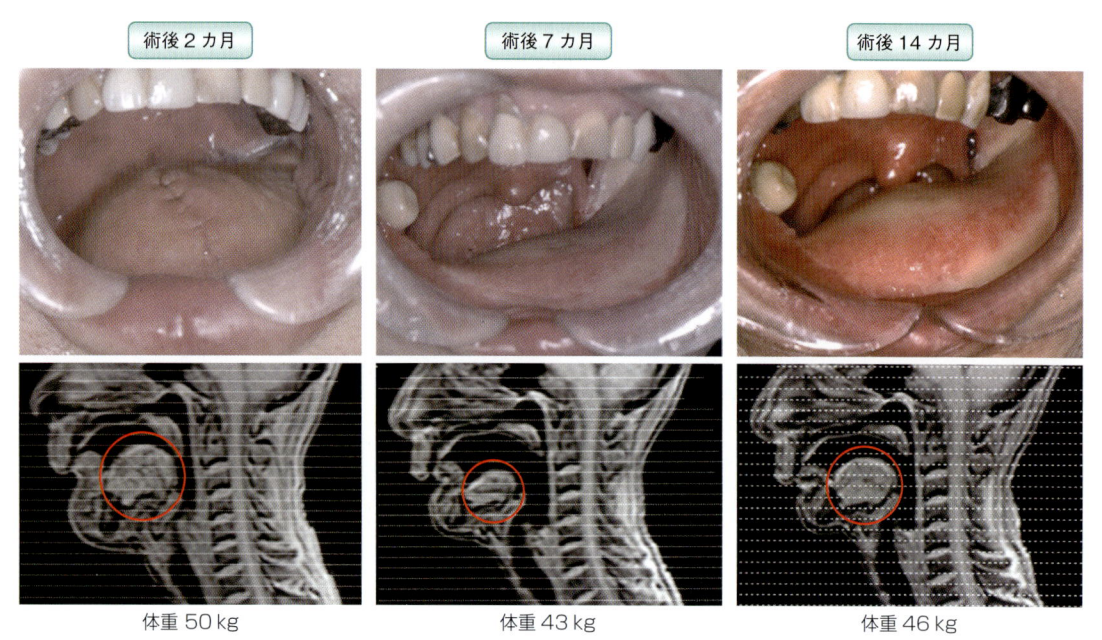

体重 50 kg　　　　　　　　体重 43 kg　　　　　　　　体重 46 kg

図 6.5.16　体重変動と腹直筋皮弁の容積
術後2カ月，7カ月，14カ月の口腔内写真とMRI画像を示す．体重が減少すると腹直筋皮弁の容積（丸印）は小さくなり，体重が増加すると皮弁の容積が回復している．

後1〜6カ月の間に順調に回復するケースは多いものの，なかには術後1〜6カ月の間に徐々に低下しまったく回復しない症例や術後3カ月前後で突然低下する症例もあり，患者によりかなりの変動がみられた．ただし，術後6カ月以上になると嚥下効率の変動は少なくなっていた．このことから術後の嚥下機能は，術前照射を行っている場合には6カ月までが重要なターニングポイントであると考えられ，この時点までの慎重な経過観察と変化に備えた対応が求められる．また，腹直筋皮弁のように脂肪を大量に含む皮弁では，脂肪量は体重の変動と相関するため，皮弁の容積は体重の変動により大きく変化するために注意を要する（図 6.5.16）．

（3）リハビリテーションの流れ

口腔・中咽頭がん患者のリハビリテーションの流れを図 6.5.17 に示す．入院した患者に対し腫瘍に対する評価と並行して，口腔ケアの教育を行う．口腔ケアの目的は術後の誤嚥性肺炎，創部感染のリスクを減少させることである．

摂食・嚥下障害に対するオリエンテーションは術前に行う．用いる資料は VF 検査や VE 検査の結果とともに，患者自身の切除範囲に類似したほかの患者の摂食・嚥下障害の状況や訓練の内容などを記録

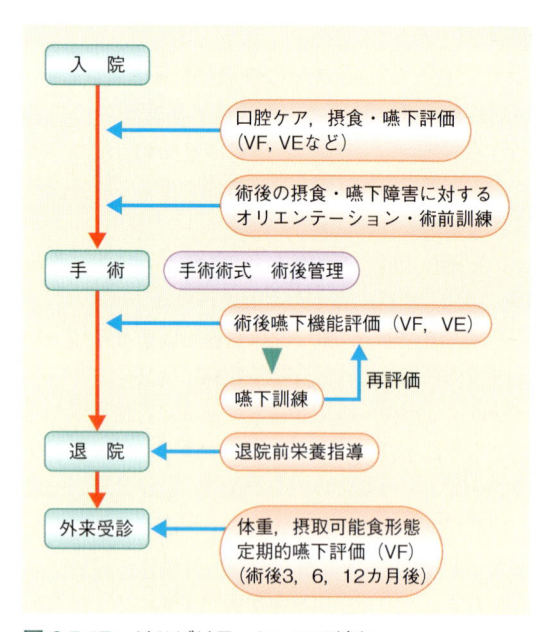

図 6.5.17　リハビリテーションの流れ

入院 → 口腔ケア，摂食・嚥下評価（VF, VEなど）
　　　　術後の摂食・嚥下障害に対するオリエンテーション・術前訓練
手術 ← 手術術式　術後管理
　　　　術後嚥下機能評価（VF, VE）
　　　　嚥下訓練　再評価
退院 ← 退院前栄養指導
外来受診 ← 体重，摂取可能食形態 定期的嚥下評価（VF）（術後3, 6, 12カ月後）

したビデオである．ほかの患者のビデオをみることにより，患者は術後の障害に対して明確なイメージをもつことが可能となり，訓練へのモチベーションが形成される．術前訓練は舌の可動域拡大訓練や息こらえ嚥下，排痰訓練などを基本とするが，どの訓練に重きをおくかは予測される患者の摂食・嚥下障

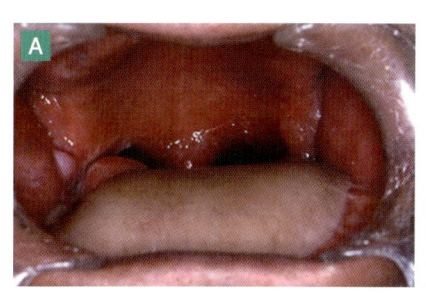

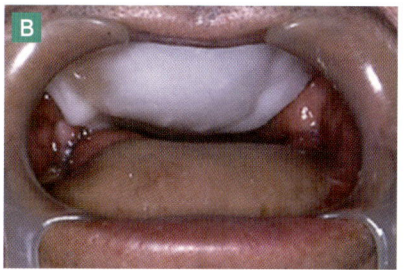

図6.5.18 PAP
A：可動部舌全摘後の口腔内，舌背相当部と口蓋間距離が大きく，食塊の送り込みが困難と予想される．B：舌接触口蓋補助床の装着により送り込みが改善される．

害の病態により異なる．

　手術の術式として，移植皮弁と歯肉・口底粘膜との縫合不全や死腔の防止などの術後感染の防止策と咬合関係の再現に留意する．創部の感染は局所の瘢痕形成を招き，術後早期にリハビリテーションができないことと相まって，摂食・嚥下機能の低下を招く．下顎骨の区域切除を伴う症例では咬合関係や下顎頭の位置のずれが後の咀嚼機能の回復を妨げることになる．また，再建術式も摂食・嚥下機能を大きく左右する．舌亜全摘以上の再建では腹直筋皮弁を隆起型（ハンモック状）に形成し，腹直筋外鞘を用いて再建組織の沈下防止をはかることなどの工夫（Yokoo et al, 2003）が必要である．また切除が中咽頭に及ぶ症例ではvelopharyngoplastyが，両側の舌骨上筋群が完全に切除される症例では喉頭挙上術（甲状軟骨・舌骨・下顎骨固定術）ならびに輪状咽頭筋切除術が必要である．頸部郭清術は通法に従い深頸筋膜深層の温存や甲状舌骨筋枝の保存に努める．

　術後の口腔ケアは口腔内の清拭と口腔の刺激という2つの意味をもつ．誤嚥性肺炎防止のため，術後の口腔ケアは術創，特に皮弁や残存舌，口蓋に重点をおく．また，気管チューブを早期に抜去することが重要である．サイドチューブからカフ上の分泌物量を定期的に測定し，1日量が10 mlを切った時点で呼吸状態に問題なければ抜管を試みる．気管チューブが抜去された時点で摂食・嚥下機能を評価し，必要な訓練方法を決定する．訓練に際しては，まず十分な栄養・水分の補給を優先する．患者の多くは頸部郭清術を施行されているため，頸部ならびに上肢帯のリハビリテーションも並行して進めることがポイントである．

　また術直後より，再建舌と硬口蓋間距離に問題のあるケースでは送り込み障害が予想されるため，訓練開始時よりPAPを用いる（図6.5.18）［⇨6.5-1

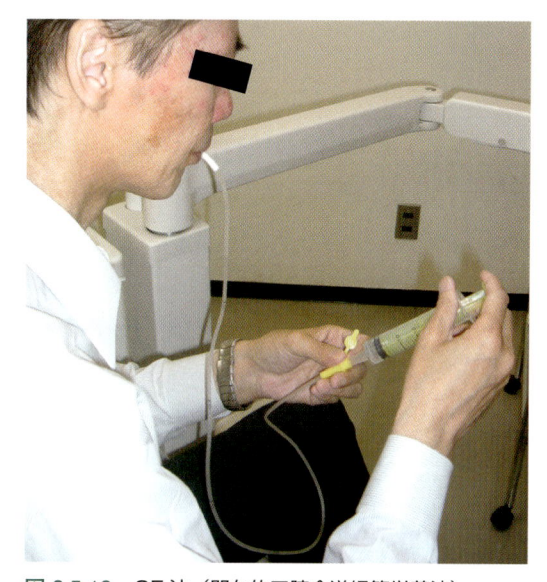

図6.5.19 OE法（間欠的口腔食道経管栄養法）
退院時栄養指導の際に主治医立ち会いのもとに，OE法の手順，注意すべき点について再確認を行う．

（5）を参照］．口腔期が確立され，咽頭期に大きな問題がなければ直接訓練へと移行する．直接訓練は空腹時に，患者が好む味つけで段階的に食形態をアップしていくことが重要である．経口摂取できないケースでは，間欠的経口食道栄養法（intermittent oro-esophageal tube feeding：OE法）（図6.5.19）などを用いた代償的栄養法が必要となる．

　口腔・中咽頭癌患者の多くは，退院時には十分な食形態ではないにせよ，経口摂取が可能となる．しかし，この時点での摂食・嚥下機能は安定していないため，退院時の栄養指導が重要である．退院時の栄養指導は管理栄養士，看護師，主治医が本人ならびに家族に対して今後の食形態，栄養摂取の目標，自宅での摂食・嚥下リハビリテーションの内容とその目標などを説明するものであり，退院後の患者の方向性を決定づける．

　退院後の外来診察では再発，転移の有無を確認す

ると同時に体重の変動，肺炎の有無と摂取可能な食形態の変化について詳しく聴取する．体重は栄養状態の最も簡便な指標であると同時に腹直筋皮弁などの皮弁の容積とも関連する．摂取可能な食形態は患者の摂食・嚥下機能を間接的に反映し，肺炎の発症は誤嚥の存在を疑わせる．

　義歯の装着による咀嚼機能の回復は，上顎顎義歯を除いて通常術後6カ月以降に行われることが多い．皮弁の修正術，口腔前庭の拡張術などにより義歯の装着が可能となり，咀嚼機能や審美性の回復に至るケースも少なくない．術後に義歯やインプラントを用いた咀嚼機能の回復が必要であることが想定される場合には，術前から補綴専門の歯科医師と情報を共有することが不可欠である．

　口腔・中咽頭癌患者の多くは，上述したプログラムにより退院時には経口摂取可能な状態にまで回復する．一方，口底癌で下顎正中部の区域切除，舌亜全摘，両側頸部郭清術を伴うケースでは下顎再建，喉頭挙上術，輪状咽頭筋切除のような手技を行ったとしても，舌の送り込み障害により経口摂取できないことが少なくない．このような場合やみくもに長期間にわたり訓練を続けるよりも，術前から胃瘻を造設し十分な水分ならびに栄養の確保を優先することも1つの選択肢である．また原発部位や頸部の術後照射中に，一時的に経口摂取が困難な状態になることもある．このような場合にもできるだけ経管栄養の期間を短くするような管理が望まれる．

〔鄭　漢忠〕

■ 文　献

Logemann JA, Kahrilas PJ：Relearning to swallow after stroke – Application of maneuvers and indirect biofeedback；A case report. Neurology, 40(7)：1136-1138, 1990.

Tei K, Maekawa K, et al：Recovery from post-surgical swallowing dysfunction in patients with oral cancer. J Oral Maxillofac Surg, 65(16)：1077-1083, 2007.

Yokoo S, Komori T, et al：Indications for vascularized free rectus abdominis musculocutaneous flap in oromandibular region in terms of efficiency of anterior rectus sheath. Microsurgery, 23(2)：96-102, 2003.

3　言語訓練

(1) 歯科と言語病理

　歯科は，音声言語活動における重要な要素である構音と声に密接な関係を有している．図 6.5.20 には言語病理学上のすべての障害が示されている（VanRiper et al, 1984）．山や丘の高さは重要度，相互の位置関係は関連性を表している．このなかで構音と声はひときわ大きい．その間に口蓋裂音声，運動性構音障害，脳性麻痺性音声言語が位置し，歯科が対応するべき障害であることがわかる．これらの障害の主たる原因は，口蓋帆咽頭（いわゆる鼻咽腔）閉鎖機能（velopharyngeal function：VPF）の障害（velopharyngeal incompetence：VPI）である．すなわち，構音と声の障害に対しては，VPFの評価に基づいて対応されなければならない．歯科はVPIに対して多様な発音補正装置（PLP，バル

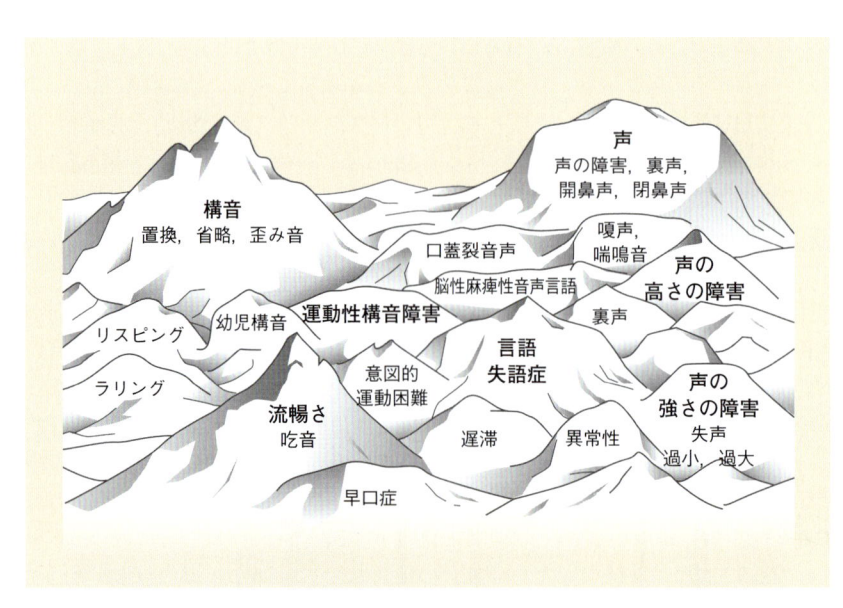

図 6.5.20　field of speech pathology
すべての言語病理学上の障害が示され，山の大きさで重要度が，相互の位置関係で関連性が示されている．

ブ型スピーチエイドなど）によって保存治療が可能な特異的な領域である［⇨ 6.5-1(5)を参照］．しかしながら，VPFの生理に基づかない装置が作製されて，装置に対する関連職の信頼を失う場合も散見される．本項では装置治療の背景について概説する．

(2) VPF の主体

字義的にはVPFとは「口蓋帆（velum）が口蓋平面の高さまで挙上し，咽頭（pharynx）を閉鎖する機能」であるが，同じレベルで内方運動する咽頭側壁と協働して達成される．いずれの運動も口蓋帆挙筋（levator veli palatini muscle：LVP）活動が担っている．すなわち，装置治療の要点は，閉鎖不全部分の閉塞や狭小化ではなく，LVP活動の調節様相の正常化にある．

(3) 口蓋帆挙筋活動と VPI の重症度

正常なVPFでは閉鎖性子音と高舌位母音ならびに呼気吹送時に口蓋帆によって口腔と鼻腔は気密に分離される．口腔と鼻腔が気密に分離された状態でのLVP活動は，呼気吹送時には口腔内圧と正の相関を示し，最大努力での呼気吹送時の筋活動を100％とすると，音声言語活動での筋活動は30〜40％になる．一方VPIでは，呼気吹送時での口腔内圧との相関性や音声言語活動の筋活動の分布領域が，重症度に応じて特徴ある所見となる（舘村，2009）（図6.5.21）．重症度が高くなれば呼気吹送時の呼気はより鼻腔に漏出する程度が高くなるため，口腔内圧との相関性は失われ，音声言語活動で必要な筋活動は相対的に上昇する．すなわち，閉鎖不全が重度になると，閉鎖様運動のために口蓋帆と咽頭側壁は，より運動量を大きくする必要があるためLVPの仕事量が増える．高いLVP活動は易疲労性を高くするため，VPIの状態では単音発音時より会話時に開鼻声は強くなる．

(4) 装置の特性を生かす訓練

口腔鼻腔分離するまでに必要な軟口蓋と咽頭側壁の運動量は，装置によって減少する．その結果，必要なLVP活動量は減少し，易疲労性は改善される．これが，装置によるVPF賦活効果の背景であり，装置が易疲労性を軽減することで，持続活動（構音訓練）が可能になると考えられる．装置治療では，

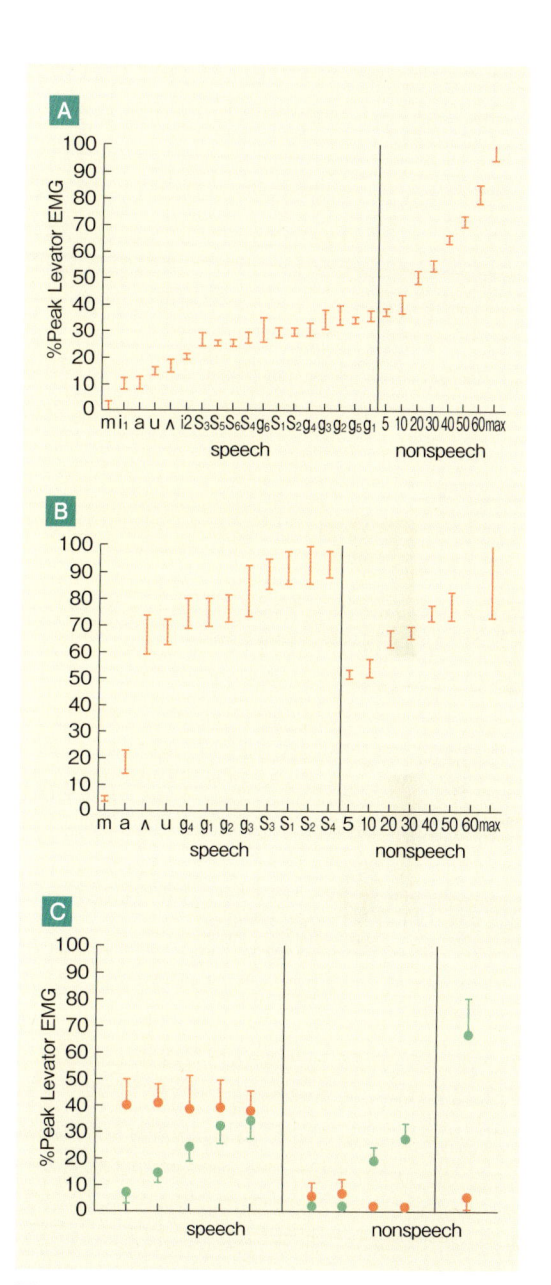

図6.5.21　発音時と呼気吹送時の LVP 活動
A：正常，B：境界線上閉鎖不全，C：実質的閉鎖不全．
音声言語活動での横軸は被験音，呼気吹送では口腔内圧を示す．Cにおける色丸は被験者装置を装着した際のLVP活動．
(A, B　Kuehn DP, Moon JB：J Speech Hear Res, **37**(6)：1260-1270, 1994／Kuehn DP, Moon JB：Cleft Palate-Craniofacial J, **32**(5)：376-381, 1995 より改変，C　Tachimura T, Nohara K, et al：Cleft Palate Craniofacial J, **39**(5)：503-508, 2002 より改変)

言語職と協調することと定期的なVPFの評価に基づいて装置の効果部を調整することが必要である．さらに，積極的な賦活効果を期待して，内視鏡下にバルブ削除やPLPの効果部（軟口蓋挙上部）を短

縮するような調整（削除療法）も必要である．

装置の効果も作製過程が誤っていると得られない．PLP の効果部全長を1回で作製すると一気に口蓋帆を挙上し，大型の筋紡錘を大量にもつ口蓋舌筋が一気に伸長されて反射性収縮により装置は脱落するか強い違和感が生じる．また安静位の軟口蓋の形態に沿った効果部をもつバルブ装置は，舌構音を妨げ軟口蓋挙上を抑制する．装置の効果部の作製は，構音機能への影響と解剖学的特性を考慮して行う必要がある．　　　　　　　　　　　〔舘村　卓〕

■文　献

舘村　卓：鼻咽腔閉鎖不全はどう治療すべきか？―スピーチエイドの立場から．JOHNS, **24**(10)：1601-1604, 2008.
VanRiper C, Emerick L：Speech disorders. In: Speech Correction, 7th, p36, Prentice-Hall, 1984.

6.6　緩和ケア

1　緩和ケア概念の変化

わが国では，高齢化により現在の3人に1人から，2020 年には2人に1人ががんで亡くなることが予想されている．このため，がん医療のいっそうの充実をはかる必要がある．そのような状況下で「がん対策基本法」が 2007 年 4 月に施行され，同法に基づいて 2007 年 6 月には「がん対策推進基本計画」が策定された．「がん対策基本法」では，がん患者の生活の維持・向上のために，治療の早期から緩和ケアが適切に導入されることの重要性が述べられている．すなわち，緩和ケアは行いうる治療がなくなったときから開始されるのではなく，患者や家族が何らかの苦痛をもち，その解決が必要になったときから開始されるものへと概念が変わってきている（図 6.6.1）．従来，緩和ケアといえば積極的な治療から終末期ケアへのギアチェンジという感覚でとらえられていたが，抗がん薬や手術などの治療と同時に，早期から身体的苦痛や精神的苦痛，社会的苦痛，スピリチュアルペインという4つの代表的な苦痛に対する治療・ケア，家族ケア，さらには患者が亡くなった後の遺族ケアまでをもシームレスに提供

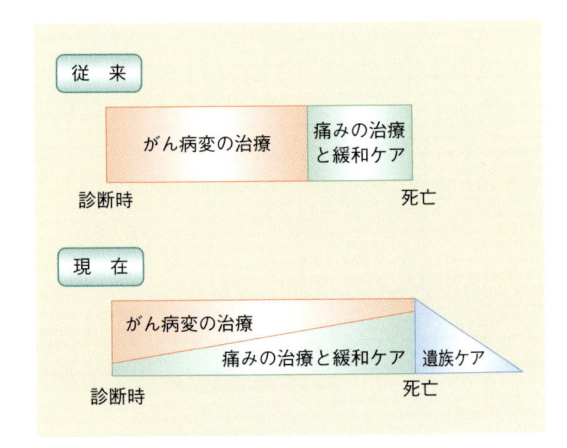

図 6.6.1　緩和ケア概念の変化
緩和ケアは行いうる治療がなくなったときから開始されるのではなく，患者や家族が何らかの苦痛をもち，その解決が必要になったときから開始され，さらには患者が亡くなった後の遺族ケアまでをもシームレスに提供する．

することを目標としている．

2　がん診療連携拠点病院

わが国のがん対策はがん対策基本法，および同法の規定に基づく「がん対策推進基本計画」により，総合的かつ計画的に推進されている．その一環として，全国どこでも質の高いがん医療を提供することができるよう，がん医療の均てん化を戦略目標とする「第3次対がん 10 か年総合戦略」などに基づき，がん診療連携拠点病院が整備された．拠点病院の指定要件のなかに，集学的治療や標準的治療の提供や外来化学療法，がん登録と並んで緩和ケアの提供が謳われている．具体的には，専任の身体的症状および精神症状の緩和に携わる医師と，専従の緩和ケア看護師などを構成員とする緩和ケアチームを設置し，がん患者に対し適切な緩和ケアを提供することが含まれていることから，2008 年度末までに多くの病院で緩和ケアチームが新設され 351 病院が拠点病院に指定された．また，緩和ケアを含むがん診療全般についての相談や質問に応える相談支援センターも院内に設置しなければならない．

3　緩和ケアチームの役割

緩和ケアチームは，入院・外来患者の別なく緩和ケアを提供する．独立した診療科として緩和ケア科を有している施設は別として，多くの施設では緩和

ケアチームの構成員は麻酔科や外科，内科，精神科医などが兼務している．特に身体的症状の緩和に携わる医師については，がん診療連携拠点病院の指定要件として専従（就業時間の8割以上が緩和ケア診療）であることが望ましいとされていることから，今後，専従医が増加することが予想されるが，現状においては専任（就業時間の5割以上が緩和ケア診療）である施設が多い．このため，主治医から緩和ケアチームに診療依頼が提出された場合の対応として，緩和ケアチームが併診し処方も行う施設と，処方は行わず主治医にアドバイスを行うことにとどめる施設に分かれている．後述するように，がん性疼痛に対してオピオイドと併用して種々の鎮痛補助薬を用いる場合が少なくないことから，口腔がん領域においても主治医である口腔外科医だけで対処するよりも，早期から専門家である緩和ケアチームに併診依頼することが望ましい．

教育・研修面の制約として，がん診療連携拠点病院には当該二次医療圏においてがん医療に携わる医師などを対象とした緩和ケア研修会を毎年必ず開催することが義務づけられている．なお，一部の県においては，がん診療を行っている医師・歯科医師は5年または10年以内に全員が研修会を受講し，緩和ケア知識を身につけることが個別目標として定められている．

近年，最期のときを病院ではなく自宅で迎えたいと考える患者が増加している．これには緩和ケア医療の進歩による良好な疼痛コントロールや在宅療養を支援する社会的リソースの充実が関係している．病院での療養から在宅へ移行する場合には，在宅で緩和ケアを提供するかかりつけ医やケアマネージャー，訪問看護師と，入院中の主治医，看護師，ソーシャルワーカーなどとともに退院時ケアカンファレンスを行うことも緩和ケアチームの役割の1つである．

4 がん性疼痛の種類

がん性疼痛には種々の分類法があるが，一般的には内臓痛，体性痛，神経障害性疼痛に分けられる．内臓痛は，腹腔内腫瘍そのものによる疼痛で，性状は局在があいまいな鈍い重い痛みである．内臓痛に対しては一般的にオピオイドが有効とされる．体性痛は骨転移などによる疼痛で，局在のはっきりした明確な痛みであり，突出痛としても認識されている．一方，神経障害性疼痛は，腹腔神経叢や腕神経叢などへの転移，脊椎への浸潤などにより生じる疼痛で，ビリッと電気が走るような，あるいはしびれやジンジンする痛みとして認識されている．神経障害性疼痛に対してはオピオイドが効きにくいことが多く，鎮痛補助薬を用いることが多い．

5 WHO方式のがん性疼痛治療法の5原則

① by mouth
② by the clock
③ by the ladder
④ for the individual
⑤ attention to detail

(1) by mouth

by mouthは，薬物を投与する場合には経口を基本とすることを意味している．しかし，一度に服薬する錠剤の数がある程度以上になってしまう場合には，経口にこだわらずフェンタニルパッチの貼付を優先することも考慮する．

(2) by the clock

by the clockは，オピオイドの投与時刻を毎食後などと指定することや，疼痛時などと頓用にすることなく，12時間ごとといった定時処方を行うことを意味している．たとえば，1日2回服用するモルヒネ製剤を朝食・夕食後にすると，朝食が8時，夕食が6時である場合，夕食後14時間経過しないと次回の服用ができないことになり，朝食前に疼痛が出現することもあるからである．

(3) by the ladder

by the ladderは，3段階のラダーに従って鎮痛薬を処方することを意味している（図6.6.2）．まず，第一段階として非オピオイド鎮痛薬である非ステロイド系抗炎症薬（nonsteroidal antiinflammatory drugs：NSAIDs）やアセトアミノフェンを投与する．数日経過を観察し鎮痛が得られなければ第二段階へ進む．第二段階として弱オピオイドであるコデインリン酸塩や，ブプレノルフィン塩酸塩などの拮抗性鎮痛薬を投与する．第三段階として強オピオイ

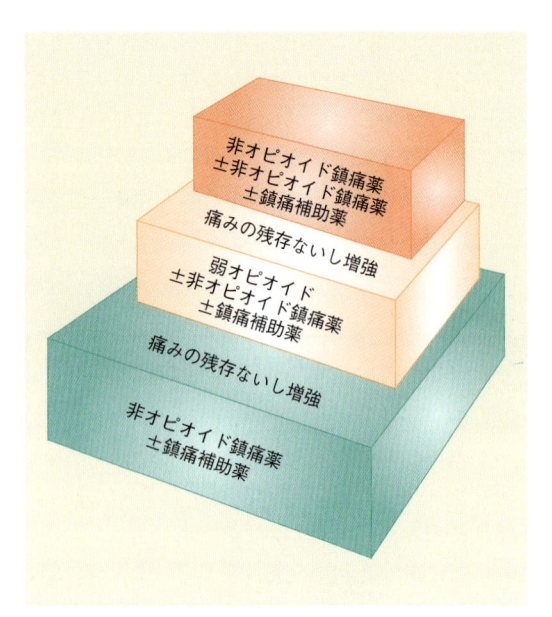

図 6.6.2 がん性疼痛治療の 3 段階ラダー
第一段階として非オピオイド鎮痛薬である非ステロイド性抗炎症薬やアセトアミノフェンを投与する．数日経過を観察し鎮痛が得られなければ第二段階へ進み弱オピオイドを，第三段階として強オピオイドを投与する．

ドであるモルヒネやフェンタニルなどを投与する．なお，第一段階の薬物とオピオイドは作用機序が異なるため，第二・第三段階になっても NSAIDs やアセトアミノフェンは中止せずに継続することが重要である．さらに，どの段階においても神経障害性疼痛が認められれば鎮痛補助薬を併用する．

(4) for the individual

モルヒネなどの強オピオイドの必要量は個々の患者によって異なる．したがって，1 人ひとりの患者に応じた鎮痛薬用量を用いることが重要で，このがんには何 mg までというような投与量の上限を設定することには根拠がない．除痛できるまでオピオイドを増量（タイトレーション）することが基本となる．また，前日のレスキュー薬の用量に応じて次の日のオピオイドの基本処方を増量することも含まれる．for the individual はそれらのことを表している．

(5) attention to detail

モルヒネなどの強オピオイドは，便秘や悪心・嘔吐，眠気などの副作用を有している．これらの予防薬を併用することは第一であるが，その程度に応じ

たさらなる対応も含めて対処することが重要である．また，突出痛に対してはレスキュー薬で対応することの必要性を説明し，医療用麻薬に対する誤解を解決することも大切である．attention to detail はそれらのことを表している．

6 医療用麻薬の副作用とその対処

代表的な副作用は便秘と悪心・嘔吐である．これらの副作用を発現する麻薬の血漿中濃度は鎮痛作用を発揮する血漿中濃度よりも低いことから（鈴木他，2001），鎮痛効果を得る目的で医療用麻薬を投与するときには，これらの副作用の発現は避けられない．さらに，鎮痛が得られる医療用麻薬の血漿中濃度は，眠気が出現する血漿中濃度とも一部が重なっていることから，眠気も副作用の 1 つとして位置づけられている．

便秘は最も頻度の高い副作用で，ほとんどすべての患者に発現する．その機序は，モルヒネが μ 受容体を活性化することによって胃腸管の緊張を亢進させ，運動を抑制することと考えられている．μ 受容体は $\mu1$ と $\mu2$ という 2 つの受容体のサブタイプに分類される．$\mu1$ はおもに脳内で鎮痛に関与し，$\mu2$ は脊髄鎮痛や消化管に作用する．モルヒネに比してフェンタニルでは $\mu1$ の選択性が高いため，$\mu2$ の活性化が抑えられ便秘の頻度が減少している．便秘対策としては腸管の運動を亢進させる大腸刺激性下剤と，便の水分量を増加させる塩類下剤を併用することが一般的である．

悪心・嘔吐は，医療用麻薬を使用している患者の 50～70％くらいに生じる．特に使用開始時や増量したときに出現することが多いが，比較的早期に耐性が形成され 2 週間程度経過すると症状が消失し，制吐薬を中止できることが多い．悪心・嘔吐の予防にはドパミン D2 受容体拮抗作用を有するプロクロルペラジンやメトクロプラミドを用いる．一方，医療用麻薬とは関係のない悪心・嘔吐も存在する．代表的な悪心・嘔吐として，消化管への転移に伴う消化管閉塞，脳や髄膜転移，高カルシウム血症に伴うものがあげられる．消化管閉塞に対しては胃管の挿入やオクトレオチド酢酸塩を，高カルシウム血症に対してはビスホスホネート製剤を考慮する．

眠気が生じているときに鎮痛が得られていれば医療用麻薬の 1 日量を 30％ほど減量する．鎮痛が得

られていないのに眠気が出現している場合には，医療用麻薬では除痛されにくい疼痛である可能性があるので，鎮痛補助薬の開始，および医療用麻薬の減量が必要となる．かつては，鎮痛レベルが適切である状況で眠気が生じている場合には覚醒剤であるメチルフェニデートの処方が一般的であったが，近年の乱用問題からメチルフェニデートの適応が厳しくなったことと，処方できる医師が登録制になったこともあり緩和医療ではほぼ使用不可能になった．眠気に対しても比較的早期に耐性が形成されることから，3～7日程度，医療用麻薬を増量せずに経過を観察すると眠気が軽減されることが多い．

7 医療用麻薬について誤解している患者や医療従事者への説明

モルヒネなどの医療用麻薬を用いると，徐々に使用量が増えていき依存（精神的依存）が生じたり，寿命が縮んだりするのではないかと訴える患者や家族が存在する．しかし，これらはいずれも誤解である．疼痛がない状況で麻薬を使用すると脳内の神経伝達物質が増加し，さらに麻薬を欲求する現象を生じることがあり，精神的依存といわれている．しかし疼痛がある状況で麻薬を用いたときに使用量が増加するのは原疾患が進行したためであり，依存とは異なる．一方，ある程度の用量の麻薬を用いている患者が突然使用を中止すると，下痢や発汗，頻脈などの退薬症状を呈することがある．これは身体的依存と考えられている．一般的に，医療用麻薬を用い鎮痛をはかることによって不眠が解消されたり，食欲が亢進したりすることにより全身状態が改善することはあるが，逆に麻薬が寿命を縮めることはない．実際にがんの疼痛を緩和することによって余命が延長されたことも報告されている（Lillemoe, 1993）．

8 鎮痛補助薬

中枢神経や末梢神経の障害によって生じる疼痛を神経障害性（神経因性）疼痛とよぶ．がんが神経組織に浸潤することにより「電気が走るような」とか「焼けるような」という表現で表される疼痛を訴えることがある．このような疼痛はNSAIDsや医療用麻薬では軽減されにくく，鎮痛補助薬が適応になる．鎮痛補助薬とは主作用としては鎮痛作用を有していないが，鎮痛薬と併用することにより鎮痛作用を増強する薬物として認識されている．一般的に医療用麻薬の増量に反応しない疼痛に対して医療用麻薬と併用する形で処方することが多い．

鎮痛補助薬としてステロイド，抗痙攣薬，抗うつ薬，抗不整脈薬，NMDA（N-methyl-D-aspartate）受容体拮抗薬が使用されている．ステロイドとしてデキサメタゾンやプレドニゾロン，抗痙攣薬としてクロナゼパムやバルプロ酸，ガバペンチン・プレガバリンが頻用されている．抗痙攣薬は発作的に電気が走るような疼痛に対して有効であることが多い．抗うつ薬として三環系抗うつ薬や選択的セロトニン再取込み阻害薬などが，抗不整脈薬としてリドカインやメキシレチン塩酸塩が用いられており，いずれもしびれや焼けるような疼痛に対して有効性を示すことがある．しかし，これらの鎮痛補助薬を鎮痛目的で投与することは健康保険の適応外であることがほとんどであり，患者に十分に説明後に使用することが重要である．

9 オピオイドローテーション

オピオイドの副作用により患者が服用を拒否するなどの不都合が生じた場合，または増量しても十分な鎮痛が得られなくなった場合，あるいは口腔外科疾患のように経口摂取が困難になった場合に，投与中のオピオイドからほかのオピオイドに製剤や経路を変更することをいう．一般的には1日量として経口モルヒネ60 mgがオキシコドン40 mg，フェンタニルMTパッチ4.2 mgに相当する．経口モルヒネ60 mgをモルヒネ座薬に変更する場合には30 mgが相当し，モルヒネ静注に変更する場合には20 mgに匹敵する．一方，フェンタニルMTパッチを16.8 mg，あるいはそれ以上の用量を用いている状況では，疼痛の増強に伴い用量を増加させても，フェンタニルパッチを低用量で用いていた時期よりも反応性が悪いこともしばしば経験する．これは，疼痛が存在する状況でフェンタニルを用いる場合には，フェンタニルが結合する細胞膜上のμオピオイド受容体の細胞内取り込み・リサイクリング障害によって，細胞膜上のμ受容体数が減少することが一因であることが推測されている（今井他，2008）．このため，オピオイドローテーションを行

うことによって鎮痛効果が増加することが期待されている．しかし，高用量のフェンタニルパッチをほかのオピオイドにローテーションする際には，上述の換算比は適応にならない．フェンタニルMTパッチを4.2 mg減量するごとに変更後のオピオイド用量を20％増量することが1つの方法であるが，あくまでも患者の状態に応じてきめ細かな調整を行うこと，for the individualが重要である．

　口腔がん患者の手術後には胃瘻や空腸瘻を造設することも少なくない．モルヒネ製剤（速放製剤，徐放製剤ともに）を経口投与する場合，体内へは胃や上部小腸から吸収される．このため，空腸瘻からこれらの製剤を注入しても十分に吸収されず，血中濃度が上昇しにくいことが考えられ，注意が必要である．

10 呼吸困難

　呼吸困難は主観的な症状であり，呼吸回数や動脈血酸素飽和度の低下を必ずしも伴わない．また，呼吸不全の状態で呼吸困難を訴えることもあるが，呼吸不全は呼吸困難と同義ではない．呼吸困難はがん患者の21～90％に認められ，QOLを低下させる大きな要因である．患者が呼吸困難を訴えた場合，まず治療可能なものかどうかを検討する必要があり，原因が肺炎であれば抗菌薬を投与し，心不全が原因であれば心不全に対する治療を行う．原因が特定できない場合には酸素投与を行い，胸水や気道分泌物の過多が原因であれば輸液の減量も考慮する．これによっても軽減しない場合には，モルヒネまたは抗不安薬，さらにはステロイドを用いる．初期にはモルヒネや抗不安薬の頓用から開始し，必要であればモルヒネの定期投与を行う．これでも不十分な場合には抗不安薬を追加する．一般的に呼吸困難に対するモルヒネ使用による死亡率の上昇や，抗不安薬単独使用時の効果については十分なエビデンスは存在していない．なお，ステロイドを用いても効果がみられない場合には中止する．

　呼吸困難を患者が訴えたときのケアとしては，窓を開けて風が入るような環境や患者の楽な姿勢，起座位の保持などがあげられる．酸素吸入中には乾燥しやすいので水分を摂取しやすいような配慮や，においなどの不快感への対処も重要である．

11 口腔がん患者に対する緩和ケアの実例

(1) 症例1

　74歳女性．身長148 cm，体重38 kg．下顎左側歯肉がんに対して下顎骨区域切除，左側頸部郭清術を施行されたが，8カ月後に局所再発，頸部リンパ節転移をきたした．放射線療法を行ったが，さらに7カ月後に局所再発による疼痛，肺転移による呼吸苦，側胸腹部痛のため再入院となった．外来通院中よりオキシコドン塩酸塩40 mgが口腔外科医から処方されていたが，経口摂取困難になりフェンタニルMTパッチ4.2 mgに変更された．その後，8.4 mgに増量しても側胸腹部痛が軽減しないことから緩和ケアチームに依頼となった．診察時，疼痛は軽度であったが，胸水貯留に対する胸腔穿刺，排液が行われた後より疼痛が増強し，それまで有効であったレスキューのモルヒネ速放製剤（オプソ®）に対する反応も悪くなったことから，モルヒネ持続静注を開始した．フェンタニルMTパッチ8.4 mgに相当するモルヒネ塩酸塩静注量は1日量として40 mgであることから，モルヒネ塩酸塩50 mgと生理的食塩液45 mlの合計50 mlを2 ml/時で持続静注開始した．疼痛時には1時間量をフラッシュした後，0.2 ml/時ずつ持続静注速度を上昇させたところ，3日後に6 ml/時となったところでほぼ除痛が得られた．

　本症例のように疼痛の急激な増悪がみられた場合には，オピオイドの用量設定が難しい．これに対して一過性にモルヒネの持続静注に変更することは，疼痛時のレスキュー（モルヒネのフラッシュ）を行うことも容易であることに加え，早期に必要量のタイトレーションを行ううえでも有効な方法である．モルヒネの持続静注からほかのルートや他のオピオイドへの変更も行えるため，試みる価値のある方法である．

(2) 症例2

　63歳男性，身長162 cm，体重66 kg．手術1カ月前に心筋梗塞を発症しステント留置術を受けていた．また，下肢の閉塞性動脈硬化症（arteriosclerosis obliterans：ASO）を合併していた．舌がんに対して左側舌切除術，両側頸部郭清術，気管切開術，大胸筋皮弁による即時再建術が施行された．術後，皮

弁の壊死をきたし，疼痛や不安が出現したことに加え，胸部の創部をみたことを契機に不眠・せん妄を発症した．「病棟と隣接している手術室の前に悪魔がいる」などの発言もあり，緩和ケアチームに依頼となった．不安・不眠・せん妄症状に対してチーム内の精神科医師が対応し，ベンザミド系抗精神病薬であるチアプリド塩酸塩 40 mg とクロナゼパム 0.5 mg，セロトニン・ノルアドレナリン再取込み阻害薬であるミルナシプラン塩酸塩 30 mg により不安や不眠は軽快した．しかし，ASO による足趾の潰瘍痛が出現したことから疼痛緩和目的で再度，緩和ケアチームに依頼となった．診察時に足趾の冷感が強いことから，アセトアミノフェン 2 g，ガバペンチン 400 mg に加え当帰四逆加呉茱萸生姜湯 7.5 g を処方したところ，疼痛は軽減した．

本症例のように，疾患や治療経過に対する不安を有する患者は少なくない．緩和ケアチームにおける精神科医師の役割は，今後増加すると考えられる．さらに，がん性疼痛以外の疼痛に対する対処を要することもあり，全人的対応の重要性を再認識した症例である．

緩和医療は cure よりもむしろ care の側面が強い．担がん患者が最期の時を，いかに苦痛なく安楽に迎えられるかどうかをサポートしていくことが緩和ケアである．国が施策として緩和ケアを推進している以上，口腔がん患者が緩和ケアを求めた場合には対応しなければならない．しかし，早期の段階から緩和医療を推進するためには，まだまだ医療者が不足しているといわざるをえない．終末期医療は今後ますます重要性を増していくと思われるが，そのなかからまずは緩和医療の重要性を医療者に浸透させ，緩和医療に携わる医師，歯科医師，看護師が増えるよう啓発・教育することが重要である．そして，たとえ歯科の単科大学病院であっても口腔がんを扱う以上は，緩和ケアに精通している医療者を確保することが急務である．　　　　　　〔小板橋俊哉〕

■ 文　献

今井哲司，成田　年他：慢性疼痛下における morphine, fentanyl および oxycodone 誘発鎮痛耐性およびその分子機構の相違．日神精薬理誌，**28**：169-176，2008.

Lillemoe KD, Cameron JL, et al：Chemical splanchnicectomy in patients with unresectable pancreatic cancer；a prospective randomized trial. Ann Surg, **217**(5)：447-457, 1993.

鈴木　勉，武田文和：モルヒネの低用量投与では，なぜ副作用しかでないのか？．オピオイド治療—課題と新潮流（鎮痛薬・オピオイドペプチド研究会編），pp25-34，エルゼビア・サイエンス，2001.

6.7 言語障害とその治療

1 器質性構音障害

（1）器質性構音障害とは

器質性構音障害とは，発声発語器官の形態的異常による構音障害のことである．発声発語器官の形態的異常には口蓋裂や先天性鼻咽腔閉鎖機能不全症，舌小帯短縮症などの先天的なものと，舌切除などの後天的なものとがある．口蓋裂に伴う構音障害については第 5 章に述べられているため，ここでは口蓋裂以外のおもなものについて述べる．

構音障害には鼻咽腔閉鎖機能に関連が深いものと関連が少ないものとがある（表 6.7.1）．

（2）鼻咽腔閉鎖機能について

鼻咽腔閉鎖機能とは，嚥下時や発声時に軟口蓋を後上方に挙上させて咽頭後壁に接することで鼻腔と口腔とを分離する機能のことである．分離することで発声時などの呼気の鼻腔への交通が妨げられる．鼻咽腔閉鎖機能不全があると開鼻声（母音産生時に鼻腔共鳴が過剰となる状態），飲食物の鼻漏れなどの所見が認められる．診療においては口腔内の評価，ブローイング検査，音声言語の評価を基本と

表 6.7.1　構音障害

共鳴の異常	1. 開鼻声 2. 呼気鼻漏出による子音の歪み
鼻咽腔閉鎖機能に関連のある構音障害	1. 声門破裂音 2. 咽（喉）頭破裂音 3. 咽（喉）頭摩擦音
鼻咽腔閉鎖機能に関連の少ない構音障害	1. 口蓋化構音 2. 側音化構音 3. 鼻咽腔構音 4. 置換 5. 省略 6. 歪み

し，必要に応じて機器を使用した検査を実施する．口腔内視診にて軟口蓋の長さおよび発声時の軟口蓋と咽頭側壁の動きをみる．さらに鼻息鏡（ステンレス板）を用いて構音時およびブローイング時の呼気鼻漏出の有無を確認する．音声言語の評価では，開鼻声の有無・呼気鼻漏出による子音の歪みといった共鳴の異常と，鼻咽腔閉鎖機能不全に関連した構音障害（異常構音）の有無について判定する．機器を使用した検査の1つ，頭部X線規格写真（セファログラム）では軟口蓋の形態や咽頭腔の深さが確認できる．鼻咽腔ファイバースコープは発声時およびブローイング動作中の鼻咽腔閉鎖の状態を確認するのに有用であるが，年少児にとっては恐怖感や嫌悪感が大きいために実施が難しいことも多い．

(3) おもな器質性構音障害の病態
a. 粘膜下口蓋裂

粘膜下口蓋裂とは表面の粘膜が正常で裂がないようにみえるが，内部の骨が一部欠損し，筋組織が正中部で断裂している状態をいう．「口蓋垂裂」「軟口蓋における筋肉の離断と走行異常」「口蓋骨端のV字型欠損」のCalnanの三徴候を口腔内視診，触診，CTなどで確認し，粘膜下口蓋裂の診断の根拠とする．三徴候すべてを示す場合以外にも，一ないし二徴候を示す例もある．口蓋裂症例と同様に鼻咽腔閉鎖機能不全や異常構音の出現が考えられる．

治療は外科的処置，補綴的処置，構音訓練のそれぞれの側面から進めていく．鼻咽腔閉鎖機能不全が認められた場合は軟口蓋の長さや運動性を考慮して，咽頭弁形成術あるいはpushback法やFurlow法などの口蓋形成術，両者の併用などの外科的処置を選択する．また，スピーチエイドなどの補綴的処置を選択する場合もある．なお，現時点で鼻咽腔閉鎖機能不全が認められない症例でも，アデノイドの消退や顔面骨格の成長に伴い将来的に閉鎖機能不全を呈することもある．構音障害に対しては，良好な鼻咽腔閉鎖機能獲得後，言語聴覚士による構音訓練を行い改善をはかる．

粘膜下口蓋裂の症状は多様で，良好な鼻咽腔閉鎖機能を獲得しており治療を必要としない症例，鼻咽腔閉鎖機能不全を呈し外科的処置や補綴的処置を必要とする症例，構音障害を呈し構音訓練を必要とする症例などがある．乳児期から医療機関を受診している口蓋裂症例とは異なり，構音障害や開鼻声が明らかとなるまで専門機関の受診に至らない症例も多い．発見が遅れることで幼児期に十分な鼻咽腔閉鎖機能が得られていないことも多く，構音障害の出現する頻度も高くなる．また，粘膜下口蓋裂はほかの先天性異常が合併する確率が比較的高いと報告されており，なかでも精神発達遅滞，先天性心疾患，口唇裂，耳介奇形との合併の報告が多く，滲出性中耳炎の罹患率も高い．

b. 先天性鼻咽腔閉鎖機能不全症による構音障害

口蓋裂などが認められないが鼻咽腔閉鎖機能不全を示す先天性鼻咽腔閉鎖機能不全症によっても口蓋裂と同様の開鼻声や構音障害は出現する．発声発語器官の形態異常として深咽頭や軟口蓋の動きが悪い症例が報告されている．言語面からは口唇口蓋裂による構音障害と同様に考えることができ，鼻咽腔閉鎖機能の検査と構音検査が不可欠である

治療は外科的処置，補綴的処置，構音訓練のそれぞれの側面から進めていく．鼻咽腔閉鎖機能不全に対しては，咽頭弁形成術などの外科的処置で改善をはかる．また，スピーチエイドなどの補綴的処置を単独あるいは手術と併用して行う場合もある．構音障害に対しては，良好な鼻咽腔閉鎖機能を獲得後，言語聴覚士による構音訓練を行い改善をはかる．

先天性鼻咽腔閉鎖機能不全症は明らかな裂が存在しないことから，開鼻声や構音障害が明らかとなるまで受診せず，発見が遅れる症例も多い．また，精神発達遅滞，先天性心疾患，滲出性中耳炎や外耳奇形などの耳鼻科疾患を合併することも多い．それらの要因から訓練が長期化することも少なくなく，最適な時期に構音訓練を実施するためにも，鼻咽腔閉鎖機能不全の早期発見が望まれる．

c. 舌腫瘍術後の構音障害

舌腫瘍術後の構音障害の程度は切除部位および切除範囲，再建法により個人差が大きい．切除範囲が広いほど，構音もより障害される傾向があり，部分切除では構音障害が認められないことも多い．

舌切除前後に構音評価および構音類似運動検査を行う．腫瘍の大きさにかかわらず術前の発音に対する患者側からの訴えは多くないが，痛みがある場合には舌と口蓋などの接触を避けるためにやや不明瞭な発話となる場合もある．切除術後は舌の突出や挙上，左右口角への接触といった動作に問題が出るだけでなく，手術によっては口唇閉鎖や鼻咽腔閉鎖機能にも影響が出る場合がある．切除後の舌

のボリューム不足や可動性の低下を補うためには，PAPなど補綴装置で残存する機能を活用する方法を検討する．

患者には実際に障害されている音の説明とともに，構音に関する基本的な仕組みを説明する．それにより問題点がはっきり理解され，訓練の目的を理解することで意欲にもつながる．構音訓練は舌切除による直接的な影響を受けていない音から開始し，徐々に障害を受けた音へと進めていく．前述したように患者本人と構音点を確認しながら歪みを改善させ，単音節，単語，短文，音読，会話と系統的に訓練を進める．また正常構音の獲得が困難であると予想される音については，上前歯と下唇を用いて/t, d/の破裂をつくるなどの代償構音の使用も検討する．

d. 顎変形症による構音障害

顎変形症による構音障害としては歯間音化があげられる．本来舌尖と歯茎部とでつくられている音が，舌を上下歯間にはさむような形でつくられる状態を指し，聴覚的には歪みのない症例から会話で不明瞭さを生じる症例まで聴覚印象はさまざまである．反対咬合の程度が重い症例や開咬を併せ持つ症例に多くみられる．構音についての患者側からの訴えは多くないが，なかには「滑舌が悪いと思う」と話す症例もある．

顎矯正手術により咬合が改善されれば，構音訓練を行わなくても歯間音化が自然改善することが多い．改善がみられない場合には構音訓練を行うが，その際には構音時の舌の位置を本人に説明し，歯間音化を自覚させてから訓練を進める．

e. 舌小帯短縮症による構音障害

舌小帯短縮症による機能障害としては，哺乳障害や摂食障害，構音障害がある．それら機能障害に対しては状態に応じて舌小帯伸展術，舌の運動訓練，構音訓練といった治療が行われることが多い．しかし，治療の適応や外科的処置の実施時期については意見が分かれる．

舌小帯短縮症の重症度の分類基準として根本らは「患者に十分開口させた状態で舌尖部を上顎切歯乳頭に接触するよう指示したときに舌尖を同部に接触することができず，舌尖の挙上量が最大開口域の1/2以上の場合を軽度，咬合平面から最大開口域の1/2までを中等度，咬合平面に達しない場合を重度」としている（根本，2000）．

軽度症例では外科的処置や構音訓練を必要とせずに成長に伴い正常構音を獲得できる場合が多いため，不必要な手術を行うことのないよう適切な言語評価が必要である．よって外科的治療の適応の判断は言語評価が実施できる発達年齢に達してから，おおむね4歳以降ということになる．中等度症例では/r/構音時の舌尖の弾きがなく音が歪む可能性がある．また単音節検査や単語検査で歪み音が聴取されなかった場合でも，会話速度が増加すると歪み音を生じる場合もある．重度症例では/r/の歪み音に加え，その他の歯音歯茎音にも歪みや置換などの構音障害が出現する．

構音障害の有無と種類，舌の随意運動機能，摂食機能について評価を行い，治療方針を立てる．外科的治療の後に構音訓練や舌運動訓練を行う場合，構音訓練や舌運動訓練を先行して実施し手術適応か再検討する場合がある．

2 機能性構音障害

(1) 機能性構音障害とは

機能性構音障害とは，構音障害の原因となるような明らかな異常が見あたらないにもかかわらず，構音の誤りが固定している状態を指す．構音操作を獲得する過程で誤った操作を学習したと考えられるが，なぜ学習したかについては原因が解明されていない．

置換や歪みといった構音の誤りは正常の構音獲得の過程においてもみられるため，構音障害と判断するためには年齢，生育歴，言語発達，運動発達などを考慮する必要がある．たとえば3歳児がハサミを「ハシャミ」と構音している場合には発達途上の誤りと考えることができるが，小学校高学年で同様に「ハシャミ」としか構音できない場合には，構音障害と考えられる．

外山は機能性構音障害と決定する条件として，次の事項をあげている（外山，1992）．
① 構音器官の形態の異常がない．
② 構音器官の機能に異常がない．
③ 正常範囲の聴力がある．
④ 言語発達がおおむね4歳レベル以上である．
⑤ 音の誤りが固定化している．

新版 構音検査

氏　名：	
実　施：	年　月　日
生年月日：	年　月　日
年　齢：	歳　月
検 査 者：	

1．会話の観察

① 構音の特徴
② 声・プロソディ
③ 会話明瞭度（ 1　2　3　4　5 ）
④ その他

2．単語検査

1 paɴda	2 poketto	3 basu	4 budo:	5 mame	6 megane	7 mikaɴ	8 taiko
9 toke:	10 terebi	11 deɴwa	12 naiteru	13 neko	14 niɴdʑiɴ	15 kani	16 koppu
17 ke:ki	18 kutɕi	19 kiriɴ	20 gakko:	21 gohaɴ	22 gju:nju:	23 sakana	24 sora
25 semi	26 suika	27 tsukue	28 dzo:	29 dzuboɴ	30 ɕiɴbuɴ	31 tɕo:tɕo	32 tɕi:sai
33 dʑaɴkeɴ	34 dʑu:su	35 dʑiteɴɕa	36 ɸu:seɴ	37 çiko:ki	38 happa	39 hasami	40 rappa
41 robotto	42 re:dzo:ko	43 riɴgo	44 jakju:	45 jukidaruma	46 aɕi	47 açiru	48 eɴpitsu
49 usagi	50 inu						

特記事項：　器質性要因　運動性要因　聴覚性要因　発達障害　知的障害　【千葉テストセンター】シート 1

図 6.7.1　構音検査
（構音臨床研究会「新版構音検査」の検査用紙）

(2) 検　査

構音の評価には構音臨床研究会「新版構音検査」が多く使用されている（図 6.7.1）．単音節，単語，短文，自由会話から構音を評価し，音の誤りは国際音声字母を使用して表記する．なお聴覚的な判断に加えて，構音操作の観察も重要である．

構音検査のほかに発声発語器官の形態および機能の検査，聴力検査，言語発達検査などを実施し，機能性構音障害以外の障害と鑑別する．

(3) 訓　練

構音訓練は言語発達がおおむね 4 歳レベルに達していれば可能とされている．これは日本語の音素の 90%を獲得している時期であること，音節分解能力を身につける時期であること，言語聴覚士と一定時間机上課題に取り組めるようになる時期であることを理由としている．

正しい構音操作を獲得させる代表的な訓練方法として，正しい音を聞かせた直後に模倣させて正しい構音を誘導する聴覚刺激法や，正しい構音点や構音操作を教える構音器官の位置づけ法，漸次接近法，ほかの音を変える方法，カギになる語を使う方法などがある．いくつかの方法を取り入れながら訓練を進めることが多い．獲得した正しい音を日常会話で使えるようにする訓練方法として系統的構音訓練がある．これは単音，単音節，無意味音節，単語，短文，文章，歌，会話と段階を追って訓練を進めていく方法で，各段階が確実にできるようにしてから次の段階へと進むことが大切である．通常週 1 回，30 ～ 40 分程度の訓練を実施し，家庭学習として毎日復習することで，正しい構音操作の定着をはかる．

3　その他の言語障害

器質性構音障害，機能性構音障害のほかにも多くの疾患が言語聴覚療法の対象となる．そのなかからおもな障害について解説する．

(1) 聴覚障害

a. 聴覚障害とは

伝音性難聴は音が効率よく内耳に伝わらない疾患であり，感音性難聴は内耳以降の神経疾患に起因している．

軽度難聴や高音急墜型，一側性難聴などの場合には発見が遅れることが多い．軽度難聴であっても言語発達の遅れや構音の誤りがみられることがある．

b. 検　査

学齢以上では標準純音聴力検査にて気道純音聴力と骨導純音聴力を測定するが，対象の年齢や言語発達などを考慮し適宜検査法を選択する．聴性脳幹反応（auditory brainstem response：ABR）などの他覚的聴力検査や語音聴力検査も必要に応じて実施す

る．

c. 訓　練

　耳鼻科医と言語聴覚士が連携をとり，補聴器あるいは人工内耳の装用を進めるべく，機種の選定や調整を行う．

　小児の聴覚障害に対しては言語発達の促進およびコミュニケーション能力の発達促進のための働きかけを行う．中途失聴者に対しては聴覚的弁別能力を高める訓練や読話訓練を実施する．

(2) 言語発達遅滞

a. 言語発達遅滞とは

　同年齢の子どもに比べて言葉を理解したり表現したりすることが遅れている状態を言語発達遅滞という．言語発達を阻害する要因として，聴覚障害，自閉性障害，精神発達遅滞などがある．

b. 検　査

　言語発達遅滞の有無や程度を判定するため，国リハ式〈S-S法〉言語発達遅滞検査，ITPA言語学習能力診断検査日本版，絵画語彙発達検査（PVT-R）などの言語検査や新版K式発達検査，遠城寺式乳幼児分析的発達検査法などの全般的発達の評価を実施する．

　言語聴覚士，臨床心理士，小児科医，耳鼻科医，保育士など関係職種が連携することも重要である．

c. 訓　練

　子どもの発達段階や症状分類に応じて訓練プログラムを立案する．それに加えて言語環境の改善をはかり，家族指導および支援を行う．

(3) 吃　音

a. 吃音とは

　音の繰り返し，引き延ばし，発声の停止などの症状が習慣化し，発話の流暢性が損なわれる状態が吃音である．発症時期により発達性吃音と獲得性吃音とに分類される．前者は幼少期に発症し，男子は女子の3～5倍多い．後者は大人になってから発症し，さらに神経原性吃音と心因性吃音とに分類される．

b. 検　査

　吃音の評価法として日本聴能言語士協会，日本音声言語医学会による吃音検査法（試案）が多く用いられている．吃音に言語発達遅滞，構音障害などを合併する症例も多く報告されているため，知能検査や言語検査も必要に応じて実施する．

c. 訓　練

　進展内容によって，訓練方法は大きく異なる．環境調整，言語に直接働きかける流暢性促進訓練，間接的に働きかける遊戯治療，遅延聴覚フィードバック（delayed auditory feedback：DAF）装置を利用した訓練などがある．

(4) 失語症

a. 失語症とは

　獲得された正常な言語機能が脳の器質的な損傷により障害された症状を失語症という．言語機能には大脳の言語野とよばれる部位が深くかかわっているとされており，言語野を含む領域の損傷によって失語症が起こると考えられる．

b. 検　査

　日本語の総合的失語症検査には，標準失語症検査（standard language test of aphasia：SLTA），老研版失語症鑑別診断検査，WAB失語症検査の3つがある．総合的失語症検査を実施後，必要な掘り下げ検査を実施する．標準化されている掘り下げ検査に失語症語彙検査（a test of lexical processing in aphasia：TLPA），失語症構文検査（syntax test of aphasia：STA）がある．

c. 訓　練

　急性期，回復期，慢性期の各期により特徴や訓練方法が異なる．また患者や家族がどの程度の回復を望んでいるかといった事情も考慮して訓練を行う．言語訓練は個別訓練，集団訓練，自習を通して行い，家族指導や環境調整も行う．

(5) 運動障害性構音障害（ディサースリア）

a. 運動障害性構音障害とは

　発声発語器官の神経および筋系の病変に起因する運動機能障害による構音の障害を運動障害性構音障害という．その症状は損傷部位により，声が小さくなる，声の高さの調節が困難となる，開鼻声が出現するなど多様である．

b. 検　査

　話し言葉の検査，発声発語器官の形態および機能検査を行う．標準化されたものに「AMSD標準ディサースリア検査」がある．必要に応じてその他の疾患との重複および鑑別のための検査を行う．

6.7　言語障害とその治療

c. 訓　練

多様な症状に合わせた訓練を選択するが，おもなものとして発声発語器官の運動訓練，構音動作訓練，音の産生とプロソディーの訓練などがある．また鼻咽腔閉鎖機能不全の改善を目的とし，PLP を用いることもある．

筆談，文字板，VOCA（音声出力コミュニケーション・エイド）などの拡大・代替コミュニケーション・アプローチもある．

(6) 音声障害

a. 音声障害とは

声の質，高さ，大きさ，持続の異常といった症状を音声障害という．心因性失声や喉頭摘出による音声喪失も含む．声帯や喉頭の病変といった器質的要因によるもの，習慣性や心因性，原因不明の痙攣性発声障害などの機能的要因によるものがある．

b. 検　査

耳鼻咽喉科医による喉頭の診察により器質的要因を検索する．また音声検査により音声障害の種類と程度を判断する．空気力学的検査，音響分析による検査といった機器を用いた検査もある．

c. 訓　練

喉頭疾患に対する外科的治療，薬物治療，音声訓練を単独あるいは併用して症状の改善をはかる．喉頭摘出による音声喪失に対しては人工喉頭や食道発声などの代用音声を利用し発声を行う．

〔髙橋路子〕

■ 文　献

構音臨床研究会：新版構音検査，千葉テストセンター，2010．

根本京子，山下夕香里他：舌小帯短縮症患者における機能障害の認識度と自覚症状について―アンケート調査による検討．口科誌，**49**：356-362，2000．

外山浩美：評価．言語聴覚療法―臨床マニュアル（日本言語療法士協会編著），pp302-303，共同医書出版社，1992．

6.8 睡眠時無呼吸症候群患者の歯科的対応

1 睡眠時呼吸障害の定義，概念

睡眠時呼吸障害（sleep related breathing disorders：SRBD）とは睡眠中に起きる呼吸の停止や換気の障害を総称する．この SRBD は，アメリカ睡眠医学会から出された睡眠障害国際分類第 2 版（The International Classification of Sleep Disorders Second Edition：ICSD-2）で定義された睡眠障害の 1 つにあたる．

このうち歯科医療が関連するものは，閉塞性睡眠時無呼吸症候群（obstructive sleep apnea syndrome：OSAS）であり，この SRBD のなかの 1 つの病態である．

OSAS は，1976 年 Guilleminault が，「10 秒以上続く無呼吸状態が，一晩（7 時間）に 30 回以上，または 1 時間あたりに 5 回以上みられるもの」として定義した後，その病態に併せて，「完全な呼吸の停止だけでなく，低呼吸といった換気障害や，それに伴う覚醒反応による病態生理学的問題」も追加され，日中の眠気などの臨床症状の評価を加えた診断基準が標準となっている（**表 6.8.1**）．

このような反復する低換気状態は，睡眠中に低酸素血症や高二酸化炭素血症となり，全身の各臓器に器質的障害をもたらす危険がある．特に循環器系への影響として交感神経系の亢進に伴う高血圧症，不整脈などの誘発は突然死の危険因子となる．また，内分泌系への影響で成長障害や糖尿病との関連も指摘され，これに加え，集中力の低下や性格変化といった精神症状の変化も重要な問題となっている．

現在では，睡眠障害は単に日中の眠気だけでなく，生命予後に深く関与することが示唆され，1 時間あたりの無呼吸の回数（apnea index：AI）が 20 回以上であった場合，無治療で経過した場合の 5 年生存率が日本，欧米ともに 85％前後であること，また，無呼吸低呼吸指数（apnea hypopnea index：AHI）が 15 以上の症例では，5 未満の症例に比べ 10 年生存率が低いことなどが報告されている．

また，重症の OSAS（AHI が 45 ～ 60 以上）では交通事故の発生率のオッズ比に有意な上昇がみられること，就労中の事故，生産性の低下といった社

表 6.8.1 ICSD-2 による成人の OSAS

A, B と D あるいは C と D が基準を満たす
A. 少なくとも以下の 1 つが適用される
  1. 覚醒時に意図せず眠ってしまう，昼間の眠気，眠った気がしない，疲労，不眠がある
  2. 無呼吸，あえぎ，閉塞感で目が覚める
  3. 患者の睡眠中にベッドパートナーが大きないびき，呼吸の停止，あるいは両者を指摘する
B. ポリソムノグラフィで以下の所見がある
  1. 睡眠時 1 時間に 5 回以上の呼吸イベント（無呼吸，低呼吸，あるいは RERA）
  2. それぞれの呼吸イベントの一部あるいは全体に呼吸努力がある（RERA の場合，食道内圧の測定によって最もよくわかる）
あるいは
C. ポリソムノグラフィで以下の所見がある
  1. 睡眠時 1 時間に 15 回以上の呼吸イベント（無呼吸，低呼吸，あるいは RERA）
  2. それぞれの呼吸イベントの一部あるいは全体に呼吸努力がある（RERA の場合，食道内圧の測定によって最もよくわかる）
D. この睡眠障害はほかの健康障害，内科疾患，投薬，薬物中毒ではよく説明できない

RERA：呼吸努力関連覚醒反応
（大井元晴：睡眠学（日本睡眠学会編），pp456-458，朝倉書店，2009 より改変）

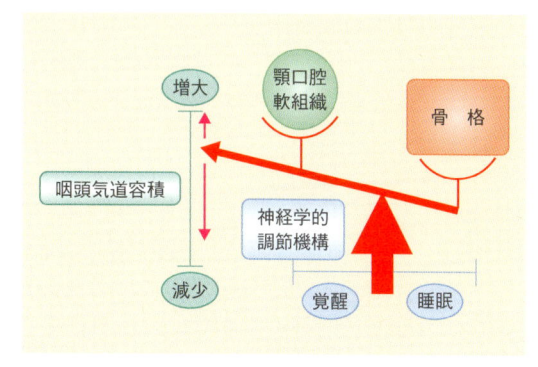

図 6.8.1 解剖学的バランス理論
(Isono S : Sleep and Biological Rhythms, 2 : 17-21, 2004)

会経済への影響がより重要な問題とされ，1993 年にアメリカの睡眠障害研究国家委員会から出された「WAKE UP AMERICA」と題する報告書では睡眠時呼吸障害を含む睡眠障害によって，年間 160 億ドルの損失が発生していることが指摘されている．

2 OSAS の原因，病因

OSAS は，睡眠時に気道が部分的，あるいは完全に閉塞することによって生じる睡眠時呼吸障害である．この気道が閉塞する要因は形態学的と機能的な要因とに分けて考えられる．

(1) 形態学的要因

上気道は鼻腔から咽頭，喉頭を指し，気管より上方の気道である．この上気道は粘膜・結合組織などの軟組織とそれを囲む顎骨，脊椎などの硬組織によって構成され，後鼻孔後方で弯曲した"道"であり，頭位の変化などでつぶれやすいチューブ（collapsible tube）である．特に，臨床的にも後鼻孔部気道や舌根部気道の閉塞部位としてよく知られている．

一般的に上気道が閉塞する機序で最も多いものは，肥満による気道周囲の脂肪沈着といわれている．次に，外鼻孔狭窄や鼻中隔弯曲，アレルギー性鼻炎といった鼻疾患，アデノイド肥大や軟口蓋形態異常といった病態が問題となる．さらに OSAS 患者では，顎顔面形態から，①頭蓋・顔面の前後径（奥行き）の減少，②小下顎症，③舌面積の増大，④軟口蓋面積・長さの増大，⑤舌骨の下方変位，⑥咽頭腔の狭小化，⑦中咽頭の延長などが多いことが報告されている．特に日本人の OSAS 患者の特徴として，肥満よりも顎顔面形態の問題が重要な因子であるとされている．

このような解剖学的問題は，気道を構成する軟組織とまわりを囲む顎骨や頸椎からなる硬組織の箱との要因として説明ができる．図 6.8.1 は磯野により提唱された解剖学的バランス理論である．これによると肥満が進み顎口腔軟組織が大きくなった場合は，天秤は左下がりとなり気道容積が減少することになる．逆に顎骨を前方移動する顎矯正手術を治療法として応用した場合には（後述）骨格を拡大させ，気道容積を増大させることになる（図 6.8.1）．

(2) 機能的要因

機能的因子の代表的なものに，神経学的調節機構がある．

咽頭気道に付着する筋群は，意識レベルの低下によってその筋活動が低下することが知られている．これらは就寝時，特に飲酒時にいびきが大きくなることが，経験的にも知られているが，これは上気道周囲筋に著しく緊張低下が起こったためと考えられている．前述の解剖学的バランス理論から，天秤の支柱が右に移動し，結果として咽頭気道を減少させたものと説明できる（Isono, 2004）（図 6.8.1）．こ

のほか，呼吸調節機能の老化や気道周囲の粘液の粘着性・表面張力などの関与といった機能的な要因も考えられ，今後のさらなる病態生理学的な解明が期待されている．

3 OSASの臨床症状

一般的に睡眠時のいびき，無呼吸と日中の過剰傾眠といったものが代表的なものであるが，睡眠時の自覚症状としては異常体動，不眠・中途覚醒，夜間頻尿，さらに起床時の頭痛・頭重感などがあげられる．覚醒時には，知的能力の低下，性格変化や抑うつ状態，性欲低下などの症状がみられる．

また，高血圧症や不整脈・心血管系障害，脳血管障害，胃食道逆流症といった消化器症状，糖尿病などもOSASとの関連が報告され，多くの診療科がかかわりをもつ病態である．これらの疾患背景にOSASが重要な要因であるとされ，各種のガイドラインにOSASとの関連性が示唆されている．

4 診断および鑑別診断

現在では，上記の臨床上に加え，各種検査法が確立している．

(1) 終夜睡眠ポリソムノグラム検査（図6.8.2）

終夜睡眠ポリソムノグラム（polysomnography：PSG）検査は睡眠状況を総合的に判定するもので，脳波，眼球運動，オトガイ筋電図，呼吸運動異常の評価として鼻と口の気流センサー，努力性呼吸の指標として食道内圧測定，いびき音や心電図，周期性四肢運動（periodic limb movement：PLM）の診断のための全脛骨筋の筋電図，胸腹壁運動，パルスオキシメーターなどの各種検査を総合的に行うもので，測定にあたっては睡眠検査技師による終夜監視下であることが必要となる．このPSG検査により，安定した質の高い睡眠の指標として，睡眠効率といった①睡眠変数，②各睡眠段階（レム睡眠，stageⅠ～ⅢないしⅣ）の割合，③呼吸障害に関するAHI，④レム睡眠時・ノンレム睡眠時でのAHIの値，⑤最低経皮的動脈血酸素飽和度が得られる．また，⑥閉塞性や中枢性といった無呼吸の質，⑦無呼吸・低呼吸の長さ，⑧いびき音，⑨開口呼吸，⑩睡眠体位，さらに睡眠障害として重要な⑪覚醒反応指数（arousal index）などが判定される（図6.8.2B）．

(2) 主観的検査法

①Stanford sleepiness scale（SSS），②関西学院式眠気尺度，③Epworth sleepiness scale（ESS）などアンケートを用いた質問表により主観因子を客観的に評価する方法がある．表6.8.2にESS日本語版の質問表の内容を示す．

また，④multiple sleep latency test（MSLT；入眠までの時間を評価し，眠気を判定する方法），⑤maintenance of wakefulness test（MWT；覚醒状

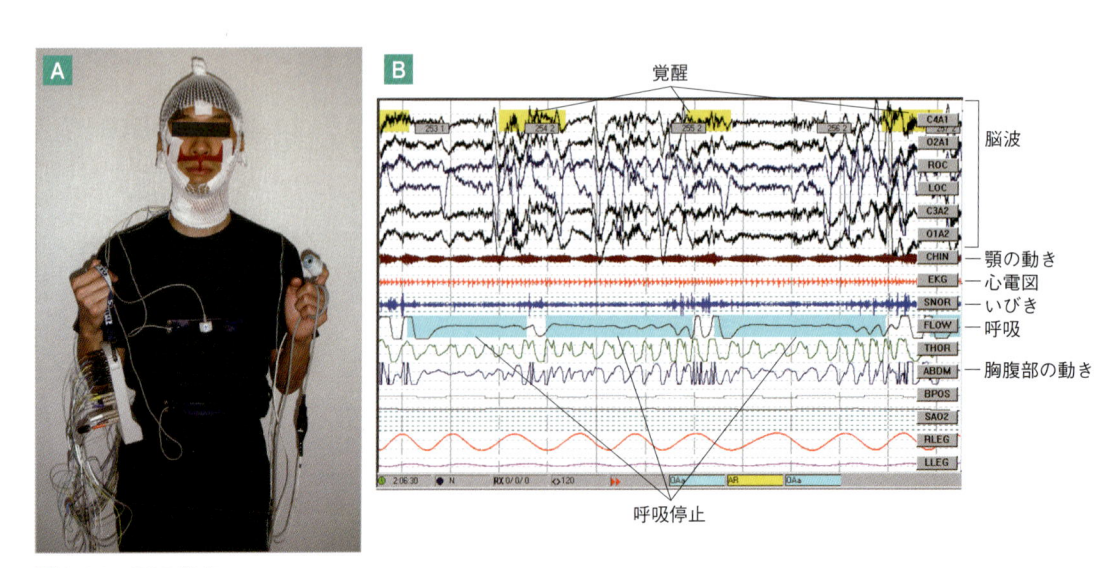

図6.8.2 PSG検査

表 6.8.2　ESS 日本語版

1) 座って何かを読んでいるとき（新聞，雑誌，本，書類など）
2) 座ってテレビをみているとき
3) 会議，映画館，劇場などで静かに座っているとき
4) 乗客として1時間続けて自動車に乗っているとき
5) 午後に横になって，休息をとっているとき
6) 座って人と話をしているとき
7) 昼食をとった後（飲酒なし），静かに座っているとき
8) 座って手紙や書類などを書いているとき

うとうとする可能性はほとんどない：0
うとうとする可能性は少しある：1
うとうとする可能性は半々くらい：2
うとうとする可能性が高い：3

（Copyright, Murray W. Johns and Shunichi Fukuhara. 2006）

表 6.8.3　OSAS の重症度（病期分類）

A. 眠気（sleepiness）
　1. 軽症：あまり集中していないときに，眠ってしまうことあり
　2. 中等症：多少集中しているときに，眠ってしまうことあり
　3. 重症：かなり集中を必要とする活動期でも，眠ってしまうことあり
B. AHI
　1. 軽症：5回/時 ≦ AHI < 15回/時
　2. 中等症：15回/時 ≦ AHI < 30回/時
　3. 重症：30回/時 ≦ AHI

A か B のどちらかにより重症の判定を選択する

（The Report of an AASM task force：Sleep, **22**(5)：667-689, 1999）

態をどれだけの時間を我慢して維持できるかなどを評価する方法）があげられる．ともに脳波検査を利用するため，PSG 検査に引き続いて行われる．

　これらの諸検査は，OSAS 以外の睡眠障害との鑑別診断において重要な意味をもつ．すなわち，中途覚醒時の息苦しさには睡眠時パニック発作，寝言や突然起き上がるといった異常行動は睡眠時遊行症，レム睡眠行動障害，薬物による各種の睡眠時随伴症との鑑別判定根拠に必要となる．なお，起床困難を訴える患者では睡眠相後退症候群の鑑別とともに，必要により睡眠衛生指導が必要となる．また OSAS の治療後にも日中の残遺眠気は 5% 程度あり，ナルコレプシー，周期性四肢運動障害（periodic limb movement disorder：PLMD）や不眠症が併発していることも報告されている（睡眠呼吸障害研究会，2005）．

(3) 形態検査

　上気道に関連する解剖学的な評価方法である．これらには，①扁桃肥大の評価，②口蓋垂の状態，③鼻内所見，④鼻腔通気度などがあり，⑤側貌セファログラムは，OSAS の閉塞部位を推定できる有効な検査の1つとなっており，歯列不正や舌の観察も重要な項目としてあげられる．

5　発生率および疫学，統計的検討

　成人の SRBD，OSAS に関する大規模疫学調査は，各国からいくつかの報告がある．それらによると，AHI≧5 の SRBD の有病率は男性で 25%，女性で 10% 程度とする報告が多い．さらに OSAS の有病率は男性で 3〜4%，女性で 2% 前後とされ（The Report of an AASM task force, 1999），日本でもおおむね近似した報告が多い．すなわち男女合わせると 2% 前後，約数百万人規模の患者がいると推定されている．なお，女性においては閉経以降で有病率が上がるという特徴がある．

6　医療連携の必要性

　OSAS の臨床上の問題は，重症例において特に存在する．そこで，OSAS 治療に際して病期分類が必要となるが，現状ではアメリカ睡眠医学会の指標（The Report of an AASM task force, 1999）（表 6.8.3）を用いることが推奨されている．

　そのうえで，特に重症例では生命予後に関与することから，適切な診断なくして安易に口腔内装置などの局所治療を優先することは大変危険であり，適切な医療連携が求められる．

　これは，歯科医師は，診断と治療方針を立てた医師の指示のもとに，単純に歯科的治療を行うということではない．前述の顎顔面形態の診断，治療での専門的貢献，治療効果に対する評価，さらに睡眠中に起こるブラキシズムなどの口腔現状の解明など睡眠医療に対する連携が望まれている．

7　高齢者の睡眠障害への対応

　超高齢社会を背景に，今後，高齢の OSAS 患者が増加すると考えられる．
　現状では，OSAS は中高年に，その症例数のピークをもち，一般的に加齢に伴って増加するといわれている．この高齢者の OSAS には，①中年期に発

症したOSASが継続しているもの，②老年期になってから発症したものが想定されるが，OSASでは中年期に発症した例では，高齢期まで生存できないことが推察され，高齢になってから発症した症例が多いことが考えられる．また，臨床症状において，高齢者では眠気の自覚が少ない，無呼吸のイベントが長い割には経皮的動脈血酸素飽和度が低下しないなどの特徴が知られている．さらに，70歳以上の症例では睡眠時呼吸障害と死亡率は相関しないとの報告がある．このような理由から，中年期のOSASと同じような治療を高齢者に選択することには，いまだ議論の余地が残されており，患者個々の身体的および精神的状態，家族や介護者の協力などを考慮して，治療を適応するよう推奨されているのが現状である．

8 局所療法

（1）保存的療法

a. 経鼻的持続気道陽圧療法（図6.8.3）

初期において，重症OSASに対する対応法は気管切開術であると考えられていた．しかし，継続的に陽圧空気を送気する経鼻的持続気道陽圧療法（nasal continuous positive airway pressure therapy：Nasal-CPAP）の登場はOSASに対する治療概念を変えたといっても過言ではない．この原理は，図6.8.3のように，鼻マスクを介して，気道に十分な圧力をかけて陽圧に保つことにより，上気道の閉塞を防ぎ，気道を拡大することである．この気道への圧力が適正に保たれていると，睡眠中の上気道の閉塞は解除され，無呼吸は消失する．この効果は装着とともに現れるために患者は，劇的な効果を自覚する．このNasal-CPAPは多施設における臨床試験で，重症OSAS患者の長期生命予後をほぼ健常者と同等の状態までに改善したとする報告により，現在ではOSASに対する第一選択の治療法として世界的に普及している．

しかし，気道にかかる陽圧による不快感，装着違和感などにより，継続が難しいことがあり，20％前後に治療継続不能症例がみられるという報告がある．また，肥満に対する減量，顎顔面形態の問題の改善など根本的な原因治療が行われないかぎり，永続的に使用を続ける必要があり，治療コンプライアンスに関しては今後も重要な課題がある．

b. 口腔内装置（図6.8.4）

2004年に保険導入された口腔内装置は，下顎もしくは舌を前方に牽引して気道を拡大する効果をもつ．その適応は，睡眠呼吸障害研究会の「成人の睡眠時無呼吸症候群　診断と治療のためのガイドライン」（睡眠呼吸障害研究会，2005）によれば，①軽症OSASで減量や睡眠時の体位変換による治療が困難な症例，②中等症から重症OSASでNasal-CPAP治療を拒否するか，継続できない症例としている．この口腔内装置には，①下顎を前方に移動させた状態で固定する下顎前方移動型（mandibular repositioning appliance：MRA）と，②舌を上下顎前歯部の前方に付与された袋状部分に挿入する舌前方移動型（tongue retaining device：TRD）がある（図6.8.4）．

当初，口腔内装置の作用機序は，単に舌根沈下を

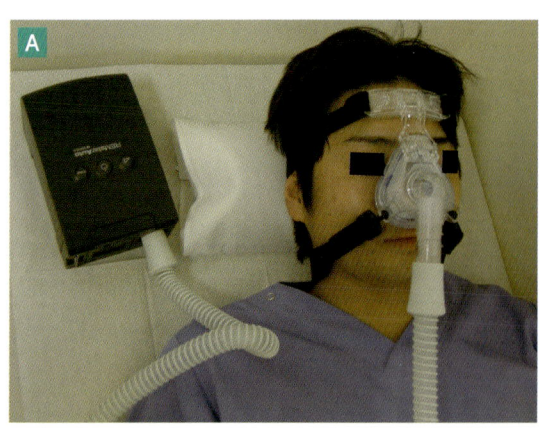

図6.8.3　Nasal-CPAP療法
B：空気圧の調整（titration）中の様子．
（東京歯科大学市川総合病院耳鼻咽喉科　中島庸也教授の御厚意による）

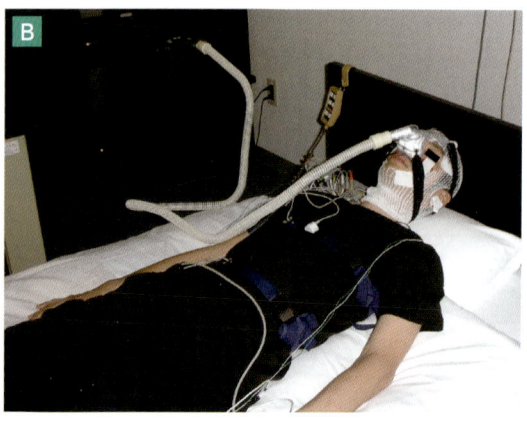

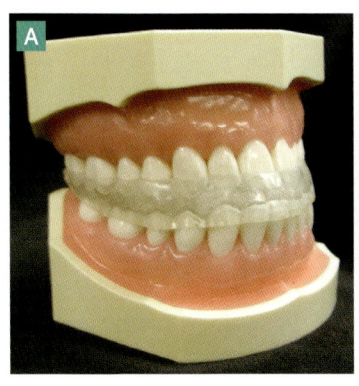

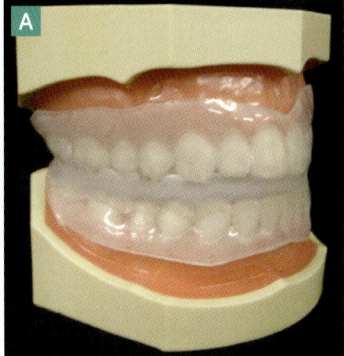

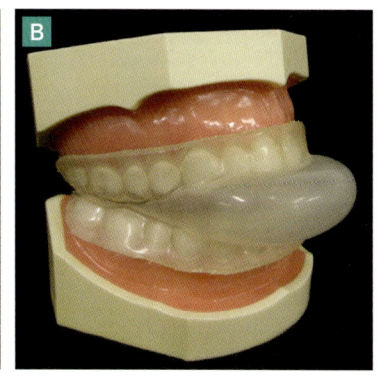

図 6.8.4　各種口腔内装置
A：下顎前方移動型，B：舌前方移動型．

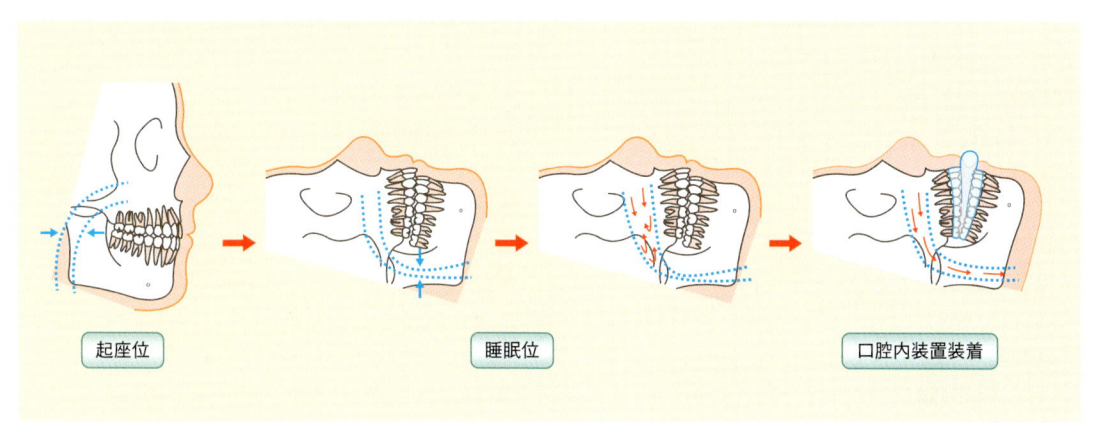

図 6.8.5　口腔内装置の治療原理

（對木　悟：睡眠時呼吸障害 Update 2006, pp190-193, 2006 より改変）

予防するものと考えられていたが，現在ではさまざまな研究から，直接気道拡大を行える効果をもつと考えられている．

この原理は図 6.8.5 に詳細に説明されている（對木，2009）．①鼻腔から気管へと向う上気道は後鼻孔の位置で約 90 度屈曲し，かつ狭くなっている．この曲がりと狭窄によって，通過する気流速度が大きくなり，周囲との圧差が生じ気道がより狭窄すること，渦流が発生して，空気の壁をつくること，などから通気障害が発生する．②口腔内装置を装着することで下顎や舌が前方移動し，口蓋舌筋などを介して，軟口蓋部を拡大し，閉塞を改善するという報告がある（對木，2009）（図 6.8.5）．このことは口腔内装置が奏効した症例では，下顎を前方へ移動させた際に軟口蓋後方での咽頭気道が大きく広がることが観察されていることより実証されている．また口腔内装置を使用することで，口唇閉鎖が促され，良好な鼻呼吸の定着がはかられることも関連していると考えられている．

現在のところ OSAS の有効な保存治療は Nasal-CPAP であるとされているが，Nasal-CPAP が継続使用できない例や無効例において口腔内装置との併用で効果が得られた報告があり，今後，口腔内装置の応用方法の拡大が期待されている．このことからも歯科医師は，その作用機序を十分に理解するとともに，その治療効果を向上させていく努力を継続していかなくてはならない．特に適用を誤った不適切な口腔内装置は，OSAS を重症化する可能性があり，多少の効果はあっても問題となる呼吸障害が残存している場合は要注意である．

c. 減量療法

肥満は OSAS 患者に共通してみられることが多い．このため，減量療法はほかの治療に必ず随伴して行われるべき治療とされている．生活，栄養指導，運動療法などがこれにあたる．

d. 生活習慣の改善・睡眠指導

上気道周囲の筋群の活動を低下させるアルコールや睡眠導入薬の服用指導などがこれにあたる．また，仰臥位就寝は舌根沈下を起こしやすく，軟口蓋後方での舌沈下による気道の閉塞を誘発する体位とされ，就寝指導も行われることもある．特にPSG検査において，体位によるAHIの変化を測定していることから個々にあった睡眠体位が指導される．

(2) 手術療法

a. 耳鼻咽喉科的治療

OSASに対する手術療法はsleep surgeryとよばれ，その治療目標は閉塞部位の解除にある．したがって，手術療法は適切な閉塞原因診断のもとに計画されるべきである．

その応用に際して，①上気道の閉塞の解除がはかられ，Nasal-CPAPや口腔内装置からの離脱をはかる，②Nasal-CPAPや口腔内装置の効果をより高めることが可能となる，などの配慮が必要となる．

現在のところ，sleep surgeryの最も信頼できる治療指針と考えられている，アメリカStanford大学のSleep Disorders Centerの2段階治療プロトコール（表6.8.4）によれば，保存療法が無効なものにまず，軟組織手術を先行し，効果がないものに顎外科手術などを応用することを推奨している．

Phase 1として，まず鼻閉の改善のため，鼻中隔矯正術や下鼻甲介切除術，鼻ポリープ切除や腫大した鼻粘膜を除去する鼻内手術があり，ついで軟口蓋部の拡大のため，軟口蓋咽頭形成術がある．これは，口蓋垂軟口蓋咽頭形成術（uvlpalatopharyngoplasty：UPPP）ともよばれ，1961年に日本の耳鼻咽喉科医の池松がいびき症に対して行った咽頭腔拡張手術をOSASに応用したものである．当初，50％程度の奏効率とされてきたが，現在では適応症を十分に検討したことで，その治療成績は80％程度まで向上している．その適応基準は，①扁桃肥大を伴った症例，②中等症以下，③非肥満症例，④若年者，などがあげられる．なおUPPPと併せて，扁桃摘出術が行われることが多い．この扁桃肥大は，小児期において，アデノイド肥大と併せて重要なOSASの原因でもあり，顎の正常な発育に何らかの障害をもたらすことが知られている．このほか，舌根部に対するラジオ波手術がある．ソムノプラスティやコブレーションとよばれているもので，ラジオ波により蛋白変性を起こし，瘢痕収縮に伴う組織量の減少をはかるものである（Barrera et al, 2007）．

b. 顎矯正手術（図6.8.6）

本治療は本来，顎変形による咬合異常に対する治療法として発達してきたが，顎骨を移動することで気道を拡大する効果をもつことから，OSAS治療としてその摘要が検討されてきた．表6.8.4のオトガイ形成術，上下顎骨前方移動術（maxillomandibular advancement：MMA）がこれにあたる．

オトガイ形成術は，オトガイ棘に付着したオトガイ舌筋，オトガイ舌骨筋群を前方へ牽引することで，舌骨を牽引し，結果として舌後方での気道狭窄を改善することを目的としている．

MMAは咽頭気道を取り囲む顎骨を前方に移動することで気道を拡大することを目的としたものである．治療原理は，前述の解剖学的バランス理論（図6.8.1）より，骨格を大きくし，天秤をより右下がりとして，咽頭気道容積を大きくすることにある．具体的な術式は，顎変形症の項を参照されたい

表6.8.4　Stanford 大学 Sleep Disorders Center のOSASに対する外科療法の指針

1. Phase 1
①鼻内手術，②軟口蓋咽頭形成術，③オトガイ形成術，④舌根に対するラジオ波手術
Phase 1の治療が十分でない際にPhase 2の治療へ移行すること
2. Phase 2
①MMA，②舌縮小術

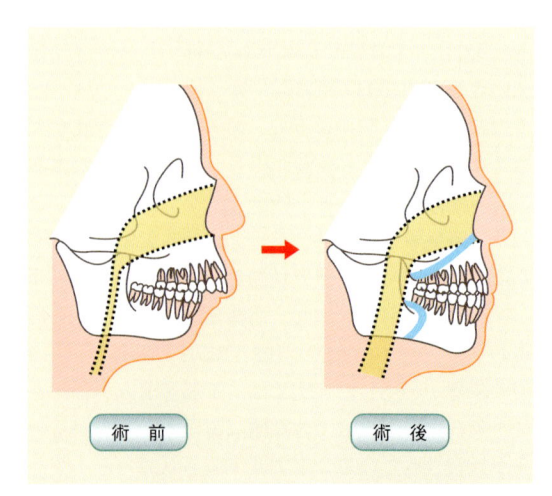

図6.8.6　顎矯正手術の応用による咽頭気道部の拡大

（外木守雄：歯界展望，**114**：1099-1102, 2009）

[⇨5.4-4を参照］．現在のところ，MMAの適応基準は明確な指針は示されていないが，明らかな顎骨形態に異常があり，これがOSASの原因として考えられる場合は十分適応になると考える．しかし顎顔面形態に問題がない場合は，本術式を適応することは，術後の顎位の安定性や手術対効果がはっきりしていないので慎重を要する．また，顎骨の移動量と気道容積の拡大との相関や治療効果の継続性などは不明な点が多い．

そこで，OSASを伴わない顎変形症症例に対する顎矯正手術に際して，顎骨の移動方向とそれに伴う気道の変化を検討した報告では（外木他，2007），①上顎骨を前方へ牽引すると咽頭気道が前後的に開く，②下顎骨を前方へ牽引すると咽頭気道が左右的に開くことが観察されたとしている．この結果は，MMAを行うと咽頭気道部が前後左右に拡大し，結果としてOSASに対して奏効する根拠となりうるものと考えられる．またこの報告では，術前後にPSG検査を行いAHIを比較したところ，上顎骨を前方移動させた症例群では，下顎骨の前後的な移動に関係なく，AHIが有意に低下していたとしている．このことは，上顎骨の前方移動により，後鼻孔付近の気道が拡大することが治療原理として重要であることを示唆し，OSASの閉塞部位の多くが軟口蓋の後方にあるという報告や，口腔内装置の作用部位が軟口蓋後方の咽頭気道にあるという報告と併せて，矛盾しない（外木他，2009）．

今後，顎矯正手術は，日本人のOSAS患者の特徴として小下顎などの顎顔面形態が関与していることや咽頭気道を効果的に広げることから，Nasal-CPAPの脱落例や離脱を目的とした症例に対して，その適応が検討される機会が増加するものと考える．

現在のところ，OSASはいくつかの要因が複雑に絡み合って生じる病態であり，明確なsleep surgeryの治療アルゴリズムは存在しないと考えられている（大井，2009）．睡眠呼吸障害の病態解明が待たれる．

〔外木守雄〕

■ 文 献

Isono S：Contribution of obesity and craniofacial abnormalities to pharyngeal collapsibility in patients with obstructive sleep apnea. Sleep and Biological Rhythms, **2**：17-21, 2004.

大井元晴：睡眠時呼吸障害の診断分類．睡眠学（日本睡眠学会編），pp456-458, 朝倉書店，2009.

Powell NB：Contemporary surgery for obstructive sleep apnea syndrome. Clin Exp Otorhinolaryngol, **2**(3)：107-114, 2009.

6.9 味覚障害

1 定義・概念

(1) 味 覚

味覚器官におもに水溶性化学物質が刺激となり生じる感覚を味覚という．味覚はおもに舌で感じるが，基本的には，①甘味，②塩味，③酸味，④苦味の4種がある．さらにうま味を加えて，5種類の基本味ともいう［⇨1.4-6を参照］．

(2) 味覚の伝達経路

舌乳頭（茸状乳頭，有郭乳頭，葉状乳頭）には味蕾があり，そのなかには味の受容細胞（味細胞）が存在し，味覚は化学的に伝達される．舌前方2/3は，鼓索神経を介して脳幹の孤束核に入り，孤束核から視床を経て大脳の味覚中枢で味覚を感じる．舌の後方1/3は舌咽神経を経て同様に味覚中枢へ伝達される［⇨1.1-6を参照］．

味覚は舌以外の口腔粘膜と咽頭粘膜でも感知されるが，感度は低い．軟口蓋には顔面神経の枝である大錐体神経が分布し，軟口蓋粘膜内にある味蕾を支配している．咽頭部，喉頭蓋には迷走神経の分枝である上喉頭神経が分布し，粘膜内の味蕾を支配している．このように，味覚は多くの神経伝達経路を有しており，きわめて重要な口腔の感覚といえる．

(3) 味覚障害

味覚は，味蕾をはじめとする味覚の伝達経路のいずれかが障害されて味覚低下や味覚異常をきたす．この状態を一般に味覚障害（dysgeusia）という．味覚障害を発症すると食生活に支障をきたす．舌を含めた口腔粘膜の炎症，血清中の亜鉛の低下，加齢，神経障害，心因性要因などによっても生じる．

2　原因とその分類

味覚障害の原因については表6.9.1に示す．以下，原因別に概説する．

(1) 薬剤性味覚障害

薬剤の使用が味覚障害の原因と考えられる場合で頻度が高く，従来の報告では全体の20%前後を占めている（Hamada et al, 2002）．特に高齢者では服用している薬剤が多く，長期にわたるため，その頻度はさらに高いと考えられている．薬剤による味覚障害は，薬剤が体内の亜鉛とキレート結合することにより亜鉛が体外に排出され，二次的に亜鉛欠乏をきたすために生じるとされている．味覚障害を誘発する薬剤は多い．

(2) 特発性味覚障害

血清亜鉛値を含め諸検査が正常であり，誘因や原因が不明の味覚障害である．その大部分は食事性潜在性亜鉛欠乏症ともいわれ，亜鉛製剤投与の有効率が高い．ヒトの体内には約2.3 g（成人）の亜鉛が含まれているが，血液中には全身の亜鉛量の0.1%以下ときわめて微量しか含まれていない．さらに，血清亜鉛値は日内変動や食事による影響を受けやすく，必ずしも正しい亜鉛の栄養状態を示すとはかぎらず，血清亜鉛値が正常であっても，実際には亜鉛欠乏状態にある場合が少なくないと考えられている．

(3) 亜鉛欠乏性味覚障害

血清亜鉛値の低下が証明され，それ以外に味覚障害の原因や誘因が明確でない症例である．味蕾には亜鉛が豊富に含まれている．味蕾に含まれている味細胞のターンオーバーは約10日であり，ほかの細胞に比べて短い．亜鉛はDNAや核酸の合成，蛋白質の合成に関与しているので，亜鉛の欠乏は味蕾の細胞のターンオーバーを延長させ，味覚受容体の感度の低下（味覚低下）につながると考えられている．血清亜鉛の低下の原因は偏食，不規則な食習慣，食品添加物などによる．加工食品にはポリリン酸，フィチン酸，エチレンジアミン四酢酸（edetic acid：EDTA）などの添加物が多量に含まれており，亜鉛の吸収阻害や亜鉛の排泄促進作用があり，亜鉛欠乏をきたすとされている．

(4) 心因性味覚障害

うつ病，仮面うつ病，転換ヒステリー，神経症，神経性食欲不振などで，味覚の障害を訴えることがある．心理ストレスと味覚障害の関連を示すことは難しい．診断には，SDS（Self-rating Depression Scale）やCMI（Cornell Medical Index）などの心理テストが参考となることもあるが，診断は難しい．このような患者は心療内科などにコンサルトすることが望ましい．

(5) 風味障害（嗅覚障害）

味覚障害を訴えるが，実際には嗅覚障害による場合である．味覚機能に異常のない嗅覚・風味障害と，味覚障害と嗅覚障害を合併する場合があり，その原因は感冒罹患が多い．ウイルス感染により嗅覚，味覚を司る神経が障害を受けるためこのような症状が起こる．

(6) 全身性味覚障害

全身的な疾患である糖尿病，急性・慢性肝障害，腎不全，甲状腺機能低下，胃・腸切除などの患者で味覚障害が生じやすい．

(7) 口腔疾患による味覚障害

口腔カンジダ症，舌炎，高度な舌苔，口腔乾燥がおもな原因であり，高齢者に多い．特殊な舌炎として鉄欠乏性貧血やHunter舌炎がある．

(8) 味覚神経伝導性味覚障害

中枢神経障害（脳出血，脳梗塞，脳腫瘍，頭部外傷，多発性硬化症など）や末梢神経障害（中耳手術，扁桃手術，顔面神経麻痺など）に伴うものなどがある．また，口腔・咽頭部の放射線治療後に生じる味覚障害もこれに含まれる．

表6.9.1　味覚障害の原因別分類

1. 薬剤性味覚障害
2. 特発性味覚障害
3. 亜鉛欠乏性味覚障害
4. 心因性味覚障害
5. 風味障害（嗅覚障害）
6. 全身性味覚障害
7. 口腔疾患による味覚障害
8. 味覚神経伝導性による味覚障害

3 発生メカニズム

味覚障害の発症機序については，副腎皮質ステロイド，金属などの微量元素の関与が示唆されている．なかでも，必須微量元素の1つである亜鉛との関連性はよく知られている．いくつかの薬剤に亜鉛キレート能が存在していることが証明されているが，亜鉛キレート作用と味覚障害の直接的な因果関係については明らかにされていない．

味覚の生理学的観点から，味覚異常・障害の発生は，次の3つの段階に分類することができる．

(1) 運搬段階

第一の段階は，味物質を含む食物が唾液と混じり合い溶液となって，味蕾にある味孔の微絨毛に到達するまでの運搬段階である．微絨毛に味覚受容体があり，ここで味物質が受容体と反応する．この段階は唾液が必須である．唾液分泌の低下は唾液の溶解作用のほか，抗菌・殺菌作用や保護作用の低下をきたすので，味孔内への細菌や食物残渣の侵入が起こり，味物質の味覚受容器への拡散を阻害する．唾液分泌を低下させる要因には薬剤，年齢，放射線照射，Sjögren 症候群などが挙げられる．

(2) 受容器段階

第二の段階は味蕾，すなわち味覚受容器段階の異常によるものである．過度の舌苔，舌炎，放射線障害，薬剤の副作用，内分泌疾患，肝・腎障害などが関連している．鉄欠乏性貧血やビタミン B_{12} 欠乏による Hunter 舌炎にみられる味覚障害はこの段階に分類される．味覚受容器に障害を起こす可能性のある薬剤はきわめて多い．発現機序は薬剤の亜鉛に対するキレート作用によって亜鉛が欠乏し，味細胞のターンオーバーが正常に行われないことによるとされている．

(3) 神経段階

第三の段階は，味蕾から中枢への味覚伝達の神経段階の障害による．ウイルス感染，悪性腫瘍，頭部外傷，外科手術，脳梗塞などが関連する．歯科との関連では，下顎孔の伝達麻酔による障害や，末梢性顔面神経麻痺（Bell 麻痺，Ramsay Hunt 症候群）などがある．

表 6.9.2 味覚障害の原因別頻度

薬物性	21.7%
特発性	15.0%
亜鉛欠乏性	14.5%
心因性	10.7%
嗅覚障害	7.5%
全身疾患性	7.4%
口腔疾患	6.4%
末梢神経障害	2.6%
中枢性神経障害	1.7%

(Hamada N, Endo S, et al : Acta Otolaryngol, **546**(suppl) : 7-15, 2002)

4 疫学，発生率

わが国では，1980年代の報告では，味覚障害の好発年齢は 50〜60代にピークがあったが，最近では60歳以降の高齢者に多いとされる（Hamada et al, 2002）．冨田（2002）の報告によると，70歳以上では薬剤性味覚障害の頻度は33.9%であり，49歳以下の14.8%と比べ有意に高い．男女比は，2：3の割合で女性に多い．

Ikeda ら（2005）によれば，わが国における味覚障害患者は年間24万人といわれ，その数は1990年の年間14万人から約1.8倍に増加しているとされる．その理由として，急激な高齢者社会を迎えていることが一因とされる．Hoffman ら（1988）によるアメリカの調査でも味覚・嗅覚障害患者の約40%が65歳以上であり，同様の傾向が指摘されている．高齢者の味覚障害は加齢による生理的な味覚閾値の上昇に加え，高血圧，糖尿病，腎疾患などの全身疾患に対する薬剤の服用がその原因と考えられる（Hamada et al, 2002）．

味覚障害をその原因によって分類した結果では，薬物性の味覚障害が最も多く（21.7%），ついで特発性，亜鉛欠乏性が多い（**表 6.9.2**）（Hamada et al, 2002）．

5 臨床症状と分類

味覚障害の症状には以下のようなものがある．
①味覚減退（hypogeusia）：味が薄く感じる．味の感じ方が弱くなる．
②味覚消失，無味覚（ageusia）：味がまったくわからない．

③解離性味覚障害（dissociated dysgeusia, specific hypogeusia）：4つの味質のうち，1つあるいは複数の味質がわかりにくい．
④異味症（heterogeusia），錯味症（parageusia）：感じられる味が本来の味とは異なった味質として感じられる．
⑤悪味症（cacogeusia）：何を食べても嫌な味になる．うつ病の患者に多い．
⑥味覚過敏（hypergeusia）：味覚が異常に強く感じられる．
⑦自発性異常味覚（phantogeusia, gustatory hallucination）：口の中に何もないのに，特定の味がする．特定の味とは苦味が多く，塩味，甘味，酸味，渋味，金属味などと多彩である．
⑧片側性味覚障害：一側のみの味覚障害．

6　検　査

味覚検査法としては，味質を用いた濾紙ディスク法（filter-paper disc method：FPD method）と電気味覚計を用いた電気味覚検査（electrogustometry：EGM）がある．前者では味の種類による味覚異常の種類・程度などを詳細に検査できる．後者では味覚に関与する神経伝達経路の異常について，定量的な検査が行える．

（1）濾紙ディスク法

濾紙ディスク法は，直径5mmの円形の濾紙に4種類の味液（ショ糖，食塩，酒石酸，キニーネ）を浸して測定部位（鼓索，舌咽，大錐体神経領域）におき，被検者に感じた味を答えてもらう方法である．検査用のキットが市販されている（テーストディスク®，三和化学研究所）．

各味質の溶液は，濃度によって1～5までの5段階に分類される．検査は濃度の低いものから上昇法で行うが，試験ごとに口洗を行う．4種類の各味質を正しく判断できる最小濃度（認知閾値）を求める．

なお，本法では時間がかかるため，臨床では全口腔味覚検査法が用いられることもある．四基本味それぞれについて種々の濃度の味液を用意しておき，その一定量を注射器で口腔内に注入する．

（2）EGM

EGMはKrarupにより提唱され，わが国では冨田によって開発された方法で，各味覚神経領域別の定量的検査法である．ペースメーカー装着者への使用は避ける方がよいとされている．

方法は，電気味覚計（リオン株式会社 TR-06）を用いる．陽極の直流電流で舌を刺激すると鉄くぎをなめたような金属味や酸味を感じることを応用したもので，直径5mmのプローブを検査部位に当てて通電し，味を感じたときに応答スイッチを押してもらう方法である．

刺激時間は0.5～1.0秒とし，刺激の間隔は3秒以上とする．検査はまず10～20dB程度の通電で電気味覚の味を体験させた後で，低電流により刺激を開始し，上昇法で検査する．

7　診　断

味覚障害の診断の進め方を以下に簡単に列挙する．これらの所見と結果から総合的に味覚障害の診断を行う．

（1）問　診

①発症時期と発症時の状況：味覚異常の状態，その後の症状の推移など．
②既往および関連する事項：全身疾患の有無，糖尿病，肝機能障害，腎機能障害，貧血，消化器疾患，感冒罹患，頭頸部の手術，胃切除，Sjögren症候群など．
③常用薬剤，食生活の状況など：（常用薬剤が）味覚障害や口腔乾燥を生じる薬剤かどうか調べる．
④病悩期間：味覚障害の発症後6カ月以内であれば，改善率が70％以上であり比較的予後良好であるが，長い例は治療に反応しにくいといわれる．

（2）診　察

①口腔内所見：舌の状態（萎縮や舌苔の亢進など），口腔乾燥，カンジダ感染や細菌感染などを調べる．悪性貧血，鉄欠乏性貧血でみられる発赤を伴う平滑舌に注意する．
②口腔外所見・顔貌所見：顔面，眼瞼結膜の貧血の有無．うつ傾向を思わせる顔貌，顔面神経麻痺の有無など．

(3) 検　査

① 血液検査：血液一般検査，微量元素欠乏（亜鉛，銅，鉄），ビタミン B_{12}，糖尿病，肝機能・腎機能の異常の有無．
② 唾液分泌検査：ガムテスト（正常値 > $10\,ml/10$ 分）
③ 心理テスト：必要に応じて CMI，SDS などの精神学的検査を行う．
④ 味覚検査：前述のとおり．

8　鑑別疾患

味覚障害は治療上，原因の解明が必要である．医療上のトラブルに関連して詐病による味覚障害も問題になってきている．医療上のトラブルを抱えていないか，問診などから推察することも必要である．

なお，詐病による味覚障害の診断には，詳細な味覚検査を複数回行うことにより，鑑別可能なことが多い．

9　合併症

原因により異なるが，感冒罹患時の風味障害（嗅覚障害によるもの）では当然のことながら，嗅覚の障害はある．手術や外傷によるものでは，その他の神経障害も合併しうることが多い．Bell 麻痺や Ramsay Hunt 症候群などでは顔面神経麻痺など特有の合併症を有するので，診断は容易である．

10　治療法

味覚障害の原因が明らかであれば，まず，原因除去に努める．

薬剤と味覚障害との関連が明確な場合や薬剤の副作用欄に味覚障害が明記されている場合には，休薬する．通常，味覚障害は薬剤の使用後約 2〜6 週間頃までに発症することが多いとされ，原疾患の担当医と連絡をとり，可能であれば服薬を中止する．服用中止後も長期間にわたって症状が継続し，寛解するまで数カ月を要することもある．したがって，他科の担当医や薬剤師と綿密な連絡をとることが肝要である．患者が長期にわたる味覚異常や症状の急激な増悪を訴えた場合には，早急に味覚障害を専門にしている科や専門病院に紹介する．また，亜鉛欠乏によるものであれば，亜鉛の投与を行う．原因不明のものでも亜鉛の投与は有効な場合もあるので亜鉛の投与を行う．

心因性・神経科的疾患に随伴するものでは神経科医，神経内科医に協力を依頼する．

神経切断や神経挫滅などによる損傷などでは，神経吻合や神経移植が有効なことがある．

11　経過，予後

薬剤の副作用による場合には，休薬することで症状の回復あるいは改善が見込めることが多いが，長期服用後では，軽快化が困難なことが多い．薬剤による味覚障害でも早期対応が重要なことはいうまでもない．

味覚神経の伝導経路に問題のある場合には，その程度により予後は大きく異なることが推察される．たとえば，鼓室形成術に伴う鼓索神経の障害によって生じる味覚障害の回復は，神経の圧迫と切断で異なる．当然のことながら，前者ではよく回復するが後者では難しい．また，舌神経損傷に伴う味覚障害も，神経切断や挫滅では回復はかなり困難であるが，圧迫などの障害，あるいは感染症に伴う場合などでは回復が見込まれる．　〔天笠光雄，渡部隆夫〕

■ 文　献

Hamada N, Endo S, et al：Characteristics of 2278 patients visiting the Nihon University Hospital Taste Clinic over a 10-year period with special reference to age and sex distribution. Acta Otolaryngol, **546**（suppl）：7-15, 2002.

池田　稔編：味覚障害診療の手引き，金原出版，2008.

冨田　寛：味覚障害の臨床．脳の科学，**24**：1049-1052, 2002.

6.10　スポーツ医学における歯科的対応

1　口腔・顎・顔面領域のスポーツ外傷・障害の状況と対策

(1) スポーツ外傷の状況

スポーツによる外傷は，スポーツの種類により異なるのはもちろんであるが，性別・年齢別にも相違

があると考えられる．したがって，スポーツ外傷の統計情報として信頼できる独立行政法人日本スポーツ振興センター（以下，スポーツ振興センター）の調査結果から分析を行うこととする．スポーツ振興センターがまとめた「学校の管理下における歯・口のけが防止必携」のデータは2003年度中に医療費を給付した歯・口の負傷について無作為に2429件を抽出して分析したものである（独立行政法人日本スポーツ振興センター，2008）．「学校管理下」であるので，登下校を含む学校での外傷や障害の発生ということになる．そのうち，スポーツに関する事項について小学校，中学校そして高等学校の学校種での特徴を述べる．

a. 最近10年間での「歯の障害」の発生（図6.10.1）

スポーツ振興センターの「障害見舞金」制度は，外傷によって障害を残すような大きな外傷に対して給付される見舞金である．たとえば，歯の外傷では第14級として「3歯以上の歯に欠損補綴や歯冠修復を加えた場合（前歯2歯欠損の場合も認める）」にはじまり，第13級が「5歯以上」というように欠損補綴の歯数によって第10級まで見舞金を給付している．この統計では，圧倒的に「歯の障害」での給付が多いことが知られている．もちろん，すべてがスポーツに関連した外傷ではないが，中学生や高校生では課外活動での災害が多い（図6.10.2）．

b. 小学生のスポーツ外傷（図6.10.3）

小学生の歯・口の事故は転倒が45%，物に衝突が24%，人に衝突が16%で全体の85%を占めている．ほとんどが休憩時間中の事故であることからスポーツ外傷である確率は低く，教科と課外活動を含め約22%である．運動種目別の外傷では，体操，鉄棒，マット，水泳，ボール運動など多種目に分散されている．

c. 中学生のスポーツ外傷（図6.10.4）

中学生になると，教科の体育あるいは課外活動でも運動用具を使用することが多くなるとともに，からだも大きくなってくることで外傷の発生率が増加する．外傷の発生では休憩時間中が約36%で最も高いが，続いて課外活動が34%となってお

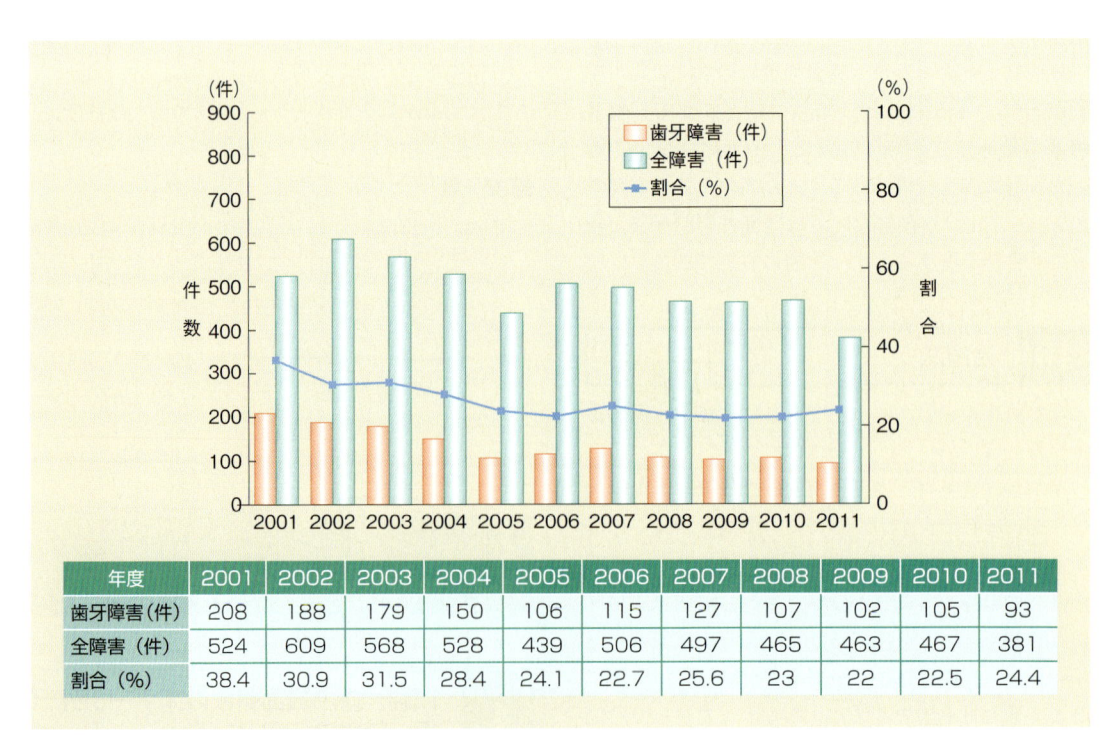

年度	2001	2002	2003	2004	2005	2006	2007	2008	2009	2010	2011
歯牙障害（件）	208	188	179	150	106	115	127	107	102	105	93
全障害（件）	524	609	568	528	439	506	497	465	463	467	381
割合（%）	38.4	30.9	31.5	28.4	24.1	22.7	25.6	23	22	22.5	24.4

図6.10.1 全障害における歯の障害の割合の推移（10年間）
学校管理下における歯の障害の割合である．「3歯以上の歯に欠損補綴や歯冠修復を加えた場合（前歯2歯欠損の場合も認める）」に始まり，第13級が「5歯以上」というように欠損補綴の歯数によって第10級まで見舞金を給付している．外傷の発生はほとんど前歯であり，その欠損は児童生徒にとって精神的にも大きな負担になる．

（日本スポーツ振興センター：学校の管理下における歯・口のけが防止必携，2008を改変）

り，小学生に比較して課外活動での事故が多くなっている．スポーツでは，圧倒的に球技種目による外傷であり，バスケットボールが最も高くて54.3%，サッカーが23.1%，野球が19.3%となっている．コンタクトが強くなることや，ボールやバットなどの用具を使用することによる事故が増加する．

d. 高校生のスポーツ外傷（図6.10.5）

高校生の外傷は，その62.5%が課外指導中に発生

場合別の傷害発生割合

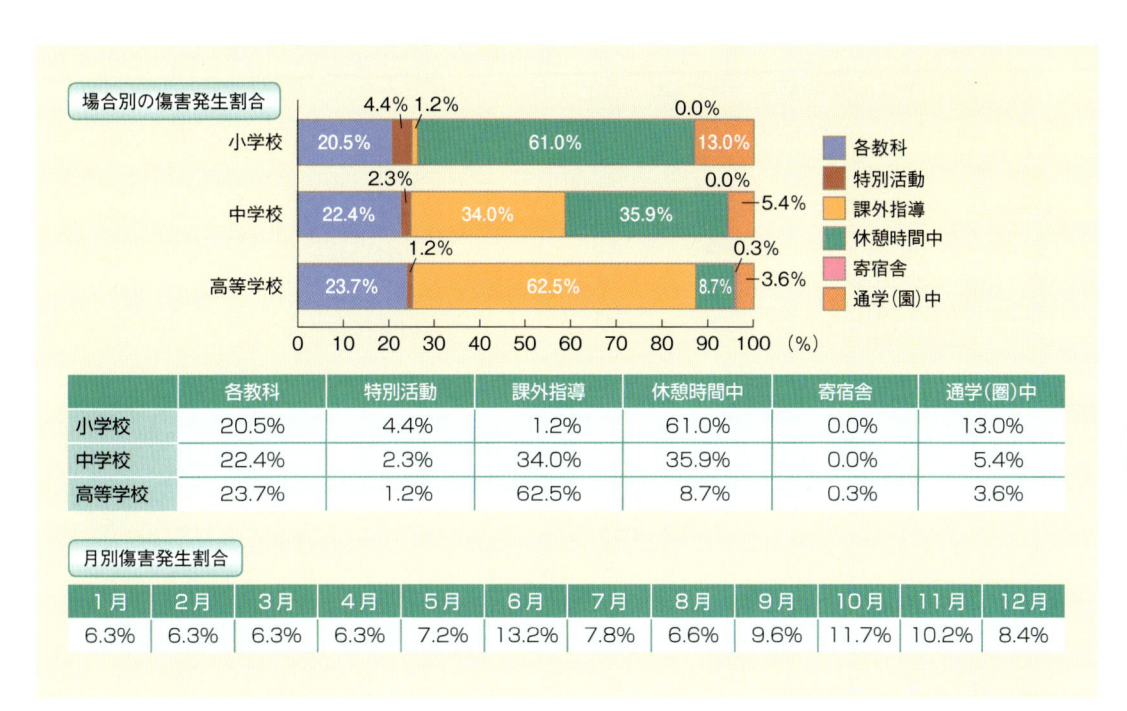

	各教科	特別活動	課外指導	休憩時間中	寄宿舎	通学（園）中
小学校	20.5%	4.4%	1.2%	61.0%	0.0%	13.0%
中学校	22.4%	2.3%	34.0%	35.9%	0.0%	5.4%
高等学校	23.7%	1.2%	62.5%	8.7%	0.3%	3.6%

月別傷害発生割合

1月	2月	3月	4月	5月	6月	7月	8月	9月	10月	11月	12月
6.3%	6.3%	6.3%	6.3%	7.2%	13.2%	7.8%	6.6%	9.6%	11.7%	10.2%	8.4%

図6.10.2　傷害発生割合の場合別・月別の比較

歯・口の外傷がどのような場面で発生しているかをみると，小学生では61%が休憩時間中であり，中学生では課外指導と休憩時間中がおのおの35%程度で相半ばしている．一方，高校生では約62%が課外指導中である．中学生や高校生では課外活動での外傷発生が多いことが理解できる．　　　　　（日本スポーツ振興センター：学校の管理下における歯・口のけが防止必携，2008）

運動種目	口部	歯部
水泳	11.1%	14.3%
体操	13.9%	12.9%
鉄棒運動	13.9%	11.4%
跳箱運動	0.0%	1.4%
マット運動	11.1%	0.0%
短距離走	2.8%	2.9%
ドッジボール	5.6%	8.6%
サッカー	2.8%	4.3%
ポートボール	5.6%	1.4%
バスケットボール	2.8%	8.6%
その他	30.6%	34.3%

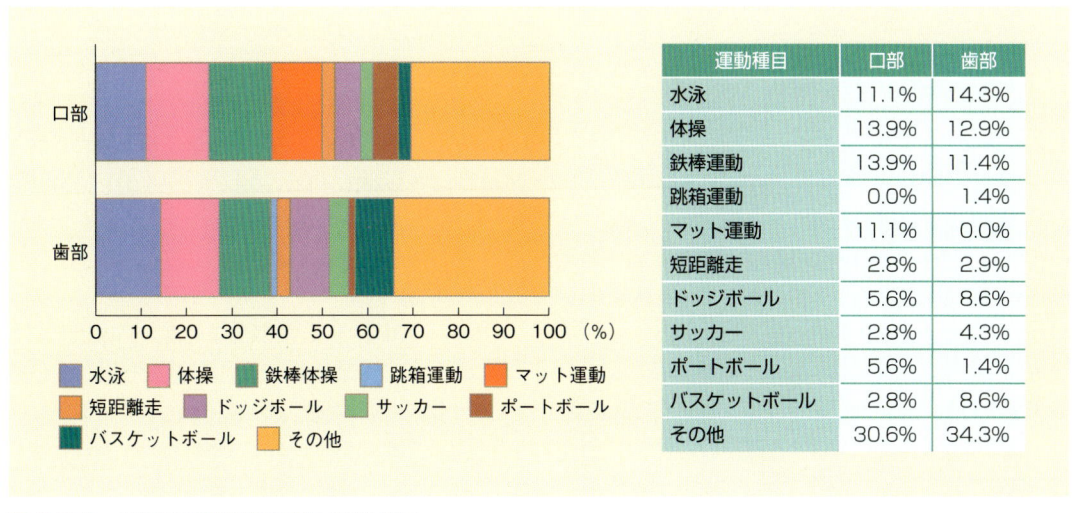

図6.10.3　小学校の運動種目別傷害発生状況

小学生のスポーツのなかで最も外傷発生率（口部と歯部の合計）の高い競技は体操で26.8%，続いて水泳や鉄棒運動がおのおの25%程度である．その他にはドッジボールやバスケットボールなども11%〜14%程度の傷害発生がある．体操や鉄棒運動では，身体的機能が発達途上にあるため，力加減やバランス感覚がつかみにくいことが考えられる．

（日本スポーツ振興センター：学校の管理下における歯・口のけが防止必携，2008）

6.10　スポーツ医学における歯科的対応　933

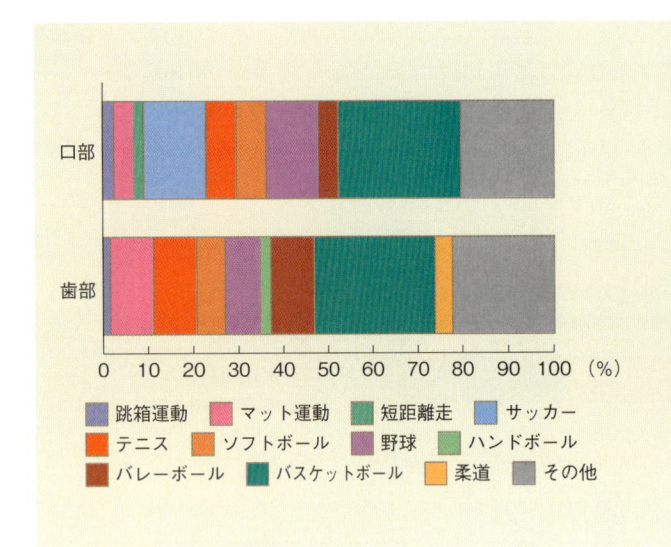

運動種目	口部	歯部
跳箱運動	2.3%	1.6%
マット運動	4.5%	0.0%
短距離走	2.3%	0.0%
サッカー	13.6%	9.5%
テニス	6.8%	9.5%
ソフトボール	6.8%	6.3%
野球	11.4%	7.9%
ハンドボール	0.0%	2.4%
バレーボール	4.5%	9.5%
バスケットボール	27.3%	27.0%
柔道	0.0%	4.0%
その他	20.5%	22.2%

図 6.10.4　中学校の運動種目別傷害発生状況

中学生では球技における外傷発生（口部と歯部の合計）が目立ってくる．運動種目別にみると，バスケットボールが54.3％，サッカーの23.1％，野球の19.3％，テニスの16.3％と続いている．ボールあるいはラケットなどの運動用具を使用するようになると危険性が増加する．また，中学生ではからだも大きくなることから接触プレーでの危険性も大きくなる．

（日本スポーツ振興センター：学校の管理下における歯・口のけが防止必携，2008）

していることからも，スポーツ外傷が増加していることがわかる．高校生ではからだもより大きくなり，スポーツ用具も多様化してくるとともに骨植も強くなるため脱臼より破折が多くなるのも特徴である．スポーツの種類では球技が全体の78.7％を占めている．そのうち，サッカーが20.3％，野球が18.8％，バスケットボールが17.3％，バレーボールが16.5％，ラグビーが9.8％となっている．ラグビーは，高等学校全国大会でマウスガード装着が義務化されたことから外傷発生率が減少したと考えられる．

(2) スポーツ外傷の対策

スポーツ外傷の予防のためには，主体管理と環境管理の両面から対策をとる必要がある．主体管理には学習としての危険予測能力の向上が重要であるとともに，安全具としてマウスガードを使用することが推奨される．また，環境管理では施設や用具の管理をはかることが必要である．基本的には，中学生や高校生でのスポーツ外傷対策は次のような内容になる．

a. ルールの理解およびフェアプレーの精神の育成

スポーツ安全の最初はルールをしっかりと理解し，身につけることである．小学校時代は運動も遊戯的な要素があるが，課外活動としてのスポーツを安全に行うには相手や審判を尊重し，フェアプレーの精神で臨むことが必要である．

b. 技術の習得

幼少時からいろいろな身の動かし方を経験しておくことが外傷の防止に役立つといわれている．さらに，スポーツ外傷の予防のためには，正しい技術と危険な行為を理解し，普段の練習で徹底的に身につけておくことが必要である．

c. 施設設備ならびに用具の管理

体育館の床やコートあるいはグラウンドの整備点検はスポーツに入る前に必ず実行するように指導する．また，終了した際にも，掃除をしながら危険な箇所がないかどうかも点検する必要がある．

d. 予見学習

スポーツ外傷では，特徴的な外傷の発生状況があり，統計的にも状況設定が可能である．したがって，どのような状況下で外傷が発生しているかを事例学習しておくことが予見性を高めるために有効である．

e. 安全具の使用

歯・口腔の外傷予防にはマウスガードが有効である．特に，歯科医院で歯列模型から作製するカスタムタイプマウスガードの有効性は高い．指導者に対

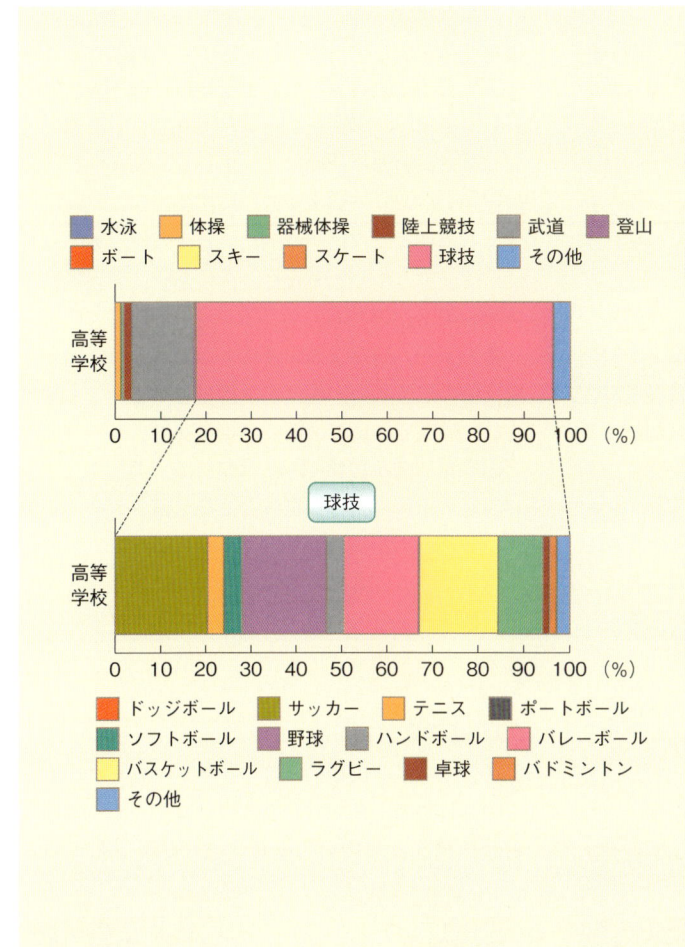

高等学校	件数（件）
水泳	0
体操	20
器械体操	10
陸上競技	30
武道	230
登山	10
ボート	0
スキー	0
スケート	0
球技	1330
ドッジボール	0
サッカー	270
テニス	50
ポートボール	0
ソフトボール	50
野球	250
ハンドボール	50
バレーボール	220
バスケットボール	230
ラグビー	130
卓球	20
バドミントン	20
その他球技	40
その他	60
合計	1690

図 6.10.5　歯の破折の運動種目別発生状況
高校生では，球技による歯の破折が圧倒的に多くなる．球技の種類としては，サッカー，野球，バレーボール，バスケットボール，そしてラグビーである．高等学校のラグビーではマウスガード装着の義務化が進んでおり外傷経験は低下傾向にある．ほかの球技での普及が望まれる．　　　　（日本スポーツ振興センター：学校の管理下における歯・口のけが防止必携，2008）

しての啓発が必要である．　　　〔安井利一〕

■ 文　献

日本スポーツ振興センター：学校の管理下における歯・口のけが防止必携，2008.

2　口腔・顎・顔面領域のスポーツ外傷・障害の診断と治療

(1) 顎・口腔領域に発生するスポーツ外傷の診断・治療

ほかの原因で発生する外傷と基本的には変わらない．スポーツの現場で応急的に診断し，処置が行われることも多い．

(2) 歯の損傷

a. 歯冠破折

口腔領域のスポーツ外傷としては最も発生頻度が高く，衝突・打撲など前方からの外力によって上顎前歯部に多く発生する．歯冠の一部破折から歯頸部における完全破折まで種々の程度で発生し，露髄による痛みや歯の動揺が起こる．肉眼的に診断は容易であるが，亀裂など不完全破折の場合はX線撮影による診断が必要となる．処置としては露髄に対する治療を行った後，歯冠修復あるいは破折片を医用接着剤などで接着固定する．

6.10　スポーツ医学における歯科的対応　　935

b. 歯根破折

歯槽窩内で歯根の破折が起こるもので，歯髄や歯槽骨および歯肉の損傷を伴う場合が多く，歯頸部周囲よりの出血と歯の動揺を認める．おもに衝突などで1カ所に集中して強い外力が働いたときに起こりやすく，上顎前歯に多い．診断にはX線撮影が不可欠で，特に歯科用CTが有用である．処置にあたっては可及的に保存療法が行われる．

c. 歯の脱臼

スポーツ外傷による頻度が高く，衝突などで瞬間的に加わる強い外力に起因して上顎前歯に多く発生する．歯槽骨の骨質が柔軟な若年者で，格闘技を含めたコンタクトスポーツのプレー中に発生しやすい．

診断は容易で，完全脱臼・脱落と嵌入，突出などの不完全脱臼とに分けられ，歯槽骨の損傷を伴うことが多い．不完全脱臼の処置は，脱臼歯を正しい位置に整復してワイヤーやボンディング，医用接着剤などによる固定で十分目的を達する．完全脱臼・脱落の場合，まず脱落歯を回収して損傷させないように注意しながら水道水による流水洗浄後，再植・固定を行う（図6.10.6）．脱落歯は絶対に乾燥させないように処置がすむまで保存液に浸漬して保存する．歯髄処置は歯の脱落後の時間および保存状態，根尖孔の状態などによって判断する．再植が成功すると，本来の歯のもつ寿命まで使用可能である．しかし，歯の脱落から処置までに1時間以上を要したり，脱落歯の保存状態が悪い場合（乾燥状態）の再植成功率は著しく低下する．脱落歯の保存状態が悪くても再植によって一時的に生着するが，多くは骨性癒着状態となり数年後には歯根が骨に置換されて歯冠の脱落が起こる．

歯の脱臼・脱落は若年者に多いため，常日頃から脱落歯の取り扱い，特に歯を損傷させないことや絶対に乾燥させないで早期に医療機関に持参させるなどの啓発活動が必要である．今後は，学校やスポーツ現場に市販の歯の保存液などを常備することが望ましい．歯の損傷はマウスガードによって大部分が予防できることも知られているので，若年者に対してはスポーツ時のマウスガードの義務づけを早期に実施すべきである．

（3）歯槽骨骨折

歯槽部および歯槽突起部に限局した骨折で，直接その部に外力が加わった際に起こる．多くは上・下前歯歯槽部で数歯を含みブロック状に骨折するた

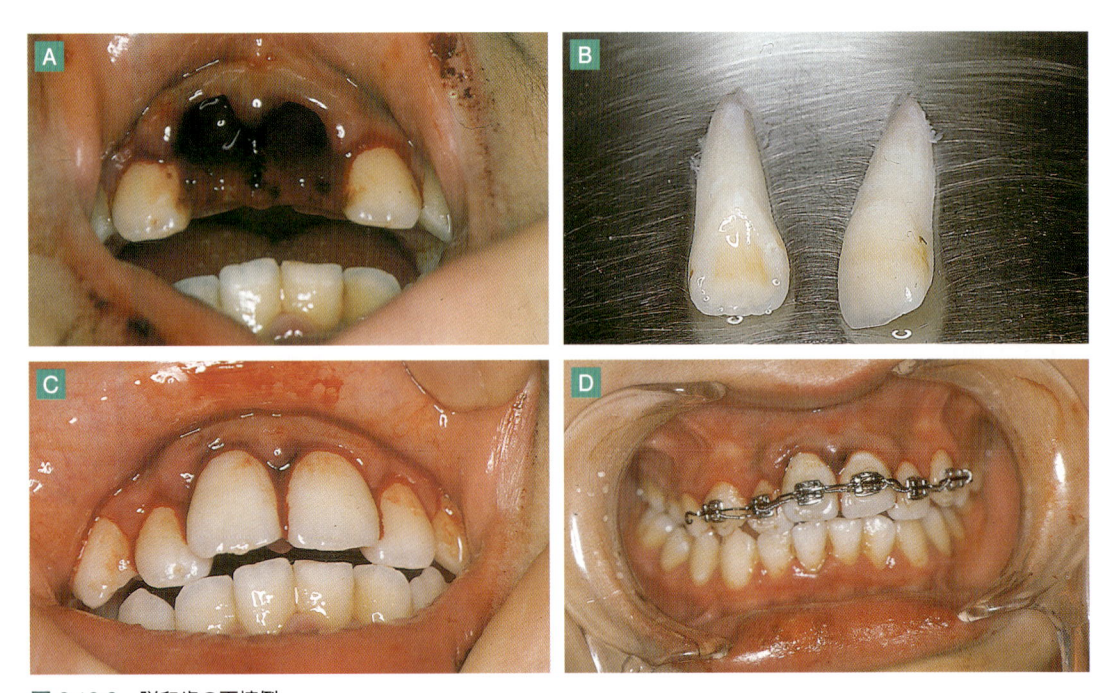

図6.10.6 脱臼歯の再植例
17歳男性．ラグビープレー中に相手のパンチを受けて上顎左右中切歯の脱臼・脱落．直ちに脱落した歯を持って受診．
A：受傷直後，B：脱落した歯を生理食塩水に浸漬，C：再植直後，D：DBSにて固定中．

め，軟組織の損傷や出血を伴い内側に変位する．処置はブロックごと徒手整復の後，ワイヤーやミニプレートなどで固定する．歯髄の処置は経過をみながら電気歯髄反応や歯の変色などを目安に判断する．

(4) 顎骨骨折

a. 下顎骨骨折

下顎骨は馬蹄形に突出し外力を受けやすくなっているため，コンタクトスポーツなどで直達的あるいは介達的に骨折しやすい．スポーツに起因する下顎骨骨折の好発部位は，正面・側面からの打撲や衝突が多いため，正中部と正中部骨折に伴う下顎頭頸部および下顎角部に集中している．下顎骨完全骨折の場合，付着した多くの咀嚼筋群の相互作用によって骨片の転位とそれに伴う多種多様な症状と機能障害が起こる．

① 骨折断端や軟組織損傷による出血，うっ血，浮腫などによって皮膚・粘膜に腫脹，変色をきたす．
② 顎運動時の疼痛と異常運動により会話・開口・咀嚼障害，骨折部の軋轢音・捻髪音などがみられる．
③ 骨片の転位や腫脹による顎顔面の変形，左右非対称顔貌を呈する．

診断は比較的容易であるが，X線（単純，CT，三次元CT）撮影は不可欠である．処置としては観血あるいは非観血的（保存的）な治療が行われるが，スポーツ選手の場合は，保存的な治療で長期間にわたる開口制限を受けると体力や運動能力が著しく低下するため，短期治療を目指して積極的に手術が行われる．一般的には骨折部の整復後，チタンプレートなどによる固定と，7～10日間の入院加療が行われる．

b. 上顎骨骨折

上顎骨骨折ではLe Fortの分類が広く応用されているが，スポーツ外傷ではこの分類の定型的な骨折はほとんどみられない．上顎骨骨折と診断された症例の多くは上顎洞前壁部の陥没骨折で，ほとんどが運動時の打撲によって起こり，該当部の腫脹あるいは内出血をきたす程度の軽微な症状を呈する．処置も二次的に上顎洞炎を継発したり，機能障害を伴うなどの症状がないかぎり行われない．

(5) 頬骨・頬骨弓骨折

頬骨あるいは頬骨弓が単独に骨折することは少なく，頬骨・頬骨弓が複合した骨折として起こりやすい．多くは頬骨の変位と頬骨弓のM字型骨折が合併してみられる．顔面側方部の打撲によることが多く，該当部の陥凹感と麻痺がみられる以外，機能障害などはみられない．処置は非観血的に整復・固定が行われることが多い．

(6) 眼窩底骨折

スポーツ外傷では眼窩下縁の骨折に伴うものと，眼球を直接打撲することによる眼窩底の吹き抜け骨折が多い．原因として，眼窩下部への限局した打撲では眼窩下縁の骨折が，眼球への強い外力が加わったときは眼窩底の吹き抜け骨折が起こりやすい．眼窩周囲および眼瞼結膜の内出血と，場合によっては複視などの症状がみられる．処置は整復後，マイクロプレートなどによる固定が行われるが，骨移植を要する場合もある．

(7) 口腔軟組織損傷

外力と自分の歯によって口唇，頬粘膜，舌などに損傷が起こる場合と，複雑骨折に伴って歯肉や口腔粘膜に損傷をきたす場合がある．いずれも出血が多く，特に舌を損傷した場合は，多量の出血や腫脹，舌根沈下のため気道閉塞を起こすこともある．初期治療として損傷部の消毒と縫合によって止血を含めた処置が行われる．

口腔軟組織損傷の多くはマウスガードによって予防が可能である．

〔本田武司〕

■ 文献

Andreasen JO : Textbook and Color Atlas of Traumatic. Injuries to the Teeth 3rd, Munksgaard, Mosby, 1993.

本田武司：顎口腔領域のスポーツ外傷．臨床スポーツ医学，**16**(12)：1417-1421, 1999．

大山喬史，河野一郎他編：スポーツ歯科臨床マニュアル，医学情報社，2007．

3 口腔・顎・顔面領域のスポーツ外傷の予防と指導

(1) スポーツ外傷の予防と指導の考え方

近年，国民の健康志向が高まりquality of lifeの維持向上をスポーツを通して考える人々が増えつつあるなか，豊かな生涯スポーツ社会の実現に向け

て，環境を整える必要がある．また，競技スポーツへのチャレンジ意欲をもつ人々や身体に障害をもちながらもスポーツ競技にチャレンジする人々は，競技中に起こりうるスポーツ外傷に対し，常にその安全管理を心がける必要がある．スポーツはあくまでも安全であってこそ本来目的とされるスポーツの位置づけである．そして，スポーツ文化を豊かにしていくことが生涯スポーツにつながることになる．さて，スポーツに起因する外傷や障害は，スポーツ本来の目的である「健康の維持・増進」や「体力の向上」に反するものであり，その予防対策が必要である．

顎口腔領域のスポーツ外傷による後遺症は，肉体的・精神的なダメージとして社会生活を営むうえできわめて重大であり，特に頭頸部への衝撃により発生する脳震盪を含めた脳神経細胞損傷などは，選手生命にかかわることにもなりかねない．また，低年齢層における顎口腔系への外傷は，学校歯科保健において大きな問題となる．このように，スポーツ外傷に対してはその処置はもちろんのこと，いかに予防するかが重要となる．そこで，顎口腔領域をスポーツ外傷から保護するために，マウスガードという口腔内保護装置の使用が推奨される．さらに，スポーツ中に起こる顎骨骨折は少なくなく，それが優秀な選手であればあるほど，監督やコーチなどのチーム関係者は1日でも早いゲームへの復帰を望む傾向がみられる．しかし，骨折部位が治癒するまでにはかなりの期間安静が必要とされ，まして患部に対して再度大きな外力が加われば，再発の可能性は高い．そこで，骨折の再発防止を目的としたフェイスガードが必要となる．また，スポーツにかかわる歯科医師にもっていてほしい知識として，顎口腔領域への歯科的指導に関しても触れたい．

a. マウスガード（図 6.10.7）

マウスガードは，①顔面に前方および側方から直接受ける外力から歯，歯周組織（特に上顎前歯部）を保護する．②同様に外力による口唇，舌，頰の損傷防止．③下顎に外力が加わったときに上顎との接触（衝撃性閉口）から歯，歯周組織，補綴物などを保護する．④外力からの顎関節の保護，⑤スポーツ時の強度のクレンチングに対し直接的な歯の接触が避けられるので歯や歯周組織が保護できるなどの役割がある．さらに，下方または側方から下顎へ外力が加わった場合，マウスガード装着によりクレンチ

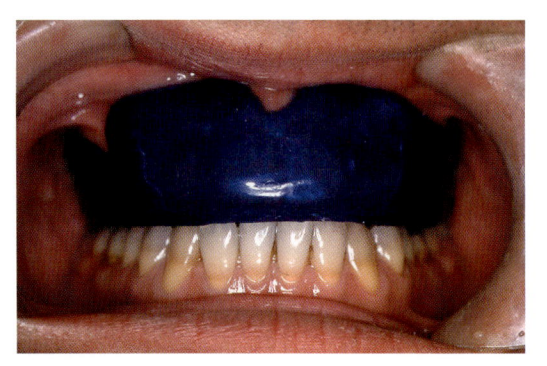

図 6.10.7　カスタムメイドタイプのマウスガード（普及型のバキュームタイプ）

ング強度が増加し，頭頸肩部の筋活動が亢進することから頭部の固定力が強化され，脳震盪や脳へのダメージを軽減し，併せて頸部損傷を軽減させると考えられている．マウスガード装着による衝撃力の緩和は，その材料自体がエネルギーを吸収することによるものであり，また残りのエネルギーをほかへ広く拡散し，衝撃力の集中を防ぐことにある．しかし，マウスガードの装着は少なからず顎口腔系の状態を変化させることになる．そこで，専門的知識をもった専門歯科医師によって正しい咬合や顎位が与えられるカスタムメイドタイプのマウスガードの提供が重要となる．正しく調製されたマウスガードは，適合性がよいのはむろんのこと，外力による衝撃で不自然に起こった咬合接触を和らげるクッションの役目を果たすことができる．しかし，逆に安易なマウスガードの使用，つまり市販のマウスガードを選手自身が調整して使用する場合は，正しい顎位が得られにくく，咬合の調整も行われないので，いわゆる不適合なマウスガードを使用することになる．そのため，マウスガード使用の本来の目的が得られず，衝撃による顎関節へのダメージなどによって顎関節症（temporomandibular arthrosis：TMD）症状を誘発することにもなりかねない．また，とりわけ小児のマウスガードの使用は，成長に応じてその都度調整，あるいは新たにつくり変える必要があるが，将来を考えれば成長期にスポーツ外傷から顎口腔領域を保護し健全な顎口腔系の成長をはかるという大きな意味がある．

b. フェイスガード（図 6.10.8）

近年，スポーツに起因する顎顔面骨折などの外傷は増加する傾向がみられる．これは，選手の体格が欧米並みになると同時に，パワーやスピードも著し

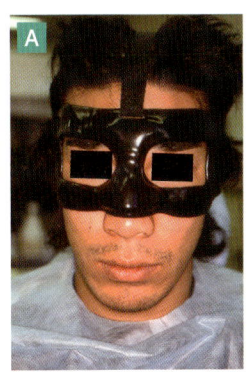

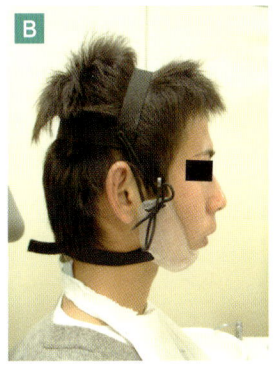

図 6.10.8　フェイスガード
A：鼻骨骨折用．B：下顎骨折用．

く向上してきたため，怪我の重症化が起こり，今までに以上に顎顔面骨の骨折が増加していると考えられる．そこで，受傷後あるいは治療後の早期復帰を考え，下顎骨折・頬骨骨折や鼻骨骨折などの顎顔面骨折の保護装置としてフェイスガード・ノーズガードの普及がみられるようになってきた．これらの防具は，早期に試合復帰を希望する選手には有効なものとなる．しかし，ボディコンタクトの多いスポーツでは，たとえ試合に出なくとも，骨突出部においては顔面のガードを正しく行わなければ，再転位を起こしやすく，何らかのフェイスガードが必要である．

　一般に顔面骨骨折を受傷した場合，骨癒合の得られるまでの約1カ月間は，骨折部の安静のため運動を避けるよう指示されるが，スポーツ選手にとってこうした指示は，筋肉の廃用性萎縮の面や，試合から離れることによるマイナス面からみて問題である．したがって，スポーツ選手の顔面骨骨折においては，顔面骨骨折自体が運動に支障をきたさないかぎり，治療後にできるだけ早期からの筋肉トレーニングや試合への参加を可能とする治療計画を立てるべきである．受傷後早期や治療後早期の試合中のフェイスガードの着用は，特に顔面の突出部である鼻骨や頬骨骨折においては，接触による再転位を防ぐために不可欠と考えられるが，軽く剛性が高く，視野のよいものが望まれる．フェイスガードを着用していても，過度の外力が加われば再転位を起こすことはいうまでもないが，ほかの選手と接触することへの恐怖心を取り除くという意味で，その有用性は高いものと思われる（野本他，2004）．

（2）スポーツ選手への顎口腔領域に関する歯科的指導

　スポーツ選手においては，過度の運動・肉体疲労のために，夕食後や就寝前のブラッシングを怠る場合がしばしば見受けられる．スポーツ選手はエネルギー消費量が多いので，摂食行動も1日3回の食事のほかに間食や補食を摂ることが多く，スポーツドリンクやサプリメントの摂食率も高い．スポーツ選手はカリエスなど歯科疾患リスクが高いことを念頭におく必要がある．歯科受診・受療行動では，競技レベルが上昇するにつれて競技スケジュールが詰まってくるため，歯科受診・受療のための十分な時間がとれなくなる傾向があり，早め早めの対応が必要となる．

a. カリエス

　運動・スポーツ時は多量発汗により，脱水ならびに口渇が生じる．口渇は唾液分泌の低下を意味し，口腔内の清浄作用が低下しカリエス活動が上昇する．そこで，運動中の積極的な水分補給により，脱水を予防するとともに，唾液分泌の低下を抑制する必要がある．スポーツドリンクなどは，糖分を高濃度に含んでいるものが多く，酸性度も強いものが少なくないので，注意が必要である．スポーツドリンクなどを飲む場合，水で薄めて糖度と酸性度を控えめに調整したり，摂取後はできるだけ早く水で口の中をゆすぐよう指導する必要がある．またスポーツ選手のなかには，1日3度の食事だけでは足りず，補食（間食）を摂る者も少なくないが，砂糖含有物を少なくすることや，補食も含めて食後のブラッシングを徹底させる必要がある．

b. 歯周炎

　辺縁性歯周炎はおおむね30代から発症し，50～60代でピークを迎える成人性疾患であるが，運動・スポーツを活発に行う10～20代のスポーツ選手では歯肉炎が多いといわれる．スポーツ選手のなかにはクレンチング習癖を有する者がおり，こうした習癖などによる反復性の過大咬合力は，咬合性外傷として，歯周組織破壊を助長する危険性がある．また歯の異常咬耗や顎関節症を引き起こす可能性もある．場合によっては，クレンチングによる歯，歯周組織および顎関節への為害作用を緩和する必要がある．

c. 根尖性歯周炎

　根尖病巣（根尖病変）は，失活歯や破折歯の根尖

孔からの細菌感染により，根尖部周囲の歯槽骨吸収と破壊を引き起こす．根尖性化膿性歯周炎に進展し，歯槽膿瘍や歯肉膿瘍を形成する．放置された場合，顎骨炎，蜂巣炎，ときに敗血症などを継発するので，時間的に診療の継続が難しいスポーツ選手の場合，注意を要する．感染根管治療は1回の処置で完治するのはまれであり，数回の継続処置が必要となる．スポーツ選手では症状が軽い場合，治療途中で放置してしまうケースも少なくない．そのため，継続的な通院加療の必要性を説明するとともに，完治までの治療回数やおおむねの期間を説明する．競技スケジュールのタイトな時期に重なると治療間隔があきがちになる．処置に際しては，必ず競技スケジュールを確認し，適切な消毒薬剤を選択し，十分な封鎖性と強度を有する仮封材にて仮封する．来院間隔があく場合には，二重仮封法が適する．

d. 第三大臼歯

智歯周囲炎は，第三大臼歯の萌出状況，清掃状態，カリエスの有無，智歯周囲炎の既往歴，咬合関係などを診査したうえで，体調や競技スケジュールを総合的に勘案して，保存療法，薬物療法あるいは外科療法の適否を判断する．丁寧なブラッシングと洗口によって，第三大臼歯部を含めた口腔内全体を清潔に保つように指導する．抜歯に際しては創傷治療の流れを説明し，手術侵襲の程度から，今後の競技継続への可否を判断する．可であれば，参加可能な練習メニューや運動レベルを説明する．否であれば，復帰時期の目安を提示する．

なお，埋伏智歯は顎骨骨折のリスクファクターの1つであり，埋伏智歯が存在する場合は下顎角部骨折が生じやすく，予防的抜歯を勧めることもある．

e. 歯列不正（不正咬合）

歯列不正は，咀嚼障害，顎機能障害，発音障害などを引き起こし，カリエス，歯周病，外傷の誘因ともなりうる．審美性不良が心理的な負担を引き起こす場合もある．過剰なオーバージェットと口唇による歯の被覆不足（短口唇）は歯の外傷のリスクファクターである．スポーツパフォーマンスの面でもスポーツ外傷の安全対策の面でも歯列不正は矯正治療しておくことが望ましい．矯正治療中，コンタクトスポーツでは必ずマウスガードを装着するよう指導する必要がある．

f. 顎関節症

顎関節雑音，顎関節および周囲筋疼痛，開口障害または顎運動障害を主要症候とする慢性疾患の総合的診断名である．顎関節症は，ブラキシズムなどの習慣や行動に関連する因子，ストレスや感情に関与する心理的因子，顎口腔系の解剖学的因子，咬合障害や不正咬合などの咬合因子が関与して発症する多因子性疾患である．小林らは，特に咬頭嵌合位における小さな咬合干渉（100 μm）でも，ブラキシズムを誘発または持続的に増大させて顎関節症を発症させるとともに，自律神経系の機能を変化させ，情動ストレス，睡眠障害などを惹起させると報告している（小林他，1996）．すなわち咬合問題はブラキシズムを介して，自律神経系の機能，情動，睡眠などに影響を及ぼすことから選手にとっては大きな問題となる．

また，スポーツ選手の顎関節症では，労作性クレンチングやストレスなどの運動習慣因子が複雑に関与する．激しい身体コンタクトを伴うコンタクトスポーツ選手では，外傷性顎関節症のリスクもある．その対応には，薬物療法，理学療法，スプリントなどによる補綴療法，顎関節腔内穿刺といった外科的療法がある．可逆的な保存的療法を第一選択とし，天然歯の削合といった不可逆的治療は避けるべきである．不適切なマウスガードの使用は，顎関節症を惹起する場合も多く，選手には可能なかぎりカスタムメイドタイプのものを使用するよう指導する必要がある．また，マウスガードを使用しはじめてから顎関節に違和感などを感じるようであれば，必ずその旨を報告し対応するよう指導することが重要である（a～fは，上野他，2009）．　　〔石上惠一〕

■文　献

小林義典，松本敏彦他：咬合と全身の機能との関係．補綴誌，15-20，1996．

野本猛美，呉　英樹他：スポーツ防具―サッカー選手のフェイスガードによる顔面骨骨折とその治療：フェイスガードの有用性．臨床スポーツ医学，21：423-431，2004．

上野俊明，豊島由佳子：スポーツに関連する歯科的健康管理．スポーツ歯科入門ハンドブック，第1版，pp17-28，医学情報社，2009．

4 咬合と競技力の維持向上に関する基本的サポート

(1) 咬合と競技力の維持向上に関する基本的サポートの考え方

昨今，咬合と全身の機能的連関を示唆する研究成果が蓄積され，咬合機能が骨格筋機能（四肢筋力，パワー）や平衡機能（重心動揺）にも関与することが明らかとなりつつある（図6.10.9，6.10.10）．ただ歯および咬合は競技力のみならず，広く体力や生活力にも影響を及ぼしうるものである．したがって，体力・競技力・生活力の維持向上に関する歯科的サポートとして，歯および咬合の生涯維持管理がその基本となる．

(2) ジュニア期

食物をよく咀嚼し，正しい栄養摂取を通じて，身体を発育し，体力を向上させるためにも，歯および咬合の健全育成をはかることが肝要である．同時に，成長発育段階に合わせた歯科保健教育とスポーツ傷害（外傷，障害）に対する安全教育を行うことも重要である．また不正咬合を有する場合，う蝕や歯周病に罹患しやすくなり，発音障害や咀嚼障害が生じる．特に咀嚼障害は食育の面でも，スポーツのための肉体づくりに欠かせない栄養摂取の面でも不利となる．上顎前突では前歯外傷，叢生では口腔軟組織外傷の発生頻度が高くなることが知られており，スポーツ歯科外傷のリスクをコントロールするためにも，不正咬合はジュニア期に矯正しておくことが望ましい．ジュニアの顎関節症有病率と不正咬合に関する研究結果によれば，25％のジュニアに顎関節症の症状が認められ，男子より女子の有病率が高かったという．また臼歯部交叉咬合，前歯部開咬，アングルⅢ級咬合（下顎前突）および過剰なオーバージェット（6mm以上）といった不正咬合を有するジュニアに顎関節症有病率が高いことが示されている（表6.10.1）．こうしたことから，ジュニア期に不正咬合を矯正しておくことは顎関節症の発症予防にも有用であることがうかがえる．

(3) エリート期

競技力の維持向上を妨げる歯科疾患および障害（外傷，障害）を早期に発見・予防するため，定期ならびに大会参加前には，デンタルチェックを実

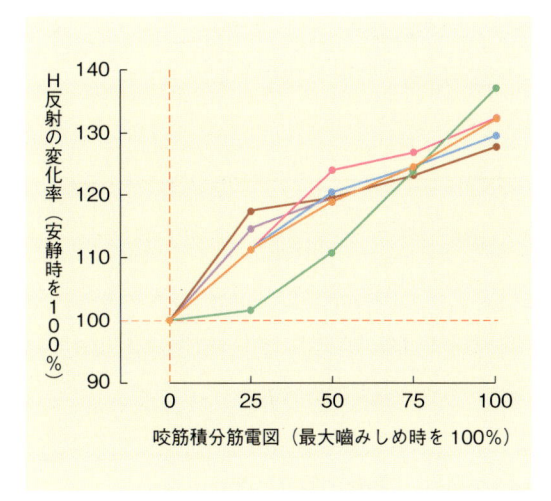

図6.10.9　噛みしめに伴う橈側手根屈筋H反射の変調
噛みしめ強度の上昇に伴って，上肢筋H反射（脊髄運動ニューロンプールの興奮性の指標）が促進することがわかる．
(Takahashi T, Ueno T, et al：Euro J Appl Physiol, 90(5-6)：651-653, 2003)

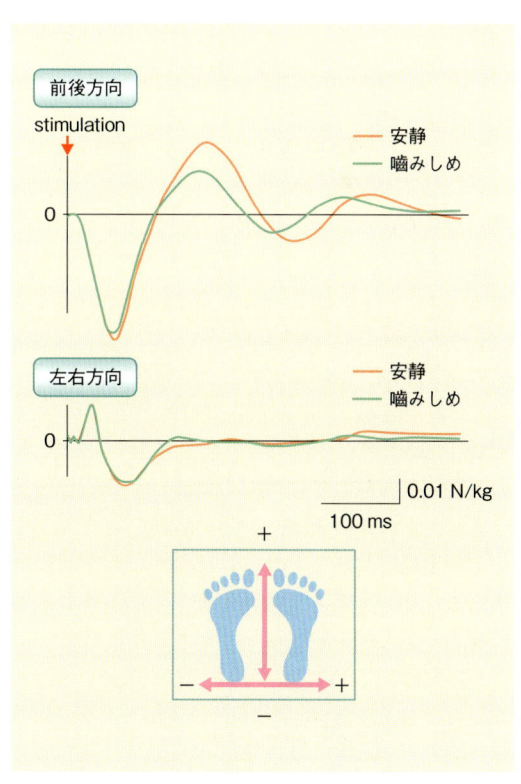

図6.10.10　右下肢電気刺激による姿勢外乱に対する床反力成分の応答例
噛みしめ時に前後方向の床反力成分が減少しており，姿勢安定性に寄与していることがわかる．
(Fujino S, Takahashi T, et al：Gait Posture, 31(1)：122-125, 2010)

表 6.10.1　5～17 歳の子どもの不正咬合と顎関節症有病率の関係

不正咬合	n	顎関節症 なし	軽度	中等度	重度
angle					
Class I	3568	74.7	22.4	2.7	0.2
Class II 1	703	71.0	25.8	3.0	0.1
Class II 2	278	72.3	24.8	2.9	0.0
Class III	175	67.1	27.6	4.3	1.0
bimaxillary protrusion	469	67.5	29.9	2.7	0.0
overjet					
＜0 mm	272	75.1	22.3	2.4	0.2
4～6 mm	1057	71.2	25.4	3.3	0.1
＞6 mm	160	65.6	30.4	3.4	0.6
overbite					
＜0 mm	425	62.2	29.6	6.8	1.4
4～6 mm	936	74.2	24.7	1.1	0.0
＞6 mm	85	70.8	26.3	2.8	0.1
posterior crossbite	216	54.1	35.6	9.3	1.0

n：標本数，単位：％
アングルⅢ級咬合，過剰なオーバージェット，開咬および臼歯部交叉咬合の子どもで，顎関節症有病率が高い傾向にあることがわかる．

(Thilander B, Rubio G, et al：Angle Orthod, 72(2)：146-154, 2002)

施し，口腔衛生指導ならびに治療を行う（松本，2007）．併せてトレーニングの継続や試合参加の可否についても診断し，的確なアドバイスを送る．継続治療が必要な場合には，各人の競技スケジュールに配慮し，スポーツを継続しながら受診できるように，無理のない診療計画を立てる．う蝕などによる歯の欠損状態をそのまま放置したり，歯ぎしり（ブラキシズム）や食いしばりなどで歯が異常に咬耗・磨耗したりすることによって，歯列不正が惹起されうる．また第三大臼歯萌出に伴い，咬合の不調和が生じる場合も少なくないので，適切な補綴処置や原因第三大臼歯の抜去による正しい咬合関係の維持に努める必要がある．

スポーツ外傷の安全対策の要諦は，強靭な肉体づくり，ルールの遵守，用具・防具の適切な使用および環境の改善とされる．日頃から歯や顎のコンディションを良好な状態に整えておくことも重要であるが，何より適切な防具の着用が有効である．スポーツ中の偶発的な歯や口腔の損傷を予防するため，マウスガードを積極的に着用させる（上野他，2004）．またコンタクトスポーツでは顎顔面骨折の発生頻度が高く，その患部保護装置としてフェイスガードが有用であり，早期の安全復帰に役立つ（上野，2008）．なお埋伏第三大臼歯は顎骨骨折のリスクファクターの1つとされていることから（図6.10.11），シーズンオフの時期などを利用して，予

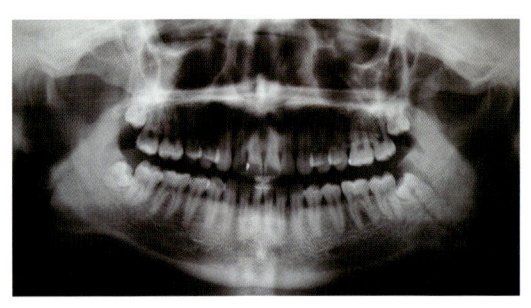

図 6.10.11　スポーツ外傷事故による下顎骨骨折症例（ラグビー，男性 22 歳）
大学ラグビーの試合中に，対人接触プレーによって，左側顎角部を骨折した症例．パノラマX線写真上で，骨折線に一致した左下埋伏第三大臼歯の存在が確認できる．

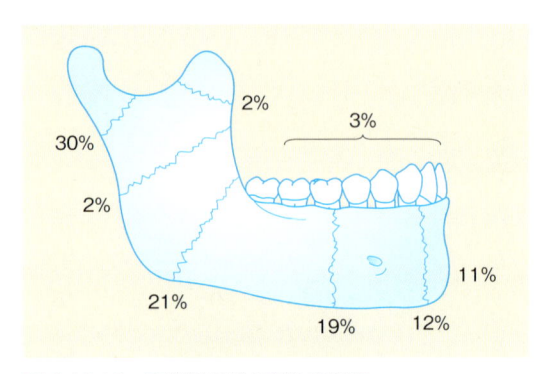

図 6.10.12　下顎骨骨折の部位別頻度
下顎骨骨折は関節突起部および顎角部に好発しやすい．最近の研究によれば，埋伏第三大臼歯がある場合には顎角部，ない場合には関節突起部が骨折しやすいという．

(Harries M, Williams C, et al：Oxford textbook of sports medicine 2nd, Oxford University Press, 1998)

表 6.10.2 80代の高齢者における咀嚼可能食品数と健全歯数による日常生活動作（ADL）依存度の関係

	ADL 依存度 (OR（95% CI))	P 値
咀嚼可能食品数		
15	1	
10～14	1.879 (0.863～4.092)	0.1123
5～9	3.333 (1.469～7.561)	0.0040
0～4	7.532 (2.977～19.058)	<0.0001
健全歯数		
≧20	1	
10～19	1.513 (0.583～3.931)	0.3950
1～9	1.353 (0.551～3.323)	0.5093
0	1.810 (0.766～4.275)	0.1760

OR：オッズ比，CI：信頼区間
このロジスティック解析の結果によれば，咀嚼能力が低下するほど，ADL依存度が高くなることが示唆される．
(Takata Y, Ansai T, et al：Oral Dis, **10**(6)：365-368, 2004)

防抜去を行うことが望ましい．最近の研究によれば，埋伏第三大臼歯を有しない者や抜去した者では，顎角部よりむしろ関節突起部で骨折が生じやすいとされる（図6.10.12）．顎骨骨折や顎関節損傷などの重症外傷を契機として，不正咬合や顎関節症が残遺・惹起することもあるので，長期の咬合管理が必要である．

(4) シニア期

歯周病などによる歯の喪失，不適合義歯の長期使用などさまざまな歯科的問題は咀嚼力の低下を招き，生活力の減退につながるため，摂食障害に対する歯科医療や口腔ケアは欠かせない．また加齢，老化ならびに医学的な基礎疾患などによる嚥下障害への対応も必要である．高齢者のバランス能力に関する研究によれば，歯および咬合を喪失した者の閉眼片足立ち時間が有意に短縮しており，咬合の喪失がバランス能力の低下を引き起こしている可能性が報告されている．また認知症高齢者の転倒歴を調査した研究でも，天然歯または人工歯（義歯）による咬合支持の確保は姿勢反射の維持と転倒防止に重要な役割を果たしていることが示唆されている．生き生きとしたシニアライフを送るためにも，運動・スポーツを通じた健康づくりとともに，常に歯および咬合をよい状態に保つことが重要である（表6.10.2）．
〔上野俊明〕

■ 文 献

松本 勝：スポーツ選手のためのデンタルチェックのポイント．スポーツ歯科臨床マニュアル（日本スポーツ歯科医学会編），pp21-30, 医学情報社，2007.
上野俊明，佐々木幸生他：スポーツマウスガードハンドブック（大山喬史，上野俊明編），医学情報社，2004.
上野俊明：口腔とスポーツの関わり．口と歯の事典（高戸 毅，天笠光雄他編），pp246-249, 朝倉書店，2008.

5 マウスガードの種類と特性

(1) マウスガードの考え方

マウスガードはスポーツ時の外傷の予防を目的として使用するものであるが，有床義歯やクラウン，ブリッジ（橋義歯）などの補綴装置と同様に，口腔内に装着して用いるオーラルアプライアンスとして適合，外形，咬合が適切に備わっていることが重要である．なぜならば，マウスガードを使用しない理由として，異物感がある，呼吸しづらい，話しにくいの3つが主要なものであり，それらを解決するためには，マウスガードに適切な適合，外形，咬合を与えることが必須となるからである．

(2) マウスガードの種類と特性

マウスガードはその製作方法の違いから次の3種類に大別されるが，適合性，外形，咬合に関して利点，欠点を有している．

a. ストックタイプ

市販の板状で上下顎間に挿入して嚙むことで維持する既製品であり，個々の歯列に合わせて適合や外形，咬合を修正することができない．外傷予防効果は低いと考えられ，使用を避けるべきものといえる（図6.10.13）．

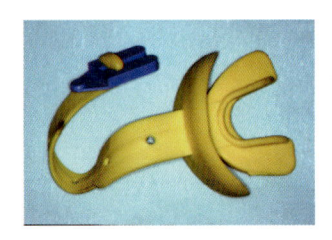

図6.10.13　ストックタイプ

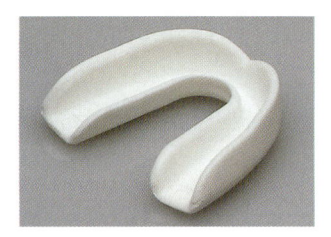

図6.10.14　マウスフォームドタイプ

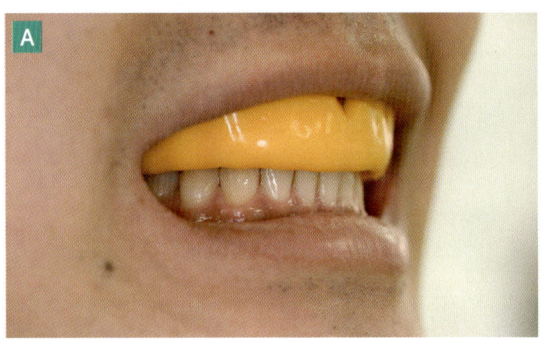

図6.10.15　カスタムメイドマウスガード
A：シングル，B：ラミネート．

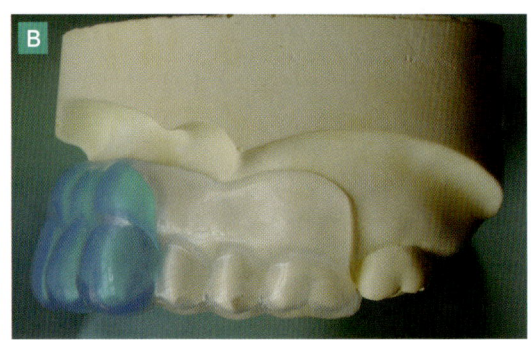

b. マウスフォームドタイプ

市販の半既製品であり，お湯などで軟化させて直接口腔内で歯列に適合させて成形するもの，あるいはトレー状のアプライアンスにシリコーンなどの材料を盛り，これを口腔内で硬化させるものなどがある．いずれの場合にも繰り返しの着脱に耐えうる適合性は得にくく，また選手が自身で成形することが多いため，適切な外形や咬合が付与されることは望めない（図6.10.14）．

c. カスタムメイドタイプ

印象を採得して作業用模型を製作し，そのうえで製作するものであり，適合，外形，咬合を適切に与えることができる．カスタムメイドタイプは通常，酢酸ビニールアセテート（ethylene vinyl acetate：EVA）のシートを加熱軟化して成形して製作することが多いが，1枚のシートのみで製作するシングルタイプと複数のシートを積層して製作するラミネートタイプがある（図6.10.15A，B）．

（3）カスタムメイドマウスガードのデザインと製作に関する注意点

a. 良好な適合性を確保するための条件

i）作業用模型

マウスガードの維持力は歯の歯頸部から最大豊隆部にかけてのアンダーカット部から得られるため，特に歯頸部付近のアンダーカット部が正確に再現されている作業用模型が必要になる．模型は成形時の通気性を確保するために十分に乾燥して使用する．また分離材の使用は最小限にとどめる．

ii）シートの成形

シートを加熱する場合には適正に成形でき，かつシートの性状を損なわない温度まで加熱することが大切である．EVAのシートでは80～120℃の範囲に加熱することが適切である．また，劣化につながるので過熱は避け，可能なかぎり短時間で成形を完了できる成形器を使用する．

iii）シートの撤去

シートを吸引または加圧により成形した後，作業用模型から取りはずして次の操作に移る際には次の点に注意する．

①十分に放冷してから撤去する（急冷しない，水での冷却は行わない）．
②撤去の際に変形させない（はさみで切り込みを入れる）．
③熱を加えない（熱した器具で切り取らない）．

b. 適切な外形にするための条件

i）前歯部に与える厚み

マウスガードのように衝撃を吸収させる（energy reduction）ことが目的の場合には，衝撃のエネルギーをほかのエネルギーに変換（transformation）する必要があり，そのおもなものは変形となる．EVAにおいては，3mm以上の厚みが必要である

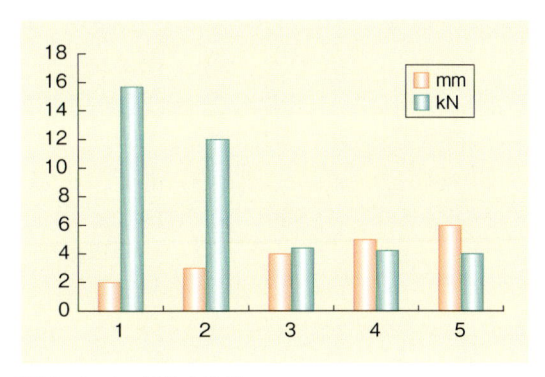

図 6.10.16　厚みの効果
黄色はシートの厚みを，緑はその厚みで伝達される衝撃の大きさを示し，3 mm 以上の厚みでは衝撃はあまり変化しないことを示す．
(Westerman B, Stringfellow PM, et al：Aust Dent J, **40**(6)：389-391, 1995)

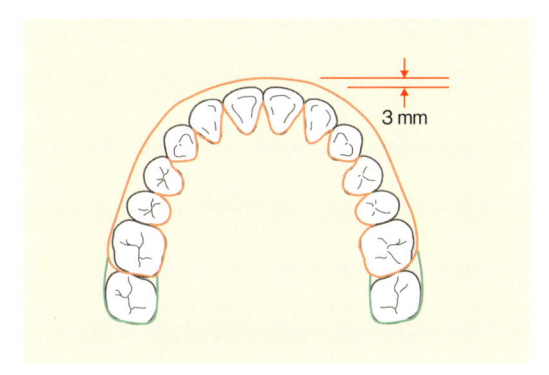

図 6.10.17　基本の外形デザイン

とされている（図 6.10.16, 6.10.17）．

　ⅱ）唇側，頰側の辺縁の設定位置

　義歯とは異なり歯肉頰移行部まで辺縁を延長する必要はない．むしろ，歯肉頰移行部まであると口唇の動きを妨げたり，粘膜を傷つけることになりやすい．小帯を十分に避けないで製作した場合も同様である．唇側頰側粘膜上での辺縁設定の原則は頰側の骨の豊隆をこえた部位に置くことである．そうすることで口唇や頰に衝撃が加わった場合の擦過傷を防ぐことができるとともに，わずかではあるが維持力の増加にも寄与することになる．

c. 適切な咬合を与えるための条件

　ⅰ）咬　合

　マウスガードに付与すべき咬合についてエビデンスに基づいたコンセンサスはまだないが，衝撃の吸収にとっても咬合が重要であることは間違いない．両側の臼歯部で安定した咬合接触が得られるように調整するが，圧痕の深さは競技者の好みによって調整すべきである．基本的には動きの多い競技では，圧痕は深くない方が有利であるといえる．

(4) マウスガードの管理

　マウスガードの使用に先立ち，口腔内に歯垢が付着していないようにする．またマウスガードの使用後は水洗または専用の洗浄液を噴霧した後，高温にならない場所に乾燥状態で保管する．〔前田芳信〕

■ 文　献

町　博之，前田芳信他：マウスガード成形時の冷却方法が長期使用時の変形に及ぼす影響．スポーツ歯学誌，**9**：29-32, 2006.
Westerman B, Stringfellow PM, et al：Forces transmitted through EVA mouthguard materials of different types and thickness. Aust Dent J, **40**(6)：389-391, 1995.
Yonehata Y, Maeda Y, et al：The influence of working cast residual moisture and temperature on the fit of vacuum-forming athletic mouth guards. J Prosthet Dent, **89**(1)：23-27, 2003.

6.11　口腔心身症，舌痛症，顔面痛，不定愁訴

1　心身医学的病態

(1)「心身症」と「心身医学」

　「心身症」とは，日本心身医学会の定義によると「身体疾患の中で，その発症と経過に心理・社会的因子が密接に関与し，器質的ないし機能的障害が認められる病態」をいう．

　しかし，この「心身症の定義」は，そのままでは歯科口腔領域で問題になっている「心身医学的病態」には当てはまらない．いわゆる歯科心身症では，痛みや異常感といった感覚的な訴えがほとんどで，口腔領域に器質的病変を見いだせることはまれだからである．

　「心身医学」は，心とからだの関係（心身相関）を科学的に研究して，これを医学に活用する学問として誕生した．しかし，時代とともに心身医学が対象とする疾患がみえなくなってしまった．胃潰瘍や高血圧症など古典的な内科心身症が各種治療薬の進歩によって快癒するようになり，面倒な心理療法な

ど不要となってしまったからである．

このような科学と医学の進歩がある一方で，「心身症」「心身医学」という言葉が歯科領域では独り歩きし，さまざまな方便として用いられ続けたことも今日の混乱・誤解を招いた一因といえる．

口腔領域の「心身医学的病態」を語る際には，以上のような経緯を念頭におき，ドグマではなく現実に即した議論が必要であろう．

(2) 歯科口腔領域の心身医学的病態

歯科口腔領域で「心身医学的病態」と称される患者には，おおまかにいえば「純粋な精神病に起因する口腔の不定愁訴」と「いわゆる歯科心身症」に集約されるように思われる．それぞれまったく別のアプローチが要求されるため，おのおの概説する．

a. 純粋な精神病に起因する口腔の不定愁訴

統合失調症やうつ病など精神病患者が歯科受診する機会がにわかに多くなってきた．その背景には近年の保険医療制度の大幅な変革がある．従来であれば精神科に長期間入院していた患者の多くが外来通院へ移行し，これらの患者が歯科を受診してくる確率が非常に高くなってきたわけである．入院管理と違い，このような患者の服薬や通院の遵守は徹底されているとはかぎらない．自己判断で服薬を中止し，幻覚妄想が活発になったまま精神科通院が途絶えている患者も散見される．歯科では，そのような患者の奇異な訴えや通常と異なる反応に苦慮することになる．

一番の問題は，精神科医療への橋渡しである．このような患者の言動から「どこかおかしい」と気づいても，内科に紹介するようにスムースにはいかないことが多々ある．特に妄想的な歯の訴えにどう対処するかは非常に難しい問題である．本人が「歯の問題」と確信していることを覆し，精神科受診へと誘導していくことは大変な作業である．

一方で患者の訴えに巻き込まれ，いわれるがままに施されてしまった歯科処置の事後処理も大きな問題である．精神状態の悪い時期には通常の歯科治療は困難である．しかし，安易な抜髄により根管治療途中となった歯の存在などは難しい問題となる．ひたすら忌避するだけでなく，必要な歯科処置をタイミングよく施行する必要がある．

そのためには精神症状と純粋な歯科的症状とを見きわめ，鑑別診断のために医科各科と交流できる歯科医師が求められる．今後，歯科治療を求めてくる統合失調症やうつ病のほか，認知症，薬物中毒などの重度の精神疾患への対応は，ますます切実な問題となってくるであろう．

なお咀嚼能力の確保は歯科医師の使命であるが，このような患者では逆説的に「より管理しやすい口腔内」にしておくことも大事である．中途半端な残存歯やインプラントあるいは複雑な部分床義歯などはかえって患者や介護者を苦しめることになるからである．家族らとの協働を考えるにあたっては，従来の歯科医学的常識からの発想の転換が求められる．精神状態のみならず全身状態の的確な把握と安全な歯科治療の提供，しかも質を保ちながらより早く簡便で患者負担の少ない歯科診療のあり方などを含めた「歯科治療体系の再構築」が必要とされている．事例の集積と歯科における対応法の検討を積み重ねることが必要であろう．

b. 歯科心身症の診断と治療

i) 歯科心身医療のニーズ

歯科的不定愁訴が精神疾患に由来するものであれば治療の主体は精神科医にある．しかし，身体的に問題がないとして精神科へ紹介されてくる患者のなかには「精神科的にも問題がない」としか返事のしようがない患者も多々含まれているという．

非歯原性歯痛や舌痛など口腔領域の難治性疼痛や義歯関連の異常感など歯科特有の問題を「心の専門家」に丸投げしても何も解決しない（豊福, 2007）．このような medically and psychiatrically unexplained oral symptoms は，「器質的治療法では解決されない歯科領域の心身症」として古くから「歯科心身症」とよばれてきた．

本症は歯科受診患者の 5～10% にのぼるといわれている．現在これだけ増加した本症患者に対して適正な対応ができなければ，口腔科学は片手落ちである．患者の頼るすべがなく，歯科医師があてにならないとすれば，後世に至り非難されることは免れない．心身医学，心身症というあいまいな概念の変遷があるにしても，まず歯科心身症をしっかり診られる，治せる歯科医師の育成が急務である．さらに近年いくつかの報告にみられるように，本症を「中枢神経系を巻き込んだ歯科の症状」ととらえ，新たな診断・治療戦略の構築が必要とされている (McFarlane et al, 2008)．

ii) 歯科心身症の診断

訴えに相応する局所所見もしくは検査所見に乏しい愁訴には，しばしば「心因性」のレッテルが貼られる．しかし，症状を説明できる「心因」（たとえば著しい精神的ショック体験や深層心理など）が特定できてはじめて「心因性」である．明確な器質的異常が認められない症状を，すべからく「心因性」と短絡的に決めつけないことが大事である．

歯科心身症の診断には，先入観を排した入念な病歴聴取と注意深い診察（観察）が基本となる．本症患者の口腔内はお手本どおりの処置が施されているとはかぎらない（図6.11.1）．目の前の「実体」をみるとき，それがいかにしてその形をなしてきたかを推察する能力が求められる．患者が呈する病態の背景・来歴が複雑であるため，観察不足や思考停止は誤診のもととなる．

また以下のような歯科心身症の臨床的特徴も診断の参考になるであろう．

①患者自身は実感しながらも表現する言葉に困るような口腔感覚に関する愁訴
②患者の訴える症状と実際の口腔内所見との乖離
③発症の契機が歯科治療に関係する場合が多い．
④中高年の女性に多い．
⑤各種治療に抵抗性で長い病歴．不必要な侵襲的処置と転医の繰り返し
⑥症状の移動性（痛む部位が変わる），日内変動（夕方から増悪する）．
⑦不眠，頭痛，肩こりや全身倦怠など全身的な不定愁訴が付随する場合も多い．
⑧食事中や何かに熱中している間は忘れている．
⑨口腔内の疼痛，違和感や不定愁訴などは，抗うつ薬など向精神薬で改善することが多い．
⑩歯科治療への拘泥や「どこか正しい咬合位があるはずだ」という確信などは薬剤では変化しにくい．

このように歯科心身症の臨床像は，日本心身医学会の定義とはやや異質なものである．

iii) 歯科心身症の治療法

一般的に心身症の治療では，心身両面からその病態を把握して，その治療目標と治療方針を決定することが重要とされている．おもな治療法には，①臨床各科の治療法，②向精神薬（抗不安薬，抗うつ薬，睡眠薬など），③生活指導，④心理療法などがあげられている．

歯科心身症患者では，基盤に潜む「歪んだ口腔感覚」を修復せずに，いくら歯の処置を繰り返しても治療は成功しない．歯の形態より，まずは認知の歪みを修復することが優先される．

具体的には，神経伝達物質レベルの異常には口腔症状に合わせたきめ細かい向精神薬の処方を，思考や行動パターンの歪みには歯科患者に特化した認知の修正技法などをおのおの組み合わせていくことになる．

このような技法には，高度の専門知識と患者や家族へのきめ細かい対応とが必要とされる．また執拗な歯科治療要求への対処（制限）が治療の成否を握る．歯科医師というアイデンティティに立脚したうえで，プラスアルファとして患者の心理面（高次脳機能）の病態にも対応ができるという立ち位置が治療に有利に作用する．

歯科心身症の治療では，繰り返された歯科処置の後始末という仕事も特有である．認知の修復を得た後，慎重に歯科治療を再開していくことが要諦となる．

iv) 歯科心身症の病態生理

これまでの一連の歯科心身医学的研究から，客観的所見と主観的症状の乖離には，これらの患者に特有の「感覚認知の歪み」が病態の中核をなすと考えられている．その基盤には「脳内の神経伝達物質系に関する生化学的異常」と「思考や記憶などに関する大脳皮質連合野における情報処理過程の歪み」という2つの側面が想定される．

すなわち本症患者は嘘をついているのではなく，脳内で「そう感じるようなエラー」が生じているといえる．口腔症状に軸足をおき脳機能を見すえる

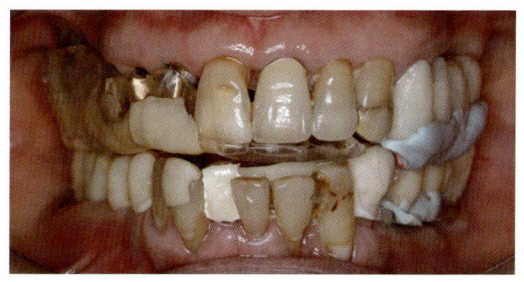

図6.11.1 度重なる治療侵襲により口腔内の解剖学的状態が崩壊した患者
咬合異常感の訴えが，どこまでが主観的で，どこからが客観的な異常か，慎重な判断が要求される．

と，心理機制や性格を持ち込む必然性は少ない．本症を脳機能の微細なエラーとしてとらえようとすれば，"心因"を「認知の歪み」として理解し病態の中核に位置づける方が，今後の病態解明は進めやすいと考える（Umezaki et al, 2013）．

なお病名や類型というのは揺れ動くものであるということに注意が必要である．あらかじめ決められたカテゴリーに則って「〇〇病」とつけていけば，その場ではとてもすっきりする．しかし，一辺倒な言葉遣いでわかった気になると病態の本質がみえなくなってしまう．治療に結びつかない呼称（分類）は，臨床では役に立たない．特に客観的指標に乏しい心身医学的病態を言語で分節化する行為には注意が必要がある．

現在，口腔領域のみならず，どこの科にも「心身医学的病態」が溢れている．「身体医学の王国から異物視されてその辺縁へと押し出されてきた心身症患者を，身体医学の辺縁にとどまりつつ診療しようというのが狭義の心身医学」である（成田，1986）．

口腔領域でも医療者の都合で患者を敬遠し続けるのではなく，患者の病態に合わせた心身医療が実践されるべきである．「身体医学から排除されてくるものを，その意味をとらえ直して再び身体医学のなかへ侵入させる．それによって身体医学の射程を広げ，身体医学を深いところから組み換え再構成することが，広い意味の心身医学の役割」であるからである（成田，1986）．　　　　　　　〔豊福　明〕

■ 文　献

McFarlane AC, Ellis N, et al：The conundrum of medically unexplained symptoms；questions to consider. Psychosomatics, **49**(5)：369-377, 2008.

成田善弘：心身症と心身医学——精神科医の眼, p224, 岩波書店，1986.

豊福　明：歯科心身症への新しいアプローチ．口病誌，**74**(3)：161-168，2007.

Umezaki Y, Katagiri A, et al: Brain perfusion asymmetry in patients with oral somatic delusions. Eur Arch Psychiatry Clin Neurosci, **263**(4)：315-323, 2013.

2　舌痛症

（1）疾患概念

a. 狭義の舌痛症

舌痛症は舌表面の軽度の疼痛ないし異常感を訴えるが，それに見合う器質的な変化が認められない疾患である．口腔異常感症と背景は同義である（図6.11.2）．語源はギリシャ語のglosso（舌），dynia（痛み）に由来し，sore tongue, burning tongueなどとも呼称される．わが国における本症に類似した病変の最初の記述は，1937年に発行された遠藤至六郎著『口腔外科通論及手術学』のなかに「舌ノ神経症トハ其ノ二型」としてみることができる．

本症は，顎関節症，自己臭症とともに口腔領域の疾患のなかで，心身医学的アプローチが必要とされる病態である．

器質的所見が得られないために患者は歯科，耳鼻科，内科などを受診するが的確な診断・処置がなされないことが少なくなく，歯科医が対応することが多い疾患である．

b. 典型症例—52歳女性

上顎に局部床義歯，下顎にブリッジを装着後，舌側縁部にヒリヒリ感が発現し持続するようになった．自分で舌を観察するうちに舌扁桃部が癌ではないかと気になりはじめた．患者は，「舌のこの辺が，毎日ヒリヒリ，ピリピリして気になって仕方がない」と訴え，新聞の健康欄の切り抜きや，今までの経過を詳細に書いたメモなどを示しながら，「何とかしてほしい」と執拗に訴えた．

（2）臨床的特徴

舌痛症の臨床的特徴を列挙すると，以下のようになる．

① 訴えはヒリヒリ，ピリピリ，ザラザラなど炎症性病変の症状に類似する．

② 歯あるいは義歯などに接触する舌尖部，舌側縁部に好発する．

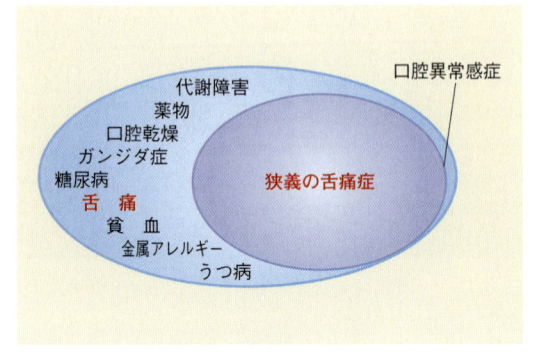

図6.11.2　一次性，二次性の舌痛症

③摂食時には，症状は軽減ないし消失する．
④男性よりも女性，特に癌年齢にある中高年期に好発する．
⑤病前性格に強迫，几帳面，心気性格傾向が認められる．
⑥発症の契機として，歯科的処置，粘膜炎，食事時の粘膜刺激が先行することがある．
⑦発症前に近親者に癌の発生，癌による死亡が先行することがある．
⑧癌恐怖を有する症例が多い．
⑨具体的に舌粘膜の一部（特に舌乳頭）を癌恐怖対象として訴える症例がある．

(3) 舌痛症患者の心理的側面

舌表面の異常感がいかなる機序によるものかはまだ解明されていないが，本症患者の心理的側面を観察すると，その形成過程において重要な3つの要素をあげることができる（図6.11.3）．すなわち保存，補綴を含む歯科処置やアフタなどの粘膜疾患が治癒した後には誰もが多少の違和感が残るが，几帳面，完全癖などの執着性格あるいは心気性格傾向の強い患者では，これらの異常感が完全に消失しないかぎり納得できず持続的なこだわりを示すことになる（永井他，1990）．

また，舌は口腔の中心にあって患者自身が直視できる器官であり，詳細に観察すると，その動きのみならず形態，色調は見慣れない者には奇異な印象を与え，通常は見すごされるか，一度異常がないと説明されると納得するが，心気・執着性格傾向を有する患者では病気，特に癌と容易に結びつき「異常である，病気の表れである，癌である」などと誤った意味づけをし，強いこだわりになる（永井他，1999）．加えて，患者自身が癌年齢にあることや知人，友人あるいは肉親が癌に罹患したり死亡したりなどの出来事も結実因子として重要な意味をもつ（角田他，2004）．

心身両面の分析の結果から，舌痛症は症状精神病などの外因性精神障害でもなく，うつ病や統合失調症などの内因性精神障害でもない．加えて強迫傾向や心気的性格傾向など心理面での特徴がみられるものの病的と診断されるような程度のものでもない．舌痛症はつまるところ身体的な所見を確認できない現在，心気症に近縁する病態と位置づけるのが妥当であると考えられる（角田他，2004）．

(4) 定義，診断基準

狭義の舌痛症を「心理情動因子に起因し，舌に異常感を訴えるがそれに見合うだけの器質的（肉眼的）変化がないもの」と定義し，その診断基準を示す（表6.11.1）．多くの舌異常感を訴える症例のなかから本症を抽出する方法として有用である．

基準1は表現方法に関する項目である．ヒリヒリ，ピリピリ，チリチリ，ザラザラ，しびれるなどと表現される感覚は慢性疼痛にみられる重症で遷延化した疼痛とは異なる異常感であり，これは舌痛症に特徴的である．基準2は，器質的変化を伴う

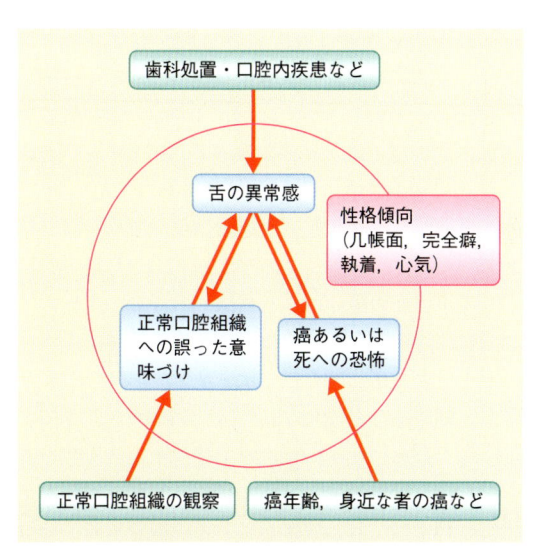

図6.11.3 舌痛症トライアングル

表6.11.1 狭義の舌痛症診断基準

1. 舌に表在性の疼痛あるいは異常感[*1]を訴えるが，それに見合うだけの局所あるいは全身性の病変[*2]が認められない
2. 疼痛あるいは異常感は，摂食時に軽減ないし消失し増悪しない
3. 経過中に以下の3症状のうち少なくとも1症状を伴う
   ①癌恐怖
   ②正常舌組織を異常であると意味づけて訴える
   ③舌痛症状を歯あるいは保存補綴物などと関連づけて訴える
4. うつ病，統合失調症（精神分裂病）など内因性精神障害の経過中に出現したものではない

以上の4項目を満たすものをいう

[*1]：ヒリヒリ，ピリピリ，チリチリ，ザラザラ，しびれるなどと表現する．
[*2]：鉄欠乏性貧血，ビタミンB_{12}欠乏，糖尿病，口腔乾燥症などによる器質的変化がない．

（永井哲夫，海老原務他：日歯心身，5(1)：9-14, 1990）

病変や，器質的変化を伴わない病変のなかの三叉神経痛，舌咽神経痛をルールアウトする際に有用である．基準3は舌痛症患者に特徴的な精神症状である．基準4の内因性精神障害，特に，問診で，うつ病が疑われた場合には，精神科医と連携しながら慎重に進める必要がある（永井他，1990）．

(5) 心理テスト

a. 矢田部-Guilford（Y-G）性格検査

情緒安定性，社会適応性，向性のいずれにおいても舌痛症患者の心理的特徴は見いだせない．

b. Kyusyu Medical Index（KMI）

池見の評定法に従うと「心理的因子の関与」の強い病態であることが示唆される．また「癌恐怖」傾向が約半数にみられる．これらのことは舌痛症患者の心理的特性の一部を表現している．

c. Self-Rating Questionnaire for Depression（SRQ-D）検査

仮面うつ病を疑わせる症例は少ないが，抑うつ症状にも十分な配慮が必要である．

d. Minnesota Multiphasic Personality Inventory（MMPI）

舌痛症患者の平均的MMPIプロフィールは，心気症尺度（Hs），抑うつ性尺度（D），ヒステリー性尺度（Hy）が高値を示すが，全体としてはすべての尺度のT-スコアが40～70の間にあり著しい異常値を示す尺度は認められない（図6.11.4）．心気症尺度（Hs）が最も高く，ついで抑うつ性尺度（D），ヒステリー尺度（Hy）が高いプロフィールは心気症を示唆するパターンといわれている（永井他，1999）．

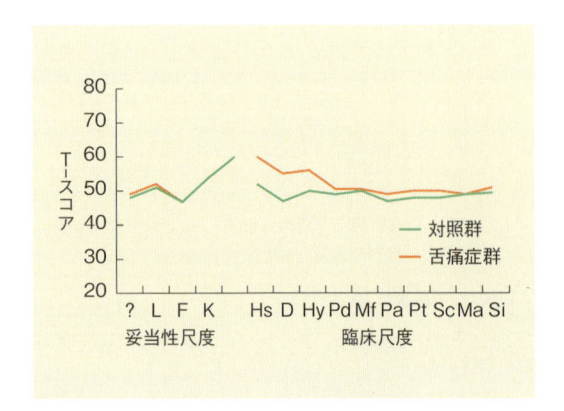

図6.11.4 舌痛症患者と対照群の平均的MMPI臨床尺度プロフィル

(6) 治 療

a. 口腔内処置

異常感を訴える部位への外用薬の塗布や含嗽剤の使用は特に有用とはいえないが，患者の苦痛が少しでも和らぐ場合は積極的に用いてもよい．補綴処置の後に舌痛症状が出現した場合，患者は補綴物の調整や除去を強く希望することがある．このような場合に，患者の自覚症状と訴えのみを基に非可逆的な処置を進めると，頻回手術症（polysurgery）や新たな医原性症状を生むことがあるので，処置の適否の決定には慎重さが求められる．触診によって明らかな鋭縁を触れるような場合以外は「気になるとは思いますが，直接の原因とは考えにくいので少し様子をみましょう」と説明するのがよい．

b. 薬物療法

一般に鎮痛剤は無効であり，向精神薬が用いられることが多い．特に抗不安薬が第一選択となるが，その種類によって薬効に著しい差異はなく，フルニトラゼパム，ロフラゼプ酸エチル，エチゾラムなどが広く用いられる．しかし有効性はかぎられており，特に高齢者でふらつき，眠気などの副作用が多いため，十分検討して用いる必要がある．

症例によっては抗うつ薬や抗精神病薬を少量用いることもあるが，その際には精神科医の助言が必要である．また，その性格傾向から薬に対する副作用を気にして新たな心気症状が発現する場合もあるので，使用にあたっては十分な説明と服薬指導が必要である．

局所には，アズレンスルホン酸製剤（アズノール®など），重曹水，ヒアルロン酸含有剤（オーラルウエット®，絹水®など），酵素配合剤（バイオティーン・マウスウォッシュ®）などの含嗽剤やジェル剤（バイオティーンゲル®・オーラルバランス®），アズレンスルホン酸製剤軟膏など舌症状以外の随伴症状も考慮しつつ適宜使用する．

c. 精神療法

本疾患治療の中心は精神療法にあり，心気症に準じて行う．すなわち，癌などの悪性の病気ではないことを必要に応じてカラーアトラスをみせながら忍耐強く説明し，患者の訴えを十分に聴くようにする．癌ではないと聴いただけで症状が消えるケースもあるが，症状が強いときには抗不安薬を投与し症状に合わせて増減し面接を続ける．回を重ねていくごとに患者自身が，舌の異常感は精神的要因が強い

ことに気がつくようになり次第に症状は薄らいでくる.

また舌に対するこだわりをとるために,以下の指導をする.
①鏡で舌を観察しないこと
②家庭の医学書などで癌,舌癌などの項目を調べたりしないこと
③症状を確認するために舌を歯に擦りつけたりしないこと

加えて,
④患者が一番興味があり,熱中できる趣味や運動のために時間をつくり,病気のことを忘れている機会を多くすること

d. 治療の目標

本症の治療は,抗不安薬を中心にした薬物療法と精神療法が中心になるが,心気症に近縁な病態である舌痛症は性格に起因する部分が多く,対応に苦慮することが多い.

「以前と比較すると少し楽になった」「悪い病気でないことが確信できるようになった」「忘れている時間が多くなった」と話すようになり,こちらから「初診時の症状の程度を10とすると今はいくつくらいですか」と聞いて,2～3くらいと答えたら治療は成功したものと判断するとよい.

狭義の舌痛症は,心理的要因が大きな比重を占め,その周辺に位置づけられる地図状舌,圧痕舌などの器質的病変を有する症例(広義の舌痛症)においてもその身体病変のみならず心理的側面に対する十分な配慮がなされることが大切である.

〔永井哲夫〕

■ 文　献

角田博之,宮岡　等他:舌痛症をどう考えるか―歯科心身医学の立場から.日歯心身,**19**(1):77-80,2004.
永井哲夫,海老原務他:舌痛症の診断基準についての検討.日歯心身,**5**(1):9-14,1990.
永井哲夫,高森康次他:Minnesota Multiphasic Personality Inventory (MMPI) 臨床尺度プロフィルによる舌痛症症例の解析.日歯心身,**14**(2):141-148,1999.

3　口腔顔面痛

(1) 痛みの分類

痛みは発生メカニズムによって3つに分類される.

a. 侵害受容性疼痛

知覚神経の末端にある侵害受容器に,機械的刺激,熱刺激,化学的刺激などの組織を傷害する可能性のある刺激が加わったときに生ずる最も一般的な痛みが侵害受容性疼痛である.侵害受容器が刺激されると活動電位が生じ,その信号が神経線維を介して大脳皮質に到達することによって痛みと認知される.

痛み刺激は,まずはっきりした鋭い局在の明瞭な痛みを起こし,ついで鈍い,うずくような不快な感じの痛みを起こす.これは痛み信号を伝える神経線維の違いによるもので,速い痛み(一次痛)は細い有髄であるAδ線維により,遅い痛み(二次痛)は無髄のC線維によって中枢に伝えられる(表6.11.2).

通常の侵害受容性疼痛が外因性の刺激による痛みであるのに対して,炎症による痛みは内因性の炎症物質が侵害受容器を刺激することによって生ずる.侵害受容性疼痛の1つであるが別項目とすることもある.

b. 神経障害性疼痛(ニューロパシー性疼痛)

通常では,侵害受容器以外の神経線維そのものに侵害刺激が加わっても活動電位が起こらず,痛みは起こらない.しかし,神経が切れたり,圧迫などの刺激により神経線維の膜の性質が変わると,神経線維の途中からでも活動電位が起こるようになってしまう.このように活動電位が正規の侵害受容器以外で起こることを異所性発火といい,末梢神経および中枢神経の損傷や機能障害によって異所性発火が起こることによる痛みを神経障害性疼痛という.神経障害性疼痛の発症原因の多くは不明なことが多いが,手術などに伴う末梢神経損傷は明らかな原因の1つである.口腔領域においてもインプラント,外科矯正顎手術,第三大臼歯の抜歯,その他の外科手術の際に末梢神経を損傷し,神経障害性疼痛を生じさせる可能性がある.

c. 心因性疼痛

Engelは1959年に,明らかな身体的原因がなく,

表6.11.2　痛みの分類と神経線維

	直径	伝導速度
一次痛	2～5μmの細い有髄のAδ線維	12～30 m/秒
二次痛	0.4～1.2μmの無髄のC線維	0.5～2 m/秒

その発生に心理社会的因子が関与している痛みを「心因性疼痛（psychogenic pain）」と名づけた．心因性疼痛は本当に痛みを感じているが（すなわち疼痛は作為的なものではなく，詐病ではない），これらの症状は身体的障害というよりはむしろ精神身体的障害としてよりよく理解できることから心因性疼痛と分類された．しかし，心因性疼痛は積極的診断ではなく，侵害受容性疼痛とも神経障害性疼痛とも説明がつかない慢性疼痛に対して安易に不定愁訴と同義語的に用いられてきた．Engelはこれらの痛みは心にのみ原因があるということではなく，生物学的，心理的，社会的，行動要因などの多くの要因が複雑に関与する可能性があることから，1977年に biopsychosocial medical model を提唱している．最近では，慢性痛やいわゆる「心因性疼痛」は，中枢神経系に生じた可塑的変化や心理学的機序による歪みが生じた，「神経系の異常」としてとらえられている．

(2) 非歯原性歯痛

難治性歯痛や難治性歯肉痛が歯や歯周組織の異常によらず，従来の歯科医学では想定していなかったさまざまな原因によっても生ずることがわかってきた．歯，歯周組織以外の原因により歯痛が感じられる状態を非歯原性歯痛という（**表 6.11.3**）．歯痛を感じる当該歯に痛みの発生を説明しうる所見がない場合には，非歯原性歯痛を疑って診査を進めるべきである．

a. 筋・筋膜性歯痛

非歯原性歯痛のなかで最も頻度の高い病態である．筋に負荷がかかったり疲労した結果，筋中にトリガーポイントを含む索状硬結が生じる．トリガーポイントから神経支配の異なる領域に関連痛を発生させる．咬筋や側頭筋のトリガーポイントから上・下顎の前歯部～臼歯部の歯に関連痛として痛みが感じられる．

b. 非歯原性歯痛の診査，診断

非歯原性歯痛の鑑別診断は発生頻度の高い筋・筋膜性歯痛から行う．歯痛と同側の咬筋，側頭筋の触診をしてトリガーポイントを探す．筋肉内に硬結が触れたならば，示指，中指の指先で円を描くように小さく動かしながら，約1 kgまで加圧して同部から当該歯に関連痛が生じないかどうかを確認する．関連痛が生じたならばその筋肉からの筋・筋膜性歯痛の可能性が高まり，最終診断には，当該歯に診断的局所麻酔をして痛みが消失しないことを確認した後，筋のトリガーポイントに局所麻酔を行って「歯痛」の消失を確認することが必要である（**表 6.11.4**）．

次に，神経障害性歯痛の診査を行う．当該歯の周囲の歯肉に炎症症状がないことを確認した後に，歯肉を鈍な器具あるいは指で痛みを与えない程度にさすって動的な機械刺激を与える．必ず健常側と歯痛部分を交互に行う．健常側ではさすった感覚のみであるのに対して，神経障害性疼痛に罹患している部位には allodynia（軽くさすっただけで痛みが生ずる），dysesthesia（不快な感じが生ずる），paresthesia（不快ではないが違和感が生ずる）などの知覚異常反応が生ずる．さらに，さすったことによる違和感がしばらく残感覚として残る．これらは知覚神経が感作を生じていることによる症状で，これにより神経障害性疼痛と診断する．

(3) 頭 痛

a. 頭痛の基礎知識

口腔顔面痛に含まれる疾患のなかで，歯科疾患との鑑別診断が求められる代表的疾患が頭痛である．頭痛で最も頻度の高い緊張型頭痛のなかで，頭蓋周囲の圧痛を伴う緊張型頭痛は筋性顎関節症と圧痛部位（前頭筋，側頭筋，咬筋，後頭筋，内側翼突筋，外側翼突筋，胸鎖乳突筋，後頭筋，僧帽筋）が共通しており同一の病態であると考えられる．頭痛と口

表 6.11.3 非歯原性歯痛の原因別分類

1. 上顎洞，鼻腔性（急性上顎洞炎による歯痛）
2. 神経障害性（外傷，ウイルス，炎症などによる神経障害の結果としての歯痛）
3. 筋・筋膜性（筋・筋膜疼痛による歯痛）
4. 神経血管性（片頭痛，群発頭痛による歯痛）
5. 心臓性（心筋梗塞，狭心症による歯痛）
6. 心因性（うつ，身体表現性障害など，精神疾患による歯痛）
7. 特発性（非定型歯痛（atypical odontalgia；原因不明の歯痛）

表 6.11.4 非歯原性歯痛の共通した特徴

1. 自発痛に見合う歯科的病態（カリエス，破折，深い充填物，歯周炎）がない
2. 自発痛を訴える歯を局所的に刺激して疼痛誘発をしても反応しない
3. 歯痛部位に局所麻酔しても，まったく効果がないか，一時的に除痛できることがあってもその効果は不確実

腔顔面痛は共通して三叉神経により知覚され，三叉神経の3本の枝は二次ニューロンで収束し，3本の枝の支配領域のどこかで生じた痛みがほかの枝の支配領域で感じられる関連痛を生ずることがある．三叉神経第一枝領域で生じた群発頭痛や片頭痛によって非歯原性歯痛や顔面痛が感じられたり，第二枝，第三枝の歯痛が頭痛として感じられることがあるので鑑別診断が重要である．

b. 頭痛分類

口腔・顔面の痛みを含めた頭痛分類として世界共通に用いられているのが，国際頭痛分類第2版である（表6.11.5）．第1部一次性頭痛，第2部二次性頭痛，第3部神経痛と顔面痛の3部に分けられ，さらに全体で14のグループに分類される．第1部の一次性頭痛は「機能性頭痛」とよばれていた頭痛で，頭痛そのものが病気で生命にかかわることはない．第2部の二次性頭痛は「症候性頭痛」ともよばれ，何らかの原疾患によって頭痛が生じるもので，原因としてくも膜下出血や脳腫瘍などの致命的な疾患も含まれるので診断に注意が必要である．歯原性歯痛，顎疾患，顎関節症などによる頭痛は二次性頭痛に含まれ，三叉神経痛は第3部に含まれる．

第1部：一次性頭痛

片頭痛は，三叉神経第一枝眼神経の末梢枝の硬膜枝により脳硬膜の血管に神経原性炎症が生じ，血管拡張と透過性亢進により逆に刺激されて拍動性の痛みが感じられるものである．拍動性の痛みに加えて，体動により増悪することと，悪心・嘔吐，光過敏，音過敏を伴うのが特徴である．セロトニン5-HT$_{1B/1D}$受容体に作用するトリプタンが片頭痛頓挫薬として用いられている．

緊張型頭痛の症状の特徴は頭重，締めつけ感で，肩こりを合併することが多く，片頭痛と違って身体を動かすことで筋緊張が改善し痛みが和らぐのが特徴である．

群発頭痛は頭蓋底の海綿静脈洞において内頸動脈に一過性の炎症が生じて，血管が拡張することにより生ずる．目の奥，眼窩周囲の激痛が特徴で，上顎大臼歯部に痛みを感じることにより非歯原性歯痛が生じ，歯科で抜歯を受けていることが多い．

(4) 三叉神経痛

「ズッキーン」とした発作性電撃様疼痛が，片側性に三叉神経枝の1つまたは2つの領域にかぎって生じることを特徴とする．咀嚼，洗顔，髭剃り，会話，歯磨きなどの些細な刺激により誘発される．また，意識しない程度の小さな刺激によっても誘発され，自発性に発現するように思えることもある．トリガーゾーンはそれぞれの患者に特有で，病期中は変化しない．好発部位は，三叉神経の第二枝あるいは第三枝で，まれに複数枝が同時に罹患することもある．痛みの性状は「ツーンと"しみる"」「ビリッとする」「ズッキーンとする」などである．痛みの強度は激痛で，視覚アナログ尺度（visual analogue scale：VAS）では最大の10を指すことが多く，じっとして痛みが過ぎるのを耐えて待つこととなる．持続時間は短く，数分の1秒から長くて1〜2分で，発作と発作の間はまったく痛みが生じない不応期があることも特徴の1つである．

発症頻度は人口100万に対し男性110人，女性200人，好発年齢は50代以上に多く，若年者で生じている場合には脳腫瘍，多発性硬化症などの症候性を疑って鑑別診断する必要がある．三叉神経痛の診断は原因，病態によるのではなく特徴的な症状によってなされる．

a. 分類

従来は，原因が不明の場合は特発性あるいは真性，脳腫瘍や多発性硬化症などの原因があり，二次的に三叉神経痛を生じている場合は症候性あるいは仮性，と分類していた．しかし，原因不明に

表6.11.5 国際頭痛分類第2版大分類（IHCD-Ⅱ）

第1部：一次性頭痛
1. 片頭痛
2. 緊張型頭痛
3. 群発頭痛およびその他の三叉神経・自律神経性頭痛
4. その他の一次性頭痛

第2部：二次性頭痛
5. 頭頸部外傷による頭痛
6. 頭頸部血管障害による頭痛
7. 非血管性頭蓋内疾患による頭痛
8. 物質またはその離脱による頭痛
9. 感染による頭痛
10. ホメオスタシスの障害による頭痛
11. 頭蓋骨，頸，眼，耳，鼻，副鼻腔，歯，口あるいはその他の顔面・頭蓋の構成組織の障害に起因する頭痛あるいは顔面痛
12. 精神疾患による頭痛

第3部：頭痛神経痛，中枢性・一次性顔面痛およびその他の頭痛
13. 頭部神経痛および中枢性顔面痛
14. その他の頭痛，頭部神経痛，中枢あるいは原発性顔面痛

より特発性とされていた三叉神経痛のほとんどが三叉神経根での血管による圧迫が原因であることがわかってきた．国際頭痛分類第3版（2013）では従来の症候性三叉神経痛という用語はなくなり，三叉神経痛という大分類のなかに典型的三叉神経痛（classic trigeminal neuralgia）と有痛性三叉神経障害（painfull trigeminal neuropathy）に分類される．有痛性三叉神経障害の原因は帯状疱疹，外傷性，多発性硬化症，脳腫瘍などである．

b. 病態

典型的三叉神経痛の病態は三叉神経根での血管の圧迫により脱髄を生じ，Naチャネルが露出することにより痛み神経に異所性発火が生ずること，触覚を伝える神経と痛み神経が短絡すること，さらに三叉神経核での感作が生ずることで，その結果トリガーゾーンに軽く触っただけ，あるいは開閉口などの弱い刺激によって電撃様の強い痛みを生ずる．舌咽神経痛も同様の機序で生ずる．

c. 治療

早期に疼痛改善をはかるために，最初に薬物療法が行われる．Naチャネルをブロックするカルバマゼピンが第一選択である．同様の機序をもつフェニトイン，ゾニサミド，抑制系神経系を賦活化するバクロフェン，バルプロ酸ナトリウム，最近ではシナプス前膜のCaチャネルをブロックして活性を抑制するプレガバリン，ガバペンチンも有効であるといわれている．薬物療法が行えないときには高周波熱凝固療法，微小血管減圧術，ガンマナイフなどを行う．有痛性三叉神経障害では薬物療法を行いながら早期に原疾患の治療を行う． 〔和嶋浩一〕

■ 文　献

Headache Classification Committee of the International Headache Society (IHS)：The International Classification of Headache Disorders, 3rd(beta version). Cephalalgia, 33(9)：629-808, 2013.

Okeson J, Falace DA：Nonodontogenic toothache. Dent Clin North Am, 41(2)：367-383, 1997.

Reny de Leeuw 編：米国AAOP学会による評価，診断，管理の指針．口腔顔面痛の最新ガイドライン，改訂第4版（杉崎正志，今村佳樹監訳），クインテッセンス出版，2009.

4　不定愁訴

(1) 不定愁訴の概念

不定愁訴は，「全身倦怠，下肢倦怠感，易疲労性，頭重，動悸，息切れ，手足のしびれ感，食欲不振，胃のもたれ，腹部不快感など，漠然とした身体的愁訴で，それに見合うだけの器質的疾患の裏づけのない場合に呼ぶ」とされている（日本心身医学会用語委員会，1999）．そして，自律神経失調症は「種々の自律神経系の不定愁訴（めまい，動悸，全身倦怠感，頭痛，頭重など）を有し，しかも器質的変化を見出しえず，顕著な精神障害のないもの」と定義されている（阿部，1964）．

したがって日常臨床では，内科医などの身体科医は患者の訴えを診察と検査から不定愁訴と判断した場合に，自律神経失調症と伝えていることが多い．一方，不定愁訴の患者は各科を受診しており，婦人科では更年期障害，皮膚科では化学物質過敏症，ペインクリニックでは線維筋痛症，脳神経外科では低脊髄液症候群，そして歯科では，歯科（口腔）心身症，口腔異常感症，咬合関連症候群，歯科金属アレルギー，顎関節症などと診断されている患者の愁訴が該当する場合がある．

SOAP診療システムでは，不定愁訴は自覚症状（S）に対して，画像，血液，その他各種の検査で他覚所見（O）が見つからず，評価（A）が確定できない場合に用いられる用語であり，治療計画（P）では，さらに詳細な身体的な検査と精神科や心療内科との連携となる．

a. 特徴

特徴は，①主観的，②多愁訴，③他覚的所見に比較して不相応に自覚症状が強い，④経過によって愁訴の質的変化や数的変化がみられやすいことである．

阿部らは，不定愁訴症候群を「本態性自律神経失調型」「心身症型」「神経症型」に分類して，それぞれに応じた治療法を選択することが重要であるとしている．

b. 鑑別診断

身体疾患では，脳腫瘍，脳炎，Parkinson病（四大徴候として振戦，筋固縮，無動，姿勢反射障害がある），多発性硬化症（視神経炎，複視・眼振などの眼球運動障害，痙攣麻痺，失調症，言語障害など），Shy-Drager症候群（特発性起立性低血圧），

Guillain-Barré症候群（感染性多発神経炎），内分泌代謝疾患（甲状腺機能異常症など），膠原病（全身性エリテマトーデス，関節リウマチなど）がある．

一方，精神疾患では不安障害，気分障害，身体表現性障害が重要である．それぞれの特徴は，不安障害は病的不安を主徴とする疾患群であり，不安症状以外に動悸，めまい，頻脈，胸部圧迫感，悪心，腹部不快感などの身体症状が現れる．下位分類には，恐怖症性不安障害，パニック障害，全般性不安障害，混合性不安抑うつ障害，強迫性障害がある．

気分障害は，感情の障害を主徴とする疾患群である．代表的なうつ病では，抑うつ気分，興味や喜びの喪失などの精神症状以外に，倦怠感，食欲不振，頭痛・頭重，口渇，めまい，不眠，性欲減退，便秘，下痢，体重減少，月経異常などの身体症状を伴う．

身体表現性障害は，心理的な背景を基に身体症状を訴えたり，身体への過度のこだわりをもつ病態の総称であり，身体的な訴えに対応する器質的な所見がない，あるいはそれを説明できる生理的な機構が不明である．また，症状の発現は，不安などの心理的要因や本人が気づいていない葛藤などが身体化したものと考えられる．下位分類には，身体化障害，鑑別不能型，転換性障害，疼痛性障害，心気症，身体醜形障害，特定不能がある．

c. 対　応

不定愁訴への対応は，身体・精神・環境面からの全人的アプローチを行い，できるかぎり可逆的・保存的な治療法を選択するべきである．

（2）歯科患者の不定愁訴

歯科患者の不定愁訴には，口腔顎顔面領域に限局するものから頸肩部，上腕，背部，腰部などの全身に及ぶものが存在する．また，不定愁訴で来院するケースと補綴・外科・矯正・インプラントなどの治療中に出現するケースがある．

a. 不定愁訴の分類

愁訴は，①感覚，②形態，③機能，④思考関連に大別することができる．

①感覚では，歯・歯肉・舌，頰粘膜，口唇，顔面などの疼痛，味覚異常（味がおかしい，味がしないなど），口腔乾燥感（口が乾いてつらいなど），口臭（歯を磨いても口が臭いなど），咬合違和感（どこで嚙んだらいいかわからないなど），唾液の異常（粘つく，出すぎるなど），口腔・顔面の麻痺感（しびれた感じ，ピリピリするなど），めまい感（ふらつく，ふわーとするなど），耳鳴などがある．

②形態では，歯・歯肉・歯列・口唇・顎顔面の非対称などの審美障害がある．

③機能は，下顎運動障害（顎の動きが悪いなど），咀嚼障害（うまく嚙めないなど），摂食・嚥下障害（飲み込めない，のどに引っかかるなど），構音障害（うまく話せないなど）などがある．

④思考では，患者は「自分の口臭を人が気づいている」「自分の顎は異常に曲っている」などと思い込んでいる．

b. 不定愁訴に関係する病態

i）歯科（口腔）心身症

心身症には，広義と狭義が存在する．広義は，心身両面からの評価と対応が必要な患者に対して用いられるが，この概念は医療の基本姿勢そのものであることから，その意義は大きくないとされている．また，精神疾患も含まれるため，初期の段階で用いるにとどめ，鑑別診断を行うべきであろう．一方，狭義は「身体疾患の中で，その発症や経過に心理社会的な因子が密接に関与し，器質的ないし機能的障害が認められる病態．ただし，神経症やうつ病など，他の精神障害に伴う身体症状は除外する」（日本心身医学会，1991）と定義されている．

ii）口腔異常感症

口腔異常感症は，「口腔周辺に異常感覚を有するが，症状を説明できる明確な身体疾患が見出せない症例の総称」とされており，疾患名ではなく，症状名と考えるべきである（和気他，2000）．

症状には疼痛，麻痺感，瘙痒感，灼熱感，乾燥感，触覚の異常，知覚過敏，味覚の異常，咬合の違和感（歯の接触の異常感，下顎の不安定感など），異物感（歯肉や顎の中に異物が存在する感覚など），異常感（顎が割れている感覚，顎や口がねじれる感覚，歯や歯肉の動揺感，ネバネバやヌルヌルした液体が出る感覚など）がある．

以上の症状は，精神医学的に身体表現性障害や気分障害に含まれる疾患や，統合失調症，身体型妄想性障害，またセネストパチーなどに該当するケースが多い．なお，身体疾患が隠れている場合もあり，心身両面からの鑑別診断が大切である．

iii) 顎関節症

顎関節症患者のなかには，主症候（顎関節周囲の疼痛，開口障害，関節雑音）のほかに，頭痛・頭重，耳鳴，めまい感，肩・頸のこり，背部・上腕の疼痛やしびれ感などのいわゆる関連症状を有する場合がある．しかし，顎関節症の主病態（関節障害と咀嚼筋障害）といわゆる関連症状の関係は明確にされていない．また，患者の一部は慢性疼痛（疼痛の原因となる身体所見が乏しい，6カ月以上持続する，抑うつ症状を伴うなどの特徴がある）の病態を呈することがあり，さらに，患者のなかには顎関節症状と同時に執拗に咬合違和感を訴える者が存在する（和気，2009）．これらの患者の自覚症状はいずれも不定愁訴としてとらえることが可能である．

(3) 不定愁訴の対応法

歯科医師は，安易に「あなたの腰痛は，顎関節症からきている」「頭痛，肩や腕のしびれ，背中の痛みは噛み合わせを治せばよくなる」などと患者に伝えるべきでない．一方，「歯を治してから，頭痛が始まった」「インプラントを入れてから舌が痛い，味がおかしい」などの訴えがあった場合は，そのまま受け止めて治療を行うべきでなく，その関係は慎重に検討する必要がある．

a. 医療面接と検査

i) 医療面接

はじめに，歩行，姿勢，行動，表情などをよく観察し，また訴えを丁寧に聴き，共感する．そして身体面では疲労，衰弱，麻痺などの状態を，心理面では不安や抑うつ，混乱，怒り，動揺，医療不信などを把握する．またQOLは，日常生活が支障なくできているかを聴くことで評価する．病歴は特に大切であり，病悩期間が長い，受診した医療機関数が多い，また過去の治療効果が低いなどの所見が得られた場合は，心身医学・精神医学的な対応を要するケースが多い．

既往歴では，自律神経失調症，更年期障害，過換気症候群，過敏性腸症候群など，また向精神薬や睡眠導入薬などの服用歴を確認する．さらに家族歴，家族構成，生活状況などを問診する（和気，2009）．

ii) 検査

歯科医学的に現時点で可能な検査を実施する．歯科医師は，口腔顔面領域の評価はほぼ可能であるが，その他の部位は医科（耳鼻咽喉科，神経内科，脳神経外科，整形外科，内科，精神科など）へ依頼する．

b. 患者への対応

SOAP診療システムのなかで，自覚症状と他覚所見の関係を検討し，明確な他覚所見が見つからない自覚症状ケース，および他覚所見が存在しても，それでは自覚症状を十分に説明ができない乖離ケースが不定愁訴に該当する．

i) 自覚症状ケース

身体疾患の可能性が否定される病態であり，心気症状への対応に準じる．心気症状は，「病気に罹る恐怖や，正常な身体診察所見や医師の保証があるにもかかわらず病気であると確信する」ものであるが，さまざまな精神疾患（神経症圏，うつ病圏，統合失調症圏など）で出現するため，それぞれへの対応が必要であり，精神科などへの紹介を検討する必要がある．

まず，歯科医自身が焦らないことが重要である．患者への説明は，「気のせい」や「精神的なもの」といわないで，「歯科の病気による可能性は低いので，医科の病気も調べる必要がある」などが考えられる．また，侵襲的な検査や診断的な治療は，十分なインフォームドコンセント（informed consent：IC）の後に行う．対症療法としては，抗不安薬や抗うつ薬を用い，また，環境や性格の問題を検討する．なお，身体疾患が隠れている可能性もあるため，経過を診て再検査を行う．

ii) 自覚症状・他覚所見乖離ケース

対応法は，所見の説明や保存的な治療で経過をみる．非可逆的な治療を行う場合は，改善・不変・悪化の可能性があることを，また治療をしなかった場合のメリットとデメリットを説明して同意を得る．特に十分なICが必要である．その他は自覚症状ケースに準じる．

医療者は，自覚症状に対する身体的な診査や検査で異常が見つからなくても，すぐに不定愁訴と判断せず，一方，何らかの所見が見つかった場合でも，必ずしもその所見が自覚症状の原因とはかぎらないことを認識して，心身両面からの評価と対応を行うべきである．

今後，ますますこのような症状を有する患者の増加が予想されるが，臨床医は慎重な対応が必要であろう．

〔和気裕之〕

■ 文　献

阿部達夫：ビタミンと臨床. 日内会誌, **54**：989-1006, 1964.

和気裕之：サイコ・デンティストリー—歯科医のための心身医学・精神医学, 砂書房, 2009.

和気裕之, 宮岡 等：口腔異常感症. KEY WORD 精神, 第2版, pp44-45, 先端医学社, 2000.

6.12　ブラキシズム

1　概念・定義

　ブラキシズム（bruxism）は, 実体が解明されていないために, その定義は, 専門分野ごとに異なり, アメリカ口腔顔面痛学会のガイドラインでは, 昼間または夜間睡眠中の上下顎歯をすり合わせて雑音を発生させるグラインディング（歯ぎしり）や雑音を発生させないクレンチング（噛みしめ）を含む異常機能活動としているが, 歯科領域では, 咀嚼様のタッピングも含めている. このブラキシズムは, 医学的要因とは関係がない覚醒時クレンチングと睡眠時ブラキシズムを発現させる本態性と, 精神遅滞, Rett症候群, 無酸素性脳症, 損傷後の頭部ジストニー, 不眠症, 睡眠時無呼吸症候群, 神経系に作用する薬剤などによる医原性とに分類される. しかし, 歯科領域では, 覚醒時と睡眠時とでは異なる生理的な状態にあるにもかかわらず, おもに睡眠時ブラキシズム（sleep bruxism：SB）が一義的にブラキシズムとして慣用されている.

　近年SBは, 睡眠医学領域では, 覚醒と睡眠自体の異常ではなく, 睡眠中に発現する好ましくない肉体現象である睡眠障害の1つで, 睡眠時随伴症と定義づけられていることから, 睡眠時随伴症であり, 噛みしめと雑音を発生させる反復性で相動的な咀嚼筋筋活動を特徴とした非機能的口腔運動とする定義が提唱されている.

2　発現機序と増大・持続させる要因

　SBに関する研究の多くが自己申告, 聞き取りやアンケート調査, 歯の咬耗に基づいているために, 混乱が少なくない. 無線テレメーターシステムによる睡眠中の生体現象の詳細な分析では, SBは, 健常者でも1夜に15分程度行うことが観察されているので, 健常者の発現機序と, 増大・持続させ徴候や症状を発現させる要因とを分けて考えるべきであろう.

　SBの発現機序は, 明示されていないが, 中枢神経系の活動が主要な役割を果たしていることで合意が得られている. 近年, 微小覚醒に付随した咀嚼筋筋活動が示唆されている.

　一方, 増大・持続させる要因は, 運動ニューロンへの興奮性入力や, 微小覚醒に対する咀嚼筋の応答性などが示唆されている.

　経験的に信じられてきた精神的ストレスや過度な肉体的疲労は, 長期観察から, SBを増大させるが約1日以内の一過性であり, 持続性のないことが明らかにされている. 歯科領域の一大関心事である咬合因子も, 咬合調整後の明確なSBの減少や実験的咬合干渉付与後の明確なSBの増大・持続が確認されておらず, SBの結果とする反論もある.

　他方, 従来論議されている大きな前歯被蓋量や中心域量, クロスバイト, 咬合干渉などの咬合因子とは異なり, 歯根膜の圧迫が1/3以内で外傷を起こさず, 臨床で見落しやすい厚さ0.1 mmの小さな実験的咬合干渉を厳選した健常者7人の下顎第一大臼歯咬合面に1週間付与した研究では, SBは, 付与後に順次増大して1週後に高度に有意に増大し, 歯の移動, 下顎頭偏（変）位とともに顎関節症（temporomandibular disorders：TMD）, 睡眠時無呼吸（sleep apnea：SA）の発現頻度の有意な増加を含む自律神経系の有意な変化, 情動ストレス, 睡眠障害を惹起することが確認されている. このTMDは, 歯の移動が完璧に順応せずに横ばい状態となる起点で発症することやレム睡眠の阻害が扁桃体を興奮させ, SBを増大させる所見が観察されている. つまり, 咀嚼筋の調節システムに関与する0.1 mm程度の歯の持続的な変位による歯根膜への機械受容性感覚が脳の各部を興奮させ, SBを増大・持続させる. これは, 疼痛には至らない繰り返しかつ持続的な歯や歯根膜への刺激が呼吸を抑制することが確認されていることから, 説明を補足できるだろう. したがって, 歯を繰り返しまたは持続的に0.1 mm程度変位させ, 口腔感覚に悪影響を及ぼす形質の微細な咬合因子は, SBを増大・持続させる要因の1つになるといえる.

3 疫　学

SBの発生頻度は，極大なばらつきを示す3.3〜90数％が報告されており，ある調査では女性が男性の約2.5倍にのぼるというが，別の調査では性差がないという．これは，いずれもあいまいな雑音の聞き取り調査に基づいているためである．

徴候や症状を有する成人bruxist（増大したブラキシズムを持続する者）10人を無線テレメーターシステムにより観察した分析では，SBは6種類に分類される（図6.12.1）．なお，就寝30分前にベッド上で仰臥した状態で調べた個々の嚥下は，体動やアーティファクトとともに除外されている．グラインディング型が37.0％で約1/3を占め，雑音を発生させないクレンチング型が12.6％，雑音が聞き取りにくい前二者の混合型が29.9％，弱い活動で20〜50秒持続する型が17.6％，タッピング型がわずか2.9％である．約80％を占める前三者は，咬合力が強く，就寝前にベッド上でガムを強く嚙ませたときの数倍〜10数倍に達する．タッピング型は2.9％にとどまるので，除外して考えてよいだろう．ここで注意すべきことは，破壊的な影響を及ぼすと考えられる前三者のうち，雑音が聞き取れる型が約1/3にとどまり，残りの約2/3が雑音を聞き取れないか聞き取りにくいということである．つまり，雑音の聴取は，自覚がほとんど不可能であり，また他人でも浅い睡眠段階が条件となるので，きわめてあいまいとなる．したがって，SBを把握するためには，睡眠状態を含めた生体現象を記録できる装置による観察が必須である．

4 病態生理

SBは，個々の嚥下誘発閾値よりも大きな異常機能活動とすると，bruxistでは，1夜に40分程度行われる．健常者に比較したbruxistでは，咬筋筋活動の平均振幅値が約1.5倍，発現頻度が約3倍，筋活動間隔が5秒未満で5秒以上持続して咀嚼系に破壊的な影響を及ぼすと考えられるburst群の発現頻度が約2倍にのぼることが確認されている．ちなみに，筋疲労を起こしやすい持続する弱い活動も17.6％を占めるので，注意しなければならない．

bruxistの睡眠状態は，各睡眠段階の発現率，睡眠段階の移行頻度，平均睡眠周期時間，レム睡眠の潜時と持続時間が睡眠障害の様相を呈す．SBは発現に伴い睡眠が浅化し，stage 2で最も多く発現する．SBの発現頻度が増加するに従って，浅眠期の割合が大きくなり両者間に正の相関，逆にレム睡眠の割合が小さくなり両者間に負の相関が認められている．このレム睡眠の阻害は，中枢神経系の興奮とともに，うつ病に似た体調不安定や症状，高度学習障害を招き，種々の心血管系の合併症を起こすので，きわめて重大である．

また，bruxistのSBの発現直後にSAが頻発し，その発現率は健常者のそれよりも有意に多く，約80％がSBに関連する．このSAは，閉塞性が6.5％であるのに対し，より危険な中枢性が68.7％を占めるので，厳重な注意が必要である．

その他，bruxistの咀嚼系の圧痛レベル，下顎頭偏位度，下顎限界運動の不規則性，SAの発現頻度，睡眠状態，精神内分泌反応は，TMDや口腔顔面痛

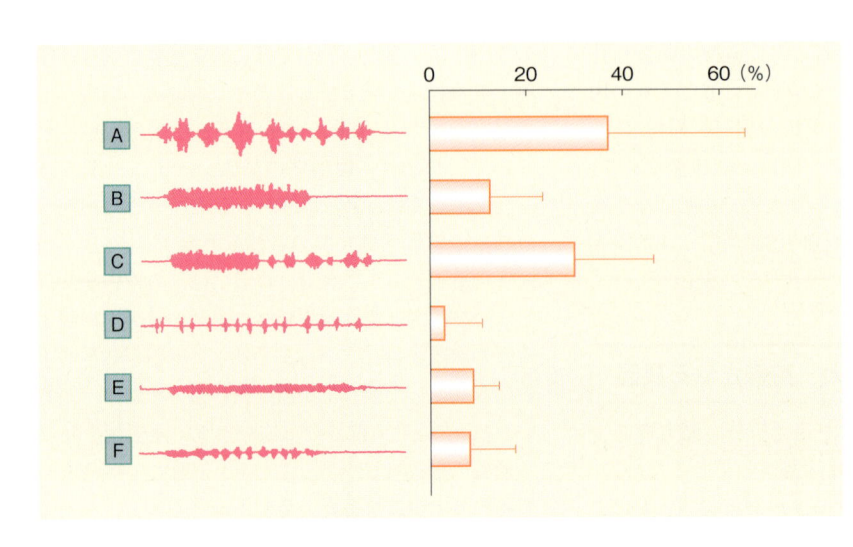

図6.12.1 bruxistのEMGでみたSBの型とその発現率（n=10）

A：グラインディング型，B：クレンチング型，C：AとBの混合型，D：タッピング型，E，F：弱いが嚥下時よりも強い持続型．

（小林義典：顎機能誌，15：95-120, 2009）

（orofacial pain：OP）患者のそれらに近似または準じている．

このように増大・持続したSBは，口腔領域の問題にとどまらず，自律機能，情動，睡眠を含めたきわめて重大な生体の問題である．

5 臨床症状

増大・持続したSBにより惹起される症状は，歯肉瘙痒感，起床時の顎のこわばり・疲労感・不快感，口腔粘膜や舌の変形や歯の圧痕，歯の咬耗，外骨症（歯槽骨の隆起），歯痛，歯の破折，歯周組織の損傷，歯科補綴装置の破損，咬筋肥大や顔貌の変化，耳鳴りや耳痛，TMDやOPなどである．

なお，TMDやOPについては否定的な報告もあるが，そのほとんどがあいまいな自己申告や聞き取り調査に基づいている．むしろ，多数例を20年間追跡した無作為化臨床研究やコホート研究では，SBが重要な予測指標かつ危険因子になることを示している．また，疼痛が強いと下顎運動が制限され，SBも抑制されるはずであるという意見もあるが，これは，SBの観察時期の問題であることが詳細なレビューで指摘されている．実際に，TMDやOP患者の心身や睡眠状態を含めた広範囲な相互関係の分析では，発症から来院まで（病悩）の期間と，睡眠状態，SBとSAの発現頻度（図6.12.2），不安・神経症や情動ストレスの程度との間に正の相関，逆に深睡眠やレム睡眠との間に負の相関（図6.12.3），またSBとSAの発現頻度間に正の相関がそれぞれ認められている．さらに，心理社会的因子は発症因子とはならず，ひとたび発症したらおもに時間経過に相互的に影響し合って，顎反射に影響してSBによる筋の使用の増加が筋痛を誘発することなどが報告されている．これらに既述の所見を加味すると，慢性的な時間経過に伴い，SBが心理社会的問題や睡眠障害に関与してTMDやOPを発症または発症後に重篤化させるといえよう．同様なことは，最近の神経心理学的分析でも報告されている．したがって，増大・持続したSBはTMDやOPの危険因子と考えるべきであろう．

6 診断

bruxistのSBの診断に際しては，睡眠状態の観察が不可欠であり，筋電図，脳電図，眼球電図，呼吸電図，心電図を含む生体ポリグラフの応用が必須である．嚥下を判定する甲状軟骨部の電位変化や高感度心音用マイクによる歯の接触音の記録に加え，ビデオカメラによる体動やアーティファクトの観察も望ましい．近年，睡眠ポリソムノグラフィの応用により，時間あたり4回以上のSBエピソード，同25回以上の筋活動，1夜に2回以上の雑音が認められた場合をbruxistとする診断基準が提唱されている．しかし，この方法は，生体現象をリード線を用

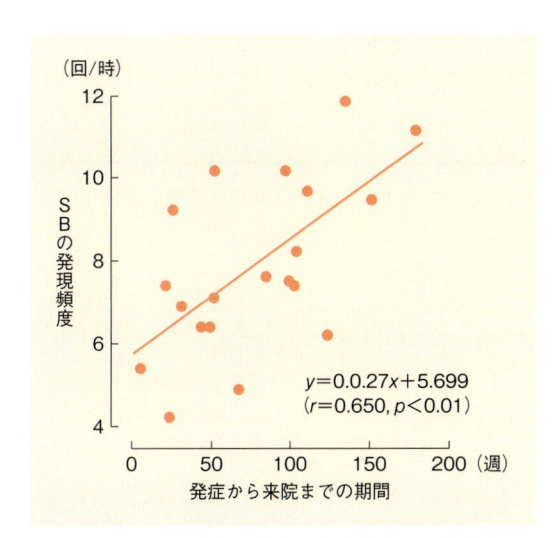

図6.12.2 TMD患者の発症から来院までの期間とSBの発現頻度との関係（n=20）

（小林義典：顎機能誌，15：95-120，2009）

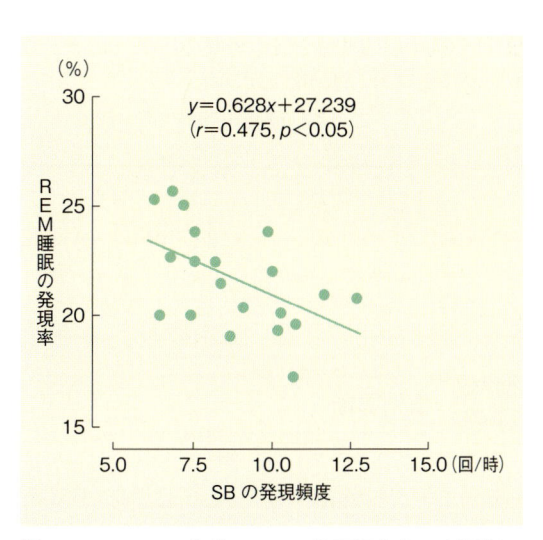

図6.12.3 TMD患者のSBの発現頻度とレム睡眠の発現率との関係（n=20）

（小林義典：顎機能誌，15：95-120，2009）

いて記録装置へ誘導しているので，体動によるアーティファクトが混入しやすく，つながれているという異物感や精神的束縛感による睡眠への影響があり，また連続4夜以内の記録がきわめて不安定となるにもかかわらず，2夜連続の2夜目のみを観察しており，最大クレンチング時をこえる嚥下があるにもかかわらず，閾値と強さもあいまいにしている．

かかる問題に対応した既述のテレメーターシステムによる観察は，病態を十分把握できる方法として推奨できよう．また，記録を左右する実験室効果の排除も，記録前に2～3夜間隔で2夜以上，記録室に慣れさせた後，5夜目以降の1週間隔の記録で安定することが確認されている．さらに，個々の就寝前の嚥下誘発閾値を計測し，モニターで観察した筋活動の特徴から判定した体動やアーティファクトとともに除外しているので，筋疲労から疼痛を生じやすい弱い持続的な17.6％を占める筋活動も評価できる．

この方法に従って分類した既述の咀嚼系に破壊的な影響を及ぼすと考えられる約80％を占めたburst群が複数観察されると，以下の条件をすべて満たす状態に近似することが確認されている．
1) 半年以内に2度以上「歯ぎしりをしていた」といわれたことがある．
2) 中心のみならず，側方，近遠心に及ぶ最近の歯の咬耗面が視認できる．
3) 起床時の顎のこわばり，疲労感，不快感のうち，1つ以上の自覚がある．
4) 外骨症，口腔粘膜や舌への歯の圧痕，咬筋肥大のうち，1つ以上が認められる．

したがって，この条件は臨床診断基準の目安となる．

なお，種々の筋電計を主にしたポータブルタイプの検査器，シートやスプリント上の圧痕による検査などによる診断は，既述のことからすると，難しい．

7 鑑別診断

医原性のブラキシズムは，他疾患や薬剤の服用から鑑別でき，その徴候や症状がおもに昼間で明確である．これらは，通常2～3週間装着したスプリント上に左右的に規則的な1mm以上の深い切痕を形成する．

SBは，歯の咬耗面の観察では，最近のものか見きわめることが肝要であり，下顎運動による咬耗が不可能な歯頸部付近の咬耗様の歯質の露出がみられる場合には，エナメル質や象牙質形成不全を疑う．

8 合併症

合併症は，医原性のブラキシズムでは比較的わかりやすいが，本態性のSBでは，閉塞性SA症候群の歯科的療法の詳細なレビューで警告されているように，TMDの既往があるか発症中には，SAに対する特段の注意が必要である．すなわち，既述のようにTMD患者では，SBとSAの両発現頻度間に正の相関，また約15％がすでにSA症候群であることが認められており，慢性的な時間経過が進行するとさらに増加する．また，学習障害，うつ病と似た症状，心理社会的問題，情動ストレス，心血管系障害，TMDなども，増強または重篤化する危険性が増大するので，それぞれの専門領域との連携が必要である．

9 治療，予防

本態性のSBの治療は対症的に行われているが，自己暗示療法，薬物療法，行動療法，バイオフィードバック療法，理学療法，スプリント療法，咬合治療などの有用性が報告されている．

(1) 自己暗示療法

仕事中に「噛みしめたら，顎をリラックスする」，また就寝前に「歯ぎしりや噛みしめをしたら，すぐに目を覚ます」などを繰り返し唱えさせたり，同じ内容のステッカーを常時いる場所に貼らせる．

(2) 薬物療法

強度なSBでは，三環系抗うつ薬や抗不安薬が有効であるが，専門医との連携が必要である．

(3) 行動療法

5～10秒の最大クレンチング後にリラックスさせる動作数回を1日4～5回，2週間単位で行わせる集中行為訓練が簡便である．

(4) バイオフィードバック療法

ポータブルタイプ筋電計を貸し出し，昼夜連続，2週間単位で応用する．

(5) 理学療法

徴候や症状と歯の接触や下顎位との関係を認識させ，ブラキシズムを行う下顎位の自己認識をさせる．最近では，筋意識緩和訓練の効果が報告されている．

(6) スプリント療法

依然賛否が論議されているが，詳細なレビューでは，スタビリゼーション型が最も安全かつ効果的であると結論づけられている．ただし，効果は，設計に左右されると強調されている．スプリントの厚さは，最後方臼歯部で1mm，切歯部で数mm以上かつ10数mm以内として，1mm程度の四方への中心域を形成し，それ以上の下顎運動時に犬歯誘導部以外を離開させる．

(7) 咬合治療

上述の治療で有意な軽減後の明らかな咬合問題が認められる場合にのみ適応される．

これらのいくつかの組合せは，より効果的であることも報告されている．

なお，最近強度な医原性ブラキシズムは，咬筋へのボツリヌス毒素の注射による効果が認められている．

本態性のSBの予防は，健全な睡眠とその環境を整えることであり，深夜に及ぶパソコン，TV，ゲーム，携帯電話のメールなどの使用を含む生活習慣の改善も含まれよう．また，口腔感覚に悪影響を及ぼすような咀嚼系の刺激の排除と健全化は，いうまでもない．

〔小林義典〕

■ 文　献

Kato T, Thie, NMR, et al：Topical review, Sleep bruxism and the role of peripheral sensory influences. J Orofac Pain, **17**(3)：191-213, 2003.

小林義典：顎関節症．歯科心身医学（日本歯科心身医学会編），pp273-283，医歯薬出版，2003．

小林義典：睡眠時ブラキシズムと睡眠時無呼吸．顎機能誌，**15**：95-120, 2009．

6.13　金属アレルギーと全身所見

1　金属アレルギーの症状と原因

(1) 金属アレルギーの発症機序

歯科で使われている金属材料の多くは，長期間，継続的に口腔内に装着された状態で機能し，生体に対してほぼ為害性のないものとして使用されている．しかし，金属が常に37℃の唾液中にあり，生体組織を構成する蛋白質にも接触していること，口腔内では微生物により酸やH_2Sが産生されること，さらには金属どうしの磨耗や咬合力による応力腐食現象，異種金属の接触によるガルバニー電流の発生など，口腔内は金属にとってかなり過酷な環境といえる．したがって，金属によっては口腔内でイオン化して極微量の金属が溶出する場合がある（図6.13.1～6.13.3）．現在までの多数の報告から，口腔内の歯科用金属の溶出によってもアレルギーが発症することは，明らかとなっており，一般に医療用金属やアクセサリー，生活環境中で使用される製品などに含有される金属元素をアレルゲンとする疾患を「金属アレルギー」という．

金属アレルギーは接触性皮膚炎の1つであり，遅延型アレルギー，細胞免疫型アレルギーなどとよばれるⅣ型アレルギー（細胞性免疫反応）である．Ⅳ型アレルギーは反応が出現するまでの時間が長いのが特徴で，T細胞，マクロファージなどの細胞が関与している．通常，抗原に感作されたT細胞の産生するサイトカイン（リンホカイン）によって引き起こされる一連の反応であり，ツベルクリン反応，

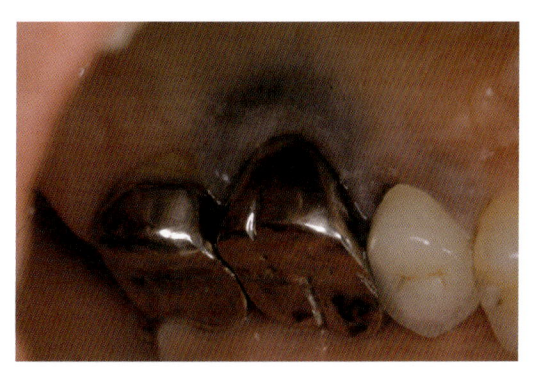

図6.13.1　金属溶出による上顎第一大臼歯金属冠周囲歯肉の黒変症例

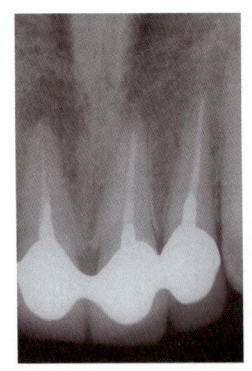

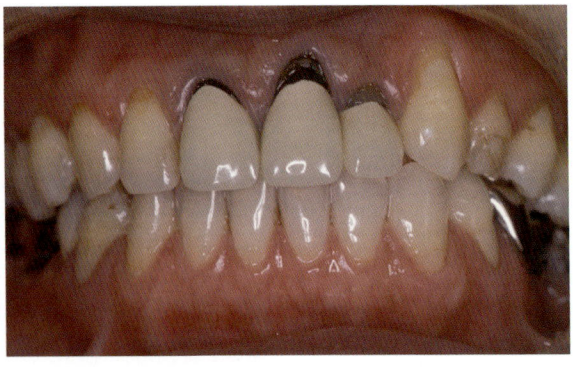

図 6.13.2　上顎前歯部歯根の変色症例

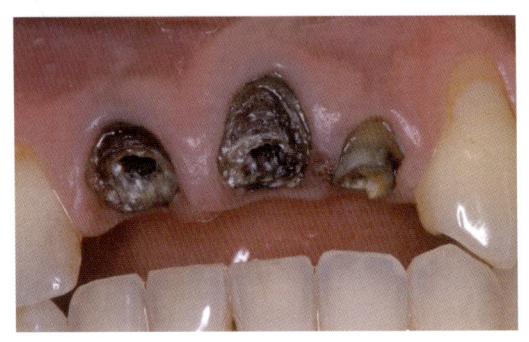

図 6.13.3　メタルボンドクラウンとメタルコアを除去したところ
蛍光X線分析装置で分析した結果，黒変した歯根象牙質から亜鉛，銅，鉄の3種の金属が検出された．

接触性皮膚炎などがある．

　金属アレルギーは，2段階のプロセス，すなわち「感作過程」と「誘発過程」に分けて考えられている．感作過程は分子量500以下の低分子物質（ハプテン，不完全抗原）が皮膚に侵入し，皮膚の構成成分の蛋白質と共有あるいは非共有結合により，ハプテン-蛋白質複合体（完全抗原）を形成する．この抗原は，表皮内に存在するLangerhans細胞により処理され，抗原情報としてTリンパ球に伝達される．抗原情報をもったTリンパ球は所属リンパ節に移行し，ここで分化・増殖を繰り返し，遅延型エフェクターT細胞，抗原特異的T細胞が生み出されていく．この過程を感作過程とよぶ．

　金属はイオン化しているハプテンの代表である．金属の原子構造は，中心の原子核の周囲に電子軌道が存在する．最外殻の電子は，引力が小さく，離脱しやすいため，自由電子とよばれる．自由電子が飛び出しイオン化し，表皮蛋白とイオン結合して，完全抗原ができる．そのなかでも対電子が失われた場合は，蛋白質との結合力が強く，感作が起きやすい．感作が成立した個体に再度同一抗原が侵入すると，先の遅延型エフェクターT細胞が表皮へ遊走し，その抗原を認識した途端に，さまざまなサイトカインを産生し，炎症（皮膚炎）を生じる．この過程を誘発過程とよぶ．

(2) 症　状

　金属アレルギーの症状は，一般的にはかゆみを伴う発赤，腫張，水疱形成など，いわゆる"湿疹"の症状を呈するが，なかには喘息のような急性症状を引き起こすこともあり，その病態は元素や患者により一定ではない．また，口腔内にある歯科用金属にアレルゲンが含まれている場合でも，感作後の免疫応答は全身で起こっているため口腔内の接触している部位のみにその症状が現れることは少なく，離れた場所や全身性に発症することが多いため，皮膚炎の原因検索は容易ではない．また，金属が原因のアレルギー性皮膚症状とそれ以外の原因で起こる疾患と症状が似通っているものもあるため，皮膚科における鑑別診断は非常に重要である．最近では接触性皮膚炎，掌蹠膿疱症，アトピー性皮膚炎，扁平苔癬，口内炎，舌炎など慢性の経過を示す難治性の疾患のなかに，金属が原因とされるものがあることがわかってきた．しかしながら，これら上記の諸疾患の原因は，金属アレルギーのみではなく，ほかにいくつかの有力な原因が存在するものもあり，アレルゲン金属を除去するだけでは完治しないことも多い．アトピー体質の患者は，アレルギー性疾患の既往がない人と比べて3〜10倍もアレルゲンに対して過敏になりやすいといわれており，刺激のある材料については，口腔内での使用について注意が必要である．

　金属アレルギーの症状は，口腔周囲や口腔粘膜よ

りもそれ以外の皮膚科領域に現れることが多い.

a. 全身に発症する症状

アレルゲンが，血流によって全身に広がり，到達した遠隔の皮膚でアレルギーを惹起するもので，接触性皮膚炎，掌蹠膿疱症（図6.13.4），扁平苔癬，貨幣状湿疹（図6.13.5, 6.13.6），異汗性湿疹，アトピー性皮膚炎などがある（図6.13.7）.

掌蹠膿疱症は手のひらや足の裏に生じる小水疱または膿疱（無菌性）で寛解・増悪を繰り返して経過する難治性疾患で，皮膚科では特定疾患のなかに入っている．季節にかかわりなく寛解・増悪を繰り返し，一年中手のひらや足の裏に膿疱が生じてい

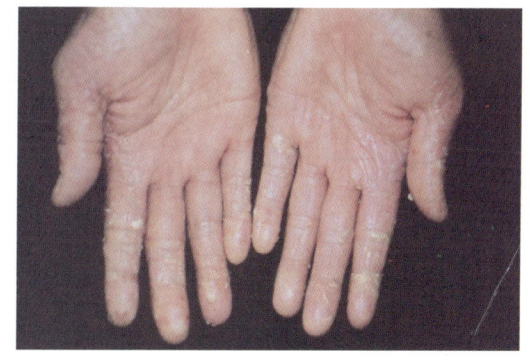

図6.13.4 掌蹠膿疱症

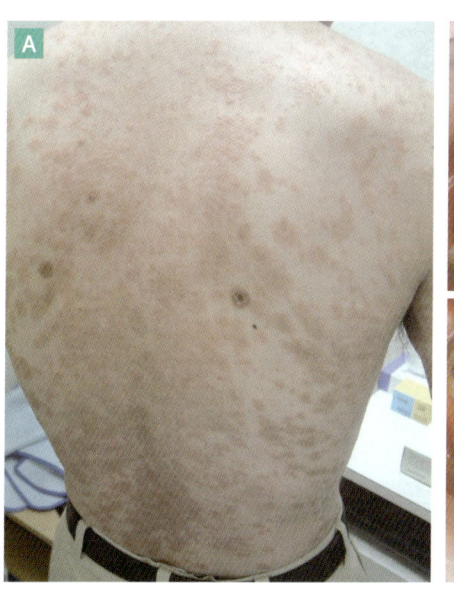

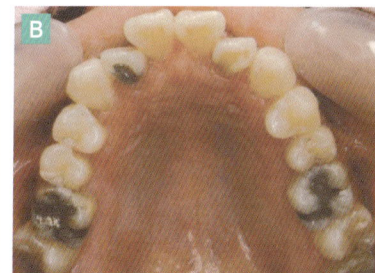

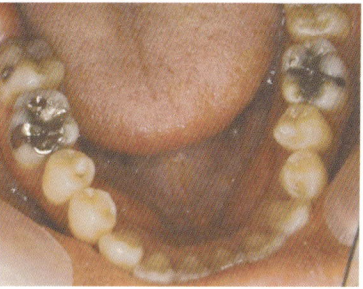

図6.13.5 口腔内金属（パラジウム，イリジウム，亜鉛，銅）による多価アレルギーの貨幣状湿疹患者の皮膚症状（A）と口腔内写真（B）

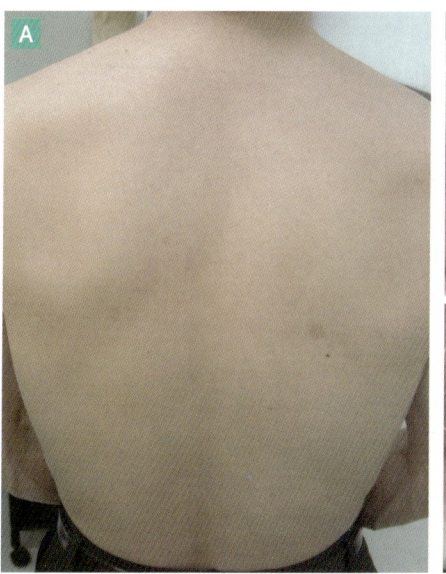

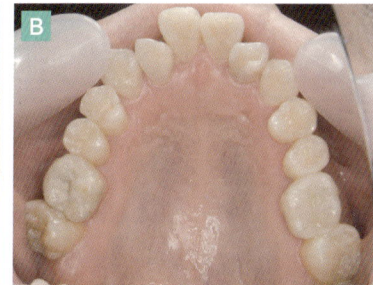

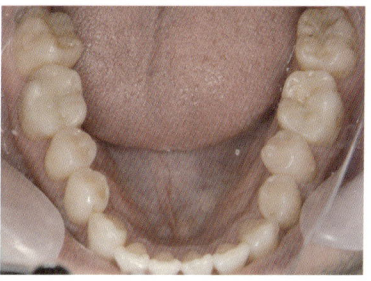

図6.13.6 口腔内金属を除去し，非金属材料にて修復後の症状の消退した背中(A)と口腔内写真(B)

6.13 金属アレルギーと全身所見

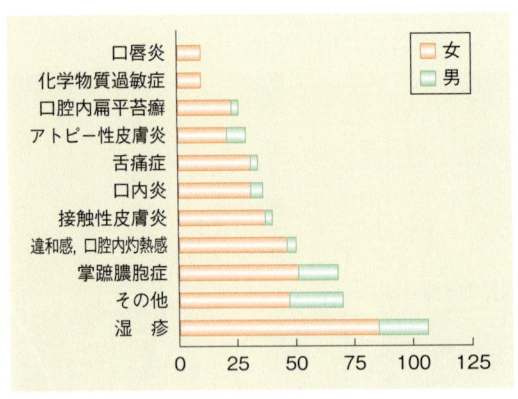

図6.13.7 歯科アレルギー外来の疾患別受診患者（東京医科歯科大学，2006～2007年）

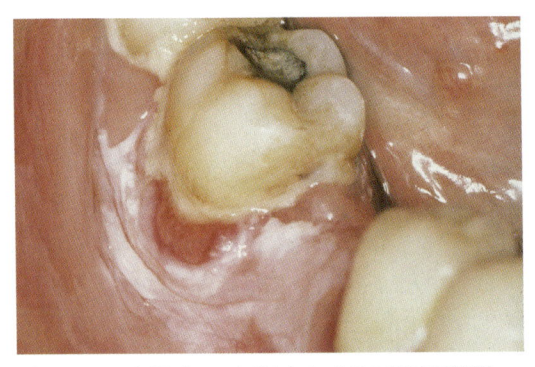

図6.13.8 水銀（アマルガム）による口腔扁平苔癬

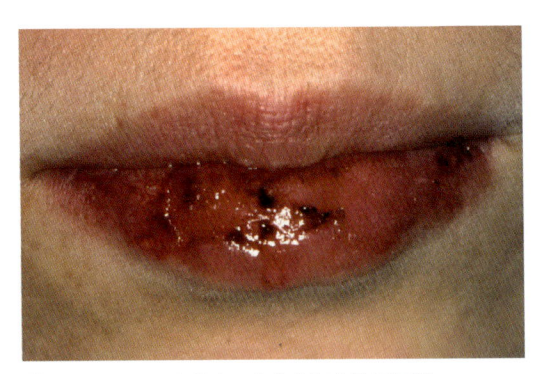

図6.13.9 ニッケルクロム合金による口唇炎

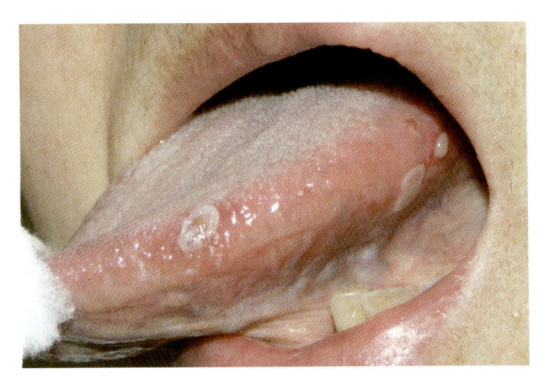

図6.13.10 パラジウムを含有する補綴装置による多発性口内炎

る．扁平苔癬は四肢関節部屈側，体幹，外陰部などに，紅色から紫紅色の小丘疹が多発するもので，形状は多角形で，扁平に隆起し，中央がわずかに陥凹した皮疹が典型とされる．貨幣状湿疹はかゆみを伴う十円玉状の境界明瞭な赤みを帯びた湿疹である．異汗性湿疹は手掌・足底にかゆみを伴う小水疱が出現する湿疹性の皮膚疾患である．

b. 口腔領域に発症する症状

口腔内にみられる症状としては，口腔扁平苔癬（図6.13.8），口唇炎（図6.13.9），口内炎（図6.13.10），舌炎，歯肉炎，口角炎，舌痛症，口腔内違和感，灼熱感などがあげられる（図6.13.7）．

(3) 検査，診断

図6.13.11に，歯科アレルギー外来における診療の流れを示す．金属アレルギー治療の大原則は，「アレルゲンの検索とその完全除去にある」という点と，そして金属アレルギーは接触性皮膚炎の1つであり，そのアレルゲンが歯科治療でも多用される金属であるという点である．よって，アレルゲンが確定した患者の歯科治療で，われわれ歯科医師がさらなるアレルゲンを提供することがあってはならない．

a. 検　査

皮膚科などの他科から紹介されて来院する場合は別として，歯科治療のために来院した患者が，初診時から「私は金属アレルギーだから治療してほしい」とか，「皮膚疾患が治らないので，歯科治療で何とかしてほしい」などを主訴としていることは非常に少ないと思われる．

i) 問　診

日常臨床で初診時に，最も簡単に金属アレルギーの素因を見つける方法は，金属アレルギーの傾向を発見するために「問診票」を整備しておくことである．今，使っている問診票に「あなたは，金属製品にかぶれたことがありますか」の一文をぜひ付け加えることを勧める．これで「はい」と答えた患者には，さらに詳しく問診するべきである．図6.13.12は歯科アレルギー外来で使用している問診票である．これらを参考にして，患者の訴える疾患が，ど

964　6章　口腔領域における治療の展開

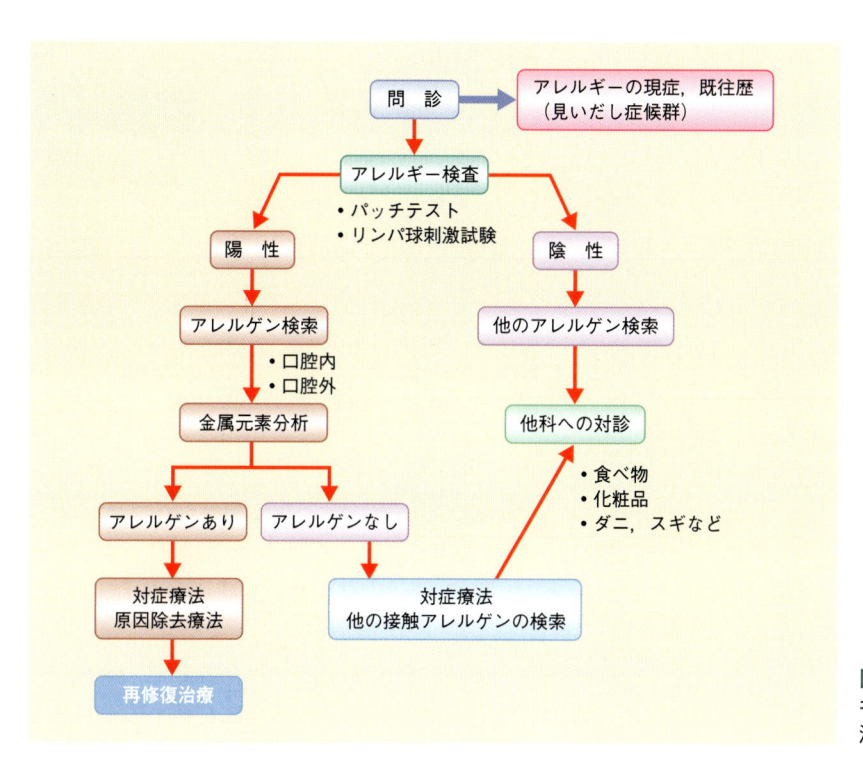

図 6.13.11 歯科アレルギー外来における診療の流れ

図 6.13.12 歯科アレルギー外来で使用している問診票（東京医科歯科大学）

の程度金属アレルギーと関連性があるのかを正確に見きわめることが必要である．口腔内や全身に影響を及ぼす基礎疾患について，患者が関連性を考えていなければ言及しないこともあるので，問診は細心の注意を払い，慎重に行う必要がある．それでも金属アレルギーかどうかの診断がつかない場合は，皮

6.13　金属アレルギーと全身所見　965

膚科，あるいは内科のアレルギー専門医に紹介し相談するべきである．

実際の問診時に注意すべき要件として，次の３つがあげられる．

① 皮膚科で治療してもらっているが，からだのどこかで一向によくならない難治の皮膚疾患をもっている．
② 金属製品に普段からかぶれやすい体質である（身につけると必ずかぶれるアクセサリーがあるなど）．
③ 現在悩んでいる皮膚疾患について，患者自身が歯科治療を受けた後に出現したという実感や，疑いをもっている．

以上の３点は問診時に特に確認すべき大切な要点であり，金属アレルギーの専門医の間ではアレルギーの「見いだし症候」とよんでいる（図 6.13.11）．

問診で金属アレルギーが疑われた場合は，アレルギー専門の皮膚科に情報提供し，皮膚科的検査を行う必要がある．肝心なことは金属アレルギーが疑われる患者の歯科治療を行う際は，皮膚科医と協力して皮膚科的治療を並行して行ってもらいながら，進めていく必要があるということである．

ⅱ）パッチテスト

歯科アレルギー外来では，アレルギー検査の一環として，内科的一般生化学的検査やアレルギー血液検査のほか，歯科材料や金属元素のパッチテストなどを施行している（図 6.13.13）．一般開業歯科医院ではなかなか手間のかかる検査なので，皮膚科などに依頼することを勧める．パッチテストは，アレルギー検査のなかで安全性と信頼性が高く有効な手段である．これについて簡単に触れておくことにする．

単に金属アレルギーといっても，アレルゲンとなる金属の種類は多種多様である．現在歯科治療で使用している合金の主成分となる金属元素の種類は 20 種類以上にも及び，患者の体質に合わない金属はどの元素なのかをはっきりさせることが最も重要である．そのためにアレルギー専門皮膚科では，パッチテスト検査がアレルゲン検索法として一般的に行われている．

パッチテストは，被検者の背中ないし腕に検査用絆創膏に付けた被検物質を２日間貼り，それを剥がした後，皮膚に出現した反応をパッチテスト試薬をはじめに皮膚に貼付した日から起算して２日目，３

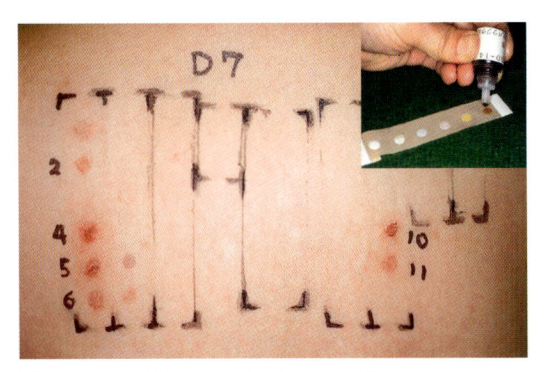

図 6.13.13　背中で行ったパッチテスト

表 6.13.1　パッチテストの判定基準

反応		ICDRG
なし	○	(−)
部分的紅斑	●	(+)
全面紅斑	●	(+)
紅斑＋浮腫	◠	(+)
紅斑＋浮腫＋丘疹／小水疱	◠◠◠	(++)
大水疱	⌒	(+++)

日目，７日目にそれぞれ３回判定する臨床検査である．反応の判定は，ICDRG（International Contact Dermatitis Research Group：国際接触皮膚炎研究班）基準（表 6.13.1）に沿って熟練した判定者が行う必要がある．

また，パッチテストの反応を抑えてしまうおそれのある抗アレルギー薬やかゆみ止めなどの服用も場合によっては中断する必要があるので，この場合も皮膚科・内科医に依頼することが望ましい．パッチテストでは陽性反応が遅れて現れる金属元素もある．たとえば保険治療で使用される金銀パラジウム合金の主成分であるパラジウムは，１週間くらいしてから反応が現れることも少なくないので，試薬貼りつけ後，必ず１週間目までの判定を怠らないことが必要である．紹介元のデータが３日目までの判定という場合も少なくないので注意が必要である．

パッチテスト陽性率上位の元素を比較すると，ニッケルは10年間通してアレルゲン1位であった．水銀とスズは徐々に陽性率が低下してきている．近年のコンポジットレジンの普及によりアマルガム充填の臨床応用の機会の減少の影響が考えられる．また，保険診療で使用頻度の高いパラジウムが近年順位を上げてきている（図6.13.14）．

iii）口腔内の金属検査（口腔内金属成分分析検査）

　パッチテストでアレルゲン金属が確定した場合，その患者にとって問題となっている金属が，どこに存在するのかを検索しなければならない．歯科治療で問題となるのは，口腔内に存在する金属修復物である．患者の口腔内に存在する金属修復物のなかにアレルゲン金属が存在するのかどうかを調べる方法がなければ，すべての修復物を除去することにもなりかねない．しかしそれでは，患者および歯科医師側の経済的・時間的負担が大きく，治療を躊躇せざるをえない．一般に患者に問題となっているアレルゲン金属が，口腔内のどの場所に存在するのかを非破壊的に，しかも正確にとらえることは非常に困難である．患者の口腔内に金属製補綴装置が存在することはわかっても，その含有金属元素や溶出傾向を肉眼で色や形，表面性状などから確かめることは，熟練した臨床家でも不可能である．また，金属修復物をむやみに除去して分析したのでは，再修復治療に要する時間・費用・労力などを考えると，非常に負担が大きくなる可能性が高い．

　パッチテスト陽性元素の有無を調べるために，われわれはエネルギー分散型X線マイクロアナライザー，および蛍光X線分析装置を用い，口腔内のクラウンや義歯の表面を軽く削り，その削片（約0.1 mg）を試料として採取し，分析を行っている．このようにしてアレルゲン金属が含まれた修復物を特定し，選択的に除去し，アレルゲンを含まない生体親和性の高い材料により再修復する治療を行い，よい臨床成績を上げている．また，その他金属以外の歯科材料に含まれる物質についても，症例と治療ステップに合わせて，段階的に歯科材料によるパッチテストを治療前に行い，最適と判断された材料によって，交換治療を行っている．

　以下に，具体的に紹介する．

①まず，口腔内の金属修復物の数だけ次の器材を準備する．いずれも金属に汚染されていないものを使用する．研磨用シリコーンポイント，タングステンカーバイドバー（ラウンドタイプ），綿棒，ダッペングラス，蒸留水，チャックつきビニール

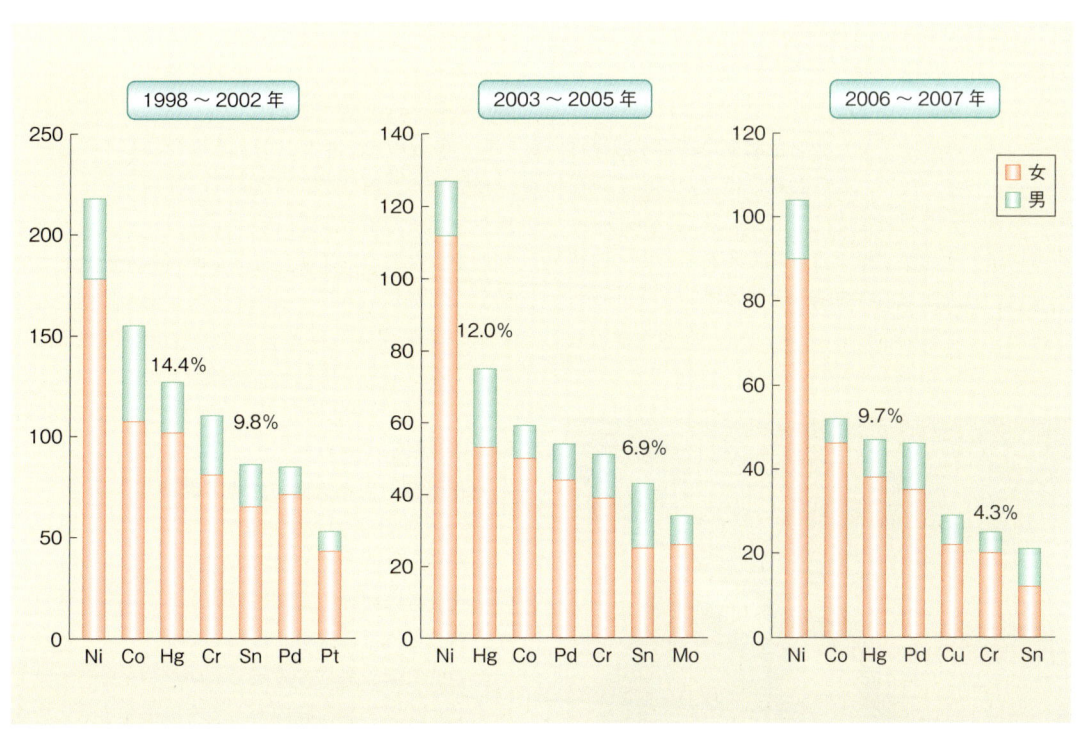

図6.13.14　歯科アレルギー外来受診患者の元素別パッチテスト陽性患者数（東京医科歯科大学）

6.13　金属アレルギーと全身所見

袋.

② 金属修復物の表面で，咬合機能や外観その他への影響が比較的少ない箇所から試料を採取する．まず，採取部位をシリコーンポイントで軽く研磨し，歯垢や沈着している他種金属を除去する．

③ タングステンカーバイドバーをごく低速で回転させ，圧力を加えないように軽く，微量の金属を削り，蒸留水を浸した綿棒に採取する（図 6.13.15）．削除量は 0.1 mg 程度のごく微量でよい．強く圧接して表面を削ると，カーバイドバーの刃が試料中に混入するおそれがあるが，歯科用合金に通常含まれることが少ないタングステンが主成分なので，分析結果からも識別可能である．

④ 分析用に採取した試料は，個別に部位・修復法・採取日などを記入して，被検者のアレルギーデータ（特にアレルゲンの種類）とともに分析センター（国際金属アレルギー研究所　〒107-0052 東京都港区赤坂 3-11-14-1009，Tel 03-3505-1424）に郵送する．2 週間程度で分析結果が郵送されてくる．この分析結果を基に治療計画を立案し，抗原除去療法を遂行する．

b. 診　断

口腔内にアレルゲンが発見された場合は，抗原除去療法へ進むことになるが，抗原除去療法は歯科金属によるアレルギーと確定診断してから行いたい．しかし，この段階では，残念ながら皮膚症状と歯科金属との因果関係がはっきりしないことが多い．口腔内の金属分析でアレルゲン金属を含有する修復物があるからといって，この金属修復物が原因で現在のアレルギー症状を惹起しているとはかぎらない．患者には「症状が治癒する可能性があるので，口腔内金属の除去から治療を開始してみましょう」というスタンスで説明を行い，けっして「金属をはずせば，治りますよ」という安易な約束のもとで治療を開始してはならない．診断の段階での要点を以下に示す．

i）本当に金属アレルギーなのか

内科的・皮膚科的諸検査により，金属アレルギーであるかどうかを慎重に診断しなければならない．これは協力皮膚科・内科に診断を委ねてもよいが，この診断が以後の抗原除去療法に進むべきかの判断の基本となる．

ii）本当に歯科金属が原因なのか

この判断は，現在のところかなり困難である．先に述べたように金属アレルギーだからといって，歯科金属がアレルゲンを含有していても，これのみが必ずしもアレルギーの原因になっているとはいえない．

口腔内にアレルゲンが存在しても，これが何らかの原因で溶出し，イオン化して抗原抗体反応を生じないかぎり，アレルギーを生じることはない．歯科金属がアレルゲンとなり金属アレルギーを発症する詳細なメカニズムについては，まだ解明されていない．

iii）ほかの因子は患者の疾患に関係していないのか

たとえば金属アレルギーであっても，ダニ，ハウスダスト，化粧品や日常生活用品などに同時にアレルギーがあることも多く，生活指導や他科との連携が必要となる歯科以外の疾患の治療なども治療計画書に盛り込む必要がある．

iv）多数のアレルゲンがある場合はどうするか

多種類の金属にアレルゲンを有するいわゆる多価アレルギーの場合や金，パラジウムなどのよく使われる歯科金属の主要成分にアレルギーが認められた場合は，患者に負担を与えることにはなるが，今後の治療を確実なものとするためにも，再度確認のパッチテストを皮膚科医に依頼する．

(4) 対処法

a. 修復治療，交換治療（抗原除去療法）
（図 6.13.16，6.13.17）

抗原除去療法とは，患者の口腔内に存在する，原因金属含有修復物を選択的に除去し，抗原を含有しない別の材料で再修復することである．

この抗原除去療法の段階で大切なことは，一刻も早くアレルゲンを口腔内から完全除去することである．まず"除去ありき"なのである．最終的な交換

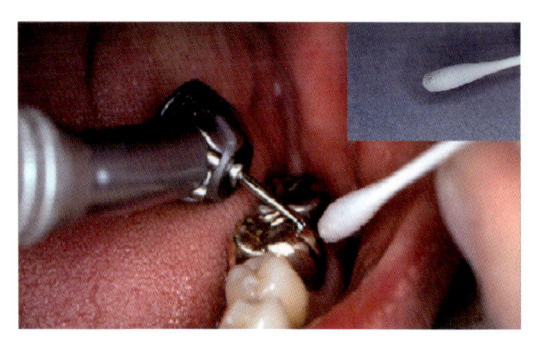

図 6.13.15　口腔内金属試料の採取

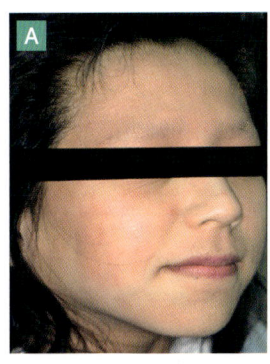

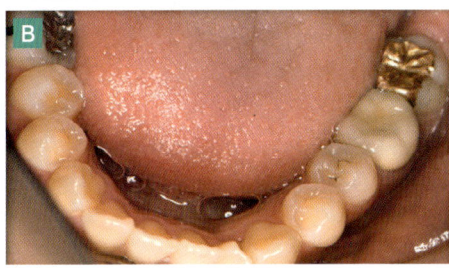

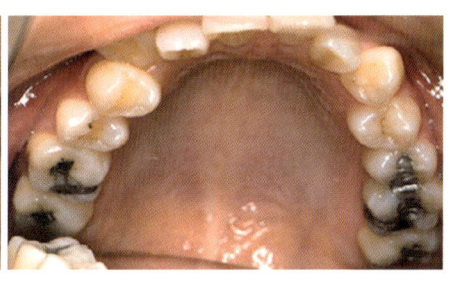

元素 部位・修復物	Cr	Ni	Cu	Mo	Ag	Sn	Au	Hg	
17 AF			4.8		31.4	11.9		51.9	アマルガム
16 AF			4.1		37.4	6.7		51.8	アマルガム
15 AF			2		28.8	4.9		64.3	アマルガム
26 AF			7.9		29.2	17.9		45.0	アマルガム
27 AF			8.7		25.3	7.6		58.4	アマルガム
37 IN			13.8		5.9		80.3		金合金
36 MB	13.4	82.1		4.5					Ni-Cr
46 AF			7.0		31.6	14.3		47.1	アマルガム
47 AF			5.4		22.5	24.1		48.0	アマルガム

(検出元素:wt%)

AF:アマルガム,IN:インレー,MB:メタルボンドクラウン.

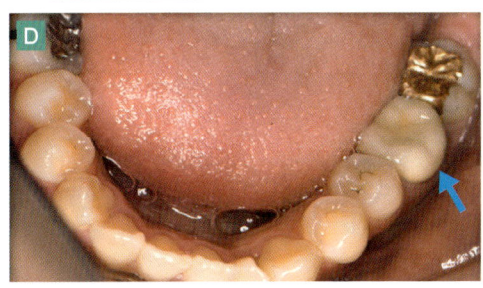

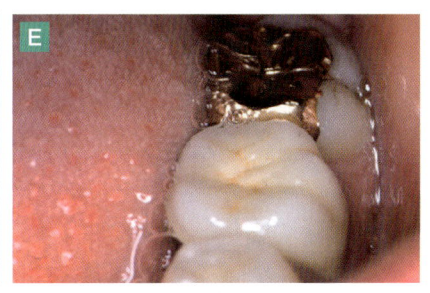

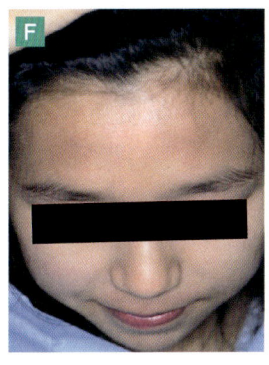

図 6.13.16 症例1:アトピー体質でニッケルアレルギーを有する患者

A:アトピー体質でニッケルアレルギー患者の初診時の顔貌.顔全体に湿疹,発赤が認められた.B:初診時の口腔内写真.C:口腔内修復物の分析結果.D:下顎左側第一大臼歯にアレルゲンであるニッケルを含有するニッケルクロム合金製のメタルボンドクラウンが装着されていた(Cを参照).アトピー体質のうえ,皮膚科でニッケルアレルギーの診断ずみ.E:ニッケルを含まない貴金属製のメタルボンドクラウンに取り替えたところ.F:治療終了後.

6.13 金属アレルギーと全身所見　969

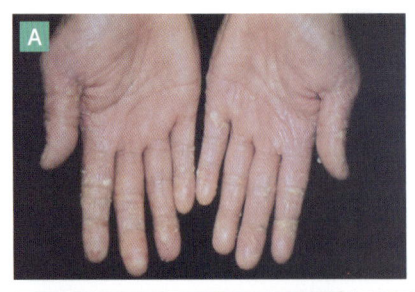

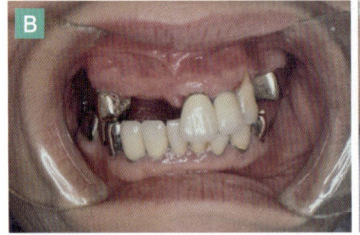

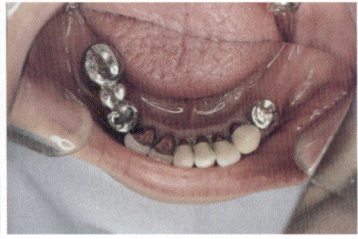

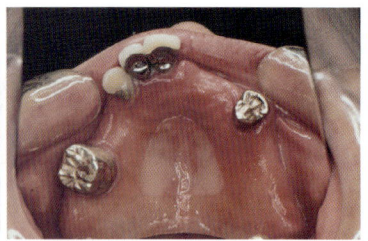

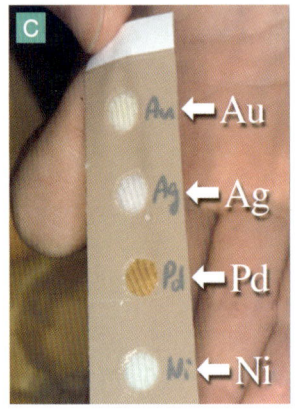

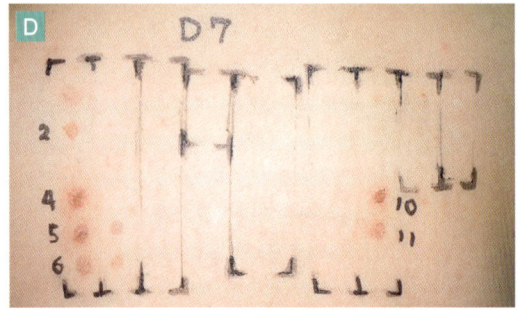

図 6.13.17　症例2：52歳の掌蹠膿疱症患者①

A：術前の手掌の写真．B：口腔内写真．メタルボンドクラウン，金属冠，金属ブリッジが装着されていた．C：パッチテスト用絆創膏．D：背中で行ったパッチテスト結果（7日後の状態）．E：パッチテスト結果．銅，クロム，スズ，亜鉛に陽性反応を示した．

治療は，アレルギー症状が軽快していくのを確認してから行うべきである．

　もし，除去しても皮膚症状の改善が認められない場合は，歯科的抗原除去療法でなく，ほかの原因を検索し別の治療を行う必要があるので，皮膚科・内科と再度相談すべきである．

　抗原除去療法は基本的に2つのステップに分けることができる．

①第1ステップ：完全除去．これは一次的抗原除去療法ともよび，アレルゲンを含む修復物を選択的に完全撤去し，金属以外の修復材料で一次的に交換し，経過をみることである．

②第2ステップ：交換治療．二次的抗原除去療法ともよび，一定期間アレルギー症状の経過をみて，良好ならば最終的な修復物に交換することである．

F 部位・修復物＼元素	Cr	Mn	Fe	Ni	Cu	Pd	Ag	Au	（検出元素：wt%）
4 FCK					18.1	2.2	6.4	73.3	金合金
12 MB					15.5	78.8	1.3	4.4	金合金
6 FCK					14.7	2.6	8.3	74.4	金合金
4 FCK					15.4	2.9	7.6	74.1	金合金
3〜3 MB					14.0	80.9		5.1	金合金
456 Br	6.8	0.7	0.8	91.7					Ni-Cr

FCK：全部鋳造冠，MB：メタルボンドクラウン，Br：ブリッジ．

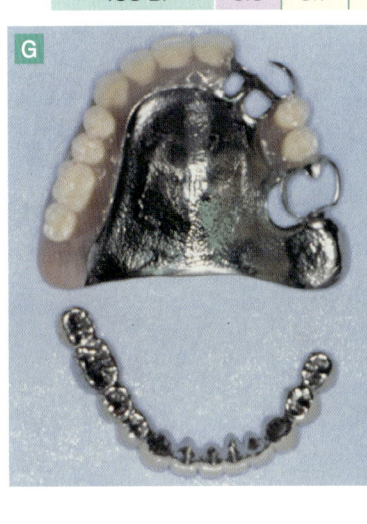

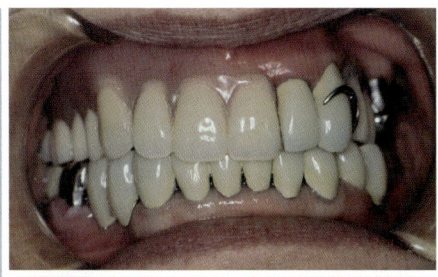

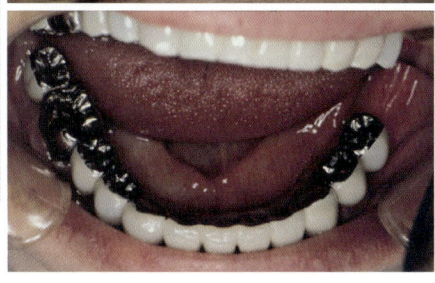

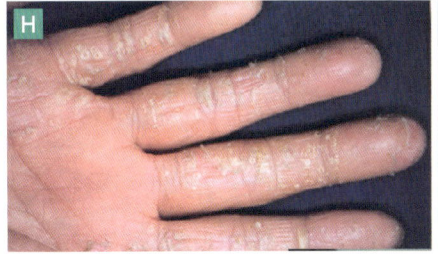

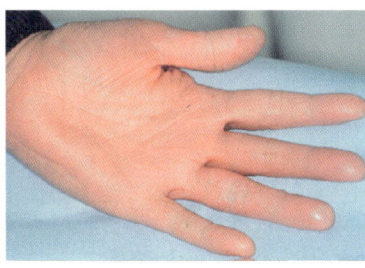

図6.13.17 症例2：52歳の掌蹠膿疱症患者②
F：口腔内修復物の分析結果．口腔内の補綴装置すべてから銅またはクロムが検出された．G：チタンにて再修復を行った口腔内．H：術前（左）と術後（右）の状態．

i）一次的抗原除去療法（完全除去）の具体的な要点について

まず，術前の状態を必ず記録しておく．金属修復物内部に隠れたメタルコア，スクリューピンなどがある場合，一般的にメタルコアは内部にあるからアレルギーの原因にならないのではという考え方があるが，これは誤りである．メタルコアやスクリューピンから成分が溶出してアレルギーを起こした症例が多数ある．特に銀合金やステンレス製のスクリューピンは原因となりやすいようである．

金属修復物の除去途中でアレルギー症状が悪化してしまうことがときどきある．これを「フレアアップ」とよんでいる．これが生じた場合は，歯科金属がアレルギーである可能性が高いので除去時は慎重に対応しなければならない．まず，フレアアップを起こさないようにするために口腔内に除去金属をできるだけ飛沫させないようにする．そのために，手術用覆布や滅菌タオルで顔を覆って，余分な飛沫金属からの被曝防止を行い，口腔内バキューム・口腔外バキュームなどを有効に使い，患者にこまめにうがいさせることが有効である．ラバーダムなどを使って金属削片が刺さったり，迷入したりすることを防ぐ必要がある．歯肉保護用の光重合型レジンFast Dam®，Opal Dam®などを使用して周囲の歯肉を保護してもよい（図6.13.18）．

アレルゲンとなる金属修復物を除去している期間中，あるいは除去終了後，経過観察中にアレルギー症状が軽減し，あるいは治癒していった場合は，咬

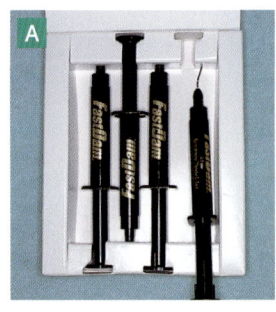

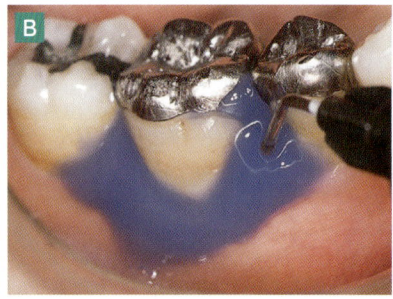

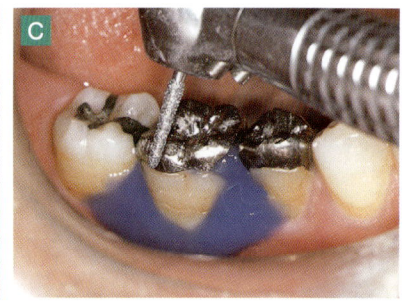

図 6.13.18　歯肉保護用光重合レジン Fast Dam®
B：除去予定の修復物のある右下6番の周囲の歯肉にシリンジで付着，光照射．C：アンレー除去．

表 6.13.2　アレルゲン金属と使用可能な歯科用金属の対応表

材料種別＼アレルゲン金属	Cu	Pd	Cr	Ni	Co	Hg	Sn	Cd	Au	Pt	Fe	In	Ir	Mo	Ag	Sb	Zn	Mn	Ti	Al	Ba	V
金合金	△	△		*			*		×	*		*	*		△		△			*		
白金加金	△	△					*		×	×		*	△		×		△					
陶材焼付用合金	△	△					△		△	△	*	△		*	△	*	*	*				
金銀パラジウム合金	△	△					*		×	×		△	*		×		△					
銀合金	△	△					△		*	*		△	△		×					*		
コバルトクロム合金			×	△	×						△			×				△		*		
ニッケルクロム合金	△		×	×	*						*			*	*			*		*		
純アルミニウム																				×		
チタン合金				△															×	△		△
純チタン											*								×			
金チタン合金								×											×			
アマルガム	×	*				×	×				*				×		△					
ガリウム合金	×	×					×					×			×							

×：該当アレルゲンをすべての製品で含有するので使用不可．△：該当アレルゲンをほとんどの製品で含有するので使用困難．*：該当アレルゲンを一部の製品で含有するので使用注意．

合機能および審美的要求により最終修復に進んでかまわない．ただしその際は，修復材料の選択は患者と相談して慎重に行う必要がある．

アレルゲン金属を含む修復物を完全除去して2～6カ月経過観察をしたにもかかわらずアレルギー症状が一向に改善しない場合は，一番やっかいな状況である．予後不良により歯科金属が原因ではないという判断もできるが，あせらず皮膚科医や内科医による対症療法を続けながら，さらに6カ月程度，経過観察することを勧める．症例により経過観察の期間は変わるが，平均1年，最長2年程度を目安に次のステップに進むべきである．

　ⅱ）二次的抗原除去療法（交換治療）の具体的な要点について

アレルゲン金属を含まない歯科材料を使用することが第一条件である（**表6.13.2，図6.13.19**）．技工物製作を依頼している取り引き技工所に対しては，アレルギー患者であること，そのアレルゲン金属を明確にしたうえで，使用金属を的確に指示し，けっしてほかの金属材料や異物が混入したりしないように作業してもらわなければならない．特に金属鋳造用のるつぼなどは，使用する合金専用のものを使用してもらうことである．

b. 経過観察と再発防止

アレルゲンの完全除去後，約1年程度は1カ月に1度の定期検診をして，口腔内および皮膚症状の経過を観察することが必要である．各来院ごとに，症状確認・記録を必ず行うとともに，ほかの抗原除去療法を併用したり，投薬を変更したりしていないか随時確認する．特に季節が変化する時期はほかにアレルギー疾患，たとえば花粉症やアトピー性皮膚炎などがある場合は，アレルギー症状が一時的に現れ

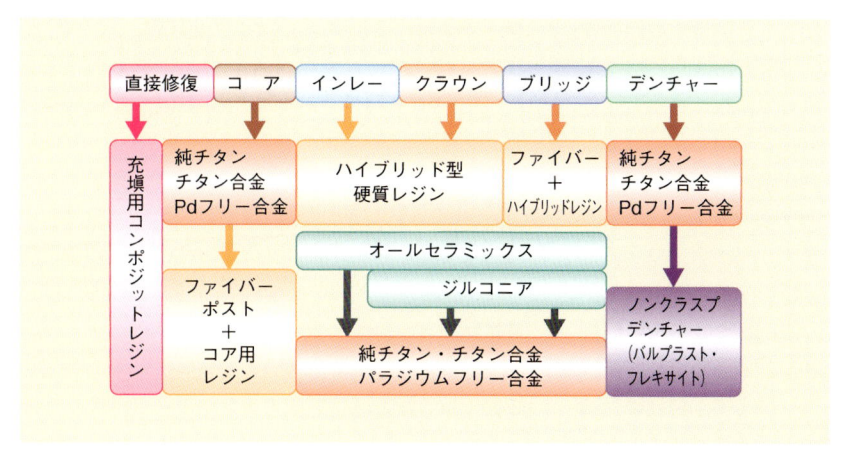

図 6.13.19 通常の歯科用金属では対応不可能な患者に対する適応可能な歯科材料

ることが少なくない．そのときは皮膚科的対症療法によりその症状の増悪を抑えることができる．

その後症状が好転し，再発がほとんどみられなくなった場合，3〜6カ月に1度の定期検診として，検診間隔を広げていけばよい．　〔三浦宏之〕

■ 文　献

埴　英郎，松村光明他：近年における歯科アレルギー外来受診者の病態およびパッチテスト陽性元素の変化．補綴誌，**50**(115回特別号)：216，2006．

井上昌幸監修，中山秀夫他編：GPのための金属アレルギー臨床，デンタルダイヤモンド，2003．

6.14 再生医療の応用

1　現代の再生医療

(1) 再生医療の動向

再生医療は，患者またはドナーの組織や細胞の一部を採取し，試験管のなかで増殖させ，あるいは細胞機能を高めて再生組織を作製し，患者へ移植し，臓器欠損や機能低下に対する再建をはかる新しい医療である．しかし概念実証（proof of concept）は意外に古く，1975年にマサチューセッツ工科大学のGreenやRheinwaldらはスイスマウス3T3細胞の上に表皮細胞を播種し，表皮細胞の重層化培養に成功している（Rheinwald et al, 1975）．その後，培養表皮シートが熱傷などの患者に応用され，1980年代にはすでに産業化も行われている．

再生医療が世界の注目を浴びるようになったのは，ハーバード大学のLangerとVacantiが，材料工学的な要素を取り込んだ組織工学型の再生医療の可能性をScience誌に報告したことに端を発している（Langer et al, 1993）．Langerらは，細胞，刺激因子（成長因子）ならびに足場素材を組織工学の三大要素と定義し，特に，足場素材の組成や構造を工夫することにより，さまざまな形状と機能を有するあらゆる組織・臓器が製造できる可能性を提唱した．

その後，クローン動物の作製やヒト胚性幹（embryonic stem：ES）細胞の樹立などの報告がなされたことも相まって，再生医療は万能な医療ツールとして社会的にも高い期待がよせられるようになった．2000年代に入ると，東京女子医科大学先端生命医科学研究所の岡野らが，温度応答性培養皿を用いて，細胞間結合や周囲の細胞外基質を温存したままで培養細胞をシート化する「細胞シート」を開発し，角膜，心筋，消化管，肝臓，歯根膜などのさまざまな組織への応用を検討し，角膜，心筋などはすでに臨床上の成果も出ている．

(2) 再生医療に用いる細胞

再生医療に用いる細胞は，体細胞（成熟細胞），体性幹細胞（組織幹細胞），ES細胞に分類できる．体細胞では，軟骨細胞，皮膚表皮細胞などが活用され，再生軟骨や再生皮膚の細胞源としてすでに臨床応用されている．また体性幹細胞については，骨髄由来間葉系幹細胞が上顎洞挙上術のほか，四肢骨，関節，循環器や血管，肝臓などのさまざまな再生医療に使用されている．脂肪幹細胞や滑膜由来間

葉系幹細胞といった体性幹細胞も豊胸術や関節軟骨修復に臨床応用されている．ES細胞は高い増殖能と多分化能を有し，多くの臓器の修復に貢献できるため，障害臓器に細胞を投与する細胞療法における有用なツールとして研究開発が進んでいる．アメリカではES細胞を用いた世界初の臨床試験として，2010年よりヒトES細胞由来オリゴデンドロサイト前駆細胞を用いた急性脊髄損傷の治療に関する臨床試験が開始された．しかし，ES細胞は順調に成長すれば生命になる受精卵を利用しているため，倫理的な課題を抱えている．それに加えて，自己の受精卵を採取することは原理的に不可能であり，他人の細胞を移植することになるので，免疫拒絶の問題など，広く普及するためには依然，高いハードルが存在する．

一方，2006年に京都大学再生医学研究所の山中らは，*Oct3/4*，*Sox2*，*Klf4*，*c-Myc*の4つの遺伝子（ヤマナカファクター）を体細胞に導入すると，細胞の初期化が起こり，ES細胞と同じく多能性をもつ細胞（人工多能性幹 (induced pluripotent stem：iPS) 細胞）がつくり出せることを発見した (Takahashi et al, 2006)．iPS細胞は，患者の体細胞すなわち「自己細胞」を用いて作製することができるため，再生医療や細胞療法の研究を加速することができ，また薬剤や化学物質の毒性・治療効果の評価，あるいは病態解明にも活用できるものと高い期待を集めている．

(3) 足場素材と成長因子

足場素材は，播種する細胞を再生組織内にとどめ，細胞の遺失を防ぐ役割を果たすほか，細胞・基質間相互作用を模した細胞・素材間相互作用により播種する細胞に適切な三次元環境を提供し，細胞の生存，増殖，分化，物質産生などを支持する役割を担う．また，細胞のみでは獲得できない組織の三次元形状や力学的強度を付与し，組織・臓器としての機能を付与する．さらに，足場素材は生体内に投与されるため，生体親和性が高く，過度な異物組織反応を惹起しないなどといった条件も求められる．再生組織・臓器は生体内で患者の寿命に匹敵する耐用年数を獲得することが望ましく，できれば生分解性を有しており，最終的には自己組織化し，かつ分解産物に細胞毒性がないような素材が理想的である．

代表的な足場素材としては，I型コラーゲンゲル，アテロコラーゲン，フィブリン糊，ゼラチン，ヒアルロン酸，アガロースまたはアルジネートなどの生物由来ハイドロゲル，固相化されたものではコラーゲンあるはヒアルロン酸などの生体材料，あるいはPLLA（ポリ-L-乳酸），PGA（ポリグリコール酸），PLGA（乳酸・グルコール酸共重合体），PLA/CL（乳酸・カプロラクトン共重合体）などの各種生分解性ポリマーを原料としてハニカム，多孔質材料，メッシュ，スポンジおよび不織布などがあげられる．骨の足場素材としては特に力学的強度が必要であるため，リン酸カルシウム系セラミックであるハイドロキシアパタイトやβ-リン酸三カルシウム（β-tri-calcium phosphate：TCP）などの顆粒状あるいはブロック状の多孔体が用いられる．

各種の機能や条件が求められる足場素材において，目的とする臓器に合わせたさまざまな改良，工夫が試みられる．足場素材に対して三次元形状を付与する試みも行われている．近年発展した三次元造形技術は，足場素材に対する正確で再現性の高い加工を可能にしている．顎顔面の骨欠損患者に対し，欠損形状をCADデータに変換し，それに基づき三次元プリンター（粉体固着積層造形）を用いてα-TCP製三次元人工骨を作製し，顎顔面再建に用いた治療例もある．このような新規足場素材を積極的に導入することにより，再生組織の機能を向上させ，適応範囲をさらに拡大させることが期待される．

成長因子も，細胞の増殖や分化を促進し，移植する細胞や再生組織の機能を高めるものとして再生医療には欠かすことのできない要素である．成長因子を足場素材に配し，性能を高める研究も行われている．京都大学再生医学研究所の田畑は，塩基性である線維芽細胞成長因子（fibroblast growth factor：FGF)-2と酸性ゼラチンを混和することによりFGF-2の徐放化を実現し，FGF-2徐放化ハイドロゲルを確立した．このハイドロゲルは，血管，神経，筋肉，骨などさまざまな分野へ応用可能である．

(4) 臨床応用について

新規医療技術を臨床応用する場合，自主臨床研究もしくは臨床試験（いわゆる治験）のいずれかの方法にのっとって研究を進める必要がある．自主臨床研究は，歯科医師や医師が医師法に基づき職業的裁

量で新しい未承認の医療を実施し，安全性や有効性を評価するものである．この研究方法は，一般に研究機関や医療機関の倫理委員会で研究の倫理性，妥当性を客観的に評価し，承認を得たうえで実施される．しかし，自主臨床研究は歯科医師・医師の自己裁量のもと行うものであるから，得られた結果の客観性や再現性を担保する仕組みはなく，この結果に基づき製造販売を認められることはない．それに対し，治験は，薬剤や機器の製造販売の承認を厚生労働省から受けるために薬事法にのっとって行う研究であるため，モニタリングや監査の方法が規定されている．そのため，研究結果を薬事申請に使用することができ，薬事承認を受けると医薬品や医療機器として患者や病院に販売することができるようになる．

しかし，再生医療においては「ヒト幹細胞を用いる臨床研究に関する指針」（2006 年 7 月 3 日厚生労働省）が通知されている．この「ヒト幹細胞」指針は，再生医療という新規性と独自性の高い医療技術における倫理性，安全性を確保するためのもので，自主臨床研究を開始する場合でも厚生労働大臣の承認が必要となることが規定されている．この点で，機関倫理委員会の承認のみで自主臨床研究の実施が可能な一般の薬剤や機器の研究開発とは大きく異なる．再生医療の自主臨床研究を開始するためには，安全性や有効性に関する書類を取りそろえる必要があるが，その書類は，まさに治験を実施の際に使用されるガイドライン，すなわち，「医薬品の臨床試験の実施の基準に関する省令」（1997 年 3 月 27 日厚生省令第 28 号），「ヒト又は動物由来成分を原料として製造される医薬品等の品質及び安全性確保について」（2000 年 12 月 26 日厚生省医薬安全局長通知医薬発第 1314 号），「細胞・組織を利用した医療用具又は医薬品の品質及び安全性の確保について」（1999 年 7 月 30 日厚生省医薬安全局長通知医薬発第 906 号）に準拠するよう指定されている．すなわち，自主臨床研究であるにもかかわらず，治験を実施するために必要な書類とほぼ同等な評価項目を網羅することが求められるのである．そのため，製造販売が可能となり，産業化に直結する治験を，自主臨床研究を実施せずに第一例目から実施するという選択もある．臨床応用の際には，最終目標に応じて研究計画を戦略的に立てていく必要があろう．

〔星　和人〕

■ 文　献

Langer R, Vacanti JP : Tissue engineering. Science, **260**(5110) : 920-926, 1993.

Rheinwald JG, Green H : Serial cultivation of strains of human epidermal keratinocytes: the formation of keratinizing colonies from single cells. Cell, **6**(3) : 331-343, 1975.

Takahashi K, Yamanaka S : Induction of pluripotent stem cells from embryonic and adult fibroblast cultures by defined factors. Cell, **126**(4) : 663-676, 2006.

2　頭頸部領域の再生医療

（1）骨（細胞・成長因子による再生）

歯科・口腔外科領域において腫瘍の切除や嚢胞の摘出，あるいは外傷や先天性奇形により生じた顎骨や歯槽骨の欠損の補填は重要な課題である．また高齢化社会の進展によって歯の欠損による咀嚼障害や審美的障害に苦しむ患者が増えているが，デンタル・インプラントによる口腔機能回復の予知性が高まり，インプラント治療の需要が増加したことに伴い歯槽骨造成の要求も高まっている．これら歯槽骨，顎骨の欠損に対しては従来から自家骨移植が用いられ，現在でもこれがゴールド・スタンダードとされている．しかし自家骨移植は採取量に限界がある，採取部に二次的外科的侵襲を要するなどの問題点があるため，侵襲の小さい再生療法による顎骨・歯槽骨の再生が期待されている．

a. 再生医療と組織工学

再生医療とは「機能傷害や機能不全に陥った生体組織・臓器に対して，細胞を積極的に利用して，その再生をはかるもの」（日本再生医療学会）と定義されているが，その 1 つの手段として Vacanti と Langer によって提唱された tissue engineering（組織工学）がある．組織工学とは，tissue engineering triad といわれる「細胞」「基質，足場（スキャフォード）」「分化，成長因子」の 3 つの要素を組み合わせて，組織の再生をはかる方法である．「すべての生物は細胞から」（Virchow）といわれるように，組織の再生を担う主体は細胞である．しかし血球系の細胞以外，ほとんどの組織を構成する細胞は足場依存性に増殖し，基質（あるいは足場）がなければ増殖・分化することはできない．また幹細胞の維持・分化にはニッチとよばれる微小環境が重要な役割を果たしていることがわかってきた

が，基質はニッチを構成する役割を果たしている．また細胞の増殖を促進したり，分化の方向性を決定したりするためには分化・成長因子の存在が必要であるが，基質はこれら分化・成長因子の徐放系としての機能も期待されている．組織工学では，これらを，たとえばスキャフォードのみ単独で（⇨6.14-2(2)を参照），あるいは分化・成長因子や細胞と基質との組み合わせ，さらには三要素すべてを用いて組織の再生をはかっている．

b. 骨組織再生に用いられる分化・成長因子

骨組織の発生や成長，さらにはリモデリングという骨組織の維持機構には多くの分化・成長因子がかかわっている．そのなかでも骨形成蛋白質（bone morphogenetic protein：BMP）は，骨組織の発生に必須の蛋白質である．BMPは骨組織ばかりでなく発生の初期段階やさまざまな組織，臓器の形成に重要な役割を果たしているが，未分化な間葉系細胞を骨芽細胞へと分化誘導する作用があることから骨組織の再生に応用されている．歯科・口腔外科領域では抜歯窩保全（ソケット・プリザベーション）と上顎洞底挙上術に対し医療材料としてリコンビナントヒトBMP-2の使用がアメリカ食品医薬品局（Food and Drug Administration：FDA）によって認可されている．またいくつかの施設において，広範な下顎骨欠損の再生に対する臨床研究が行われているが，骨膜を温存した症例では確実に下顎骨の連続性を回復することができるという報告がある．しかし一方では確実性に欠けるとの報告もあり，また整形外科領域での頸椎など脊椎固定に応用された例では，過剰なリモデリングによる骨吸収や浮腫による気道狭窄を惹起した症例が報告されている．顎骨・歯槽骨の再生に対するBMPの有用性は明らかではあるが，適応症の選択，至適濃度の決定，また現在ではコラーゲン・スポンジや脱灰骨基質などがBMPの担体として用いられているが，よりすぐれた担体の開発が望まれている．さらには後述するような細胞移植との併用など，BMPを用いた顎骨の再生療法が標準化されるためには，さらなる検討が必要である．

その他，歯槽骨の再生に応用されている分化・成長因子としては塩基性線維芽細胞成長因子（basic-fibroblast growth factor：b-FGF）や血小板由来成長因子（platelet-derived growth factor：PDGF）がある．これらの成長因子はBMPのような骨芽細胞を分化誘導する作用はないが，骨芽細胞の前駆細胞や骨芽細胞の増殖を促進する作用がある．日本では，b-FGFは皮膚潰瘍の治療薬としてすでに広く用いられているが，歯周病で失われた歯周組織の再生に応用されようとしている．またPDGFもβ-TCPを担体として歯槽骨の再生に臨床応用されている．

c. 骨組織再生に用いられる細胞

再生医療に応用が期待されている細胞は，いわゆる幹細胞であり，ES細胞と体性幹細胞（somatic stem cell）に大別される．最近では，これに体細胞に特定の遺伝子を導入し，細胞を初期化することによってES細胞と同等の多分化性をもつiPS細胞を加えることができる．しかし現時点ではES細胞には倫理的問題や免疫拒絶の問題，またiPS細胞には腫瘍化の問題があり，実用化にはまだ解決すべき課題がある．これに対し体性幹細胞の1つである間葉系幹細胞（mesencymal stem cell：MSC）は骨芽細胞，軟骨細胞，筋芽細胞あるいは脂肪細胞など，あらゆる間葉系の細胞に分化する能力があり，骨組織ばかりでなく軟骨，筋肉，脂肪組織の再生への応用が進められている．MSCの存在は，生体のさまざまな組織で確認されているが，最も早くから研究が進められ，臨床応用が試みられているのは骨髄由来のMSCである．骨髄は，そのほとんどを血球系細胞で占められているが，MSCは，0.1％程度の頻度で培養皿に付着する細胞として存在する．骨髄中のMSCの存在数はわずかであるが，幹細胞のもつ自己複製能を利用し in vitro で増殖させることによって応用されている．骨髄由来のMSCは骨，軟骨の再生ばかりでなく，心筋梗塞の心筋再生，移植片対宿主病（graft versus host disease：GVHD）による腸管の潰瘍の再生など，幅広い組織の再生に対し臨床研究が行われている．その他，脂肪組織，臍帯血，骨髄などにMSCの存在が確認されているが，特に乳歯歯髄由来のMSCは増殖能が高く，また本来廃棄する組織でありMSC採取のための侵襲がないことから注目されている．また，脂肪組織は骨髄に比べ100～1000倍のMSCを含有するといわれており，本来多量に存在する組織であることから，培養操作を経ずに酵素処理や遠心分離によって幹細胞を採取し直接応用することが期待されている．また骨組織の再生には，組織幹細胞として骨芽細胞への分化が決定されている骨膜由来の骨前駆細

胞が骨組織再生に用いられている．

d. 細胞を用いた骨組織再生療法の実際

　骨組織の再生に用いる場合，幹細胞を骨芽細胞に分化誘導する必要があるが，一般的にデキサメタゾン，アスコルビン酸，β-グリセロリン酸を含む骨誘導培地が用いられている．また，より強力に骨芽細胞の分化を誘導するために，培養中にBMPやb-FGFを作用させているものもある．一方，骨組織の再生療法には，細胞の担体となる基質（スキャフォード）が必要であるが，多くの場合，多孔質のハイドロキシアパタイトやβ-TCPなどのリン酸カルシウム系の無機材料が用いられているが，これは，これらの材料が骨組織中の無機成分と組成が類似しており，骨芽細胞接着性や骨伝導能にすぐれているからである．

　このようにして作成された，いわゆる培養骨の有用性は認められているものの，培養に要する時間，労力，経費などを勘案した費用対効果を考えると，現時点で，細胞を用いた顎骨・歯槽骨の再生療法は必ずしも有効な手段とはいいがたい．この方法が標準化治療となるためには，さらなる検討が必要である．

〔朝比奈泉〕

（2）骨（スキャフォードによる再生）

　口腔顎顔面領域では，失われた組織を人工物などで，修復，補綴する医療を従来から行ってきた．これらの医療が確実に行われるためには，その土台となる顎骨や歯周組織の存在が必須である．これらの組織が不十分な場合には，十分に噛めなかったり，話しにくかったり，また審美的な問題も抱え，機能回復に障害を残すこととなる．それゆえに，失われた組織をより満足できるまで回復させることのニーズは大きく，口腔顎顔面領域での再生医療には大きな期待がかかる．再生医療においては，細胞，増殖因子，足場（スキャフォード）の3つの因子が重要視されており，このなかでも，スキャフォードは移植した細胞の生着と分化を促進するためには不可欠な要素とされている（高戸他，2009）．この項では，顎顔面領域におけるスキャフォードによる骨再生に関する現状について述べる．

a. 骨再生医療の意義

　顎骨は比較的旺盛な内因性の再生能力を有しているため，通常の骨折などでは多くは保存的な治療で治癒することが多い．しかし，回復不能な骨欠損が生じた場合には，硬組織再建は避けて通ることはできない．顎顔面領域において，硬組織再建を必要とする疾患は，先天性異常，腫瘍，外傷，炎症など多岐にわたる．現状では，人工材料や自家骨などを利用しているのが現状であるが，前者は感染，露出，荷重付加などに関して適応に大きな限界があり，また後者では，生体内での骨の採取部位が必要であり，加えて骨の採取量にもかぎりがあるという問題が残っている．そのような背景により，骨の再生医療のニーズは非常に高いものである．

　骨の再生医療には骨前駆細胞を直接局所に移植して骨形成を導く方法（*in situ* tissue engineering）や，前もって細胞を体外で分化・増殖させた後に局所に移植する方法（extracorporal tissue engineering）がある．前者として，腸骨から採取した骨髄液から分離・培養した骨髄間葉系幹細胞を未分化の状態で歯周組織欠損部に移植する報告がある．後者としては，分離・培養した骨髄間葉系細胞をさらに骨芽細胞に分化させて，PRP（platelet-rich plasma）を混和したものをスキャフォードとして応用し，インプラント埋入や歯槽骨欠損部に移植した報告があるが，大きな骨の組織再生に至っていない．一方，大型の骨組織再生を目的として骨置換型の人工骨を再生医療に応用する方法も，再生能力を発揮するのに最もすぐれた環境であるヒトの体内を再生の場に利用する *in situ* tissue engineeringともいえる．この *in situ* tissue engineeringの臨床応用の1つに，メッシュシートと骨髄海綿骨細片（particulate cancellous bone and marrow：PCBM）を用いた顎骨再建法がある．メッシュシートはチタンや生体吸収性のPLLAが使用され，術中あるいは術前に欠損部位に応じた形態に細工し使用する（図6.14.1）．この方法で用いる細胞源のPCBMは骨前駆細胞と種々の生理活性因子を含むため骨形成能が高いことが利点であるが，臨床では骨形成が完了するまで外力に耐え目的とする形態に導くためのスキャフォードが不可欠である．

b. セラミックス系スキャフォードの特徴

　現在，顎骨再生においてスキャフォードとして注目されるのは，セラミックスが代表的である．このセラミックスのなかには，骨と直接接合することができる材料があり，その代表として，ハイドロキシアパタイトや，α-TCP，β-TCPがあげられる．これらの素材は生体親和性が非常に高いため骨組織の

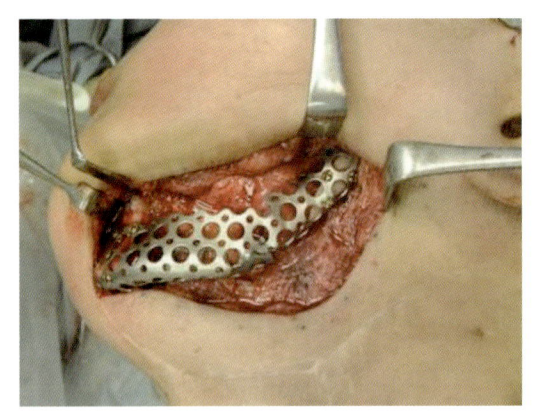

図 6.14.1 チタンメッシュシートを下顎欠損部に適合させている写真
メッシュシート内には，緊密に PCBM を充填する．

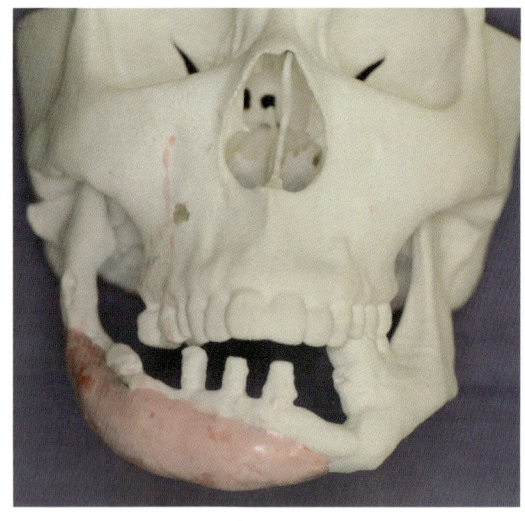

図 6.14.2 ワックスで人工骨の理想形態をシミュレーションした三次元造形モデル

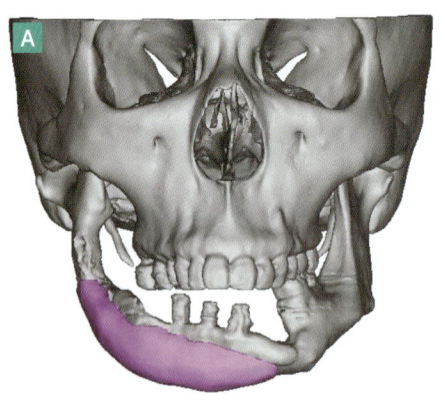

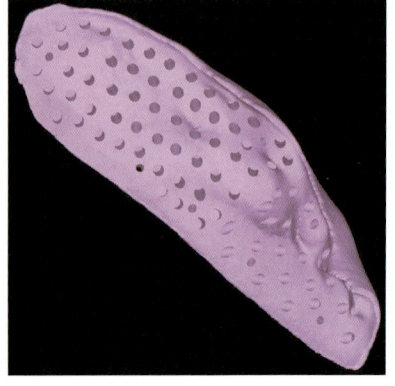

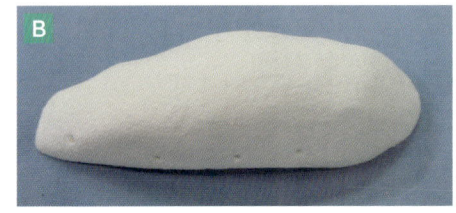

図 6.14.3 カスタムメイド人工骨の作製法
A：CAD 上で作製したカスタムメイド人工骨の三次元データ．B：プリンターにて作製された人工骨．焼結せずに作製するため，収縮などは認められない．

再生を促すためのスキャフォードとして利用することが可能である．このセラミックスは材料の組成や結晶構造，気孔率によりその特徴は大きく左右される．すなわち，緻密なハイドロキシアパタイト焼結体は体内に永続的に残存する材料となるが，多孔体や顆粒状になると，溶解速度が大きくなるといわれている．また，β-TCP では気孔率を減少させることにより，強度が増すものの，溶解性は小さくなり，生体吸収性は低下する．さらに，この β-TCP と同じ組成でも結晶構造が異なる α-TCP は非常に高い溶解度をもち，生体内での吸収速度も大きいといわれている．このように，生体材料となるセラミックスには生体内にて吸収置換するものや，吸収せず形状を維持するものなどさまざまな特徴をもっている．この特徴を新生骨形成のためのスキャフォードとして応用し，骨の代謝に合わせた生体吸収性を期待すれば，骨再生のためのスキャフォードとして応用することが可能である（谷原他，2007）．

c. スキャフォードを応用した顎骨の再生医療の実際

in situ tissue engineering の 1 つで α-TCP を主成分とした，カスタムメイド骨置換型人工骨も臨床応用されている．この人工骨の作製方法は，三次元造

形モデルを作製後，必要な人工骨の形態を直接モデル上にワックスにて作製する（図6.14.2）．このモデルをCT撮影し，DICOM（digital imaging and communication in medicine）データを利用して，シミュレーションした人工骨形態を抽出しCAD（computer aided design）を用いて人工骨の最終デザインを決定する（図6.14.3）．必要に応じて，内部形状などを付与することも可能である．人工骨本体はインクジェット型プリンターを用いて成形する．プリンター技術により作製された人工骨は複雑な形状を作製することが可能であるため適合性にきわめてすぐれている（西條他，2008）．本人工骨は変形した顔面骨など非荷重部の回復には適しているものの，咬合力などの荷重部位には強度の面などから適応が難しいことが欠点である．　〔西條英人〕

■ 文　献

西條英人，高戸　毅：組織欠損に対する新たなアプローチ．医学のあゆみ，**226**（9）：800-806，2008．
高戸　毅，西條英人：細胞増殖のためのバイオマテリアルの利用―足場　顎骨，歯周組織．遺伝子医学MOOK，**13**：47-52，2009．
谷原正夫，大槻主税：運動器の再生医療Ⅱ―スキャフォード．THE BONE，**21**（4）：429-433，2007．

(3) 軟　骨

a. 軟骨再生医療の動向

軟骨組織は耳，鼻，気管のほか，関節，椎間板などに存在し，骨とならんで身体の形態保持や日常生活動作や運動を行ううえで重要な役割を果たす．軟骨組織は自己修復能に乏しいため，いったん傷害を受けると自然回復が見込めない．そのため，軟骨組織が，顎・顔面領域の先天性形態異常，癌・腫瘍切除手術，あるいは，関節軟骨損傷などの外傷や変形性関節症などの加齢性疾患，関節リウマチなどの炎症性疾患などで障害を受けると，身体の外形形状が保持できなくなる，歩行などの生活動作が困難になるなど日常生活に著しい障害をきたす．従来は自家軟骨移植，人工物（関節）への置換などが行われてきたが，これらの治療には，採植部位の侵襲，耐久性，感染などといった問題点があり，新しい治療法の開発が望まれている．このような医療的・社会的要請のなかで，軟骨再生医療が登場した．

軟骨再生医療は現実的な医療として自家軟骨細胞移植（autologous chondrocyte implantation：ACI）が世界的に普及している（Marlovits et al, 2006）．ACI原法は，1995年にスウェーデンの整形外科医のグループによって報告された（Britteberg et al, 1994）．スポーツ外傷などによる膝（大腿骨遠位）関節軟骨の局所的な欠損に対し，非荷重部の関節軟骨を少量採取して，軟骨細胞を単離し，培養・増殖させて，細胞懸濁液として欠損部に投与し，さらに漏出を防ぐため骨膜パッチで被覆するものである（図6.14.4）．このACI原法は10年間以上の実績を経てすでに使用例は12000件をこえている．しかし，最近の報告では，層剥離，骨膜パッチの肥厚などの問題点が指摘されており，またACI原法に関するシステマティックレビューでは従来の治療に比べ明らかな臨床上の優位性が認められないなどの治療成績の限界が指摘されている．

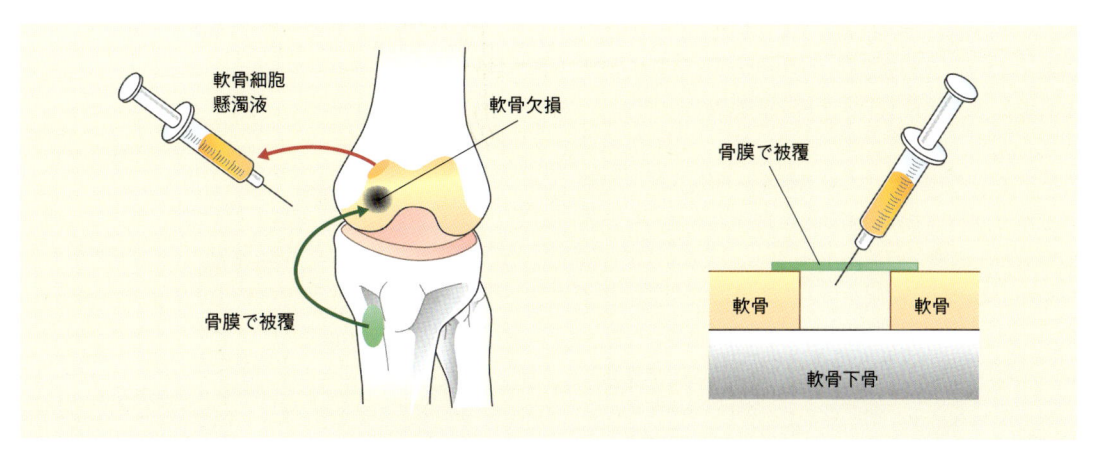

図6.14.4　ACIの原法
関節軟骨の局所的な欠損に対し，非荷重部の関節軟骨を少量採取して，軟骨細胞を単離し，培養・増殖させる．培養した軟骨細胞を細胞懸濁液として欠損部に投与し，さらに漏出を防ぐため骨膜パッチで被覆する．

顎顔面領域の軟骨に関しては，隆鼻術後のシリコーンインプラント抜去例や鞍鼻などに対して，自家耳介軟骨細胞を注入した臨床応用例が報告されている（Yanaga, 2006）．耳介軟骨を局所麻酔下で採取し，自己血清を用いて軟骨細胞を培養して，注入用自家耳介培養軟骨細胞を準備する．シリコーンインプラント抜去後の皮下ポケットや移植部位の骨上，骨膜上を剝離してできた皮下ポケットに注入用自家耳介培養軟骨細胞を注入し，外固定を7日間行う．その後，夜のみ3週間テープ固定を行うことにより，皮下再生軟骨を得る．

b. 軟骨再生医療の今後の展開

このように，現在の再生軟骨組織は，局所的な軟骨欠損の補塡に使用する細胞懸濁液あるいはゲル状細胞塊であるが，今後，口唇口蓋裂の鼻変形（唇裂鼻変形）や小耳症などの先天性形態異常の修正術や広範な軟骨損傷を伴う変形性関節症などへの適応を拡大するためには，移植組織の細胞保持を高め，力学的強度を付与する足場素材の導入が不可欠である．

関節軟骨に対しては，移植軟骨細胞をコラーゲン多孔体やヒアルロン酸多孔体などに浸透させて移植組織の操作性を高め，関節鏡下で移植手術ができるような次世代ACIが開発されている．これらの一部はすでに臨床応用されており，治療成績の発表が待たれる（Marlovits et al, 2006）．唇裂鼻変形に対しても，足場素材を用いた再生軟骨の導入が試みられている．元来，唇裂鼻変形患者においては，適切なロッド状の自家軟骨組織が採取できないため，代替として自家腸骨移植などを行っており，かたい鼻になってしまう，骨折が起こる，などといった課題が残っている．そのため，力学的強度と三次元形状を有する再生軟骨の開発・導入が期待されている．現在，アテロコラーゲンハイドロゲルとポリ乳酸多孔体によって構成される足場素材に培養自家耳介軟骨細胞を投与して作製するインプラント型再生軟骨の開発と臨床導入が進められている．

現在，培養軟骨細胞を注入する自家軟骨細胞移植が第一世代の軟骨再生医療として軌道に乗りつつある．今後，適応を拡大していくためには，足場素材を積極的に導入し，機能性・操作性を高めていく必要があろう．さらには無血清培地の開発，増殖中の細胞劣化の抑制などの研究も必要になってくると思われる．また，細胞単離方法の改善，三次元培養法の開発，大量培養を実現する自動化システムの開発，再生軟骨の評価技術の確立などの支援技術も充実させ，軟骨再生医療による治療体系を構築していく必要がある．

〔星　和人〕

■文　献

Brittberg M, Lindahl A, et al：Treatment of deep cartilage defects in the knee with autologous chondrocyte transplantation. N Engl J Med, **331**(14)：889-895, 1994.

Marlovits S, Zeller P, et al：Cartilage repair；generations of autologous chondrocyte transplantation. Eur J Radiol, **57**(1)：24-31, 2006.

Yanaga H, Yanaga K, et al：Clinical application of cultured autologous human auricular chondrocytes with autologous serum for craniofacial or nasal augmentation and repair. Plast Reconstr Surg, **117**(6)：2019-2030, 2006.

（4）皮　膚

生きた細胞を用いた移植医療が，再生医療の1つとして注目されている．なかでも，皮膚の再生は，古くから臨床的有用性が明らかになっており，いくらかのものはすでに製品として一般医療機関に提供されている．この項では，細胞を用いた皮膚の治療について解説し，口腔内への治療の応用について述べる．

a. 皮膚の再生を期待する細胞組み込み型人工組織

皮膚の再生を目的としてきたものには，大きく分けて3種類のものが存在する．皮膚の構造が表皮と真皮の2層に分けられるため，それぞれに対応して，①表皮に相当するもの（培養表皮），②真皮に対応するもの（培養真皮），③両方を備えているもの（培養皮膚）である（図6.14.5）．

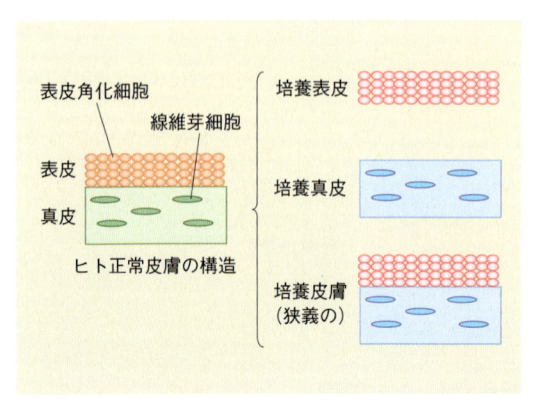

図6.14.5　皮膚の再生を目指した細胞組み込み型組織（広義の培養皮膚）の種類

i）培養表皮

1975年アメリカのGreenらは，表皮角化細胞の大量培養方法を確立した（Rheinwald et al, 1975）．Greenらの方法によると，ヒト正常表皮角化細胞は，3T3細胞とよばれる細胞とともに培養することで大量に増殖し，細胞が数層に重層化した膜状の構造物が得られた．O'Connorらは，これを皮膚欠損をきたした患者に移植し，良好な生着を得ている．いまでいう，自家細胞を用いた再生医療のはじまりといえよう．O'Connorらによると，切手大（およそ4 cm^2）程度の正常皮膚から，約3週間の細胞培養によって全身を覆う程（およそ1.5 m^2）の培養表皮を得たとしている．1984年には体表の95％にも及ぶ熱傷患者を救命した．

培養表皮は表皮角化細胞のみで構成されているため，薄く脆弱であるが，短期間で大量の面積が得られるため，広範囲の欠損に用いることができる．すなわち，浅く広範囲な皮膚欠損に用いることができる．さらに，O'Connorらの培養表皮はメラノサイトが良好に維持できているため，皮膚の色調異常改善に役立っている（図6.14.6）．これまでに，培養表皮を用いた治療の報告では，新鮮熱傷，熱傷後瘢痕，皮膚の色調異常（白斑，母斑，色素沈着など），先天性表皮水疱症，分層植皮の採皮創などがある．

培養表皮を用いた治療では，原則的に患者自身の細胞が使われる．しかし，新鮮熱傷のような緊急かつ広範囲の需要のためには，同種細胞を用いた方法の有用性も示されている．アメリカではすでに1980年代より，患者細胞を培養するサービス事業が行われている．わが国では筆者らが本邦初の再生医療製品として，30％以上の皮膚欠損をきたす重症熱傷を対象に2007年，厚生労働省から製造販売承認を得た．

ii）培養真皮

1982年Yannasらは，2層の高分子重合膜を用いて皮膚全層にわたる欠損症例の治療方法を開発した（Yannas et al, 1982）．すなわち，表層に弾性シリコーン膜，下層にコラーゲンとグリコサミノグリカンのメッシュを用い，この下層に自家細胞を播種することで移植材料とした．近年，多く用いられるものとしては，コラーゲンやポリグリコール酸などの生分解性吸収材料の中に，生きた線維芽細胞を含んでいるものがある．これらは，含まれた線維芽細胞が産生する生理活性物質により真皮の良好な形成を促すことを期待している．

培養真皮は，真皮深層に及ぶ欠損を修復する目的で開発された．先の培養表皮が深い皮膚欠損に馴染まないため，これに代わり良好な真皮が構築できる．表皮成分を含まないため，表皮の再生は周囲の細胞に期待することになる．

培養真皮は，おもに線維芽細胞の産生する生理活性物質が重要であるため，おもに同種細胞を用いたものが用いられるようになった．アメリカでは早くから製品として提供されているが，わが国ではまだこれに相当する製品はない．

iii）培養皮膚

皮膚を構成する真皮および表皮の両方を含むものは，皮膚等価組織（skin equivalent）ともよばれ，狭義の培養皮膚である．1981年にBellらの開発した方法に端を発する．Bellらは，線維芽細胞を含むⅠ型コラーゲンを真皮相当部とし，その上に表皮角化細胞を培養することで全層皮膚同様の，2層構造

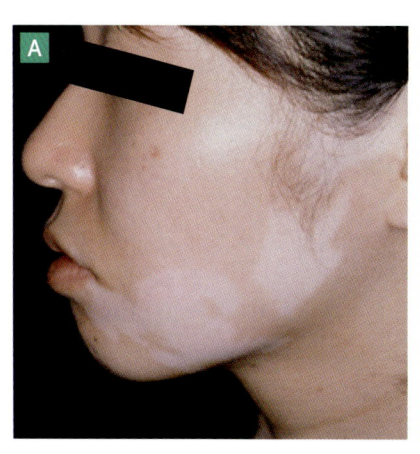

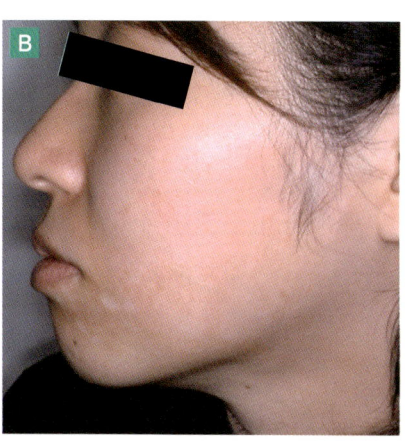

図6.14.6 尋常性白斑，22歳女性

18歳頃より左顔面口角から頬部にかけて脱色素斑が出現（A）．腋窩部から全層皮膚2×1 cmを採取，培養表皮を作製した．3週間の培養で10×10 cmの培養表皮2枚を得た後，白斑部をCO$_2$レーザーで除去し，培養表皮を移植した．術後3カ月で，移植部に良好な色素沈着を認めた（B）．
（症例は名古屋大学形成外科鳥山和宏准教授のご厚意による）

6.14 再生医療の応用　981

をつくった．先の2つのものと比較して皮膚の構成要素をすべて有しているため，高性能な組織修復が期待できるものの，作製に多くの技術，時間およびコストを要し，広範囲の皮膚欠損には不向きである．

培養皮膚の特性上，必然的に肉厚になるため，移植後の創感染の防御が重要である．機能から考察するに，自家細胞であることが望ましいが，同種細胞のものも存在する．アメリカでは，同種細胞のものが製品化されており，潰瘍治療などに用いられているが，わが国では同様の製品はない．

b. 皮膚を対象とした細胞組み込み型人工組織の口腔内への応用

上記，3種類の皮膚再生法に対応して，それぞれ口腔内で用いられた報告がある．とりわけ，無細胞化処理を行ったヒト組織が，細胞播種材料として有用であることに着目し，ヒト凍結乾燥真皮に口腔粘膜上皮細胞を播種したもの（*ex-vivo* produced oral mucosa equivalent：EVPOME）が考案され（Izumi et al, 1999），臨床使用されている．

口腔内は体表と比較して狭く，少量の移植組織で大きな治療効果が得られる．そのため，高コストになりがちな細胞組み込み型の移植組織を用いるうえでは有利となる．一方，口腔内は細菌叢を形成しやすく，感染に弱い培養細胞にとって不利な環境でもある．これまでに，歯周組織の再生や外科的処置後の口腔粘膜再建に，さまざまな培養組織が用いられてきた．しかし一般の医療機関で，これら培養細胞を用いた移植組織を手に入れることは難しい．培養口腔粘膜による口腔内組織再生の長所を十分に鑑み，今後，これらの細胞を用いた有効な治療が期待される．

〔畠賢一郎〕

■ 文 献

Izumi K, Takacs G, et al：Ex vivo development of a composite human oral mucosal equivalent. J Oral Maxillofac Surg, **57**(5)：571-577. 1999.

Rheinwald JG, Green H：Serial cultivation of strains of human epidermal keratinocytes: the formation of keratinizing colonies from single cells. Cell, **6**(3)：331-343. 1975.

Yannas IV, Burke JF, et al: Wound tissue can utilize a polymeric template to synthesize a functional extension of skin. Science, 8;**215**(4529)：174-176. 1982.

(5) 歯

次世代の歯科治療として，「歯科再生治療」が期待されている．再生医学の進展によって，生体内には多種類の組織幹細胞が存在することが示され，これらの幹細胞を，部分的に傷害を受けた組織や器官へ移入することにより再生させる「幹細胞移入療法」の臨床応用化研究が進められている．歯科領域においても，う蝕や歯周病による部分的な組織のダメージを修復するために，歯髄や歯周組織を再生しうる幹細胞の補充療法や賦活療法によって歯髄再生や歯周組織再生をしようという臨床応用化研究が進められている．

次世代再生医療は，機能不全に陥った器官を再生した器官と置換する「臓器置換再生医療」である．歯科再生医療においても，その大きな目標は，喪失した歯を再生により取り戻す「歯の再生治療」であり，その研究が世界中で進められている（Ikeda et al, 2008）．

a. 歯科治療における再生歯科治療の位置づけと戦略

歯は咀嚼や発音などに伴う咬合と顎の運動機能に重要な役割を果たしている．そのため，歯の喪失や咬合を支持する歯根膜が障害されると，咬合運動などの生理的機能に障害が発生することから，歯科治療では機能的咬合系の回復が重要であると考えられている．歯科治療では，歯の喪失に対して固定性架工義歯（ブリッジ）や可撤性床義歯（入れ歯），口腔インプラントなどの人工材料による機能的代替治療が確立している．しかしながら最近では，国民の健康感の向上に伴って，より生理的かつ機能的な歯科治療が期待されており，臓器移植に該当する「歯の移植治療」も試みられている．さらに「歯の再生治療」は，生物学的な歯科治療として天然歯と同等の機能的咬合系の回復を果たし，従来技術との連携や応用も可能であることから，臓器置換再生医療に向けた技術開発のフィージビリティースタディとしてよいモデルであると期待されている．

外胚葉性器官の1つである歯は，胎児期の上皮・間葉相互作用によって誘導された歯胚から発生する．歯は，歯や歯周組織を構成する複数種類の細胞や硬組織，神経，血管などが高度に組織化された器官であり，上皮細胞からはエナメル質を分泌するエナメル芽細胞が，間葉細胞からは象牙質を分泌する象牙芽細胞や歯髄細胞ばかりでなく，セメント質・歯根膜・歯槽骨の形成に関連する歯周細胞に分化す

る．歯の個数や歯の生えかわりの回数は，胎児期に誘導される歯胚の数によって決定される．そのため歯を再生するための戦略として，胎児期に誘導される未分化な上皮・間葉細胞からなる歯胚を再生して，歯の喪失部位へ移植することにより，乳歯・永久歯に続く第三の歯を生やす，「再生歯胚からの歯の再生」が提唱されるようになった（Ikeda et al, 2008）．

b. 器官再生に向けた細胞操作技術「器官原基法」の開発

歯胚を再生する技術開発として，細胞の足場となる担体に歯胚の細胞を播種したり，遠心操作により細胞凝集体をつくる方法など，すでに30年にわたり研究が進められてきたものの，安定した技術は開発されていなかった．そこで筆者らは，2007年に，生体外における三次元的な細胞操作によって，正常な組織構造を有する再生歯や再生毛を高頻度で発生させる「器官原基法」を開発し，人為的な細胞操作によって器官原基を再生できることを示した（図6.14.7）（Nakao et al, 2007）．この方法はコラーゲンゲル内に，胎児期の歯胚に由来する上皮細胞と間葉細胞を生体内と同等の細胞密度で区画化して再配置することが特徴であり，器官原基法によって再生した歯胚は，従来技術と比較して再現性が高く，高頻度に再生歯へと発生させることを可能とした．この器官原基法の開発により，歯や毛包の再生をはじめ，幅広い器官再生の研究に道を拓いた．

c. 機能的な歯の再生

歯の再生治療の実現には，再生歯が組織学的に正常であることだけでなく，再生歯胚が成体口腔内で顎顔面と連携機能し，機能的咬合系を回復させる再生歯となりうるかどうかが重要な課題である．そこで筆者らは，臼歯再生歯胚を成体の歯の欠損部位へ移植し，その発生と機能的な解析を行った（Ikeda et al, 2009）．再生歯胚を歯の欠損部位へ移植して約37日目には再生歯が萌出し，約50日目には正常な歯と同等の硬度を有する再生歯が対合歯と咬合することを明らかにした（図6.14.8）．

再生歯は天然歯と同等の歯周組織が存在し，歯根膜を介した骨のリモデリング能を有することが実験的矯正実験から判明した．さらに歯は，口腔内における知覚器官の1つでもあり，痛みや咬合圧などの外部侵害刺激を中枢に伝達する神経機能が重要である．再生歯の歯髄と歯周領域には，天然歯と同様に神経線維が侵入していた．そこで再生歯に矯正や露髄によって侵害刺激を与えると，中枢の三叉神経脊髄路核の一部の神経線維でc-fos蛋白質の産生が認められることから，再生歯の神経線維は外部侵害刺激を中枢に伝達していることが判明した．これらのことから再生歯胚を移植することによって，歯としての機能を完全に有する歯の再生が可能であることが明らかになった．これらの成果は，歯科再生医療の実現可能性を示すとともに，この技術が上皮・間葉相互作用によって発生する幅広い臓器・器官に応用されることが期待される．

d. 今後の課題

歯の再生治療としては，歯髄の再生や歯周の再生のような部分的な組織再生治療から臨床応用化研究が始まっており，まず第一段階として，これらの実用化が期待される．「器官再生治療としての歯の再

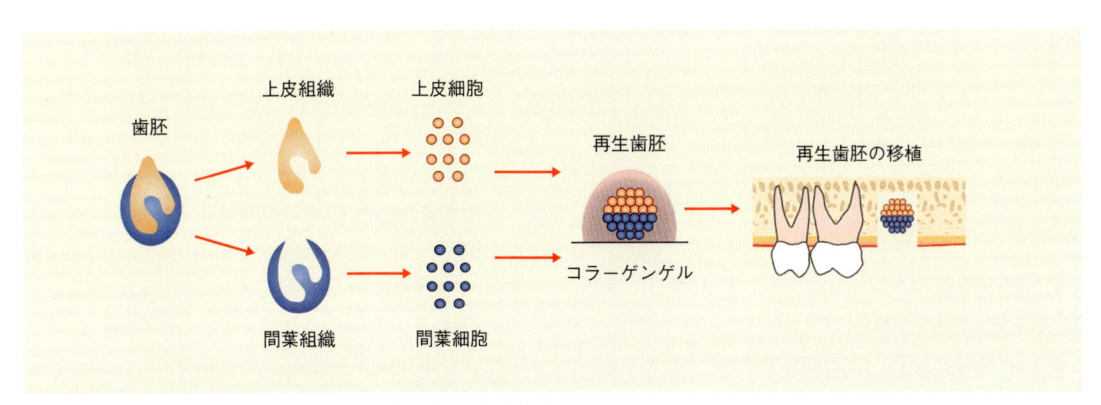

図6.14.7　器官原基法による再生歯胚の作製と口腔内移植
発生期歯胚より採取した歯原性上皮細胞と歯原性間葉細胞を，高細胞密度で区画化して組み合わせることにより再生歯胚を作製し，口腔内移植を行うことが可能である．

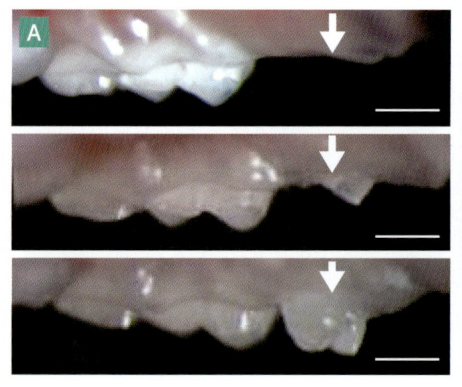

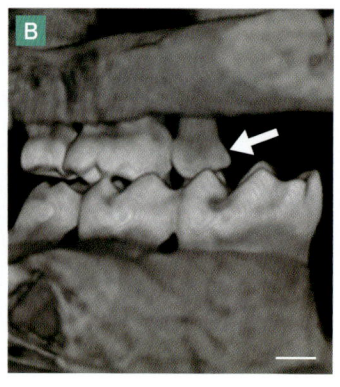

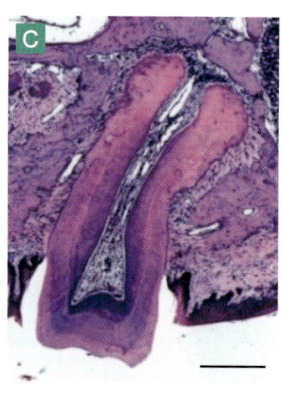

図6.14.8 成体口腔内で発生・萌出した再生歯
A：成体口腔内で発生し，萌出・成長する再生歯（スケールバー200μm）．上は萌出前の移植部位（16日目），中は萌出直後の再生歯（37日目），下は咬合面に達した再生歯（49日目）．B：対合歯と咬合する再生歯のCT像（スケールバー200μm）．C：咬合位まで到達した再生歯の組織像（スケールバー200μm）．

生治療」をヒトで実現するためには，免疫学的拒絶や倫理の問題から，患者に由来する細胞から歯の再生を可能とすることが求められ，歯胚の再生に利用可能な細胞シーズを明らかにすることが必要である．さらに，ヒトの場合には再生歯胚から萌出・咬合までに長期間が必要であるため，再生歯胚を生体外で培養し，短期間で移植可能な再生歯を製造する技術開発も期待される．こうした技術開発を成功させるための期間やヒトにおける最適化，臨床試験，安全性の評価を進めるとなると，実用化にはまだ10～20年以上の期間が必要であろうと推測される．今後，さらに器官再生治療としての歯の再生治療の基盤技術の研究開発が推進されることが期待される． 〔辻　孝〕

■文　献

Ikeda E, Morita R, et al：Fully functional bioengineered tooth replacement as an organ replacement therapy. Proc Natl Acad Sci USA, **106**(32)：13475-13480, 2009.

Ikeda E, Tsuji T：Growing bioengineered teeth from single cells；potential for dental regenerative medicine. Expert Opin Biol Ther, **8**(6)：1-10, 2008.

Nakao K, Morita R, et al：The development of a bioengineered organ germ method. Nat Methods, **4**(3)：227-230, 2007.

(6) 歯周組織
a. 歯周組織の再生材料

歯周組織は，歯肉上皮組織，歯肉結合組織，セメント質，歯根膜組織，歯槽骨から構成されており，再生治療を行う際にはこれらの組織を配慮する必要がある．以下に現在，使用されている再生材料を要約する．

i）骨移植材

骨移植材は，人工材料，他家骨（同種骨，異種骨），自家骨があり，30年以前よりすでに臨床応用されている．リン酸カルシウム系（ハイドロキシアパタイト，TCP）などの人工骨移植材は，足場を基本に開発されたものであり，増殖因子や細胞の関与はない．それに対して他家骨は足場と増殖因子が，自家骨はさらに細胞を加えた三要素が関与しうる．

ii）歯周組織再生誘導膜

歯周組織再生誘導（guided tissue regeneration：GTR）法に使用される遮断膜は，基本的には典型的な足場としての役割を担っている．上皮細胞の深部増殖を抑制させる直接的な作用と，歯根膜組織中の細胞を誘導する間接的な作用がある．1980年代に開発され，非吸収性膜と吸収性膜がある．GTR法は，技術依存性が強く，複雑な歯根形態の部位の適応については，課題となっている．

iii）エナメル基質蛋白，多血小板血漿

増殖因子としてのエナメル基質蛋白（enamel matrix protein：EMP）は，セメント芽細胞を誘導し，歯面に無細胞セメント質を形成させる．そのため，歯周治療に応用すると，新生セメント質，歯根膜，歯槽骨の再生が期待される．多血小板血漿（platelet-rich plasma：PRP）は，自己の血液から血小板に富む成分を分離したものであり，PDGFなど複数の因子が作用して，創傷治癒促進と歯周組織の再生を促す．

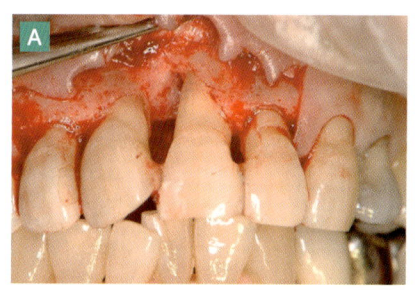

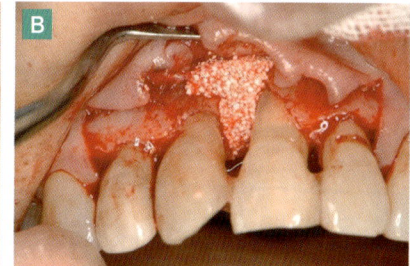

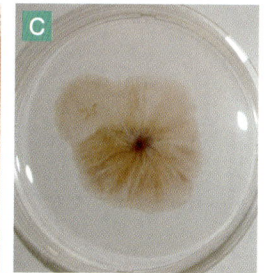

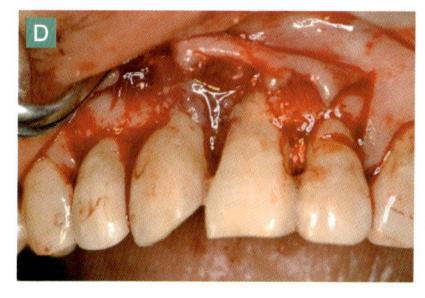

図 6.14.9　自己培養骨膜シートを応用したフラップ手術
A：全層歯肉弁を剥離しデブリードマン後．B：自己PRPと人工材料ハイドロキシアパタイトの複合体を移植．C：6週間培養したヒト骨膜シート（識別しやすくするためアルカリホスファターゼ染色後）．D：自己の培養骨膜シートを設置．

iv）PDGF，b-FGF，BMP-2

2005年に，PDGF含有のリン酸カルシウム移植材が米国で認可・商品化され使用されている．国内においては現在，b-FGF製剤の臨床治験が実施されている．また，BMP-2と吸収性コラーゲンスポンジからなる材料も開発され，歯槽骨増生として使用することが米国で可能となった．

v）培養細胞シート

培養した細胞を応用する細胞治療であり，シート状にしたものが医学領域で開発されており，歯周組織再生にも応用されつつある．培養歯肉線維芽細胞シート，培養歯根膜シート，培養骨膜シートは，足場，細胞，および細胞から分泌される増殖因子と再生三要素がそろった理想的な材料である．現在基礎・トランスレーショナル研究から先進医療へ向けての段階にある．

b. 自己培養骨膜シートによる歯槽骨欠損への応用

歯周炎患者の下顎大臼歯頬側の付着歯肉部に，鍵状の切開を加えて部分層弁を形成して，約5 mm×5 mmの骨膜小片を採取する．この骨膜小片を速やかに細胞培養室へ搬入し，6週間培養してシート状構造物を作製する．そして，同一患者にフラップ手術を行う．歯肉溝切開および縦切開を加え，全層弁にて歯肉を剥離して病変部を露出させ，徹底したデブリードマンを行う．ついで同一患者のPRPと人工材料であるハイドロキシアパタイトの複合体を移植しその上から培養骨膜シートを被覆するように静置し，歯肉弁を縫合する（図 6.14.9）．臨床研究として，慢性歯周炎患者30人の30部位を被験部位とした．その結果，術後における付着レベルのゲイン量は培養骨膜シート群で3.9 ± 1.6 mm，対照群（PRP＋ハイドロキシアパタイト）で2.7 ± 1.3 mmであった．培養骨膜シートの付加的な歯周再生効果が臨床的に明らかとなった（図 6.14.10）．これまでのところ，有害事象などの発生は生じていない．

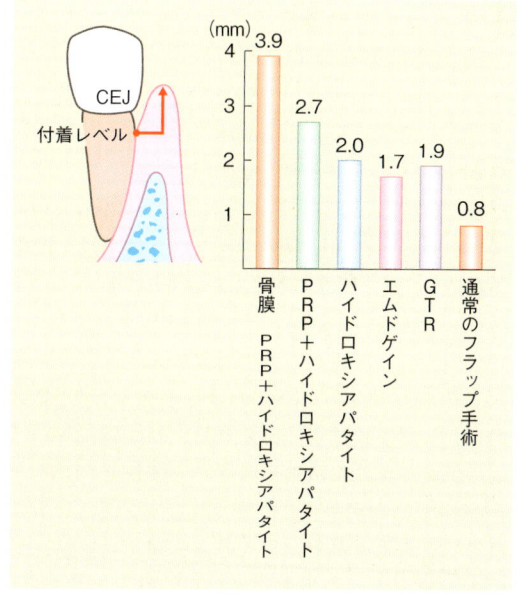

図 6.14.10　各種の歯周再生治療法による臨床的付着ゲイン量

c. 歯周組織の再生治療の進展と展望

歯周組織の再生治療を，4世代に分けて考えるこ

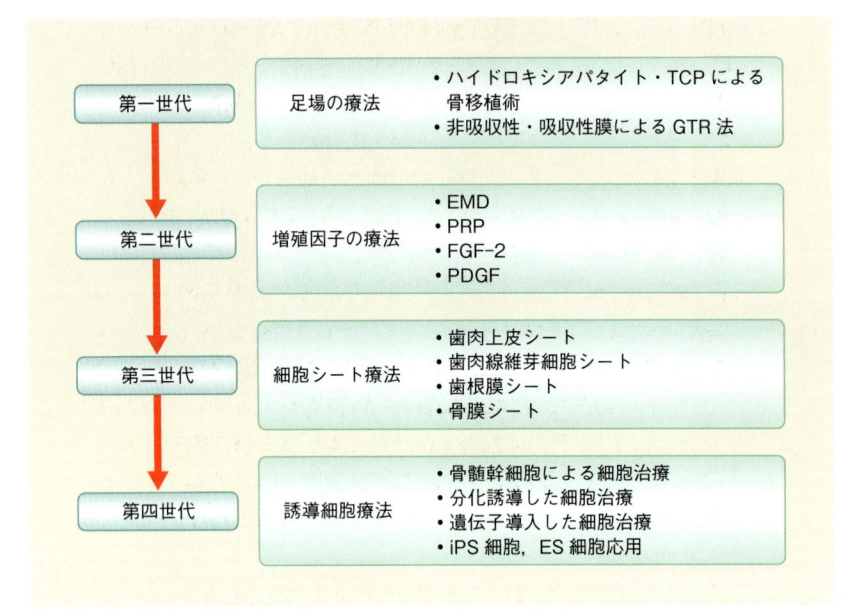

図6.14.11 4世代からなる歯周組織の再生治療

とができる（図6.14.11）．

「第一世代」は，骨伝導能を有するハイドロキシアパタイトやTCPなどを利用した人工骨移植手術があり，約25年の保険治療の実績をもつ．また，非吸収性膜そして吸収性膜を利用したGTR法も相当し，2008年に保険収載された．再生を担う細胞を適切な場所に伝導する足場を提供していることであり，「足場療法」とも表現できる．

次の「第二世代」は，無細胞セメント質を誘導するEMP（商品名：EMD，エムドゲイン®）を利用した歯周手術法があげられる．わが国においては，患者自身の末梢血から遠心分離したPDGFを含むPRPの利用や，ヒトリコンビナント（ヒトの遺伝子を大腸菌などに移入して作製した蛋白）のFGF-2を利用した治療法が現在治験段階にある．欧米先進国では，すでにヒトリコンビナントPDGFを歯槽骨欠損部へ投与したり，ヒトリコンビナントBMP-2を抜歯窩や上顎洞底へ投与する再生治療が臨床実施されている．それゆえ，今現在は「増殖因子（サイトカイン）療法」が主流といってもよいであろう．

そして，「第三世代」は，前述したように口腔内から採取した各種の細胞（粘膜上皮細胞，歯肉線維芽細胞，歯根膜細胞，骨膜細胞）をシート状にして利用する，いわゆる「細胞シート療法」である．現在，国内数カ所の施設で臨床研究が精力的に進められており，高度・先進医療を目指した医療が計画されている．患者自身の口腔内からの採取片を培養して作製する，口腔粘膜上皮シート，歯肉線維芽細胞シート（スポンジ），骨膜シートの臨床応用などである．また，抜歯して得られた歯根膜片を培養して作製する歯根膜シートの臨床応用は開始された段階である．

さらに，「第四世代」は「誘導細胞治療」と表現できるものであり，口腔内外から採取した各種細胞を分化誘導させ，人為的に変化させたものの利用，あるいはヒトiPS細胞やヒトES細胞の応用である．歯周組織再生においては，特に骨髄幹細胞や脂肪細胞の利用が有望であり，現在 in vitro や動物レベルでの研究と一部は臨床研究が展開されている．

〔吉江弘正，奥田一博〕

■文 献

Yamamiya K, Okuda K, et al : Tissue engineered cultured periosteum sheets combined with platelet-rich plasma and porous hydroxyapatite graft in treating human periodontal infrabony osseous defects ; a comparative controlled clinical study. J Periodontol, 79(5) : 811-818, 2008.

吉江弘正：再生治療のオーバービュー・歯周組織再生のコンセプト．再生歯科のテクニックとサイエンス（吉江弘正，宮本泰和編著），pp14-19，クインテッセンス出版，2005

吉江弘正，奥田一博他：総説―歯肉細胞シート，骨膜シートを用いた歯周再生治療，日口腔外会誌，55(9) : 432-439，2009．

(7) 唾液腺

　唾液腺は口腔内に唾液を分泌する外分泌腺であり，左右1対の大唾液腺，すなわち耳下腺，顎下腺，舌下腺と口腔粘膜下に存在する小唾液腺（口蓋腺，舌腺など）からなる．これらの唾液腺からは1日に1～1.5 l の唾液が分泌されるが，唾液中には種々の無機イオンのほかに，アミラーゼやリパーゼといった消化酵素，リゾチームとよばれる溶菌酵素，ムチン，アルブミン，分泌型免疫グロブリン，ラクトフェリン，さらには上皮増殖因子（epidermal growth factor：EGF）や神経成長因子（nerve growth factor：NGF）など多くの有機物が含まれている．このような成分の働きによって，唾液は口腔粘膜の湿潤・保護はもとより，消化，咀嚼，嚥下，味覚，さらには洗浄，殺菌作用など多彩な生理的役割を果たしている．頭頸部腫瘍に対する放射線治療，Sjögren症候群などの場合に起こる唾液腺組織の破壊と萎縮，種々の薬物の使用やストレスによる唾液腺の分泌機能低下などにより唾液の産生・分泌が減少すると，口腔乾燥症（ドライマウス）となり，先に述べた種々の口腔機能が損なわれ，生活の質（quality of life：QOL）が著しく低下する．口腔乾燥症の原因が明らかな場合にはその原因の除去または治療を行うとともに，人工唾液や保湿剤の使用，唾液腺マッサージ，唾液分泌促進薬（セビメリン塩酸塩水和物やピロカルピン塩酸塩）の投与などにより，唾液分泌量の増加および症状の改善がはかられる．しかしながら，放射線治療後など唾液腺組織の萎縮が高度である場合には，十分な唾液分泌機能の回復が期待できないことも多い．このことから，唾液腺そのものを修復・再生することにより，唾液の分泌を回復させ，患者のQOLを改善しようとする研究が進められてきている．この項では，このような研究の経緯と進捗状況について概説する．

唾液腺機能再生のための戦略

　われわれヒトを含む動物のからだは一生の間に外傷や疾患によって臓器・組織の一部を失ったり，大きな傷害を受けたりする．損傷した臓器・組織が自然に治癒・再生できるかどうかは傷害の程度や臓器・組織の種類により異なる．たとえば，肝臓のようにその大部分が失われても旺盛な自己再生能力を有している臓器もあれば，中枢神経系のように再生能力をほとんどもたない組織もある．では唾液腺は本来どのくらいの再生能をもっているのだろうか．

唾液腺の発生に関する研究結果から，介在部導管付近の基底部細胞が多分化能を有していると考えられていることから，傷害を受けた唾液腺の再生はこの細胞の数や性質に依存しているものと考えられてきた．しかし，近年のマウスやラットを用いた唾液腺導管の結紮実験により，基底部細胞だけでなく，線条部導管細胞や小葉内導管細胞なども増殖することが確かめられた．このことは，唾液腺が本来かなりの再生能力を有していることを示唆しているものと考えられる．現在，唾液腺の機能再生を目指したさまざまな研究が活発に行われているが，唾液腺の傷害状態に応じてどのような治療戦略を用いるのかという点を整理しておくことも重要である．このような観点をふまえながら，いくつかの治療戦略について紹介する．

i）細胞増殖因子を用いた治療戦略

　創傷治癒に多くの細胞増殖因子が関与していることはよく知られた事実である．このことから，何らかの細胞増殖因子を駆使することにより，傷害を受けた唾液腺の治癒や再生を促進することが可能と考えられる．実際，FGFやEGFが唾液腺細胞の増殖を促進したり，導管結紮により誘導された萎縮唾液腺の再生を促進することが確かめられている．また腫瘍壊死因子（tumor necrosis factor：TNF），肝細胞増殖因子（hepatocyte growth factor：HGF），インターロイキン（interleukin：IL）-6などが唾液腺細胞の増殖や分枝形成を促進したり，アポトーシスに関与しているという報告もある．さらに最近，骨髄細胞のライセートを投与することにより放射線照射後の唾液腺機能低下を回復させうることが示された．今後，このような研究のさらなる進展により，唾液腺再生に有効な蛋白質因子が同定される可能性がある．

ii）遺伝子導入による治療戦略

　ルシフェラーゼやβ-ガラクトシダーゼをレポーター遺伝子としたアデノウイルスベクターを用いた研究により，ミニブタの唾液腺の腺房細胞や導管細胞に遺伝子導入を行うとともに，それを発現させることが可能であることが示されている．また，アデノウイルスベクターを用いてラットやミニブタの放射線照射を行った萎縮唾液腺にアクアポリン-1遺伝子を導入すると，実際に唾液の分泌量が増加し，放射線照射前の約80％まで回復することが確認された．このことは放射線治療などにより萎縮した唾

液腺に対する遺伝子導入治療が可能であることを示しているが，さらに重要なことは，唾液中に含まれているさまざまな生理活性物質を産生・分泌させうる可能性が示されたことである．たとえば，唾液中の抗菌物質であるヒスタチンやシスタチンなどの遺伝子導入を行うことにより唾液の抗菌活性を高め口内炎の発症を予防したり，EGFやケラチノサイト増殖因子（keratinocyte growth factor：KGF）の遺伝子導入を行うことにより口腔粘膜の創傷治癒の促進をはかったりすることができる可能性がある．

iii）細胞移植による治療戦略

Sugitoらは，導管結紮により誘導されたラットの萎縮唾液腺に正常唾液腺細胞を移植する実験を行い，萎縮唾液腺では4週後においても移植細胞が認められるのに対し，正常唾液腺では4週後には移植細胞が確認できなかったと報告している（Sugito et al, 2004）．この事実は，Sugitoらが指摘しているように，萎縮唾液腺には移植された細胞の生着を促す何らかのメカニズムがあることを示唆しているのかもしれない．またこの結果は，唾液腺に対する細胞移植治療を行う際には，細胞を移植する至適時期がある可能性を示唆している．一方，唾液腺の介在部導管付近には，小葉内の種々の細胞（腺房細胞，介在部導管細胞，線条部導管細胞）に分化しうる細胞が存在すると考えられている．また，再生唾液腺組織中に肝臓や膵臓の細胞系列に分化することのできる細胞が存在していることが指摘されている．これらの事実から，唾液腺組織中には多分化能をもった幹細胞様の細胞が存在していることはほぼ確実と考えられ，将来c-Kitなどのマーカー分子を用いて，これらの細胞を効率的に分離・濃縮する方法が確立されれば，細胞移植治療のための有力な細胞源となるだろう．一方，骨髄や歯髄，脂肪組織中には間葉系幹細胞とよばれる成体幹細胞が存在し，さまざまな細胞に分化することが知られている．最近骨髄細胞移植により唾液腺機能を回復させることができることを示す研究成果が報告されてきており，今後このような成体幹細胞を用いた唾液腺再生の試みが活発になるものと考えられる．

iv）組織工学的手法による治療戦略

唾液腺組織における傷害が高度となり，増殖因子に反応したり，遺伝子導入を受け入れたりする細胞がもはや残っていない場合や，移植細胞の生着を促進するメカニズムが破綻してしまっているような場合には，前述の治療戦略では唾液腺の機能を再生することはきわめて困難である．このような場合には，組織工学的手法を用いた治療戦略が必要となる．このためには，唾液腺機能を担うことのできる細胞，増殖因子などのシグナル分子および担体が必要となる．細胞としては，前述の細胞のほかにも，最近注目を集めているiPS細胞などを利用することが可能であろう．担体としてはこれまでに，気管軟骨，PLLA，キトサンなどさまざまな担体の使用が試みられてきている．また細胞の増殖や分化を制御するための分子としては，FGF，EGF，HGFなどさまざまな増殖因子が候補としてあげられる．しかしながら現状においては，いまだ唾液腺組織の再生には至っていない．今後，高度に組織化された腺房と導管系からなり，自律神経系により唾液分泌が制御されるような唾液腺を再生させるためには，唾液腺の発生メカニズムや生体材料に関する研究をさらに進めていくことが必要である． 〔里村一人〕

■ 文 献

Pringle S, Van Os R, et al：Concise review；Adult salivary gland stem cells and a potential therapy for xerostomia. Stem Cells, 31(4)：613-619, 2013.

Sugito T, Kagami H, et al：Transplantation of cultured salivary gland cells into an atrophic salivary gland. Cell Transplant, 13(6)：691-699, 2004.

Tran SD, Liu Y, et al：Paracrine effects of bone marrow soup restore organ function, regeneration, and repair in salivary glands damaged by irradiation. PLoS ONE, 8(4)：e61632, 2013.

(8) 血管新生

血管新生を利用した再生医療といえば，血管新生の誘導による組織の血流改善治療（血管新生療法）を意味するのが一般的であり，現在までに発表されてきた血管新生療法のほとんどは慢性虚血肢や狭心症の治療を目的としたものであった．しかし，組織の血流改善は，創傷治癒や組織再建，組織移植など多くの治療手技を成功に導くための重要なファクターであるため，頭頸部領域の疾患に対する治療においても血管新生療法の応用が積極的に試みられている．

血管新生療法は，血管新生を誘導する物質や細胞をデリバリーする治療法であるが，何がデリバリーされるのかによって作用メカニズムや誘導される血管新生のタイプは異なる．いわゆる血管新生（広義）には，angiogenesis（狭義の血管新生），

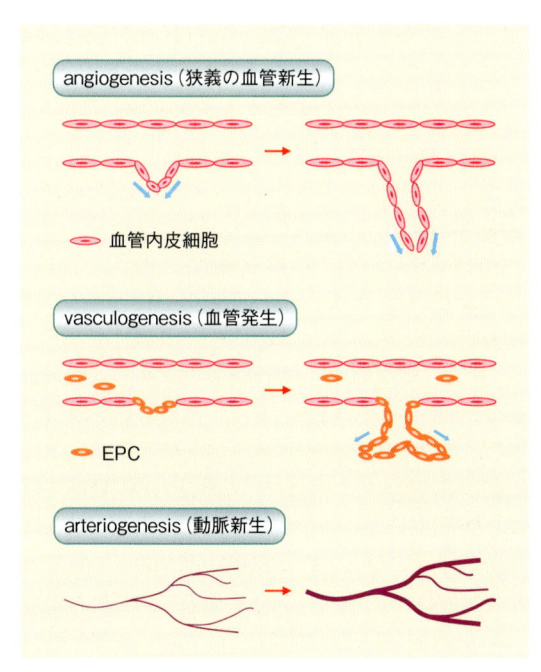

図 6.14.12 血管新生（広義）の3つのタイプ
angiogenesis は既存血管の内皮細胞が増殖・遊走して血管をつくる過程，vasculogenesis は未分化な細胞が増殖・分化し血管をつくる過程，arteriogenesis は既存動脈が成熟し拡大する過程を示す．

vasculogenesis（血管発生），arteriogenesis（動脈新生）の3つのタイプがあり，それぞれは異なった機転である（図6.14.12）．angiogenesis は既存血管の内皮細胞が増殖・遊走して血管をつくる過程であり，vasculogenesis は未分化な細胞が増殖・分化し血管をつくる過程，arteriogenesis は既存の動脈が成熟し拡大していく過程を示す．同じ血管新生療法でも誘導される血管新生のタイプにより治療の意義が異なってくるため，対象とする病態に適合した血管新生療法の選択が重要となる．血管新生療法においてデリバリーされるものを，再生医療の3要素である増殖因子，細胞，足場に分けて概説する．

a. 増殖因子のデリバリー治療

血管新生を誘導する増殖因子（血管新生因子）としては，血管内皮増殖因子（vascular endothelial growth factor：VEGF）や b-FGF，HGF，PDGF などが有名である．VEGF と HGF は angiogenesis をメインに誘導するのに対し，b-FGF と PDGF は arteriogenesis と angiogenesis を誘導することが知られている．このうちわが国において保険診療で使用できるものは，皮膚潰瘍治療薬としてスプレー形式の蛋白製剤が販売されている b-FGF（フィブラスト®スプレー）のみである．b-FGF は，血管新生を誘導するばかりではなく組織欠損部において線維芽細胞の増殖も促進することにより，良質な肉芽組織の形成を促す治療薬である．しかし，b-FGF 蛋白の生体内での半減期は数十分程度と短いため，スプレー投与では局所における有効濃度を長時間たもつのは困難である．この問題を解決するためにドラッグデリバリーシステム（drug delivery system：DDS）を用いた b-FGF の徐放化が試みられている．研究が進んでいる DDS としては，酸性ゼラチンハイドロゲルが知られており，これは b-FGF 蛋白と結合させて生体内に入れると一定期間にわたり持続的に b-FGF を徐放する特性をもつ（Hosaka et al, 2004）．この b-FGF 徐放システムは，歯周組織の再生や，コラーゲンスポンジと組み合わせて皮膚潰瘍治療に応用されている．また歯周組織の再生治療においては，PDGF（PDGF-BB）と β-TCP 細粒を組み合わせた GEM21S® も注目を集めている．PDGF による血管新生作用，歯周組織や骨の再生作用により β-TCP 単独使用時と比べ有意にすぐれた骨誘導作用を示すことが確認されている（Nevins et al, 2005）．

b. 細胞のデリバリー治療

細胞を用いた血管新生療法の当初のコンセプトは，血管内皮前駆細胞（endothelial progenitor cell：EPC）を虚血組織にデリバリーすることにより，EPC 自体が血管内皮細胞となり虚血組織内における vasculogenesis を誘導して血流の改善をはかるというものであった．実際には EPC を割合多く含む骨髄単核球細胞分画を虚血組織に注射するという形式で治療に用いられはじめたが，検討が進むに従い骨髄単核球細胞から VEGF や b-FGF などさまざまな血管新生因子がパラクライン的に放出されることが明らかになり，血管新生因子デリバリー治療の一面をも併せもつことが示された．最近では，EPC による vasculogenesis の作用より，放出された血管新生因子が誘導する angiogenesis や arteriogenesis による治療効果がメインであるとする研究結果もあり，治療メカニズムはいまだ明確になっていないのが現状である．そのため，デリバリーする細胞に関してもさまざまなプロトコルがあり，骨髄単核球細胞以外にも末梢血単核球細胞を用いるものや，骨髄または末梢血中の CD34+ 細胞を分離してより多くの EPC を含む細胞分画として用

いるものなどがある．難治性潰瘍治療においては，骨髄細胞をそのままコラーゲンスポンジに浸透させて潰瘍面に貼付するという治療法が発表されており，局所における血管新生誘導と肉芽形成促進によりすぐれた治癒効果が認められている（Ichioka et al, 2005）．

c. 血管新生のための足場を提供する治療

血流を改善するために既存の組織内において血管新生を誘導する場合には，その組織自体が血管新生の足場となるので新たに足場を提供する必要はない．しかし，組織欠損部やインプラントしたマテリアル内部など足場となる組織が存在しないところへ血管新生を誘導するためには，血管の足場となる構造が必要となる．なぜなら，血管は生体内において結合組織である細胞外基質によりその構造が支えられており，細胞外基質による支えがない状態では血管の構造を保つことができないためである．このような血管新生のための足場を提供する治療材料として，人工真皮といわれるコラーゲンスポンジ（ペルナック®，テルダーミス®）をあげることができよう．たとえば，このコラーゲンスポンジを全層皮膚欠損層に貼付すると，数日のうちに周囲の組織から線維芽細胞や angiogenesis により誘導された新生血管がコラーゲンの構造を足場として侵入し増殖する．そして，侵入した線維芽細胞は増殖しつつ新たな細胞外基質を生成し，血管新生のためのさらなる足場を提供することによって結果的にコラーゲンスポンジ内に良質な肉芽組織を形成するというメカニズムである．もとのコラーゲンスポンジはこの間に分解・吸収される．筋肉や骨の露出しているような皮膚欠損や広範囲の組織欠損部に使用されるが，最近では前述のように b-FGF 徐放システムや骨髄細胞と組み合わせて使用する試みもなされている．

〔小山博之〕

■ 文　献

Hosaka A, Koyama H, et al：Gelatin hydrogel microspheres enable pinpoint delivery of basic fibroblast growth factor for development of functional collateral vessels. Circulation, **110**(21)：3322-3328, 2004.

Ichioka S, Kouraba S, et al：Bone marrow-impregnated collagen matrix for wound healing: experimental evaluation in a microcirculatory model of angiogenesis, and clinical experience. Br J Plast Surg, **58**(8)：1124-1130, 2005.

Nevins M, Giannobile WV, et al：Platelet-derived growth factor stimulates bone fill and rate of attachment level gain；results of a large multicenter randomized controlled trial. J Periodontol, **76**(12)：2205-2215, 2005.

（9）脂　肪

顔面変性疾患（顔面脂肪萎縮症）として，Parry-Romberg 症候群（hemifacial progressive atrophy or idiopathic hemifacial atrophy），深在性エリテマトーデス，強皮症，ヒト免疫不全ウイルス（human immunodeficiency virus：HIV）感染に伴う脂肪萎縮などが知られている．これらの陥凹変形は，遺伝的もしくは後天的な疾患に伴う外見上の問題から社会的な不利益を抱えるため，整容的な治療が必要とされる．その修復には，遊離皮弁移植による組織増大治療が標準とされてきたが，近年では脂肪移植による治療の試みも行われている．

脂肪注入移植法は生着や確実性に問題があるとされてきたが，採取部や移植部に瘢痕を残さない，自家組織のため異物に伴う後遺症がない，皮弁移植に比べて形態形成の自由度が高い，侵襲が小さい手術である，などの利点があり，特に美容的観点からはすぐれた治療法である．採取・前処理・移植技術などの改良により脂肪移植の有効性が高くなり，加齢に伴う皮下組織の萎縮，たるみやくぼみを改善する若返り目的でも多用されるようになった（吉村，2008）．最近では，脂肪組織由来幹細胞（adipose-derived stem cell：ASC）を利用して脂肪組織を再生させる治療（cell-assisted lipotransfer：CAL）法も行われている（Yoshimura et al, 2008）．

a. 脂肪組織

脂肪組織は，その体積の 9 割以上を脂肪細胞が占めるが，細胞数でみると脂肪細胞はわずか 2 割程度しかなく，脂肪間質細胞，血管内皮細胞，血管壁細胞，線維芽細胞，さらに脂肪組織内に存在する血球由来細胞（レジデントマクロファージ，リンパ球）など数多くの細胞が存在する．近年，この脂肪間質細胞（間質血管細胞（stromal-vascular cell））には多分化能をもつ細胞が多く含まれていることが指摘され，大量（＞500 ml）の採取が可能な脂肪組織は骨髄に代わる新たな成人間葉系幹細胞源として注目されるようになった．毛細血管に接して存在している ASC の生理的機能は，約 10 年の寿命をもつ脂肪細胞の次世代の細胞を細胞死に応じて提供する

ことであり，毛細血管のターンオーバーも同様にASCが司ると考えられている（Yoshimura et al, 2009）．

脂肪組織は阻血に弱く，3時間の阻血で組織の激しいリモデリングが誘導される．脂肪細胞が最も阻血に弱く，ASCは阻血に最も強く，強い低酸素下でも3日間は生存可能である．脂肪細胞の一部はアポートシスもしくは壊死を起こし，阻血に強いASCが分裂・増殖するとともに分化して，必要な組織の再生を司る．阻血の程度や時間により，再生の程度（線維化や萎縮）が決まる．放射線治療後の場合には組織内のASCの密度が小さいために，こうしたリモデリングが阻害されることになる（Yoshimura et al, 2009）．

b. CAL法

吸引脂肪組織は直径2～3mmの細い金属カニューレで吸引されるため，大きな血管・神経や細胞外基質が正常脂肪組織に比べて少なく，含有されるASCも正常脂肪組織に比し半分程度と少ない（図6.14.13）．CAL法では，この前駆細胞（幹細胞）不足を解消するために，余分に採取した組織から単離したASCを添加して，幹細胞豊富な脂肪組織として注入移植する（図6.14.14）（Yoshimura et al, 2008）．

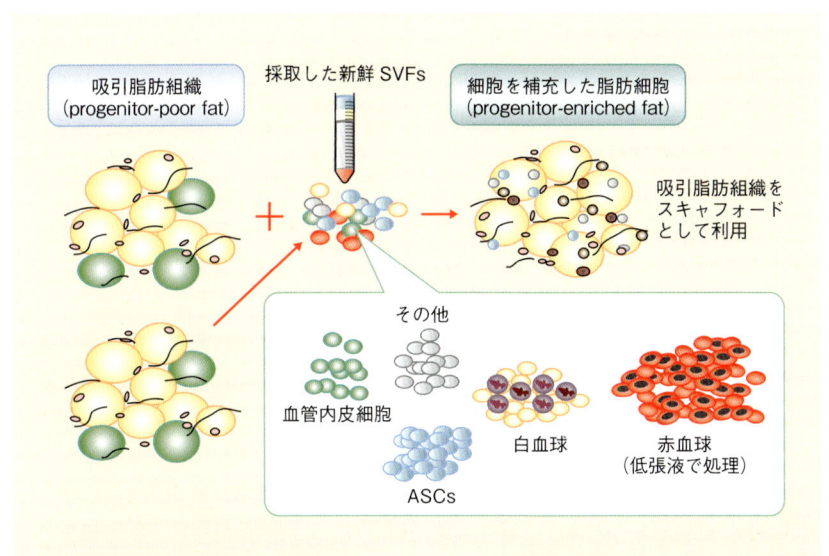

図6.14.13 CAL法の基本概念

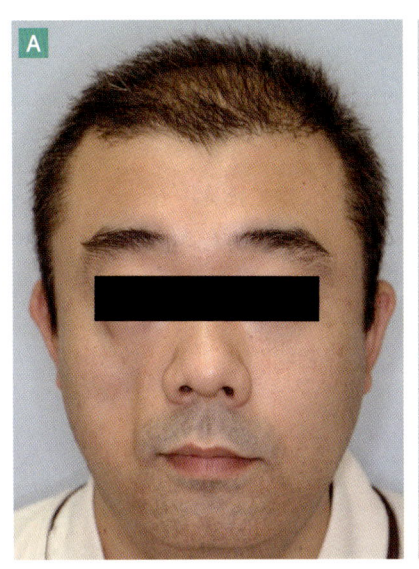

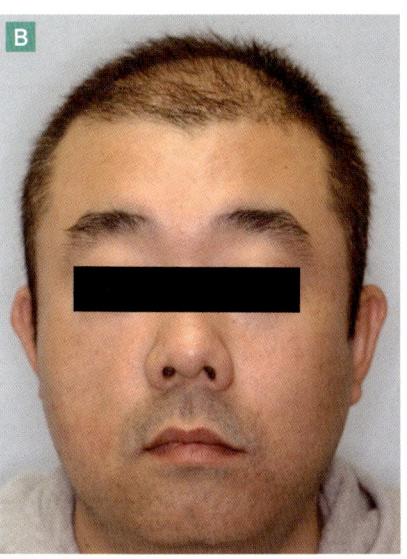

吸引脂肪組織は切除脂肪組織に比し，含まれている前駆細胞（ASC）の数が少ない．前駆細胞が相対的に欠乏している吸引脂肪組織をスキャフォードと見なして前駆細胞を加えて接着させることにより，前駆細胞が豊富な脂肪組織として移植材料とする．実際には前駆細胞を含んだSVFを加えている．

図6.14.14 CALを行ったRomberg病による右顔面陥凹変形の症例

38歳男性，約75mlを移植した．A：術前の状態．B：術後12カ月の状態．移植脂肪は自然な形態・質感を実現し，十分な増大効果が維持されている．顔面に手術瘢痕を認めない．

脂肪吸引の採取部は通常は大腿または腹部である．移植材料は一般的な持続脂肪吸引機（500〜700 mmHg）により採取する．余分に採取した分の脂肪組織を酵素処理を経て脂肪部分および廃液部分よりそれぞれ ASC を含む血管間質細胞群（stromal vascular fraction：SVF）を単離する．この工程には約80分を要する．移植用脂肪組織は従来法同様に700 g の遠心処理により，油分・水分・血液成分を可能なかぎり除去しておく．単離した SVF を遠心処理した移植用脂肪組織に接着させて移植材料とする（図6.14.13）．顔面における脂肪移植では1 ml ディスポーザブルシリンジを使用することが標準である．針は18 G の標準針もしくは60 mm 長のカテラン針を使用する．術前のデザインに従って，移植脂肪を極微量ずつ，層々に丁寧に注入していく．術後は消毒や抜糸は不要で，洗顔，シャワーは翌日から，入浴は1週間後から可能である．移植脂肪は特に当初の1カ月は不安定な状態にあり，マッサージは厳禁とし，できれば3カ月間継続する．

c. 臨床結果

術後は皮下出血，腫脹がみられ1〜2週間で消退する．顔面変性疾患による脂肪萎縮症に対して脂肪移植治療を行い，9カ月以上の経過観察をした分析では，従来法では術後9カ月まで萎縮傾向がみられたが，CAL においてはおよそ3カ月で萎縮が終わり安定する傾向がみられた（Yoshimura et al, 2008）．生着する脂肪は個人差がみられたが，有効性評価において CAL 群の方が評価が高かった．これまでに20例以上の脂肪萎縮症患者に CAL 法を行い，満足すべき組織増大効果が得られている．

d. 考察

乳房を含む450症例以上の臨床研究において，CAL 法の一定の安全性と有効性が確認された（Yoshimura et al, 2009）．有効性の評価については，さらに今後の定量的評価，コントロールスタディおよび長期的経過観察による評価が必要である．しかし脂肪移植においては，力学的にもろく，阻血に弱い脂肪組織の特性を十分に理解する必要がある．そして，採取・前処理・移植のそれぞれの工程において1つでも不適切な行為を伴えば，臨床効果を損なうことにつながることを留意すべきである．さらに，移植注入技術は熟練を要し，使用するデバイスも結果を大きく左右するといわれる．

脂肪注入移植により放射線照射皮膚の血行がよくなることが示唆されており，皮下脂肪は皮膚の血行を供給する重要な臓器なのかもしれない．また，韓国では ASC 移植により肥厚性瘢痕の治療が試みられている．ASC は創傷刺激（b-FGF 刺激）で HGF を分泌することが明らかになっており，瘢痕，線維化，血行不良を伴う広範囲の疾患に対して応用できる可能性がある． 〔吉村浩太郎〕

■文　献

吉村浩太郎：効果的な脂肪注入法の開発．形成外科，51：265-274, 2008.

Yoshimura K, Sato K, et al：Cell-assisted lipotransfer for facial lipoatrophy；efficacy of clinical use of adipose-derived stem cells. Dermatol Surg, 34(9)：1178-1185, 2008.

Yoshimura K, Suga H：Adipose-derived stem/progenitor cells；roles in adipose tissue remodeling and potential use for soft tissue augmentation. Regen Med, 4(2)：265-273, 2009.

(10) 神　経

神経障害性疼痛に対して，京都大学再生医科学研究所臓器再建応用分野で作製された人工神経誘導管 poly-glycolic acid-collagen tube（PGA-C tube）を用いた損傷神経の生体内再生治療は現在，実験的研究から，四肢で劇的な知覚・運動神経再生の客観的所見の回復の報告を経て，多数例の検証から適応の決定へと移行しつつある．すでに，2010年度の「ペインクリニック治療指針」改訂第3版によれば，神経障害性疼痛項目での四肢における神経再生術について，「神経再生術は運動機能の改善，痛みの緩和の目的で行い，高い技術と判断能力が不可欠であり，経験豊かな専門医が行う」と示され，われわれの論文が引用されるに至った．一方，人工神経誘導管は，全世界でコラーゲン単体，中空 PGA tube など多種類にわたって開発・報告され，一部はすでに欧米で商品化されている．われわれの PGA-C tube は，現在特許を京都大学知財部が管理し，市販化はされていない．しかし欧米ではすでに，どの人工神経誘導管をどう使用するかという選択を迫られているのが現状で，最近のレビューでは PGA-C tube の臨床応用が難治性疼痛疾患の最たる神経障害性疼痛から始められたのに対して，ほかの人工神経管の臨床応用が，四肢の minor sensory nerve である手指神経欠損例の治療から開始されたがゆえに，四肢 minor seonory nerve の短い欠損に使用できる可

能性があるとの結論にとどめられている．すでに，北米で自家神経移植との randomized multicenter controlled study が行われた Neurotube では，自家神経移植を主とする従来法より有意にすぐれていたのは 4 mm 以下の欠損群と報告され，欧州を中心とした neuragen の同様検討ではまだ自家神経移植より有意の改善は認められていないという．PGA-C tube は，犬腓骨神経再生実験で 80 mm の再生が報告された後，犬坐骨神経 15 mm 欠損モデルで自家神経移植との比較実験で，自家神経移植の代用としての価値があることが証明された．

末梢神経は高い自己修復機能ゆえ，患者が末梢神経麻痺症状を訴えた時点で，正確にその予後を推察することは困難である．人工神経誘導管という新しい臨床材料を前に，われわれは末梢に残存し，かつ将来にわたって侵害受容性疼痛の原因となりうる可能性のある末梢神経障害を可視化し，客観的な証明を行う手段を模索しなければならない．その解決法のなかには，詳細な理学的所見の聴取は当然として，術前の非侵襲的検査法の確立，術中電気診断技術の確立などが望まれる．さらに，混沌とする難治性疼痛の代表的な複合性局所疼痛症候群（complex regional pain syndrome：CRPS）の全容を解明・分類し，CRPS 内に含まれる症例のなかでの PGA-C tube を含む人工神経の至適な使用方法を探らなければ，さらなる混乱が起こるであろうことは容易に想像される．現在，これらの諸問題を解決することが，何よりも先行されると考え検討が行われている．

口腔外科領域では，新潟大学歯学部歯科麻酔学瀬尾教授，照光准教授らのご協力を得て，口腔内神経障害性疼痛の臨床応用を開始，すでに抜歯後舌神経損傷例に対する神経再生の結果を報告し，良好な結果を得たため，その後慎重に臨床例を重ねている．

a. 代表症例―抜歯後舌神経障害性疼痛患者への神経腫切除ならびに 4 cm PGA-C tube 置換例

30 歳女性，右側第三大臼歯の抜歯時，内側縁での局所麻酔時に電撃様の放散痛を自覚，1 週間後にも舌神経領域のしびれが残存し，数週間後には舌運動障害とともに慢性の痛みが継続するため 4 カ月後に新潟大学歯科麻酔科を受診した．初診時舌半側の知覚欠損，舌半側の味蕾の完全消失，呂律障害，開咬障害，brush stroke 0％，2 点識別能 25 mm 以上，von Frey 試験で scale out が認められた．全身麻酔下での舌神経を確認すると第三大臼歯の内側部で舌神経が断裂し，外傷性神径腫（7×3×4 mm）を形成，下顎骨の側面に激しく癒着していた．末梢断端も神経腫を形成し，神経腫部分を取り除くとその間隙は 40 mm をこえた．

その間隙を直径 5 mm，長さ 50 mm の PGA-C tube を用いて両端に神経断端を挿入し，顕微鏡下で 8-0 ナイロン糸で神経と神経管とを縫合固定した．術直後から疼痛の消失を認め，抜糸時には呂律障害，開咬障害の改善を認め，150 日目には brush stroke の正常化，1 年後には 2 点識別能 12.6 mm，von Frey 試験で 3.61 識別可能で，再発なく 4 年後の現在，味覚の改善が認められている．

b. 神経障害性疼痛患者に対する生体内再生治療の概要

神経障害性疼痛患者（複合性局所疼痛症候群（complex regional pain syndrome：CRPS）患者を含む）に対しては，詳細な病歴の聴取，観察入院，日常生活の詳細な観察，客観的検査（理学的所見，電気生理学的検査），冷水負荷によるサーモグラムなどによる vasomotor response の評価などを経て，局所病変の存在（MRI，CT，超音波などの画像診断を含む）を類推され，なおかつ正確な局所ブロックでの局所治療の反応（VAS 4/10 以下をもって有効）を基に治療の可能性を患者・家族と総合的に判断し，公正なる第三者の存在のもと決定する．手術には，術中神経損傷部の同定に術中電気生理学的検査は必須であり，対照神経の活動電位の証明されないものを切除ならびに PGA-C tube での置換の対照とし，活動電位がまだ証明される場合には神経剥離にとどめ神経束内血行温存をはかり，周辺血行に問題があれば血管柄付き脂肪（皮）弁を追加して血行付加ならびに瘢痕形成の予防を行う．さらに神経再生の阻害因子があれば原因の除去を行う．神経損傷周囲の軟部組織再建は環境を整えるうえで，特に重要である．

これまでの生体内再生治療の成績から，軟部組織の状態はもちろんのこと，合併する神経障害や全身性疾患の有無，神経障害に対する PGA-C tube の長さによって結果が影響を受けることが示唆されてきている．われわれは，重症化する末梢神経障害性疼痛患者の病態を総和仮説（the sum of all factors）として説明することができると考えている．すなわち，複数の無症候性な病態の存在下で，多くの破

格，不安定性をもつ四肢ではたとえわずかな外傷であっても，神経・軟部組織障害と相まって重症化することがある．発症は多くの要素の総和であり，それが末梢代償機構をこえた状態がCRPSではないかと仮定するものである．さらに疼痛は情動反応であり，精神的要素にも影響を受ける．口腔内再生の場合，癌切除後広範囲組織欠損，顎骨骨髄炎，放射線治療後軟部組織障害の有無などの複合要素が存在する場合の治療の再生治療は，より慎重に行う必要がある．ほかに患者選択の問題（詐病，人格障害，精神疾患など），集学的な治療の必要性（ペインコントロール，精神的サポートを含む），患者の社会復帰の支援，社会的環境整備の不備など，この分野には解決するべき多くの問題が存在する．

〔稲田有史〕

■ 文　献

Inada Y, Morimoto S, et al：Surgical relief of causalgia with an artificial nerve guide tube；successful surgical treatment of causalgia. Pain, **117**(3)：251-258, 2005.

Nakamura T, Inada Y, et al：Experimental study on the regenetation of peripheral nerve gaps through a polyglycolic acid-collagen(PGA-collagen) tube. Brain Res, **1027**(1-2)：18-29, 2004.

Seo K, Inada Y, et al：One year prognosis of damaged lingual nerve repair using a PGA-Collagen tube；a case report. J Oral Maxillofacial Surg, **66**(7)：1481-1484, 2008.

3　遺伝子治療など

前項までに取り上げられた各組織の再生では，細胞を何らかの因子で刺激することが出発点となるが，遺伝子を用いて細胞分化や細胞機能を制御するアイディアは，注目を集める手法の1つである．たとえば四肢の虚血性疾患に対する血管再生を目的とする再生医療では，HGF，FGFをはじめとする種々の成長因子の遺伝子投与が多く試みられており，一定の成果が得られている．直接リコンビナント蛋白・ペプチドの形で各種因子を投与することと比較して，遺伝子を用いるメリットとしては，以下のような点があげられる．

①体内の細胞からの蛋白産生であるため，外部からの蛋白投与に比べ，より生理的な形で標的となる局所へ到達・作用する．担体を用いてリコンビナント蛋白を投与する場合，initial burst effect（担体から初期に一気に蛋白が放出されてしまう）により所定の効果が得られない可能性があるだけでなく，過剰な活性による細胞の癌化誘発などのリスクを増すことになる．

②蛋白・ペプチドの持続的な産生が期待される．通常組織再生は一定の時間を要する生物学的プロセスであり，1回の蛋白投与のみで目的の達成は期待できない可能性も高いが，遺伝子発現の形では，数日から場合によっては数カ月の単位で発現を持続させることもできる．遺伝子発現の持続やon-offを制御する技術も開発されている．

③複数の因子を組み合わせる自由度が高い．組織再生は複合的なプロセスで，多くの因子の「cocktail」が必要となる場合も多い．リコンビナント蛋白と異なり，遺伝子はDNA配列をコントロールするのみで，共通のプラットフォームから多くの因子を産生させることが可能である．

このように，遺伝子は再生医療への応用に適した性質をもっている．さらにリコンビナント蛋白は非常に高価であるのに対し，遺伝子は通常プラスミドDNAの形で作成され，コスト面でも有利である．

遺伝子投与の手法としては，ウイルスベクターを用いる手法，および非ウイルス性システムの2つに大別される．現状では，遺伝子導入効率，安全性，効果の安定性などのニーズを理想的に兼ね備えたシステムは存在しない．ウイルスベクターは高い遺伝子導入効率をもち，iPS細胞など幹細胞生物学へも広範に応用されているが，免疫原性や導入遺伝子のゲノムへの非特異的な取り込みなど，再生医療への応用はハードルが高い．実際BMP-2のアデノウイルスベクターによる動物への投与で，骨形成がウイルスの免疫反応惹起によりかえって阻害されるとの報告もある（Egermann et al, 2006）．

したがって，再生医療分野へはウイルスを用いない非ウイルス性システムのニーズが高い．システムに求められるポイントとしては，通常局所投与が中心で全身投与は不要，ある程度長期間の持続的遺伝子発現が望ましい，生体の組織再生能を阻害しない，高いレベルの安全性が求められる，といった点があげられる．

ナノミセル型遺伝子キャリア

上記のニーズを満たす可能性をもつシステムとして，ナノミセル型遺伝子キャリアを紹介する（図

6.14.15）．ナノミセルは，ポリエチレングリコール（polyethylene glycol：PEG）などの親水性連鎖とポリカチオンからなるブロック共重合体を，天然のポリアニオンであるDNAと溶媒中で混合することによって形成される．DNAをコアに内包し，その周囲を親水性でフレキシビリティに富んだPEG層が覆うという2層構造からなる水溶性会合体（ナノミセル）である．ポリカチオンの分子構造を制御することにより，ナノミセルの会合力制御やpHなど生体内環境への応答性が得られ，投与経路や必要な遺伝子発現量・期間など個別の適応に対して，キャリア機能が最適化される．またPEG鎖末端に標的認識分子（リガンド）を導入することで，特異的な受容体に対するターゲティングが可能となる．

ポリカチオン部分の基本構造として，ポリアスパラギン酸の主鎖にジエチレントリアミンを側鎖として連結したポリカチオン（PAspDET）が，高い遺伝子導入能を示す（図6.14.15枠内）．側鎖のアミン構造は，酸性環境下でのバッファー機能をもち，細胞に取り込まれた際のエンドソーム脱出促進に寄与すると考えられる．さらにPAspDETは生理的条件で自己触媒型の生分解性をもち，生体適合性にすぐれる．ポイントは分解産物は高濃度でもほとんど細胞毒性を示さないことで，遺伝子発現後に細胞内に残るポリマーによる影響（蓄積毒性）を最小限にすることが可能である（Itaka et al, 2010）．

このPAspDETとPEGを連結したブロック共重合体（PEG-PAspDET）を用いて形成されたナノミセルを用いて，骨誘導に機能する*caAlk6*および*Runx2*遺伝子導入をマウス頭蓋骨由来細胞に対して行うと，良好な骨芽細胞分化が誘導された（図6.14.16）．興味深いことに，ほかの手法（市販の脂質系遺伝子導入試薬など）での遺伝子導入と比べ，レポーター遺伝子などで評価する遺伝子発現レベルは同等でも，骨芽細胞への分化誘導の効率はナノミセルがすぐれた．その理由として，ナノミセルは上記の蓄積毒性が低いことにより，細胞の生理的な状態を維持し，分化などの挙動に与える影響が少ないことが示唆されている．この特徴は遺伝子の反復投与を行うニーズに対して特に重要で，ナノミセルでは，反復投与しても内在性遺伝子の発現プロファイルにほとんど影響しないことが，ゲノミクス的な解析で明らかとなっている．

動物の骨欠損モデルに対する応用では，上記の骨誘導因子遺伝子をナノミセルに内包し，担体を用いて骨欠損部に投与すると，4週でコントロールではみられない明瞭な骨再生が担体周囲を取り囲むよう

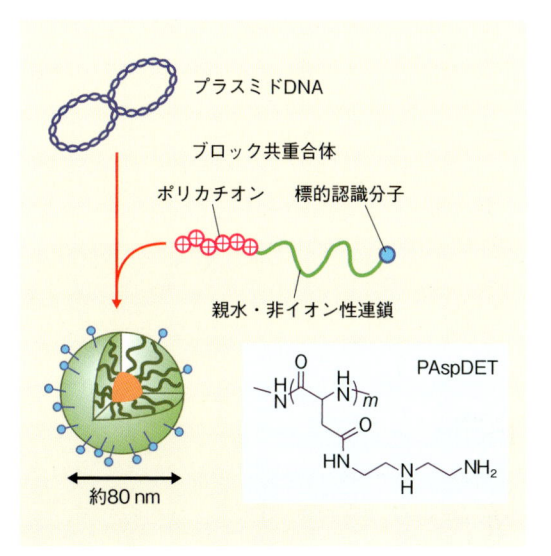

図6.14.15　ナノミセルの調製
ブロック共重合体とDNAを混合することで形成される．枠内は代表的なポリカチオン（PAspDET）の分子構造．

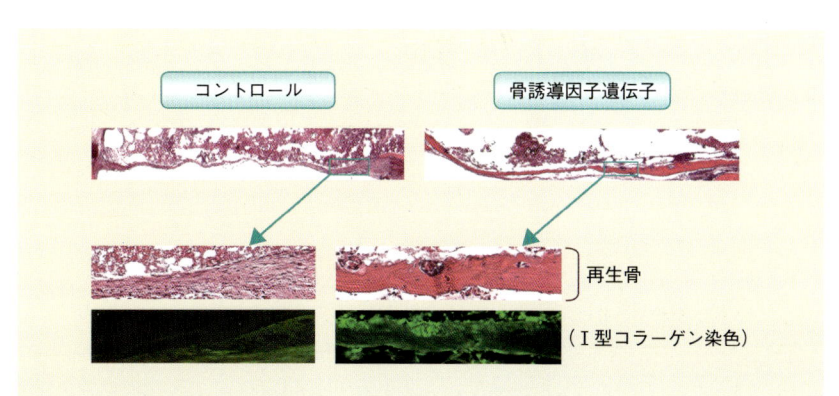

図6.14.16　ナノミセル遺伝子導入による骨再生（投与後4週）
ナノミセルによる骨誘導因子遺伝子（*caAlk6*＋*Runx2*）導入により，明瞭な骨再生が得られる．

6.14　再生医療の応用　995

に観察された．数週にわたって，担体からナノミセルが周囲組織に対して徐放され，周囲の細胞に持続的に遺伝子を発現させた結果と考えられる．注目すべき点として，アデノウイルスベクターを用いて同様の遺伝子投与を行うと，やはり旺盛な骨再生はみられるが，ナノミセルを用いた場合と比べて，骨の性状は不整かつ不均一である．遺伝子導入効率そのものは，アデノウイルスベクターはナノミセルを上まわるが，ウイルスベクターでは局所的に炎症が惹起され，結果的に骨再生に悪影響を及ぼした可能性が推測される（Itaka et al, 2007）．

このように，遺伝子を組織再生に応用してよい結果を得るためには，安全かつ生体適合的な遺伝子導入システムが重要なカギの1つとなる．再生医療の実現に向けては，生物学的な知見を土台にして，遺伝子の選定や組み合わせ，必要な発現持続期間などを明らかにしたうえで，そのニーズに応じたキャリアや担体の分子設計最適化，生体内での細胞レベルの機能評価，安全面に対する薬理学的解析など，医工薬を中心とする集学的な取り組みが重要である．

〔位髙啓史〕

■文 献

Egermann M, Lill CA, et al: Effect of BMP-2 gene transfer on bone healing in sheep. Gene Ther, **13**(17)：1290-1299, 2006.

Itaka K, Ishii T, et al: Biodegradable polyamino acid-based polycations as safe and effective gene carrier minimizing cumulative toxicity. Biomaterials, **31**(13)：3707-3714, 2010.

Itaka K, Ohba S, et al: Bone regeneration by regulated *in vivo* gene transfer using biocompatible polyplex nanomicelles. Mol Ther, **15**(9)：1655-1662, 2007.

7章

口腔科学と社会のかかわり

7.1 法医歯学

1 法医学を通した社会とのかかわりについて

(1) 法医学とは

　わが国の法医学の始祖である片山國嘉は，医学を大別して要素医学（基礎医学）と応用医学に分類し，応用医学をさらに各人医学と国家医学（社会医学）に分類した．そのなかで法医学は国家医学に分類されている．一般の臨床医学は各患者個人を対象とした各人医学に分類されるのに対し，法医学や公衆衛生学は，国民の権利維持をはかることを目的とした学問であり，国家あるいは社会を対象とした学問とされ，その対象は大きく異なっている．片山は，「法医学とは，医学および自然科学を基礎として，法律上の問題を研究し，またこれを鑑定するところの医学科なり」と定義づけ，法医学は，裁判に関係ある事件に関与するのみではなく，立法にまで遡って関与する必要性を訴えた．このように，法医学の扱う領域は，裁判上問題となる犯罪事例のみにとどまらず，本来広範囲に及ぶとされている．実際，諸外国における法医学は，犯罪発見を目的とした解剖業務にとどまらずに発展している．遺体を扱う場合でも，犯罪死体のみが対象ではなく，死因が明らかでない遺体について，広く解剖，諸検査を実施し，その情報をもとに事故や中毒，疾病，孤独死の予防などに役立っている．また，虐待を受けた子どもや高齢者など生体における診断に関与することで，その死を予防する場合もある．法は国民の権利維持のためにつくられるものであるが，その名前を冠した法医学は，国民の権利を守るために医学がどのように関与できるのかを広く考える学問領域といっても過言ではない．

(2) 法医学において死を扱う理由

　脳死あるいは心臓死，いずれの段階を人としての死とすべきかといった生と死の境界について議論がされる場合，医学的側面のみで決めることはできない．どの瞬間をもって個体中の細胞や組織が不可逆的に生体としての機能を消失するのかは，科学的に漠然と説明できても，厳密に確定できるものではない．個体が不可逆的に生体としての機能をどの時点で消失するのかということは，ある程度の科学的知見を背景とし，人としての生・死とは何かという，社会で共有される観念的側面から決められているのであって，医学的側面と，法的・社会的側面の両面，つまりは，法と医の境界領域において決定されているのである．

　また，個々人の死においては，その死因が何かを医学的に考察することは，生きた者の権利や社会に大きな影響を与えることである．たとえば，2台の車両が連続して人を跳ね，人が死亡したという場合，1台目の衝突ですでに死亡したところを，2台目が跳ねたとなれば，2台目の運転者は，遺族に対して損害賠償の責任を負わずにすむだろう．一方すでに何らかの病気で死亡していた者を1台目の車両が跳ねたのであれば，いずれの車両も免責されるであろう．このように，1人の死において，それに関係する当事者が法的に有する権利について考察しようとする場合，法的な考察のみで正当な判断を行うことは不可能であり，医学的な側面から正確に死因を特定しなければならない場合が多々ある．それゆえ，法医学は，司法解剖あるいは行政解剖といった法医解剖などを通し，遺体あるいは死に関与することが多い．しかし，遺体を対象とするからといって，故人のために法医学が存在しているわけではなく，遺体を通し，国民の権利を守ることが法医学の目的であることは忘れてはならない．

　遺体にかかわって実施される法医学的診断においては，さまざまな医学的検査が実施されている．死因の判定のための検査としては，法医解剖，組織診断，血液・尿などによる薬毒物検査，CTなどの画像検査が実施され，一方，身元推定のための検査としては，歯牙所見の採取，DNA診断，指紋法，骨などからの年齢，性別推定などの人類学的手法が実施され，それぞれにおいて専門家が必要とされている．そのなかで歯科領域の専門家としての法歯科医は重要な存在である．

(3) 法医学における歯科領域

　法歯科医のおもな業務は個人識別である．身元が不明な遺体について歯牙所見を採取し，生前のカルテと照合することによって身元確認を行うが，その他に歯牙の咬耗度や歯根部のX線写真，CT写真などから年齢推定を行うこともある．特に，航空機事

故や，地震，津波などの災害時においては，法歯科医による個人識別は重要な業務となる．こうした災害時における個人識別のための活動は，災害犠牲者身元確認（disaster victim identification：DVI）とよばれるが，このなかで，歯科所見の採取はDNA型判定と並ぶ必要不可欠な手段である．世界各地で大災害があると，各国から歯科医などで構成されるDVIチームが派遣されている．

その他，法歯科医は，遺体などに残された咬傷の鑑定や，小児のう歯などからの虐待の証明などにも関与している．また，歯科領域における医療事故事例においては，医療行為の適否の判定において重要な役割を担っている．

(4) わが国の死因究明制度

江戸時代においては，遺体の検視の際には，中世における中国の方法が取り入れられ，医師の立会を要することなく検視が実施され，解剖などの科学的検査によって死因が判定されるような近代的な法医学はわが国には根づいていなかった．わが国に，解剖およびその他の検査によって科学的に死因を判定する実証主義的な法医学が導入されたのは明治以降である．明治維新において，わが国は法律を含めたあらゆる面で，西欧文化を取り入れるようになったが，刑法・刑事訴訟法が施行されるにあたり，死因の決定や精神鑑定における医師による鑑定の必要性が認識されるに至り，東京大学医学部にわが国最初の法医学（当時は裁判医学と称した）講座が設置された．その際，ドイツ，オーストリアへの留学を経て，教授に就任したのが片山國嘉であった．

その後の先人たちの努力によって，法医学講座は各大学の医学部に設置されるようになった．しかし，西洋諸国のように，死因が明らかでない遺体一般について，法医解剖を実施するには至らず，江戸時代と同様，警察の初動捜査において，状況などから犯罪性を判断し，犯罪性を拭えない事例のみを選別して，限定的に法医解剖（司法解剖）を実施するようになった．

その後太平洋戦争が終結すると，都市部を中心に行き倒れた死体が多くみられるようになったが，これらの多くは犯罪性が疑われないことから，解剖によって詳細に死因が特定されることはなく，さしたる根拠なく餓死として処理された．このなかには結核で死亡した事例も多く含まれていると考えられた．このことが，新聞報道で取り上げられたことを受け，進駐軍は，死因が明らかでない遺体であれば，犯罪死・非犯罪死に関係なく，解剖によって死因が特定され，その情報は犯罪捜査のためのみではなく，日本人の栄養状態の指標など公衆衛生目的でも活用されるべきであるとし，まずは大都市部にアメリカ型の監察医制度を設置するように命じ，その後制度を全国へ展開するとした．しかし，この命令を受けた日本政府は，犯罪が疑われる事例については従来どおり，捜査機関の要請で大学法医学教室による司法解剖を実施する一方で，犯罪が疑われない事例については，公衆衛生上の必要に応じ，各自治体が任命した監察医が行政解剖できるというように制度を変更した．その結果，わが国には司法解剖と行政解剖という，目的および管轄省庁を異にする2系統の法医解剖が存在するようになり，アメリカ型監察医制度とは似て非なる独特の制度が設置されるに至った．しかも，その後監察医制度が全国に拡大されることはなく，むしろ縮小され，その結果，「犯罪性はないと思われるが，死因が明らかでない遺体」といった，法的には監察医が担当すべき遺体については，わが国のほとんどの地域で，監察医が存在しないことから，それを担当する責任主体があいまいとなり，死因究明が実施されないでいる．

一方で，変死事例の増加から大学の法医学教室で捜査機関の嘱託から司法解剖に付される遺体が増えたが，大学法医学教室は文部科学省の管轄下におかれることから，捜査機関の要請に応じて，解剖および諸検査に従事する法医学者や施設の整備がなされることはなかった．このように，わが国においては系統的に法医解剖制度を設計し，制度化されたことが，明治の法医学導入時以降なく，そのため，法医解剖制度の発展，ひいては法医学の発展が妨げられた．その結果，わが国の法医学は，死因が明らかでない遺体全体に関与し，犯罪捜査以外の目的に情報を活用したり，被虐待事例などの生体へ関与し，死を予防したり，立法に関与するなど，本来果たすべき役割を十分に果たせているとはいいがたい．

法歯学についても同様であり，国際的なDVI活動で諸外国から遅れをとったり，被虐待児など生体への関与も不十分であるとの指摘がされている．今後，国民の権利を適正に維持するためにも，法医解剖制度をはじめとした死因究明制度の改善が待たれるところであり，近年政府内においても検討が始

7.1 法医歯学　999

まっているが，そこへ働きかけていくことは，国民の権利維持を目指す法医学の学問的責務といえるだろう．

(5) 診療関連死における法医学の関与

日本法医学会は1994年に異状死ガイドラインを提示した．その前文においては，異状死届け出は，従来のように，犯罪の発見と公安の維持を目的としたものしてとらえるべきではなく，国民の人権擁護，公衆衛生などのためにより広くとらえるべきであるとし，明らかな病死以外のすべての死を異状死として警察へ届け出たうえで，死因が明らかにされるべきとし，このなかには，診療に関連した死亡も含むとした．従来のわが国の司法は，異状死届け出を犯罪発見の端緒とのみ限定的にとらえる傾向があるが，そのような発想のままでは，国民の権利を損ねたり，公衆衛生上の不利益が発生するであろうとのメッセージであったといえるだろう．しかし，そうした国民の権利を広く維持しようとの法医学的観点が，司法および医療に十分理解されてきたとはいいがたい．

1999年に発生した都立広尾病院事件では，消毒液を間違えて点滴したことで患者が死亡し，病理解剖を実施したものの，死因を病死とする死亡診断書が発行され社会的に問題となった．主治医および病院長は医師法第21条違反（異状死届け出義務違反）の罪ではじめて起訴され，有罪となったが，この事件を契機に，医療関係者の間から，法医学会の異状死ガイドラインで述べられる広義の異状死の概念では，警察の医療現場への介入が助長され，萎縮医療を招くとの懸念が出され，法医学会のガイドラインは批判にさらされることとなった．外科系学会が2001年に発表した，「診療に関連した『異状死』について」との声明においては，医療行為に関連した死亡は，警察とは異なる新たな第三者機関で調査されるべきであると主張されたが，この声明には医療事故を犯罪として取り扱いかねない警察を忌避したいとの意図がみてとれる．しかしながら，医療過誤が刑法上の業務上過失致死傷罪に問われうる現行法下では，新たな第三者機関をつくりそこへ異状死が届け出られたとしても，医療への捜査機関の介入は不可避であろう．法医学会の異状死ガイドライン作成が，捜査機関が医療に介入するきっかけになったのかという点については，再度慎重に検討されるべきである．また，異状死届け出は犯罪発見の端緒にすぎないとの狭い概念は，わが国の司法および医療界の共通の認識であるが，法医学会が主張するように，これが将来において国民の権利を守る視点に立ったものであるかについても，再考の余地があるだろう．

医師の過ちに対し国民が厳しい視線を注ぐようになった一方で，数々の冤罪事件や，殺人事件の見逃しなどから，司法も過ちを犯す存在であるという点が国民に広く認識されつつある．医療関連死の問題についても，そうした司法への不信感を背景として，遺族側においては，医療に対する司法のさらなる介入を望む声が出され，医療側においては，捜査機関の介入に対する嫌悪感が発生したとも考えられる．こうした過ちを犯す司法については，裁判員制度の導入や，捜査の可視化などの対策が進みつつあるが，司法が関与する死因究明においても，医学的判断の面での適正性の維持や，情報開示による透明化が考慮されるべきであろう．そうした適正化，透明化がはかられるなかでの医療および司法間でのオープンな議論のなかで，医療への捜査機関介入に対して医師が抱く不信感，嫌悪感は軽減していく可能性がある．

諸外国を参考にすると，業務上過失致死傷罪とは異なるが，何らかの罪名で医療現場に司法が介入し，医療行為についての適否を判断することがありうるのはわが国と同様である．しかし，犯罪が疑われる事例ばかりが法医解剖に付されているのではなく，死因が明らかでない遺体について広く法医解剖が実施される一方で，死因についての情報開示・利用が進み，法医解剖制度が犯罪発見のみではなく，事故の予防に活用されるなど，広い意味での国民の権利維持に寄与しているという点はわが国と大きく異なっている．このような制度では，異状死届け出が犯罪発見の端緒として認識されていないので，異状死届け出に対する医師の抵抗感も軽減されているようである．わが国のように，死因が客観的に精査される以前に，犯罪性あるいは医療過誤の有無が判断され，犯罪あるいは医療過誤が疑われる事例のみを拾い出し，解剖するという運営では，解剖に付さなかった事例のなかにおのずと見逃し事例が発生するし，また，一方では，初動段階での思い込みに基づく捜査が進むことから，医師の警察に対する嫌悪感が増強されるであろう．むしろ，諸外国のよう

に，死因が明らかでない場合は，犯罪や医療過誤などの有無の判断の前に，広く客観的な死因究明が実施されるような，新たな制度づくりが求められている．

(6) 法医学の将来

わが国は，江戸時代においては統治者がその徳をもって人民を治めるという徳治主義をとってきた．明治時代に入ると，誰でも人は過ちを犯しうるという性悪説を前提としてつくられる法によって人民を治める法治主義に移行した．現在もその移行過程にあるといえるが，そのなかではさまざまな軋轢が発生している．特に，医療事故のような医療側の過ちについて，医師と同様過ちを犯しうる司法が罪刑を判断していることについて，法と医の間で大きな摩擦が起きているようにみえる．しかし，本来，法も医も国民のためにある以上，対立より，協力の構図が求められており，法医学は，今後，医療・司法両者の適正化と相互理解においてこれまで以上に重要な役割を担っていくであろう．

一方，法医学は，世界的に変化していくだろう．従来の法医学は，それぞれの国でつくられた法に則って活動しており，国内的にのみ意義を有するとされてきたが，近年は，国際的にも重要な役割を果たすようになりつつある．例えば，コソボ紛争で発生した虐殺について国際法医学チームが入り，虐殺された遺体の数を特定するなどの活動を行ったが，これにみるように，将来は，国際間の紛争の解決において，法医学の果たす役割が国際的に重要になっていくだろう．また，法歯科医によるDVI活動も，そうした国際的な法医学の活動のなかでより重要になっていくと考えられる． 〔岩瀬博太郎〕

2 歯科法医学の社会とのかかわり

歯科法医学は法医学の一分科であって，歯学的事項を広く研究または応用する社会医学である．歯学は基礎医学と応用医学に分かれ，さらに応用医学は診療を通して個人に還元する個人医学と法医学や衛生学などのように社会に還元する社会医学に分かれる．したがって，法医鑑定はさまざまな学問を結集して行われる．

歯科法医学の社会への主たる貢献は，身元確認（個人識別ともいう）である．文字どおり，生体や死体を問わず，その人が誰であるかを確認し氏名を明らかにすることである（小室，2010）．この項では，歯科法医学を専攻する者はもちろん，各地で地域医療に携わる歯科医師が診療行為に加えてできる社会貢献について記述する．

(1) 身元確認の重要性

生者の身元確認を行う機会はきわめて多い．不審者に対する警察官の職務質問は日常茶飯事であり，また一般人でも不審者や初対面の人物については性別や年齢を推定し，個人的特徴をとらえて身元確認を行っている．一方，死者については発見時はすべて身元不明死体である．死後間もなければ顔や顔貌で識別できることもあるが，死後1日も経つと腐敗が始まり，写真つき身分証類があっても顔での判断は難しくなる．

身元確認の必要性・重要性については，次の3つのことがあげられる．第一は，「生前の医療情報のもと，死因究明に寄与する」である．ナイフで刺された，あるいは銃で撃たれたなどの明らかに犯罪に関係ある死体は別にして，死因不明の変死体や非犯罪死体については，死因を解明するうえで，身元確認が不可欠である．すなわち，身元がわかれば生前の医療情報を入手でき，死因究明に利用することができるからである．身元確認は犯罪死を見逃さないためにも非常に重要である．第二は，「犯罪の抑止効果と再発防止に寄与する」である．殺人事件において，死体の身元が判明すれば，その交友関係などから速やかに容疑者を割り出すことができる．「犯罪は割に合わない」ことがよくわかり，犯罪の抑止効果を上げるためにも身元確認はきわめて重要である．第三は，「安寧秩序に寄与する」である．身元不明死体は無縁仏として葬られる．ある家族の父親だった場合，失踪宣告は行方不明になった後7年を経過しなければその効力を発揮せず（民法第30条），遺産相続は執行されないことから，残された家族は日常生活に支障をきたすことにもなる．

(2) 失踪者の数

警察庁の発表（警察庁，2009）によれば，**表7.1.1**に示すように，2004～2009年までの過去6年間で家出人捜索願を受理した件数は各年10万人を下回り，特に2009年では81644人で，過去10年間で最も低かった．これらの数値は届出された件数であっ

表7.1.1　年次別家出人捜索願受理・所在確認状況

	家出人捜索願受理数 (人)	所在確認数 (人)
2003年	101855	89734
2004年	95989	85199
2005年	90650	81297
2006年	89688	82073
2007年	88489	82387
2008年	84739	78668
2009年	81644	79936

(警察庁：平成21年中における家出の概要資料, 2010より改変)

て，近年，ほとんど届出のない数週間から数カ月に及ぶいわゆる「プチ家出」などを加えると，さらに増えると思われる．しかし，幸いなことに，失踪者のほとんどは所在が確認されことなきを得ているようである．いずれにしても80000人といえば，国内の中堅どころの市の人口であり，失踪者の数に驚きを隠せない．

(3) 死体取扱総数の推移

　全国の死体取扱総数（異状死体の数）は，表7.1.2に示すように，1999年から漸増し，2009年には16万体をこえ，1999年の1.4倍に達した．犯罪に関係があるかもしれないとされる変死体の数は2004年まで減少したが，2005年からは逆転して増え続け，2009年には15731体となり，異状死体数の9.8%に達した．一方，犯罪死体の数は1999年から変動することなく減少し，2009年は811体で変死体の5.2%であった．これは，10年前に比べて8.8ポイント改善されており，わが国の高い検挙率が犯罪の抑止効果を上げるために貢献していると思われる．しかし，同年の変死体の司法解剖数は6569体であり，その解剖率は異状死体の4%に低迷している．

異状死体のおよそ9割を占める非犯罪死体は解剖に付されることもなく，犯罪死の見逃しを危惧するゆえんでもある．2013年4月1日から施行された「警察が取り扱う死体の死因又は身元の調査等に関する法律」によれば，非犯罪死体について死因を明確にすべき必要があるときは警察署長の権限で解剖することができる（第6条）と規定されたことから，その危惧を払拭できるのではないかと期待される．

(4) 身元不明死体取扱状況

　警視庁管内の身元不明死体の年次別取扱状況によれば，表7.1.3に示すように，死体取扱総数は2004年以降増加しており，2008年は19496体で全国死体取扱総数の12.0%を占めていた．そのうち，2004〜2008年までの過去5年間における身元不明死体の数は，各年で変動はあるものの，350体程にとどまっていた（警視庁，2008）．これらのうち，指紋あるいは歯科所見などの身体的特徴によって身元確認されたのは平均で225体であった．換言すれば，毎年130体程の身元不明死体が遺族のもとへ返還されなかったことになる．一方，2009年では全国取扱総数が160858体と前年よりも1000体程少なく，また警視庁管内における死体取扱総数は19570体で前年よりも70体程増加するにとどまったものの，身元不明死体は一気に140体程増加して445体を数え，うち307体が判明した．

　2004〜2008年までの身元不明死体のうち，歯科所見の一致により身元確認された数は3〜16体であった．2009年は前年の2倍強となる39体が確認された．これは2009年4月1日から歯牙鑑定謝金の制度（後述）が設立されたことが大きく影響しているものと思われる．

　なお，警視庁は，毎年9月，行方不明者相談所

表7.1.2　死体取扱総数の推移

	全国死体 取扱総数	非犯罪 死体	変死体 （／全国死体取扱総数）	犯罪死体 （／変死体）
1999年	114267	97447	14756 (12.9%)	2064 (14.0%)
2004年	136092	122116	12448 (9.1%)	1528 (12.3%)
2005年	148475	134419	12969 (8.7%)	1087 (8.4%)
2006年	149239	135565	12747 (8.5%)	927 (7.3%)
2007年	154579	139645	14076 (9.1%)	858 (6.1%)
2008年	161838	145816	15038 (9.2%)	984 (6.5%)
2009年	160858	144316	15731 (9.8%)	811 (5.2%)

(警察庁：警察における死体取扱総数の推移より改変)

表7.1.3 警視庁管内の年次別身元不明死体取扱状況

	全国死体取扱総数	死体取扱総数	身元不明死体数	身元確認数	歯科所見による確認数
2004年	136092	16730	389	244	3
2005年	148475	18115	404	232	13
2006年	149239	18035	329	204	11
2007年	154579	19516	357	237	8
2008年	161838	19496	308	209	16
2009年	160858	19570	445	307	39

警察庁調べ.
2009年4月1日歯牙鑑定謝金制度施行. （警視庁広報課）

を警視庁身元不明相談室，浅草警察署観音前交番および巣鴨とげぬき地蔵尊高岩寺会館の3カ所に開設し，いわゆる身元確認強化月間を開催している（http://www.keishicho.metro.tokyo.jp/soudan/fumei/fumei.htm）．警視庁が行う事業ではあるが，全国各地から相談に訪れるために全国的規模としてとらえられており，歯科所見が参考となって確認される例も比較的多い．

(5) 警察歯科医会の設置と役割

1970年代に発生した凶悪な事件の犠牲者の身元確認に歯科所見が貢献したことで，今後の警察捜査には検視作業への協力体制が必要だとして，1984年，群馬県は全国に先駆けて医師と歯科医師による警察医会を設置した（小室，2006）．その後，旅客機の墜落事故や大地震の発生，さらには個々の犯罪事件などの犠牲者について，歯科所見による確認事案が増えつつあることから，警察歯科医会の設立が各県で相次いだ．群馬県での設立以来四半世紀を過ぎた今では各県に設置されている．したがって，死体の身元が確認されたとする報道を見聞きするたび，各地域の警察歯科医会の活動が目にみえるようである．その必要性・重要性については，警察関係者はもとより，国民のよく知るところでもあり，歯科法医学は社会貢献度が大なる分野として期待されている（小室，2006）．

なお，歯学系大学29校で歯科法医学を研究組織として設置しているのは7校であり，歯科法医学者の数は医学系大学法医学教室における研究者を合わせても20数人である．一方，警察歯科医の数は正確な情報がないが，県歯科医師会によっては数十人あるいは会員すべてがその職務についているところもあり，数千人以上が警察行政に貢献していることになる．警察歯科医会は奉仕の精神を基盤として設置されており，身元確認を委嘱されても鑑定に対する諸費用の請求を行うこともなく，ほとんど無償で行ってきた．

(6) 歯牙鑑定謝金制度の設立

近年，警察歯科医が警察捜査における個々の事案に協力する頻度は高まるばかりである．警察歯科医は，要請があれば診療を中断して検査器具やX線写真撮影装置などを携えて臨場しなければならない．これまでは識別の可否を報告しても身分保障はないに等しく，その一方では警察歯科医の氏名，年齢および経験年数などが聴取され，捜査資料として利用され，鑑定結果の責任は重大だったのである．

日本法歯科医学会が2007月4月に設立された（小室，2008）折に，そもそも警察法第37条には犯罪鑑識に要する経費については国庫が支弁すると規定されていることから，まずは歯学系大学法医学教室へ鑑定を依頼された場合の鑑定謝金の支払いを願い出て，その後，これを契機に全国の警察歯科医に対する鑑定謝金の支払いを要望することにした．警察庁の調査によれば，2007年中における歯牙鑑定の委嘱件数は1981件であった．謝金額には地域差があったに相違ないし，また無償に近い事案も相当数あったのではないかと予想される．警察庁は歯牙鑑定謝金の制度を設置し，2009年4月1日から司法の案件について，その制度を施行すると各関係方面へ通達した．早期に施行された最大の理由は，2009年5月21日から裁判員裁判が施行されたために，これまでのようなデンタルチャートのみの報告では不十分であり，裁判員にも読みやすく，理解しやすい鑑定書が必要になったからと思われる．

いずれにしても，警察歯科医（会）の存在やその

有用性を認識しながら，警察庁が鑑定謝金の支弁についてその基準額を設定し，公開したことは警察歯科医の身分が確立することにもなり，きわめて評価される制度である．鑑定謝金という名目で支弁されるということは，鑑定嘱託書が交付され，鑑定書の提出が求められるということである．鑑定書に書式はないが，およそ定型化された文面もある．記載例を図7.1.1に示した．

犯罪現場などに遺留された血液（血痕），唾液（唾液斑）および精液（精液斑）などの体液（体液斑）について，DNA鑑定を代表とする遺伝情報を検索することによってその由来を決定することも個人識別という（小室，2010）．DNA解析による個人識別は専門書（小室，2009）に譲るとして，歯科所見の身元確認への有用性について記述した．

〔小室歳信〕

鑑定書 (記載例)

平成〇〇年〇月〇日付けをもって，〇〇警察署長 司法警察員 警視正 〇〇〇〇 殿により「発刊番号を記入」殺人事件にかかわる鑑定を依頼された．よって，下記の鑑定事項に基づいて，平成〇〇年〇月〇日，〇〇警察署霊安室において検屍を行った身元不明死体と「●●●●」との異同識別を△△歯科診療所において行い，以下の通り鑑定した．

記

1. **事件**
   1) 事件名　　　殺人・死体遺棄被疑事件
   2) 遺体発見日時　平成〇〇年〇月〇日午前〇時〇分
   3) 遺体発見場所　千葉県〇〇〇〇〇〇〇〇

2. **鑑定資料**
   1) 平成〇〇年〇月〇日，〇〇署霊安室で検査された「●●●●」と推定される遺体の歯科所見（肉眼所見とエックス線写真14枚）
   2) 千葉県〇〇〇〇〇〇〇〇「〇〇歯科医院」において作成された「●●●●」名義の歯科診療録5枚（「様式第一号（二）の1」1頁，「様式第一号（二）の2」(8頁)）
   3) 千葉県〇〇〇〇〇〇〇〇「〇〇歯科医院」において撮影されたエックス線写真（デンタル写真）5枚

3. **鑑定事項**
   1) 鑑定資料1)は鑑定資料2)・3)と同一人物のものか否か
   2) その他参考事項

4. **鑑定経過および考察**
   1) 身元不明死体の歯科所見
      (1) 肉眼所見　a) 上顎歯　b) 下顎歯
      (2) エックス線所見　a) 上顎歯　b) 下顎歯
   2) 異同識別に関する事項
      (1) 歯科診療録に記載された歯科所見と身元不明死体から得られた歯科所見の比較
         a) 上顎歯　b) 下顎歯
      (2) 治療中に撮影されたデンタル写真と検屍時に撮影されたデンタル写真の比較
         a) 上顎歯　b) 下顎歯
   　以上，身元不明死体から得られた歯科所見（死後の口腔内写真，死後のデンタルチャート，デンタル写真）と，「●●●●」名義の歯科資料（歯科診療録，生前のデンタルチャート，デンタル写真）を比較・検討したところ，①△△△の形態がきわめて類似している，②△△△，③△△△などの特徴が認められることから，これらは同一の所見であると判定して差し支えないと思われる．

5. **鑑定結果**
   　身元不明死体から得られた歯科所見と「●●●●」名義の歯科資料から得られた歯科所見は，同一と判定して差し支えないと思われる．

6. **鑑定資料の処置**
   　千葉県〇〇〇〇〇〇〇〇「〇〇歯科医院」において作成された歯科診療録5枚（「様式第一号（二）の1」1頁，「様式第一号（二）の2」8頁）および同歯科医院で撮影されたエックス線写真（デンタル写真）5枚については，本鑑定書とともに返却する．

以上の鑑定は，平成〇〇年〇月〇日に着手し，平成〇〇年〇月〇日に終了した．
なお，本鑑定書には資料15枚，写真15枚（カラー12枚，モノクロ3枚），歯科診療録の写し9枚を添付する．

平成〇〇年〇月〇日
〒〇〇〇-〇〇〇〇　東京都〇〇〇〇〇〇〇〇
　　　　　　　　　歯科医師　〇〇〇〇　㊞

注記：
- 鑑定書の書式はないが，「前文，事件，鑑定資料，鑑定事項，鑑定結果，鑑定資料の処置，作成年月日，署名」についてはおよそ定型化されている
- 「事件，鑑定資料，鑑定事項」は鑑定嘱託書に記載されたままを記入する
- 肉眼所見とエックス線写真を基に死後デンタルチャートを作成する
- 生前の診療情報を基に生前デンタルチャートを作成する
- 鑑定結果は簡潔に記載する
- 着手日は前文に記載した日と同じとする．終了日は署名欄の日と同じとする

図7.1.1　鑑定書の記載例

■ 文　献

警察庁生活安全局生活安全企画課：平成21年中における家出の概要資料，p3，警察庁，2010．
警視庁総務部文書課資料編纂課：鑑識活動状況（3）死体取扱状況—警視庁の統計平成20年（2008年），p236，2008．
小室歳信：警察歯科医会が抱える課題と展望．東京歯医師会誌，**54**：3-9，2006．
小室歳信：学会設立のご挨拶．日本法歯科医学会誌，**1**：2，2008．
小室歳信：歯髄，歯石および唾液斑からのDNA鑑定による個人識別．臨検，**53**：813-818，2009．
小室歳信：個人識別．臨床のための法医学，第6版，pp155-160，朝倉書店，2010．

3　歯科関連法律

歯科医師の業務に直接かかわる法律が歯科医師法（以下単に「法」と記載した場合は歯科医師法を指す）であることは間違いない．歯科医師法は，異状死の届出義務（医師法第21条）が規定されていないほかはほぼ医師法と同じ内容であるため，解釈に際して，医師法に関する裁判例を参考にすることもある．そして，病院や診療所の開設および管理医療，医療法人に関しては医療法が，保険診療に関しては，保険医療機関及び保険医療養担当規則が問題となる．

ここでは，罰則が定められている義務を中心にその概要を述べる．

(1) 歯科医師の業務に直接的に関係する義務について

a. 歯科医業とは

i) 歯科医業の独占

法第17条は，「歯科医師でなければ，歯科医業をなしてはならない」と定め，歯科医師免許をもたない者が歯科医業を行った場合には，「3年以下の懲役若しくは100万円以下の罰金に処し，又はこれを併科する（法第29条第1項）」としている．同時に，法第18条は「歯科医師でなければ，歯科医師又はこれに紛らわしい名称を用いてはならない」と定め，これに違反した者に対しては，「50万円以下の罰金に処する（法第31条の二）」とある．さらに同時に法第17条と第18条に違反した者に対しては，「3年以下の懲役若しくは200万円以下の罰金に処し，又はこれを併科する（法第29条第2項）」とある．

このように，法は，歯科医師免許を取得した者に対して，業務および名称を独占させている．

ii)「歯科医業」に関する裁判例

「業」とは，法律上は，反復継続する意思をもって当該行為を行うことと解されている．そこで，「歯科医行為」の内容が問題となるが，最高裁1953年6月26日判決は，印象採得，試適および嵌入は，「その施術の巧拙如何は患者の健康に影響を及ぼすおそれがあるから，当然歯科医業の範囲に属するものと解すべきである」と判示している（刑集7巻6号1389頁）．また，最高裁1984年6月19日判決では，歯科医行為は，明らかに患者に対し保健衛生上危害を生ずるおそれのある行為のみに限定をする必要はないとしており，札幌高等裁判所昭和56年2月5日判決では，義歯製作上必要な情報収集のための問いかけも歯科医行為である問診にあたるとしている．このことより，裁判所は，歯科医師としての医学上の知識と技能を有しない者がみだりにこれを行うときに生理上危険がある行為は，すべて「歯科医行為」に該当すると考えていることがわかる．

iii) 隣接する医療関係者との関係

①歯科技工士：歯科技工士法では，「特定人に対する歯科医療の用に供する補てつ物，充てん物又は矯正装置を作成し，修理し，又は加工すること（歯科技工士法第2条第1項）」を「歯科技工」と定義し，「歯科医師又は歯科技工士でなければ，業として歯科技工を行ってはならない（歯科技工士法第17条，違反者は1年以下の懲役もしくは50万円以下の罰金または併科（歯科技工士法第28条）」とする一方で，歯科技工士による「印象採得，咬合採得，試適，装着その他歯科医師が行うのでなければ衛生上危害を生ずるおそれのある行為」を禁止している（歯科技工士法第20条）．

②保健師，助産師，看護師：保健師助産師看護師法（以下「保助看法」という）は，「傷病者若しくはじよく婦に対する療養上の世話又は診療の補助を行うこと（保助看法第5条）」を業として行えるのは，保健師，助産師，看護師および准看護師だけであるとしている（保助看法第6条，第31条，第32条，違反者は2年以下の懲役もしくは50万円以下の罰金，または併科（保助看法第43条））．「診療」には歯科診療も含まれるので，保健師などが歯科診療の補助を行うことはまったく問題ない．

③歯科衛生士：歯科衛生士法は，歯科衛生士の業

務を，「歯科医師の直接の指導の下に，歯牙及び口腔の疾患の予防処置として」，「歯牙露出面及び正常な歯茎の遊離縁下の付着物及び沈着物を機械的操作によつて除去すること」ならびに「歯牙及び口腔に対して薬物を塗布すること」と定義して（歯科衛生士法第2条第1項），歯科衛生士でない者がこれらの行為を業として行うことを禁止している（歯科衛生士法第13条，違反者は1年以下の懲役もしくは50万円以下の罰金または併科（歯科衛生士法第14条））．同時に，保助看法第31条第1項および第32条の例外として歯科診療の補助をすることができることを規定している（歯科衛生士法第2条第2項）．

④歯科医師の権限：上記のほか，放射線技師を含め，ほかの医療関係者に対して直接指示を与える権限が歯科医師には付与されているが（歯科技工士法第18条，歯科衛生士法第2条，第13条の二，保助看法第6条，第35条，第37条，診療放射線技師法第2条，第26条など），権限には当然責任が伴うので，医療関係者に対して直接的な指示を与える責任が規定されていると理解するのが正しいと考えられる．

iv）医業との関係

1996年5月16日の当時の厚生省の「歯科口腔外科に関する検討会」での議事要旨では，「標榜診療科としての歯科口腔外科の診療領域の対象は，原則として口唇，頬粘膜，上下歯槽，硬口蓋，舌前3分の2，口腔底に，軟口蓋，顎骨（顎関節を含む），唾液腺（耳下腺を除く）を加える部位」であるとされ，日本医師会および日本歯科医師会がこの議事要旨を全国の医師および歯科医師に周知させてきた．裁判において歯科医行為の範囲が問題となった場合もこの基準に従うと考えられる（厚生省の見解および社会保険診療における解釈などを理由に歯科医師が術後性上顎嚢胞の手術を行うことを認めた東京地方裁判所平成7年11月28日判決参照）．

すなわち，上記の範囲をこえる行為は医師法違反として刑事事件に発展する可能性があるのである．某病院の救命救急センターで行われていた歯科医師の医科麻酔科研修が医師法第17条に違反するとして争われた刑事事件の札幌高裁2008年3月6日判決は，研修の必要性を認めつつもその範囲については，「侵襲度，難易度，歯科診療の現場で歯科医行為として実施される頻度，歯科医師に当該技術を習得させる重要度，患者の権利等を総合考慮した上で認められる合理的な範囲に限られるべき」として，厚生労働省医政局医事課長および同局歯科保健課長連名の2003年9月19日付け「歯科医師の救命救急研修ガイドライン」に従ってなされたような場合には研修として許容されるというべきであると述べたうえで，救命救急センター長に対して，医師法第17条違反を認めた原判決（罰金6万円）を維持している．

b. 応召義務

法第19条は「診療に従事する歯科医師は，診察治療の求があつた場合には，正当な事由がなければ，これを拒んではならない」としている．

罰則はないが，「正当な事由」なく診療を拒否したことは，医療訴訟のなかで間接的に主張されてしまう．1949年9月10日医発第752号によると，原則として医業報酬の不払いは「正当な事由」に該当せず，診療時間外であっても急施を要する患者の診療を拒むことは許されないとしている．天候の不良なども，事実上往診の不可能な場合を除いては「正当な事由」には該当しないとされており，「正当な事由」を相当限定的にとらえていることがわかる．

c. 診断書交付義務

法第19条第2項は「診療をなした歯科医師は，診断書の交付の求があつた場合は，正当な事由がなければ，これを拒んではならない」としている．応召義務と同様罰則はない．応召義務よりも「正当な事由」は広くなると考えられるが，歯科医業の独占や公益的性格を考えると限定的に解釈される可能性は高いといえる．

d. 無診療治療・診断書などの交付の禁止

法第20条は，「自ら診察しないで治療をし，又は診断書若しくは処方せんを交付してはならない」と規定し，違反した者は50万円以下の罰金となる（法第31条の二）．

いわゆる「遠隔診療」に関する2003年3月31日医政発第331020号などをみても厚生労働省は直接対面して行われることが基本であるとの姿勢を維持しており，電話などで症状を聞いただけでは診察したことにならない．ただし，直接診察した直後に電話などで症状の変化が伝えられたような場合は，直前の診察に基づく治療として許される場合がある．

なお，公務員である歯科医師が虚偽の診断書を作成した場合は，虚偽公文書作成等の罪（刑法第156条）が成立し，公務員でなくても歯科医師が公務所

提出用の診断書に虚偽記載をした場合は，虚偽診断書等作成罪（刑法第160条）が成立する．死亡診断書には法施行規則第19条の二に規定があるが，診断書には，記載形式に定めはなく，診察の結果に関する判断を表示して人の健康状態を証明するために作成する文書であれば，名称が証明書などであっても診断書として扱われる（大阪地裁昭和48年3月23日判決など）．

e. 処方せんの交付義務

法第21条は，患者に対し治療上薬剤を調剤して投与する必要があると認めた場合には，一定の例外を除いて，処方せんを交付する義務があるむねを規定し，違反した者は50万円以下の罰金となる（法第31条の二）．なお，処方せんには，「患者の氏名，年齢，薬名，分量，用法，用量，発行の年月日，使用期間及び病院若しくは診療所の名称及び所在地又は歯科医師の住所を記載し，記名押印又は署名しなければならない（法施行規則第20条）」とある．

f. 診療録の記載義務

法第23条第1項は，「歯科医師は，診療をしたときは，遅滞なく診療に関する事項を診療録に記載しなければならない」と規定し，違反した者は50万円以下の罰金となる（法第31条の二）．診療録には，診療を受けた者の住所，氏名，性別および年齢，病名および主要症状，治療方法（処法および処置），診療の年月日を記載する必要がある（同法施行規則第22条）．

「遅滞なく」とあるが，おおむね24時間以内に記載すべきとされている．診療録の訂正については，諸説あるが，適切な診療のため，誤記に気がつけば早期に訂正するべきである．その際に，訂正前の記述がわかる形で，訂正した人，年月日を明記すれば，特に問題はない．

2007年12月28日医政発第1228001号では，診断書，診療録および処方せんについて，医師が最終的に確認し署名することを条件に事務職員が医師の補助者として記載を代行することも可能であるとの厚生労働省の見解が示されているが，医療訴訟を担当する弁護士の立場からは，診療録は，治療にあたった歯科医師本人の思考が正確に反映していることが望ましいので，歯科医師本人が記載すべきと考える．

実際右上2番と左上2番の誤記が原因で医療ミスに発展したケースも経験している．

g. 診療録の保存義務

法第23条第2項は，診療録の保存期間を5年と規定し，違反した者は50万円以下の罰金となる（法第31条の二）．また，診療録以外の「診療に関する諸記録」については，過去2年分を病院に備えおく必要がある（医療法第21条，医療法施行規則第20条第十号）．保険医療機関であれば，療養の給付の担当に関する帳簿および書類その他の記録をその完結の日から3年間保存する必要がある（保険医療機関及び保険医療養担当規則第9条）．

h. 療養指導義務

法第22条は，「歯科医師は，診療をしたときは，本人又はその保護者に対し，療養の方法その他保健の向上に必要な事項の指導をしなければならない」と定めている．罰則は規定されていないが，患者との診療契約から発生する説明義務の1つであり，これに違反して患者に損害が生じれば，損害賠償などの対象となりうる．

実際，抜歯後の痛みを紛らわすために，抜歯した日に一晩中ランニングをした後，炎症が悪化したという事例を経験しており，歯科医師からすれば当然と思っていることでも患者にとってはそうではないこともありうるという認識をもって，療養指導を行っていく必要がある．

i. 各種届出義務

歯科医師は，2年ごとの年の12月31日現在における氏名，住所（歯科医業に従事する者については，さらにその場所）などを当該年の翌年1月15日までに，その住所地の都道府県知事を経由して厚生労働大臣に届け出る必要があり（法第6条第3項，法施行規則第6条第2項，第二号書式），これに違反した場合は50万円以下の罰金になる（法第31条の二）．

また，診療所を開設，休止，再開，または廃止した場合は，それぞれ10日以内に，都道府県知事に届け出る必要があり（医療法第8条，第8条の二第2項，第9条），これに違反した場合は，20万円以下の罰金になる（医療法第74条）．

(2) 歯科医師であることから生じる権利・義務について

a. 守秘義務

刑法第134条第1項は，「医師，…またはこれらの職にあった者が，正当な理由がないのに，その業

務上取り扱ったことについて知り得た人の秘密を漏らしたときは，6月以下の懲役又は10万円以下の罰金に処する」として，秘密漏示罪を定めている．上記の「医師」には歯科医師を含むと一般に理解されている．

なお，歯科衛生士，歯科技工士についても同様の規定が存在する（歯科衛生士法第13条の五，第19条，歯科技工士法第20条の二，第31条，ただし50万円以下の罰金のみ）．

b. 押収拒絶権，裁判所における証言拒絶権

刑事訴訟法（以下「刑訴法」と記載）第105条は，歯科医師が，業務上委託を受けたため，保管し，または所持するもので他人の秘密に関するものについては，原則として捜査機関による押収を拒むことができるとしている．

また，刑訴法第149条，民事訴訟法（以下「民訴法」と記載）第197条第1項第二号は，それぞれ証言拒絶権の規定を設けている．

これらの規定は，歯科医師が守秘義務を守るための権利であり，ひいては患者のための権利ということができる．

c. 鑑定義務

刑訴法第165条，民訴法第212条第1項は，学識経験者に鑑定義務を認めているが，この学識経験者に歯科医師も当然含まれる．なお，強制する手段は定められていないので（刑訴法第171条参照），抽象的な義務ということになる．

(3) その他，日常業務に関する法律

法律相談を受けることが多い事項について少しだけ触れておく．

a. 雇用契約に関して

社会的なニーズに応えて，遅い時間まで診療をする歯科も増えているが，歯科医師も雇用されている場合には当然に労働者であるので，労働基準法上，労働時間は原則週40時間，1日8時間とされており（労働基準法第32条），これをこえて労働に従事させた場合にはいわゆる残業代が発生する．

また，解雇に関しては，正当事由が必要であり，これを欠く解雇は無効である（労働契約法第16条）．解雇が有効な場合でも解雇の予告を30日前にはしなければならず，30日に足りない場合はその日数分の平均賃金を支払う必要がある（労働基準法第20条）．たまに，試用期間中なので払わなくてもよ

いんですよねという相談を受けるが，「試の使用期間中の者」でも「14日を超えて引き続き使用されるに至つた場合」には上記の計算に基づく平均賃金を支払う必要がある．この14日とは実労働日数ではなく暦で計算するので，雇用したときから2週間が経過していれば数日しか働いていなくても支払う必要がある．

b. 時効に関して

治療費の請求権は，診療に関する債権として3年で時効消滅してしまう（民法第170条第一号）．誤解されることが多いが，診療契約違反を理由とする患者からの損害賠償請求については10年間は時効が消滅しない（民法第167条）．

また，業務上過失致死傷罪については，患者が亡くなっている場合は10年，亡くなっていない場合は5年は公訴時効にならない（刑訴法第250条）．

〔柴田　崇〕

■ 文　献

稲葉一人：歯科医師のための法によるリスクマネージメント，医歯薬出版，2005.
加藤仁資：医療で求められるリーガルマインド─歯科の事例・判例を中心に，医歯薬出版，2004.
中島健一郎：ケースで知る歯科医療過誤と判例，一世出版株式会社，2004.

4　歯科医療紛争（医療過誤と医事紛争）

「医療過誤」「医事紛争」「医療事件」などさまざまな用語が使用されるが，「医療過誤」という用語の「過誤」には医療側に過失があるということが前提となっている．医療側弁護士が「医療事故」「医療訴訟」といった用語を使用することが多いのは，これらの用語が法的責任の有無に関しては中立な表現であるからである．

この項では，法的責任があるとはどのようなことであるのかを中心に，紛争にしない，もしくは，巻き込まれないために必要な基礎的な知識などについて述べていきたい．

(1) 全体像

最高裁の司法統計によれば，民事訴訟における医療訴訟の新受件数（新たに訴えられた事件数）自体は2004年の1110件をピークに減少傾向にあり，

2011年には767件まで減少している．それにもかかわらず，歯科の新受件数は，2004年の73件から一貫して70件をこえており，2011年は76件で医療訴訟全体の1割を占めるに至っている．

歯科領域においては，患者が亡くなったり，重大な後遺症が残るということが内科や外科，産婦人科に比べるとまれであるため，歯科領域の民事訴訟判決をみても数十万〜数百万円の賠償にとどまっている事件が多いことは事実であるが，患者が死亡して刑事事件に発展している事件もあり，新受件数が減少していないという事実は，真摯に受け止める必要があると考えられる．

(2) 紛争の激化，長期化の原因について

医事紛争において，紛争が激化，長期化する原因の1つに，事故直後の医師や看護師の説明と事故の実体との乖離がある．

つまり，単純な医療ミスにより患者が死亡しているような場合に，担当医が一切謝らなかったような事案では，遺族の処罰感情が高くなるのは当然のことであり，他方事故直後に，担当医が土下座して謝っていたにもかかわらず，病院が損害賠償請求に一切応じないということになれば民事訴訟に至るのはむしろ当然のことといえる．

かつては，事故があった場合に，絶対に謝罪してはいけないという指導がなされていたこともあるようだが，現在は，可能なかぎり早期に事実関係を確認して，事案に即した対応をすることが重要であるという認識の方が多数派になってきていると感じる．

最近はかなり数は減ったが，治療結果が想定，もしくは目標としていた内容よりも悪い場合に，「ミス」という言葉を使う人は依然として多いように感じられるが，この発言が必ずしも法的な責任があることを認識したうえでなされていないことが上記のように訴訟を招くことも少なくない．

したがって，ミス＝法的な責任がある場合とはどのような場合であるかを各歯科医師がよく理解することがきわめて重要になる．

(3) 3つの法的責任とその手続き

法的に責任という場合，大きく分けて，刑事責任，民事責任，行政上の責任の3つがある．

a. 刑事責任

刑事責任とは，国家刑罰権の存否，つまり犯罪の有無とそれに対する適正な刑罰の内容が問題となり，ここでいう犯罪は刑法第211条第1項の業務上過失致死傷罪が大半を占める．ごくまれに異状死の届出義務違反などが問題となるが，歯科医師には上記の義務がないので，業務上過失致死傷罪のみと考えてよい．国家刑罰権の存否を判断する刑事訴訟手続きは，刑事事件として起訴するか否かの判断および訴追側の訴訟進行をすべて検察官が行い，犯罪者の可能性が高いとして起訴された被告人には，弁護士が弁護人としてつき，検察官と弁護人が主張立証活動を行うことになる．

なお，業務上過失致死傷罪は，近年話題となっている裁判員裁判の対象事件ではないが（裁判員の参加する刑事裁判に関する法律第2条第1項），被害者参加制度の対象事件となっているので（刑事訴訟法第316条の三十三第1項第二号），事件によっては，被害者などが刑事訴訟手続きに参加することがある．しかし，被告人質問や情状証人への反対尋問など参加した被害者に認められている権限は限定的であり（刑事訴訟法第316条の三十六〜三十八など），検察官と弁護人が対立して争うという基本構造はまったく変わらない．

> （業務上過失致死傷等）
> 刑法第211条第1項 業務上必要な注意を怠り，よって人を死傷させた者は，5年以下の懲役若しくは禁錮又は100万円以下の罰金に処する．重大な過失により人を死傷させた者も，同様とする．

b. 民事責任

民事責任とは，要は患者側の医療機関側に対する損害賠償請求権の有無の問題である．そのため民事訴訟は，患者側と医療機関側が直接対決する形で進んでいく．

民事事件において損害賠償請求がなされる場合は，民法第415条（債務不履行責任）と第709条（不法行為責任）が問題となるが，悪い結果が生じてしまったとしても，それが過失によるものでなければ責任を負うことはない．その過失と生じてしまった結果との間に一定の関係がなければその責任を負うことはない．

> （債務不履行による損害賠償）
> 民法第415条　債務者がその債務の本旨に従った履行をしないときは，債権者は，これによって生じた損害の賠償を請求することができる．債務者の責めに帰すべき事由によって履行をすることができなくなったときも，同様とする．
> （不法行為による損害賠償）
> 民法第709条　故意又は過失によって他人の権利又は法律上保護される利益を侵害した者は，これによって生じた損害を賠償する責任を負う．

c. 行政上の責任

行政上の責任とは，国民の健康や安全を守るという行政目的から行われる行政処分のことを指す．したがって，国民の健康や安全を守るために必要であれば，心身の障害のため業務を適正に行うことができない場合にも行われ，医療事故があった場合に限らない．歯科医師の場合，歯科医師法第7条第2項以下に戒告，歯科医業の停止，免許の取り消しといった行政処分の規定がおかれている．

このような行政処分は，医道審議会の意見を聴いたうえで厚生労働大臣が行うが（歯科医師法第7条第4項），不利益の大きい免許の取り消しにあたっては被処分者から意見の聴聞が，医業の停止処分をする場合は被処分者から弁明の聴聞という手続きが用意されている（歯科医師法第7条第5項，第11項）．

医療事故に関連していえば，刑事事件，民事事件の判決が確定している場合，これを覆すような判断がなされることはまずない．

罰金以上の刑事責任を問われた場合はまず間違いなく処分の対象となる．これは，「罰金以上の刑に処せられた医師または歯科医師」については法務省から情報が厚生労働省に提供されるからである．刑事事件になっていなくても，一定の場合には処分対象となりえる．これは，報道や患者の苦情申立てなど，医道審議会の事案の把握に多様な入り口があるからである．

> 歯科医師法第7条第2項　歯科医師が第4条各号のいずれかに該当し，又は歯科医師としての品位を損するような行為のあつたときは，厚生労働大臣は，次に掲げる処分をすることができる．
> 一　戒告
> 二　3年以内の歯科医業の停止
> 三　免許の取消し
> 歯科医師法第4条　次の各号のいずれかに該当する者には，免許を与えないことがある．
> 一　心身の障害により歯科医師の業務を適正に行うことができない者として厚生労働省令で定めるもの
> 二　麻薬，大麻又はあへんの中毒者
> 三　罰金以上の刑に処せられた者
> 四　前号に該当する者を除くほか，医事に関し犯罪又は不正の行為のあつた者

d. 三者の関係について

医道審議会は歯科医師という資格に直接関係する重要な手続きではあるが，基本的には刑事事件で罰金以上の刑を受けた医師・歯科医師を対象としているし，国家刑罰権の存否という最も厳格であるべき刑事手続きで認定された事実関係は当然重視されるので，刑事事件に対する対応が重要ということになる．

そして，刑事事件は，被害者もしくはその遺族（以下「被害者等」という）が警察もしくは検察官に対して刑事告訴をするか，報道で大きく取り上げられた事件に対して捜査が開始されることが多く，また捜査が開始されたとしても民事上の和解・示談が成立すると，その歯科医師の前科・前歴にもよるが，起訴猶予という刑事裁判までは行わないという処分になる可能性が高く，この場合罰金刑にも処せられない．結局は，仮に医療ミスをしてしまったとしても，初期対応を誤らず，早期に民事上の解決により事件が終了するように行動することが最も重要であることがわかる．

（4）民事事件の基本的な流れについて

患者に予期せぬもしくは望ましくない結果が発生すると，患者もしくは患者の家族は，どうしてこのような結果になったのか，担当医もしくは担当看護師に説明を求める．

これらの説明に患者などが納得しない場合，診療科部長，看護師長などより責任ある立場の者からの説明を求めていくことになる．

このあたりから，患者側にも責任追及の姿勢が生じてくる．

そして，その後の説明でも納得ができない場合，

患者側がカルテの開示や説明会の開催を求めてくる．ここまで対立が強くなると，患者側・医療機関側ともに弁護士が代理人として関与することが多い．

それでも解決しない場合は，裁判所における法的な手続きとなる．

裁判所における法的な手続きには，訴訟だけでなく，裁判所での話し合いである民事調停もある．

近年は裁判より時間と費用がかからない解決方法としてADR（裁判外紛争解決）が注目を集めている．現在，全国で11の弁護士会が医療ADRを実施している．在京三弁護士会（東京弁護士会，第一東京弁護士会，第二東京弁護士会）が共同で実施している医療ADRは，仲裁役の弁護士3人のうち2人は過去に患者側と医療機関側の代理人の経歴をもつ弁護士が任命される点に特徴がある．弁護士会以外でも医療ADRは実施されており，たとえば千葉県の医療紛争相談センターは医師，弁護士，学識経験者の3人が仲裁役となるのが特徴である．

訴訟以外での紛争解決手段は，民事調停も含めその根本は話し合いによる解決なので，患者側が十分な説明を受ければそれでよいと考えているような事案や患者側と医療機関側で医療ミスがあったことについては争いがなく，損害額についての調整を求めるような場合には積極的に利用してよいと考えられる．

（5）刑事責任・民事責任の発生要件

業務上過失致死傷罪，債務不履行責任および不法行為責任はいずれも，その成立のためには「過失」と「因果関係」が必要となる．

a. 過失とは

過失は，注意していれば悪い結果を避けられたにもかかわらず，これを怠ったために悪い結果を生じさせてしまったこと，つまり不注意を本質とする．

行為者の不注意を問題とする以上，行為当時に知りえなかった後から判明したような事情まで加味して考えてしまうとあまりにも行為者に酷であるため，不注意の存否を判断するにあたっては，その行為者が当該行為の当時知りえた事情を基礎として判断することになる．

次に問題となるのは，不注意の有無を判断する際にどの程度のレベルを要求するかの基準である．要求するレベルを高く設定すれば過失が認定されやすくなるし，逆に，要求水準を低く設定すれば不注意とまではいえないという結論になりやすくなる．そのためこの判断基準となるべき医療水準をどのように理解するかは，過失の有無を判断する際の重要なポイントとして，繰り返し最高裁において判断が示されている．

最高裁判決における判断基準の推移

最高裁は，1961年2月16日判決において「いやしくも人の生命及び健康を管理すべき業務（医業）に従事する者は，その業務の性質に照らし，危険防止のために実験上必要とされる最善の注意義務を要求される」と医療事件における過失の判断基準を判示し，これは現在に至るまで医療行為の過失の判断基準の大前提となっている．

最高裁1982年3月30日判決は，「人の生命及び健康を管理すべき業務に従事する者は，その業務の性質に照らし，危険防止のため実験上必要とされる最善の注意義務を要求されるが」と前記の大前提をふまえつつ「注意義務の基準となるべきものは，診療当時のいわゆる臨床医学の実践における医療水準である」と判示している．これは研究機関である大学などにおける先進医療ではなく，実際に治療にあたっている医師を基準にするという当たり前のようだが非常に重要な基準を示している．医療訴訟において「一般的な医療水準」という表現をすることがあるが，それはこの判決の示した基準を念頭においている．

最高裁1995年6月9日判決は，この基準について，「全国一律に絶対的な基準として考えるべきものではなく，診療に当たった当該医師の専門分野，所属する医療機関の性格，その所在する地域の医療環境の特性等の諸般の事情を考慮して決せられるべきものである」と判示しているが，これは，地域の中核病院であるとか，医師の専門が合致しているような場合にはその注意義務を引き上げるという意味をもっている．

さらに，最高裁の1996年1月23日判決では，「医療水準は，医師の注意義務の基準（規範）となるものであるから，平均的医師が現に行っている医療慣行とは必ずしも一致するものではなく，医師が医療慣行に従った医療行為を行ったからといって，医療水準に従った注意義務を尽くしたと直ちにいうことはできない」と判示しているが，結局は，人の生命および健康に直結する業務を行う以上最善の注

意義務を尽くすよう要求した1961年2月16日の最高裁判決が大原則であることを再確認した判決であるといえる．

b. 因果関係とは

因果関係とは，特定の結果が特定の原因により生じた関係にあることをいうが，通常，因果関係は「あれなければこれなし」と表現される客観的な関係（条件関係，事実的因果関係）を前提に，そのような行為があれば通常はそのような結果が生じるであろうと認められる範囲に因果関係の成立を限定するという価値判断を含んだ関係（相当因果関係）が必要であるとされる．

医療訴訟においては前者の条件関係が存在するのかという点が問題となる頻度が高いといわれている．これは，医療訴訟においては，患者の疾患が進行性であることが多く，はたして，適切な治療さえなされていれば改善したのかという難しい問題が存在するためである．

最高裁判決における因果関係の判断基準

医療訴訟において因果関係が問題となる度に繰り返し引用され，因果関係の存否の判断における最高裁の見解として定着している東大ルンバール事件といわれる有名な最高裁判例（1975年10月24日判決）が存在する．

この民事訴訟の判決において，最高裁は，「訴訟上の因果関係の立証は，一点の疑義も許されない自然科学的証明ではなく，経験則に照らして全証拠を総合検討し，特定の事実が特定の結果発生を招来した関係を是認しうる高度の蓋然性を証明することであり，その判定は，通常人が疑を差し挟まない程度に真実性の確信を持ちうるものであることを必要とし，かつ，それで足りるものである」と因果関係の判断基準を明示している．

この判断基準からもわかるとおり，訴訟における「証明」と自然科学的な意味での「証明」とはまったく次元が異なる概念である．誤解をおそれず端的にいってしまえば，上記判決は民事事件における因果関係は，一般人が十中八九間違いないと思えばそれで十分だといっているのである．東大ルンバール事件は民事訴訟における判決だが，民事事件よりも高度の証明が必要といわれている刑事事件でも，9割方正しいと思える程度の立証があれば，証明されたことになるという認識でいた方がよいと考えられる．

打ち合わせの際に，「因果関係があるなんていえない」との発言をよく聞くが，自然科学的な証明の概念が払拭できないことに基づく発言であることの方が多い．

c. 近年の最高裁判決の動向について（相当程度の可能性の存在）

2000年9月22日の最高裁判決を皮切りに，2003年11月11日，2004年1月15日，2005年12月8日と立て続けに，過失行為と死亡または重大な後遺症との間の因果関係の存在は証明されなくても過失行為から死亡または重大な後遺症を発症させた「相当程度の可能性の存在」が証明されれば医療機関の賠償責任を認める最高裁判決が出され，新しい因果関係の判決として紹介されている．

2000年9月22日判決では，適切な救急治療が行われたならば，確率は20％以下ではあるが救命できた可能性が残るとの鑑定がされていた事案であったことから，かなり低い可能性でも，「相当程度の可能性の存在」は認められるのではないかといわれている．

従前「期待権」「治療機会」などといわれていた被害法益の内容を「なお生存したであろう相当程度の可能性の存在」や「重大な後遺症が残らなかった相当程度の可能性の存在」といった新たな法益（人格的利益）として具体化したものとして理解されている．

新たな法益の具体化ということであれば，これは民事事件特有の問題ということになるので，刑事事件の場合に，「相当程度の可能性の存在」が問題になることはないと考えてよいことになる．

d. 注意すべき義務

民事・刑事の法的責任の有無を判断するために必要な「過失」と「因果関係」についてみてきたが，別途注意を必要とする問題について触れたい．

i）説明義務

説明義務に関しては，1991年当時としては未確立な療法（術式）とされていた乳房温存療法についても，選択可能なほかの療法（術式）として患者に説明義務があったとした最高裁2001年11月27日判決が示した基準が大変参考になる．

これは，医師は，患者の疾患の治療のために手術を実施するにあたっては，特別の事情のないかぎり，患者に対し，当該疾患の診断（病名と病状），実施予定の手術の内容，手術に付随する危険性，ほ

かに選択可能な治療方法があればその内容と利害得失，予後などについて説明すべき義務があり，また，医療水準として確立した療法（術式）が複数存在する場合には，患者がそのいずれを選択するかにつき熟慮のうえ判断することができるような仕方で，それぞれの療法（術式）の違いや利害得失をわかりやすく説明することが求められるというものだが，裁判所が術前の説明義務をかなり厳しく考えていることがわかる．

ⅱ）能書の注意事項の遵守義務

最高裁1996年1月23日判決は，「医薬品の添付文書（能書）の記載事項は，当該医薬品の危険性（副作用等）につき最も高度な情報を有している製造業者又は輸入販売業者が，投与を受ける患者の安全を確保するために，これを使用する医師等に対して必要な情報を提供する目的で記載するものであるから，医師が医薬品を使用するに当たって同文書に記載された使用上の注意事項に従わず，それによって医療事故が発生した場合には，これに従わなかったことにつき特段の合理的理由がない限り，当該医師の過失が推定される」としている．

能書の注意事項に従わない場合に医療機関が立証する必要が生じる「特段の合理的理由」については，その立証はきわめて難しい．能書に記載されている量では効かないとか，能書に記載されている間隔で血液検査する医師なんていないなど能書に対する不満はよく耳にするが，能書に記載された注意事項は守るしかないというのが現状である．

(6) 医療事故に直面した場合の対応について

医療事故発生直後にいかに適切に対応するかがその後医療訴訟まで発展してしまうのか，それとも話し合いで解決するのかを大きく左右することはこれまで述べてきたとおりである．

では，実際に医療事故に直面してしまったときの対応はどのように判断するのかについて，参考として次の検討事項を提案する．

①生じてしまった結果に対して，どのような診断・治療を行っていれば，当該結果を避けることができたのかを考える．
②注意して治療にあたっていれば，その診断・治療を行うという判断が一般的なのか否かを検討する．
③能書の注意書きを守っていたのか確認する．
④その他，術前説明など必要とされている行為をきちんと行っていたのかを検討する．

①から③までを検討して，ほかの歯科医師であれば十中八九今回の結果を生じさせていないだろうと考えられる場合は，謝罪する必要があると考える．そうでなければ，可能な範囲で事実関係を確認したうえでできるだけ早期に，経過を説明して，担当医として最善を尽くしたがこの度の結果については誠に残念である旨述べるという対応が，近年の流れと考える．

①〜③については問題なかったが，④についてだけ，説明が不十分だったという場合の対応については事例ごとに変わってくるので一概にはいえないが，歯列矯正などの事例で，単に金額面での説明が不十分であったというだけであれば，治療内容などに問題はないと考えているが，治療費についての説明が不十分であったことを認めて，一部返金するという選択肢もありうる．

しかし，苦情をいってきた患者に対して，十分な説明をしないで単に治療費をもらわない，もしくは治療費の返還をするという対応に何度か遭遇しているが，これは責任を認めたと受け止められる一方で謝罪がないため，かえって感情を逆撫でする危険性を有しているので注意が必要である．

(7) カルテの開示について

a. カルテ開示

個人情報保護法などの影響もあり，現在においては，カルテ開示拒否自体が患者の医療機関に対する不信を強くさせ，その結果，紛争を助長する危険があるとの考え方の方が支配的になってきている．また，東京高裁昭和56年9月24日判決によれば，診療録の記載内容は，それが後日改変されたと認められる特段の事情がないかぎり，その真実性が担保されているとされているので，紛争早期におけるカルテ開示は，患者側からの改ざんの主張を抑制してカルテの信用性を守る効果が期待できる．

そのため，カルテ開示請求に対しては，早急に応じるのが現在の一般的な対応と考えられる．

b. 証拠保全手続き

証拠保全手続きは，証拠の改ざん，隠滅などを防ぐために行われる手続きである．患者側の申し立てに基づき，裁判官ら数名が医療機関に来て，証拠となる書面などの証拠調べを行う．実際には同行した

7.1 法医歯学　1013

カメラマンが証拠書類を撮影していく．医療訴訟においては，患者側のカルテ入手方法の1つとして用いられているが，医療機関側からみれば，カルテなどの改ざんがないことを証明してくれる有益な手続でもある．ただし，当日提示できなかった文書については改ざんの疑いを招く危険が高いため，証拠保全手続きの連絡を受けた場合（多くは実施の1，2時間前），至急，カルテや診療に関する諸記録についての所在確認をして，裁判所に提示する準備を行う必要がある．

なお，証拠保全手続き自体を不当だと争うことはできないが（民事訴訟法第238条），裁判官からの文書提出命令に対しては即時抗告により争うことができるので（民事訴訟法第234条，第232条第1項，第223条第4項：第7項），医療事故経過報告書など内部文書に関しては提示する必要はない．

c. 第三者からの開示請求

医療訴訟の当事者となっていない場合でも，前医，後医の裁判の資料として診療録などの提出を求められることも少なくない．

個人情報保護法の関係からは，①裁判所からの送付嘱託，調査嘱託，刑事裁判における照会，②捜査機関（警察・検察）からの令状に基づく差押えや捜査のために必要な事項に関する照会，③弁護士会からの弁護士会照会に対して，診療録などを開示しても問題ないが，③の弁護士会照会については，患者の同意書の提出を求めるのが一般的である．

なお，患者の同意書なしに，弁護士個人からの照会や，捜査官の私的な照会に応じてしまうと，患者から慰謝料を請求される危険が高いので，照会先およびその根拠の確認は重要になる．

(8) 歯科医療訴訟の具体的な裁判例

歯科医療訴訟もほかの科の医療訴訟と基本的な構造はまったく同じなので，ほかの医療訴訟と同じように対応すれば特に問題はないが，歯科医療訴訟に関係する裁判例でいくつか知っておくべきものを以下にあげる．

a. 誤飲などによる窒息の事件

抜歯した歯やロールワッテの誤飲による窒息が原因で死亡することなどは，患者側にすればまったくの予想外の出来事なので，発生した場合には紛争となる可能性がきわめて高い事故の1つである．

4歳の小児に対して抜歯治療を行ったところ，抜歯した歯が口腔内に落下して気道閉塞をきたして死亡した事案において浦和地裁熊谷支部平成2年9月25日判決は，おおむね次のように述べて，歯科医師の過失の程度が著しいことなどを理由に，通常よりも高額な死亡慰謝料を認めている．

口腔内に異物を落下させた場合，まず気道閉塞発症の有無を速やかに確認し，まだ気道閉塞が生じるまでに至っていないときは，水平位診療であれば，患者を横にしたまま顔を横に向かせ，口腔内の異物の位置を確認したうえ，鉗子などで取り去るなど，気道閉塞に至ることのないように処置するべきである．この場合，喉頭部が開放された状態にあるため，異物の落下による気道閉塞の発生頻度が高く，特に患者が泣いているときや声を出しているときは声門が開いているためその危険が増大するので，けっして水平位の患者を座位に起き上がらせてはならない．そして，気道閉塞が生じた場合には，酸素補給を施すなどの処置を行いつつ，患者の体位を逆さにして背中を叩き異物を排除させるべきである．しかし，担当歯科医師は，小児を水平位から座位に起こして，口腔内にとどまっていた歯牙を気管内に落下させたうえ，小児の上体を起こしたままでその背中を叩くというさらに誤った措置を重ね，小児を死亡させており，その過失の程度は重い．

医療機関側からは，そのような緊急事態にあわてず冷静に対処することができるのかという思いは否定できないが，人の生命にかかわる業務に対する厳しい裁判所の目がわかる事件である．

b. 投薬に関する事件
（歯科医師の研鑽義務違反を認めた事件）

麻酔・痛み止めなどの薬剤の投与は全身に効果を及ぼすため，さまざまな事件の原因となっている．そのため，歯科医師に対しては，口腔外科領域の医学的知識だけでなく，関係する医学的な知識の習得が義務であるとされている．福岡地裁平成6年12月26日判決は，アスピリン喘息の患者に対して鎮痛抗炎症薬ロキソニン®を投与したところ，アスピリン喘息発作を生じて窒息死した場合において，次のように述べている．

医師が患者に対して薬剤を投与しようとする場合には，あらかじめ当該薬剤に関する知識を当時の最先端に及ぶ範囲のものまで，薬剤に添付されている使用説明書にとどまらず他の医学文献などあらゆる手段を駆使して修得しておかなければならないとい

ういわゆる研鑽義務を負っている．アスピリン喘息は，呼吸器やアレルギー疾患の専門医の間ではすでに1980年頃から注目されるようになっていたこと，1986年には，ロキソニン®の使用説明書や医学文献にアスピリン喘息についての記載があったことからすると，1990年3月当時の歯科医師であっても，アスピリン喘息に関する知識を修得することは容易であり，アスピリン喘息に関する知識が当該市内の開業歯科医師の間では一般的に定着するに至っていたとはいえないなどの事情は被告に課せられていた研鑽義務を何ら軽減するものではない．

先に紹介した1996年1月23日判決よりも前の判決だが，裁判では，「平均的医師が現に行っている医療慣行」を理由に免責されることはないことがよくわかる判決である．

c. 美容歯科，審美歯科に関する事件

i) 美容歯科，審美歯科に対する裁判所の基本的な考え方がわかる事件

美容歯科に関する裁判例ではないが，美容整形手術については，その必要性や緊急性が低いこと，およびその目的は主として患者の主観的な願望を満たすところにあることを前提として，説明義務が通常より加重されることを述べた裁判例は数多く存在する．

豊胸手術に関する東京地裁平成17年11月24日判決では，「手術を担当する医師は，患者に対して，手術の欠点や危険性についても十分に説明する義務を負っているというべきであり，とりわけ患者に誤解や過度の期待がある場合には，それを解消させる必要があるし，手術によっても患者の目的を達成できないおそれがある場合には，そのことを明確に説明して，それでもなお患者がその手術を受ける意思を維持するかどうかを慎重に確認しなければならない」と述べて，患者の意思を慎重に確認する義務まで認めており，二重まぶたの形成，隆鼻，顔の脂肪吸引などの美容整形手術に関する東京地裁平成16年1月28日判決では，宣伝に伴う誤解や過度の期待を解消させたうえで患者の意思を慎重に確認する義務があるとしている．

また，手技自体についてもより高度の注意義務が課せられる趣旨を述べた裁判例も存在する（豊胸手術に関する東京地裁2003年7月30日判決，東京地裁昭和52年9月26日判決など）．

美容歯科，審美歯科といわれる領域の治療に関しても，説明義務が通常よりも加重されると考えられ，手技自体についてもより高度の注意義務が課せられる可能性が高いと考えられる．

ii) 治療費の精算に関する裁判例

歯列矯正など長期の治療計画に基づく診療契約締結に際して，治療費の一括前払いが行われることがあるが，その場合に途中解約されたときに参考になる裁判例である．

東京地裁平成13年2月26日判決は，治療予定期間を10カ月とする歯列矯正治療契約を締結して，請求された治療費を患者は支払ったが，予定期間を経過しても歯列矯正が終了しなかったことなどを理由に患者から契約を解除した場合において，治療契約が歯科医師の責めに帰すことのできない事由により履行の途中で終了した場合，特約がないかぎり，歯科医師は，すでに受領した治療費のうち履行の割合に応じた治療費をこえる部分については患者に返還する義務を負うとして，治療費の一部を返還すべき義務があるとしている．

歯科医師に責めに帰すべき事由があった場合，たとえば，説明内容が不適切で，最初から適切な説明がなされていたらそもそもその治療を開始していないような場合には全額返還することになるし，それまでの治療の意味がなくなるような過失行為があった場合も当然同様の結果となるが，歯科医師が病気のためにその歯科医院では治療を継続できなくなったが，それまでの治療は有効であるような場合は，上記の裁判例のとおり履行の割合に応じて返金することになると考えられる．

なお途中解約について特約を結んでいた場合は，消費者保護法などの法律に抵触しないかぎりはその特約に従って解決することになる． 〔柴田 崇〕

■文 献

稲葉一人：歯科医師のための法によるリスクマネージメント，医歯薬出版，2005.

加藤仁資：医療で求められるリーガルマインド―歯科の事例・判例を中心に，医歯薬出版，2004.

中島健一郎：ケースで知る歯科医療過誤と判例，一世出版，2004.

若松陽子：歯科医療過誤訴訟の課題と展望―新しい医療の指針を求めて，世界思想社，2005.

7.2 社会的な事項

1 口腔診療とインフォームドコンセント

　医療関連の裁判例を調査すると，口腔診療に関する裁判例は数多く存在しており，裁判のなかでは，診断や手技上の過失だけでなく，インフォームドコンセント（informed consent：IC）上の過失についても争いがなされていることがわかる．

　IC については，早くからその重要性が指摘されてきたが，医療が複雑・高度化し，これまで以上に医療に重大なリスクが伴うようになったことや，医療技術の進歩によって疾病の治療方法が複数存在するようになったことを考えると，患者の価値観の多様化と相まって，IC の重要性は，今日，いっそう高まっているといえる．そこで本項では，IC の原則とその要件（同意能力，説明，理解，同意の各要件）について示す．

　なお本項では，主として法律上の観点から上記の点を示すが，IC の実施は，それが医療従事者と患者との間の良好なコミュニケーションの確立につながってこそ意味があることを冒頭で指摘する．

(1) IC とその原則

　IC とは，information（情報・説明）に基づく consent（同意・承諾）である．これは，医療を行う際，医療従事者が患者に対してその内容などを説明し，患者が医療行為の実施に同意することを意味する．IC は今日，倫理上の原則にとどまらず，法律上の原則（IC の法理）としても確立している．このため，医療従事者は医療行為を行う前に患者から IC を得ていなければならず，それを得ないで医療行為を行えば，行った医療行為に診断や手技上の過失がない場合でも，医療従事者（そして，その使用者である医療機関の経営者）には損害賠償責任が課される．

　歯科領域においても，IC の適否が争われたケースは複数存在する．1 つの例として，山口地方裁判所平成 17 年 12 月 22 日判決がある．本件患者は，24 歯を大幅に削合する処置を受けたことについて，歯科医師には説明義務違反があるなどとして，損害賠償を求めた．この点につき，裁判所は，「医師（歯科医師を含む．）が患者に対して医療上の治療行為を行うにあたっては，原則として，医師は患者に対して治療行為の内容，必要性及びこれに伴う危険性等について事前に説明し，患者の同意を得るべき義務を負っている．特に，歯科医師が歯牙の削合を伴う治療を行う場合，同治療は一度実施してしまうと復元することができない不可逆的で侵襲性の高いものであるから，歯科医師はあり得る他の治療方法との対比の上で実施しようとしている治療方法の必要性や緊急性，その結果等について患者に具体的に説明し，患者において当該治療を受けるか否かについて適切な判断ができるように措置する義務を負うというべきである」と述べ，歯科医師は，本件処置について説明義務を尽くしていなかったなどとして，医療側に損害賠償責任を認めた．

(2) 実際に IC を得なければならない行為

　患者が医療機関を受診し診療契約が成立したからといって，その後のすべての医療行為を医療従事者の裁量によって行ってよいわけではない．診療契約が締結された後も，医療従事者は，医療行為を行うにあたり，患者から IC を得なければならない．

　ただし，実際に IC を得なければならない行為は，あらゆる医療行為ではなく，ある程度危険を伴う医療行為や，当初の予定をこえる医療行為である．このため，たとえば，診察時に患者に聴診器をあてるといった行為は，特別な医療行為ではなく，しかも危険を伴う行為ではないため，実際には IC を得る必要はない．これらの医療行為については，患者が初診の際に暗黙に同意を与えていると考えるのである．

　なお，実際に IC を得る行為や，説明・同意文書を用いて IC を得る行為については，その必要性につき医療従事者が判断に迷うことがあろう．このため，これらにつき，医療機関があらかじめ一定の方針を示しておくことが重要であるといえる．

(3) IC の要件

　IC の要件は，表 7.2.1 に示す 4 つである．つまり，これらの要件を満たしていなければ，患者が同意文書上に署名をしていても，IC は成立していないことになる．

表 7.2.1　IC の要件

1. 患者に同意能力があること
2. 患者へ十分な説明がなされること
3. 患者が説明を理解すること
4. 患者が同意すること

表 7.2.2　IC における説明事項

1. 患者の病名・病態
2. 実施を予定している医療の目的，内容，必要性，有効性
3. その医療に伴う有害事象とその発生率（リスク）
4. 代替可能な医療と，それに伴う有害事象およびその発生率（リスク）
5. 何も医療を施さなかった場合に考えられる結果

a. 同意能力

同意能力とは，なされた説明を理解でき（理解力），そのうえで医療を受けるか否かを自分の価値観に照らして理性的に判断できる能力（判断力）である．

未成年者については，以前は一律に同意能力を認めないという考えもあった．しかし今日では，未成年者に対し同意能力を認めることは承認されている．したがって，未成年の患者でも，理解力・判断力をもつ患者が医療の実施に同意した場合には，医療従事者は親権者などの同意なく適法に医療を実施することができる．

同意能力を判断するための基準は，先に示した「理解力」と「判断力」である．客観的な基準は存在しないといってよい．このため，患者が未成年の場合や，成年であっても，精神障害者，知的障害者，高齢者などの場合においては，患者に同意能力が備わっているか，判断が難しい場合がある．

なお，未成年者の同意能力については，遺言作成能力を有することなどを理由に，「15 歳」を基準として判断するという説も有力である．ただし，15 歳も目安にすぎず，実際には，先の基準で判断しなければならない．

b. 説　明

IC という以上，医療従事者は，行おうとしている医療行為について，事前に，患者へ一定の説明をすることが必要である．

i）説明義務

説明義務は，一般には，医療の必要性・緊急性が乏しくなるほど大きくなる．また危険性の発生率・程度が高くなるほど大きくなる．実際には，医師はこれらを総合的に判断して患者への説明を行うことになる．

たとえば，関連事項に言及する裁判例の一例として，前掲の山口地方裁判所平成 17 年 12 月 22 日判決がある．裁判所は，先のように「不可逆的で侵襲性の高いものであるから」と述べていた．すなわち，治療方法が不可逆的で侵襲性の高いものである場合，そのことが説明義務の程度に影響を与えることを示しているのである．

ii）説明事項

説明事項については，日本の裁判所は，一般に，表 7.2.2 に示すものをあげている．

①「リスク」の説明：表 7.2.2 の説明すべきリスクとは，具体的にはどの程度の有害事象であり，また，どれ程の頻度で発生する有害事象であろうか．これらにつき，実務上，判断に迷うことがあると思われる．実際には患者の事情などによって異なるとはいえ，実務を鑑みると，危険性の説明につき，医療機関が，一定の方針を定めておくことが重要であるといえる．発生頻度の低い有害事象についても説明すべきか，判断に迷うことがあろう．この点について争われた裁判例を例示するとすれば，東京地方裁判所平成 7 年 11 月 28 日判決もその 1 つである．このケースでは，裁判所は，「上顎洞下底部だけを対象とする手術を行うという被告医師らの手術計画を前提とするかぎり，視器障害発生の確率が極めて低いことは明らかであるから，そのような低い発生確率の障害についてまで，被告医師らの説明義務を認めることは相当でないと解される．（中略）術前説明としては，予想される一般的な手術経過を基にした場合の副損傷等について説明すれば，一応，基本的な説明義務は尽くされたものと言うべく，それを越えて，予想外の事態が生じた場合の付加的説明を行うか否かは，右事態の生じる確率等を勘案したうえで，医師側の裁量によって決すべき問題であると解するのが相当である」と述べている．ただし，発生頻度が低いという場合，それがどの程度を意味するのか，この点が実務上は大きな問題となろう．ちなみに，このケースにおいては，医療側から「本件における嚢胞の位置及び大きさを基準に考えれば，本件手術によって視器損傷が発生する確率は六万例に一例の割合に過ぎず，更に，輻輳障害が発生したとの例は絶無であったのであるから，このような副損傷についてまで説明しなかったことは当然である」と述べられている．

②「代替医療」の説明：代替医療の説明についても，具体的には，どの範囲の医療を代替医療として説明すべきか，実務上，判断に迷うことがあろう．このため先と同様，これらについても，医療機関が一定の方針を示しておくことが重要であるといえる．一般には，医療水準に到達している医療について説明すべきといってよいであろう．ただし，注意すべき最高裁判所の判決がある．乳癌の手術にあたり当時医療水準として未確立であった乳房温存療法についても，医師の知る範囲で説明すべき義務があるとした判決である．最高裁判所 2001 年 11 月 27 日判決は，「未確立の療法（術式）ではあっても，医師が説明義務を負うと解される場合があることも否定できない．少なくとも，当該療法（術式）が少なからぬ医療機関において実施されており，相当数の実施例があり，これを実施した医師の間で積極的な評価もされているものについては，患者が当該療法（術式）の適応である可能性があり，かつ，患者が当該療法（術式）の自己への適応の有無，実施可能性について強い関心を有していることを医師が知った場合などにおいては，たとえ医師自身が当該療法（術式）について消極的な評価をしており，自らはそれを実施する意思を有していないときであっても，なお，患者に対して，医師の知っている範囲で，当該療法（術式）の内容，適応可能性やそれを受けた場合の利害得失，当該療法（術式）を実施している医療機関の名称や所在などを説明すべき義務があるというべきである」と判示した．この判決によって，未確立医療についても，説明義務の範囲が及ぶ場合があることが示された．

③執刀医名の説明：IC における一般的な説明事項として，先に，リスクや代替治療などを示した．実際には，それらの事項以外についても，説明義務の対象になるとして，患者側から訴えがなされることがある．執刀医名の説明も，その一例としてあげることができる．たとえば，前掲事件（東京地方裁判所平成 7 年 11 月 28 日判決）においては，患者側は，事前の説明と異なる医師が執刀したことについても問題とした．これにつき，裁判所は「手術に対する患者の承諾を得るにあたり，執刀医が誰であるかを明らかにすることは，患者の自己決定権の尊重の観点から望ましいことであるとは言えても，患者が予め特定の医師による執刀を希望する意思を表明しているなど特段の事情のない限り，執刀者についての事前の告知が未だ患者に対する義務であるとまでは言えないと解するのが相当である」として患者側の主張を斥けている．

iii）説明義務の基準

説明義務の基準について，①合理的医療従事者基準説，②合理的患者基準説，③具体的患者基準説など，諸説が存在する．

①合理的医療従事者基準とは，通常の医療従事者が与えている情報につき説明すべきとするものである．②合理的患者基準とは，通常の患者が重視する情報につき説明すべきとするものであり，③具体的患者基準とは，通常の患者ではなく，当の患者が重視する情報につき説明すべきだとするものである．

①合理的医療従事者基準に基づく医療従事者の説明義務と②合理的患者基準に基づく医療従事者の説明義務は，当該患者がどの程度の説明を求めているかに影響されない．一方，③具体的患者基準に基づく医療従事者の説明義務は，当該患者の要求の程度に影響される．

①合理的医療従事者基準に基づく説明義務の程度と②合理的患者基準に基づく説明義務の程度の大小関係や，③具体的患者基準に基づく説明義務の程度が，患者の要求の程度により，①や②を下回ることを認めうるかなど，細かい検討が必要であるが，ここでは検討を省略する．なお，日本の裁判所が判決した結果を上記の基準に照らしてみると，一般には，次のことがいえる．つまり，当初の裁判例は，合理的医療従事者基準に即していると考えることができるが，近年では，具体的患者基準に即していると考えられる裁判例もみられるようになったということである．先程の乳房温存療法の事案も後者の例としてあげてよいと思われる．

iv）説明を行う者―チーム医療と総責任者による説明の必要性

特に手術の場合など，今日，患者の疾病の治療は，チームによって行われている．チーム医療が行われる場合，医療行為に対する説明を誰が行うべきかという問題が生じる．この点につき，最高裁判所 2008 年 4 月 24 日判決は，新たな判断を示した．

事案は，大動脈弁閉鎖不全のため大学病院に入院した患者が，大動脈弁置換手術を受けた翌日に死亡したというものである．本件手術はチーム医療により行われ，手術の総責任者は，執刀医の 1 人でもあったが，その者は，患者に対してみずから説明し

ておらず，患者の主治医が手術の説明を行っていた．

このケースにおいて，最高裁は，チーム医療の総責任者の説明義務について，「一般に，チーム医療として手術が行われる場合，チーム医療の総責任者は，条理上，患者やその家族に対し，手術の必要性，内容，危険性等についての説明が十分に行われるように配慮すべき義務を有するものというべきである」としたうえで，「チーム医療の総責任者は，上記説明を常に自ら行わなければならないものではなく，手術に至るまで患者の診療に当たってきた主治医が上記説明をするのに十分な知識，経験を有している場合には，主治医に上記説明をゆだね，自らは必要に応じて主治医を指導，監督するにとどめることも許されるものと解される」と判断した．また，主治医の説明が不十分であった場合の総責任者の法的責任について，「主治医の上記説明が不十分なものであったとしても，当該主治医が上記説明をするのに十分な知識，経験を有し，チーム医療の総責任者が必要に応じて当該主治医を指導，監督していた場合には，同総責任者は説明義務違反の不法行為責任を負わないというべきである．このことは，チーム医療の総責任者が手術の執刀者であったとしても，変わるところはない」とした．

c. 理　解

みずからに行われる医療について自己決定するためには，医療従事者による説明を患者が理解していなければならない．つまり医療従事者は，どの患者に対しても同じように説明するのではなく，個々の患者が理解できるように説明において合理的な努力をする必要がある．なお医療従事者には，説明における合理的な努力は求められても，患者が実際に理解していることまでは求められない．

医療従事者は，ICを得るにあたり，患者の理解が進むように，説明から同意などの意思表明までの間に可能なかぎり時間をおくことも重要である．説明の直後に同意書への署名を求めれば，特に複雑な医療の場合には，患者は，なされた説明について理解が進まないまま署名しなければならない．また，複雑な医療や危険性の高い医療の場合には，患者の理解が深まるよう，説明を複数回行うことも重要である．

説明をして同意を得るまでの時間の問題に関して，最高裁判所2006年10月27日判決は次のように示した．

事案は，左内頸動脈分岐部に未破裂脳動脈瘤の存在が確認された患者が，ある大学病院においてコイル塞栓術を受けたところ，術中にコイルが瘤外に逸脱するなどして脳梗塞が生じ，死亡した，というものである．

このケースにおいて，最高裁は，説明義務違反の有無は，医療側が適切な説明を行った否か，熟慮する機会を与えたか否か，仮に機会を与えなかったとすれば，それを正当化する特段の事情が有るか否かによって判断されることになる旨を示した．今後，関連判例の動向にも注意する必要があると思われる．

なお，熟慮の機会の確保については，医療の必要性が低い場合やリスクが大きい場合に特に，重要となろう．

d. 同　意

患者の同意は，任意のものである必要がある．強制して得た同意は無効である．また，正確な説明をせずに得た同意も無効である．たとえば，医療の有益性を誇張して説明し同意を得た場合や，有害性を十分に説明せずに同意を得た場合である．

ただし，患者を説得し同意を得る場合もあろう．説得に基づく同意は，説明が適切に行われているかぎり，有効な同意となる．説得に基づく同意が想定される代表例として，輸血を拒否する患者を説得して輸血に同意してもらう場合をあげることができる．

患者の同意は，患者が医療従事者に対してその医療を実施する権限を与えたことを意味する．このため，同意した医療を実施し，有害事象が発生したとしても，医療行為自体に過失がないかぎり，先の結果については患者が引き受けることになる．つまりICは，患者の自己決定を尊重するうえで重要であるが，患者による危険の引き受けという点をみれば，医療従事者にとっても重要であるといえる．

ICが成立していても，合併症が生じた際，合併症への対応に要する医療費の支払いなどを拒む患者がいる．このため，近年同意の意味を説明文書のなかで示す医療機関もみられるようになった．

(4) ICの要件を満たすことが免除される場合

患者に同意能力がない場合や緊急事態，強制措置などの場合，医師は患者からICを得ることを免除

される．また日本の裁判所は，癌の告知など，説明が患者に悪影響を与える可能性がある場合にも，患者から IC を得ることが免除される場合があるとする．

以上，IC の要件などについて示した．
　冒頭で示したように，近年 IC は，その重要性がこれまで以上に指摘されるようになっている．医療現場での取り組みは，医療従事者が個人的に行うのではなく，医療機関が組織的に行うべきである．またその際，医療機関は，組織（訴訟）防衛を念頭におくのではなく，患者へのわかりやすい医療を提供することを念頭におくべきであり，そのことによって，説明文書の形式もおのずと定まるものと思われる．　　　　　　　　　　　　　　　　〔前田正一〕

■ 文　献
前田正一編：インフォームド・コンセント—その理論と書式実例，医学書院，2005.

2　個人情報保護 —関連法とガイドライン

　診療にあたって，医療従事者は，患者の住所，氏名や現在の病状など，患者の機密情報を数多く取得する．こうした患者の秘密を医療従事者が漏洩することがあれば，患者は，経済的にも，精神的にも不利益を被る可能性がある（たとえば，特定疾患への罹患を原因とする解雇や差別）．また，医療従事者が秘密を守らないことがあれば，患者は，医療を必要としていても，医療機関を受診することをためらったり，受診したとしても，既往歴など，診療に必要な情報を提供することをためらったりするだろう．このため日本では早くから，法律上も，医療従事者に守秘義務が課されてきた．
　医療従事者の守秘は，これまでは，医療従事者の側からみた医療従事者の義務としてとらえられてきたが，今日では，患者の側からみた患者の自己の情報をコントロールする権利としてもとらえられるようになっている．この権利からは，医療従事者が患者の秘密を守ることにとどまらず，取得した目的以外で患者の情報を使用しないことや，情報の取得者は，取得した情報を厳重に管理し，患者から開示請求があった場合には，それに適切に応じることなど

が重要となる．
　患者の自己情報コントロール権が重視されはじめた背景には，種々の事情がある．たとえば，高度情報通信社会の到来により，患者の個人情報を多量に収集・蓄積し，それらを利活用することができるようになった反面，情報漏洩の可能性が，従前と比較すると高まってきたことをあげることができよう．また，研究技術の向上などにより，患者の診療情報を利用した医学研究が活発化し，患者の知らないところで，その情報が使用される可能性が，従前と比較すると高まってきたことをあげることができよう．
　個人情報の利活用と個人情報保護の問題は，医療分野だけではなく，ほかの分野でも問題になっている．こうしたなかわが国では，個人情報の有用性に配慮しつつ，個人情報を保護することを目的とした，個人情報保護に関する一連の法律が，2003 年 5 月に成立し，2005 年 4 月から全面施行された．この項では，個人情報保護の法体系と関連ガイドラインの内容を示し，個人情報保護の問題について，医療機関の取り組むべき事項を概説する．

（1）個人情報保護に関する法体系
　現在，わが国における個人情報保護に関する法体系は，次の①〜④からなっている（図 7.2.1）．

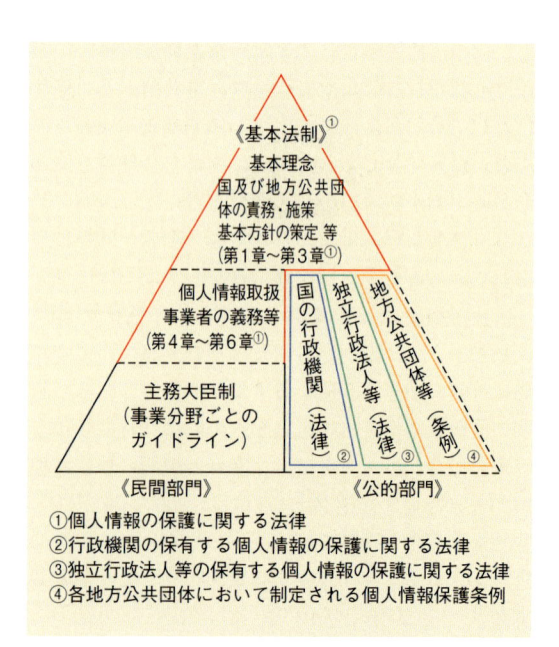

図 7.2.1　個人情報保護に関する法体系
（http://www.caa.go.jp/seikatsu/kojin/houtaikei.pdf より改変）

①個人情報保護の基本理念等，民間部門，公的部門に共通する基本的事項（第1条～第14条）と，民間の事業者のうちの一定の事業者（個人情報取扱事業者）の義務等（第15条～第59条）を定める「個人情報の保護に関する法律」（いわゆる個人情報保護法，以下個人情報保護法）
②国の行政機関の義務等を定める「行政機関の保有する個人情報の保護に関する法律」（いわゆる行政機関個人情報保護法）
③独立行政法人や国立大学法人の義務等を定める「独立行政法人等の保有する個人情報の保護に関する法律」（いわゆる独立行政法人等個人情報保護法）
④都道府県庁や市町村役場，公立学校等の義務を定める「個人情報保護条例」

なお，①における一定の事業者（個人情報取扱事業者）とは，民間の事業者のうち，(2) b.で示す「個人情報データベース等」を事業に用いており，それを構成する個人情報の数が，過去6カ月以内に5000をこえたことのある事業者のことである．医療では，診療録の保存期間が5年であるため（医師法第24条第2項，歯科医師法第23条第2項），保存中の診療録内にある患者・家族の個人情報の数だけで換算しても，ほとんどの医療機関が「個人情報取扱事業者」に該当するものと思われる．個人情報取扱事業者に該当しない場合でも，個人情報の漏洩によってその個人に損害を与えた場合，漏洩した者（およびその者を雇用する者）には損害賠償責任が発生する．また，刑法（第134条第1項：医師，歯科医師，薬剤師，助産師），保健師助産師看護師法（第42条の2：看護師・准看護師，保健師），歯科衛生士法（第13条の5：歯科衛生士），歯科技工士法（第20条の2：歯科技工士）などの法律は，各医療従事者の守秘義務について規定するとともに，罰則も定めているため，守秘義務に反した場合，その者は刑事処罰される可能性がある．

(2) 個人情報保護法が定める関連用語の定義（個人情報保護法第2条）

個人情報保護法は，「個人情報」「個人データ」「保有個人データ」という3種類の用語の定義を行い，個人情報取扱事業者がそれらを取り扱う際の義務などについて規定している（図7.2.2）．

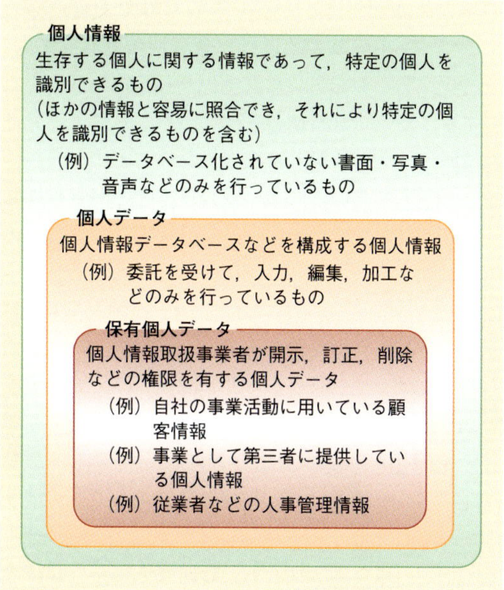

図7.2.2 個人情報，個人データ，保有個人データの関係
（http://www.caa.go.jp/seikatsu/kojin/zukai.pdf より改変）

a. 個人情報

「個人情報」とは，生存する個人に関する情報であり，当該情報に含まれる氏名，生年月日その他の記述などにより特定の個人を識別することができるものである（したがって，死者の情報は「個人情報」には該当しない．ただし死者の情報でも，遺族など，生存する個人の情報に該当する可能性がある．後述の厚生労働省によるガイドライン（以下，ガイドライン）は，医療機関が当該死亡した患者の情報を保存している場合，漏洩，滅失又は毀損などの防止のため，個人情報と同等の安全管理措置を講ずるべきであるとしている（ガイドラインp2)）．ほかの情報と容易に照合することができ，それにより特定の個人を識別することができるものも「個人情報」に該当する．また，映像や音声についても，個人を識別できる場合には，「個人情報」に該当する．

医療機関における個人情報の例として，ガイドラインは，診療録，処方せん，手術記録，助産録，看護記録，検査所見記録，X線写真，紹介状，退院した患者に係る入院期間中の診療経過の要約，調剤録などをあげている（ガイドラインp6）．

匿名化

「個人情報」とは，上記のように，当該情報に含まれる氏名，生年月日その他の記述などにより特定

の個人を識別することができるものである．したがって，ある情報が現時点で個人情報であっても，匿名化，すなわち当該個人情報から特定の個人を識別することのできる情報を取り除くことにより，その情報は「個人情報」に該当しないことになる．つまり，個人情報の取り扱いにつき本人の同意が得られない場合でも，匿名化により，その取り扱いが可能となる．

ただし，匿名化の際には，それを，誰を基準に行うべきかという，難問がある．

たとえば，症例報告などとの関係では，ガイドラインでは，「特定の患者・利用者の症例や事例を学会で発表したり，学会誌で報告したりする場合等は，氏名，生年月日，住所等を消去することで匿名化されると考えられるが，症例や事例により十分な匿名化が困難な場合は，本人の同意を得なければならない」としている．

口腔診療の領域では，症例報告などにおいて，患者の顔写真を用いることもあろう．この点につき，ガイドラインは「一般的には目の部分にマスキングすることで特定の個人を識別できないと考えられる」と述べている．しかし，匿名化の基準は必ずしも明確になっていない．このため，症例報告などで患者の顔写真を用いる場合，本人の同意を得て，それを行うことが肝要であろう．

b. 個人情報データベース等，個人データ

「個人情報データベース等」とは，電子カルテのように，コンピュータを用いて，個人情報をデータベース化したもの（集合体）である．コンピュータを用いていなくても，診療記録のように，五十音順など一定の規則に従って整理し，特定の個人情報を容易に検索できる状態にしたものも，「個人情報データベース等」に該当する．「個人情報データベース等」を構成する個人情報を，「個人データ」とよぶ．

c. 保有個人データ

「保有個人データ」とは，前記の「個人データ」のうち，個人情報取扱事業者が，開示，内容の訂正，追加または削除，利用の停止，消去および第三者への提供の停止を行うことのできる権限を有し，6カ月以上にわたって保有するものである．

たとえば，血液検査を受託する検査機関は，患者から検査結果の開示を求められたとしても，それには応じることはできない．検査機関は，医療機関から委託されて検査を行っているにすぎず，検査結果の開示権限を有していないからである．このように，個人情報取扱事業者が，開示などの権限を有していない場合，個人データは「保有個人データ」に該当しない．

個人情報保護法は，上記のように3種類の用語を用いて，個人情報取扱事業者がそれらを取り扱う際の義務などについて定めている．これらの義務は，「個人情報」を取り扱う際の義務を基礎に，「個人データ」を取り扱う際の義務，「保有個人データ」を取り扱う際の義務の順に，その数が段階的に増加する．つまり，「個人情報」「個人データ」「保有個人データ」を取り扱う際の義務は，それぞれ，①，①＋②，①＋②＋③と表せる．

たとえば診療録は，「個人情報」「個人データ」「保有個人データ」のいずれにも該当する．このため，診療録の取り扱いについての義務は，①＋②＋③となる．個人情報取扱事業者としては，個人情報が先のいずれに該当するかを把握して，それぞれに応じた対策を講じる必要がある．

(3) 厚生労働省「医療・介護関係事業者における個人情報の適切な取扱いのためのガイドライン」と個人情報取扱事業者の義務

厚生労働省は，上記の法律の全面施行にあわせて，2004年12月，個人情報取扱事業者を対象として，「医療・介護関係事業者における個人情報の適切な取扱いのためのガイドライン」（2004年12月24日局長通達 http://www.mhlw.go.jp/shingi/2004/12/dl/s1224-11a.pdf）を策定した．これは，先の①個人情報保護法を基に，個人情報取扱事業者が遵守すべき事項などを，具体例をあげて示している．

本ガイドラインは，医療機関のうち「個人情報取扱事業者」に該当する医療機関を対象とするものであるが，「医療・介護分野における個人情報保護の精神は同一である」などとし，民間部門・公的部門の別や，規模の大小などを問わず，ガイドラインを遵守する努力を求めている．したがって，実際には，わが国のすべての医療機関が，ガイドラインの示す事項については，その取り組みを行うことになる．このため，以下では義務などを示す際，その対象を「個人情報取扱事業者」ではなく，「医療機関」

として記述する．

a. 個人情報（たとえば診療録）を取り扱う際の義務

i) 個人情報の利用目的の特定（個人情報保護法第15条），取得時における利用目的の通知など（個人情報保護法第18条）

医療機関は，個人情報を取り扱う際，利用目的をできるかぎり特定しなければならない．個人情報を取得した場合，あらかじめ利用目的を公表していなければ，速やかに利用目的を本人に通知ないしは公表する必要がある．

ガイドラインのなかでは，利用目的の参考例が示されている（ガイドラインp52，別表2）．したがって医療機関はこれらを参考にして，事前に利用目的を公表しておくことが望ましい．

ii) 目的外利用の禁止（個人情報保護法第16条）

医療機関は，本人の同意なしに，特定された利用目的の範囲をこえて，個人情報を取り扱ってはならない．

口腔診療において，医療機関は，患者の住所，氏名など，個人情報を取得する．仮に審美歯科を新たに増設した歯科医院が，かつての患者にその案内書を送付したいと考えても，送付の際，診療録上の患者の住所や氏名を使用することはできない．それらは，取得の目的が患者の診療に関係するものだからである．同様の理由により，診療目的で取得した患者の個人情報を，本人の同意なく，研究に利用することは認められない（個人情報保護法は，第50条第1項において，学術研究の場合など適用除外について定めている．このため，大学などの研究機関で個人情報を用いた学術研究を行う場合，法による義務などの規定は適用されない．ただし，ガイドラインは，その場合にも，「医学研究分野の関連指針（別表5参照）とともに本ガイドラインの内容についても留意すること」を期待している．つまり，大学などの研究機関が患者の個人情報を研究に利用する場合でも，基本的には本人の同意を要することになる）．

なお，次に示す場合には，目的外利用が認められる．

①法令に基づく場合
②人の生命，身体または財産の保護のために必要がある場合であって，本人の同意を得ることが困難であるとき
③公衆衛生の向上または児童の健全な育成の推進のために特に必要がある場合であって，本人の同意を得ることが困難であるとき
④国の機関もしくは地方公共団体またはその委託を受けた者が法令の定める事務を遂行することに対して協力する必要がある場合であって，本人の同意を得ることにより当該事務の遂行に支障を及ぼすおそれがあるとき

iii) 個人情報の適正な取得（個人情報保護法第17条）

医療機関は，偽りその他不正の手段により個人情報を取得してはならない．

たとえば，診察時に不合理な発言を繰り返す患者がいるとする．この場合，医療機関が記録のために，患者に隠して患者の個人情報を録音・録画することを考えたとしても，実際には上記の点からそれを行えない．

b. 個人データ（たとえば診療録）を取り扱う際の義務

i) 個人データの正確性の確保（個人情報保護法第19条）

医療機関は，利用目的の範囲内で，個人データを正確かつ最新の内容に保つように努めなければならない．

口腔診療との関係でも，この点につき，対応が必要な場合があろう．たとえば患者は受診の際，問診表に既往歴なしと回答していたとする．しかし患者を診察したところ，患者の口腔内には手術の跡が認められた．この場合，既往歴に疑義があるため，医療機関は患者に対し既往歴について再度確認し，書面の修正を行う必要がある．

またガイドラインのなかには，第三者提供によってほかの医療機関から患者の個人情報を取得した場合につき，「当該個人情報の内容に疑義が生じた場合には，記載内容の事実に関して本人又は情報の提供を行った者に確認をとる」べきことが示されている．

ii) 安全管理措置，従業者の監督，委託先の監督（個人情報保護法第20条～第22条）

医療機関は，個人データの漏洩や滅失を防止するため，安全管理措置を講じ，また，従業者の監督，委託先の監督をしなければならない．これまでにも医療従事者が，患者の個人情報が入ったパソコンを無断で医療機関外へ持ち出し，それが盗難にあうといった事故など，複数の関連事故が発生している．

iii）個人データの第三者提供の制限
　　　（個人情報保護法第23条）

　医療機関は，本人の同意なしに，個人データを第三者に提供してはならない．第三者とは本人以外の者であり，第三者には家族も含まれる．

　ガイドラインのなかでは，民間保険会社や職場，学校からの照会について，具体例が示されている（ガイドラインp22）．その記述からもわかるように，民間の生命保険に加入しようとしている患者について生命保険会社から現在の健康状態などの問い合わせがあったとしても，医療機関は，本人の同意なしに回答はできない．職場の上司などから患者の病状や職場復帰の可能性について問い合わせがあった場合や，学校の教職員などから生徒の病状などについて問い合わせがあった場合も同様である．

　口腔診療では上記以外にも，第三者提供の可否を検討しなければならないケースは数々生じるであろう．次の①～③に想定事例を示す．

①ある患者が口腔内の違和感を訴えて受診した．医師が検査したところ，患者はがんに罹患していることが判明した．その旨を伝えると患者は，治療は受けるが，がんに罹患していることを妻には知らせないと言っている．

　妻は入れ歯の作成のため，現在，同じ医師を受診している．ある日妻が，医師に対して夫の検査結果について尋ねてきた．このケースでは，どのように対応するべきであろうか．

②ある疾患の治療に際し，患者の感染の有無を調べたところ，患者は，HIV陽性であることが判明した．結婚後間もない患者はそのことをパートナーに伝えないといっている．医師は，患者が伝えないのであれば，妻への感染を防止するために，自分が妻へ伝えるべきではないかと考えている．このケースでは，どのように対応するべきであろうか．

③前歯を折った小児が，母親に連れられて受診した．患者の頬には複数の殴打痕らしきものがある．母親は，患児は階段の上部で遊んでいた際，階段を踏み外し，顔から転落したという．医師は虐待を疑っており，患児の保護のためにも，どこかに通報すべきではないかと考えている．このケースでは，どのように対応するべきであろうか．

※第三者提供の例外

　既述のように，医療機関はあらかじめ本人の同意なく，個人データを第三者に提供することはできない．ただし，a.ii）で示した①～④の場合は除かれる．

　①（法令に基づく場合）との関係では，児童虐待の防止等に関する法律に基づき児童虐待に係る通告が可能となる．したがって上記の想定事例③では，医療機関は，母親の同意なく同通告が可能となる．また，②（人の生命，身体または財産の保護のために必要がある場合であって，本人の同意を得ることが困難であるとき）との関係では，先の想定事例①②の場合に，患者の個人情報を妻へ提供できるかどうかの検討が可能となる．

　医療機関は，どのようなケースがa.ii）の①～④に該当するか，ガイドラインなどを参照して，事前に把握しておくことが望ましい．

c. 保有個人データ（たとえば診療録）を取り扱う際の義務

i）保有個人データの開示
　　　（個人情報保護法第25条）

　医療機関は，本人から，本人が識別される保有個人データの開示を求められた際は，本人に対し，遅滞なく開示しなければならない．ただし次の場合には開示しないことができる．

①本人や第三者の生命，身体，財産その他の権利利益を害するおそれがある場合
②個人情報取扱事業者の業務の適正な実施に著しい支障を及ぼすおそれがある場合
③ほかの法令に違反することとなる場合

　たとえば，医療機関がブラックリストを作成しているような場合には，②に基づき，医療機関はそれを開示しないことが許される（保有個人データの開示については，厚生労働省が2003年9月に制定した「診療情報の提供等に関する指針」も参照されたい（診療情報の提供等に関する指針の策定について，2003年9月12日医政発第912001号）．

ii）開示請求のできる代理人
　　　（個人情報保護法施行令第8条）

　開示請求のできる代理人は，①未成年者または成年被後見人の法定代理人，②本人が委任した代理人である．②との関係では，医療機関は，開示請求している者が本人の委任した代理人であることを，慎

重に確認する必要がある．ガイドラインは，開示にあたって，原則として患者本人に対し保有個人データの開示を行う旨の説明を行うべきとする．

　以上，個人情報保護について，関係する法体系と厚生労働省による関連ガイドラインの内容を示し，個人情報保護に関する医療機関の取り組みについて概説した．上記のガイドラインなどを一読されると，具体的な対応方法についての理解が深まると思われる．　　　　　　　　　　　　　　　〔前田正一〕

■文　献
前田正一：医療・介護　個人情報保護法，金芳堂，2006．
前田正一：個人情報保護．糖尿病研修ノート（永井良三総監），診断と治療社，2010．
前田正一：患者相談対応と個人情報保護．ケースブック患者相談（瀧本禎之，阿部篤子，赤林　朗編），医学書院，2010．

3　診療録の作成，保存，開示

　医師・歯科医師・看護師などの医療従事者は，日々，患者の診療に関する記録を作成している．その代表的なものとして，医師，歯科医師が作成する「診療録」がある．これは，いわゆるカルテとよばれているものであり，作成・保存が，法律（医師法，歯科医師法）によって義務づけられている（「診療録」と類似する用語に「診療記録」がある．これは，医療従事者が診療に関して作成する一切の記録を指している．診療記録については，その作成・保存が法律によって義務づけられているものと，そうではないものがある）．

　診療録は，正確に作成され，厳重に保存される必要がある．また，患者がその開示を求めた際には，迅速に開示されることが重要である．ただし，まれなケースとは思われるが，医療裁判例をみると，実際には，他人が容易に判読できない記録や行われた医療行為が十分に記載されていない記録などがあることがわかる．また，診療録の記載内容とその他の記録の記載内容に食い違いがみられるものや，改ざんの嫌疑がかけられているものなどがあることがわかる．さらには，患者側により開示請求がなされた際に，診療録が見あたらないという，紛失のケースもある．

　そこでこの項では，診療録の作成・保存・開示の問題について，関連法を示しつつ概説する．

（1）診療録の作成と保存
a. 診療録の作成

　医師法はその第24条において，「医師は，診療をしたときは，遅滞なく診療に関する事項を診療録に記載しなければならない」と規定し，医師に対して，診療をした際には下記の事項を診療録へ記載することを義務づけている．また歯科医師法はその第23条において，「歯科医師は，診療をしたときは，遅滞なく診療に関する事項を診療録に記載しなければならない」と規定し，歯科医師に対しても同様に，診療をした際には，先と同様の義務を課している．

　診療録に何を記載するべきか，すなわち記載事項については，医師法施行規則第23条，歯科医師法施行規則第22条が規定し，①診療を受けた者の住所，氏名，性別および年齢，②病名および主要症状，③治療方法（処方および処置），④診療の年月日を記載事項とする（社会保険診療との関係では，保険医療機関及び保険医療養担当規則第8条，第22条，様式1号を参照）．

　記載はOA機器により行うこともできる（診療録等の記載方法等について，1988年5月6日総第17号，指第20号，医第29号，歯第12号，看第10号，薬企第20号，保険発第43号）．また，診療録については，表7.2.3に示すように，医師が最終的

表7.2.3　医師及び医療関係職と事務職員等との間等での役割分担の推進について，一部抜粋（2007年12月28日医政発第1228001号）

（略）
2．役割分担の具体例
（1）医師，看護師等の医療関係職と事務職員等との役割分担
1）書類作成等
（略）
①診断書，診療録及び処方せんの作成
　診断書，診療録及び処方せんは，診察した医師が作成する書類であり，作成責任は医師が負うこととされているが，医師が最終的に確認し署名することを条件に，事務職員が医師の補助者として記載を代行することも可能である．また，電磁的記録により作成する場合は，電子署名及び認証業務に関する法律（平成12年法律第102号）第2条第1項に規定する電子署名をもって当該署名に代えることができるが，作成者の識別や認証が確実に行えるよう，その運用においては「医療情報システムの安全管理に関するガイドライン」を遵守されたい
②
（略）

に確認し署名することを条件として，事務職員が記載を代行することができる．

なお，言及するまでもないが，診療録は正確性が確保されていなければならない［⇨ 7.2-2 を参照］．たとえば，厚生労働省は，2003 年 9 月，「診療情報の提供等に関する指針」を策定したが（診療情報の提供等に関する指針の策定について，2003 年 9 月 12 日医政発第 0912001 号），そのなかには，「医療従事者等は，適正な医療を提供するという利用目的の達成に必要な範囲内において，診療記録を正確かつ最新の内容に保つよう努めなければならない．診療記録の訂正は，訂正した者，内容，日時等が分かるように行われなければならない．診療記録の字句などを不当に変える改ざんは，行ってはならない」と示されている．

b. 診療録の保存

医師法・歯科医師法は，診療録の保存義務についても規定している．

> 医師法第 24 条第 2 項　前項の診療録であつて，病院又は診療所に勤務する医師のした診療に関するものは，その病院又は診療所の管理者において，その他の診療に関するものは，その医師において，5 年間これを保存しなければならない．
> 歯科医師法第 23 条第 2 項　前項の診療録であつて，病院又は診療所に勤務する歯科医師のした診療に関するものは，その病院又は診療所の管理者において，その他の診療に関するものは，その歯科医師において，5 年間これを保存しなければならない．

したがって病院，診療所に勤務する医師が診療をした場合，その病院，診療所の管理者は，診療録を保存しなければならない．保存は電子媒体によることもできる（保存場所の問題については，「診療録等の保存を行う場所について」の一部改正について（2005 年 3 月 31 日医政発第 0331010 号，保発第 0331006 号）などを参照されたい）．ただし，①真正性の確保，②見読性の確保，③保存性の確保の 3 つの基準を満たすことが必要である（診療録等の電子媒体による保存について，平成 11 年 4 月 22 日保発第 82 号）．

病院，診療所に勤務する医師，歯科医師が，自宅などで，個人として診療を行った場合や，病院，診療所に勤務していない医師，歯科医師が診療を行った場合（たとえば，通常は，研究者としてのみ活動している医師，歯科医師が，たまたま診療をした場合），診療録は，その医師，歯科医師が保存しなければならない．

保存期間は，5 年である．起算点は，患者に対する診療が終了した日と解されている．保存期間内に診療録を紛失などした場合でも，次に示すように，自己の責めに基づかない場合は，責任を負わない．ただしこの場合，その旨の届出をすべきである．この点については，新潟県知事は，1951 年 3 月 7 日，厚生省医務局長に対して，「医師法第 24 条第 2 項及び歯科医師法第 23 条第 2 項の規定により保存しなければならない診療録を災害（火災等）により消失した場合及び紛失したようなときは如何なる措置を執るべきか，又同法違反として罰則の適用を受けることになるものか至急御回示願いたく照会いたします」と照会した．この際，医務局長は，「自己の責に基かない事由による亡失は，保存義務違反の違法性を阻却するものと解すべきであろう．但し，この場合においても，その旨の届出をなさしめるよう指導願いたい」と回答している（診療録の保存について，1951 年 3 月 20 日医収第 172 号）．

なお，医療事故などに関する民事医療訴訟の消滅時効・除斥期間（患者による損害賠償請求が可能な期間）との関係からすれば，上記の 5 年を経過しても，管理者などは，診療録をできるだけ長く保存しておくことが望ましい．というのは，民事医療訴訟の法的根拠として，民法第 415 条（債務不履行）と第 709 条（第 715 条）（不法行為）がある．民法第 415 条は，患者が医療機関を相手として損害賠償請求する場合の根拠規定である．また，民法第 709 条は，患者が不法行為者（事故に関係した個人の医療従事者）を相手として損害賠償請求する場合の根拠規定である．起算点の問題など，詳細は省略するが，民法第 415 条に基づく場合，患者が提訴できる期間は 10 年であり，民法第 709 条に基づく場合，上記の期間は，損害および加害者を知ったときから 3 年，不法行為時より 20 年である．

医療機関によっては，保管スペースの問題などから，診療録の長期保存が困難な場合があろう．そのような場合には，医療機関としてあらかじめ一定の方針（たとえば 10 年間の保存）を定めておき，それに基づき，保存することが望ましい．

c. 罰則

医師法，歯科医師法は，診療録の記載義務，保存義務との関係で，罰則も定めている．このため，先の義務に違反した場合，その者には，50万円以下の罰金（刑事罰）が科される（医師法第33条の二，歯科医師法第31条の二）．

(2) 診療録に関して争いなどがなされたケース

過去の医療裁判例をみると，①診療録中の記載内容の解釈を巡り争いがなされているもの，②診療録に記載のない医療行為につき，それが実際に行われていたかどうかにつき争いがなされているもの，③診療録の記載内容と診療録以外の診療記録の記載内容に齟齬があり，どちらの記載が正しいかにつき争いがなされているもの，④診療中の記載の改ざんの有無につき争いがなされているものなど，診療録に関する争いは，種々，多数あることがわかる．ここでは，そのいくつかにつき具体例を示し，診療録作成時の注意点を簡単に示す．

a. 診療録中の記載内容の解釈を巡る争いの一例

診療録中の記載内容の解釈を巡る争いは，これまでにも数多くなされている．東京高等裁判所平成13年7月18日判決もその1つである．

本ケースにおける患者は，腹部大動脈瘤と診断され，主治医の執刀により下部胸部腹部大動脈置換術，分枝再建術の手術を受けた．しかし，手術中に急性出血性心筋梗塞により死亡した．そこで遺族は，「手術が死亡の危険性のあるものとの説明を受けておらず，受けた説明は，手術によって足に障害が残る可能性が1割くらい存在するという程度であった」と主張した．医師による説明の内容は文書に残っておらず，看護記録にあった「危険率は1割」との記載の意味が問題になったが，裁判所は，「本件については，診療録には主治医の説明についてはまったく記載がない．看護記録部分に『危険率は1割』との記載があるが，それが手術の危険率や死亡率を示すものとはいえない．したがって，その『危険率は1割』との記載は，患者家族のいうように，術後の足の障害発生率について述べたものであるとの疑いが残る．主治医が患者に対し，手術の危険性と死亡率について具体的に説明したとは認めがたい」と判示した．

このケースからは，診療録の記載は，診療行為を具体的に再現できるように行うことが重要であることがわかる．

b. 記載のない事項についての争いの一例

診療録に記載のない医療行為につき，それが実際に行われていたかどうかを争うケースも数多くなされている．大津地方裁判所平成8年9月9日判決もその1つとしてあげることができる．裁判所は，判決の際，次のように示している．「被告は，第五回口頭弁論の本人尋問の反対尋問中及びその後提出された陳述書（乙一〇）において，エピネフリンは被告医院に常備しておらず投与しなかったものの，エピネフリンと同様の効果のあるノルエピネフリンは投与しており，診療録等に記載がないのは書きもらしたにすぎないと供述している．しかし，その供述するところによれば，被告には，同薬を投与したはっきりとした記憶があるわけではなく，常備している救急薬であり，救急時には常に投与する癖が被告にはついているから，本件においても反射的に投与しているにちがいないという過ぎない上，診療録（乙一），被告作成の陳述書（乙五），医療費医療手当診断書（甲九）のいずれにおいても，亡夏子に投与した薬剤の種類，量，投与時期などが具体的かつ詳細に記載されているにもかかわらず，ノルエピネフリンの記載がされていないこと，ノルエピネフリンについて診療報酬請求をしていないこと（被告本人尋問の結果），ノルエピネフリンを投与したのであれば確実に数十ミリメートルの血圧の上昇が見られるはずであるのに，診療録の記載や被告の供述からはこのような血圧値の上昇があったことが窺われないことなどからすれば，被告が亡夏子に対しノルエピネフリンを投与したとは認めがたい」

上記のように，不記載の事項については，それが存在したことについて証言などがなされ，そのことが認められなければ，その事実は存在していたとはみなされないといってよい．このことから，患者に異常がない場合や，病態の変化がない場合に，実務上，何も記載しないことがあるとすれば，注意を要する．なお診療録に記載されている内容は，裁判においては，改ざんが疑われないかぎり，記載されている事項が実際に存在したと認められる．

c. 診療録の改ざんに関する争いの一例

医療裁判のなかでは，診療録の改ざんに関する争いもしばしばなされる．診療録の改ざんは，民事裁判のなかでは，裁判官の心証に強く負に作用するといえる．

7.2 社会的な事項　1027

また診療録の改ざんは，刑事事件へと発展する可能性がある．その1つの例として，次の事件をあげることができる．この事件では，心臓手術の際，人工心肺装置のポンプの回転数を上げすぎるなどし，患者を死亡させた，という医療事故において，人工心肺装置を担当した医師の指導医は，事故後，ICU記録をICU看護師長に書き換えさせるとともに，みずからも書き換え，さらに，臨床工学技士に人工心肺記録を作り変えさせるとともに，その原本をもち去るなどした．

後日，指導医は，証拠隠滅の疑いで逮捕された．本件においては，東京地方裁判所は，業務上過失致死罪で起訴された人工心肺装置を担当した医師を無罪（2審でも同様）としたのに対して，証拠隠滅罪で起訴された医師には，懲役1年，執行猶予3年の判決を下した．

なお現在では，有害事象が発生した際，診療録の改ざんなどを防止するために，医療機関の管理者の下で診療録を保存することの重要性も指摘されるようになっている．

(3) 診療録の開示

診療録の開示に関する議論は早くから行われてきたが，先に示したように，2003年9月，厚生労働省により「診療情報の提供等に関する指針」が策定された．この指針のなかでは「診療記録の開示に関する原則」が定められており，医療従事者などは，患者などが患者の診療記録の開示を求めた場合には原則としてこれに応じなければならないこと，診療記録の開示の際，患者などが補足的な説明を求めたときは，医療従事者などはできるかぎり速やかにこれに応じなければならず，この場合，担当の医師などが説明を行うことが望ましいことが示されている．なお，本指針における「診療記録の開示」とは，患者などの求めに応じ，診療記録を閲覧に供すること，または診療記録の写しを交付することをいう．

本指針の策定を待つまでもなく，患者の求めに応じて診療記録が開示されることが重要であるが，開示にあたっては，内容が患者にとってもわかりやすいものである必要がある．医療従事者は，このことに配慮する必要があろう．

以上，診療録の作成，保存，開示の問題について概説した．

診療録の作成に時間を要し，本来の医療行為が十分にできない事態に陥るとすれば，それは本末転倒の事態である．診療録の記載が，わかりやすく簡潔に行えるよう，各医療従事者が再度，記載方式などを確認することが望まれる．また保存，開示が適切に行えるよう，体制の整備など医療機関が組織的に取り組むことが望まれる． 〔前田正一〕

■ 文　献
前田正一：医療事故と診療記録．日産婦会誌，**59**(9)：519-522, 2007.

4　治験と先進医療

口腔外科や歯科領域は，再生医療やインプラント治療など医療技術の開発がさかんな領域である．それらにかかわる薬事行政，保険行政ならびに臨床研究にかかわる国の指針は複雑であり，それらはたえず見直しを行っている．したがって，それらを理解して適切に対応することが大切である．

(1) 医療技術の開発の流れと制度との関係

医薬品，医療機器および体外診断用医薬品を製造販売する場合は，薬事法に基づく製造販売承認を得る必要がある（図7.2.3）．医薬品や医療機器（ただし，生命への危険度の高いクラスⅣとクラスⅢの一部，後述）の製造販売の申請にはGood Clinical Practice（GCP，後述）に則った治験（後述）を実施する必要がある．遺伝子治療や再生医療を業として実施する場合も，治験を実施して製造販売承認を得る必要がある．製造販売承認後，保険適用の希望書を提出し，中央社会保険医療協議会の了承が得られれば保険が適用される．医薬品の場合は，薬価として保険収載されるのに対し，医療機器の場合は，その保険適応上の区分（http://www.kokuho.or.jp/whlw/lib/ho_22_0212011.pdf）に応じて材料価格として設定されるものと，技術料として設定されるものなどがある（図7.2.4）．

上記以外の医療技術を開発し健康保険の適用を受ける場合は，一定症例数を対象に先進医療（後述）を実施して保険適用を受ける．先進医療のなかで未承認薬や未承認機器を用いるものは先進医療B（後述）として申請し，厚生労働省の先進医療技術審査

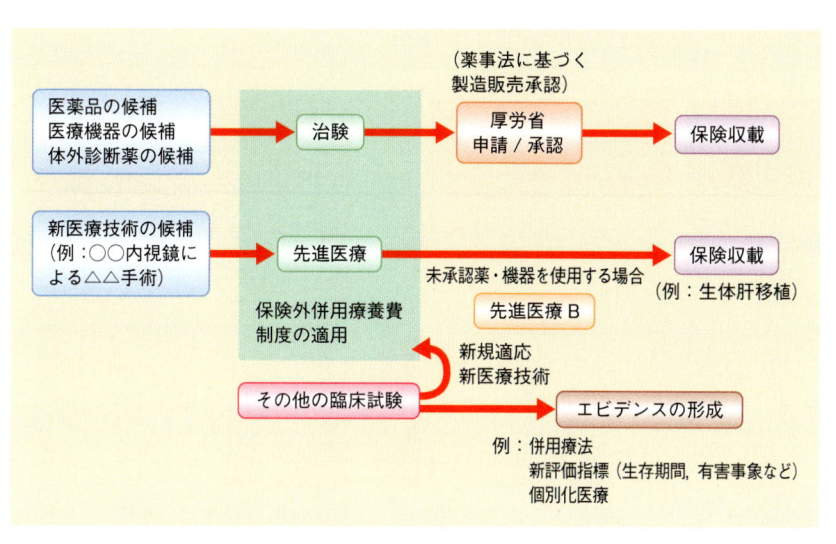

図7.2.3 薬事法に基づく製造販売承認と保険収載の関係

医薬品，医療機器（ただし生命に対するリスクの高いクラスⅣおよびクラスⅢの一部）および体外診断薬を開発する場合は，治験を実施して，薬事法に基づく製造販売承認を得る．その後，医薬品の場合は薬価収載申請を行い保険収載を目指す．一方，医療技術の場合は，先進医療として実績を積み，保険収載を目指す．先進医療のうち，未承認薬や未承認機器（適応外使用も含む）を使用する場合は，先進医療Bとして別途審査を受けた後に先進医療に申請を行う．

図7.2.4 医療機器の保険適用の区分
医療機器はその使用実態や先行品の有無などに合わせた区分に基づき，材料価格または技術料として保険収載される．
（中央社会保険医療協議会資料，2010年2月12日保発0212第11号より改変）

部会などの承認をさらに受ける必要がある．

治験には「臨床試験の実施の基準」（省令GCP，後述）が適用されるのに対し，治験以外の臨床研究には，「臨床研究に係わる倫理指針」（後述）など多数の国の指針が適用される．治験に拠らない臨床試験，臨床研究は，これらの指針に従い，実施することになる．

なお，臨床研究には，観察研究（調査研究）と介入研究（臨床試験）があり，臨床試験のうち，薬事法上の製造販売承認を得るために行う試験のことを治験とよぶ．「臨床研究に係わる倫理指針」では，介入研究とは通常の診療を上まわる医療行為がかかわる場合はすべて介入研究と定義されている．

(2) 治験や先進医療にかかわる制度

治験を含む臨床研究を計画し実施する場合は，国の規制や指針，施設の規則を遵守して実施しなければならない．

a. 治験

医薬品，医療機器および体外診断用医薬品を製造販売するためには，薬事法ならびに省令GCPに則り治験を実施し，非臨床試験および臨床試験のデータとともに承認申請する必要がある．医療機器の場合，リスクのクラスがⅣ（不具合などにより，生命の危険に直結するおそれのあるもの）およびⅢ（人体へのリスクが比較的高いと考えられるもの）のうち，新規の機序などによるものは，治験を行うこととされている（表7.2.4）．2003年より医師主導の治験の実施が可能となったが，製造販売承認の申請は企業が行う必要があり，試験機器や安全性情報の提供など企業の協力なくして実施は困難である．なお，市販後に「製造販売後調査」制度のなかで行う臨床試験は「製造販売後臨床試験」とよばれ，Good Post-marketing Surveillance Practice（GPSP）だけでなく，治験と同様にGCPが適用される．

b. GCP

「医薬品の臨床試験の実施の基準」または「医療機器の臨床試験の実施の基準」として薬事法に基づき定められたものをGCP省令または単にGCPという．その実施体制は企業主導の治験（図7.2.5）と医師主導の治験（図7.2.6）では多少異なる．医師

7.2 社会的な事項 1029

表7.2.4 医療機器のリスクに応じたクラス分類と製造販売承認などの要否

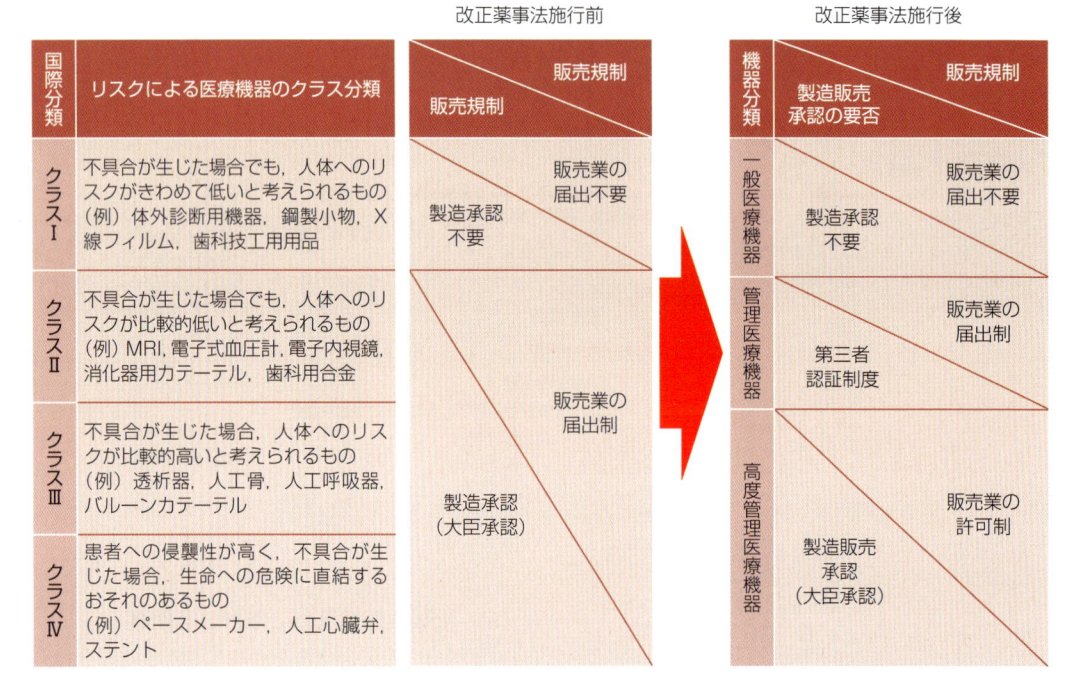

国際分類	リスクによる医療機器のクラス分類	改正薬事法施行前	改正薬事法施行後（機器分類／製造販売承認の要否／販売規制）
クラスI	不具合が生じた場合でも，人体へのリスクがきわめて低いと考えられるもの（例）体外診断用機器，鋼製小物，X線フィルム，歯科技工用用品	製造承認不要／販売業の届出不要	一般医療機器／製造承認不要／販売業の届出不要
クラスII	不具合が生じた場合でも，人体へのリスクが比較的低いと考えられるもの（例）MRI，電子式血圧計，電子内視鏡，消化器用カテーテル，歯科用合金	販売業の届出制	管理医療機器／第三者認証制度／販売業の届出制
クラスIII	不具合が生じた場合，人体へのリスクが比較的高いと考えられるもの（例）透析器，人工骨，人工呼吸器，バルーンカテーテル	製造承認（大臣承認）	高度管理医療機器／製造販売承認（大臣承認）／販売業の許可制
クラスIV	患者への侵襲性が高く，不具合が生じた場合，生命への危険に直結するおそれのあるもの（例）ペースメーカー，人工心臓弁，ステント		

臨床試験の試験成績に関する資料が必要とされる場合：①医療機器の臨床的な有効性および安全性が性能試験，動物試験などの非臨床試験成績または既存の文献などのみによっては評価できない場合に臨床試験の実施が必要，②個々の医療機器の特性，既存の医療機器との同等性，非臨床試験の試験成績などにより総合的に判断されるが，その性能，構造などが既存の医療機器と明らかに異なる医療機器（新医療機器）に該当するものについては，原則として臨床試験の試験成績に関する資料の提出が必要．

（2005年薬事法改正時厚生労働省資料および2008年8月4日薬食機発第0804001号より改変）

医療機器GCP省令の概要（企業主導）

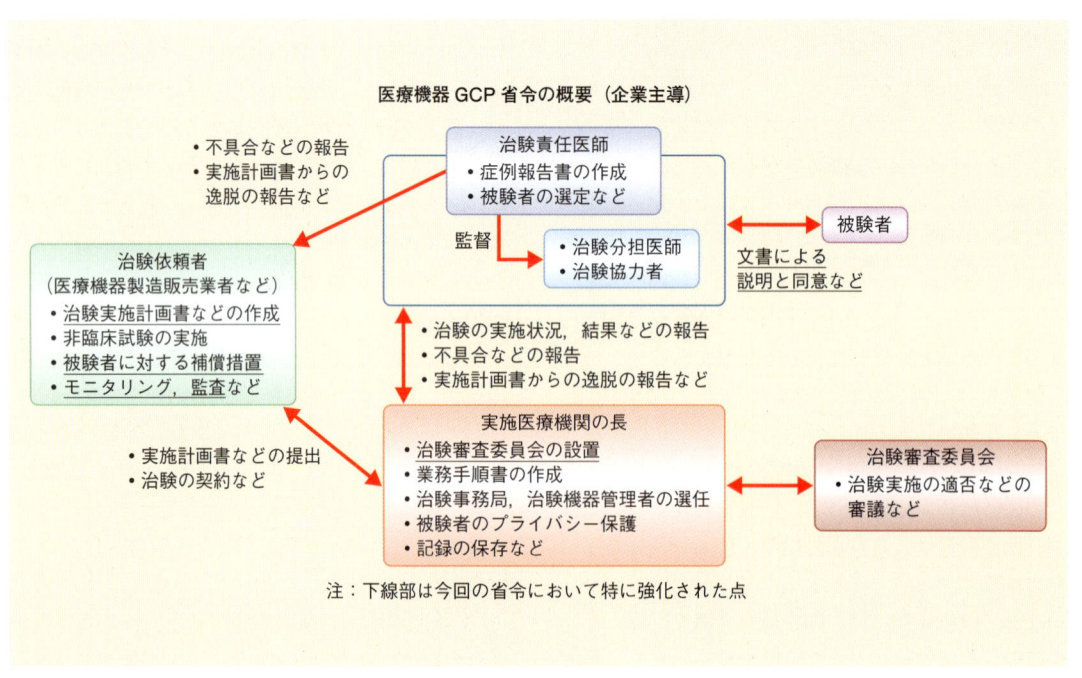

- 治験責任医師
  - 症例報告書の作成
  - 被験者の選定など
- 治験分担医師
- 治験協力者
- 被験者
  - 文書による説明と同意など
- 治験依頼者（医療機器製造販売業者など）
  - 治験実施計画書などの作成
  - 非臨床試験の実施
  - 被験者に対する補償措置
  - モニタリング，監査など
- 不具合などの報告
- 実施計画書からの逸脱の報告など
- 治験の実施状況，結果などの報告
- 不具合などの報告
- 実施計画書からの逸脱の報告など
- 実施医療機関の長
  - 治験審査委員会の設置
  - 業務手順書の作成
  - 治験事務局，治験機器管理者の選任
  - 被験者のプライバシー保護
  - 記録の保存など
- 治験審査委員会
  - 治験実施の適否などの審議など
- 実施計画書などの提出
- 治験の契約など

注：下線部は今回の省令において特に強化された点

図7.2.5 医療機器GCPに基づく治験体制（企業主導治験の場合）

医薬品の治験においても実施体制は同じである．医療機器の場合は不具合情報のうち，「医療機器の不具合による影響であると疑われる重篤な有害事象またはそのおそれに係る不具合」について報告をすることになっている．なお，治験責任医師からの「実施計画書からの逸脱報告」は，現在は必要はない．

（2005年薬事法改正資料，厚生労働省ホームページ）

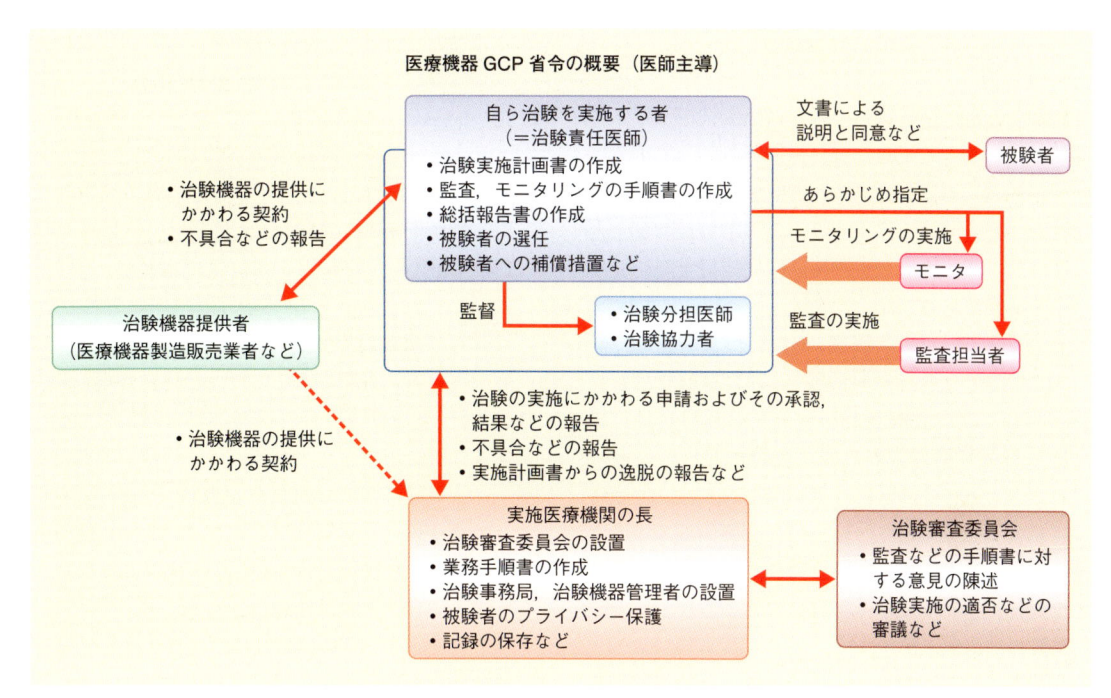

図 7.2.6 医療機器 GCP に基づく治験の実施体制（医師主導治験の場合）

医師主導の治験では，各施設の責任医師（GCP 上は「自ら治験を実施する者」という）が企業主導治験でいう依頼者の役割も兼ねることになる．同一の実施計画書に基づき複数の施設で実施する場合は「調整医師」をおき，厚生労働省への治験届や安全性報告などの業務を調整医師に委嘱することができる．なお，治験責任医師からの「実施計画書からの逸脱報告」は，現在は必要はない．医薬品 GCP でも体制は同じである．

（2005 年薬事法改正資料，厚生労働省ホームページ）

主導の治験では，各施設の責任医師（GCP 上は「自ら治験を実施する者」という）が企業主導治験でいう依頼者の役割も兼ねることになる．同一の実施計画書に基づき複数の施設で実施する場合は「調整医師」をおき，治験届や安全性報告などの業務を調整医師に委嘱することができる．

日本の医療機器の GCP は医薬品の GCP を基に定められており，医薬品の GCP は日米 EU の間で合意した GCP（International Conference on Harmonisation of technical requirements for registration of pharmaceuticals for human use：ICH-GCP）を基にしているため，治験のデータの相互利用が可能となっている．医療機器の承認制度は国や地域により異なり，Global Harmonization Task Force（GHTF）という枠組みで国際間の協議が行われ，その活動は 2012 年に International Medical Device Regulators Forum（IMDRF）に引き継がれた．EU では臨床評価の強化がはかられているものの，基本的に CE マーキング制度に基づく自己適合宣言制であり（ただし，高リスク医療機器は指定機関の認証が必要である），日本とは制度が異なる．

日米間では比較的考え方が近いとされ，GHTF や IMDRF とは別に Harmonization By Doing（HBD，日米の産官学による調整会議；http://www.pmda.go.jp/hbd/hbd.html，http://www.jfmda.gr.jp/hbd/index.html）という枠組みで，循環器領域を中心に治験の開始から市販後調査までの過程における実施に基づく協調体制が構築されつつある．これにより，円滑な日米同時開発が可能になる．

c. GPSP

医薬品や医療機器の「製造販売後の調査及び試験の実施の基準に関する省令」のことで，GCP 同様省令として定められている．製造販売後に一定症例について調査を行い，治験では検出されなかったまれな有害事象の検出や承認時に検討課題とされた事項を調査する．補助人工心臓では，市販の機器を適応した患者すべてを対象に行うレジストリ制度（J-MACS）が，アメリカでの制度 INTERMACS（http://www.jfmda.gr.jp/hbd/organization/files/2-HBD_WG2.pdf，http://www.intermacs.org/）とのデータ統合を念頭に 2010 年に開始されており，製造販後調査への症例データの利用も可能となってい

る．

d. 先進医療

　医薬品，医療機器以外の新しい医療技術に対して保険適用を受けるためには，先進医療として事前に厚生労働省に申請し，当該先進医療を実施して，安全性および有効性を評価することが求められる．先進医療は，実施する医療機関と医療技術を定めて申請する必要がある．

e. 先進医療B（旧高度医療）

　先進医療のうち，未承認薬や未承認機器を用いて行う場合を先進医療Bという．先進医療Bは，まず医療機関で倫理審査の後，少数例実施し，そのデータとともに高度医療評価制度に則り厚生労働省に申請する必要がある．申請後，まず先進医療技術審査部会にてその妥当性が検討され，さらに先進医療会議にて承認を受けて実施することになる．

f. 保険外併用療法費

　保険外併用療法費は以前は特定療養費とよばれていた．公的に保険適用部分とそれ以外（患者負担や研究費などによる負担）との併用を認める制度である．保険外併用療法費制度には評価療養と選定療養（特別な療養環境の提供）があり，治験や先進医療，高度医療は評価療養に含まれ，保険外併用療法費の制度が適用される．企業主導の医療機器の治験で，手術で使用される機器の場合は，手術の前後7日にこの制度が適用され，医療費のうち当該医療機器の費用と画像診断や検査の費用は保険で給付されず，企業負担となる．

(3) 臨床研究にかかわる国の指針

　治験以外の臨床研究に対し，国の指針が定められている．

国の指針

　厚生労働省等により以下の指針が定められている．

① 「ヒトゲノム・遺伝子解析研究に関する倫理指針」（文部科学省・厚生労働省・経済産業省告示，2001年4月施行，2013年2月全部改正）
② 「遺伝子治療臨床研究に関する指針」（文部科学省・厚生労働省告示，2002年4月施行，2008年12月改正）
③ 「疫学研究に関する倫理指針」：主に観察研究が対象（文部科学省・厚生労働省告示，2002年7月施行，2008年12月改正）
④ 「臨床研究に関する倫理指針」：主に介入研究（臨床試験）が対象（厚生労働省，2003年7月施行，2009年4月改正施行）
⑤ 「ヒト幹細胞を用いる臨床研究の指針」：造血幹細胞，神経系幹細胞，間葉系幹細胞，角膜幹細胞，皮膚幹細胞，臍帯血などを用いる臨床研究（厚生労働省，2006年9月施行，2012年2月改正案パブリックコメント実施）

　これらの所轄官庁・所轄部署はさまざまであり，内容や考え方にも開きがあったが，現在は指針間の整合化がはかられている．このうち，遺伝子治療やヒト幹細胞を用いた再生医療には「治験薬の製造管理，品質管理に関する基準」（治験薬GMP）に準拠した製造管理と品質管理が適用され，また医療機関での倫理審査に加え，国の委員会での承認が必要となるなど，厳しい規制が適用される．

　臨床研究に関する倫理指針は2009年4月全面改訂施行となり，研究者に対する倫理教育，安全性報告，健康被害の補償の措置および倫理委員会の活動状況の厚生労働省への年次報告などの強化がはかられている．特に，臨床研究にかかわる研究者は研究倫理に関する受講が必須であることに留意が必要である．

〔荒川義弘〕

■ 文　献

大橋靖雄，荒川義弘編：臨床試験の進め方，南江堂，2006.

5　論文・学会発表の方法

　日常の研究・臨床によって得られた成果は単なる個人的経験にとどめるのではなく，論文・学会発表を行うことによって広く社会に情報発信して人類共通の財産とする必要がある．この項では論文・学会発表に際しての基本的事項を中心に記載する．

(1) 論文の構成

　基本的な構成は論文でも学会発表でもほぼ同様であるため，両方に共通するものを中心に説明する．

a. 演題名（title）

　発表内容を端的に示すもので通常は20〜30字程度が望ましい．雑誌によっては，titleをさらに短くしたrunning titleの記載を求められることもある．

b. 要旨（abstract）

　後述の「導入，研究方法，結果，考察，結論」を要約したものと考えてよい．また，通常は学会・雑誌側で設定した形式，字数制限があるので，それに従って発表内容を簡潔にわかりやすく記述する．

c. 導入（introduction）

　最初に先行研究を引用しながら，読者が当該研究の背景，著者の研究思考，実験，結論を正確に理解することができるように該当分野の基礎的知識を提供する．その後，研究目的とどのような仮説に基づいて研究を行ったかを説明する．

d. 研究方法（materials（patients）and methods）

　研究対象（患者），研究に使用した試薬，実験プロトコル，解析方法，統計手法などについて説明する．どの程度まで詳しく記述するかは各雑誌の投稿規程に従うことになるが，その論文を参考に実験ができるくらいの詳細な記載を求められるケースから，適宜文献を引用して簡潔にまとめることを要求されるケースまでさまざまである．

e. 結果（results）

　客観的なデータをもとに，得られた結果を記載する．「〜と考えられる」などは考察で述べることであり，推測などはここに入れてはならない．必要に応じて図（figure）や表（table）を用いる．

f. 考察（discussion）

　研究から得られた客観的なデータと過去の報告とを総合して自分の意見を述べる．ここでは必ずしも事実だけを記載する必要はなく，将来の展望など，ある程度自由な発想に基づいた記述が認められる．

g. 結論（conclusion）

　当該論文で新たにわかった事実や将来展望を簡潔にまとめる．

h. 謝辞（acknowledgements）

　研究遂行にあたって受けた研究助成や研究協力者に対しての謝辞を述べる．研究協力者には，後述の「著者の条件」を満たすまでには至らないが，研究遂行の際にお世話になった人（実験助手，薬剤や試料を提供してくれた個人・団体など）が該当する．

i. 引用文献（references）

　引用した文献を各雑誌の投稿規程に定められたスタイルで記載する．引用文献リスト作成にあたっては，ENDNOTE®などの論文作成支援ソフトを積極的に使うことをお勧めする．ENDNOTE®は National Center for Biotechnology Information（NCBI）のホームページなどのオンラインデータベースから必要な引用文献情報を取り込むことが可能であり，雑誌の要求するフォーマットに合った引用文献リストを作成する機能，自動的に引用文献番号を本文中に挿入していく機能，文章中に出てくる順番どおりに文献を並べ替える機能などを有している．

j. 補足—英文校正の重要性

　英文の場合，投稿論文の英語が不完全だという理由だけで不採用（リジェクト）になることもある．そのため論文発表の場合はもちろんのこと，学会発表の抄録についても，投稿前の完成原稿は英語を母国語とするしかるべき人物に校正を依頼することが必要である．直接の知り合いがいない場合には英文校正作業を専門に取り扱う業者も存在するので利用するとよい．

（2）投稿の際に注意すべきこと

　投稿準備段階で最も重要なことは投稿規程を熟読して作成した論文（学会抄録）が投稿規程に従っているかを確認することである．上述した論文構成に従って作成されていれば大きな変更は不要であることが多いが，投稿規程に従っていない部分があれば適宜修正する．

　論文投稿あるいは学会抄録登録手続きは，現在は電子投稿が一般的になり，ほとんどの場合，電子投稿の指示に従って必要事項を入力した後に作成したファイルをアップロードするだけで手続き完了となるが，ファイルを作成したアプリケーションおよび保存形式，画像解像度，RGB・CMYKなどの色の指示には特に注意する必要があり，これらが雑誌の要求を満たしていなければ電子投稿を完了できないことがある．なお，Photoshop®などの画像操作ソフトがあれば簡単に画像解像度や色の情報を変更できるため，購入しておくと便利である．

（3）学会発表スライド

　背景色，文字の色，大きさ，フォントの種類などは，信頼できる人のスライドを参考にして作成するのが無難である．ある程度は自分の好みで作成して構わないが，色覚異常の人は赤と緑の区別が困難なので，赤の背景に緑の文字あるいは緑の背景に赤の文字という組み合わせは避けた方がよい．スライド1枚を説明するのに20〜30秒くらいを目安として

情報量を適宜調整する．また，アニメーション効果を使って，プレゼンテーションに合わせて該当の図やグラフを説明順に登場させれば，聴衆の理解の手助けとなるだけでなく，説明箇所をレーザーポインターで指し示す回数を減らすこともできる．

(4) 予行の重要性

学会発表は発表時間と質疑応答時間が細かく決められている．そのため発表原稿を作成し，予行を行うことによって発表時間内に適切なプレゼンテーションができるように準備する必要がある．また，予行は単なる練習としての意味だけでなく，自分では気づかなかった問題点が第三者から指摘されて発表内容が洗練されるという利点もある．同様の理由で想定問答集を準備することで自分の発表内容の見直しができるので，できるだけ想定問答集を用意することが望ましい．

(5) 論文の価値に関する考え方

論文執筆の際に考えておかなければならないこととして，「どの雑誌に投稿するか，英文で執筆するかあるいは和文で執筆するか」という問題がある．「専門医取得のために日本の学会誌に和文で投稿しなければならない」などのはっきりした理由がある場合は，その理由に合わせた選択をすればよいが，特に理由がない場合の参考となるように，ここでは，一般的な考え方について説明する．

一般論として英文の方が和文よりも価値が高く，原著論文（original article）の方が症例報告（case report）および手術手技論文（technical note）よりも価値が高い．総説論文（review）はある分野について過去の文献を引用しながら概説したものであり，その分野における大家が出版社から依頼を受けて執筆したものであることが多い．これらを背景にすぐれた論文は英文誌に投稿されることが多く，和文に投稿されるケースが少ないことは否めない．こうした事態に対応する目的で，英文誌に掲載されたすぐれた論文を二次出版論文として投稿することを認めている和文誌も増えている．なお，二次出版論文を投稿する際には二次投稿先が定めた条件をすべてクリアすることが必要なため，投稿の際には注意を要する．

また，医学・生物学雑誌の価値を測る代表的な尺度として，インパクトファクター（impact factor）やMedline収載などがあげられるが，一般的には，①インパクトファクターつき雑誌→②Medline収載雑誌→③それ以外，という序列があると考えられている．インパクトファクターは，特定の雑誌に掲載された論文1報が特定の1年間において平均的に何回引用されているかを示す尺度で，雑誌の価値を測る尺度の1つである．インパクトファクターの調査対象は特定の1年間の直前2年間に掲載された論文としている（たとえば2010年のインパクトファクターは2008年と2009年に掲載された論文が対象となる）．また，雑誌ではなく論文の価値を測る尺度として，サイテーションインデックス（citation index；ある特定の論文1報が過去に引用された回数の合計）という概念もある．インパクトファクターは一定の尺度としては有効であるが，「原著論文に比べて総説論文のインパクトファクターが高くなる傾向がある」「長い期間にわたって引用される論文の評価には不向きである」，などの問題点が指摘されている．そこで，近年ではインパクトファクターの問題点を補完するものとして，アイゲンファクター（eigen factor）や5年インパクトファクターなどの指標も注目されるようになっている．

(6) オーサーシップ（authorship；著者順）について

研究の遂行に先立ちオーサーシップ（著者順）を決めておくことは非常に重要である．もちろん研究の進展に伴い，当初予定された貢献度が変化して著者順が入れ替わることや，リバイス時に新たな研究者が参画して共著者となる場合はあるが，基本的には執筆（あるいは研究計画立案）に先立って著者順を決めておくことで，人間関係に無用な軋轢が生ずるのを避けることができるだけでなく，研究に関する不正行為の発生を未然に防ぐことも可能となる．第一著者（first author；ファーストオーサー）は研究の中心的役割を果たした人物であり，大学院生やポスドク（博士研究員）であることが多い．連絡著者（corresponding author；コレスポンディングオーサー）は，論文に対する全責任を負う著者で，最終著者（last author；ラストオーサー）がコレスポンディングオーサーを兼ねることが多い．また，最終著者がコレスポンディングオーサーでない場合は，最終著者はコレスポンディングオーサーと協力して共著者間の調停役を務める．講座の構成に

よっては，実質的に第一著者を指導した者が第二著者あるいは最終著者の直前の著者（いわゆるラスト前）でコレスポンディングオーサーを務めることもある．論文に対する貢献度の評価基準については，通常は第一著者あるいはコレスポンディングオーサーが最も高い評価を受け，第二著者，第三著者，最終著者は，ある程度以上の評価を受ける．第一著者を複数（co-first authors）おく場合や，コレスポンディングオーサーを複数（co-corresponding authors）おく場合もある．実際に知的貢献をした人物は共著者として論文に名を連ねる資格があるため，資格を有しているかぎりは，その雑誌の投稿規定に許される範囲で何人の著者がいてもよい．

また，多くの雑誌が，著者が満たすべき要件は国際医学雑誌編集委員会（International Committee of Medical Journal Editors）が発行している「生物医学雑誌に論文を投稿するための統一規程」に従っている．それによると，著者は次の3つの要件すべてを満たしていなければならない．「研究概念および研究デザイン，データ収集あるいはデータの分析・解釈に対する実質的な貢献がある」「知的内容に関して，論文の下書きを行ったり校正したりする」「最終原稿の確認を行い，その内容を承認する」．上記の条件に該当しない人物を著者に加えることは科学的不正行為として認定される．たとえば，「単にその教室の責任者だからという理由のみで論文に対する知的貢献のない人を共著者に加える」「論文をアクセプトされやすくするために，その分野の有名人の名前を本人の了解を得ずに加える」「業績水増しのために知的貢献のない人の名前をお互いに入れ合う」などはいずれも科学的不正行為である．

（7）倫理審査委員会承認

相手方の同意・協力を必要とする研究，個人情報の取り扱いの配慮を必要とする研究，生命倫理に対する取り組みを必要とする研究などを行う際に適切な対策が講じられていなければ，倫理的，法的または社会的問題が引き起こされる危険性がある．そのため，そうした内容を含む研究を実施するにあたっては，事前に倫理委員会に諮り，被験者の個人の尊厳および人権を尊重し，個人情報が保護されているという承認を得ていなければならない．なお，上記内容を含む研究の具体例は，「ヒトゲノム・遺伝子解析研究」「患者から提供を受けた試料を使用する研究」「個人情報を含むアンケート調査を行う研究」などであるが，そのほかにも法令などに基づく手続きが必要な研究を含んだ研究計画，たとえば，組換えDNA実験，動物実験なども該当の委員会における承認手続きが必要となる．当然ながら，これらをクリアしていない研究内容を含む論文は基本的に採択されない．

（8）利益相反

研究に関する利益相反（conflict of interest：COI）とは，外部との経済的な利益関係などによって，研究で必要とされる公正かつ適正な判断が損なわれている，あるいはそれが損なわれているのではないかと第三者から懸念を表明されかねない事態をいう．公正かつ適正な判断が損なわれている具体例としては，「薬の副作用があったにもかかわらず，それがなかったかのようにデータを改ざんする」「中止すべき研究を継続する」などの状態が考えられる．論文ではCOIの有無を明示することを求められる．なお，近年では学会などが利益相反に関して厳格なガイドラインを定めるようになってきている．

〔小笠原徹〕

■ 文 献

International Committee of Medical Journal Editors (http://www.icmje.org/)

厚生労働省：厚生労働科学研究における利益相反（Conflict of Interest：COI）の管理に関する指針（2008年3月31日科発第0331001号厚生科学課長決定）

厚生労働省：臨床研究に関する倫理指針（2003年7月30日，2004年12月28日全部改正，2008年7月31日全部改正）

索引 [日本語]

ア

アイゲンファクター 1034
アイスパック 407
亜鉛欠乏検査 258
亜鉛欠乏性味覚障害 928
悪性エナメル上皮腫 188
悪性黒色腫 205, 700, 740
悪性線維性組織球腫 738
悪性貧血 686
悪性リンパ腫 205, 692, 736
アクソノトメーシス 523
アグーチ関連蛋白 65
アクチバトール 574
アクチビン受容体Ⅰ型 135
悪味症 930
アクリノール 458
アクロスニューロンパターン説 87
アクロメガリー 658
亜酸化窒素 337
アシクロビル 672, 673
アジスロマイシン水和物 367
足場素材 974
足場療法 986
アジュバント 158
アズトレオナム 365
L-アスパラギナーゼ 374
アスパラギンアミノ基転換酵素 263
アスピリン 859
アスペルギルス症 677
アズレンスルホン酸ナトリウム 832
N-アセチル-β-グルコサミニターゼ 270
アセチルコリン 99
アセトアミノフェン 396
アセトアルデヒド症候群 366
亜脱臼 767, 849
アタッチメント 482
アタッチメントレベル 466
アタッチメントロス 454
アダプテーションテクニック 510
亜致死的損傷 381
アーチレングスディスクレパンシー 556, 561
アーチワイヤー 573
圧覚閾値 58
圧接法 412
アテトーゼ 239
アデノイド顔貌 222
アデノウイルスベクター 987, 995
アデノシン二リン酸 262
アデノシン三リン酸 396
アドレナリン 329
アバットメント 515
アフタ性口内炎 405
アペキシフィケーション 442
アペキソゲネーシス 442
アマルガム修復 434
アマンタジン塩酸塩 894
アミカシン硫酸塩 366
アミトリプチリン塩酸塩 397, 787

アミノ安息香酸エチル 329
アミノグリコシド 365, 366
アミラーゼ 102, 264
アミロイド骨症 123
アミロライド感受性 87
アモキシシリン水和物 364, 462
アーライン 489
アラニンアミノ基転換酵素 264
アリール酸系薬 372
アルカリホスファターゼ 106, 264
アルキル化薬 373
アルブミン 263, 322
アルベカシン硫酸塩 366
アレルギー性口唇炎 697
アレルギー性紫斑病 694
アロディニア 397
アロマターゼ阻害薬 140
泡立ち音 256
アンケート調査法 253
アンジオテンシン変換酵素阻害薬 702, 894
安静空隙 70
安静時振戦 239
安静時唾液 101
安全な血液製剤の安定供給の確保等に関する法律 317
鞍袋状陰嚢 213
アンチトロンビンⅢ 263
アントラサイクリン系薬 374
アンドロゲン欠乏療法 141
鞍鼻 246
アンピシリン水和物 364
アンフェナクナトリウム水和物 786
アンブロキソール塩酸塩 831
罨法 407
アンモニア 263

イ

イオンチャネル 87
異形歯性 23, 25
異型上皮 179
異形成 849
移行相 255
意識 236
意識下鎮静 333
意識障害 236
医事紛争 1009
萎縮 686
萎縮性カンジダ症 688
萎縮性舌炎 687
萎縮唾液腺 988
囲繞結紮 309
異状死ガイドライン 1000
異常姿勢 238
異常痛 397
異食症 687
移植片対宿主病 319, 683, 976
異所性発火 951
異所萌出 560

異数性 631, 723
異数倍体 734
イセパマイシン硫酸塩 366
異染 98
イソジン 884
イソニアジド 678
イソフルラン 338
痛み 89
　──のインパルス 394
　──のコントロール 874
　──の認知や評価に関係した性質 89
イチゴ状血管腫 661
イチゴ舌 250
一次救命処置 355
一次口蓋 43
一次性頭痛 953
一次石灰化 113
一次的抗原除去療法 970
一時的止血 308
一次変形 594
一塊鋳造法 473
一過性異常骨髄造血 632
一生歯性 23
遺伝子再構成 155
遺伝子投与 994
遺伝性血管神経浮腫 702
遺伝性歯肉過形成症 705
遺伝性出血性毛細血管拡張症 694
遺伝の異質性 211
イトラコナゾール 677
イノシン酸ナトリウム 84
イホスファミド 373
イマチニブメシル酸塩 375
異味症 930
イミペネム 365
イリノテカン塩酸塩水和物 374
医療裁判 1027
医療事故 1013
医療従事者の守秘 1020
医療面接 465
因果関係 1012
印象採得 516
インスリン 64
インスリン抵抗性 423
インスリン様成長因子 109
インターロイキン-1β 568
インターロイキン-6 987
咽頭期 255
咽頭期（嚥下第二相）障害 889
咽頭細菌 877
咽頭枝 21
咽頭食道接合部 256
咽頭相 81
咽頭嚢 216
咽頭弁形成術 640
インドシアニングリーン 270
インドメタシン 786
院内感染防止（予防） 153, 303
インパクトファクター 1034
インバースプランニング 384

インピーダンス測定検査　427, 435
インフォームドコンセント　856, 1016
インプラント　292, 393, 497, 774
　　──の合併症　521
　　──の脱落　521
　　──の動揺　520
インプラント管理療法　518
インプラント周囲炎　520, 523
インプラント周囲上皮　498
インプラント周囲粘膜炎　520, 523
インプラント手術の危険度　498
インフルエンザウイルス　150

ウ

ウイルス核酸増幅検査　317
ウイルスベクター　994
ウイルス粒子　149
うがい　880
う蝕　172, 418
　　──の診査　426
　　──の診断　429
　　──の治療　426
　　──の発生　589
　　──の予防法　589
う蝕原性連鎖球菌　148
う蝕検知液　429
う蝕罹患者率　842
うずくまり姿勢　238
打ち抜き像　203
うま味受容体　85
運動時振戦　239
運動障害性構音障害　919
運動療法　407

エ

映画法　259
永久歯う蝕　843
永久歯咬合　52
永久歯の早期喪失　847
永久歯の抜去　560
永久歯の萌出誘導　588
永久歯萌出余地不足症例　847
永久歯列　52
永久歯列期　564
永久的止血　307
永久保定　583
栄養アセスメント　891, 900
栄養管理　899
易感染性宿主　143
エキソトキシン　144
液胞型プロトンATPアーゼ　110
エコー時間　277
壊死形成　820
壊死性潰瘍性歯周炎　460
壊死性潰瘍性歯肉炎　460
壊死性唾液腺化生　833
エステティックコンポーネント　546
エストリオール　631
エストロゲン受容体　140
エチゾラム　950
エチルシステイン塩酸塩　831
エチレンジアミン四酢酸　376, 928

エッジワイズ法　572
エトポシド　374
エナメル横紋　29
エナメル芽細胞突起　45
エナメル器　45
エナメル基質蛋白　984
エナメル質　28
　　──のみの破折　848
エナメル貿う蝕　418
エナメル質形成不全　212, 551
エナメル小窩　211
エナメル小柱　29
エナメル上皮癌　188
エナメル上皮腫　182, 186, 425, 715
エナメル上皮線維歯牙腫　187, 720
エナメル上皮線維歯牙肉腫　188
エナメル上皮線維腫　187, 719
エナメル上皮線維象牙質腫　187, 720
エナメル滴　416
エノシタビン　373
エピテーゼ治療　525
エピテックシステム　533
エピネフリン　329
エピレナミン　329
エフェクター細胞　159
エプーリス　680, 751
エムドゲイン　986
エリスロマイシン　367
襟巻様陰嚢　213
エルゴメーター法　269
エルロチニブ塩酸塩　375
エレクトロペログラフィ　259
エレクトロパラトグラフィ　259
遠隔診療　1006
塩基性抗炎症薬　372
塩基性線維芽細胞成長因子　976
嚥下　71, 79, 255, 586, 865
嚥下圧検査　257, 893
嚥下運動　538
嚥下機能賦活法　893
嚥下訓練　898
嚥下時無呼吸　81
嚥下前・後X線撮影法　893
嚥下造影検査　256, 539, 891
嚥下中枢　80, 81
嚥下内視鏡検査　256, 539, 892
嚥下反射遅延　903
嚥下不能型誤嚥　257
嚥下誘発　82
円形脱毛症　240
炎症関連物質　91
炎症期　324
炎症シンチグラフィ　284
炎症性エプーリス　681
炎症性吸収　37
炎症性巨大舌　664
炎症性囊胞　205
遠心階段型　49
円刃刀　304
遠心面　28
延髄外側症候群　835
延髄空洞症　835
延髄後角　91
円錐歯　23, 551
円錐動脈幹異常顔貌症候群　216

エンタクチン　33
エンテロウイルス　175
エンドトキシン　144, 265
エンドトキシンショック　144
円板後部結合組織　67

オ

凹顔型　554
横顔裂　43
黄色ブドウ球菌　145
黄体化ホルモン放出ホルモン　374
黄疸　240, 244
横紋筋腫　709
横紋筋肉腫　738
応用行動療法　872
オキサゾリジノン系薬　369
オキサリプラチン　373
オクタプレッシン　857
オクトレオチド酢酸塩　912
送り込み障害　907
オシレーティング・ソー　620
オステオカルシン　114
オステオトームテクニック　510
オステオプロテゲリン　110
オステオポンチン　114
オステオン　35, 104
オステリックス　106
おたふくかぜ　150, 811
オッセオインテグレーション　505
オッセオインテグレーテッドインプラント　519
オトガイ下動脈　17
オトガイ下リンパ節　19
オトガイ棘　13
オトガイ形成術　621
オトガイ孔　489
オトガイ孔ブロック　395
オトガイしびれ症候群　835
オトガイ舌筋棘　13
オトガイ舌骨筋　15
オトガイ舌骨筋棘　13
オトガイ動脈　18
オトガイ帽　308
オトガイ帽装置　576
オトガイ隆起　13
オートクレーブ滅菌　298
オーバーコレクション　583
オーバージェット　546, 582
オーバーバイト　582
オピオイド　691
オピオイドローテーション　913
オフロキサシン　368, 462
オープントレー法　516
オベイドポンティック　515
オペラント強化技法　871
オペラント消去技法　872
オーラルケア　876
オーラルヘルスケア　876
折りたたみ法　640
オールセラミックブリッジ　472
オルソパントモグラフ　504
オレキシン　65
音響分析法　258
オンコサイト癌　820

索引［日本語］　1037

オンコサイト症　833
オンコサイトーマ　805, 817
音声障害　237, 920
温度診　427, 435
温度定常説　63
温熱療法　407

カ

外因性真菌症　174
外眼角線　606
回帰感染　174
概形印象採得　491
壊血病　694
開咬　579
開口運動　68
開口訓練　627, 775
開口障害　251, 886
開口反射　75
開口保持器　881
開口補助器具　886
外向性腫瘍　725
外喉頭筋　161
外骨症　710, 755
介在部導管　198
介在部導管細胞　98
外耳介神経前耳介神経　69
外耳線　606
外斜線　490
外傷性咬合　54, 454
外傷性骨嚢胞　758
外傷性歯肉炎　846
外傷性神経腫　708
外歯瘻　173
外舌筋　10, 162
開創器　305
外側基底板　34
外側靱帯　68
外側性窩洞　433
外側鼻突起　42
外側翼突筋　15
外側翼突筋神経　20
改訂水飲み検査　891
回転運動　69
回転前進皮弁法　636
外胚葉異形成・欠指・斑状ジストロフィー症候群　212
外胚葉性異形成症　551
開鼻声　644, 903, 915
外鼻翼線　606
外部照射法　383
解剖学的バランス理論　921
解剖歯冠　25
開放骨折　771
開放性歯髄炎　421
海綿骨　127
海綿状血管腫　190, 663
外来診療　862
解離性味覚障害　930
過蓋咬合　580
下顎　162
　──の限界運動　68
下顎安静位　70
下顎位　69
下顎運動路検査　467

下顎運動路描記法　254
下顎顔面異骨症　656
下顎頸・下顎枝切離術　792
下顎結合部　610, 614
下顎欠損　530
下顎後静脈　19
下顎呼吸　242, 267
下顎骨　11, 13, 44, 48, 503
　──の変化　54
下顎骨関節突起頸部骨折観血的整復固定術　312
下顎骨欠損　530
下顎骨骨折　770, 937
下顎骨体切除術　620
下顎枝　13, 48
下顎枝垂直骨切り術　619
下顎枝矢状分割法（術）　617
下顎歯肉癌　732
下顎神経　20, 56
下顎神経ブロック　395
下顎前突　577
下顎前方移動型　924
下顎前方歯槽骨切り術　621
下顎体　13, 49
下顎張反射　75
下顎底　13
下顎頭　48
下顎頭過形成　222
下顎半側延長　595
　──と下顎半側過形成の合併例　595
下顎半側過形成　595
下顎半側低形成　595
下顎非対称　595
下顎隆起　490, 755
化学受容ニューロン　63
化学診　436
化学的消毒法　300
化学放射線療法　384, 387
化学滅菌剤　299
化学療法　743
過換気状態　267
下顔面高　606
鉤　305
加強固定　570
顎運動の加齢変化　53
楽音様雑音　246
顎外固定　309, 569, 575
角化棘細胞腫　189, 704
顎角線　606
角化細胞　39
角化細胞増殖因子　692
顎下腺唾石症　808
角化囊胞性歯原性腫瘍　182, 719, 757
顎間骨　335
顎間固定　540, 569
顎間ゴム牽引　626
顎関節　45, 67, 251
顎関節円板障害　780
顎関節開放手術　792
顎関節感覚　69
顎関節鏡視下手術　791
顎関節鏡視下剝離授動術　311
顎関節強直症　220, 799
顎関節腔造影検査　260

顎関節腔内穿刺　260
顎関節授動術　800
顎関節腫瘍　795
顎関節症　399, 625, 780, 938, 956
顎関節上関節腔洗浄療法　310, 791
顎関節上関節腔有視下洗浄療法　310
顎関節脱臼　798
顎関節痛障害　780
顎・顔面の加齢変化　53
顎顔面補綴　524
顎義歯　291
顎矯正手術　592, 617
顎骨骨髄炎　668, 669
顎骨骨折整復手術　336
顎骨骨膜炎　668
顎骨の加齢変化　53
角枝　349
核磁気共鳴映像法　260
角質歯　23
角質（層）　39, 177
各種届出義務　1007
核心温　241
覚醒反応指数　922
顎舌骨筋　10, 15
顎舌骨筋線　13, 490
拡大鏡　432
拡大頸部郭清術　747
拡張期血圧　242
顎動脈　17
獲得被膜　102
獲得免疫系　157
顎内固定　569
核内封入体　672
顎二腹筋　15
顎反射　75
隔壁　431
顎変形　220
顎変形症　335, 592
顎放線菌症　173, 677
顎補綴　525
角膜　245
ガーグルベースン　881
顎裂骨移植術　641
下顎交感神経節　394
家系図　235
下茎法　640
下行口蓋動脈　18
鵞口瘡　174, 250, 675
過呼吸　242
籠細胞　98, 198
過酸化水素蒸気滅菌法　299
過酸化水素プラズマ滅菌　299
下歯槽神経　20
過失　1011
過剰根　417
過剰歯　417
過食　62
下唇　8
　──の下の線状のくぼみ　213
下唇下制筋　14
下唇癌　749
下唇動脈　17
下垂体機能亢進症　221
ガス壊疽　172
ガス法　299

仮性球麻痺　83	加齢変化　52	完全脱臼　767, 798, 849, 936
加生歯　23	冠　469	完全無歯症　417
加速過分割照射　384	緩圧性アタッチメント　482	完全裂　215
家族性広汎性骨溶解症　121	感圧フィルム　467	がん対策基本法　910
家族歴　235, 465	肝炎ウイルス　151	癌胎児性抗原　266
顎下腺　11, 22, 95	感音性難聴　918	がん治療の口腔ケア　882
顎下腺突起　96	癌温熱療法　745	鑑定義務　1008
顎下リンパ節　19	管外側枝　26	眼内圧　245
顎間空隙　78	眼窩下顎頭方向撮影法　259	癌肉腫　814
顎間骨　11	眼窩下筋　14	嵌入　936
学校歯科保健　847	眼窩下孔ブロック　395	陥入　767, 849
顎骨骨髄炎　172	眼窩下神経　20	陥入ガマ腫　807
顎骨骨体部　28	眼窩下動脈　18	陥入歯　416
葛根加朮附湯　405	眼角筋　14	閂　91
葛根湯　403	眼角動脈　17	乾熱滅菌　299
褐色腫瘍　713	眼窩底骨折　937	含皮下血管網全層植皮術　343
活性型ビタミン D_3　116	眼窩（底）吹き抜け骨折　336, 778	観兵式様配列　707
ガッタパーチャポイント　440	眼窩面　12	顔貌　55, 554, 558
活動電位　87, 255	眼科用剪刀　304	漢方エキス製剤　405
滑膜軟骨腫症　796	癌幹細胞　378	漢方薬　403
可撤式保定装置　583	管間側枝　26, 417	ガンマナイフ　383, 395
可撤性義歯　474	眼球運動　246	甘味嗜好　83
可撤性ブリッジ　474	眼球陥没　245	甘味受容体　85
カテプシンK　133	眼球陥凹　778	顔面横裂　655
カーテン徴候　250	眼球結膜　245	顔面外側枠　770, 776
窩洞　433	眼球突出　245	顔面筋　14
窩洞形成　420	間欠性跛行　239	顔面痙攣　244, 838
カートリッジ型注射器　329	間欠の経口食道栄養法　907	顔面脂肪萎縮症　990
カナマイシン一硫酸塩　366	間欠熱　241, 267	顔面静脈　19
加熱法　298	観血的固定法　309	顔面神経　20, 57, 69
化膿性顎関節炎　797	眼瞼下垂　245	顔面神経主幹　95
化膿性唾液腺炎　809	眼瞼痙攣　839	顔面多発骨折　779
カーバイドバー　430	眼瞼結膜　245	顔面動脈　17
ガバペンチン　397, 834, 954	肝細胞増殖因子　987	顔面半側萎縮症　347, 550
カフ圧　884	感作過程　962	顔面非対称　595
カフェ・オ・レ斑　699, 700	渙散　241	顔面変性疾患　990
歌舞伎症候群　219	鉗子　304	顔面補綴　525, 532, 533
カプサイシン　87	含歯性嚢胞　206, 424, 756	顔面裂　215, 654
カプサイシン受容体　90	カンジダ症　152	間葉系幹細胞　976
カプザゼピン　87	肝疾患　860	間葉性歯原性腫瘍　714, 721
過分割照射法　384	間質血管細胞　990	寒冷療法　407
貨幣状湿疹　964	患者管理鎮痛法　340	顔裂性嚢胞　756
カーボランダムポイント　431	患者自己調節鎮痛法　396	緩和ケア　910
ガマ腫　209, 807	患者の個人情報　1020	
上石法　639	患者の同意・理解　1019	**キ**
過ヨウ素酸Schiff　98, 817	管周象牙質　30	
空嚥下　891	感情　237	既往歴　235, 465
硝子様変性　566	感情の様相　89	期外収縮　241
カラーフロー　281	管状胞状腺　98	器械的矯正力　568
カラーマッチ　345	緩徐拡大装置　575	器械的保定　582
カリエス　939	眼振　246	義眼　534
顆粒球減少症　692	乾性ラ音　243	器官原基法　983
顆粒細胞腫　204, 708	関節鏡視法　260	気管孔オブチュレーター　541
顆粒細胞（層）　39, 176	関節腔　14	気管切開　309
カルシウム代謝　116	関節性開口障害　251	気管チューブ　884
カルシトニン　116	関節突起　14	奇形　592, 849
カルシトニン遺伝子関連ペプチド　91, 402	関節突起骨折　770	奇形腫　760
カルテ　1013, 1025	関節軟骨　980	奇形症候群　213, 849
カルバペネム系薬　365	関節リウマチ　130	奇形的嚢胞　205
カルバマゼピン　397, 405, 673, 834, 954	間接性吸収　566	偽骨折　125
カルボキシメチルセルロース　393	間接ビリルビン　264	起座呼吸　238, 267
カルボシステイン　831	間接覆髄法　438	義歯床　481
カルボプラチン　373	感染根管治療　441	義歯性線維腫　492, 681, 752
	感染性心内膜炎　175, 422, 858	義歯性線維症　486
	完全除去　970	義歯洗浄剤　881

義歯調整　492	急性唾液腺炎　809	切り替え神経群　81
基質小胞　105, 113	急性低酸素　379	亀裂　765
基質小胞性石灰化　113	急性白血病　692	近遠心的転位　849
器質性構音障害　915	急性疱疹性歯肉口内炎　671	菌塊陰影　174
基質性細胞外リン糖蛋白質　116	急性リンパ性白血病　632, 692	筋機能検査　467
基質メタロプロテアーゼ　111, 421	臼前歯　24	筋機能療法　585
規準喃語　165	弓倉症状　669	金銀パラジウム合金　295
偽上皮腫様形成　189	急速側方拡大装置　574	筋・筋膜性歯痛　952
偽上皮性過形成　137	吸啜運動　78	筋ジストロフィー　867
義歯用ブラシ　881	吸啜窩　78	筋上皮癌　820
偽神経膠腫症候群　117	吸啜反射　78	筋上皮細胞　98
寄生虫嚢胞　205	吸入鎮静法　333, 875	筋上皮腫　816
義歯性口内炎　492	臼傍結節　417	近心階段型　49
偽痛風　797	臼傍歯　417	筋性巨大舌　664
喫煙　423	球麻痺　83	筋性防御　243
吃音検査法　919	キューピッド弓　636	筋線維　60
拮抗性鎮痛薬　396	境界板　105	筋線維腫　190
基底細胞腺癌　819	胸郭　161	金属アーチファクト　274, 278
基底細胞腺腫　816	橋義歯　291	金属アレルギー　961
基底細胞（層）　39, 176	頬筋　9, 14	金属材料　294
基底細胞母斑症候群　206, 219, 757	狂犬病ウイルス　150	金属ポンティック　472
基底線条　198	頬骨弓懸垂固定法　309	金属焼付ポーセレン　295
基底板　32	頬骨・頬骨弓骨折　937	金チオグルコース　65
起動神経群　81	胸骨甲状筋　16	筋電図　255, 555, 893
企図振戦　239	頬骨骨折　770	筋突起　14
偽肉腫性線維腫症　190	頬骨神経　20	筋突起過形成症　794
キニーネ塩酸塩　84	胸骨舌骨筋　16	筋突起過長症　794
機能性下顎前突　578	頬骨突起　12	筋肉内脂肪腫　707
機能性構音障害　917	胸鎖乳突筋　15	筋の加齢変化　53
機能性頭痛　953	鏡視下円板縫合・固定術　792	緊縛法　308
機能的矯正装置　574	鏡視下関節剥離授動術　792	筋疲労除去　399
機能的矯正力　568	頬小帯　666	筋リラクゼーションスプリント　790
機能的ワックスバイト法　555	頬神経　20	
偽嚢胞　205, 758	狭心症　857, 858	**ク**
キノロン系薬　368	行政解剖　999	
揮発性麻酔薬　876	矯正歯科治療　560, 563, 589	隅角徴　27
基本多細胞性ユニット　115	矯正歯科治療必要度指標　546	クオラムセンシングシステム　146
偽膜性カンジダ症　675	矯正用器具　571	駆血帯　308
奇脈　241	矯正力　568	口・顔・指症候群　212
逆根管充填法　444	頬舌回転　480	口呼吸　553
逆性導管乳頭腫　817	頬腺　96	口笛様変形　637
逆反り鉤　622	胸腺　156	屈曲性ジストニー　238
キャストクラスプ　482	狭帯域光観察　730	屈曲対麻痺　238
ギャップ結合　106	共同偏視　246	くも状血管拡張　240
吸引器　881	強度変調放射線治療　383, 735, 742	くも状血管腫　244, 246
嗅覚障害　928	強度変調陽子線治療　384	くも膜下出血　859
吸気喘鳴　316	頬粘膜癌　734	クラウン　393, 469
吸光度法　253	強皮症　990	グラスアイオノマーセメント修復　434
臼後結節　417	峡部　246	クラスプ　482
臼後歯　417	胸部圧迫法　362	クラッシャブル構造　231
臼後腺　96	胸部突き上げ法　362	クラドリビン　373
臼歯　24, 561	共鳴周波数　276	クラブラン酸　364
臼歯列指数　27	棘細胞症　176	グラム陰性菌　147
休止期骨芽細胞　105	棘融解　176	グラム陽性菌　147
吸指癖　553	局所陰圧閉鎖療法　327	クラリスロマイシン　367
吸収窩　109	局所麻酔　857, 874	グリア原線維性酸性蛋白　819
吸収性縫合糸　306	巨口症　655	繰り返し時間　277
吸収線量　377	巨細胞腫　202	グリコペプチド薬　368
弓状核　65	巨細胞修復性肉芽腫　712	クリティカル器具　302
球状突起　42	巨細胞性エプーリス　681	クリンダマイシン塩酸塩　367
急性感染症　143	巨細胞肉芽腫　712	グル音　243
急性呼吸促迫症候群　316	巨人症　658	グルココルチコイド反応要素　370
急性骨髄性白血病　632, 692	巨赤芽球性貧血　686, 692	グルコース　64
急性歯髄炎　421	巨舌症　250, 551, 664	グルタミン酸ナトリウム　84
急性創傷　324	巨大歯　551	くる病／骨軟化症　124, 552

1040　索引［日本語］

クレアチニンクリアランス　269
クレアチンキナーゼ　264
クレピタス音　783
グレリン　62, 65
クローズドトレー法　516
クロナゼパム　397, 913
グロムス腫瘍　190
クロライドチャネル　110
クロラムフェニコール　367
クロルヘキシジングルコン酸塩　450, 457, 461
クローン選択説　158

ケ

ケア介入　863
計画的頸部郭清術　747
経頬法　776
経穴　399
経口 BP 製剤　138
経口抗菌療法　456
桂枝加朮附湯　405
刑事責任　1009
形質細胞腫　203
形質細胞症　685
桂枝湯　403
傾斜移動　568
鶏状歩行　238
経静脈栄養法　901
痙性斜頸　239
痙性対麻痺歩行　238
痙性歩行　238
形態異常　849
経腸栄養法　901
系統的構音訓練　918
茎突咽頭筋枝　21
茎突舌骨筋　16
経鼻的持続気道陽圧療法　924
経皮的電気経穴刺激　399
頸部郭清術　745
頸部ガマ腫　807
頸部聴診法　256, 892
頸部島状態皮弁　345
頸部リンパ節　247
傾眠　236
経絡　399
稽留熱　241, 267
外科的矯正治療　592
外科的歯内療法　443
外科的糖尿病状態　261
ケタミン塩酸塩　338, 396, 876
血圧　242, 267
　──の重症度分類　267
血圧異常　857
血圧計　242
血液型検査　318
血液型不適合輸血　319
血液製剤　321
血液法　317
血液リンパ球系腫瘍　820
結核　678
結核性リンパ節炎　678
血管間質細胞群　992
血管雑音　247
血管作動性腸管ポリペプチド　100

血管腫　203, 413, 661
血管腫性エプーリス　681
血管神経浮腫　702
血管新生　345, 988
血管新生因子デリバリー治療　989
血管性母斑　244
血管性無信号像　664
血管内皮前駆細胞　989
血管内皮増殖因子　421, 989
血管平滑筋腫　709
血管柄付き遊離肩甲骨（皮）弁　349
血管柄付き遊離骨移植　346
血管柄付き遊離前腕皮弁　349
血管柄付き遊離組織移植　348
血管柄付き遊離腓骨（皮）弁　350
血管柄付き遊離腹直筋皮弁　349
血管迷走神経反射　321
結紮法　307
血漿浸透圧　264
結晶沈着症　797
血小板　262
血小板凝集能　262
血小板特異抗原　319
血小板無力症　695
血小板輸血　319
血小板由来増殖（成長）因子　323, 976
血漿分画製剤　322
血清アルブミン　263, 900
血清クレアチニン　263
血清総蛋白質　263
血清梅毒反応　265
血清補体価　265
結節性筋膜炎　190
結節性硬化症　211
結節縫合　308
欠損部顎堤　490
血中インスリン様成長因子 I　658
血中尿素窒素　263
血糖値　264
結膜　245
血友病　695
血流改善治療　988
外毒素　144
解熱　241
解熱性鎮痛薬　396
ゲフィチニブ　375
ケラチノサイト　176, 988
下痢症ウイルス　151
ケロイド　324
幻影細胞　187
嫌悪療法　872
限界膜　108
肩甲舌骨筋　16
言語管理　644
言語発達　164, 919
犬歯　24
犬歯間固定式保定装置　584
犬歯筋　14
原始性囊胞　206, 757
現実脱感作法　871
犬歯低位唇側転位　579
原生（一次）象牙質　30
剣創状強皮症　667
原体照射法　383

ゲンタマイシン硫酸塩　365
見当識　237
原発性（一次性）Sjögren 症候群　825
原発性（退行期）骨粗鬆症　126
原発性胆汁性肝硬変症　266
現病歴　234, 465

コ

抗悪性腫瘍薬　373
高圧蒸気滅菌　298
抗アンドロゲン薬　375
広域 PC 薬　364
抗エストロゲン薬　374
好塩基球　262
抗炎症薬　370
構音　161, 163
構音訓練　645
構音検査　918
構音障害　238, 645
口窩　41
口蓋　9, 48
口蓋形成術　638
口蓋骨　11, 12
口蓋垂軟口蓋咽頭形成術　926
口蓋垂裂　216
口蓋腺　96
口蓋突起　12
口蓋乳頭腫症　704
口蓋帆　9
口蓋帆咽頭閉鎖機能　908
口外法 X 線写真検査　468
口蓋帆挙筋　162, 909
口蓋帆・心臓・顔面症候群　216
口蓋ミオクローヌス　239
口蓋隆起　490, 755
口蓋裂　43, 216, 535, 548, 592
口角炎　690, 831
口角下制筋　14
口角挙筋　14
口角結節　9
口角線　606
口角びらん　690
抗核抗体　266
硬化性骨症　120
交感神経　97
交感神経節前線維　22
交換治療　970
咬筋　15
　──の強化　586
咬筋活動　76
抗菌作用　102
咬筋神経　20
抗菌薬　364
口腔　2, 8, 877
　──の加齢変化　52
口腔 CIS　179
口腔 GVHD　703
口腔 SCC　197
口腔悪性腫瘍根治手術　336
口腔アレルギー症候群　701
口腔異常感症　955
口腔衛生指導　589
口腔介護　876
口腔外ステント　539

索引［日本語］　1041

口腔顎顔面再建手術　336	咬合床副子　789	喉頭調整　162
口腔隔膜　10	咬合性外傷　449, 454	喉頭浮腫　316
口腔ガマ腫　807	咬合調整　450	咬頭嵌合位　70
口腔癌（がん）　191, 195, 724	咬合平面　27	行動科学　871
──の摂食・嚥下障害　905	咬合面再形成　488	行動管理　870
口腔カンジダ症　174, 675	咬合誘導　846	行動調整　870
口腔乾燥症　252, 392, 803, 828, 854, 882, 987	交互脈　241	行動調整法　870
	後根神経節　90	口内炎　405
口腔顔面痛　951, 958	広作動域ニューロン　92	口内法Ｘ線写真検査　467
口腔管理　895	交叉咬合　548, 581	口内法撮影　273
口腔期　255	交差適合試験　318	広背筋皮弁　345
口腔期（嚥下第一相）障害　889	好酸球　262	紅斑　240
口腔局所感染予防　880	好酸球性肉芽腫（症）　713, 754	紅斑症　181
口腔筋機能療法　585	硬質レジン歯　497	紅斑性（萎縮性）カンジダ症　675, 688
口腔ケア　865, 876	口臭　252	
口腔細菌感染症　172	高周波電気的凝固術　395	紅板症　722
口腔常在菌叢　146	高周波療法　407	広範性骨格性高ホスファターゼ症　121
口腔真菌感染症　174	抗腫瘍性抗生物質　374	高反応レベルレーザー治療　410
口腔心身症　854	後上歯槽動脈　18	項部硬直　859
口腔清掃　879	溝状舌　250, 688	抗不整脈薬　397
口腔接触性アレルギー　701	甲状舌管嚢胞　210, 760	興奮性シナプス後電位　75
口腔相　80	甲状舌骨筋　16	硬脈　242
口腔底　10	甲状腺　246	咬耗　52, 419
口腔底舌部　10	甲状腺刺激ホルモン放出ホルモン　65	咬耗症　419
口腔転移性癌　740		抗利尿ホルモン　264
口腔内ステント　539	口唇　8, 162	高流量血管奇形　661
口腔内ステント療法　397	口唇癌　749	口輪筋　14, 43, 162
口腔内の照明　887	口唇形成術　636	高リン血症　123
口腔軟組織損傷　937	口唇口蓋裂　216, 535, 633	高齢者歯科　292, 853
口腔粘膜　8, 10, 38, 175	口唇小帯　665	後弯　238
口腔粘膜炎　882	口唇腺　96	誤嚥　80
口腔粘膜下線維症　197	口唇反射　78	誤嚥性肺炎　149, 877, 894
口腔粘膜癌　724	口唇ヘルペス　671	呼気調整　162
口腔粘膜感覚　59	口唇離開度　602	呼吸困難　242
口腔粘膜疾患　854	口唇裂　215, 535, 548, 592	呼吸不全　242
口腔粘膜病変　178	口唇裂・口蓋裂　215	呼吸抑制　316
口腔粘膜扁平上皮癌　195	咬唇癖　553	国際障害分類　896
口腔粘膜用ブラシ　881	高水準消毒薬　299, 300	国際頭痛分類第 2 版　953
口腔白板症　412	抗ストレプトリジン-O 抗体　265	国際生活機能分類　896
口腔扁平苔癬　179, 683, 722	硬性下疳　679	コクサッキーウイルス　175, 673, 674
口腔扁平苔癬様病変　722	合成抗菌薬　368	黒色性斑　698
口腔保湿剤　881	合成ステロイド薬　370	黒毛舌　250, 688, 697
広頸筋皮弁　345	硬性線維腫　705	孤在性骨嚢胞　758
抗痙攣薬　397	口舌ジスキネジー（ア）　239, 837	鼓索神経　21, 56, 89
高血圧症　857	後舌腺　96	ゴシックアーチ描記法　254
抗血小板薬　859	光線力学治療　409	鼓室神経　21
抗血栓薬　855	光線療法　408	鼓室隣裂　67
抗血栓療法　859	拘束性換気障害　267	誤照射　411
抗原除去療法　968	抗体　154	個人識別　998
膠原線維の石灰化　113, 114	高体温　317	個人情報　1021
抗原提示　158	交替性化学放射線療法　745	個人情報保護法　1021
咬合　27, 542	好中球　262	個人トレー　491
咬合圧負担　472	好中球減少症　692	個性正常咬合　542
咬合異常の分類　557	紅潮　244	孤束核　89, 101, 927
咬合音　555	口底炎　670	骨移植材　984
硬口蓋　9, 735	口底癌　729	骨壊死　391
硬口蓋癌　735	後天性異常　220	骨延長術　347, 513
硬口蓋粘膜　9	後天性免疫不全症候群　151, 687	骨外性/周辺型エナメル上皮腫　715
咬合滑面板　541	後天梅毒　679	骨改造　111, 220
咬合干渉　54	喉頭　161	骨外膜　104
咬合高径　494	喉頭下降期型誤嚥　257	骨格性開咬　580
咬合採得　484, 516	喉頭挙上運動　891	骨格性下顎前突　577
咬合紙法　467	喉頭挙上期型誤嚥　257	骨格性上顎前突　576
咬合斜面板　541	喉頭筋　161	骨芽細胞　105, 113, 115, 120
咬合床　494	喉頭原音　161	──の分化　117
	喉頭口閉鎖　81	

骨芽細胞腫　711	コレシストキニン　65	細胞形態　723
骨化性筋炎　798	コレステロール値　900	細胞再生系　382
骨幹　103	コロニー刺激因子　118	細胞シート療法　986
骨基質　112	根幹　26	細胞診　266
骨吸収性サイトカイン　132	根管口　26	細胞性カップリング　105
骨吸収抑制薬　129	根管充填　440	鰓裂嚢胞　760
骨巨細胞腫　712	根管壁スミヤー層　440	柵状配列　707
骨形成性エプーリス　681	混合型誤嚥　257	錯味症　930
骨形成線維腫　188, 202	混合歯列期　564	鎖骨頭蓋異形成症　136, 660
骨形成蛋白　112, 976	──の咬合異常　847	鎖骨頭蓋異骨症　170, 243, 548, 594
骨形成不全症　134	混合性換気障害　267	サージカルオブチュレーター　528
骨系統疾患　218	混合性歯原性腫瘍　714, 719	サージカルガイド　503, 508
骨硬化症　135	昏睡尺度　236	サージカル・スプリント　615
骨細管　108	痕跡唇裂　215	サージカル・フック　615
骨再生誘導法　354, 523	根尖　25	匙状爪　687
骨細胞　105, 115, 117	根尖孔　25	サジタル・ソー　620
骨細胞・骨細管系　108	根尖周囲外科手術　443	刷子縁　119
骨細胞性骨溶解　109	根尖性歯根嚢胞　208	差働矯正力　569
骨腫　202, 710	根尖性歯周炎　939	サブスタンスP　402, 894
骨小腔　106	根尖掻爬法　444	サポーティブペリオドンタルセラピー　462
骨シンチグラフィ　283	根尖分岐　26, 417	挫滅法　307
骨髄　130	根側性歯根嚢胞　208	左右前下顎角切痕　604
骨髄異形成性症候群　692	根端　25	サリチル酸系薬　372
骨髄海綿骨　346	根治的頸部郭清術変法　746	サルファ剤　368
骨髄海綿骨細片　977	コンポジットレジン修復　433	三角筋　14
骨髄腫　203	昏迷　236	三角弁法　636
骨性異形成症　188	根面う蝕　54	暫間顎義歯　528
骨性強直症　799		暫間固定　450
骨性結合　31	**サ**	暫間的間接覆髄法　438
骨石灰化障害　124		暫間被覆冠　470
骨接合材　353	サイアロエンドスコピー　808	三環系抗うつ薬　397
骨折リスク　126	災害犠牲者身元確認　999	三叉神経　56, 83
骨穿孔　443	細管状腺腫　817	三叉神経節　90
骨増生　755	鰓弓　216, 655	──のブロック　395
骨造成法　511	細菌性食中毒　144	三叉神経中脳路　56
骨粗鬆症　117, 125, 423, 500	サイクリックヌクレオチド　87	三叉神経痛　834, 953
骨代謝回転　112	サイクリン依存性キナーゼ　191, 378	三叉神経傍核　92
骨代謝マーカー　128	再建術式　907	三次象牙質　30
骨端　103	鰓原性癌　209	酸蝕　843
骨単位　104	最高血圧　242	酸蝕症　419
骨端軟骨　103	再酸素化　381	三尖手　659
骨端部辺縁の不整　125	最終顎義歯　529	三爪鉤　305
骨内麻酔　331	最小肺胞濃度　333	酸素解離曲線　268
骨軟骨腫　710	最小発育阻止濃度　266, 364	酸素増感比　379
骨肉腫　202, 738	再生医療　973	散瞳　246
骨破壊　130	再生歯　983	酸味　84
骨縫合　309	再生不良性貧血　692	残留嚢胞　756
骨膜下注射法　331	再増殖　381	
骨膜性軟骨腫　709	最大咬合力　72	**シ**
骨密度　127	最大呼気フローボリューム曲線　267	
骨ミネラル代謝　122	最大手術血液準備量　318	ジアシルグリセロール　87
骨免疫学　130	在宅医療　861	ジアゼパム　876
骨リモデリング　105, 107, 111, 115, 126	在宅歯科医療　860	指圧法　308
骨隆起　755	最低血圧　242	子音　163
骨梁　103	サイテーションインデックス　1034	塩味　84
骨量減少　140	サイトケラチン　177, 266	歯音　23
固定式保定装置　584	サイトメガロウイルス　812	歯科医師法　1005
固定性ブリッジ　471, 536	サイナスリフト法　514	紫外線療法　300, 408
コデインリン酸塩　396	鰓嚢胞　209, 760	耳介側頭神経　20, 69
コーヌステレスコープ　474, 483	再発性アフタ性潰瘍　682	耳介側頭神経ブロック　395
固有歯槽骨　28, 104	再発性耳下腺炎　804	歯科医療訴訟　1014
固有層　178	再分布　381	歯科インプラント手術　336
コラゲナーゼ　144	細胞外基質　38, 40, 324	歯牙エナメル上皮腫　187, 720
コラーゲンスポンジ　990	細胞外シグナル制御　93	歯科恐怖症　870
コリンエステラーゼ　264	細胞競合　179	

索引[日本語]　1043

視覚アナログ尺度　953	歯根膜内用注射器　330	持続性下顎頭吸収　630
歯牙結紮法　308	支持　480	舌　10, 162
歯科（口腔）心身症　946, 955	支持歯槽骨　28, 104	──による送り込み　255
自家骨移植　5, 511	歯周炎　446, 843	舌ブラシ　881
自家骨髄海綿骨　756	歯周形成手術　453	歯体移動　568
歯牙腫　187, 553, 720	歯周外科手術　452	支台歯形成　469
耳下腺　10, 22, 95	歯周靭帯　37	支台装置　480, 482, 487
耳下腺唾石症　808	歯周組織　28, 31	支台築造　469
自家軟骨細胞移植　979	歯周組織再生誘導　354, 984	死体取扱総数　1002
歯科用コーンビームCT　275	歯周治療　290, 450	シタラビン　373
歯科用ハンドピース　430	歯周嚢胞　208	弛張熱　241, 267
歯科用ユニット　430	歯周膿瘍　449	失外套症候群　236
歯冠　25	歯周病　130, 148, 172	失語症　238, 919
歯冠外アタッチメント　482	歯周病原性細菌　145, 148	膝神経節帯状疱疹　837
歯冠内アタッチメント　482	歯周ポケット検査　855	湿性音　256
歯冠近遠心幅径　555	歯種の鑑別　26	失声症　237
歯冠・歯根破折　766	思春期性歯肉炎　845	湿性ラ音　243
歯冠破折　765, 848, 935	視床下部腹内側核　62	失調性歩行　238
歯冠幅径の和　556	矢状顆路傾斜　495	疾病罹患係数　236
歯間音化　917	視床後内腹側核　94	歯堤　45
歯間清掃器具　881	歯状体　23	歯堤嚢胞　761
歯間ブラシ　476, 881	茸状乳頭　84	自動体外式除細動器　356
歯間分離　432	持針器　305	歯内骨内インプラント　446
色素液検査　256	歯髄　30	歯内歯　416
色素細胞　39	──に達する破折　848	歯内-歯周病変　458
色素性絨毛結節性滑膜炎　797	歯髄炎　421	歯内治療　290
色素性母斑　204, 700	歯髄腔　25, 26	歯肉　31
色素沈着　244, 697, 698	歯髄処置　845	歯肉炎　446
糸球体濾過値　269	歯髄神経　57	歯肉縁下歯垢　147
軸走型皮弁　345	歯髄・象牙質複合体　420	歯肉縁下プラークコントロール　457
シグナル因子　327	歯髄息肉　421	歯肉縁上歯垢　147
シクロオキシゲナーゼ　109, 371, 723	歯髄電気診断　844	歯肉縁上プラークコントロール　457
シクロスポリン　461, 683	歯髄保護　432	歯肉炎指数　520, 589
ジクロフェナクナトリウム　396	歯髄ポリープ　421	歯肉血管叢　35
シクロホスファミド　373	ジスキネジー（ア）　239	歯肉結合組織　35
歯頸　25	シスタチン　103	歯肉口腔上皮　32
歯頸線　25	ジストニー（ア）　239, 839	歯肉溝上皮　33
刺激性線維腫　705	シスプラチン　373	歯肉溝滲出液　34
刺激唾液　101, 102	ジスルフィラム様作用　366	歯肉骨膜形成術　635, 642
刺激統制法　871	歯性下顎前突　578	歯肉歯槽粘膜境　453
止血　857	歯性感染症　168, 170, 171	歯肉上皮　32
歯原性角化嚢胞　757	歯性上顎前突　577	歯肉線維　35
歯原性腫瘍　182	歯性上顎洞炎　173	歯肉線維腫症　705
歯原性線維腫　188, 721	歯性病巣感染　175	歯肉嚢胞　761
歯原性肉腫　188	姿勢振戦　239	歯肉膿瘍　668
歯原性粘液腫　188, 721	歯石除去　412, 883	歯肉排除　431
歯原性嚢胞　205, 756	脂腺癌　820	歯肉剥離搔爬手術　452
自己暗示療法　960	死戦期呼吸　358	歯胚　45, 983
自己血輸血　320	脂腺腺腫　817	自発異常味覚　930
自己培養骨膜シート　985	自然的保定　582	紫斑計法　262
歯垢指数　589	自然免疫系　156	シプロフロキサシン　368
歯根　25	脂腺リンパ腺癌　820	篩分法　72
──の挺出　469	歯槽　26	ジベカシン硫酸塩　366
歯根吸収　567	歯槽管　12	脂肪間質細胞　990
歯根形成促進法　848	歯槽基底弓　556	脂肪・筋膜弁　345
歯根（根面）アタッチメント　482	歯槽硬線　28, 104	脂肪腫　191, 204, 706
歯根切除法　445	歯槽骨　31, 35, 104, 565	脂肪組織　990
歯根尖切除法　444	歯槽骨炎　668	脂肪組織由来幹細胞　990
歯根徴　26	歯槽骨延長術　513	脂肪注入移植法　990
歯根嚢胞　207, 756	歯槽骨骨折　936	脂肪定常説　63
歯根破折　766, 848, 936	歯槽上線維装置　35	シミュレーション手術　310
歯根分離法　445	歯槽突起　12, 35, 104	ジメチルイソプロピルアズレン軟膏　393
歯根膜　31, 37, 38, 57, 104, 565	歯槽膿漏　446	
──の機能　38	歯槽部　13, 104	歯面塗布法　591
歯根膜感覚　76	持続期間　234	視野　246

斜顔裂　43	腫瘍播種　742	常染色体優性遺伝　210
シャキアエクササイズ　899	受容野　59	常染色体劣性遺伝　210
若年性血管線維腫　190	腫瘍類似疾患　751, 795	常染色体劣性低リン血症性くる病　121
若年性骨 Pajet 病　122	循環器疾患　857	常染色体劣性乳児型　135
若年性歯周炎　846	準備期（咀嚼期）障害　888	小帯の異常　551
若年成人骨密度平均値　127	楯鱗　23	上唾液核　97
若年性慢性下顎骨骨髄炎　220	漿液細胞　98	小唾液腺　11, 95
斜視　246	障害者歯科　292, 866	指様弾線　574
ジャパン・コーマ・スケール　890	上下顎非対称　595	小柱間質　29
煮沸法　299	上顎顎義歯　527	小柱鞘　29
周囲結紮法　308	上顎急速拡大法　612	情動失禁　237
習慣性脱臼　798	上顎結節　489	情動的様相　89
周期性四肢運動障害　923	上顎欠損　526	消毒　153, 298
周期熱　241, 267	上顎骨　11, 502	消毒薬　300
収縮期血圧　242	──の変化　54	上皮・筋上皮癌　819
自由神経終末　90	上顎骨骨折　937	上皮形成　324
集団的フッ化物洗口　589	上顎歯肉癌　731	上皮構造　723
周波条　52	上顎神経　19, 56	上皮性アミロイド感受性 Na チャネル　86
修復　323, 381	上顎神経ブロック　395	上皮性歯原性腫瘍　715
修復象牙質　30, 438	上顎前突　576	上皮性腫瘍　704
周辺性巨細胞肉芽腫　712	上顎前方牽引装置　576	上皮増殖因子　324, 987
周辺性骨形成線維腫　190	上顎前方歯槽骨切り術　624	上皮増殖因子受容体　375, 378
周辺性軟骨腫　709	上顎体　11	上皮膜抗原　201
終末補綴治療　536	上顎第一大臼歯　542	床副子固定法　308
終夜睡眠ポリソムノグラム　922	上顎洞アスペルギルス症　174	情報伝達リボ核酸　65
縮瞳　246	上顎洞炎　671	小脈　242
手根骨 X 線写真　554	上顎洞癌　748	静脈奇形　661
手術血液準備量計算法　318	──の T 分類　748	静脈血管腫　190
手術刀　304	上顎洞底挙上術　976	静脈性蔓状血管腫　663
手術用ロボティックシステム　4	上顎洞内粘液囊胞　758	静脈内鎮静法　333
手掌紅斑　240	上顎非対称　595	静脈麻酔　876
樹状細胞　177	小窩裂溝塡塞法　589, 591	静脈麻酔薬　876
樹状細胞特異的膜貫通蛋白質　110	上顔面高　606	正面頭部 X 線規格写真分析　556
酒石酸抵抗性酸性ホスファターゼ　110	笑気　337	生薬の副作用　404
主訴　234, 465	上気道閉塞　316	小連結子　481
出血・凝固期　323	小白歯　24	除活断髄法　438
出血時間　262	小頰骨筋　14	食事記録調査法　253
出血性骨囊胞　758	床矯正装置　574	食事摂取　865
出血性貧血　500	笑筋　14	褥瘡性潰瘍　493
出血囊胞　205	上茎法　640	食道期　255
出血予備量　318	上下顎骨前方移動術　926	食道期（嚥下第三相）障害　889
術後矯正治療　626	証言拒絶権　1008	植皮　343
術後高血圧　315	条件欠如型　870	食品性酸蝕症　419
術後性上顎（頰部）囊胞　208, 758	条件反応過剰型　870	食物アレルギー　701
術後低血圧　316	症候群性頭蓋骨縫合早期癒合症　217	ジョサマイシン　367
術後補助化学療法　744	上行口蓋動脈　17	助産師　1005
術前外鼻矯正　635	症候性頭痛　953	除痛　857
術前化学療法　744	上喉頭神経　83	除脳固縮　238
術前顎矯正　635	猩紅熱　250	除皮質固縮　238
術前顎矯正治療　647	証拠保全手続き　1013	徐脈　241, 267
術前矯正治療　611	常在微生物叢　159	初流血除去　322
術前訓練　906	小細胞癌　820	歯蕾　45
術中迅速病理組織診　267	硝酸イソソルビド　858	シーラント　589, 591
術野感染　301	上歯槽神経　20	シリコーンブラック法　467
受動的咬合誘導　846	焼灼法　308	シルクロード病　703
腫瘍壊死因子　119, 691, 987	照射法　299	シールド　540
腫瘍コード　379	鐘状期　45	歯齢　52
腫瘍シンチグラフィ　284	上唇　8	歯列弓　27, 556
腫瘍性エプーリス　681	上唇挙筋　14	歯（列）弓三角　27
腫瘍制御確率　380	上唇動脈　17	歯列弓指数　27
腫瘍性巨大舌　664	上唇鼻翼挙筋　14	歯列接触癖　780
腫瘍性筋上皮細胞　198	小水泡音　243	歯列不正　940
腫瘍性骨軟化症　136, 224	掌蹠膿疱症　175, 963	皺状舌　688
主要組織適合遺伝子複合体　156	小舌症　551, 665	心因性疼痛　951
腫瘍治癒率曲線　380	常染色体異常　867	

索引［日本語］　1045

心因性味覚障害　928
心エコー法　269
侵害刺激　89
侵害受容性疼痛　951
侵害情報　93
唇顎口蓋裂　43, 335, 548
唇顎裂　215
心カテーテル検査　269
鍼灸医学　398
真菌　152
真菌感染症　675
心筋虚血　316
心筋梗塞　858
腎クリアランス法　269
神経筋単位　255
神経原性炎症　91
神経障害性疼痛　911, 913, 951, 993
神経鞘腫　190, 204, 707
神経成長因子　987
神経性疼痛緩和薬　397
神経接着因子　85
神経線維腫　191, 204, 708
神経線維腫症　204
神経線維腫症Ⅰ型　204, 700, 708
神経ペプチド　91
人工下顎頭　353
人工血管　355
人工呼吸器関連性肺炎　883
人工骨　352
人工骨移植材　984
人工骨移植手術　986
人工歯　481
人工神経誘導管　992
人工多能性幹細胞　974
進行性下顎頭吸収　223
進行性顔面半側萎縮症　222, 594, 666
進行性骨化性線維異形成症　120
深昏睡　236
深在性エリテマトーデス　990
深在性皮膚真菌症　675
深在性リンパ節　19
真歯　23
腎疾患　860
侵襲性　144
侵襲性歯周炎　846
滲出性中耳炎　645
滲出嚢胞　205
浸潤型骨浸潤　733
浸潤性脂肪腫　707
浸潤様式分類　729
尋常性疣贅　189
侵蝕症　419
心身医学　945
心身症　945
腎性骨異栄養症　122
真性嚢胞　205
新世代セフェム　365
唇舌の転位　849
振戦　239, 244
新鮮脱臼　798
新鮮凍結血漿　318
深側頭神経　20
身体表現性障害　955
診断書交付義務　1006
診断用ワキシング　503

シンチグラフィ　283, 893
深鎮静　333
心電図　268
震盪　766, 849
深頭筋　14
浸透率　211
新版構音検査　918
真皮　38, 40
審美歯科　1015
深部真菌症　675
心ブロック　241
深葉　95
診療方針　856
診療録の改ざん　1027
診療録の記載義務　1007
診療録の保存義務　1007, 1026

ス

髄腔内麻酔　331
水晶体　246
垂直感染　143
垂直性遠心回転　480
垂直的顎位　494
垂直板　12
水痘-帯状疱疹ウイルス　171, 672
吸い飲み　881
水平感染　142
水平性遠心回転　480
水平的顎位　495
水平板　12
睡眠時呼吸障害　920
睡眠時ブラキシズム　957
睡眠時無呼吸　957
睡眠態癖　553
頭蓋冠　46
頭蓋鎖骨異形成症　120
頭蓋底　47
スガマデクスナトリウム　338
菅原の顔面骨格系分類　598
スキサメトニウム塩化物　338
スキャフォード　977
スクラブ法　301
スクリュー　774
スクレロスチン　107
スケーリング　412
スタビリゼーションスプリント　790
スチールバー　430
頭痛　952
ステロイドカバー　371
ステロイド性骨粗鬆症　129
ステロイドパルス療法　371
ステント　539
ストレプトグラミン系薬　369
ストレプトマイシン硫酸塩　366, 678
スーパーフロス　476
スーパーヘリックス　114
スピーチエイド　540, 653
スピラマイシン酢酸エステル　367
スプリント　540, 789
スプリント療法　789, 961
スプレー法　412
スプーンエキスカベーター　426
スプーン状爪　240
スペクチノマイシン塩酸塩水和物　366

スペーサー　392, 540
スポーツ外傷　931
スポンジブラシ　880
スライド　1033
スリガラス様所見　711
スルバクタムナトリウム　364
スルピリド　839

セ

成育口腔保健　868
生化学的修飾　375
生活歴　465
性感染症　678
性器型横紋筋腫　709
制御T細胞　156
星空像　203
生険　806
静止性骨空洞　208, 759
静止嚢胞　803
脆弱性骨折　121
成熟期　324
正常咬合　542
星状神経節ブロック　394, 673
青色強膜　245
成人T細胞白血病　265
成人型横紋筋腫　709
精神障害　866
精神鎮静法　875
性腺刺激ホルモン放出ホルモン　374
生体材料　327, 352
生体包帯　355
正中下顎裂　43
正中頸嚢胞　760
正中歯　417
正中上顎上唇裂　42
正中唇裂　215
正中菱形舌炎　689
成長因子　974
成長空隙　49
成長板軟骨　103
成長ホルモン　658
整直　469
静的パラトグラフィ　258
声道　162
生物学的効果比　378
声門　163
声門下浮腫　316
生理的安静咬合　28
生理的メラニン色素斑　698
赤外線療法　408
赤色人症候群　368
赤色線条　243
赤唇縁　41
脊髄損傷　867
咳テスト　892
セチルピリジニウム塩化物水和物　457
舌悪習癖　222
舌咽神経　21, 22, 56, 83
舌咽神経痛　834
切縁　25
舌炎　686
石灰化　105, 113
石灰化球　113, 114
石灰化歯原性嚢胞　720

石灰化上皮性歯原性腫瘍　186, 718
石灰化前線　105
石灰化嚢胞性歯原性腫瘍　187, 720
切開排膿　443
舌下小丘　10
舌下神経　22
舌下腺　11, 22, 96
舌下腺窩　13
舌癌　726
セツキシマブ　375
積極（動）的歯周治療　462
舌筋　10, 43
　——の強化　586
赤血球　261
赤血球増加症　692
赤血球沈降速度　263
舌欠損　537
舌骨　14
舌骨下筋群　16
舌骨上筋群　15
舌根部　10
切削器械　306
切削診　436
切歯　11, 24, 50
　——の分類　545
切歯間距離測定法　254
切歯管嚢胞　757
切歯孔　11
切歯骨　11
鑷子　304
舌枝　21
舌小帯　10, 666
舌小帯短縮症　917
舌静脈　19
摂食・嚥下障害　537, 855, 888
摂食・嚥下リハビリテーション　890, 896
摂食行動　64
摂食中枢　61, 64
摂食抑制作用　66
接触性口唇炎　689
接触点　25
接触面　25
切除手術療法　742
舌神経　20, 56
舌切除　539
舌接触補助床　538, 902
舌接触補助装置　537
舌腺　96
舌尖部　10
舌前方移動型　924
舌側弧線装置　573
舌苔　697
舌体部　10
切断神経腫　191, 708
接着帯　106
接着板　98
舌痛　836
舌痛症　948
舌動脈　16
舌突出癖　553, 580
舌乳頭　927
舌背　10
舌面窩　416
説明義務　1012, 1017

セパレーター　432
セビメリン塩酸塩水和物　825, 831
セファゾリンナトリウム　365
セファログラフィ　273
セファログラム　557
セフィキシム　365
セフェピム塩酸塩水和物　365
セフェム系薬　365
セフォゾプラン塩酸塩　365
セフォタキシムナトリウム　365
セフォチアム塩酸塩　365
セフォチアムヘキセチル塩酸塩　365
セフォペラゾンナトリウム　365
セフカペンピボキシル塩酸塩水和物　365
セフジトレンピボキシル　365
セフジニル　365
セフチブテン水和物　365
セフテラムピボキシル　365
セプトトミー　583
セフピロム硫酸塩　365
セフポドキシムプロキセチル　365
セフメタゾールナトリウム　365
セフメノキシム塩酸塩　366
セフロキシムアキセチル　365
セボフルラン　338
セミクリティカル器具　302
セメント芽細胞　46
セメント芽細胞腫　188, 721
セメント細胞　46
セメント質　31, 36
セメント質う蝕　418
セメントライン　112
セラミックインレー修復　434
セラミック材料　295
セラミド　32
セリアック病　159
セレコキシブ　396
線維芽細胞増殖（成長）因子　107, 324, 974
線維芽細胞増殖因子受容体　211
線維脂肪腫　191
線維腫　189, 203, 705
線維腫症　190
線維腫性エプーリス　751
線維性エプーリス　681
線維性強直症　799
線維性結合　31
線維性骨異形成症　124, 136, 222, 711
線維性組織球腫　190
線維束性攣縮　239, 244
線維素溶解性紫斑病　695
線エネルギー付与　377
腺癌 NOS　820
腺管構造　818
前癌病変　722
線鉤　482
先行期（認知期）障害　888
前骨芽細胞　106
浅在性リンパ節　19
穿刺吸引細胞診　266, 806
前思春期性歯周炎　846
腺腫様歯原性腫瘍　187, 718
栓状歯　551
腺上皮細胞　198

線条部導管　198
線条部導管細胞　98
染色体異常　850
染色体数の異常　631
先進医療　1032
全身状態分類　313
全身性エリテマトーデス　266, 825
全身性味覚障害　928
全身麻酔　337, 876
尖刃刀　304
腺性歯原性嚢胞　207
前舌腺　96
線切断用プライヤー　571
全前脳胞症　216
全層植皮術　343
浅側頭神経　69
栓塞法　308
喘息発作　859
腺体内唾石　808
選択的エストロゲン受容体調節薬　129, 374
選択的頸部郭清術　747
先端巨大症　221, 552, 658
先端肥大症　244
センチネルリンパ節　285, 729
前痛感覚　57
先天性異常　592
先天性巨細胞封入体病（症）　812
先天性鼻咽腔閉鎖機能不全症　916
先天性無痛無汗症　212
先天梅毒　679
剪刀　304
蠕動　81
浅頭筋　14
尖頭合指症　211, 217
尖頭多合指症　217
前頭突起　12
線副子固定法　308
全部床義歯　290
全部床義歯補綴治療　492
全部性無歯症　215
腺房　198
前方位スプリント　790
腺房細胞　98
腺房細胞癌　819
前方整位型スプリント　790
前方チェックバイト　495
せん妄　236
線毛　144
腺様嚢胞癌　818
前立腺癌　141
線量−細胞生存率曲線　380
前弯　238

ソ

創　323
嗽音　256
創感染　325
早期障害　390
象牙芽細胞　421
象牙芽細胞突起　45
象牙細管　436
象牙質　30
　——に及ぶ破折　848

象牙質う蝕　418	ゾニサミド　954	唾液腺梗塞　833
象牙質形成性幻影細胞腫　187, 720	ソフト・ブローイング検査　259	唾液腺腫瘍　184, 198, 804, 813
象牙質知覚過敏症　436	ゾレドロン酸　137	唾液腺症　833
象牙線維　30	損耗　419	唾液腺上皮性腫瘍　804
早産・低体重児出産　423		唾液腺シンチグラフィ　284
創収縮　324	## タ	唾液腺造影法　805
双手診　247		唾液腺単位　198
創傷　323	第一鰓弓　42	唾液腺導管癌　820
巣状上皮性過形成　189	第一小臼歯　562	唾液分泌　99, 101
創傷治癒　323	第一生歯　23	多形性滲出性紅斑　685
創傷被覆材　327	第一大臼歯　50	タキサン　374
増殖因子（サイトカイン）療法　986	――のう蝕　843	タクロリムス　683
増殖期　324	第一・第二鰓弓症候群　216, 549, 593, 655	多形腺腫　816
増殖性歯肉炎　845	第一・第二乳臼歯の欠損　846	多形腺腫内癌腫　814
槽生　31	第二小臼歯　562	多形腺腫由来癌　814
叢生　578	第二生歯　23	多形腺腫由来癌腫　818
双生歯　416	第二大臼歯　562	多型低悪性度腺癌　819
創洗浄　326	第三大臼歯　424, 562, 588, 940	多血症　692
総鉄結合能　264	第四鰓弓　43	多血小板血漿　984
双頭歯　24	体温　241	多骨性線維性骨異形成症　711
蒼白　244	体格指数　236, 900	多剤耐性緑膿菌　369
層板骨　104	大臼歯根端切除術　312	多剤耐性緑膿菌感染症　369
相反固定　570	大胸筋皮弁　345	多剤併用療法　375
創面環境調整　326	大頬骨筋　14	多生歯性　23
総リンパ球数　900	大口蓋孔　11	唾石　169
側頸嚢胞　760	対光反射　246	唾石症　803, 808
側枝　417	体細胞　973	唾仙痛　250, 804, 808
即時顎義歯　528	大細胞癌　820	多臓器不全　771
側斜位経頭蓋撮影法　259	胎児型横紋筋腫　709	タゾバクタム　364
束状骨　104	代謝拮抗薬　373	多段階発癌過程　722
側頭下面　12	代償法　893	脱灰　172
側頭筋　15	帯状疱疹　672	脱感作法　871
速波　242	帯状疱疹後神経痛　174, 673	脱臼　849
続発性血小板減少性紫斑病　694	大錐体神経　89	脱水　900
続発性骨粗鬆症　126, 128	体性幹細胞　974	脱毛症　240
続発性（二次性）Sjögren症候群　825	代生歯　23	脱落　767, 849, 936
側壁結集法　308	体性痛　911	脱落歯　23
側貌　554	大舌下腺　96	ターニケット法　308
側方運動　68	代替医療　1018	多尿　317
側方拡大装置　574	大唾液腺　11, 95	多発性関節炎　797
側方歯群　50	タイト結合　98, 106	多発性硬化症　835
側方性歯周嚢胞　207, 757	ダイナミックMRI　277	多分割絞り　383
側方脱臼　767	ダイナミック印象　497	ターミナルプレーン　28, 49
側面セファログラム　555	ダイナミックバイトオープナー　540	多様的治療　744
側面頭部X線規格写真分析　556	ダイナミックポジショナー　584	タリウム心筋シンチグラフィ　269
側弯　238	大脳皮質一次体性感覚野　93	多量体Ig受容体　160
阻血　991	体部位局在性　92	多列検出器型CT　274
ソケット・プリザベーション　976	大脈　241	単一遺伝子病　210, 850
ソケットリフト法　514	ダイヤモンドポイント　431	ターンオーバー　35
組織球　40	耐容線量　382	弾音　164
組織工学　975	大理石骨病　135	短顔　597, 612
組織非特異型ALP遺伝子　135	大量化学療法　375	単球　262
咀嚼　70	大連結子　481	単鉤　305
咀嚼過程　71	多因子遺伝疾患　213, 851	単骨性線維性骨異形成症　711
咀嚼筋　71	ダウノルビシン塩酸塩　374	探索反射　78
咀嚼機能　555	タウロドンティズム　417	炭酸脱水酵素　101
咀嚼筋　15	唾液　490	単式弾線　573
咀嚼筋隙　168	――の抗炎症作用　103	単純窩洞　433
咀嚼筋腱・腱膜過形成症　793	――の生理作用　102	単純ガマ腫　807
咀嚼筋痛障害　780	――の役割　101	単純骨折　770
咀嚼訓練　628	唾液腺　10, 95, 198, 987	単純固定　570
咀嚼唾液反射　101	――の発生　97	単純根管　26
咀嚼値　73	唾液腺炎　809	単純性骨嚢胞　208, 758
咀嚼粘膜　32, 41	唾液腺機能再生　987	単純性唾液腺炎　810
咀嚼能力　71, 467		単純性（不潔性）歯肉炎　845

単純ヘルペスウイルス　171, 671
探針　427
単錐歯　25
断髄法　438
炭素イオン線　377
タンポナーデ　307

チ

チアノーゼ　244
チェックバイト検査　254
遅延聴覚フィードバック　919
チオペンタールナトリウム　338
置換性吸収　37
逐次的化学放射線療法　745
遅効性抗リウマチ薬　133
智歯周囲炎　424
致死性骨異形成症　134
致死線量　382
地図状舌　250, 688
チタン　295
チタンメッシュトレー　512
チック　239, 244
遅発性ジスキネジア　838
緻密板　33
遅脈　242
チャンネル・リトラクタ　618
中医学　403
中間亜核　91
中間顎　635, 646
中顔面骨折　770
注射針　329
注射用BP製剤　138
中心位　70
中心結節　416
中心咬合　28, 70
中心静脈圧　315
中心性巨細胞肉芽腫　712
注水器　881
中水準消毒薬　300
中枢性パターン発生器　74
鋳造鉤　482
鋳造支台築造体　469
中毒性表皮壊死症　685
錘内筋線維　60
中反応レベルレーザー治療　410
チューリッヒシステム　649
調音　162
超音波検査　279, 893
超音波骨切削機器　306
超音波診断　806
超音波スケーラー　451
超音波療法　408
蝶下顎靱帯　13
聴覚刺激法　918
聴覚障害　918
聴覚心理評価法　258
長顔　599, 612
長管骨　103
蝶形骨間軟骨結合　47
蝶口蓋切痕　12
蝶後頭軟骨結合　47
腸骨海綿骨細片　642
腸雑音　243
蝶篩骨軟骨結合　47
蝶篩骨縫合　47
聴性脳幹反応　918
調節反射　246
調節弯曲　27
超選択的動注化学療法　745
蝶番運動　69
蝶番性結合　31
鳥貌　800
張力域　772
チョーキングサイン　361
直顔型　554
直接性吸収　566
直接ビリルビン　264
直接覆髄法　438
直列臓器　384
貯血式自己血輸血　320
貯留嚢胞　205
治療可能比　383
治療義歯　492
治療的頸部郭清術　747
チンキャップ　576
鎮静法　332
チンリトラクター　576

ツ

痛覚過敏　95
通常奇形　851
通鼻音　164
痛風　797
突き上げ　455
ツベルクリン反応　265

テ

手足口病　674
低Ca血症　123
低LET放射線　377
定位手術の照射　383
定位放射線治療　383
低感受性群　85
啼泣　164
テイコプラニン　368
ディサースリア　919
低酸素細胞増感剤　385
低周波電気刺激療法　408
低周波鍼通電　401
挺出　569, 767, 849
釘植　31
低水準消毒薬　300
ディスクレパンシー　537, 559
低体温　317
低体温症　241
低代謝回転　112
ティーチ法　872
定着　325
低反応レベルレーザー治療　409
低ホスファターゼ症　135, 462
低流量血管奇形　661
低リン血症性くる病/骨軟化症　124
テガフール　373
デキサメタゾン　913
デコイ受容体　110
テストステロン　141
デスモグレイン　684

デスモソーム　98
鉄欠乏性貧血　687, 692, 854
テトラカイン塩酸塩　329
テトラサイクリン　366, 367, 462
デノスマブ　142
手の抑制法　885
デブリードマン　326, 763
手用スケーラー　451
テレスコープ義歯　483
テロメラーゼ関連酵素　723
転位　849
転移性エナメル上皮腫　188, 717
転移性癌　740
転移性多形腺腫　814
伝音性難聴　918
電解質異常　317
電気歯髄診断　252
電気歯髄診断器　435
電気抵抗値　844
電気的根管長測定器　440
電気味覚検査　258, 930
電気メス　304
電子線　377
電磁放射線　377
伝達麻酔法　331
デンタル・コンペンセイション　613
デンタル・ディコンペンセイション　613
デンタルフロス　426, 881
デンタルヘルスコンポーネント　546
デンチャープラーク　486
デンティンブリッジ　438, 439
電動注射器　330
電動歯ブラシ　881
転倒防止　130
天疱瘡　683
電離放射線　377

ト

同意能力　1017
頭蓋狭窄症　243
頭蓋骨縫合早期癒合症　217, 657
頭蓋骨融合症　211
導管　198
導管系細胞　98
導管内唾石　312, 808
導管内乳頭腫　817
導管乳頭腫　817
同形歯性　23
盗血　664
凍結壊死効果　412
凍結療法　412
瞳孔　245
陶材焼付ポンティック　472
同時化学放射線療法　745
同種血輸血　318
透照計　428, 435
動静脈奇形　661
動水力学説　57
トゥースサイズ・レイシオ　556
トゥースポジショナー　584
洞性不整脈　241
糖蛋白　686
動注化学療法　745
疼痛異常　95

糖定常説　62	内因性真菌症　174	ニムスチン塩酸塩　373
糖尿病　423, 499, 522, 846, 860	内眼角線　606	乳酸脱水素酵素　264
頭部X線規格撮影　273	内向性腫瘍　725	乳歯　23
頭部挙上訓練　899	内骨症　755	──の歯冠修復　844
同胞　235	内固定　771	──の抜去　560
同胞群　235	内歯瘻　173	乳歯う蝕　842
動脈血ガス分析　267	内舌筋　10, 162	乳児嚥下　78
動脈性蔓状血管腫　664	内臓痛　911	乳児血管腫　661
透明板　33	内側基底板　34	乳児の歯肉囊胞　207
動揺　849	内側翼突筋　15	乳歯列　49
動揺性歩行　239	内側翼突筋神経　20	乳歯列期　564
等量希釈式自己血輸血　320, 321	ナイトガード　789	──の咬合異常　847
ドキシサイクリン塩酸塩水和物　367	内毒素　144	乳前歯喪失　846
ドキシフルリジン　373	内軟骨腫　709	乳頭腫　182, 189, 704
トキソイド　144	内部環境　61	乳頭状過形成　189, 704
ドキソルビシン塩酸塩　374	ナチュラルキラーT細胞　156	乳頭状唾液腺腫　817
特異性炎　677	ナトリウム排泄分画率　270	乳頭状囊胞腺癌　820
特異的アンタゴニスト　87	ナノミセル　995	乳頭状囊胞腺腫　817
特異的侵害受容ニューロン　92	ナノミセル型遺伝子キャリア　994	乳頭層　178
特異的防御機構　171	ナロキソン塩酸塩　338	乳幼児歯科保健　847
特殊粘膜　41	軟化囊胞　205	ニューラプラキシア　523
特発性感覚性ニューロパチー　835	喃語　165	ニューロトメーシス　523
特発性顔面神経麻痺　836	軟口蓋　9, 162	ニューロパシー性疼痛　951
特発性血小板減少性紫斑病　694	軟口蓋咽頭形成術　926	尿酸　263
特発性歯肉増殖症　705	軟口蓋エレクトロパラトグラフィ　259	尿素窒素　263
特発性味覚障害　928	軟口蓋癌　750	尿中β_2-ミクログロブリン　270
トスフロキサシントシル酸塩水和物　368	軟口蓋挙上装置　541, 902	尿中N-アセチル-β-グルコサミニターゼ　270
ドースペインティング　384	軟口蓋挙上不全　903	認知症　885
ドセタキセル水和物　374	軟口蓋ミオクローヌス　839	
凸顔型　554	軟骨異栄養症　593	**ヌ**
突出　936	軟骨再生医療　979	
突発性骨囊胞　758	軟骨腫　202, 709	布鉗子　304
ドパミン作動薬　894	軟骨低形成症　134	
ドプラ効果　280	軟骨肉腫　203	**ネ**
トブラマイシン　366	軟骨帽　710	
ドプラモード　281	軟骨無形成症　134, 659	ネオスチグミン硫酸塩　338
トポイソメラーゼ阻害薬　374	軟性線維腫　705	ネオビタカイン　397
ドミフェン臭化物　691, 832	軟部腫瘍　820	猫なき症候群　218
ドライマウス　828, 987	軟脈　242	猫ひっかき病　173
トラスツズマブ　375		熱型　241, 267
トラマドール塩酸塩　396	**ニ**	熱ショック蛋白60　422
トランスGolgiネットワーク　105		熱水消毒法　299
トランスフォーミング増殖因子　109, 323, 421	苦味　84	粘液細胞　98
トリガーポイント　397	苦味受容体　85	粘液腫　706
トリグリセリド　87, 264	肉芽腫性口唇炎　680	粘液性腺癌　820
トリソミー　631	肉腫　738	粘液性囊胞腺腫　817
トリプタン　953	二形性　152	粘液線維腫　188, 721
トリヘキシフェニジル　839	二次救命処置　355	粘液囊胞　209, 804, 806
ドリペネム水和物　365	二次口蓋　43	粘液瘤　209, 806
トルク　569	二次性悪性エナメル上皮腫　717	捻髪音　243
トルコ鞍　658	二次性腫瘍　820	粘表皮癌　184, 817
──の二重底　552	二次石灰化　113	粘膜炎　391
トレチノイン　375	二次象牙質　30	粘膜下口蓋裂　216, 916
ドレッシング材　327	二次体性感覚野　94	粘膜下組織　41
トレッドミル法　268	二次的抗原除去療法　970	粘膜関連リンパ組織　159, 820
ドレナージ　307	二次変形　594	粘膜固有層　41
トロンボキサン　372	二重鎮切断　378	粘膜上皮　41
トロンボテスト　263, 859	二生歯性　23	粘膜性骨膜　41
貪食細胞　145	二爪鉤　305	粘膜調整　492
	二相性の腫瘍　200	
ナ	ニコチン性口内炎　696	**ノ**
	ニッチ　379, 975	
内因性感染　170	ニドゲン　33	脳血管障害　858
	ニトログリセリン舌下錠　858	膿原性肉芽腫　190
	ニフェジピン　461, 857	

1050　索引［日本語］

脳梗塞　858
脳出血　859
脳水腫　243
脳性ナトリウム利尿ペプチド　265
脳性麻痺　867, 872
膿苔　325
能動的咬合誘導　847
囊胞　205, 756
囊胞性線維症　833
囊胞腺癌　820
囊胞腺腫　817
膿瘍　173
膿瘍切開　449
ノルフロキサシン　368
ノロウイルス　151

ハ

歯　3, 23
　——の位置　24
　——の移動様相　567
　——の意図的再植法　445
　——の加齢変化　52
　——の形態　25
　——の形態異常　416
　——の欠損　477
　——の硬組織　28
　——の固定様式　30
　——の再生治療　982
　——の支持組織　28
　——の種類　24
　——の喪失　54
　——の脱臼　766, 936
　——の動揺度検査　466
　——の破折　765
　——の方向用語　24
バーアタッチメント　482, 537
肺炎　316, 877
バイオセーフティ　153
バイオハザード　153
バイオフィードバック療法　961
バイオフィルム　145, 146, 879
バイオマテリアル　327
肺コンプライアンス　267
杯状陥凹　125
肺水腫　316
倍数性　631
バイスペクトラルインデックス　333
排泄導管　198
肺塞栓　316
バイタルサイン　267
排痰訓練　906
胚中心　159
梅毒　678
梅毒蛍光抗体吸収法　679
梅毒血清検査　265
梅毒トレポネーマ赤血球凝集法　679
バイトプレート　789
バイトプレーン　789
バイトブロック　432
ハイドロキシアパタイト　29, 110, 172, 352, 502, 977
ハイドロキシアパタイト結晶　112
排膿　520
ハイパーサーミア　745

肺胞呼吸音　243
培養細胞シート　985
培養真皮　981
培養皮膚　981
培養表皮　981
破壊　849
白色線条　243
白髪症　240
白板症　181, 722
白皮症　244
剝離細胞診　266
パクリタキセル　374
麦粒鉗子　304
バクロフェン　954
暴露法　871
破骨細胞　105, 110, 115, 118, 131
破擦音　164
ハサミ　304
把持　480
はしか　150
破歯細胞　46
パーシャルボリューム効果　274
播種性血管内凝固症　263, 319
波状運動　78
波状熱　241
%肺活量　267
ばち指　240
発育空隙　28
発育性囊胞　205
発音の障害　555
バッカルシェルフ　489
白金製剤　373
白血球　262
白血病　692
抜歯　392, 579
抜歯窩保全　976
発色ガム法　254
抜髄法　439
発達障害　866
パッチテスト　966
発熱　267
発病時期　234
ハード・ブローイング検査　259
花キャベツ様肥大　552, 658
パニペネム　365
バネキシン　87
パノラマX線撮影　259, 271
ハバース管　104
羽ばたき振戦　239
歯ブラシ　476, 881
ハミュラーノッチ　489
バラシクロビル塩酸塩　672, 673
パラタルリフト　541, 653
パラトグラフィ　258
バリズム　239
鍼麻酔　401
パールカン　33
パルスオキシメトリー　893
パルスマイクロ波治療器　407
バルプロ酸　913, 954
破裂音　163
ハロペリドール　839
パワードプラ　281
晩期障害　390
半月細胞　98

半固定式装置　584
バンコマイシン塩酸塩　368
バンコマイシン耐性黄色ブドウ球菌　303
半昏睡　236
反射唾液　101
半数　631
反跳痛　243
ハンドアーティキュレーション　484
半導体レーザー　411
ハンドオーバーマウス　872
パントグラフ描記法　254
汎発性線維性骨異栄養症　224
晩発梅毒　679
パンピング法　791
パンピングマニピュレーション法　791
反復処置法　717
反復唾液嚥下テスト　256, 891
半母音　164

ヒ

非Hodgkinリンパ腫　205, 692, 737
ピアアセスメント評価　547
被圧変位量　480
ビアペネム　365
ヒアルニダーゼ　144
鼻咽腔線維腫　190
鼻咽腔閉鎖　81
鼻咽腔閉鎖機能　162, 915
鼻咽腔閉鎖機能不全　640
庇蓋硬組織　438, 439
日帰り全身麻酔　340
比較ゲノムハイブリダイゼーションアレイ法　213
皮下組織　38, 40
非緩圧性（精密性）アタッチメント　482
鼻眼窩篩骨骨折　778
非観血的整復固定　308
非関節性開口障害　251
引き抜き試験　467
非吸収性縫合糸　306
鼻腔面　12
皮甲　23
鼻口蓋管囊胞　207
肥厚性カンジダ症　676
肥厚性瘢痕　324, 992
非歯原性歯痛　952
非歯原性腫瘍　182
非歯原性囊胞　206, 757
非歯性感染症　171
鼻歯槽囊胞　207, 761
皮質海綿骨ブロック骨移植　511
皮質吸啜野　79
皮質骨　103, 127
皮質骨骨切り術　612
皮質咀嚼野　79
鼻上顎複合体　48
微小管阻害薬　374
非上皮性腫瘍　185, 202, 705
鼻唇角　606
鼻唇囊胞　761
ヒスタチン　102, 103
非ステロイド系抗炎症薬　340, 370,

索引［日本語］　1051

702, 859, 911
ビスホスホネート　115, 854, 912
ビスホスホネート関連顎骨壊死　136
ビスホスホネート系薬剤　500
ビスホスホネート系薬剤関連顎骨骨髄炎　173
鼻前庭嚢胞　761
尾側亜核　91
鼻濁音　164
ビタミンD欠乏　124, 224
ビタミンD抵抗性くる病　851
ビタミンK欠乏症　695
ビダラビン　672
鼻中隔　48
ピックアップ印象　475
ヒッププロテクター　130
ビデオ嚥下造影検査　81
ヒトT細胞白血病ウイルス抗体　265
ヒトTリンパ球性ウイルスⅠ型　692
非特異的防御機構　171
ヒト血小板抗原　319
ヒトサイトメガロウイルス　174
ヒト絨毛性ゴナドトロピン　261, 631
ヒト胎性幹細胞　973
ヒト乳頭腫ウイルス　182
ヒト白血球型抗原　319, 703, 822
ヒトヘルペスウイルス　150, 811
ヒト免疫不全ウイルス　151, 990
ヒトリコンビナント　986
ヒドロキシカルバミド　373
ヒドロキシメチレンジホスホン酸テクネチウム　283
ヒドロコルチゾン酢酸エステル・ヒノキチオール　458
鼻板　42
皮膚　38, 40
　──の再生　980
　──の色調異常　981
皮膚炎　391
皮膚筋炎　240
被覆粘膜　41
皮膚常在菌　300
皮膚通過菌　300
皮膚等価組織　981
皮膚粘膜眼症候群　697
皮膚プリック試験　702
非プラーク性歯肉炎　446
ピペラシリンナトリウム　364
皮弁移植　345
肥満　62
肥満度　236
びまん性大細胞性B細胞リンパ腫　820
ビメンチン　99
表現型　211
病原性真菌　171
表現促進現象　211
病原微生物　142
表在性癌　197
表在性腫瘍　725
表在性真菌症　675
氷砕片飲み込み検査　891
標示線　495
標準失語症検査　919
標準予防策　303

表情筋　14
表層温　241
標的化学療法　375
標的濃度調節持続注入法　334
氷嚢　407
表皮　38
表面吸収　37
表面麻酔　330
日和見感染症　143
ヒョレア　239
ピラジナミド　678
ピリミジン代謝拮抗薬　373
ビリルビン　264
ビルレンス　143
ピロカルピン塩酸塩　825, 831, 883
ピンインデックスシステム　338
ビンカアルカロイド　374
頻回手術症　950
ビンクリスチン硫酸塩　374
貧血　500, 692
頻呼吸　242
ピンセット　304
ビンブラスチン硫酸塩　374
頻脈　241, 267

フ

ファロペネムナトリウム水和物　366
フィクスチャー　508
フィブリノゲン　263
フィブリン分解酵素　144
フィブリン分解産物　263
フィラグリン　177
フィールド発がん　178
封鎖層　119
風疹ウイルス　150
風船状拡大　552
風味障害　928
フェイスガード　938
フェイスボウトランファー　494
フェナム酸系薬　372
フェニトイン　461, 954
フェニルチオカルバミド　85
フェノール　457
フェリプレシン　329, 857
フェールセーフ機構　156
フェンタニル　912
フェンタニルクエン酸塩　338, 396
フェントラミンメシル酸塩　395
フォルクマン管　104
負荷心電図　268
不完全脱臼　798, 849, 936
不完全破折　765
不完全裂　215
不規則抗体　266
副交感神経　96
副交感神経節前線維　22
副甲状腺ホルモン　106, 116
複合性局所疼痛症候群　993
複合腺　98
副根尖孔　25
複雑窩洞　433
複雑骨折　770
複視　246
複式弾線　573

副靱帯　68
副腎皮質刺激ホルモン　699
副腎皮質刺激ホルモン放出ホルモン　65
副腎皮質ステロイド　370
覆髄法　438
副唾液腺　803
腹部血管雑音　243
不顕性誤嚥　877
不随意運動　239
ブスルファン　373
不正咬合　544, 587, 940
不整脈　241, 316
付属管腔　161
付着上皮　33, 46
フッ化物局所応用　589
フッ化物バーニッシュ法　591
プッシュバック法　639
フッ素症歯　419
物理療法　407
不定愁訴　954
不適合分泌症候群　264
プテリゴイド・オステオトーム　623
不透過性病変　174
不動固定　570
ブドウ膜耳下腺炎　833
フードテスト　891
負の強化　872
ブプレノルフィン塩酸塩　396
部分床義歯　291, 477
部分性（的）無菌症　215, 417
不分離　631
不飽和鉄結合能　264, 687
不明熱　241
プライヤー　571
ブラキシズム　399, 553, 957
プラークコントロール　450, 519
プラーク指数　520, 589
プラーク性歯肉炎　446
プラークリテンションファクター　451
ブラケット　572
フラジオマイシン硫酸塩　366
ブラッシング　883
フラッディング法　871
フラットプレーン　790
フラビーガム　486, 492
プリアジャステッドブラケット　572
フリーエル・エレバトリウム　622
ブリッジ　291, 393, 470
プリロカイン　328
プリン代謝拮抗薬　373
篩い分け法　253
フルオロウラシル　373, 691
フルオロデオキシグルコース　285
フルダラビンリン酸エステル　373
フルニトラゼパム　876, 950
プルリフロキサシン　368
フルルビプロフェン アキセチル　396
フレア　91
フレアアップ　971
ブレオマイシン塩酸塩　374
プレガバリン　397, 954
プレケラチン　99
プレート固定　309
プレドニゾロン　913

フレミタス　455
フレームワーク　484
プロクロルペラジン　912
プロスタグランジン　57, 370
プロスタサイクリン　372
プロトロンビン時間　262, 696, 859
プロトン密度強調像　277
プロピオン酸系薬　372
プロピトカイン塩酸塩　328
プロピルチオウラシル　85
プロービング検査　466
プロービング時の出血　520, 589
プロービングデプス　466, 520
プロフィログラム　604
プロフェッショナルケア　476
プロブレムリスト　466, 856
プロポフォール　334, 338, 876
ブロムスルファレイン試験　270
ブロムヘキシン塩酸塩　831
フロモキセフナトリウム　365
分岐根管　26
分型論治　404
分子標的治療薬　375
分層植皮術　343
吻側亜核　91
分泌因子　98
分泌型 Frizzled 関連蛋白質　120
分泌型免疫グロブリンA　102
分泌型免疫抗体　102
分利　241

ヘ

平滑型骨吸収　733
平滑筋腫　709
平滑面う蝕　418
平均赤血球血色素濃度　261
平均赤血球ヘモグロビン濃度　687
平均赤血球ヘモグロビン量　261
平均赤血球容積　261, 686
閉経後骨粗鬆症　121, 126
閉口下顎孔ブロック　395
閉口筋　60
閉口筋活動量　78
閉口障害　251
閉鎖骨折　771
閉鎖小帯　98
閉塞性換気障害　267
閉塞性睡眠時無呼吸症候群　920
閉塞性動脈硬化症　914
閉鼻声　644
並列臓器　384
ペインクリニック　292, 394
ペインコントロール　431
ペクロニウム臭化物　338
ヘッドギア　575
ヘッドプレートコレクション　561
ヘテロ接合性喪失　192
ペニシリン　679
ペニシリン耐性肺炎球菌　368
ペネム系薬　366
ヘパプラスチンテスト　263
ペプチド系薬　368
ヘマトクリット　261
ヘミセクション　444

ヘミチャネル　87
ヘミデスモソーム　32
ヘミフェイシャルマイクロソミア　550, 655
ヘモグロビン　261, 318, 687
ペリオスチン　104
ペリクル　146
ペルオキシダーゼ　102
ヘルパーT細胞　131
ヘルパンギーナ　673
ヘルペスウイルス　150
辺縁性歯周炎　939
変形　592, 849
変形性顎関節症　224, 781
ベンザルコニウム塩化物　458
偏性細胞寄生体　149
ベンゾカイン　329
片側顔面痙攣　838
片側顔面攣縮　838
片側口唇裂　42
片側性第一乳臼歯中間1歯欠損　846
片側性第二乳臼歯遊離端1歯欠損　846
片側性味覚障害　930
ペンタゾシ　396
扁桃窩　9
扁桃枝　22
扁平歯原性腫瘍　718
扁平上皮癌　177, 266, 820
扁平上皮性歯原性腫瘍　186
扁平上皮内腫瘍分類　723
扁平苔癬　964
扁平苔癬様反応　180
弁別系　94
弁別的様相　89
片麻痺性歩行　238

ホ

ボイスコントロール　871
母音　163
包括的歯科診療　869
方向特異性　58
傍骨性骨肉腫　739
傍骨膜注射法　330
傍腫瘍性感覚性ニューロパチー　836
放射性アレルゲン吸着試験　702
放射線照射皮膚　992
放射線性口内炎　691
放射線性骨髄炎　173, 670
放射線治療　382, 743
放射線治療補助装置　540
放射線誘発癌　392
萌出　46
萌出血腫　207
萌出性歯肉炎　845
萌出嚢胞　207, 757
帽状期　45
放線菌　173
放線菌塊　677
蜂巣炎　172
膨張型骨浸潤　733
乏尿　316
頬　9
ポケット底　453

ポケット内洗浄　450
母指吸引癖　587
ポジションスクリュー法　774
補充療法　321
捕食　255
ホスファチジルイノシトール　378
ホスホマイシン系薬　368
ポーセレン　295
ポーセレンポンティック　515
保存科　290
保存修復治療　290
保存前白血球除去　322
補体第三成分　684
発端者　236
ボツリヌス毒素　398
保定　582
保定期間　584
保定床装置　583
保定装置　576, 583
ボディ・ランゲージ　871
補綴科　290
補綴前処置　468
哺乳運動　79
哺乳時の嚥下　79
哺乳床　635
骨　103
母斑細胞（性）母斑　191, 204
ポビドンヨード　457, 691, 881
頬しびれ症候群　835
ホームケア　476
保有個人データ　1022, 1024
ポリカチオン　995
ポリグリコール酸　353
ポリゴン表　557, 604
ポリテトラフルオロエチレン　354
ポリペプチド薬　368
ポリミキシンB硫酸塩　368
ポリメラーゼ連鎖反応法　674
ホールゾーン　114
ホルムアルデヒド滅菌　299
ホルモン製剤　374
ホワイトアウト　893
ボーンアンカードブリッジ　515
本格矯正治療　563
ポンティック　472

マ

マイオモニター　408
マイクロRNA　194
マイクロスコープ　432
マイクロモーターハンドピース　430
マイトマイシンC　374
マイナートゥースムーブメント　451
埋伏智歯　940
マウスガード　938, 943
マウスケア　876
麻黄湯　403
膜被覆顆粒　32
マクロファージコロニー刺激因子　110
マクロライド系薬　366
摩擦音　163
麻疹　150, 674
麻疹ウイルス　150, 674
麻酔器　338

索引［日本語］ 1053

麻酔診　435
マスター法　268
末梢静脈栄養法　901
末端肥大症　658
マットレス縫合　308
麻痺性歩行　238
磨耗症　419
麻薬性鎮痛薬　396
マルチブラケット装置　572, 579
慢性下顎骨骨髄炎　223
慢性感染症　143
慢性硬化性顎下腺炎　804, 810
慢性歯髄炎　421
慢性進行性脊髄症　821
慢性腎臓病　122
慢性腎不全　522
慢性創傷　324
慢性唾液腺炎　804, 809
慢性低酸素　379
慢性剥離性歯肉炎　461
慢性播種性血管内凝固症候群　663
慢性白血病　692
慢性閉塞性肺疾患　315
マントル細胞リンパ腫　192
マンニトールアデニンホスフェート　320
満腹中枢　61, 64

ミ

見いだし症候　966
ミオキミー　239
ミオクローヌス　239, 244
味覚　53, 83, 927
味覚閾値　84
味覚過敏　930
味覚嫌悪学習　75
味覚検査法　84
味覚減退　929
味覚障害　927
味覚消失　929
味覚神経伝導性味覚障害　928
味覚唾液反射　101
味孔　84
ミコナゾール　677
味細胞　927
味神経線維　87
水飲みテスト　256
ミダゾラム　333, 876
密封小線源治療　386
ミトキサントロン　374
みにくいアヒルの子の時期　50
ミニマルインターベンション　843
ミノサイクリン塩酸塩　367
未分化癌　820
耳・口蓋・指症候群　212
身元確認　1001
脈圧　242
脈管奇形　661, 662
脈の緊張度　242
脈拍　241, 267
　　──の遅速　242
脈瘤性骨嚢胞　208, 759
ミュータンス連鎖球菌　148, 589
味蕾　10, 84

民事責任　1009

ム

無飲症　62
無顆粒球症　692
無気肺　316
無菌性保証水準　298
無菌的処置法　437
無呼吸低呼吸指数　920
無細胞性外部性線維性セメント質　36
無細胞性無線維性セメント質　36
無色素性悪性黒色腫　740
虫食い型骨吸収　733
無菌症　212, 417
無食症　62
無診療治療　1006
無声音　163
ムチン　102
無痛性横痃　679
無動性無言　236
無フィブリノゲン血症　695
無味覚　929
ムンプスウイルス　150, 811

メ

明細胞癌 NOS　819
迷走神経　22
明帯　109
迷入唾液腺　803
メインテナンス　463, 485
メキシレチン　397, 913
眼・耳介・脊椎スペクトル　216, 550, 655
メシル酸ガレノキサシン水和物　368
メス　304
メタクロマジー　98
メタボリックシンドローム　423
メタルインレー修復　434
メタルリテーナー　541
メチシリン耐性黄色ブドウ球菌　303, 365, 894
N-メチル-D-アスパラギン酸　338
メチルシステイン塩酸塩　831
メチルフェニデート　913
メチルメタクリレート　295
メチレンジホスホン酸テクネチウム　283
滅菌　153, 298
メッシュシート　977
メトクロプラミド　912
メトトレキサート　373
メピバカイン塩酸塩　328
メラニン顆粒　39
メラニン凝集ホルモン　65
メラニン細胞刺激ホルモン　699
メラニン色素　698
メラニン貪食細胞　177
メラノサイト　177
メラノソーム　39
メルカプトプリン水和物　373
メルファラン　373
メルレル-バロー　694
メロペネム水和物　365

面圧測定シート法　252
免疫　154
免疫記憶　159
免疫グロブリン　265, 320, 684
免疫細胞　156
免疫細胞療法　745
免疫療法　745

モ

モイストヒーリング　326
盲孔　416
毛細血管拡張　244
毛細血管拡張性運動失調症　378
毛細血管奇形　661
毛細血管腫　190
毛細血管抵抗性試験　262
毛細血管の新生　345
網状根管　26
網状赤血球　262
網状層　178
毛舌　688
毛舌症　250
網膜前出血　859
もうろう状態　236
モキシフロキサシン塩酸塩　368
模型検査　467
モスキート鉗子　304
モダイオラス　9
モデリング法　872
モニリア症　675
モノソミー　631
モノバクタム系薬　365
モールド　392
モルヒネ　396, 912
問診　234

ヤ

八重歯　579
薬液法　299
薬剤性過敏症症候群　685, 696
薬剤性口腔乾燥症　698
薬剤性歯肉増殖症　696
薬剤性味覚障害　928
薬疹　696
薬物性歯肉増殖症　461
役割変動型のアプローチ　897
矢田部-Guilford（Y-G）性格検査　950

ユ

有害事象共通毒性基準　691
有郭乳頭　84
有棘細胞層　39
有茎植皮術　345
融合歯　416
有床義歯補綴診療　479
優性遺伝病　211
有声音　163
疣贅型黄色腫　191, 204, 705
誘発過程　962
遊離骨移植　346
遊離脂肪酸　64

遊離植皮術　343
遊離端義歯　480
輸血関連急性肺障害　319
輸血後GVHD　319
癒合歯　551
癒着歯　416
指しゃぶり　222
弓なり緊張姿勢　238

ヨ

溶血性貧血　500, 692
葉酸代謝拮抗薬　373
幼若永久歯　844
葉状乳頭　84
妖精様顔貌　214
羊膜索症候群　849
翼口蓋神経　20
抑制矯正治療　563
抑制受容体　158
翼突下顎隙　16
翼突下顎ひだ　16, 489
翼突下顎縫線　16
翼突筋窩　14
予行　1034
予測血小板増加数　319
予測模型　556
ヨード生体染色検査　728
予防矯正治療　563
予防的頸部郭清術　747

ラ

蕾状期歯胚　45
ラウンドワイヤー　573
ラグスクリュー法　774
ラクトフェリン　103
ラジオアイソトープ　283
ラタモキセフナトリウム　366
ラニムスチン　373
ラバーダム　431, 437
ラビング法　301
ラベルドライン説　87
ラミニン　33
ラミネートベニア修復　434
ラリンゲルマスク　338
乱走型皮弁　346

リ

リーウェイスペース　50
リウマトイド因子　266
理学療法　407
リクワイアードアーチレングス　556
リコール　487
リコンビナーゼ活性化遺伝子　155
梨状陥凹　81
理想的上下顎中切歯歯軸傾斜角　609
リゾチーム　102
リソトリプシー　809

リツキシマブ　375, 738
律動性骨格筋ミオクローヌス　840
リップバンパー　574
リドカイン　328, 396, 691, 787, 913
リネゾリド　369
リバーサルライン　111
リバーゼ　102
リハビリテーション　863
リファンピシン　678
リベース　488
リボスタマイシン硫酸塩　366
リポソーム　375
リポ多糖　144, 265
リボン状石灰化結晶　115
リモデリング　36
流涎症　252
流行性耳下腺炎　150, 811
竜胆瀉肝湯　405
流通蒸気法　299
良性歯原性腫瘍　714
良性リンパ上皮性病変　804, 826
両側性唇裂　42
療養指導義務　1007
緑膿菌　369
リライン　488, 497
臨界的定着　325
リンガルアーチ　846
リンガルギャップ　776
リン吸着剤　124
リンコマイシン系薬　367
リン酸化上皮増殖因子受容体　723
リン酸化定常説　63
リン酸カルシウム塩　172
輪状咽頭部　256
臨床歯冠　25
臨床試験　1029
隣接面板　481
リン代謝　116
リンパ管奇形　661
リンパ管腫　190, 204
リンパ球　262
リンパ上皮癌　820
リンパ上皮性嚢胞　209, 760
リンパ節　95
リンパ節症　173
リンパ腺腫　817
リンパ濾胞　158
リンホカイン　324

ル

類骨層　105
類天疱瘡　684
類皮嚢胞　209, 760
類表皮嚢胞　209, 760
るいれき　678
ルートプレーニング　451

レ

冷温刺激　459
霊長空隙　28, 49
レクトアンギュラーワイヤー　573
レーザー光線療法　408
レーザー蒸散治療　412
レーザーメス　304
レシプロカルクリッキング　780
レジンインレー修復　433
レジン前装ポンティック　472
レスト　480
レチノイド　683
劣性遺伝病　212
レトロモラーパッド　490
レプチン　62, 65
レミフェンタニル塩酸塩　338, 396
連続4回刺激法　316
連続弾線　574
連続抜去法　562
連続縫合　308

ロ

ロイコシジン　145
ロイコトキシン　145
ロイコトリエン　370
瘻管　173
ろう義歯　496
瘻孔　173, 441
老人環　245
老人様顔貌　55
弄舌癖　553
ろうづけ法　473
濾過法　299
ロキソプロフェンナトリウム　396
ロクロニウム臭化物　338
濾紙ディスク法　258, 930
ロストワックス精密鋳造法　295
ロタウイルス　151
ロフラゼプ酸エチル　950
濾胞性リンパ腫　820
濾胞付属上皮　159
ロメフロキサシン塩酸塩　368
ロールプレイ法　872
論文・学会発表　1032

ワ

矮小歯　551
ワイヤークラスプ　482
ワクシニアウイルス接種家兎炎症皮膚抽出液　397
ワクチン　154
ワックスデンチャー　496
ワックス法　467
ワルファリン　853, 859
弯曲歯　417
弯曲徴　26
弯刃刀　304

索引 [外国語]

13トリソミー 631
Ⅰ期治療 563
1秒率 267
21トリソミー 631
22q11.2欠失症候群 216
2-CdA：cladribine 373
Ⅱ期治療 563
Ⅱ級臼歯部咬合関係 561
Ⅱ級仕上げ 561
2段階簡易嚥下誘発試験 891
2点識別閾 60
2倍数 631
3T3細胞 981
Ⅲ級臼歯部咬合関係 561
3倍体 631
4倍体 631
5'-DFUR：doxifluridine 373
5-FU：fluorouracil 373, 691
5p−症候群 218, 850, 867
5基本味 83
6-MP：mercaptopurine hydrate 373
6-n-propylthiouracil：PROP 85
8020運動 853

A

α線 377
α-フェトプロテイン 266
α-メラニン細胞刺激ホルモン 65
Aarskog-Scott症候群 213
ABA：applied behavior analysis 872
Abbé皮弁 652
abdominal bruit 243
ABK：arbekacin sulfate 366
ABO式 266
ABPC：ampicillin hydrate 364
ABR：auditory brainstem response 918
abutment preparation, reduction 469
AC：aesthetic component 546
acantholysis 176
acanthosis 176
accommodation reflex 246
ACE：angiotencin converting enzyme 702, 894
N-acetyl-β-D-glucosaminidase：NAG 270
acetylcholine：Ach 99
Ach：acetylcholine 99
ACH：achondroplasia 134, 659
achondroplasia：ACH 134, 659
ACI：autologous chondrocyte implantation 979
acinic cell carcinoma 819
acknowledgements 1033
ACLS：advanced cardiac life support 355
ACNU：nimustine hydrochloride 373
acquired anomaly 220
acquired immunodeficiency syndrome：AIDS 151, 687

acrocephalopolysyndactyly 217
acrocephalosyndactyly 217
acromegaly 221, 244, 552, 658
ACTH：adrenocorticotropic hormone 699
Actinomyces israelii 173
actinomycosis of the jaw 677
activated partial thromboplastin time：APTT 263, 696
active periodontal therapy 462
activin receptor type Ⅰ：ACVR1 135
acute herpetic gingivostomatitis 671
acute lymphocytic leukemia：ALL 632, 692
acute myelocytic leukemia：AML 632, 692
acute respiratory distress syndrome：ARDS 316
acute wound 324
ACVR1：activin receptor type Ⅰ 135
Adams-Stokes発作 241
Addison病 699
adenocarcinoma NOS 820
adenoid cystic carcinoma 818
adenomatoid odontogenic tumor 718
adenosine diphosphate：ADP 262
adenosine triphosphate：ATP 396
adherens junction 106
adipofascial flap 345
adipose-derived stem cell：ASC 990
adipsia 62
adjuvant chemotherapy 744
ADP：adenosine diphosphate 262
adrenocorticotropic hormone：ACTH 699
ADT：androgen deprivation therapy 141
adult rhabdomyoma 709
adult T cell leukemia：ATL 265
advanced cardiac life support：ACLS 355
AE：angioneurotic edema 702
AED：automated external defibrillator 356
aesthetic component：AC 546
α-fetoprotein：AFP 266
affected person 236
afibrinogenemia 695
AFP：α-fetoprotein 266
AG：aminoglycoside 365
ageusia 929
Aggregatibacter actinomycetemocmitans 145
agouti-related peptide：AgRP 65
AgRP：agouti-related peptide 65
AHI：apnea hypopnea index 920
AI：apnea index 920
AI：aromatase inhibitor 140
AIDS：acquired immunodeficiency syndrome 151, 687
akinetic mutism 236

Aktivator 574
alanine aminotransferase：ALT 263
alar base cinch suture 624
Alb：albumin 263, 900
albinism 244
Albright症候群 222, 753
albumin：Alb 263, 900
alkaline phosphatase：ALP 106, 264
Al-Kayat切開 801
ALL：acute lymphocytic leukemia 632, 692
allodynia 952
All-on-4 507
alopecia 240
alopecia areata 240
ALP：alkaline phosphatase 106, 264
ALT：alanine aminotransferase 263
alveolar bone 31, 104
alveolar periostitis 668
alveolar process 35
AMA：antimitochondrial antibody 265
amalgam 434
α-melanocyte-stimulating hormone：α-MSH 65
ameloblastic fibrodentinoma 720
ameloblastic fibroma 719
ameloblastic fibro-odontoma 720
ameloblastoma 715
ameloblastoma, extraosseous/peripheral type 715
amelogenesis imperfecta 212
amikacin sulfate：AMK 366
aminoglycoside：AG 365
AMK：amikacin sulfate 366
AML：acute myelocytic leukemia 632, 692
amoxicillin hydrate：AMPC 364
AMPC：amoxicillin hydrate 364
AMPH：amphotericin B 676
amphotericin B：AMPH 676
ampicillin hydrate：ABPC 364
amputation neuroma 191, 708
α-MSH：α-melanocyte-stimulating hormone 65
ANA：anti-nuclear antibody 266
Andresen線 30
androgen deprivation therapy：ADT 141
aneuploidy 631, 723, 734
aneurismal bone cyst 759
angiogenesis 988
angioleiomyoma 709
angioneurotic edema：AE 702
angiotencin converting enzyme：ACE 702, 894
Angleの分類 544
angular branch 349
anilateral cleft lip 42
anisocoria 246
anodontia 417

antegonial notch　　604
anterior positioning splint　　790
anterior repositioning splint（appliance）　　790
Ante の法則　　472
anticipation　　211
antilingular prominence　　620
antimitochondrial antibody：AMA　　265
anti-nuclear antibody：ANA　　266
antistreptolysin-O：ASO　　265
antithrombin Ⅲ：AT Ⅲ　　263
Antoni A 型　　204, 707
Antoni B 型　　204, 707
apallic syndrome　　236
Apert 症候群　　211, 593, 657
apexification　　442, 848
apexogenesis　　442
aphagia　　62
apicocurretage　　444
apicoectomy　　444
aplastic anemia　　692
apnea hypopnea index：AHI　　920
apnea index：AI　　920
applied behavior analysis：ABA　　872
APTT：activated partial thromboplastin time　　263, 696
Ara-C：cytarabine　　373
Aramany 分類　　526
arbekacin sulfate：ABK　　366
ARC：arcuate nucleus　　65
architecture　　723
arch length discrepancy　　556
arcuate nucleus：ARC　　65
arcussenile　　245
ARDS：acute respiratory distress syndrome　　316
ARE：AU-rich element　　194
ARE-mRNA　　194
ARHP：autosomal recessive hypophosphatemic rickets　　121
aromatase inhibitor：AI　　140
arousal index　　922
arrhythmia　　241
arteriogenesis　　989
arteriosclerosis obliterans：ASO　　914
arteriovenous malformation：AVM　　661
arthrocentesis　　310
arthroscopy　　260
ASC：adipose-derived stem cell　　990
ASO：antistreptolysin-O　　265
ASO：arteriosclerosis obliterans　　914
L-ASP：L-asparaginase　　374
L-asparaginase：L-ASP　　374
asparate aminotransferase：AST　　263
aspergillosis　　677
Aspergillus fumigatus　　174
AST：asparate aminotransferase　　263
AT Ⅲ：antithrombin Ⅲ　　263
AT：ataxia telangiectasia　　378
ataxia telangiectasia：AT　　378
ataxia telangiectasia mutated　　378
ataxic gait　　238
α-TCP　　352, 977

athetosis　　239
ATL：adult T cell leukemia　　265
ATM　　378
ATP：adenosine triphosphate　　396
atrophic glossitis associated with dry mouth　　687
attachment epithelium　　46
attention to detail　　912
attrition　　52
auditory brainstem response：ABR　　918
AU-rich element：ARE　　194
autologous chondrocyte implantation：ACI　　979
automated external defibrillator：AED　　356
autosomal recessive hypophosphatemic rickets：ARHP　　121
198Au グレイン　　392
AU リッチ領域　　194
AVM：arteriovenous malformation　　661, 664
axial pattern skin flap　　345
azithromycin hydrate：AZM　　367
AZM：azithromycin hydrate　　367
AZT：aztreonam　　365
aztreonam：AZT　　365

B

β-TCP　　977
β-TG：β-thromboglobulin　　262
β-thromboglobulin：β-TG　　262
β エンドルフィン　　399
β 線　　377
β-トロンボグロブリン　　262
β ラクタム系薬　　364
β-リン酸三カルシウム　　352
ballism　　239
ballooning　　552
basal arch length　　556
basal arch width　　556
basal cell adenocarcinoma　　819
basal cell adenoma　　816
basal cell layer　　39
basal cell nevus syndrome　　757
basal lamina　　32
basic-fibroblast growth factor：b-FGF　　976
basic life support：BLS　　355
basic multicellular unit：BMU　　115
basket cell　　198
Beckwith-Wiedemann 症候群　　213, 219, 550, 593
Begg タイプの保定床装置　　583
behavior guidance　　870
behavior management　　870
behavior science　　871
Behçet 病　　703
bell stage　　45
Bell 麻痺　　836
benign lymphoepithelial lesion　　804, 826
benign metastasizing giant cell tumor　　712

Bennet 運動　　68
Bennet 角　　68
b-FGF：basic-fibroblast growth factor　　976, 989
BH-HC：enocitabine　　373
biapenem：BIPM　　365
bilateral cleft lip　　42
biochemical modulation　　375
biological dressing　　355
biopsy　　806
biphasic tumor　　200
BIPM：biapenem　　365
bird face　　800
BIS：bispectral index　　333
bispectral index：BIS　　333
bisphosphonate：BP　　115, 173, 854
bisphosphonate-related osteone-crosis of the jaw：BRONJ　　136, 500
bite force　　72
bite plane　　789
bite plate　　789
black hairy tongue　　250
Black の分類　　433
Blandin-Nühn 腺　　96
Blandin-Nühn（腺）囊胞　　209, 806
bleeding on probing：BOP　　520, 589
bleomycin hydrochloride：BLM　　374
blepharoptosis　　245
BLM：bleomycin hydrochloride　　374
blood pressure　　242
blood urea nitrogen：BUN　　263
blowing ratio　　259
blowout fracture of orbit　　336
BLS：basic life support　　355
blue sclera　　245
Blumberg 徴候　　243
BMI：body mass index　　236, 900
BMP：bone morphogenetic protein　　112, 976
BMP シグナル　　120
BMU：basic multicellular unit　　115
BNP：brain natriuretic peptide　　265
body mass index：BMI　　236, 900
Bohn 結節　　761
Bolton 分析　　556
bone immunology　　130
bone lining cells　　105
bone matrix　　112
bone morphogenetic protein：BMP　　112, 976
bone remodeling　　105, 111, 115
bone remodeling compartment：BRC　　115
bone trephination　　443
Bonwill 三角　　27
BOP：bleeding on probing　　520, 589
borborygmus　　243
Borchers 法　　799
BP：bisphosphonate　　115, 173, 854
BP 関連顎骨壊死　　500
bradycardia　　241
brain natriuretic peptide：BNP　　265
branchial arch　　216, 655
BRC：bone remodeling compartment　　115

索引［外国語］　1057

bridge　291
British Standards Institution：BSI　545
bromsulphalein：BSP　270
BRONJ：bisphosphonate-related osteonecrosis of the jaw　136, 500, 522
brown tumor　713
bruxism　957
BSI：British Standards Institution　545
BSP：bromsulphalein　270
bubbling sound　256
bud stage　45
bulbar conjunctiva　245
BUN：blood urea nitrogen　263
bundle bone　104
Burkitt リンパ腫　203
BUS：busulfan　373
busulfan：BUS　373
buttress　230, 769
by mouth　911
by the clock　911
by the ladder　911
Byzantine 様口蓋　549
B 型肝炎ウイルス　319
B 細胞　157
B 細胞リンパ腫　737
B モード　280
B リンパ球　157, 262

C

C1INH：C1 inhibitor　702
C1 inhibitor：C1INH　702
C1 インヒビター　702
C3：third component of complement　684
$Ca_{10}(PO_4)_6(OH)_2$：hydroxyapatite　110
CAⅡ：carbonic anhydrase Ⅱ　110
Ca/calmodulin-dependent kinase：CaMK　133
cacogeusia　930
CA：carbonic anhydrase　101
CAD：computer aided design　979
Caffey-Silverman 症候群　222
CAL：cell-assisted lipotransfer　990
calcification　105, 113
calcification front　105
calcified nodule：calcified foci　113
calcifying cystic odontogenic tumor　720
calcifying epithelial odontogenic tumor　718
calcitonin gene-related peptide：CGRP　91, 402
Calnan の三徴候　916
CAL 法　991
CAM：clarith mycin　367
CaMK：Ca/calmodulin-dependent kinase　133
cAMP　87
cAMP response element binding protein：CREB　133
Camurati-Engelmann 病　136
canalicular adenoma　817

cancer treatment-induced bone loss：CTIBL　140
Candida albicans　152, 174
Cantilever 法　651
capillary hemangioma　190
capillary linkage　343
capillary malformation：CM　661
capillary outgrowth　345
cap stage　45
Carabelli 結節　417
carbide bur　430
carbonic anhydrase Ⅱ：CAⅡ　110
carboplatin：CBDCA　373
carboxymethyl cellulose：CMC　393
carcinoembryonic antigen：CEA　266
carcinoma ex pleomorphic adenoma　818
carotid bruit　247
CART：cocaine- and amphetamine-regulated transcript　65
cartilage cap　710
case report　1034
CATCH22　216
cavernous hemangioma　190
CBDCA：carboplatin　373
CCD：cleidocranial dysplasia　660
CCK：cholecystokinin　65
Ccr：creatinine clearance　269
CD4T 細胞　157
CD8T 細胞　157
CDDP：cisplatin　373
CDK：cyclin dependent kinase　191, 378
cDNA：complementary deoxyribonucleic acid　121
CDTR-PI：cefditoren pivoxil　365
CEA：carcinoembryonic antigen　266
cefazolin sodium：CEZ　365
cefdinir：CFDN　365
cefditoren pivoxil：CDTR-PI　365
cefepime dihydrochloride hydrate：CFPM　365
cefixime：CFIX　365
cefmenoxime hemihydrochloride：CMX　366
cefmetazole sodium：CMZ　365
cefoperazone sodium：CPZ　365
cefotaxime sodium：CTX　365
cefotiam dihydrochloride：CTM　365
cefotiam hexetil hydrochloride：CTM-HE　365
cefozopran hydrochloride：CZOP　365
cefpirome sulfate：CPR　365
cefpodoxime proxetil：CPDX-PR　365
cefteram pivoxil：CFTM-PI　365
ceftibuten hydrate：CETB　365
cefuroxime axetil：CXM-AX　365
celerity of pulse　242
cell-assisted lipotransfer：CAL　990
cell competition　179
cell coupling　105
cement line　112
cementoblast　46
cementoblastoma　721
cementocyte　46

cementum　31
central giant cell granuloma　712
central pattern generator：CPG　74
central tubercle　416
central venous pressure：CVP　315
cephalometric prediction　607
ceramic inlay　434
cervical auscultation　256
cervical ranula　807
CETB：ceftibuten hydrate　365
CEZ：cefazolin sodium　365
CFDN：cefdinir　365
CFIX：cefixime　365
c-fos　109
CFPM：cefepime dihydrochloride hydrate　365
CFPN-PI：pivoxil hydrochloride hydrate　365
CFTM-PI：cefteram pivoxil　365
CGH：comparative genomic hybridization　213
CGH アレイ法　632
CGRP：calcitonin gene-related peptide　91, 402
channel retractor　618
ChE：cholinesterase　264
chemical sterilant　299
chewing　70
Cheyne-Stokes 呼吸　242, 267
chief complaint　234
Child-Pugh の肝機能障害重症度分類　270
chin cap　576
chloramphenicol：CP　367
chloride channel：ClC　110
cholecystokinin：CCK　65
cholinesterase：ChE　264
chondroma　202, 220, 709
chondrosarcoma　203
CHOP 療法　737
chorea　239
chronic kidney disease-mineral and bone disorder：CKD-MBD　122
chronic obstructive pulmonary disease：COPD　315
chronic wound　324
cinjugate deviation　246
ciprofloxacin：CPFX　368
cisplatin：CDDP　373
citation index　1034
CK：creatine kinase　264
CK：cytokeratin　177
CKD-MBD：chronic kidney disease-mineral and bone disorder　122
c-Kit　988
CK-MB：creatine kinase MB　264
cladribine：2-CdA　373
clarithromycin：CAM　367
clavulanic acid：CVA　364
ClC：chloride channel　110
CLDM：clindamycin hydrochloride　367
clear cell carcinoma NOS　819
clear zone　109, 119
cleft lip and/or palate　215, 548

cleft of lip, alveolus and palate　43
cleidocranial dysostosis　243
cleidocranial dysplasia：CCD　120, 136, 548, 660
clindamycin hydrochloride：CLDM　367
clinic for the disabled　292
clinic for the elderly　292
clubbed finger　240
CM：capillary malformation　661
CMC：carboxymethyl cellulose　393
CMI：Cornell Medical Index　928
CMV：human cytomegalovirus　174
CMX：cefmenoxime hemihydrochloride　366
CMZ：cefmetazole sodium　365
CO₂ レーザー　410
cocaine- and amphetamine- regulated transcript：CART　65
cognitive and evaluative aspect　89
Cohen の歯面徴　27
collagen calcification　113
collapsible tube　921
colonization　325
colony-stimulating factor：CSF　118
color match　345
coma scale　236
comedo-necrosis　820
comparative genomic hybridization：CGH　213, 632
complementary deoxyribonucleic acid：cDNA　121
complete denture　291
complex regional pain syndrome：CRPS　993
composite resin　433
comprehensive orthodontic treatment　563
computer aided design：CAD　979
concave facial type　554
concrescent tooth　416
condylar hyperplasia　222
conformal radiotherapy　383
congenital anomaly　592
conical tooth　551
conjunctiva　245
conotruncal anomaly face syndrome　217
convex facial type　554
Cooper 剪刀　304
COPD：chronic obstructive pulmonary disease　315
corbonic anhydrase：CA　101
core build up　469
Cormack-Lehane 分類　338
cornea　245
Cornell Medical Index：CMI　928
corresponding author　1034
cortical bone　103
corticotomy　612
corticotropin releasing hormone：CRH　65
counterclockwise rotation　612
COX：cyclooxygenase　109, 371, 396, 723

COX-1　371
COX-2　371
COX-2 選択的阻害薬　372
Coxsackie virus　175, 673, 674
CP：chloramphenicol　367
CPA：cyclophosphamide　373
CPDX-PR：cefpodoxime proxetil　365
CPFX：ciprofloxacin　368
CPG：central pattern generator　74
CPR：cefpirome sulfate　365
CPT-11：irinotecan hydrochloride hydrate　374
CPZ：cefoperazone sodium　365
crackle　243
craniostenosis　243
craniosynostosis　211
C-reactive protein：CRP　265, 422
creatine kinase：CK　264
creatine kinase MB：CK-MB　264
creatinine clearance：Ccr　269
CREB：cAMP response element binding protein　133
crepitation　243
CRH：corticotropin releasing hormone　65
cribriform type　818
critical colonization　325
Crohn 病　159
Crouzon 症候群　549, 657
Crouzon 病　593
crown restoration　469
CRP：C-reactive protein　265, 422
CRPS：complex regional pain syndrome　993
crying　164
cryosurgery　412
crystal ghost　114
CSF：colony-stimulating factor　118
CT　274
CTIBL：cancer treatment-induced bone loss　140
CTM：cefotiam dihydrochloride　365
CTM-HE：cefotiam hexetil hydrochloride　365
CTX：cefotaxime sodium　365
CT 検査　468
cupid's bow　636
cupping　125
Cushing 症候群　371
CVA：clavulanic acid　364
CVP：central venous pressure　315
CXM-AX：cefuroxime axeti　365
cyanosis　244
cyclin dependent kinase：CDK　191, 378
cyclooxygenase：COX　109, 371, 723
cyclophosphamide：CPA　373
CYFRA　266
cyst　756
cystadenocarcinoma　820
cystadenoma　817
cystic fibrosis　833
cytarabine：Ara-C　373
cytokeratin 19 fragment　266
cytokeratin：CK　177

cytology　723
CZOP：cefozopran hydrochloride　365
C 型肝炎ウイルス　320
C 反応性蛋白　265, 422
C 領域ドメイン　154

D

DAF：delayed auditory feedback　919
DAG：diacylglycerol　87
DAM：difficult airway management　335
daunorubicin hydrochloride：DNR　374
DAV 療法　740
DC-STAMP：dendritic cell-specific transmembrane protein　110
DDS：drug delivery system　375
decalcification　172
decerebraterigidity　238
decorticaterigidity　238
decoy receptor　110
deep coma　236
defense musculaire　243
deformation　849
deformity　592
DeHaan 変法　638
delayed auditory feedback：DAF　919
delirium　236
dendritic cell　177
dendritic cell-specific transmembrane protein：DC-STAMP　110
dens in dente　416
dens invaginatus　416
dental age　52
dental anesthesiology　292
dental assistant　289
dental caries　172
dental compensation　577, 613
dental decompensation　613
dental health component：DHC　546
dental hygienist　289
dental implant clinic　292
dental lamina　45
dental lamina cyst　761
dental phobia　870
dental radiology　292
dental technician　289
dentigerous cyst　756
dentin bridge　438
dentin hypersenstivity　436
dentin matrix protein：DMP　107
dentinogenic ghostcell tumor　720
dentofacial deformity　592
dermatomyositis　240
dermis　38
desmoglein：Dsg　684
developmental space　49
DHC：dental health component　546
diacylglycerol：DAG　87
diamond point　431
diaphysis　103
diastema　551
diastolic pressure　242
dibekacin sulfate：DKB　366

DIC　695
DIC：disseminated intravascular coagulation　263, 319, 663
Dickkopf：DKK　120
DICOM：digital imaging and communication in medicine　979
differential force　569
difficult airway management：DAM　335
diffuse large B-cell lymphoma　820
DiGeorge 異常　216
digital imaging and communication in medicine：DICOM　979
DIHS：drug-induced hypersensitivity syndrome　696
dilacerating root　417
diploid　631
diplopia　246
direct pulp capping　438
disaster victim identification：DVI　999
discrepancy　559
discussion　1033
disease modifying antirheumatic drugs：DMARDs　133
disruption　849
disseminated intravascular coagulation：DIC　263, 319, 663
dissociated dysgeusia　930
distal step type　49
distomolar　417
distomolar tubercle　417
DKB：dibekacin sulfate　366
DKK：Dickkopf　120
DMARDs：disease modifying antirheumatic drugs　133
DMP：dentin matrix protein　107
DMP-1　107, 121
DNA 切断酵素 RAG　155
DNR：daunorubicin hydrochloride　374
docetaxel hydrate：DTX　374
dominant disease　211
doripenem hydrate：DRPM　365
dorsal root ganglion：DRG　90
double floor　1299
double strand break：DSB　378
dowel core　469
down fracture　623
Downs 法　557
Down 症候群　217, 462, 550, 631, 688, 851
doxifluridine：5'-DFUR　373
doxorubicin hydrochloride：DXR　374
doxycycline hydrochloride hydrate：DOXY　367
DOXY：doxycycline hydrochloride hydrate　367
DP 皮弁　345
dredging method　717
DRG：dorsal root ganglion　90
DRPM：doripenem hydrate　365
drug delivery system：DDS　375
drug-induced hypersensitivity syndrome：DIHS　696

Druse　677
dry rale　243
DSB：double strand break　378
Dsg：desmoglein　684
DTX：docetaxel hydrate　374
Duchange の指数　472
ductal papilloma　817
Duke 法　262
duration　234
DVI：disaster victim identification　999
DXR：doxorubicin hydrochloride　374
dysesthesia　952
dysgeusia　927
dyskinesia　239
dysplasia　849
dystonia　239
dystonia in flexion　238
dystonic posture　238
D ダイマー　263

E

E_3：estriol　631
early T2　726
ear tag　655
Ebner 腺　11, 96
Ebner 腺蛋白質　103
EBV：Epstein-Barr virus　175
echo time：TE　277
ECM：extracellular matrix　324
ectodermal dysplasia　551
ectodermal dysplasia, ectrodactyly, and macular dystrophy：EEM　212
EDTA：ethylenediaminetetraacetic acid (edetic acid)　376, 440, 928
EEM：ectodermal dysplasia, ectrodactyly, and macular dystrophy　212
EGF：epidermal growth factor　324, 987
EGFR：epidermal growth factor receptor　375, 378, 723
EGM：electrogustometry　930
eigen factor　1034
electric pulp test　252
electrogustometry：EGM　930
electromyogram：EMG　255
elfin face　214
E-line　562
embryonic stem：ES　973
EMD　986
EM：erythromycin　367
EMG：electromyogram　255
EMG 症候群　550
emotional and affective aspect　89
emotional incontinence　237
EMP：enamel matrix protein　984
EN：enteral nutrition　901
ENaCs：epithelial Na⁺ channels　86
enamel drop　416
enamel matrix protein：EMP　984
enamel organ　45
enamel pits　211
en bloc 切除　742
enchondroma　709

en coup de sabre　667
endodontic endosseous implant　446
endodontic treatment　290
endogenous infection　170
endothelial progenitor cell：EPC　989
Endo 切開　307
enocitabine：BH-HC　373
enophthalmos　245, 778
entactin　33
enteral nutrition：EN　901
Entero virus　175
EOG 滅菌　299
EPC：endothelial progenitor cell　989
epidermal growth factor：EGF　324, 987
epidermal growth factor receptor：EGFR　375, 378, 723
epidermis　38
epiphyseal cartilage　103
epiphysis　103
epithelial membrane antigen　202
epithelial-myoepithelial carcinoma　819
epithelial Na⁺ channels：ENaCs　86
epithelial tumors　704
Epithese　532
EPSP：excitatory postsynaptic potential　75
Epstein-Barr ウイルス　175
Epstein 真珠　207, 761
ePTFE：expanded-polytetrafluoroethylene　354
epulis　680, 751
epulis osteoplastica　190
Epworth sleepiness scale：ESS　922
ER：estrogen receptor　140
Er:YAG レーザー　411
ERK：extra cellular signal-regulated kinase　93
erosion　843
eruption　46
eruption cyst　757
erythema　240
erythema exsudativum multiforme　685
erythematous (atrophic) candidiasis　675
erythrocyte sedimentation rate：ESR　263
erythrocytosis　692
erythromycin：EM　367
erythroplakia　722
ESBL：extended-spectrum β-lactamase　365
ES：embryonic stem　973
ESH：expansile skeletal hyperphosphatasia　121
esophageal phase　80
esophageal stage　255
ESR：erythrocyte sedimentation rate　263
ESS：Epworth sleepiness scale　922
estriol：E_3　631
estrogen receptor：ER　140
ES 細胞　974, 976

ethylenediaminetetraacetic acid（edetic acid）：EDTA　376, 440, 928
etoposide：VP-16　374
EVPOME：*ex-vivo* produced oral mucosa equivalent　982
Ewing 肉腫　203
excitatory postsynaptic potential：EPSP　75
exophthalmos　245
exostosis　710
expanded-polytetrafluoroethylene：ePTFE　354
expansile skeletal hyperphosphatasia：ESH　121
expansion appliance　574
exposure　871
extended-spectrum β-lactamase：ESBL　365
external basal lamina　34
extracellular matrix：ECM　324
extra cellular signal-regulated kinase：ERK　93
extracorporal tissue engineering　977
extra oral anchorage　575
ex-vivo produced oral mucosa equivalent：EVPOME　982
eyeball　245
eyelids　245
E ライン　606

F

flapping tremor　239
facial clefts　654
facial prostheses　532
facialspasm　244
faciodigitogenital dysplasia　213
FAE：follicle-associated epithelium　159
familial expansile osteolysis：FEO　122
family history　235
F-ara-AMP：fludarabine phosphate　373
faropenem sodium hydrate：FRPM　366
fasciculation　239, 244
Fc 部分　154
FDG：fluorodexyglucose　285
FDP：fibrin degradation products　263
feeding center　61
feeling　237
FENa：fractional excretion sodium　270
FEO：familial expansile osteolysis　122
fetal rhabdomyoma　709
FEV$_{1.0}$%：forced expiratory volume % in one second　267
FFP：fresh frozen plasma　318, 322
FGF23　107
FGF：fibroblast growth factor　107, 324, 974
FGFR：fibroblast growth factor receptor　211

fibrin degradation products：FDP　263
fibrinolytic purpura　695
fibroblast growth factor：FGF　107, 324, 974
fibroblast growth factor receptor：*FGFR*　211
fibrodysplasia ossificans progressive：FOP　120
fibrolipoma　191
fibroma　189, 203
fibromatosis　190
fibrous dysplasia　136, 222
fibrous dysplasia of bone　711
fibrous histiocytoma　190
field cancerization　726
filter-paper disc method：FPD method　930
fine crackle　243
fine-needle aspiration：FNA　806
finger sucking　222, 553
first and second branchial arch syndrome　655
Fishberg 濃縮試験　269
Fisher 法　637
FISH 法　631
fissure cyst　756
fissured tongue　688
flaring　125
flat plane　790
flomoxef sodium：FMOX　365
flow void　664
fludarabine phosphate：F-ara-AMP　373
fluorescence *in situ* hybridization　631
fluorescent treponemal antibody-absorption：FTA-ABS　679
fluorodexyglucose：FDG　285
fluorouracil：5-FU　373, 691
flush terminal plane　49
FMIA：Frankfort mandibular incisor angle　561
FMOX：flomoxef sodium　365
FNA：fine-needle aspiration　806
focal epithelial hyperplasia　189
follicle-associated epithelium：FAE　159
follicular lymphoma　820
FOM：fosfomycin sodium　368
food bolus　80
food test：FT　891
FOP：fibrodysplasia ossificans progressive　120
forced expiratory volume % in one second：FEV$_{1.0}$%　267
Fordyce 斑　248
Forrester 分類　269
fosfomycin sodium：FOM　368
FPD method：filter-paper disc method　930
fractional excretion sodium：FENa　270
fradiomycin sulfate：FRM　366
frail elderly　866

Frankfort mandibular incisor angle：FMIA　561
Frankfort 平面　557
FRAX　128
fraying　125
Fray 症候群　833
freer periosteal elevator　622
fremitus　455
fresh frozen plasma：FFP　318
FRM：fradiomycin sulfate　366
frontal bar　230
FRPM：faropenem sodium hydrate　366
FTA-ABS：fluorescent treponemal antibody-absorption　679
FT：food test　891
FTSG：full-thickness skin graft　343
full-thickness skin graft：FTSG　343
functional ankylosis　220
functional appliance　574
fungal ball　174
Fürbringer 法　301
Furlow 法　639
fused tooth　416

G

γ-glutamyl transpeptidase：γ-GTP　264
γ-GTP：γ-glutamyl transpeptidase　264
γ-アミノ酪酸　93
γグルタミルトランスペプチターゼ　264
γ 線　377
γ 線維　61
GABA：gamma-aminobutyric acid　93
gadolium diethylenetriamine pentaacetic acid：Gd-DTPA　277
gamma-aminobutyric acid：GABA　93
gap junction　106
garenoxacin mesilate hydrate：GRNX　368
^{67}Ga シンチグラフィ　284, 805
GBR：guided bone regeneration　354, 523
GCP：Good Clinical Practice　1028
GCP 省令　1029
Gd-DTPA：gadolium diethylenetriamine pentaacetic acid　277
GD アレイ検査　632
geminated tooth　416
genetic heterogeneity　211
genital rhabdomyoma　709
genome disorder array　632
gentamicin sulfate：GM　365
geographic tongue　688
Gerber 隆起　761
germinal center　159
GFAP：glial fibrillary acidic protein　819
GFR：glomerular filtration rate　269
GH：growth hormone　658
ghost cell　187
ghrelin　62

索引［外国語］　1061

GHS-R：growth hormone secretagogue receptor　65
GHTF：Global Harmonization Task Force　1031
giant cell granuloma　712
giant cell reparative granuloma　712
giant cell tumor　202
giant cell tumor of bone　712
GI：gingival index　520, 589
gingiva　31
gingival fiber　35
gingival fibromatosis　705
gingival index：GI　520, 589
gingivoperiosteal plasty　642
gingivoperiosteoplasty：GPP　635
Glanzmann thrombasthenia　695
glass ionomer cement　434
GLAST：glial glutamate transporter　84
glial fibrillary acidic protein：GFAP　819
glial glutamate transporter：GLAST　84
Global Harmonization Task Force：GHTF　1031
glomerular filtration rate：GFR　269
glomus tumor　190
glucocorticoid response element：GRE　370
glucoreceptor neuron　61
glucose-sensitive neuron　61
glycoprotein：GP　686
GM：gentamicin sulfate　366
GNAS 1：guanine nucleotide binding protein, α-stimulating activity polypeptide 1　753
GnRH：gonadotropin releasing hormone　374
Goldenhar 症候群　216, 549, 594, 655
gonadotropin releasing hormone：GnRH　374
Good Clinical Practice：GCP　1028
Good Post-marketing Surveillance Practice：GPSP　1029
Gorlin 症候群　206
Gow-Gates 法　332
GPP：gingivoperiosteoplasty　635
GPSP：Good Post-marketing Surveillance Practice　1029
graft versus host disease：GVHD　319, 683, 976
granular cell layer　39
granular cell tumor　204, 708
GRE：glucocorticoid response element　370
GRNX：garenoxacin mesilate hydrate　368
ground glass appearance　711
growth hormone：GH　658
growth hormone secretagogue receptor：GHS-R　65
growth plate cartilage　103
GTR：guided tissue regeneration　354, 984
guanine nucleotide binding protein, α-stimulating activity polypeptide 1：GNAS 1　753
guided bone regeneration：GBR　354, 523
guided tissue regeneration：GTR　354, 984
Gunning splint　540
gurgling sound　256
gurren　243
gustatory hallucination　930
GVHD：graft versus host disease　319, 683, 976
G 蛋白質結合型受容体　87

H

HAE：hereditary angioneurotic edema　702
haematolymphoid tumours　820
hairy tongue　250, 688
HAM：HTLV-Ⅰ associated myelopathy　821
hand, foot and mouth disease　674
hand-over-mouth：HOM　872
Hand-Schüller-Christian 病　713, 754
HAP：hydroxyapatite　352
haploid　631
hard chancre　679
hard fibroma　705
hard pulse　242
Harmonization By Doing：HBD　1031
Harrison 溝　125
haversian canal　104
haversian system　104
Hawley タイプの保定床装置　583
Hayflick 限界　194
HbA1c　264, 423
HBD：Harmonization By Doing　1031
Hb：hemoglobin　261, 318, 687
Hb 量　261
HBV：hepatitis B virus　319
hCG：human chorionic gonadotropin　261, 631
HCV：hepatitis C virus　320
HCV 抗体　265
HDL-コレステロール　265
head gear　575
heart block　241
heat shock protein：HSP　422
heavy force　568
Heavy Ion Medical Accelerator in Chiba：HIMAC　384
Heerfordt 症候群　833
Heimlich 法　361
Hellman の咬合発育段階　52
helper T cell：Th　131
hemangioma　203, 661
hematocrit：Ht　261
hemidesmosome　32
hemifacial microsomia　216, 347, 550, 655
hemifacial progressive atrophy or idiopathic hemifacial atrophy　990
hemimandibular elongation　222, 595
hemimandibular hyperplasia　222, 595
hemimandibular hypertrophy　222
hemimandibular hypoplasia　595
hemiplegic gait　238
hemisection　444
hemoglobin：Hb　261, 318, 687
hemolytic anemia　692
hemophilia A　695
hemophilia B　695
hemorrhagic bone cyst　758
hemostasis and coagulation stage　323
He-Ne レーザー　411
hepatitis B virus：HBV　319
hepatitis C virus：HCV　320
hepatocyte growth factor：HGF　987
hereditary angioneurotic edema：HAE　702
Hermann 法　799
herpangina　673
herpes labialis　671
herpes simplex virus：HSV　171
herpes simplex virus type 1：HSV-1　671
herpes zoster　672
heterogeusia　930
HGF：hepatocyte growth factor　987
HHV-1：human herpesvirus 1　671
HHV-3：human herpesvirus 3　672
HHV-7：human herpesvirus 7　811
high-flow lesion　661
high Le Fort I step osteotomy　649
high-level disinfectant　299
high-reactive level laser treatment：HLLT　410
HIMAC：Heavy Ion Medical Accelerator in Chiba　384
Hippocrates 顔貌　240
Hippocrates 法　799
histiocytosis X　713
history of personal illness　235
history of present illness　234
HIV：human immunodeficiency virus　151, 990
HIV 抗体　265
HLA：human leukocyte antigen　319, 703, 822
HLLT：high-reactive level laser treatment　410
Hochsinger の三徴候　679
Hodgkin lymphoma　205, 692
Hodgkin 病　692
Hodgkin リンパ腫　205, 737
hole zone　114
hole zone theory　115
holoprosencephaly　216
Holter 心電図　269
HOM：hand-over-mouth　872
horizontal facial cleft　43
Horner 三徴候　394
horny layer　39
host-parasite relationship　142
Hotz 床　635
Hounsfield unit：HU　274
Hounsfield 値　274
Howship 窩　109

Ho:YAG レーザー　411
HPA：human platelet antigen　319
HPV：human papilloma virus　182
HSDT 分類　526
HSP：heat shock protein　422
HSV：herpes simplex virus　171, 174
HSV-1：herpes simplex virus type 1　174, 671
HSV-2　174
Ht：hematocrit　261
HTLV-I associated myelopathy：HAM　821
HTLV-I：human T-cell leukemia virus I　693
Hugh-Jones 分類　313
HU：Hounsfield unit　274
HU：hydroxycarbamide　373
human chorionic gonadotropin：hCG　261, 631
human cytomegalovirus：CMV　174
human herpesvirus 1：HHV-1　671
human herpesvirus 3：HHV-3　672
human herpesvirus 7：HHV-7　811
human immunodeficiency virus：HIV　151, 990
human leukocyte antigen：HLA　319, 703, 822
human papilloma virus：HPV　182
human platelet antigen：HPA　319
human T-cell leukemia virus I：HTLV-I　693
hunger pang　62
Hunter-Schreger 条　29
Hunter 舌炎　686, 692
Hunt 氏帯　673
Hutchinson 歯　173
Hutchinson の三徴候　679
hyalinization　566
hybrid forms　222
hybrid type of hemimandibular elongation and hemimandibular hyperplasia　595
hydrocepharus　243
hydroxyapatite　113, 172
hydroxyapatite：$Ca_{10}(PO_4)_6(OH)_2$　110
hydroxyapatite：HAP　352
hydroxycarbamide：HU　373
hypergeusia　930
hyperphagia　62
hyperpnea　242
hypertrophic candidiasis　676
hypochondroplasia　134
hypogeusia　929
Hyrax expander　612
Hyrax 拡大装置　612

I

ICDRG 基準　966
ice chip swallow test　891
ICF：International Classification of Functioning, Disability and Health　896
ICG：indocyanine green　270
ICG 試験　270
ICIDH：International Classification of Impairments, Disabilities and Handicaps　896
IC：informed consent　1016
ICU：intensive care unit　315
idiopathic bone cavity　758
idiopathic thrombocytopenic purpura：ITP　694
IFM：ifosfamide　373
ifosfamide：IFM　373
Ig：immunoglobulin　265, 320, 684
IgA　159
IgA1 プロテアーゼ　145
IGF：insulin-like growth factor　109, 112
IGF-I：insulin-like growth factor I　658
IgG4 関連涙腺・唾液腺炎　826
IH：infantile hemangioma　661
IL-1B：interleukin-1B　568
IMDRF：International Medical Device Regulators Foram　1031
imipenem・cilastatin sodium：IPM/CS　365
imipenem：IPM　365
immunoglobulin：Ig　265, 320, 684
immunoreceptor tyrosine-based activation motif：ITAM　132
impact force　1034
IMPT：intensity-modulated proton therapy　384
IMRT：intensity-modulated radiation therapy　383, 388, 735, 742
incision for drainage　443
incisive canal cyst　757
inclusion body　672
index of orthodontic treatment need：IOTN　546
indirect pulp capping　438
indocyanine green：ICG　270
indolent bubo　679
induced pluripotent stem：iPS　974
infantile hemangioma：IH　661
infected root canal treatment　441
infective endocarditis　175
infiltrating lipoma　707
inflammation of oral floor　670
inflammatory stage　324
informed consent：IC　1016
ingestion　255
initial burst effect　994
in situ tissue engineering　977
insulin-like growth factor：IGF　109
insulin-like growth factor I：IGF-I　658
intensity-modulated proton therapy：IMPT　384
intensity-modulated radiation therapy：IMRT　383, 388, 735, 742
intensive care unit：ICU　315
intentional tooth replantation　445
intention tremor　239
interceptive orthodontic treatment　563
interincisal angle　609
interlabial gap　602

interleukin-1B：IL-1B　568
intermittent claudication　239
intermittent oro-esophageal tube feeding：OE 法　907
internal basal lamina　34
internal milieu　61
International Classification of Functioning, Disability and Health：ICF　896
International Classification of Impairments, Disabilities and Handicaps：ICIDH　896
International Committee of Medical Journal Editors　1035
International Medical Device Regulators Foram：IMDRF　1031
intersphenoidal synchondrosis　47
intraductal papilloma　817
intramuscular lipoma　707
intraocular pressure　245
intraoral vertical ramus osteotomy：IVRO　619
intravelar veloplasty　639
introduction　1033
inverted ductal papilloma　817
involuntary movement　239
IOTN：index of orthodontic treatment need　546
IPM：imipenem　365
IPM/CS：imipenem・cilastatin sodium　365
iPS：induced pluripotent stem　974
iPS 細胞　974, 976
irinotecan hydrochloride hydrate：CPT-11　374
iron deficiency anemia　687, 692
irritation fibroma　705
isepamicin sulfate：ISP　366
ISP：isepamicin sulfate　366
isthmus　246
ITAM：immunoreceptor tyrosine-based activation motif　132
ITCZ：itraconazole　677
ITP：idiopathic thrombocytopenic purpura　694
itraconazole：ITCZ　677
IVRO：intraoral vertical ramus osteotomy　619

J

Japan Advanced Trauma Evaluation and Care　227
Japan Coma Scale：JCS　890
JATEC　227
jaundice　240, 244
jaw deformity　592
JCS：Japan Coma Scale　890
jiggling force　451
JM：josamycin　367
josamycin：JM　367
JPDB：juvenile Paget disease of bone　122
juvenile angiofibroma　190
juvenile mandibular chronic osteomyeli-

tis　220
juvenile Paget disease of bone：JPDB　122

K

kanamycin monosulfate：KM　366
Kaposi 肉腫　205
Kelly 鉗子　304
keratinocyte　39, 176
keratinocyte growth factor 1：KGF1　692
keratinocyte growth factor：KGF　988
keratoacanthoma　189, 704
keratocystic odontogenic tumo(u)r　719, 757
Kernig 徴候　859
key to occlusion　542
KGF：keratinocyte growth factor　692, 988
Kiesow の無痛領域　60
kinetic tremor　239
Klestadt 囊腫　761
Klinefelter 症候群　217
KM：kanamycin monosulfate　366
KMI：Kyusyu Medical Index　950
knee chest position　238
Kocher 鉗子　304
Koplik 斑　150, 248, 675
Korff の線維　30
Küttner 腫瘍　804, 810
kyphosis　238
Kyusyu Medical Index：KMI　950

L

lactate dehydrogenase：LDH　264
Lactobacilli：LB　589
lamella bone　104
lamina densa　33
lamina dura　104
lamina limitans　105
lamina lucida　33
lamina propria　41
laminate veneer　434
laminin　33
Langenbeck 扁平鉤　305
Langerhans cell histiocytosis：LCH　713, 754
Langerhans 細胞　39, 40, 177
Langerhans 細胞組織球症　713, 754
LAP：alkaline phosphatase　264
large cell carcinoma　820
large pulse　241
large tongue　250
Larmor 周波数　276
LASER　409
laser evaporization　412
last author　1034
latamoxef sodium：LMOX　366
lateral periodontal cyst　757
late T2　726
Latham 装置　635
LB：*Lactobacilli*　589

LCH：Langerhans cell histiocytosis　754
LCM：lincomycin hydrochloride hydrate　367
LDH：lactate dehydrogenase　264
LDL-コレステロール　265
leeway space　50
Le Fort I 型骨切り術　621
Le Fort 型骨折　770
leiomyoma　709
lens　246
leptin　62
LET：linear energy transfer　377
Letterer-Siwe 病　713, 754
leucopenia　692
leukemia　692
leukoplakia　722
leukotriene：LT　370
levator veli palatini muscle：LVP　909
LE 細胞　266
LFEA：low frequency electrical acupuncture　401
LFLX：lomefloxacin hydrochloride　368
LH-RH：luteinizing hormone-releasing hormone　374
light force　568
light reflex　246
limiting membrane　108
lincomycin hydrochloride hydrate：LCM　367
Lindhe と Nyman の分類　466
linear energy transfer：LET　377
line of occlusion　542
linezoid：LZD　369
lingual arch appliance　573
lingual delivery　255
lining mucosa　41
lip biting　553
lip bumper　574
lipoma　191, 204, 706
lipopolysaccharide：LPS　144, 265
liposome　375
lithotripsy　809
LLLT：low-level laser therapy　409
LM：lymphatic malformation　661
LMOX：latamoxef sodium　366
LOH：loss of heterozygosity　192, 723
L-OHP：oxaliplatin　373
lomefloxacin hydrochloride：LFLX　368
long face　612
Looser's zone　125
lordosis　238
loss of heterozygosity：LOH　192, 723
low density lipoprotein receptor-related protein-5：LRP-5　117
low-flow lesion　661
low frequency electrical acupuncture：LFEA　401
low-level laser therapy：LLLT　409
L-PAM：melphalan　373
LPS：lipopolysaccharide　144, 265

LRP-5：low density lipoprotein receptor-related protein-5　117
LT：leukotriene　370
Ludwig アンギーナ　671
luteinizing hormone-releasing hormone：LH-RH　374
LVP：levator veli palatini muscle　909
LVP 活動　909
lymphadenomas　817
lymphangioma　190, 204
lymphatic malformation：LM　661
lymphoepithelial carcinoma　820
lymphokine　324
lysis and lavage technique　792
LZD：linezoid　369

M

MAC：minimum alveolar concentration　333
macrocystic lesion　663
macrolide：ML　366
macrophage colony-stimulating factor：M-CSF　110
macrostomia　655
maggot　326
magnetic resonance angiography：MRA　834
maintenance of wakefulness test：MWT　922
major histocompatibility complex：MHC　156
malformation　592, 849
malignant fibrous histiocytoma：MFH　738
malignant lymphoma：ML　205, 693, 736
malignant melanoma　205, 740
MALT：mucosa-associated lymphoid tissue　159, 820
Manchester 法　637
mandibular actinomycosis　173
mandibular（maxillary）periostitis　668
mandibular repositioning appliance：MRA　924
mandibular symphysis　610, 614
mandibulofacial dysostosis　657
mannitol-adenine-phosphate：MAP　320
mantle cell lymphoma　192
MAP：mannitol-adenine-phosphate　320
Marfan 症候群　219
mastication　70
masticatory mucosa　41
materials（patients）and methods　1033
matrix extracellular phosphoglycoprotein：MEPE　116, 121
matrix metalloproteinase：MMP　111, 421
matrix vesicle　105, 113
matrix vesicle calcification　113

mature osteocyte　107
maxillary protractive appliance/protractor　576
maxillary sinusitis　671
maxillomandibular advancement：MMA　926
maximal surgical blood order schedule：MSBOS　318
maximum bite force　72
Mayo 剪刀　304
McCune-Albright 症候群　124, 700
MCG：membrane coating granule　32
MCH：mean corpuscular hemoglobin　261
MCH：melanin-concentrating hormone　65
MCHC：mean corpuscular hemoglobin concentration　261, 687
MCNU：ranimustine　373
M-CSF：macrophage colony-stimulating factor　110
MCV：mean corpuscular volume　261, 686
MCZ：miconazole　677
MDCT：multidector CT　274
MDRP：multipledrug-resistant *Pseudomonas aeruginosa*　369
mean corpuscular hemoglobin：MCH　261, 686
mean corpuscular hemoglobin concentration：MCHC　261, 687
mean corpuscular volume：MCV　261
measles　674
measles virus　674
Meckel 軟骨　44
median cleft of mandible　43
median cleft of upper lip　42
median rhomboid glossitis　689
medical interview　234
mediodens　417
megaloblastic anemia　692
Meige 症候群　839
melanin-concentrating hormone：MCH　65
melanocyte　39, 177
melanocyte stimulating hormone：MSH　699
melaophage　177
Melkersson-Rosenthal 症候群　680, 688
melphalan：L-PAM　373
membrane coating granule：MCG　32
MEPE：matrix extracellular phosphoglycoprotein　116, 121
MEPM：meropenem hydrate　365
mercaptopurine hydrate：6-MP　373
Merkel 細胞　39, 40, 177
meropenem hydrate：MEPM　365
mesencymal stem cell：MSC　976
mesial step type　49
messenger ribonucleic acid：mRNA　65
metachromasia　98
metal inlay　434
metaphysis　103

methicillin-resistant *Staphylococcus aureus*：MRSA　303, 365, 894
methotrexate：MTX　373
N-methyl-D-aspartic acid：NMDA　338
Metzenbaum 剪刀　304
MFH：malignant fibrous histiocytoma　738
MFLX：moxifloxacin hydrochloride　368
MFT：oral myofunctional therapy　585
mGI　520
MGJ：mucogingival junction　453
MHC：major histocompatibility complex　156
MI：minimal intervention　843
MIC：minimum inhibitory concentration　266, 364
miconazole：MCZ　677
microcystic lesion　663
mid-reactive level laser treatment：MLLT　410
Mikulicz 病　804, 826
Millard 原法　636
Miller の分類　466
minimal intervention：MI　843
minimum alveolar concentration：MAC　333
minimum inhibitory concentration：MIC　266, 364
Minnesota Multiphasic Personality Inventory：MMPI　950
minocycline hydrochloride：MINO　367
MINO：minocycline hydrochloride　367
minor sensory nerve　992
minor tooth movement：MTM　451
miosis　246
misshot　411
MIT：mitoxantrone hydrochloride　374
mitomycin-C：MMC　374
mitoxantrone hydrochloride：MIT　374
ML：macrolide　366
ML：malignant lymphoma　736
MLC：multi-leaf collimator　383
MLLT：mid-reactive level laser treatment　410
MMA：maxillomandibular advancement　926
MMC：mitomycin-C　374
MMP：matrix metalloproteinase　111, 421
MMP-9　111
MMPI：Minnesota Multiphasic Personality Inventory　950
Möbius 症候群　219
modified Mallampati 分類　314
modified myoepithelial cell　198
modified water swallow test：MWST　891
MOF：multiple organ failure　771

moist rale　243
moisture imbalance　325
moist wound healing　326
moniliasis　675
monophasic tumor　200
monosomy　631
monostotic fibrous dysplasia　711
morbidity index　236
morbus Möller-Barlow　694
mouth breathing　553
mouth care　876
moxifloxacin hydrochloride：MFLX　368
mPI　520
MRA：magnetic resonance angiography　834
MRA：mandibular repositioning appliance　924
MRI　276, 806
MRI 検査　468
MRI サイアログラフィ　810
mRNA：messenger ribonucleic acid　65
MRSA：methicillin-resistant *Staphylococcus aureus*　303, 365, 894
MR 血管撮影（アンギオグラフィ）　279, 834
MSBOS：maximal surgical blood order schedule　318
MSC：mesencymal stem cell　976
MSH：melanocyte stimulating hormone　699
MSLT：multiple sleep latency test　922
MS：*Mutans streptococci*　589
MTM：minor tooth movement　451
MTX：methotrexate　373
mucinous adenocarcinoma　820
mucinous cystadenoma　817
mucocele　804, 806
mucoepidermoid carcinoma　817
mucogingival junction：MGJ　453
mucosa-associated lymphoid tissue：MALT　159, 820
mucous cyst of the maxillary sinus（sinus mucocele）　758
mucous epithelium　41
Mühlreiter の三徴候（三歯徴）　26
Mulliken 法　637
multi-brackets appliance　572
multicellular histogenetic concept　199
multidector CT：MDCT　274
multidisciplinary treatment　744
multi-leaf collimator：MLC　383
multimodal treatment　744
multipledrug-resistant *Pseudomonas aeruginosa*：MDRP　369
multiple organ failure：MOF　771
multiple sleep latency test：MSLT　922
multi-step carcinogenesis　722
mumps virus　811
Mutans streptococci：MS　589
MWST：modified water swallow test

891
MWT：maintenance of wakefulness test　922
mydriasis　246
myeloma　203
myoclonus　239, 244
myoepithelial carcinoma　820
myoepithelioma　816
myofibroma　190
myofunctional therapy　585
myokymia　239
myxofibroma　721
myxoma　706

N

NAG：*N*-acetyl-*β*-D-glucosaminidase　270
Nager 症候群　657
NAM　635
Nance のホールディングアーチ　846
narrow band image：NBI　730
nasal continuous positive airway pressure therapy：Nasal-CPAP　924
Nasal-CPAP：nasal continuous positive airway pressure therapy　924
nasoalveolar molding　635
naso-orbito-ethmoidal fracture　777
nasopharyngeal fibroma　190
NAT：nucleic acid amplification test　317
natural killer：NK　156
NBI：narrow band image　730
NCAM：neural cell adhesion molecule　85
NCI Common Terminology Criteria （CTC） for Adverse Events　691
Nd:YAG レーザー　410
necrotizing sialometaplasia　833
necrotizing ulcerative gingivitis：NUG　460
necrotizing ulcerative periodontitis：NUP　460
negative pressure wound therapy：NPWT　327
neo-adjuvant chemotherapy　744
neoplastic myoepithelial cell　198
neovascularization　343, 345
nerve growth factor：NGF　987
Neumann-Peter 切開　306
neural cell adhesion molecule：NCAM　85
neurilem（m）oma　190, 204, 707
neurofibroma　191, 204, 708
neurofibromatosis　204
neurofibromatosis type 1：NF1　204, 700, 708
neurogenic inflammation　91
neuromuscular unit：NMU　255
neuropeptide Y：NPY　65
nevocellular nevus　204
nevoid basal cell carcinoma syndrome　219
nevus pigmentosus　204
NF1：neurofibromatosis type 1　204, 700, 708
NFATc1　119
NFAT：nuclear factor of activated T cells　132
NFLX：norfloxacin　368
NGF：nerve growth factor　987
nidogen　33
Night and North の分類　770
night guard　789
Nikolsky 現象　684
nimustine hydrochloride：ACNU　373
NK：natural killer　156
NK 受容体　158
NMDA：*N*-methyl-D-aspartic acid　338
NMU：neuromuscular unit　255
nociceptive specific：NS　92
NOD-like receptor　157
nodular fasciitis　190
NOD 様受容体　157
NOE 骨折　777
non-crying　164
non-disjunction　631
non-epithelial tumors　705
non-Hodgkin lymphoma　205, 692
non-odontogenic cyst　757
nonsteroidal antiinflammatory drugs：NSAIDs　340, 370, 702, 911
Noonan 症候群　219
norfloxacin：NFLX　368
Northwestern 法　557
NPWT：negative pressure wound therapy　327
NPY：neuropeptide Y　65
NS：nociceptive specific　92
NSAIDs：nonsteroidal antiinflammatory drugs　340, 370, 371, 396, 702, 911
NST：nutrition support team　902
NS ニューロン　92
nuclear factor of activated T cells：NFAT　132
nucleic acid amplification test：NAT　317
NUG：necrotizing ulcerative gingivitis　460
numb cheek syndrome　835
numb chin syndrome　835
numerical aberration　631
NUP：necrotizing ulcerative periodontitis　460
nutrition support team：NST　902
NYHA 心機能分類　313
nystagmus　246
N 領域　155

O

OAS：oral allergy syndrome　701
OAV spectrum：oculoauriculovertebral spectrum　550
obesity　62
obex　91
oblique facial cleft　43
obstructive sleep apnea syndrome：OSAS　920
Obwegeser 切開　306
occlusal sound　555
occlusal traumatism　454
occlusonic trace　555
ocular fundus　246
ocular movement　246
oculo-auriculo-vertebral spectrum　216, 655
oculoauriculovertebral spectrum：OAV spectrum　550
odontoameloblastoma　720
odontoclast　46
odontogenic cyst　756
odontogenic fibroma　721
odontogenic focal infection　175
odontogenic keratocyst　757
odontogenic myxoma　721
odontogenic tumors　714
odontoma　720
OER：oxygen enhancement ratio　379
OE 法：intermittent oro-esophageal tube feeding　907
OFD：orofaciodigital syndrome　212
ofloxacin：OFLX　368
OFLX：ofloxacin　368
OLL：oral lichenoid lesion　722
OLP：oral lichen planus　683, 722
oncocytic carcinoma　820
oncocytoma　805, 817
oncocytosis　833
onset time　234
operative dentistry　290
OP：orofacial pain　959
OPG：osteoprotegerin　110
opisthotonus　238
OPMDs：potentially malignant disorders of the oral mucosa　178
OPPG：osteoporosis-pseudoglioma syndrome　117
optimal force　568
oral allergy syndrome：OAS　701
oral candidiasis　675
oral care　876
oral contact allergy　701
oral diadochokinesis　258
oral GVHD　703
oral health care　876
oral lichenoid lesion：OLL　722
oral lichen planus：OLP　683, 722
oral mucosa　38
oral myofunctional therapy：MFT　585
oral phase　80
oral processing　255
oral ranula　807
oral stage　255
oral submucous fibrosis：OSF　197
oral surgery　291
oral thrush　250
orexin：ORX　65
orientation as to time　237
original article　1034
orofacial pain clinic　292
orofacial pain：OP　959

orofaciodigital syndrome：OFD　212
oro-lingual dyskinesia　239
orthodontic force　568
orthodontic plate　574
orthodontics　291
orthognathic surgery　592
orthopnea　238
ORX：orexin　65
OSAS：obstructive sleep apnea syndrome　920
OSF：oral submucous fibrosis　197
Osler 病　694
ossifying fibroma　202
ossilating saw　620
osteoblast　105
osteoblastic osteocyte　107
osteoblastoma　711
osteoblasts　115
osteochondroma　710
osteoclast　105, 115
osteocyte　105, 115
osteocyte lacunar-canalicular system　108
osteocytic canaliculi　108
osteocytic lacuna　106
osteocytic osteolysis　109
osteogenesis imperfecta　134
osteoid　105
osteoid maturation period　105
osteoid osteocyte　107
osteoimmunology　130
osteoma　202, 710
osteomyelitis　668
osteon　104
osteoporosis-pseudoglioma syndrome：OPPG　117
osteoprotegerin：OPG　110
osteosarcoma　202, 738
osteotome technique　514
osterix　106
outer facial frame　770
overbite　582
over correction　583
overjet　582
oxaliplatin：L-OHP　373
oxygen enhancement ratio：OER　379

P

p53　193
Pa5：paratrigeminal nucleus　92
paclitaxel：PTX　374
PAE：postantibiotic effect　366
Paget 病　224
Paget 病 ostitis deformans　243
palatal augmentation plate：PAP　902
palatal augmentation prosthesis：PAP　537
palatal lift prosthesis：PLP　902
palatal myoclonus　239
palatal papillomatosis　704
pale　244
palisading　707
palmarerythema　240
palpebral conjunctiva　245

panfacial fracture　779
panipenem・betamipron：PAPM/BP　365
panipcnem：PAPM　365
papillary cystadenocarcinoma　820
papillary cystadenoma　817
papillary hyperplasia　189, 704
papilloma　189, 704
Papillon-Lefèvre 症候群　212, 462
PAPM/BP：panipenem・betamipron　365
PAPM：panipenem　365
PAP：palatal augmentation plate　902
PAP：palatal augmentation prosthesis　537
parageusia　930
paramolar　417
paramolar cusp　417
paraplegia in flexion　238
parathyroid hormone：PTH　106
paratrigeminal nucleus：Pa5　92
parenteral nutrition：PN　901
paresthesia　952
paretic gait　238
parkinsonian gait　239
Parkinson 病　889
Parkinson 歩行　239
parotid gland　95
PAR：peer assessment rating　547
Parry-Romberg 症候群　222, 666, 990
partial denture　291
particulate cancellous bone and marrow：PCBM　346, 642, 756, 977
Partsch 切開　306
PAspDET　995
PAS：periodic acid-Schiff　98, 817
patient-controlled analgesia：PCA　340
Patrick 発痛帯　244
PBC：primary biliary cirrhosis　266
PCA：patient-controlled analgesia　340
PCBM：particulate cancellous bone and marrow　346, 642, 756, 977
PCR：polymerase chain reaction　674
PCR：progressive condylar resorption　223, 630
PC 系薬　364
PDGF：platelet-derived growth factor　323, 976, 989
PD：probing depth　466, 520
PDT：photodynamic therapy　409
Péan 鉗子　304
peculiar curved linear dimple inferior to the lower lip　213
pediatric dentistry　291
pedigree chart　235
peer assessment rating：PAR　547
pEGFR　723
peg-shaped tooth　551
PEM：protein-energy malnutrition　900
pemphigoid　684
pemphigus　683
penetrance　211

penicillin-resistant Streptococcus pneumoniae：PRSP　368
％VC：percent vital capacity　267
percent vital capacity：％VC　267
periferal chondroma　709
peri-implantitis　520, 523
peri-implant mucositis　520, 523
periodic acid-Schiff：PAS　98, 817
periodic limb movement disorder：PLMD　923
periodic limb movement：PLM　922
periodontal disease　172
periodontal ligament　31, 104
periodontal tissues　31
periodontal treatment　290
periosteal chondroma　709
periosteum　104
periostin　104
peripheral giant cell granuloma　712
peripheral ossifying fibroma　190
peripheral PN　901
Perko 法　639
perlecan　33
pernicious anemia　686
PE segment：pharyngo-esophageal segment　256
PET　285
Peutz-Jeghers 症候群　699
PF-4：platelet factor 4　262
Pfeiffer 症候群　658
PG：prostaglandin　57, 370
PGA-C tube：poly-glycolic acid-collagen tube　992
PGA：poly glycolide　353
PGE_2　109
PGI_2　109, 372
phantogeusia　930
pharyngeal phase　80
pharyngeal pouch　216
pharyngeal stage　255
pharyngo-esophageal segment：PE segment　256
phase Ⅰ treatment　563
phase Ⅱ treatment　563
phenotype　211
phenylthiocarbamide：PTC　85
phosphatidylinositol：PI　378
photodynamic therapy：PDT　409
PI：phosphatidylinositol　378
PI：plaque index　520, 589
Picher 切開　307
piecemeal 切除　742
Pierre Robin シークエンス　594
Pierre Robin 症候群　550
pigmentation　244
pigmented nevus　191
Pindborg 腫瘍　718
PIPC：piperacillin sodium　364
piperacillin sodium：PIPC　364
pivoxil hydrochloride hydrate：CFPN-PI　365
plaque index：PI　520, 589
plasmacytoma　203
plasmacytosis　685
plasma floating　343

platelet-derived growth factor：PDGF　323, 976
platelet factor 4：PF-4　262
platelet：Plt　262
platelet-rich plasma：PRP　977, 984
PL-B：polymyxin B sulfate　368
pleomorphic adenoma　816
PLGA：poly（L-lactatide-co-glycolide）　354
PLM：periodic limb movement　922
PLMD：periodic limb movement disorder　923
PLP：palatal lift prosthesis　902
Plt：platelet　262
Plummer-Vinson 症候群　687, 692, 854
plunging ranula　807
PMTC：professional mechanical tooth cleaning　477, 589
PN：parenteral nutrition　901
poliosis　240
poly-glycolic acid-collagen tube：PGA-C tube　992
poly glycolide：PGA　353
poly-Ig：polymeric immunoglobulin　160
poly（L-lactatide-co-glycolide）：PLGA　354
polymerase chain reaction：PCR　674
polymeric immunoglobulin：poly-Ig　160
polymorphous low-grade adenocarcinoma　819
polymyxin B sulfate：PL-B　368
polyostotic fibrous dysplasia　711
polyploidy　631
polysomnography：PSG　922
polysurgery　950
PONV：postoperative nausea and vomiting　317
Posselt の図形　68
postantibiotic effect：PAE　366
post core　469
post-herpetic neuralgia　673
postoperative maxillary（buccal）cyst　758
postoperative nausea and vomiting：PONV　317
posturaltremor　239
potentially malignant disorders of the oral mucosa：OPMDs　178
PPD：purified protein derivative of tuberculin　265
Prader-Willi 症候群　219
pre-and post-swallowing X-P examination：SwXP　893
prekeratin　99
premature beat　241
premaxilla　335, 635, 646
preosteoblast　106
prepain　57
pressure rate product：PRP　857
presurgical orthopedics　647
preventive orthodontic treatment　563

priapical surgery　443
prickle cell layer　39
primary biliary cirrhosis：PBC　266
primary bone graft　641
primary somatosensory cortex：S I　94
primate space　49
primordial cyst　757
proband　236
probing depth：PD　466, 520
professional mechanical tooth cleaning：PMTC　589
professional tooth cleaning：PTC　591
progenitor cell　176
progressive condylar resorption：PCR　223, 626, 630
progressive hemifacial atrophy　666
proliferative stage　324
PROP：6-n-propylthiouracil　85
propositus　236
prostaglandin：PG　57, 370
prosthodontic treatment　290
protein-energy malnutrition：PEM　900
protein from human Von Ebner's Gland：VEGh　103
prothrombin time-international normalized ratio：PT-INR　262
prothrombin time：PT　262, 696, 859
provisional restoration　470
PRP：platelet-rich plasma　977, 984
PRP：pressure rate product　857
PRSP：penicillin-resistant *Streptococcus pneumoniae*　368
prulifloxacin：PUFX　368
pseudo cyst　758
pseudoepitheliomatous hyperplasia　137
pseudomembranous candidiasis　675
pseudosarcomatous fibromatosis　190
PSG：polysomnography　922
PSP 排泄試験　269
psudoepitheliomatous hyperplasia　189
psychogenic pain　952
PS 分類　313
PTC：phenylthiocarbamide　85
PTC：professional tooth cleaning　591
PTC 味盲　85
pterygoid maxillary osteotome　623
PTH：parathyroid hormone　106
PT-INR：prothrombin time-international normalized ratio　262, 859
PT：prothrombin time　262, 696, 859
PTX：paclitaxel　374
ptyalism　252
PUFX：prulifloxacin　368
pull-through 手術　746
pulp capping　438
pulpectomy　439
pulpotomy　438
pulse　241
pulse pressure　242

pulse rate　241
pupil　245
purified protein derivative of tuberculin：PPD　265
pustulosis palmaris et plantaris　175
pyogenic granuloma　190
P 物質　57

Q

QPR/DPR：quinupristin・dalfopristin　369
Quincke 浮腫　702
quinupristin・dalfopristin：QPR/DPR　369

R

radiation-induced oral mucositis　691
radicular cyst　756
radioallergosorbent test：RAST　702
radioisotope：RI　283
Ramsay Hunt 症候群　673, 837
Ramsay 鎮静スコア　333
random pattern skin flap　346
ranimustine：MCNU　373
RANKL　36, 121, 130
RANKL/RANK シグナル　119, 135
RANKL 発現　118
ranula　807
RA：rheumatoid arthritis　130
RAST：radioallergosorbent test　702
RAU：recurrent aphthous ulcer　682
RBC：red blood cell　261
RBE：relative biological effectiveness　378
rebound tenderness　243
receptor activator NF-κB ligand　36
recessive disease　212
reciprocating bone saw　622
recombination activating gene　155
recurrent aphthous ulcer：RAU　682
recurrent infection　174
red blood cell：RBC　261
redistribution　381
red man syndrome　368
redness　244
red striae　243
RED システム　649
Reed-Sternberg 細胞　205
references　1033
regeneration　323
relative biological effectiveness：RBE　378
relaxation splint　790
remodeling　220
remodeling stage　324
renal osteodystrophy：ROD　122
reoxygenation　381
repair　323, 381
reparative dentin　438
repetition time：TR　277
repetitive saliva swallowing test：RSST　256, 891
repopulation　381

required arch length　556
resident skin flora　300
residual cyst　756
resin inlay　433
respiration　242
resting tremor　239
restoration　469
results　1033
retainer　583
retention　582
retrofilling　444
Retzius 条　29
rhabdomyoma　709
rhabdomyosarcoma　739
Rh（D）式　266
rheumatoid arthritis：RA　130
RI：radioisotope　283
ribostamycin sulfate：RSM　366
rickets　552
rickets/osteomalacia　124
RIG-1 様受容体　157
Risdon 切開　801
Roberts 症候群　212
Robin sequence　216, 657
ROD：renal osteodystrophy　122
Romberg 病　594
root amputation　445
root end filling　444
root exit zone　838
root extrusion　469
root resorption　567
root separation　445
Rowe maxillary disimpaction forceps　623
Rowe 鉗子　623
RSM：ribostamycin sulfate　366
RSST：repetitive saliva swallowing test　256, 891
rubber dam　431
ruffled border　119
Rumpel-Leede 法　262
running title　1032
Runt　120
Runx2　120

S

SⅠ：primary somatosensory cortex　94
SⅡ：secondary somatosensory cortex　94
SADDAN 型軟骨無形成症　134
saddle-bag scrotum　213
saddle nose　246
sagittal saw　620
salivary duct carcinoma　820
salivary gland infarction　833
salivon　198
SAL：sterility assurance level　298
SAPHO 症候群　223
SARPE：surgically-assisted rapid palatal expansion　575, 612
SA：sleep apnea　957
Sassouni らの顔面骨格分類　597
satiety center　61

SBOE：surgical blood order equation　318
SB：sleep bruxism　957
SBT：sulbactam sodium　364
scarlet fever　250
SCC：squamous cell carcinoma　177, 266
SCC 抗原　266
Schöbinger 分類　664
Schönlein-Henoch 紫斑病　694
Schreger 条　29
schwannoma　190, 204, 707
sclerosteosis　135
sclerostin　107
sclerostosis　120
scoliosis　238
Scr：serum creatinine　263
SDS：Self-rating Depression Scale　928
sealing zone　109
sebaceous adenoma　817
sebaceous carcinoma　820
sebaceous lymphadenocarcinoma　820
secondary bone graft　642
secondary somatosensory cortex：SⅡ　94
secondary thrombocytopenic purpura　694
secondary tumours　820
secreted Frizzled related protein：SFRP　120
secretory component　98
secretory immunoglobulin A：sIgA　102
secretory leukocyte peptidase inhibitor：SLPI　103
Seldinger 法　745
selective estrogen receptor modulator：SERM　129, 374
Self-rating Depression Scale：SDS　928
Self-Rating Questionnaire for Depression（SRQ-D）検査　950
semicoma　236
semipluripotential bicellular reserve cell hypothesis　199
sensory discriminative aspect　89
sentinel node of Virchow　247
septotomy　583
SERM：selective estrogen receptor modulator　374
serologic test for syphilis：STS　265
serum creatinine：Scr　263
severe achondroplasia, developmental delay, acanthosis nigricans　134
sexually transmitted disease：STD　678
SFRP：secreted Frizzled related protein　120
SGB：stellate ganglion block　673
Shaker exercise　899
Sharpey の線維　104
shawl scrotum　213
short face　612

SIADH：syndrome of inappropriate secretion of antidiuretic hormone　264
sialadenoma papilliferum　817
sialadenosis　833
sialoadenitis　809
sialoendoscopy　808
sialography　805, 810
sialolithiasis　808
sialorrhea　252
siblings　235
sibs　235
sibship　235
silent aspiration　883
Silver-Russell 症候群　220
simple bone cyst　758
simple ranula　807
simple two-step swallowing provocation test：S-SPT　891
SIN：squamous intraepithelial neoplasia　723
SIN 分類　723
single gene disease　210
single photon emission tomography：SPECT　283
sinus arrhythmia　241
Sistrunk 法　761
SIT：supportive implant therapy　518
size of pulse　241
Sjögren 症候群　804, 821
SJS：Stevens-Johnson syndrome　685, 697
skeletal-related events：SRE　140
skin equivalent　981
skin prick test：SPT　702
skipping generation　211
slant palpebral fissure　658
SLD：sublethal damage　381
sleep apnea：SA　957
sleep bruxism：SB　957
sleeping habit　553
sleep related breathing disorders：SRBD　920
sleep surgery　926
SLE：systemic lupus erythematosus　266, 825
slough　325
SLPI：secretory leukocyte peptidase inhibitor　103
SLTA：standard language test of aphasia　919
Smad　120
small cell carcinoma　820
small pulse　242
SM：streptomycin sulfate　366
SNARE 仮説　100
so-called fibroma　705
soft fibroma　705
soft pulse　242
soft tissue retractor curved up　622
soft tissue tumours　820
solid type　818
solitary bone cyst　758
somnolence　236
Sotos 症候群　214
space and person　237

spasmodic torticollis 239
spastic gait 238
spastic paraplegic gait 238
SPCM：spectinomycin hydrochloride hydrate 366
specialized mucosa 41
specific hypogeusia 930
spectinomycin hydrochloride hydrate：SPCM 366
SPECT：single photon emission tomography 283
Spee の弯曲 27
sphenoethmoidal suture 47
sphenoethmoidal synchondrosis 47
sphenooccipital synchondrosis 47
sphygmomanometer 242
spiramycin acetate：SPM 367
split-thickness skin graft：STSG 343
SPM：spiramycin acetate 367
spoon nail 240, 687
SP：substance P 57, 402
SPT：skin prick test 702
SPT：supportive periodontal therapy 462
squamous cell carcinoma：SCC 177, 266, 820
squamous intraepithelial neoplasia：SIN 723
squamous odontogenic tumor 718
square-shaped mandible 793
squatting 238
SRBD：sleep related breathing disorders 920
SRE：skeletal-related events 140
SRP 451
SRS：stereotactic radiosurgery 383
SRT：stereotactic radiotherapy 383
SSI：surgical site infection 301
S-SPT：simple two-step swallowing provocation test 891
SSRO 617
stabilization splint 790
stabismus 246
stage Ⅰ移送 71
stage Ⅱ移送 71
standard language test of aphasia：SLTA 919
standard precautions 303
starry sky appearance 203
STA：syntax test of aphasia 919
static bone cavity 759
stature 236
STD：sexually transmitted disease 678
steel 664
steel bur 430
stellate ganglion block：SGB 673
steppage gait 238
stereotactic radiosurgery：SRS 383
stereotactic radiotherapy：SRT 383
sterility assurance level：SAL 298
Stevens-Johnson 症候群 685
STO：surgical treatment objectives 607
stomion-U1 609

straight facial type 554
strawberry tongue 250
Streptococcus mutans 145
streptomycin sulfate：SM 366
stridor 316
stromal-vascular cell 990
stromal vascular fraction：SVF 992
STSG：split-thickness skin graft 343
STS：serologic test for syphilis 265
stupor 236
ST 合剤 368
subcutaneous tissue 38
sublethal damage：SLD 381
sublingual gland 96
submandibular gland 95
submucosal tissue 41
substance P：SP 57, 402
sulbactam sodium：SBT 364
sunburst 738
sun-ray effect 738
supernumerary root 417
supernumerary teeth 417
supportive implant therapy：SIT 518
supportive periodontal therapy：SPT 462
surgical blood order equation：SBOE 318
surgical diabetes 261
surgical endodontics 443
surgically-assisted rapid palatal expansion：SARPE 575, 612
surgical site infection：SSI 301
surgical treatment objectives：STO 607
SVF：stromal vascular fraction 992
swallowing 79
swallowing center 80
Swan 第一点 242
Swan 第四点 242
Swan 第五点 242
sweet tooth 83
SwXP：pre-and post-swallowing X-P examination 893
syndrome of inappropriate secretion of antidiuretic hormone：SIADH 264
syndromic craniosynostosis 217, 657
syntax test of aphasia：STA 919
syphilis 678
systemic lupus erythematosus：SLE 266, 825
systolic pressure 242

T

T cell receptor：TCR 822
T1 強調像 277
T2 強調像 277
tachycardia 241
tachypnea 242
TAM：transient abnormal myelopoiesis 632
target controlled infusion：TCI 334
targeted bone remodeling 107
targeted chemotherapy 375
tartrate resistant acid phosphatase：

TRAP 110
taste bud 84
taurodontism 417
TAZ：tazobactam 365
tazobactam：TAZ 364
TC：tetracycline 366
^{99m}Tc-HMDP：technetium hydroxymethylenediphosphonate 283
^{99m}Tc-MDP：technetium methylene diphosphonate 283
^{99m}Tc-MIBI：^{99m}Tc hexakis（2-methoxy isobutyl isonitrile）technetium 285
^{99m}Tc シンチグラフィ 805
^{99m}Tc 標識リン酸化合物 283
TCH：tooth contacting habit 780, 789
TCI：target controlled infusion 334
TCP：tricalcium phosphate 352
TCP：tumor control probability 380
TCR：T cell receptor 822
TEACCH：Treatment and Education of Autistic and Related Communication Handicapped Children 872
TEAS：transcutaneous electrical acupuncture point stimulation 399
technetium hydroxymethylenediphosphonate：^{99m}Tc-HMDP 283
technetium methylene diphosphonate：^{99m}Tc-MDP 283
technical note 1034
TE：echo time 277
tegafur：TGF 373
TEIC：teicoplanin 368
teicoplanin：TEIC 368
telangiectasia 244
tell-show-do 871
temporomandibular disorders（arthrosis）：TMD 938, 957
tender loving care：TLC 871
tension of pulse 242
tension zone 772
teranoma 760
teromerase reverse transcriptase：TERT 723
TERT：teromerase reverse transcriptase 723
Tessier 分類 654
a test of lexical processing in aphasia：TLPA 919
tetracycline：TC 366
tetraploidy 631
TFLX：tosufloxacin tosilate hydrate 368
TG：trigeminal ganglion 90
TGF：tegafur 373
TGF：transforming growth factor 109, 323, 421
TGF-β 112
Th：helper T cell 131
Th1 細胞 157
Th2 細胞 157
Th17 細胞 158
thanatopholic dysplasia 134
therapeutic ratio：TR 383

thermal stimulation　899
third component of complement：C3　684
thrombasthenia　695
thrombo test：TT　859
thrush　675
thyroid　246
thyroid bruit　246
thyrotropin-releasing hormone：TRH　65
TIBC：total iron binding capacity　264
tic　239, 244
tight junction：TJ　98, 106
TIO：tumor induced hypophosphatemic osteomalacia　224
TIO：tumor-induced osteomalacia　136
tissue engineering　975
tissue engineering triad　975
tissue-nonspecific alkaline phosphatase：TNSALP　135
tissue tolerance dose：TTD　382
Tis 癌　726
title　1032
TJ：tight junction　98
TLC：tender loving care　871
TLC：total lymphocyte count　900
TLD：tumor lethal dose　382
TLPA：a test of lexical processing in aphasia　919
TLR：Toll-like receptor　133, 157, 421
TMD：temporomandibular disorders (arthrosis)　938, 957
TNF：tumor necrosis factor　691, 987
TNF receptor-associated factor：TRAF　119
TNSALP：tissue-nonspecific alkaline phosphatase　135
TOB：tobramycin　366
tobramycin：TOB　366
TOF：train-of-four stimulation　316
Toll 様受容体　133, 157, 421
Tomes 線維　30, 45
Tomes 突起　45
Tomes の顆粒層　30
tongue retaining device：TRD　924
tongue thrust　222, 553
tooth bud　45
tooth contacting habit：TCH　780, 789
tooth germ　45
tooth size ratio　556
Tooth Slooth　435
tosufloxacin tosilate hydrate：TFLX　368
total iron binding capacity：TIBC　264
total lymphocyte count：TLC　900
tourniquet　308
TP：Treponema pallidum　265
TPHA：Treponema pallidum hemagglutination　265, 679
TP 感作血球凝集反応　265

TR：repetition time　277
TR：therapeutic ratio　383
trabecule　103
TRAF：TNF receptor-associated factor　119
train-of-four stimulation：TOF　316
TRALI：transfusuin-related acute lung injury　319
transbuccal approach　776
transcutaneous electrical acupuncture point stimulation：TEAS　399
trans-disciplinary team approach　897
transfer　255
transforming growth factor：TGF　109, 323, 421
transfusuin-related acute lung injury：TRALI　319
trans-Golgi network　105
transient abnormal myelopoiesis：TAM　632
transient receptor potential：TRP　90
transient skin flora　300
transitional phase　255
TRAP：tartrate resistant acid phosphatase　110
traumatic bone cyst　758
traumatic neuroma　708
traumatic occlusion　454
TRD：tongue retaining device　924
Treacher Collins 症候群　592, 656
Treatment and Education of Autistic and Related Communication Handicapped Children：TEACCH　872
Treg　156
tremor　239, 244
Treponema pallidum hemagglutination：TPHA　265, 679
Treponema pallidum：TP　265
TRH：thyrotropin-releasing hormone　65
tricalcium phosphate：TCP　352
trigeminal ganglion：TG　90
trigeminal spinal subnucleus caudalis：Vc　91
trigeminal spinal subnucleus interpolalis：Vi　91
trigeminal spinal subnucleus oralis：Vo　91
triploidy　631
trisomy　631
TRP：transient receptor potential　90
true dysplasia　179
T&S：type and screen　318
TT：thrombo test　859
TTD：tissue tolerance dose　382
tuberculosis　678
tuberous sclerosis　211
tubular type　818
tufting　552
tumor control probability：TCP　380
tumor dormancy　742
tumor induced hypophosphatemic osteomalacia：TIO　224
tumor-induced osteomalacia：TIO

136
tumor lethal dose：TLD　382
tumor necrosis factor：TNF　691, 987
Tupfer 鉗子　304
Turner 症候群　217
turn over　35
Tweed の準備固定　570
Tweed 法　557
twilight state　236
TXA$_2$　372
type and screen：T&S　318
T 細胞　157
T 細胞・NK 細胞リンパ腫　737
T 細胞受容体　822
T リンパ球　157, 262
T リンパ球核内因子活性化　119

U

ugly duckling stage　50
UIBC：unsaturated iron binding capacity　264, 687
unaffected person　236
undefined dysplasia　179
unsaturated iron binding capacity：UIBC　264, 687
UPPP：uvlpalatopharyngoplasty　926
uprighting　469
uveoparotitis　833
uvlpalatopharyngoplasty：UPPP　926

V

vacuolar-type protein ATPase：V-ATPase　110
van Buchem 病　135
vancomycin hydrochloride：VCM　368
vancomycin-resistant Enterococcus faecium：VREF　369
vancomycin-resistant Staphylococcus aureus：VRSA　303
VAP：ventilator associated pneumonia　883
varicella-zoster virus：VZV　171, 672
VAS：visual analogue scale　953
vascular endothelial growth factor：VEGF　421, 989
vascular malformation　661
vascular spide　240
vascular spider　244, 246
vasculogenesis　989
vasoactive intestinal polypeptide：VIP　100
vaso vagal reflex：VVR　321
V-ATPase：vacuolar-type protein ATPase　110
Vc：trigeminal spinal subnucleus caudalis　91
VCM：vancomycin hydrochloride　368
VCR：vincristine sulfate　374
Vc ニューロン　92

VEGF：vascular endothelial growth factor　421, 989
VEGh：protein from human Von Ebner's Gland　103
velocardiofacial syndrome　216
velopharyngeal function：VPF　908
velopharyngeal incompetence：VPI　908
venous hemangioma　190
venous malformation：VM　661
ventilator associated pneumonia：VAP　883
ventromedial hypothalamic nucleus：VMH　62
ventro-postero medial thalamic nucleus：VPM　94
vermilion border　41
Verocay 小体　204
verruca vulgaris　189
verruciform xanthoma　191, 204, 705
vertical type　49
vesicular breath sounds　243
VE：videoendoscopic examination of swallowing　256, 539, 892
VE 検査　892
VF：videofluorography　81
VF：videofluoroscopic examination of swallowing　256, 539, 892
VF 検査　892
VHS 分類　527
Vi：trigeminal spinal subnucleus interpolalis　91
videoendoscopic examination of swallowing：VE　256, 539, 892
videofluorography：VF　81
videofluoroscopic examination of swallowing：VF　256, 539, 892
vimentin　99
vinblastine sulfate：VLB　374
Vincent 症状　669
vincristine sulfate：VCR　374

VIP：vasoactive intestinal polypeptide　100
Virchow のリンパ節　247
visual analogue scale：VAS　953
visual field　246
vital sign　267
vitamine K deficiency　695
Vi/Vc zone　92
VLB：vinblastine sulfate　374
VM　663
VM：venous malformation　661
VMH：ventromedial hypothalamic nucleus　62
Vo：trigeminal spinal subnucleus oralis　91
von Langenbeck 法　639
von Recklinghausen 病　190, 204, 699, 708
von Willebrand 病　695
VP-16：etoposide　374
VPF：velopharyngeal function　908
VPI：velopharyngeal incompetence　640, 908
VPM：ventro-postero medial thalamic nucleus　94
VREF：vancomycin-resistant *Enterococcus faecium*　369
VRSA：vancomycin-resistant *Staphylococcus aureus*　303
VVR：vaso vagal reflex　321
VZV：varicella-zoster virus　171, 672
V 領域ドメイン　154

W

waddling gait　239
Wallenberg 症候群　83
Warthin 腫瘍　816
Wassmund 切開　306
Wassmund 法　624
WBC：white blood cell　262

WDR：wide dynamic range　92
WDR ニューロン　92
Wegener 肉芽腫症　190
Weine の分類　458
Werlhof 病　694
Wernicke-Mann 姿勢　238
wet sound　256
Wharton's jelly　706
whistle deformity　637
white blood cell：WBC　262
white striae　243
WHO Oral Toxicity Score　691
WHO 骨折リスク評価ツール　128
wide dynamic range：WDR　92
Williams 症候群　214, 218
Wilson の弯曲　27
Wnt　117
Wnt シグナル　120
wound bed preparation　326
wound infection　325
Wunderer 法　624

X

X-linked dominant disease　212
X-linked recessive disease　213
X 線　377
X 線写真検査　844
X 線診　427
X 線断層撮影法　259
X 線ビデオ法　259
X 連鎖遺伝病　210
X 連鎖優性遺伝病　212
X 連鎖劣性遺伝病　213

Y

YAM：young adult mean　127
Y-K 分類　729
young adult mean：YAM　127

口 腔 科 学	定価はカバーに表示

2013年11月25日　初版第1刷

監修者	戸　塚　靖　則
	髙　戸　　　毅
発行者	朝　倉　邦　造
発行所	株式会社　朝倉書店

東京都新宿区新小川町 6-29
郵 便 番 号　162-8707
電　話　03（3260）0141
Ｆ Ａ Ｘ　03（3260）0180
http://www.asakura.co.jp

〈検印省略〉

Ⓒ 2013〈無断複写・転載を禁ず〉組版：エイド出版　印刷・製本：プリントシティ

ISBN 978-4-254-35001-2　C 3047　Printed in Korea

JCOPY　＜（社）出版者著作権管理機構　委託出版物＞

本書の無断複写は著作権法上での例外を除き禁じられています．複写される場合は，そのつど事前に，（社）出版者著作権管理機構（電話 03-3513-6969，FAX 03-3513-6979，e-mail: info@jcopy.or.jp）の許諾を得てください．

高戸　毅・天笠光雄・葛西一貴・古郷幹彦・
須佐美隆史・鈴木茂彦・谷口　尚・新美成二編

口と歯の事典

30091-8 C3547　　　B5判 436頁 本体15000円

口と歯は，消化管の入口として食物の摂取や会話など多くの機能を有するとともに，外見や印象にも大きく影響を与え，生物学的にも社会的にもヒトの生存および生活にとって，たいへん重要な器官である。本書は，医学，歯学，生物学的知識をベースにして，口と歯にまつわるさまざまな現象をとりあげ，学際的・総合的な理解を通じて，人々の健康保持・増進の願いにこたえられる成書としてまとめられたもの。医療，保健，看護，介護，福祉，美容，スポーツ，心理など広範な内容

東京歯科大 井出吉信編

咀嚼の事典

30089-5 C3547　　　B5判 368頁 本体14000円

咀嚼は，生命活動の基盤であり，身体と心のパフォーマンスの基本となる。噛むこと，咀嚼することは，栄養の摂取という面だけではなく，脳をはじめ全身の機能の発達や維持と密接に関わっている。咀嚼を総合的にまとめた本書は医学，歯学，生物学，看護科学，保健科学，介護・福祉科学，医療技術，健康科学，スポーツ科学，栄養学，食品科学，保育学，教育学，パフォーミング・アーツ，心理学などの学生・研究者・実務家，咀嚼と健康の関わりに興味・関心のある人々の必携書

国際医療福祉大 矢﨑義雄総編集

内科学（第10版）

32260-6 C3047　　　B5判 2548頁 本体29000円
32261-3 C3047　　　B5判（4分冊）本体29000円

「朝倉内科」節目の大改訂10版。図表はさらに読み取りやすく印象に残るデザインに刷新。本文と図表の対応も一目瞭然で調べやすくなった。国家試験出題基準を満たすとともに，各論にはこの数年における進展や発見をまとめた「新しい展開」をもうけた。さらには，乳腺疾患や子宮癌等の婦人科系疾患，災害・避難生活における疾患も新たに追加し，内科医に要求される守備範囲の広さに応えた。携帯に便利な分冊版には，各巻に総索引をつけ，常に全体像が見えるよう工夫した。

前東大 杉本恒明・前東大 小俣政男総編集

内科学症例図説

32208-8 C3047　　　B5判 656頁 本体18000円

症例を中心にその診断・治療の過程をストーリー性の中でわかりやすく，興味のもてるようにオールカラーで編集，典型的な症例を挙げ，その臨床所見と標準的な検査値を示し，超音波像・造影CT像・MRI像・血管造影像そして病理組織像などの画像診断をコンパクトに解説．〔内容〕感染症／循環器系疾患／呼吸器系疾患／消化器系疾患／肝疾患／胆・膵疾患／膠原病／腎・尿路系疾患／内分泌系疾患／代謝異常／血液疾患／神経疾患／眼底／救急医療

老人研 鈴木隆雄・老人医療センター 林　崇史総編集

骨の事典

30071-0 C3547　　　A5判 480頁 本体15000円

骨は動物の体を支える基本構造であり，様々な生物学的・医学的特性をもっている。また古人骨や動物の遺骸を通して過去の地球上に生息し，その後絶滅した生物等の実像や生活習慣等を知る上でも重要な手掛かりとなっている。このことは文化人類学においても重要な役割を果たしている。本事典は骨についての様々な情報を収載，また疑問に応える「骨に関するエンサイクロペディア」として企画。〔内容〕骨の進化・人類学／骨にかかわる風俗習慣と文化／骨の組成と機能／骨の病気

愛知医大 塩見利明編

睡眠無呼吸症
—広がるSASの診療—

30113-7 C3047　　　A5判 264頁 本体3900円

様々な病気の背後に潜む睡眠時無呼吸症候群に関する幅広い知識を収載した第一人者による成書。〔内容〕概念／疫学／臨床症状／分類と病態／循環動態変化／自律神経活動／診断／合併症・併発症／治療法／小児／合併睡眠障害／医療連携など

日本再生医療学会監修
名大 上田　実・長崎大 朝比奈泉編
再生医療叢書8

歯学系

36078-3 C3347　　　A5判 208頁 本体3500円

歯を中心とした口腔，顎骨や周りの神経などを，ES細胞やiPS細胞など，これまでの治療とは，まったく異なる手法で拒絶反応を起こすことなく再生する。その先端的な手法を，歯科医のみならず学生にもわかりやすく解説する。

上記価格（税別）は 2013 年 10 月現在

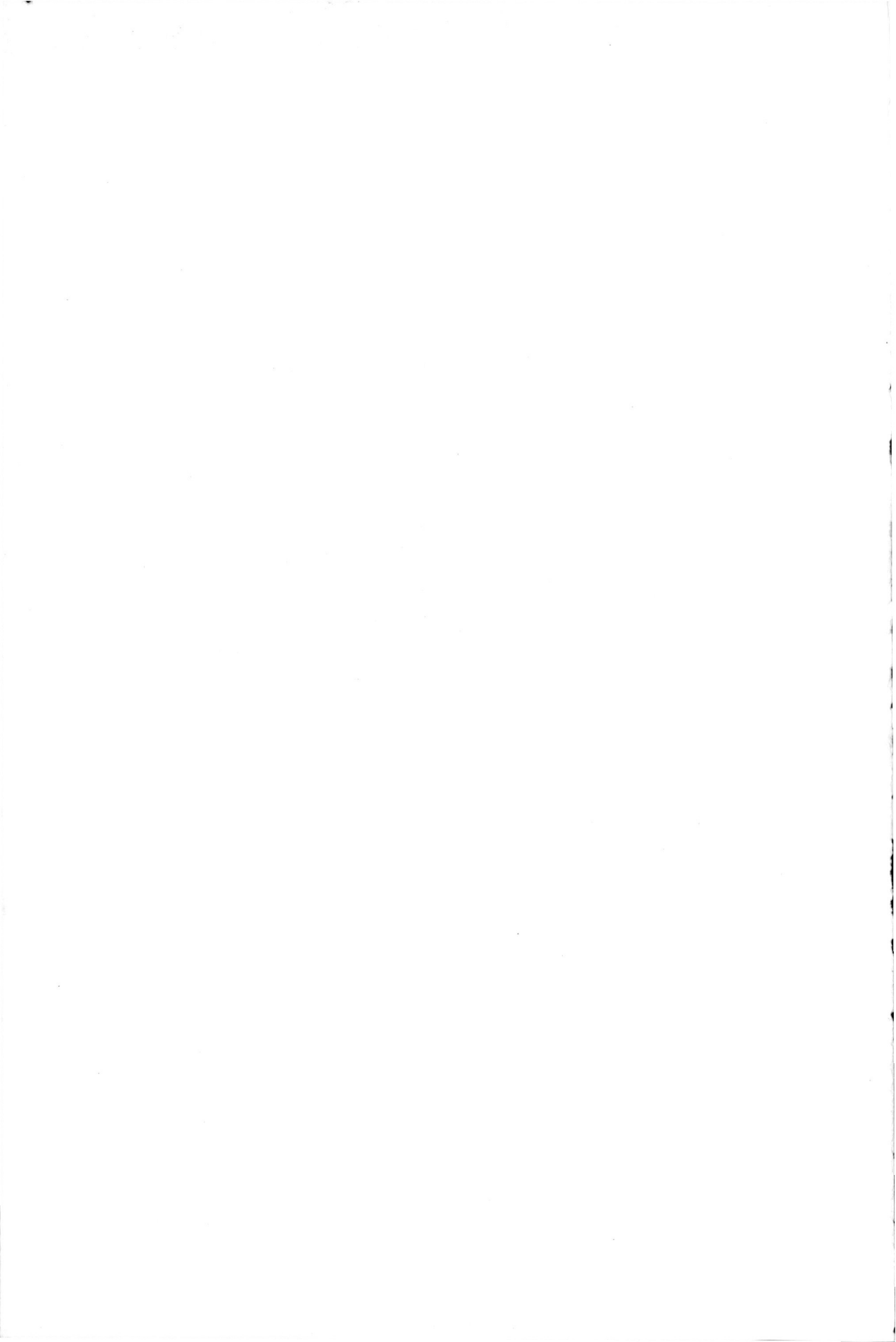